EPIDEMIOLOGIA

3ª Edição

Caderno de Exercícios

EPIDEMIOLOGIA

3ª Edição

Caderno de Exercícios

Editores

Roberto de Andrade Medronho

Katia Vergetti Bloch

Ronir Raggio Luiz

Guilherme Loureiro Werneck

Atheneu

Rio de Janeiro • São Paulo

2025

EDITORA ATHENEU

São Paulo — Rua Maria Paula, 123, 13º andar
Conjuntos 133 e 134
Tel.: (11) 2858-8750
E-mail: atheneu@atheneu.com.br

Rio de Janeiro — Rua Bambina, 74
Tel.: (21) 3094-1295
E-mail: atheneu@atheneu.com.br

Produção editorial: Efe Pê Editoração Ltda.
Capa: FK Estudio
Produção gráfica: Equipe Atheneu

CIP-BRASIL. CATALOGAÇÃO NA PUBLICAÇÃO
SINDICATO NACIONAL DOS EDITORES DE LIVROS, RJ

E54
3. ed.

Epidemiologia / editores Roberto A. Medronho ... [et al.] ; coeditores Alberto Novaes Ramos Júnior ..[et al.]. - 3. ed. - Rio de Janeiro : Atheneu, 2025.
28 cm.

Inclui bibliografia e índice
ISBN 978-65-5586-856-2

1. Epidemiologia. I. Medronho, Roberto A. 2. Ramos Júnior, Albert Novaes.

CDD: 614.4
24-94318 CDU: 616-036.22

Meri Gleice Rodrigues de Souza - Bibliotecária - CRB-7/6439

04/10/2024 07/10/2024

Medronho R, Bloch KV, Luiz RR, Werneck GL
Epidemiologia – 3ª Edição

Apresentação

Este caderno é constituído de exercícios práticos referentes aos Capítulos de números 2 ao 25 (exceto os Capítulos 16 e 17, por serem capítulos eminentemente teóricos).

Nesta 3ª edição, todos os exercícios foram revistos e atualizados, e novos exercícios foram incorporados. Os gabaritos de todos os exercícios foram minuciosamente detalhados, para facilitar a compreensão da resolução deles. Todas as questões podem ser respondidas com a leitura do respectivo Capítulo; para tal, recomenda-se sua leitura prévia.

Diversos exercícios foram baseados em dados reais. Além disso, eles vêm sendo utilizados e aprimorados durante anos nos cursos de graduação de Medicina, Residência, Mestrado e Saúde Coletiva da UFRJ.

Roberto de Andrade Medronho
Editor-Chefe

Sumário

Medidas de Frequência de Doenças, Agravos e Eventos Relacionados à Saúde

PERGUNTAS

1. O ERICA, um estudo transversal realizado em 2013 e 2014, **é u**m estudo multicêntrico nacional que tem por objetivo conhecer a proporção de adolescentes com diabetes melito e obesidade, assim como traçar o perfil dos fatores de risco para doenças cardiovasculares (como níveis de lipídios e pressão arterial, entre outros), dos marcadores de resistência à insulina e dos marcadores inflamatórios nessa população. Como parte desse projeto, foi realizado um estudo em escolas das cinco macrorregiões brasileiras, com participação de alunos do Ensino Fundamental e do Ensino Médio. Dentre as avaliações a que foram submetidos, os adolescentes responderam a questionários autopreenchíveis. A partir desses dados, procurou-se estimar o número de casos de asma ativa, conforme a Tabela 2.1.

Tabela 2.1. Casos de asma ativa de uma amostra de adolescentes por macrorregiões do Brasil

Macrorregião	Amostra	Asma ativa
Norte	15.073	1.462
Nordeste	23.167	2.340
Centro-Oeste	9.727	1.323
Sudeste	17.080	2.477
Sul	9.542	1.326

Fonte: Kuschnir FC et al. ERICA: prevalência de asma em adolescentes brasileiros. Rev Saúde Pública. 2016;50(Suppl 1):13s.

a) Que medida de frequência pode ser calculada a partir desse estudo? Justifique.

b) Calcule a medida referente a cada região estudada. Interprete os resultados.

2. Em 01/01/2022, existiam 1.800 casos de tuberculose em tratamento em um município da região serrana do Rio de Janeiro. Ao longo desse ano, foram notificados 300 casos novos de tuberculose e 450 pacientes obtiveram alta por cura. Todos os pacientes foram tratados por 6 meses com o esquema I. A população residente nesse município estimada para 2022 era de cerca de 960 000 habitantes.

a) Calcule a prevalência de tuberculose (por 100 000 habitantes) no início e no final de 2022.

b) Calcule a taxa de incidência de tuberculose (por 100 000 pesoas-ano) em 2022 nesse município.

c) Como você explicaria a alteração observada na prevalência da tuberculose no início e no final de 2022?

3. O chefe do setor de vigilância epidemiológica do hospital geral de uma cidade do interior fluminense investigou um surto de intoxicação alimentar, cuja suspeita partiu do grande número de pacientes com gastroenterite aguda (GEA) atendidos no setor de emergência em uma noite, os quais informaram ter participado de um jantar comemorativo algumas horas antes do início dos sintomas. Ao todo, 75 pessoas participaram do jantar, as quais foram localizadas e entrevistadas quanto à ingestão dos alimentos servidos na ocasião. Alguns resultados da investigação são apresentados nas tabelas a seguir.

Tabela 2.2. Distribuição dos participantes do jantar segundo adoecimento com GEA*

GEA	Ocorrência
Sim	46
Não	29
Total	75

* Dados fictícios.

Tabela 2.3. Distribuição dos participantes do jantar segundo ingestão de presunto e adoecimento com GEA*

Presunto	GEA		Total
	Sim	Não	
Sim	29	17	46
Não	17	12	29
Total	46	29	75

* Dados fictícios.

Tabela 2.4. Distribuição dos participantes do jantar segundo ingestão de sorvete de baunilha e adoecimento com GEA*

Sorvete de baunilha	GEA		Total
	Sim	Não	
Sim	43	11	54
Não	3	18	21
Total	46	29	75

* Dados fictícios.

Tabela 2.5. Distribuição dos participantes do jantar segundo ingestão de bolo de chocolate e adoecimento com GEA*

Bolo de chocolate	GEA		Total
	Sim	Não	
Sim	26	22	48
Não	20	7	27
Total	46	29	75

* Dados fictícios.

a) Qual é a medida de frequência apropriada a esse tipo de investigação? Justifique.

b) Calcule essa medida com relação a todos os participantes do jantar e para cada grupo de participantes definidos, segundo as informações referentes à ingestão de cada um dos alimentos investigados.

c) Dentre os alimentos apresentados, qual foi a provável fonte de infecção? Justifique.

4. O diagrama a seguir representa a trajetória de 20 indivíduos que participaram de um estudo epidemiológico com cinco anos de duração para estimar a incidência da doença X. Durante esse período, os indivíduos foram observados por tempos diferentes. Alguns deles foram observados por todo o período, enquanto outros foram recrutados após o início do estudo e outros, ainda, não foram observados até o final. Indivíduos entraram no estudo (azul), deixaram o estudo, por migração ou morte por causa não relacionada ao desfecho de interesse (vermelho), ou foram acometidos pela doença X (verde). Suponha que a entrada no estudo ocorreu sempre no primeiro dia do ano em questão e que as demais ocorrências (perdas, mortes ou adoecimentos) ocorreram sempre no meio do ano em questão.

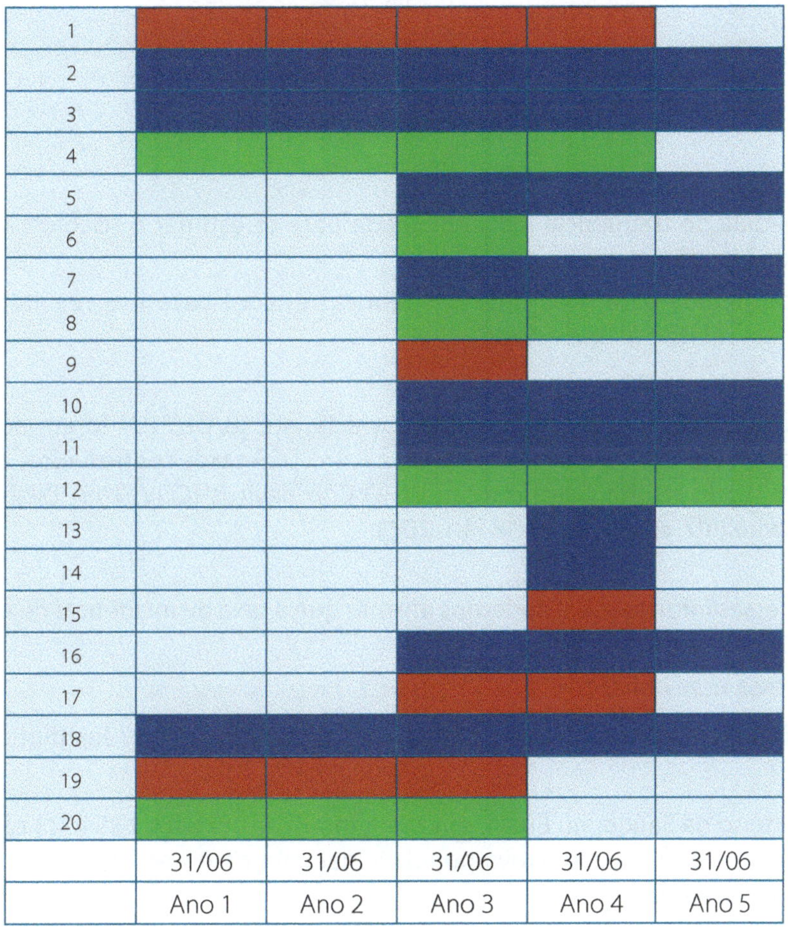

Figura 2.1. Trajetória de 20 indivíduos em estudo epidemiológico com cinco anos de duração para estimar a incidência da doença X.

a) Calcule a taxa de incidência da doença X no período observado.

b) Calcule a prevalência da doença X em cada ano do estudo.

c) Calcule a incidência acumulada da doença X após os cinco anos de estudo.

d) Compare estas medidas e interprete-as.

5. A tabela a seguir remete a um estudo sobre segurança no ambiente de trabalho em duas fábricas, com base nos registros do sistema de vigilância epidemiológica relativos ao período de um ano.

Tabela 2.6. Casos de acidente de trabalho e número de empregados segundo duração de emprego em duas fábricas de eletrodomésticos durante o ano de 2006*

	Fábrica A	Fábrica B
Casos	40	60
Empregados (total)	1 000	1 000
12 meses	100	1 000
9 meses	200	0
6 meses	500	0
3 meses	200	0

* Dados fictícios.

a) Qual é a medida de frequência mais adequada para se estimar o risco de acidente de trabalho nesse estudo? Justifique.

b) Calcule essa medida para cada uma das fábricas e, com base nos resultados, apresente suas conclusões em relação a esse estudo.

6. Segundo dados da OMS sobre a pandemia de covid-19, até 18/01/2021 foram notificados 10 751 773 casos confirmados, com 152 419 mortes na Índia, e 8 455 059 casos confirmados, com 209 296 mortes no Brasil. Fonte: World Health Organization. WHO Coronavirus (COVID-19) Dashboard. Available at: https://covid19.who.int/. Accessed in: 18 jan. 2021.

a) Com base nessas informações, podemos afirmar que a taxa de incidência de covid-19, na Índia, foi maior do que no Brasil? Justifique.

b) O que expressa esse indicador?

c) Em qual das duas regiões citadas a gravidade da doença foi maior? Justifique.

7. Segundo o Ministério da Saúde, no Brasil, em 2019, foram notificados 1 554 123 casos de dengue, com 854 óbitos. Sabendo-se que a estimativa populacional para esse ano era de 210 659 013 habitantes, complete a tabela a seguir.

Tabela 2.7. Casos de dengue no Brasil, em 2019*

População	Casos de Dengue	Óbitos por Dengue	Taxa de incidência (por 100 000 hab)	Taxa de mortalidade (por 100 000 hab)	Letalidade (%)

* Dados fictícios.

8. Considere uma coorte fixa de indivíduos portadores do vírus da imunodeficiência humana (HIV), infectados ao longo de um mesmo ano-calendário, pela mesma via. A figura 2.2, a seguir, mostra resumidamente a história natural da síndrome da imunodeficiência adquirida (aids), sem a interferência de qualquer tratamento. Tomando como referência um cenário em que nenhum tratamento esteja disponível, representado pela imagem a seguir, discuta os possíveis impactos esperados dos medicamentos antirretrovirais a curto prazo sobre o número de casos prevalentes de infecção pelo HIV, considerando apenas os indivíduos assintomáticos, e sobre o número de casos novos, prevalentes e óbitos por aids, caso esses medicamentos:

a) aumentem o período de incubação (T_0 a T_1), sem alterar a sobrevida dos pacientes com aids (T_1 a T_2).

b) aumentem a sobrevida dos pacientes com aids (T_1 a T_2), sem alterar o período de incubação (T_0 a T_1).

c) aumentem o período de incubação (T_0 aT_1) e a sobrevida dos pacientes com aids (T_1 a T_2).

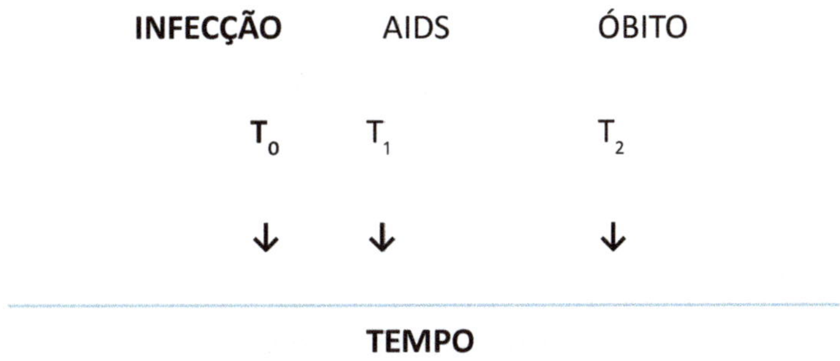

Figura 2.2. História natural da aids, em decorrência do tempo e da ausência de tratamento.

9. Que efeito a incorporação de um novo tratamento que evita a morte, mas não leva à cura, produz sobre a incidência e a prevalência de uma doença? Justifique.

10. A prevalência estimada da hipertensão arterial em mulheres maiores de 18 anos em Porto Alegre, em 2019, foi de 29% (VIGITEL, 2019). Um estudo de coorte realizado na mesma cidade encontrou incidência média anual de hipertensão de 4%, no período de cinco anos. Com base nesses dados, calcule a duração média de hipertensão em mulheres maiores de 18 anos em Porto Alegre.

GABARITO

1.

a) Prevalência pontual. Trata-se de um estudo transversal, no qual os indivíduos integrantes da amostra foram examinados uma única vez. O objetivo do estudo é estimar a proporção de indivíduos que, na ocasião, apresentavam asma ativa.

b) A prevalência pontual é calculada dividindo-se o número de casos existentes (independentemente de serem casos novos ou antigos) pelo número de indivíduos examinados em cada amostra. Os resultados são apresentados a seguir, sob forma percentual.

Macrorregião	Amostra	Asma ativa	Prevalência
Norte	15.073	1.462	9,7%
Nordeste	23.167	2.340	10,1%
Centro-Oeste	9.727	1.323	13,6%
Sudeste	17.080	2.477	14,5%
Sul	9.542	1.326	13,9%

2.

a) Para simplificar a análise, assume-se que a população seja estável, ou seja, que seu tamanho não varia ao longo do ano (as mortes e as emigrações são compensadas por nascimentos e imigrações, mantendo-se as estruturas por idade e por sexo inalteradas). Esses pressupostos são usualmente considerados quando se utilizam estimativas populacionais nas análises de dados epidemiológicos, comumente realizadas por instituições públicas de saúde, como as Secretarias de Saúde e o Ministério da Saúde.

Para a prevalência do início do ano, consideraremos apenas os casos em tratamento, sendo esses os casos existentes no momento.

P = (1 800 casos / 960 000 habitantes) × 100 000 = 187,5 casos por 100 000 habitantes.

Para a prevalência no final do ano, vamos considerar os casos existentes no início do ano e adicionar os novos casos notificados, excluindo as curas.

P = [(1 800 + 300 – 450) casos / 960 000 habitantes] × 100 000 = 171,9 casos por 100 000 habitantes.

b) Para o cálculo da incidência, neste caso, o mais adequado seria a taxa de incidência, já que não se trata de uma população fixa. Devemos considerar apenas os casos que surgiram ao longo do período determinado, assumindo a premissa de estabilidade da população já mencionada.

I = (300 / 960 000) × 100 000 = 31,25 casos por 100 000 pessoas-ano.

A taxa é expressa em relação a determinada quantidade de pessoas-ano, representada pela estimativa da população residente no município em questão no ano de 2022. Observe que excluir ou não os doentes da população (denominador) terá pouca influência sobre o resultado.

TI = [(300/(960 000 – 1 800 – 300)] × 100 000 = 31,32 casos por 100 000 pessoas-ano.

Embora a exclusão dos casos prevalentes no início do ano seja conceitualmente correta, seria necessário conhecer o momento em que os 450 indivíduos se curaram, para que pudessem ser incluídos os intervalos de tempo durante os quais essas pessoas estiveram expostas ao risco de adoecimento. Essas análises, usualmente desenvolvidas pelas Secretarias de Saúde, não levam em consideração esses detalhes, até porque, como mostrado anteriormente, os resultados não variam de forma expressiva.

c) Não houve alteração na duração da doença, mas o número de pacientes curados foi maior que o de casos novos, fazendo com que, ao final do ano, a prevalência diminuísse.

3.

a) Temos dois momentos de observação, configurando-se uma coorte (primeiro momento: jantar; segundo momento: atendimento com identificação dos casos).

Entre as medidas de incidência, temos a incidência acumulada ou a taxa de incidência. Considerando ser uma coorte fixa, na qual não houve perda de seguimento, a medida apropriada é a incidência acumulada (IA) ou proporção de incidência. A IA estima o risco de adoecer por determinada doença.

b) IA total = (46/75) × 100 = 61,3%.

IA segundo informação sobre ingestão ou não de cada um dos alimentos investigados.

	Incidência acumulada entre os participantes que ingeriram o alimento	**Incidência acumulada entre os participantes que não ingeriram o alimento**
Presunto	(29/46) × 100 = 63,0%	(17/29) × 100 = 58,6%
Sorvete de baunilha	(43/54) × 100 = 79,6%	(3/21) × 100 = 14,3%
Bolo de chocolate	(26/48) × 100 = 54,2%	(20/27) × 100 = 74,1%

c) Para indicar a provável fonte, é necessário efetuar a comparação do risco de adoecimento entre os expostos, ou seja, os que consumiram determinado alimento, *versus* o risco entre os não expostos, ou seja, aqueles que não consumiram o mesmo alimento. Devemos, então, comparar o risco (IA) entre expostos e entre os não expostos por meio da razão de incidências: $\frac{IA\,expostos}{IA\,não\,expostos}$. Assim, temos:

Sorvete de baunilha – razão de incidências = 5,6.

Presunto – razão de incidências = 1,1.

Bolo de chocolate – razão de incidências = 0,7.

Esses resultados sinalizam que, comparando-se o risco entre quem ingeriu e quem não ingeriu o sorvete de baunilha, o risco foi 5,6 vezes maior entre os que ingeriram o alimento em relação aos que não o ingeriram. Assim, o sorvete de baunilha foi a provável fonte. Para os demais alimentos, verifica-se que praticamente não houve diferença significativa entre o risco de ingerir ou não os demais alimentos.

4.

a) A taxa de incidência vai verificar a variação dos casos de interesse de acordo com o tempo de acompanhamento de cada indivíduo. Para isso, devemos: (i) identificar o número total de casos ocorridos (numerador); (ii) verificar o tempo total de acompanhamento alcançado no estudo, somando-se o tempo de contribuição de cada indivíduo. O quadro a seguir mostra a quantidade de pessoas-ano de exposição gerada individualmente pelos participantes.

Participante	Pessoas-ano	Participante	Pessoas-ano
1	3,5	11	2,0
2	5,0	12	1,5
3	5,0	13	1,0
4	3,5	14	1,0
5	4,0	15	0,5
6	1,5	16	4,0
7	3,0	17	2,5
8	2,5	18	5,0
9	0,5	19	1,5
10	3,0	20	2,5

Ao todo, os 20 participantes geraram 53 pessoas-ano sob risco de adoecer. A taxa de incidência (TI) é o quociente entre os casos novos da doença e a quantidade de pessoa-tempo de exposição. Portanto, TI = 5/53 = 0,094 casos por pessoa-ano ou 9,4 casos por 100 pessoas-ano.

b) As prevalências anuais são calculadas como a proporção de casos existentes entre os indivíduos que estavam sendo observados em cada ano (neste caso, são consideradas as pessoas acompanhadas até a metade de cada ano), como apresentado na tabela a seguir.

Ano	Casos existentes (a)	Participantes em acompanhamento (b)	Prevalência (a/b) × 100
1	0	7	0,0
2	0	11	0,0
3	2	14	14,3
4	1	13	7,7
5	2	13	15,4

c) Para calcular a incidência acumulada (IA), a coorte dinâmica em questão será convertida em uma coorte fixa, supondo que os diferentes momentos de início do seguimento (assinalados com >) ocorreram em um mesmo instante, no início do ano 1. Ao todo, seriam então 20 indivíduos não doentes inicialmente, observados a partir de um mesmo instante do tempo-calendário. A incidência acumulada (IA) é calculada como o quociente entre os casos novos (C = 5) e a população exposta ao risco de adoecimento (N' = 20), ou seja, IA = 5/20 = 0,25 ou 25% em cinco anos. Assim, conclui-se que o risco de desenvolver a doença em questão é de cerca de 25%, em média, ao longo de um período de cinco anos.

Ressalta-se que essa é uma forma aproximada de estimar a incidência acumulada ou o risco de adoecimento, haja vista que ocorreram diversas perdas de seguimento, as quais não foram consideradas nos cálculos anteriores. Portanto, é como se todas as 20 pessoas tivessem sido acompanhadas durante os cinco anos. Os procedimentos recomendados nessas situações são apresentados em **Kleinbaum DG, Kupper LL, Morgenstern H. Epidemiologia Research. Principles and quantitative methods. New York: Van Nostrand Reinhold Company; 1982.**

d) Neste exemplo, as medidas de incidência expressam, de formas distintas, o risco médio de adoecimento em um período de cinco anos. A taxa de incidência expressa a velocidade com que surgem novos casos a partir de certa quantidade de pessoa-tempo de exposição. Nesse caso, 9,4 doentes a partir de cada 100 pessoas acompanhadas por um ano. Ela não é uma estimativa direta do risco de adoecimento, porém, quanto maior (ou menor) a taxa de incidência, maior (ou menor) será o risco médio de adoecimento. Já a incidência acumulada é a expressão direta do risco médio de adoecimento. Nesse exemplo, o risco médio de adoecimento é de aproximadamente 25% ao longo de cinco anos. Assim, não só os valores numéricos, mas também as respectivas interpretações da taxa de incidência e da incidência acumulada são distintas. Já as prevalências anuais são medidas estáticas, que expressam a proporção de casos existentes (novos ou antigos) na população em estudo, em diferentes instantes. Nota-se que, no primeiro ano de seguimento, a prevalência foi igual a zero, à medida que os casos da doença só surgiram a partir do terceiro ano de seguimento.

5.

a) Taxa de incidência. O tempo de exposição dos trabalhadores da Fábrica A foi variável. Assim, é necessário considerar não só o número de trabalhadores expostos, mas também os respectivos períodos de exposição, por meio do cálculo da quantidade de pessoa-tempo de exposição.

b) Quantidade de pessoa-ano de exposição gerada pelos trabalhadores da Fábrica A.

Tempo de trabalho	Trabalhadores	Pessoa-ano de exposição
12 meses (1 ano)	100	100 × 1 = 100
9 meses (0,75 anos)	200	200 × 0,75 = 150
6 meses (0,5 anos)	500	500 × 0,5 = 250
3 meses (0,25 anos)	200	200 × 0,25 = 50
Total	1.000	550

Taxa de incidência de acidentes de trabalho na Fábrica A = (40/550) × 1 000 = 72,7 acidentes por 1 000 pessoas-ano.

Taxa de incidência de acidentes de trabalho na Fábrica B = (60/1 000) × 1 000 = 60,0 acidentes por 1 000 pessoas-ano.

Nesse caso, fica evidente a importância da escolha adequada do tipo de incidência de acordo com o tipo de população (fixa ou dinâmica). Na Fábrica A, entre cada 1 000 trabalhadores expostos pelo período de um ano, ocorrem, em média, 72,7 acidentes. Já na Fábrica B, a frequência de acidentes é da ordem de 60 casos por 1 000 trabalhadores-ano. Embora o número absoluto de casos seja maior na Fábrica B, o risco de acidentes de trabalho é maior na Fábrica A. Embora a taxa de incidência não seja uma estimativa direta do risco de acidente de trabalho, quanto maior (ou menor) a taxa de incidência, maior (ou menor) será o risco de acidente de trabalho. Ao utilizar o cálculo da incidência acumulada, chegaríamos a uma conclusão equivocada.

6.

a) Não. É necessário calcular as taxas para os dois países, ou seja, (número de casos incidentes/população) × 100 000 e comparar os resultados.

Segundos dados da ONU, a população do Brasil, em 2021, era estimada em 213 827 672, enquanto a população da índia era estimada em 1 402 807 867. Assim, é possível obter os seguintes dados:

País	População	Casos de covid-19	Óbitos por covid-19	Taxa de incidência (por 100 000 hab)	Letalidade (%)
Índia	1 402 807 867	10 751 773	152 419	766,4	1,4%
Brasil	213 827 672	8 455 059	209 296	3 954,1	2,5%

Observa-se que, embora tenha mais casos notificados de covid-19, a Índia possui menor incidência em comparação com o Brasil. Assim, se não houve subnotificação de casos nos dois países, o risco de adoecimento no Brasil foi maior que na Índia no período analisado.

b) Estima o risco de adoecer com covid-19, dado que se pertença à população de referência.

c) No Brasil, cuja letalidade (2,5%) foi maior que a da Índia (1,4%). A letalidade estima o risco de morrer dado que contraiu a doença.

7. Tendo os dados referentes ao tamanho da população, ao **número de casos de dengue e** ao número de óbitos por dengue, é possível calcular a taxa de incidência, como o quociente entre casos da doença e a população do local. Em relação à taxa de mortalidade, ela é obtida pelo quociente entre óbitos pela doença estudada e a população do local. Já a letalidade de uma doença ou de um problema de saúde é calculada como o quociente entre os óbitos e os casos da doença em questão. Assim, obtemos os seguintes dados:

População	Casos de dengue	Óbitos por dengue	Taxa de incidência (por 100 000 hab)	Taxa de mortalidade (por 100 000 hab)	Letalidade (%)
210 659 013	1 554 123	854	737,7	0,4	0,05%

8. Consideremos, aqui, somente as frequências absolutas. Os pressupostos são: (a) a coorte em questão é fixa; (b) prevalência = incidência × duração da doença; (c) no cenário de referência, nenhum tratamento está disponível.

Sejam P_{HIV} o número de casos prevalentes de infecção (assintomática) pelo HIV, I_{aids} o número de casos incidentes de aids, P_{aids} o número de casos prevalentes de aids e M_{aids} o número de óbitos por aids.

a) Aumentem o período de incubação (T_0 a T_1), sem alterar a sobrevida dos pacientes com aids (T_1 a T_2).

P_{HIV}	I_{aids}	P_{aids}	M_{aids}
aumenta	diminui	diminui	diminui

b) Aumentem a sobrevida dos pacientes com aids (T_1 a T_2), sem alterar a o período de incubação (T_0 a T_1).

P_{HIV}	I_{aids}	P_{aids}	M_{aids}
não se altera	não se altera	aumenta	diminui

c) Aumentem o período de incubação (T_0 a T_1) e a sobrevida dos pacientes com AIDS (T_1 a T_2)

P_{hiv}	I_{aids}	P_{aids}	M_{aids}
aumenta	diminui	*	diminui

* Pode aumentar, diminuir ou não variar, dependendo da relação entre o aumento do período de incubação (e a queda do número de casos novos – incidência – de aids) e da sobrevida (e queda do número de óbitos por aids ou aumento de sua duração) dos pacientes com aids.

9. A incidência não seria afetada, mas a prevalência da doença aumentaria, dado que sua duração seria estendida, pois a prevalência é função tanto da incidência quanto da duração da doença ($P = I \times D$).

Caso a doença em questão seja de natureza transmissível e o novo tratamento não diminua a infectividade dos indivíduos doentes, é possível que o aumento da duração implique também um aumento da incidência.

10. Tendo em vista que: $\frac{Prevalência\ de\ ponto}{1 - Prevalência\ de\ ponto} = Incidência \times Duração$, a duração média da doença pode ser calculada por $Duração = \frac{Prevalência\ de\ ponto}{1 - Prevalência\ de\ ponto} \times \frac{1}{Incidência}$.

$$\frac{\text{Prevalência de ponto}}{\text{1- Prevalência de ponto}} = \text{Incidência*Duração}$$

Assim, $\frac{0{,}29}{1 - 0{,}29} \times \frac{1}{0{,}04} = 10{,}21$.

A duração média da doença foi de 10,21 anos.

Indicadores de Saúde

PERGUNTAS

1. O coeficiente geral de mortalidade (CGM) é a relação entre o total de óbitos e a população de uma área em determinado período. Trata-se de um indicador de saúde bastante utilizado, devido à facilidade de sua construção. Entretanto, é válido ressaltar que seu valor depende muito da composição da população, principalmente quanto à distribuição por faixas etárias. Na tabela a seguir, são apresentadas as estimativas populacionais e o número total e por faixas etárias de óbitos registrados no Brasil e nos Estados Unidos da América (EUA) em 2018.

Tabela 3.1. Casos de óbitos e população segundo faixa etária nos EUA e Brasil, 2018

	ESTADOS UNIDOS		BRASIL	
Faixa etária	**Óbitos**	**População**	**Óbitos**	**População**
0-4	3 830	19 676 000	5 869	14 787 544
5-24	35 604	84 636 000	53 539	63 454 492
25-44	139 224	88 798 000	125 225	65 906 291
45-64	539 673	82 843 000	311 606	45 118 769
65+	2 099 263	55 049 000	781 843	19 227 804
Total	2 817 594	331 002 000	1 278 082	208 494 900

Fontes:
1. BRASIL. Ministério da Saúde. Secretaria de Vigilância em Saúde. Coordenação-geral de Informações e Análises Epidemiológicas. ***Sistema de Informações de Mortalidade*** (SIM). Brasília: Ministério da Saúde, 2019.
2. BRASIL. Ministério da Saúde. Secretaria de Vigilância Sanitária. Departamento de Análise em Saúde e Vigilância de Doenças não Transmissíveis. Coordenação-geral de Informações e Análises Epidemiológicas. Estudos de estimativas populacionais. Brasília: Ministério da Saúde, 2019.
3. Murphy SL, Xu J, Kochanek KD, Arias E., Tejada-Vera B. Deaths: Final Data for 2018. Natl Vital Start Rep. 2021;69(13):1-83.

a) Calcule o CGM (por mil habitantes) para o Brasil e para os EUA em 2018. Interprete os resultados.

b) Calcule os coeficientes de mortalidade especifícos (CME) segundo faixas etárias, para o Brasil e para os EUA, em 2018. Interprete os resultados obtidos, destacando semelhanças e diferenças entre as populações desses dois países. Os resultados obtidos estão de acordo com os do item anterior? Justifique sua resposta.

c) Calcule a proporção da população por faixa etária, no Brasil e nos EUA, em 2018. Interprete os resultados.

d) Quando há diferença na estrutura etária da população entre populações ou da mesma população em tempos diferentes, torna-se necessário utilizar a técnica de padronização dos coeficientes, a fim de se proceder à análise comparativa. Padronize o CGM dos EUA, utilizando o método direto, considerando a população do Brasil, em 2018, como referência para a população-padrão. Interprete os resultados, comparando-os aos apresentados como resposta ao item A desta questão.

2. A curva de mortalidade proporcional ou curva de Nelson de Moraes constitui a representação gráfica da mortalidade proporcional segundo grupos etários predefinidos. De acordo com o tipo de curva, classificamos uma população em quatro grupos quanto ao nível de saúde. O gráfico a seguir mostra as curvas de Nelson de Moraes para os estados do Amapá e de Santa Catarina, bem como para o Brasil, no ano de 2010.

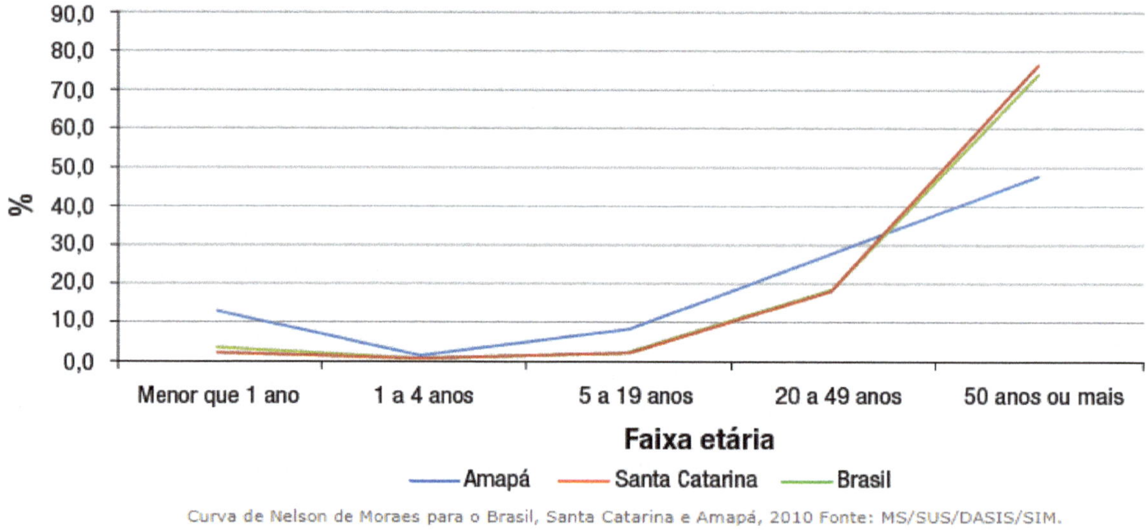

Figura 3.1. Curva de Nelson de Moraes para o Amapá, para Santa Catarina e para o Brasil, 2010. Fonte: BRASIL. Ministério da Saúde. Secretaria de Vigilância em Saúde. Departamento de Análise em Saúde e Vigilância de Doenças não Trasmissíveis. Sistema de Informações de Mortalidade (SIM). Brasília: Ministério da Saúde, 2019.

a) Observe o gráfico e classifique o nível de saúde de cada estado e do Brasil.

b) Baseando-se nesse indicador de saúde, é possível inferir qual é o estado que possui maior nível de saúde? Justifique.

c) Quais são os valores aproximados do indicador de Swaroop e Uemura em cada região? Interprete o significado desses valores.

3. Com base nos conhecimentos médicos atuais e nas tecnologias disponíveis na área da saúde, assim como em outras áreas correlatas, é possível fazer uma análise mais acurada da mortalidade infantil, por sua subdivisão em categorias, como mortes neonatais e pós-neonatais. Observe a figura a seguir e responda às questões.

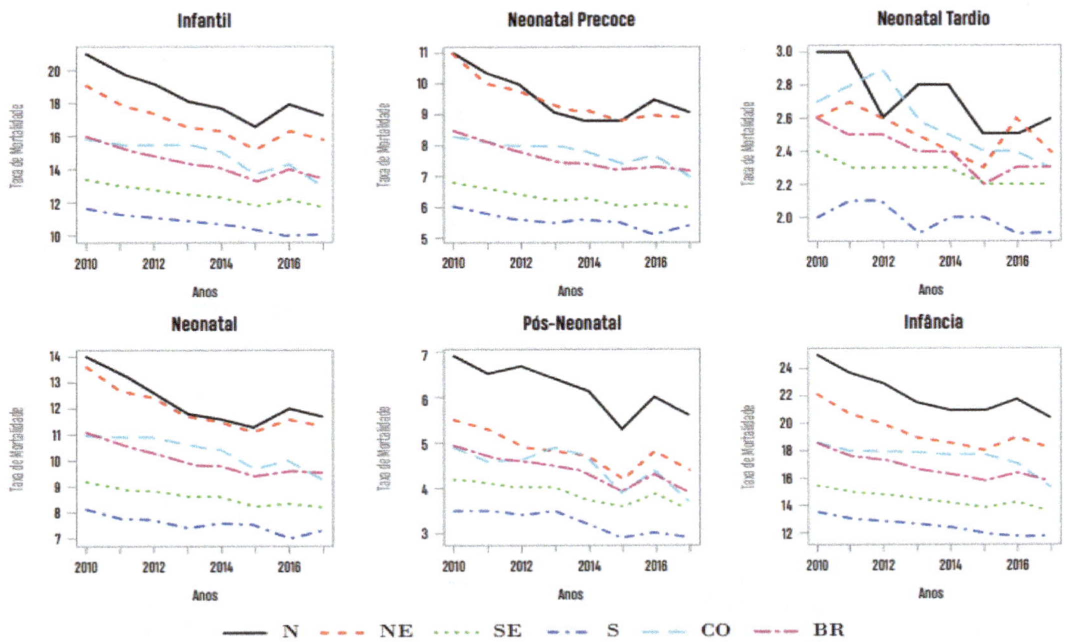

Figura 3.2. Taxa de mortalidade infantil estimada pelo IBGE e pelo Ministério da Saúde para o Brasil e para suas regiões, de 2010 a 2017. Fontes: 1. BRASIL. Ministério da Saúde. Secretaria de Vigilância em Saúde. Departamento de Análise em Saúde e Vigilância de Doenças não Trasmissíveis. Sistema de Informações de Mortalidade (SIM). Brasília: Ministério da Saúde, 2019. 2. BRASIL. Ministério da Saúde. Secretaria-executiva. Departamento de Informática do Sistema Único de Saúde. Coordenação-geral de Informações e Análises Epidemiológicas. Sistema de Informações sobre nascidos vivos. Brasília: Ministério da Saúde, 2019.

a) Como a mortalidade infantil evoluiu no Brasil, de 2010 a 2017?

b) Como a mortalidade infantil por causa neonatal tardia evoluiu nas regiões do Brasil? Houve alteração na evolução entre as regiões?

4. A seguir, são apresentadas as razões de mortalidade materna (RMM) por 100 mil nascidos vivos em 2015 e 2017 para os estados brasileiros e a variação proporcional ocorrida em 2017 em relação à 2015. As barras horizontais verdes significam redução do indicador e as vermelhas, elevação.

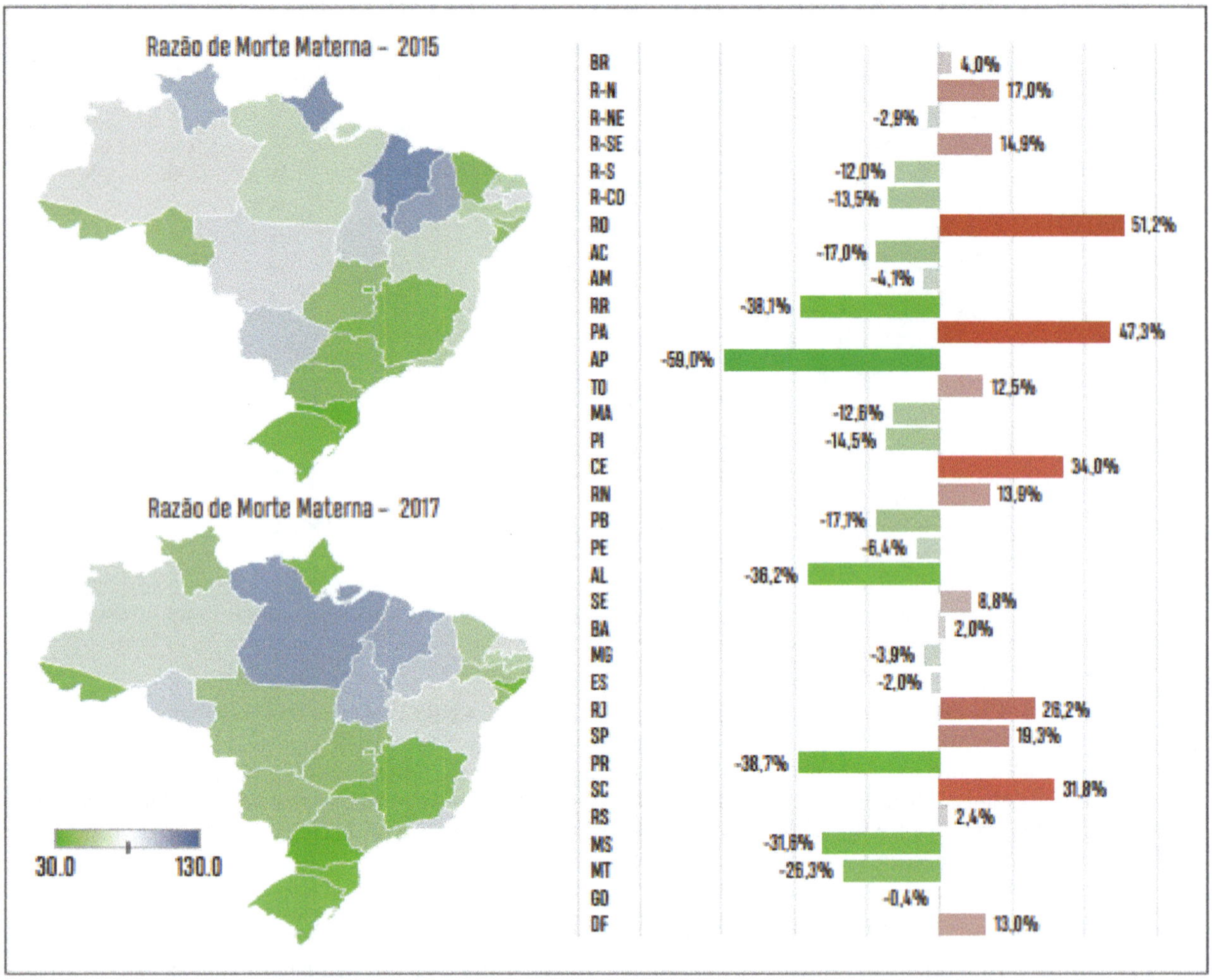

Figura 3.3. Variação da razão de mortalidade materna, segundo Unidades da Federação, regiões e país, 2017 em relação a 2015. *Fonte:* BRASIL. Ministério da Saúde. Secretaria de Vigilância em Saúde. Departamento de Análise em Saúde e Vigilância de Doenças não Trasmissíveis. *Sistema de Informações de Mortalidade* (SIM). Brasília: Ministério da Saúde, 2019.

Com base nos dados apresentados no gráfico, responda às questões a seguir.

a) Qual é a tendência da mortalidade materna no Brasil? Quais são as possíveis explicações para esse comportamento?

b) Por que existe grande variabilidade nas proporções de aumento e redução da RMM entre os estados no período de 2015-2017?

c) Em caso de subregistros de óbitos por causa materna declarada, a que poderíamos atribuí-los?

5. Com base na análise da Tabela 3.2 a seguir, é possível afirmar que o risco de morrer por doenças do aparelho circulatório no Município B é duas vezes maior do que esse risco no Município A? Justifique.

Tabela 3.2. Taxa de mortalidade geral, mortalidade proporcional e mortalidade por doenças do aparelho circulatório nos municípios A e B no ano de 2022

Indicador	Município A	Município B
Taxa de mortalidade geral	30/1 000 habitantes	15/1 000 habitantes
Mortalidade proporcional por doenças do aparelho circulatório	10%	20%
Taxa de mortalidade por doenças do aparelho circulatório	3/1 000 habitantes	3/1 000 habitantes

6. Com base na análise da Tabela 3.3 a seguir, em qual das duas cidades espera-se um maior peso do componente pós-neonatal na taxa de mortalidade infantil? Justifique.

Tabela 3.3. Taxa de mortalidade infantil e mortalidade proporcional por doenças infecciosas intestinais em menores de 1 ano, segundo município

Indicador	Município A	Município B
Taxa de mortalidade infantil	37,6/1 000 habitantes	20,3/1 000 habitantes
Mortalidade proporcional por doenças infecciosas intestinais em menores de 1 ano	11,1%	5,2%

GABARITO

1.

a) CGM (Brasil, 2018) = 1 278 082/208 494 900 × 1 000 = 6,13 óbitos por 1 000 habitantes.
CGM (EUA, 2018) = 2 817 594/331 002 000 × 1 000 = 8,51 óbitos por 1 000 habitantes.

O CGM dos EUA foi maior do que o calculado para o Brasil. O CGM pode ser interpretado como uma estimativa do risco de morte (por todas as causas) de uma população. Portanto, o risco de morte nos EUA, em 2018, foi maior do que o observado no Brasil nesse mesmo ano, sugerindo, a princípio, que as condições de saúde no Brasil seriam melhores que as então vigentes nos EUA.

b) Em comum às duas populações, nota-se que o CME na faixa de 0 a 4 anos é maior do que o da faixa etária seguinte (5 a 19 anos), na qual o CME apresentou os menores valores. A partir da faixa de 5 a 19 anos, as taxas de mortalidade específicas por idade aumentam sistematicamente, alcançando os maiores valores na faixa de idades iguais ou superiores a 65 anos.

Os coeficientes de mortalidade específicos por idade no Brasil foram sempre superiores aos dos EUA, indicando que as condições de saúde no Brasil seriam piores do que as então existentes nos EUA, com os riscos de morte mais elevados em todos os grupos etários em nosso país.

	ESTADOS UNIDOS			BRASIL		
Faixa etária	**Óbitos**	**População**	**CME por 1 000 hab**	**Óbitos**	**População**	**CME por 1 000 hab**
0-4	3 830	19 676 000	0,194653	5 869	14 787 544	0,396888084
5-24	35 604	84 636 000	0,420672	53 539	63 454 492	0,843738533
25-44	139 224	88 798 000	1,567873	125 225	65 906 291	1,900046234
45-64	539 673	82 843 000	6,514407	311 606	45 118 769	6,906349772
65+	2 099 263	55 049 000	38,13444	781 843	19 227 804	40,66210577
Total	2 817 594	331 002 000	8,512317	1 278 082	208 494 900	6,130039632

c) As estruturas etárias das populações brasileira e estadunidense estão na tabela abaixo.

	ESTADOS UNIDOS		BRASIL	
Faixa etária	**População**	**% da população**	**População**	**% da população**
0-4	19 676 000	5,94	14 787 544	7,09
5-24	84 636 000	25,57	63 454 492	30,43
25-44	88 798 000	26,83	65 906 291	31,61
45-64	82 843 000	25,03	45 118 769	21,64
65+	55 049 000	16,63	19 227 804	9,22
Total	331 002 000	100,00	208 494 900	100,00

No Brasil, as faixas etárias 0-4 anos e 5-24 anos correspondem a 37,52% (7,09% + 30,43%) da população e a faixa etária 65+ compreende 9,22% da população. Nos Estados Unidos, a população com idade menor que 24 anos equivale a 31,51% (5,94% + 25,57%), enquanto a faixa etária 65+ compreende 16,63% da população. Nota-se que a população dos EUA é mais envelhecida que a do Brasil. Sabemos que o risco de morrer é mais elevado nas populações mais idosas. Assim, o maior peso dos óbitos nos EUA contribui para o que o CGM seja maior que o do Brasil. As pessoas vivem mais nos EUA pelas melhores condições de vida, se comparadas às do Brasil. O CGM pode levar a uma coclusão errônea se analisado de forma bruta. Por isso, faz-se necessário padronizar os coeficientes gerais, para que a influência da estrutura etária não prejudique a comparação entre eles. Não é adequado compararmos CGM de diferentes locais sem a padronização.

d) Tomando-se como padrão a população brasileira em 2018, calcula-se o número de óbitos esperados (por ocorrer) caso essa população estivesse exposta às taxas de mortalidade específicas por idade então observadas nos EUA.

Para se obter o numero de óbitos esperados em cada faixa etária nos EUA, multiplica-se o coeficiente de mortalidade especifico (CME) de cada faixa etaria dos Estados Unidos pelo tamanho da população do Brasil em cada faixa etária.

	Padronização do coeficiente geral de mortalidade (CGM) pelo método direto		
Faixa etária	**População-padrão – Brasil, 2018 [1]**	**CME por 1 000 hab – EUA, 2018 [2]**	**Óbitos esperados ([1] × [2])/1 000**
0-4	14 787 544	0,19	2 809,6
5-24	63 454 492	0,42	26 650,9
25-44	65 906 291	1,57	99 623,6
45-64	45. 118 769	6,51	293 723,2
65+	19 227 804	38,13	733 156,2
Total	208 494 900		1 155 963,5

Assim, o CMG padronizado para os EUA será igual ao quociente entre o total de óbitos esperados para os EUA se ele tivesse a mesma composição etária do Brasil (1 155 963,5) e o total da população-padrão (208 494 900) multiplicado por 1 000, que é o múltiplo adotado para esses coeficientes.

$$CMG\ padronizado = \frac{1\ 155\,963,5}{208\ 494\ 900} \times 1\ 000 = 5,54\ .$$

Após a padronzação, verifica-se que o CMG dos EUA (5,54 por 1 000 hab) torna-se menor que o CMG do Brasil (6,13 por 1 000 hab). Em outras palavras, a padronização simula uma situação na qual a estrutura etária da população estadunidense seria idêntica à da brasileira, estando exposta, porém, aos coeficientes de mortalidade específicos por idade observados nos EUA. Essa situação hipotética é comparada, então, à real situação de saúde vigente no Brasil, sintetizada pelos coeficientes de mortalidade específicos por idade observados no país. Controlado o efeito das diferenças entre as estruturas etárias das duas populações, observa-se que o CGM bruto no Brasil em 2018

(6,13 por 1 000 habitantes), é mais elevado que o CGM dos EUA padronizado em relação à população brasileira de 2018 (5,54 óbitos por 1 000 habitantes). Isso indica que as condições de vida e saúde então vigentes nos EUA eram melhores que as do Brasil, diferentemente do resultado relativo à pergunta do item A, que se baseou nos CGM brutos. Neste exercício, não há necessidade de se padronizar o CGM bruto do Brasil, pois ele se refere à própria população utilizada como padrão.

Cabe salientar que o CGM bruto é a expressão da intensidade com que ocorrem óbitos por todas as causas, em uma população e em determinado intervalo de tempo. Seu uso para fins comparativos é limitado, particularmente quando estão envolvidas populações com diferentes estruturas etárias. O CGM padronizado, por sua vez, é uma medida que representa uma situação hipotética, sendo útil apenas para fins comparativos.

2. Em relação à curva de Nélson de Moraes, nas curvas do tipo I, o padrão é típico de subdesenvolvimento, notando-se o predomínio de óbitos em adultos jovens (20 a 49 anos), possivelmente devido à contribuição de doenças transmissíveis, que, em muitos países, **já estão erradicadas ou estão em processo de erradicação. Nas curvas do tipo II, o nível de saúde também é considerado baixo,** havendo predomínio de óbitos nas faixas etárias infantil e pré-escolar, dando o formato de um J invertido. Já nas curvas do tipo III, o nível de saúde é regular, ocorrendo um nítido aumento da percentagem dos óbitos entre indivíduos com mais de 50 anos, apresentando um aspecto em U. As curvas do tipo IV se expressam como um J, indicando melhor nível de saúde. Podemos considerar essas quatro curvas como um processo de transição, saindo de um estado inicial na curva do tipo I e evoluindo para o tipo IV.

a) De acordo com os dados apresentados, Santa Catarina e Brasil classificam-se na curva do tipo IV, apresentando um formato de J, com concentração da mortalidade proporcional na faixa etária acima de 50 anos. Já o Amapá está em uma transição entre a curva tipo III e a curva tipo IV, porque, apesar da maior concentração dos óbitos em na faixa etária acima dos 50 anos, ainda se percebe maior proporção de óbitos na faixa etária de menores de um ano.

b) Com base nas curvas de Nelson de Moraes, conclui-se que as condições de saúde da população residente em Santa Catarina são melhores quando comparadas ao Amapá.

c) O indicador de Swaroop & Uemura (ISU) é um excelente indicador de saúde, por seu alto poder discriminatório, por sua facilidade de cálculo e por sua fácil comparabilidade, dispensando dados de população. Ele é construído a partir da proporção do número de óbitos com 50 anos ou mais em relação ao total de óbitos. Observa-se que os valores aproximados para o Amapá seriam igual a 49% (ISU de nivel III), enquanto, para Santa Catarina, seriam de, aproximadamente, 80% (ISU de nivel I). Quanto maior o valor desse indicador, melhores as condições de saúde da população, dado que os óbitos estariam ocorrendo cada vez mais frequentemente entre pessoas com idade igual ou superior a 50 anos, o que seria compatível com uma elevação concomitante da expectativa de vida ao nascer.

3.

a) A mortalidade infantil mostrou importante descenso durante o período analisado, embora, no ano de 2016, tenha havido ligeira ascensão.

b) A mortalidade infantil por causa neonatal tardia, que é, em sua maioria, redutível por melhorias da assistência à gravidez e ao parto, também apresentou diminuiçao no período analisado, embora com flutuações, e apresentou comportamento distinto entre as regiões. Destaca-se a elevação desse indicador em 2016, provavelmente devido à epidemia de Zika.

4.

a) A tendência da razão de mortalidade materna é de queda. A melhoria na assistência à gravidez, ao parto e ao puerpério foi responsável por essa redução.

b) A grande oscilação das razões de mortalidade materna demonstra pouca fidedignidade da informação. Por exemplo, a partir da investigação da causa básica dos óbitos ocorridos em mulheres na faixa etária reprodutiva por causas presumíveis, a razão pode se mostrar mais elevada, em função da recuperação de óbitos matemos não declarados.

c) Desconhecimento do declarante do óbito quanto à causa básica; precaução com possíveis implicações que possam acarretar descredenciamento do estabelecimento de saúde, propaganda negativa ou, ainda, implicações de ordem judicial ou política.

5. Não. O risco de morrer por determinada doença ou por um agravo à saúde é estimado pela taxa de mortalidade. Nesse caso, a taxa de mortalidade por doenças do aparelho circulatório foi a mesma nas duas cidades (3/1 000 hab.). Nota-se que a mortalidade proporcional por doenças do aparelho circulatório é o dobro no Município B. Esse indicador representa o "peso" dessas mortes em relação aos óbitos totais do município, não o risco de morte.

6. No Município A. Ele tem maior taxa de mortalidade infantil e maior mortalidade proporcional por doenças infecciosas intestinais em menores de 1 ano. O componente pós-neonatal é caracterizado por causas de morte com significativa influência socioambiental (p. ex., diarreia, pneumonia etc.). De modo geral, mortes por causas infecciosas elevadas nessa faixa etária refletem em uma taxa de mortalidade infantil (TMI) alta. Inicialmente, o declínio da TMI se deve à diminuição dessas causas de morte nas crianças menores de 1 ano.

Distribuição das Doenças no Espaço e no Tempo

PERGUNTAS

1. A partir de 15 de março de 2020, a Organização Mundial de Saúde decretou estado de emergência devido *à* pandemia de covid-19. O gráfico a seguir ilustra a evolução dos casos por região do Brasil ao longo das semanas epidemiológicas no ano de 2020. Analise a Figura 4.1. A partir do comportamento observado, podemos afirmar qual foi a região com maior risco de adoecimento pela covid-19? Justifique.

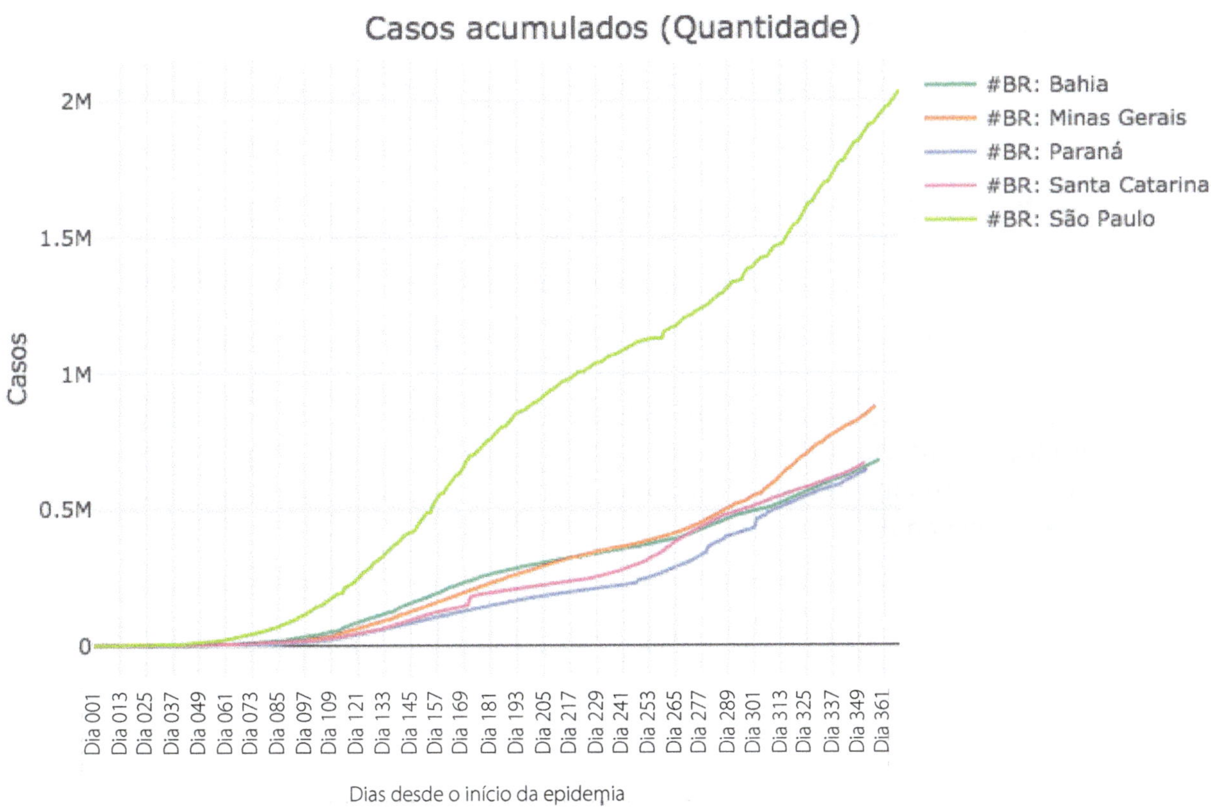

Figura 4.1. Distribuição dos casos confirmados de covid-19, segundo algumas Unidades da Federação por dia do ano de 2020. Fonte: Ministério da Saúde.

2. De acordo com a Organização Mundial de Saúde (2021), a poliomielite, há 30 anos, paralisou quase 1.000 crianças por dia em 125 países de todo o mundo, incluindo países das Américas. Em 1985, os países das Américas estabeleceram o objetivo de erradicar a poliomielite na região. Em 1989, o Brasil registrou o último caso de poliomielite. Em 1991, o último caso de poliomielite nas Américas foi detectado no Peru. Em 1994, após um processo de documentação e verificação, a região das Américas foi certificada como livre de circulação do poliovírus selvagem.

a) De acordo com os dados informados, um caso único de poliomielite por vírus selvagem no Brasil poderia ser considerado uma epidemia? Justifique.

b) Em alguns países da África, a ocorrência da doença é frequente. Nesses países, como proceder para analisar se a incidência registrada em determinado período do ano é uma epidemia?

3. A Figura 4.2 a seguir mostra a evolução dos óbitos por diferentes causas principais, no Brasil, de 1996 a 2019. Com base nas informações contidas no gráfico, responda às questões.

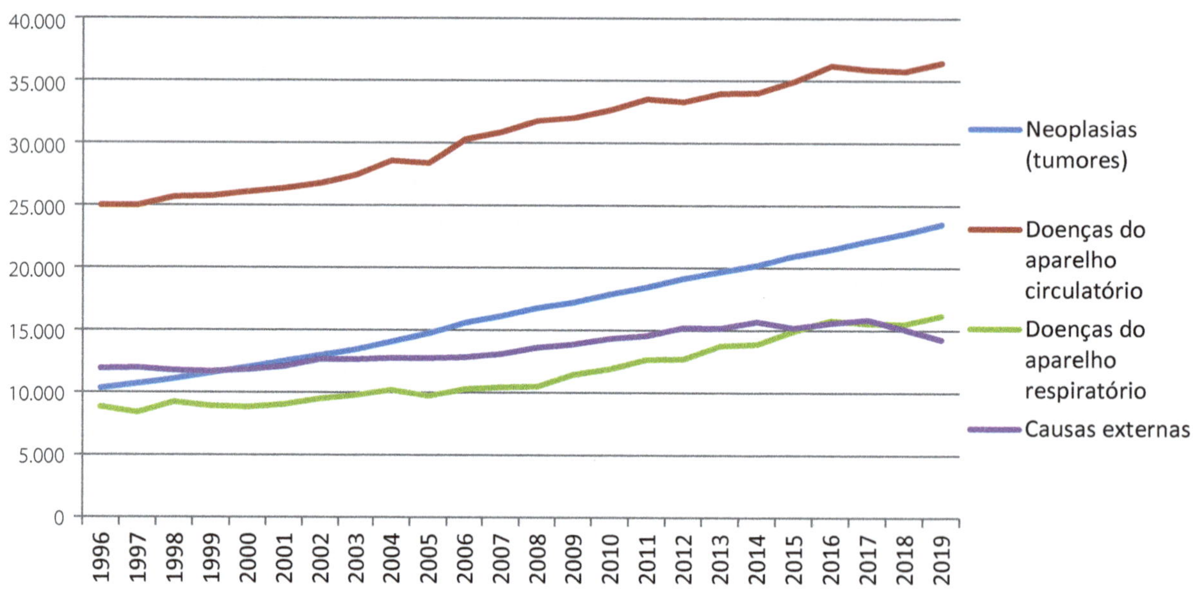

Figura 4.2. Evolução temporal dos óbitos pelas quatro causas básicas principais no Brasil, de 1996 a 2019. Fonte: TABSUS, 2021.

a) Em relação à série histórica dos óbitos relacionados a causas externas, o que poderia justificar sua evolução no período?

b) Em relação à série histórica dos óbitos relacionados a neoplasias, o que poderia justificar sua evolução no período?

4. Analise a Tabela 4.1 a seguir e responda às questões.

Tabela 4.1. Casos de dengue no estado do Rio de Janeiro, 2009 a 2019

Mês Notificação	2009	2010	2011	2012	2013	2014	2015	2016	2017	2018	2019
Janeiro	758	87	1 253	5 243	3 131	470	129	1 817	737	341	677
Fevereiro	922	120	6 082	10 841	7 450	339	188	2 148	644	321	549
Marco	675	209	14 587	25 947	19 188	293	731	5 617	574	596	1 492
Abril	308	184	25 747	39 055	23 008	257	2 898	8 830	373	911	4 265
Maio	141	278	17 994	33 042	9 882	282	5 056	4 514	302	959	5 966
Junho	104	255	5 612	13 909	2 279	185	3 895	1 507	172	602	2 592
Julho	81	255	1 605	4 035	694	146	1 398	587	117	515	1 127
Agosto	26	239	789	1 889	477	156	1 082	304	111	313	459
Setembro	21	200	671	967	439	173	557	170	131	165	274
Outubro	23	126	1 186	826	211	252	388	154	202	213	234
Novembro	57	236	1 383	806	272	152	565	267	186	220	210
Dezembro	57	624	1 818	1 310	288	126	1 420	487	218	435	225
Total	3 173	2 813	78 727	137 870	67 319	2 831	18 307	26 402	3 767	5 591	18 070

Fonte: BRASIL. Ministério da Saúde. Sistema de Vigilância Sanitária. Sistema de Informação de Agravos de Notificação.

a) Como se comporta a variação de casos de dengue ao longo dos anos?

b) Defina epidemia.

5. Os estudos de populações migrantes permitem gerar hipóteses para explicar diferentes padrões de ocorrência de doenças observadas em lugares e momentos distintos. Uma série de importantes estados envolvendo populações de migrantes japoneses residentes nos EUA foi realizada com o objetivo de explicar as diferenças nos padrões de mortalidade observados com relação às populações de japoneses não migrantes e de norte-americanos. Observe a Tabela 4.2 a seguir e responda às questões.

Tabela 4.2. Razões de mortalidade padronizada* por causas de óbitos selecionadas entre migrantes japoneses residentes nos EUA e norte-americanos brancos, 1959-1962*

Causa de morte	Sexo	Japoneses não migrantes	Norte-americanos de ascendência japonesa		Norte-americanos brancos
			Nascidos fora dos EUA	Nascidos nos EUA	
Câncer de estômago	Masculino	100	72	38	17
	Feminino	100	55	48	18
Câncer de intestino (cólon)	Masculino	100	374	288	489
	Feminino	100	218	209	483
Câncer de mama	Feminino	100	166	136	591

a) Descreva as variações da mortalidade por câncer de intestino e de estômago, segundo as diferentes populações estudadas e a variável sexo.

b) Segundo MacMahon & Pugh (1970), a ocorrência de câncer de intestino e de estômago estaria associada, principalmente, a fatores presentes no ambiente, ao passo que o câncer de mama estaria associado a fatores de natureza preponderantemente genética. Os dados apresentados na tabela anterior estão em concordância com essas hipóteses? Justifique sua resposta.

6. Na análise do comportamento das diarreias na infância, no município do Rio de Janeiro, observou-se a presença de dois picos de maior ocorrência da doença: um nos meses de chuva (verão) e outro nos meses mais secos. Quando analisada a mortalidade, observou-se que, em 15 anos, houve uma redução nos óbitos, embora tenha se mantido o perfil de distribuição mensal dos casos encontrado no estudo de morbidade.

   a) Que componente da série temporal foi utilizado para analisar o comportamento da morbidade por diarreia na infância, no município do Rio de Janeiro? Justifique.

   b) E para a mortalidade? Justifique.

GABARITO

1. Não. O *gráfico* mostra que todos os estados apresetavam a mesma tendencia de aumento de casos, no entanto, apesar de clara discrepancia em *relação* ao quantitativo de casos, para identificar o estado com maior risco de adoecimento seria necessário calcular a taxa de incidência de cada estado e para tal necessitaria-se conhecer o tamanho da população de cada estado.

2.

   a) Sim. O Brasil mantém a vigilancia para registro de casos. Como o último registro da doença foi em 1989, a frequência esperada da doença, desde então, é igual a zero. O registro de um caso autóctone configuraria uma ocorrência além do esperado para a doença e, consequentemente, uma epidemia. É importante lembrar que uma epidemia não é caracterizada simplesmente pelo aumento do número de casos da doença, mas pelo aumento acima do limite esperado para ela.

   b) Construindo-se o diagrama de controle. Para a construção desse diagrama, assinala-se, no eixo das ordenadas (eixo *Y*), a incidência da doença e, no eixo das abscissas (eixo *X*), o intervalo utilizado, geralmente a semana epidemiológica ou os meses do ano. Diversas distribuições estatísticas podem ser utilizadas para sua construção. Por exemplo, o diagrama de controle pode ser construído a partir de uma distribuição normal ou por quartis, conforme descrito a seguir.

   Distribuição normal:
   Utilizam-se os seguintes passos para a construção do diagrama de controle:

   - Calcula-se a incidência média mensal (ou semanal) da doença em um período anterior, geralmente de dez anos. Ex.: a partir das incidências observadas durantes os 10 meses de janeiro anteriores, calcula-se uma incidência média para o mês de janeiro, repetindo-se esse procedimento para os demais meses. Nesse período, a incidência não pode ter sofrido grandes flutuações (p. ex., não deve ter havido uma epidemia da doença). Caso contrário, deve-se descartar o período em que tiver ocorrido essa flutuação.
   - Calcula-se o desvio-padrão para cada incidência média mensal, a fim de se conhecer a dispersão dos valores observados em torno da incidência média.
   - A partir dos valores obtidos, é possível estabelecer um intervalo de variação esperado para a incidência mensal da doença. Esse intervalo é construído levando-se em conta que, em uma distribuição normal, 95% dos valores se encontram entre a média mais 1,96 desvio-padrão – limite superior – e a média menos 1,96 desvio-padrão – limite inferior do diagrama de controle.
   - Após o cálculo da incidência média mensal e dos limites superiores e inferiores, esses dados são apresentados graficamente, contituindo o diagrama de controle.

- O último passo é a representação no diagrama de controle da incidência mensal da doença sob vigilância no ano atual, ou seja, aquele ano para o qual estamos interessados em identificar variações epidêmicas.

Distribuição por quartis:
Utilizando o mesmo conjunto de dados, pode-se construir um novo diagrama de controle da seguinte forma:

- As incidências mensais do período anterior, geralmente os dez anos anteriores não epidêmicos, são ordenadas em ordem crescente em cada mês. Ex.: ordenam-se todas as incidências ocorridas nos meses de janeiro dos dez anos anteriores.
- Identifica-se o valor mediano, o primeiro quartil e o terceiro quartil para cada mês.
- Esses valores são dispostos em um gráfico. As incidências da doença que estiverem entre o primeiro e o terceiro quartis são consideradas esperadas, enquanto aquelas que ultrapassarem o terceiro quartil são consideradas epidêmicas.

É importante ressaltar que, para a construção do diagrama de controle, é necessário excluir os anos epidêmicos, pois manter esses registros superestimaria a frequência máxima esperada.

3.

a) A queda do número de óbitos por causas externas no final do período pode estar relacionada a políticas de prevenção de acidentes de trânsito, como a Lei Seca.

b) Aumento do número de casos de óbito por neoplasias, devido à maior expectativa de vida, com envelhecimento populacional, aumentando o número de indivíduos com maior risco de neoplasia, além de maior acesso a serviços de saúde e maior capacidade tecnológica para seu diagnóstico.

4.

a) Existe um aumento do número de casos principalmente no verão ao longo dos anos, época com maiores temperaturas e mais chuvas, associada a melhores condições de desenvolvimento do vetor da dengue. Dessa forma, a dengue caracteriza-se como uma doença sazonal, com a ocorrência de períodos epidêmicos.

b) Pode-se definir uma epidemia como a elevação brusca, temporária e significativamente acima do limite esperado de incidência de determinada doença.

5.

a) Tanto para o câncer de estômago quanto para o de intestino, observa-se que as taxas de mortalidade entre os japoneses que migraram para os EUA (independentemente de terem nascido dentro ou fora dos EUA) situaram-se em posição intermediária, com relação aos japoneses não migrantes e os norte-americanos brancos.

b) Sim. As taxas de mortalidade (por câncer de estômago e intestino) intermediárias, relativas aos japoneses migrantes que não nasceram nos EUA, podem ser explicadas por períodos de indução prolongados e duração longa da doença, assim como pela manutenção, em médio ou longo prazo, dos efeitos de fatores relacionados ao ambiente (tanto protetores como de risco). É importante ressaltar que, nesses estudos, entende-se por ambiente não só a dimensão física, mas também os aspectos de naturezas social e cultural, como hábitos alimentares e estilos de vida. A importância de fatores de natureza genética não é de todo descartada, haja vista que as taxas dos migrantes não se igualaram, em nenhum caso, às dos norte-americanos brancos.

Quanto ao câncer de mama, as taxas observadas entre as migrantes são mais próximas às apresentadas pelas japonesas não migrantes do que as das norte-americanas brancas, sugerindo, assim, uma preponderância dos fatores de natureza genética. Entretanto, os dados apresentados na tabela sobre migrantes, particularmente aquelas nascidas nos EUA, dizem respeito a uma única geração.

Nesse caso, é possível não ter havido tempo suficiente para mudanças de hábitos e costumes dos países de origem entre os migrantes (como hábitos alimentares na infância), os quais estariam relacionados à mortalidade por câncer de mama.

6.

a) Variação sazonal. Oscilações periódicas na frequência da doença ao longo de um ano configuram, em geral, um ritmo sazonal.

b) Série histórica. Observação, em longo prazo, na evolução da doença, geralmente, superior a 10 anos.

Vigilância Epidemiológica

PERGUNTAS

1. Este exercício se baseia em um acontecimento real, descrito na forma de artigo científico, cuja referência é dada a seguir. O objetivo é permitir uma reflexão sobre alguns dos principais problemas da investigação de surtos. Foi programado para ser resolvido e discutido em cerca de 1h. Por isso, foi necessário alterar alguns aspectos do evento e da investigação original.

Investigação de surto de infecção por Escherichia coli 0157:H7 –entero-hemorrágica (EHEC)

Fonte: Bell BP, Goldoft M, Griffin PM, Davis MA, Gordon DC, Tarr PI, Bartleson CA, Lewis JH, Barrett TJ, Wells JG, Baron R, Kobayashi J. A multistate outbreak of Escherichia coli O157:H7-associated bloody diarrhea and hemolytic uremic syndrome from hamburgers. The Washington experience. JAMA. 1994;272(17):1349-53.

Parte 1

Em 12 de janeiro de 1993, um gastroenterologista pediátrico informou ao Departamento de Saúde do Estado de Washington (EUA) um aumento do número de atendimentos de emergência devido a diarreia sanguinolenta e uma internação de três crianças com síndrome hemolítica urêmica (SHU) em um hospital de Seattle.

Suspeitou-se de infecção por *Escherichia coli* O157:H7, uma bactéria reconhecida por sua capacidade de causar colite hemorrágica, devido à produção de grande quantidade de toxina. Adicionalmente, em cerca de 5%-10% das infecções, particularmente em crianças menores e idosos, desenvolve-se SHU, que é caracterizada por destruição de eritrócitos e falência renal, podendo levar a insuficiência renal. O quadro clínico é caracterizado por cólicas abdominais intensas e diarreia líquida, evoluindo, em grande parte dos pacientes, para a forma hemorrágica. Podem ocorrer vômitos e febre baixa. A doença é autolimitada, com duração de 5 a 10 dias. O período de incubação varia de 3 a 8 dias, com mediana de 3-4 dias. A infecção está, em geral, associada ao consumo de carnes malcozidas e leite não pasteurizado, mas existem, também, relatos de transmissão pelo contato com pessoas infectadas, pela água e por outros produtos contaminados.

Para fins de investigação de surto, a definição de caso incluiu a presença de diarreia com cultura de fezes positiva para *E. coli* O157:H7 ou SHU após o episódio diarreico, ocorrendo do dia 1º de dezembro de 1992 até 28 de fevereiro de 1993, em residentes de Washington.

a) Quais são as vantagens e as desvantagens dessa definição de caso?

b) Em 15 de janeiro, iniciou-se busca ativa de outros casos em hospitais, clínicas e laboratórios da região. Em 18 de janeiro, realizou-se divulgação pública do problema e, a partir daí, a ocorrência do surto passou a ser de conhecimento generalizado.Quais são as vantagens e as desvantagens de promover ampla divulgação da ocorrência de surtos?

c) O grupo de epidemiologistas responsável pela investigação decidiu conduzir uma série de entrevistas com pacientes e com seus parentes, com a finalidade de gerar hipóteses sobre a fonte da contaminação. As entrevistas abordaram principalmente os alimentos consumidos nos dez dias anteriores ao aparecimento dos sintomas, os locais onde os alimentos foram consumidos (restaurantes, lanchonetes etc.), as viagens recentes, a presença de animais no domicílio e as práticas de confecção de refeições, bem como de compra e armazenamento de alimentos. A partir de entrevistas com 37 pacientes, 27 deles (73%) relataram ter comido em diferentes lojas de uma rede de lanchonetes (Rede A) nos dez dias anteriores ao aparecimento dos sintomas, todos eles referindo ter comido hambúrgueres. Essa informação é suficiente para incriminar a Rede A de lanchonetes como fonte de infecção? Por quê? Sugira uma estratégia alternativa para responder a esta questão.

d) Um estudo caso-controle foi realizado entre os dias 16 de janeiro e 17 de janeiro, com os primeiros 16 pacientes identificados e com 16 controles saudáveis. Os controles foram indicados pelos pacientes, dentre pessoas de sua relação que não apresentavam episódio de diarreia. Quais são as vantagens e as desvantagens desse procedimento de seleção de controles? Que outras opções existiriam? Quais seriam suas vantagens e suas desvantagens?

e) O estudo investigou uma série de potenciais exposições, destacando-se a frequência a diferentes redes de lanchonetes e o tipo de alimento consumido nos dez dias antes do início dos sintomas do caso (data utilizada como ponto de referência temporal para a investigação dos controles). A Tabela 5.1 mostra os principais resultados desse estudo. A diferença mais relevante parece ser o fato de que nenhum controle consumiu alimentos da Rede A de lanchonetes, enquanto 75% dos casos referiram ter ido a alguma loja dessa rede nos dez dias antes do início dos sintomas. Se a Rede A, de fato, é a fonte de contaminação, quais são as possíveis explicações para o fato de 4 entre os 16 casos não terem referido consumo de alimentos em lanchonetes dessa rede nos dez dias antes do início dos sintomas?

Tabela 5.1. Frequência de algumas exposições selecionadas entre casos e controles – Washington, jan. 1993

Exposição	No de casos/Total (%)	No de controles/Total (%)	p-valor
Rede A	12/16 (75)	0/16 (0)	< 0,05
Rede B	3/15 (20)	3/15 (20)	NS
Rede C	2/14 (21)	4/14 (29)	NS
Carne de porco	1/9 (11)	7/9 (79)	< 0,05
Carne de frango	11/14 (79)	11/14 (79)	NS
Cachorro-quente	8/12 (67)	5/12 (42)	NS

NS: diferença entre casos e controles não significativa.

f) A investigação também mostrou que todos os casos recordaram que consumiram hambúrgueres nos dez dias antes do início dos sintomas. Essa investigação e outras entrevistas fortaleceram a hipótese de que a Rede A era a fonte da contaminação e que, provavelmente, os hambúrgueres eram o veículo da bactéria. Que desdobramentos da investigação poderiam auxiliar na identificação da fonte de contaminação?

Todas as lanchonetes da Rede A utilizavam um método padronizado para elaboração dos hambúrgueres. Lotes de hambúrgueres congelados eram enviados periodicamente às lanchonetes pela fábrica central da Rede A, localizada em Washington. Os hambúrgueres congelados eram cozidos por 1 minuto de cada lado, em uma grelha a 191°C, com cronômetros programados na sede da empresa. Os investigadores utilizaram essa mesma técnica para cozinhar 16 hambúrgueres e identificaram que, após o cozimento, todos os hambúrgueres tinham, em pelo menos um local, temperatura abaixo da recomendada pelo Estado de Washington. Essa temperatura de 68,3°C seria a necessária para matar mais de 99% dos microrganismos e produzir um hambúrguer "bem passado". Com essa informação, a companhia fez um *recall* voluntário dos hambúrgueres de todas as lanchonetes da rede no Estado de Washington. A epidemia gerou 501 notificações: 79% puderam ser classificadas como casos primários, 10% como secundários, e outros 11% não puderam ser inequivocamente classificados como primários ou secundários. Noventa e sete por cento dos pacientes apresentaram dor abdominal; 90%, diarreia com sangue; 54%, vômitos; 31% foram hospitalizados; 9% desenvolveram SHU e 3% faleceram.

Testes moleculares utilizando *pulsed field gel electrophoresis* (PFGE) com amostras de fezes de pacientes e de hambúrgueres identificaram padrões similares das cepas, contribuindo para estabelecer com maior certeza a conexão causal entre o surto e a fonte de contaminação.

2) Algumas medidas quantitativas e qualitativas podem ser empregadas para avaliar a eficiência de um sistema de vigilância epidemiológica. No trecho a seguir, identifique que medidas podem ser aplicadas para avaliar a vigilância epidemiológica.

Na pandemia de covid-19, o sistema de vigilância epidemiológica se preocupou em detectar o maior número de casos da doença, além de buscar abranger todos os grupos afetados. Essas informações foram coletadas com a agilidade necessária para subsidiar as ações de prevenção e controle da doença.

3) A vigilância epidemiológica tem como uma de suas ferramentas a notificação compulsória de doenças e agravos. Para a notificação de cada doença/agravo, define-se o que será considerado caso suspeito, provável ou confirmado. Após a notificação de um caso suspeito, deve-se proceder *à* investigação epidemiológica para confirmar ou afastar o caso. A medida utilizada para avaliar o sistema de vigilância epidemiológica que confirma um caso, quando ele realmente é um caso, é denominada ______________________.

GABARITO

1.

a) Uma definição de caso é um grupo de critérios padronizados utilizados para decidir se determinado indivíduo deve ser confirmado como afetado pela doença sob investigação. Em geral, uma definição de caso inclui critérios clínicos e laboratoriais, além de restrições relativas ao tempo, ao lugar e às pessoas. É comum, no início de uma investigação, utilizar um critério mais amplo (sensível), buscando-se maior especificidade à medida que a investigação vai evoluindo.

Vantagens

- Confirmação laboratorial aumenta a especificidade da definição de caso (e exclui casos de diarreia não relacionados ao surto em questão). Isso reduz erros de classificação e maximiza as chances de detectar a fonte do surto.

Desvantagens

- A confirmação laboratorial excluirá pacientes que não buscaram assistência médica e pacientes que não realizaram cultura de fezes.
- A exigência de resultados de exame de cultura de fezes diminui a sensibilidade da definição de caso, podendo levar à exclusão de muitos pacientes. Nessa situação, há o perigo de as características clínico-epidemiológicas dos casos selecionados serem diferentes das características de todos os potenciais casos ocorridos no surto.
- Limitar a investigação a residentes do Estado de Washington pode ser prático, mas pode excluir visitantes que se tornaram infectados e dificultar o reconhecimento de surtos que se estendem para outros estados.
- Um período de tempo tão longo (três meses) pode favorecer a inclusão de casos secundários (transmissão pessoa a pessoa) e dificultar a identificação da fonte inicial do surto.

b) Uma ampla divulgação contribui para aumentar a sensibilidade do sistema para a detecção de novos casos, como pacientes que eventualmente não seriam atendidos pelo sistema de saúde formal, os quais podem se interessar em informar sua condição aos serviços locais de vigilância. Com a ampla divulgação, profissionais de saúde ficam mais atentos ao problema, notificando casos suspeitos mais frequentemente e incluindo a condição de interesse no rol de possíveis diagnósticos diferenciais. Por outro lado, a divulgação de um surto pode gerar reações de apreensão e alarme exacerbadas, aumentando desnecessariamente a demanda por assistência médica e exames laboratoriais. Essas situações muito suspeitas, que normalmente seriam rapidamente descartadas, acabam sendo notificadas indevidamente, provocando maior aumento da demanda por exames e investigações epidemiológicas.

c) Não, porque a alta frequência de consumo de hambúrgueres na Rede A relatada pelos pacientes pode ser similar àquela observada na população em geral que não adoeceu. Uma alternativa seria realizar um estudo caso-controle em que o padrão de consumo dos doentes fosse comparado ao padrão de pessoas da mesma população que não desenvolveram diarreia.

d)

Vantagens

- Garante maior facilidade para encontrar participantes.
- Aumenta a chance de os potencias controles desejarem participar, devido ao interesse em relação a um problema que estaria afetando a própria comunidade ou devido à amizade com o paciente.
- Aumenta a comparabilidade entre casos e controles, já que eles provavelmente fazem parte de um mesmo grupo populacional, com hábitos e condições sociais similares.

Desvantagens

- Em geral, amigos e parentes têm muitas semelhanças em termos socioeconômicos e em hábitos de consumo, de forma que pode ser difícil identificar diferenças significantes nas exposições entre casos e controles, levando o estudo a não identificar a fonte da contaminação. Esse problema de grande similaridade entre casos e controles em termos de hábitos e aspectos socioeconômicos tem sido denominado **superpareamento**.
- Maior risco de quebra da confidencialidade das informações.

Outras possibilidades

- Seleção de controles entre vizinhos dos casos.

Vantagens

- Aumenta a comparabilidade entre casos e controles, já que eles provavelmente fazem parte de um mesmo grupo populacional, com hábitos e condições sociais similares.
- Aumenta a chance de que os potencias controles desejem participar, devido ao interesse em relação a um problema que estaria afetando a própria comunidade.

Desvantagens

- Assim como com amigos e parentes, vizinhos também tendem a ter muitas semelhanças em termos de hábitos de consumo, de forma que pode ser difícil identificar diferenças significantes nas exposições entre casos e controles, levando o estudo a não identificar a fonte da contaminação (superpareamento).
- Como a maior parte das pessoas não está em casa durante o dia, visitas muitas vezes têm de ser feitas à noite.
- Se o surto envolve muitas comunidades, aumentam muito o custo e a complexidade da investigação.

▪ Outros pacientes atendidos pelo médico ou pelo profissional de saúde que atendeu os casos.

Vantagens

- Garante maior facilidade para encontrar participantes.
- Evita o superpareamento.

Desvantagens

- Perda da representatividade da comunidade de onde os casos emergiram, porque pessoas que buscam atenção de saúde estão, em geral, doentes e podem não refletir as características e os comportamentos da população em geral.
- A seleção desses controles necessita de um protocolo bem definido em que são listadas as doenças que podem ou não ser incluídas no estudo (p. ex., talvez não seja indicado incluir pacientes sem diarreia, mas com vômitos ou febre).
- Como os pacientes são atendidos em diferentes clínicas e hospitais, há que se organizar uma equipe bem treinada em cada uma dessas localidades para garantir uma adequada seleção do grupo controle.

e) Primeiro, é possível que esses casos não se lembrem de ter frequentado lanchonetes dessa Rede A ou não associem a Rede A à lanchonete que frequentaram. Segundo, é possível que eles tenham consumido em casa ou no trabalho alimentos oriundos dessas lanchonetes. Por fim, é possível que alguns sejam casos secundários de um caso com tempo de incubação muito curto.

f) Visitas às lanchonetes da rede A para verificar os procedimentos de preparação e cocção dos alimentos; identificação, por meio de técnicas moleculares, da cepas de *E. coli* nos hambúrgueres e nos doentes.

2. Nesta situação, destacam-se a *sensibilidade*, que é a capacidade do sistema de detectar todos os casos de doença, a *representatividade,* que diz respeito à possibilidade do sistema de cobrir todos os subgrupos populacionais, e a *oportunidade*, que é a capacidade do sistema de acionar medidas de prevenção e controle no momento necessário para que as ações possam atingir o impacto desejado. Pode ser avaliada, por exemplo, por meio do intervalo entre a notificação de um caso e a realização da investigação epidemiológica

3. Valor preditivo positivo (VPP), que é a proporção dos casos identificados pelo sistema que de fato o são. Um sistema de vigilância epidemiológica com baixo VPP poderá indicar a investigação de casos ou epidemias e o tratamento de pessoas que não são verdadeiramente doentes. O VPP aumenta com a especificidade do critério utilizado para definição de caso e com a prevalência do agravo na população.

Transição Demográfica e Epidemiológica

PERGUNTAS

1. Observe as figuras a seguir. O envelhecimento populacional, característica da transição demográfica, pode ser evidenciado comparando-se as pirâmides populacionais do Censo de 1991 e a estimativa populacional para 2020? Justifique sua resposta, abordando o comportamento das principais variáveis que determinam a dinâmica populacional.

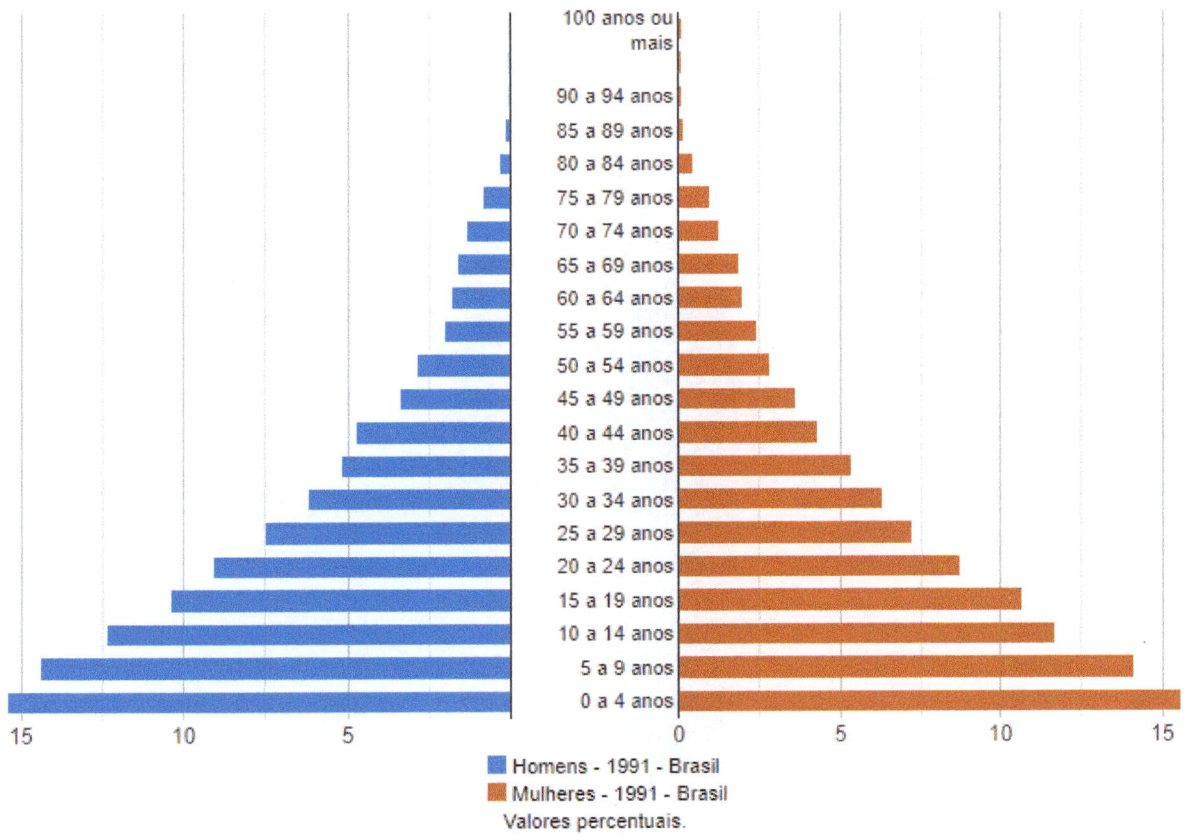

Figura 7.1. Pirâmide populacional – Brasil, 1991. Fonte: Instituto Brasileiro de Geografia e Estatística (IBGE).

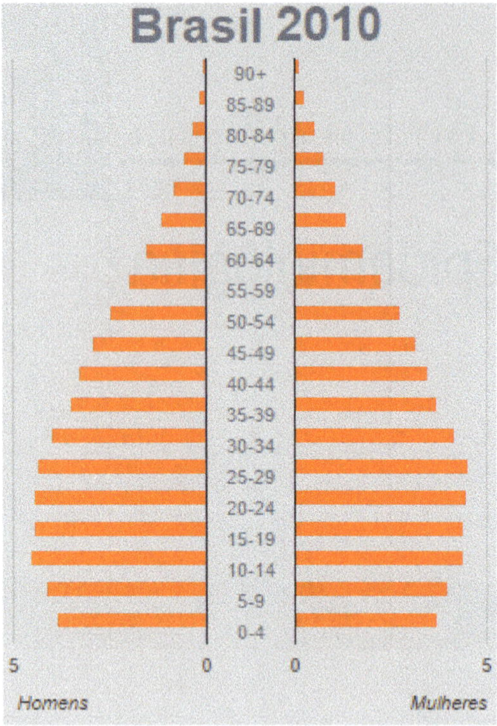

Figura 7.2. Pirâmide populacional – Brasil, 2010. *Fonte:* Instituto Brasileiro de Geografia e Estatística (IBGE).

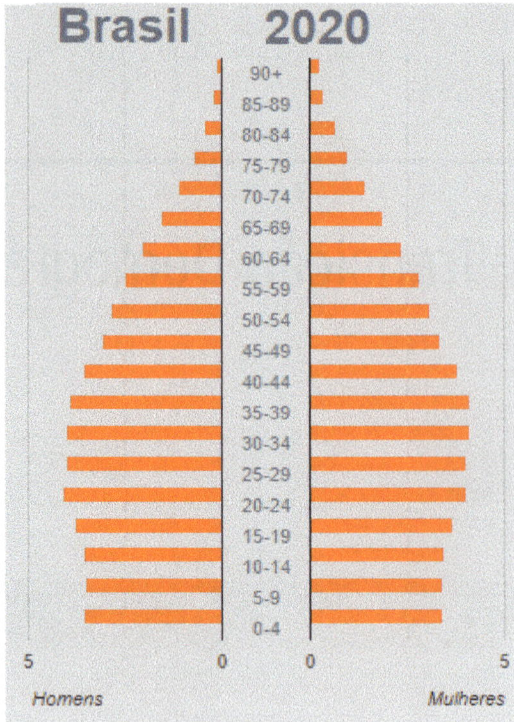

Figura 7.3. Pirâmide populacional – Brasil, 2020. *Fonte:* Instituto Brasileiro de Geografia e Estatística (IBGE).

2. A Figura 7.4 mostra a pirâmide populacional da Finlândia para o ano de 2020. Comparando-se as pirâmides populacionais aprensentadas nas Figuras 7.3 **e** 7.4, observa-se mudança nas formas. Justifique as diferenças entre a pirâmide da Figura 7.4 e a da Figura 7.3 para o ano de 2020.

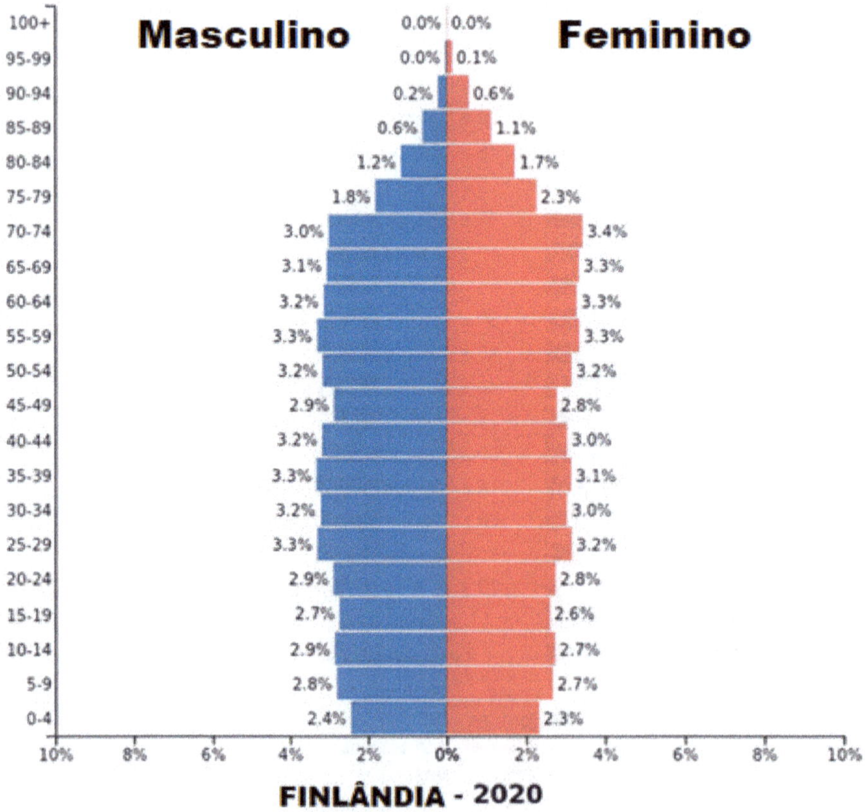

Figura 7.4. Pirâmide populacional da Finlândia para o ano de 2020. *Fonte:* United Nations, Department of Economi and Social Affairs, Population Division. World Population Prospects.

3. O índice de envelhecimento populacional é a razão entre o número de habitantes com idade maior ou igual a 65 anos e o número de habitantes com idade de zero a 14 anos, multiplicada por 100. Ele nos informa o número de idosos vivos para cada 100 jovens com menos de 15 anos na população residente em determinada região no ano considerado. Constitui uma razão entre os componentes etários extremos da população, representados por idosos e jovens.

Na Tabela 7.1, são apresentados os índices de envelhecimento populacional para os estados do Amapá e do Rio Grande do Sul em 2012. Comente possíveis causas para a diferença no índice de envelhecimento populacional entre os dois locais.

Tabela 7.1. Índice de envelhecimento populacional por Unidade da Federação em 2012

Unidade da Federação	Índice
Amapá	15,4
Rio de Grande do Sul	65,4

Fonte: Instituto Brasileiro de Geografia e Estatística. Diretoria de Pesquisas. Coordenação de População e Indicadores Sociais.

4. A **esperança de vida** é o número médio de anos que ainda restam para serem vividos, presumindo-se manutenção das condições de vida e de saúde em relação ao ano considerado. Pode ser calculada por idade e por sexo. Comparando-se o indicador esperança de vida ao nascer (EVN) ao longo do tempo, conforme exposto na Tabela 7.2, a que podemos atribuir essa melhora?

Tabela 7.2. Esperança de vida ao nascer por região brasileira em 1992, 2002 e 2012

Região	1992	2002	2012
Região Norte	67,23	68,5	71,29
Região Nordeste	63,32	68,2	71,89
Região Sudeste	69,21	72,14	76,25
Região Sul	70,66	72,78	76,55
Região Centro-Oeste	68,92	74,95	77,69
Total	67,3	70,73	74,52

Fonte: Instituto Brasileiro de Geografia e Estatística. Diretoria de Pesquisas. Coordenação de População e Indicadores Sociais. Gerência de Estudos e Análises da Dinâmica Demográfica.

5. Comente a Tabela 7.2, comparando a EVN no tempo e no espaço.

6. Comente a Tabela 7.3 a seguir.

Tabela 7.3. Mortalidade no Brasil – Óbitos por residência, por capítulo CID-10 e por sexo (2019)

Capítulo CID-10	M	F	Total
I. Algumas doenças infecciosas e parasitárias	31.419	25.243	56.666
II. Neoplasias (tumores)	123.285	112.005	235.301
III. Doenças do sangue e dos órgãos hematopoéticos e alguns transtornos imunitários	3.445	3.623	7.068
IV. Doenças endócrinas, nutricionais e metabólicas	38.830	44.653	83.485
V. Transtornos mentais e comportamentais	9.946	4.578	14.526
VI. Doenças do sistema nervoso	20.360	24.871	45.235
VII. Doenças do olho e de anexos	14	9	23
VIII. Doenças do ouvido e da apófise mastoide	104	102	206
IX. Doenças do aparelho circulatório	191 722	172.385	364.132

Capítulo CID-10	M	F	Total
X. Doenças do aparelho respiratório	81.975	80.019	162.005
XI. Doenças do aparelho digestivo	41.563	27.202	68.770
XII. Doenças da pele e do tecido subcutâneo	3.180	3.971	7.152
XIII. Doenças sistema osteomuscular e do tecido conjuntivo	2.470	4.036	6.506
XIV. Doenças do aparelho geniturinário	22.430	25.133	47.566
XV. Gravidez, parto e puerpério	–	1.726	1.726
XVI. Algumas afecções originadas no período perinatal	11.360	8.923	20.354
XVII. Malformações congênitas, deformidades e anomalias cromossômicas	5.997	5.186	11.308
XVIII. Sintomas, sinais e achados anormais de exames clínicos e laboratoriais, não classificados em outra parte	42.950	31.924	74.972
XX. Causas externas de morbidade e mortalidade	114.469	28.136	142.800
Total	**745.519**	**603.725**	**1.349.801**

7. A Tabela 7.4 apresenta os óbitos de residentes do estado do Rio de Janeiro no ano de 2019 por causas básicas. Complete a tabela, calculando a mortalidade proporcional por causas básicas que faltam.

Tabela 7.4. Mortalidade proporcional (MP) por causas básicas – Rio de Janeiro, 2019

Capítulo CID-10	Óbitos	Mortalidade proporcional (%)
I. Algumas doenças infecciosas e parasitárias	8.148	5,63
II. Neoplasias (tumores)	22.656	15,67
III. Doenças do sangue e dos órgãos hematopoéticos e alguns transtornos imunitários	944	0,65
IV. Doenças endócrinas, nutricionais e metabólicas	8.548	–
V. Transtornos mentais e comportamentais	1.085	0,75
VI. Doenças do sistema nervoso	3.940	2,72
VII. Doenças do olho e de anexos	2	0,00
VIII. Doenças do ouvido e da apófise mastoide	35	0,02
IX. Doenças do aparelho circulatório	38.939	26,93
X. Doenças do aparelho respiratório	17.253	–
XI. Doenças do aparelho digestivo	6.081	4,21
XII. Doenças da pele e do tecido subcutâneo	1.067	0,74
XIII. Doenças do sistema osteomuscular e do tecido conjuntivo	606	0,42
XIV. Doenças do aparelho geniturinário	6.842	4,73
XV. Gravidez, parto e puerpério	183	0,13
XVI. Algumas afecções originadas no período perinatal	1.473	1,02
XVII. Malformações congênitas, deformidades e anomalias cromossômicas	802	0,55
XVIII. Sintomas, sinais e achados anormais de exames clínicos e laboratoriais, não classificados em outra parte	12.027	–
XX. Causas externas de morbidade e mortalidade	13.969	9,66
Total	**144 600**	**100**

Fonte: BRASIL. Ministério da Saúde. Secretaria de Vigilância em Saúde. Coordenação-geral de Informações e Análises Epidemiológicas. ***Sistema de Informações de Mortalidade (SIM).*** Brasília: Ministério da Saúde, 2019.

8. O padrão de mortalidade observado na Tabela 7.4 é semelhante ao encontrado para países que já completaram sua transição demográfica? Justifique sua resposta.

9. O que seria recomendado para caracterizar o momento de transição epidemiológica do estado do Rio de Janeiro, com base em estudos de mortalidade?

GABARITO

1. Sim. No ano de 2020, percebe-se uma redução acentuada na proporção de jovens menores de 15 anos de idade em relação ao ano de 1991. Em contrapartida, ocorre um aumento na proporção de idosos no ano de 2020. A pirâmide populacional do Brasil em 2020 reflete uma redução da mortalidade, sustentada com uma importante redução da fecundidade, relativamente recente (diminuição das barras da população em faixas etárias jovens – menores de 15 anos – com importante estreitamento da base 0-4 anos): *forma de barril.* A migração parece não ter sido importante quando analisadas as duas pirâmides. A dinâmica populacional é reflexo do comportamento das variáveis (biológicas) mortalidade e fecundidade e de outra (não biológica): a migração. Por definição, a transição demográfica é uma consequência do comportamento das variáveis mortalidade e fecundidade, que resulta em uma proporção maior de pessoas com idades mais avançadas em relação à proporção de jovens, isto é, o envelhecimento populacional. No Brasil, no século passado, até 1930, a mortalidade e a natalidade eram altas. De 1870 até 1930, acrescenta-se a migração internacional, resultando em incremento populacional significativo. A queda da mortalidade já se apresentava como uma tendência suavemente decrescente no início do século XX e, a partir de 1940, ficou mais evidente, passando a ser responsável pelo ritmo de crescimento populacional, visto que a natalidade ainda era alta e a migração perdeu sua relevância. A partir dos anos 60-70, observa-se, também, o declínio da fecundidade, reduzindo-se, portanto, a taxa de incremento populacional (a população cresce em ritmo desacelerado). A redução da fecundidade manteve-se nas décadas seguintes.

2. Comparando-se os dois gráficos, é possível perceber que o Brasil ainda se encontra em um estágio precoce de envelhecimento populacional quando comparado à Finlândia, pois apresenta base mais alargada, maior proporção de adultos em idade economicamente ativa e menor proporção de idosos.

3. Observa-se maior índice de envelhecimento populacional na população do Rio de Grande do Sul em relação ao Amapá. Valores elevados desse índice indicam que a transição demográfica encontra-se em estágio mais avançado no Rio de Janeiro em comparação ao Amapá.

4. Fundamentalmente, essa melhora ocorreu em função da redução da mortalidade infantil. A tábua de sobrevida é utilizada para o cálculo da esperança de vida ou expectativa de vida por faixa etária, isto é, o número de anos em média que as pessoas esperariam viver por idade. Para seu cálculo, basta conhecer os coeficientes de mortalidade específicos por idade e aplicá-los a uma coorte fictícia de nascimento (sem interferência do padrão de fecundidade). Portanto, entre as variáveis que determinam a dinâmica populacional (mortalidade, fecundidade e migração), somente a mortalidade interfere diretamente na esperança de vida. O indicador de saúde esperança de vida é uma medida-resumo, pois sintetiza o efeito da mortalidade em todas as idades.

5. Observa-se constante incremento da esperança de vida ao nascer ao longo das décadas, fruto de melhores indicadores de saúde. Vale ressaltar que, embora essa melhora tenha ocorrido em todas as regiões do país, seu ritmo é variável com base nas condições socioeconômicas e de saúde locais. Nota-se que esses índices são sempre menores na Região Nordeste.

6. Observa-se que as maiores causas de óbito foram, em ordem decrescente, as doenças do aparelho circulatório, as neoplasias, as doenças do aparelho respiratório e as causas externas de morbidade e mortalidade. Em relação ao sexo, há grande predomínio nos homens em relação às causas externas e menor predomínio masculino em relação às doenças do aparelho circulatório.

7. A mortalidade proporcional segundo causas, usualmente expressa em percentual, mede a proporção de óbitos por determinada causa ou por grupo de causas em relação ao total de óbitos. Seu cáculo é relativamente simples. A seguir, são apresentados os resultados da mortalidade proporcional para as causas básicas cujo cálculo fora solicitado.

   Ressalta-se que a mortalidade proporcional por "sintomas, sinais e achados anormais de exames clínicos e laboratoriais, não classificados em outra parte", também designada mortalidade proporcional por causas maldefinidas, corresponde a um indicador de qualidade do *Sistema de Informações sobre Mortalidade* (SIM).

Capítulo CID-10	Óbitos	MP (%)
IV. Doenças endócrinas, nutricionais e metabólicas	8.548	5,91
X. Doenças do aparelho respiratório	17.253	11,93
XVIII. Sintomas, sinais e achados anormais de exames clínicos e laboratoriais, não classificados em outra parte	12.027	8,31

8) Sim. Quando analisadas as causas de óbito por capítulo da CID-10, somando-se a mortalidade proporcional das duas principais causas (doenças do aparelho circulatório e neoplasias), esse valor fica em cerca de 50% e, quando se acrescenta a terceira causa, esse valor excede 60%, como nos EUA e nos países europeus que já completaram sua transição.

9. Deve-se a analisar a evolução do coeficiente de mortalidade geral, do coeficiente de mortalidade infantil e seus componentes e do coeficiente por causas específicas dentro dos principais grupos de causa básica de óbito.

Causalidade em Saúde

PERGUNTAS

1. Com base no modelo de causalidade proposto por Rothman (1986), o que é uma causa suficiente?

2. Em um estudo de caso-controle em pacientes com câncer de pâncreas, descobriu-se que 17% eram diabéticos no momento do diagnóstico do câncer, comparados a 4% de um grupo controle adequadamente emparelhado (por idade, sexo, grupo étnico e diversas outras características) que também foram examinados para diabetes no mesmo período em que os casos foram diagnosticados. Concluiu-se que o diabetes teve papel causal no câncer de pâncreas. Sobre essa conclusão, podemos afirmar que esteja correta? Considere os critérios de causalidade em sua resposta.

3. Entre os critérios propostos por Hill, qual deles pode, de forma definitiva, afastar a hipótese de que uma associação seja causal? Explique-o e diga em qual desenho de estudo epidemiológico a satisfação desse critério é mais difícil.

4. Com o objetivo de estudar o efeito do metroprolol sobre a mortalidade dentro de 90 dias após um episódio de infarto agudo do miocárdio (IAM), foi elaborado um estudo com 1 395 pacientes, os quais foram alocados aleatoriamente para receber metroprolol (698 pacientes) ou placebo (697 pacientes), sendo avaliada a mortalidade. Estimou-se que a probabilidade de vir a morrer dentro de 90 dias após um episódio de IAM no grupo que recebeu metroprolol seria 0,64 vezes a probabilidade de vir a morrer no grupo que recebeu placebo, resultado considerado bastante significativo. Essa estimativa do efeito observado expressa qual critério de Hill? Explique.

5. É sabido que o fumo é um fator causal importante para o desenvolvimento de câncer de pulmão. Isso quer dizer que todos os fumantes desenvolverão a doença e que os não fumantes estão livres dela? Explique.

6. Um estudo de coorte foi realizado simultaneamente em duas cidades, localizadas em países diferentes, com o objetivo de avaliar se determinado fator de exposição (substância X) estaria associado ao desenvolvimento de determinada doença (doença Y). Nos dois locais, foram estudados o mesmo tamanho de amostra (1 000 pacientes em cada local) e seguido rigidamente o mesmo protocolo de estudo (treinamento de pessoal, instrumento de coleta de dados único, exames laboratoriais realizados em um laboratório central etc.). Os resultados obtidos são apresentados na Tabela 8.1 a seguir.

Tabela 8.1. Razão de taxas de incidência e respectivos IC 95%

Cidade	Razão de taxas de incidência	IC 95%*
A	3	1,5-4,5
B	1	0,2-1,8

IC95%: intervalo de confiança de 95%.

a) Considerando os resultados apresentados, que critério causal proposto por Hill não estaria sendo respeitado? Explique-o.

b) Com base no modelo de causalidade apresentado por Rothman (1986), explique a discrepância entre os resultados obtidos nas diferentes cidades.

GABARITO

1. Rothman (1986) propõe um modelo de causalidade no qual certo fenômeno (doença, por exemplo) não seria explicado por um único fator (causa única), mas por uma constelação de fatores (causas componentes), que agiriam em conjunto para a produção de determinado efeito. Uma causa "suficiente" seria uma constelação mínima de causas componentes que inevitavelmente produziria a doença.

2. A conclusão não está correta, pois o estudo apresenta uma limitação no delineamento, ao investigar tanto a ocorrência do desfecho (câncer de pâncreas) quanto da exposição (diabetes) simultaneamente, não sendo possivel, assim, estabelecer o critério de causalidade imprescindível – o da temporalidade. É necessário evidenciar que a ocorrência da exposição precede a ocorrência do desfecho.

3. Temporalidade. Refere-se à necessidade de a causa preceder a ocorrência do efeito (desfecho). Os estudos transversais são mais sujeitos a não satisfazer esse critério.

4. Força da associação. Uma associação será tão mais forte quanto mais distante do valor de nulidade estiver a medida de efeito de interesse calculada. O valor estimado 0,64 pode ser considerado "distante" de 1. O argumento é que uma associação forte tem mais chance de ser causal do que uma associação fraca.

5. Não. O fumo é um fator de risco para câncer de pulmão, o que implica dizer que fumantes têm risco maior de apresentar a doença em questão do que aqueles que não fumam. Portanto, pessoas que fumam (exposição) podem não desenvolver a doença e pessoas que nunca fumaram (não exposição) poderiam desenvolvê-la. Somente o fumo não é suficiente para a ocorrência da doença. Segundo o modelo de Rothman, fumo não é uma causa necessária para câncer de pulmão, mas uma causa componente.

6.

a) Consistência. Refere-se à repetição da observação de uma associação entre fator de exposição e desfecho (doença) em diferentes populações sob diferentes circunstâncias. Pelo modelo de Rothman (1986), uma causa "suficiente" representa uma constelação mínima de causas componentes que inevitavelmente produziria a doença. Poderíamos supor uma constelação de três causas componentes (X, W e Z), as quais, em conjunto, formariam uma causa suficiente para a doença Y. Nesse sentido, a doença só ocorreria por esse mecanismo causal se todos os fatores estivessem presentes (causação biológica). Em outras palavras, a doença Y só ocorreria se todas as causas complementares a X (i. e., W e Z) estivessem agindo ou tivessem agido previamente.

b) A não observação de associação entre a variável de exposição X e a doença Y na cidade B poderia ter ocorrido em função da inexistência de W e/ou Z na população dessa cidade.

Estudos Epidemiológicos: da Fundamentação à Operacionalização

PERGUNTAS

1. Classifique os desenhos de estudo descritos a seguir, segundo estratégia de observação, unidade de observação, momento da mensuração da exposição e momento da mensuração do desfecho.

   a) Durante o ano de 2020, identificou-se cada criança nascida em certo município e procedeu-se à revisão dos registros de nascimento, com o objetivo de conhecer, entre outras variáveis, o peso ao nascer. As crianças eram classificadas em dois grupos (peso normal – ≥ 2 500 g – e baixo peso < 2 500 g), sendo seguidas por um ano. Ao final desse período, comparou-se a mortalidade infantil nos dois grupos.

   b) Com o objetivo de avaliar uma possível associação entre uso de reserpina e câncer de mama, foram identificadas 100 pacientes internadas por câncer de mama (casos novos) em um hospital geral durante um período de dois anos. Essas pacientes foram entrevistadas, sendo colhida a informação quanto ao uso prévio de reserpina. Para cada caso, eram entrevistados quatro controles, selecionados aleatoriamente dentro do grupo de mulheres internadas por outros diagnósticos durante o mesmo período do caso.

   c) Pesquisadores realizaram um estudo domiciliar com uma amostra representativa de crianças, menores do que 5 anos, residentes na Rocinha. Durante a visita domiciliar, as crianças eram pesadas e medidas, sendo classificadas quanto à presença de desnutrição. Na entrevista, eram colhidas informações sobre nível socioeconômico, peso ao nascer, história de internação hospitalar no último ano e história de aleitamento materno, sendo avaliado o possível papel dessas variáveis como fatores de risco para a desnutrição.

   d) Trezentos pacientes portadores de diabetes melito foram alocados aleatoriamente em dois grupos, cada um com 150 pacientes. O primeiro grupo recebeu uma droga hipoglicemiante nova, enquanto os demais permaneceram em uso de clorpropamida. Os pacientes foram acompanhados por seis meses e o grau de controle metabólico dos pacientes nos dois grupos foi comparado por meio das determinações da glicemia capilar (diárias) e da hemoglobina glicosilada (aferida a cada dois meses).

   e) Foi realizado um estudo para investigar a relação entre exposição à emissão de partículas aéreas produzidas pelas indústrias químicas e de petróleo e a incidência média anual de câncer entre residentes de uma localidade na Califórnia. Áreas dessa localidade foram classificadas de acordo com os níveis de poluentes. A incidência de diversos tipos de câncer foi calculada para cada área de exposição.

f) Algumas pessoas que frequentaram uma festa de casamento evoluíram com um quadro de intoxicação alimentar. Suspeitou-se que a maionese contaminada poderia ser a fonte da infecção. Para avaliar essa questão, foram entrevistados todos os 200 convidados, com o propósito de conhecer os alimentos consumidos durante a festa e a frequência de intoxicação.

g) Como ficaria a classificação em eixos do estudo anterior caso fossem entrevistados todos os casos e somente uma amostra dos demais convidados, supondo-se que todos os casos foram identificados previamente à entrevista?

h) Com o objetivo de investigar os efeitos dos poluentes ambientais na saúde infantil, o Projeto Infância e Poluentes Ambientais, da Universidade Federal do Rio de Janeiro (PIPA-UFRJ), procedeu ao recrutamento de gestantes no terceiro trimestre de gestação, avaliando, por meio de amostras de sangue materno, a exposição intraútero e após nascimento do bebê, que foi acompanhado por quatro anos, para avaliar a ocorrência de desfechos do neurodesenvolvimento infantil.

i) O projeto PIPA, descrito anteriormente, investigou a associação entre exposição ao chumbo e hipertensão arterial sistêmica (HAS) na gestação, procedendo à coleta de informações clinicas da gestante e de amostras de sangue materno, no momento de seu recrutamento, para avaliar a concentração de chumbo.

2. Sequelas neurológicas e psiquiátricas de covid-19 têm sido relatadas na literatura. Com base nisso, foi realizado um estudo, a partir da coleta de dados já registrados em prontuário eletrônico, para comparar um grupo de pacientes por seis meses após diagnóstico de covid-19 e um grupo de pacientes com infecção do trato respiratório (RTI), pelo mesmo período. Coletaram-se os desfechos neurológicos, como hemorragia intracraniana, existentes nos prontuários, conforme informação a seguir.

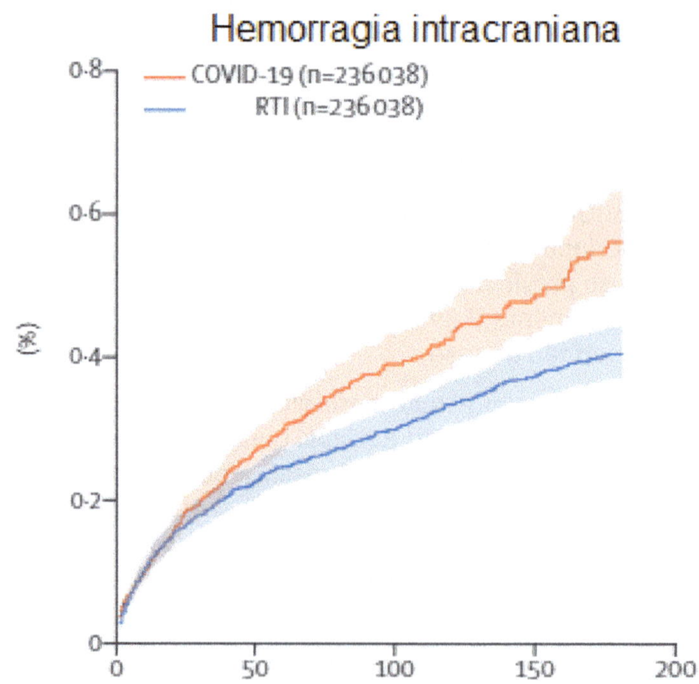

	30	60	90	120	150	180
COVID-19	92579	67102	50172	32705	20679	12775
RTI	131885	116315	103261	90066	77005	65909

Figura 9.1. Estimativa de hemorragia intracraniana em pacientes após diagnóstico de covid-19, comparada a pacientes com infecções do trato respiratório. *Fonte*: Taquet M, Geddes JR, Husain M, Luciano S, Harrison PJ. 6-month neurological and psychiatric outcomes in 236 379 survivors of COVID-19: a retrospective cohort study using electronic health records. Lancet Psychiatry. 2021;8(5):416-27.

a) Qual foi o tipo de desenho de estudo utilizado?

b) Que medida de associação é utilizada nesse tipo de estudo?

3. Vários estudos avaliaram a associação entre consumo de álcool e mortalidade cardiovascular. A maioria dos estados demonstrou uma associação com um padrão em "J", ou seja, indivíduos que bebem moderadamente vivem mais do que indivíduos que não bebem e do que indivíduos que bebem muito. Uma questão ainda controversa sobre os benefícios da ingesta moderada de álcool é se existe algum tipo de bebida que seja mais benéfica do que outras. Em uma revisão sobre o assunto, Rimm *et al.* analisaram as evidências obtidas por diferentes tipos de estudos: ecológicos, caso-controle e de coorte. Discuta as limitações e as vantagens de cada tipo de estudo avaliado para a questão em investigação (se algum tipo de bebida alcoólica confere maior proteção cardiovascular do que outras).

4. O uso de estrogênio por mulheres saudáveis após a menopausa (terapia de reposição hormonal, TRH) tem sido associado a menor risco de doença coronariana em muitos estados epidemiológicos. Todos esses estudos foram observacionais.

a) Diante dessa hipótese, esquematize dois tipos de desenhos observacionais mais adequados para investigar a associação entre TRH e doença coronariana.

b) Vários estudos sugerem que fazer reposição hormonal está associado a maiores cuidados com a saúde de uma forma geral. Essa associação pode influenciar os resultados dos estudos que você esquematizou para avaliar a associação entre TRH e doença coronariana? Justifique.

c) Que outro tipo de estudo poderia ser mais adequado para avaliar essa associação? Quais são suas vantagens e suas limitações?

5. Com o objetivo de investigar a associação entre o uso de cocaína durante a gestação e o baixo peso ao nascer (peso < 2 500 g), foram estudados todos os nascimentos ocorridos em 12 hospitais de uma cidade dos EUA durante o ano de 1988. O trabalho foi realizado por uma equipe especialmente treinada, que diariamente identificava os nascimentos e procedia à revisão dos prontuários médicos e de outros registros médicos (laboratório, por exemplo) para a obtenção das informações relativas ao parto (tipo de parto e peso da criança, por exemplo) e ao pré-natal (idade, número de gestações prévias, consumo de cocaína, álcool e fumo, por exemplo). A exposição a cocaína, em alguns casos, foi identificada somente por meio de testes solicitados pela equipe médica que acompanhou o parto. Esses exames eram solicitados a crianças que nasceram com graves problemas de saúde. Ao todo, foram analisados 17 368 nascimentos, sendo obtido o seguinte resultado.

Tabela 9.1. Relação entre consumo de cocaína na gestação e o baixo peso ao nascer

Situação da mãe	Baixo peso	Peso normal	Total
Usuária de cocaína	110	289	399
Não usuária de cocaína	1 073	15 896	16 969
Total	1 193	16 185	17 368

a) Qual foi o tipo de desenho de estudo utilizado?

b) Que medida de associação seria utilizada para esse estudo?

c) Explique o viés de informação que poderia ter acontecido nesse estudo.

GABARITO

1.

a) Apesar de a informação sobre a exposição ser colhida em prontuário (dado secundário), ela é feita no transcorrer do estudo, logo após o nascimento. Portanto, identifica-se a exposição antes de se conhecer o desfecho.

Eixo	Descrição
❑ Estratégia de observação	❑ Longitudinal
❑ Unidade de observação	❑ Indivíduo
❑ Mensuração da exposição	❑ Concorrente
❑ Mensuração do desfecho	❑ Concorrente (incidência)
❑ Tipo de estudo	❑ Coorte

b) Aqui, a informação sobre a exposição também é colhida em um curto período após a internação, mas a informação se refere a uma exposição que aconteceu já há algum tempo.

Eixo	Descrição
❑ Estratégia de observação	❑ Longitudinal
❑ Unidade de observação	❑ Indivíduo
❑ Mensuração da exposição	❑ Não concorrente
❑ Mensuração do desfecho	❑ Concorrente (casos incidentes)
❑ Tipo de estudo	❑ Caso-controle

c) Procede-se a uma determinação única quando as situações de desfecho e exposição são colhidas (não há seguimento). Existem exposições cuja avaliação é concorrente, como nível socioeconômico, e outras que são não concorrentes, como peso ao nascer.

Eixo	Descrição
❑ Estratégia de observação	❑ Transversal
❑ Unidade de observação	❑ Indivíduo
❑ Mensuração da exposição	❑ Concorrente/Não concorrente
❑ Mensuração do desfecho	❑ Concorrente (prevalência)
❑ Tipo de estudo	❑ Seccional/inquérito/estudo de prevalência

d) Se os pacientes não tivessem sido randomizados, o estudo seria um quase-experimento.

Eixo	Descrição
❑ Estratégia de observação	❑ Longitudinal
❑ Unidade de observação	❑ Indivíduo
❑ Mensuração da exposição	❑ Concorrente
❑ Mensuração do desfecho	❑ Concorrente
❑ Tipo de estudo	❑ Ensaio clínico randomizado

e) A quantidade de partículas de poluentes foi mensurada em um momento e correlacionada à incidência de câncer de cada área. Se a incidência foi calculada para aquele momento, a mensuração do desfecho é concorrente, se foi avaliada para os últimos dez anos, por exemplo, é não concorrente.

Eixo	Descrição
❑ Estratégia de observação	❑ Transversal
❑ Unidade de observação	❑ Agregado
❑ Mensuração da exposição	❑ Concorrente
❑ Mensuração do desfecho	❑ Concorrente/Não concorrente
❑ Tipo de estudo	❑ Ecológico

f) Este é um bom exemplo para mostrar como é ruim classificar um estudo pelo "tipo", sem raciocinar em termos de eixos. Uma primeira leitura poderia sugerir se tratar de um estudo seccional, pois a coleta das informações sobre o desfecho e a exposição ocorrem simultaneamente. Entretanto, existe um intervalo que pode ser facilmente identificado, entre a exposição e o desfecho, e é sabido que todos os convidados chegaram à festa livres de doença e que a exposição ocorreu durante a festa. Nesse caso, a medida de frequência é a incidência, não a prevalência. Não existe mistura entre casos novos e antigos. Compare este exemplo ao do inquérito sobre a desnutrição, no qual são contabilizados os casos prevalentes. Um possível fator de risco poderia não ser identificado se as crianças expostas a ele morressem mais precocemente. Hipoteticamente, poderíamos pensar que crianças de nível social muito baixo poderiam desenvolver desnutrição precocemente e de forma grave, vindo a falecer antes de poderem ser captadas pelo estudo. Neste caso, o nível socioeconômico muito baixo estaria sub-representado na amostra e não seria identificado (viés de sobrevivência seletiva). Outro problema de um estudo seccional, não identificado no estudo referido, seria o da ambiguidade temporal. No caso da desnutrição e da internação hospitalar, fica difícil determinar o que causou o quê. Levando em consideração os eixos, o estudo anterior seria mais bem classificado como um coorte histórico, em que a evolução é curta. Repare que não é um coorte clássico, pois, ao colher a informação de exposição, o entrevistador já conhece a situação do desfecho e coleta a de exposição retrospectivamente.

Eixo	Descrição
❑ Estratégia de observação	❑ Longitudinal
❑ Unidade de observação	❑ Indivíduo
❑ Mensuração da exposição	❑ Não concorrente
❑ Mensuração do desfecho	❑ Concorrente (casos incidentes)
❑ Tipo de estudo	❑ Coorte histórica

g) Trata-se de um caso semelhante ao anterior, mas, agora, o esquema de seleção passou a ser de amostragem incompleta e o tipo de estudo é caso-controle.

Eixo	Descrição
❑ Estratégia de observação	❑ Longitudinal
❑ Unidade de observação	❑ Indivíduo
❑ Mensuração da exposição	❑ Não concorrente
❑ Mensuração do desfecho	❑ Concorrente (casos incidentes)
❑ Tipo de estudo	❑ Caso-controle

h) Esta é uma situação clássica de um estudo de coorte prospectivo, já que o fator em estudo é um fator de risco que não pode ser indicado como um estudo de intervenção. A realização de uma coorte de nascimento, que vai acompanhar a crinaça até completar 4 anos, considerando a condição de exposição ainda na gestação e delimitando de forma clara os dois momentos de observação e sua relação temporal.

Eixo	Descrição
❑ Estratégia de observação	❑ Longitudinal
❑ Unidade de observação	❑ Indivíduo
❑ Mensuração da exposição	❑ Concorrente
❑ Mensuração do desfecho	❑ Concorrente (incidência)
❑ Tipo de estudo	❑ Coorte prospectivo

i) Aqui, temos um estudo seccional, relizado no início da condução de uma coorte, na qual as gestantes têm uma abordagem de investigação de exposição e desfecho simultânea, caracterizando um estudo seccional.

Eixo	Descrição
❑ Estratégia de observação	❑ Transversal
❑ Unidade de observação	❑ Indivíduo
❑ Mensuração da exposição	❑ Concorrente (prevalência)
❑ Mensuração do desfecho	❑ Concorrente (prevalência)
❑ Tipo de estudo	❑ Seccional

2.

a) Trata-se de um estudo de coorte retrospectiva, com seleção de um grupo exposto à covid-19 e um grupo controle, sem exposição à covid-19, objetivando avalaiar o desfecho neurológico.

b) Incidência e razão de incidências.

3. **Estudos ecológicos**

Limitações: são estudos que comparam o consumo médio *per capta* de álcool com as taxas de mortalidade cardiovascular de diferentes países e diversas regiões. Como os resultados obtidos se baseiam em médias populacionais, não em medidas individuais, estão mais sujeitos a vieses, pois, em alguns países, uma pequena proporção de indivíduos pode consumir em grande quantidade determinado tipo de bebida e a média não ser representativa da população, enquanto, em outros, o consumo pode ser mais homogêneo. Não permitem considerar a interferência de outros fatores que possam explicar a correlação encontrada. Por exemplo, consumidores de vinho podem ter melhor nível socioeconômico em alguns países e ter menor taxa de mortalidade (dificuldade de controlar confundimento).

Não permitem inferências para o nível individual (falácia ecológica).

Utilizam dados secundários, o que pode comprometer a qualidade da informação.

Vantagens: possibilidade de comparar diferentes populações e diferentes períodos rapidamente, com menor custo do que outros estudos, pois os dados já estão disponíveis. Bom para gerar hipóteses.

Estudos caso-controle

Limitações: a escolha de controles comparáveis é sempre difícil para doenças crônicas, podendo ocorrer viés de seleção. A recordação diferencial de casos e controles quanto à exposição (ingesta alcoólica) pode levar a viés de informação.

Vantagens: informação do indivíduo pode ser diretamente relacionada à doença coronariana. Dependendo do tipo de estudo, tanto morbidade como mortalidade podem ser estudadas, assim como diferentes exposições no mesmo grupo. Costumam ser mais rápidos e baratos do que estudos de coorte.

Estudos de coorte

Limitações: costumam ser mais longos e caros. A possibilidade de perdas seletivas pode levar a resultados não válidos (viés de seleção).

Vantagens: reduzem possibilidade de viés de informação e de seleção (indivíduos livres de doença no início do estudo). Permitem medir a taxa de incidência da doença. A sequência temporal favorece a determinação de associação causal.

4.

a) Estudo de coorte.

Mulheres que fazem TRH → incidência de doença coronariana

Mulheres que não fazem TRH → incidência de doença coronariana

Selecionam-se mulheres na pós-menopausa em uso de TRH e mulheres na pós-menopausa que não usem TRH. Os grupos são acompanhados por um período suficiente para que ocorram os eventos de interesse. Compara-se a incidência (risco ou taxa) dos expostos (fazer TRH) à dos não expostos (não fazer TRH).

Estudo caso-controle

Casos: mulheres com doença coronariana	→	Frequência da exposição(razão de chances de exposição)
Controles: mulheres sem doença coronariana	→	frequência da exposição (razão de chances de exposição)

As mulheres na pós-menopausa são escolhidas de acordo com a condição de ter ou não ter a doença e questionadas quanto ao uso de TRH. As comparações entre os grupos são feitas utilizando-se a razão de chances de exposição entre doentes e não doentes.

b) Sim. Se as mulheres que fazem TRH têm um perfil mais saudável, uma menor taxa de incidência da doença nesse grupo pode não estar relacionada à TRH, mas a outros hábitos, como não fumar, se exercitar, ter alimentação mais saudável. Portanto, poderíamos ter viés de seleção, as mulheres expostas a TRH teriam menor incidência de doença coronariana.

c) Ensaio clínico randomizado: dessa forma, seria evitado o problema anterior, alocando aleatoriamente as mulheres para grupo de tratamento ou controle. O problema seria o grande número necessário e o longo tempo de acompanhamento.

Outra opção seria, em estudos observacionais, estudar diferentes doses de hormônios. Assim, todas as mulheres estariam em uso de algum tipo de TRH e se investigaria a existência de um gradiente entre a dose e as taxas de adoecimento.

5.

a) Trata-se de um estudo de coorte histórico. A amostragem é do tipo completa, pois se capta a experiência de exposição de toda a base populacional, ou seja, estudam-se todos os casos (baixo peso ao nascer) e todos os não casos (peso normal ao nascer). O *timing* é contemporâneo para o desfecho, pois diariamente é coletada a informação sobre o peso ao nascer, isto é, essa informação – a ocorrência do desfecho – é colhida contemporaneamente. Para a exposição, o *timing* é retrospectivo, pois a informação é colhida, na maioria das vezes, nos registros de pré-natal, ou seja, refere-se ao uso durante a gestação.

b) Apesar de se tratar de um estudo de coorte e de os autores desse artigo terem denominado as medidas de frequência e de associação por eles calculadas, respectivamente, incidência acumulada e razão de incidências acumuladas, a interpretação mais correta seria a de prevalência instantânea e razão de prevalências. Ou seja, aqui também poderia ser postulado que as crianças nascidas representariam aqueles casos que sobreviveram tempo suficiente para atingir o nascimento. Por exemplo, poderíamos hipotetizar a ocorrência de abortos precoces nas gestações de mães usuárias de cocaína, o que poderia levar a um viés de sobrevivência seletiva.

c) Viés de informação (classificação) diferencial, já que crianças que nasceram com precárias condições de saúde (incluindo, provavelmente, o baixo peso), foram submetidas a *screening* para uso de cocaína, o que não aconteceu com as crianças que nasceram em boas condições.

Medidas de Associação e Medidas de Impacto

PERGUNTAS

1. Com o objetivo de avaliar a eficácia do medicamento Orlistat, que age bloqueando parcialmente a absorção de gordura, pela inibição das lipases gastrointestinais, e tem sido utilizado para redução do peso corporal, no controle da pressão arterial (PA) e na redução de peso de pacientes hipertensos com índice de massa corporal (IMC) ≥ 25 kg/m^2, foi realizado um ensaio clínico randomizado. Um grupo de 103 pacientes recebeu Orlistat, nas doses recomendadas (120 mg, três vezes ao dia, após as refeições) e orientação dietética, enquanto outro grupo, com 101 pacientes, recebeu apenas orientação dietética. Os dois grupos foram acompanhados por três meses e comparados quanto ao percentual de redução de peso, da pressão arterial, do colesterol total e da glicemia.

   Considerando-se que a redução do colesterol a níveis considerados adequados ocorreu em 67% dos pacientes do grupo que recebeu Orlistat e orientação dietética e em 48,5% do grupo que recebeu apenas orientação dietética, construa uma tabela de contingência 2 × 2 e calcule uma medida de associação relativa e outra absoluta apropriadas para o desenho de estudo. Interprete os resultados.

2. Um estudo caso-controle foi conduzido para avaliar a relação entre fatores de risco e ocorrência de queimaduras severas (ou graves) na infância. A informação sobre o uso habitual de álcool para fins de limpeza doméstica foi referida por 56 dos 94 familiares dos casos e por 63 dos 148 familiares dos controles.

   a) Existe associação entre uso habitual de álcool para fins de limpeza doméstica e queimaduras graves na infância? Justifique.

   b) Calcule a proporção dos casos de queimaduras que são atribuíveis ao uso de álcool para fins de limpeza.

3. Observe os resultados a seguir (Tabela 10.1), obtidos em um estudo hipotético sobre a associação entre atividade física e doença hipertensiva do coração (DHC) em uma população dinâmica e estável, durante um ano de observação.

Tabela 10.1. Incidência de doença hipertensiva do coração, segundo realização de atividade física

Atividade física	Nº de pessoas-ano	Nº de casos	Taxa (por 100.000 pessoas-ano)	Razão de taxas
Muito ativo	25.000	25	100	
Moderadamente ativo	100.000	200	200	
Sedentário	120.000	320	266,6	1,0
Total	245.000	545	222,3	

Fonte: Morgenstern H. Class Notes: Epidemiologic Methods I. Los Angeles: Division of Epidemiology UCLA School of Public Health; 1995.

Calcule as razões de incidências, segundo níveis de atividade física. Considere como categoria de referência (grupo de comparação ou "não exposto") o grupo sedentário. Interprete os resultados.

4. Pesquisadores interessados em identificar a associação entre renda *per capita* e o processo de crescimento nos primeiros anos de vida delinearam um estudo caso-controle, envolvendo escolares da rede pública de certo município. Observe os resultados apresentados na Tabela 10.2.

Tabela 10.2. Retardo de crescimento, segundo renda *per capita*, em escolares da rede pública

Renda *per capita* (salários mínimos)	Com retardo	Sem retardo	X	(IC95%)*
≥ 1	80	162		1,00
0,1 a 1,0	82	64	X1	(1,37-4,94)
≤ 0,5	70	32	X2	(2,08-9,52

Fonte: Lei DLM, Freitas IC, Chaves SP, Lerner BR, Stefanini MLR. Retardo de crescimento e condições sociais em escolares de Osasco, São Paulo, Brasil. Cad Saúde Pública. 1997;13(2):277-83. *IC95% = intervalo de confiança de 95%.

a) Sendo X uma medida de associação adequada ao desenho de estudo, denomine-a e calcule os valores referentes a X1 e X2 (o grupo referência ou não exposto é renda *per capita* ≥ 1 salário mínimo). Interprete os resultados.

b) Qual é a proporção de casos com retardo de crescimento que podem ser atribuíveis à renda *per capita* menor que meio salário mínimo e qual é o nome dessa medida? Apresente os cálculos necessários.

5. Em um ensaio clínico randomizado controlado para testar o efeito da imunização contra covid-19 com a vacina Oxford-AstraZeneca, observou-se que, após duas semanas da segunda dose da vacina, dentre os 5 807 vacinados, 30 adoeceram por covid-19, enquanto, entre os 5.829 não vacinados (uso de placebo), 101 adoeceram pela doença. Fonte: Knoll MD, Wonodi C. Oxford-AstraZeneca COVID-19 vaccine efficacy. *Lancet*. 2021;397(10269):72-74.

a) Construa uma tabela 2×2. Calcule uma medida de associação relativa para investigar a associação entre vacinação e ocorrência da doença. Interprete essa medida.

b) Calcule a eficácia da vacina (proporção de casos entre os não vacinados que poderiam se prevenir pelo uso da vacinação).

6. Considere uma população com 30 000 indivíduos livres da doença X. Essa população foi acompanhada por 10 anos, sendo observados 50 casos de uma doença X durante o período de observação. A distribuição conjunta entre *status* da doença X e de exposição a determinado fator é apresentada na Tabela 10.3 a seguir.

Tabela 10.3. Distribuição entre *status* da doença X e de exposição a determinado fator

Exposição	Doença		Total
	Sim	Não	
Sim	30	9.970	10.000
Não	20	19.980	20.000
Total	50	29.950	30.000

a) Calcule a incidência acumulada (IA) da doença X nos grupos de expostos e não expostos. Depois, calcule a razão de incidências acumuladas (risco relativo).

b) Calcule a chance de doença entre os expostos e os não expostos. Depois, calcule a razão de chances de adoecimento entre expostos e não expostos.

c) Calcule a chance de exposição entre doentes e não doentes. Depois, calcule a razão de chances de exposição entre doentes e não doentes.

d) Explique o significado das medidas de associação calculadas nas questões anteriores (itens **A**, **B** e **C**).

7. Um grupo de pesquisadores realizou um estudo seccional, com o objetivo de estimar a prevalência da hipertensão arterial em uma população de adultos com idade entre 30 anos e 69 anos. Na Tabela 10.4 a seguir, os indivíduos participantes do estudo são classificados segundo o diagnóstico de hipertensão arterial e o hábito de fumar, ambos referidos no momento da entrevista. Assume-se que os grupos de fumantes e não fumantes são homogêneos com relação à variável idade.

Tabela 10.4. Diagnóstico de hipertensão arterial e hábito de fumar entre adultos com idade de 30 anos a 69 anos

Fumantes	Hipertensão arterial		Total
	Sim	Não	
Sim	58	813	871
Não	18	570	588
Total	76	1.383	1.459

a) O tabagismo está associado à prevalência de hipertensão arterial? Justifique.

b) A partir do resultado obtido no item anterior, é possível inferir uma associação causal entre o hábito de fumar e o desenvolvimento de hipertensão arterial? Justifique.

8. Observe a Tabela 10.5 a seguir.

Tabela 10.5. Taxa de mortalidade por câncer de pulmão na população geral e número de óbitos esperados e observados na coorte de trabalhadores expostos a X

Idade	Taxa de mortalidade por câncer de pulmão na população geral (por 100 000 hab)	Coorte de trabalhadores expostos	Óbitos esperados (coorte de trabalhadores expostos)	Óbitos observados (coorte de trabalhadores expostos)
50-54	819,6	2.353	19,3	31
55-59	1.564,3	2.511	39,3	53
60-64	2.648,0	2.583		76
65-69	3.460,4	2.277		93
70-74	4.060,8	1.739		95
75-79	4.247,4	1.026	43,6	64
80-84	4.531,9	552	25,0	32
85+	3.139,1	344	10,8	17

a) Calcule o número de óbitos por câncer de pulmão esperados nas faixas etárias 60-64, 65-69 e 70-74 para a coorte de trabalhadores expostos a X, caso a coorte apresentasse a mesma experiência de mortalidade por câncer de pulmão por idade específica apresentada pela população geral.

b) Calcule a razão de mortalidade padronizada e interprete o resultado.

9. Alguns resultados de um estudo de coorte de base populacional sobre fatores de risco para o desenvolvimento de infarto agudo do miocárdio são apresentados na Tabela 10.6 a seguir.

Tabela 10.6. Resultados de um estudo de coorte hipotético sobre fatores de risco para infarto agudo do miocárdio (IAM)

Fatores de risco	Taxa de incidência de IAM (por 100 000 pessoas-ano)*
Hipertensão sistólica grave	
Hipertensos graves	18,0
Normotensos	3,0
Sedentarismo	
Sedentários	6,0
Não sedentários	2,0

* Ajustada por idade e sexo. ** Pressão arterial sistólica ≥ 180 mmHg.

a) Calcule a razão de taxas de incidência de IAM para cada fator de risco apresentado na Tabela 10.6. Interprete os resultados.

b) Sabendo que as prevalências de hipertensão sistólica grave e de sedentarismo na população de estudo eram iguais a 5% e 60%, respectivamente, calcule o risco atribuível proporcional populacional, relativos a cada fator de risco. Interprete os resultados.

c) Assumindo que as associações verificadas no primeiro item são causais e que seus efeitos são totalmente reversíveis, qual dos dois fatores de risco, uma vez eliminado, resultaria em maior impacto na redução da incidência de IAM? Justifique.

GABARITO

1.

Orlistat + orientação dietética = 103 pacientes

103 × 0,67 = 69 pacientes do grupo de intervenção tiveram redução do colesterol e 34 (103 – 69), não.

Orientação dietética = 101 pacientes

101 × 0,485 = 48,985 = 49 pacientes do grupo controle tiveram redução do colesterol e 52 (101 – 49), não.

Grupo de tratamento	Redução do colesterol		Total
	Sim	Não	
Orlistat + Orientação dietética	69	34	103
Orientação dietética	49	52	101
Total	**118**	**86**	**204**

Medida de associação relativa:

Risco relativo: 67%/48,5% = 1,38 ≈ 1,4.

Medida de associação absoluta:

Risco atribuível: 67% – 48,5% = 18,5%.

Risco atribuível proporcional [(0,67 – 0,485)/0,67] × 100 = [0,185/0,67] × 100 = 27,6%.

O risco relativo mostra que, entre os pacientes tratados com Orlistat e orientação dietética, a frequência (incidência ou "risco") de redução do colesterol a níveis adequados foi 1,4 vezes maior que a observada entre os pacientes que receberam apenas orientação dietética. O risco atribuível indica que a incidência de redução do colesterol a níveis adequados foi 18,5% mais alta entre os pacientes que receberam Orlistat em relação aos que não o receberam. Já a medida do risco atribuível proporcional estima que, entre os pacientes do grupo exposto ao tratamento medicamentoso que apresentaram redução do colesterol, em 27,6% o efeito pôde ser atribuído ao Orlistat.

Uma vez minimizada a ocorrência de erros sistemáticos, assim como a influência de variáveis de confundimento, esses resultados sustentam a hipótese acerca do efeito benéfico do Orlistat na redução dos níveis de colesterol sérico em pacientes hipertensos e com IMC ≥ 25 kg/m^2.

2.

a) Frequência de queimaduras em crianças segundo o uso habitual de álcool para fins de limpeza no domicílio:

Uso habitual de álcool	**Queimaduras graves**	
	Sim	**Não**
Sim	56	63
Não	38	85
Total	94	148

Odds ratio (razão de chances) = (56 × 85)/(63 × 38) = 1,99.

Nesse estudo, o uso habitual de álcool para fins de limpeza mostrou-se associado à ocorrência de queimaduras graves na infância. Entre os casos (crianças que sofreram queimadura grave), a chance de viver em domicílio no qual o álcool era habitualmente utilizado para fins de limpeza foi cerca de 2 vezes mais elevada em relação ao grupo controle.

b) Fração atribuível = (1,99 – 1)/1,99 = 0,48. Isto é, 48% dos casos que utilizavam álcool habitualmente para fins de limpeza doméstica poderiam ser atribuídos a essa exposição. Em se tratando de um agravo raro à saúde (queimaduras graves na infância), de baixa incidência na população em geral, a *odds ratio* (OR) pode ser interpretada como uma boa estimativa do risco relativo, substituindo-o no cálculo do risco atribuível proporcional ou da fração atribuível.

3)

Atividade física	No de pessoas-ano	No de casos	Taxa (por 100 000 pessoas-ano)	Razão de taxas
Muito ativo	20.000	19	95	0,3
Moderadamente ativo	90.000	177	196,7	0,7
Sedentário	110.000	304	276,4	1,0
Total	220.000	500	227,3	–

As taxas (médias) de incidência de DHC entre pessoas moderadamente ativas e pessoas muito ativas correspondem, respectivamente, a 0,7 e 0,3 vezes a taxa de incidência de DHC observada entre os indivíduos sedentários. Assumindo-se que esses três grupos são comparáveis quanto a quaisquer variáveis de confusão (por exemplo, a idade), os resultados sugerem que a prática de atividade física é um fator protetor contra o desenvolvimento de DHC.

A hipótese acerca do efeito protetor da atividade física sobre a incidência de DHC é reforçada frente à observação da redução progressiva da frequência de DHC concomitante ao aumento da intensidade da atividade física. Esse é um dos critérios propostos por Hill (1965) para se estabelecer uma relação de causa e efeito, denominado gradiente biológico (cf. Capítulo 7 – Causalidade em saúde).

4.

a) A medida de associação adequada em estudos caso-controle é a razão de chances ou *odds ratio* (OR).

OR (X1) = [(41/40)/(32/81)] = 2,6 – ou seja, a chance de viver em famílias com renda *per capita* entre 0,5 a 1 salário mínimo é cerca de 2,5 vezes maior em crianças com retardo de crescimento quando comparadas àquelas que não o apresentam.

OR (X2) = [(35/40)/(16/81)] = 4,4 – ou seja, a chance de viver em famílias com renda *per capita* menor que meio salário mínimo é cerca de 4,5 vezes maior em crianças com retardo de crescimento quando comparadas àquelas que não o apresentam.

A hipótese acerca do efeito da renda *per capita* sobre a ocorrência de retardo do crescimento é reforçada frente à observação do aumento progressivo da *odds ratio* concomitante à redução da renda. Trata-se do mesmo critério proposto por Hill (1965) para se estabelecer uma relação de causa e efeito, mencionado no exercício anterior, envolvendo, neste caso, uma variável socioeconômica.

b) Fração atribuível = (4,43 – 1)/4,43 = 0,77. Isto é, 77% dos casos de retardo do crescimento que vivem em famílias com renda *per capita* menor que meio salário mínimo poderiam ser atribuídos a essa exposição.

5.

a)

Imunização	Doença		Total
	Sim	Não	
Vacinados	30	5.777	5.807
Não vacinados (placebo)	101	5.728	5.829
Total	131	11.505	11.636

Risco relativo (RR) = (30/5.807)/(101/5.829) = 0,00517/0,01733 = 0,30.

A vacina é um fator de proteção, já que o RR foi menor do que 1: a ocorrência de doença entre os vacinados foi 0,30 vezes menor que a ocorrência de doença entre os não vacinados. Podemos representar a não exposição (não vacinação), ainda, como um fator de risco para a doença em questão.

RR = (101/5 829)/(30/5 807) = 0,01733/0,00517 = 3,35, ou seja, o risco de adoecer entre os não vacinados é aproximadamente 3,35 vezes maior do que o risco de adoecer entre os vacinados.

b) Sejam R_0 o risco nos não expostos (não vacinados) e R_1 o risco nos expostos (vacinados). Eficácia da vacina = $(R_0 - R_1)/R_0$ = (0,01733 – 0,00517)/0,01733 = 0,70, ou seja, 70% dos casos de doença que potencialmente ocorreriam na ausência da vacinação foram prevenidos por ela.

6.

a)

IA em expostos = 30/10 000 = 0,003.

IA em não expostos = 20/20 000 = 0,001.

Razão de IA = 0,003/0,001 = 3.

b) Chance = *odds*.

Razão de chances = *odds ratio* (OR).

Chance de adoecimento em expostos = 30/9 970 = 0,003.

Chance de adoecimento em não expostos = 20/19 980 = 0,001.

Razão de chances de adoecimento = 0,003/0,001 = 3.

c) Chance de exposição entre doentes = 30/20 = 1,5.

Chance de exposição entre não doentes = 9 970/19 980 = 0,5.

Razão de chances de exposição = 1,5/0,5 = 3.

Repare a equivalência das razões de chances obtidas nos itens B e C. Adicionalmente, em função de se tratar de uma doença rara (50 casos em 30 000, i.e., incidência no total da população = 0,17%), podemos observar que a razão de chances é um bom estimador da razão de incidências acumuladas.

d) A razão de incidências acumuladas indica que a probabilidade de vir a desenvolver a doença em 10 anos (condicionado ao fato de não ter morrido por outra causa) é três vezes maior no grupo exposto em relação ao grupo não exposto.

A razão de chances de doença indica que a chance de desenvolver a doença é três vezes maior no grupo exposto do que no grupo não exposto. A razão de chances de exposição indica que a chance de exposição é três vezes maior no grupo de doentes em relação ao grupo de não doentes.

7.

a) A prevalência de hipertensão entre fumantes é igual a 58/871 = 0,066 = 6,7%. Entre não fumantes, 18/588 = 0,031 = 3,1%.

A razão de prevalências (medida de associação relativa) de hipertensão arterial entre fumantes e não fumantes é igual a 6,7/3,1 = 2,2, ou seja, a proporção de hipertensão entre os fumantes é aproximadamente duas vezes a de não fumantes. A razão de chances (medida de associação relativa) de prevalência também pode ser calculada nesse desenho de estudo: OR = 2,6, isto é, a chance de estar com hipertensão arterial é 2,6 vezes maior entre fumantes do que entre os não fumantes.

A diferença de prevalências (medida de associação abosluta) é igual a 6,7% – 3,1% = 3,6%, isto é, o excesso de prevalência de hipertensão arterial entre fumantes e não fumantes é de 3,6%.

Todas as medidas de associação apresentadas sustentam a hipótese da associação entre o hábito de fumar e a prevalência de hipertensão arterial.

b) Não. Trata-se de um estudo de prevalência, no qual o suposto fator de risco, o hábito de fumar, e o problema de saúde consequente, a hipertensão arterial, foram observados concomitantemente, em cada indivíduo pertencente à amostra. Assim, não é possível afirmar que a exposição ao fumo precedeu, sistematicamente, o desenvolvimento da hipertensão arterial, ou seja, a relação (necessária) de temporalidade entre causa e efeito não pôde ser devidamente verificada.

Além disso, nos estudos seccionais, fatores associados ao prognóstico podem erroneamente ser interpretados como fatores de risco, pois somente os sobreviventes podem ser observados (cf. Capítulo 12 – Estudos seccionais).

8.

a) Óbitos por câncer de pulmão por faixa etária esperados na coorte de trabalhadores expostos a X a partir da experiência de mortalidade na população geral:

- 60-64 = (2 648,0/100 000) × 2 583 = 68,4.
- 65-79 = (3 460,4/100 000) × 2 277 = 78,8.
- 70-74 = (4 060,8/100 000) × 1 739 = 70,6.

Idade	Taxa de mortalidade por câncer de pulmão na população geral (por 100 000 hab)	Coorte de trabalhadores expostos	Óbitos esperados (coorte de trabalhadores expostos)	Óbitos observados (coorte de trabalhadores expostos)
50-54	819,6	2.353	19,3	31
55-59	1.564,3	2.511	39,3	53
60-64	2.648,0	2.583	68,4	76
65-69	3.460,4	2.277	78,8	93
70-74	4.060,8	1.739	70,6	95
75-79	4.247,4	1.026	43,6	64
80-84	4.531,9	552	25,0	32
85+	3.139,1	344	10,8	17

b) A soma dos óbitos esperados é igual a 355,8. A razão de mortalidade padronizada é a razão entre os óbitos observados (soma = 461) e os óbitos esperados (soma = 355,8), isto é, aproximadamente 1,3. Essa razão expressa a diferença entre a experiência de mortalidade por câncer de pulmão na coorte de trabalhadores expostos a X e a população geral. Uma razão maior que a unidade indica que a mortalidade na coorte é maior do que na população geral e, se a razão for menor do que a unidade, a mortalidade na coorte é menor do que na população geral. Quando a razão de mortalidade padronizada for igual a 1, sugere não existir associação entre o fator de exposição X e a mortalidade por câncer de pulmão. No exemplo hipotético, a razão foi igual a 1,3, isto é, 30% mais mortes por câncer de pulmão ocorrem na coorte de trabalhadores expostos a X do que seria esperado caso essa coorte apresentasse o padrão de mortalidade por câncer de pulmão da população geral.

9.

a)

Fatores de risco	Taxa de incidência de IAM (por 100 000 pessoas-ano)*	Razão de taxas de incidência
Hipertensão sistólica grave		
Hipertensos graves	18,0	6,0
Normotensos	3,0	–
Sedentarismo		
Sedentários	6,0	3,0
Não sedentários	2,0	–

Tanto a hipertensão sistólica grave como o sedentarismo mostraram-se associados ao risco de desenvolver IAM. Comparada à dos indivíduos normotensos, a taxa de incidência de IAM entre os portadores de hipertensão sistólica grave foi 6 vezes mais elevada, valor correspondente ao dobro da razão de taxas de IAM entre sedendários e não sedentários.

b) **Hipertensão sistólica grave**

$RAP_{pop} = (I_{pop} - I_{normotensos})/I_{pop}$

{[(18,0 × 0,05) + (3,0 × 0,95)] – 3,0}/[(18,0 × 0,05) + (3,0 × 0,95)] =

= (3,75 – 3,0)/3,75 = 0,75/3,75 = 0,20 (ou 20%).

Sedentarismo

$RAP_{pop} = (I_{pop} - I_{não\ sedentários})/I_{pop}$

{[(6,0 × 0,6) + (3,0 × 0,40)] – 3,0}/[(6,0 × 0,60) + (3,0 × 0,40)] =

= (4,8 – 3,0)/4,8 = 1,8/4,8 = 0,375 (ou 37,5%).

Considerando-se que as associações identificadas são causais, pode-se afirmar que um em cada 5 casos de IAM seriam atribuídos à hipertensão sistólica grave. Já ao sedentarismo seriam atribuídos 37,5% dos casos de IAM oriundos da população de estudo.

c) Assumindo-se que as associações identificadas são causais e que os efeitos dos fatores de risco em questão são totalmente reversíveis, o impacto da eliminação do sedentarismo seria maior do que o da eliminação da hipertensão sistólica grave. Apesar de a associação entre hipertensão sistólica grave e incidência de IAM ser mais forte, o RAP_{pop} relativo ao sedentarismo foi maior, devido à maior prevalência na população de estudo.

Validade em Estudos Epidemiológicos

PERGUNTAS

1. Um estudo seccional foi realizado para investigar o efeito do uso de heroína durante a gravidez e a ocorrência de morte até o fim da primeira semana de vida. Crianças nascidas vivas foram selecionadas nas maternidades do Rio de Janeiro. Elas foram classificadas segundo *status* de doença (morte ou não) e *status* de exposição (mães usuárias de heroína ou não, segundo informação da própria mãe). Estudos de coorte prévios apontaram uma associação entre uso de heroína e óbito até uma semana de vida da ordem de 4 (RR = 4), mas este estudo apontou uma associação muito mais fraca (~2). Você acredita que esSe resultado poderia ser atribuído a algum erro no processo de seleção dos indivíduos? Por quê? Avalie, também, a possibilidade de viés de informação.

2. O viés de detecção está no cerne de uma das maiores controvérsias epidemiológicas sobre a associação entre estrogênio artificial e o risco de câncer de endométrio. Alguns estudos caso-controle encontraram forte associação (OR = 9). Horowitz e Feinstein (1978) argumentaram que um sério viés de seleção poderia explicar esses achados. Os autores ponderaram o seguinte:

   - Estrogênio artificial causa sangramento uterino, a despeito da presença ou da ausência de câncer de endométrio.
   - O sangramento uterino conduziria a mulher a um exame ginecológico.
   - Uma investigação ginecológica revelaria a presença de câncer de endométrio, que, de outra forma, poderia passar despercebido.
   - Consequentemente, a taxa de detecção de câncer de endométrio seria maior entre mulheres que tivessem tomado estrogênio do que entre mulheres que não o tivessem tomado. Ou seja, o processo de inclusão de casos no estudo seria em função da exposição, gerando um viés de seleção que resultaria em uma superestimação da medida de associação.

   Supondo que essa argumentação seja verdadeira, você poderia imaginar alguma estratégia para a seleção de controles que pudesse minimizar este viés?

   Fonte: Horwitz RI, Feinstein AR. Alternative analytic methods for case-control studies of estrogens and endometrial cancer. N Engl J Med. 1978;299(20):1089-94.

3. Imagine que um estudo de coorte sobre história familiar de diabetes e ocorrência de diabetes tipo II tenha gerado a tabela 2 × 2 e que a associação descrita represente a "verdade" (ou seja, uma associação livre de erro). Calcule qual seria o risco relativo nas duas situações a seguir, avalie se há viés e identifique sua magnitude e sua direção. Como você classificaria esses vieses?

Situação verdadeira
Diabetes

70	130
20	160

RR = (70/200)/(20/180) = 3,15.

a) Um teste diagnóstico para diabetes com sensibilidade de 70% e especificidade de 80% é aplicado aos dois grupos de exposição.

b) Os não expostos são submetidos ao teste descrito anteriormente, mas os expostos que foram classificados como positivos no primeiro teste são submetidos a um teste adicional com sensibilidade de 98% e especificidade de 90%.

4. Cada um dos diagramas da Figura 11.1 a seguir representa uma hipotética rede de relações entre E, D e C, em que D representa a doença em estudo, E representa o fator de exposição e C representa um potencial fator de confundimento. Setas conectando uma variável a outra representam associações causais. Por exemplo, em (a) E causa D e, em (b), C causa D.

Após a coleta de dados em um estudo de coorte, os investigadores desenharam esses diagramas com o intuito de decidir se a variável C poderia ser considerada um fator de confundimento para a relação E-D e, portanto, se deveria ser controlada na análise dos dados. O interesse prioritário do estudo é estimar a associação entre E e D, ou seja, responder à pergunta: "E causa D?".

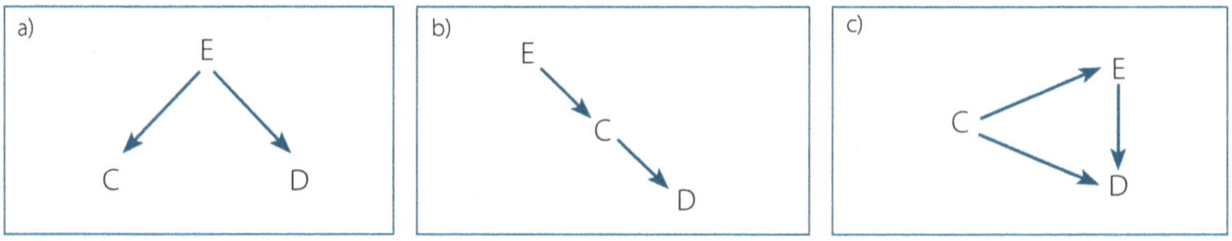

Figura 11.1. Rede de relações entre E, D e C. *E*: fator de exposição; *D*: doença em estudo; *C*: fator de confundimento; *(a)*: E causa D; *(b)* C causa D.

5. Veras (1994) realizou um inquérito domiciliar na cidade do Rio de Janeiro, com base na aplicação de um questionário multidimensional que permitia a avaliação de vários aspectos da vida do idoso. Posteriormente, esse autor (Veras *et al.*, 1998) buscou explorar a associação entre algumas variáveis sociodemográficas e a prevalência de síndrome cerebral orgânica (SCO). A prevalência de SCO segundo variáveis sociodemográficas e a associação da SCO com essas variáveis são apresentadas na Tabela 11.1 e na Tabela 11.2.

Tabela 11.1. Prevalência de síndrome cerebral orgânica segundo variáveis demográficas

Variável	n	SCO (%)
Sexo		
Masculino	284	11,6
Feminino	454	17,2
Idade		
60-69	361	10,5
70-79	277	14,4
80+	100	33,0
Renda (U$)		
Até 150	150	22,0
151-400	133	12,8
401+	218	4,1
Sem informação	237	–
Situação conjugal		
Solteiro	58	12,1
Casado	376	10,9
Viúvo	270	22,2
Divorciado	34	8,8
Saúde física		
Ruim	129	30,2
Boa	609	11,8
Educação		
Analfabeto	121	49,6
Primeiro grau incompleto	135	16,3
Primeiro grau completo	476	5,5
Sem informação	6	–

Fontes: Veras RP. Pais jovens com cabelos brancos. A saúde do idoso no Brasil. Rio de Janeiro: Relume Dumará/UERJ; 1994. Veras R, Coutinho E, Coeli CM. Epidemiologia dos transtornos mentais em idosos: um estudo comunitário e hospitalar. In: Barreto ML *et al.* (Org.) Epidemiologia, Serviços e Tecnologias em Saúde. Rio de Janeiro: FIOCRUZ/ABRASCO; 1998.

Tabela 11.2. *Odds ratios* não ajustadas (na) e ajustadas (a) para SCO e variáveis sociodemográficas

VARIÁVEL	ORna	IC 95%	ORa	IC 95%
SEXO	1		1	
Masculino/feminino	2,39***	1,32-4,34	1,37	0,57-3,26
IDADE				
60-69	1		1	
70-79	1,28	0,69-2,38	1,01	0,43-2,38
80+	3,50***	1,56-7,84	5,05**	1,42-17,96
SITUAÇÃO CONJUGAL	1		1	
Solteiro/casado/divorciado viúvo	2,75***	1,56-4,85	1,59	0,64-3,93
EDUCAÇÃO				
Analfabeto	1		1	
Primeiro grau incompleto	0,11***	0,05-0,25	0,09***	0,03-0,24
Primeiro grau completo	0,02***	0,01-0,05	0,06***	0,02-0,16
RENDA (U$)				
Até 150	1		1	
151-400	0,48**	0,25-0,94	0,55	0,21-1,44
401+	0 14***	0,06-0,30	1,38	0,42-4,52
SAÚDE FÍSICA				
Ruim	1		1	
Boa	0,16***	0,08-0,32	0,36**	0,13-1,02

**0,10 < p < 0,05; **0,05 > p > 0,01; ***p < 0,01.*

Fontes: Veras RP. Pais jovens com cabelos brancos. A saúde do idoso no Brasil. Rio de Janeiro: Relume Dumará/UERJ; 1994. Veras R, Coutinho E, Coeli CM. Epidemiologia dos transtornos mentais em idosos: um estudo comunitário e hospitalar. In: Barreto ML *et al.* (Org.) Epidemiologia, Serviços e Tecnologias em Saúde. Rio de Janeiro: FIOCRUZ/ABRASCO; 1998.

a) Que variáveis apresentaram-se significativamente associadas à SCO durante a análise bruta (não ajustada). Dessas, quais apresentaram associação positiva (possível fator de risco) e quais delas apresentaram associação negativa (possível fator protetor)?

b) Os autores, em seguida, estimaram os OR ajustadas por regressão logística, assim como os respectivos intervalos de confiança de 95%. Qual é o objetivo dessa técnica?

c) Após o ajuste, qual foi o comportamento observado para as associações estudadas?

GABARITO

1. Viés de seleção: Sobrevivência seletiva. Observe que esses dados são prevalentes, pois uma série de gestações terminou precocemente (abortos) e não estão sendo consideradas neste estudo. Se fosse possível realizar um estudo de coorte nesse caso, seria interessante acompanhar todas as gestações de mulheres expostas ou não à heroína e captar as interrupções precoces, incluindo-as no estudo. Se as mulheres que usam heroína têm proporcionalmente mais abortos do que as que não usam, viés de sobrevivência seletiva poderia estar influenciando os resultados do estudo.

   Por exemplo, se cerca de 25 abortos ocorreram entre usuárias de heroína (25% de todas as gestações neste grupo de exposição), enquanto apenas dois ocorreram entre não usuárias (1% das gestações deste subgrupo de exposição), há forte indicativo de que o uso de heroína aumenta o risco de aborto, assim como o de mortalidade infantil precoce. Não levar em consideração o fato de que há uma perda seletiva de seguimento entre as usuárias de heroína, expressa pela alta taxa de abortos nesse subgrupo, leva a uma subestimação do efeito da heroína.

   Viés de informação: imagine que as usuárias de heroína sistematicamente neguem o uso da droga e que essa negação não esteja relacionada ao desfecho. Poderá haver erro de classificação não diferencial.

2. Se os controles forem pacientes com tumor ginecológico benigno, pois elas também estão sujeitas a maior detecção entre usuárias de estrogênio em relação às não usuárias. Assim, entre os controles haveria o mesmo excesso artificial de exposição que existe entre casos, o que poderia compensar o erro de seleção.

3.

   a) Situação 1 – Erro de classificação não-diferencial: teste diagnóstico com sensibilidade de 70% e especificidade de 80% aplicado a ambas as populações, de expostos e não expostos. Para os expostos (história familiar positiva), a tabela é composta da seguinte forma: daqueles 70 verdadeiramente diabéticos (cf. situação verdadeira), apenas 49 (70%, sensibilidade) são diagnosticados corretamente, enquanto os outros 21 são reclassificados como não diabéticos, ou seja, são falso-negativos. Dentre os 130 verdadeiramente não-diabéticos (cf. situação verdadeira), apenas 104 (80%, especificidade) são corretamente classificados como não portadores da doença, enquanto os outros são erroneamente classificados como positivos, ou seja, são falso-positivos. O procedimento é o mesmo para os não expostos. Na medida em que o sistema diagnóstico é o mesmo para os dois grupos de comparação (expostos e não-expostos), o erro é não diferencial e o resultado é que o risco relativo é diluído e aproxima-se do valor nulo.

   b) Situação 2 – Erro de classificação diferencial: teste diagnóstico com sensibilidade de 70% e especificidade de 80% aplicado a ambas as populações, de expostos e não expostos. No entanto, os expostos (história familiar positiva) que foram classificados como positivos na primeira etapa são submetidos posteriormente a mais um teste com sensibilidade de 98% e especificidade de 90%. Para os expostos, a tabela é composta da seguinte forma: daquelas 75 pessoas diagnosticadas como diabéticas na situação 1 anteriormente descrita, 49 são verdadeiramente diabéticas e 26 são falso-negativas. Daqueles 49, cerca de 48 (49 × 0,98) são confirmados como positivos e um indivíduo é reclassificado como negativo. Dentre os 26 falso-negativos, cerca de 23 (26 × 0,90) são agora classificados como negativos, enquanto os outros três permanecem no grupo de positivos. Para os não expostos, o procedimento é exatamente o mesmo da situação 1 apresentada. Observe como o resultado obtido é tão mais distorcido que a sensibilidade final entre expostos é aproximadamente igual à original (69% *vs.* 70%) e a especificidade tenha aumentado muito (de 80% para 98%).

4.

a) C não é confundimento, porque não é fator de risco para D.

b) C não é confundimento, porque é fator intermediário entre E e D.

c) C é confundimento, porque é fator de risco para D, está associado a E, e não é intermediário da relação E-D.

5. Compreende-se por SCO o comprometimento das funções corticais, incluindo a memória, a capacidade de solucionar problemas cotidianos, a habilidade motora, a linguagem e a comunicação, bem como o controle das reações emocionais. Não há turvação da consciência. Neste estudo, os autores buscaram apenas "explorar" as relações entre as variáveis sociodemográficas e a SCO, já que os dados referem-se a um estudo seccional. Ou seja, embora tenham sido empregadas técnicas de análise visando ao ajuste de variáveis de confusão, outros vieses típicos de estudos seccionais podem estar operando (viés de informação – memória, por exemplo – e seleção – sobrevivência seletiva, por exemplo).

a) Na análise bruta, todas as variáveis mostraram-se significativamente associadas. A idade associou-se positivamente de modo importante com a SCO, mas só a partir dos 80 anos. Isto é, não se observou aumento da prevalência ao se passar do grupo de 60-69 anos para o de 70-79 anos, conforme relatado em diversos estudos. Outras variáveis que se apresentaram positivamente associadas foram o sexo feminino e o estado conjugal (viúvos). Já a renda (maior renda), a escolaridade (maior escolaridade) e a saúde física (boa) apresentaram-se negativamente associadas.

b) O objetivo do ajuste foi eliminar o efeito de confundimento que poderia ocorrer entre as associações de interesse, na medida em que a análise exploratória dos dados demonstrou não apenas a associação das variáveis sociodemográficas com a ocorrência da SCO, mas também entre si.

c) Em relação aos resultados obtidos, verifica-se que a idade associou-se de modo importante com a SCO mesmo após o ajuste para as demais variáveis, mas só a partir dos 80 anos. Pode-se, assim, explicar por que a associação entre SCO e sexo feminino desapareceu quando se controlou o efeito de confusão da variável idade, pois as mulheres eram mais velhas do que os homens na amostra. Da mesma forma, a perda da associação para viúvos (são mais velhos), quando o controle para confundimento foi realizado. A idade também pode ter sido a responsável pela "aparente" associação entre renda e SCO, já que os idosos mais velhos geralmente apresentam menor renda. As associações da SCO com a escolaridade e a saúde física permaneceram significativas mesmo após o ajuste dos dados.

IMPORTANTE: Embora as associações "confundidas" apresentem esse comportamento de modificação dos resultados após o ajuste, o conceito de *confounding* não deve ser interpretado apenas a partir da observação dos dados. *Confounding* implica falta de compatibilidade entre os grupos. O confundimento surge em função de diferenças "inerentes" às probabilidades de adoecer entre a população de expostos e não expostos. As probabilidades de adoecer dos grupos de expostos e não expostos seriam diferentes mesmo na ausência da exposição (falta de comparabilidade entre os grupos). As diferenças "inerentes" às probabilidades de adoecer ocorreriam em função de os grupos de expostos e não expostos apresentarem diferentes distribuições de outras covariáveis que, por estarem relacionadas a variáveis envolvidas na relação causal em estudo, poderiam produzir medidas de efeito *(odds ratio,* razão de taxas, risco relativo) subestimadas ou superestimadas.

Estudos Seccionais

PERGUNTAS

1. Um estudo hipotético para avaliar a prevalência de anemia e de fatores de risco para anemia foi realizado na área urbana do certo município com uma amostra probabilística de 467 crianças menores de 3 anos. Durante a coleta de dados, conduzida nos meses de março a junho de certo ano, um questionário precodificado foi aplicado à mãe ou ao responsável de cada uma das crianças. Investigou-se a associação entre anemia e fatores de risco demográficos, socioeconômicos e ambientais.*

Tabela 12.1. Relação entre anemia e fatores de risco para anemia no Brasil

Variável	Categoria	No de crianças	%	% com anemia
Vaso sanitário	com descarga	412	88,2	57,8
	sem descarga	55	11,8	79,7
Aglomeração	≤ 2 moradores/peça†	169	36,3	47,7
	2,1 a 3 moradores/peça	212	45,4	63,8
	≥ 3,1 moradores/peça	85	18,3	77,1
Internações nos últimos 12 meses	nenhuma	364	77,9	60,0
	1 ou mais	103	22,1	61,9

†Corresponde ao número de peças utilizadas no domicílio para dormir.

* *Fonte*: Neuman NA, Tanaka OY, Szarfac SC, Guimarães PRV, Victoria CG. Prevalência e fatores de risco para anemia no sul do Brasil. Rev Saúde Pública. 2000;34(1):56-63.

a) Construa uma tabela 2 × 2 e calcule a OR *(odds ratio)* e a RP (razão de prevalências) da associação entre aglomeração e anemia. Interprete os resultados.

b) Construa uma tabela 2 × 2 e calcule a OR *(odds ratio)* e a RP (razão de prevalências) da associação entre existência de vaso sanitário e anemia. Interprete os resultados.

c) Foram sorteadas 542 crianças para realizar o exame de sangue, mas só 467 foram examinadas. Supondo que as 75 crianças que não colheram sangue fossem anêmicas e estivessem internadas no momento do estudo. Construa a tabela 2×2para as duas situações e calcule a OR entre anemia e internações e a RP para ambas. Interprete os resultados.

2. Com o objetivo de investigar a natureza da associação entre hábito de fumar e hipertensão arterial (HA) na população masculina com idade superior a 64 anos, um grupo de pesquisadores realizou um estudo epidemiológico. Foram entrevistados e examinados, em uma única ocasião, 450 participantes

residentes em uma cidade de médio porte, selecionados por meio de um processo de amostragem probabilística. A equipe foi devidamente treinada pelos coordenadores do estudo, reduzindo a possibilidade de erros sistemáticos na coleta dos dados. A estimativa da razão de chances de exposição ao hábito de fumar entre casos prevalentes (de HA) e não casos foi igual a 0,81.

a) O que caracteriza esse estudo como seccional?

b) Há algum erro sistemático (viés) de seleção nesse estudo?

c) Considerando sua resposta à pergunta do item B, interprete os resultados apresentados no enunciado.

3. Um estudo para estimar a prevalência de perda auditiva em adultos (48-92 anos) encontrou uma prevalência de 45,9%. A prevalência de perda auditiva aumenta com a idade, é maior em homens e está inversamente associada ao nível educacional e à renda. A comparação entre participantes e não participantes (elegíveis, mas não examinados) mostrou que os não participantes eram mais velhos e tinham saúde pior.

a) Analise o uso dos fatores de risco mencionados (idade, sexo, educação e renda) quanto à relação temporal, para investigar a causalidade nesse estudo.

b) O que ocorreria com a prevalência caso as perdas fossem incluídas no estudo.

c) Os autores utilizaram um modelo de regressão logística para investigar se o excesso de risco dos homens em relação às mulheres podia ser atribuído ao fato de os homens terem uma maior exposição ocupacional ao ruído. Além da ocupação, o modelo incluía as variáveis idade e educação. A *odds ratio* encontrada foi 3,65, com IC 95% de 2,97-4,49. Interprete esse resultado.

4. Em um estudo seccional para estimar a prevalência de determinada doença ocupacional em empregados de diversos setores de uma indústria, colheu-se informação sobre exposições ocupacionais que pudessem estar associadas à doença em questão. Os investigadores obtiveram informação sobre sexo, idade, tempo de trabalho dos empregados no setor, hábitos de vida (tabagismo, etilismo, dieta etc.) e sinais ou sintomas da doença de interesse. Cite duas importantes limitações desse tipo de desenho no estudo de associações causais e indique como os pesquisadores poderiam minimizá-las.

5. Com o objetivo de estudar a prevalência de hipertensão arterial (HA) na população de maiores de 30 anos de uma cidade, um grupo de pesquisadores desenvolveu um estudo que consistiu na aplicação de um questionário com perguntas fechadas sobre características demográficas, socioeconômicas e de hábitos de vida, realizando medidas da pressão arterial, do peso e da altura. Utilizou-se um delineamento amostral em três estágios. No primeiro estágio, foram sorteados 59 setores censitários de um total de 183. Em seguida, foram sorteados 30 domicílios em cada setor, do qual foi selecionado, aleatoriamente, um indivíduo a ser entrevistado. Além da avaliação da prevalência de hipertensão arterial, procedeu-se à análise da associação das variáveis investigadas com a presença de hipertensão arterial referida.

a) Qual é o tipo de delineamento amostral empregado? Cite uma vantagem do uso desse tipo de amostra e explique-a.

b) Cite um tipo de **medida de associação** que pode ser usada para a avaliação da associação entre obesidade (índice de massa corporal maior que 30 kg/m^2) e presença de hipertensão. Calcule essa medida e interprete seu significado.

c) Cite um inconveniente desse tipo de desenho de estudo para a avaliação de causalidade e explique-o.

GABARITO

1.

a) Para a variável aglomeração, toma-se como referência para comparação a categoria "≤ 2 moradores/peça".

Aglomeração	Com anemia	Sem anemia	Total	OR	Prevalências
2,1 a 3 moradores/peça	135	77	212	(135 × 88)/(81 × 77)	63,7%
≤ 2 moradores/peça	81	88	169		47,9%
Total	216	165	381	OR = 1,90	RP = 1,33

Aglomeração	Com anemia	Sem anemia	Total	OR	Prevalências
≥ 3,1 moradores/peça	66	19	85	(66 × 88)/(81 × 19)	77,7%
≤ 2 moradores/peça	81	88	169		47,9%
Total				OR = 3,77	RP = 1,62

Interpretação das razões de chances de exposição entre casos prevalentes e não casos (OR): a chance de uma criança sorteada em um domicílio com 2,1 a 3 moradores por peça **ter** anemia é 1,90 vezes a chance de uma criança que mora em domicílio com ≤ 2 moradores por peça. Já a chance de uma criança que mora em domicílio com 3,1 ou mais pessoas por peça **ter** anemia é 3,77 vezes a de uma criança que mora com ≤ 2 pessoas por peça. Quanto maior a aglomeração, maior a chance de anemia.

Essa situação também pode ser vista por meio do cálculo da razão de prevalência.

Interpretação das razões de prevalência de anemia entre expostos e não expostos (RP): a prevalência de anemia entre crianças residentes em domicílios com 2,1 a 3,0 pessoas por peça é 1,33 vezes a prevalência de anemia entre crianças residentes em domicílios com 2,0 ou menos pessoas por peça. Já a prevalência de anemia entre crianças residentes em domicílios com 3,1 ou mais pessoas por peça é 1,62 vezes a prevalência de anemia entre crianças residentes em domicílios com 2,0 ou menos pessoas por peça.

À medida que aumenta a aglomeração intradomiciliar, aumenta a chance de uma criança **ter** anemia, assim como sua prevalência. Esses achados sugerem que a aglomeração intradomiciliar está associada à presença de anemia em crianças.

b) Para a variável tipo de vaso sanitário, toma-se como referência para comparação a categoria "com descarga".

Vaso sanitário	Com anemia	Sem anemia	Total	OR	Prevalências
Sem descarga	44	11	55	(44 × 174)/(238 × 11)	80,0%
Com descarga	238	174	412		57,8%
Total	282	185	467	OR = 2,92	RP = 1,33

Interpretação das razões de chances de exposição entre casos prevalentes e não casos (OR): a chance de uma criança que tem vaso sanitário sem descarga no domicílio **ter** anemia é 2,92 vezes a chance de uma criança que tem vaso sanitário com descarga no domicílio.

Interpretação das razões de prevalência de anemia entre expostos e não expostos (RP): a prevalência de anemia entre crianças residentes em domicílios com vaso sanitário sem descarga é 1,38 vezes a prevalência de anemia entre crianças residentes em domicílios em que há vaso sanitário com descarga.

Assim como no caso da aglomeração intradomiciliar, esses achados sugerem que a ausência de descarga no vaso sanitário no domicílio está associada a presença de anemia em crianças.

Ressalta-se que as duas variáveis analisadas (aglomeração intradomiciliar e tipo de vaso sanitário) expressam, indireta e parcialmente, as condições socioeconômicas das famílias às quais pertencem as crianças avaliadas. Tais condições, por sua vez, possivelmente estão relacionadas a outros fatores diretamente associados a ocorrência de anemia, como aqueles de natureza nutricional e infecciosa, por exemplo.

c) Situação A: sem perdas

Internações nos últimos 12 meses	Com anemia	Sem anemia	Total	OR	Prevalências
Uma ou mais	64	39	103	(64 × 146)/(218 × 39)	62,1%
Nenhuma	218	146	364		59,9%
Total	282	185	467	OR = 1,10	RP = 1,04

Situação B: perdas com anemia e internadas

Internações nos últimos 12 meses	Com anemia	Sem anemia	Total	OR	Prevalências
Uma ou mais	139	39	178	(139 × 146)/(218 × 39)	78,1%
Nenhuma	218	146	364		59,9%
Total	357	185	542	OR = 2,39	RP = 1,30

Interpretação das razões de chances de exposição entre casos prevalentes e não casos (OR): excluídas as perdas, a chance de uma criança sorteada **ter** anemia e ter sido internada uma ou mais vezes nos últimos doze meses é 1,10 vez a chance de uma criança sorteada **não ter** anemia e não ter sido internada nos últimos doze meses. Incluídas as perdas e considerando-se a hipótese explicitada, a razão de chances aumenta, atingindo um valor superior a duas vezes (2,39) daquele observado inicialmente.

Interpretação das razões da prevalência de anemia entre expostos e não expostos (RP): a prevalência de anemia entre crianças com história de internação hospitalar nos doze meses que antecederam o exame é 1,04 vez a prevalência de anemia entre crianças que não foram internadas nos 12 meses anteriores ao exame, ou seja, as prevalências são praticamente iguais. Incluídas as perdas e considerando-se a hipótese explicitada, a razão de prevalências aumenta para 1,30.

Esses resultados, particularmente aquele em cujo cálculo foram incluídas as perdas, sugerem a existência de associação entre ter anemia e história de internação hospitalar nos doze meses anteriores ao exame. As perdas interferem nos resultados finais, no sentido de enfraquecer as associações observadas.

2.

a) A aferição das variáveis de interesse (suposta causa e efeito) no estudo foi realizada em um único momento. Os indivíduos participantes foram selecionados independentemente do estado de exposição e do desfecho em questão, constituindo-se os grupos de análise após a coleta dos dados.

b) Sim. Trata-se de um viés de seleção (sobrevida seletiva), que ocorre nos estudos seccionais quando o estado de exposição está associado à perda de indivíduos potencialmente elegíveis, de forma heterogênea entre casos e não casos. O aparente efeito protetor da exposição ao fumo com relação ao desenvolvimento de hipertensão arterial deve-se às maiores taxas de mortalidade entre hipertensos fumantes, se comparadas às dos hipertensos não fumantes, na população masculina com idade superior a 64 anos.

c) A estimativa da razão de chances de exposição (OR) sugere que o hábito de fumar é um fator de proteção para o desenvolvimento de HA entre homens com idade superior a 64 anos. Entretanto, essa conclusão se deve ao viés de seleção descrito no item anterior, o qual faz com que a estimativa da OR se afaste da unidade (igual a um), distanciando-se, assim, do que de fato ocorre na população à qual ela se refere.

3.

a) Idade e sexo são fatores de risco que certamente precederam o desfecho e que não se alteram em consequência dele. Portanto, podem ser mensurados após sua ocorrência. Renda e educação podem se alterar em decorrência da perda auditiva, caso ocorra precocemente. Assim, indivíduos com déficit auditivo podem ter dificuldades de acessar níveis educacionais mais elevados e melhores empregos. A perda que ocorre mais tardiamente pode não afetar o nível de escolaridade, que já vai estar completa, mas pode significar queda do *status* social e da renda. A medida dessas variáveis após a ocorrência do desfecho, portanto, pode refletir não a exposição no período de determinação da doença, mas uma consequência desta. No entanto, se o interesse é apenas na perda auditiva de início tardio, dificilmente essas variáveis seriam modificadas pela doença e, portanto, seria possível estabelecer uma relação temporal adequada.

b) A prevalência aumentaria, uma vez que os indivíduos perdidos eram mais velhos e a prevalência de perda auditiva aumenta com a idade.

c) A associação persistiu com o controle de potenciais variáveis de confundimento, sugerindo que outros fatores de risco, senão a ocupação, a idade e a escolaridade, são importantes contribuintes para a diferença observada entre os sexos. Esse excesso de prevalência dos homens pode refletir diferenças em exposição ao fumo, à aterosclerose ou a outros marcadores de estilo de vida.

4.

I. Sequência temporal dos acontecimentos: os indivíduos poderiam ter sido deslocados para as funções atuais devido a problemas de saúde decorrentes de atividade em outro setor. Uma história ocupacional detalhada, com tempo e dose de exposição em diferentes períodos, deve ser colhida e utilizada na análise.

II. Os dados obtidos nesse tipo de estudo podem refletir não só a etiologia da doença, mas também fatores determinantes de sobrevida. Indivíduos que vivem menos tempo com a doença (morrem mais rápido ou se curam) têm menos chance de ser incluídos em um estudo seccional. Dessa forma, as características dos "sobreviventes" estarão sobrerrepresentadas e terão uma associação positiva com a doença. Nesses casos, essa associação indica prognóstico, não causalidade (prevalência = incidência × duração da doença). Ou seja, maior prevalência da doença em um subgrupo pode estar indicando não que esse grupo tenha maior risco de ter a doença, mas que os indivíduos desse grupo vivem mais tempo com a doença do que os de outro grupo sem determinada característica.

A conduta, aqui, é investigar as associações encontradas em estudos de coorte.

5.

a) Foi feita uma amostragem por conglomerados em três estágios. Uma vantagem desse delineamento é que os recursos podem ser concentrados em um número limitado de locais, não sendo necessária uma lista de toda a população. É preciso ter uma lista das unidades do primeiro estágio (setores censitários), mas a das unidades de segundo estágio (domicílios) só é necessária para as unidades selecionadas no primeiro estágio.

b)

Obesidade (IMC ≥ 30 kg/m²)	Hipertensos	Não hipertensos	Total
Sim	78	82	160
Não	236	871	1 107
Total	314	953	1 267

Prevalência nos obesos: 78/160 = 0,4875.

Prevalência nos não obesos: 236/1 107 = 0,2132.

Razão de prevalências: 0,4875/0,2132 = 2,3, ou seja, a prevalência de HA nos obesos é 2,3 vezes maior do que a prevalência nos não obesos.

OR = (78/82)/(236/871) = 3,51. A OR geralmente é utilizada nesses estudos quando se desejam empregar modelos multivariados.

c) A relação temporal da ocorrência da doença com certas exposições não é conhecida, ou seja, não é possível saber se a exposição é causa ou consequência da doença, por exemplo: hipertensos são mais obesos por serem hipertensos ou se tornaram hipertensos por serem obesos? Características como sexo, raça ou genética, que não são influenciadas pela doença, não deixam dúvidas sobre a temporalidade dos fatos.

Estudos Caso-Controle

PERGUNTAS

1. Em um estudo caso-controle, para que servem os controles?

2. Pesquisadores desenvolveram um estudo caso-controle para avaliar a associação entre história de acidentes ocorridos nos dois anos anteriores à realização da entrevista e a ocorrência de queimaduras graves na infância. Crianças com queimaduras graves, internadas em hospitais de emergência localizados na região X, foram selecionadas para compor a série de casos. Crianças saudáveis e moradoras da região X foram recrutadas para compor o grupo controle. A Tabela 13.1 e a Tabela 13.2 apresentam os resultados da associação entre história anterior de acidente e a ocorrência de queimaduras, estratificados por sexo.

Tabela 13.1. Associação entre história anterior de acidentes e ocorrência de queimaduras – Sexo masculino

		Caso	Controle	Total
História de acidente anterior	Sim	24	54	78
	Não	37	36	73
	Total	61	90	151

Tabela 13.2. Associação entre história anterior de acidentes e ocorrência de queimaduras – Sexo feminino

		Caso	Controle	Total
História de acidente anterior	Sim	14	22	36
	Não	19	36	55
	Total	33	58	91

a) Qual é o valor de *odds ratio* não ajustada para sexo (*odds ratio* não controlada, bruta ou cru), que expressa a associação entre história de acidente anterior e ocorrência de queimaduras? Interprete-o.

b) Qual é o valor de *odds ratio* que expressa a associação entre história de acidente anterior e ocorrência de queimaduras entre as crianças do sexo masculino? Interprete-o.

c) Qual é o valor de *odds ratio* que expressa a associação entre história de acidente anterior e ocorrência de queimaduras entre as crianças do sexo feminino? Interprete-o.

d) Qual é o papel que a variável sexo desempenha na relação entre história de acidente anterior e ocorrência de queimaduras?

e) Qual é o valor de *odds ratio* que expressa a associação protetora do sexo feminino em relação à ocorrência de queimaduras?

3. Em um estado caso-controle para investigar a associação entre o estresse psicossocial materno e a ocorrência de queimaduras graves na infância, realizado no Rio de Janeiro, os autores selecionaram todos os casos de queimadura grave em menores de 12 anos de idade que foram internados em dois centros de referência para atendimentos de queimadura na cidade. Os controles foram selecionados dentre crianças internadas nesses mesmos hospitais com patologias agudas cirúrgicas não traumáticas (p. ex., apendicite, hérnia encarcerada).

a) Descreva um possível viés associado à seleção desses controles.

b) Indique uma alternativa para seleção de controles nesse estudo e cite qual seria a vantagem associada a ela.

4. Um estudo caso-controle mostrou que uso de tampões vaginais aumentava o risco de síndrome do choque tóxico (SCT – *odds ratio* = 3,2). No entanto, diversos investigadores aventaram a possibilidade de que os resultados desse estudo não fossem válidos, devido à existência de viés. A argumentação desses pesquisadores era a seguinte: "mulheres que usam tampão e apresentam sintomas de SCT procuram assistência médica com mais frequência do que mulheres com SCT que não usam tampão vaginal". O resultado seria que uma proporção artificialmente maior de mulheres com SCT e usuárias de tampão vaginal estariam representadas no estudo. Assumindo-se que a argumentação dos pesquisadores é verdadeira, responda às questões.

a) Esse viés é de seleção ou de informação? Explique.

b) Se o viés pudesse ser corrigido, o que você esperaria que acontecesse com o valor de *odds ratio*?

5. Em um estudo caso-controle de base populacional, 127 crianças brasileiras que morreram de infecção respiratória foram comparadas a 254 controles da vizinhança. Os principais fatores de risco relacionados à mortalidade foram: baixa posição socioeconômica (incluindo baixo nível de escolaridade dos pais) e, depois de ajustamento do nível socioeconômico, ausência de aleitamento materno, falta de suplementação com leite artificial quando já faziam uso de outros alimentos, aglomeração intradomiciliar, número de crianças menores de 5 anos de idade na família, renda familiar e peso ao nascer. O baixo peso para a idade esteve fortemente associado à mortalidade, mas a natureza retrospectiva do estudo dificulta a interpretação deste resultado.

a) Por que o estudo caso-controle é vantajoso para investigar múltiplos fatores de risco, como os selecionados nesse estudo sobre a mortalidade infantil por doenças infecciosas respiratórias?

b) A informação sobre o peso dos casos foi obtida a partir das anotações dos registros hospitalares, na admissão da criança. Já entre os controles, essa informação foi obtida pelos pesquisadores durante o estudo. Discuta os possíveis problemas metodológicos relacionados ao uso de diferentes fontes de informação sobre o peso ao nascer para casos e controles.

c) Quais são as vantagens e as desvantagens dos seguintes procedimentos?

— Seleção de controles na vizinhança.

— Pareamento.

— Seleção de dois controles para cada caso.

d) Observe os seguintes resultados encontrados pelos autores. Construa tabelas 2 × 2 para cada uma das variáveis selecionadas. Calcule uma medida de associação (os resultados apresentados não foram obtidos para pares de caso-controle) e interprete os resultados. Utilize as categorias "aleitamento materno exclusivo" e "nenhuma escolaridade" como referência para comparações.

Tabela 13.3. Resultados obtidos para a variável "Tipo de leite consumido"

Tipo de leite consumido	Casos	Controles
Materno	21	89
Materno e artificial	23	49
Artificial	83	116

Fonte: Victora CG, Smith PG, Barros FC, Vaughan JP, Fuchs SC. Risk factors for deaths due to respiratory infections among Brazilian infants. Int J Epidemiol. 1989;18(4):918-25.

Tabela 13.4. Resultados obtidos para a variável "Grau de escolaridade materna"

Educação materna	Casos	Controles
Nenhuma escolaridade	22	26
1-3 anos	42	69
4-5 anos	38	88
6+ anos	25	71

Fonte: Victora CG, Smith PG, Barros FC, Vaughan JP, Fuchs SC. Risk factors for deaths due to respiratory infections among Brazilian infants. Int J Epidemiol. 1989;18(4):918-25.

GABARITO

1. Para fornecer uma estimativa da distribuição da exposição na base populacional de onde os casos saíram.

2.

a) OR = (38 × 72)/(76 × 56) = 0,64. A história prévia de acidente diminui em 36% a chance de queimaduras graves em crianças.

b) OR = (24 × 36)/(54 × 37) = 0,43. A história prévia de acidente diminui em 57% a chance de queimaduras graves em crianças do sexo masculino.

c) OR = (14 × 36)/(22 × 19) = 1,21. A história prévia de acidente aumenta em 21% a chance de queimaduras graves em crianças do sexo feminino.

d) Nessa situação, sexo é uma variável de interação ou modificadora do efeito que a história de acidente anterior tem sobre a ocorrência de queimaduras. Assim, existe um efeito protetor da história de acidente anterior na ocorrência de queimaduras entre crianças do sexo masculino. Por outro lado, a história de acidente anterior tem um efeito de risco para queimaduras entre meninas. A interpretação desse fenômeno nem sempre é simples. Nesse caso, cogita-se que uma história prévia de acidente pode gerar algum tipo de comportamento preventivo entre meninos, mas não entre meninas. Qual seria o motivo dessa diferença? Bem, se os acidentes que ocorreram nos meninos tivessem sido mais graves, então é razoável supor que essa experiência tenha sido importante a ponto de influenciar tanto a criança quanto a família a "tomar mais cuidado". Por outro lado, se as meninas tiveram apenas acidentes prévios leves, esse comportamento preventivo talvez não tenha se desenvolvido de forma efetiva. Para elas, talvez funcione um mecanismo que, na literatura, se chama de "repetição de acidentes", segundo o qual um acidente prévio seria um fator de risco para novos acidentes.

e) OR = (33 × 90)/(58 × 61) = 0,84.

3.

a) Como os casos foram internados em centros de referência, imagina-se que os controles deveriam ser retirados da base populacional de pessoas que dão entrada em outros centros de referência para tratamento de outras patologias. Nesse sentido, se a probabilidade de internação em um serviço de referência está positivamente associada ao nível socioeconômico (NSE), os casos teriam um perfil socioeconômico melhor do que a base populacional de onde os controles foram efetivamente retirados (enfermarias de cirurgia). Como o NSE está associado a estresse psicossocial (pior NSE, maior estresse), a seleção desse tipo de controle tenderia a subestimar a associação entre estresse e queimaduras.

b) Controles de vizinhança. Vantagem de garantir que os controles viriam da mesma base populacional geograficamente delimitada da qual saíram os casos.

4.

a) Viés de seleção. Ocorre toda vez que a inclusão de casos ou controles no estudo depende, de alguma maneira, da exposição de interesse.

b) *Odds ratio* tenderia a diminuir.

5.

a) O desenho de estudo caso-controle parte dos grupos de efeito e não efeito (caso e não caso), buscando saber a proporção de exposição nos dois grupos. São, portanto, diferente dos estudos de coorte, que partem dos grupos de exposição (múltiplos fatores de exposição poderão dificultar o processo de seleção dos indivíduos e a análise dos resultados).

b) Não houve padronização da informação para casos e controles. Em relação aos casos, desconhece-se a existência de padronização entre os indivíduos que realizaram a medida do peso nos hospitais, tanto em relação à técnica quanto em relação ao instrumento, podendo ter ocorrido algum grau de erro de classificação. Quanto aos controles, também não são fornecidas informações em relação ao equipamento (balanças utilizadas) e ao treinamento dos examinadores, mas espera-se que, em um estudo epidemiológico, os pesquisadores tenham tido essa preocupação, para evitar viés de mensuração, o que não deve ter ocorrido nos hospitais que prestam atendimento à população. Outro fator relevante é que o peso dos casos na admissão possa (e deve) ser consequência da doença (exposição posterior ao efeito).

c) A seleção de controles da vizinhança ou da microvizinhança tem sido uma forma rápida e barata de encontrar controles. A principal vantagem é a suposta facilidade de encontrar um controle com capacidade de parear outras variáveis, como classe social, acessibilidade a serviços de saúde etc. Entretanto, tem a desvantagem de introduzir no estudo viés de seleção relacionado à exposição ao parear por nível socioeconômico. Quando o número de casos é limitado, o aumento do número de controles eleva a potência do estudo. Alguns autores, como Gail *et al.* (1976) estabelecem que uma razão de 4 para 1 seria o ponto limite da eficiência, isto é, um valor acima do qual o ganho em termos de potência é insignificante em relação ao custo.

d) Escolaridade materna

Educação materna	Casos	Controles	Total
Nenhuma escolaridade	22	26	48
1-3 anos	42	69	111
Total	64	95	159

OR = 1,39

Educação materna	Casos	Controles	Total
Nenhuma escolaridade	22	26	48
4-5 anos	38	88	126
Total	60	114	174

OR = 1,96

Educação materna	Casos	Controles	Total
Nenhuma escolaridade	22	26	48
6+ anos	25	71	96
Total	47	97	144

OR = 2,40

Educação materna	Casos	Controles	Total
Nenhuma escolaridade	22	26	48
Com escolaridade	105	228	333
Total	127	254	381

OR = 1,84

Leite consumido

Leite consumido	Casos	Controles	Total
Materno	21	89	110
Materno e artificial	23	49	72
Total	44	138	182

OR = 0,50

Leite consumido	Casos	Controles	Total
Materno	21	89	110
Artificial	83	116	199
Total	104	205	309

OR = 0,33

Leite consumido	Casos	Controles	Total
Materno	21	89	110
Outros	106	165	271
Total	127	254	381

OR = 0,37

O aluno deve comentar sobre a interferência que outras variáveis *(confounders)* podem estar trazendo para o resultado. Discutir sobre a necessidade de ajustar o valor de *odds ratio* (OR) segundo essas variáveis e mencionar que os autores, possivelmente, utilizaram medidas de associação ajustadas, visto que encontraram o resultado de que o aleitamento materno é fator de proteção.

Estudos de Coorte

PERGUNTAS

1. Para investigar a relação entre o uso de estrogênio após a menopausa e a ocorrência de doença coronariana (DC), Stampfer et al. (1985) seguiram 32 317 enfermeiras que haviam entrado na menopausa e que estavam inicialmente livres de DC, sendo obtido ao final do estudo um total de 105 786 pessoas-ano de observação. Na Tabela 14.1 a seguir, encontram-se os principais achados de Stampfer et al. (1985).

Tabela 14.1. Principais achados de Stampfer et al. (1985) em estudo sobre a associação entre o uso de estrogênio e a ocorrência de doença coronariana

Tipo de uso	Pessoas-ano	Casos (DC)	X* (IC 95%)
Nunca usou	51 477	60	1,0
Usou alguma vez	54 309	30	0,5 (0,3-0,7)
Usa atualmente	29 922	11	0,3 (0,2-0,5)

* Ajustada para idade. Fonte: Stampfer MJ, Willett WC, Colditz GA, Rosner B, Speizer FE, Hennekens CH. A prospective study of postmenopausal estrogen therapy and coronary heart disease. N Engl J Med. 1985;313(17):1044-9.

   a) Cite o nome da medida X e interprete seu significado.
   b) Interprete os resultados da Tabela 14.1.
   c) A associação observada poderia ser explicada por algum confundimento? Exemplifique.

2. Em uma escola onde estudam 1 200 crianças, após tratamento maciço contra parasitas intestinais, investigou-se a reinfestação por Entamoeba histolytica (amebíase intestinal) em relação ao uso de água encanada. As crianças foram acompanhadas por seis meses, por meio de exame direto de fezes frescas. A aplicação de um questionário permitiu detectar, ao fim do período do estudo, que 400 crianças (33,3%) não faziam uso de água encanada. Foram detectadas, ao todo, 75 crianças portadoras de cistos de Entamoeba histolytica, sendo que, dessas, somente 30 não utilizavam água tratada.

   a) Com as informações apresentadas, monte a tabela de contingência e avalie se existe associação entre acesso à água tratada e reinfestação por Entamoeba histolytica (amebíase intestinal).
   b) Qual foi a medida de associação empregada? Justifique seu uso nesse estudo.
   c) Quantos casos de amebíase podem ser atribuídos ao uso da água não tratada?
   d) A diferença entre os dois grupos é estatisticamente significativa?

3. Lesão oxidativa de proteínas e lipídios do cristalino parece ser um fator etiológico importante na catarata associada ao envelhecimento, bem como parece ser um importante fator de risco para a aterosclerose. Para testar a hipótese de que a presença de catarata é um marcador para doença coronariana, foi examinada a relação entre cirurgia de catarata e incidência de doença coronariana durante 10 anos de acompanhamento. Na Tabela 14.2 que se segue, são apresentados alguns resultados desse estudo.

Tabela 14.2. Associação entre a realização de cirurgia de catarata e incidência de doença coronariana em 10 anos de acompanhamento

	Cirurgia de catarata	
	Não	**Sim**
No de casos de doença coronariana	833	54
Pessoas-ano	662 878	11 405
RR ajustado pela idade	1,0	2,57
IC 95%	1,94-3,40	
Valor de p	< 0,0001	

a) Calcule o risco relativo bruto (não ajustado) com os dados da tabela.

b) Interprete os resultados encontrados.

c) Pela forma como a exposição foi medida, realização de cirurgia para catarata, mulheres com catarata não tratada foram incluídas no grupo de não expostas. Qual seria o efeito desse erro de classificação?

4. Com o objetivo de avaliar a associação entre fatores prognósticos e a recuperação da capacidade de deambulação após cirurgia para correção de fratura de colo de fêmur, foi desenvolvido um estudo de coorte concorrente. Quinhentos pacientes com 50 anos ou mais, que sofreram cirurgia para correção de fratura de quadril, foram acompanhados após a alta por um ano, por meio de consultas mensais no ambulatório do hospital. Quando o paciente faltava à consulta marcada, era contatado por telefone. Apesar desse procedimento, 50 pacientes foram perdidos de observação. Os resultados para a variável intervalo de tempo entre a fratura e a cirurgia são apresentados na Tabela 14.3 a seguir.

Tabela 14.3. Associação entre intervalo entre a fratura e a cirurgia em relação à recuperação da capacidade de deambulação

Intervalo (h)	Risco relativo*	IC 95%	p-valor
48h ou mais	1	2,6-6,1	0,01
< 48h	4		

*Ajustado para idade, sexo e outras características clínicas do paciente.

a) Interprete todos os resultados apresentados na Tabela 14.3, supondo que eles tenham sido obtidos em um estudo igual a esse, no qual, porém, não tenham ocorrido perdas.

b) A perda de pacientes poderia alterar a validade dos resultados apresentados na tabela? Justifique.

c) A associação observada poderia ser explicada por algum confundimento?

5. O Projeto Infância e Poluentes Ambientais (PIPA), da Universidade Federal do Rio de Janeiro (UFRJ), realizou um estudo de coorte de nascimento, que acompanha os bebês desde o terceiro trimestre da gestação até o final dos 4 anos de vida, com o objetivo de avaliar a associação entre a exposição a diferentes poluentes ambientais de relevância para a saúde pública e os desfechos no nascimento e no desenvolvimento infantil. Fizeram parte do estudo 844 bebês nascidos na Maternidade-Escola da UFRJ durante um ano. Os bebês eram provenientes de todas as áreas de planejamento do municipio do Rio de Janeiro.

a) No trecho "com o objetivo de avaliar a associação entre a exposição a diferentes poluentes ambientais de relevância para a saúde pública e os desfechos no nascimento e no desenvolvimento infantil", que vantagem do estudo de coorte sobre o estudo caso-controle pode ser destacado?

b) Ao longo do seguimento, os pesquisadores mantinham contato com as unidades básicas de saúde, a fim de atualizar as informações de contato e realizar busca ativa das famílias do estudo. Essa estratégia visava evitar que tipo de viés.

6. Analise a afirmativa a seguir e marque V para "verdadeiro" ou F para "falso".

( ) Em estudos de coortes prospectivas, inicialmente é avaliada a presença da exposição de interesse e, posteriormente, os participantes são observados, para avaliar se desenvolvem o desfecho de interesse.

7. Os estudos de coorte, em geral, têm por objetivo:

a) Determinar a sensibilidade e a especificidade de métodos diagnósticos.

b) Identificar as características ou os fatores de risco associados ao desfecho.

c) Identificar as manifestações clínicas de uma doença.

d) Determinar o número de indivíduos necessários para tratar a fim de prevenir um desfecho desfavorável.

e) Eeterminar o impacto de novos medicamentos antes de serem introduzidos no mercado.

8. Sobre os estudos de coorte, marque V, quando a alternativa for verdadeira, e F, quando for falsa.

( ) Os estudos de coorte de base populacional não possuem grupo de comparação.

( ) A principal vantagem da coorte retrospectiva é o menor custo.

( ) Ao longo do tempo, pode haver mudança na categoria de exposição.

9. Durante todo o ano de 1995, um pesquisador e sua equipe monitoraram diariamente todos os hospitais de uma cidade e iniciaram uma coorte com os 6 000 recém-nascidos. De acordo com a renda da família, as crianças foram divididas em quartis, sendo o primeiro quartil o das crianças de famílias mais pobres e o quarto quartil, o das mais ricas. Quando os participantes da coorte estavam com 15 anos de idade, uma avaliação foi realizada. As perdas de acompanhamento foram de 8% entre os mais pobres ao nascer, 10% no segundo quartil, 10% no terceiro quartil e 31% no quarto quartil. No acompanhamento dos 15 anos, 45% dos entrevistados relataram que reprovaram alguma vez na escola. Existe algum viés em potencial na medida de ocorrência? Se sim, qual é viés e qual é seu significado?

10. A Figura 14.1 mostra a ocorrência de câncer de próstata em um estudo que acompanhou 10 homens durante 30 anos.

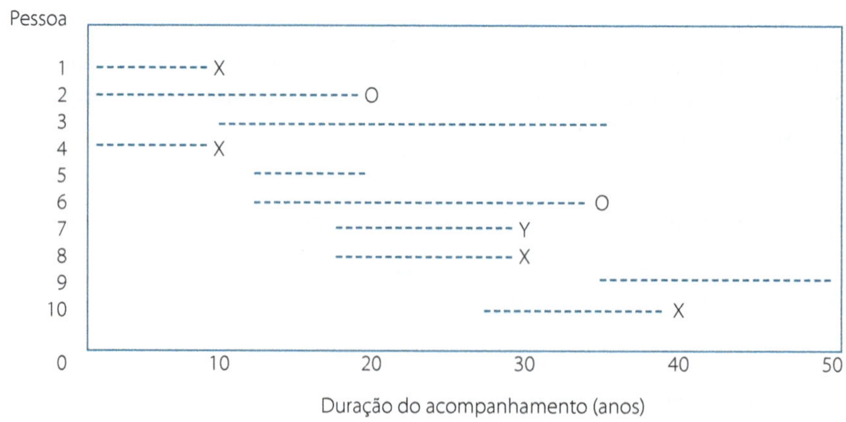

Figura 14.1. Ocorrência de câncer de próstata em 10 homens, acompanhados por 30 anos. X: ocorrência de câncer; Y: morte por câncer; O: morte por outra causa.

a) Calcule a incidência acumulada de câncer de próstata.

b) Qual é o total de pessoas-ano em risco para esse grupo de homens?

c) Calcule a taxa (densidade) de incidência de câncer de próstata.

d) Qual das duas medidas, incidência acumulada ou taxa (densidade de incidência), é a melhor a se calcular nessa situação? Justifique sua resposta.

11. Uma pesquisa analisou a relação entre hábito de fumar e ocorrência de câncer de pulmão. A Figura 14.2 apresenta a taxa de sobrevida a partir dos 40 anos entre indivíduos fumantes e não fumantes.

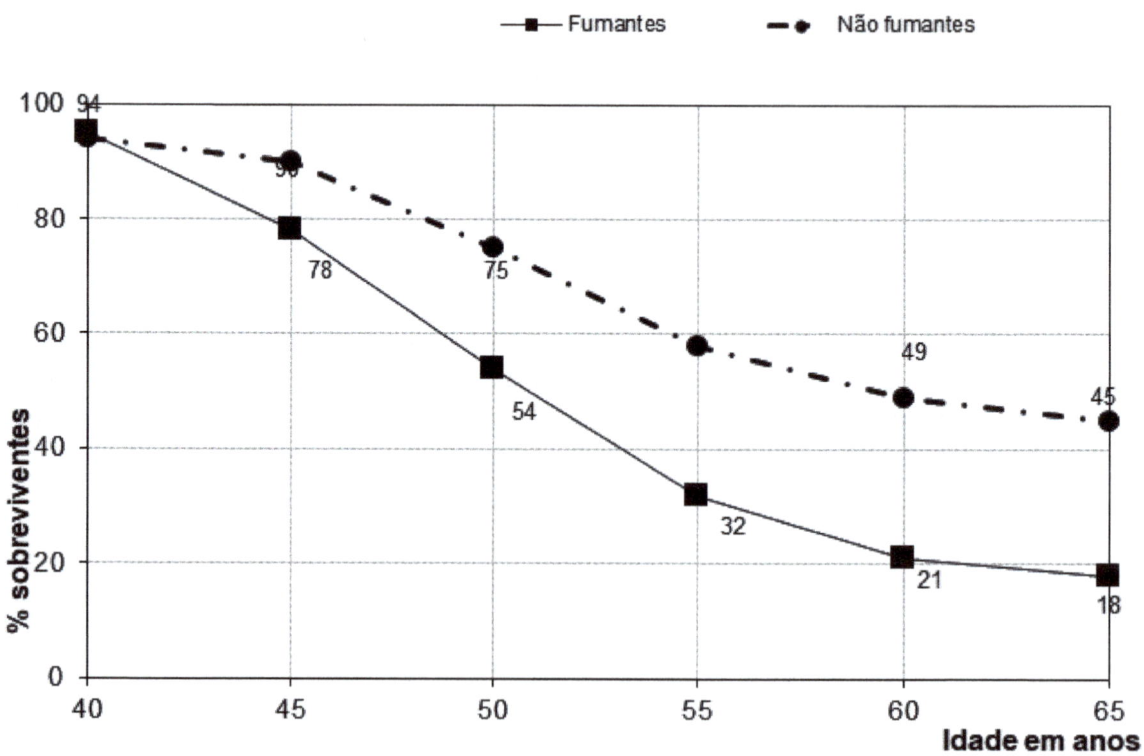

Figura 14.2. Taxa de sobrevida de indivíduos fumantes e não fumantes após os 40 anos.

O que pode ser concluído a partir da observação da figura?

a) Existe uma associação causal entre o hábito de fumar e o câncer de pulmão.
b) Indivíduos fumantes morreram, em média, mais jovens que os indivíduos não fumantes.
c) A sobrevida é independente do status de fumante e é fortemente influenciada pela idade.
d) A taxa de mortes causadas por câncer de pulmão aumenta conforme o número de cigarros fumados.

12. Para estudar a incidência de demência, os pesquisadores identificaram uma amostra de pessoas idosas (maiores de 65 anos) que não apresentavam demência ao início do estudo. Das 2 000 pessoas identificadas, 200 não foram localizadas nos endereços, 500 recusaram-se a participar do estudo e 100 estavam institucionalizadas. As 1 200 restantes foram acompanhadas por um período médio de 5 anos. A taxa de incidência de demência foi de 4,3% por ano. O que pode ser concluído dos resultados apresentados?

a) As perdas ocorridas não enviesaram os resultados do estudo.
b) A taxa de incidência de demência seria menor se todos os indivíduos tivessem sido entrevistados.
c) As perdas do estudo não ocorreram ao acaso.
d) O acompanhamento foi demasiadamente curto para avaliar a incidência de demência.

13. Para estudar o possível efeito da exposição a campos eletromagnéticos originados nas linhas de transmissão de alta tensão elétrica na ocorrência de leucemias na infância, foram recrutadas 5 000 crianças sem leucemia, entre 0 e 12 anos, residentes no Município de São Paulo. Dessas, 1 700 moravam em regiões com exposição a campos eletromagnéticos e 3 300 em regiões sem exposição. Cinco anos depois, foram diagnosticados oito casos de leucemia entre crianças expostas a campos eletromagnéticos e dois casos de leucemia entre aquelas não expostas.

a) Que tipo de estudo epidemiológico foi realizado?
b) Com os dados apresentados, que tipo de incidência é possível calcular?
c) Existe risco de leucemia entre as crianças expostas a campos eletromagnéticos? Se sim, calcule-o.

GABARITO

1.

a) A medida de associação utilizada foi a razão de taxas de incidência, também chamada, de forma genérica, de risco relativo (essa denominação é estritamente apropriada para razão de incidências cumulativas). Nesse caso, temos três categorias na variável de exposição, sendo a categoria "nunca usou" considerada grupo de referência. A razão de taxas, calculada para cada um dos outros grupos ("usou alguma vez" e "usa atualmente") compara a taxa de incidência entre os expostos à dos não expostos. No caso, (30/54 309)/(60/51 477) e (11/29 922)/(60/51 477). Mede a força da associação entre tomar estrogênio pós-menopausa e ter doença coronariana. Note que esses achados evidenciam a presença de um dos critérios de associação (discutido no Capítulo 7), que seria o gradiente biológico, mostrando que a taxa das expostas tende a diminuir com o aumento da exposição.

b) Pelos resultados apresentados, as mulheres que usaram estrogênio alguma vez após a menopausa tiveram uma taxa de doença coronariana 50% menor do que as mulheres que nunca usaram (grupo de referência). As mulheres que usam estrogênio atualmente (pós-menopausa) apresentaram uma taxa de doença coronariana ainda menor (cerca de 1/3) do que aquelas que nunca usaram. Em todas as comparações, o intervalo de confiança de 95% da razão de taxas não abarcou o valor 1, o que indica que esses resultados são estatisticamente significativos, i.e., a probabilidade de que eles sejam explicados somente pelo acaso é pequena. Adicionalmente, observa-se que os intervalos de confiança são estreitos, indicando uma precisão adequada das medidas de associação.

c) A posição socioeconômica (PSE) poderia ser um fator de confundimento na associação entre uso de estrogênio e incidência de doença coronariana. Esse argumento considera o fato de que a PSE está fortemente associada tanto ao uso de estrogênios como ao risco de doença coronariana e que o ajuste habitual das estimativas, nos estudos epidemiológicos, por um (ou pouco mais do que isso) marcador de PSE (p. ex., renda, ocupação) na vida adulta não captaria a complexidade do papel da PSE ao longo da vida, como efeitos da PSE na infância e efeitos intergeracionais associados tanto à exposição como ao desfecho de interesse.

2.

a)

	Com reinfestação	Sem reinfestação	Total
Água não encanada	30	370	400
Água encanada	45	755	800
Total	75	1 125	1 200

Incidência acumulada nos exposto à água não encanada = 30/400 = 0,075.

Incidência acumulada nos não expostos à água não encanada = 45/800 = 0,056.

Razão entre incidências acumuladas (ou razão de risco) = (30/400)/(45/800) = 0,075/0,056 = 1,33. Isso significa que quem bebeu água não encanada teve um risco de ser reinfestado por amebíase no período de seis meses 33% maior do que quem bebeu água encanada.

b) Razão entre incidências acumuladas, também denominada risco relativo. Essa medida pôde ser empregada nesse estudo em função de se tratar de uma população fixa, constituída por 1 200 crianças que apresentam uma característica comum ao início do estudo – a exposição ocorrer de modo constante no tempo – e de o período de seguimento ser curto, não havendo perdas de participantes.

c) Risco atribuível = risco nos expostos – risco nos não expostos = 0,075 – 0,056 = 0,019. Ou seja, 1,9 criança (aproximadamente, duas) em 100 foi reinfestada devido ao consumo de água não encanada.

d) Para responder a essa questão, seria necessário calcular o qui-quadrado. O resultado desse teste é 1,59 e equivale a um p-valor de 0,10, ou seja, a diferença entre os dois grupos é significativa ao nível de 10%. Isso significa que a probabilidade de encontrar uma diferença igual ou maior à encontrada, ao acaso, sendo a hipótese nula de igualdade verdadeira, é de 10 em 100.

3.

a) Taxa de incidência nos expostos (mulheres operadas por catarata): 54/11 405 = 0,004735.

Taxa de incidência nos não expostos (mulheres não operadas de catarata): 833/662 878 = 0,001257.

RR (razão de taxas) = 0,004735/0,001257 = 3,77.

Observe que o autor, como muitos outros, utilizou a denominação risco relativo ao se referir a uma razão de taxas, o que, a rigor, estaria errado, uma vez que taxa e risco são coisas diferentes (cf. Capítulo 2 – Medidas de frequência de doença).

b) Tanto o RR bruto quanto o ajustado mostram que as mulheres que foram operadas de catarata têm maior taxa de incidência de doença coronariana do que as mulheres que não foram operadas de catarata. Em outras palavras, existe uma associação positiva e significante entre cirurgia de catarata e doença coronariana.

Apesar de o RR ajustado pela idade ser menor do que o bruto, o que significa que parte da associação se deve à idade, ainda assim, controlando-se esse fator de confundimento, o IC de 95% do RR ajustado não inclui o valor 1, que significaria não associação. Caso a hipótese nula de não associação seja verdadeira, a probabilidade de se encontrar, ao acaso, um RR igual ou maior do que o observado, é ínfima, < 1 em 10 000 (p < 0,0001). Portanto, rejeita-se a hipótese nula e conclui-se pelo maior risco nas mulheres que foram operadas.

c) Esse tipo de erro de classificação tende a atenuar a associação positiva entre catarata e doença coronariana, embora a magnitude desse erro provavelmente seja pequena, uma vez que os casos não tratados devem representar apenas uma pequena fração dos não casos (não expostos). Assim, mesmo com a possibilidade de erro de classificação, encontrou-se uma associação positiva. Caso esse erro não houvesse ocorrido, a associação seria ainda maior.

Por outro lado, o uso de cirurgia de catarata como exposição, em vez de catarata que ainda não tenha indicação cirúrgica, homogeiniza o diagnóstico de catarata, uma vez que estágios iniciais podem ser diagnosticados por alguns oftalmologistas como doença, mas não por outros. Como as participantes são todas enfermeiras registradas (nos EUA), o acesso à assistência médica e o critério de indicação cirúrgica devem ser mais uniformes do que na população geral.

4.

a) Considerando que não ocorreram perdas de seguimento, a probabilidade de recuperar a capacidade de deambulação em um ano após a cirurgia é quatro vezes maior no grupo que foi operado em até 48 horas após a fratura do que no grupo que foi operado após esse período. Os resultados foram ajustados para possíveis fatores de confundimento. A associação tem baixa probabilidade (p = 0,01) de ser explicada apenas pelo acaso, o que também pode ser concluído por meio do exame do intervalo de confiança de 95%, que não inclui o valor 1 (não associação).

b) Sim. A perda pode influenciar a validade do estudo se a probabilidade de desenvolvimento do desfecho entre os perdidos de observação for diferente da verificada entre os indivíduos que permanecem no estudo. O problema é maior se a perda se encontrar simultaneamente associada à exposição e ao desfecho.

c) Apesar de características clínicas terem sido consideradas e ajustadas na análise, a gravidade do caso é um atributo difícil de ser capturado. Sendo assim, pode ser que os pacientes mais graves tenham sido operados após 48 horas da fratura em função da necessidade de alcançar melhor condição física para a cirurgia. Caso esses pacientes apresentassem, também, pior prognóstico em relação à recuperação da capacidade de deambulação, o pior resultado não se daria pelo atraso da cirurgia, mas por características do paciente. Alguns autores denominam esse fenômeno de confundimento por indicação, i.e., a indicação de um tratamento (ou não) estaria sendo determinada por características do paciente que poderiam estar associadas ao desfecho e que seriam difíceis de capturar e ajustar durante a análise de dados. Em função disso, ensaios clínicos randomizados são o delineamento de escolha quando a exposição de interesse é uma intervenção terapêutica.

5.

a) O estudo de coorte é capaz de estudar diferentes desfechos, o que não é possível para estudos de caso-controle, uma vez que, nestes, o estudo é realizado a partir da seleção de casos (desfecho).

b) Essa estratégia visa reduzir perdas, evitando-se, assim, o viés de seleção.

6. Verdadeiro. Os estudos de coortes prospectivas seguem uma população ao longo do tempo para rastrear o aparecimento de uma doença ou um desfecho.

7. Letra B. Ao acompanhar uma população, os estudos de coorte visam identificar características ou fatores de risco associados à doença ou ao desfecho.

8. F – F – V.

O que caracteriza os estudos de coorte de base populacional é o fato de serem representativos de dada população. As coortes de base populacional usam grupo de comparação interno (participantes da coorte que nao apresentam a exposição de interesse.

A principal vantagem das coortes retrospectivas é a garantia da temporalidade da associação entre a exposição e o desfecho de interesse.

Ao longo do tempo, pode haver mudança na categoria de exposição (p. ex., um fumante pode parar de fumar ou um sedentário pode começar a fazer atividade física regularmente.

9. Sim. Viés de não respondentes. O viés está superestimando a medida de ocorrência aos 15 anos por ter havido menos perdas no quartil de menor renda (8%), enquanto, no de maior renda, houve 31% de perdas. O viés é provável pelo fato de que a reprovação é maior entre as crianças mais pobres.

10.

a) (5/10) × 100 = 50%.

b) 190 pessoas-ano.

c) (5/190) × 1 000 = 26,32/1 000 pessoas-ano.

d) Densidade de incidência, já que a coorte não é fixa, pois os indivíduos têm diferentes entradas no estudo e diferentes tempos de seguimento.

11. Letra B. Na idade de 65 anos, por exemplo, a proporção de indivíduos fumantes vivos foi de 18%, enquanto a proporção de indivíduos vivos entre os não fumantes foi de 45%.

12. Letra C. As perdas foram em decorrência de 200 pessoas idosas não terem sido localizadas nos endereços, de 500 terem se recusado a participar do estudo e de 100 estarem institucionalizadas. Ou seja, essas pessoas, provavelmente, diferem muito das que foram acompanhadas no estudo.

13.

a) Coorte prospectiva.

b) Incidência acumulada.

c) Incidência entre expostos = 8/1 700 × 1 000 = 4,705.

Incidência entre não expostos = 2/3 300 × 1 000 = 0,606.

RR = 4,705/0,606 = 1,7.

Estudos de Intervenção

PERGUNTAS

1. Sobre os ensaios clínicos, responda às questões a seguir.

   a) Que características os diferenciam de um estudo de coorte?

   b) Quais são os riscos de não se utilizar a estratégia de mascaramento?

2. Discuta os métodos relacionados a seguir e indique o mais adequado para alocar pacientes em dois grupos de tratamentos a serem comparados.

   a) Internação em dia par – tratamento A; internação em dia ímpar – tratamento B.

   b) Sequência de chegada ao hospital – tratamento A, tratamento B, tratamento A, tratamento B etc.

   c) Sorteio ou uso de tabela de números aleatórios.

3. Para avaliar a efetividade de uma nova droga em emergências psiquiátricas vários estudos foram realizados, comparando a sintomatologia psiquiátrica no momento da internação com a sintomatologia seis dias após o uso do medicamento. Todos os autores encontraram uma redução dos sintomas (agressividade, agitação) e concluíram que a droga era efetiva. Você concorda com essa conclusão. Por quê?

4. A Tabela 15.1 e a Tabela 15.2 apresentam dados de um ensaio clínico randomizado para investigar a efetividade de uma nova droga na redução da mortalidade pós-infarto do miocárdio. Foram estudados 1 395 pacientes, os quais foram alocados aleatoriamente para receber nova droga (698 pacientes) ou placebo (697 pacientes). A mortalidade, dentro do período de 90 dias, foi avaliada.

Tabela 15.1. Características dos pacientes que receberam placebo ou nova droga

Variáveis	Placebo (n = 697)(%)	Nova droga (n = 698)(%)
Sexo		
Masculino	76,2	75,5
Feminino	23,8	24,4
Idade		
< 65 anos	65,0	66,5
65 a 74 anos	35,0	33,5
História clínica		
IAM prévio	22,7	21,2
Angina pectoris	34,7	35,7
Hipertensão	29,7	29,1
Sinais clínicos na internação		
Frequência cardíaca > 100 bpm	6,2	5,9
PA sistólica < 100 mmHg	4,0	4,1

Tabela 15.2. Mortalidade dentro de 90 dias após infarto

Tratamento	Morte	Sobrevivência
Placebo	62	635
Nova droga	40	658

a) O procedimento de randomização foi eficiente? Justifique sua resposta e comente a importância do procedimento.

b) Que medida de frequência deveria ser calculada nesse estudo? Calcule-a para cada grupo (placebo e nova droga) e explique seu significado.

c) Que medida de associação deveria ser calculada nesse estudo? Calcule-a e explique seu significado.

d) A nova droga e o placebo foram preparados e injetados de forma que os pacientes não soubessem quem estava tomando a nova droga ou o placebo. Qual é o nome desse procedimento? Qual é seu objetivo?

5. Para avaliar a segurança do uso de bloqueadores de cálcio em pacientes hipertensos ou com cardiopatia isquêmica que tenham insuficiência cardíaca, um ensaio clínico randomizado, duplo-cego, com placebo, avaliou o efeito da amilodipina em 1 153 pacientes com insuficiência cardíaca severa. Após um mínimo de seis meses de acompanhamento, a mortalidade cardiovascular no grupo que tomou amilodipina foi de 33%, enquanto a do grupo placebo foi de 38%. Calcule a redução do risco relativo, cujo $p = 0{,}07$, e interprete esse resultado.

6. Para avaliar a eficácia da vacina CoronaVac contra a covid-19, foi realizado um ensaio clínico randomizado, duplo-cego, com placebo. Enquanto 4 953 pacientes receberam a vacina, 4 870 pacientes receberam placebo. Ao final do estudo, foram constatados 253 casos de covid-19, sendo 85 no grupo vacinado e 168 no grupo placebo. Calcule a eficácia vacinal, a redução do risco relativo e o numero necessário para tratar. Fonte: Palacios R, Batista AP, Albuquerque CSN, Patiño EG, Santos JP et al. Efficacy and Safety of a COVID-19 Inactivated Vaccine in Healthcare Professionals in Brazil: the PROFISCOV study. Available at: https://ssrn.com/abstract=3822780.

GABARITO

1.

a) O estudo de coorte é um estudo observacional, no qual o investigador não determina quem será exposto ou não, apenas classifica os indivíduos como expostos e não expostos a determinado fator de risco para a doença ou para o desfecho em estudo e compara a ocorrência do desfecho nos dois grupos após determinado tempo, ou seja, é um observador passivo.

Já nos ensaios clínicos, os indivíduos são alocados para diferentes grupos de tratamento pelo investigador. Nesse caso, é preciso que haja incerteza suficiente quanto à eficácia de derterminada intervenção a ser testada, que autorize o investigador a realizá-la em um grupo, mas não em outro. Práticas e substâncias sabidamente maléficas não podem ser alocadas por qualquer investigador, da mesma forma que terapêuticas sabidamente benéficas não podem ser negadas a qualquer paciente. Quando há incerteza, no entanto, pode ser considerado não ético a não realização de estudo adequado.

b) Esse procedimento visa neutralizar a influência que tanto o pesquisador como os participantes podem ter, em decorrência das expectativas sobre a eficácia e a tolerabilidade do tratamento utilizado. No procedimento denominado "duplo-cego", nem o investigador nem os participantes sabem qual é o grupo experimental ou o grupo controle. Nesse caso, objetiva-se, adicionalmente, neutralizar o viés de informação, ou seja, a tendenciosidade na coleta das informações sobre o desfecho, que pode ser causada pelo conhecimento do grupo ao qual os indivíduos pertencem.

2.

a) Nesse caso, é possível prever qual será o tratamento administrado aos pacientes e direcioná-los. Se o médico acredita, por exemplo, que a nova droga é melhor que uma antiga, poderá sugerir aos pacientes mais graves que entrem no estudo no dia em que serão alocados para tratamento com a droga nova, causando um desbalanceamento, pois o grupo alocado para receber a droga nova vai ser composto de pacientes mais graves, o que pode levar a conclusões erradas sobre a eficácia da droga.

b) Aqui, alocações futuras podem ser previstas pelas alocações passadas, ou seja, o tratamento a ser administrado ao próximo paciente depende do que foi administrado ao anterior, o que também permite prever qual será o próximo, podendo haver manipulação.

c) O sorteio ou o uso de tabela de números aleatórios atribui a qualquer indivíduo elegível a participar do estudo a mesma chance de ser alocado para qualquer um dos grupos de tratamento. Esse processo é denominado randomização e consiste na formação de grupos com características semelhantes. Assim, os fatores que confundiriam a interpretação dos resultados tendem a se distribuir igualmente nos grupos, anulando, portanto, os efeitos desses fatores e garantindo uma base válida de comparabilidade. Evita viés de seleção. O uso da tabela de números aleatórios tem, ainda, a vantagem de ser reprodutível, o que não acontece com o sorteio ou com o "cara e coroa" com moedas.

3) Não. A melhora dos sintomas poderia ocorrer apenas por evolução natural do quadro. Não é possível atribuir essa melhora à droga, a menos que se possa compará-la com a evolução de um outro grupo que não recebeu a droga (recebeu placebo ou outra droga) e demonstrar que existe uma diferença, a favor da nova droga, estatisticamente significativa.

4.

a) A randomização foi realizada de forma eficiente. Na Tabela 15.1, verifica-se que os dois grupos são comparáveis em relação a sexo, idade, história clínica pregressa e manifestações clínicas no início do quadro. Todos esses fatores são prognósticos para a mortalidade, ou seja, se os grupos não fossem comparáveis, melhor sobrevida dos pacientes do grupo que recebeu a nova droga não poderia ser atribuída ao efeito do medicamento, mas ao fato de os grupos não serem comparáveis (se o grupo que recebeu placebo fosse mais velho, uma maior mortalidade poderia ser explicada por este fator).

b) A medida é a incidência acumulada, também conhecida como risco. Ela é calculada dividindo-se o número de casos que ocorreram durante o período de observação (no caso, os 90 dias de acompanhamento pós-infarto) e o número de pessoas expostas no início do período de observação. É a medida ideal a ser calculada nos estudos que acompanham uma população fixa. Ela expressa o risco de vir a morrer dentro do período de 90 dias após o infarto (repare que o risco sempre tem um período de referência – neste estudo, o período foi de 90 dias, mas poderia ser de 180 dias, caso em que o resultado seria diferente e o risco seria provavelmente maior). O risco no grupo da nova droga foi 5,7% (40/698) e o risco no grupo placebo foi 8,9% (62/697).

c) O risco relativo, que é calculado dividindo-se a incidência acumulada do grupo exposto (nova droga) pela incidência acumulada no grupo não exposto (placebo). RR = 5,7%/8,9% = 0,64. Ou seja, a probabilidade de vir a morrer dentro de 90 dias após um episódio de IAM no grupo que recebeu a nova droga seria 0,64 vezes a probabilidade de vir a de morrer no grupo que recebeu placebo. Dessa forma, a nova droga melhoraria o prognóstico da mortalidade.

d) O mascaramento. Nesse caso, empregou-se o mascaramento unilateral, no qual só o paciente não sabe o tratamento administrado. Esse procedimento visa neutralizar a influência do conhecimento do tratamento (por fatores psicológicos, por exemplo) administrado sobre o resultado. No mascaramento duplo-cego, nem o paciente nem a equipe de saúde que o acompanha sabem quem está recebendo um ou outro tratamento. O mascaramento objetiva neutralizar o viés de informação, ou seja, a tendenciosidade na coleta das informações sobre o desfecho, tanto por parte do sujeito que fornece informações quanto pelo avaliador que classificará o sujeito em relação ao desfecho. Nesse estudo, o desfecho era morte, o que minimiza a possibilidade de tendenciosidade na coleta da informação sobre o desfecho.

5. Inicialmente, deve-se calcular o risco relativo para a mortalidade cardiovascular entre o grupo que tomou amilodipina e o grupo placebo. Assim, risco relativo = 33%/38% = 0,87. Em seguida, calcula-se a redução do risco relativo (ou eficácia) por meio da fórmula (1 – RR) × 100: (1 – 0,87) × 100 = (1 – 0,87) × 100 = 13%.

   Apesar de ser verifacada uma eficácia de 13% na amostra estudada, a diferença na mortalidade entre os dois grupos não foi estatisticamente significativa no nível de 5%, sugerindo que a amilodipina não aumenta a mortalidade de pacientes portadores de insuficiência cardíaca.

6. A incidência acumulada, também conhecida como risco, é calculada dividindo-se o número de casos que ocorreram durante o período de observação para cada grupo. O risco no grupo dos vacinados foi 1,71% (85/4 953) e o risco no grupo placebo foi 3,44% (168/4 870).

   O risco relativo é calculado dividindo-se a incidência acumulada do grupo exposto (vacina) pela incidência acumulada no grupo não exposto (placebo). RR = 1,71%/3,44% = 0,49.

   O cálculo da redução de risco relativo é feito pela fórmula (1 – RR) × 100. Nesse caso, temos (1 – 0,49) × 100 = 51%.

   A eficácia representa a redução relativa do risco obtida com a intervenção. Conclui-se que o uso da vacina reduziu em 51% o risco de covid-19.

   Número necessário para tratar: NNT = 1/(0,034 – 0,0171) = 1/0,0173 = 57. Assim, a cada 57 indivíduos vacinados, verifica-se um benefício.

Estudos Ecológicos

PERGUNTAS

1. Pesquisadores, buscando encontrar uma associação entre concentração de flúor na água potável e cárie dentária em crianças, realizaram um estudo comparativo entre duas cidades que apresentavam características socioeconômicas e culturais muito semelhantes. Os resultados encontram-se a seguir, na Tabela 16.1 e na Tabela 16.2.

Tabela 16.1. Concentração de flúor na água das duas cidades

Cidade	Concentração de flúor (p.p.m)
A	0,1
B	1,0

p.p.m.: partículas por milhão.

Tabela 16.2. Porcentagem de crianças de 6 a 9 anos de idade com dentes sem cáries em duas cidades

Idade	Porcentagem de dentes sem cáries (%)	
	Cidade A	Cidade B
6	11,1	37,0
7	4,7	27,9
8	1,8	24,9
9	1,6	10,1
Taxa*	4,7	25,5

* Ajustada por idade.

a) Cite o principal problema referente à inferência causal desse tipo de estudo e explique-o.

b) Qual é a hipótese mais plausível para os resultados encontrados?

2. Laporte, Cresanta e Kuller (1980) estudaram a relação entre consumo de álcool e mortes por doença coronariana em diversos países. A **Figura 16.1** sintetiza os resultados desse estudo.

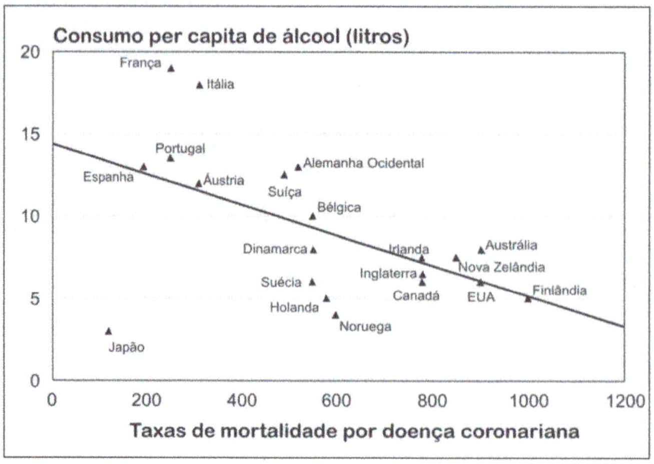

Figura 16.1. Consumo *per capita* de álcool e taxas de mortalidade por doença coronariana (em homens de 55-64 anos) em 20 países, em 1972. *Fonte:* Laporte RE, Cresanta JL, Kuller LH. The relation of alcohol to coronary heart disease and mortality: implications for public health policy. J Public Health Policy. 1980;1(3):198-223.

Considerando que não houve erro na mensuração dos dados do gráfico anterior, responda às questões.

a) O gráfico sugere uma correlação entre mortalidade por doença coronariana e consumo de álcool? Justifique sua resposta.

b) Cite um problema que poderia confundir a conclusão anterior.

c) Algum país apresenta um comportamento atípico? Justifique.

3. A mortalidade e a incidência do câncer de ovário são maiores nas latitudes ao norte do que ao sul. Lefkowitz & Garland (1994) desenharam um estudo para testar a hipótese de que a vitamina D produzida na pele pela exposição aos raios solares poderia ter uma ação protetora na mortalidade por câncer de ovário. Os autores avaliaram a associação entre a energia solar média anual e as taxas de mortalidade de câncer de ovário específicas por idade em 100 cidades americanas. Regressão linear simples foi utilizada, tendo a radiação solar e o ozônio como variáveis independentes e taxas de câncer de ovário como variável dependente. Regressão múltipla foi realizada, ajustando-se para o ozônio e o dióxido de enxofre, pois esses componentes podem absorver raios ultravioleta. Foi encontrada uma associação inversamente proporcional entre as taxas de mortalidade por câncer de ovário e a intensidade média anual de radiação solar local na análise univariada ($p = 0{,}0001$) e na regressão ajustada para poluição atmosférica ($p = 0{,}04$). Os autores concluíram que esse estudo suporta a hipótese de que a radiação solar poderia ter um efeito protetor na mortalidade por câncer de ovário. *Fonte*: Lefkowitz ES, Garland CF. Sunlight, Vitamin D and Ovarian Cancer Mortality Rates in US Women. Int J Epidemiol. 1994;23(6):1113-6.

a) Cite uma possível limitação do estudo e descreva como essa limitação poderia afetar os resultados do estudo.

b) Cite outro desenho de estudo que poderia ser realizado para testar a hipótese dos autores. Justifique sua resposta.

4. Martelli *et al.* (1995), em artigo denominado "Spatial patterns of leprosy in an urban area of central Brazil", relatam os resultados de um estudo ecológico sobre a variação espacial dos casos notificados de hanseníase em uma área urbana do Brasil Central e suas relações com indicadores socioeconômicos. O local de moradia atual dos pacientes foi utilizado pelos autores para o cálculo das taxas de detecção de casos por distrito. Os autores dividiram os distritos segundo estratos de risco (baixo, médio e alto), de acordo com variáveis socioeconômicas, sendo o estrato de alto risco o de menor condição socioeconômica. Os principais achados do estado encontram-se na Tabela 16.3.

Tabela 16.3. Comparação de casos novos detectados de hanseníase em áreas urbanas de Goiânia, Brasil

Faixa etária (anos)1	Estrato de baixo risco			Estrato de médio risco			Estrato de alto risco			RR estimada[3]
	No de casos	População	Taxa[2]	No de casos	População	Taxa[2]	No de casos	População	Taxa[2]	
1-14	2	51.687	3,8	33	208.940	15,7	7	44.024	15,9	4,2
15-24	14	32.653	42,8	90	131.995	68,1	56	27.811	201,3	4,7
25-34	9	25.998	34,6	100	105.095	95,1	46	22.143	207,7	6,0
35-44	5	18.260	27,3	94	73.817	127,3	39	15.553	250,7	9,2
45-54	5	11.916	41,9	73	48.168	151,5	32	10.149	315,3	7,5
55-64	5	7.428	67,3	36	30.037	119,8	15	6.326	237,1	3,5
65+	4	6.809	58,7	36	27.525	130,7	5	5.799	86,2	1,5
Total	44	154.751	28,4	462	625.567	73,8	200	131.805	151,7	5,3

[1]Cinco casos com idade ignorada foram excluídos. [2]por 100 000 habitantes. [3]Grupo de referência foi o estrato de baixo risco. *Fonte*: Martelli CM, Moraes Neto OL, Andrade AL, Silva SA, Silva IM, Zicker F. Spatial patterns of leprosy in an urban area of central Brazil. Bull World Health Organ. 1995;73(3): 315-9.

a) Cite alguns problemas que a utilização do local de moradia atual dos pacientes poderia acarretar para esse estudo.

b) Por que os autores utilizaram a taxa de detecção de hanseníase em vez da prevalência.

c) Descreva e interprete as diferenças encontradas nas taxas de detecção de hanseníase e nas razões de risco (*risk ratio*, RR) estimadas na Tabela 16.3.

5. Analise a Figura 16.2.

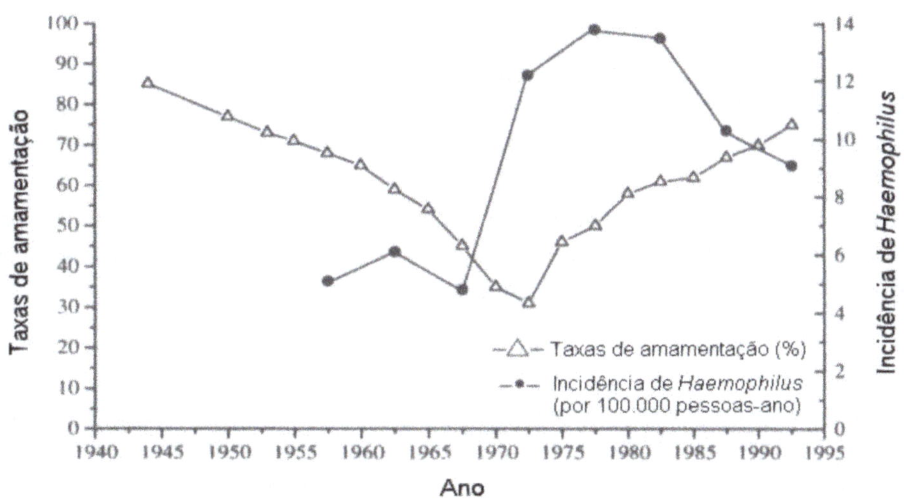

Figura 16.2. Séries temporais para taxas de amamentação e incidência de meningite por Haemophilus influenzae, Örebro, Suécia. *Fonte:* Silfverdal SA, Bodin L, Olcén P. Protective effect of breastfeeding: an ecologic study of Haemophilus influenzae meningitis and breastfeeding in a Swedish population. Int J Epidemiol. 1999;28(1):152-6.

a) Dado que um estudo de caso-controle realizado na mesma cidade mostrou que amamentação era um fator de proteção para meningite por *Haemophilus influenzae,* explique os achados apresentados no gráfico.

b) Cite os dois problemas que podem ocorrer especificamente nesse tipo de desenho.

GABARITO

1.

a) Falácia ecológica. Resulta da realização de uma inferência causal inadequada sobre fenômenos individuais na base de observações de grupo, ou seja, ocorre por não se conhecer a informação individual. O principal problema analítico desse tipo de investigação é a suposição de que os mesmos indivíduos são simultaneamente portadores do problema de saúde e do atributo associado. Neste caso, por exemplo, não é possível saber se uma criança portadora de cárie, moradora da cidade A, está de fato ingerindo água com baixo teor de flúor.

b) O flúor parece ser um fator de proteção para cárie dentária em crianças. Entretanto, essa é apenas uma hipótese que necessitaria ser testada em nível individual.

2.

a) Sim. Quanto menor o consumo de álcool, maior é a mortalidade por doença coronariana entre os diferentes países. Assim, o consumo de álcool parece ser um fator de proteção para doença coronariana.

b) Nos países com alto consumo de álcool, os indivíduos devem morrer mais de problemas hepáticos como cirrose e câncer.

c) Sim. Alguns países, como o Japão e a França, fogem ao padrão dos demais países. No caso do Japão, a despeito do baixo consumo de álcool (considerando que exista uma associação real), a mortalidade por doença coronariana também é baixa. Uma possível explicação poderiam ser os hábitos alimentares dos japoneses, que inclui alimentos com baixo teor de gordura.

3.

a) Migração ou fatores relacionados à reprodução humana, dieta, raça etc. Por exemplo, caso existisse maior número de mulheres de uma raça no sul dos EUA do que no norte, essa diferença poderia ser explicada por esse achado, não por existir maior produção de vitamina D na pele das mulheres do sul.

b) Caso-controle ou coorte. Um estudo de caso-controle, por exemplo, seria muito útil, pois os autores poderiam comparar, no nível individual, casos e controles com características sociodemográficas semelhantes e verificar a influência de potenciais fatores de risco.

4.

a) Como a doença possui longo período de latência, poderia ter ocorrido em local diferente da moradia atual, ou seja, os fatores que determinaram sua ocorrência poderiam estar em outro local distinto do local em que os casos foram diagnosticados. A existência de serviços de saúde nas cidades pode servir como um polo de atração de pacientes de áreas rurais e periurbanas, de modo que a anotação do local de moradia atual poderia levar a uma superestimação de casos de hanseníase nas áreas urbanas, ou seja, doentes poderiam migrar para as áreas urbanas para ter maior facilidade no acesso aos serviços de saúde. Os pacientes poderiam relatar um endereço incorreto em função do estigma social da doença ou, caso a assistência à saúde esteja regionalizada, para obter atendimento no local que consideram mais adequado para o tratamento de sua enfermidade, não naquele serviço determinado pela secretaria de saúde em função do processo de regionalização;

b) A taxa de detecção de hanseníase se aproxima da de incidência da doença, principalmente se existir boa cobertura da notificação compulsória da doença.

c) As taxas de detecção de casos aumentaram nas áreas de médio e alto risco até a faixa etária de 45-54 anos, enquanto o pico de detecção na área de baixo risco ocorreu na faixa etária de 55-64 anos. O risco global de detecção de hanseníase foi 5,3 vezes maior na área de alto risco do que na área de baixo risco. RR foi maior do que a unidade em todas as faixas etárias, aumentando de acordo com elas até a faixa de 35-44 anos, quando então começa a declinar. Esses achados mostraram uma associação entre nível socioeconômico baixo e altas taxas de detecção de hanseníase.

5.

a) Aparentemente, a partir de 1970, um aumento das taxas de amamentação coincide com um aumento da incidência de meningite. Entretanto, essa conclusão não se aplica. Na verdade, a redução nas taxas de amamentação nos anos anteriores a 1970 é que propiciaram um aumento na incidência de meningite a partir desse ano. Note que o aumento das taxas de amamentação ocorrido a partir de 1970 faz com que haja um declínio na incidência de meningite, aproximadamente, a partir de 1980. Uma hipótese bastante plausível seria a de que o efeito do aumento das taxas de amamentação na redução da incidência da doença no nível populacional ocorreu 5 a 10 anos mais tarde, não de forma imediata.

b) Os dois problemas dos estudos ecológicos com desenho analítico de séries temporais são: (i) os critérios diagnósticos e de classificação das doenças podem se modificar no tempo; e (ii) doença com grande período de latência/indução entre a exposição ao fator de risco e sua detecção pode dificultar a avaliação entre a associação desse fator e a ocorrência da doença.

Análise Exploratória de Dados

PERGUNTAS

1. A Tabela 20.1 refere-se às internações de pacientes com infarto agudo do miocárdio, em um hospital do SUS, ao longo de um mês determinado.

Tabela 20.1. Internações de pacientes com infarto agudo do miocárdio em hospital do SUS no decorrer de determinado mês

Sexo	Idade	Colesterol (mg/dL)	Pressão arterial sistólica (mmHg)	Pressão arterial diastólica (mmHg)	Frequência cardíaca (bpm)	Escolaridade	IMC (kg/m^2)	Cigarros por dia (n)
F	50	195	140	90	80	Primeiro grau	27	0
M	70	240	130	80	90	Primeiro grau	25	10
M	60	220	150	90	75	Segundo grau	20	15
M	60	320	120	70	85	Superior	32	25
F	60	260	140	80	95	Segundo grau	30	25
F	70	250	130	80	98	Primeiro grau	36	20
F	50	245	120	80	20	Primeiro grau	28	0

a) Qual é o tipo de cada uma das variáveis coletadas?

b) Quais são a média, a mediana, a moda, o desvio-padrão e a amplitude de pressão sistólica do grupo?

c) Qual(is) é(são) o(s) gráfico(s) adequados para representar cada uma dessas variáveis?

d) Suponha que se deseja criar categorias de fumante, segundo número de cigarros por dia: não fumante (nenhum cigarro por dia), fumante leve (1 a 5 cigarros), fumante moderado (6 a 15 cigarros), fumante grave (mais de 16 cigarros). Qual é o tipo dessa nova variável?

e) Faça a tabela de frequência da variável categorizada no item anterior. Pode ser incluída a frequência acumulada? Por quê?

f) O pesquisador deseja analisar a associação entre obesidade e sexo. O estudo inicial pode ser realizado de maneiras diferentes, em função da escala da variável utilizada para medir a obesidade. Utilizando o índice de massa corporal (IMC), calcule a média desse índice para os homens e para as mulheres. O resultado sugere associação? Por quê?

2. Os dados da Tabela 20.2 referem-se a uma amostra de 50 indivíduos obtida a partir de uma pesquisa de base populacional sobre hipertensão arterial na Ilha do Governador.

Tabela 20.2. Inquérito sobre hipertensão arterial – Ilha do Governador/RJ

Sexo (M = 1; F = 2)	Idade	IMC (kg/m^2)	Obesidade (Sim = 1; Não = 0)	Cigarros por dia (n)	Pressão sistólica (mmHg)	Pressão diastólica (mmHg)	Hipertensão (Sim = 1; Não = 0)
2	29	18,73	0	1	106	68	0
1	21	21,87	0	0	114	68	0
1	56	17,92	0	20	108	72	0
2	25	23,24	0	0	104	80	0
2	34	32,41	1	30	128	76	0
2	63	32,37	1	0	134	74	0
2	41	22,76	0	20	114	64	0
1	36	26,2	0	0	132	94	0
2	20	18,69	0	0	124	76	0
1	65	19,98	0	0	150	70	0
1	31	21,38	0	20	124	86	0
1	49	21,26	0	20	132	80	0
2	36	23,95	0	15	122	72	0
2	53	30,61	1	0	138	86	0
1	38	19,59	0	0	108	80	0
2	38	26,37	0	0	110	64	0
2	22	21,79	0	3	104	60	0
2	69	28,62	1	0	134	88	0
1	38	22,31	0	20	114	72	0
2	57	30,83	1	10	152	80	0
1	65	26,03	0	20	126	74	0
1	55	20,52	0	40	134	84	0
2	44	26,56	0	0	122	70	0
1	65	28,41	1	10	136	78	0
2	65	24,97	0	0	128	80	0
1	22	19,68	0	10	124	62	0
2	34	20,7	0	10	120	70	0
1	64	22,41	0	20	152	82	0
1	29	25,86	0	12	122	68	0
1	45	24,38	0	80	126	86	0
1	34	23,66	0	20	116	80	0
2	33	22,1	0	20	120	76	0
2	64	25,53	0	0	136	78	0
2	42	26,14	0	0	120	76	0
2	29	24,36	0	0	122	76	0
2	51	26,31	0	0	148	90	0
1	65	20,38	0	5	118	78	0
2	76	30,73	1	0	162	82	1
2	37	26,72	0	0	128	96	1
2	48	24,03	0	0	160	94	1
2	60	26,14	0	20	172	90	1
2	61	28	1	0	140	80	1
1	43	31,23	1	0	144	96	1
1	58	26,78	0	3	170	104	1
1	34	17,99	0	0	208	132	1
1	38	34,6	1	0	158	128	1
2	74	26,94	0	0	186	86	1
2	70	30,82	1	0	120	80	1
2	52	24,3	0	10	146	96	1
2	70	24,73	0	10	146	90	1

Fonte: Klein CH, Silva NAS, Nogueira AR, Bloch KV, Campos LHS. Hipertensão arterial na Ilha do Governador, Rio de Janeiro, Brasil: I. Metodologia. Cad Saúde Pública. 1995;11(2):187-201.

a) A média de IMC para os hipertensos é de 27,2 kg/m^2 e, para os normotensos, é de 23,9 kg/m^2. Esses resultados apontam a existência de associação entre obesidade e hipertensão?

b) Considerando obesos os que possuem índice de massa corporal ≥ 27 kg/m^2, pode-se construir, a partir da variável original IMC, uma variável qualitativa, na qual os pacientes podem ser classificados como obesos (IMC ≥ 27 kg/m^2) ou não obesos (IMC < 27 kg/m^2). Qual é a distribuição de obesos entre os homens hipertensos e não hipertensos? Use tabela de dupla entrada e percentuais nas linhas ou nas colunas. Os resultados sugerem associação entre obesidade e hipertensão?

c) Discuta os resultados obtidos nos itens A e B.

3. A seguir, são apresentados os resultados da área de superfície corporal (m^2) de um grupo de 13 pacientes estudados. Calcule a média, a mediana, a moda, a amplitude, a variância e o desvio-padrão da distribuição dos valores da área de superfície corporal desses pacientes.

Tabela 20.3. Área de superfície corporal (m^2)

2,10	1,74	1,68	1,83	1,57	1,71	1,73	1,65	1,74	1,57	2,76	1,90	1,77

4. Interprete os dados relativos à permanência hospitalar (em dias) de três hospitais durante o ano de 2020.

Tabela 20.4. Permanência hospitalar de três hospitais durante o ano de 2020

Hospital	Mínimo	Quartil	Mediana	Quartil	Máximo	Média	DP
A	1	3	8	17	405	12,7	15,1
B	1	1	4	11	374	8,9	14,0
C	1	3	1	16	1 101	13,9	24,3

Das medidas de tendência central apresentadas, qual seria a mais indicada para caracterizar a permanência hospitalar. Justifique sua resposta.

5. A Figura 20.1 a seguir apresenta o número de pacientes com determinado problema de saúde (*X*), mostrando a quantidade deles que foi a óbito na internação, segundo o hospital onde ocorreu a internação. Discuta se as afirmações a seguir são falsas ou verdadeiras, justificando sua resposta.

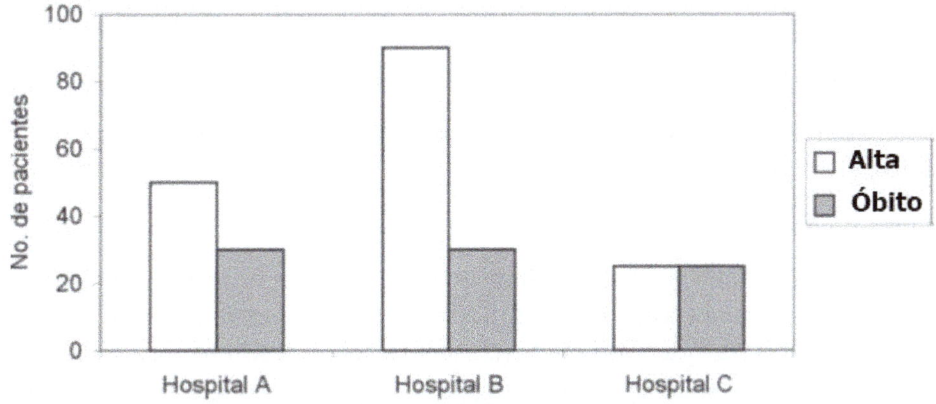

Figura 20.1. *Óbitos de pacientes com o problema de saúde X*, segundo hospital.

a) A frequência de óbitos no Hospital A é igual à do Hospital B.

b) A frequência percentual de óbitos do Hospital A é igual à frequência percentual do Hospital B.

c) Dos três hospitais apresentados, o Hospital B foi o que internou mais pacientes com o problema de saúde *X*.

d) Proporcionalmente, a mortalidade é maior no Hospital C.

6. Reconstrua o gráfico do exercício 5, usando as frequências percentuais. Houve mudança na forma das barras?

GABARITO

1.

a) Sexo*:* qualitativa ou categórica (escala de medida nominal).

Frequência cardíaca e número de cigarros por dia: quantitativa ou numérica discreta (escala de medida: razão).

Idade, pressão arterial sistólica, pressão arterial diastólica, IMC e colesterol: quantitativa ou numérica contínua (escala de medida: razão).

Escolaridade: qualitativa (escala de medida ordinal).

b) Média: 132,9 mmHg

DP: 11,1 mmHg

Moda: 120 mmHg, 130 mmHg, 140 mmHg. É uma distribuição trimodal.

Mínimo: 120 mmHg

Máximo: 150 mmHg

Amplitude: 30 mmHg

Mediana: 130 mmHg

c) Frequência cardíaca e nº de cigarros por dia: histograma de frequência.

Sexo e escolaridade: *pizza* ou setor, barras e colunas.

Idade, pressão arterial sistólica, pressão arterial diastólica, ICM e colesterol: histograma de frequência e *box plot*.

d) Qualitativa ordinal.

e) Sim, pois se trata de uma variável qualitativa (ou categórica) ordinal. É importante ressaltar que a tabela deve respeitar a escala ordinal sobre a qual foi definida a variável, ou seja, as categorias devem ser dispostas de forma ordenada (crescente ou decrescente).

Categorias de fumo	Frequência	Frequência percentual (%)	Frequência percentual acumulada (%)
Não fumante	2	28,6	28,6
Fumante leve	0	0,0	28,6
Fumante moderado	2	28,6	57,2
Fumante grave	3	42,0	100,0
Total	7	100,00	–

f) Homens = 25,67 kg/m²; mulheres = 30,25 kg/m². Os resultados parecem indicar que as mulheres apresentam maior índice de massa corporal, mas a diferença pode ser casual, em função da amostra selecionada.

2.

a) A média de índice de massa corporal é maior entre os hipertensos do que entre os não hipertensos, sugerindo associação entre obesidade e hipertensão arterial.

b) O percentual de hipertensos entre os não obesos é 20,51%, valor bem menor (menos da metade) que o percentual de hipertensos entre os obesos, sugerindo associação entre a obesidade e hipertensão.

Obesidade	Hipertensão		Total
	Não	Sim	
Não obeso	31	8	39
	79,49	20,51	100,00
	83,78	61,54	78,00
Obeso	6	5	11
	54,55	45,45	100,00
	16,22	38,46	22,00
Total	37	13	50
	74,00	26,00	100,00
	100,00	100,00	100,00

c) Para os dados apresentados na tabela, tanto a análise a partir da variável quantitativa contínua (item a), quanto a análise a partir da variável categórica (obeso ou não obeso, com ponto de corte para IMC ≥ 27 kg/m²), foi observada associação entre obesidade e hipertensão arterial.

3.

a) Média: somar todas as medidas de superfície corporal e dividir por 13, que representa o tamanho da amostra.

$x = 23{,}75/13 = 1{,}8269 \sim 1{,}83 \text{ m}^2$.

b) Mediana: é necessário ordenar todos os dados.

1	2	3	4	5	6	7	8	9	10	11	12	13
1,57	1,57	1,65	1,68	1,71	1,73	1,74	1,74	1,77	1,83	1,90	2,10	2,76

Mediana = $x_{([n+1]/2)} = x_{([13+1]/2)} = x_7 = 1{,}74 \text{ m}^2$.

A mediana corresponde ao valor que ocupa a sétima posição, que é igual a 1,74 m².

c) Moda: representa o(s) valor(es) mais frequentes da distribuição. Neste caso, existem dois valores (trata-se de uma distribuição bimodal): 1,57 m² e 1,74 m².

d) Amplitude = maior valor (valor máximo) – menor valor (valor mínimo) = 2,76 – 1,57 = 1,19 m².

e) Variância (Amostra): $$S^2 = \frac{\sum_{i=1}^{n}(x_1 - \bar{x})^2}{n-1}$$

Em palavras, deve-se subtrair cada valor da distribuição do valor da média (1,8269) e elevar o resultado ao quadrado. Esses resultados são somados e o somatório final é dividido pelo tamanho da amostra.

Divide-se por "(n – 1)" por se tratar de uma amostra. Esse valor representa o grau de liberdade, i.e., como a soma dos desvios em relação à média é sempre igual a zero. Conhecendo-se n – 1 dos valores da distribuição e a média é possível identificar o último elemento da distribuição. Em outras palavras, para dada média, só se podem variar n – 1 elementos da amostra. No exemplo acima, imagine que alguém sorteou 13 pacientes e mediu o resultado da área de superfície corporal de cada um deles. Esse pesquisador colocou cada número em um papel dentro de um saco e informou a média. Você começa tirando aleatoriamente um papel de dentro do saco, mas não é capaz de saber quais são valores restantes. Entretanto, uma vez identificado o 12º elemento, você automaticamente conhecerá o último valor, pois a soma dos desvios em relação a média sempre é igual a zero. Repare que a ideia de grau de liberdade só vale para a amostra, pois essa pode variar. A população é formada por todos os elementos e não pode variar nunca. Se o estudo acima tivesse sido feito em uma amostra de 13 pacientes dos 500 submetidos ao tratamento proposto, dependendo de quem fosse sorteado, os valores de superfície corporal que seriam obtidos seriam diferentes (i.e., as amostras seriam diferentes). Já se a população total fosse estudada, não haveria variação, pois os 500 valores seriam incluídos (era como se tirasse uma amostra de 500 indivíduos de uma população de 500 indivíduos, ou seja, todas as amostras seriam iguais).

Observações:

Média

–0,26 –0,26 –0,18 –0,15 –0,12 –0,10 –0,09 –0,09 –0,06 0,00 0,07 0,27 0,93

Elevado ao quadrado

0,07 0,07 0,03 0,02 0,01 0,01 0,01 0,01 0,00 0,00 0,01 0,07 0,87

Soma (observações – média)^2 = 1,18 Variância = 1,18/12 = 0,10 m^4 (note que a variância é expressa em unidades correspondentes ao quadrado da unidade originalmente utilizada).

f) O desvio-padrão é calculado a partir da variância, ou seja, para obter o desvio-padrão, devemos extrair a raiz quadrada da variância. Isso permite obter uma medida de dispersão expressa na unidade de medida original das observações da distribuição.

Desvio-padrão (amostra): $\sqrt{\dfrac{\sum_{i=1}^{n}\left(x_i - \bar{x}\right)^2}{n-1}} = \sqrt{0,1} = 0,31\,m^2$

4. A medida de tendência central mais indicada é a mediana. A mediana é o valor que divide a distribuição em duas partes iguais. É o ponto da distribuição que é antecedido e sucedido por igual número de observações. As distribuições dos valores do tempo de permanência com internações em todos os hospitais caracterizam-se por uma assimetria positiva (desvio para a direita), com os valores da média sendo superiores aos valores da mediana. Isso acontece em função de a média levar em consideração todos os valores da distribuição. Sendo assim, os poucos valores extremos da distribuição levam a uma distorção da média, fazendo com que ela não represente mais um valor típico da distribuição. Ao contrário, a mediana só leva em consideração o valor numérico da observação que ocupa a posição "mais" central da distribuição, sendo pouco afetada por valores muito extremos da distribuição.

5.

a) Verdadeira. Trinta pacientes faleceram no Hospital A e o mesmo número faleceu no Hospital B.

b) Falsa. O total de pacientes internados para tratamento do problema de saúde *X* em cada hospital é a soma dos que viveram e dos que morreram. O Hospital B internou 120 pacientes, dos quais 30 morreram, ou seja, 25% dos pacientes foram a óbito. O Hospital A internou 80 pacientes, dos quais 30 morreram, ou seja, proporcionalmente mais óbitos (37,5%).

c) Verdadeira. O Hospital B internou 120 pacientes, o Hospital A internou 80 e o Hospital C, 50 pacientes.

d) Verdadeira. A frequência percentual de óbitos no Hospital C é 50%.

6. A partir do gráfico de frequências percentuais de cada hospital, pode-se observar mais facilmente a maior mortalidade no Hospital C, seguido pelo Hospital A.

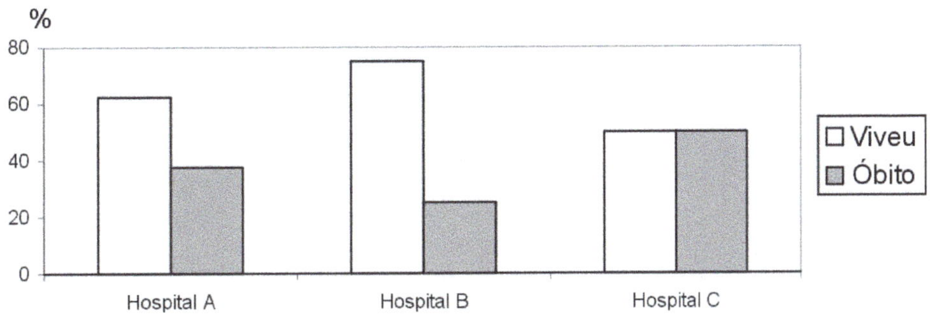

Métodos Estatísticos em Estudos de Concordância

PERGUNTAS

1. Um pesquisador, desejando avaliar a concordância entre dois métodos diagnósticos (radiografia e exame clínico) para certa doença, construiu a Tabela 21.1 a seguir, a partir de 100 pacientes submetidos a ambos os procedimentos.

Tabela 21.1. Diagnóstico para a doença *X* a partir de 100 pacientes

Diagnóstico	Método	
	Radiografia	Exame clínico
Positivo	60	64
Negativo	40	36
Total	100	100

a) Com base nos dados dessa tabela, por que não se pode analisar se há (ou não) concordância entre os métodos?

b) Sabendo-se que a frequência conjunta de resultados positivos para ambos os métodos foi de 59, construa a tabela apropriada para a análise de concordância.

c) Calcule o coeficiente *kappa* e interprete seu resultado.

2. Um valor de *kappa* considerado alto é sempre indicação de que há concordância? Identifique as situações em que o *kappa* pode ter sua interpretação prejudicada e indique o que o pesquisador poderia fazer para deixar isso explícito.

3. O diagrama de dispersão (Figura 21.1) a seguir expressa o resultado de um estudo de concordância no qual o pesquisador estava interessado em conhecer a variabilidade intermétodos do diâmetro da artéria braquial.

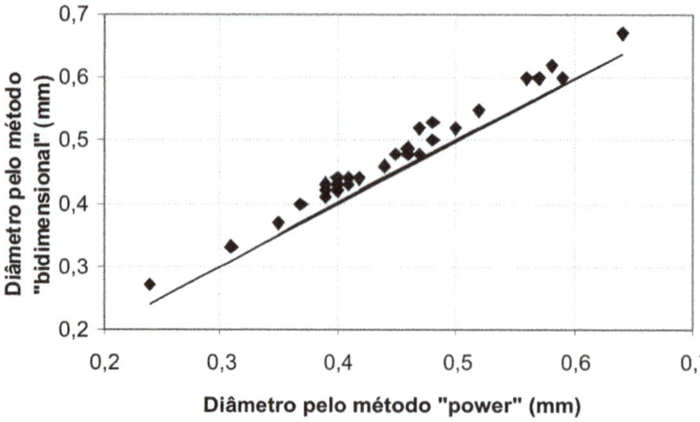

Figura 21.1. Diâmetro da artéria braquial, segundo dois métodos de mensuração. *Dados hipotéticos* ($n = 30$).

a) Descreva suas impressões sobre o resultado observado. Você observa uma "boa" concordância?

b) Detalhe, pelo menos, duas abordagens alternativas que poderiam ser sugeridas para expressar os resultados desse estudo de concordância.

4. A Tabela 21.2 a seguir apresenta os dados brutos para um estudo de concordância cujo objetivo era avaliar a variabilidade interobservador do perímetro cefálico. Dois avaliadores (A e B) foram convidados a fazer suas medições em 29 gestantes no momento de uma ultrassonografia. Adicionalmente, foram computadas e apresentadas, na mesma tabela, a média e a diferença entre os observadores, bem como a média e o desvio-padrão das quatro "variáveis" envolvidas (isto é, as duas avaliações dos observadores, mais a média e a diferença entre elas).

Tabela 21.2. Dados brutos de estudo que avalia a variabilidade interobservador das medidas do perímetro cefálico em 29 gestantes

Gestante	Perímetro cefálico (cm)		Diferença Y = (B – A)	Média X = (A + B)/2	
	Observador A	Observador B			
	1	21,3	21,5	0,20	21,40
	2	19,6	19,7	0,10	19,65
	3	17,9	18.5	0,60	18,20
	4	23,4	23,4	0,00	23,40
	5	21,5	21,4	–0,10	21,45
	6	26,2	25.9	–0,30	26,05
	7	27.1	27.1	0,00	27,10
	8	19,9	19,5	–0,40	19,70
	9	18,0	18,1	0,10	18,05
	10	20,2	20,0	–0,20	20,10
	11	24,4	24,1	–0,30	24,25
	12	24,6	24,9	0,30	24,75
	13	22,9	23,4	0,50	23,15
	14	28,5	28,0	–0,50	28,25
	15	20,1	20,5	0,40	20,30
	16	19.4	20,0	0,60	19,70

17	29,2	28,8	–0,40	29,00
18	20,3	20,3	0,00	20,30
19	26,0	26,4	0,40	26,20
20	21,1	21,1	0,00	21,10
Média	22,58	22,63	0,05	22,61
Desvio-padrão	3,43	3,29	0,34	3,35

a) Calcule os limites de concordância de Altman-Bland e diga, a seu juízo, se há uma boa concordância.

b) Qual é a condição para que esses limites tenham uma interpretação conveniente.

c) Que outras abordagens poderiam ser utilizadas para se a variabilidade interobservador?

5. A Figura 21.2 a seguir ilustra a comparação (estudo de concordância) entre os níveis glicêmicos plasmáticos e capilares para uma amostra de adolescentes. Uma das curvas representa a concordância direta entre os níveis capilares e plasmáticos e a outra também é o resultado da comparação entre os níveis plasmáticos e capilares, mas tendo sido somados, previamente, 8 mg/dL aos níveis capilares de cada adolescente (a razão para se somarem 8 mg/dL encontra-se no livro, pois se observou um viés fixo dessa magnitude entre os dois métodos).

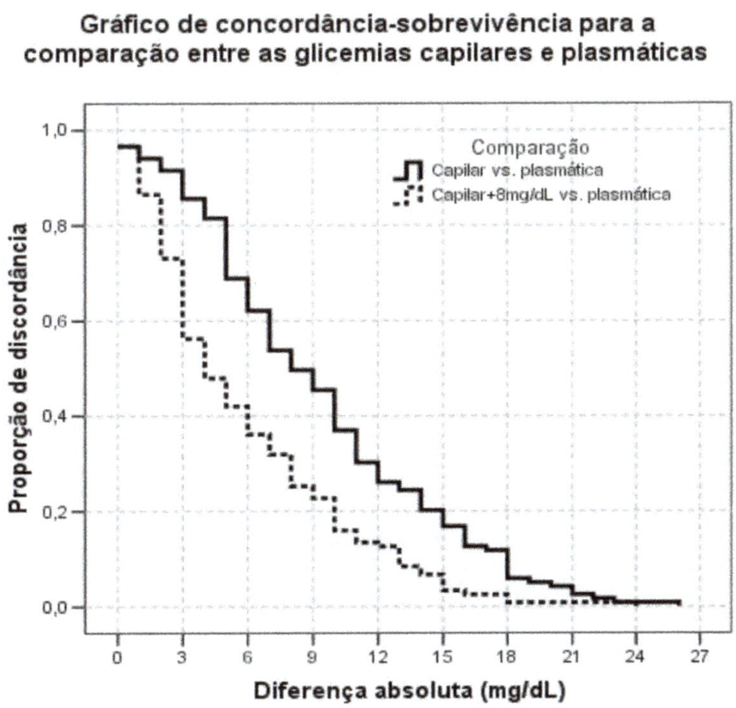

Figura 21.2. Gráfico de concordância-sobrevivência para a comparação entre glicemias capilares e plasmáticas.

a) Identifique a principal vantagem desta abordagem, ilustrando sua resposta com resultados do gráfico.

b) A seu juízo, há uma boa concordância entre os dois métodos, isto é, os níveis capilares coincidem satisfatoriamente com os níveis plasmáticos?

c) Somar 8 mg/dL aos níveis capilares melhora a concordância?

d) Qual é uma importante limitação dessa estratégia (isto é, gráfico de concordância-sobrevivência) para estudar a concordância entre os dois métodos? Que outra abordagem você sugeriria?

GABARITO

1.

a) A tabela apresentada pelo pesquisador, embora esteja correta, não fornece a informação que realmente interessa em um estudo de concordância: as frequências de casos concordantes tanto para os casos simultaneamente positivos pelos dois métodos, quanto para os casos negativos. Logo, não é possível avaliar o grau de concordância entre os dois métodos. As frequências observadas de casos positivos pelos dois métodos podem sugerir que há uma concordância porque são próximas (60 e 64), mas nada garante que qualquer um dos casos positivos entre os 60 da radiografia coincida com um resultado positivo pelo exame clínico. Essa informação fundamental não está na tabela.

b) Dada a frequência de 59 casos concordantes positivos, pode-se montar a tabela a seguir. Repare que os valores da tabela apresentada pelo pesquisador são, agora, os totais marginais desta nova tabela. Com a informação adicional de 59 casos concordantes positivos, as outras frequências da tabela a seguir (1, 5 e 35) são obtidas por simples diferenças.

Exame clínico	Radiografia		Total
	+	–	
+	59	5	64
–	1	35	36
Total	60	40	100

c) Com o auxílio de algum programa, a estatística *kappa* poderia ser prontamente obtida. Mesmo assim, sua obtenção manual não é uma tarefa difícil, bastando calcular inicialmente as frequências esperadas por mero acaso, as quais podem ser obtidas supondo que não existe associação entre as variáveis dicotômicas da tabela 2 × 2, que representa o resultado do estudo. Assim, a frequência esperada para a célula "positivo-positivo" é o resultado da conta 60 × 64/100, que é igual a 38,4. As outras frequências podem ser obtidas da mesma maneira ou por diferenças em relação aos totais marginais. Na tabela a seguir, são sintetizadas as frequências esperadas ao acaso. Com base nessas duas tabelas, pode-se calcular o *kappa* por meio da expressão $k = C - C_0/1 - C_0$, em que C é a concordância observada (i. e., 59 + 35 = 94%) e C_0 é a concordância esperada ao acaso (i. e., 38,4 + 14,4 = 52,8%). Assim, $k = 0{,}94 - 0{,}528/1 - 0{,}528 = 0{,}873$, que pode ser considerada uma concordância "muito boa" além do acaso. Alguns autores a classificariam como "excelente" ou "quase perfeita", embora essas interpretações devam ser feitas com cautela, pois, por trás de toda medida-resumo, sempre pode haver perda de informações importantes.

Exame clínico	Radiografia		Total
	+	–	
+	38,4	25,6	64
–	24,6	14,4	36
Total	60	40	100

2. Não. Não é, necessariamente, uma indicação de "boa" ou "muito boa" concordância. No caso de apenas duas categorias (positivo e negativo, por exemplo), há basicamente duas razões que podem fazer com que um valor de *kappa* alto não esteja expressando uma boa concordância: (a) quando há uma "prevalência" muito baixa (ou muito alta) de uma das categorias e (b) quando há uma diferença "grande" entre as "prevalências" estimadas pelos dois métodos, ou seja, há um "viés" nas avaliações. As tabelas a seguir ilustram as situações (a) e (b), respectivamente, já apresentando o *kappa* calculado. Pela primeira tabela, apesar de o *kappa* sugerir uma boa concordância, percebe-se claramente que os dados disponíveis não se prestam a um bom estudo de concordância simplesmente, porque praticamente não há casos negativos na amostra. Da mesma maneira, pela segunda tabela, devemos olhar com ressalvas para o valor do *kappa,* pois ele não foi "capaz" de perceber a importante diferença entre as prevalências observadas (35% para A *vs.* 20% para B). Uma maneira bastante simples de deixar evidente a limitação do *kappa* é apresentar a própria tabela (não apenas o *kappa* calculado). Adicionalmente, pode-se recomendar que um estudo de concordância tal como ilustrado pela primeira tabela a seguir não fosse conduzido, por absoluta falta de dados suficientes. Já a segunda tabela não ilustra a impossibilidade da análise, mas a razoável falta de concordância entre as avaliações A e B (apesar do *kappa* de 0,634).

Avaliação A	**Avaliação B**		**Total**
	+	**–**	
+	98	0	98
–	1	1	2
Total	99	1	100
kappa = 0,662			

Avaliação A	**Avaliação B**		**Total**
	+	**–**	
+	20	15	35
–	0	65	65
Total	20	80	100
kappa = 0,634			

3. O gráfico apresentado (um diagrama de dispersão), embora não seja a estratégia mais eficiente, pode ser útil para a avaliação da concordância entre os dois métodos, especialmente se é adicionada a reta de identidade (que é o caso do presente exercício), isto é, a reta de 45° que identifica igualdade entre as mensurações.

a) Haveria perfeita concordância se todos os pontos estivessem sobre a reta de identidade. Uma "boa" concordância aconteceria se os pontos estivessem espalhados em torno da reta, mas próximos a ela. Logo, analisando o gráfico apresentado, percebe-se que, comparando-se os pontos com a reta, há uma clara tendência de que o método "bidimensional" gere valores maiores que o método "*power*", o que, de imediato, sugere que não há concordância entre eles. Percebe-se, inclusive, que a diferença observada é aproximadamente constante, sugerindo a presença de um viés fixo. Por outro lado, pode-se contra-argumentar que a magnitude dessa diferença (que não é evidente por esse gráfico) poderia ser irrelevante de um ponto de vista prático.

b) Como a variável sob estudo é numérica (diâmetro da artéria braquial), há várias outras possibilidades de análise, inclusive mais poderosas do que o gráfico apresentado. O cálculo do coeficiente de correlação intraclasse, a abordagem de Altman-Bland e o gráfico de concordância-sobrevivência poderiam ser utilizados. Caso o estudo fosse explicitamente para avaliar a qualidade dessa medida, seria recomendada a utilização de mais de uma estratégia de análise, pois cada uma delas tem potencialidades e limitações, devendo, portanto, ser complementares.

4.

a) Os limites de concordância de Altman-Bland são dados por $média_{\Delta} \pm 2 \times DP_{\Delta}$, ou seja, o limite inferior (L_{inf}) é obtido pela média das diferenças menos duas vezes o desvio-padrão das diferenças, e o limite superior (L_{sup}) é obtido pela média das diferenças mais duas vezes o desvio-padrão das diferenças. Logo, fazendo as contas, $L_{inf} = 0{,}05 - 2 \times 0{,}34 = -0{,}63$ cm e $L_{sup} = 0{,}05 + 2 \times 0{,}34 = 0{,}73$ cm. Considerando que os perímetros cefálicos para essa amostra estão variando de cerca de 18 cm a 29 cm, um "erro" de aproximadamente 0,6 cm a 0,7 cm, para mais ou para menos, considerando ainda que o "erro" médio é de aproximadamente zero (mais precisamente 0,05 cm), não haveria problema em concluir por uma boa concordância entre os observadores. Ou seja, a variabilidade interobservador poderia ser considerada pequena, o que poderia sustentar a conclusão de que o perímetro cefálico poderia ser indistintamente avaliado por qualquer observador ou de que um poderia substituir o outro.

b) Basicamente, a condição para a validade dos limites de concordância é a não existência de um viés proporcional (que acontece quando o erro depende da magnitude daquilo que se está medindo). Além disso, uma distribuição aproximadamente normal para as diferenças permitiria a interpretação de que os limites calculados compreendem a cerca de 95% das diferenças.

c) A variabilidade interobservador desse exercício também poderia ser avaliada ou estudada pelo coeficiente de correlação intraclasse (ICC), por um teste estatístico pareado (o teste *t* ou o teste de Wilcoxon), por uma análise de regressão adaptada, pelo gráfico de concordância-sobrevivência, entre outras não apresentadas no livro. A partir de cada uma delas, o pesquisador poderia extrair informações úteis para conhecer melhor o erro associado ao observador.

5.

a) A principal vantagem dessa abordagem para estudar a concordância de uma variável numérica (no caso, glicemia em mg/dL) é a explicitação da dependência da concordância a níveis "clínicos" de tolerância. Pelo gráfico, pode-se observar, por exemplo, que uma concordância de 80% só se alcança para uma tolerância (diferença) de 15 mg/dL. Se for definida uma boa concordância como 6 mg/dL, a concordância será menor do que 40%.

b) Apenas pelos dois resultados expressos no item A, já se pode duvidar de que os níveis capilares de glicemia reproduzam adequadamente os níveis plasmáticos. Outros valores também informativos podem prontamente ser extraídos do gráfico, como o fato de uma concordância de 95% só ser atingida para uma diferença de cerca de 20 mg/dL.

c) Sim. A nova curva desloca-se bem para a esquerda, sugerindo melhor concordância. Agorapara uma diferença de 6 mg/dL, , por exemplo, já se observa uma concordância de quase 65%. Observa-se, entretanto, que a concordância em geral ainda não seria muito boa.

d) A principal limitação do gráfico de concordância-sobrevivência se refere à incapacidade de avaliar a presença de vieses, isto é, diferenças sistemáticas entre as duas medidas. A abordagem de Altman-Bland poderia ser utilizada para avaliar a presença de viés fixo. Por outro lado, deve ser assinalado que foi publicada em 2005, no *Journal of Clinical Epidemiology,* uma extensão metodológica do gráfico de concordância-sobrevivência especialmente para avaliar a presença de viés fixo.

Probabilidade e Modelos de Probabilidade em Epidemiologia

PERGUNTAS

1. Entre 9 728 óbitos ocorridos em um município, 90 foram devido à insuficiência renal e dois devido à febre reumática. Que probabilidades de óbitos causados por insuficiência renal e por febre reumática podem ser estimadas a partir desses dados?

2. A probabilidade de o residente Pedro (R2) trabalhar no plantão de Natal é de 0,7. Para Paulo (R1), essa probabilidade é de 0,9. Determine a probabilidade de:

   a) Ambos trabalharem no plantão de Natal.
   b) Nenhum deles trabalhar no plantão de Natal.
   c) Pedro trabalhar no plantão e Paulo, não.
   d) Um trabalhar no plantão e o outro, não.

3. A turma de formandos de uma escola é composta de 70 alunas e 30 alunos. Sabe-se que 28 alunas e 12 alunos pretendem prestar concurso vestibular para uma faculdade de Medicina. Determine a probabilidade de que um formando, selecionado aleatoriamente:

   a) seja do sexo masculino.
   b) pretenda fazer o vestibular para Medicina.
   c) pretenda fazer o vestibular para Medicina, dado que é do sexo masculino.

   Os eventos “prestar o vestibular para medicina” e “ser do sexo masculino” são independentes?

4. A frequência esperada de alunos aprovados na disciplina Epidemiologia é estimada em 90%. Se dois estudantes se matriculam na disciplina, calcule a probabilidade de:

   a) ambos serem aprovados na disciplina.
   b) ambos serem reprovados na disciplina.
   c) um ser aprovado e o outro, reprovado.

5. Um teste diagnóstico tem uma probabilidade de 0,90 de ser positivo se o paciente é doente (sensibilidade) e uma probabilidade de 0,995 de ser negativo se o paciente não é doente (especificidade). A prevalência da doença é 0,001. Logo, antes de realizar o teste, a probabilidade de uma pessoa ter a doença é 0,001.

   a) Construa uma árvore de probabilidades, em que o primeiro nível de ramos se refere a ter ou não a doença e o segundo nível de ramos se refere ao fato de o teste ser positivo ou negativo.
   b) Qual é a probabilidade de uma pessoa ter a doença, dado que ela tem um resultado positivo no teste (valor preditivo positivo)?

6. Em um estudo com duração de três anos, as probabilidades de falha de certo equipamento médico no primeiro, no segundo e no terceiro anos são, respectivamente, 0,05, 0,09 e 0,12.

   a) Construa a árvore de probabilidades e dê nome aos ramos com as respectivas probabilidades condicionais.
   b) Calcule as probabilidades de não falha em cada ano. Calcule a probabilidade de falha em algum instante nos três anos.

7. Suponha que 30% das pessoas que utilizam luvas cirúrgicas apresentem algum tipo de reação alérgica. Qual é a probabilidade de, em um grupo de cinco pessoas dessa população, encontrarmos, no máximo, uma que apresente reação alérgica à luva?

8. Nove voluntários submeteram-se a um tratamento com uma droga anti-hipertensiva e tiveram sua pressão arterial sistólica medida antes e depois do tratamento.

Tabela 22.1. Medidas de pressão arterial sistólica de nove pacientes submetidos a tratamento com droga anti-hipertensiva

Indivíduo	Pressão Arterial Sistólica		
	Antes	Depois	Depois – Antes
1	170	138	–32
2	148	140	–8
3	138	136	–2
4	122	128	+6
5	146	142	–4
6	140	138	–2
7	136	132	–4
8	120	100	–20
9	130	126	–4

   a) Suponha que o tratamento não produza efeito, de modo que as alterações da pressão constatadas representem flutuações aleatórias (resultantes de erros de mensuração ou pequenas variações no desempenho do indivíduo). Suponha, também, que as mensurações sejam tão precisas que nunca se observe uma alteração (diferença) de exatamente zero. Qual é a probabilidade de oito ou mais desses indivíduos terem uma redução da pressão?
   b) Foram observadas oito reduções de pressão nos nove voluntários. Poderíamos questionar a hipótese citada anteriormente (item A), de que o tratamento não produz efeito? **Dica:** O fato de o tratamento não produzir efeito pode ser traduzido estatisticamente por probabilidades idênticas para redução e aumento da pressão sistólica.

9. Suponha que, em determinada população com 100 000 habitantes, sejam detectados, em média, três casos de câncer de pele por ano. Qual é a probabilidade de que, em determinado ano:

a) nenhum caso seja detectado?
b) sejam detectados, no máximo, dois casos?

10. Suponha que a distribuição do nível de colesterol total (CT) em determinada população se comporte como uma distribuição normal, com média 180 e desvio-padrão 20. Calcule a probabilidade de que uma pessoa dessa população, selecionada aleatoriamente, apresente nível de colesterol:

a) menor que ou igual a 200.
b) entre 200 e 220.
c) maior que 220.

GABARITO

1.

a) 90/9 728 = 0,0092.
b) 2/9 728 = 0,0003.

2.

A = {Pedro trabalhar no plantão de Natal}

A' ={Pedro não trabalhar no plantão de Natal}

B = {Paulo trabalhar no plantão de Natal}

B' = {Paulo não trabalhar no plantão de Natal}

Lembrete: P(A B) = P(A)× P(B) se A e B são eventos independentes, ou seja, a ocorrência de A não depende da ocorrência de B.

a) P(A B) = P(A) × P(B) = 0,7 × 0,9 = 0,63.
b) P(A' B') = P(A') × P(B') = 0,3 × 0,1 = 0,03.
c) P(A B') = P(A) × P(B') = 0,7 × 0,1 = 0,07.
d) P(A B') + P(A' B) = P(A) × P(B') + P(A') × P(B) = (0,7 × 0,1) + (0,3 × 0,9) = 0,34.

3.

A = {Masculino} A' = {Feminino}

B= {Pretender prestar concurso vestibular para uma faculdade de Medicina}

a) P(A) = 30/100 = 0,3.
b) P(B) = 0,4.
c) P(B/A) = 12/30 = 0,4.
P(B/A') = 28/70 = 0,4.

Como P(B/A) = P(B/A') = P(B) = 0,4 e P(B A) = 12/100 = 0,12 = 0,4 × 0,3 = P(B) × P(A), conclui-se que pretender prestar concurso vestibular para uma faculdade de Medicina não depende do sexo do estudante.

4.

A_1 = {Aluno 1 aprovado}, A_2 = {Aluno 2 aprovado}.

a) $P(A_1\,A_2) = 0{,}9 \times 0{,}9 = 0{,}81$.

b) $P(A'_1\,A'_2) = 0{,}1 \times 0{,}1 = 0{,}01$.

c) $P(A_1\,A'_2) + P(A'_1\,A_2) = (0{,}9 \times 0{,}1) + (0{,}1 \times 0{,}9) = 0{,}18$.

5.

a)

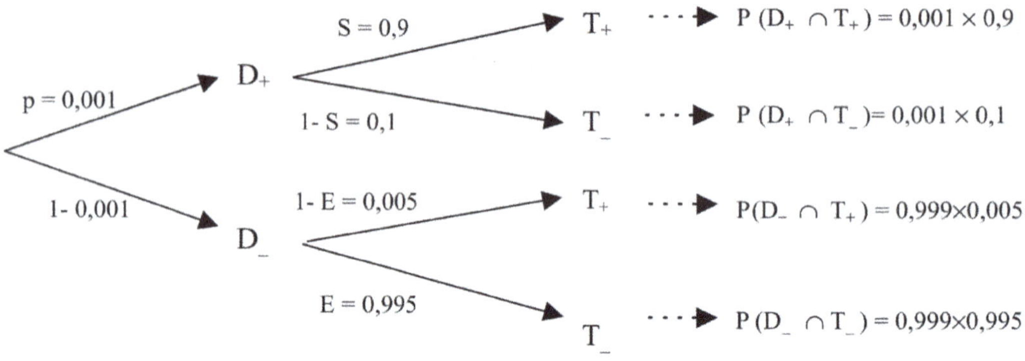

b)

$$P\left(\frac{D_+}{T_+}\right) = \frac{P(D_+\,T_+)}{P(T_+)} = \frac{P(D_+\,T_+)\times P(D_+)}{P(T_+/D_+)\times P(D_+) + P(T_+/D_-)\times P(D_-)} = \frac{0{,}001\times 0{,}9}{0{,}001\times 0{,}9 + 0{,}999\times 0{,}005} = 0{,}15267\,.$$

6.

a)

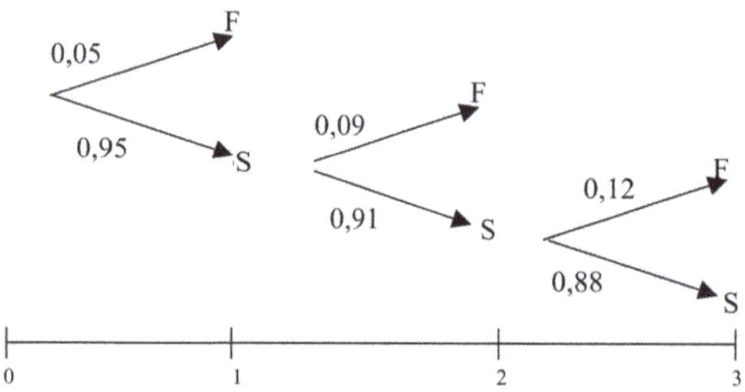

b) P(S ao 1º ano) = 0,95

P(S ao 2º ano) = 0,95 × 0,91 = 0,8645.

P(S ao 3º ano) = 0,95 × 0,91 × 0,88 = 0,76076.

$P(F) = P(F_1) + P(F_2|S_1) \times P(S_1) + P(F_3|S_1S_2) \times P(S_2 \mid S_1) \times P(S_1) =$

$= 0{,}05 + 0{,}09 \times 0{,}95 + 0{,}12 \times 0{,}91 \times 0{,}95 = 0{,}23924$.

7. X = número de pessoas que apresentam reação alérgica.

$P(X \leq 1) = P(X = 0) + P(X = 1) =$

$= \binom{5}{0}(0,3)^0(1-0,3)^{5-0} + \binom{5}{1}(0,3)^1(1-0,3)^{5-1} =$

$= 0,16807 + 0,36015 = 0,52822.$

8. X = número de pessoas que apresentam redução da pressão sistólica com o tratamento anti-hipertensivo.

a) $P(X \geq 8) = P(X = 8) + P(X = 9) =$

$= \binom{9}{8}(0,5)^8(0,5)^{9-8} + \binom{9}{9}(0,5)^9(0,5)^{9-9} =$

$= 0,01757813 + 0,00195313 = 0,01953125.$

b) Sim, dado que a probabilidade de observar oito reduções pelo acaso é pequena (0,01757813).

9. X = número de pessoas com câncer de pele.

$\lambda = 3$

a) $P(X = 0) = \dfrac{3^0 e^{-3}}{0!} = 0,0498$

b) $P(X \leq 2) = P(X = 0) + P(X = 1) + P(X = 2) = 0,0498 + 0,1494 + 0,2240 = 0,4232.$

10.

a) $P(X \leq 200) = P\left(\dfrac{X-180}{20} \leq \dfrac{200-180}{20}\right) = P(Z \leq 1) = 0,8413.$

b) $P(200 < X \leq 220) = P\left(\dfrac{200-180}{20} \leq \dfrac{X-180}{20} \leq \dfrac{220-180}{20}\right) = P(Z \leq 2) - P(Z \leq 1) = 0,9772 - 0,8413 = 0,1359.$

c) $P(X > 220) = P\left(\dfrac{X-180}{20} > \dfrac{220-180}{20}\right) = P(Z > 2) = 1 - P(Z \leq 2) = 1 - 0,9772 = 0,0227.$

Exercícios do Capítulo 23

Testes Diagnósticos

PERGUNTAS

1. A identificação, em 1981, da síndrome da imunodeficiência adquirida, habitualmente conhecida como aids, tornou-se um marco na história da humanidade. Ainda em 2021, existiam cerca de 38 milhões (33,9 milhões a 43,8 milhões) de pessoas vivendo com HIV, tendo sido registradas, no mesmo ano, cerca de 1,5 milhão (1,1 milhão a 2,0 milhões) de novas infecções. No Brasil, o Ministério da Saúde, por meio da Portaria nº 59, de 28 de janeiro de 2003, padronizou o conjunto de procedimentos sequenciados para detecção de anticorpos contra o vírus da imunodeficiência humana (anti-HIV), com o objetivo de realizar o diagnóstico laboratorial da infecção pelo HIV em indivíduos com idade acima de dois anos (Figura 23.1). Em uma primeira etapa, denominada triagem sorológica (etapa I), a amostra deve ser submetida a um imunoensaio, como o ELISA (ensaio imunoenzimático). Caso a amostra apresente resultado reagente, deverá ser submetida à etapa de confirmação sorológica, que pode ser realizada de duas maneiras.

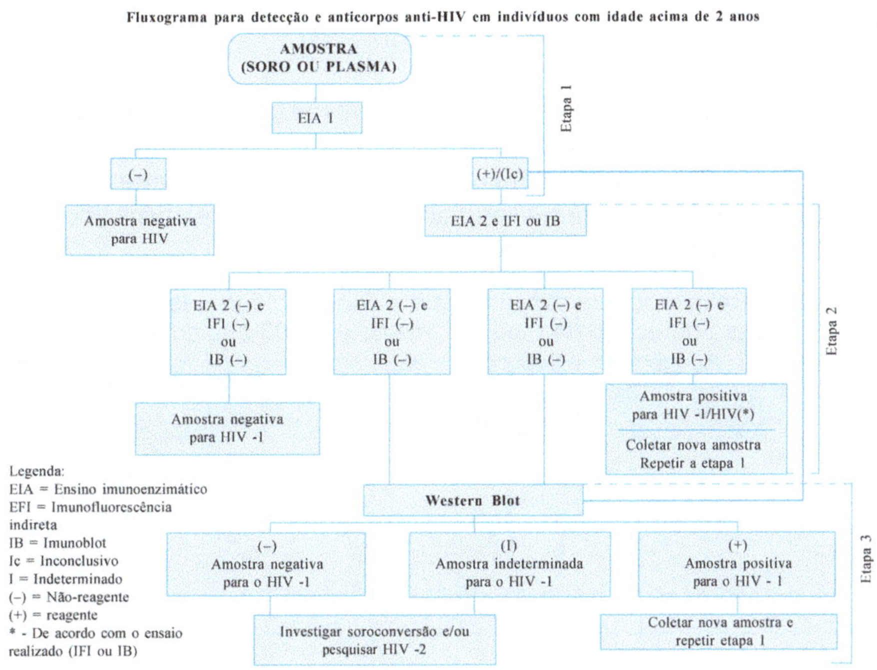

Figura 23.1. Fluxograma para detecção de anticorpos anti-HIV em indivíduos com idade acima de 2 anos.

I. Por meio de um segundo imunoensaio (p. ex., ELISA), aliado ao teste de imunofluorescência indireta (IFI) para HIV-1 ou ao teste de Imunoblot (IB) para o HIV (etapa 2). É importante ressaltar que o segundo imunoensaio deverá ter princípio metodológico e/ou antígenos distintos do primeiro imunoensaio utilizado.

II. Por meio do teste de Western Blot (WB) – etapa 3. Se, ao final da etapa 2 ou da etapa 3, todas as amostras forem positivas, o resultado é considerado **AMOSTRA POSITIVA PARA HIV**, sendo obrigatória a coleta de uma segunda amostra para confirmar a positividade da primeira amostra, preferencialmente em um intervalo de até 30 dias após a emissão do resultado referente à primeira amostra.

Suponha que você trabalhe em um hospital que disponha de dois testes ELISA com princípio metodológico distinto para detecção de anti-HIV, um teste de imunofluorescência indireta (IFI) e um teste confirmatório de Western Blot. Sabendo que os valores de sensibilidade e especificidade para os quatro exames são, respectivamente, 99% e 99% para o primeiro ELISA, 99% e 99% para o segundo ELISA, 99,3% e 99,5% para o IFI, 99,6% e 99,9% para o teste de Western Blot, responda às questões a seguir.

a) Tomando-se como base uma população de 1 000 000 doadores de sangue, com uma prevalência de soropositividade para HIV de 0,3%, descreva e interprete a evolução do valor preditivo positivo (VPP) e do valor preditivo negativo (VPN) para cada uma das duas situações determinadas pelo Ministério da Saúde para a confirmação da soropositividade para HIV, ou seja, para a etapa 1 + etapa 2 e para a etapa 1 + etapa 3.

b) Agora, descreva e interprete a evolução do VPP e do VPN, tomando como base uma população de 1 000 000 pacientes de uma clínica especializada em doenças sexualmente transmissíveis (DST), com sintomatologia sugestiva de síndrome de imunodeficiência adquirida e uma prevalência de soropositividade para HIV de 40%.

c) Em suma, os testes para detecção do HIV são realizados em conjunto (fluxogramas) para produzir resultados altamente precisos e confiáveis, divididos em duas categorias: testes de triagem, projetados para detectar todos os indivíduos infectados, e ensaios confirmatórios, para diferenciar as amostras falsamente reativas na triagem daquelas que são realmente de indivíduos infectados. Descreva as características dessa combinação de testes e as características esperadas para cada teste utilizado em cada etapa.

2. Um pesquisador, interessado em avaliar dois novos exames de glicemia de jejum para o diagnóstico de diabetes melito, realizou o seguinte estudo: coletou amostras de sangue de 50 pacientes com diabetes confirmado e amostras de 50 pacientes com resultados normais nos exames. Aplicou os dois exames nas 100 amostras e encontrou os seguintes resultados de sensibilidade e especificidade para diferentes pontos de corte, conforme a Tabela 23.1 a seguir.

Tabela 23.1. Resultados de sensibilidade e especificidade de dois exames para detecção de diabetes melito em 100 pacientes

Ponto de corte	Exame A		Exame B	
	Sensibilidade (%)	Especificidade (%)	Sensibilidade (%)	Especificidade (%)
50 mg%	10	100	10	97,5
60 mg%	30	99	20	97
70 mg%	70	97,5	50	90
80 mg%	80	91	70	78
90 mg%	82	90	80	67
100 mg%	90	82	90	40

Ponto de corte	Exame A		Exame B	
	Sensibilidade (%)	Especificidade (%)	Sensibilidade (%)	Especificidade (%)
110 mg%	95	70	92,5	20
120 mg%	97	60	93	15
130 mg%	100	30	95	7,5
140 mg%	100	10	97,5	0,5

a) No gráfico a seguir, construa a curva ROC *(re-ceiver operator curve)* para cada exame.

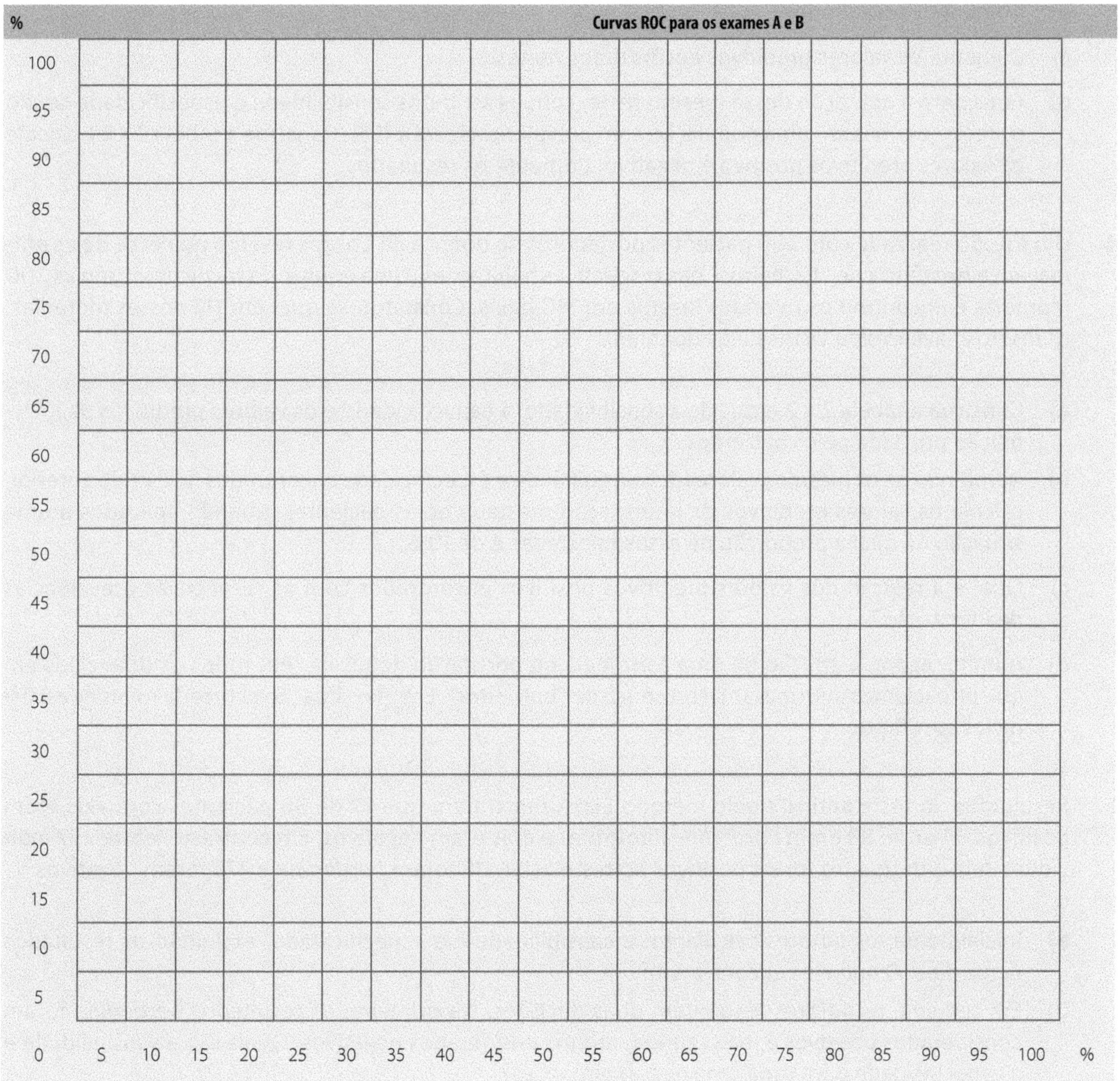

Figura 23.2. Curva ROC para os exames A e B.

b) Qual dos exames é o melhor para o diagnóstico de diabetes melito? Justifique.

c) c) Escolha qualquer ponto de corte do método escolhido, considere o aumento desse ponto de corte para qualquer valor acima e discuta o impacto na sensibilidade, na especificidade e na proporção de falso-positivos e de falso-negativos.

3. Um inquérito soroepidemiológico para a detecção de anticorpos IgM contra o antígeno da rubéola foi realizado em 100 pacientes. O médico assistente diagnosticou clinicamente a doença em 60% dos pacientes. O exame sorológico resultou positivo em 90 pacientes. Entre esses pacientes, contatou-se que o médico assistente havia diagnosticado a doença em 55. Não houve erro no diagnóstico laboratorial da doença.

   a) Construa a tabela 2 × 2 e calcule a sensibilidade, a especificidade e os valores preditivos do diagnóstico do médico assistente, considerando o exame sorológico como padrão-ouro.
   b) Comente os resultados.
   c) Comente os valores preditivos encontrados no teste.
   d) Considere a aplicação desse mesmo teste, com os atributos sensibilidade e especificidade sendo os mesmos, mas em uma população com prevalência igual a 10%. Construa a tabela 2 × 2 e calcule os valores preditivos positivo e negativo. Comente os resultados.

4. Um estudo realizado com 200 pacientes portadores de doença de Chagas revelou que 60% deles afirmavam a existência de "barbeiros" nas respectivas habitações. Uma equipe de técnicos visitou as 200 moradias e encontrou os referidos insetos em 140 delas. Constatou-se que, em 112 dessas moradias, os insetos haviam sido vistos pelos doentes.

   a) Construa a tabela 2 × 2 e calcule a sensibilidade, a especificidade e os valores preditivos da informação prestada pelos pacientes.
   b) Admitindo-se os mesmos valores de sensibilidade e especificidade encontrados no estudo anterior, calcule os valores preditivos da informação prestada pelos pacientes, quando aplicados a uma situação na qual a proporção de casas infestadas é de 10%.
   c) Qual é a relação dos valores preditivos positivos encontrados com as respectivas prevalências de infestação?
   d) Admita, agora, a adoção de uma estratégia de borrifação domiciliar em todos os domicílios em que os pacientes informavam a presença de "barbeiros". Em que situação ocorreria menor desperdício? Justifique.

5. Resultados do teste anti-HIV pelo método ELISA mostraram que 72 de 88 pacientes com aids eram positivos, 14 entre 88 eram *borderline* (limítrofe) e dois eram negativos. Em contraste, entre 297 indivíduos sem aids, quatro foram positivos ao teste ELISA, 18 foram *borderline* e 275 foram negativos.

   a) Inicialmente, os autores calcularam a sensibilidade e a especificidade, excluindo os resultados *borderline.* O que eles encontraram?
   b) Em seguida, os autores assumiram duas decisões. Na primeira, os resultados *borderline* foram considerados positivos e, na segunda, foram considerados negativos. Quais são a sensibilidade e a especificidade para cada uma dessas situações?
   c) Comente os efeitos das três decisões relatadas anteriormente sobre a sensibilidade e a especificidade do teste ELISA.
   d) Qual delas você escolheria para realizar testes de *screening* em doadores de sangue?

6. Cooke *et al.* (1992) realizaram um estudo para comparar o valor do exame sorológico do antígeno prostático específico (PSA) ao da fosfatase ácida prostática (ACP) no diagnóstico do câncer de próstata. Foram selecionados 349 homens que realizaram biópsia prostática ou prostatectomia entre maio de

1990 e abril de 1991. Foi feita uma comparação cega entre os resultados da dosagem sérica do PSA e do ACP com os achados histológicos de amostras de tecido prostático. A análise histológica foi feita por um patologista do aparelho geniturinário que não conhecia o resultado das dosagens séricas. As amostras séricas para a dosagem de PSA e ACP foram coletadas antes do toque retal. A partir dos dados do artigo, foram calculadas as propriedades dos testes de PSA e ACP para vários pontos de corte, conforme apresentado na Tabela 23.2.

Tabela 23.2. Propriedades dos testes de antígeno prostático específico (PSA) e fosfatase ácida prostática (ACP) no diagnóstico de câncer de próstata

Pontos de corte (ng/mL)	Sensibilidade	Especificidade	RV+	RV–
PSA = 1,0	93%	26%	1,27	0,27
PSA = 4,0	73%	73%	2,70	0,37
PSA = 10,0	61%	93%	8,71	0,42
PSA = 23,0	48%	98%	24,0	0,53
ACP = 0,2	95%	10%	1,06	0,50
ACP = 0,4	79%	44%	1,41	0,48
ACP = 0,8	48%	90%	4,8	0,58
ACP = 1,5	30%	98%	15,0	0,71

RV+: razão de verossimilhança para o teste positivo; *RV–*: razão de verossimilhança para o teste negativo.
Fonte: Cooke RR, Nacey JN, Beeston RE, Delahunt B. The efficacy of serum prostate specific antigen as a tumor marker in prostatic carcinoma: a comparison with serum acid phosphatase. N Z Med J. 1992;105(941):345-7.

a) Por que, nesse desenho de estudo, a comparação entre PSA e ACP séricos foi cega?

b) Qual foi o padrão-ouro utilizado nesse estudo?

c) Poderia haver diferença entre o diagnóstico firmado por biópsia de próstata ou por prostatectomia? Justifique:

d) No gráfico a seguir, construa a curva ROC para o PSA e para o ACP. Comente as diferenças encontradas.

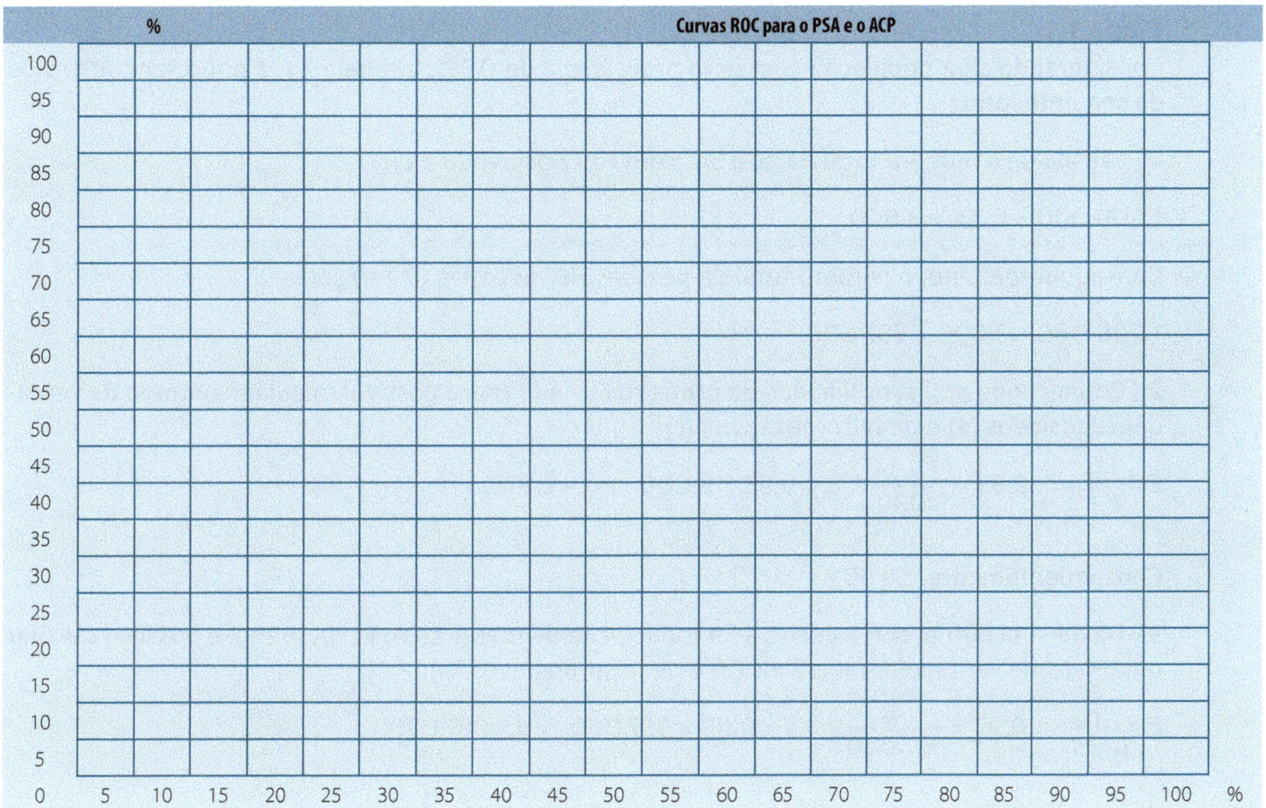

7. Joseph L. Lion, utilizando os relatos de sensibilidade e especificidade do PSA contidos no artigo de Cooke *et al.* (1992) e a prevalência de câncer de próstata na população em geral dos EUA, constatou que, para níveis de PSA > 23 ng/mL, o valor preditivo positivo do exame nessa população era de 1,7%. Entretanto, Joseph L. Lion afirma que o valor preditivo positivo desse mesmo exame é alto para homens com evidência de doença prostática.

   a) Por que o valor preditivo positivo do PSA é tão baixo (1,7%) nessa população, mesmo para um ponto de corte elevado (especificidade = 98%)?

   b) O que ocorreria caso o ponto de corte do PSA fosse diminuído nessa mesma simulação?

   c) Por que ambos os testes possuem alto valor preditivo para detectar câncer de próstata em homens com evidência da doença?

GABARITO

1.

a) Devem ser calculados os valores solicitados para cada uma das duas situações determinadas pelo Ministério da Saúde: etapa 1 + etapa 2 e etapa 1 + etapa 3.

- **Etapa 1 + etapa 2:**
  Neste caso, utiliza-se primeiramente um exame ELISA e, caso ele seja reagente, utiliza-se outro exame ELISA, aliado a um exame de IFI. Assim, devem ser calculados os valores de VPP e VPN para a etapa 1. Em seguida, os indivíduos que resultaram positivo nessa etapa devem ser testados, utilizando-se a sensibilidade e a especificidade combinadas do ELISA com o IFI, pois eles serão aplicados na mesma amostra sorológica. Posteriormente, calculam-se os valores de VPP e VPN para a etapa 2.
- **Etapa 1**
  Considerando-se a população com uma prevalência de 0,3%, a tabela 2 × 2 pode ser construída da seguinte forma.

1º) Calcula-se o número total de pessoas com HIV positivo ($a + c$):

1 000 000 × 0,3% = 3 000.

Consequentemente, o número total de pessoas HIV negativa ($b + d$) será:

1 000 000 – 3.000 = 997 000.

2º) Conhecendo-se a sensibilidade do primeiro ELISA (99%), é possível calcular o número de verdadeiro-positivos (a) e de falso-negativos (c):

$$S = \frac{a}{a + c} \therefore 0{,}99 = \frac{a}{3.000} \therefore a = 0{,}99 \times 3.000 \therefore a = 2.970.$$

Consequentemente, $c = 30$.

3º) Da mesma forma, conhecendo-se a especificidade do primeiro ELISA (99%), é possível calcular o número de verdadeiro-negativos (d) e de falso-positivos (b):

$$E = \frac{d}{b + d} \therefore 0{,}99 = \frac{d}{997.000} \therefore d = 0{,}99 \times 997.000 \therefore d = 987.030.$$

Consequentemente, $b = 9970$.

4º) Assim, é possível construir a tabela 2 × 2 e calcular os valores preditivos.

		HIV		Total
		Presente	Ausente	
ELISA	Positivo	2.970	9.970	12.940
	Negativo	30	987.030	987.060
	Total	3 000	997.000	1.000.000

Sensibilidade = 99%.

Especificidade = 99%.

Valor preditivo positivo ≅ 22,95%.

Valor preditivo negativo ≅ 99,99%.

Total de falso-positivos = 9 970.

Total de falso-negativos = 30.

- **Etapa 2**

Tendo em vista que, neste caso, o resultado será considerado positivo somente se o ELISA e o IFI resultarem positivos, a sensibilidade combinada é calculada da seguinte forma: $S_c = S_{ELISA} \times S_{IFI}$.

Nessa fórmula, S_c = sensibilidade combinada, S_{ELISA} = sensibilidade do ELISA e S_{IFI} = sensibilidade do IFI.

Assim, S_c = 0,99 × 0,993 = 0,9831 = 98,31%.

A especificidade é calculada da seguinte forma: $E_c = E_{ELISA} + E_{IFI} - E_{ELISA} \times E_{IFI}$.

Nessa fórmula, E_c = especificidade combinada, E_{ELISA} = especificidade do ELISA e E_{IFI} = especificidade do IFI.

Assim, E_c = 0,99 + 0,995 – 0,99 × 0,995 = 99,995%.

O exame ELISA, aliado ao IFI, é realizado nos 12 940 doadores que tiveram o exame positivo (2 970 verdadeiro-positivos e 9 970 falso-positivos). Assim, a tabela 2 × 2 é construída da seguinte forma:

		HIV		Total
		Presente	Ausente	
Testes combinados	Positivo	2.920	0	2.920
	Negativo	50	9.970	10.020
	Total	2.970	9.970	12.940

Sensibilidade ≅ 98,31%.

Especificidade ≅ 99,995%.

Valor preditivo positivo = 100%.

Valor preditivo negativo ≅ 99,50%.

Total de falso-positivo = 0.

Total de falso-negativo = 50.

O valor preditivo positivo aumentou substancialmente e o valor preditivo negativo diminuiu pouco. Esse fenômeno ocorreu em função do aumento da probabilidade pré-teste (ou "prevalência") na etapa 2 da rotina proposta, já que a probabilidade pré-teste na etapa 1 foi de 0,3% e, na etapa 2, aumentou para 22,95% (= 2 970/12 940). Além disso, contribuiu para que o VPP fosse igual a 100% a elevada especificidade combinada (99,995%) nesta etapa. Note que, ao final da etapa, mesmo após a realização de todos esses exames, ainda existirão 50 doadores que, embora portadores do HIV, terão resultados negativos em seus exames. Esse é um dos motivos para que não se preconize exame de rastreamento para HIV para toda a população, além dos motivos éticos, de custo-efetividade etc.

- **Etapa 1 + etapa 3:**
  Neste caso, utiliza-se o exame de ELISA na etapa 1 e, caso ele seja reagente, utiliza-se o exame de Western Blot na etapa 3. Assim, os procedimentos para o cálculo dos valores de VPP e VPN da etapa 1 são idênticos, pois se trata da mesma etapa. A seguir, os indivíduos que resultaram positivo nessa etapa devem ser testados, utilizando-se o Western Blot. Posteriormente, calculam-se os valores de VPP e VPN para a etapa 3.

- **Etapa 1**
  Os procedimentos são os mesmos da etapa 1 anterior. Assim, a tabela 2 × 2 é exatamente igual.

		HIV		Total
		Presente	Ausente	
ELISA	Positivo	2.970	9.970	12.940
	Negativo	30	987.030	987.060
	Total	3.000	997.000	1.000.000

Sensibilidade = 99%.

Especificidade = 99%.

Valor preditivo positivo ≅ 22,95%.

Valor preditivo negativo ≅ 99,99%.

Total de falso-positivos = 9 970.

Total de falso-negativos = 30.

- **Etapa 3**
  O teste de Westem Blot é realizado nos 12 940 doadores que tiveram o exame positivo (2 970 verdadeiro-positivos e 9 970 falso-positivos). Assim, a tabela 2 × 2 é construída da seguinte forma:

		HIV		Total
		Presente	Ausente	
Western Blot	Positivo	2.958	10	2.968
	Negativo	12	9.960	9.972
	Total	3.000	9.970	12.940

Sensibilidade = 99,6%.

Especificidade = 99,9%.

Valor preditivo positivo ≅ 99,66%.

Valor preditivo negativo ≅ 99,88%.

Total de falso-positivos = 10.

Total de falso-negativos = 12.

O valor preditivo positivo aumentou substancialmente e o valor preditivo negativo diminuiu muito pouco. Esse fenômeno ocorreu em função do aumento da probabilidade pré-teste (ou "prevalência") na etapa 2 da rotina proposta, já que a probabilidade pré-teste na etapa 1 foi de 0,3% e, na etapa 2, aumentou para 22,95% (= 2 970/12 940). Note que, utilizando esse procedimento (etapa 1 + 3), mesmo após a realização de todos esses exames, ainda existirão 10 doadores que, embora positivos, não são portadores do HIV (falso-positivo) e 12 doadores portadores do HIV cujos exames resultarão negativos (falso-negativo). Assim, mesmo após a realização de todos os exames dessa etapa, 22 doadores serão erroneamente classificados .

Ressalta-se que uma bolsa de sangue testada para HIV não garante totalmente que está livre do vírus. Assim, deve-se adotar sempre uma conduta mais conservadora em relação à transfusão sanguínea, reservando-a para casos em que houver risco de morte iminente para o paciente receptor.

b) Devem ser calculados os valores solicitados para cada uma das duas situações determinadas pelo Ministério da Saúde: etapa 1 + etapa 2 e etapa 1 + etapa 3.

- **Etapa 1 + etapa 2**
  Neste caso, utiliza-se primeiramente um exame ELISA e, caso ele seja reagente, utiliza-se outro exame ELISA, aliado a um exame de IFI. Assim, devem ser calculados os valores de VPP e VPN para a etapa 1. Em seguida, os indivíduos que resultaram positivo nessa etapa devem ser testados, utilizando-se a sensibilidade e a especificidade combinadas do ELISA com o IFI, pois eles serão aplicados na mesma amostra sorológica. Posteriormente, calculam-se os valores de VPP e VPN para a etapa 2.

- **Etapa 1**
  Considerando-se a população com uma prevalência de 40%, a tabela 2 × 2 pode ser construída da seguinte forma:

1º) Calcula-se o número total de pessoas com HIV positivo ($a + c$):

1 000 000 × 40% = 400 000.

Consequentemente, o número total de pessoas com HIV negativo ($b + d$) será:

1 000 000 – 400 000 = 600 000.

2º) Conhecendo-se a sensibilidade do primeiro ELISA (99%), é possível calcular o número de verdadeiro-positivos (a) e de falso-negativos (c):

$$S = \frac{a}{a + c} \therefore 0{,}99 = \frac{a}{400.000}$$

$a = 0{,}99 \times 400.000 \therefore a = 396.000$.

Consequentemente, $c = 4.000$.

3º) Da mesma forma, conhecendo-se a especificidade do primeiro ELISA (99%), é possível calcular o número de verdadeiro-negativos (d) e de falso-positivos (b):

$$E = \frac{d}{b+d} \therefore 0{,}99 = \frac{d}{600.000}$$

$d = 0{,}99 \times 600.000 \therefore d = 594.000.$

Consequentemente, $b = 6.000$.

4º) Assim, é possível construir a tabela 2 × 2 e calcular os valores preditivos.

		HIV		Total
		Presente	Ausente	
ELISA	Positivo	396.000	6.000	**402.000**
	Negativo	4.000	594.000	**598.000**
	Total	**400.000**	**600.000**	**1.000.000**

Sensibilidade = 99%.

Especificidade = 99%.

Valor preditivo positivo ≅ 98,51%.

Valor preditivo negativo = 99,33%.

Total de falso-positivos = 6 000.

Total de falso-negativos = 4 000.

- **Etapa 2**

Tendo em vista que, neste caso, o resultado será considerado positivo somente se o ELISA e o IFI resultarem positivos, a sensibilidade combinada é calculada da seguinte forma: $S_c = S_{ELISA} \times S_{IFI}$.

Nessa fórmula, S_c = sensibilidade combinada, S_{ELISA} = sensibilidade do ELISA e S_{IFI} = sensibilidade do IFI.

Assim, $S_c = 0{,}99 \times 0{,}993 = 0{,}9831 = 98{,}31\%$.

A especificidade é calculada da seguinte forma: $E_c = E_{ELISA} + E_{IFI} - E_{ELISA} \times E_{IFI}$.

Nessa fórmula, E_c = especificidade combinada, E_{ELISA} = especificidade do ELISA e E_{IFI} = especificidade do IFI.

Assim, $E_c = 0{,}99 + 0{,}995 - 0{,}99 \times 0{,}995 = 99{,}995\%$.

O exame ELISA, aliado ao IFI, é realizado nos 402 000 doadores que tiveram o exame positivo (396 000 verdadeiro-positivos e 6 000 falso-positivos). Assim, a tabela 2 × 2 é construída da seguinte forma:

		HIV		Total
		Presente	Ausente	
Testes combinados	Positivo	389.308	0	**389.308**
	Negativo	6.692	6.000	**12.692**
	Total	**396.000**	**6.000**	**402.000**

Sensibilidade ≅ 98,31%.

Especificidade ≅ 99,995%.

Valor preditivo positivo = 100%.

Valor preditivo negativo ≅ 47,27%.

Total de falso-positivos = 0.

Total de falso-negativos = 6 692.

Já que a probabilidade pré-teste, que já era alta na primeira etapa (40%), aumentou mais ainda na segunda etapa (396 000/402 200 = 98,51%). Com uma probabilidade pré-teste próximo de 100%, a probabilidade de um teste negativo ser falso é extremamente alta (100% – VPN = 52,73%).

- **Etapa 1 + etapa 3**

Neste caso, utiliza-se o exame ELISA na etapa 1 e, caso ele seja reagente, utiliza-se o exame de Western Blot na etapa 3. Assim, os procedimentos para o cálculo dos valores de VPP e VPN da etapa 1 são idênticos, pois se trata da mesma etapa. A seguir, os indivíduos que resultaram positivo nesta etapa devem ser testados, utilizando-se o Western Blot. Posteriormente, calculam-se os valores de VPP e VPN para a etapa 3:

- **Etapa 1**

Os procedimentos são os mesmos da etapa 1 anterior. Assim, a tabela 2 × 2 é exatamente igual.

		HIV		Total
		Presente	Ausente	
ELISA	Positivo	396.000	6.000	**402.000**
	Negativo	4.000	594.000	**598.000**
	Total	**400.000**	**600.000**	**1.000.000**

Sensibilidade = 99%.

Especificidade = 99%.

Valor preditivo positivo ≅ 98,51%.

Valor preditivo negativo = 99,33%.

Total de falso-positivos = 6 000.

Total de falso-negativos = 4 000.

- **Etapa 3**

O teste de Western Blot é realizado nos 402 000 doadores que tiveram o exame positivo (396 000 verdadeiro-positivos e 6 000 falso-positivos). Assim, a tabela 2 × 2 é construída da seguinte forma:

		HIV		Total
		Presente	Ausente	
Western Blot	Positivo	394.416	6	**394.422**
	Negativo	1.584	5.994	**7.578**
	Total	**396.000**	**6.000**	**402.000**

Sensibilidade = 99,6%.

Especificidade = 99,9%.

Valor preditivo positivo ≅ 99,998%.

Valor preditivo negativo ≅ 79,10%.

Total de falso-positivos = 6.

Total de falso-negativos = 1 584.

O valor preditivo positivo, embora tenha atingido um valor próximo de 100%, aumentou pouco, ao passo que o valor preditivo negativo diminuiu, embora não de maneira tão drástica. Esse fenômeno ocorreu em função do aumento da probabilidade pré-teste (ou "prevalência") na segunda etapa da rotina proposta, já que a probabilidade pré-teste, que já era alta na primeira etapa (40%), aumentou mais ainda na segunda etapa (396.000/402.200 = 98,51%). Com uma probabilidade pré-teste próximo de 100%, a probabilidade de um teste negativo ser falso é relativamente alta (100% – VPN = 20,90%).

Ao analisar conjuntamente os resultados dos itens A e B, verifica-se que:

1º) com o aumento da prevalência da doença, o valor preditivo positivo aumenta e o valor preditivo negativo diminui;

2º) o total de falso-positivos é proporcionalmente maior na situação de baixa prevalência, ao passo que o inverso ocorre em relação ao falso-negativo;

3º) comparando as etapas 1 + 2 nas duas situações (prevalência igual a 0,3% e igual a 40%), percebe-se que a rotina proposta, praticamente, elimina a possibilidade de um resultado falso-positivo, mas não elimina totalmente a possibilidade de um resultado falso-negativo, já que existem 50 indivíduos com esse resultado na primeira situação (prevalência de 0,3%) e 6 692 indivíduos falso-negativos na segunda situação (prevalência de 40%);

4º) comparando as etapas 1+3nas duas situações (prevalência igual a 0,3% e igual a 40%), percebe-se que a rotina proposta classifica 10 doadores como falso-positivos e 12 doadores como falso-negativos na primeira situação (prevalência = 0,3%). Ao se elevar a prevalência para 40% (segunda situação), a rotina proposta classifica 6 doadores como falso-positivos e 1 584 doadores como falsos-negativos;

5º) mais uma vez, deve-se destacar que não existe teste diagnóstico com acurácia igual a 100%. Todos os testes estão sujeitos a erro e a clínica deve sempre prevalecer nos casos de dúvida.

c) Essa combinação de testes se configura como uma combinação em série: testes de triagem, com o objetivo de detectar todos os indivíduos infectados com maior sensibilidade, e ensaios confirmatórios, para diferenciar as amostras falsamente reativas na triagem daquelas que são realmente de indivíduos infectados com maior especificidade.

2.

a) O aluno deve construir a curva ROC, plotando os valores de especificidade no eixo x e de sensibilidade no eixo y, conforme gráfico a seguir.

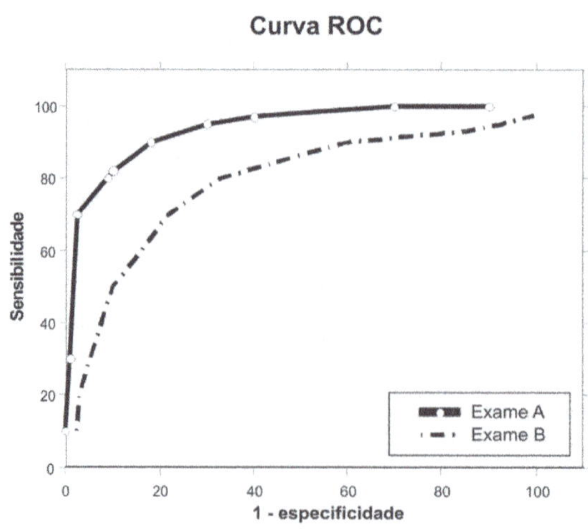

Figura 23.2. Curva ROC

b) O exame A. Para todos os pontos de corte, o exame A apresenta sempre os maiores valores de sensibilidade e especificidade, como pode ser ser visualizado pela curva ROC. Nesse caso, a área sobre a curva do exame A é maior do que a do exame B.

c) Qualquer aumento no ponto de corte escolhido diminuirá a sensibilidade e aumentará a especificidade, trazendo maior proporção de falso-negativos e menor proporção de falso-positivos.

3.

a)

		Sorologia		Total
		Presente	**Ausente**	
Médico	Positivo	55	5	**60**
	Negativo	35	5	**40**
	Total	**90**	**10**	**100**

Sensibilidade = 90%.

Especificidade = 50%.

Valor preditivo positivo ≅ 91,7%.

Valor preditivo negativo = 10%.

b) Esses achados indicam que o médico possui boa habilidade para diagnosticar a doença (alta sensibilidade), mas sua habilidade para afastá-la é muito baixa (menor especifidade). Uma hipótese plausível é o amplo espectro clínico da doença, ou seja, quando o quadro clínico é muito exuberante, fica mais fácil encontrar uma concordância entre a sorologia e o diagnóstico clínico, mas a rubéola pode se apresentar de maneira pouco específica (oligossintomárica) em muitos casos, dificultando o diagnóstico clinico.

c) O valor preditivo positivo é influenciado positivamente pela especificidade e pela prevalência da doença na população. Nesse caso, verificamos que, apesar de a especificidade não ser alta (50%), temos um bom valor preditivo positivo (91,7%). Isso ocorre porque temos uma elevada prevalência da doença.

d) Ao aplicarmos o mesmo teste em uma população com baixa prevalência, verificamos uma redução do valor preditivo positivo e um aumento do valor preditivo negativo.

		Sorologia		Total
		Presente	**Ausente**	
Médico	Positivo	9	45	**54**
	Negativo	1	45	**46**
	Total	**10**	**90**	**100**

Sensibilidade = 90%.

Especificidade = 50%.

Valor preditivo positivo ≅ 16,6%.

Valor preditivo negativo = 97,8%.

4.

a)

		Técnicos		Total
		Presente	Ausente	
Pacientes	Positiva	112	8	120
	Negativa	28	52	80
	Total	140	60	200

Sensibilidade = 80%.

Especificidade ≅ 86,7%.

Valor Preditivo Positivo ≅ 93,3%.

Valor Preditivo Negativo = 65%.

b)

		Técnicos		Total
		Presente	Ausente	
Pacientes	Positiva	16	24	40
	Negativa	4	156	160
	Total	20	180	200

Valor Preditivo Positivo = 40%.

Valor Preditivo Negativo = 97,5%.

c) Para um mesmo teste, ou seja, com mesma sensibilidade e mesma especificidade, quanto maior a prevalência de infestação de "barbeiros", maior o valor preditivo positivo da informação prestada pelo paciente.

d) Haveria menor desperdício de inseticida na primeira situação, pois a informação prestada pelos pacientes teve elevado valor preditivo positivo. Nesse caso, estariam sendo borrifados desnecessariamente apenas oito domicílios (6,7% do total de domicílios relatados pelos pacientes como infestados por "barbeiro"). No segundo caso, seriam borrifados desnecessariamente 24 domicílios (60% do total de domicílios nos quais os pacientes relataram a presença de "barbeiro").

5.

a) Excluindo os resultados *borderline:*

		Aids		Total
		Presente	Ausente	
ELISA	Positiva	72	4	76
	Negativa	2	275	277
	Total	74	279	353

Sensibilidade ≅ 97,3%.

Especificidade ≅ 98,6%.

b) Primeira situação – considerando positivos os resultados *borderline*:

		Aids		Total
		Presente	Ausente	
ELISA	Positiva	86	22	108
	Negativa	2	275	277
	Total	88	297	385

Sensibilidade ≅ 97,7%.

Especificidade ≅ 92,6%.

Segunda situação – considerando negativos os resultados *borderline*:

		Aids		Total
		Presente	Ausente	
ELISA	Positiva	72	4	76
	Negativa	16	293	309
	Total	88	297	385

Sensibilidade ≅ 81,8%.

Especificidade ≅ 98,7%.

c) Os melhores resultados de sensibilidade e especificidade ocorreram quando foram descartados os resultados *borderline*. Ao considerar positivos os resultados *borderline*, há uma perda na especificidade, pois os resultados *borderline* que, na verdade, forem negativos serão considerados como positivos, ou seja, serão falso-positivos. Finalmente, ao considerar negativos os resultados *borderline*, há perda na sensibilidade, pois os resultados *borderline* que, na verdade, forem positivos, serão considerados negativos, ou seja, serão falso-negativos.

d) Um teste de *screening* deve se caracterizar pela alta sensibilidade. Assim, o melhor teste seria aquele em que os resultados *borderline* são considerados positivos (primeira situação), já que, nesse caso, o valor da sensibilidade é maior. Note que, na primeira situação, 22 pacientes foram classificados como falso-negativos e teriam suas bolsas de sangue descartadas, gerando desperdício. Entretanto, "apenas" 2 pacientes foram classificados como falso-negativos e teriam a bolsa de sangue utilizada em receptores (lembre que essa situação é teórica, pois, no mundo real, esse risco deve ser minimizado ao máximo) que seriam infectados pelo vírus HIV. Já na segunda situação, apenas quatro pacientes seriam classificados como falso-negativos, com um desperdício menor. Entretanto, 16 pacientes seriam classificados como falso-negativos e teriam suas bolsas liberadas para transfusão, gerando um número de pacientes infectados pós-transfusão absolutamente insustentável. Finalmente, deve-se ressaltar que, no mundo real, existe uma triagem clínica entre os potenciais doadores e afasta-se todo aquele que apresentar algum risco para HIV, HbsAg etc. Ou seja, pretende-se que a população de doadores tenha a menor prevalência possível de HIV (e de outras doenças selecionadas), de forma que, após a realização da triagem laboratorial pelo ELISA, o número de falso-negativos seja próximo de zero. Assim, não é verossímil utilizar pacientes com suspeita de aids como potenciais doadores.

6.

a) Para não ocorrer viés por parte do observador, ao classificar os casos de acordo com o resultado dos exames ou vice-versa.

b) Biópsia prostática e prostatectomia.

c) Sim. Na biópsia poderia ocorrer a retirada de parte do tecido sem a presença de células malignas, resultando em falso-negativo. Na prostatectomia, a retirada total do órgão permite melhor exploração de todo o tecido e oferece maior probabilidade de detectar células malignas.

d) Deve-se construir a curva ROC, plotando os valores de especificidade no eixo *x* e de sensibilidade no eixo *y*, conforme gráfico a seguir.

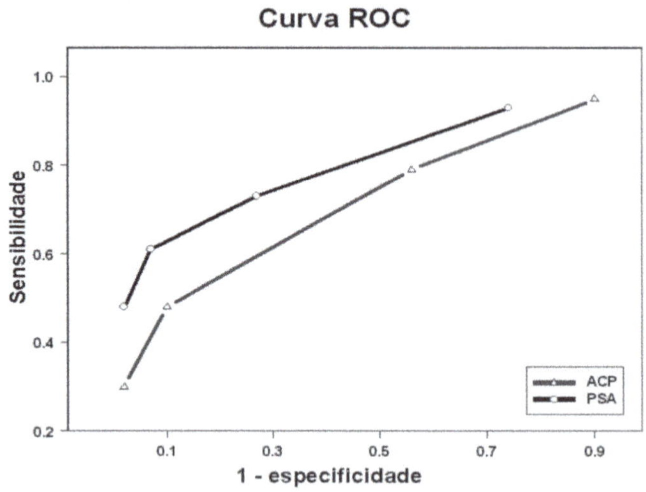

Figura 23.3. Curva ROC

A curva ROC referente ao PSA é reiteradamente mais elevada que a da ACP. Isso significa que os valores de sensibilidade e especificidade são melhores para o PSA em todos os pontos de corte. Os autores calcularam a área sob a curva ROC do PSA, que foi de 0,81, e a da ACP, que foi de 0,72. Embora a significância estatística não tenha sido determinada, existe uma diferença entre elas. Assim, o melhor teste para o diagnóstico de câncer de próstata é o PSA.

7.

a) O valor preditivo positivo possui uma relação direta com a prevalência da doença em questão, mesmo para um teste com sensibilidade e especificidade elevadas. Assim, para o mesmo teste diagnóstico, quanto maior a prevalência da doença, maior o valor preditivo positivo do teste. Nesse caso, a utilização de testes de triagem (*screening*) para doenças na população em geral tenderia a classificar muitos indivíduos como falso-positivos, pois a prevalência da maioria das doenças (inclusive do câncer de próstata) na população em geral é muito baixa.

b) Ao diminuirmos o ponto de corte, muitos pacientes com câncer de próstata seriam detectados pelo exame (aumentaria a sensibilidade do teste), mas diversos indivíduos normais seriam classificados como doentes (falso-positivos), em função da queda na especificidade.

c) Como já foi dito anteriormente, quanto maior a prevalência da doença, maior será o valor preditivo positivo do teste.

Amostragem

PERGUNTAS

1. Suponha que uma população seja formada por 48 crianças prematuras nascidas em um hospital do Rio de Janeiro (Tabela 24.1). Calcule o peso médio das crianças e compare-os, selecionando amostras aleatórias, sem reposição, de tamanho oito, usando os esquemas a seguir.

Tabela 24.1. Dados de 48 recém-nascidos prematuros de um hospital no Rio de Janeiro

Registro	Pré-Natal	Consultas (n)	Sexo	Peso (g)	Comprimento (cm)	Idade gestacional (semanas)	Tempo de permanência (dias)	Desfecho
1	Não	0	Fem	750	31	28	1	Óbito
2	Sim	5	Masc	650	32	28	1	Óbito
3	Não	0	Fem	650	33	28	1	Óbito
4	Não	0	Fem	750	33	28	1	Óbito
5	Não	0	Masc	800	33	28	1	Óbito
6	Sim	2	Fem	600	34	28	1	Óbito
7	Não	0	Fem	940	34	28	1	Óbito
8	Sim	4	Masc	940	34	28	1	Óbito
9	Não	0	Fem	900	34	28	2	Óbito
10	Não	0	Masc	600	28	28	3	Óbito
11	Não	0	Fem	610	31	28	3	Óbito
12	Sim	4	Fem	660	31	28	3	Óbito
13	Não	0	Masc	800	32	28	4	Óbito
14	Sim	5	Fem	640	30	28	5	Óbito
15	Sim	1	Masc	860	35	28	5	Óbito
16	Sim	5	Fem	800	33	28	15	Óbito
17	Sim	4	Fem	820	33	28	75	Viveu
18	Sim	3	Masc	550	29	28	1	Óbito
19	Sim	1	Fem	550	29	29	1	Óbito
20	Sim	4	Masc	900	33	29	1	Óbito
21	Não	0	Masc	700	49	29	1	Óbito
22	Sim	3	Fem	950	26	29	2	Óbito

Registro	Pré-Natal	Consultas (n)	Sexo	Peso (g)	Comprimento (cm)	Idade gestacional (semanas)	Tempo de permanência (dias)	Desfecho
23	Sim	3	Masc	640	30	29	2	Óbito
24	Sim	2	Masc	900	33	29	3	Óbito
25	Não	0	Fem	930	35	29	4	Óbito
26	Não	0	Fem	600	29	29	5	Óbito
27	Não	0	Masc	870	32	29	5	Óbito
28	Sim	8	Fem	800	33	29	74	Viveu
29	Não	0	Fem	700	32	30	1	Óbito
30	Sim	4	Masc	860	34	30	1	Óbito
31	Sim	3	Fem	800	34	30	2	Óbito
32	Não	0	Fem	940	35	30	2	Óbito
33	Não	0	Masc	730	28	30	7	Óbito
34	Não	0	Fem	850	36	30	7	Óbito
35	Sim	2	Masc	950	34	30	38	Óbito
36	Sim	4	Fem	930	34	30	64	Viveu
37	Sim	4	Fem	1 000	36	30	78	Viveu
38	Não	0	Masc	900	34	30	1	Óbito
39	Não	0	Masc	750	32	31	3	Óbito
40	Sim	1	Fem	770	32	31	7	Óbito
41	Sim	6	Masc	980	35	31	8	Óbito
42	Sim	3	Fem	730	32	31	9	Óbito
43	Não	0	Fem	870	32	31	111	Viveu
44	Sim	6	Masc	970	35	32	2	Viveu
45	Sim	3	Fem	950	34	32	54	Viveu
46	Sim	2	Fem	920	35	32	64	Viveu
47	Sim	4	Fem	860	32	32	78	Viveu
48	Não	0	Fem	860	35	33	65	Viveu

a) Amostragem aleatória simples, linha 15, coluna 9, sentido direita (→).

b) Amostragem sistemática, linha 1, coluna 5, sentido para baixo (↓).

c) Amostragem estratificada por sexo – Feminino: linha 4, coluna 1, sentido direita (→); Masculino: linha 1, coluna 4, sentido para baixo (↓).

Obs.: Na amostragem estratificada, a média da amostra é calculada como uma média ponderada das médias de cada estrato, isto é:

$$X_{estrat} = \frac{N_1 \cdot x_1 + N_2 \cdot x_2}{N_1 + N_2}$$

2. Queremos marcar três cartões para o próximo concurso da Mega Sena, assinalando, em cada cartão, seis dezenas escolhidas aleatoriamente sem reposição e sem repetir as dezenas dos outros cartões. Os números possíveis de serem selecionados variam entre 1 e 60. Com o auxílio da Tabela 24.1 de números aleatórios do livro-texto, começando nas linhas 1, 10 e 30, em todos os casos na coluna 1 e sentido direita (→), selecione os números para os três cartões.

Tabela 24.2. Números aleatórios

	Coluna																							
Linha	1	2	3	4	5	6	7	8	9	10	11	12	13	14	15	16	17	18	19	20	21	22	23	24
1	1	8	4	0	2	5	6	6	0	6	1	8	8	3	0	4	8	3	3	7	2	3	9	2
2	6	4	5	4	6	7	6	9	2	3	8	2	5	4	4	0	8	6	4	3	1	9	8	6
3	5	9	8	6	5	8	8	1	1	8	8	1	2	7	5	8	1	8	2	1	9	0	7	1
4	6	9	5	9	0	6	2	3	3	3	9	1	5	9	1	3	6	0	4	1	7	3	1	8
5	6	6	5	7	7	4	1	2	6	5	3	0	9	4	1	4	7	7	8	4	2	5	8	6
6	1	4	1	8	5	4	7	0	2	7	9	5	2	6	7	5	5	8	5	7	5	2	0	5
7	6	1	8	9	0	4	5	5	2	9	1	4	3	1	7	8	0	3	8	8	0	2	2	9
8	0	1	3	3	3	1	2	2	8	1	8	1	0	7	3	1	3	2	2	1	8	9	4	2
9	5	1	2	3	3	9	2	8	3	5	4	4	4	7	0	3	0	1	9	7	7	0	7	0
10	8	5	8	2	7	5	5	9	9	5	7	8	6	2	0	0	8	6	9	0	3	9	3	0
11	2	5	2	9	2	8	1	9	3	0	9	9	5	5	7	0	4	5	3	2	6	0	4	4
12	0	0	4	0	8	1	9	2	8	0	9	8	4	5	2	1	5	0	8	5	8	5	2	9
13	4	6	8	6	0	9	0	2	3	8	4	6	8	5	3	7	3	8	8	6	6	4	0	0
14	8	8	0	5	4	6	1	7	3	3	0	6	0	0	8	5	2	1	2	4	3	6	3	1
15	5	6	0	2	6	5	0	1	2	9	7	2	9	7	4	5	4	7	1	3	5	9	5	7
16	8	0	1	1	6	6	2	3	7	3	4	8	8	2	7	4	1	1	0	9	2	7	8	5
17	2	1	0	9	1	4	7	8	7	7	0	1	9	1	6	2	9	4	0	0	2	7	8	7
18	5	2	0	8	2	6	7	8	4	3	7	4	4	2	7	0	1	1	2	4	0	5	4	6
19	2	7	2	4	2	4	0	7	7	6	3	1	1	4	6	2	2	8	7	8	1	0	9	1
20	9	6	1	3	6	8	6	7	3	3	8	4	7	2	5	2	2	2	0	4	9	6	5	7
21	2	8	1	8	8	2	5	3	4	3	3	9	4	2	9	0	6	0	3	8	7	6	5	5
22	1	7	1	6	6	7	2	4	3	8	7	7	8	1	7	0	0	0	8	9	3	5	2	8
23	4	0	9	0	5	5	0	8	7	4	5	3	8	3	0	0	5	3	2	9	7	5	2	3
24	7	7	2	0	7	7	1	4	5	8	6	4	6	9	2	8	7	4	8	6	3	7	7	6
25	8	6	3	5	9	4	1	2	2	4	4	8	7	8	7	4	2	2	2	3	3	7	2	3
26	4	2	1	2	9	9	3	2	8	3	5	9	2	4	0	0	2	6	9	2	7	1	3	3
27	4	6	9	2	7	8	9	6	1	5	5	2	1	4	1	5	4	6	5	7	9	6	6	4
28	8	1	6	0	9	5	1	4	5	2	5	3	8	4	1	1	6	6	4	0	1	2	5	5
29	0	5	5	9	0	6	9	5	8	2	5	4	3	0	2	3	1	2	6	5	9	4	3	1
30	6	9	1	5	0	4	1	1	3	9	2	3	4	1	1	0	8	6	1	6	6	8	4	9
31	7	7	7	2	4	9	8	5	8	1	6	3	1	0	1	6	7	5	3	2	2	5	0	5
32	6	5	9	4	7	6	9	6	3	4	1	8	6	8	6	8	3	8	9	3	0	0	7	6
33	2	7	7	3	5	6	4	4	8	2	7	7	7	0	1	6	3	1	1	4	2	9	0	8
34	0	2	0	8	8	7	9	3	4	2	5	8	8	0	6	4	2	4	9	4	5	8	8	1
35	5	9	8	6	7	2	9	0	1	8	8	8	7	0	1	7	8	8	7	0	0	1	8	2
36	3	7	0	3	9	7	7	6	9	9	8	5	8	3	1	0	9	1	8	3	6	3	6	4
37	8	4	7	7	9	4	8	9	3	4	2	0	0	4	7	3	6	9	8	5	0	1	1	2
38	1	9	0	5	7	7	7	8	2	8	0	8	8	3	6	9	4	1	5	3	6	9	8	1
39	5	7	9	9	7	6	5	0	6	9	9	2	5	3	1	4	1	8	6	3	9	4	9	2
40	1	5	6	4	7	5	9	1	1	5	5	2	7	7	7	7	5	8	4	6	1	6	3	5
41	9	0	7	1	6	9	3	4	5	8	9	7	0	6	5	5	5	9	5	5	7	8	5	0
42	2	8	2	9	6	7	6	1	4	4	9	9	9	9	6	3	2	1	2	9	7	3	8	5
43	2	4	2	7	0	7	2	5	3	3	4	9	0	0	9	9	6	6	9	6	0	3	0	8
44	1	1	7	3	8	1	2	4	8	3	7	8	3	6	0	9	8	0	9	3	9	5	8	3
45	7	4	5	3	4	5	2	6	2	5	7	1	4	0	8	4	0	1	6	4	2	5	7	6
46	3	7	7	0	2	4	1	1	1	8	2	2	5	7	5	4	1	0	7	3	9	9	4	6
47	3	7	4	6	8	8	6	9	7	2	4	2	3	5	7	5	1	3	9	7	2	1	4	3
48	9	7	3	1	6	8	8	2	7	1	2	2	5	7	2	8	1	3	2	0	1	4	7	3
49	5	7	8	4	5	2	6	7	9	9	1	9	0	5	3	7	5	1	9	0	2	6	5	0
50	7	9	1	1	6	8	2	7	1	4	3	7	8	3	3	5	5	0	7	9	5	4	1	1

3. Pesquisadores de um hospital universitário que é referência para diabetes desejam estimar a prevalência de retinopatia diabética entre os diabéticos. Para tanto, avalie as possibilidades de seleção de amostra de que os pesquisadores dispõem.

   a) Os 52 pacientes diabéticos internados nesse hospital universitário na data da pesquisa.
   b) Todos os 3 000 pacientes diabéticos internados ou atendidos nos ambulatórios desse HU.
   c) 250 pacientes, selecionados de acordo com o seguinte esquema: os 3 000 pacientes foram numerados sequencialmente de 1 a 3 000 e, então, foi sorteado um número, compreendido entre 1 e 12 na tabela de números aleatórios, obtendo-se o número 5. Em seguida, foram selecionados para o estudo os prontuários 5, 17, 29, 41 etc.
   d) Os 30 pacientes diabéticos encaminhados ao serviço de oftalmologia nos últimos 15 dias.
   e) Discuta as vantagens relativas e os possíveis vieses dos esquemas amostrais mencionados, à luz do objetivo enunciado pelos pesquisadores.

4. Admita que, na cidade do exercício anterior (3), existam 20 hospitais que internam e têm atendimento ambulatorial especializado em diabetes. O pesquisador agrupa os hospitais em três categorias, de acordo com o número de pacientes atendidos. Sorteia 20% de hospitais em cada categoria, observando todos os pacientes atendidos ou internados nas unidades selecionadas. Discuta as vantagens de se incorporar a informação de outras unidades hospitalares.

5. Considere que o seguinte conjunto de dados representa os tempos de sobrevida (em anos) ao câncer de mama de determinada população: 2, 4, 3, 1 e 5.

   a) Calcule a média e a variância dos tempos de sobrevida da população.
   b) Quantas amostras diferentes do tipo aleatório simples e de tamanho dois poderiam ser selecionadas dessa população, se a amostragem fosse sem reposição? E com reposição?
   c) Enumere todas as possíveis amostras aleatórias simples, sem reposição e de tamanho 2, e calcule a média dos tempos de sobrevida em cada uma delas.
   d) Calcule a média e a variância das médias amostrais obtidas no item C e compare-as com a média e a variância obtidas no item A.
   e) Se as amostras fossem, agora, de tamanho 3, quantas amostras seriam possíveis? Discuta o que aconteceria com essa média das médias e com a variância das médias.

GABARITO

1. Nesse caso, temos que $N = 48$ e que são necessários dois dígitos.

   a) Amostra aleatória simples.

   Números selecionados (a partir da Tabela 24.2, de números aleatórios)

   29 45 47 13 11 23 48 09

   Amostra selecionada (Tabela 24.1)

   700 950 860 800 610 640 860 900

Média dos pesos:

$$x = \frac{700 + 950 + 860 + 800 + 610 + 640 + 860 + 900}{8} = 790 \text{ g.}$$

b) Amostra sistemática.

Intervalo de seleção = N/n = 48/8 = 6.

Escolhe-se um número aleatório de apenas um algarismo.

Na linha 1, coluna 5, escolhe-se o número r = 2. Logo, os números selecionados seriam: 2, 2 + 6, 2 + (2 × 6), 2 + (3 × 6) etc.

Números selecionados:

2 8 14 20 26 32 38 44

Amostra selecionada:

650 940 640 900 600 940 900 970

Média dos pesos:

$$x = \frac{650 + 940 + 640 + 900 + 600 + 940 + 900 + 970}{8} = 817{,}5 \text{ g.}$$

c) Amostra estratificada por sexo.

Sexo feminino

$$N_{fem} = 29 \rightarrow n_{fem} = \frac{29 \times 8}{48} = 4{,}8 \approx 5.$$

Números selecionados:

06 23 13 18 12

Amostra selecionada:

900 770 950 800 550

Média dos pesos:

$$X_{fem} = \frac{900 + 770 + 950 + 800 + 550}{5} = 794 \text{ g.}$$

Sexo masculino

$$N_{masc} = 19 \rightarrow n_{masc} = \frac{19 \times 8}{48} = 3{,}1 \approx 3.$$

Números selecionados:

04 19 03

Amostra selecionada:

600 970 940

Média dos pesos:

$$X_{masc} = \frac{600 + 970 + 940}{3} = 836{,}67 \text{ g.}$$

Média dos pesos na amostra toda:

$$X_{estrat} = \frac{29 \times 794 + 19 \times 836{,}67}{29 + 19} = 810 \text{ g.}$$

2. As dezenas escolhidas seriam:

Cartão 1:	18	40	25	06	04	37.
Cartão 2:	59	39	30	29	28	19.
Cartão 3:	15	11	23	41	10	16.

3.

a) Por ser a amostra pequena e de pacientes hospitalizados, uma vantagem seria a facilidade de dispor de informação atualizada e em curto período de tempo. Uma grande desvantagem, porém, seria a possibilidade de ter pacientes em estágios mais adiantados da doença, por se tratar de um hospital de referência, fato que poderia levar a superestimar a prevalência da doença. Outra possibilidade seria de que não existisse paciente internado com retinopatia diabética.

b) A amostra seria bem maior com pacientes ambulatoriais e internados, fornecendo uma estimativa melhor. Como se trata de uma amostra de pacientes de um único hospital, que é o de referência para a doença estudada, pode ser que não seja representativa da população de diabéticos da cidade.

c) Apesar de termos uma amostra maior que a do item A e ela ser do tipo aleatório (sistemática), só representaria bem a população que é atendida naquele hospital.

d) Nesse caso, é uma amostra bastante pequena, composta de doentes que, justamente por terem sido encaminhados para o serviço de oftalmologia, têm maior probabilidade de serem portadores de retinopatia, o que levaria a superestimar a prevalência.

e) Lembre-se de que o objetivo é estimar a prevalência de retinopatia diabética entre os diabéticos e que estudos de prevalência são de base populacional. Logo, a amostra deveria ser uma representação da população-alvo de interesse. Dado que os pesquisadores já trabalham em uma unidade hospitalar, a principal vantagem seria a facilidade de obter informações dos pacientes diabéticos atendidos ou internados neste hospital. A principal desvantagem estaria relacionada ao fato de o hospital universitário ser referência para diabetes, o que poderia resultar em uma amostra enviesada de pacientes em estado mais adiantado da doença e com maiores complicações, levando a superestimar a prevalência da retinopatia.

4. Na hipótese de que todos os pacientes diabéticos fossem atendidos em alguma dessas 20 unidades hospitalares, o procedimento descrito corresponderia a uma amostragem por conglomerados de um estágio. Logo, seria esperado obter, na amostra, pacientes nos diferentes estágios da doença, a qual seria, assim, representativa da população de diabéticos daquela cidade. Porém, se a cidade tiver um número expressivo de pacientes diabéticos com acompanhamento exclusivo em clínicas ou consultórios particulares (não considerados como unidades hospitalares), a amostra obtida no esquema anterior seria representativa somente da população que tem acesso àquelas unidades hospitalares.

5. Dados do tempo de sobrevida, em anos, ao câncer de mama.

a) Média → $\mu = \frac{\Sigma x_i}{n} = \frac{2+4+3+1+5}{5} = 3$ anos.

Variância = $\sigma^2 = \frac{\Sigma(x_i - x)^2}{n} = \frac{(2-3)^2 + (4-3)^2 + (3-3)^2 + (1-3)^2 + (5-3)^2}{5}$

$= \frac{1+1+0+4+4}{5} = 2$ anos².

b) Amostras possíveis de tamanho 2, sem reposição:

$C_2^5 = \frac{5!}{2!\,3!} = 10$ amostras.

Amostras possíveis de tamanho 2, com reposição:

$n^2 = 5^2 = 25$ amostras.

c) A tabela a seguir apresenta as amostras e as respectivas médias.

Amostras	Indivíduos selecionados	Tempos observados	Médias (x′)
1	1 e 2	2, 4	3,0
2	1 e 3	2, 3	2,5
3	1 e 4	2, 1	1,5
4	1 e 5	2, 5	3,5
5	2 e 3	4, 3	3,5
6	2 e 4	4, 1	2,5
7	2 e 5	4, 5	4,5
8	3 e 4	3, 1	2,0
9	3 e 5	3, 5	4,0
10	4 e 5	1, 5	3,0
Total	–	–	30

d) A média das médias é igual a:

$$\mu_x = \frac{\sum x_i}{10} = \frac{30}{10} = 3 \text{ anos.}$$

A variância das médias é:

$$\sigma^2 = \frac{\sum (x_i - \mu_x)^2}{10} = \frac{7{,}5}{10} = 0{,}75 \text{ ano}^2.$$

Médias (xi)	(xi – 3)2
3,0	0,00
2,5	0,25
1,5	2,25
3,5	0,25
3,5	0,25
2,5	0,25
4,5	2,25
2,0	1,00
4,0	1,00
3,0	0,00
Total	7,50

Observa-se que a média das médias é igual à média populacional, mas a variância das médias é menor que a variância populacional.

e) Amostras possíveis de tamanho 3:

$$C_3^5 = \frac{5!}{3!\,2!} = 10.$$

Amostras	Indivíduos selecionados	Tempos observados	Médias (x')
1	1, 2 e 3	2, 4, 3	3,00
2	1, 2 e 4	2, 4, 1	2,33
3	1, 2 e 5	2, 4, 5	3,67
4	1, 3 e 4	2, 3, 1	2,00
5	1, 3 e 5	2, 3, 5	3,33
6	1, 4 e 5	2, 1, 5	2,67
7	2, 3 e 4	4, 3, 1	2,67
8	2, 3 e 5	4, 3, 5	4,00
9	2, 4 e 5	4, 1, 5	3,33
10	3, 4 e 5	3, 1, 5	3,00
Total	–	–	30

A média das médias é igual a:

$$\mu = \frac{\Sigma x_i}{10} = \frac{30}{10} = 3 \text{ anos.}$$

A variância das médias é dada por:

$$\sigma^2 = \frac{\Sigma(x_i - \mu x)^2}{10} = \frac{2,3}{10} = 0,23 \text{ ano}^2.$$

Médias (xi)	(xi – 3)2
3,00	0,00
2,33	0,45
3,67	0,46
2,00	1,00
3,33	0,11
2,67	0,11
2,67	0,11
4,00	1,00
3,33	0,11
3,00	0,00
Total	2,34

Neste caso, observamos que a média das médias também é igual à média da população, mas a variância das médias é ainda menor. Assim, concluímos que a média das médias é sempre igual à média populacional, independentemente do tamanho da amostra. Quanto à variância das médias amostrais, à medida que aumentamos o tamanho da amostra, a distribuição das médias amostrais será mais homogênea (variância menor) em torno da média populacional.

O Tamanho da Amostra em Estudos Epidemiológicos

PERGUNTAS

1. Em um estudo para estimar a prevalência de certa doença, quais são as informações básicas que o pesquisador deve fornecer para cálculo do tamanho amostral por meio de uma amostra aleatória simples? E se fosse por meio de uma amostra por conglomerados?

2. Qual seria o tamanho amostral, supondo uma amostra aleatória simples, necessário para se estimar a prevalência de hipertensão arterial, supostamente próxima a 20%, em certa cidade de grande porte, com um erro absoluto não maior que 2% e com significância de 5%?

3. Para execução da pesquisa do exercício anterior, do ponto de vista operacional, não se dispõem de cadastros, de modo que a seleção dos indivíduos para a pesquisa provavelmente não deveria acontecer por amostra aleatória simples. Se o órgão recenseador disponibilizasse informações por microrregião (setores censitários, por exemplo), o que poderia ser feito para a realização da pesquisa e qual seria o efeito sobre o tamanho amostral?

4. Quando o interesse do pesquisador está concentrado em testar uma hipótese sobre um parâmetro, não em apenas em estimá-la, que novo elemento passa a ser necessário no cálculo do tamanho da amostra? O que ele estaria representando?

5. Um pesquisador interessado em estudar a associação entre certa exposição e uma doença decide fazer um estudo caso-controle. Ele dispõe da informação de que cerca de 20% dos indivíduos do grupo controle são expostos e deseja ter uma chance de 90% de detectar uma razão de chances estatisticamente diferente de 1 (valor típico de não associação), a um nível de significância de 5%. Se uma razão de chances de 2 seria considerada uma importante diferença entre os dois grupos, quantos indivíduos em cada grupo (casos e controles) o pesquisador deveria investigar? Sugestão: utilize o EPIINFO para esse cálculo. Seria possível também a utilização de uma das fórmulas da tabela presente nos comentários finais do capítulo.

6. Se você conseguiu calcular o tamanho amostral do exercício anterior pelo EPIINFO, o que aconteceria com o tamanho amostrai dentro de cada grupo se você aumentasse:

   a) o alfa?

   b) o poder?

   c) a razão de chances considerada importante?

GABARITO

1. O pesquisador deve fornecer uma prevalência esperada, o erro tolerável de amostragem (ou seja, o quanto de afastamento da prevalência ele tolera), o nível de significância (isto é, a probabilidade de que o resultado a ser observado esteja fora dos limites de tolerância) e, eventualmente, o tamanho da população, se não for suficientemente grande para ser dispensado. Se o desenho fosse por conglomeração, desejando-se manter ainda a simplicidade associada à amostra aleatória simples, acrescentar-se-ia às informações anteriores uma estimativa do efeito de desenho.

2. Supondo amostra aleatória simples, dado que a população é grande, o tamanho amostral é dado por:

   $n = Z\alpha/2\ P\,(1 - P)$. Pelos dados do problema,

   $\varepsilon = 0{,}02$, $\alpha = 0{,}05$ (o que implica $Z\alpha/2 = 1{,}96$) e $P = 0{,}2$.

   Então, $n = \dfrac{1{,}96^2 \times 0{,}2 \times 0{,}8}{0{,}02^2} = 1\,537.$

   Ou seja, seriam necessários 1537 indivíduos para se estimar a prevalência de hipertensão com aquela precisão desejada.

3. Dispondo de informações sobre microrregiões, o pesquisador poderia optar por uma amostra por conglomerados, sorteando algumas microrregiões, que poderia, para simplificar, ser em um único estágio (todos os elementos da microrregião sorteada seriam examinados). A consequência para o tamanho amostral é que ele provavelmente deveria ser aumentado para manter a precisão desejada, a fim de compensar uma possível variação nas prevalências de hipertensão entre as microrregiões. Supondo não haver muita variação, o tamanho amostral calculado no exercício anterior poderia ser multiplicado por um fator *(deff)* não muito grande (por exemplo, um *deff* = 1,3). Para ter uma ideia melhor de qual deveria ser o *deff*, poder-se-ia tentar estimá-lo a partir de um estudo-piloto (algumas microrregiões).

4. O novo elemento é o erro beta ou seu complementar, o poder do estudo. Sucintamente, o poder estaria representando a probabilidade de o estudo não deixar de detectar uma hipótese alternativa que fosse de relevância para o pesquisador.

5. Pelo EPIINFO, seguindo a sequência, PROGRAMS → EPITABLE CALCULATOR → SAMPLE → SAMPLE SIZE → CASE-CONTROL STUDY, abre-se uma janela que deve ser preenchida com as informações dadas no problema. Usando 1 para a razão controle/casos e inserindo os demais valores expressos no enunciado da questão, são necessários 244 indivíduos em cada grupo.

6.
   a) Aumentar o alfa implica menor confiança no estudo. Logo, o tamanho da amostra diminuiria.

   b) Aumentar o poder significa diminuir o beta, que também é uma medida de erro. Logo, haveria um aumento no tamanho da amostra.

   c) Um aumento na razão de chances considerada importante significa que a associação estudada seria mais fácil de ser detectada. Logo, uma amostra menor seria necessária.

Associação Estatística em Epidemiologia: Análise Bivariada

PERGUNTAS

1. Um investigador interessado em estudar o fumo como fator de risco para doença coronariana realizou um estudo caso-controle. Foram selecionados para o estudo 14 casos e 28 controles. Os resultados estão apresentados na Tabela 26.1 a seguir.

Tabela 26.1. Relação entre fumo e desenvolvimento de doença coronariana

Fumo	Doença		Total
	Presente	Ausente	
Sim	6	5	11
Não	8	23	31
Total	14	28	42

OR = 3,45 (0,67 < OR < 18,59, para IC de 95%).
$X^2 = 3{,}02$ ($p = 0{,}082$).

Dê o significado dos valores *odds ratio* (OR), intervalo de confiança (IC) e *p*-valor, interpretando-os.

2. Outro estudo caso-controle com o mesmo objetivo foi realizado por outro pesquisador com um número maior de indivíduos. Os resultados estão apresentados na Tabela 26.2 a seguir.

Tabela 26.2. Relação entre fumo e desenvolvimento de doença coronariana em outro estudo

Fumo	Doença		Total
	Presente	Ausente	
Sim	60	50	110
Não	80	230	310
Total	140	280	420

a) Calcule a *odds ratio.*

b) O que deve acontecer com o intervalo de confiança e o *p*-valor em relação ao estudo anterior? Justifique.

c) Houve mudança na significância clínica? Justifique.

d) Qual é a diferença entre significância clínica e significância estatística?

3. Um estudo caso-controle não pareado de base hospitalar foi realizado objetivando identificar fatores de risco para o desenvolvimento de desidratação em crianças menores de 5 anos de idade com diarreia aguda. A análise univariada* fator de risco (exposição) *versus* desidratação (doença) incluiu a estimativa da OR com intervalo de confiança de 95% para OR e o teste qui-quadrado (X^2). Alguns resultados das análises univariadas são apresentados na Tabela 26.3 a seguir.

Tabela 26.3. Estudo de fatores de risco para o desenvolvimento de desidratação em crianças menores de 5 anos de idade com diarreia aguda

Fatores de risco	Casos	Controles	OR (IC 95%)	X^2	p-valor
Aleitamento materno durante a diarreia					
Parou	104 (26,9%)	27 (7,0%)	4,89 (3,11; 7,68)	54,48	< 0,001
Aumentou/Continuou	283 (73,1%)	360 (93,0%)	1		
Terapia de reidratação oral (TRO)					
Não recebeu	263 (68%)	190 (49,1%)	2,19 (1,64; 2,93)	28,36	< 0,001
Recebeu	124 (32%)	197 (50,9%)	1		
Temperatura					
> 99°F	36 (9,3%)	29 (7,5%)	1,23 (0,73; 2,05)	0,82	0,364
≤ 99°F	351 (90,7%)	358 (92,5%)	1		

Fonte: Zodpey SP, Deshpande SG, Ughade SN, Hinge AV, Shirikhande SN. Risk factors for development of dehydration in children aged under five who have acute watery diarrhea: a case-control study. Public Health. 1998;112(4):233-6.

a) Qual(is) fatore(s) de risco se mostrou(aram) associados estatisticamente com a ocorrência de desidratação? Explique.

b) Se a temperatura não tivesse sido dicotomizada, que outro teste estatístico para testar associação com a desidratação poderia ter sido utilizado?

4. Um estudo caso-controle foi conduzido para avaliar a relação entre fatores de risco graves e infarto do miocárdio (IM). Informação sobre o *status* de fumante foi coletada de um total de 789 indivíduos, entre casos e controles. Fumantes concorrentes ao estado, definidos como fumantes nos últimos três meses, foram 157 dos 366 casos e 110 dos 423 controles.

a) Construa uma tabela 2 × 2 e calcule a medida de associação entre fumo concorrente e IM.

b) Além da medida de associação calculada no item anterior, com o respectivo intervalo de confiança, que outro procedimento estatístico poderia ser aplicado para verificar a associação entre fumo e IM?

5. Com o objetivo de estudar o efeito do metoprolol sobre a mortalidade dentro de 90 dias após um episódio de IAM, Hjalmarson *et al.* estudaram 1 395 pacientes. Os pacientes foram alocados aleatoriamente para receber metoprolol (698 pacientes) ou placebo (697 pacientes) e a mortalidade dentro do período de 90 dias foi avaliada. Na Tabela 26.4 e na Tabela 26.5, são apresentados os resultados encontrados.

* Embora se esteja usando o termo "univariada", a análise é bivariada. Mesmo sujeito a confusões, é comum esse tipo de utilização quando se explora a associação de diferentes variáveis isoladamente, com certo desfecho.

Tabela 26.4. Características dos pacientes que receberam placebo ou metoprolol

Variáveis	Placebo (n = 697)	Metoprolol (n = 698)	p-valor
Sexo			
Masculino	76,2%	75,5	0,88
Idade			
65 a 74 anos	35,0%	33,5	0,65
História clínica			
IAM prévio	22,7%	21,2	
Angina pectoris	34,7%	35,7	0,72
Hipertensão	29,7%	29,1	
Sinais clínicos na internação			
Frequência cardíaca > 100 bpm	6,2%	5,9	0,45
PA sistólica < 100 mmHg	4,0%	4,1	

Tabela 26.5. Características dentro de 90 dias após um episódio de IM

Tratamento	Morte	Sobrevivência
Placebo	62	635
Metoprolol	40	658

a) O procedimento de randomização foi realizado nesse estudo? Ele foi eficiente? Justifique.

b) Que medida de associação deveria ser calculada nesse estado. Calcule-a e explique seu significado. Que outras estatísticas deveriam ser calculadas para que o papel do metoprolol pudesse ser avaliado?

c) Que teste estatístico poderia ser utilizado para verificar a associação entre tratamento e sobrevivência (Tabela 26.5)?

GABARITO

1. ***Odds ratio* (*ou* razão de chances)** é uma medida do tipo razão em que se compara a chance de ser exposto, dado que é doente, com a chance de ser exposto, dado que não é doente. Isso é, na realidade, o que fazemos quando realizamos um estudo de caso-controle, já que, nesse caso, os indivíduos são selecionados para o estudo a partir do "*status* de doença", sendo colhida a informação sobre o "*status* de exposição". Entretanto, matematicamente, essa medida, que é a *odds ratio de* exposição, é equivalente à *odds ratio* de doença, que expressa o quão maior (ou menor) é a chance de vir a desenvolver o desfecho no grupo exposto em relação ao grupo não exposto. É sobre essa última *odds ratio* (de doença) que estamos interessados quando desenvolvemos um estudo para avaliar a causalidade. É fácil mostrar que, matematicamente, as duas *odds ratio* (exposição e desfecho) podem ser obtidas diretamente pelo cálculo da razão dos produtos cruzados na tabela 2 × 2 ($a \times d/b \times c$). Também é importante lembrar que chance, embora seja um conceito relacionado ao de probabilidade, não é probabilidade. Chance é a razão entre probabilidade e 1 –probabilidade, isto é, chance = probabilidade/(1 – probabilidade).

Intervalo de confiança a importância dessa estatística deriva do fato de não ser possível estimar com certeza o valor de *odds ratio* na população (parâmetro populacional) da qual a amostra foi retirada. Constrói-se, então, uma faixa de valores mais "prováveis". Quanto mais estreito for o intervalo de confiança, maior será a precisão da estimativa. A interpretação probabilística (frequentista) seria a de que, se repetíssemos o estudo *n* vezes, com amostras diferentes e de mesmo tamanho, e em cada uma delas utilizássemos o mesmo método para o cálculo do intervalo de confiança, teríamos uma probabilidade (geralmente de 95%) de que os intervalos de confiança obtidos nas diferentes amostras conteriam o verdadeiro valor do parâmetro populacional. Na prática, realizamos um único estudo e calculamos um único intervalo de confiança. Sendo assim, uma interpretação prática para o intervalo de confiança observado seria: faixa de valores dentro da qual teríamos a confiança (geralmente de 95%) de encontrar o verdadeiro valor do parâmetro populacional. Repare que o intervalo de confiança de determinado estudo engloba ou não engloba o verdadeiro valor do parâmetro populacional. Sendo assim, usando uma interpretação frequentista para probabilidade, não faria sentindo falar em probabilidade. No estudo descrito, vimos que os expostos ao fumo apresentaram 3,5 vezes maior chance de desenvolver doença coronariana do que os que não fumam. Apesar disso, em função do pequeno tamanho da amostra, observamos um intervalo de confiança muito ampliado (a estimativa é pouco precisa).

O valor de *p* resulta de testes de hipótese, que nesta v qui-quadrado. O teste de hipótese compara dois ou mais grupos e avalia qual seria a probabilidade de a diferença observada entre os grupos ser aleatória (ser devida ao acaso), expressa por meio do *p*-valor. Nesse exemplo, a probabilidade de a diferença observada entre os grupos ser devida ao acaso foi de 0,082 (ou 8,2%). Alguns autores consideram um nivel de significância aceitável um $p \leq 0,05$. Vale lembrar que esse valor também é influenciado pelo tamanho da amostra.

Nesses resultados, verificamos que, na amostra estudada, a chance de doença entre os fumantes foi 3,45 vezes maior do que entre os não fumantes. No entanto, o IC 95% englobou o valor nulo (sinalizando que o valor real pode sinalizar uma associação positiva, negativa ou não existir), bem como o *p*-valor foi igual a 0,082. Dessa forma, apesar de os resultados sugerirem uma associação, podemos dizer que não são conclusivos em função do baixo poder do estudo. Valor de *p* (ou *p*-valor) é a probabilidade de se obter um valor do resultado do teste estatístico tão extremo quanto ou mais extremo que o resultado observado no estudo realizado, dado que a hipótese nula (neste caso, *odds ratio* = 1) é verdadeira.

2.

a) OR = (60 × 230)/(80 × 50) = 3,45.

b) O *p*-valor deve diminuir (a associação pode se tornar estatisticamente significativa) e o intervalo de confiança deve estreitar (o resultado torna-se mais preciso). Isso se dá em função do aumento do tamanho da amostra, que promoveu o aumento do poder do estudo para detectar diferenças caso elas realmente existam, isto é, o estudo apresenta maior poder para rejeitar a hipótese nula quando ela realmente for falsa (diminui a probabilidade de ocorrer um erro beta ou do tipo II). Adicionalmente, permitiu obter maior precisão da estimativa da OR. Realmente, os resultados ficaram assim OR = 3,45 (2,14 < OR < 5,57, para IC de 95%), $x^2 = 28,9$ ($p < 0,001$).

c) Não. A significância clínica independe do resultado do teste estatístico, ou seja, da significância estatística. Ela deve ser conhecida *a priori* pelo pesquisador. Ou seja, tomando como exemplo um ensaio clínico, antes de realizar esse estudo, o pesquisador deve formular um modelo teórico para orientá-lo. Esse modelo seria formulado a partir do conhecimento prévio existente sobre o objeto a ser estudado e as relações a serem estudadas deveriam ter sua plausibilidade ("modelo causal") previamente determinadas. A partir daí, o pesquisador deveria, na fase do desenho do estudo, planejar um tamanho de amostra que lhe permitisse ter poder para realmente avaliar a relação que ele está querendo estudar. Por outro lado, se um estudo tiver um tamanho de amostra muito grande, será possível detectar diferenças mínimas, mesmo que elas não sejam importantes. Por exemplo, comparando o tempo de permanência hospitalar por determinada causa de internação entre homens e mulheres, usando, para isso, uma base de dados de internação com muitas observações (4 000 homens e 6 000 mulheres, por exemplo), pode-se chegar à conclusão de que 6 dias são significativamente diferentes de 6,3 dias. Se 6 dias são diferentes de 6,3 e o teste estatístico teve poder para detectar essa pequena diferença, na prática, em termos de consumo de leito hospitalar, essa diferença é irrelevante. Resumindo, o pesquisador interessado em estudos etiológicos não deve fazer "pescaria" de dados para evitar encontrar por acaso uma associação que não tem a menor base "causal" e deve ter em mente as diferenças que têm significância clínica para o objeto estudado.

3.

a) Os fatores estatisticamente associados foram aleitamento e TRO, com, respectivamente, OR de 4,89 e 2,19, devido ao fato de a unidade (valor típico de não associação) não estar contida no IC com uma confiança de 95%. Essa conclusão pode ser ratificada pelos respectivos *p*-valores do teste X^2, que avalia a associação estatística entre duas variáveis categóricas. A variável temperatura não se mostrou estatisticamente significativa. Aleitamento mostrou-se fortemente associado à desidratação (OR de aproximadamente 5).

b) Como a variável temperatura é mensurada em uma escala numérica, poderia ser aplicado o teste *t* de Student. Esse teste pressupõe normalidade da variável. Alternativamente, poderia ser utilizado o teste não paramétrico de Mann-Whitney. Poder-se-ia, também, no lugar de um teste estatístico, calcular a diferença entre as médias dos dois grupos e o respectivo intervalo de confiança.

4.

a) Distribuição dos casos de infarto do miocárdio e controles segundo o hábito de fumar concorrente.

Fumantes concorrentes	Casos (IM)	Controles	Total
Sim	157	110	267
Não	209	313	522
Total	366	423	789

OR = (157/313)/(209/110) = 2,14. Os dados indicam que os fumantes concorrentes têm uma chance 2,14 vezes maior de desenvolver IM do que os não fumantes concorrentes.

b) O teste estatístico apropriado a essa situação é o teste qui-quadrado. Caso a amostra fosse menor, com frequências esperadas menores que 5, o teste mais adequado seria o teste exato de Fisher.

5.

a) Sim, a randomização foi realizada (a alocação foi aleatória). Aparentemente, esse procedimento foi realizado de forma eficiente. Pela tabela, as proporções observadas para os dois grupos são próximas, verificando-se, portanto, que eles são comparáveis em relação a sexo, idade, história clínica pregressa e manifestações clínicas no início do quadro. O *p*-valor mostra que não houve difereça significativa entre os grupos. Todos esses fatores são prognósticos para a mortalidade, ou seja, se os grupos não fossem comparáveis, a melhor sobrevida dos pacientes do grupo que recebeu metoprolol não poderia ser atribuída ao efeito do medicamento, mas ao fato de os grupos não serem comparáveis (se o grupo que recebeu placebo fosse mais velho, uma maior mortalidade poderia ser explicada por este fator).

b) O risco relativo, que é calculado dividindo-se a incidência acumulada do grupo exposto (metoprolol) pela incidência acumulada no grupo não exposto (placebo). Nesse caso, RR = 5,7%/8,9% = 0,64. Ou seja, a probabilidade de vir a morrer dentro de 90 dias após um episódio de IAM no grupo que recebeu metoprolol seria 0,64 vezes a probabilidade de vir a morrer no grupo que recebeu placebo. Dessa forma, o metoprolol melhora o prognóstico da mortalidade. As outras estatísticas seriam o intervalo de confiança ou o *p*-valor.

c) Um teste estatístico adequado seria o qui-quadrado, para geração do *p*-valor, necessário para tentar descartar o acaso como possível explicação para a menor incidência de morte no grupo tratado.

Associação Estatística em Epidemiologia: Análise com Múltiplas Variáveis

PERGUNTAS

1. Um inquérito domiciliar foi realizado, na cidade do Rio de Janeiro, com base na aplicação de um questionário multidimensional, que permitia a avaliação de vários aspectos da vida do idoso. Posteriormente, buscou-se explorar a associação entre algumas variáveis sociodemográficas e a prevalência de síndrome cerebral orgânica (SCO). A prevalência de SCO segundo variáveis sociodemográficas e a associação da SCO com essas variáveis são apresentadas na Tabela 27.1 e na Tabela 27.2 a seguir.

Tabela 27.1. Prevalência de SCO segundo variáveis sociodemográficas

Variável	n	SCO (%)
Sexo		
Masculino	284	11,6
Feminino	454	17,2
Idade		
60-69	361	10,5
70-79	277	14,4
80+	100	33,0
Situação conjugal		
Solteiro	58	12,1
Casado	376	10,9
Viúvo	270	22,2
Divorciado	34	8,8
Educação		
Analfabeto	121	49,6
Primeiro grau incompleto	135	16,3
Primeiro grau completo	476	5,5
Sem informação	6	–
Renda (U$)		
Até 150	150	22,0
151-400	133	12,8
401+	218	4,1
Sem informação	237	–
Saúde física		
Ruim	129	30,2
Boa	609	11,8

Tabela 27.2. Odds ratios não ajustadas (ORna) e ajustadas (ORa) para SCO e variáveis sociodemográficas

Variável	ORna	IC 95%	ORa	IC 95%
SEXO	1		1	
masculino feminino	2,39***	1,32-4,34	1,37	0,57-3,26
IDADE				
60-69	1		1	
70-79	1,28	0,69-2,38	1,01	0,43-2,38
80+	3,50***	1,56-7,84	5,05**	1,42-17,96
SITUAÇÃO CONJUGAL solteiro/	1		1	
casado/divorciado viúvo	2,75***	1,56-4,85	1,59	0,64-3,93
EDUCAÇÃO				
analfabeto	1		1	
primeiro grau incompleto	0,11***	0,05-0,25	0,09***	0,03-0,24
primeiro grau completo	0,02***	0,01-0,05	0,06***	0,02-0,16
RENDA (U$)				
até 150	1		1	
151-400	0,48**	0,25-0,94	0,55	0,21-1,44
401+	0 14***	0,06-0,30	1,38	0,42-4,52
SAÚDE FÍSICA				
ruim	1		1	
boa	0,16***	0,08-0,32	0,36**	0,13-1,02

*0,10 < p < 0,05; **0,05 > p > 0,01; ***p < 0,01.

a) Que variáveis se apresentaram significativamente associadas à SCO durante a análise bruta. Dessas, quais apresentaram associação positiva (possível fator de risco) e quais apresentaram associação negativa (possível fator protetor)?

b) Os autores, em seguida, estimaram as OR ajustadas por regressão logística, assim como os respectivos intervalos de confiança de 95%. Qual é o objetivo desta técnica?

c) Após o ajuste, qual foi o comportamento observado para as associações estudadas?

2. Considere a Tabela 27.3 a seguir, que expressa três situações relativas a estudos seccionais hipotéticos sobre a possível associação entre uma exposição E e uma doença D, nos quais se analisou a associação de acordo com os três estratos da variável Z (três faixas etárias, por exemplo). Com base nos valores expressos na tabela, identifique as situações em que se pode suspeitar de confundimento e/ou interação, justificando sua resposta.

Tabela 27.3. Resultados hipotéticos de três situações relativas a estudos seccionais sobre a associação entre E e D (dicotômicas) e a análise estratificada para uma variável Z com três níveis

Situação	Razão de prevalências bruta (RPh)	RP ajustada	Análise estratificada		
			RP no estrato 1	RP no estrato 2	RP no estrato 3
1	3,1	3,0	1,2	2,5	4,6
2	1,1	0,62	0,59	0,64	0,61
3	7,4	4,3	7,2	3,6	1,0

3. Suponha que, após seguir uma coorte por 20 anos, um pesquisador tenha estimado os riscos para a doença X segundo as exposições ao álcool e ao fumo, tal como expressas na Tabela 27.4.

Tabela 27.4. Riscos estimados para a doença X, segundo as exposições ao fumo e ao álcool em uma coorte seguida por 20 anos

Alcoolistas	Risco (%) da doença X	
	Fumantes	Não fumantes
Sim	14,9	2,9
Não	10,1	2,0

a) Com base nos riscos estimados, pode-se suspeitar do efeito do fumo e do álcool sobre a doença X?

b) Os resultados sugerem a presença de interação multiplicativa entre fumo e álcool para a ocorrência da doença X? E interação aditiva? Justifique suas respostas.

4. Raduani et al. (2007),* com o objetivo de avaliar o potencial efeito do fumo sobre a presença de rugas, planejou um estado seccional com 301 indivíduos. Em função da presença de potenciais variáveis confundidoras, realizou a análise via regressão logística múltipla, cujo resultado encontra-se na Tabela 27.5 a seguir.

Tabela 27.5. Modelo logístico para a presença de rugas (escores 3 ou +, n = 301

Características	Modelos logísticos univariados		Modelo logístico multivariado 1		Modelo logístico multivariado 2*	
	OR	p-valor	ORaj**	p-valor	ORaj**	p-valor
Sexo						
Feminino	0,50	0,005	0,97	0,944		
Masculino	1		1			
Uso de filtro solar						
Sim	0,39	0,004	0,65	0,337		
Não	1		1			
Etilista						
Sim	0,89	0,625	0,83	0,580		
Não	1		1			
Idade						
20 a 39 anos	1	<0,001	1	<0,001	1	< 0,001
40 a 54 anos	9,58	<0,001	11,36	<0,001	11,08	< 0,001
55 a 69 anos	45,57	<0,001	71,33	<0,001	72,79	< 0,001
70 anos ou +	217,50	<0,001	279,08	<0,001	275,63	< 0,001
Consumo de café						
Sim	1,05	0,846	1,09	0,829		
Não	1		1			
Esportista						
Sim	1,10	0,701	1,54 1	0,220		
Não	1					
Exposição a sol forte						
Sim	1,30	0,308	2,79	0,012	2,97	0,005
Não	1		1		1	
Fototipo						
4	0,50	0,005	0,35	0,002	0,35	0,002
1 a3	1		1		1	
Carga tabágica (UMA***)						
0	1	<0,001	1	0,040	1	0,029
0,1 a 39,9	1,79	0,027	1,77	0,121	1,65	0,151
40 ou +	7,98	<0,001	4,00	0,017	3,92	0,012

Nota: não se observou nenhuma interação estatisticamente significativa no modelo final.
*Incluídas as covariáveis com valores de p inferiores a 0,05 no modelo multivariado 1. **ORaj = odds ratio ajustada. ***UMA = unidade maço-ano, que significa fumar um maço, por dia, por ano.

* Artigo intitulado "Tabagismo e envelhecimento cutâneo", submetido à publicação.

a) Que covariáveis os autores consideram associadas ao final da análise? Qual foi o critério utilizado para a decisão?

b) Como você resumiria o potencial efeito do fumo a partir da análise realizada? Houve confundimento?

c) Como você interpreta a nota "não se observou nenhuma interação estatisticamente significativa no modelo final", apresentada ao final da tabela?

d) Descreva o que "aconteceu" com a covariável "sexo".

e) Agora, descreva o que "aconteceu" com a covariável "exposição a sol forte".

f) Em função do objetivo dos autores, como você resumiria os resultados observados?

5. O gráfico a seguir apresenta os resultados (hipotéticos) de certo estudo.

```
     + Disease -                          Analysis of Single Table
 +-----------------+                   Odds ratio = 2.67 (1.00 <OR< 7.21)
+|   20   |   30   |      50         Cornfield 95%confidence limits for OR
 +--------+--------|                 Relative risk = 2.00 (1.04 <RR< 3.83)
-|   10   |   40   |      50       Taylor Series 95%confidence limits for RR
 +-----------------+                  Ignore relative risk if case control study.
E    30        70        100
x                                               Chi-Squares   P-values
p                                               -----------   --------
o                                    Uncorrected     :    4.76     0.0290963<-
s                                    Mantel-Haenszel:     4.71     0.0299130<-
u                                    Yates corrected:     3.86     0.0495346--
r
e                                 F2 More Strata; <Enter> No More Strata; F10 Quit
```

Figura 27.1 – Saída do EPIINFO para a análise de uma tabela 2×2.

a) Identifique quantas variáveis estão envolvidas na pesquisa, qual é o tipo delas e qual deve ser a variável-desfecho.

b) Que análise estatística estaria indicada para esse estudo. Por quê?

c) Identifique, pelo menos, uma premissa que deve ser satisfeita para a execução satisfatória dessa análise e outro resultado (ou estatística) útil que poderia ser gerado a partir dessa análise.

d) Que variáveis se mostram relacionadas ao desfecho e quais são, aproximadamente, as magnitudes dos efeitos observados?

e) Pode-se suspeitar de interação? Explique.

GABARITO

1. Compreende-se por SCO o comprometimento das funções corticais, incluindo a memória, a capacidade de solucionar problemas cotidianos, a habilidade motora, a linguagem e a comunicação, bem como o controle das reações emocionais. Não há turvação da consciência. Neste estudo, os autores buscaram apenas "explorar" as relações entre as variáveis sociodemográficas e a SCO, já que os dados referem-se a um estudo seccional. Ou seja, embora tenham sido empregadas técnicas de análise visando ao ajuste de variáveis de confusão, outros vieses típicos de estudos seccionais podem estar operando (viés de informação – memória, por exemplo – e seleção – sobrevivência seletiva, por exemplo).

a) Na análise bruta, todas as variáveis mostraram-se significativamente associadas. A idade associou-se positivamente de modo importante com a SCO, mas só a partir dos 80 anos. Isto é, não se observou aumento da prevalência ao se passar do grupo de 60-69 anos para o de 70-79 anos, conforme relatado em diversos estudos. Outras variáveis que se apresentaram positivamente associadas foram o sexo feminino e o estado conjugal (viúvos). Já a renda (maior renda), a escolaridade (maior escolaridade) e a saúde física (boa) apresentaram-se negativamente associadas.

a) O objetivo do ajuste foi eliminar o efeito de confundimento que poderia ocorrer entre as associações de interesse, na medida em que a análise exploratória dos dados demonstrou não apenas a associação das variáveis sociodemográficas com a ocorrência da SCO, mas também entre si.

a) Em relação aos resultados obtidos, verifica-se que a idade associou-se de modo importante com a SCO mesmo após o ajuste para as demais variáveis, mas só a partir dos 80 anos. Pode-se, assim, explicar por que a associação entre SCO e sexo feminino desapareceu quando se controlou o efeito de confusão da variável idade, pois as mulheres eram mais velhas do que os homens na amostra. Da mesma forma, a perda da associação para viúvos (são mais velhos), quando o controle para confundimento foi realizado. A idade também pode ter sido a responsável pela "aparente" associação entre renda e SCO, já que os idosos mais velhos geralmente apresentam menor renda. As associações da SCO com a escolaridade e a saúde física permaneceram significativas mesmo após o ajuste dos dados.

IMPORTANTE: Embora as associações "confundidas" apresentem esse comportamento de modificação dos resultados após o ajuste, o conceito de confounding não deve ser interpretado apenas a partir da observação dos dados. Confounding implica falta de compatibilidade entre os grupos. O confundimento surge em função de diferenças "inerentes" às probabilidades de adoecer entre a população de expostos e não expostos. As probabilidades de adoecer dos grupos de expostos e não expostos seriam diferentes mesmo na ausência da exposição (falta de comparabilidade entre os grupos). As diferenças "inerentes" às probabilidades de adoecer ocorreriam em função de os grupos de expostos e não expostos apresentarem diferentes distribuições de outras covariáveis que, por estarem relacionadas a variáveis envolvidas na relação causal em estudo, poderiam produzir medidas de efeito (odds ratio, razão de taxas, risco relativo) subestimadas ou superestimadas.

2) A tabela apresenta as razões de prevalências bruta (RPb) e ajustada (RPaj), além das três específicas por estrato. A partir de uma análise estratificada, pode-se suspeitar de confundimento quando RPb for diferente de RPaj. A dificuldade pode ser grande, pois não há uma estratégia objetiva plenamente satisfatória para essa decisão, já que não há um teste estatístico para isso. No entanto, pelos valores apresentados, pode-se suspeitar de confundimento nas situações 2 e 3. A situação 2 apresenta um caso atípico, mas possível, no qual "aparentemente" não se observa associação entre E e D (RPb próxima a 1), mas, pela análise estratificada, sugere-se que E seja um fator de proteção. Já para a situação 3, a associação bruta observada (RP = 7,4) é bem maior do que a ajustada, sugerindo, portanto, confundimento. Entretanto, essa razão de prevalências ajustada (RPaj = 4,3) não apresenta uma interpretação epidemiológica conveniente, porque ela é uma "média" de três razões de prevalências distintas entre si (7,2, 3,6 e 1,0), sugerindo, também, nesse caso, a presença de interação. Ou seja, em uma análise estratificada, pode-se suspeitar da ocorrência de interação quando as medidas de associação específicas por estrato não são homogêneas. Nesse caso, há testes estatísticos e a decisão sobre a existência ou não da interação pode se pautar no critério de significância estatística. Entretanto, deve-se lembrar também do impacto do tamanho amostral na significância estatística, de modo que diferenças entre os estratos podem ser detectadas estatisticamente (ou não), independentemente de serem importantes em termos práticos. Além disso, a identificação de interação depende da medida de associação utilizada. Nesse exemplo, está se avaliando apenas uma eventual interação multiplicativa, em função de a medida ser a razão de prevalências. Assim, a situação 1 sugere apenas a presença de interação (multiplicativa), não confundimento. Ainda na situação 3, pode-se perceber que não há sugestão de associação para o estrato 3, indicando que a interação aparentemente presente é qualitativa. Resumindo, há confundimento nas situações 2 e 3 e interação (multiplicativa) nas situações 1 e 3, sendo na

3 uma interação qualitativa. Por fim, vale enfatizar que todo esse "exercício" foi feito sem considerar tamanho amostral ou significância estatística, pautando-se apenas nos valores observados das razões de prevalência.

3. A apresentação dos resultados em uma tabela como a desse exercício é bem informativa, embora pouco frequente na literatura.

a) Pode-se perceber facilmente o efeito do álcool sobre a doença X, comparando-se os riscos de doença para os alcoolistas e para os não alcoolistas, separadamente para os fumantes e para os não fumantes. Ou seja, nos não fumantes, o risco de doença entre os alcoolistas foi de 2,9% e, nos não alcoolistas, foi de 2,0%, sugerindo, portanto, que a doença acontece mais frequentemente (embora não muito) nos alcoolistas do que nos não alcoolistas no grupo de não fumantes. Nos fumantes, os riscos foram de 14,9% para os alcoolistas e 10,1% para os não alcoolistas. Portanto, como nos dois estratos (fumantes e não fumantes) a doença foi mais incidente nos alcoolistas do que nos não-alcoolistas, há uma sugestão de associação entre álcool e doença. De maneira análoga, pode-se avaliar a associação do fumo com a doença, ou seja, comparam-se as medidas de risco de doença entre os fumantes e os não fumantes, separadamente para alcoolistas e não alcoolistas. Nos alcoolistas, observa-se 14,9% vs. 2,9%, sugerindo forte efeito do fumo, e, nos não alcoolistas, observa-se 10,1% vs. 2,0%, também sugerindo forte efeito do fumo. Perceba que a discussão se limitou apenas à comparação bruta e direta dos riscos estimados, sem levar em consideração qualquer critério estatístico.

b) Para a identificação de interação (ou modificação de efeito), também sem levar em consideração a significância estatística, o que seria potencialmente indicado, a tabela dos riscos apresentada para esse exercício permite explorar tanto uma potencial interação aditiva quanto uma interação multiplicativa. Para isso, comparam-se os efeitos conjuntos observados com aqueles que seriam esperados caso não houvesse interação. Tomando como referência o grupo dos não fumantes e não alcoolistas, a tabela a seguir expressa os excessos de risco e os riscos relativos

Excesso de risco	Risco relativo
12,9 (= 14,9 – 2)	0,9 (= 2,9 – 2)
8,1 (= 10,1 – 2)	0 (= 2 – 2)
7,45 (= 14,9/2)	1,45 (= 2,9/2)
5,05 (= 10,1/2)	1 (= 2/2)

Para a avaliação de uma interação multiplicativa, o efeito conjunto observado (7,45) é bem próximo daquele que se esperaria caso não houvesse interação, isto é, 1,45 × 5,05 = 7,32. Portanto, não há uma sugestão de interação multiplicativa. Já para a avaliação de uma interação aditiva, o efeito conjunto observado (12,9) é maior do que se esperaria caso não houvesse interação, isto é, 8,1 + 0,9 =9, sugerindo, portanto, a presença de uma interação aditiva. Perceba a "importância" e a peculiaridade do resultado desse exercício, ao se observar uma interação aditiva, mas não uma multiplicativa. Isso porque nas análises multivariadas comumente empregadas para estudar interação, como uma regressão logística, explora-se apenas a presença de interações multiplicativas.

4) Inicialmente, cabe dizer que a análise poderia ser executada por meio de uma regressão logística ordinal (não apresentada neste capítulo), já que a variável desfecho (ruga) é originalmente um escore ordinal variando de 1 a 6. A opção pela regressão logística binária (ruga = escores 3 a 6 vs. sem ruga = escores 1 e 2) deve-se à maior simplicidade desse modelo.

a) Pelo modelo logístico final, as variáveis "idade", "exposição a sol forte", "fototipo" e "carga tabágica" foram consideradas associadas à presença de ruga. O critério utilizado foi o da significância estatística, pois somente aquelas variáveis consideradas estatisticamente significativas pelo modelo anterior foram mantidas no modelo final. Atente ao fato de que a estratégia de modelagem adotada inicialmente foi incluir no modelo multivariado todas as covariáveis de interesse e excluir aquelas não estatisticamente significativas. Essa costuma ser uma boa estratégia, desde que o tamanho amostral (e as frequências das combinações das categorias das covariáveis) sejam "razoáveis".

b) O fumo, avaliado pela carga tabágica, mostrou-se positivamente associado à presença de ruga, mesmo quando se controlam outras covariáveis. Entretanto, quando se comparam as OR dos modelos final (multivariado 2) e univariado, percebe-se a presença de confundimento parcial, pois o "efeito" foi reduzido, especialmente na categoria "40 ou +" (OR = 7,98 a OR = 3,92). Observa-se, também, a presença de um gradiente na associação, embora a categoria "0,1 a 39,9" não seja estatisticamente diferente da categoria de referência (p = 0,151).

c) As quatro variáveis do modelo final foram avaliadas com relação às possíveis seis interações de segunda ordem (isto é, duas a duas) e nenhuma delas se mostrou estatisticamente significativa. Lembrando que o modelo de análise foi uma regressão logística, as interações testadas foram, portanto, multiplicativas (não aditivas). São seis interações possíveis de segunda ordem porque esse é o número de combinações dois a dois que se obtém a partir de quatro variáveis (rotulando as quatro variáveis como A, B, C e D, têm-se A × B, A × C, A × D, B × C, B × D e C × D). Interações de ordens maiores poderiam ser testadas, mas, a priori, a menos que haja fortes suspeitas de que existam, costumam ser evitadas, pois a interpretação dos resultados fica mais difícil.

d) A variável "sexo" aparentemente se associou à presença de ruga (no modelo univariado), mas isso não se manteve no modelo multivariado, devido à inclusão de outra variável na análise, sugerindo que a associação entre "sexo" e ruga estava confundida. Com cruzamentos específicos, seria possível identificar qual seria a variável confundidora.

e) Com a variável "exposição a sol forte", também se observa uma situação de confusão, mas no sentido oposto, isto é, não se observa uma associação na análise bruta, mas ela aparece na análise multivariada. Essa é uma situação mais "perigosa", pois comumente muitas estratégias de modelagem prontamente "descartam" aquelas variáveis não associadas na análise univariada.

f) Considerando que o objetivo era estudar o potencial "efeito" do fumo sobre a ocorrência de ruga, pode-se resumir o resultado dizendo-se que os autores observaram, de fato, uma associação estatisticamente significativa e razoavelmente forte entre fumo e ruga, especialmente quando se comparam os fumantes inveterados aos não fumantes, embora não tão forte quanto a análise univariada sugeria. O gradiente biológico observado também deve ser destacado e as limitações de um estudo seccional devem ser lembradas quando se estimam efeitos causais.

5) O gráfico apresentado é bastante ilustrativo.

a) São quatro variáveis envolvidas na análise: sexo (categórica com dois níveis, isto é, dicotômica), sedentarismo (também dicotômica), idade (originalmente numérica, mas categorizada em três níveis) e tempo na esteira, em segundos, uma variável numérica. Pode-se induzir que a variável-desfecho é o tempo na esteira, sendo as outras três variáveis potenciais fatores associados.

b) Como há uma variável numérica como desfecho e três fatores (variáveis categóricas), a técnica estatística clássica para esse caso é a análise de variância (ANOVA) com múltiplos fatores. Se, alternativamente, a idade fosse analisada numericamente, a técnica seria a análise de covariância (ANCOVA).

c) Uma premissa importante, especialmente quando a amostra não é grande, é a de normalidade dos resíduos (e, consequentemente, da variável-resposta). Caso a hipótese de normalidade não seja satisfeita, podem ser tentadas transformações matemáticas (como o logaritmo), que costumam atuar na variável-desfecho "normalizando-a" ou homogeneizando sua variabilidade dentro das categorias dos fatores (que é, na realidade, outra importante premissa da ANOVA). Além da identificação do potencial efeito dos fatores, um resultado (uma estatística) bastante útil que se pode obter pela ANOVA é o coeficiente de determinação (ou explicação), R2, que é interpretado como a proporção da variabilidade da variável-desfecho que é explicada pelos fatores.

d) Analisando-se o gráfico, pode-se suspeitar do efeito dos três fatores estudados: a) os homens permanecem mais tempo na esteira do que as mulheres; b) da mesma forma, os não sedentários também permanecem mais tempo que os sedentários; e c) quanto mais velho, menos tempo as pessoas ficam na esteira. Olhando mais atentamente os efeitos observados, pode-se concluir que os homens permanecem cerca de 100 s a mais na esteira do que as mulheres, o que vale para todas as outras combinações de idade e sedentarismo. Os sedentários ficam cerca de 200 s a menos na esteira que os não sedentários, até 60 anos, quer sejam homens, quer sejam mulheres. Já para os mais velhos (61 anos ou +), o efeito do sedentarismo é bem mais acentuado, observando-se uma redução no tempo de esteira de quase 50% em relação aos não sedentários (repare que, nessa faixa etária, o tempo cai de 1 200 s para cerca de 650 s entre as mulheres e de 1 300 s para cerca de 750 s entre os homens).

e) Sim. Pela observação anterior, percebe-se uma interação aditiva entre idade e sedentarismo, isto é, quando se quer estudar o tempo na esteira, o efeito do sedentarismo depende da idade (e vice-versa). Já para o sexo, não se observa nenhuma interação, isto é, o efeito é constante. Como último comentário, deve-se lembrar que os resultados da ANOVA (que não foram apresentados) seriam utilizados para avaliar a significância estatística desses supostos efeitos observados, inclusive o da interação entre idade e sedentarismo.

EPIDEMIOLOGIA

3ª Edição

EPIDEMIOLOGIA

3ª Edição

Editores

Roberto de Andrade Medronho

Katia Vergetti Bloch

Ronir Raggio Luiz

Guilherme Loureiro Werneck

Atheneu

Rio de Janeiro • São Paulo

2025

EDITORA ATHENEU

São Paulo —	Rua Maria Paula, 123, 13º andar Conjuntos 133 e 134 Tel.: (11) 2858-8750 E-mail: atheneu@atheneu.com.br
Rio de Janeiro —	Rua Bambina, 74 Tel.: (21) 3094-1295 E-mail: atheneu@atheneu.com.br

Produção editorial: Efe Pê Editoração Ltda.
Capa: FK Estudio
Produção gráfica: Equipe Atheneu

CIP-BRASIL. CATALOGAÇÃO NA PUBLICAÇÃO
SINDICATO NACIONAL DOS EDITORES DE LIVROS, RJ

E54
3. ed.

Epidemiologia / editores Roberto A. Medronho ... [et al.] ; coeditores Alberto Novaes Ramos Júnior ..[et al.]. - 3. ed. - Rio de Janeiro : Atheneu, 2025.
28 cm.

Inclui bibliografia e índice
ISBN 978-65-5586-856-2

1. Epidemiologia. I. Medronho, Roberto A. 2. Ramos Júnior, Albert Novaes.

CDD: 614.4
24-94318 CDU: 616-036.22

Meri Gleice Rodrigues de Souza - Bibliotecária - CRB-7/6439

04/10/2024 07/10/2024

Medronho RA, Bloch KV, Luiz RR, Werneck GL
Epidemiologia – 3ª Edição

Editores

Roberto de Andrade Medronho

Graduação em Medicina pela Universidade Federal do Rio de Janeiro (UFRJ). Mestrado e Doutorado pela Fundação Oswaldo Cruz (Fiocruz), Professor Titular de Epidemiologia da UFRJ. Cientista do Nosso Estado, da FAPERJ. Pesquisador 2 do CNPq. Membro Titular da Academia Nacional de Medicina. Diretor da Faculdade de Medicina da UFRJ (2011-2020). Reitor da UFRJ (2023-2027).

Katia Vergetti Bloch

Graduação em Medicina pela Universidade Federal do Rio de Janeiro (UFRJ). Mestrado em Clínica Médica pela UFRJ. Doutorado em Saúde Pública pela Universidade Federal da Bahia (UFBA) / Sanduíche com a London School of Hygiene and Tropical Medicine, em Londres. Professora Titular de Epidemiologia do Instituto de Estudos em Saúde Coletiva (IESC) da UFRJ.

Ronir Raggio Luiz

Graduação em Estatística pela Universidade do Estado do Rio de Janeiro (Uerj). Mestrado em Estatística pela Universidade Federal do Rio de Janeiro (UFRJ). Doutorado em Engenharia Biomédica pela COPPE/UFRJ. Professor Titular de Bioestatística do Instituto de Estudos em Saúde Coletiva (IESC) da UFRJ. Cientista do Nosso Estado, da FAPERJ. Pesquisador 1B do CNPq.

Guilherme Loureiro Werneck

Graduação em Medicina pela Universidade do Estado do Rio de Janeiro (Uerj). Mestrado em Saúde Coletiva pelo Instituto de Medicina Social da Uerj. Doutorado em Saúde Pública e Epidemiologia pela Harvard School of Public Health. Pós-Doutorado na Harvard School of Public Health. Professor Associado do Instituto de Medicina Social da Uerj. Professor Adjunto do Instituto de Estudos de Saúde Coletiva da Universidade Federal do Rio de Janeiro (UFRJ). Membro do "WHO Expert Advisory Panel on Parasitic Diseases (Leishmaniasis)". Coordenador da área de Saúde Coletiva na CAPES (2014-2018).

Colaboradores

Alberto Novaes Ramos Júnior

Graduação em Medicina pela Universidade Federal do Rio de Janeiro (UFRJ). Especialização (residência médica) em Doenças Infecciosas e Parasitárias pela UFRJ. Especialização (título de especialista) em Medicina de Família e Comunidade pela Sociedade Brasileira de Medicina de Família e Comunidade & Associação Médica Brasileira. Mestrado em Saúde Coletiva (Epidemiologia) pela UFRJ. Doutorado em Ciências Médicas (Epidemiologia e Avaliação em Saúde) pela Universidade Federal do Ceará (UFC). Professor Associado da Faculdade de Medicina, Departamento de Saúde Comunitária, da UFC. Coordenador do Programa de Pós-Graduação em Saúde Pública da UFC.

Alicia Matijasevich

Graduação em Medicina pela Universidad de la República, no Uruguai. Mestrado e Doutorado em Epidemiologia pela Universidade Federal de Pelotas (UFPel). Pós-Doutorado pela Universidade de Bristol, na Inglaterra. Professora Associada do Departamento de Medicina Preventiva da Faculdade de Medicina da Universidade de São Paulo (FMUSP). Professora do Programa de Pós-Graduação em Saúde Coletiva da FMUSP. Professora Colaboradora do Programa de Pós-Graduação em Epidemiologia da UFPel.

Aline Dayrell Ferreira Sales

Professora Adjunta do Departamento de Medicina Preventiva e Social da Faculdade de Medicina da Universidade Federal de Minas Gerais (UFMG). Pesquisadora do Observatório de Saúde Urbana de Belo Horizonte, da UFMG. Nutricionista, Mestre e Doutora em Saúde Pública, na área de concentração em Epidemiologia.

Aline Pinto Marques

Cientista Social e Doutora em Epidemiologia e Saúde Pública pela Escola Nacional de Saúde Pública Sérgio Arouca (ENSP). Pesquisadora Associada do Laboratório de Informática em Saúde do Instituto de Comunicação e Informação Científica e Tecnológica em Saúde da Fundação Oswaldo Cruz (US/ICICT/Fiocruz).

Amanda de Moura Souza

Graduação em Nutrição pela Universidade do Estado do Rio de Janeiro (Uerj). Mestrado em Saúde Coletiva pelo Instituto de Medicina Social (IMS) da Uerj. Doutorado em Saúde Coletiva pelo IMS/Uerj. Professora Adjunta do Instituto de Estudos em Saúde Coletiva da Universidade Federal do Rio de Janeiro (IESC/UFRJ).

Amélia Augusta de Lima Friche

Fonoaudióloga. Doutora em Saúde Pública. Professora do Departamento de Fonoaudiologia da Faculdade de Medicina da Universidade Federal de Minas Gerais (UFMG). Subcoordenadora do Observatório de Saúde Urbana de Belo Horizonte e Coordenadora do Programa de Pós-Graduação em Ciências Fonoaudiológicas da UFMG.

Andréa Sobral

Pesquisadora em Saúde Pública da Escola Nacional de Saúde Pública, da Fundação Oswaldo Cruz (ENSP/Fiocruz) e Coordenadora do Programa de Pós-Graduação *stricto sensu* em Saúde Pública e Meio Ambiente da ENSP/Fiocruz. É líder do Grupo de Pesquisa de Epidemiologia Espacial certificado pelo CNPq. Possui experiência na área de Saúde Coletiva, com ênfase em Epidemiologia, em Análise de Processos Endêmico-Epidêmicos e em Epidemiologia Espacial, Geoprocessamento, Sensoriamento Remoto, Gestão Ambiental e Saúde e Modelagem em Saúde.

Angela Maria Cascão

Graduação em Serviço Social pela Faculdade de Serviço Social do Rio de Janeiro. Especialização com curso básico de Saúde Pública pela Escola Nacional de Saúde Pública, da Fundação Oswaldo Cruz (ENSC/Fiocruz). Mestrado e Doutorado em Saúde Coletiva pelo Instituto de Estudos em Saúde Coletiva, da Universidade Federal do Rio de Janeiro (IESC/UFRJ). Servidora concursada da Secretaria Estadual de Saúde do Rio de Janeiro no cargo de Sanitarista, sendo responsável pela gestão dos Sistemas de Informação sobre Mortalidade (SIM) e de Nascidos Vivos (SINASC). Atualmente desenvolve junto à Universidade de São Paulo (USP) projeto de Pós-Doutorado intitulado "Qualificação dos óbitos por causas externas no estado do Rio de Janeiro: um desafio para o Sistema de Informação sobre Mortalidade (SIM)".

Angelica dos Santos Vianna

Graduação em Medicina pela Universidade Federal do Rio de Janeiro (UFRJ). Especialização em Medicina do Trabalho pela Universidade Federal do Estado do Rio de Janeiro (Unirio). Mestre em Saúde Coletiva pelo Instituto de Estudos em Saúde Coletiva (IESC) da UFRJ. Doutora em Saúde Coletiva pelo IESC/UFRJ. Coordenadora Adjunta da Disciplina de Saúde e Trabalho da Faculdade de Medicina da UFRJ. Chefe/Médica do Ambulatório de Toxicologia Clínica Ambiental e Ocupacional do Hospital Universitário Clementino Fraga Filho (HUCFF), da UFRJ.

Antônio José Leal Costa

Graduação em Medicina pela Universidade Federal Fluminense (UFF). Residência Médica em Medicina Preventiva e Social pela UFF. Mestrado em Saúde Coletiva pelo Instituto de Medicina Social da Universidade do Estado do Rio de Janeiro (IMS/Uerj). Doutorado em Saúde Pública pela Faculdade de Saúde Pública da Universidade de São Paulo (FSP/USP). Professor Associado do Instituto de Estudos em Saúde Coletiva da Universidade Federal do Rio de Janeiro (IESC/UFRJ).

Armando Mayer

Graduação em Ciências Biológicas pela Universidade Gama Filho. Mestrado e Doutorado em Saúde Pública pela Escola Nacional de Saúde Pública da Fundação Oswaldo Cruz (ENSP/Fiocruz). Doutorado Sanduíche no Department of Pharmacology and Cancer Biology, Universidade Duke, nos Estados Unidos. Pós-Doutorado em Epidemiology pelo National Institute of Environmental Health Sciences do National Institutes of Health (NIH), nos Estados Unidos. Professor Associado III de Saúde Ambiental e do Trabalhador do Instituto de Estudos em Saúde Coletiva da Universidade Federal do Rio de Janeiro (IESC/UFRJ).

Carlos Henrique Klein

Graduação em Medicina pela Universidade Federal do Rio Grande do Sul (UFRGS). Mestrado em Saúde Pública na área de concentração em Epidemiologia e Métodos Quantitativos em Saúde pela Escola Nacional de Saúde Pública Sérgio Arouca da Fundação Oswaldo Cruz (ENSP/Fiocruz).

Carmen Ildes Rodrigues Fróes Asmus

Graduação em Medicina pela Universidade do Estado do Rio de Janeiro (Uerj). Especialização em Medicina do Trabalho pela Universidade Federal Fluminense (UFF). Mestrado em Endocrinologia pela Universidade Federal do Rio de Janeiro (UFRJ). Doutorado em Ciências pela UFRJ. Pós-Doutorado na Icahn School of Medicine at Mont Sinai, Nova York.

Claudia Caminha Escosteguy

Graduação em Medicina pela Universidade Federal do Rio de Janeiro (UFRJ). Doutorado pela Escola Nacional de Saúde Pública Sérgio Arouca da Fundação Oswaldo Cruz (ENSP/Fiocruz). Chefe do Serviço de Epidemiologia do Hospital Federal dos Servidores do Estado.

Claudia Leite Moraes

Graduação em Medicina pela Universidade do Estado do Rio de Janeiro (Uerj). Mestrado em Saúde Coletiva pela Uerj. Doutorado em Saúde Pública pela Fundação Oswaldo Cruz (Fiocruz). Pós-Doutorado (Estágio Sênior no Exterior) na School of Public Health, da Universidade da Califórnia. Professora Associada do Departamento de Epidemiologia do Instituto de Medicina Social (IMS) da Uerj e Professora Titular da Faculdade de Medicina e da Pós-Graduação em Saúde da Família da Universidade Estácio de Sá. Coordenadora do Programa de Investigação Epidemiológica em Violência Familiar (PIEVF), do IMS/Uerj. Coordenadora dos cursos profissionais em Saúde Coletiva da Coordenação de Aperfeiçoamento de Pessoal de Nível Superior (Capes). Bolsista de Produtividade 1D do CNPq.

Cláudia Medina Coeli

Medicina, UERJ. Mestrado em Endocrionologia, PUC/RJ. Doutorado em Saúde Coletiva, IMS/UERJ. Pós-doutorado pela Universidade de Montréal/Canadá. Professora Associada IESC/UFRJ. Co-editora chefe de Cadernos de Saúde Pública (CSP), e editora associada do International Journal of Population Data Science (IJPDS).

Cláudio José Struchiner

Graduação em Medicina pela Universidade Federal do Rio de Janeiro (UFRJ). Mestrado em Matemática pelo Instituto de Matemática Pura e Aplicada (IMPA). Doutorado em Dinâmica Populacional de Doenças Infecciosas pela Universidade de Harvard. Atualmente é Professor Titular da Escola de Matemática Aplicada da Fundação Getúlio Vargas (EMAp/FGV) e Professor Adjunto do Instituto de Medicina Social da Universidade do Estado do Rio de Janeiro (IMS/Uerj).

Dalia Elena Romero Montilla

Graduação em Sociologia pela Universidad Católica Andrés Bello, na Venezuela. Mestrado em Demografia pelo El Colegio de México e Doutorado em Saúde Pública pela Fundação Oswaldo Cruz (Fiocruz). É funcionária da Fiocruz, atua como Pesquisadora, Professora e Vice-Coordenadora do Programa de Pós-Graduação *stricto sensu* em Informação Comunicação em Saúde (PPGICS). Faz parte do corpo docente do Curso de Pós-Graduação em Geriatria e Gerontologia da UnATI/Uerj. Tem experiência na área de Demografia e Saúde Pública, especialmente nos temas de avaliação da qualidade da informação, envelhecimento e saúde do idoso, monitoramento de indicadores de saúde e componentes da dinâmica demográfica.

Evandro Silva Freire Coutinho

Médico Epidemiologista com Mestrado na London School of Hygiene and Tropical Medicine. Doutorado no Instituto de Saúde Coletiva da Universidade Federal da Bahia (UFBA). Professor Adjunto do Instituto de Medicina Social da Universidade do Estado do Rio de Janeiro (Uerj). Pesquisador I-A do CNPq.

Francisco I. Bastos

Pesquisador titular da Fundação Oswaldo Cruz (Fiocruz) e pesquisador 1A do CNPq, é autor de mais 300 artigos em revistas indexadas e mais de 100 capítulos de livro e/ou livros. Atua principalmente na interface entre uso prejudicial e dependente de substâncias e riscos e danos associados, assim como no desenvolvimento e implementação de métodos para estimação e recrutamento de populações de difícil acesso. Além do trabalho na área biomédica senso estrito, vem atuando como editor e tradutor de artigos científicos em biomedicina, além de outros temas, como artigos e livros em ciências sociais e humanas.

Gilberto Kac

Doutorado em Saúde Pública pela Faculdade de Saúde Pública da Universidade de São Paulo (FSP/USP). Professor Titular do Instituto de Nutrição Josué de Castro da Universidade Federal do Rio de Janeiro (INJC/UFRJ). Coordenador do Observatório de Epidemiologia Nutricional da UFRJ. Bolsista de Produtividade em Pesquisa do CNPq - Nível 1A. Pós-Doutorado na Universidade da Califórnia e na Universidade de Oxford.

Iná S. Santos

Medicina, Universidade Federal de Pelotas. Mestre e Doutora em Clínica Médica, Universidade Federal do Rio Grande do Sul. Professora Titular do Programa de Pós-Graduação em Epidemiologia, Universidade Federal de Pelotas. Professora Adjunta dos Programas de Pós-Graduação em Pediatria e Saúde da Criança e em Medicina e Clínica Médica, Pontifícia Universidade Católica do Rio Grande do Sul.

Jackeline Christiane Pinto Lobato

Graduação em Nutrição pela Universidade Federal Fluminense (UFF). Mestrado em Saúde Coletiva Epidemiologia no Instituto de Estudos em Ciência Coletiva da Universidade Federal do Rio de Janeiro (IESC/UFRJ). Professora Adjunta do Instituto de Saúde Coletiva da UFF.

Jessica Pronestino de Lima Moreira

Doutora em Engenharia Biomédica e Mestre em Saúde Coletiva pela UFRJ. Graduada em Estatística pela Uerj. Professora de Bioestatística da Faculdade de Farmácia da UFF.

João Luiz Dornelles Bastos

Graduado em Odontologia. Doutor em Epidemiologia pelo Programa de Pós-Graduação em Epidemiologia da Universidade Federal de Pelotas. Professor do Departamento de Saúde Pública da Universidade Federal de Santa Catarina.

José Marcos Ribeiro

Graduado em Medicina pela Faculdade de Ciências Médicas da Universidade do Estado do Rio de Janeiro (Uerj). Doutorado em Biofísica pelo Instituto de Biofísica Carlos Chagas Filho da Universidade Federal do Rio de Janeiro (UFRJ). Atualmente é Pesquisador Sênior - National Institutes of Health.

José Rodrigo de Moraes

Graduado em Estatística pela ENCE. Mestre em Estudos Populacionais e Pesquisas Sociais, com área de concentração em Estatística Social, pela ENCE. Doutor em Saúde Coletiva pelo IESC/UFRJ. Professor Associado do Departamento de Estatística do Instituto de Matemática e Estatística da UFF.

José Ueleres Braga

Médico Epidemiologista com Mestrado e Doutorado pelo Instituto de Medicina Social da Universidade do Estado do Rio de Janeiro (Uerj). Pesquisador da Escola Nacional de Saúde Pública da Fiocruz e Professor Adjunto do Instituto de Medicina Social da Uerj.

Kenneth Rochel de Camargo Jr.

Médico (FCM/UERJ). Doutor em Saúde Coletiva (IMS/UERJ), com Pós-Doutorado na McGill University. Professor Titular do IMS/UERJ. Editor Associado do American Journal of Public Health.

Laura C. Rodrigues

MSC, PHD, MFPH, member of the Brazilian Academy of Sciences.

Laylla Ribeiro Macedo

Enfermeira graduada pela Universidade Federal do Espírito Santo (UFES). Mestre em Doenças Infecciosas pelo Programa de Pós-Graduação em Doenças Infecciosas da UFES. Doutora em Ciências pelo Programa de Epidemiologia em Saúde Púbica da Escola Nacional de Saúde Pública da Fundação Oswaldo Cruz (ENSP/Fiocruz). Pós-Doutoranda pelo Instituto de Estudos em Saúde Coletiva (IESC) da Universidade Federal do Rio de Janeiro (UFRJ).

Liz M. de Almeida

Graduada em Medicina pela UFRJ. Especialização em Psiquiatia pelo Instituto de Psiquiatria da Universidade Federal do Rio de Janeiro (UFRJ). Especialização em Saúde Pública pela Escola Nacional de Saúde Pública da Fundação Oswaldo Cruz (ENSP/Fiocruz). Especialização em Gestão em Saúde pelo Instituto de Pós-Graduação e Pesquisa em Administração da Universidade Federal do Rio de Janeiro (COPPEAD-UFRJ). Mestre em Saúde Coletiva pelo Instituto de Medicina Social da Universidade do Estado do Rio de Janeiro (IMS/Uerj). Doutora em Ciências pela Faculdade de Medicina da Universidade de São Paulo (FMUSP). Chefe da Coordenação de Prevenção e Vigilância do Instituto Nacional de Câncer José Alencar Gomes da Silva (INCA).

Luiz Antonio Bastos Camacho

Graduado em Medicina pela UERJ. Mestrado em Saúde Pública pela Escola Nacional de Saúde Pública pela Fiocruz. Doutorado em Saúde Pública pela Johns Hopkins University. Pós-Doutorado pela London School of Hygiene and Tropical Medicine. Pesquisador Titular do Departamento de Epidemiologia e Métodos Quantitativos em Saúde da Escola Nacional de Saude Pública (ENSP/Fiocruz). Docente permanente do Programa de Mestrado e Doutorado em Epidemiologia em Saúde pública da ENSP/Fiocruz. Bolsista de produtividade em pesquisa 1B do CNPq.

Margareth Crisóstomo Portela

BSc em Engenharia Elétrica pela UFBA, MSc em Engenharia Biomédica pela UFRJ, PhD em Health Policy and Administration pela University of North Carolina at Chapel Hill e Pós-Doutorado em Medical University of South Carolina, EUA. Realizou Estágio Sênior (Programa Ciências sem Fronteiras - CAPES) na University of Leicester, Inglaterra. É Pesquisadora da Fundação Oswaldo Cruz (Fiocruz), lotada na Escola Nacional de Saúde Pública (ENSP), onde é docente permanente do Programa de Pós-Graduação em Saúde Pública.

Maria Helena Hasselmann

Mestrado e Doutorado em Saúde Coletiva pela Universidade Federal Fluminense (UFF). Professora Associada da Universidade do Estado do Rio de Janeiro (Uerj). Pós-Doutorado realizado na Harvard School of Public Health.

Maurício de Andrade Perez

Doutorado em Epidemiologia. Mestrado em Epidemiologia. Professor Adjunto da Universidade Federal do Rio de Janeiro (UFRJ).

Michael Eduardo Reichenheim

Graduado em Medicina pela Universidade Federal do Rio de Janeiro (UFRJ). Mestre (msc) em Saúde Materno-Infantil pela Universidade de Londres. Doutor (PhD) em Saúde Pública pela Universidade de Londres. Pós-Doutorado na Universidade de Cambridge. Professor do Instituto de Medicina Social da Universidade do Estado do Rio de Janeiro (Uerj).

Miriam Ventura

Graduação em Direito. Mestrado e Doutorado em Saúde Pública pela Escola Nacional de Saúde Pública Sérgio Arouca, da Fundação Oswaldo Cruz (ENSP/Fiocruz). Professora do Instituto de Estudos em Saúde Coletiva da Universidade Federal do Rio de Janeiro (IESC/UFRJ). Editora Associada da Revista Cadernos de Saúde Pública (CSP), da Fiocruz. Coordenadora do Laboratório Interdisciplinar de Direitos Humanos e Saúde (LIDHS). Integra o corpo docente permanente do Programa de Pós-Graduação em Saúde Coletiva do IESC/UFRJ B o de Bioética, Ética Aplicada e Saúde Coletiva - UFRJ-UERJ-Fiocruz-UFF-UFRJ.

Moysés Szklo

University Distinguished Professor of Epidemiology and Medicine, The Johns Hopkins University. Editor-in-Chief Emeritus, American Journal of Epidemiology. Graduação em Medicina pela Universidade do Estado do Rio de Janeiro (Uerj). Mestrado e Doutorado em Saúde Pública pela Johns Hopkins University. Editor-chefe do American Journal of Epidemiology desde 1988. Professor Titular aposentado de Epidemiologia e Políticas de Saúde da Universidade Federal do Rio de Janeiro (UFRJ). Full Professor da Escola de Saúde Pública da Johns Hopkins University (EUA). Membro do corpo editorial de diversas revistas científicas. Já publicou mais de 300 artigos científicos na área de Saúde Pública, com ênfase em Epidemiologia. Consultor do Instituto Nacional do Câncer (INCA), Coordenador Geral do Estudo de Riscos Cardiovasculares em Adolescentes (ERICA).

Naomar de Almeida Filho

PhD em Epidemiologia. D.Sc. Honoris Causa pela McGill University. Professor Titular aposentado do Instituto de Saúde Coletiva da Universidade Federal da Bahia (UFBA). Professor Visitante em várias universidades: UNC-Chapel Hill, UC-Berkeley, Universidad Nacional de Lanús, Université de Montreal e Harvard University. Pesquisador I-A do CNPq. Atualmente é Professor Visitante no Instituto de Estudos Avançados da Universidade de São Paulo (USP).

Nei Carlos dos Santos Rocha

Graduação em Estatística pela Universidade do Estado do Rio de Janeiro (Uerj). Mestrado em Estatística pela Universidade Federal do Rio de Janeiro (UFRJ). Doutorado em Engenharia de Produção pela UFRJ. Professor Associado do Instituto de Matemática da UFRJ.

Pauline Lorena Kale

Graduação em Medicina pela Universidade Federal Fluminense (UFF). Mestrado em Saúde Pública pela Escola Nacional de Saúde Pública Sérgio Arouca, da Fundação Oswaldo Cruz (ENSP/Fiocruz). Doutorado em Engenharia Biomédica pela Universidade Federal do Rio de Janeiro (UFRJ). Pós-Doutorado em Epidemiologia pela Universidade de São Paulo (USP). Professora Associada IV de Epidemiologia pelo Instituto de Estudos em Saúde Coletiva (IESC) da UFRJ.

Paulo Nadanovsky

Professor Titular do Departamento de Epidemiologia do Instituto de Medicina Social da Universidade do Estado do Rio de Janeiro (Uerj). Pesquisador em Saúde Pública do Departamento de Epidemiologia e Métodos Quantitativos em Saúde da Escola Nacional de Saúde Pública da Fundação Oswaldo Cruz (ENSP/Fiocruz). PhD pela Faculty of Medicine no The London Hospital Medical College, da Universidade de Londres. Cirurgião-dentista pela Universidade Federal Fluminense (UFF).

Rejane Sobrino Pinheiro

Graduação em Engenharia Eletrônica pela Universidade Federal do Rio de Janeiro (UFRJ). Mestrado em Engenharia Biomédica pela COPPE/UFRJ. Doutorado em Saúde Pública pela Fundação Oswaldo Cruz (Fiocruz). Pós-Doutorado em Epidemiologia e Saúde Pública pela Fiocruz.

Ricardo José Soares Pontes

Médico sanitarista, Epidemiologista e Professor Titular aposentado do Departamento de Saúde Comunitária da Faculdade de Medicina da Universidade Federal do Ceará (UFC). Graduação em Medicina pela Faculdade de Medicina de Ribeirão Preto da Universidade de São Paulo (FMRP/USP). Especialização em Saúde Pública pela Faculdade de Saúde Pública da USP. Fez Residência em Medicina Preventiva e Social pelo Hospital das Clínicas da FMRP/USP. Doutorado em Medicina Preventiva, no Departamento de Medicina Social da FMRP/USP. Pós-Doutorado no Department of Tropical Medicine, Harvard School of Public Health.

Rosely Sichieri

Médica sanitarista. Doutora em Nutrição em Saúde Pública. Professora Titular do Departamento de Epidemiologia da Universidade do Estado do Rio de Janeiro (Uerj).

Rosemary Shinkai

Cirurgiã-dentista pela Faculdade de Odontologia da Universidade de São Paulo (USP). Especialista em Envelhecimento e Saúde do Idoso pela Escola Nacional de Saúde Pública da Fundação Oswaldo Cruz (ENSP/Fiocruz). Especialista em Gerontologia pela Sociedade Brasileira de Geriatria e Gerontologia. Especialista em Prótese Dentária e em Odontogeriatria pelo Conselho Federal de Odontologia. Mestre e Doutora em Clínica Odontológica pela Universidade Estadual de Campinas (Unicamp). Realizou estágio pós-doutoral na University of Texas Health Science Center at San Antonio e atuou na Associação Brasileira de Editores Científicos (ABEC) e no Committee on Publication Ethics (COPE). Atualmente é Professora Titular da Pontifícia Universidade Católica do Rio Grande do Sul (PUCRS), Escola de Ciências da Saúde e da Vida; Orientadora de Mestrado e Doutorado no Programa de Pós-Graduação em Odontologia da PUCRS e Membro do Comitê de Ética em Pesquisa da Sociedade Brasileira de Pesquisa Odontológica (SBPqO).

Volney de Magalhães Câmara

Professor Titular do Instituto de Estudos em Saúde Coletiva da Universidade Federal do Rio de Janeiro (IESC/UFRJ). Possui Graduação em Medicina pela UFRJ; Mestrado em Medicina Ocupacional pela The London School of Hygiene and Tropical Medicine da Universidade de Londres; Doutorado em Saúde Pública pela Fundação Oswaldo Cruz (Fiocruz); e Pós-Doutorado em Saúde Ambiente pelo ECO/PAHO. Consultor da Organização Pan-Americana da Saúde, em Washington, USA, e Ministério da Saúde no Brasil. Professor do Curso de Pós-Graduação em Saúde Coletiva do IESC/UFRJ e do Programa de Pós-Graduação em Epidemiologia e Vigilância em Saúde do Instituto Evandro Chagas. Diretor Territorial no Brasil da Revista de Salud Ambiental (Madrid, Espanha).

Waleska Teixeira Caiaffa

Professora Titular de Epidemiologia e Saúde Pública da Universidade Federal de Minas Gerais (UFMG). Médica, Mestre em Saúde Pública, Doutora em Parasitologia/Epidemiologia, Pós-Doutora em Epidemiologia. Coordenadora do Observatório de Saúde Urbana de Belo Horizonte, da Faculdade de Medicina da UFMG (OSUBH/FM/UFMG). Docente Permanente do Programa de Pós-Graduação em Saúde Pública da FM/UFMG. Pesquisadora 1B do CNPq.

Prefácio 3ª edição

A Epidemiologia é fundamental para a formação dos profissionais de saúde, assim como para todos os que se interessam em compreender o processo saúde-doença, independente da área de conhecimento. Além disso, os estudos epidemiológicos foram decisivos para muitos avanços científicos e tecnológicos na área da saúde.

A pandemia de Covid-19 mostrou claramente o quanto a Epidemiologia é essencial para o enfrentamento desse grave problema de saúde pública. Restou claro para a sociedade a importância do instrumental da Epidemiologia para assegurar o retorno às atividades cotidianas. Senão, vejamos. Foi a partir da notificação de um novo agravo na China que foi detectada a ocorrência de uma doença inusitada. Graças à *Vigilância Epidemiológica*, foi possível investigar o surto inicial e detectar que se tratava de um agente infeccioso até então desconhecido. A *Análise Exploratória de Dados* da doença permitiu identificar os padrões de adoecimento, as vias de contaminação e as formas de contágio, antes mesmo da descoberta do SARS-CoV-2. Foi possível assim descrever a *História Natural da Doença*. Diversos estudos foram realizados para avaliar o impacto da doença na população. As *Medidas de Frequência de Doenças*, como a *incidência* e a *letalidade*, identificaram possíveis grupos e áreas de risco. Após a detecção do vírus, foi necessário elaborar *Testes Diagnósticos* para sua detecção e avaliar sua *sensibilidade* e *especificidade*, ambos procedimentos da Epidemiologia.

Indicadores de Saúde foram necessários para se conhecer os diferentes locais e as populações onde ocorreu a doença. *Estudos Seccionas* foram realizados para determinar o grau de exposição da população ao vírus. *Estudos Caso-Controle* identificaram os fatores de risco para o adoecimento e óbito. Era necessário também conhecer os determinantes sociais e ambientais da Covid-19, e, então, vários *Estudos Ecológicos* foram realizados para avaliar a *Distribuição das Doenças no Espaço e no Tempo*, contribuindo para se conhecer a dinâmica do vírus em distintas populações, identificar áreas e populações de risco, subsidiando a adoção das medidas adequadas para o controle da doença. O distanciamento social foi baseado nas melhores evidências produzidas pela Epidemiologia.

Tratando-se de uma doença infecciosa, foi essencial a descoberta de vacinas eficazes e seguras. Para tal, inúmeros *Estudos de Intervenção* foram realizados, e em tempo recorde descobriram-se diversas vacinas, que foram fundamentais para nos livrar da pandemia. Esses estudos também foram fundamentais para a descoberta de medicamentos eficazes e seguros contra a Covid-19. Após a realização dos inúmeros *Ensaios Clínicos*, foram realizados estudos de *Revisão Sistemática,* que é uma ferramenta usada para integrar as informações dos vários estudos epidemiológicos. Posteriormente, realizou-se a *Metanálise* dessas revisões, que é uma técnica estatística adequada para analisar a combinação dos resultados dos diversos estudos. Essa técnica permite analisar, por exemplo, as *Medidas de Associação* descobertas em cada estudo de forma combinada, conferindo maior robustez às evidências encontradas. Certamente, todos os estudos precisam apresentar grande rigor científico, para que seus achados não tenham *vieses* ou *confundimento* e, portanto, sejam válidos. Para tal, faz-se necessário analisar a *Validade em Estudos Epidemiológicos*. Após a realização dos estudos, é fundamental que divulguemos seus resultados para a comunidade científica e a sociedade em geral, e para isso é muito importante que tenhamos *expertise* na *Elaboração de Artigos Científicos Epidemiológicos.*

Destaca-se que todos esses conceitos estão detalhados no livro, assim como diversos outros. No entanto, eles não se aplicam apenas à Covid-19 ou às doenças infecciosas. São conceitos amplamente utilizados em todos os problemas relacionados à saúde, especialmente em nosso país, que possui um quadro epidemiológico extremamente complexo e dinâmico, onde persistem ou reemergem doenças infecciosas, além da emergência de novas doenças, fruto, entre outros fatores, da globalização, da exploração não sustentável do ambiente, das mudanças climáticas, das precárias condições de vida e do aumento da desigualdade social. Por isso, infelizmente, nossas previsões são de que não há dúvidas **se teremos uma nova pandemia, mas quando teremos uma nova pandemia**.

A *Transição Demográfica e Epidemiológica* no Brasil mostra um rápido envelhecimento da população, e a doença cardiovascular e o câncer constituem as maiores cargas de doença, sobrecarregando os serviços de saúde, que necessitam ampliar o seu acesso à população, especialmente nas camadas mais vulneráveis.

As grandes e rápidas mudanças sociais e políticas do mundo atual impõem diversos desafios à sociedade. Os avanços devem beneficiar todas as pessoas. A iniquidade social e toda a forma de discriminação deve ser combatida com políticas públicas inclusivas e solidárias. Não há dúvida de que a Epidemiologia pode oferecer instrumentos valiosos para contribuir para uma sociedade mais fraterna, justa, solidária, sustentável e saudável. Além de ser uma valiosa ferramenta para o fortalecimento e a melhoria da qualidade do Sistema Único de Saúde, o nosso SUS.

Roberto de Andrade Medronho

Editor-Chefe

Prefácio 2ª edição

A segunda edição deste livro incorpora a experiência adquirida com o uso da primeira edição, além de recentes conhecimentos advindos do avanço da Epidemiologia. Novos capítulos e novos colaboradores foram inseridos, e os capítulos que permaneceram foram aprimorados. O caderno de exercícios também foi revisto e atualizado e ganhou novos exercícios, baseados em dados epidemiológicos reais. Todo esse esforço teve como objetivo construir um livro para servir como bibliografia de referência para o ensino nos cursos de graduação e pós-graduação em saúde e ser fonte de consulta e atualização para todos que necessitam de novos conhecimentos associados a uma didática moderna.

Diversos docentes, pesquisadores e técnicos das mais conceituadas instituições de ensino e pesquisa do Brasil e do mundo colaboraram com esta edição. Além dos docentes da Faculdade de Medicina e do Instituto de Estudos de Saúde Coletiva da Universidade Federal do Rio de Janeiro (UFRJ), participaram também docentes, pesquisadores e técnicos da Fundação Oswaldo Cruz (Fiocruz); da Universidade do Estado do Rio de Janeiro (Uerj); da Universidade Federal da Bahia (UFBA); da Universidade Federal do Ceará (UFC); da Universidade Federal de São Carlos (UFSCar); da Secretaria de Estado de Saúde e Defesa Civil do Rio de Janeiro (SESDEC); do Hospital dos Servidores do Estado (HSE); do Instituto Nacional de Câncer (INCA); da Johns Hopkins University; da London School of Hygiene and Tropical Medicine; e dos National Institutes of Health (NIH). O grande número de colaboradores com experiências distintas no desenvolvimento da pesquisa e do ensino da Epidemiologia permitiu que cada tema fosse tratado de forma clara para iniciantes, mas, ao mesmo tempo, com a profundidade exigida pela complexidade da área.

Este livro contém 37 capítulos, distribuídos em cinco seções: a primeira seção apresenta os conceitos fundamentais para a compreensão da Epidemiologia; a segunda detalha o método epidemiológico; a terceira mostra a contribuição da estatística para a Epidemiologia; a quarta apresenta diversos tópicos relevantes e atuais para a área; e a quinta seção expõe alguns conceitos avançados em Epidemiologia.

Ressalta-se que muitos avanços científicos e tecnológicos na área da saúde tiveram a Epidemiologia como um importante instrumental para o seu pleno êxito. Entretanto, grande parte de nossa população ainda não se beneficiou de tais avanços. Assistimos neste início de século a profundas mudanças políticas e sociais com importantes repercussões no campo da saúde. Atualmente, nosso país apresenta um quadro epidemiológico bastante adverso, no qual persistem doenças e agravos à saúde, antigas doenças reaparecem e surgem novas formas de adoecer e morrer. As mudanças no perfil e distribuição das doenças associadas a grandes desigualdades sociais impõem novos desafios não apenas à prevenção, controle, diagnóstico e tratamento das doenças, mas também à promoção da saúde.

A educação assume um papel estratégico na construção de uma sociedade mais saudável e mais justa. Em particular na saúde, o ensino da Epidemiologia é fundamental tanto para a formação de profissionais como para o aumento da consciência sanitária da população. Para isso, essa área da Medicina necessita produzir conhecimento relevante e útil em ritmo compatível com as transformações sociais, utilizando recursos pedagógicos modernos e adequados às necessidades de uma sociedade em permanente transformação cultural e comportamental.

Finalmente, esperamos que este livro atenda às demandas atuais da formação profissional no que se refere à Epidemiologia e que possa contribuir para a identificação de futuros cenários dessa formação. Profissionais competentes, com sólida formação humana e compromissados socialmente são fundamentais para a melhoria das condições de vida de nossa população.

Roberto de Andrade Medronho
Guilherme Loureiro Werneck
Katia Vergetti Bloch
Ronir Raggio Luiz
Setembro de 2008

Prefácio 1ª edição

Este livro é fruto de um grande esforço coletivo. Reúne a experiência de diversos docentes do curso médico da Faculdade de Medicina da Universidade Federal do Rio de Janeiro (UFRJ); dos docentes e pesquisadores da Fundação Oswaldo Cruz (Fiocruz); dos docentes da Universidade do Estado do Rio de Janeiro (Uerj); dos docentes da Universidade Federal de São Carlos (UFSCar); dos docentes da Secretaria Estadual de Saúde do Rio de Janeiro; dos docentes do Hospital dos Servidores do Estado (HSE); dos docentes do Ministério da Saúde; dos docentes da London School of Hygiene and Tropical Medicine; e dos docentes da National Institutes of Health (NIH). Seus 36 colaboradores não mediram esforços para trazer os mais modernos conceitos epidemiológicos necessários a uma boa formação nesta importante área do conhecimento. Muitos avanços científicos e tecnológicos na área da saúde tiveram a Epidemiologia como um importante instrumental para o seu pleno êxito. Além disso, o III Plano Diretor para o Desenvolvimento da Epidemiologia no Brasil, 2000-2004, elaborado pela Comissão de Epidemiologia da Associação Brasileira de Pós-Graduação em Saúde Coletiva, Abrasco, identifica os avanços recentes da Epidemiologia, especialmente quanto à análise de situações de saúde, de séries temporais e espaciais e desenvolvimento de metodologias de avaliação, e aponta a necessidade da incorporação desses novos conteúdos na reformulação do ensino. Assim, esta disciplina torna-se fundamental para todos os profissionais que atuam ou têm interface com a área da saúde. A publicação deste livro visa fornecer aos docentes bibliografia de referência para o ensino nos cursos de graduação e pós-graduação e fonte de consulta e atualização para os que necessitam de conhecimentos recentes associados a uma didática moderna.

Deve-se ressaltar que grande parte de nossa população ainda não se beneficiou dos diversos avanços científicos e tecnológicos obtidos na Epidemiologia em particular e na área da saúde em geral. A própria Constituição Federal reconhece que a saúde está na dependência das condições econômicas e sociais, entre as quais emprego, salário digno, moradia, alimentação adequada, educação, lazer, transporte e acesso universal e equânime aos serviços de saúde. Infelizmente, como diversas dessas necessidades não estão sendo atendidas, presenciamos um quadro epidemiológico bastante adverso, no qual não só diversas doenças e agravos à saúde persistem e antigas reaparecem, além de surgirem novas formas de adoecer e morrer.

Durante anos fui docente e coordenador da disciplina de Epidemiologia do curso médico da UFRJ. Essa disciplina pertence à Faculdade de Medicina e é ministrada nas dependências do Núcleo de Estudos de Saúde Coletiva da UFRJ, unidade que tem como finalidade promover o ensino, pesquisa e extensão no campo interdisciplinar da Saúde Coletiva e contribuir para a conscientização dos problemas de saúde da população brasileira. Nesse período, tenho testemunhado o crescente interesse dos alunos por essa área médica. Além disso, todos os dias somos procurados por diversos profissionais que buscam orientação em Epidemiologia para melhor realizar seus trabalhos. A partir dessa experiência surgiu a necessidade deste livro, que contém 32 capítulos, distribuídos em quatro partes: a primeira parte apresenta os conceitos fundamentais para a compreensão da Epidemiologia; a segunda, o método epidemiológico; a terceira mostra a contribuição que a estatística pode oferecer à Epidemiologia; a quarta apresenta alguns temas atuais pertinentes à área. Segue junto também um caderno de exercícios práticos, que, em sua maioria, são baseados em dados epidemiológicos reais e atualizados. Muitos desses exercícios vêm sendo utilizados e aprimorados no curso de graduação médica.

Espero que este livro tenha atendido às demandas atuais da formação profissional no que se refere à Epidemiologia e possa contribuir para a identificação de futuros cenários dessa formação. Finalmente, gostaria de ressaltar que a nossa tarefa fundamental não deve se restringir à formação de profissionais competentes, mas também com uma sólida formação humana, compromissada socialmente e que contribua para a melhoria das condições de vida da população.

Roberto de Andrade Medronho

Editor-Chefe

Apresentação 3ª edição

Epidemiologia 3ª edição incorpora os recentes avanços da Epidemiologia, cuja metodologia tem se aprimorado e criado novas estratégias. Esta edição, assim como as anteriores, tem um número extensivo de exercícios, cuja finalidade é consolidar as estratégias descritas no texto para a solução de problemas reais. O escopo do livro é extraordinário, talvez o mais amplo de todos os livros introdutórios (inclusive os estrangeiros), cobrindo temas de grande importância tanto para o estudo da etiologia de enfermidades quanto para a Epidemiologia translacional (definida como a transferência efetiva de conhecimentos que resultam de estudos epidemiológicos, inclusive ensaios aleatorizados, para o planejamento de programas e políticas de controle de enfermidades a níveis individual e populacional).

Todo esse esforço teve como objetivo construir um livro para servir como bibliografia de referência para o ensino nos cursos de graduação e pós-graduação em Saúde e ser fonte de consulta e atualização para todos que necessitam de novos conhecimentos associados a uma didática moderna. O livro, portanto, aborda a Epidemiologia como instrumento-chave da pesquisa etiológica e da Saúde Pública, servindo como referência tanto para estudantes quanto para docentes e sanitaristas em formação que queiram ser introduzidos aos conceitos e métodos da área. O livro também fornece uma base indispensável para os que continuarão seu aprendizado de Epidemiologia, com exposição a alguns dos métodos e conceitos mais avançados, apresentados na 4ª seção do livro.

Renomados epidemiologistas e bioestatísticos participaram da preparação dos capítulos e exercícios, a maioria dos quais brasileiros, provando que a Epidemiologia brasileira alcançou um nível elevado de sofisticação. O grande número de colaboradores com experiências distintas no desenvolvimento da pesquisa e do ensino dessa especialidade permitiu que cada tema fosse tratado de forma clara para iniciantes, mas, ao mesmo tempo, com a profundidade exigida pela complexidade da área.

A Epidemiologia, mesmo a observacional, contribuiu de forma decisiva para os avanços científicos e tecnológicos na área da saúde. Exemplos importantes consistem na identificação de fatores de risco de câncer e doença cardiovascular passíveis de modificação, que permitiram a aplicação de achados epidemiológicos à prevenção. Entretanto, um grande desafio persiste: fazer com que esses avanços beneficiem toda a população. O quadro epidemiológico em nosso país é bastante complexo, onde enfermidades não transmissíveis – doença cardiovascular e câncer – aparecem em primeiro e segundo lugares, respectivamente, mas novas formas de adoecer e morrer, tais como a infecção por Covid-19 ou dengue, também surgem. Esse quadro, associado a grandes desigualdades sociais, exige imensos esforços para as políticas públicas na área de saúde. Nesse contexto, vários capítulos do livro cobrem temas relevantes à chamada "Epidemiologia social".

A Epidemiologia assume um papel central na formação dos profissionais de Saúde e na produção de conhecimento científico para o enfrentamento dos problemas de saúde.

Finalmente, a publicação deste livro visa atender às demandas atuais da formação profissional de qualidade e contribuir para a identificação de futuros cenários dessa formação.

Moysés Szklo

Professor Emérito de Epidemiologia e Medicina da Universidade Johns Hopkins

Editor-Chefe do American Journal of Epidemiology

Apresentação 2ª edição

Apresentar um livro, revisto e ampliado, de edição anterior bem-sucedida e consagrada é tarefa que se poderia resumir a uma frase tão simples quanto o reconhecimento da competência da equipe que assina a autoria dos 37 capítulos, composta de Editor-Chefe, 3 Editores Associados e um fantástico conjunto de 41 Colaboradores.

A divisão em cinco seções obedece à lógica que pode ser comparada, de um lado, à evolução dos contornos do campo da disciplina no ambiente acadêmico brasileiro do século XX, e, de outro, ao formato dos Planos Diretores para o Desenvolvimento da Epidemiologia no Brasil, resultantes do esforço da Abrasco, através de sua Comissão de Epidemiologia.

A lógica da "Formação Histórica da Epidemiologia" é analisada no primeiro capítulo do livro. Em particular neste, é feita menção às origens dos programas de pós-graduação "senso estrito" e ao formato convencional, que levaram ao seu elenco de disciplinas. Geralmente havia um esforço paralelo de apresentação de fundamentos de bioestatística, de metodologia epidemiológica e de epidemiologia e profilaxia de doenças. Aspectos avançados de bioestatística, comumente associados aos desenhos epidemiológicos, garantiam que se aprofundasse o conhecimento em áreas que dominavam a produção científica dos países desenvolvidos, as doenças crônico-degenerativas. Uma divisão em epidemiologia descritiva a analítica dominava os livros clássicos, geralmente traduções (para o espanhol) do inglês, raramente no original em francês. A História Natural da Doença e os Níveis de Prevenção organizavam o ensino na vertente da epidemiologia e profilaxia, geralmente de doenças transmissíveis e das crônicas mais relevantes, além da desnutrição.

A lógica dos Planos Diretores, até sua quarta versão, de 2005-2009, mantém um formato convencional em três áreas estratégicas, relacionadas com o Ensino, com a Pesquisa e com Políticas, Programas e Serviços de Saúde. Ao discutir o ensino, o IV Plano identifica problemas e propõe ações, não apenas no contexto do próprio ensino. Inclui nesse capítulo a formação de três tipos de profissionais: professores, pesquisadores e trabalhadores dos serviços. Não é por acaso que se reconhece que a principal característica diferencial da Saúde Coletiva brasileira é essa associação de profissionais, que se reflete na produção científica da área apresentada nos Congressos de Epidemiologia da Abrasco.

As cinco seções do livro representam a consolidação contemporânea do processo de formação do objeto da epidemiologia no contexto brasileiro e consolidam sua adequação ao IV Plano Diretor, contribuindo de maneira exemplar e de forma matricial aos seus objetivos. Para não deixar passar sem menção aos recentes avanços teóricos e metodológicos, a quinta seção transita por "Tópicos Avançados", inserindo-se no debate internacional da fronteira científica.

Sem nenhuma dúvida, esta é uma obra que atende de maneira exemplar aos anseios dos diversos segmentos de epidemiologistas brasileiros, estejam eles atuando na academia ou nos serviços, e preocupados com a formulação de políticas e o funcionamento dos serviços de saúde; com a pesquisa epidemiológica (também clínica e translacional); e com o ensino de graduação em carreiras convencionais da área ou de pós-graduação (senso lato ou senso estrito) em saúde coletiva. Por todas essas qualidades, é com imensa satisfação que apresentamos este livro à comunidade de saúde no Brasil.

Rio de Janeiro, dezembro de 2008

José da Rocha Carvalheiro

Professor Titular de Medicina Social,

Faculdade de Medicina de Ribeirão Preto (USP)

Presidente da Abrasco (gestão 2006-2009)

Apresentação 1ª edição

Os livros-texto representam uma importante marca no desenvolvimento das disciplinas, na medida em que apresentam um conjunto de temas e métodos que refletem um consenso do campo. São, portanto, referências importantes para aqueles que desejam se tornar especialistas.

Nos últimos 20 anos, vários livros publicados nacional e internacionalmente apontam para uma tendência de criação de subdisciplinas na epidemiologia, como métodos epidemiológicos, epidemiologia clínica, epidemiologia e serviços de saúde, epidemiologia ambiental, epidemiologia de campo, que inclui a vigilância epidemiológica etc. Considero que tal tendência de segmentação seguramente empobrece a disciplina, por não contribuir para uma visão de conjunto. Também não é coerente com a definição da epidemiologia como uma disciplina que estuda os determinantes da saúde nas populações.

Essa segmentação cria uma competição sobre a relevância das diferentes áreas de atuação da disciplina, em que, por exemplo, a epidemiologia aplicada a serviços de saúde e vigilância epidemiológica seriam plebeias quando comparadas com a nobre metodologia epidemiológica. Tais juízos de valor contribuíram para o afastamento da disciplina da prática saúde pública, com a consequente não aplicação de conceitos há muito estabelecidos na condução das políticas e ações de saúde.

No momento em que escrevo esta apresentação o país é palco de uma grande epidemia de dengue, certamente sua penúltima epidemia a médio prazo, e o conceito de imunidade de grupo como determinante do fim da doença é completamente ignorado. Embora seja do estudo das epidemias que a disciplina empresta seu nome, tendo sido esse seu principal objeto na primeira metade do século XX, os principais livros com a palavra epidemiologia no título não tratam de tal questão. Temos assim epidemiologistas com vasta leitura que não reconhecem tal tema como parte de sua disciplina. Tal risco não correm aqueles que adotarem o presente livro, cuja abrangência temática se configura em uma de suas grandes qualidades.

Este livro afirma a epidemiologia enquanto disciplina, ao abordar de forma competente as interfaces com outras disciplinas, como a estatística, demografia, geografia, ecologia e ética. Na interface com a estatística, não se contenta em apresentar as questões metodológicas pela ótica, hoje já tradicional, dos métodos epidemiológicos e técnicas estatísticas consagradas em epidemiologia, como apresenta capítulos sobre probabilidade, amostragem, inferência estatística e análise exploratória de dados. Na interface com a demografia, trabalha não só a transição epidemiológica, mas também a demográfica; com a geografia, apresenta a análise espacial de dados; e com a ecologia, a dinâmica de transmissão de doenças.

O livro também reafirma o papel da epidemiologia na saúde pública e políticas públicas, ao dedicar capítulos aos indicadores de saúde, vigilância epidemiológica, epidemiologia e serviços de saúde, informação em saúde, saúde do trabalhador e meio ambiente.

Como fruto da permanente construção humana, uma disciplina não pode ser considerada como um conjunto de conhecimentos acabados e delimitados. Assim, não podemos considerar que o livro esgote os temas da epidemiologia, mas sem dúvida trata-se de uma compilação bastante abrangente e competente, que reflete a produção acadêmica da disciplina no Brasil e que sem dúvida trará consequências positivas para a formação das novas gerações de epidemiologistas no país.

Rio de Janeiro, verão de 2002

Maria Lúcia Fernandes Penna

Professora Adjunta, Departamento de Epidemiologia,
Instituto de Medicina Social da UERJ.

Sumário

SEÇÃO 1 – CONCEITOS BÁSICOS

SEÇÃO 2 – PESQUISA EPIDEMIOLÓGICA

SEÇÃO 3 – ESTATÍSTICA EM EPIDEMIOLOGIA

SEÇÃO 4 – TÓPICOS ESPECIAIS

Seção

1

CONCEITOS BÁSICOS

Capítulo

Formação Histórica da Epidemiologia

1

Naomar de Almeida Filho
Roberto de Andrade Medronho
Francisco I. Bastos

Raízes Históricas da Epidemiologia

Na Grécia Antiga, os gregos cultuavam Asclépios (Esculápio), filho de Apolo e Coronis, como o deus da Medicina. Vários templos foram erigidos em seu louvor, sendo que em 420 a.C. foi construído o mais importante deles, em Epidauro, mesmo local onde Hipócrates (460-377 a.C.) atuou como sacerdote e desenvolveu seus estudos. Nas representações tradicionais, esculturas e pinturas, Asclépios aparece segurando um bastão com uma serpente enrolada, que atualmente representa o símbolo da medicina e da farmácia (Figura 1.1). Ele tinha duas filhas, Panaceia e Higeia, que representam o paradoxo entre a medicina individual e a medicina coletiva, cisão que afeta o pensamento ocidental até os dias atuais.

Panaceia era a divindade que protegia os que praticavam a medicina curativa, mediante terapêuticas baseadas em intervenções sobre indivíduos doentes, através de manobras físicas, encantamentos, preces e uso de *pharmakon.* Este termo comportava a dupla acepção de medicamento e veneno, originando-se daí ideias que, muito posteriormente, irão se desdobrar em conceitos diversos como "dose terapêutica" e "modos e contextos de uso [das diferentes substâncias]", como discutido da perspectiva da filosofia por Jacques Derrida, em sua breve mas inspirada incursão pelo tema[1]. Higeia era adorada por aqueles que consideravam a saúde como resultante da harmonia dos homens e dos ambientes, e buscavam promovê-la por meio de ações preventivas, mantenedoras do perfeito equilíbrio entre os elementos fundamentais: terra, fogo, ar e água.

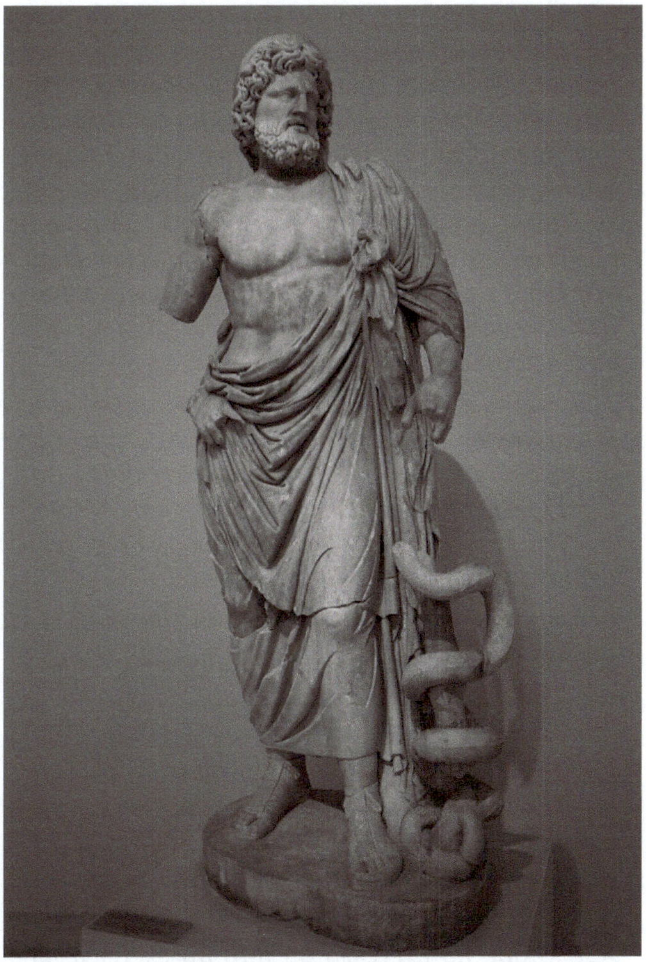

Figura 1.1 – Escultura de Asclépios (Esculápio), Museu Arqueológico de Atenas.

Na acepção clássica*, a Epidemiologia teria nascido com Hipócrates, pois seus estudos sobre epidemias e a distribuição de enfermidades nos ambientes claramente antecipam o raciocínio epidemiológico[3]. Descendente de uma família de *asclepíades,* isto é, sacerdotes de Esculápio que cuidavam da saúde, após viajar pelo Oriente, Hipócrates estabeleceu-se na Ilha de Cós (sede da Escola Hipocrática), ensinando e praticando a tradição

* Na sua formulação mais moderna, como veremos, o assim denominado "pai" da epidemiologia seria o médico obstetra britânico John Snow, reivindicado por muitos como fundador de uma segunda disciplina, a anestesiologia[2].

higeica (Figura 1.2). Entretanto, após sua morte, em 377 a.C., seus discípulos e herdeiros restabeleceram a centralidade da visão individualista na esfera das ideias e práticas referentes à saúde e ao adoecer. Com isso, garantiram a hegemonia de sua prática frente às inúmeras seitas que, na Antiguidade, prometiam a saúde para os homens[4]. Assim, confirmou-se Panaceia, a deusa da cura individual, como referência mitológica e metafísica para a nascente prática médica.

Juramento de Hipócrates

"Eu juro, por Apolo, médico, por Esculápio, Higeia e Panaceia, e tomo por testemunhas todos os deuses e todas as deusas, cumprir, segundo meu poder e minha razão, a promessa que se segue: estimar, tanto quanto a meus pais, aquele que me ensinou esta arte; fazer vida comum e, se necessário for, com ele partilhar meus bens; ter seus filhos por meus próprios irmãos; ensinar-lhes esta arte, se eles tiverem necessidade de aprendê-la, sem remuneração e nem compromisso escrito; fazer participar dos preceitos, das lições e de todo o resto do ensino, meus filhos, os de meu mestre e os discípulos inscritos segundo os regulamentos da profissão, porém, só a estes.

Aplicarei os regimes para o bem do doente segundo o meu poder e entendimento, nunca para causar dano ou mal a alguém. A ninguém darei por comprazer, nem remédio mortal nem um conselho que induza a perda. Do mesmo modo não darei a nenhuma mulher uma substância abortiva.

Conservarei imaculada minha vida e minha arte.

Não praticarei a talha, mesmo sobre um calculoso confirmado; deixarei essa operação aos práticos que disso cuidam.

Em toda a casa, aí entrarei para o bem dos doentes, mantendo-me longe de todo o dano voluntário e de toda a sedução, sobretudo longe dos prazeres do amor, com as mulheres ou com os homens livres ou escravizados.

Aquilo que no exercício ou fora do exercício da profissão e no convívio da sociedade, eu tiver visto ou ouvido, que não seja preciso divulgar, eu conservarei inteiramente secreto.

Se eu cumprir este juramento com fidelidade, que me seja dado gozar felizmente da vida e da minha profissão, honrado para sempre entre os homens; se eu dele me afastar ou infringir, o contrário aconteça."

Extraído de: Oliveira, A. B. A Evolução da Medicina até o Início do Século XX. São Paulo, Livraria Pioneira Editora, 1981.

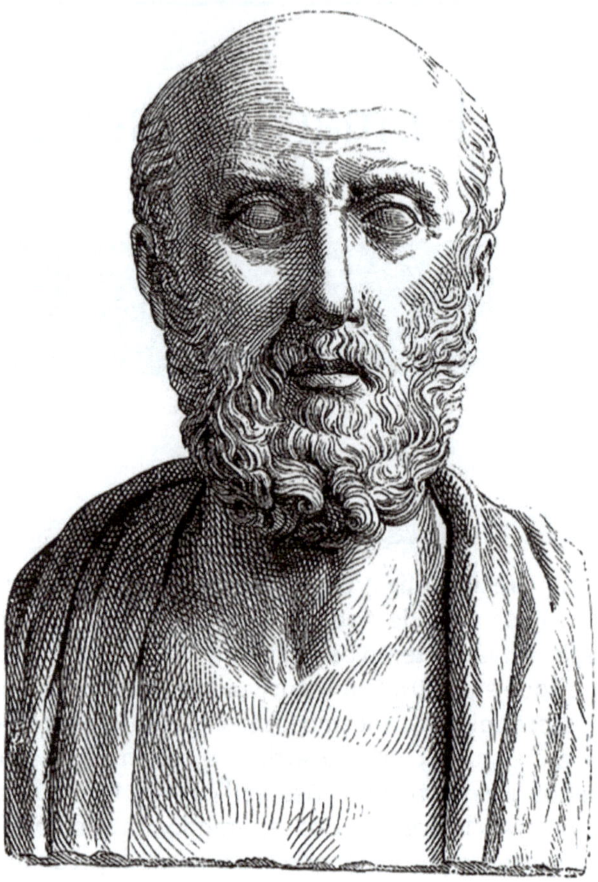

Figura 1.2 – Gravura de Hipócrates.

Em Roma, os primeiros médicos ecléticos eram em geral escravos gregos que, inspirados em Galeno (201-130 a.C.), receitavam diversos fármacos para um grupo reduzido de enfermos[5]. Galeno foi um médico grego muito famoso em sua época. Em 162 a.C. partiu para Roma, tornando-se médico particular do Imperador Romano Marco Aurélio. Foi Galeno quem demonstrou, pela primeira vez, que as artérias conduziam sangue e não ar, como até então se acreditava.

A era romana deixou como legado para a Epidemiologia a realização de censos periódicos e a introdução, pelo Imperador Marco Aurélio, de um registro compulsório de nascimentos e óbitos.

No início da Idade Média predominavam, no Ocidente, práticas de saúde de caráter mágico-religioso, proliferando amuletos, relíquias, benzimentos e rezas. Por um lado, em função da hegemonia do catolicismo sincretizado com religiões pagãs pré-romanas, em que o principal objetivo era a salvação da alma muitas vezes através do sofrimento do corpo[6]. Por outro lado, com as invasões dos "bárbaros" (designação atribuída aos mais diversos povos não pertencentes à autodenominada Civilização Ocidental), outros cultos, seitas e religiões também subsidiavam práticas rituais de proteção à saúde e estratégias terapêuticas animistas.

Se, no mundo ocidental, as diferentes formações ideológicas não propiciaram as condições para uma medicina do coletivo, no mundo árabe merece destaque o avanço tecnológico e o caráter coletivo da medicina, que alcançou seu apogeu no século X, nos califados de Bagdá e Córdoba. Os médicos muçulmanos, baseados nos princípios hipocráticos, adotaram uma prática que pode ser considerada precursora da saúde pública. Neste período, consolidou-se desde o registro de informações demográficas e sanitárias a práticas de higiene, saneamento urbano e sistemas de vigilância epidemiológica. Os próceres dessa medicina do coletivo foram Avicena – Abu-Ali al-Hussein Ibn-Sina e Averróes – Abu-Khalid Muhammad Ibn-Ahmad Ibn-Rushd[5,7].

Avicena (980-1037), médico e filósofo persa, foi o autor do *Cânon da Medicina,* principal tratado clínico da Idade Média tardia (Figura 1.3). Foi ele quem reintroduziu Hipócrates e Galeno na medicina ocidental, influenciando o ensino médico até finais do século XVIII. Averróes (1126-1198), magistrado, filósofo e médico do Califado de Córdoba, além de precursor do higienismo, foi um dos principais tradutores e comentadores da obra de Aristóteles (Figura 1.4). Embora tenham vivido em épocas distintas e em diferentes locais do império muçulmano, ambos desenvolveram e aplicaram uma modalidade materialista e racionalista da filosofia grega[8].

Almeida Filho[9] propõe que a formação histórica da Epidemiologia fundamenta-se em três eixos: um *saber*

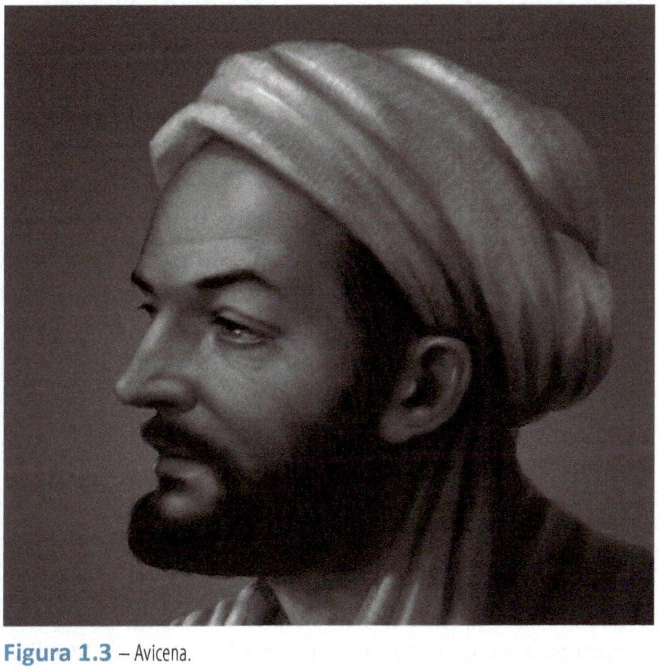

Figura 1.3 – Avicena.

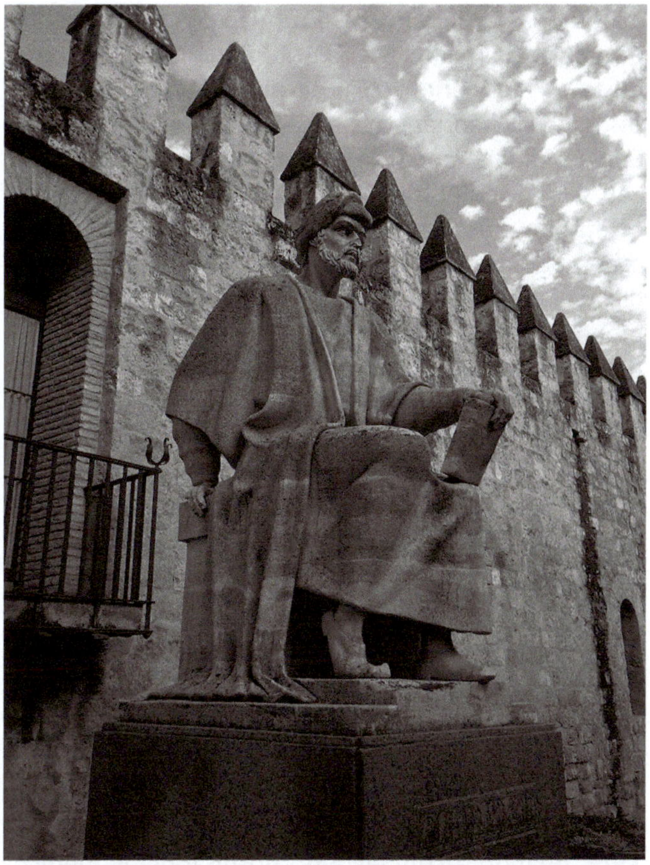

Figura 1.4 – Escultura de Averróes na cidade de Córdoba, Espanha.

clínico naturalizado, racionalista e moderno; uma base metodológica, a *Estatística;* e um substrato político-ideológico, a *Medicina Social.* Tais eixos são descritos brevemente a seguir.

A clínica moderna tem em Thomas Sydenham (1624-1689) um dos seus fundadores, conforme a tradição anglo-saxônica. Sydenham foi um oficial do exército de Cromwell que seguiu uma carreira militar em paralelo à prática clínica, exercida inicialmente sob licenciamento precário do *College of Physicians*. Apesar de ter escrito vários tratados sobre classificação de doenças e diagnóstico em bases naturalistas, somente completou seus estudos médicos na Universidade de Cambridge aos 56 anos de idade. Sydenham foi também um precursor da ciência epidemiológica, com a sua teoria da constituição epidêmica, além da elaboração do conceito de "história natural das enfermidades", retomado em meados do século XX pela doutrina preventivista.

Já para a tradição francesa, os primórdios de uma medicina científica moderna têm relação com a medicina veterinária. Segundo Foucault[10], a *Societé Royale de Médecine*, fundadora da clínica moderna no século XVIII, organizou-se a partir da Ordem Real para investigar uma epizootia que dizimava ovinos, causando prejuízos à indústria têxtil francesa. Cirurgião da corte e médico particular da Rainha Maria Antonieta, também anatomista e veterinário, Félix Vicq d'Azyr (1748-1794) foi o principal personagem desse episódio fundante da Epidemiologia moderna e semente da sua integração com a Clínica Médica. Em 1776, após 2 anos em campo, coletando amostras, dissecando animais e mapeando casos para estudar metodicamente a epizootia que dizimava rebanhos no Sul da França, Vicq d'Azyr recomendou medidas efetivas que permitiram controlar o flagelo que devastava a indústria têxtil e comprometia a já combalida economia francesa. Assim, convenceu o Rei Luis XVI a criar uma rede nacional para coleta de dados e vigilância epidemiológica a fim de controlar epidemias e detectar problemas de saúde, não só em relação aos animais, mas também aos seres humanos, sob controle da nova *Societé Royale de Médecine*.

Foucault[10] também assinala que o hospital nem sempre foi um lugar de cura de enfermos. Aliás, o termo hospital significava um local ou instituição, sob a guarda de ordens religiosas (como os cavaleiros hospitalários) para asilo ou acolhimento de pobres, mendigos e viajantes, numa tradição que remontava ao tempo das Cruzadas. Essa designação persistiu até fins do século XVIII, quando a conquista do hospital pelos médicos que participaram das revoluções burguesas foi fundamental para o desenvolvimento da clínica moderna, a partir da semiologia analítica de Georges Cabanis (1857-1808) e da anatomia patológica de Xavier Bichat (1771-1802). A consolidação da corporação médica, o processo de construção de um saber diagnóstico de base semiológica, o desenvolvimento da correlação anatomoclínica e o estabelecimento de uma rede de instituições assistenciais acabaram por reforçar o estudo do caso individual. Esta tendência consolidou-se com a emergência da Fisiologia moderna, especialmente através da obra de Claude Bernard (1813-1878), estruturada a partir da definição de patologias no nível subindividual. A hegemonia da biologia experimental e da teoria microbiana justificava o caráter naturalista do estudo clínico do enfermo.

O outro eixo da Epidemiologia é a *Estatística*, que lhe fornece base metodológica como ciência empírica. A Estatística tem uma raiz política. A emergência do estado moderno, juntamente com a implantação do modo capitalista de produção, indicava a necessidade não apenas de contar o povo e o exército, ou seja, o Estado, mas também que estes tivessem disciplina e saúde. O termo Estatística, originalmente, significava a medida do Estado. O vocábulo foi criado por Hermann Conring (1606-1681), médico e cientista político alemão, especialmente para se referir ao conjunto dos atributos de uma nação. De acordo com Hacking[11], o termo *Statistik* deriva do vocábulo *Staat,* cuja tradução é "Estado".

Assim, a disciplina surge com o conceito de *Aritmética Política* de William Petty (1623-1697) e os levantamentos de John Graunt (1620-1674). Esses dois personagens são frequentemente citados como precursores da Epidemiologia, da Demografia e da Estatística[12]. Sua contribuição se deu ao estabelecer inter-relações entre noções iniciais do que hoje constitui a estatística e o nascimento da atuária (que tem uma forte vertente de controle estatal, mas igualmente uma vertente não estatal associada à gênese das primeiras companhias privadas envolvidas com seguros de grandes expedições e similares).

Além dessa abordagem descritiva populacional, a Estatística tem uma vertente que é oriunda da aplicação aos jogos de noções rudimentares de probabilidade (à época não conhecida sob esta denominação, então inexistente),[13] o que, por vezes, rendia grandes ganhos financeiros aos apostadores. Com essa finalidade prática, a teoria das probabilidades foi concebida por Blaise Pascal (1623-1662) e, logo em seguida, formalizada por Jacob Bernouilli (1654-1705), físico, matemático e médico suíço. Além de suas contribuições à matemática moderna, o velho Bernouilli (para distinguir de Daniel Bernouilli, seu sobrinho e rival) pioneiramente derivou fórmulas que posteriormente serviram para estimar anos de vida ganhos pela vacinação contra a varíola.

Pierre-Simon Laplace (1749-1827), matemático e astrônomo francês, além de consolidar a teoria das probabilidades, aperfeiçoou métodos de análise de grandes números, aplicando-os a questões de mortalidade e outros fenômenos em saúde[11]. Curiosamente, Laplace é, a um só tempo, um dos mais radicais formuladores de uma cosmologia estritamente mecanicista que hoje soa tosca, na medida em que supõe um universo de absoluta monotonia, uma vez que fossem conhecidas todas as suas variáveis e parâmetros, e, ao mesmo tempo, um dos matemáticos que contribuiu de forma mais substancial para o avanço da estatística bayesiana e de diversos outros procedimentos matemáticos que incorporam a estocasticidade e ampliam o escopo da matemática da época[14]. Olhando retrospectivamente, Laplace seria um determinista do ponto de vista dos seus conceitos filosóficos, que vão além (e mesmo se opõem) às suas próprias formulações, na medida em que se defronta com desafios da matemática aplicada[14].

Para Lilienfeld[15] e Pérez-Tamayo[7], o estudo de Pierre-Charles Alexandre Louis (1787-1872) sobre 1.960 casos de tuberculose, publicado em 1825, em Paris, inaugura a própria Epidemiologia (Figura 1.5). Médico e matemático, Louis é o precursor da avaliação da eficácia dos tratamentos clínicos, utilizando métodos da Estatística[6]. Em 1839, William Farr (1807-1883) criou o registro anual de mortalidade e morbidade para a Inglaterra e o País de Gales, marcando a institucionalização dos sistemas de informação em saúde (**Figura 1.6**)[12]. A aritmética médica de Louis e a estatística médica de Farr propiciaram uma razoável integração entre a Clínica moderna e a Estatística, faltando apenas o substrato político para o surgimento de uma nova ciência da saúde de caráter eminentemente coletivo.

No final do século XVIII, o poder político da burguesia já se consolidava em distintos países europeus. Nesse momento ocorreram diferentes intervenções do Estado na saúde das populações[16]. Na Alemanha implantavam-se medidas compulsórias de controle e vigilância das enfermidades, sob a responsabilidade do Estado[16]. Na França, com a Revolução de 1789, desenvolveu-se uma *Medicina urbana* com a finalidade de sanear espaços das cidades, ventilando as ruas e as construções públicas e isolando áreas consideradas miasmáticas[10]. Na Inglaterra, com o advento da revolução industrial, o desgaste da classe trabalhadora fez surgir uma medicina da força de trabalho, parcialmente sustentada pelo Estado em áreas urbanas, para dar conta da grande deterioração das condições de vida e de saúde desta classe.

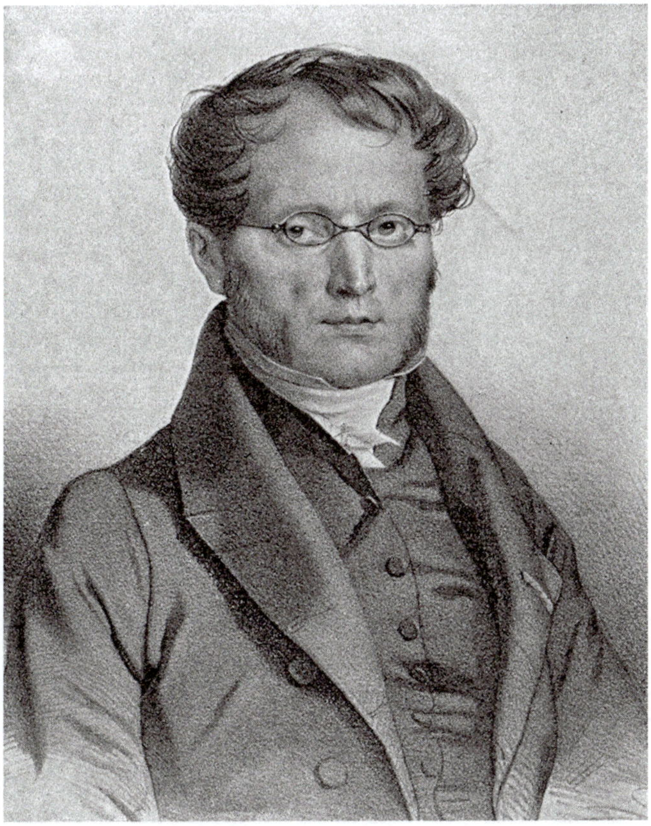

Figura 1.5 – Fotografia de Pierre-Charles Alexandre Louis.

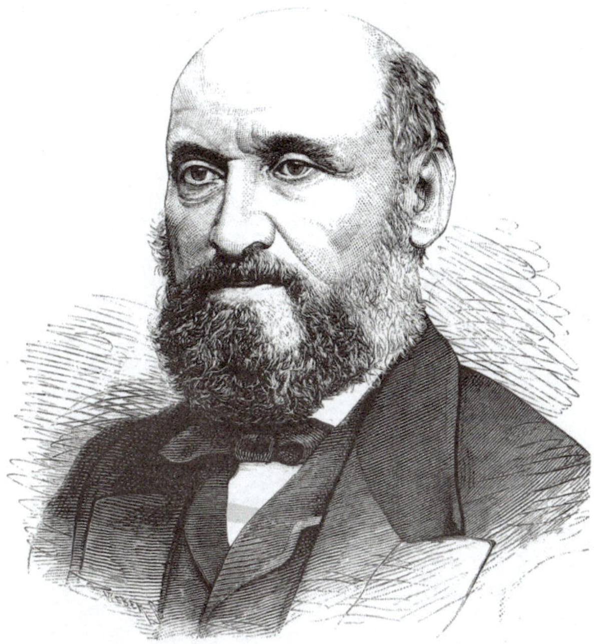

Figura 1.6 – Fotografia de William Farr.

A formação de um proletariado urbano, com a evidência de sua exploração intensa, abriu um processo de forte luta política a partir de diferentes concepções de sociedade, que foram designadas como socialismos utópicos. Uma dessas concepções interpretava a política como medicina da sociedade, dando início a um movimento pela politização da saúde, iniciado na França, por volta de 1830. Em 1838, Jules Guérin cunhou o termo "Medicina Social", que desde então tem servido para designar modos de abordar coletivamente a questão da saúde. Em meados do século XIX o médico sanitarista Rudolf Virchow (1821-1902), após constatar que um processo epidêmico de tifo era determinado por questões de cunho social e político, liderou o movimento médico-social na Alemanha (**Figura 1.7**). Esse movimento sofreu um importante revés em meados do século XIX, com a derrota das revoltas urbanas em Paris e em Berlim. Participante da rebelião berlinense, Virchow sofreu um exílio interno, porém posteriormente se tornou o mais importante nome da patologia moderna[17].

Por outro lado, alguns sanitaristas britânicos, que buscavam pela via legislativa incorporar suas preocupações sociais aos conhecimentos científicos, tentaram inaugurar a Epidemiologia como um movimento científico-social. Em 1850, jovens simpatizantes das ideias médico-sociais, oficiais de saúde pública e membros da *Royal Medical Society* organizaram na Inglaterra a *London*

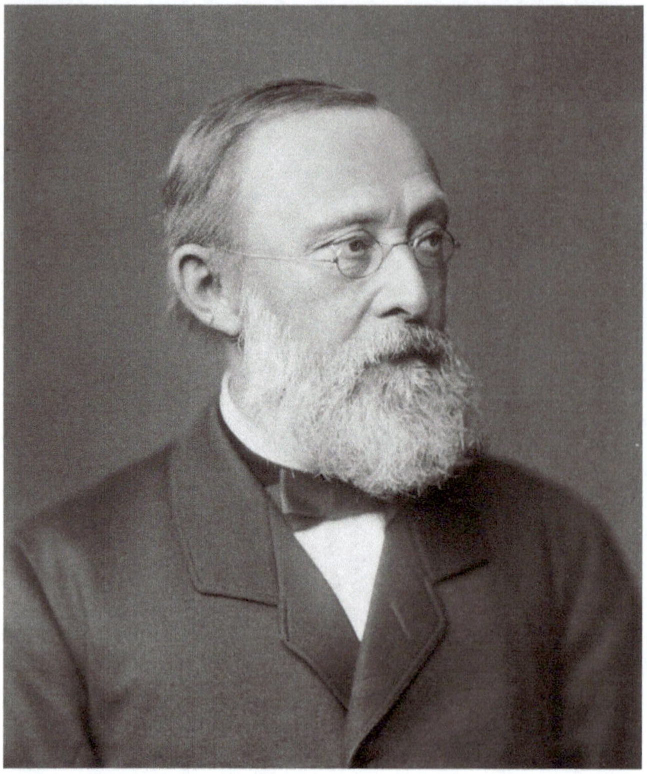

Figura 1.7 – Fotografia de Rudolf Virchow.

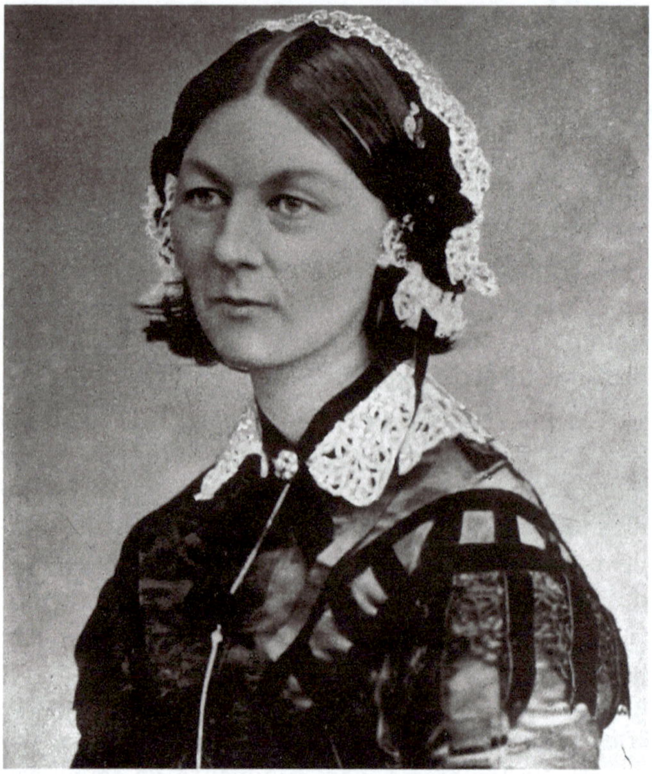

Figura 1.8 – Fotografia de Florence Nightingale.

Epidemiological Society. Dentre os membros dessa sociedade científica, deve-se destacar o nome de Florence Nightingale (1820-1910), que mais tarde seria celebrada como "mãe fundadora" da Enfermagem[18], e de John Snow (1813-1858), por muitos considerado como o pai da Epidemiologia[15]. Os estudos pioneiros de Nightingale (Figura 1.8) sobre a mortalidade por infecção pós-cirúrgica nos hospitais militares na Guerra da Crimeia e a façanha de Snow (Figura 1.9) em desvendar os mecanismos de transmissão hídrica e o agente microbiano do cólera morbo justificam o simbolismo dessas homenagens. Ressalte-se que, na segunda metade do século XVI na Espanha, Angelerio havia utilizado pela primeira vez o termo *epidemiologia* no título de um trabalho sobre a peste. Somente 300 anos mais tarde, Juan de Villalba recuperou o termo em sua obra *Epidemiologia Española,* onde descreveu todas as epidemias conhecidas até 1802[19].

Nas décadas seguintes ocorreu grande avanço da fisiologia, da patologia e da bacteriologia, devido principalmente aos trabalhos de Claude Bernard, Rudolf Virchow, Louis Pasteur e Robert Koch. Diversos autores afirmam que tais avanços teriam relegado a um plano secundário ou mesmo tornado irrelevante o conhecimento sobre as questões-chave de ordem social e política da saúde. Realmente, as doenças infectocontagiosas alcançavam maior prevalência nesta época e a descoberta dos

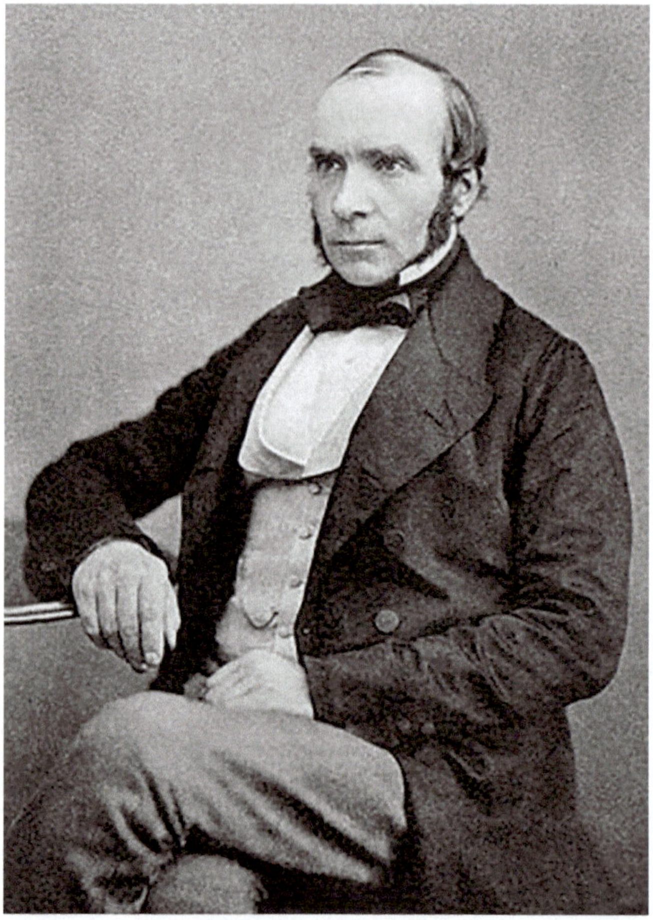

Figura 1.9 – Fotografia de John Snow.

microrganismos fortaleceu enormemente a medicina clínica. O conhecimento sobre as doenças transmissíveis cresceu rapidamente entre 1860 e 1900. Dessa forma, a abordagem curativa individual suplantou mais uma vez o enfoque coletivo no enfrentamento das questões da saúde e de seus determinantes. Assim, o avanço do conhecimento epidemiológico voltava-se para os processos de transmissão ou controle de epidemias.

Curiosamente (aos olhos do leitor atual), vínculos que hoje se mostram evidentes entre o papel dos microrganismos e a prática clínica e cirúrgica eram, por vezes, inteiramente ignorados e mesmo ridicularizados, levando por vezes a situações graves do ponto de vista do (des)controle de infecções de grande relevância em saúde pública. Tal foi o caso da febre puerperal, que produziu desfechos pessoais dramáticos no médico austro-húngaro Ignaz Semmelweiss (1818-1965), como o sarcasmo de que foi objeto, o ostracismo vivenciado por este personagem torturado da história da medicina, seguido pelo seu suicídio (**Figura 1.10**). Seus últimos anos de vida, na completa obscuridade, coincidem com a era de ouro da microbiologia clínica, mas também, infelizmente, com a rejeição de suas propostas mais básicas de higiene para o controle da infecção puerperal na prática obstétrica[20].

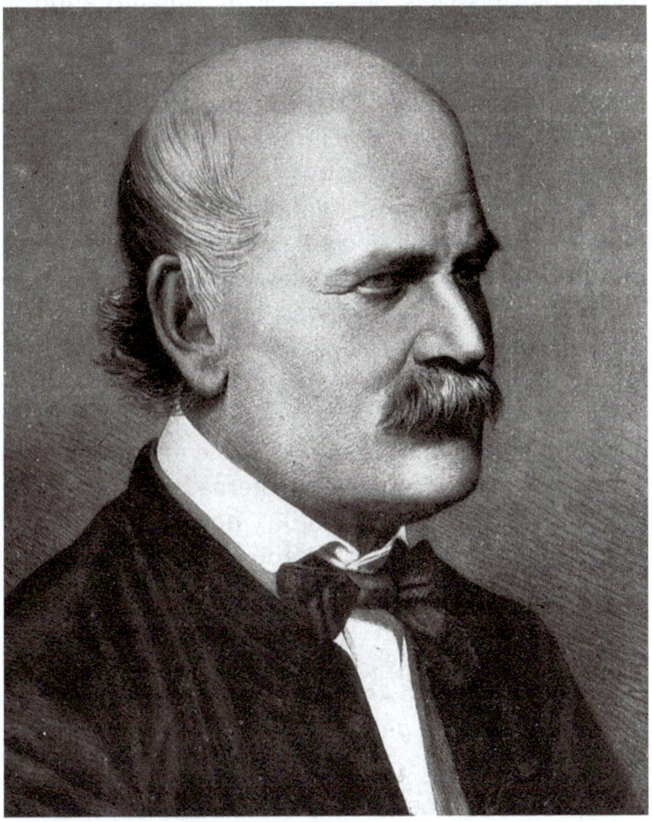

Figura 1.10 – Gravura de Ignaz Semmelweiss.

Nessa época, em função de uma medicina social do colonialismo, registra-se o ensino sobre a distribuição e profilaxia de doenças em populações nas escolas médicas da França, Inglaterra e Alemanha. Assim, obtém-se o controle parcial da varíola, malária, febre amarela e outras doenças "tropicais", especialmente nos portos de países colonizados e das ex-colônias, como o Brasil. Neste contexto, por volta de 1890 surge o Instituto Pasteur, de Paris, e a *School of Tropical Medicine,* de Londres.

Em paralelo à consolidação do estudo sobre a distribuição das doenças, emerge o conceito, especialmente por parte de *Sir* Ronald Ross, pesquisador inglês atuando na Índia, de uma outra vertente, denominada por ele, à época, de "patometria" (*pathometrics*), ou seja, com foco não na distribuição das doenças, mas nos seus processos de difusão, que constitui o embrião da modelagem matemática clássica, conforme revisado por diversos autores contemporâneos[21].

A hegemonia da "medicina científica" e a cooptação dos movimentos médico-sociais da França e da Inglaterra não representaram obstáculo para o projeto científico da Epidemiologia.

Nos Estados Unidos, vários discípulos de Louis, liderados por Lemuel Shattuck, continuavam engajados no ensino da "estatística médica" na perspectiva de uma reforma sanitária[15]. A partir de 1869 forma-se o *Public Health Service,* organismo público de natureza paramilitar que exercia atividades de vigilância sanitária e também passou a formar recursos humanos em saúde pública nos Estados Unidos, culminando com a criação da *American Public Health Association,* em 1872[22].

Na Alemanha, a medicina social sobreviveu através de dois movimentos: o surgimento em Berlim de uma escola de "patologia geográfica e histórica", liderada por August Hirsch (1817-1894); e a fundação, em 1872, do Instituto de Higiene de Munique por Max von Pettenkoffer (1818-1901), que propunha uma síntese das ciências básicas da saúde (patologia e bacteriologia) com uma ação social e política.

A Epidemiologia no Mundo

A despeito do desenvolvimento da medicina social, no final do século XIX, a medicina "científica" termina por consolidar sua hegemonia. Esse processo atinge seu auge com o relatório *Medical Education in the United States and Canada,* elaborado por Abraham Flexner (1866-1959) (**Figura 1.11**). Esse relatório tem sido considerado no Brasil como uma reforma do ensino médico sob um enfoque individualista com ênfase no conhecimento proveniente da pesquisa básica, realizada principalmente sobre as doenças infecciosas. Desse modo, o modelo flexneriano reforçaria a separação entre o individual e o coletivo (e, por tabela, o biológico e o social) na saúde. Recentemente, evidências de que o próprio Flexner, no seu famoso relatório e também em outras obras, propunha maior humanização e formação geral para os médicos e outros profissionais de saúde, tem levado a uma reavaliação do mito do "modelo biomédico flexneriano"[23,24].

De fato, a Reforma Flexner representou apoio institucional e financeiro decisivo para a emergência da Epidemiologia como disciplina acadêmica moderna, nos Estados Unidos e na Inglaterra. Em 1918 foi inaugurada a *Johns Hopkins School of Hygiene and Public Health,* em Baltimore, EUA, para servir de modelo ao programa "Escolas de Saúde Pública", difundido pelo mundo com apoio da Fundação Rockefeller[16]. Wade Hampton Frost (1880-1938), um dos líderes do eficiente *Public Health Service,* assumiu a cátedra de Epidemiologia na Johns Hopkins e tornou-se o primeiro professor dessa disciplina no mundo. Como pesquisador, Frost utilizou novas técnicas estatísticas para estudar as variações na incidência e prevalência de doenças transmissíveis, como a tuberculose, para avaliar possíveis determinantes sociais e genéticos.

Major Greenwood (1888-1949), discípulo de Karl Pearson, fundador da estatística moderna, foi o primeiro professor de Epidemiologia e Estatística Vital na *London School of Hygiene and Tropical Medicine,* no ano de 1928, criada a partir da fusão da antiga *School of Tropical Medicine* com o Departamento de Higiene do *University College.* Greenwood foi o principal responsável pela introdução do raciocínio estatístico na pesquisa epidemiológica, e muito contribuiu para o que veio a se chamar de "epidemiologia experimental".

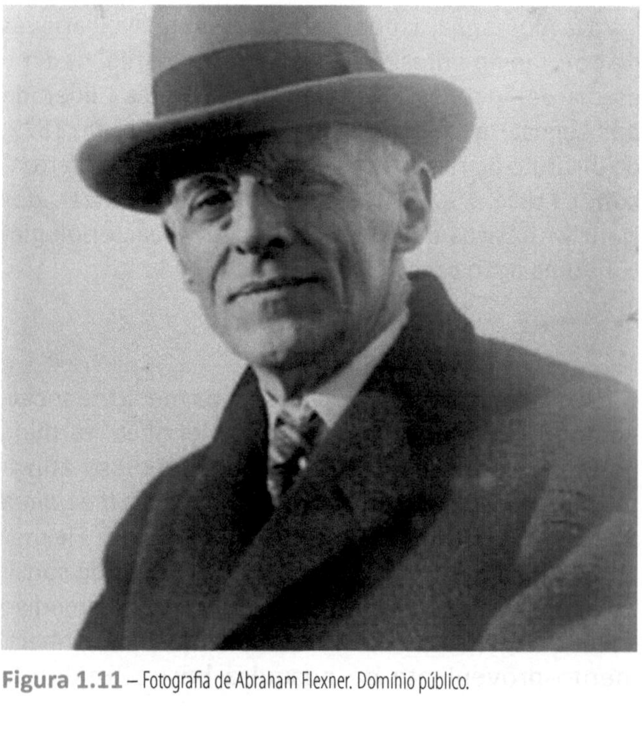

Figura 1.11 – Fotografia de Abraham Flexner. Domínio público.

A crise econômica de 1929 precipitou uma profunda crise da medicina científica na década seguinte. O avanço da tecnologia e a tendência à especialização da prática médica provocaram uma elevação nos custos e uma elitização na assistência à saúde justamente num momento de grande demanda social por serviços de saúde[25]. Nesse contexto, resgatou-se o caráter social das doenças através do recurso à Epidemiologia, que já não continha a politização da medicina social. Dessa forma, a Epidemiologia assumiu cada vez mais o positivismo das ciências naturais, através do modelo da Biologia, pois se a Fisiopatologia se ocupa dos processos patológicos do organismo, a Epidemiologia foi chamada a abordar tais processos na sociedade. Ainda assim, a disciplina se definia e ainda hoje se define essencialmente pelo seu caráter social, ou seja, não existe Epidemiologia que não seja social.

Nesse momento de crise, a nascente Epidemiologia buscava privilegiar o conceito do coletivo, tomando a sociedade como mais do que um mero conjunto de indivíduos e, como corolário, ampliava seu objeto de conhecimento para além das epidemias e das enfermidades transmissíveis. Nesse duplo movimento, abriu-se um impasse conceitual e metodológico com o modelo da medicina experimental. A saída para tal impasse foi produzida através da Estatística, que reapresentava a "velha novidade" da teoria das probabilidades, possibilitando, assim, formalizar o conceito de *risco* como objeto privilegiado da Epidemiologia. Segundo Ayres[26], este conceito foi utilizado pela primeira vez pelo patologista britânico William Topley, em uma conferência ao *Royal College of Physicians,* em 1919, e publicado no mesmo ano no *Lancet,* referindo-se a uma epidemia provocada experimentalmente em cobaias. Em populações humanas, o conceito de risco foi empregado com alto grau de formalização heurística e matemática em um estudo sobre mortalidade materna feito por William Howard Jr., publicado em 1921 no então *American Journal of Hygiene,* e mais tarde *American Journal of Epidemiology.* Entretanto, somente em 1933, com a publicação do artigo de Wade Hampton Frost denominado "Risco de pessoas em contato familiar com tuberculose pulmonar", no *American Journal of Public Health,* o conceito de risco passa a assumir um caráter científico instrumental.

As investigações de Joseph Goldberger (1874-1927) sobre a pelagra desde 1915 já estabeleciam a natureza carencial da enfermidade, contradizendo a teoria então em voga de que se tratava de uma doença infecciosa. Entretanto, a primeira abordagem sistemática do conhecimento epidemiológico, o livro *The Principles of Epidemiology*[27], escrito no final dos anos 1920, referia-se exclusivamente às enfermidades infecciosas. Além da expansão do objeto epidemiológico, buscava-se também uma saída teórica consistente para o impasse com a ideologia dominante na medicina. Todavia, foi um clínico britânico, John Ryle (1889-1950) que, em 1936, propôs sistematizar o paradigma da História Natural das Doenças, fundamental para a nascente medicina preventiva.

Citando os esforços de Frost, Greenwood e Ryle para a construção teórico-metodológica da Epidemiologia, Almeida Filho[28] afirma que a primeira geração de epidemiólogos não tinha dúvidas sobre o estatuto científico da disciplina. Porém, as gerações subsequentes não mostraram maiores preocupações conceituais, refletindo-se em publicação de textos fundamentais para a disciplina a partir da década de 1960, focalizando questões metodológicas antes do que teóricas. Para Ayres[18], esse fato propiciava uma mais fácil legitimação numa fase crucial de institucionalização da disciplina, a despeito de um empobrecimento epistemológico. Assim, a ênfase conceitual refere-se apenas aos aspectos técnicos e metodológicos da disciplina.

Nas décadas de 1930 e 1940, em vez de promover uma reforma no setor saúde, a exemplo do que ocorreu na maioria dos países da Europa, os Estados Unidos limitaram-se a uma simples mudança no ensino médico, incorporando alguns aspectos de prevenção nos conteúdos da formação de profissionais de saúde. No âmbito institucional, criaram-se departamentos de medicina preventiva em substituição às cátedras de higiene, capazes de ministrar conteúdos de epidemiologia, administração de saúde e ciências da conduta, que eram até então atribuição das escolas de saúde pública[29,30]. Nesta proposta, o conceito de prevenção é ampliado, incluindo a noção de prevenção primária, secundária e terciária, incorporando assim toda a prática médica. Contudo, os conceitos preventivistas ficaram apenas no campo da retórica, indicando limitada pretensão transformadora deste movimento.

O estabelecimento dos denominados "estados de bem-estar social" na Europa Ocidental do pós-guerra fez com que a assistência à saúde se incorporasse às políticas sociais, atualizando o conceito de Medicina Social. Dessa forma, a Epidemiologia impunha-se aos programas de ensino médico e de saúde pública como um dos mais dinâmicos e profícuos setores de investigação médico-social.

O advento da Segunda Guerra Mundial revelou a necessidade do desenvolvimento de métodos eficientes para medir a saúde física e mental das tropas, abrindo a possibilidade de aplicação desses métodos à população civil. No pós-guerra foram realizados grandes inquéritos epidemiológicos, especialmente de enfermidades não infecciosas[31].

O processo de institucionalização da disciplina teve seu ápice com a fundação da *International Epidemiological Association*, em 1954[32], e com a transformação do importante periódico *American Journal of Hygiene* no *American Journal of Epidemiology*, em 1964[26].

Na década de 1950 ocorreu um verdadeiro *boom* no desenvolvimento e aperfeiçoamento de novos desenhos de investigação epidemiológica, destacando-se os desenhos longitudinais de coorte, a partir do Estudo de Framingham, e os ensaios clínicos controlados, atribuídos a Bradford Hill (1897-1991). No plano teórico, novos modelos explicativos foram propostos para fazer frente à teoria monocausal das enfermidades, fazendo emergir uma forte tendência ecológica na Epidemiologia.

A epidemiologia do pós-guerra é basicamente uma epidemiologia centrada na análise em detalhe dos fatores de risco associados às patologias então mais prevalentes, de natureza não transmissível. Assistia-se, então, a um aumento expressivo de casos de câncer de pulmão entre homens, o que conferia aos estudos do médico epidemiologista Richard Doll (1912-2005) e ao estatístico Bradford Hill, uma centralidade absoluta na disciplina.

Em paralelo, entretanto, o físico australiano, emigrado para o Reino Unido, Robert May (1936-2020) iniciava uma verdadeira revolução nas concepções teóricas e da análise matemática da dinâmica dos fenômenos ecológicos (ver, por exemplo, a obra clássica de 1972, reeditada recentemente)[33]. Tais conceitos e métodos foram incorporados de forma gradual à epidemiologia, inicialmente como uma das aplicações práticas dentre os inúmeros estudos empíricos do Departamento de Zoologia da Universidade de Oxford, Reino Unido, e, décadas depois, já com a participação central de Roy Anderson, revitalizando o campo do estudo das doenças infecciosas em epidemiologia, numa perspectiva populacional e ecológica. O trabalho de ambos os autores acabou por se consolidar sob o formato de um livro-texto que balizou esta disciplina por 2 décadas, inicialmente publicado em 1991[34].

A partir de então, definiram-se regras de análise epidemiológica, por meio da definição clara dos indicadores básicos da área – prevalência e incidência – e da formalização do conceito de risco[26]. Nesta fase introduziu-se a bioestatística como instrumento de análise de escolha, destacando-se a grande contribuição de Jerome Cornfield (1921-1979) ao desenvolvimento dos estimadores do risco relativo e à introdução de técnicas de regressão logística na Epidemiologia[12]. Também neste período os principais tipos de viés em Epidemiologia foram identificados e soluções para sua minimização foram desenvolvidas[35].

Na década de 1960, com a introdução da computação eletrônica, ocorreu a mais profunda transformação na Epidemiologia, acarretando uma matematização cada vez maior da disciplina. A utilização de banco de dados, aliada à crescente utilização e criação de novas técnicas analíticas, expandiu as possibilidades da investigação epidemiológica. A introdução das técnicas de análises multivariadas na Epidemiologia permitiu o tratamento mais adequado das variáveis de confundimento, intrínseco aos desenhos observacionais que conferem especificidade à Epidemiologia enquanto ciência[36].

Durante a década de 1970, juntamente com o grande desenvolvimento de técnicas de coleta e análise de dados epidemiológicos[31], emergiu o debate sobre a cientificidade da disciplina. Feinstein[37] chegou a propor que a Epidemiologia seria uma disciplina auxiliar essencialmente empírica, sem maiores demandas teóricas. De todo modo, neste período ocorreu também um movimento de sistematização do conhecimento epidemiológico, exemplificado pela obra de John Cassel (1915-1978), que buscava integrar modelos biológicos e sociológicos em uma teoria geral de determinação das doenças, unificada pela Epidemiologia[38].

A matematização da Epidemiologia cresceu bastante nas décadas seguintes e a Epidemiologia impôs-se como campo de investigação sobre o complexo saúde-doença-cuidado, utilizando os recursos da quantificação.

Almeida Filho[9] descreve três tendências principais da Epidemiologia nas décadas de 1970 e 1980. A primeira, o aprofundamento das bases matemáticas da disciplina; a segunda, a consolidação da proposta de uma "Epidemiologia clínica", que em sua versão mais extrema nega o caráter social da disciplina; e a terceira, a emergência, na década de 1980, de abordagens mais críticas da Epidemiologia como reação à "biologização" da saúde pública, onde se reafirma a historicidade dos processos saúde-enfermidade-cuidado, assim como a vertente econômica e política de seus determinantes. Nesse percurso, a abordagem matemática serve como um importante mito de razão, fundamental como justificativa do experimento clínico, substrato da pesquisa científica na área médica.

Atualmente, a Epidemiologia apresenta tendências aparentemente dissonantes como a Epidemiologia Molecular e a Etnoepidemiologia. Novas abordagens metodológicas para os estudos ecológicos resultam em uma reavaliação de suas bases epistemológicas, abrindo novas possibilidades para o estudo de processos em grupos populacionais. Além disso, a disciplina vem ampliando seu objeto de conhecimento, abrindo novos horizontes de pesquisa como, por exemplo, a Farmacoepidemiologia, a Epidemiologia Genética e a Epidemiologia de Serviços de Saúde.

Para Almeida Filho[28], o esgotamento dos modelos disciplinares que demarcavam os campos científicos convencionais aponta para a importância de novos paradigmas e seus processos históricos e sociais na construção institucional das ciências. No campo da Epidemiologia, devem ser envidados todos os esforços para a incorporação de novos paradigmas, com a construção de modelos teóricos inovadores e a subsequente ampliação do objeto epidemiológico.

A virada do milênio trouxe para a disciplina aportes bastante inovadores, tributários dos avanços de ramos da matemática (como a teoria dos grafos), da convergência de reformulações conceituais profundas com a consolidação dos métodos matemáticos de análise de sistemas não lienares, de métodos estatísticos de estimação e abordagem de populações de difícil acesso (para além, ou aquém) das propostas da amostragem clássica. Tais temas serão abordados em detalhe em capítulos subsequentes, e serão apenas mencionados de passagem neste capítulo introdutório.

Um dos autores do presente capítulo (NAF) trouxe, para o campo da epidemiologia brasileira, a discussão sobre a questão da complexidade[39] nas suas vertentes anglo-saxônica e francesa, nem sempre harmônicas, mas por vezes convergentes e mutuamente inspiradoras, como na trajetória de Benoît Mandelbrot, matemático francês que se radicou nos EUA[40].

Até onde é do nosso conhecimento, a questão da superposição ou dissociação entre a dinâmica do mundo empírico e das redes sociais e das influências de uma sobre a outra, e a inter-relação de ambas sobre as questões da saúde pública tem sido objeto do trabalho de diversos autores, mas não mereceu ainda uma abordagem ampla e sistemática, nos moldes da proposta do sociólogo matemático Mathew Salganik, da Universidade de Princeton[41]. As aplicações em saúde pública e coletiva são inúmeras, muitas delas hoje em andamento, como as coortes virtuais sob seguimento no Brasil, fazendo com que a obra supramencionada de Salganik possa se mostrar particularmente útil para as novas gerações de epidemiologistas, que já iniciaram sua formação imersos em um mundo profundamente intercontectado.

Last but not least, sem que tenhamos aqui qualquer pretensão de exaustividade, mencionamos ao final desta seção sobre perspectivas em epidemiologia, o papel que julgamos central em um futuro imediato dos estudos de redes, que se estendem desde o nivel micro, de adequada compreensão da genética e da epigenética, não mais como a tal criticada *beanbag genetics*, linear e redutora em prol de interações dinâmicas em rede de genes, outros elementos biológicos e as dimensões propriamente psicológicas e sociais. De uma aparente curiosidade matemática, inicialmente proposta pelo polímata suíço Leonard Euler, em 1736, ao tematizar os modos de percorrer as pontes de sua cidade de adoção, Könisberg, na Prússia (atual Kaliningrado, na Rússia), e formalizada em meados do século XX pela dupla de matemáticos húngaros Paul Erdös e Alfréd Renyi, a moderna análise de redes é hoje objeto de uma verdadeira explosão de conhecimento, capitaneada por físicos, matemáticos e teóricos da computação, mas com aplicações crescentes em todos os ramos da biologia e mais especificamente da medicina, como sistematizado em recente livro-texto[42].

A Epidemiologia no Brasil

No Brasil Colonial, uma protoepidemiologia revela-se na obra dos cronistas e dos naturalistas que, de forma quase sistemática, descreveram a ocorrência de diversas doenças infecciosas, seus vetores e agentes. A partir de 1830 destaca-se a atuação da Sociedade de Medicina e Cirurgia do Rio de Janeiro, fomentando uma formação médica de base científica, com forte referência na escola francesa. Na segunda metade do século XIX ressalta-se o papel da Escola Tropicalista Baiana, ainda na era pré-pastoriana, com significativa influência da Medicina Tropical germânica e que, não por acaso, estabeleceu-se fora dos muros da academia[43]. Nesse contexto ocorreu a identificação dos agentes causadores da filariose por Otto Wucherer e da esquistossomose por Pirajá da Silva (que, no entanto, teve sua descoberta eclipsada pelos estudos em paralelo realizados por Sir Patrick Manson, homenageado na nomenclatura zoológica do *Schistosoma mansoni*).

Em 1903, o então Presidente da República, Rodrigues Alves, nomeou o médico Oswaldo Cruz (**Figura 1.12**), recém-egresso do Instituto Pasteur de Paris, para a Diretoria-Geral de Saúde Pública. Sua tarefa era sanear o Rio de Janeiro, capital do País, e combater as principais epidemias que assolavam a cidade: a febre amarela, a peste bubônica e a varíola. A campanha contra a febre amarela foi estruturada em moldes militares, recuperando estratégias da antiga Polícia Médica germânica do século XVIII. Foram impostas medidas rigorosas: aplicação de multas, intimação aos proprietários de imóveis insalubres para reformá-los ou demoli-los, entre outras medidas. Em seguida, Oswaldo Cruz iniciou sua batalha contra a peste bubônica, através da notificação compulsória dos casos, do combate aos ratos da cidade etc. Em 1904 o Rio de Janeiro sofreu uma grave epidemia de varíola. Em função disso, o governo envia ao Congresso um projeto de lei impondo a obrigatoriedade da vacinação contra a doença, prevendo sanções para quem descumprisse a lei. A forma autoritária com que foi implementada a vacinação gerou grande insatisfação popular, o que, aliado às demolições realizadas pelo Prefeito Pereira Passos, deu origem à denominada Revolta das Vacinas, que durou 1 semana e deixou um saldo de 30 mortos, 110 feridos e 945 presos, dos quais 461 foram deportados para o Acre[44].

Em 1905, Carlos Chagas (**Figura 1.13**) conseguiu controlar um surto de malária em Itatinga, interior de São Paulo, e sua experiência acabou tornando-se referência para o combate à doença no mundo inteiro. Em 1909, Chagas descobriu o protozoário causador da tripanossomíase americana, denominado por ele de

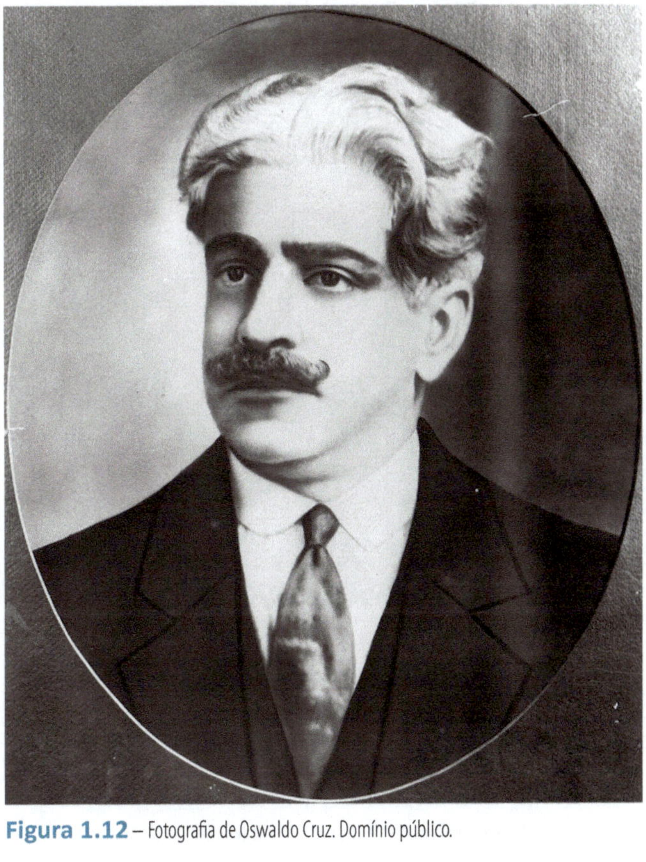

Figura 1.12 – Fotografia de Oswaldo Cruz. Domínio público.

Trypanosoma cruzi, em homenagem a Oswaldo Cruz. A doença ficou conhecida mundialmente como *Doença de Chagas.*

Após o fim da I Guerra Mundial, os EUA assumiram uma posição de destaque no mundo. Nesta mesma época, a Fundação Rockefeller passou a exercer uma importante influência na formação do pensamento sanitário brasileiro, que se estendeu até as décadas de 1950 a 1970. Assim, a influência europeia na formação do sanitarista no Brasil diminuiu consideravelmente. Com o término da II Guerra Mundial apareceu a ideia de que as doenças endêmicas poderiam ser controladas e mesmo erradicadas. Essa concepção é fruto da experiência dos sanitaristas norte-americanos durante a guerra e que poderia ser usada como um trunfo na busca de aliados durante a Guerra Fria. Dessa forma, incentivadas pelo governo norte-americano, a Organização Pan-Americana da Saúde (OPAS) e Organização Mundial da Saúde (OMS) empreendem diversas ações no nível global ou regional visando o controle e a erradicação de várias doenças[45]. Exemplos dessas ações no Brasil foram as duas campanhas de erradicação da malária de sucesso parcial e do *Aedes aegypti,* que foi plenamente exitosa, embora não tenha sido permanente.

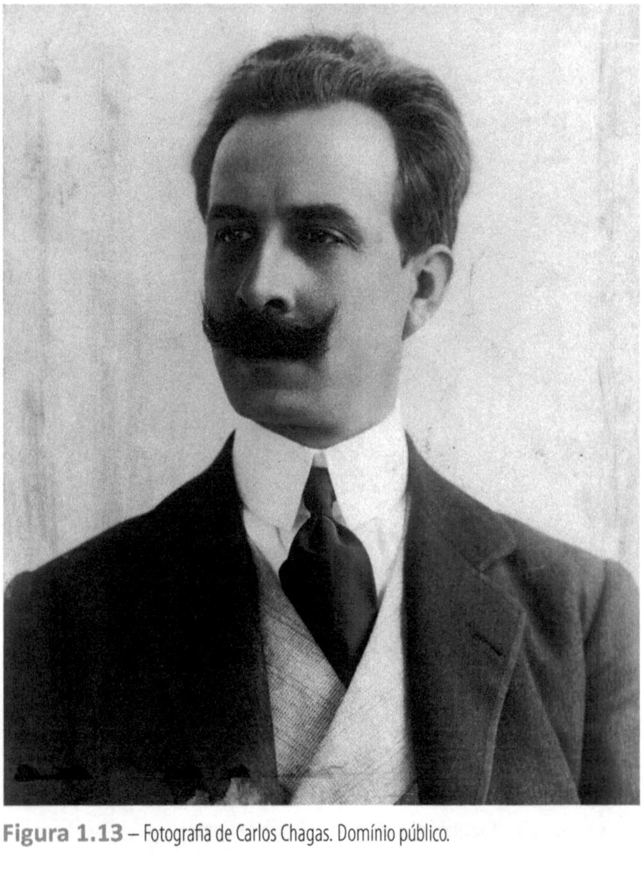

Figura 1.13 – Fotografia de Carlos Chagas. Domínio público.

No plano de organização do ensino, criou-se, em 1918, a partir de um convênio firmado entre o Governo do Estado de São Paulo e a Fundação Rockefeller, a Cadeira de Higiene da Faculdade de Medicina de São Paulo. Em 1924, o Governo do Estado oficializa o laboratório de Higiene, ligado àquela cátedra, transformando-o no Instituto de Higiene de São Paulo. Em 1925, a Fundação Rockefeller financia a expansão das atividades do Instituto, que incluiu a instalação do primeiro Centro de Saúde do país, para o treinamento dos alunos. Em 1934, o Instituto de Higiene foi transformado em Escola de Higiene e Saúde Pública e, em 1938, a Escola, pioneira no gênero no Brasil, passou a oferecer para graduados de todas as regiões do País, o curso de especialização para médicos sanitaristas. Em 1945, a Escola foi definitivamente incorporada à Universidade de São Paulo, sob a denominação de Faculdade de Higiene e Saúde Pública[46]. Em 1969, a Faculdade passou a denominar-se Faculdade de Saúde Pública.

Em 1942, fruto de um acordo com o governo americano, foi criado o Serviço Especial de Saúde Pública (SESP). Segundo Peçanha[47], inicialmente o SESP priorizava ações de controle da malária e outras endemias na Região Amazônica. Posteriormente, ocorreu uma grande expansão territorial do serviço, coincidindo com a ideologia desenvolvimentista dos anos 1950. Finalmente, na década de 1960, quando cessou o último contrato com os Estados Unidos, o SESP foi transformado em Fundação. Essa instituição exerceu um importante papel, enquanto órgão normatizador de muitas atividades de saúde e saneamento, e como prestador de serviços de saúde em muitas regiões do interior do Brasil, até o final da década de 1970.

A partir de meados da década de 1950 foram criados os departamentos de Medicina Preventiva ou Medicina Social em faculdades de Medicina e o ensino da epidemiologia foi inserido no currículo médico e expandiu-se com a criação dos programas de residência médica em Medicina Preventiva e Social[48].

As campanhas de erradicação da varíola na década de 1960 e da poliomielite na década de 1970, aliadas à grave epidemia de doença meningocócica ocorrida na década de 1970, contribuíram para consolidar, em meados da década de 1970, o Sistema Nacional de Vigilância Epidemiológica no Brasil.

O raciocínio e as técnicas epidemiológicas foram fundamentais para o êxito das ações de saúde desenvolvidas no Brasil desde o início do século XX e, certamente, o êxito dessas ações muito contribuiu para o desenvolvimento da Epidemiologia em nosso País. Nos anos 1960, vários professores participantes das cátedras de Higiene e de Saúde Pública, além de quadros dos novos departamentos de Medicina Preventiva, receberam bolsas de estudo induzidas para formação em Bioestatística e Epidemiologia nas universidades norte-americanas fomentadoras da ciência epidemiológica. Dentre esses, destacam-se os nomes de Guilherme Rodrigues da Silva (Figura 1.14), Euclides Castilho, José da Rocha Carvalheiro e Sebastião Loureiro.

Na década de 1970, diversos núcleos de saúde coletiva foram criados e consolidados, abrigando os primeiros epidemiologistas brasileiros. Nesse contexto, em 1979, foi criada a Associação Brasileira de Pós-graduação em Saúde Coletiva – ABRASCO, que, embora focada na pós-graduação, sempre pautou sua atuação nas questões de ordem acadêmica e dos serviços de saúde.

Em 1984 realizou-se, em Nova Friburgo, estado do Rio de Janeiro, a I Reunião Nacional sobre Ensino e Pesquisa na Epidemiologia, sendo aprovados neste encontro a constituição e os objetivos da Comissão de Epidemiologia da ABRASCO. No ano de 1986, ocorreu na Bahia o Seminário sobre Perspectivas da Epidemiologia Frente à Reorganização dos Serviços de Saúde, onde se discutiu a necessidade da capacitação de epidemiologistas para melhor contribuir para a unificação do sistema de saúde e para a melhoria das condições de saúde da população. Isto demonstra a preocupação dos epidemiologistas com a reorganização dos sistemas de saúde e o engajamento no movimento de reforma sanitária em curso no País, que teve seu ápice à época na VIII Conferência Nacional de Saúde, marco da criação do Sistema Único de Saúde (SUS). Logo após a promulgação da Constituição Brasileira realizou-se, em Itaparica, em 1989, o Seminário denominado "Estratégias para o Desenvolvimento da Epidemiologia no Brasil". Neste seminário elaborou-se o I Plano Diretor para o Desenvolvimento da Epidemiologia no Brasil, envolvendo instituições acadêmicas e serviços de saúde. Este documento abordava questões relacionadas ao desenvolvimento da Epidemiologia no Brasil tanto nas áreas de ensino de graduação, pós-graduação e pesquisa, quanto nas ações dos serviços de saúde.

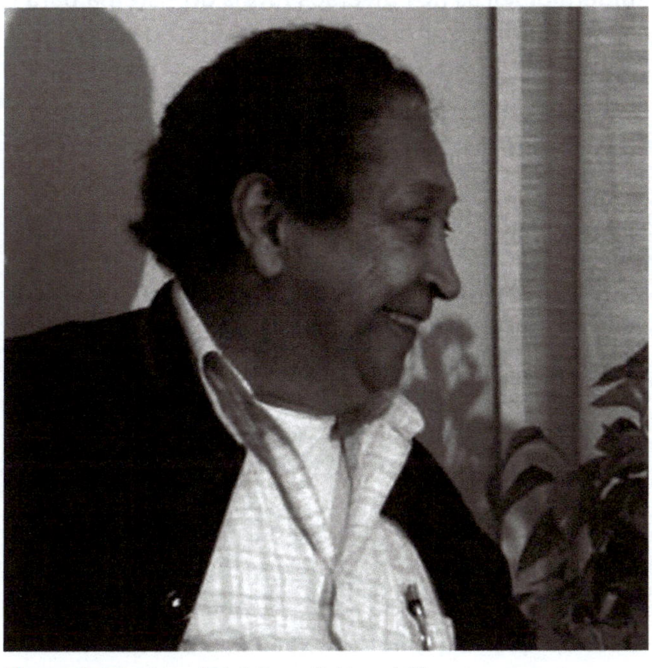

Figura 1.14 – Fotografia de Guilherme Rodrigues da Silva.

O ano de 1990 constitui um marco para Epidemiologia brasileira em função de dois acontecimentos muito importantes: a realização do I Congresso Brasileiro de Epidemiologia em Campinas, que reuniu aproximadamente 1.500 participantes, sob o tema "Epidemiologia e desigualdade social: os desafios do final do século" e a criação do Centro Nacional de Epidemiologia (CENEPI), órgão vinculado ao Ministério da Saúde, responsável pelo desenvolvimento de ações voltadas para a promoção e disseminação do uso da Epidemiologia em todos os níveis do Sistema Único de Saúde. Em 1992 foi realizado, em Belo Horizonte, o II Congresso Brasileiro de Epidemiologia, com o tema "Qualidade de Vida: Compromisso Histórico da Epidemiologia", onde se observou um grande crescimento no número de participantes e de trabalhos submetidos ao congresso.

Em 1995, Salvador recebeu três eventos: o III Congresso Brasileiro de Epidemiologia, organizado conjuntamente com o II Íbero-Americano e o I Latino-Americano de Epidemiologia. O tema deste congresso foi "Epidemiologia na Busca da Equidade em Saúde". Este encontro constituiu-se no primeiro evento de caráter internacional realizado no Brasil, e contou com a presença de quase 3.000 participantes. Nesse Congresso foi lançado o II Plano Diretor para o Desenvolvimento da Epidemiologia no Brasil, onde se criticava a prática epidemiológica setorizada, cujo símbolo maior seria a vigilância epidemiológica de determinadas doenças transmissíveis, preconizando-se a adoção de um enfoque mais global na definição dos perfis de saúde-doença na população.

Em 1998, o Rio de Janeiro sediou o IV Congresso Brasileiro de Epidemiologia, com o tema "Epidemiologia em perspectiva: novos tempos, pessoas e lugares", e que contou com mais de 3.000 congressistas, consolidando definitivamente este tipo de evento e demonstrando a pujança e a diversidade dos temas e dos métodos da Epidemiologia. Neste mesmo ano foi lançada a Revista Brasileira de Epidemiologia, um marco na divulgação científica na área e que hoje se encontra indexada nas bases do LILACS – *Index Medicus Latinoamericano* e do SciELO – *Scientific Electronic Library Online.* Em 2000 foi lançado o III Plano Diretor para o Desenvolvimento da Epidemiologia no Brasil.

No ano de 2002, pela primeira vez na Região Sul do Brasil, em Curitiba, realizou-se o V Congresso Brasileiro de Epidemiologia, sob o tema "A Epidemiologia na Promoção da Saúde". Para este evento, foram submetidos à Comissão Científica do Congresso mais de 2.800 resumos de trabalhos, superando a marca de todos os congressos anteriores. Em 2004 realizou-se o VI Congresso Brasileiro de Epidemiologia em Recife, sob o tema: "Um Olhar Sobre a Cidade". Para este evento foram inscritos mais de 3.800 trabalhos, mantendo-se o aumento progressivo da produção científica em Epidemiologia tanto na academia como nos serviços de saúde do Brasil. O tema do Congresso foi uma homenagem póstuma a Dom Hélder Câmara (1909-1999), arcebispo emérito de Olinda e Recife, que na época da ditadura possuía um programa radiofônico com o mesmo nome. Além disso, o Congresso pretendeu dar um enfoque na cidade sob uma perspectiva epidemiológica.

No ano de 2008 realizou-se o VII Congresso Brasileiro de Epidemiologia, em Porto Alegre, juntamente com o XVIII IEA *World Congress of Epidemiology*. O tema do Congresso foi "A Epidemiologia na Construção da Saúde para Todos: Métodos para um Mundo em Transformação". Neste Congresso participaram 4.273 congressistas, incluindo 564 epidemiologistas de 71 países. O ponto alto do Congresso foi trazer a presidência da *International Epidemiological Association* (IEA) para o Brasil em 2011. O epidemiologista brasileiro Cesar G. Victora foi o presidente eleito e imediatamente iniciou sua atuação no Conselho Executivo da IEA, conforme o estatuto da Associação.

No ano de 2011 ocorreu em São Paulo o VIII Congresso Brasileiro de Epidemiologia, sob o tema "As contribuições da epidemiologia para a construção do SUS". Essa edição teve como tema central o debate sobre a epidemiologia, seu papel na definição de políticas públicas e sua articulação com o conjunto das demais disciplinas do campo da Saúde Coletiva.

Em 2014, realizou-se o IX Congresso Brasileiro de Epidemiologia, em Vitória. O tema do Congresso foi "As fronteiras da epidemiologia contemporânea: do conhecimento científico à ação". Este tema pretendeu mobilizar os epidemiologistas brasileiros para a divulgação e o debate das questões relativas à saúde da população com base nas abordagens metodológicas modernas.

O X Congresso Brasileiro de Epidemiologia ocorreu em Florianópolis, no ano de 2017, sob o tema "Epidemiologia em defesa do SUS: formação, pesquisa e intervenção". O tema buscou alertar para a necessidade de se defender o Sistema Único de Saúde, assim como enfrentar a complexa situação de saúde do País. O enfrentamento desses desafios exige a produção de conhecimento científico qualificado. O Congresso reuniu mais de 3.100 participantes, foram apresentados mais de 2.800 trabalhos e contou com a presença de cerca de 250 convidados.

A magnitude, a qualidade do que é apresentado e a participação internacional colocam os Congressos Brasileiros de Epidemiologia entre os maiores eventos na área do mundo.

Em 2005, dando sequência ao processo que vem desde 1989, a Comissão de Epidemiologia da ABRASCO lançou o IV Plano Diretor para o Desenvolvimento da Epidemiologia no Brasil. Este documento afirma que a pesquisa no campo da saúde pública vem se expandindo muito em nosso País e que se reflete em um grande crescimento da pesquisa epidemiológica, cuja orientação principal tem como foco os problemas de saúde de grande impacto social e suas relações com os determinantes políticos, sociais, econômicos e culturais. Além disso, o ensino da Epidemiologia deve se apropriar de recursos pedagógicos e tecnológicos adequados às necessidades de uma sociedade em constante transformação cultural e comportamental. O IV Plano Diretor destaca também que a Epidemiologia deve estar incorporada a políticas, programas e serviços públicos de saúde no Brasil. Neste sentido, a utilização cada vez maior pelo Sistema Único de Saúde (SUS) de informações epidemiológicas nos diversos níveis do sistema para o conhecimento das necessidades de saúde da população constitui-se em uma ferramenta fundamental para o aprimoramento do SUS.

O ensino da Epidemiologia na pós-graduação *stricto sensu* teve seu primeiro crescimento na década de 1970, com a criação de programas de mestrado e doutorado em Saúde Coletiva em escolas de Medicina e de Saúde Pública. No ano de 2018 existiam 87 programas de pós-graduação *stricto sensu* na área de Saúde Coletiva reconhecidos pela Coordenação de Aperfeiçoamento de Pessoal de Nível Superior (Capes), sendo três programas de doutorado, 13 programas de mestrado acadêmico, 36 programas de mestrado profissional e 35 programas de mestrado acadêmico e doutorado. Entre os 87 programas existentes, 41 (47,1%) pertenciam à Região Sudeste do País, 21 (24,1%) à Região Nordeste, 15 (17,2%) à Região Sul, seis (6,9%) à Região Centro-Oeste e quatro (4,6%) à Região Norte. Nota-se uma concentração de programas na Região Sudeste[49].

A Capes avalia em cada quadriênio todos os programas de pós-graduação *stricto sensu* no País. Os resultados dessa avaliação são expressos pela atribuição de uma nota na escala de 1 a 7. Na avaliação referente ao quadriênio 2014/2017, todos os 87 programas de pós-graduação *stricto sensu* em Saúde Coletiva foram avaliados. Os programas de mestrado acadêmico e doutorado em Epidemiologia da Universidade Federal de Pelotas (UFPel), em Medicina Preventiva da Universidade de São Paulo (USP) e do Instituto de Saúde Coletiva da Universidade Federal da Bahia (UFBA) receberam nota 7[49].

A pesquisa em Epidemiologia no Brasil vem apresentando um importante crescimento nas últimas 2 décadas. Barreto[50], analisando os trabalhos indexados na base bibliográfica MEDLINE/PubMed no período 1985-2004, identificou 211.727 artigos relacionados à Epidemiologia, 1.958 (0,9%) eram referentes ao Brasil. Destes, 91 artigos (0,5% do total) referiam-se ao período de 1985-1989 e 1.096 artigos (1,1% do total) eram referentes ao período de 2000-2004, indicando um aumento de cerca de 12 vezes no número de artigos e de duas vezes (de 0,5% para 1,1%) na proporção de artigos referentes ao Brasil, em relação ao total de artigos indexados naquela base. Este crescimento foi maior do que a média do crescimento mundial e apresentou características semelhantes àquelas observadas em outros campos da ciência. Segundo dados do *Scientific Journal Rankings* (SJR), no período de 2006 a 2010 a Epidemiologia brasileira situava-se em 17º lugar na produção mundial na grande área da Medicina[51].

Consolidando o aumento na produção científica na área, foi lançada em 1998 a Revista Brasileira de Epidemiologia (RBE). A indexação da RBE na plataforma SciELO (*Scientific Electronic Library Online*) ampliou o alcance da revista, com isso o fator de impacto da RBE tem crescido ao longo do tempo. Em 2006, o fator de impacto era igual a 0,3548 e passou para 0,8294 em 2017, segundo a plataforma SciELO[52]. Posteriormente, a RBE foi indexada nas bases internacionais SCOPUS (SJR) e PUBMED, ampliando ainda mais a visibilidade internacional da Revista e, com isto, fazendo com que o número de manuscritos submetidos à mesma aumentasse. A partir de 2009, a RBE passou a incentivar os autores com manuscritos aprovados para traduzirem seus artigos para a língua inglesa, a fim de aumentar a visibilidade externa da produção científica divulgada pela Revista e, consequentemente, o impacto da produção científica nacional[51].

Referências Bibliográficas

1. Derrida J. A Farmácia de Platão. São Paulo: Iluminuras; 2015.
2. Vinten-Johansen P, Brody H, Paneth N, Rachman S, Rip M. Cholera, Chloroform, and the Science of Medicine: a Life of John Snow. Oxford: Oxford University Press; 2003.
3. MacMahon B, Pugh T, Ipsen J. Epidemiologic Methods. Boston: Little, Brown & Co; 1960.
4. Clavreul J. A Ordem Médica. São Paulo: Brasiliense; 1983.
5. Laín-Entralgo P. Historia de la medicina. Barcelona: Salvat Editores; 1978.
6. Starobinski J. História da Medicina. Lisboa: Moraes; 1967.
7. Pérez-Tamayo R. El Concepto de Enfermedad. México: Fondo de Cultura Económica; 1978.
8. Russel B. A History of Western Philosophy. New York: Touchstone; 1972.
9. Almeida Filho N. Uma breve história da Epidemiologia. In: Rouquayrol MZ, Almeida Filho N. Epidemiologia & Saúde. 6ª ed. Rio de Janeiro: Medsi; 2003.
10. Foucault M. O Nascimento da Clínica. 2ª ed. Rio de Janeiro: Forense-Universitária; 1980.
11. Hacking I. The Taming of Chance. Cambridge: Cambridge University Press; 1990.
12. Last JM (ed.). A dictionary of epidemiology. New York: Oxford University Press; 2001.
13. Gigerenzer G, Swijtink Z, Porter T, Daston L, Beatty J, Kruger L. The Empire of Chance: How Probability Changed Science and Everyday Life. Nova York: Cambridge University Press; 1989.
14. McGrayne SB. The Theory That Would Not Die: How Bayes' Rule Cracked the Enigma Code, Hunted Down Russian Submarines, and Emerged Triumphant from Two Centuries of Controversy. Pennsylvania: Yale University Press; 2011.
15. Lilienfeld D. The Greening of Epidemiology: Sanitary Physicians and the London Epidemiological Society (1830-1870). Bulletin of the History of Medicine; 1979; 52:503-528.
16. Rosen G. Da Polícia Médica à Medicina Social. Rio de Janeiro: Graal; 1980.
17. Trostle J. Early work in anthropology and epidemiology: from social medicine to the germ theory. In: Janes C, Stall R, Gifford S (eds). Anthropology and Epidemiology: Interdisciplinary Approaches to the Study of Health and Disease. Dordrecht: Reidel; 1986.
18. Williamson L (ed). Florence Nightingale and the Birth of Professional Nursing (Western Influence on Japan). New York: Thoemmes Continuum; 1999.

19. Nájera E. Discussion. In: Buck C, Llopis A, Nájera E, Terris M. The Challenge of Epidemiology. Issues and Select Readings. Washington: PAHO (Scientific Publication # 5); 1988.
20. Obenchain TG. Genius Belabored: Childbed Fever and the Tragic Life of Ignaz Semmelweis. Tuscaloosa: The University of Alabama Press; 2016.
21. Mandal S, Sarkar RR, Sinha S. Mathematical models of malaria – a review. Malaria Journal. 2011;10:202. doi: 10.1186/1475-2875-10-202.
22. White K. Healing the Schism. Epidemiology, Medicine, and the Public's Health. New York: Springer-Verlag; 1991.
23. Almeida Filho N. Reconhecer Flexner: inquérito sobre produção de mitos na educação médica no Brasil contemporâneo. Cad Saúde Pública. 2010;26(12):2234-2249.
24. Almeida Filho N. Nunca fomos Flexnerianos: Anísio Teixeira e a educação superior em saúde no Brasil. Cad Saúde Pública. 2014;30(12):2531-2553.
25. Donnangelo MCF. Saúde e Sociedade. São Paulo: Duas Cidades; 1976.
26. Ayres JRCM. Sobre o risco: para compreender a epidemiologia. 2ª ed. São Paulo: Hucitec; 2002.
27. Stallybrass C. The Principles of Epidemiology and The Process of Infection. London: Routledge; 1931.
28. Almeida Filho N. A Ciência da Saúde. São Paulo: Hucitec; 2000.
29. Leavell HR, Clark EG. Medicina Preventiva. São Paulo: McGraw-Hill; 1976.
30. Silva GR. Origens da medicina preventive como disciplina do ensino médico. Rev Hosp Clin Fac Méd S Paulo. 1973;28(2):31-35.
31. Susser M. Epidemiology, Health & Society – Selected Papers. New York: Oxford University Press; 1987.
32. IEA – International Epidemiological Association. The history of the IEA brought up to date. Intenational Journal of Epidemiology, 1984;13(2):139141.
33. May RM. Stability and Complexity in Model Ecosystems. New Jersey: Princeton University Press; 2001.
34. Anderson RM, May RM. Infectious Diseases of Humans: Dynamics and Control. Oxford: Oxford University Press; 2004.
35. Sackett D, Haynes B, Tugwell P. Clinical Epidemiology. Boston: Little, Brown & Co; 1985.
36. MacMahon B, Pugh T. Epidemiology: Principles and Methods. Boston: Little, Brown & Co; 1970.
37. Feinstein AR. Clinical Epidemiology: An additional basic science for clinical medicine, I-IV. Annals of Internal Medicine. 1988;99:393-397, 554-560, 705-712, 843-848.
38. Cassel J. Psychosocial processes and stress: theoretical formulation. International Journal of Health Services. 1974;4(3):471-482.
39. Almeida Filho N. Towards a unified theory of health-disease: I. Health as a complex model-object. Rev Saúde Pública. 2013;47(3):433-50.
40. Mandelbrot BB. The Fractalist: Memoir of a Scientific Maverick. New York: Patheon Books; 2012.
41. Salganik M. Bit by Bit: Social Research in the Digital Age. New Jersey: Princeton University Press; 2018.
42. Loscalzo J, Barabási AL, Silverman EK. Network Medicine: Complex Systems in Human Disease and Therapeutics. Cambridge: Harvard University Press; 2017.
43. Edler FC. A Escola Tropicalista Baiana: um mito de origem da medicina tropical no Brasil. Hist ciênc Saúde – Manguinhos. 2002;9(2):357-85.
44. Ministério da Saúde. Disponível em: <http://www.ccs.saude.gov.br/revolta/revolta.html>. Acessado em: 14 jul. 2018.
45. Silva LJ. O controle das endemias no Brasil e sua história. Ciênc Cult. 2003;55(I):44-47.
46. Santos PS. Cinquentenário da Faculdade de Saúde Pública da USP. Rev Saúde Pública. 1975;9(2):95-97.
47. Peçanha AMM. Fundação Serviço Especial de Saúde Pública – FSESP: Um estudo de desenvolvimento institucional. [Dissertação de Mestrado]. Rio de Janeiro: Escola Brasileira de Administração Pública, Fundação Getúlio Vargas; 1976.
48. Barata RB. Tendências no ensino da epidemiologia no Brasil. Rev Panam Salud Publica/Pan Am J Public Health. 1997;2(5):334-341.
49. Capes – Coordenação de Aperfeiçoamento de Pessoal de Nível Superior. Disponível em: <http://www.capes.gov.br/images/stories/download/avaliacao/relatorios-finais-quadrienal-2017/20122017-SAUDE-COLETIVA-quadrienal.pdf>. Acessado em: 14 jul. 2018.
50. Barreto ML. Crescimento e tendência da produção científica em epidemiologia no Brasil. Rev Saúde Pública. 2006;40:79-85.
51. Almeida MF. A RBE acompanha o crescimento da produção científica na área de Saúde Coletiva e de Epidemiologia. Rev Bras Epidemiol. 2011;14(3):357-8.
52. SciELO. Fator de impacto em um período de três anos. Disponível em: <http://statbiblio.scielo.org//stat_biblio/index.php?no=18.xml&state=18&lang=pt&issn=1415-790X>. Acessado em: 16 jul. 2018.

Capítulo

Medidas de Frequência de Doenças, Agravos e Eventos Relacionados à Saúde

2

Antônio José Leal Costa
Pauline Lorena Kale
Jackeline Christiane Pinto Lobato

Introdução

Desde o início da epidemia da síndrome de imunodeficiência adquirida (aids) estima-se que, até 2022, cerca de 84,2 milhões de pessoas foram infectadas pelo vírus da imunodeficiência humana (HIV) e 40,1 milhões morreram por doenças relacionadas à aids em todo o mundo. Em 2021, segundo o Programa Conjunto das Nações Unidas sobre HIV/Aids (UNAIDS), 38,4 milhões de indivíduos eram portadores do HIV, assintomáticos ou não, e 1,5 milhão de pessoas foram infectadas pelo vírus, correspondendo a cerca de quatro mil novas infecções a cada dia. Neste mesmo ano ocorreram ao todo cerca de 650.000 óbitos por doenças relacionadas à aids. Comparado a 2010, o número de novas infecções pelo HIV em 2021 diminuiu cerca de 32% na população geral e 52% em crianças, e o de mortes relacionadas à aids decresceu aproximadamente 52% mundialmente[15].

No Brasil, Szwarcwald e Carvalho[13] estimaram que 597.443 pessoas com idade entre 15 e 49 anos eram portadoras do HIV em 2000, correspondendo a aproximadamente 0,65% da população nesta mesma faixa etária. Mais de uma década depois, em 2012, ocorreram 47.573 novas infecções pelo HIV e, no meio do ano, 715.003 pessoas viviam com HIV/aids em nosso país[14]. Em 2018 estimou-se a ocorrência de 48.500 novas infecções na população a partir de 15 anos de idade (Landmann et al, 2022). De 1980 a 1998, o número de notificações de aids ao Sistema de Informação de Agravos de Notificação – SINAN, para todas as idades, segundo o ano do diagnóstico aumentou em todo o país, estabilizando-se, desde então, em torno de 26.000 a 32.000 casos anuais até 2013. Desde 2014 as notificações ficaram abaixo de 30.000 casos, alcançando pouco menos que 24.500 casos em 2016 (Figura 2.1). Em 2003 as notificações ultrapassaram 300.000 casos e, até 2013 e 2017, já somavam mais de 600.000 e 700.000, respectivamente.

Estes números despertam o interesse de muitas pessoas e são citados frequentemente, seja pelos meios de comunicação de massa, como em publicações especializadas. Eles nos permitem caracterizar, de diferentes maneiras, a ocorrência da aids. Em comum, estas estimativas expressam o quão frequentes a infecção pelo HIV e a aids têm sido em diferentes momentos, regiões e populações humanas.

Tanto para a população dita "leiga", como para os profissionais de saúde, interessa saber, por exemplo, como a epidemia vem evoluindo, se as atividades de prevenção vêm surtindo os efeitos esperados, se os tratamentos disponíveis aumentam a sobrevida dos doentes e se as políticas de saúde voltadas para o controle da aids têm sido adequadas. A epidemiologia tem contribuído de forma consistente para a obtenção de respostas a estas e outras indagações, relacionadas inclusive a outros problemas de saúde como, por exemplo, as doenças cardíacas, as neoplasias, a tuberculose, o diabetes e as violências. Independentemente da sofisticação ou da complexidade dos estudos epidemiológicos, assim como dos métodos de análise empregados, tais respostas baseiam-se em algum tipo de medida de frequência. Quantificar ou medir[*]* a frequência com que os problemas de

* *Por medir entende-se estimar a ocorrência de problemas de saúde em populações humanas, tendo em vista a natureza amostral da quase totalidade dos estudos epidemiológicos. Entretanto, os termos medir e medidas de frequência de doenças são, há muito tempo, amplamente utilizados na literatura epidemiológica em diversos idiomas e, portanto, também o serão neste texto.*

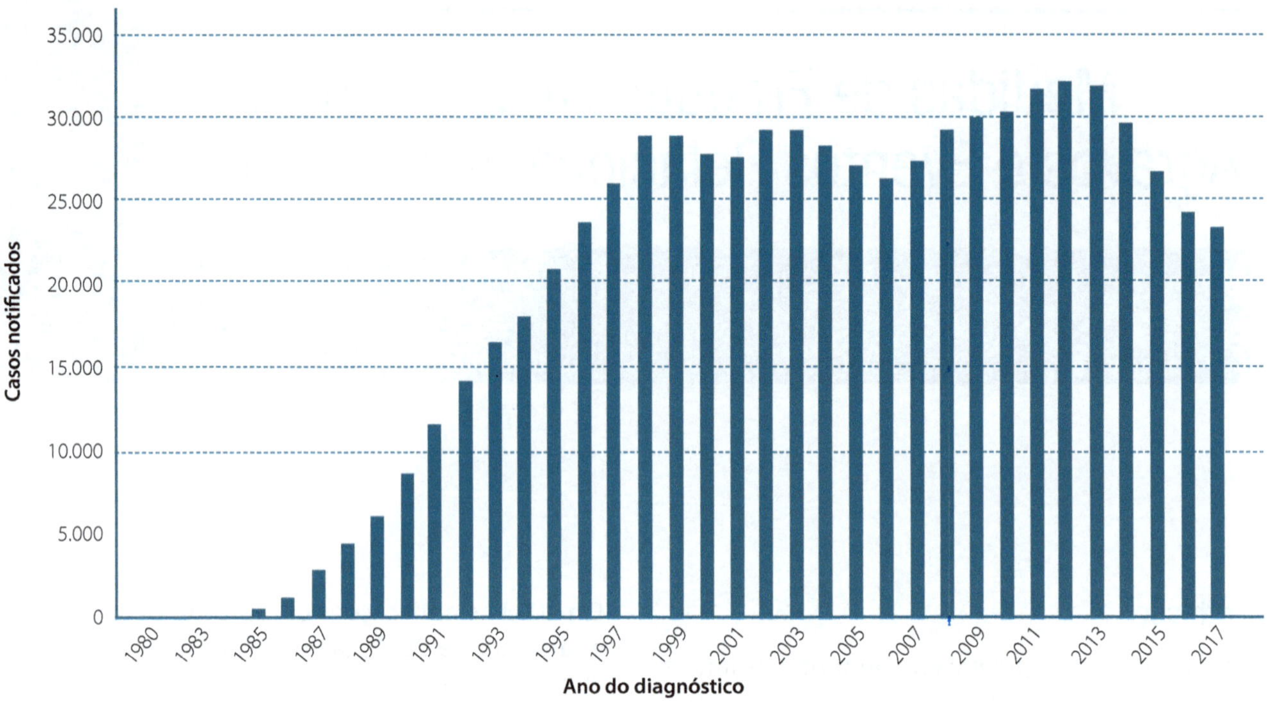

Figura 2.1 – Casos de aids notificados ao Sistema de Informação de Agravos de Notificação (SINAN), Ministério da Saúde, por ano do diagnóstico, Brasil, 1980 a 2017. Fonte: DATASUS – Departamento de Informática do SUS, Ministério da Saúde, 2022.

saúde ocorrem em populações humanas é um dos objetivos da epidemiologia.

As medidas de frequência são definidas a partir de dois conceitos epidemiológicos fundamentais, denominados prevalência e incidência. A prevalência expressa o número de casos existentes de uma doença, em um dado momento. Já o conceito de incidência refere-se à frequência com que surgem novos casos de uma doença, num intervalo de tempo. No exemplo apresentado inicialmente, a estimativa de 38,4 milhões de pessoas vivendo com o HIV em 2021, em todo o mundo, é um exemplo de medida de prevalência. Por sua vez, as notificações de novos casos de aids exemplificam o conceito de incidência.

Outras medidas frequentemente utilizadas na literatura médica e de saúde pública, como as de mortalidade, letalidade e sobrevida, podem ser entendidas como variações do conceito de incidência.

Além da frequência de doenças e agravos, os conceitos de incidência e prevalência também se aplicam à mensuração de quaisquer eventos relacionados à saúde, incluindo fatores determinantes tais como tabagismo e sedentarismo.

A expressão matemática das medidas de frequência de doenças é diversa e depende do conceito epidemiológico subjacente, assim como de algumas características das populações a que se referem. Elas podem ser expressas como frequências absolutas ou relativas. Estas últimas, mais comuns, são essenciais quando o objetivo é comparar frequências de ocorrência de problemas de saúde entre diferentes populações ao longo de um mesmo período ou em períodos variados, ou em uma mesma população em momentos distintos.

Qualquer que seja a medida de frequência utilizada, ela deve ser necessariamente referida às dimensões do tempo, do espaço e da população.

Neste capítulo serão apresentados os conceitos e as medidas de incidência e prevalência, enfatizando suas interpretações em diferentes contextos epidemiológicos. A apresentação sobre incidência inclui também os conceitos de mortalidade, letalidade e sobrevida. Quando necessário, serão indicados os capítulos deste livro que complementam ou aprofundam os conhecimentos sobre determinado assunto.

Incidência

Incidência é a frequência de casos novos de uma determinada doença ou problema de saúde num determinado período de tempo, oriundos de uma população sob risco de adoecimento no início da observação.

Os casos novos, ou incidentes, são aqueles indivíduos não doentes no início do período de observação (N') – e, portanto, sob risco de adoecimento – que, no seu decorrer, acabam por adoecer. Para que possam ser detectados, é necessário que cada indivíduo seja observado em, no mínimo, duas ocasiões. A incidência é, portanto, uma medida dinâmica, pois expressa mudanças no estado de saúde. Tipicamente, as medidas de incidência são obtidas nos estudos que envolvem o seguimento (*follow-up*) de uma determinada população – denominados estudos longitudinais –, como, por exemplo, nos estudos de coorte e de intervenção.

A definição de caso novo, ou incidente, baseia-se na presença de evidências de natureza clínica, laboratorial ou epidemiológica, segundo critérios predefinidos e padronizados, de acordo com o objetivo do estudo ou atividade em questão.

É importante ter em mente que as definições de caso são, em regra, passíveis de erros de classificação, que podem interferir na validade das estimativas de frequência de doenças. A magnitude dos erros de classificação é função da sensibilidade e da especificidade dos procedimentos diagnósticos disponíveis, assim como da frequência de casos existentes na população. Este tema é apresentado em detalhes no ***Capítulo 23 – Testes Diagnósticos***.

Em geral, entende-se por incidência a ocorrência do primeiro episódio da doença ou problema de saúde de interesse. Este é, necessariamente, o caso das doenças infecciosas que conferem imunidade permanente e de algumas doenças crônicas, como o diabetes *mellitus*. Em circunstâncias particulares, pode haver interesse pelo cômputo das múltiplas ocorrências de uma doença em um mesmo indivíduo, ao longo de um intervalo de tempo. Esta medida é denominada incidência total, e pode ser utilizada em estudos de doenças agudas, na ausência de imunidade adquirida, ou de doenças não infecciosas, como o infarto agudo do miocárdio.

As medidas de incidência estão necessariamente relacionadas à dimensão do tempo. Greenland e Rothman[5] citam como exemplo a comparação da incidência de óbitos, ou mortalidade, observada em duas populações hipotéticas. Em ambas, todos os indivíduos acabam por falecer em algum momento de suas vidas. Porém, o tempo transcorrido entre o nascimento e a morte na segunda população é sempre maior, quando comparado à primeira (Figura 2.2), o que torna as duas experiências de mortalidade distintas. Assim, o simples registro do número de casos novos, ou de óbitos, é insuficiente para estimar a incidência de um determinado problema de saúde.

Nos estudos epidemiológicos a dimensão do tempo pode ser medida tendo como referência diferentes eventos, ou acontecimentos, ocorridos nas vidas de cada indivíduo observado. O momento em que tais eventos ocorrem é denominado tempo zero – designado por t_0 – e representa o início do período de observação de ocorrência de casos novos. Quando se utiliza a idade no momento do adoecimento, por exemplo, a referência é o nascimento. Alternativamente, o tempo zero pode ser definido como o início de um tratamento, ou de uma exposição a uma substância supostamente causadora de uma doença. Nestas situações, o evento de referência é único, ou particular, para cada indivíduo participante do estudo. Quando o evento de referência é uma data do calendário a partir da qual se inicia o período de observação, o tempo zero é comum a todos os indivíduos participantes.

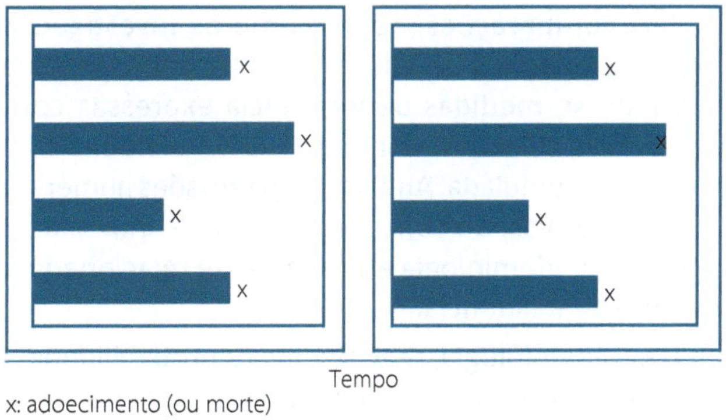

Figura 2.2 – Representação gráfica de diferentes padrões de adoecimento em duas populações hipotéticas (adaptado de Greenland e Rothman[5]).

A incidência de um agravo qualquer pode ser medida ou estimada por meio de diferentes maneiras. A mais simples é o número de casos incidentes I, comumente denominada incidência. Por exemplo, como citado anteriormente, entre 1980 e 2013 foram notificados aproximadamente 600.000 casos de aids no Brasil. Trata-se de uma medida adimensional, cujos valores possíveis variam de zero a infinito. Na prática, entretanto, o tamanho da população sob risco de adoecimento determina o limite máximo possível do número de casos incidentes. Ainda assim, nota-se que a referência a uma população e período determinados se faz presente, ainda que indiretamente.

Embora o seu cálculo seja simples, o número de casos incidentes, por si só, não permite comparações da incidência entre diferentes populações ou áreas geográficas, ou entre diferentes períodos. Os 600.000 casos de aids, notificados no mesmo período, teriam um significado epidemiológico distinto se referidos a um país com uma população equivalente à metade da população brasileira; ou a um período mais curto, como entre 1980 e 1996, correspondente à metade do período considerado inicialmente.

Tais comparações, assim como as investigações sobre associações de causa e efeito, são realizadas utilizando-se medidas de incidência expressas como frequências relativas, como a taxa de incidência e a incidência acumulada. Ambas são expressões numéricas, ou quantitativas, do conceito de risco, de importância capital na epidemiologia e intimamente relacionado ao conceito de incidência.

Na epidemiologia, risco significa a probabilidade de um indivíduo adoecer durante um intervalo de tempo determinado; é uma probabilidade condicionada à ausência de riscos competitivos, ou seja, baseada na premissa de que o indivíduo não morra por nenhuma outra causa ao longo do período de observação, antes de desenvolver o problema de saúde em questão. Embora referido ao nível individual, o conceito de risco é expresso numericamente a partir de observações envolvendo grupos de indivíduos.

A opção por uma das medidas de incidência deve ser feita levando-se em consideração o objetivo do estudo, assim como o tipo de população envolvida. A seguir, são apresentadas as definições pertinentes a cada uma das medidas de incidência mencionadas, expressas como frequências relativas.

Taxa de incidência

Segundo Ellandt-Johnson[3], o conceito de taxa está associado com a variação de um fenômeno por unidade de tempo, ou de outra variável qualquer. Por exemplo, o número de nascimentos ou óbitos por ano, ou a quantidade de glicose, em miligramas, por unidade de volume de sangue circulante, como 100 mL.

Uma taxa é a expressão da velocidade média com que ocorre o fenômeno de interesse, como por exemplo, o crescimento de uma população. Ela pode ser positiva ou negativa, caso a quantidade y (a população, no exemplo anterior) aumente ($\Delta y > 0$) ou diminua ($\Delta y < 0$) com o tempo. A letra Δ (delta), do alfabeto grego, representa a noção da variação de uma quantidade y qualquer*.

Por exemplo, segundo dados da Secretaria de Estado de Segurança Pública do Rio de Janeiro (SESEG), foram registrados 314 óbitos por homicídio doloso no mês de março de 2021, em todo o estado[6]. Estes 314 óbitos correspondem à variação da mortalidade acumulada no período, ou seja, à quantidade Δy na expressão da taxa de variação média. Tomando-se a unidade de tempo t como 1 dia, obtém-se, para o mês de março ($\Delta t = 31$ dias), uma taxa de mortalidade por homicídios de aproximadamente 10,1 óbitos por dia, em média (314 óbitos/31 dias).

Obviamente, em nenhum dia do mês de março de 2021 ocorreram exatamente 10,1 homicídios dolosos no estado do Rio de Janeiro. A mortalidade é uma variável discreta, ou seja, seus valores possíveis são números inteiros. Porém, como já mencionado, toda a construção matemática apresentada até aqui se baseia na premissa de que a quantidade y é uma função contínua do tempo t. De fato, o número de homicídios variou a cada dia. Do ponto de vista matemático, isto significa que a taxa $\Delta y/\Delta t$ varia em função de Δt. Sendo assim, é de interesse calcular seu valor a cada instante do tempo t, remetendo ao conceito de taxa instantânea**. A taxa instantânea expressa o potencial de variação de y por unidade de tempo, em um instante do tempo t.

Definida como o quociente entre a variação de y por unidade de tempo t, uma taxa é dita absoluta. O uso de taxas absolutas em epidemiologia é pouco comum, pois a dimensão relativa à população de onde surgem os casos (ou óbitos) não é considerada no cálculo. Já em outras áreas do conhecimento, como nas ciências sociais e na física, a sua aplicação é mais frequente.

O interesse maior da epidemiologia repousa sobre taxas que expressem a variação do número de casos de uma doença por unidade de tempo e da população sob risco de adoecimento no instante t, simultaneamente, denominadas taxas relativas. Por exemplo, em uma reação química, é de interesse medir a variação da quantidade de uma substância por unidade de tempo e, simultaneamente, por unidade da substância disponível, em dado instante t***.

---

* *Em geral, um fenômeno y qualquer pode ser descrito como uma função contínua de uma segunda variável independente x, ou seja, y = y(x). Uma taxa pode ser definida como a medida da variação de uma quantidade y por unidade de uma segunda quantidade x, em relação à qual y é dependente. Considerando que y varie em função do tempo (t), então x representará o tempo e será substituído por t. Assim, uma taxa pode ser expressa como $\Delta y/\Delta t$, onde $\Delta y = y(t + \Delta t) - y(t)$ refere-se à variação da quantidade y, no intervalo de tempo $(t, t + \Delta t)$. Mais precisamente, a razão representa a variação média de y por unidade de tempo t, no intervalo de tempo $(t, t + \Delta t)$, e é, portanto, denominada taxa de variação média.*

** *Uma taxa de variação instantânea T é calculada pela razão $\Delta y/\Delta t$ quando Δt tende a zero, ou sejaw, a um instante do tempo, de acordo com a expressão:*

$$T = \lim_{\Delta t \to 0} \frac{\Delta y}{\Delta t} = \frac{dy}{dt} \quad (2.1)$$

onde dy/dt representa a derivada da função y(t) em relação a t. O valor exato de uma taxa pode ser calculado somente quando se conhece a forma da função y(t).

*** *A expressão de uma taxa instantânea relativa é:*

$$\beta(t) = \frac{1}{y(t)} \frac{dy}{dt} \quad (2.2)$$

onde y(t) representa a população y no instante t.

A taxa (absoluta) de homicídios de 10,1 óbitos por dia, em março de 2021 (314 óbitos/31 dias), é mais informativa quando referida simultaneamente à população então residente no estado do Rio de Janeiro, de cerca de 17 milhões de habitantes, ou seja, 0,8 . (10^{-6}) óbito por habitante por dia [314/(17.000.000 x 31)]. Em vez de a um habitante, a taxa pode ser referida a um grupo de, por exemplo, 1.000.000 de habitantes, multiplicando-se o resultado anterior por 10^6, passando então para 0,8 óbito por cada 1.000.000 de habitantes por dia.

Se, entretanto, os 314 óbitos tivessem ocorrido na cidade do Rio de Janeiro, cuja população estimada para 2021 é de cerca de 6,7 milhões de habitantes, a taxa (relativa) de homicídios seria aproximadamente 1,5 óbitos por cada 1.000.000 habitantes, por dia [314/(6.700.000 x 31)].(10^6). Nota-se que, embora o número de óbitos (representando a medida de incidência, como uma frequência absoluta) e as taxas absolutas de incidência sejam iguais para o estado e para a cidade do Rio de Janeiro (esta última numa situação hipotética), as respectivas taxas relativas de homicídios dolosos refletem contextos epidemiológicos distintos.

A taxa de incidência é a expressão da frequência com que surgem novos casos de uma doença, ou problema de saúde, por unidade de tempo, e com relação ao tamanho de uma determinada população. Outros termos utilizados como sinônimos de taxa de incidência na literatura epidemiológica são densidade de incidência, força de morbidade e taxa de incidência por pessoa-tempo.

A taxa de incidência (TI) é calculada como a razão entre o número de casos novos de uma determinada doença ou problema de saúde e o total de pessoa-tempo gerado a partir da população de estudo acompanhada, de acordo com a equação:

$$TI_{(t_0,t)} = \frac{I}{PT} \quad (2.3)$$

onde (t_0, t) refere-se ao intervalo entre a origem t_0 e o instante t; I representa o número de casos novos que surgiram entre t_0 e t; e PT representa a quantidade de pessoa-tempo acumulada pela população, durante o estudo.

Por pessoa-tempo entende-se o período durante o qual um indivíduo esteve exposto ao risco de adoecimento e, caso viesse a adoecer, seria considerado um caso novo ou incidente. É a expressão da experiência individual de exposição ao risco de adoecimento, referida a uma unidade de tempo, como o ano, o mês ou o dia. Somadas as experiências individuais, obtém-se o total de pessoa-tempo gerado por uma determinada população, ao longo do período em que se desenvolve um determinado estudo.

Por exemplo, uma pessoa acompanhada por 1 ano sem desenvolver uma determinada doença corresponde a uma pessoa-ano. Por sua vez, duas pessoas acompanhadas por 6 meses cada, sem adoecer, contribuem individualmente com meia pessoa-ano cada. As respectivas contribuições individuais somadas equivalem a uma pessoa-ano, ou seja, a uma pessoa exposta ao risco de adoecimento, acompanhada por todo 1 ano.

A quantidade de pessoa-tempo pode ser calculada de diferentes formas, dependendo do tipo de população e das características do estudo epidemiológico em questão.

As populações podem ser definidas como fechadas ou abertas.

Uma população é fechada quando nenhum membro novo é a ela incorporado ao longo do tempo, e seus integrantes a deixam somente devido à morte. O seu tamanho (N) diminui sistematicamente ao longo do tempo.

Por outro lado, uma população é aberta se novos membros são adicionados no tempo, em decorrência da natalidade ou da imigração, e seus integrantes a deixam por emigração ou quando morrem.

Uma população aberta é estável, ou estacionária, quando, para cada indivíduo que a deixa, por qualquer motivo, outro é reposto imediatamente no seu lugar, mantendo assim o seu tamanho constante. A reposição implica não só a manutenção do seu tamanho (N), mas também das suas estruturas etária, por sexo e, a rigor, de todas as variáveis associadas ao risco de desenvolvimento de uma determinada doença.

Os termos "coorte fixa" e "população dinâmica" são utilizados na literatura com o mesmo sentido de população fechada e aberta, respectivamente, quando a dimensão do tempo se restringe a um determinado período de seguimento em um estudo epidemiológico. As populações dinâmicas podem ser também estáveis.

Uma coorte fixa, constituída em um instante t_0, não admite novos integrantes após iniciado o período de seguimento, embora seus integrantes possam deixá-la por diferentes razões. É o caso, por exemplo, dos trabalhadores sobreviventes de um acidente em uma usina nuclear, que seriam acompanhados por um período, para detecção de problemas de saúde decorrentes da exposição à radiação nuclear. Alguns deles podem interromper o acompanhamento antes de adoecer, ao emigrarem, ou mesmo falecerem por motivo não associado à exposição em estudo, como um atropelamento.

Uma população dinâmica pode tanto receber novos membros, como perder seus integrantes ao longo do período de estudo. Por exemplo, os trabalhadores admitidos em uma indústria química entre os anos de 1996 e 2000, acompanhados por um período de até 25 anos após a admissão para detecção de neoplasias. Novos membros seriam recrutados em diferentes instantes, ao longo do quinquênio citado. As perdas também poderiam ocorrer em qualquer momento, por motivos distintos, entre a admissão e o adoecimento, ou o término do acompanhamento.

Uma população dinâmica pode ser analisada hipoteticamente como uma coorte fixa, se o início do seguimento de seus integrantes corresponde ao início do período de risco para o desenvolvimento do problema de saúde em questão. Retornando ao exemplo anterior, os diferentes momentos individuais de admissão podem ser hipoteticamente referidos a um mesmo instante do tempo t_0, ou seja, o momento da admissão, a partir do qual cada trabalhador passaria a estar exposto ao risco (ocupacional) de desenvolver diferentes neoplasias. Nestes casos, os períodos de seguimento individuais são, em geral, diferentes.

Se, num determinado estudo, a duração dos seguimentos individuais é conhecida, o denominador da expressão (2.3) é calculado somando-se as quantidades de pessoas-tempo relativas a cada indivíduo pertencente à população de estudo N', tal como apresentado na equação:

$$PT = \sum_{i=1}^{N'} \Delta t_i \quad (2.4)$$

onde Δt_i representa o período durante o qual o i-ésimo indivíduo pertencente a N' foi observado, desde o início do estudo até o desenvolvimento do problema de saúde de interesse, ou até a interrupção do seguimento por qualquer outro motivo. Neste caso, a população pode ser tanto fechada, ou fixa, como aberta ou dinâmica.

A interrupção do seguimento de um indivíduo por qualquer motivo que não seja o adoecimento é denominada perda, ou censura. As perdas podem ocorrer em consequência da migração, da recusa de um determinado indivíduo em continuar participando do estudo, ou devido à morte por outra causa, que não o problema de saúde em questão. Os participantes cujos seguimentos são interrompidos ao término do estudo, sem que tenham adoecido até então, também são considerados censuras. Por fim, as perdas podem ser devidas a intervenções médicas que venham a tornar uma determinada pessoa não exposta ao risco de adoecimento, como por exemplo, a realização de uma histerectomia no curso de um estudo sobre fatores associados ao câncer uterino.

Em todas as situações anteriores, é razoável supor que ao menos uma parte dos indivíduos considerados como perdas desenvolveria a doença de interesse, caso o seguimento não tivesse sido interrompido. Entretanto, tudo o que se pode afirmar é que nenhum deles manifestou o problema de saúde em foco, ao longo de cada período de seguimento.

A rigor, a informação sobre a duração do seguimento de cada indivíduo participante do estudo pressupõe o conhecimento do instante exato em que ocorre o adoecimento ou se caracteriza uma perda. Entretanto, tais informações muitas vezes não estão disponíveis com a precisão desejada. Em tais ocasiões assume-se, por exemplo, que os eventos adoecimento e perda ocorrem no meio do intervalo entre duas observações consecutivas. Por vezes, o adoecimento é referido ao momento do diagnóstico.

A **Figura 2.3** mostra dados hipotéticos sobre uma população dinâmica constituída por 20 indivíduos, acompanhados ao longo de um período de 10 anos em um estudo sobre a incidência de infarto agudo do miocárdio (IAM). Todos são do sexo masculino e com idade entre 50 e 59 anos no início do seguimento. Assume-se que todos os casos incidentes de IAM, assim como as perdas, ocorreram sempre na metade de um determinado ano ao longo do período de seguimento, correspondendo, assim, a meio ano sob risco de adoecimento. Por exemplo, o indivíduo 1, que sobreviveu ao primeiro ano e desenvolveu IAM na metade do segundo ano de seguimento se expôs ao risco de adoecimento por 1 ano e meio, somando, portanto, 1,5 pessoa-ano sob risco de adoecer.

A cada 2 anos, desde o início do acompanhamento, quatro novos indivíduos foram admitidos. Dos 20, quatro desenvolveram IAM e três tiveram o seguimento interrompido por qualquer motivo, exceto o adoecimento por IAM. Na última coluna à direita são apresentados os tempos de exposição ao risco de adoecimento por IAM de cada indivíduo que, somados, totalizam 95,5 pessoas-ano (equação 2.4). A taxa de incidência de IAM, estimada a partir deste estudo, foi de aproximadamente 0,04 caso por pessoa-ano (4 casos/95,5 pessoas-ano).

Quando a duração dos seguimentos individuais não é conhecida e a população exposta ao risco de adoecimento N' é dinâmica e estável, ou estacionária, ao longo do período de estudo Δt, a quantidade de pessoas-tempo é calculada de acordo com a expressão:

$$PT = N'(\Delta t) \quad (2.5)$$

Um exemplo de uma população dinâmica estável é apresentado na **Figura 2.4**. O objetivo é o mesmo do

Indivíduo	Anos de seguimento										Pessoa-ano
	1	2	3	4	5	6	7	8	9	10	
1	*----	--x									1,5
2	*----	-----	-----	-----	-----	-----	-----	-----	-----	-----	10,0
3	*----	-----	-----	-----	-----	-----	-----	-----	-----	-----	10,0
4	*----	-----	-----	-----	-----	-----	-----	-----	--x		8,5
5			*----	-----	-----	-----	-----	-----	-----	-----	8,0
6			*----	-----	-----	-----	--+				4,5
7			*----	-----	-----	-----	-----	-----	-----	-----	8,0
8			*----	-----	-----	-----	-----	-----	-----	-----	8,0
9					*----	--+					1,5
10					*----	-----	-----	-----	-----	-----	6,0
11					*----	-----	--x				2,5
12					*----	-----	-----	-----	-----	-----	6,0
13							*----	--x			1,5
14							*----	-----	-----	-----	4,0
15							*----	-----	-----	-----	4,0
16							*----	-----	-----	-----	4,0
17									*----	-----	2,0
18									*----	--+	1,5
19									*----	-----	2,0
20									*----	-----	2,0

Legenda: * :início do seguimento
x : adoecimento
+ : perda
-----: seguimento

Figura 2.3 – Representação gráfica do seguimento de uma população dinâmica de 20 homens com idade inicial entre 50 e 59 anos, para o diagnóstico de infarto agudo do miocárdio (dados hipotéticos).

exemplo apresentado na Figura 2.3. Neste caso, N' corresponde a 20 homens com idade inicial entre 50 e 59 anos, e o período de estudo é igual a 10 anos. O número de casos e perdas é igual ao do exemplo anterior. Porém, as reposições fizeram com que o tamanho da população se mantivesse constante.

Vinte e sete indivíduos foram observados, correspondendo à soma dos símbolos * e ^, respectivamente, os indivíduos que iniciaram o estudo e as reposições das perdas, resultando em total de 200 pessoas-ano de exposição. Tal quantidade de pessoa-tempo equivale ao produto entre os 20 participantes iniciais (N') e os 10 anos de seguimento (Δt), conforme a expressão 2.5. A taxa de incidência de IAM entre homens com idade entre 50 e 59 anos é igual, em média, a 0,02 caso por pessoa-ano (4 casos/200 pessoas-ano).

Uma mesma quantidade de pessoas-tempo de exposição pode ser obtida de diferentes formas. As 200 pessoas-ano do exemplo anterior poderiam ser geradas a partir da observação de 200 pessoas por 1 ano, 100 pessoas por 2 anos ou 20 pessoas por 10 anos.

As estimativas populacionais para um determinado local e ano, elaboradas por instituições governamentais como a Fundação Instituto Brasileiro de Geografia e Estatística — FIBGE, são também utilizadas como expressão da quantidade de pessoas-tempo sob risco. É o caso das análises em que não se dispõem de informações no nível individual, mas somente com relação a grupos, ou agregados populacionais, comuns no âmbito dos serviços de saúde.

O intervalo de tempo não deve ser excessivamente longo — em geral, as estimativas referem-se a 1 ano — e a população deve ser relativamente estável. A estimativa referida ao meio do ano (1º de julho) corresponde ao tamanho médio da população e à quantidade de pessoas-ano acumulada.

Interpretação da taxa de Incidência

Uma taxa de incidência tem dimensão igual ao recíproco do tempo (T^{-1}, ou 1/T). Embora possa causar estranheza a princípio, este conceito pode ser mais bem entendido observando-se a equação 2.3, na qual o tempo aparece no denominador (e também as equações 2.1 e 2.2).

Os valores possíveis de uma taxa de incidência variam entre zero e infinito positivo. Trata-se de um

Indivíduo	Anos de seguimento										Pessoa-ano
	1	2	3	4	5	6	7	8	9	10	
1	*----	-x^-	-----	-----	-----	-----	-----	-----	-----	-----	10,0
2	*----	-----	-----	-----	-----	-----	-----	-----	-----	-----	10,0
3	*----	-----	-----	-----	-----	-----	-----	-----	-----	-----	10,0
4	*----	-----	-----	-----	-----	-----	-----	-----	-x^-	-----	10,0
5	*----	-----	-----	-----	-----	-----	-----	-----	-----	-----	10,0
6	*----	-----	-----	-----	-----	-----	-+^-	-----	-----	-----	10,0
7	*----	-----	-----	-----	-----	-----	-----	-----	-----	-----	10,0
8	*----	-----	-----	-----	-----	-----	-----	-----	-----	-----	10,0
9	*----	-----	-----	-----	-----	-+^-	-----	-----	-----	-----	10,0
10	*----	-----	-----	-----	-----	-----	-----	-----	-----	-----	10,0
11	*----	-----	-----	-----	-----	-----	-x^-	-----	-----	-----	10,0
12	*----	-----	-----	-----	-----	-----	-----	-----	-----	-----	10,0
13	*----	-----	-----	-----	-----	-----	-----	-x^-	-----	-----	10,0
14	*----	-----	-----	-----	-----	-----	-----	-----	-----	-----	10,0
15	*----	-----	-----	-----	-----	-----	-----	-----	-----	-----	10,0
16	*----	-----	-----	-----	-----	-----	-----	-----	-----	-----	10,0
17	*----	-----	-----	-----	-----	-----	-----	-----	-----	-----	10,0
18	*----	-----	-----	-----	-----	-----	-----	-----	-----	-+^-	10,0
19	*----	-----	-----	-----	-----	-----	-----	-----	-----	-----	10,0
20	*----	-----	-----	-----	-----	-----	-----	-----	-----	-----	10,0

Legenda: * :início do seguimento
x : adoecimento
+ : perda
^ : reposição
-----: seguimento

Figura 2.4 – Representação gráfica do seguimento de uma população dinâmica estável de 20 homens com idade inicial entre 50 e 59 anos, para diagnóstico de infarto agudo do miocárdio (dados hipotéticos).

quociente entre quantidades de naturezas distintas, não negativas. Nela, o numerador (casos incidentes) não é um subconjunto do denominador (tempo de exposição ao risco de adoecimento). Portanto, valores superiores a 1,0 não significam que mais do que 100% da população estariam acometidos, o que, evidentemente, não é possível. Cem pessoas só podem dar origem a, no máximo, 100 casos novos de uma doença. Porém, estes 100 casos podem se originar a partir de 10.000, 1.000 ou 100 pessoas-ano de exposição, por exemplo.

O valor numérico de uma taxa não tem significado próprio, e depende da unidade de tempo a que se refere, a qual deve ser necessariamente mencionada. O exemplo citado por Greenland e Rothman[5] é bastante ilustrativo. Considera-se uma taxa de incidência de 100 casos por uma pessoa-ano observada ao se acompanhar 100 pessoas que adoecem uma após a outra, em intervalos de aproximadamente 3,65 dias, em média. Esta taxa é equivalente a 10.000 casos por pessoa-século, 8,33 casos por pessoa-mês, 1,92 caso por pessoa-semana, ou 0,27 caso por pessoa-dia. Usualmente, a unidade de tempo empregada é o ano (não importando se a duração de um estudo epidemiológico seja igual a 10 anos, 1 ano ou 1 semana), e a medida em questão é uma taxa média de variação.

Embora a taxa de incidência não seja, a rigor, uma medida do risco de adoecimento, ela é comumente utilizada para este fim. Quando há interesse em estimar uma taxa de incidência, é importante levar em consideração alguns aspectos relativos à evolução de uma determinada doença, em particular o tempo transcorrido, em média, até que seja possível o seu diagnóstico. Por exemplo, em dois estudos sobre um mesmo agravo, em que 100 e 1.000 indivíduos sejam acompanhados por um período de 10 anos e 1 ano, respectivamente, após expostos a um determinado fator de risco. Em ambos os casos obtém-se uma quantidade de 1.000 pessoas-ano de exposição. Sabe-se, entretanto, que o tempo entre a exposição e o adoecimento, detectável pelos procedimentos diagnósticos disponíveis, é de 5 anos, em média. Assim, no segundo estudo, baseado em 1.000 pessoas seguidas por 1 ano, a taxa de incidência será provavelmente subestimada, dado que não houve tempo suficiente para que parte dos participantes pudesse desenvolver a doença em questão. É o caso, por exemplo, do câncer em geral, cujo período de latência (tempo transcorrido entre a exposição e o adoecimento) é usualmente longo.

Partindo-se do pressuposto que uma taxa de incidência TI é constante, quando o intervalo de tempo Δt é suficientemente curto (por exemplo, 1 ano) o produto TI.(Δt) é aproximadamente igual ao risco, ou probabilidade de adoecimento referido ao mesmo intervalo. Para maiores detalhes, o leitor interessado pode consultar a bibliografia listada no final deste capítulo.

Incidência Acumulada

Uma proporção é a razão entre duas quantidades, na qual o numerador está incluído no denominador. Uma proporção p é calculada como p = a/(a + b). Se, por exemplo, a e b representam o número de natimortos e de nascidos vivos, respectivamente, então p representa a proporção de óbitos fetais, com relação ao total de nascimentos (a + b). Esta medida, (erroneamente) denominada taxa de mortalidade fetal, expressa a frequência relativa de natimortos, entre todos os nascimentos. Ela pode ser interpretada como uma estimativa da probabilidade de ocorrência de um evento qualquer, neste caso, o óbito fetal.

A incidência acumulada IA, entre os instantes t_0 e t, é estimada de acordo com a equação:

$$IA_{(t_0,t)} = \frac{I}{N'_0} \quad (2.6)$$

onde *I* representa o número de casos incidentes entre t_0 e t; e N'_0 representa a população de onde se originaram os casos incidentes I, constituída por indivíduos não doentes no instante t_0.

A incidência acumulada é uma proporção que representa uma estimativa do risco de desenvolvimento de uma doença ou agravo em uma população, durante um intervalo de tempo determinado. Baseada no conceito de risco, definido no nível individual, ela é a expressão do risco médio de adoecimento, referido a um grupo de indivíduos. Quanto mais homogêneo o grupo, mais próxima do risco individual está a estimativa do risco médio de adoecimento.

A incidência acumulada é também denominada proporção de incidência, incidência cumulativa ou taxa de ataque. O terceiro termo é, na verdade, uma proporção, que expressa o risco de adoecimento em grupos populacionais específicos e em situações particulares, como os surtos de doenças infectocontagiosas.

A equação 2.6 é aplicável em situações restritas, como no contexto das coortes fixas (ou populações fechadas), em que não há perdas de seguimento. Assume-se que os períodos individuais de seguimento (Δt_i) dos indivíduos que não adoeceram ao longo do estudo são iguais, ou mesmo aproximadamente iguais ($\Delta t_i \approx \Delta t \approx t - t_0$). Estas são situações pouco frequentes, principalmente quando envolvem períodos de seguimento longos, pois dificilmente as perdas decorrentes de óbitos por outras causas (riscos competitivos) podem ser evitadas.

Em geral, os períodos de seguimento individuais (Δt_i) são variáveis, independentemente se a população envolvida no estudo é fixa ou dinâmica. Nestes casos, a incidência acumulada é estimada a partir da equação:

$$IA_{(t_0,t)} = \frac{I}{N'_0 - \left(\frac{W}{2}\right)} \quad (2.7)$$

onde I e N'_0 são definidos como na equação (2.6); e W representa o número de perdas de seguimento (*withdrawals*) ocorridas entre t_0 e t.

O denominador da equação 2.7 expressa o número de indivíduos efetivamente expostos ao risco de adoecer. Em outras palavras, ele representa o número de pessoas não doentes em t_0 a partir das quais teriam origem os I casos, se todas pudessem ser acompanhadas por todo o período de seguimento. Assume-se que as perdas ocorrem na metade do período de seguimento Δt, ou seja, as respectivas durações do período de exposição ao risco de adoecimento equivalem, em média, à metade da duração do seguimento completo, ou $\Delta t/2$. Este método é denominado atuarial, ou tábua de vida. A equação 2.6 é, portanto, um caso particular do método atuarial.

Na **Figura 2.5**, a população dinâmica dos exemplos anteriores foi transformada em uma coorte fixa, ao se considerar que o início dos seguimentos individuais ocorreu em um mesmo instante t_0.

As estimativas da incidência acumulada de IAM para intervalos anuais (IA_j), a partir do exemplo apresentado na **Figura 2.5**, são apresentadas na última coluna da **Tabela 2.1**. Nota-se que o número de indivíduos que (re) iniciam o seguimento a cada intervalo anual (j) é revisto, em função dos adoecimentos (I) e perdas (W) que ocorreram nos intervalos anteriores. Consequentemente, a quantidade de pessoas-ano (PT) varia a cada intervalo considerado.

Para intervalos superiores a 1 ano, a estimativa do risco de desenvolver IAM é calculada a partir das estimativas anuais. Resumidamente, o risco de desenvolver IAM nos primeiros 3 anos (j = 1 a j = 3) é calculado de acordo com a expressão $IA_{(1,3)} = 1 - [(1 - IA_1) . (1 - A_2) . (1 - IA_3)] = 1 - [(1) . (1 - 0{,}11) . (1 - 0{,}08)] = 1 - 0{,}82 = 0{,}18$.

Indivíduo	Anos de seguimento (1 2 3 4 5 6 7 8 9 10)	Pessoa-ano
1	*---- --x	1,5
2	*---- ----- ----- ----- ----- ----- ----- ----- ----- -----	10,0
3	*---- ----- ----- ----- ----- ----- ----- ----- ----- -----	10,0
4	*---- ----- ----- ----- ----- ----- ----- ----- --x	8,5
5	*---- ----- ----- ----- ----- ----- ----- -----	8,0
6	*---- ----- ----- ----- --+	4,5
7	*---- ----- ----- ----- ----- ----- ----- -----	8,0
8	*---- ----- ----- ----- ----- ----- ----- -----	8,0
9	*---- --+	1,5
10	*---- ----- ----- ----- ----- -----	6,0
11	*---- ----- --x	2,5
12	*---- ----- ----- ----- ----- -----	6,0
13	*---- --x	1,5
14	*---- ----- ----- -----	4,0
15	*---- ----- ----- -----	4,0
16	*---- ----- ----- -----	4,0
17	*---- -----	2,0
18	*---- --+	1,5
19	*---- -----	2,0
20	*---- -----	2,0

Legenda: * :início do seguimento
x : adoecimento
+ : perda
-----: seguimento

Figura 2.5 – Representação gráfica do seguimento de uma população dinâmica de 20 homens com idade entre 50 e 59 anos, para o diagnóstico de infarto agudo do miocárdio (dados hipotéticos): transformação para uma coorte fixa.

Tabela 2.1 – Estimativa da incidência acumulada de infarto agudo do miocárdio (IAM) para intervalos anuais, a partir do seguimento de uma população dinâmica hipotética de 20 homens com idade inicial entre 50 e 59 anos

Ano (*j*)	N'_{0j}	I_j	W_j	PT_j	IA_j
1	20	0	0	20,0	0,00
2	20	2	2	19,0	0,11
3	13	1	0	13,0	0,08
4	12	0	0	12,0	0,00
5	9	0	1	8,5	0,00
6	8	0	0	8,0	0,00
7	6	0	0	6,0	0,00
8	6	0	0	6,0	0,00
9	3	1	0	3,0	0,33
10	2	0	0	2,0	0,00

No primeiro ano, ninguém adoeceu e a incidência acumulada IA_1 foi nula. No segundo ano, dois indivíduos adoeceram (1 e 13), e outros dois deixaram de ser acompanhados (9 e 18). Estes dois últimos indivíduos contribuíram com 0,5 ano de exposição cada, totalizando, portanto, uma pessoa ano de exposição. Os 16 indivíduos restantes chegaram ao fim do segundo ano sem desenvolver IAM, e somaram 16 pessoas-ano de exposição. Assim, os 20 indivíduos somaram, ao todo, 19 pessoas-ano de exposição (Tabela 2.1). A incidência acumulada no segundo ano, IA_2, corresponde à razão entre os dois casos e as 19 pessoas-ano de exposição, ou 0,11, como na equação anterior. Apenas 13 indivíduos foram acompanhados por 3 anos, dos quais um desenvolveu IAM. Não houve perdas. Portanto, a incidência acumulada, IA_3, foi igual a 0,08, ou 1/13.

No ***Capítulo 22 – Probabilidade e Modelos de Probabilidade em Epidemiologia***, este assunto é tratado com mais detalhes.

A incidência acumulada apresenta valores no intervalo fechado de 0 a 1. É uma medida adimensional. Entretanto, a referência ao tempo, embora não seja considerada diretamente no seu cálculo, é essencial para sua interpretação. Por exemplo, em um surto de intoxicação alimentar, uma incidência acumulada igual a 0,4 seria interpretada de forma distinta se referida a um intervalo de 2 a 4 horas, ou a um período de 7 dias após a realização de um almoço beneficente. Com base apenas em informações sobre o período médio de incubação de diferentes agentes infecciosos, o primeiro caso seria indicativo da etiologia estafilocócica. Na segunda situação, o provável agente causador seria a *Salmonella typhi*. Entretanto, a confirmação requer outras informações de natureza clínica e, principalmente, laboratorial.

Sobrevida

A proporção de sobrevida, também denominada sobrevida, é uma medida complementar à incidência acumulada. É uma estimativa da probabilidade de um indivíduo não morrer ou, de maneira mais ampla, não desenvolver o desfecho sob estudo, como uma determinada doença, ao longo de um intervalo de tempo $\Delta t = t - t_0$. Tal como a incidência acumulada, é conceitualmente definida em nível individual, porém referida a um grupo populacional.

A proporção de sobrevida S no intervalo entre t_0 e t é calculada de acordo com a expressão:

$$S_{(t_0,t)} = 1 - IA_{(t_0,t)} \quad (2.8)$$

onde $IA(t_0,t)$ representa o risco de adoecimento entre t_0 e t, estimado pela incidência acumulada, de acordo com a equação 2.7.

Tomando-se o exemplo apresentado na Figura 2.5 e na Tabela 2.1, a sobrevida S no primeiro ano de seguimento é igual a 1,00 (1,00 - 0,00), e no segundo ano é igual 0,89 (1,00 - 0,11).

A partir do conceito de sobrevida define-se a taxa de dano (*hazard rate*), também denominada força de mortalidade. A taxa de dano é a medida do risco de adoecimento (ou morte) referido a um instante do tempo, dado que o indivíduo não havia adoecido até aquele instante. É uma taxa instantânea, tal como definido nas equações 2.1 e 2.2.

A probabilidade de sobrevida e a taxa de dano são comumente estimadas nos estudos baseados em tábuas de vida e análises de sobrevida, e são apresentadas, com mais detalhes, no ***Capítulo 28 – Análise de Sobrevida***.

Chance (*Odds*) de incidência

Outra medida relacionada à incidência acumulada é a chance, ou *odds*, de incidência. A medida denominada chance é uma razão entre duas probabilidades complementares. A chance ou *odds* de incidência OI é a razão entre a probabilidade de incidência (risco de adoecimento) e seu complemento, estimadas, respectivamente, pelas medidas de incidência acumulada (IA) e sobrevida (S), tal como na equação:

$$OI_{(t_0,t)} = \frac{IA_{(t_0,t)}}{S_{(t_0,t)}} = \frac{IA_{(t_0,t)}}{1 - IA_{(t_0,t)}} \quad (2.9)$$

cujos termos foram definidos anteriormente nas equações 2.6, 2.7 e 2.8.

Retornando à Tabela 2.1, a chance de incidência no segundo ano do seguimento foi igual a 0,12, resultado da razão entre as estimativas do risco de adoecimento por IAM (0,11) e da probabilidade de não adoecimento, ou sobrevida (1 - 0,11 = 0,89), respectivamente. Ou seja, para cada 0,12 indivíduo que desenvolveu IAM ao longo do segundo ano, um indivíduo não adoeceu no mesmo intervalo (ou, para cada 12 indivíduos que haviam desenvolvido IAM, 100 não adoeceram ao longo do ano). Alternativamente, tal *odds* indica que para cada caso de IAM restaram ao final do ano aproximadamente oito indivíduos sãos (1:8).

A *odds* de incidência é raramente utilizada pelos epidemiologistas como uma medida de frequência. Por outro lado, a razão entre duas medidas de chance de incidência, denominada razão de chances (*odds ratio*) de incidência, é uma medida de associação muito utilizada em epidemiologia. Tal medida é apresentada detalhadamente no ***Capítulo 10 – Medidas de Associação e Medidas de Impacto***.

Medidas de Mortalidade

A mortalidade pode ser entendida como um caso particular do conceito de incidência, quando o evento de interesse é a morte e não o adoecimento.

A mortalidade pode ser referida a um problema de saúde específico, por exemplo, o IAM, ou a um grupo de problemas, como as doenças cardiovasculares. Ela pode ser também estudada com relação a todas as causas, quando é denominada mortalidade geral. Já a letalidade é uma medida da mortalidade restrita aos indivíduos que apresentam um determinado problema de saúde.

No caso da mortalidade por causas específicas*, o interesse pode envolver os óbitos por, ou com um determinado problema de saúde ***x*** qualquer. A mortalidade por ***x*** engloba os óbitos devidos a ***x***, considerada

* *Segundo o Centro Colaborador da Organização Mundial da Saúde (OMS) para a Classificação de Doenças em Português[1], "as causas de morte, a serem registradas no atestado de óbito, são todas aquelas doenças, estados mórbidos ou lesões que produziram a morte, ou contribuíram para ela, e as circunstâncias do acidente ou da violência que produziu estas lesões".*

sua causa básica*. Já na análise da mortalidade com ***x*** são incluídos também os óbitos associados a ***x***, ou seja, aqueles em que ***x*** não foi a causa básica, mas contribuiu com o processo que levou à morte de um indivíduo.

Tal como a incidência, a mortalidade pode ser medida por meio de taxas ou proporções. A interpretação da taxa e da proporção de mortalidade é análoga às respectivas medidas de incidência, substituindo-se o evento adoecimento pela morte. Questões conceituais, entretanto, fazem com que o cálculo das medidas de mortalidade apresente diferenças sutis com relação às de incidência.

A taxa de mortalidade por uma doença ***x***, TM_x, também denominada densidade de mortalidade, é estimada segundo a equação:

$$TM_{x_{(t_0,t)}} = \frac{M_x}{PT} \quad (2.10)$$

onde (t_0, t) refere-se ao intervalo entre a origem t_0 e o instante t; M_x representa o número de mortes por (ou com) x que ocorreram entre t_0 e t; e PT representa a quantidade de pessoa-tempo acumulada pela população, durante o estudo.

No denominador da expressão (2.10) considera-se a quantidade de pessoa-tempo de uma determinada população N, composta tanto pelos indivíduos não doentes (N'), sob risco de adoecimento, quanto os já doentes, ou seja, os casos prevalentes (C). Nota-se que ambos os grupos estariam, em última instância, sob risco de morrer por, ou com ***x***.

Se a duração dos i-ésimos seguimentos individuais é conhecida, então a quantidade de pessoas-tempo PT é calculada como:

$$PT = \sum_{i=1}^{N} \Delta t_i \quad (2.11)$$

onde Δt_i representa o período durante o qual o i-ésimo indivíduo foi observado, desde o início do estudo até a morte por (ou com) ***x***, ou a sua interrupção por qualquer outro motivo; e N = N' + C representa a população de estudo composta pelos indivíduos sob risco de morrer por, ou com ***x***.

Em se tratando de uma população dinâmica estável, a quantidade PT na equação (2.10) é calculada pela expressão:

$$PT = N(\Delta t) \quad (2.12)$$

onde Δt representa o período durante o qual o estudo foi desenvolvido.

A proporção de mortalidade é calculada tal como a incidência acumulada (equações 2.6 e 2.7), substituindo-se I por M_x no numerador, e N' por N no denominador, respectivamente.

Quando o interesse se volta para a mortalidade geral, a quantidade M_x no numerador da equação 2.10 é substituída por M, que representa as mortes por todas as causas, em qualquer uma das medidas já apresentadas para estimar a mortalidade por uma causa específica.

A letalidade expressa a frequência de óbitos por uma doença ou problema de saúde ***x***, entre os indivíduos que apresentam a doença ou o problema de saúde ***x***. Tal como a mortalidade (e a incidência), a letalidade pode ser medida por meio de proporções ou taxas. Em comum, tais medidas apresentam no numerador os casos de uma doença que evoluíram para o óbito. Quanto ao denominador, na proporção de letalidade (ou simplesmente letalidade) são computados todos os casos diagnosticados ao longo de um determinado período. Na taxa de letalidade considera-se a quantidade de pessoa-tempo de exposição ao risco de morte pela doença ***x***, a partir do seu diagnóstico.

A referência ao tempo, embora muitas vezes ausente, é importante para a interpretação da letalidade, particularmente nas doenças crônicas. Assim, uma letalidade de, por exemplo, 0,5 (ou 50,0%) tem um significado distinto se referida ao primeiro ano após o diagnóstico, à primeira semana após uma hospitalização, ou ao longo de todo o tempo de vida, depois de desencadeada a doença. Um exemplo de letalidade extrema (1,0 ou 100%) é o da raiva humana.

A magnitude da mortalidade por uma doença ou problema de saúde, em uma determinada população, é função da sua incidência e da sua letalidade. Uma doença altamente letal, porém rara, apresentará uma baixa mortalidade. O mesmo ocorrerá quando a incidência for alta, porém a letalidade for baixa e quando ambas forem baixas. Em situações de elevada mortalidade, tanto a letalidade quanto a incidência são altas.

Prevalência

Prevalência é definida como a frequência de casos existentes de uma determinada doença, em uma determinada população e em um dado momento.

Os casos existentes, ou prevalentes, são aquelas pessoas que adoeceram em algum momento do passado mais ou menos remoto, *i. e.*, os casos "antigos" e os "novos", e que estão vivos quando se realiza a

---

* *A causa básica de morte, segundo o Centro Colaborador da OMS para a Classificação de Doenças em Português*[1]*, é "a) a doença ou lesão que iniciou a cadeia de acontecimentos patológicos que conduziram diretamente à morte, ou b) as circunstâncias da lesão ou acidente que produziu a lesão fatal".*

observação. Assim, os doentes que vierem a falecer antes do período de observação não são considerados no cômputo da prevalência.

A prevalência assemelha-se a uma fotografia, na qual se registra a fração de indivíduos doentes naquele instante do tempo. É, portanto, uma medida estática em relação ao processo dinâmico do adoecimento. Para se medir a prevalência, os indivíduos componentes de uma amostra são observados uma única vez.

Em geral quando o termo prevalência não é especificado, faz-se referência à medida denominada prevalência pontual. A prevalência pontual, ou instantânea, mede a frequência de uma doença ou problema de saúde num dado instante do tempo. Ela corresponde ao conceito de prevalência tal qual apresentado anteriormente, e é a medida usualmente estimada nos estudos epidemiológicos transversais, ou seccionais. Outras medidas de prevalência, menos utilizadas, serão apresentadas mais adiante.

A prevalência pontual (P_t) é estimada como a proporção de indivíduos de uma população de estudo de tamanho N que apresentam a doença de interesse no instante t, ou seja:

$$P_t = \frac{C_t}{N_t} \quad P_t = \frac{C_t}{N_t} \quad (2.13)$$

onde $C_t = N_t - N'_t$ representa o número de casos prevalentes no instante t (N'_t, como já exposto anteriormente, diz respeito à parcela de indivíduos livres da doença de interesse no instante t), e N_t refere-se ao tamanho da população estudada, no mesmo instante t.

Não é possível, a rigor, estimar a prevalência de qualquer doença em um instante t do tempo, pois limitações de cunho operacional impedem que todos os indivíduos pertencentes a N sejam simultaneamente examinados, e os casos identificados em um intervalo de tempo tão exíguo. Neste contexto, entende-se por instante um intervalo do tempo curto o suficiente para que a prevalência de uma doença em uma determinada população não se altere, e longo o bastante para que todos os indivíduos selecionados possam ser adequadamente observados, e os dados necessários coletados.

Sendo uma proporção, a prevalência pontual é uma medida adimensional. Os seus valores possíveis estão incluídos no intervalo fechado entre 0 e 1, e são usualmente expressos como percentuais. Entretanto, desde que especificadas, as estimativas de prevalência podem ser apresentadas como frações de qualquer potência com base igual a 10, com a intenção de facilitar a sua interpretação. Por exemplo, uma estimativa de prevalência igual a 0,01% equivale a um caso entre 10.000 pessoas.

A Tabela 2.2 mostra as estimativas de prevalência de diabetes *mellitus* autorreferido, obtidas na Pesquisa Nacional de Saúde 2013, realizada no Brasil entre agosto de 2013 e fevereiro de 2014[7].

Tabela 2.2 – Prevalência do diabetes *mellitus* autorreferido na população de 18 anos ou mais segundo grupos etários, Brasil, agosto de 2013 a fevereiro de 2014

Grupo etário (anos)	Casos (Ct)*	População (Nt)**	Prevalência (Pt – %)
18-29	225.736	37.622.667	0,6
30-59	4.115.924	82.318.480	5,0
60-64	1.217.970	8.399.793	14,5
65-74	2.252.829	11.320.749	19,9
75 ou mais	1.309.171	6.679.444	19,6
Total	9.121.630	146.341.133	6,2

Fonte: Adaptado de *Iser BP et al.*[7]

* Número estimado de casos de diabetes **mellitus** com 18 anos ou mais na população brasileira, após expansão da amostra.

** Estimativa da população brasileira com 18 anos ou mais à época da realização da Pesquisa Nacional de Saúde 2013.

As estimativas de prevalência pontual (P_t) do diabetes *mellitus* apresentadas na última coluna correspondem ao quociente entre o número de casos existentes (C_t) e o número de pessoas examinadas (N_t), para cada grupo etário – de acordo com a equação (2.13) – multiplicado por 100. Observa-se que a prevalência se eleva à medida que a idade aumenta. Entre 30 e 59 anos, de cada 100 pessoas examinadas, cinco referiram ser portadoras do diabetes. Já no grupo etário com idade entre 60 e 64 anos, de cada 100, cerca de 14 (ou, mais precisamente, 14,5) reportaram ser diabéticas. Diferentemente das demais faixas de idade, a partir dos 75 anos a prevalência diminui, ainda que discretamente, em relação à faixa entre 65 e 74 anos, o que pode ser explicado pela maior mortalidade dos diabéticos com idades mais avançadas, reduzindo assim o número de casos prevalentes.

Embora muito comum na literatura, a referência à medida de prevalência pontual como taxa de prevalência não é correta. Alguns autores a denominam adequadamente como proporção de prevalência.

Outra maneira de expressar a prevalência pontual é usando-se a medida de chance, denominada chance de prevalência (CP_t), definida como:

$$CP = \frac{P_t}{(1 - P_t)} \quad (2.14)$$

ou seja, a razão entre a prevalência, ou a proporção de doentes, e o seu complemento, a proporção de não doentes na população de estudo, no instante t. A chance de prevalência expressa a razão entre o número de casos e de indivíduos não doentes, existentes em um dado momento e em uma determinada população.

Voltando à Tabela 2.2, observa-se que a chance de prevalência também aumenta com o avançar da idade. Dos 30 aos 59 anos, a chance de prevalência é igual ao quociente entre $P_{t(30\text{-}59)}$ (0,05) e 1 – $P_{t(30\text{-}59)}$ (1 - 0,05 = 0,95), cujo resultado é 0,052. Ou seja, para cada indivíduo com idade entre 30 e 59 anos que referiu ser diabético havia cerca de 19 que não referiram ser diabéticos (0,052 = 52/1.000 = 1:19). Dos 60 aos 64 anos, a chance aumenta para 0,169, correspondendo ao quociente entre $Pt_{(60\text{-}64)}$ (0,145) e 1 – $P_{t(60\text{-}64)}$ (1 – 0,145 = 0,855). Assim, quando realizado o estudo, tal resultado significa que, para cada um participante com idade entre 60 e 64 anos que reportou ser diabético, havia aproximadamente 5,9 participantes que não reportaram ser diabéticos nesta mesma faixa etária (0,169 = 169/1.000 = 1:5,9).

Em regra, a chance de prevalência não é usada como expressão de estimativa da prevalência pontual. A razão entre duas medidas de chance, denominada razão de chances (*odds ratio*) de prevalência é uma medida de associação comumente utilizada pelos epidemiologistas – tal como a razão de chances de incidência, mencionada anteriormente. Mais detalhes são apresentados no ***Capítulo 10 – Medidas de Associação e Medidas de Impacto***.

Fatores Determinantes da Prevalência

A prevalência de uma doença é determinada pela sua incidência e duração, assim como pelos movimentos migratórios.

Quanto mais elevada a incidência e/ou a duração de uma doença, maior tende a ser a sua prevalência. De fato, elevadas taxas de incidência não implicam necessariamente altas proporções de prevalência, particularmente quando a duração do problema de saúde em questão é curta. É o que acontece, por exemplo, com algumas doenças infecciosas agudas, cujos pacientes acometidos evoluem para a cura ou o óbito em um curto espaço de tempo. Assim, mesmo apresentando elevados níveis de incidência, particularmente nos períodos epidêmicos, os casos de doenças como dengue ou doença meningocócica só "existem", ou se mantêm, por pouco tempo e, portanto, não podem ser devidamente detectados nos estudos de prevalência instantânea.

Em contrapartida, elevadas proporções de prevalência podem se sobrepor a baixos níveis de incidência, quando a duração de uma doença é longa o suficiente. É o caso das doenças crônicas, de natureza degenerativa, como a hipertensão arterial. Ainda que sejam "poucos" os casos novos que surgem a cada intervalo do tempo, os pacientes, mesmo evoluindo para o óbito em muitas ocasiões, sobrevivem (ou "existem") por longos períodos, sendo possível identificá-los durante um estudo seccional.

Quanto aos movimentos migratórios, a emigração de casos, assim como a imigração de não doentes*, interfere no sentido de reduzir a prevalência de uma doença numa determinada população. Inversamente, a imigração de casos ou a emigração de não doentes levam a um aumento da proporção de prevalência.

As relações entre a prevalência pontual, a incidência e a duração de uma doença podem ser analisadas de forma objetiva, utilizando-se um modelo simples. Parte-se da premissa que uma população é dinâmica e estável, tal como definido anteriormente na seção sobre taxa de incidência. São estáveis também os compartimentos populacionais formados pelos indivíduos doentes (relativos à proporção de prevalência) e não doentes a cada instante do tempo, representados respectivamente por P e N – P.

Durante um intervalo de tempo Δt, o número de pessoas que entra para o compartimento dos doentes, *i. e.*, de casos novos será TI (N – P) Δt, onde TI é a taxa de incidência. Por sua vez, o número de casos que deixam o compartimento dos doentes, por cura ou óbito, durante o mesmo intervalo, será TI' P Δt, onde TI' representa a taxa de resolução da doença, definida como a razão entre o número de doentes que deixam de sê-lo e a quantidade de pessoa-tempo gerada a partir dos indivíduos que compõem o compartimento de doentes. Tanto TI como TI' mantêm-se constantes ao longo do intervalo de tempo em questão.

Dentro do contexto de estabilidade já mencionado conclui-se que, com relação ao compartimento formado pelos indivíduos doentes, o número de casos novos é igual ao número de casos existentes que deixam de sê-lo, durante um intervalo de tempo Δt, ou seja:

$$TI(N-P)\Delta_t = TI'P\Delta_t \quad (2.15)$$

Nota-se que TI' é também uma taxa de incidência, não de uma doença, mas relativa à sua evolução, e expressa a frequência com que os casos prevalentes se curam ou morrem, ao longo de um intervalo de tempo Δt. Se a doença é incurável, considera-se apenas a

* *Os não doentes são aqueles indivíduos que não apresentam a doença de interesse em um determinado momento, o que não significa dizer que estes indivíduos não sejam portadores de nenhum outro problema de saúde e possam, portanto, ser considerados sadios.*

ocorrência de óbitos entre os casos, substituindo-se pela taxa de letalidade.

Assumindo-se também a ausência de migração, estabelece-se, como já explicado anteriormente (no subitem relativo à taxa de incidência), a igualdade entre o recíproco da taxa de resolução TI' e a duração média da doença em questão, representada por $\overline{D}$. Retornando à equação (2.15), temos então:

$$TI(N-P)\Delta_t = (\overline{D}^{-1})P\Delta_t \quad (2.16)$$

a partir do que se chega à relação expressa por:

$$\frac{P}{N-P} = TI \cdot \overline{D} \quad (2.17)$$

Assim, a chance ou *odds* de prevalência, definida pela equação (2.14), é igual ao produto entre a taxa de incidência e a duração média de uma doença. Quando a prevalência pontual de uma doença é baixa, por exemplo, $P_t < 0{,}1$, decorre que $N - P \approx N$. A chance de prevalência aproxima-se então da prevalência pontual e, com base na equação (2.17), temos que:

$$P_t \approx TI \cdot \overline{D} \quad (2.18)$$

Tomando-se o exemplo apresentado por Szklo e Javier Nieto[11], se a incidência de uma doença como o diabetes *mellitus* tem se mantido estável ao longo do tempo, em torno de 1% ao ano, e sua duração média, a partir do diagnóstico, é de aproximadamente 15 anos, sua prevalência pontual será cerca de 15%.

Cabe ressaltar que as fórmulas geradas a partir do modelo descrito apresentam limitações de ordem prática. Estas se devem aos pressupostos subjacentes ao modelo e têm que ser levadas em consideração quando da sua aplicação. Não obstante, elas são bastante úteis para a compreensão das relações entre diferentes medidas de frequência utilizadas nos estudos epidemiológicos.

Outras Medidas de Prevalência

Duas medidas de prevalência, denominadas prevalência de período e prevalência de toda a vida, são usualmente citadas nos textos sobre medidas de frequência utilizadas em epidemiologia. Ambas podem ser entendidas como variações do conceito de prevalência pontual, e expressam a quantidade de casos existentes ao longo de um determinado intervalo de tempo.

Prevalência de Período

A prevalência de período é definida como a frequência de casos existentes de uma doença ao longo de um período ou intervalo do tempo t_0 a t, como 1 ano. O cálculo da prevalência de período é dado pela equação:

$$PP = \frac{C_{(t_0,t)}}{N} = \frac{(C_0 + I)}{N} \quad (2.19)$$

onde $C_{(t_0,t)}$ representa a soma dos casos existentes, ou prevalentes, no início do período de observação (C_0), e dos casos novos, ou incidentes (I), que surgiram entre t_0 e t, e N refere-se à população estudada.

Trata-se, portanto, de uma agregação de medidas de prevalência pontual e de incidência, cujo significado não é muito claro. Desta forma, é uma medida pouco utilizada.

Consideremos o exemplo a seguir, no qual se descreve uma situação hipotética sobre a ocorrência da tuberculose pulmonar (TP) em uma localidade do interior do Brasil, ao longo do ano de 1999. Assume-se, por ora, que todos os casos residentes nesta localidade são devidamente diagnosticados pela rede de saúde e notificados ao programa de controle da tuberculose.

Iniciado o ano, existiam, no dia 1º de janeiro, 90 pacientes portadores de TP, que haviam adoecido nos anos anteriores. Ao longo de 1999 foram diagnosticados 70 casos novos de TP. Tiveram alta, por cura, 75 pacientes, e outros cinco faleceram em função da tuberculose. Em 31 de dezembro restavam 80 casos de TP em tratamento.

Levando-se em consideração somente as frequências absolutas, a prevalência instantânea de tuberculose pulmonar no dia 1º de janeiro foi de 90 casos. Por sua vez, no dia 31 de dezembro a prevalência pontual correspondeu aos 80 casos então existentes, incluindo aqueles que, porventura, tivessem adoecido no próprio dia. Já a prevalência de período no ano de 1999 foi igual a 160 casos de TP. Esta medida corresponde a todos os casos que existiram ao longo do ano, ou seja, os 90 casos "antigos", que já iniciaram o ano doentes, mais os 70 casos "novos", que adoeceram ao longo de 1999.

Prevalência de Toda a Vida

A prevalência de toda a vida expressa a quantidade de indivíduos que já apresentaram determinada doença em qualquer momento desde o nascimento e a realização do estudo. A cada indivíduo observado corresponde um intervalo (t_0,t) particular, de duração variável, onde t_0 se refere ao instante do nascimento e t, ao momento em que se realiza a observação.

Nos estudos de doenças crônicas em que não existe cura, como a hipertensão arterial, assim como nas análises de soroprevalência* de doenças infecciosas (Tabela 2.3), a prevalência de toda a vida equivale à medida de prevalência pontual no instante t. Tanto a duração da doença, mesmo que sob controle, quanto a da resposta imunitária à infecção, podem se estender por toda a vida.

Em tais situações, a prevalência de toda a vida expressa a proporção de pessoas que, em um instante t qualquer, apresentaram uma determinada doença, em algum momento desde o seu nascimento. Neste caso, o numerador da equação (2.13) inclui os indivíduos que, no instante t, apresentam a doença de interesse, já se curaram ou estão em fase de remissão.

Por sua vez, quando ocorre a cura sem que seja desencadeada uma reação duradoura, específica para a doença, as prevalências pontual e de toda a vida serão diferentes.

Tabela 2.3 – Soroprevalência de anticorpos contra o Vírus da Hepatite E (HEV) em doadores de sangue, segundo faixa etária, São Paulo, SP, julho a setembro de 2014

Faixa etária (anos)	Amostra	Imunes	Soroprevalência (%)
18-29	138	6	4,3
30-44	183	17	9,3
45-59	131	20	15,3
60-69	48	6	12,5
Total	500	49	9,8

Fonte: Passos-Castilho et al.[9].

A prevalência de toda a vida pode ser usada para expressar, de forma mais abrangente, a ocorrência de uma doença remitente em uma população, como a artrite reumatoide.

Usos das Medidas de Prevalência

A quantidade de casos existentes de uma ou mais doenças ou problemas de saúde é um dos fatores determinantes da demanda por assistência médica. Desta forma, a prevalência é uma medida relevante para o planejamento de ações e a administração de serviços de saúde. Com base em estimativas da prevalência de tuberculose ou da desnutrição infantil, por exemplo, é possível prever a quantidade de recursos humanos, de insumos para o diagnóstico e tratamento, e de leitos hospitalares necessários ao longo de um determinado período.

Já no âmbito das investigações etiológicas, a prevalência não é, em geral, uma medida adequada. Como já mencionado, a prevalência é função tanto da incidência como da duração de uma doença. Sendo assim, quaisquer evidências de associação obtidas a partir de estudos de prevalência, ou baseadas em casos prevalentes, podem sugerir a existência tanto de fatores determinantes da sobrevida como da incidência – *i. e.*, de risco – para o problema de saúde de interesse. Além disso, nos estudos de prevalência não é possível determinar a precedência do suposto fator de risco em relação ao problema de saúde em questão, condição necessária para a caracterização de uma relação de causa e efeito.

Em algumas circunstâncias, como no caso das malformações congênitas, a prevalência é a medida de frequência utilizada nos estudos sobre etiologia. A proporção de recém-nascidos com alguma malformação é uma medida de prevalência (prevalência pontual ou proporção de prevalência), e não de incidência. No cômputo da incidência deveriam ser incluídos todos os casos de malformação, incluindo aqueles que levam a perdas fetais, muitas vezes caracterizadas como abortos. Os recém-nascidos com malformações são aqueles que, entre todos os casos de malformações, conseguiram sobreviver ao longo da gestação. Ao nascer, os bebês são classificados como casos (existentes) de malformação ou não. Trata-se de uma medida de prevalência pontual, na qual a dimensão temporal não tem como referência o calendário, mas um momento comum a todos os seres humanos, o nascimento.

O mesmo raciocínio se aplica aos bebês com baixo peso ao nascer (peso menor que 2,5 kg). Tal como no caso das malformações congênitas, os nascidos vivos com baixo peso representam os sobreviventes entre todos os fetos cujo peso ao final da gestação foi menor que 2,5 kg. Tais bebês são, portanto, casos existentes (ou prevalentes) de baixo peso no momento do nascimento.

A prevalência também é utilizada nos estudos de agravos cujo início é de difícil detecção, como algumas doenças crônicas degenerativas não letais, por exemplo, certos distúrbios psiquiátricos. Também é o caso dos estudos de soroprevalência de doenças infecciosas com longos períodos de incubação. Estima-se a prevalência, ao invés da incidência, por limitações de ordem operacional. Nestas situações, as inferências sobre a incidência são feitas a partir de pressupostos com relação à duração das doenças de interesse.

---

* *Soroprevalência é a proporção de indivíduos que, em um instante* t do tempo, apresentam sinal de infecção atual ou passada, por um agente infeccioso determinado, evidenciada pela presença de anticorpos específicos nos exames de sorologia.

Bibliografia Consultada

- Centro Colaborador da OMS para a Classificação de Doenças em Português (Centro Brasileiro de Classificação de Doenças) – Faculdade de Saúde Pública, Universidade de São Paulo/Organização Mundial da Saúde/Organização Pan-Americana da Saúde. Classificação estatística internacional de doenças e problemas relacionados à saúde. Décima Revisão, versão 2008, volume I. Disponível em: <http://www.datasus.gov.br/cid10/v2008/webhelp/cid10.htm>. Acessado em: 25 mai. 2018.
- DATASUS – Departamento de Informática do SUS. Informações de Saúde (TABNET). Casos de Aids – Desde 1980 (SINAN). Disponível em: < https://datasus.saude.gov.br/acesso-a-informacao/casos-de-aids-desde-1980-sinan/ >. Acessado em: 08 out 2022.
- Ellandt-Johnson RC. Definition of rates: some remarks on their use and misuse. Am J Epidemiol. 1975;102(4):267-271.
- Granados JAT. On the terminology and dimensions of incidence. J Clin Epidemiol. 1997;50(8):891-897.
- Greenland S, Rothman KJ. Measures of occurrence. In: Rothman KJ, Greenland S, Last TL. Modern Epidemiology. 3rd ed. Philadelphia: Wolters Kluwer Health/Lippincott-Raven Publishers; 2008.
- Instituto de Segurança Pública. Secretaria de Estado de Segurança Pública do Rio de Janeiro. TabISP – Tabela de Dados do ISP. [programa de computador]. Rio de Janeiro: ISP. 2018. Disponível em: <http://www.ispvisualizacao.rj.gov.br/index.html >. Acessado em: 09 out. 2022.
- Iser BP, Stopa SR, Chueiri PS, Szwarcwald CL, Malta DC, Monteiro HO, et al. Prevalência de diabetes autorreferido no Brasil: resultados da Pesquisa Nacional de Saúde 2013. Epidemiol Serv Saúde. 2015;24(2):305-314.
- Kleinbaum DG, Kupper LL, Morgenstern H. Epidemiologic research. Principles and quantitative methods. New York: Van Nostrand Reinhold Company; 1982.
- Passos-Castilho AM, Reinaldo MR, Sena A, Granato CFH. High prevalence of hepatitis E virus antibodies in Sao Paulo, Southeastern Brazil: analysis of a group of blood donors representative of the general population. Braz J Infect Dis. 2017;21(5):535-539.
- Porta M (editor). A dictionary of epidemiology. 6th ed. New York: Oxford University Press; 2014.
- Selvin S. Statistical analysis of epidemiological data. 3rd ed. New York: Oxford University Press; 2004.
- Szklo M, Javier Nieto F. Epidemiology: beyond the basics. 3rd ed. Burlington, MA: Jones & Bartlett Learning; 2014.
- Szwarcwald CL, Carvalho MF de. Estimativa do número de indivíduos de 15 a 49 anos infectadas pelo HIV, Brasil, 2000. Bol Epidemiol AIDS. 2001;14(1):SE1/1-13/1. Disponível em: <http://www.aids.gov.br/pt-br/pub/2001/boletim-epidemiologico-aids-2001>. Acessado em: 25 mai. 2018.
- Szwarcwald CL, Pascom ARP, Souza-Jr PRB. Estimation of the HIV incidence and of the number of people living with HIV/AIDS in Brazil, 2012. J AIDS Clin Res. 2015;6(03):3.
- UNAIDS. Global HIV & AIDS statistics — Fact sheet. Disponível em: < https://www.unaids.org/en/resources/fact-sheet >. Acessado em: 08 out 2022.
- Szwarcwald, CL et al. HIV incidence estimates by sex and age group in the population aged 15 years or over, Brazil, 1986-2018. Revista da Sociedade Brasileira de Medicina Tropical [online]. 2022, v. 55, suppl 1 [Accessed 8 October 2022] , e0231-2021. Available from: <https://doi.org/10.1590/0037-8682-0231-2021>. Epub 28 Jan 2022. ISSN 1678-9849. https://doi.org/10.1590/0037-8682-0231-2021.

Capítulo

Indicadores de Saúde

3

Antônio José Leal Costa
Pauline Lorena Kale
Jackeline Christiane Pinto Lobato
Laylla Ribeiro Macedo

Introdução

A avaliação do nível de vida de populações humanas é, há bastante tempo, assunto de interesse de organismos governamentais e não governamentais, em âmbito nacional e internacional. Por mais de 100 anos, a maioria dos países ocidentais vem coletando dados estatísticos relativos às condições sociais de suas populações (McDowell, 2006).

No início da década de 1950, um comitê formado por iniciativa da Organização das Nações Unidas sugeriu uma abordagem pluralista para a mensuração de níveis de vida. Medidas que expressassem a natalidade, a mortalidade, a morbidade, o estado nutricional, o nível educacional, a capacidade de consumo, as condições de trabalho, habitação, transporte, vestuário, recreação, segurança e liberdade permitiriam, em conjunto, avaliar a qualidade de vida de uma coletividade (Laurenti et al., 2005). Dentre estas medidas, destacam-se as que expressam o nível de saúde de uma população, denominadas indicadores de saúde. Além da avaliação do nível de vida, os indicadores de saúde são utilizados na identificação dos principais problemas de saúde pública, na elaboração de políticas e na avaliação da efetividade das ações de prevenção e assistência.

De maneira geral, um indicador é uma medida que reflete uma característica ou aspecto particular, em regra não sujeitos à observação direta. Um indicador de saúde tem como propósito refletir a situação de saúde de um indivíduo ou de uma população (Pereira, 1995). São exemplos de indicadores de saúde de um indivíduo a medida da pressão arterial, o resultado do exame de baciloscopia do escarro, o índice ou escore de Apgar, a capacidade de caminhar sem auxílio por 100 metros, assim como a avaliação do próprio estado de saúde. No âmbito populacional, são exemplos bem conhecidos a expectativa de vida ao nascer e o coeficiente de mortalidade infantil. Este capítulo tem como foco principal os indicadores de saúde utilizados na avaliação do nível de saúde de populações humanas.

A questão central relativa à elaboração e ao uso de indicadores de saúde refere-se à definição do que se quer medir, ou seja, à definição de saúde. Em geral, as definições existentes são conceitualmente abrangentes, mas vagas em demasia (Patrick et al., 1973). Um exemplo ilustrativo é a definição de saúde proposta pela Organização Mundial da Saúde (OMS), como "...o estado de completo bem-estar físico, mental e social, e não apenas a ausência de doença" (WHO, 1957). Esta definição não especifica onde ou quando a saúde existe ou inexiste – ou onde começa e termina a mesma – (Patrick et al., 1973), nem tampouco caracteriza, objetivamente, as diferentes dimensões mencionadas.

Desde meados do século XX, diversos autores têm buscado desenvolver medidas de saúde viáveis, isto é, baseadas em definições mais precisas, capazes de tornar o processo de mensuração factível. Embora considerada imensurável inicialmente, a definição da OMS tornou-se amplamente aceita à medida que o desenvolvimento de novas técnicas tornou possível a mensuração de conceitos como "bem-estar".

Por outro lado, diante das inúmeras dificuldades para se mensurar a saúde de uma população – de ordem conceitual e também operacional –, o que se faz tradicionalmente é quantificar e descrever a ocorrência de doenças e agravos à saúde, ou mesmo de mortes. Mede-se, portanto, a ausência de saúde, ou como habitualmente é dito, a saúde pelo seu "lado negativo". Do ponto de vista operacional, justifica-se tal abordagem negativa frente à maior facilidade de se definir eventos relacionados à saúde como, por exemplo, o óbito, independentemente do contexto sociocultural.

A elaboração de indicadores de saúde é um processo dinâmico. À medida que as sociedades evoluem, novos problemas de saúde ganham relevância. Por conseguinte, novos indicadores de saúde se fazem necessários, de forma que objetivos e metas possam ser revistos e atualizados, e as respectivas medidas de intervenção devidamente avaliadas (McDowell, 2006).

Breve histórico do desenvolvimento de indicadores de saúde

Os primeiros indicadores de saúde eram constituídos por medidas de mortalidade obtidas a partir de estatísticas de registro civil, referentes a grupos populacionais definidos no espaço e no tempo. Após a Segunda Guerra Mundial observou-se o declínio das taxas de mortalidade em todo o mundo, particularmente nos países ditos em desenvolvimento. Mesmo em países pouco desenvolvidos, em termos socioeconômicos, a expectativa de vida ao nascer chegou a aumentar 10 anos em apenas uma década. Entre 1965 e 1970 acentuou-se a redução da fecundidade nos países em desenvolvimento mais populosos. De imediato, a taxa de crescimento da população mundial diminuiu e, progressivamente, começaram a aumentar os contingentes populacionais com idades mais avançadas (Cohen, 1995).

Este processo de transição demográfica foi acompanhado por mudanças nos perfis de morbidade e mortalidade denominadas, em seu conjunto, por transição epidemiológica*. Do predomínio das doenças infectocontagiosas, muitas vezes de caráter epidêmico, passou-se à preponderância de doenças e agravos não transmissíveis e das causas externas; das doenças agudas, frequentemente letais e de curta duração, passou-se às doenças de início insidioso e longa duração (Omram, 1971), caracterizadas, em muitas das vezes, pela redução progressiva da capacidade funcional.

Se até o início da década de 1960 as taxas de mortalidade de base populacional eram consideradas as únicas medidas de saúde relevantes e sensíveis (Bergner, 1985), a partir daí tornou-se imperativa a necessidade do desenvolvimento de novos indicadores de saúde. Além do aumento da expectativa de vida, estes deveriam ser sensíveis o bastante para refletir outras dimensões relacionadas ao estado de saúde das populações, em particular no que se refere à qualidade de vida (Patrick e Erickson, 1993). Também nos países em desenvolvimento, cujas populações não completaram o processo de transição demográfica e epidemiológica, tal necessidade se fez sentir, pois mesmo ante a perpetuação de taxas de mortalidade relativamente altas e da presença das doenças de natureza infecciosa e carencial, são elevadas as frequências de doenças não transmissíveis e de causas externas (Borges, 2017), assim como as das limitações impostas pelas mesmas (GBD 2016 DALYs and HALE Collaborators, 2017; Murray, 1996; World Bank, 1993).

Tais indicadores deveriam prover ainda uma base comum para a comparação entre o impacto – esperado ou efetivo – de diferentes intervenções relativas a problemas de saúde distintos, levando-se em consideração os custos respectivos. Desta forma, os indicadores de saúde poderiam contribuir ainda mais para o aprimoramento do processo de definição de prioridades e de tomada de decisões na área da saúde, a fim de tornar esse processo mais objetivo e imparcial.

Assim, ao longo dos últimos 60 anos, o foco de interesse em torno do desenvolvimento de indicadores de saúde deslocou-se progressivamente da mortalidade para a morbidade, destacando-se a prevenção e/ou o retardamento do adoecimento; em seguida, para a habilidade ou capacidade das pessoas desenvolverem as atividades diárias da vida e desempenharem os seus papéis sociais; e, posteriormente, para abordagens positivas, voltadas para a avaliação do bem-estar, da satisfação com o próprio estado de saúde e da qualidade de vida (Minaire, 1992).

Critérios para avaliação e escolha de indicadores de saúde

Frente às inúmeras opções existentes, cabe a pergunta: qual é o melhor indicador para avaliar o nível de saúde de uma população? A resposta, por um lado, requer a clareza necessária da parte do avaliador sobre qual ou quais aspectos relacionados ao conceito de saúde são de interesse principal. Do ponto de vista técnico, é desejável que os indicadores de saúde atendam a alguns requisitos (Laurenti et al., 2005), a saber:

- disponibilidade de dados para toda a população que se deseja avaliar, ou seja, o indicador deve possuir boa *representatividade* ou *cobertura*;
- uniformidade quanto à definição e aos procedimentos empregados no seu cálculo, garantindo uma boa *confiabilidade*;
- *simplicidade* no que diz respeito à sua construção e facilidade de interpretação;

* Os conceitos e modelos de transição demográfica e epidemiológica, aqui apresentados sucintamente, são abordados de forma mais profunda no ***Capítulo 7 – Transição Demográfica e Epidemiológica***.

- *sinteticidade*, de modo a poder abranger o efeito do maior número possível de fatores que influem no estado de saúde das coletividades; e
- *poder discriminatório*, de forma a permitir comparações entre populações, ou de uma mesma população em momentos distintos.

Um indicador é considerado válido se ele se mostra capaz de medir ou representar adequadamente o fenômeno de interesse*. Nesse sentido, ele deve apresentar simultaneamente boa *sensibilidade* e *especificidade*, identificando variações reais do fenômeno de interesse, ou seja, o nível de saúde das populações**.

Outros atributos desejáveis são a *relevância*, relacionada com a capacidade de responder às prioridades em saúde; uma boa relação *custo-efetividade*, de maneira que os resultados justifiquem os recursos e o tempo despendidos; e consonância com *preceitos éticos*, garantindo que a coleta de dados não acarrete malefícios ou prejuízos às pessoas envolvidas, e respeitando os valores sociais vigentes da forma mais ampla possível (Ripsa, 2008; Pereira, 1995).

Os indicadores de saúde costumam ser classificados segundo a dimensão do conceito de saúde a que eles se referem. No relatório elaborado pelo grupo de estudos sobre mensuração de níveis de saúde organizado pela OMS, em 1957, propôs-se a classificação dos indicadores de saúde em três grupos, a saber, aqueles que se referem diretamente à saúde de indivíduos ou de populações (ou à sua falta), os que dizem respeito às condições do meio ambiente que influem no estado de saúde das populações, e aqueles relativos aos serviços de saúde (WHO, 1957).

Os indicadores que se referem diretamente à saúde de indivíduos ou de populações (ou à sua falta) compreendem, por exemplo, medidas de mortalidade, de morbidade, do estado nutricional, demográficas, de exposição a fatores de risco e de satisfação com o próprio estado de saúde. Já os indicadores ambientais referem-se, por exemplo, às condições de saneamento – proporção da população com acesso a água tratada e à rede de esgotamento sanitário –, e à qualidade do ar em uma determinada área. Já aqueles relativos aos serviços de saúde podem ser subdivididos em indicadores de insumos (número de médicos por 1.000 habitantes), de processo (proporção de gestantes atendidas nos serviços de pré-natal) e de resultados (incidência de sífilis congênita, tendo em vista o objetivo de sua eliminação) (Laurenti et al., 2005; Pereira, 1995).

Neste capítulo são apresentados os indicadores que se referem diretamente à saúde das populações humanas, mais especificamente aqueles baseados em medidas de mortalidade e morbidade, esta última abordada tanto em seus aspectos negativos como positivos, destacando a avaliação da qualidade de vida. Os demais indicadores são apresentados em outros capítulos deste livro, a saber, ***Capítulo 7 – Transição Demográfica e Epidemiológica***; ***Capítulo 30 – Epidemiologia e Serviços de Saúde***; ***Capítulo 32 – Contribuição da Epidemiologia no Estudos das Relações entre a Saúde, o Ambiente e o Trabalho*** e ***Capítulo 33 – Epidemiologia Nutricional*** – relacionados, respectivamente, aos indicadores demográficos, de serviços de saúde, ambientais e nutricionais –, e também em outros livros-texto, como os de autoria de Rouquayrol e Gurgel (2017), Almeida Filho e Barreto (2011), Laurenti e cols. (2005) e Pereira (1995).

Indicadores, índices e medidas de frequência

Embora usados frequentemente como sinônimos, os termos indicador e índice referem-se a tipos distintos de medidas. Indicador é uma medida que inclui apenas um aspecto relativo ao que se deseja medir, como, por exemplo, os coeficientes de mortalidade. Um índice, por sua vez, sintetiza em uma única medida diferentes dimensões do atributo de interesse. São exemplos de índices os escores gerados por meio dos instrumentos para avaliação da qualidade de vida relacionada à saúde, os quais costumam englobar múltiplos itens relacionados com uma ou mais de suas dimensões. Outros exemplos de índices bem conhecidos na prática clínica e nas análises socioeconômicas são o índice de Apgar e o índice de desenvolvimento humano (IDH), respectivamente (Pereira, 1995).

O índice de Apgar mede a vitalidade do recém-nascido, baseado em cinco sinais clínicos, a saber, frequência cardíaca, movimentos respiratórios, tônus muscular, irritabilidade reflexa e coloração da pele. Para cada sinal atribui-se zero, um ou dois pontos, de acordo com critérios estabelecidos, correspondendo às situações desfavoráveis, intermediárias e favoráveis, respectivamente. O índice de Apgar é obtido somando-se os pontos relativos a cada um dos cinco sinais clínicos, variando, portanto, de 0 a 10. O valor zero é indicativo de ausência de sinais vitais; já um índice igual a dez representa uma situação de plena vitalidade (Pereira, 1995). O índice

---

* O conceito de validade, fundamental em todos os processos relacionados à mensuração em epidemiologia, é abordado em diferentes capítulos deste livro e, de forma mais aprofundada, no ***Capítulo 11 – Validade em Estudos Epidemiológicos***.

** Os conceitos de sensibilidade e especificidade são apresentados em maior profundidade no ***Capítulo 11 – Validade em Estudos Epidemiológicos*** e no ***Capítulo 23 – Testes Diagnósticos***.

de Apgar é calculado com base em avaliações realizadas 1 minuto e 5 minutos após o nascimento da criança.

De acordo com a concepção do Programa das Nações Unidas para o Desenvolvimento (PNUD), o desenvolvimento humano é um processo dinâmico, que se expressa, entre outros aspectos, por oportunidades crescentes de acesso à educação e à cultura, por condições que possibilitem uma vida longa e saudável, e por padrões adequados de vida e bem-estar das populações. O índice de desenvolvimento humano (IDH) agrega em uma única medida os três componentes do desenvolvimento humano, ou seja, educação, saúde e desenvolvimento econômico. Tais componentes são representados, respectivamente, pelo indicador composto de nível educacional – na verdade, um índice computado a partir da taxa de alfabetização de adultos e da taxa de escolarização –, pela esperança de vida ao nascer e pelo produto interno bruto (PIB) *per capita.* O PIB é ajustado de modo a refletir melhor a necessidade de recursos monetários para aquisição de bens e serviços indispensáveis à sobrevivência material relativa a cada população. O IDH varia entre 0 e 1, valores que expressam a pior e a melhor situação em termos de desenvolvimento humano. Valores do IDH inferiores a 0,5, entre 0,5 e 0,8, e acima de 0,8 são interpretados como indicativos de desenvolvimento humano baixo, médio e alto, respectivamente (Jannuzzi, 2017).

Os indicadores de saúde são usualmente expressos por meio de medidas de frequência, tais como proporções e coeficientes ou taxas. Há também indicadores expressos em unidades de tempo, como anos de vida, e outros baseados em conceitos relativos às medidas de associação.

Uma proporção é a relação, ou o quociente, entre duas frequências da mesma unidade. No numerador são registradas as frequências absolutas de eventos que constituem subconjuntos daquelas que são registradas no denominador. No caso da mortalidade proporcional, divide-se o número de óbitos por uma determinada causa ou de pessoas de uma determinada faixa etária, pelo número total de óbitos. De forma semelhante, o indicador de prevalência de restrição das atividades de vida diária é calculado dividindo-se o número de pessoas com alguma restrição por toda a população, constituída por todos os indivíduos com e sem restrição.

Coeficiente ou taxa é um quociente entre dois valores numéricos que expressa a velocidade ou a intensidade com que um fenômeno qualquer varia, por unidade de uma segunda variável. As taxas são comumente utilizadas para se estimar o risco de ocorrência de um problema de saúde, como o adoecimento, ou a morte, em relação a uma determinada população suscetível, por unidade de tempo. Tal como exposto no ***Capítulo 2 – Medidas de Frequência de Doenças, Agravos e Eventos Relacionados à Saúde***, um coeficiente de mortalidade, por exemplo, é a razão entre o número de óbitos e a quantidade de pessoas-tempo de exposição, acumulada pela população exposta ao risco de morrer.

Usualmente, as populações a que se referem os indicadores de saúde são dinâmicas, definidas segundo área de residência como, por exemplo, municípios, estados ou países, e por um determinado período, em geral, 1 ano. Nestes contextos, o número de pessoas expostas ao risco de adoecimento, ou morte, varia ao longo do ano, pois os nascimentos e mortes, assim como as migrações, ocorrem em diferentes momentos. Em outras palavras, cada indivíduo integrante de uma determinada população contribui com um determinado período de exposição ao risco de adoecimento ou morte.

Em regra, não é possível quantificar estas contribuições individuais, tal como em alguns estudos epidemiológicos. Utiliza-se, então, a estimativa da população referida ao meio do ano como uma aproximação da quantidade total de pessoas-tempo de exposição acumulada por uma determinada população. Para tal, assume-se que os nascimentos, as mortes e as migrações ocorrem homogeneamente ao longo do ano, ou seja, os movimentos de entrada e saída de pessoas se compensam, nos dois semestres de um ano.

Os indicadores tipo taxas apresentados neste capítulo serão, em regra, referidos às estimativas populacionais para uma determinada localidade, no meio de um determinado ano. Tais estimativas representam, em última instância, a quantidade de pessoas-ano de exposição ao risco de adoecimento ou morte. Entretanto, para fins de simplificação, os indicadores costumam ser interpretados em relação às populações a que eles se referem, desconsiderando-se, portanto, o conceito de pessoa-tempo. No Brasil, as estimativas populacionais são de responsabilidade do Instituto Brasileiro de Geografia e Estatística (IBGE), que as divulga periodicamente, juntamente com as informações técnicas pertinentes (https://www.ibge.gov.br/ estatisticas-novoportal/sociais/populacao.html).

Os indicadores de saúde podem ser calculados a partir do número de eventos de interesse – por exemplo, óbitos – computados segundo o local de residência habitual do falecido ou de ocorrência (nome do estabelecimento, município e unidade da federação - UF). As análises segundo local de residência são apropriadas quando o objetivo é dimensionar o risco de adoecimento ou morte em geral, por uma causa específica ou em uma idade particular, numa determinada população. Para avaliar os serviços de saúde, a análise da mortalidade segundo local de ocorrência torna-se uma opção mais adequada.

De modo a facilitar a sua leitura e interpretação, o valor dos indicadores baseados em proporções e taxas é multiplicado por potências de 10, tais como 100 – frequentemente no caso das proporções –, 1.000, 10.000 ou 100.000, denominadas base dos indicadores. A escolha da base é arbitrária, buscando-se simplificar a leitura dos resultados, e cabendo sempre explicitá-la quando da apresentação dos indicadores.

Os conceitos de proporções, taxas e de pessoa-tempo são apresentados com mais detalhes no ***Capítulo 2 – Medidas de Frequência de Doenças, Agravos e Eventos Relacionados à Saúde***. Com relação aos conceitos e métodos utilizados para obtenção de estimativas populacionais, recomenda-se a leitura do ***Capítulo 6 – Demografia e Saúde***, assim como do livro de autoria de Laurenti e cols. (2005).

Indicadores de saúde baseados em medidas de mortalidade

Medidas de mortalidade têm sido tradicionalmente utilizadas como indicadores de saúde há mais de 1 século. Em parte, a popularidade de tais medidas se deve à disponibilidade de dados sobre a ocorrência de mortes, viabilizada a partir do estabelecimento do registro sistemático de fatos vitais, tais como óbitos e nascimentos. Inicialmente a cargo da Igreja Católica na Europa, a regulamentação do registro sistemático de fatos vitais passou a ser efetuada progressivamente pelos Estados a partir do século XVII. Antes disso, porém, o registro sistemático de óbitos e nascimentos já era realizado pelos incas, pioneiros na sua regulamentação pelo Estado (Laurenti et al., 2005). Atualmente, quase todos os países dispõem de legislação acerca do registro de fatos vitais, mais especificamente sobre a ocorrência de óbitos (Mathers et al., 2005).

Além da ampla disponibilidade de dados sobre mortalidade, cabe destacar a uniformidade do conceito de morte, não obstante as variações de ordem social e cultural existentes entre diferentes grupos populacionais, as quais interferem mais diretamente na aferição de outros eventos relacionados à saúde, como o adoecimento, a percepção de bem-estar e a avaliação da qualidade de vida.

Ressalta-se, entretanto, que os indicadores baseados em dados sobre mortalidade não são isentos de erro. Como será destacado nas próximas páginas, falhas no registro dos óbitos e/ou no preenchimento das declarações de óbito comprometem a validade das medidas de mortalidade utilizadas como indicadores de saúde.

Como a situação atual dos sistemas de informação em saúde existentes só permite cobertura parcial e heterogênea sobre o registro da ocorrência de casos de doenças a partir de estatísticas ambulatoriais, hospitalares, de notificação compulsória de agravos à saúde etc., as estatísticas de mortalidade constituem fonte essencial para a construção de indicadores de saúde. Estas, por utilizarem uma mesma metodologia, isto é, informações registradas na declaração de óbito (DO), padronizada em todo o território nacional e também de acordo com o modelo internacional de atestado médico para declaração sobre causas de morte, permitem a realização de comparações nos níveis regional, nacional e internacional. Além disso, a obrigatoriedade do registro civil do óbito em todo o território nacional contribui para que o sistema de informações sobre mortalidade apresente uma das mais abrangentes coberturas, ainda que incompleta em muitas situações. De acordo com a Lei dos Registros Públicos de 1973, o sepultamento só pode ser realizado mediante apresentação de certidão do oficial de registro do lugar do falecimento. Por sua vez, a emissão da certidão do óbito pelos cartórios requer a apresentação da declaração de óbito, assinada pelo médico ou, quando não existir esse profissional, por duas pessoas qualificadas que tiverem presenciado ou verificado a morte (Laurenti et al., 2005).

Além de sua importância do ponto de vista do Direito, a DO é a fonte de dados dos sistemas de informações sobre mortalidade existentes no Brasil, sob responsabilidade do IBGE e do Ministério da Saúde (MS), respectivamente (Laurenti & Mello Jorge, 2017).

A divulgação das estatísticas oficiais de mortalidade é responsabilidade do IBGE, assim como de outros eventos vitais – constituídos, além dos óbitos, pelos nascimentos vivos e mortos, casamentos, adoções, separações e legitimações, entre outros. Desde 1974, o IBGE divulga anualmente as Estatísticas de Registro Civil, incluindo os registros de óbitos e de natimortos realizados nos Cartórios de Registro Civil. As fontes de dados deste sistema são as planilhas contendo informações sobre os óbitos registrados, recolhidas pelo IBGE junto aos Cartórios de Registro Civil regularmente (Pereira, 1995).

O Sistema de Informações sobre Mortalidade (SIM) do Ministério da Saúde, implantado em 1975/76, é a fonte habitual de informações sobre mortalidade no país (Laurenti & Mello Jorge, 2017). Trata-se de um sistema paralelo ao do IBGE, porém, que utiliza diretamente as DO como fonte de informação, inclusive no caso dos óbitos fetais. Conforme estabelecido pelo Ministério da Saúde por meio da Portaria Nº 116, de 11 de fevereiro de 2009, as DO são coletadas pelas Secretarias Municipais de Saúde nos estabelecimentos de saúde onde ocorrem os óbitos ou nos Cartórios de Registro Civil. As Secretarias Estaduais de Saúde recebem as DO enviadas pelas respectivas Secretarias Municipais e, em seguida, encaminham ao Ministério da Saúde os lotes referentes aos estados.

Desde o início, além de proporcionar a divulgação de dados relativos a todo o país, aos estados e às capitais, o SIM possibilitou o acesso às informações sobre as causas da morte registradas na DO, em particular sobre a causa básica do óbito (Laurenti & Mello Jorge, 2015). Atualmente, a partir do SIM é possível obter dados dos óbitos de residentes no Brasil, Unidades da Federação e seus municípios segundo sexo, idade e causa de morte – de acordo com a Classificação Estatística Internacional de Doenças e Problemas Relacionados à Saúde – 10ª Revisão (OMS, 2008), comumente referida como Classificação Internacional de Doenças 10ª Revisão (CID-10), entre outras variáveis.

Além dos dados relativos à ocorrência de óbitos e de estimativas populacionais – já mencionadas – alguns indicadores de mortalidade apresentados ao longo deste capítulo baseiam-se também em dados sobre nascidos vivos. Tal como no caso da mortalidade, os dados sobre nascidos vivos são computados em dois sistemas de informações, também a cargo do IBGE e do MS.

No caso do IBGE, as informações sobre nascidos vivos são divulgadas anualmente como parte das Estatísticas de Registro Civil, incluindo os registros de nascimentos vivos realizados nos cartórios, computados em planilhas recolhidas junto aos Cartórios de Registro Civil.

Já o Sistema de Informações sobre Nascidos Vivos (Sinasc) do MS, criado em 1990, tem como instrumento de coleta de dados a Declaração de Nascido Vivo (DNV), padronizada em todo o país. Além de dados sobre a mãe, tais como idade, escolaridade e local de residência, o Sinasc contém informações sobre as condições da gravidez, do parto e do nascimento, como a idade gestacional, o número de consultas de pré-natal realizadas, tipo de parto, o peso ao nascer e o índice de Apgar com 1 e com 5 minutos de vida, entre outras (Laurenti & Mello Jorge, 2017; Mota e Carvalho, 2003). A DNV é preenchida pelos estabelecimentos de saúde que realizam os partos e, para os partos domiciliares, nos Cartórios de Registro Civil. Dessa forma, somente para estes últimos o Sinasc depende da realização do registro do nascimento.

Os dados sobre nascidos vivos são também utilizados na construção de indicadores de natalidade e fecundidade, apresentados em mais profundidade no ***Capítulo 6 – Demografia e Saúde*** e no ***Capítulo 7 – Transição Demográfica e Epidemiológica***.

Os indicadores de saúde baseados em dados sobre mortalidade são classificados em dois tipos (WHO, 1957), a saber: os indicadores globais, tais como coeficiente geral de mortalidade, a razão de mortalidade proporcional (ou indicador de Swaroop e Uemura) e a esperança de vida ao nascer; e os específicos, como os coeficientes de mortalidade infantil e de mortalidade por doenças transmissíveis. Estes e outros indicadores são apresentados a seguir.

Inicialmente são apresentados os indicadores baseados em medidas de frequência, incluindo o coeficiente geral de mortalidade, e todos aqueles baseados em informações relativas à causa da morte e à idade ou período da vida em que o óbito ocorre. Em seguida são apresentados os indicadores expressos segundo unidades de tempo de vida, como a esperança de vida e os anos potenciais de vida perdidos. Independentemente da forma de apresentação descrita, quando necessário ou conveniente, os indicadores serão apresentados segundo categorias de variáveis de interesse, como, por exemplo, sexo, idade e causa da morte.

Coeficiente geral de mortalidade

O coeficiente geral de mortalidade (CGM) se refere a toda uma população. Também denominado taxa bruta de mortalidade, ele é o quociente entre o total de óbitos e a população de uma área em um determinado período de tempo. Como já mencionado, a população no denominador do CGM é referida ao meio do período em questão – em geral 1 ano calendário –, pressupondo-se que ocorra uma distribuição anual homogênea de nascimentos, óbitos e migrações, compensando-se assim os movimentos populacionais de entradas e saídas. O valor final é usualmente multiplicado por 1.000. O CGM é calculado de acordo com a equação a seguir:

$$CGM = \frac{\text{Número de óbitos da área A no período P}}{\text{População da área A no meio do período P}} \times 1.000 \quad (3.1)$$

Por exemplo, de acordo com o SIM, em 2015 foram registrados 1.264.175 óbitos em todo o Brasil e, em 1º de julho deste mesmo ano, segundo estimativa do IBGE (https://sidra.ibge.gov.br/home/pnadcm), a população brasileira era constituída por 204.450.049 habitantes.

De acordo com a equação 3.1, o CGM relativo ao Brasil em 2015 foi de cerca de 6,2 óbitos por 1.000 habitantes. O CGM expressa o risco de morte na população brasileira em 2015: para cada 1.000 habitantes, cerca de 6,2 faleceram neste ano.

Uma das vantagens do CGM é a capacidade de poder relacionar o nível de saúde de diferentes áreas no tempo, através de dados mais fidedignos do que aqueles que compõem os coeficientes específicos, mais difíceis de serem obtidos. Isto porque o cálculo do CGM requer tão somente o conhecimento do número de óbitos ocorridos em uma população num determinado ano, sem necessidade de qualquer informação adicional, tal como o sexo ou a idade das pessoas que faleceram, ou a causa da morte.

O CGM, calculado com base nos dados do SIM, variou entre as regiões do Brasil entre 1996 e 2019 como se pode observar na Tabela 3.1. Nas regiões Sudeste e Sul os valores do CGM foram sempre mais elevados do que nas demais regiões brasileiras, no período entre 1996 e 2019. A região Norte apresentou sistematicamente os menores valores. Para o Brasil, o CGM oscilou em torno de seis óbitos por 1.000 habitantes. Neste exemplo, os valores dos CGM foram calculados dividindo-se a média anual do número de óbitos registrados, de residentes em cada região e em todo o país, em cada triênio, pela população referente ao ano central de cada triênio. Trata-se de um procedimento comumente utilizado para o cálculo de indicadores de saúde a partir de dados secundários, com o intuito de minimizar distorções decorrentes de oscilações da qualidade ou de flutuações aleatórias dos dados de interesse – os óbitos, no caso do CGM –, problemas esses abordados em mais detalhe a seguir.

No que tange às aplicações do CGM, cabe ressaltar sua ampla utilidade, como por exemplo, no cálculo das estimativas do excesso de mortalidade para o monitoramento do aumento do número de óbitos por doenças ou agravos, como no contexto da pandemia de Covid-19.

Em 30 de janeiro de 2020, a Organização Mundial da Saúde (OMS) declarou a Covid-19 como uma Emergência de Saúde Pública de Importância Internacional (ESPII), após a doença ter sido registrada em 19 países em todo o mundo. Essa declaração alertou para a rápida disseminação do vírus, além do potencial risco de agravamento e óbito, especialmente para grupos vulneráveis, sendo a contagem de casos e mortes essencialmente importante a fim de acompanhar o crescimento e a trajetória da pandemia. Dessa forma, a OMS recomendou a utilização do indicador do excesso de mortalidade total por semana nos países, como uma ferramenta para expor o impacto da pandemia de Covid-19. Em 11 de março de 2020, foi caracterizada a pandemia de Covid-19.

A OMS define que há excesso de mortalidade quando "o nível de mortalidade medido na atualidade supera os níveis historicamente estabelecidos". Assim, o cálculo deste indicador considera o total de óbitos nos anos pré-pandêmicos, para estimar o intervalo dos óbitos que são esperados para o período e a partir desse quantitativo subtrair dos óbitos observados na pandemia, obtendo o excesso geral.

Diante das barreiras para a identificação da mortalidade específica por Covid-19, principalmente nos países com restrição da disponibilidade de testes diagnósticos, a utilização de um parâmetro de vigilância que considere os casos totais de óbitos se destaca como vantajoso e funcional para fornecer informações da magnitude do evento em questão, possibilitando conhecer a carga de doenças em diferentes localidades e grupos demográficos, auxiliando gestores na tomada de decisões.

Entre janeiro de 2020 e dezembro de 2021 foram registrados 5,94 milhões de óbitos por Covid-19 em

Tabela 3.1 – Coeficiente Geral de Mortalidade*, por 1.000 habitantes, Brasil e Regiões, Segundo Triênios, entre 1996 e 2019

Regiões	Triênios							
	1996-1998	1999-2001	2002-2004	2005-2007	2008-2010	2011-2013	2014-2016	2017-2019
Norte	3,5	3,6	3,7	3,7	4,0	4,2	4,4	4,6
Nordeste	4,6	4,7	5	4,9	5,2	5,6	5,9	6,2
Sudeste	6,8	6,3	6,2	6,2	6,3	6,5	6,7	6,9
Sul	6,2	6,0	6,0	6,1	6,3	6,5	6,6	6,8
Centro-Oeste	4,8	4,6	4,8	4,7	5,0	5,2	5,4	5,4
Brasil	5,7	5,5	5,6	5,5	5,7	6,0	6,2	6,4

Fonte: Datasus (Disponível em: <http//www.datasus.gov.br>. Acessado em: 10 nov. 2022).
* Calculados diretamente a partir dos dados do SIM, sem correção para sub-registro.

todo o mundo, porém estima-se que 18,2 milhões de pessoas tenham morrido devido a pandemia durante esse período, através da realização do cálculo de excesso de mortalidade. Dados mostraram que a taxa global de mortalidade em excesso para todas as idades foi de 120,3 óbitos (113,1–129,3) por 100 mil habitantes, sendo essa taxa superior a 300 óbitos por 100 mil habitantes em 21 países, localizados principalmente nas regiões do sul da Ásia, norte da África e Oriente Médio e Europa Oriental. No Brasil, o excesso estimado foi de 792.000 mortes (730.000–847.000), com uma taxa de mortalidade excessiva estimada em 186,9 óbitos por 100 mil habitantes (172,2-199,8) e uma razão entre a taxa de mortalidade excessiva e a taxa de mortalidade relatada por Covid-19 de 1,28 (1,18-1,37).

O CGM está sujeito a erros que podem incidir no seu numerador e/ou no seu denominador.

No numerador, a subenumeração de óbitos, frequente em áreas menos desenvolvidas, torna necessário o uso de procedimentos destinados à sua correção. A subenumeração pode ser devida, entre outras causas, a falhas no registro de óbitos. Para o Brasil, entre 1997 e 2001, estimou-se um sub-registro de óbitos em torno de 18%, chegando a cerca de 26% e 34% nas regiões Norte e Nordeste, respectivamente (Laurenti et al., 2005). Desde então a cobertura do SIM tem apresentado valores crescentes, alcançando estimativas próximas a 95% em anos recentes, mantendo, todavia, as variações regionais mencionadas (Laurenti & Mello Jorge, 2017). Pode-se afirmar, portanto, que os CGM apresentados na Tabela 3.1 estão subestimados, especialmente os relativos às regiões Norte e Nordeste, assim como os do Brasil, e quando referidos aos triênios iniciais da série histórica analisada. Quando há evidência de sub-registro, recomenda-se o uso de métodos indiretos para estimação do CGM (Ripsa, 2008).

Alternativamente, a subenumeração de mortes pode advir de erros no registro de dados, tais como o local de residência, levando a uma evasão de óbitos, os quais deixam de ser considerados no cômputo do CGM de suas respectivas populações de origem. Se não corrigida, a subenumeração de óbitos faz com que o CGM seja subestimado (Ripsa, 2008; Laurenti et al., 2005).

Em contraposição à evasão pode ocorrer uma invasão de óbitos erroneamente classificados como de residentes em uma determinada localidade, fazendo com que os valores do CGM sejam superestimados. É o caso de localidades com maior oferta de serviços de saúde, os quais tendem a absorver a demanda por assistência médica insatisfeita de populações provenientes de outras áreas.

A análise da mortalidade segundo local de residência, em vez de ocorrência, tende a minimizar as distorções do CGM associadas à evasão e à invasão de óbitos, restando, entretanto, os erros relativos ao registro do local de residência na declaração de óbito, assim como ao sub-registro de mortes. Como já mencionado anteriormente, a análise da mortalidade segundo o local de residência não se destina tão somente a minimizar as possíveis distorções mencionadas, mas, principalmente, ao dimensionamento do risco de morte vigente em uma população, objetivo este de grande importância em saúde pública.

Quanto ao denominador, a principal fonte de erro advém das estimativas incorretas dos contingentes populacionais, especialmente nos períodos compreendidos entre os anos censitários. Tais erros tornam-se mais prováveis quanto mais intensas forem as mudanças na dinâmica populacional, à medida que aumenta o tempo transcorrido desde a realização do último censo. Se superestimados os contingentes populacionais, o CGM será subestimado; por outro lado, caso as estimativas populacionais estejam aquém da realidade, o CGM será superestimado (Laurenti et al., 2005).

Espera-se que, para quaisquer populações, o valor do coeficiente geral de mortalidade varie entre seis e dez óbitos por mil habitantes (Laurenti et al., 2005). Frente a valores do CGM inferiores a seis óbitos por 1.000 habitantes-ano, deve-se considerar a pouca fidedignidade dos dados coletados, em especial a possibilidade de sub-registro de óbitos.

O uso do CGM para fins comparativos deve ser feito com cautela, já que o seu valor depende da composição da população por idade, por sexo e por outras características associadas ao risco de morte. É principalmente a estrutura etária da população que influi nos valores do CGM. O CGM corresponde a uma média ponderada dos coeficientes específicos por faixas etárias, onde os fatores de ponderação correspondem às proporções de indivíduos em cada grupo etário, em relação à população geral* (Laurenti et al., 2005). Consequentemente, o CGM, em sua forma bruta, não deve ser empregado em comparações entre populações com composições etárias distintas.

---

* Os coeficientes gerais correspondem à média ponderada de coeficientes específicos, definidos segundo diferentes variáveis, além da idade. Por exemplo, o coeficiente geral de mortalidade em um determinado hospital corresponde à média ponderada dos coeficientes de mortalidade específicos de cada setor (emergência, diferentes enfermarias, etc.). Neste caso, os pesos são definidos pelas proporções de pacientes atendidos em cada setor.

Por exemplo, o CGM referente a um país cuja população é predominantemente jovem provavelmente apresentará valor mais baixo ao ser comparado com aquele de outro país com composição etária mais velha, sem que isto signifique, necessariamente, melhores condições de saúde. Pelo contrário, em uma população envelhecida vive-se, em média, mais tempo do que em uma população predominantemente jovem, resultado das melhores condições de saúde.

Em outras palavras, em uma mesma população a estrutura etária está associada tanto às condições de vida, quanto ao risco de morte, expresso pelo valor do CGM. Assim, na investigação da associação entre variações do CGM e dos níveis de saúde envolvendo diferentes populações, deve-se eliminar – ou controlar – a influência das diferentes estruturas etárias, a qual age como um fator de confusão ou confundimento*. Em tais situações, é necessário padronizar os CGM utilizando-se uma população de referência ou comparar os coeficientes de mortalidade específicos de cada faixa etária das populações envolvidas.

As fontes de erro em potencial por ora descritas não estão restritas ao CGM, mas são comuns aos demais indicadores baseados em medidas de coeficientes (ou taxas) de mortalidade e de morbidade abordados ao longo deste capítulo. Limitações adicionais serão destacadas à medida que tais indicadores sejam apresentados.

Padronização do coeficiente geral de mortalidade

A fim de se dispor de coeficientes gerais de mortalidade que sejam comparáveis entre si, deve-se padronizá-los em relação à composição etária das populações envolvidas. A padronização de coeficientes pode ser feita por meio de dois métodos, denominados direto e indireto. Ambos têm como objetivo controlar – ou ajustar – o efeito de confundimento de diferentes estruturas etárias sobre os valores dos CGM brutos. Obviamente, quando as populações em questão forem semelhantes quanto à estrutura etária, a padronização é desnecessária.

• Método direto de padronização

Para se ajustar o efeito da estrutura etária sobre o CGM usando-se o método direto de padronização, uma população considerada padrão, de distribuição etária conhecida, deve ser selecionada. Da população padrão obtêm-se os pesos, expressos pelas proporções de indivíduos em cada faixa etária, que serão aplicados aos coeficientes de mortalidade específicos por idade das populações envolvidas na análise.

A população padrão pode ser real, tal como uma das populações envolvidas na comparação ou aquela de um outro país, ou ser fictícia, como por exemplo, a média ou a soma das populações envolvidas na análise.

No método direto, os coeficientes de mortalidade específicos por faixas etárias de uma determinada população real são aplicados sobre os respectivos contingentes populacionais da população padrão. Como resultado, obtém-se o número de óbitos esperados por ocorrer em cada estrato etário, caso a população real tivesse a mesma composição etária da população padrão. Dividindo-se o total de óbitos esperados pela população padrão, obtém-se o CGM padronizado. Dado que os CGM padronizados se referem a uma mesma população padrão, as diferenças entre eles não podem mais ser atribuídas a variações da estrutura etária.

Como exemplo, toma-se a comparação dos CGM do Brasil e da Inglaterra e País de Gales em 2000. Neste ano, tal como apresentado na Tabela 3.2, os coeficientes gerais de mortalidade brutos nos dois países foram, respectivamente, 5,5 e 10,1 óbitos por 1.000 habitantes**. À primeira vista, tais valores sugerem que, em 2000, as condições de saúde da população brasileira eram melhores que as das populações inglesa e galesa, resultado este inesperado, e mesmo surpreendente. Mesmo considerando-se a existência de sub-registro de óbitos no Brasil, por exemplo, em torno de 20%, o CGM brasileiro corrigido – 6,9 óbitos por 1.000 habitantes – ainda assim seria menor do que o da Inglaterra e País de Gales.

Em desacordo com os valores dos CGM nota-se que, em 2000, os coeficientes de mortalidade específicos por faixas de idade no Brasil eram sempre superiores aos da Inglaterra e País de Gales. Em comum às duas populações, nota-se que os coeficientes diminuem desde o primeiro ano de vida até a faixa de 5 a 14 anos, quando atingem os valores mais baixos, aumentando sistematicamente nas faixas etárias subsequentes, alcançando o valor máximo nas idades iguais ou superiores a 75 anos (Tabela 3.2).

Tendo em vista que a mortalidade nas faixas etárias mais avançadas é mais elevada em ambas as populações, a discordância entre os resultados das análises baseadas nos CGM brutos e nos coeficientes de mortalidade específicos por idade é explicada pelas diferentes estruturas etárias das populações brasileira e inglesa/galesa.

* O conceito de confundimento é apresentado em detalhe no ***Capítulo 11 – Validade em Estudos Epidemiológicos***.

** Devido à exclusão dos óbitos sem informação sobre a idade, neste exemplo o CGM do Brasil relativo ao ano 2000 (5,5 óbitos por 1.000 habitantes) é ligeiramente menor que o mencionado anteriormente no texto (cerca de 5,6 óbitos por 1.000 habitantes ano).

Tabela 3.2 – População, óbitos por todas as causas registrados e coeficientes de mortalidade (CM – por 1.000 habitantes), segundo faixas etárias e total, Brasil e Inglaterra e País de Gales, 2000

Faixas etárias	Brasil				Inglaterra e País de Gales			
	População	%	Óbitos*	CM	População	%	Óbitos	CM
0 anos	3.360.812	2,0	64.993	19,3	609.310	1,2	3.377	5,5
1 a 4 anos	13.084.651	7,6	11.263	0,9	2.558.903	4,8	581	0,2
5 a 14 anos	33.940.099	19,8	11.656	0,3	6.836.6111	12,9	836	0,1
15 a 24 anos	34.347.091	20,0	45.866	1,3	6.3653.606	12,0	2.946	0,5
25 a 34 anos	28.068.341	16,3	53.545	1,9	7.895.957	14,9	5.443	0,7
35 a 44 anos	23.895.547	13,9	73.410	3,1	7.970.274	15,1	9.922	1,2
45 a 54 anos	16.246.056	9,5	98.122	6,0	6.962.033	13,1	22.457	3,2
55 a 64 anos	9.978.981	5,8	130.086	13,0	5.436.106	10,3	45.533	8,4
65 a 74 anos	5.953.799	3,5	174.924	29,4	4.355.595	8,2	102.767	23,6
≥ 75 anos	2.921.080	1,7	274.780	94,1	3.952.889	7,5	341.802	86,5
Total	**171.796.457**	**100,0**	**938.645**	**5,5**	**52.943.284**	**100,0**	**535.664**	**10,1**

Fonte: WHO Statistical Information System (WHOSIS) (Disponível em: <http://www.who.int/healthinfo/morttables/en/>. Acessado em: 22 jun. 2007).
* Excluídos os óbitos sem informação sobre idade.

Na primeira, as faixas etárias com menos de 25 anos e com 65 anos ou mais correspondiam, respectivamente, a 49,4% e 5,2% do total, ao passo que, na Inglaterra e País de Gales, tais proporções eram de 30,9% e 15,7% (Tabela 3.2).

Tomando-se como padrão a população da Inglaterra e País de Gales em 2000, calcula-se o número de óbitos esperados por ocorrer, caso a população brasileira tivesse a mesma estrutura etária da população padrão, mantidos os coeficientes de mortalidade específicos por idade então vigentes no Brasil, ou seja, os riscos estimados de morte em cada faixa etária. Os passos do método direto de padronização são apresentados na Tabela 3.3.

O quociente entre o total de óbitos esperados (677.105,1) e a população padrão, referida ao meio do ano de 2000 (52.943.284 habitantes), resulta no CGM do Brasil em 2000, padronizado pela população da Inglaterra e País de Gales, igual a 12,8 óbitos por 1.000 habitantes. A padronização simula, portanto, uma situação na qual a estrutura etária da população brasileira seria idêntica à da Inglaterra e País de Gales em 2000, mantendo-se, porém, os coeficientes de mortalidade específicos por idade então observados no Brasil.

Controlado o efeito das diferenças entre as estruturas etárias, observa-se que o CGM bruto na Inglaterra e País de Gales em 2000 (10,1 por 1.000 habitantes) é menor que o CGM do Brasil padronizado em relação às populações inglesa e galesa em 2000 (12,8 óbitos por 1.000 habitantes). Neste exemplo, não há necessidade de se padronizar o CGM bruto da Inglaterra e País de Gales, pois ele já se refere à população utilizada como padrão. Baseando-se na comparação dos CGM

Tabela 3.3 – Padronização do coeficiente geral de mortalidade do Brasil, utilizando-se como padrão a população da Inglaterra e País de Gales em 2000 (método direto)

Faixa etária [1]	População padrão: Inglaterra e País de Gales, 2000 [2]	C.M.* (1.000 hab.) Brasil, 2000 [3]	Óbitos esperados ([3] × [2]/1.000
0 anos	609.310	19,3	11.783,1
1 a 4 anos	2.558.903	0,9	2.202,7
5 a 14 anos	6.838.611	0,3	2.347,9
15 a 24 anos	6.365.606	1,3	8.500,4
25 a 34 anos	7.895.957	1,9	15.062,8
35 a 44 anos	7.970.274	3,1	24.485,6
45 a 54 anos	6.962.033	6,0	42.048,9
55 a 64 anos	5.436.106	13,0	70.865,1
65 a 74 anos	4.355.595	29,4	127.968,4
≥ 75 anos	3.952.889	94,1	371.840,2
Total	**52.943.284**	**—**	**677.105,1**

Fonte: WHO Statistical Information System (WHOSIS) (Disponível em: <http://www.who.int/healthinfo/morttables/en/>. Acessado em: 22 jun. 2007).
* CM: Coeficiente de mortalidade.

padronizados, conclui-se que as condições de vida e saúde, então vigentes no Brasil, eram piores que as existentes na Inglaterra e País de Gales, ao contrário do que indicavam inicialmente os CGM brutos.

É importante salientar que o CGM bruto é a expressão da intensidade com que ocorrem óbitos por todas as causas, em uma população, e num determinado intervalo de tempo. O CGM do Brasil em 2000 era, na realidade, cerca de 5,5 óbitos por 1.000 habitantes. O seu uso para fins comparativos é limitado, particularmente quando estão envolvidas populações com diferentes estruturas etárias. O CGM padronizado, por sua vez, é uma medida que representa uma situação hipotética, sendo útil apenas para fins comparativos. Ou seja, não se trata de "corrigir" o verdadeiro CGM, mas sim "controlar" a interferência das diferentes estruturas etárias na estimativa dos riscos de morte nas populações sob estudo.

Caso a população brasileira em 2000 fosse adotada como padrão, esperar-se-ia que o CGM da Inglaterra e País de Gales padronizado fosse menor que o CGM bruto do Brasil neste mesmo ano. A escolha da população padrão é arbitrária, não havendo justificativa de ordem conceitual. Todavia, diferenças nas estruturas etárias podem influenciar fortemente as comparações entre países e populações em geral. Para facilitar as comparações globais de coeficientes, ou taxas, em estudos epidemiológicos e demográficos, a OMS desenvolveu em 2001 uma população padrão mundial, baseada na estrutura etária média da população mundial estimada para o período de 2000 a 2025 (Ahmad et al., 2001). Os tipos de populações padrão e seus efeitos sobre os valores dos CGM padronizados são abordados mais detalhadamente em outros textos, como, por exemplo, o de Laurenti e cols. (2005).

- Método indireto de padronização

O método indireto de padronização é indicado quando se conhece apenas o número total de óbitos, relativos a uma determinada população, sem detalhamento por faixas etárias, ou por qualquer outra variável cujo efeito de confundimento deseja-se controlar – situações em que não é possível aplicar o método direto. Alternativamente, mesmo quando a distribuição dos óbitos por faixas etárias é conhecida, recomenda-se o método indireto de padronização quando os contingentes populacionais envolvidos são pequenos – ao todo e segundo idades específicas –, tornando os coeficientes de mortalidade suscetíveis a grandes variações frente ao acréscimo ou à redução de poucos óbitos.

No método indireto calcula-se o número de óbitos esperados em uma determinada população, caso ela estivesse exposta aos coeficientes de mortalidade específicos por idade de uma população externa, ou padrão. Tomam-se como pesos, portanto, os coeficientes de mortalidade específicos por faixas etárias da população externa escolhida como padrão. Estes são aplicados sobre as respectivas faixas etárias da população, a respeito da qual se conhece apenas o número total de óbitos, gerando o número esperado de óbitos por faixas etárias. Somados os óbitos esperados por faixas etárias, obtém-se o número total de óbitos esperados, caso a população em evidência estivesse exposta aos coeficientes de mortalidade específicos por idade, observados na população escolhida. O CGM padronizado, calculado dividindo-se o número de óbitos esperados pela população total em evidência, expressa a força de mortalidade a que estaria exposta tal população, caso sobre ela incidissem os coeficientes de mortalidade específicos por idade oriundos da população externa, ou padrão.

Como exemplo, suponha-se que, para o ano de 2000, só estivesse disponível o número total de óbitos registrados no Brasil, cerca de 938.645, tal como disposto na Tabela 3.2. Tomando-se a população da Inglaterra e País de Gales no mesmo ano como padrão, e aplicando-se os seus respectivos coeficientes de mortalidade específicos por idade sobre a população brasileira, obtém-se o número de óbitos esperados segundo faixas etárias, tal como apresentado na Tabela 3.4. Ao todo, os óbitos esperados somam 619.785,5. O CGM do Brasil em 2000, padronizado pelo método indireto, a partir dos coeficientes de mortalidade específicos por faixas etárias vigentes na Inglaterra e País de Gales neste mesmo ano, é igual a 3,6 óbitos por 1.000 habitantes, inferior ao CGM bruto então verificado para a população brasileira (5,5 óbitos por 1.000 habitantes – Tabela 3.2).

O método indireto é comumente utilizado para o cálculo da razão de mortalidade padronizada (RMP) – *Standardized Mortality Ratio* (*SMR*) no idioma inglês. A RMP baseia-se na comparação do número de óbitos

Tabela 3.4 – Padronização do coeficiente de mortalidade geral do Brasil, utilizando-se como padrão os coeficientes de mortalidade específicos por idade da população da Inglaterra e País de Gales em 2000 (método indireto)

Faixa etária [1]	C.M.* (1.000 hab.) população padrão: Inglaterra e País de Gales, 2000 [2]	População Brasil, 2000 [3]	Óbitos esperados ([2] × [3]/1.000
0 anos	5,5	3.360.812	18.626,7
1 a 4 anos	0,2	13.084.651	2.970,9
5 a 14 anos	0,1	33.940.009	4.150,3
15 a 24 anos	0,5	34.347.091	15.895,8
25 a 34 anos	0,7	28.068.341	19.348,6
35 a 44 anos	1,2	23.895.547	29.747,0
45 a 54 anos	3,2	16.246.056	52.403,9
55 a 64 anos	8,4	9.978.981	83.584,3
65 a 74 anos	23,6	5.953.799	140.475,4
≥ 75 anos	86,5	2.921.080	252.582,6
Total	**—**	**171.796.457**	**619.785,5**

Fonte: WHO Statistical Information System (WHOSIS) (Disponível em: <http://www.who.int/healthinfo/morttables/en/>. Acessado em: 22 jun. 2007).
* CM: Coeficiente de mortalidade.

observados na população em evidência, e os óbitos esperados caso tal população fosse exposta aos coeficientes de mortalidade específicos por idade observados na população padrão (equação 3.2).

$$RMP = \frac{\text{Óbitos observados}}{\text{Óbitos esperados}} \times 100 \quad (3.2)$$

De acordo com a equação 3.2, a RMP é calculada dividindo-se os 938.645 óbitos observados – registrados no Brasil em 2000 – pelos 619.785,5 óbitos esperados – caso em nossa população incidissem os coeficientes de mortalidade vigentes na Inglaterra e País de Gales neste mesmo ano –, sendo, portanto, igual a 1,51, ou 151,0%. Este resultado é interpretado da seguinte forma: para cada 1,51 (ou 151) óbito observado no Brasil em 2000, dadas as condições de saúde aqui vigentes, esperar-se-ia a ocorrência de um óbito (ou 100 óbitos) caso a população brasileira estivesse exposta às condições de saúde existentes na Inglaterra e País de Gales, naquele mesmo ano. Conclui-se, assim, que as condições de saúde no Brasil eram inferiores às das populações inglesa e galesa.

A razão de mortalidade padronizada é comumente utilizada como medida de associação em estudos epidemiológicos, sendo abordada em mais detalhes no ***Capítulo 10 – Medidas de Associação e Medidas de Impacto***.

O uso dos métodos direto e indireto de padronização por ora apresentados não se restringe ao coeficiente geral de mortalidade, e devem ser estendidos a todos os demais coeficientes (assim como a alguns indicadores baseados em proporções), sempre que as populações envolvidas na análise sejam diferentes quanto a uma ou mais características que estejam associadas ao evento de saúde em questão (Laurenti et al., 2005). Por exemplo, tal como para o CGM, nas comparações de coeficientes de mortalidade por causas específicas, a padronização por idade é quase sempre necessária. Já na comparação dos coeficientes de mortalidade por causas não naturais, em especial as agressões, usualmente mais elevados entre homens nas idades adultas jovens, faz-se necessária a padronização por idade e sexo.

A padronização de coeficientes não se restringe aos indicadores de base populacional. Por exemplo, na comparação de coeficientes gerais de mortalidade em hospitais com perfis assistenciais distintos (predomínio de atendimentos de emergência ou de referência para câncer, por exemplo), é necessária a padronização tomando-se como pesos as proporções de pacientes atendidos em cada setor (Laurenti et al., 2005).

A análise da mortalidade por sexo é de grande importância, tendo em vista as diferenças observadas entre os padrões de ocorrência de óbitos nas populações masculina e feminina. Os coeficientes de mortalidade, tanto o CGM como os específicos por idade, costumam apresentar valores mais elevados para o sexo masculino. Tais diferenças, frequentemente observadas, mostram-se bastante evidentes ao se considerar as dimensões das causas de óbito e da idade, como apresentado nos próximos itens. Assim, é comum o cálculo dos indicadores de saúde baseados em medidas de mortalidade específicos para cada sexo. Dadas as diferentes estruturas etárias das populações masculina e feminina, a comparação adequada dos CGM segundo sexo, assim como de outros indicadores de saúde apresentados a seguir, requer a aplicação dos procedimentos de padronização de coeficientes apresentados.

Indicadores de mortalidade segundo a causa do óbito

Como vem se comportando a mortalidade por aids no estado do Rio de Janeiro nos últimos 20 anos? A frequência de óbitos causados pelas doenças cerebrovasculares é homogênea nas diferentes regiões do Brasil? Do que se morre mais atualmente no país: de doenças cardiovasculares ou infecciosas? Qual a magnitude da mortalidade por Covid-19 e como variou a mortalidade por causas específicas no Brasil durante a pandemia de Covid-19 no Brasil?

As respostas a estas perguntas provêm das medidas de mortalidade segundo a causa. Estas medidas baseiam-se no conceito de causa de morte, definido como "...todas as doenças, afecções mórbidas ou lesões que ou produziram ou contribuíram para a morte e as circunstâncias do acidente ou violência que produziram quaisquer de tais lesões" (OMS, 2008). A uniformização da definição e da classificação das causas de morte é necessária para fins de comparação das estatísticas de mortalidade.

Em 1662, ao elaborar uma lista de causas de morte (*Bills of Mortality*) para análise da mortalidade em Londres, John Graunt já sinalizava a dificuldade de indicar o verdadeiro diagnóstico da causa de morte, dando início ao desenvolvimento de uma classificação de causas de morte. No século XIX, o médico estatístico inglês William Farr dedicou-se à elaboração de uma classificação de causas de morte uniforme e de uso generalizado. Em 1855, no Segundo Congresso Internacional de Estatística realizado em Paris, Farr apresentou sua classificação, cujo princípio de agrupar as doenças, principalmente por localização anatômica, influenciou de forma inequívoca a futura Classificação Internacional de Doenças.

A primeira classificação internacional de causas de morte, adotada em 1893 pelo Instituto Internacional de Estatística e denominada Classificação das Causas de Morte de Bertillon, foi desenvolvida por Jacques Bertillon, médico estatístico e chefe dos serviços de estatísticas de Paris (CBCD, 2006; Laurenti, 1991). As revisões periódicas da CID, desde a Sexta Revisão, vêm sendo coordenadas pela OMS. Na década de 1980 iniciou-se o trabalho para a Décima Revisão da CID – CID-10 – conduzida por reuniões periódicas dos diretores dos Centros Colaboradores da OMS para a Classificação Internacional de Doenças (OMS, 2008). A CID-10, traduzida para o nosso idioma pelo Centro Colaborador da OMS para a Classificação de Doenças em Português, entrou em vigor no Brasil em 1996.

Em junho de 2018 a OMS lançou a 11ª Revisão da CID. Fruto de um processo de atualização em curso por mais de 1 década, o desenvolvimento da CID-11 incorpora os avanços científicos recentes da medicina e da saúde pública, buscando a integração com sistemas de terminologia e com as demais classificações da Família de Classificações Internacionais da OMS (Laurenti et al., 2013), em especial a Classificação Internacional de Funcionalidade, Incapacidade e Saúde – CIF (descrita em mais detalhe no subitem 3.2. Indicadores para avaliação das consequências de problemas de saúde não fatais). Destaca-se a ampliação dos códigos para registros de mortalidade e morbidade e a ampla participação em sua elaboração e testagem de campo. Após ser apresentada à Assembleia Mundial da Saúde em 2019, a CID-11 entrou em vigor em vários países em 2022 mas no Brasil a previsão é que seja emplementada em 2025. Informações atualizadas sobre a CID-11 estão disponíveis em https://icd.who.int/.

A mortalidade pode ser analisada segundo a causa específica – por exemplo, infarto agudo do miocárdio (IAM, categoria I21 da CID-10) –, segundo agrupamento de causas afins – por exemplo, doenças isquêmicas do coração (categorias I20 a I25 da CID-10), entre as quais o IAM está incluído –, ou grandes grupos de causas ou capítulos da CID – como as doenças do aparelho cardiovascular (códigos I00 a I99 da CID-10).

A determinação da causa básica é feita a partir das informações sobre as causas da morte, registradas no atestado de óbito. A causa básica da morte é definida como "(a) a doença ou lesão que iniciou a cadeia de acontecimentos patológicos que conduziram diretamente à morte ou (b) as circunstâncias do acidente ou violência que produziu a lesão fatal" (OMS, 2008). As demais causas preenchidas pelo(a) médico(a) no atestado médico de óbito formarão o conjunto das causas associadas, denominadas consequenciais e contributórias. As causas consequenciais, originadas a partir da causa básica, compõem a sequência de eventos mórbidos que resultaram na morte, a última das quais é chamada causa imediata ou direta do óbito. Entre a causa básica e a imediata situam-se as causas ditas intermediárias. A causa básica e as consequenciais são registradas na parte I do atestado médico de óbito, nas linhas **a** a **d**. As causas contributórias, registradas na parte II do atestado de óbito, são aquelas que, ao juízo do médico, de alguma maneira contribuíram para a morte, porém não compõem a cadeia iniciada pela causa básica (Figura 3.1).

O atestado médico de óbito (Figura 3.1), padronizado internacionalmente, é parte integrante da declaração de óbito (DO). Os leitores mais interessados no tema podem acessar diferentes ferramentas de apoio à qualificação das informações sobre causas de morte nas DO como, por exemplo, o curso "Qualificação do preenchimento da Declaração de Óbito", desenvolvido em parceria entre a Secretaria de Estado de Saúde do Rio de Janeiro (SES RJ), por meio da Área Técnica de

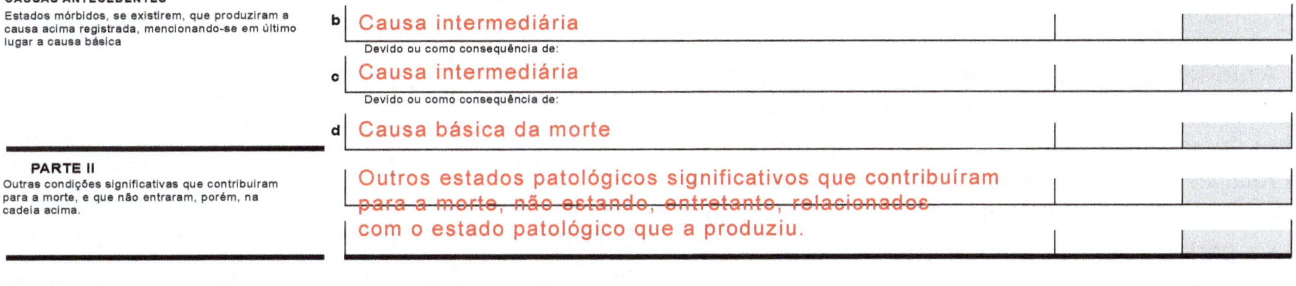
CAUSAS DA MORTE — ANOTE SOMENTE UM DIAGNÓSTICO POR LINHA — Tempo aproximado entre o início da doença e a morte — CID

PARTE I
Doença ou estado mórbido que causou diretamente a morte
a Causa imediata ou terminal
Devido ou como consequência de:

CAUSAS ANTECEDENTES
Estados mórbidos, se existirem, que produziram a causa acima registrada, mencionando-se em último lugar a causa básica
b Causa intermediária
Devido ou como consequência de:
c Causa intermediária
Devido ou como consequência de:
d Causa básica da morte

PARTE II
Outras condições significativas que contribuiram para a morte, e que não entraram, porém, na cadeia acima.
Outros estados patológicos significativos que contribuíram para a morte, não estando, entretanto, relacionados com o estado patológico que a produziu.

Figura 3.1 – Modelo internacional de Atestado Médico de bito utilizado na Declaração de Óbito no Brasil (Bloco V, campo 40). Fonte: Brasil, 2011. Disponível em https://bvsms.saude.gov.br/bvs/publicacoes/declaracao_obito_3ed.pdf (página 14).

Saúde das Mulheres e o Instituto de Estudos em Saúde Coletiva da Universidade Federal do Rio de Janeiro – IESC/UFRJ, destinado à educação continuada de médicos para o aprimoramento das informações sobre mortalidade, disponível no sítio https://www.gov.br/saude/pt-br/centrais-de-conteudo/publicacoes/svsa/vigilancia/declaracao-de-obito-manual-de-instrucoes-para-preenchimento.pdf/view, e o aplicativo AtestaDO (Brasil, 2018), desenvolvido em 2018 pelo Ministério da Saúde com vistas à qualificação do atestado de óbito, provendo apoio aos médicos para o adequado preenchimento da DO e disponível para *download* nas plataformas *IOS* e *Android*.

Para a análise da mortalidade segundo causas, considerando-se não apenas a causa básica (morrer por uma doença ou agravo), mas também as complicações da causa básica e as causas associadas declaradas no atestado de óbito (morrer com uma doença), deve-se aplicar a metodologia das causas múltiplas de morte, importante principalmente para a análise de doenças crônicas não transmissíveis (Laurenti et al., 2004a). Os autores citam como exemplo a análise da mortalidade por hipertensão arterial, que mesmo tendo sido declarada como causa básica de morte, na presença de outras causas associadas à hipertensão arterial e declaradas no atestado de óbito, como doença isquêmica do coração ou acidentes vasculares cerebrais, devido às regras internacionais de codificação e seleção da causa básica, será descartada como causa básica de morte. Estudos de mortalidade que visam analisar a magnitude da hipertensão arterial nas causas de morte devem, portanto, seguir a metodologia de causas múltiplas.

Além do número absoluto de óbitos, de utilidade restrita em epidemiologia, a mortalidade segundo a causa pode ser analisada a partir de frequências relativas, como proporções e taxas. A seguir, serão apresentados alguns indicadores de mortalidade por causa, baseados no conceito de causa básica do óbito, obtidos na base de dados do Departamento de Informática do Sistema Único de Saúde (Datasus), disponível no sítio https://datasus.saude.gov.br/ informacoes-de-saude-tabnet/.

Mortalidade proporcional segundo causa do óbito

A mortalidade proporcional segundo causas, usualmente expressa em percentuais, mede a proporção de óbitos por uma determinada causa, ou grupo de causas, em relação ao total de óbitos. Para uma causa *y* qualquer, a mortalidade proporcional (MP_y) relativa a uma área e período definidos, é calculada de acordo com a expressão:

$$MP_y = \frac{\text{Número de óbitos devidos à causa y, da área A, no período P}}{\text{Número de óbitos por todas as causas, da área A, no período P}} \times 100 \quad (3.3)$$

A mortalidade proporcional indica a importância de uma causa ou grupo de causas de morte em uma determinada população, e pode ser utilizada no delineamento de prioridades na área da saúde. O seu cálculo é relativamente simples, pois baseia-se somente em registros de ocorrência de óbitos, necessitando, entretanto, de informações sobre a causa das mortes. É um indicador de saúde útil, principalmente quando não se dispõe de estimativas populacionais.

No Brasil foram declarados 908.883 óbitos em 1996, 1.024.073 em 2004 e 1.227.039 em 2014. Destes óbitos, cerca de 15,1% (1996), 12,4% (2004) e 5,8% (2014) não tiveram a causa básica de morte definida, o que corresponde ao capítulo XVIII da CID-10, denominado "Sintomas, sinais e achados anormais de exames clínicos e de laboratório, não classificados em outra parte". A mortalidade proporcional por causas pertencentes a esse capítulo, também designada mortalidade proporcional por causas mal definidas, corresponde a um indicador de qualidade do Sistema de Informações sobre Mortalidade (SIM), que será apresentado mais adiante neste capítulo.

A **Figura 3.2** apresenta a mortalidade proporcional por causas básicas de morte, definidas segundo os capítulos da 10ª revisão da CID, no Brasil e regiões de residência, ocorridos em 2019. Para o seu cálculo foram excluídos do total de óbitos (no denominador da equação 3.3.) aqueles cujas causas de morte foram mal definidas. As doenças do aparelho circulatório (DAC) foram as principais causas de morte em todas as regiões brasileiras, representando para o Brasil, aproximadamente 30% dos óbitos por causas definidas. As neoplasias, doenças do aparelho respiratório (DAR) e causas externas (mortes não naturais, acidentais ou por violência) também estão entre as principais causas definidas de óbitos e, junto com os óbitos por DAC, alcançam cerca de 70% dos óbitos por causas definidas. Em 2019, as doenças infecciosas e parasitárias (DIP) ainda eram responsáveis por 4,4% dos óbitos por causas definidas no Brasil, sendo os maiores valores referentes ao Norte (5,4%), Centro-Oeste (4,6%) e Nordeste (4,6%). Cabe lembrar que, a partir de 1996, quando entrou em vigor a 10ª Revisão da CID, houve a inclusão da aids neste capítulo (na 9ª Revisão da CID, vigente de 1979 a 1995, a aids pertencia ao capítulo III, das Doenças das Glândulas Endócrinas, da Nutrição e do Metabolismo e Transtornos Imunitários). As afecções originadas no período perinatal, que representaram cerca de 2,0% dos óbitos por causas definidas, concentram-se, em sua quase totalidade, entre os óbitos de crianças menores de 1 ano de idade.

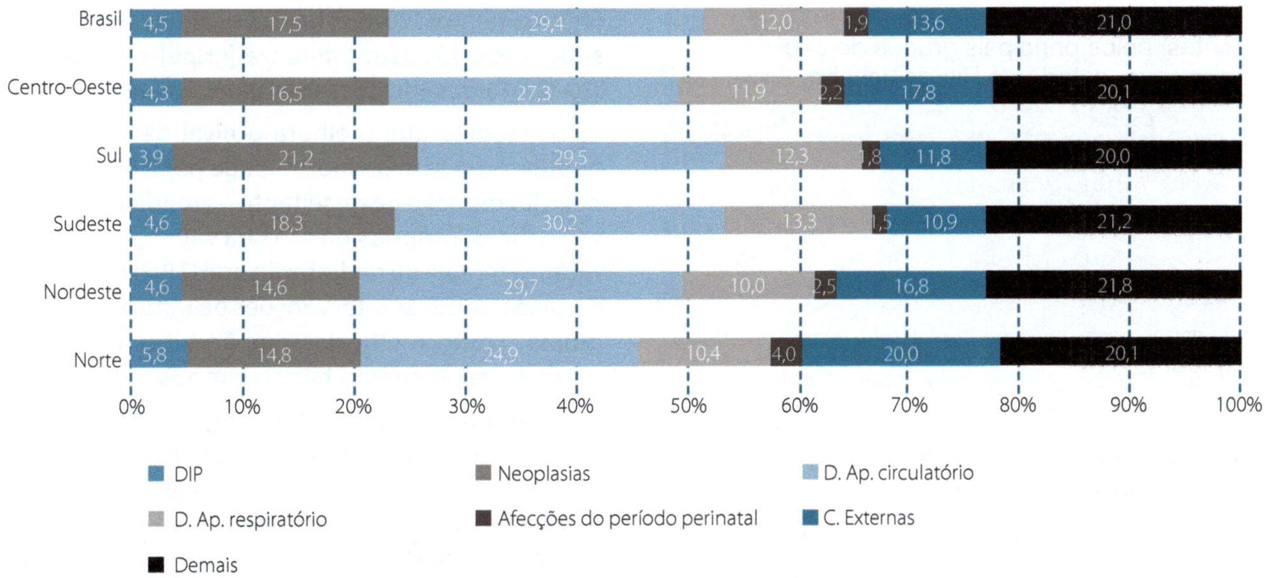

Figura 3.2 – Mortalidade Proporcional por Causas Definidas de Morte (CID-10) no Brasil e regiões, 2019. Fonte: Datasus/SIM (Disponível em: https://datasus.saude.gov.br/. Acessado em: 10 nov.2022).

As variações da mortalidade proporcional por uma determinada causa *y* devem ser interpretadas com cautela. Ao contrário das taxas de mortalidade, a mortalidade proporcional é influenciada pelas flutuações simultâneas do número de óbitos atribuídos a outras causas. Por exemplo, a análise da mortalidade proporcional por causas definidas no tempo mostra uma redução para as DAC na região Sul do Brasil, passando de 34,7% em 1996 para 33,1% em 2004 e 22,8% em 2019. Entretanto, em números absolutos de óbitos por DAC houve um aumento, passando de 47.184 em 1996 para 54.161 em 2019.

No ano de 2020, foi observada uma mudança no padrão deste indicador em decorrência da pandemia de Covid-19, destacando o aumento dos óbitos devido às doenças infecciosas e parasitárias. No Brasil, 18,2% dos óbitos foram atribuídos às DIP, 24,4% às DAC, 10,1% às DAR e 15,8% às neoplasias, em 2020. Entre as regiões do país, a região Norte apresentou a maior mortalidade proporcional por DIP (24,0% do total dos óbitos), enquanto na região Sul foi contabilizada a menor proporção (14,2%).

Taxa de mortalidade por causa de óbito

A taxa, ou coeficiente de mortalidade segundo a causa, é a expressão da estimativa do risco de morte por uma causa específica, ou um grupo de causas ao qual esteve exposta uma determinada população, durante certo período.

A taxa de mortalidade por uma causa *y* é a razão entre os óbitos por *y* e a quantidade de pessoa-tempo de exposição acumulada pela população sob risco (mais utilizada nos estudos de seguimento), ou a estimativa da população referida ao meio do ano em questão (população censitária ou estimativa populacional, mais utilizada nos estudos de base populacional).

O cálculo da taxa de mortalidade por uma causa *y* qualquer (TM_y), em uma área e período determinados, é feito de acordo com a equação:

$$TM_y = \frac{\text{Número de óbitos devidos à causa y, da área A, no período P}}{\text{População da área A, no meio do período P}} \times k \quad (3.4)$$

onde k é uma constante, potência de 10, usualmente igual 100.000.

A **Tabela 3.5** mostra as taxas de mortalidade pelas causas mais frequentes, definidas de acordo com os capítulos da CID-10, segundo sexo, observadas no estado do Rio de Janeiro no ano de 2019.

As taxas referentes à população masculina foram sempre mais elevadas, quando comparadas às do sexo feminino, com exceção das doenças do aparelho respiratório e neoplasias. Particularmente com respeito às causas externas, a taxa de mortalidade entre os homens foi equivalente a 3,6 vezes o valor observado entre as mulheres.

Quando comparados os anos de 2019 e 2020, a taxa de mortalidade por DIP aumentou significativamente para ambos os sexos, devido ao expressivo aumento no número de óbitos por essa causa decorrente da pandemia de Covid-19. No estado do Rio de Janeiro, a taxa aumentou de 52,1 para 260,2 óbitos por 100 mil habitantes nos homens, e de 44,6 para 204,9 óbitos

Tabela 3.5 – Taxas de mortalidade (por 100.000 habitantes) pelos principais grupos de causas segundo sexo, estado do Rio de Janeiro, Brasil, 2019

Causas (Capítulos da CID – 10ª Revisão)	Masculino	Feminino
Doenças Infecciosas e Parasitárias	52,1	44,6
Neoplasias	133,0	135,4
Doenças do Aparelho Circulatório	242,0	220,2
Doenças do Aparelho Respiratório	100,4	104,0
Causas Externas	131,1	36,5

Fonte: Datasus, 2019 (Disponível em: datasus.saude.gov.br. Acessado em: 10 nov. 2022).

por 100 mil habitantes nas mulheres, entre os anos de 2019 e 2020 respectivamente.

As taxas de mortalidade (e de incidência) por diferentes agravos variam segundo a idade. Os óbitos por doenças cardiovasculares, por exemplo, costumam ser muito raros na infância e na adolescência, e tornam-se mais comuns a partir da idade adulta. Portanto, ao se fazer comparações entre diferentes populações ou períodos, é importante lembrar que a taxa de mortalidade segundo a causa é afetada pela estrutura etária da população, da mesma maneira que o coeficiente geral de mortalidade.

• Taxa de mortalidade por doenças infecciosas e parasitárias

Proposto pela Organização Mundial da Saúde como um indicador de saúde (WHO, 1957), estima o risco de morrer por doenças infectoparasitárias (DIP) em um grupo populacional. As DIP são aquelas incluídas no capítulo I da 10ª revisão da CID, como as doenças infecciosas intestinais, a tuberculose, as doenças imunopreveníveis, malária e a infecção pelo vírus da imunodeficiência humana (HIV), entre outras.

O seu cálculo é feito de acordo com a equação 3.4, na qual o subscrito *y* designa o conjunto de óbitos por DIP em uma população e ano determinados.

Análises abrangentes devem levar em consideração os óbitos por doenças infecciosas incluídos em outros capítulos da CID, como realizado por Murray e Lopez (1996). Como exemplo, citam-se as pneumonias, classificadas no capítulo X da CID-10, relativo às doenças do aparelho respiratório. Nesse caso, o indicador é denominado taxa de mortalidade específica por doenças transmissíveis (Ripsa, 2008; Laurenti et al., 2005) e inclui em seu numerador, além dos óbitos do capítulo I da CID-10, as mortes classificadas nos capítulos VI – Doenças do Sistema Nervoso (categorias G00 a G03 referentes a meningites) e X – Doenças do Aparelho Respiratório (agrupamentos J00-J06: Infecções agudas das vias aéreas superiores; J09-J18: Influenza [gripe] e pneumonia; e J20-J22: Outras infecções agudas das vias aéreas inferiores).

À medida que melhora o nível de saúde de uma população, a taxa de mortalidade por DIP tende a diminuir. Tal redução deve-se tanto às medidas de controle específicas, próprias da área da saúde, como a imunização, a terapia de reidratação oral (TRO) e o tratamento de casos, como às intervenções de natureza social mais ampla, como melhorias nos âmbitos da educação, nutrição, saneamento básico e renda, por exemplo.

Mesmo com diferenças regionais marcantes, a mortalidade por DIP vem apresentando tendência decrescente, tanto em nível mundial quanto no Brasil. A partir de meados da década de 1970, e principalmente desde 1980, destaca-se a expressiva redução da mortalidade devida às doenças imunopreveníveis, como a poliomielite, e às infecções intestinais, decorrentes do aumento da cobertura vacinal e da introdução da TRO, respectivamente. Entretanto, as taxas de mortalidade por DIP observadas em 2019 no Brasil são consideradas elevadas quando comparadas às de outros países americanos, às do Reino Unido e às do Japão (**Tabela 3.6**).

Na **Figura 3.3** são apresentadas as taxas de mortalidade por doenças infecciosas e parasitárias (capítulo I da CID-9 e da CID-10) e por aids (incorporada ao capítulo das DIP na CID-10 a partir de 1996 – categorias B20 a B24), padronizadas por idade, no estado do Rio de Janeiro, de 1985 a 2019. De 1985 a 1995, as taxas de mortalidade por DIP mantiveram-se entre cerca de 36 a 41 óbitos por 100.000 habitantes enquanto, para a aids, as taxas de mortalidade padronizadas apresentaram uma tendência crescente bem pronunciada, partindo de cerca de 0,6 para 20 mortes por 100.000 habitantes, respectivamente, em 1985 e 1995. A partir de 1996 eleva-se, como esperado, a mortalidade por DIP (aumento

Tabela 3.6 – Taxas de mortalidade por doenças infecciosas e parasitárias (DIP) padronizadas*, por 100.000 habitantes, no Brasil e em outros países selecionados, 1985 e 2019

País	1985**	2019***
Brasil	46,6	24,2
Reino Unido	4,0	4,4
Japão	8,6	4,9
Cuba	14,7	8,6
Costa Rica	21,9	10,1

Fonte: WHO Mortality Database Portal (Disponível em: <https://platform.who.int/mortality/themes/theme-details/topics/topic-details/MDB/infectious-and-parasitic-diseases>. Acessado em: 16 nov. 2022).
* Padronização pelo método direto utilizando a população padrão da OMS.
**1985 (CID 9ª Revisão – Capítulo I – DIP – não inclui aids).
***2019 (CID 10ª Revisão – Capítulo I – DIP – inclui aids).

de 52% de 1995 para 1996), em função da incorporação da aids ao capítulo das DIP na CID-10. Na CID-9, vigente até 1995 no Brasil, a aids era incluída no capítulo III (Doenças das Glândulas Endócrinas, da Nutrição e do Metabolismo e Transtornos Imunitários). Simultaneamente, com a introdução dos novos medicamentos antirretrovirais, com acesso universal pelo Sistema Único de Saúde a partir de 1996, diminui a mortalidade por aids até 1999, com posterior tendência de estabilização, intercalada por discreta queda em 2005, mantendo-se até 2017 em torno de dez óbitos por 100.000 habitantes. A partir de 2017 as taxas passam a oscilar em torno de nove óbitos por 100.000 habitantes, A mortalidade por DIP também declina entre 1996 e 2000, oscilando, a partir de 2001, em torno de 40 óbitos por 100.000 habitantes.

Mortalidade materna

A mortalidade materna pode ser considerada como um excelente indicador de saúde, não apenas da saúde da mulher, mas da população como um todo (Brasil, 2006). Seus níveis revelam iniquidades entre áreas ou regiões com diferentes graus de desenvolvimento (Laurenti et al., 2000). Morte materna é definida como "a morte de mulher durante a gestação ou dentro de um período de 42 dias após o seu término, independentemente da duração ou da localização da gravidez, devida a qualquer causa relacionada ou agravada pela gravidez ou por medidas em relação a ela, porém não devida às causas acidentais ou incidentais" (OMS, 2008). O intervalo de 42 dias após o término da gestação é denominado puerpério ou período puerperal.

Segundo a OMS (OMS, 2008), quando a morte de uma mulher por causas obstétricas (diretas ou indiretas) ocorre com mais de 42 dias, mas com menos de 1 ano após o término da gravidez, ela é denominada morte materna tardia (categoria O96 da CID-10) e, se ocorre 1 ano ou mais após o término da gravidez, é chamada de morte por sequela de causas obstétricas (categoria O97 da CID-10). Morte relacionada à gravidez refere-se à morte da mulher enquanto grávida ou até 42 dias após o término da gravidez, qualquer que tenha sido a causa da morte, materna ou não (p. ex., morte de uma gestante devida a um atropelamento).

As mortes obstétricas são classificadas em dois grupos, por causas obstétricas diretas e indiretas. Mortes por causas obstétricas diretas são aquelas resultantes de complicações obstétricas na gravidez, no parto e no puerpério decorrentes de intervenções, omissões, tratamento incorreto ou a uma cadeia de eventos resultantes de quaisquer das causas mencionadas (p. ex., a toxemia gravídica e o descolamento prematuro de placenta); mortes obstétricas indiretas são aquelas resultantes de doenças já existentes antes da gravidez e que não são decorrentes de causas obstétricas diretas, mas que foram agravadas pelos efeitos fisiológicos da gravidez (p. ex., o diabetes ou as doenças cardíacas). As causas obstétricas diretas predominam nos contextos em que a mortalidade materna é elevada. À medida que declina a mortalidade materna a situação se inverte, passando a prevalecer as causas obstétricas indiretas. Todas as causas ou diagnósticos incluídos no capítulo XV da CID-10 – Gravidez, Parto e Puerpério (os códigos O) – são considerados causas maternas.

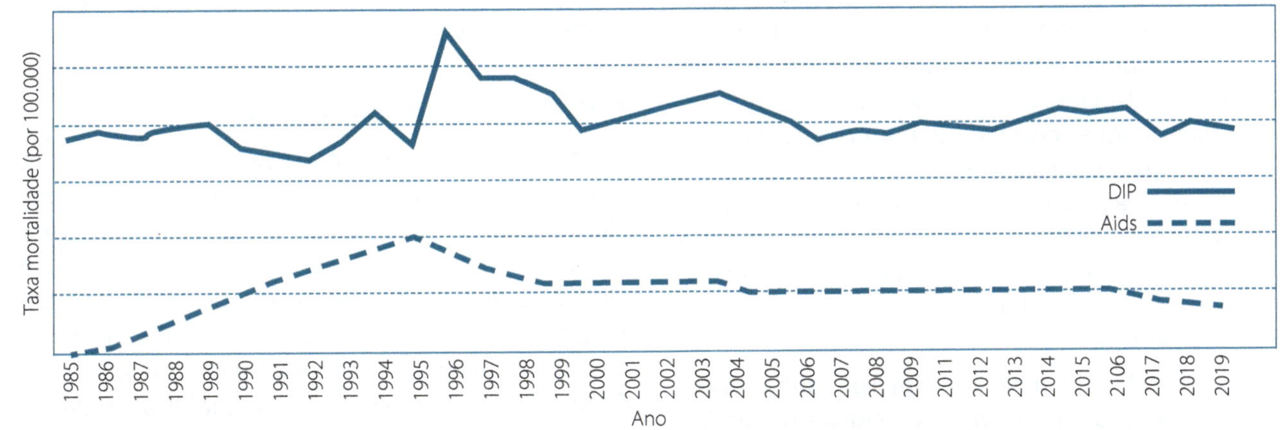

Figura 3.3 – Taxas de mortalidade por doenças infecciosas e parasitárias (DIP) e por aids, padronizadas por idade*, estado do Rio de Janeiro, 1985 a 2016. Fonte: Datasus/MS (Disponível em: https://datasus.saude.gov.br/informacoes-de-saude-tabnet/>. Acessado em: 17 dez. 2022); IBGE (Disponível em: <https://www.ibge.gov.br/estatisticas-novoportal/sociais/populacao/9109-projecao-da-populacao.html?=&t=resultados>. Acessado em: 06 mar. 2019). * Padronização pelo método direto, utilizando como padrão a população do estado do Rio de Janeiro em 2010.

A razão de mortalidade materna (RMM), referida a uma área e período determinados, é calculada de acordo com a equação:

$$RMM = \frac{\text{Número de óbitos maternos da área A, no período P}}{\text{Número de nascidos vivos da área A, no período P}} \times 100.000 \quad (3.5)$$

No numerador são contabilizadas as mortes maternas, isto é, as causas maternas (excluindo-se as mortes maternas tardias, O96, e as mortes por sequelas de causas obstétricas, O97) acrescidas daquelas que não estão no capítulo XV da CID-10 e aparecem neste como "Exclusões" (p. ex., doença causada pelo vírus da imunodeficiência humana, HIV- categorias B20 a B24 do capítulo I, Algumas Doenças Infecciosas e Parasitárias) desde que a morte ocorra no período de até 42 dias após o parto (Laurenti et al., 2004b). O número de nascidos vivos, no denominador, é empregado como uma estimativa da população de gestantes exposta ao risco de morte materna. Dessa forma, esse indicador de saúde, considera o momento de ocorrência do óbito da mulher em relação ao ciclo gravídico puerperal e sua relação com as causas de morte.

A maioria das mortes maternas é evitável. Razões de mortalidade materna elevadas são observadas em contextos caracterizados por baixos níveis de saúde da população feminina. Numa perspectiva mais ampla, a ocorrência de uma morte materna pode ser empregada como evento sentinela, indicativo da qualidade dos serviços prestados à população.

Apesar do cálculo relativamente fácil da RMM, as estatísticas oficiais apresentam, em geral, valores subenumerados, quer seja por problemas de cobertura do Sistema de Informações sobre Mortalidade, como acontece principalmente no Norte e Nordeste do Brasil, quer seja por má certificação da causa básica de morte. Mesmo nos países desenvolvidos a fidedignidade das informações sobre mortes maternas é, muitas vezes, questionável, tornando necessário o desenvolvimento de estudos especiais para a estimação de sua real magnitude. A Declaração de Óbito (DO) tem baixa sensibilidade para a mortalidade materna, isto é, tem uma baixa capacidade de apresentar a morte materna declarada entre as verdadeiras mortes maternas; entretanto, podemos considerar que, dentre as mortes declaradas como maternas, quase todas são efetivamente por causas maternas (valor preditivo positivo de aproximadamente 100%)*.

Em 1990, a 43ª Assembleia Mundial da Saúde adotou a recomendação de que os países incluíssem, nas DO, questões que abordassem a presença de gravidez atual ou no ano precedente ao óbito (Mello Jorge et al., 2007). Em 1995, por sugestão da OMS, o Ministério da Saúde introduziu na DO informações sobre a situação obstétrica no momento da morte. Na atual versão em uso no Brasil, o médico deve assinalar uma das opções de resposta disponíveis no campo 37 da DO, de preenchimento obrigatório na ocorrência de óbito de mulher em idade fértil (10 a 49 anos), informando se a morte ocorreu na gravidez, no parto, no aborto, até 42 dias após o parto, de 43 dias até 1 ano após o parto ou se não ocorreu nestes períodos. O simples preenchimento afirmativo quanto à gravidez, ao parto e ao puerpério (incluindo o puerpério tardio, de 43 dias até 1 ano após o parto), entretanto, não remete automaticamente à ocorrência de morte materna, mas estabelece prioridade para uma posterior elucidação do caso, a ser realizada por meio de investigações domiciliares e em estabelecimentos de saúde (Brasil, 2006).

Além das limitações relativas à declaração de morte materna, o cálculo da razão de mortalidade materna é influenciado também pelas estimativas de nascidos vivos.

Estudos realizados em diferentes estados do Brasil evidenciaram o sub-registro de óbitos maternos, estimado em cerca de 50%. Em São Paulo, por exemplo, as estatísticas oficiais entre 1990 e 1995 mostravam RMM ao redor de 43 a 46 óbitos maternos por 100.000 nascidos vivos. Segundo Laurenti (1993), a razão real era superior a 90 óbitos por 100.000 nascidos vivos. Em 2015, o número de óbitos maternos declarados aumentou 28% entre a notificação do óbito e a classificação obtida após a investigação no Brasil, variando entre 20 e 35% nas Regiões Norte e Sudeste, respectivamente (Brasil, 2018). Assim, análises da tendência da mortalidade materna devem ser realizadas com cautela, considerando-se a variação da qualidade das estatísticas vitais entre diferentes regiões e/ou períodos.

• A mortalidade materna no Brasil

No Brasil, e mesmo nos países desenvolvidos, devido à subdeclaração das mortes maternas, as RMM oficiais são subenumeradas, isto é, apresentam valores abaixo do real. A partir de 2008, com a regulamentação da vigilância dos óbitos maternos – por meio da Portaria nº 1.119, de 5 de junho de 2008, do Ministério da Saúde – houve uma intensificação da vigilância dos óbitos, de forma a aprimorar a captação e qualificação das informações relativas à mortalidade materna. Dessa forma, as estatísticas oficiais do Ministério da Saúde adotam fatores de correção para a RMM, seja a partir de dados oriundos da vigilância de óbitos de mulheres em idade

* Os conceitos de sensibilidade e valor preditivo são apresentados no ***Capítulo 23***, sobre ***Testes Diagnósticos.***

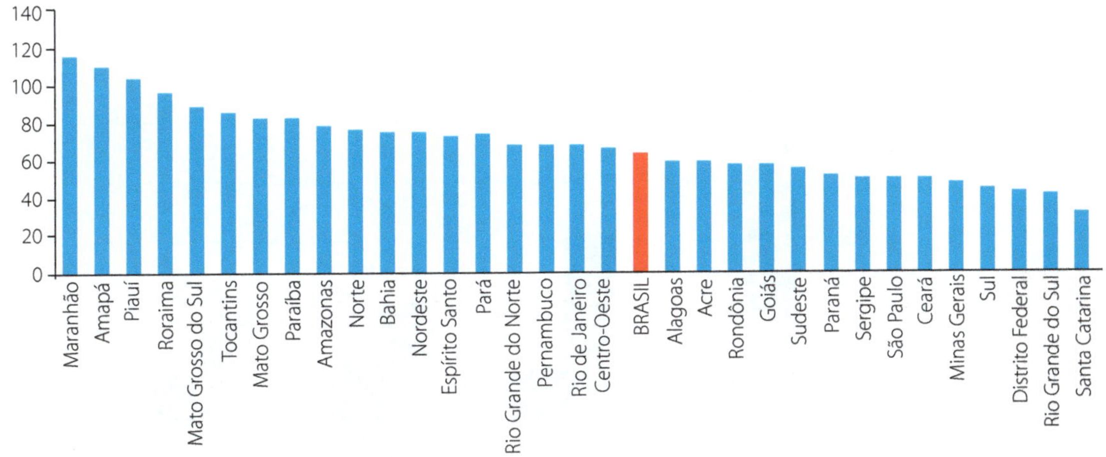

Figura 3.4 – Razão de mortalidade materna corrigida a partir da vigilância dos óbitos de mulheres em idade fértil, Brasil, Regiões e Unidades da Federação, 2019. Fonte: Brasil, 2022.

fértil ou a partir de estimativas do *Institute for Health Metrics and Evaluation* (IHME), baseadas no estudo Carga Global de Doenças 2015 (Brasil, 2018).

As RMM corrigidas a partir dos dados da vigilância relativas ao Brasil, Regiões e Unidades da Federação, para o ano de 2019, são apresentadas na Figura 3.4. Os valores corrigidos das RMM no Brasil são considerados elevados quando comparados aos estabelecidos como aceitáveis pela OMS e pelo Fundo das Nações Unidas pela Infância (Unicef), entre dez e 20 óbitos maternos por 100.000 nascidos vivos (WHO/Unicef,1996).

Em 2019, a razão de mortalidade materna no Brasil foi de 55,3 por 100 mil nascidos vivos, variando entre as Unidades da Federação de 21,2 no Distrito Federal a 87,5 no Pará (Figura 3.4). Para o ano de 2020, o Observatório Obstétrico Brasileiro (OOB - https://observatorioobstetrico.shinyapps.io/covid_gesta_puerp_br/), divulgou uma razão de mortalidade materna no país de 72,0 mortes por 100 mil nascidos vivos, calculada a partir dos dados do Ministério da Saúde. Dessa forma, caracterizando um aumento de aproximadamente 25% em relação ao ano anterior. Embora os dados para o ano de 2021 ainda sejam preliminares, já demonstram um aumento ainda maior desse indicador.

Quando analisada a RMM segundo as causas de morte materna no Brasil em 1990, 2000, 2012 e 2019, nota-se o predomínio das causas obstétricas diretas, embora com tendência decrescente. Para cada óbito materno por causas obstétricas indiretas ocorreram 9,4 mortes maternas por causas obstétricas diretas em 1990, 3,5 em 2000, 2,1 em 2012 e 2,2 em 2019 (Figura 3.5). Eclâmpsia, hipertensão e hemorragia foram as causas obstétricas diretas mais frequentes em 2019, respondendo por, respectivamente, 24,4%, 10,2% e 7,5% dos óbitos maternos totais. Entre as causas indiretas predominaram as doenças do aparelho circulatório complicadas pela gestação, pelo parto ou puerpério (O99.4 da CID-10), com 8,2% de todas as mortes maternas (Brasil, 2018). No estado do Rio de Janeiro, de 2006 a 2015, a RMM total e por causas obstétricas diretas declinaram e por causas obstétricas indiretas, mantiveram-se estáveis (Mendonça et. al, 2022). Entre as causas obstétricas diretas, prevaleceu o grupo de causas hipertensivas.

Com a evolução tecnológica, incluindo-se a terapêutica, graves complicações ocorridas no ciclo gravídico-puerperal levam à morte mais tardiamente, após o término do puerpério (Brasil, 2006). Óbitos por causas maternas tardias e por sequelas de causas obstétricas (categorias O96 e O97 da CID-10, respectivamente) podem representar uma parcela não desprezível do conjunto das mortes maternas. Entre 2004 e 2013 os óbitos maternos tardios (categoria O96 da CID-10) representaram 13,4% e 12,1% do total de óbitos maternos no município de São Paulo e no estado do Paraná, respectivamente (Vega et al., 2017).

Muitas das condições que afetam as mulheres durante o ciclo gravídico-puerperal, como hipertensão arterial, hemorragias, infecções, desnutrição, diabetes, entre outras, além de exposições ao tabaco, álcool, drogas ilícitas e violências frequentemente mediadas por contextos de vulnerabilidades e desigualdades sociais, aumentam o risco de morte tanto materna quanto do concepto (Aquino & Souto, 2015; Victora et al., 2011). Portanto, intervenções voltadas para a redução da mortalidade materna acabam por diminuir também a mortalidade fetal, perinatal e infantil, especialmente a relativa ao período neonatal, e vice-versa. As mortalidades infantil, fetal e perinatal são abordadas nos itens 2.3.1 a 2.3.3 deste capítulo.

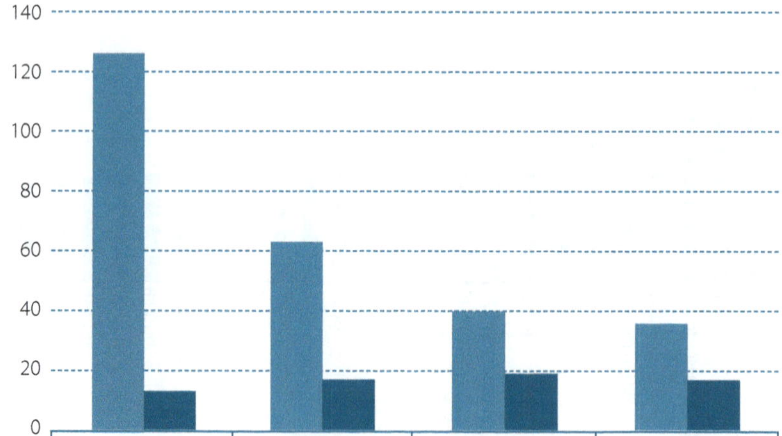

	1990	2000	2012	2019
RMM direta	126,5	63,5	40,7	36,3
RMM indireta	13,5	17,9	19,4	16,8

Figura 3.5 – Razão de mortalidade materna (RMM) por causas obstétricas diretas e indiretas (por 100.000 nascidos vivos) – Brasil, 1990, 2000, 2012 e 2019*. Fonte: DATASUS: Sistema de Informações sobre Mortalidade e Sistema de Informações sobre Nascidos vivos. Brasil, 2019. *As causas obstétricas inespecíficas representaram 3,0, 2,0 e 2,2 óbitos por 100.000 nascidos vivos para os anos 2000, 2012 e 2019, respectivamente. Em 1990 não houve especificação destas causas.

Causas de morte evitáveis

Com base nos conhecimentos médicos e sanitários atuais e na existência de tecnologias apropriadas na área da saúde e em outras áreas correlatas, é possível reagrupar as causas de óbito em três grandes grupos: as causas consideradas evitáveis, não evitáveis e mal definidas. As causas evitáveis são aquelas preveníveis, total ou parcialmente, por ações efetivas dos serviços de saúde, assim como de outros setores cujas ações interferem sobre o estado de saúde das populações, como, por exemplo, as ações de saneamento básico.

A operacionalização do conceito de evitabilidade de causas de morte pode, ou não, levar em consideração a efetiva disponibilidade e acessibilidade das ações de saúde. Tendo em vista as variações ao longo do tempo na oferta e no acesso às ações de saúde, e também a permanente evolução técnico-científica, as listas de causas evitáveis necessitam ser revisadas periodicamente.

No Brasil, Malta e cols. (2007) propuseram a Lista de causas de mortes evitáveis por intervenções do Sistema Único de Saúde (SUS), do Brasil, para os grupos etários de menores de 5 anos e de 5 a 75 anos. Em 2010 a lista relativa aos menores de 5 anos foi atualizada (Malta et al., 2010).

Para os menores de 5 anos, as causas de mortes evitáveis por intervenções do SUS são distribuídas por quatro categorias:

1) reduzíveis por ações de imunoprevenção;
2) reduzíveis por adequada atenção à mulher na gestação, no parto, ao feto e ao recém-nascido;
3) reduzíveis por ações adequadas de diagnóstico e tratamento; e
4) reduzíveis por ações adequadas de promoção à saúde, vinculadas a ações adequadas de atenção à saúde.

Por sua vez, as causas reduzíveis por adequada atenção à mulher na gestação, no parto, ao feto e ao recém-nascido são subdivididas em três grupos: reduzíveis por adequada atenção à mulher na gestação, no parto, e ao feto e ao recém-nascido.

Para a faixa etária de 5 a 75 anos foram estabelecidas cinco categorias de causas de mortes evitáveis:

1) reduzíveis por ações de imunoprevenção;
2) reduzíveis por ações adequadas de promoção à saúde, prevenção, controle e atenção às doenças de causas infecciosas;
3) reduzíveis por ações adequadas de promoção à saúde, prevenção, controle e atenção às doenças não transmissíveis;
4) reduzíveis por ações adequadas de prevenção, controle e atenção às causas de morte materna; e
5) reduzíveis por ações intersetoriais adequadas de promoção à saúde, prevenção e atenção às causas externas (acidentais e violências).

Nos dois grupos etários, as demais causas de morte não incluídas nas categorias de causas evitáveis são distribuídas entre as causas mal definidas e as demais causas (não claramente evitáveis).

De acordo com o Datasus/MS, em 2016, 64,2% dos óbitos de menores de 5 anos no Brasil foram devidos a causas evitáveis por intervenções do SUS, dos quais mais da metade (38,6%) decorreu de causas reduzíveis por adequada atenção à mulher na gestação (22,8%) e ao feto e ao recém-nascido (15,8%). Na faixa dos 5 aos 75 anos, 72,5% das mortes foram classificadas como evitáveis de acordo com a lista proposta por Malta e cols. (2007), em sua maior parte por causas reduzíveis por ações adequadas de promoção à saúde, prevenção, controle e atenção às doenças não transmissíveis (44,3%).

Aspectos específicos relativos às causas evitáveis de óbitos infantis e perinatais são abordados mais adiante neste capítulo.

Fontes de erro na análise da mortalidade segundo causa de óbito

A validade das medidas de mortalidade segundo a causa depende da qualidade das informações registradas nas declarações de óbito, e da cobertura do registro de óbitos.

A falta de precisão na declaração da causa básica de morte é uma fonte de erro particularmente importante nas análises da mortalidade segundo a causa. Consequência do mau preenchimento do atestado de óbito pelo médico, seja por negligência ou mesmo desconhecimento sobre o assunto, os erros na determinação da causa básica podem levar tanto a subestimativas como a superestimativas da mortalidade por uma determinada causa.

Um estudo realizado em São Paulo mostrou que entre os 40 casos de aids notificados à vigilância epidemiológica, e falecidos em 1984, em 21 (52,5%) não havia menção da síndrome no atestado de óbito, o que levou a erros na seleção da causa básica do óbito (CBCD, 1990b).

Tal como para a mortalidade geral, a subenumeração de óbitos (óbitos que não conseguem ser captados pelo sistema de informação) – incluindo o sub-registro – também pode levar a distorções na análise da mortalidade segundo a causa. Se a subenumeração é homogênea para todas as causas, as taxas (ou coeficientes) de mortalidade são subestimadas, mas as medidas de mortalidade proporcional não se alteram. Caso a frequência de óbitos não registrados varie entre as diferentes causas ou grupos de causas, tanto as taxas como as proporções de mortalidade segundo a causa são alteradas.

A proporção de óbitos por causas mal definidas e por causas inespecíficas ou incompletas, apresentadas a seguir, são medidas utilizadas nas análises da qualidade das informações sobre mortalidade.

- Mortalidade por causas mal definidas

No capítulo XVIII da 10ª revisão da CID, denominado "Sintomas, sinais e achados anormais de exames clínicos e de laboratório, não classificados em outra parte", estão incluídos sintomas e sinais como síncope, fadiga, senilidade, febre, cefaleia, caquexia e achados anormais no líquido cefalorraquidiano. Isoladamente, eles não permitem a determinação de um diagnóstico preciso e, por isso, são classificados como causas mal definidas. A alocação de recursos de saúde com base no perfil epidemiológico fica prejudicada, dado que a magnitude dos óbitos por causas mal definidas pode alterar os coeficientes de mortalidade por doenças específicas (Laurenti et al., 2004a).

A proporção de óbitos por causas mal definidas é um indicador da qualidade das informações sobre mortalidade. Quanto maior a proporção de óbitos por causas mal definidas, menor é a exatidão das análises baseadas em estatísticas de mortalidade. Pode-se afirmar que, praticamente, não existem dados de mortalidade por causas sem a presença das mal definidas, porém, em um elevado número de vezes esta proporção é baixa, aceitando-se como tal um valor entre 4 e 6% (Laurenti et al., 2004a).

A partir da segunda metade da década de 1980 a proporção de óbitos por causas mal definidas no Brasil vem apresentando declínio, passando de 18,2% em 1990 para 5,6% em 2019 (Figura 3.6). Este é um indício de que a qualidade da informação pode ser melhorada e isto vem ocorrendo, embora lentamente, em várias áreas do país, graças a esforços levados a efeito por gestores e equipes responsáveis pelo SIM nos níveis federal, estadual e municipal (Mello-Jorge et al., 2007).

Nas regiões Norte e Nordeste a proporção de óbitos por causas mal definidas situou-se sempre acima da média nacional, atingindo em 2019 valores iguais a 8,2% e 6,2%, respectivamente. As regiões Sul (3,5%) e Centro-Oeste (3,0%) apresentaram as menores frequências relativas de óbitos por causas mal definidas. As variações regionais mostram as limitações, ainda hoje vigentes, para fins de estudos comparativos de âmbito nacional, assim como as disparidades relativas à cobertura e qualidade da assistência à saúde.

Dentre as causas mal definidas, a proporção de óbitos sem assistência (categoria R98 da 10ª revisão da CID) é interpretada como indicador da cobertura e da qualidade da assistência médica prestada a uma população. No Brasil, dos 79.622 óbitos registrados por causas

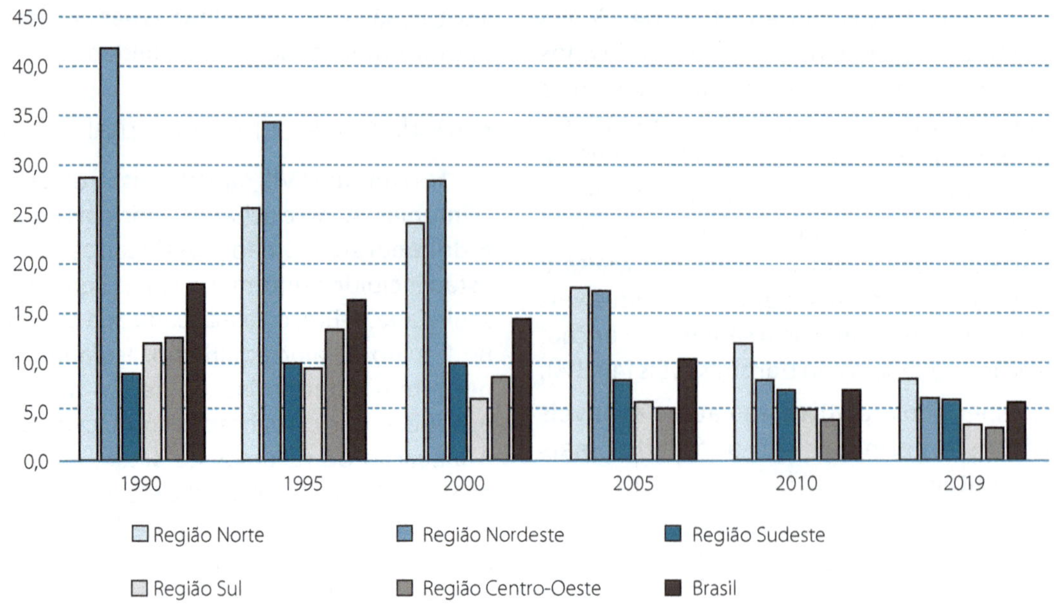

Figura 3.6 – Proporção de óbitos por causas mal definidas, Brasil e regiões, 1990 a 2019. Fonte: Datasus/SIM (Disponível em: https://datasus.saude.gov.br/. Acesso em 10 nov. 2022).

mal definidas em 2010, 31,7% ocorreram sem assistência médica; em 2019 esta mesma proporção diminuiu para 13,7%.

- Mortalidade por causas inespecíficas ou incompletas

Não poucas vezes o médico, ao anotar a causa na DO, o faz mostrando a existência de causa conhecida; usa, entretanto, termo vago, como carcinomatose ou hepatopatia, sem precisar, exatamente a doença propriamente dita que atuou como causa do óbito (Mello Jorge, 2006). Causas como essas não entram no capítulo XVIII, mas restarão como categoria residual dos capítulos das causas conhecidas, sendo denominadas causas inespecíficas ou incompletas.

Além da proporção de óbitos por causas mal definidas, a exatidão dos dados de mortalidade por causas também pode ser avaliada por meio da enumeração das causas inespecíficas ou incompletas (Laurenti et al., 2004a), as quais não deveriam ser certificadas como causa básica devido a sua limitada utilidade em saúde pública, pois não permitem identificar a contento medidas para prevenção e controle de doenças e agravos de saúde (Naghavi et al., 2010; Mathers et al., 2005). Referidas no idioma inglês como códigos *garbage* a partir do estudo sobre Carga Global de Doenças (Murray & Lopez, 1996) iniciado na década de 1990 (descrito em mais detalhes no subitem 4.2 – Anos de Vida Perdidos Ajustados para Incapacidade), as causas inespecíficas ou incompletas estão distribuídas por toda a CID-10 (OMS, 2008), incluindo as causas mal definidas dispostas no capítulo XVIII.

São também consideradas causas inespecíficas ou incompletas as consequências ou complicações da causa básica de morte como, por exemplo, a septicemia e as insuficiências cardíaca, renal e hepática, e as doenças de órgãos declaradas como cardiopatia e nefropatia. Estas últimas, embora não sejam complicações de uma causa primária de morte, mas as próprias causas básicas, não permitem qualificar a contento a doença do órgão afetado (Mello Jorge et al., 2002).

Naghavi e cols. (2010) propuseram uma tipologia das causas inespecíficas e incompletas em quatro categorias, a saber:

1) causas que não podem ou não deveriam ser consideradas como causas de morte – como as causas mal definidas do capítulo XVIII da CID-10 e as sequelas de doenças, de longa duração, como paraplegia e tetraplegia;
2) causas intermediárias de morte, tais como septicemia, peritonite e embolismo pulmonar;
3) causas imediatas de morte, como parada cardíaca e insuficiência respiratória; e
4) causas não especificadas, que compõem um agrupamento grande de causas de morte, como neoplasia em sítio não especificado e causas externas não especificadas.

Com base em tal tipologia, para o país a mortalidade proporcional por causas inespecíficas ou incompletas em 2019 alcançou 32,1%, variando de 24,2% na região Centro-Oeste a 34,4% na Sudeste, estimativas estas consideradas elevadas. Predominaram os códigos *garbage* distribuídos por toda a CID-10, restando 5,5% por causas mal definidas localizadas no capítulo XVIII.

Estimativas da mortalidade por causas inespecíficas ou incompletas desde 1996 para o Brasil, suas regiões e Unidades da Federação, segundo categorias de diferentes variáveis podem ser obtidas no Painel de Monitoramento da Mortalidade por Causas Básicas Inespecíficas ou Incompletas (*Garbage Codes*) desenvolvido pelo Ministério da Saúde, disponível em http://plataforma.saude.gov.br/ mortalidade/codigos-garbage/.

Mortalidade segundo idade e períodos da vida

Dentre os específicos por idades ou relativos a determinados períodos da vida, são considerados mais importantes, de comparabilidade internacional, os indicadores apresentados a seguir.

Mortalidade infantil

A mortalidade infantil refere-se aos óbitos ocorridos ao longo do primeiro ano de vida, antes de se completar a idade de 1 ano. É comumente medida pela taxa de mortalidade infantil. Pode ser medida também pela proporção de óbitos de menores de 1 ano, com relação ao total de óbitos registrados em uma determinada área e período.

- Taxa de mortalidade infantil

A taxa (ou coeficiente) de mortalidade infantil (TMI) é uma estimativa do risco de morte a que está exposta uma população de nascidos vivos em uma determinada área e período, antes de completar o primeiro ano de vida.

A TMI relativa a uma área e período determinados é calculada de acordo com a equação a seguir:

$$TMI = \frac{\text{Número de óbitos de crianças menores de um ano, da área A, no período P}}{\text{Número de nascidos vivos da área A, no período P}} \times 1.000 \quad (3.6)$$

A taxa de mortalidade infantil é, na verdade, uma medida do tipo proporção que relaciona os óbitos de indivíduos pertencentes a uma coorte* de nascidos vivos antes de completar 1 ano de vida, caracterizando-se como uma estimativa direta do risco de morte (ou "incidência de morte") experimentado por uma coorte de nascidos vivos ao longo do primeiro ano de vida.

Na prática da saúde pública, entretanto, os óbitos contidos no numerador referem-se a coortes de 2 anos calendários sucessivos. Por exemplo, a TMI do estado do Rio de Janeiro (ERJ) para o ano 2016 seria calculada dividindo-se os óbitos de menores de 1 ano ocorridos em 2016 pelo número de nascidos vivos em 2016. Os óbitos ocorridos no ERJ em 2016, por sua vez, podem se referir às coortes de nascidos vivos de 2015 e 2016. Calculada desta forma, a TMI é uma aproximação da medida de risco ou probabilidade de morte antes de completar 1 ano de vida, experimentada por uma coorte de nascidos vivos. À medida que os óbitos de menores de 1 ano passam a ocorrer, predominantemente, mais próximo do nascimento, maior será a probabilidade dos óbitos infantis de 1 ano calendário (numerador da TMI) corresponderem à coorte de nascimento desse mesmo ano (denominador da TMI).

O risco de morte varia ao longo do primeiro ano de vida, principalmente quando se consideram as causas de óbito e seus respectivos fatores determinantes. Por este motivo, a TMI é subdividida em dois componentes, denominados mortalidade neonatal, ou infantil precoce, e pós-neonatal, ou infantil tardia.

A taxa de mortalidade neonatal (TMN) é uma estimativa do risco de morte antes de completar 28 dias de vida a que está exposta a população de nascidos vivos em uma determinada área e período. O seu cálculo é apresentado pela equação a seguir:

$$TMIN = \frac{\textit{total de óbitos de crianças de zero a 27 dias de vida}}{\textit{total de nascidos vivos}} x\,1.000 \quad (3.7)$$

Por sua vez, a taxa de mortalidade pós-neonatal (TMPN) é uma estimativa do risco de morte a que está exposta a população de nascidos vivos em certa área e período, desde os 28 dias de idade até um 1 ano incompleto de vida. O seu cálculo, para uma área e período definidos, é apresentado pela equação:

$$TMIPN = \frac{\textit{total de óbitos de crianças de 28 dias até um ano incompleto de vida}}{\textit{total de nascidos vivos}} x\,1.000 \quad (3.8)$$

A mortalidade no período neonatal (de 0 a 27 dias de vida) é particularmente influenciada pelas condições da gestação, do parto e do recém-nascido. A cobertura e a qualidade da assistência pré-natal e perinatal são fatores de grande importância na determinação da mortalidade neonatal. A mortalidade neonatal é ainda

* Uma coorte é um grupo de pessoas que partilham algo em comum, como o mesmo ano do nascimento, ou a exposição a um mesmo fator supostamente causador de um problema de saúde.

subdividida em duas partes, denominadas neonatal precoce e neonatal tardia, relativas, respectivamente, aos intervalos de 0 a 6 dias e 7 a 27 dias de vida. Destacam-se neste período as causas de óbito "endógenas", representadas principalmente pelas anomalias congênitas e afecções perinatais.

Já no período pós-neonatal (de 28 dias até 1 ano incompleto de vida), influem mais os fatores ambientais e sociais, particularmente os de natureza nutricional e os agentes infecciosos (causas "exógenas"). Destacam-se as gastroenterites, as infecções respiratórias, a desnutrição e as doenças imunopreveníveis.

Entre os indicadores de saúde, a taxa de mortalidade infantil é considerada um dos mais sensíveis à situação de saúde e condição social de uma população (Laurenti et al., 2005; Unicef, 1989). Isto porque ela se refere a um grupo populacional (nascidos vivos antes de completar 1 ano de vida) bastante vulnerável às condições de vida intrauterina e extrauterina. O primeiro ano de vida é um período de desenvolvimento e maturação dos diversos sistemas fisiológicos, inclusive do sistema imunológico, durante o qual tanto a demanda nutricional quanto a suscetibilidade a diversos patógenos ambientais são particularmente elevadas.

Altas taxas de mortalidade infantil refletem condições de saúde e de vida precárias. Nestes contextos, observa-se uma maior proporção de óbitos pós-neonatais. À medida que a mortalidade infantil diminui, os óbitos pós-neonatais declinam rapidamente, pois as intervenções para sua redução são mais simples, de maior efetividade e menor custo, como por exemplo o uso de sais de reidratação oral nos casos de diarreia infantil. A redução do componente neonatal da mortalidade infantil já é relativamente mais difícil, pois depende de intervenções de maior complexidade e custo. Quando a mortalidade infantil é relativamente baixa, com os esforços dedicados à redução dos óbitos nas primeiras horas de vida, o componente neonatal decresce mais aceleradamente e pode haver uma inversão da proporção de óbitos infantis por componentes, isto é, a proporção de óbitos pós-neonatais voltaria a aumentar.

Entretanto, é importante que se registre que mesmo quando ocorrem decréscimos importantes e a TMN se torna semelhante entre regiões com diferentes níveis de desenvolvimento, as causas desta mortalidade podem diferir entre elas. Assim, por exemplo, enquanto no hemisfério norte destacam-se as anomalias congênitas como causa de mortalidade neonatal, no hemisfério sul predomina a prematuridade, condição prevenível pela assistência adequada à gravidez e ao parto.

A definição de faixas de valores da TMI considerados altos ou baixos é sempre arbitrária e sujeita a controvérsias. Por sua vez, as comparações entre diferentes populações, ou entre diferentes períodos, são úteis na avaliação da sua magnitude. Segundo Pereira (1995), tomando como referência o observado no final do século XX, valores da TMI inferiores a 20 óbitos infantis por 1.000 nascidos vivos (nv) são considerados baixos. Entre 20 e 49 óbitos por 1.000 nv, a TMI é considerada intermediária. Valores iguais ou superiores a 50 são elevados. Ressalta-se a necessidade de revisão periódica destes valores limites devido às variações nos perfis epidemiológicos das populações ao longo do tempo (Ripsa, 2008). Populações com alto nível de saúde apresentam, em sua maioria, TMI próxima ou inferior a 6,0 por 1.000 nv – alguns países desenvolvidos já alcançaram valores inferiores a 5,0 por 1.000 nv (Laurenti et al., 2005).

Estimativas da TMI para alguns países americanos em 1990 e 2018 são apresentadas na **Tabela 3.7**. Observa-se uma redução da TMI e certa manutenção da ordenação dos países segundo os valores da TMI no período de 1990 a 2018. Em 2018, Cuba, que apresentou uma redução da TMI no período de cerca de 63%, passou a ocupar o segundo lugar, com uma TMI de 4,0 por 1.000 nv. O Haiti, apesar da redução superior a 50%, ainda se manteve com uma TMI elevada em 2018 (49,0 por 1.000 nv). O Brasil apresentou a maior redução da TMI no período (75,5%) e atingiu valores considerados baixos, semelhante a El Salvador, México e Argentina.

Tabela 3.7 – Estimativas das taxas de mortalidade infantil (TMI por 1.000 nascidos vivos) segundo diferentes países americanos, em 1990 e 2018

País	TMI* 1990	TMI* 2018	Redução da TMI* 1990/2018 (%)
Canadá	7	4	42,9%
EUA	9	6	33,3%
Cuba	11	4	63,6%
Costa Rica	14	8	42,9%
Trinidad e Tobago	27	16	40,7%
Argentina	25	9	64,0%
México	36	11	69,4%
El Salvador	46	12	73,9%
Brasil	53	13	75,5%
Haiti	100	49	51,0%

*TMI: Taxa de mortalidade infantil.

Fonte: United Nations Children's Fund. Levels and Trends in Child Mortality. Report 2019. (Disponível em: <https://data.unicef.org/resources/levels-and-trends-in-child-mortality/> Acessado em: 10 nov. 2022).

Com o atual conhecimento científico e tecnológico não é possível reduzir a TMI a zero. Entretanto, ao considerarmos as taxas de mortalidade infantil do Japão, 5,0 e 2,0 por 1.000 nascidos vivos, respectivamente em 1990 e 2019 (Unicef, 2017), vislumbra-se a magnitude de óbitos infantis que poderiam ter sido evitados nos países americanos (Tabela 3.7).

• Evolução da TMI no Brasil

No Brasil, a TMI vem diminuindo há várias décadas, ainda que de maneira irregular. O período entre 1940 e 1960 correspondente à fase de implantação e crescimento da industrialização, marca o início da tendência de declínio.

Entre 1960 e 1970 tal tendência sofreu uma desaceleração, paralelamente à intensificação do êxodo rural e da aglomeração populacional nos centros urbanos, à desvalorização do salário mínimo real e à concentração cada vez maior da renda. Fatores relacionados mais diretamente ao cuidado infantil, em especial o declínio da prática do aleitamento materno, tal como verificado na cidade de São Paulo, também explicam a redução ou mesmo a inversão da tendência de queda da mortalidade infantil nos anos 1960 (Zuñiga e Monteiro, 2000). Na década de 1970 a tendência decrescente é retomada, em consequência à execução de políticas sociais de infraestrutura urbana e de saúde coletiva, e também devido à queda da fecundidade. Apesar da agudização das crises econômicas vividas nas décadas seguintes, que levaram às flutuações nas TMI, a tendência de queda se manteve, embora com uma velocidade menor, dados os níveis mais baixos de TMI (Costa et al., 2003).

A Figura 3.7 mostra a tendência das taxas de mortalidade infantil estimadas no Brasil e em suas regiões, entre 1990 e 2019. A tendência de declínio foi observada em todas as regiões, entretanto, as disparidades regionais mantiveram-se durante o período analisado. As regiões Nordeste e Norte apresentaram TMI acima da média nacional em todos os anos. A região Sul apresentou a menor TMI, alcançando 10,2 por 1.000 nv em 2019.

Na primeira metade da década de 2010 a mortalidade infantil no Brasil manteve a tendência de queda. Embora a redução seja indiscutível, o patamar alcançado em 2019 (Tabela 3.7) situa-se ainda muito acima do observado em países desenvolvidos como Suécia, Portugal e Japão, cerca de 2,0 óbitos por 1.000 nv.

Quanto à análise da tendência da mortalidade infantil segundo os seus componentes, pôde-se observar uma redução expressiva da TMPN, ao passo que na TMN a mudança foi mais discreta durante os anos estudados. A queda da TMI foi atribuída fundamentalmente à redução do seu componente tardio, ou pós-neonatal.

No triênio entre 1979 e 1981 os óbitos ocorridos no período pós-neonatal corresponderam a 57,0% dos

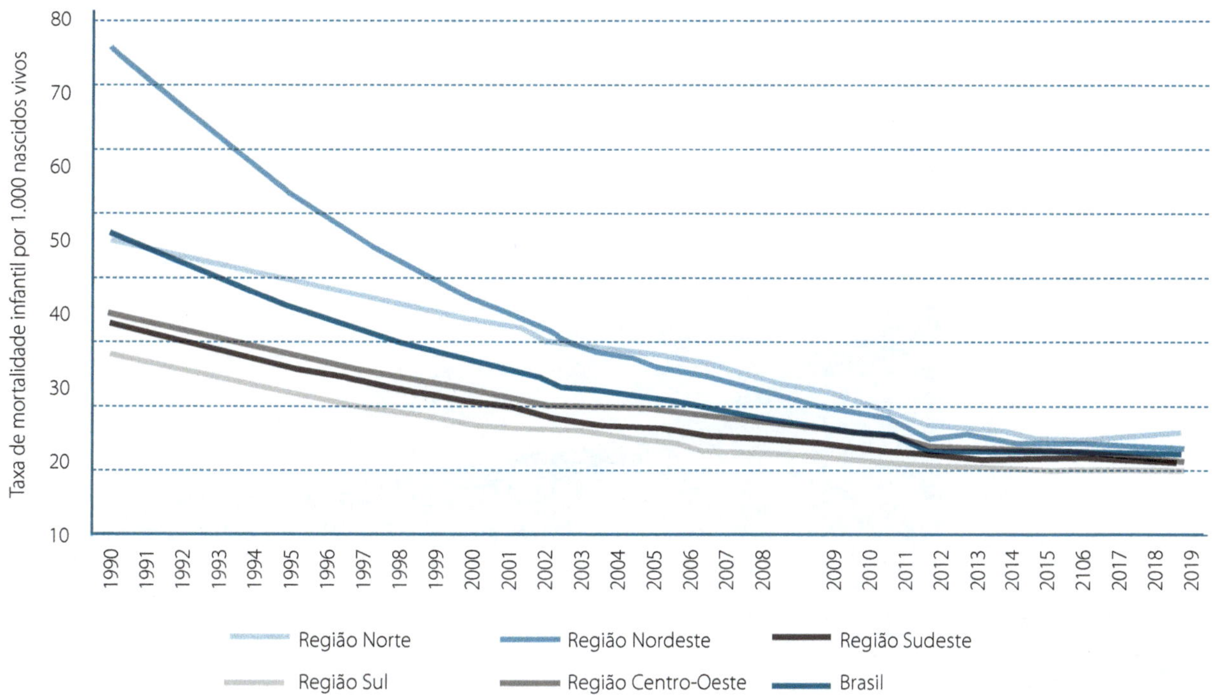

Figura 3.7 – Taxa de mortalidade infantil (por 1.000 nascidos vivos), Brasil e regiões, 1990 a 2019. Fonte: Datasus, 2019 (Disponível em:https://datasus.saude.gov.br/. Acessado em: 10 nov. 2022).

óbitos infantis registrados no Brasil. Entre 1993 e 1995 esta proporção caiu para 47,1%. Somente na região Nordeste observou-se o predomínio dos óbitos pós-neonatais ainda no triênio 1993/95, os quais corresponderam a cerca de 60% dos óbitos infantis registrados. As causas infecciosas, particularmente as diarreias, pneumonias e doenças imunopreveníveis predominam entre as causas de óbitos do componente tardio da mortalidade infantil. Ressalta-se a subenumeração dos óbitos devidos a deficiências nutricionais. A implantação intensiva da terapia de reidratação oral, a partir de 1988, deve ter sido um fator responsável pelo considerável declínio dos óbitos pós-neonatais secundários às doenças infecciosas intestinais (Costa et al., 2003).

A partir de meados da década de 1990, mantida a redução dos óbitos pós-neonatais, a mortalidade neonatal, particularmente na primeira semana de vida, passa a predominar entre os óbitos infantis (Figura 3.8), principalmente por causas perinatais. Em 1990, 51% da mortalidade infantil concentrava-se no período pós-neonatal; em 2019 o componente neonatal respondeu por 69,4% dos óbitos infantis – 52,1% no período neonatal precoce (Brasil, 2018).

• Limitações da taxa de mortalidade infantil como indicador de saúde

A utilização da taxa de mortalidade infantil como indicador de saúde vem sendo revista, uma vez que especificidades locais, assim como medidas relacionadas aos serviços de saúde, vão determinar a tendência da mortalidade entre as crianças menores de 1 ano. Dissociações entre a mortalidade infantil e o desenvolvimento social e econômico são referenciadas por diversos autores. Intervenções específicas e/ou pontuais podem afetar as taxas de mortalidade infantil, independentemente das condições de vida da população, que prevalecem em determinado momento.

O cálculo da TMI pode ser prejudicado devido à subestimação tanto no numerador quanto no denominador. Tais distorções devem-se a dificuldades de natureza operacional que, com frequência, levam a imprecisões quanto à definição de "óbito fetal" ("natimorto") e "nascido vivo" para os recém-nascidos que morrem nos minutos imediatos após o parto, subenumeração de nascimentos vivos e subenumeração de óbitos infantis. A não adoção de definições corretas de nascido vivo e nascido morto (Quadro 3.1) leva, simultaneamente, à subenumeração de nascimentos vivos, à subenumeração de óbitos e a um super-registro de natimortos (Laurenti et al., 2005).

Apesar da disponibilidade de dois sistemas de informações tanto para óbito (SIM – Datasus e Registro Civil – IBGE) quanto para os nascidos vivos (Sinasc – Datasus e Registro Civil – IBGE), ainda é frequente a subenumeração dos eventos vitais, com magnitude expressiva nas regiões Norte e Nordeste (Andrade e Szwarcwald, 2007; Szwarcwald et al.,

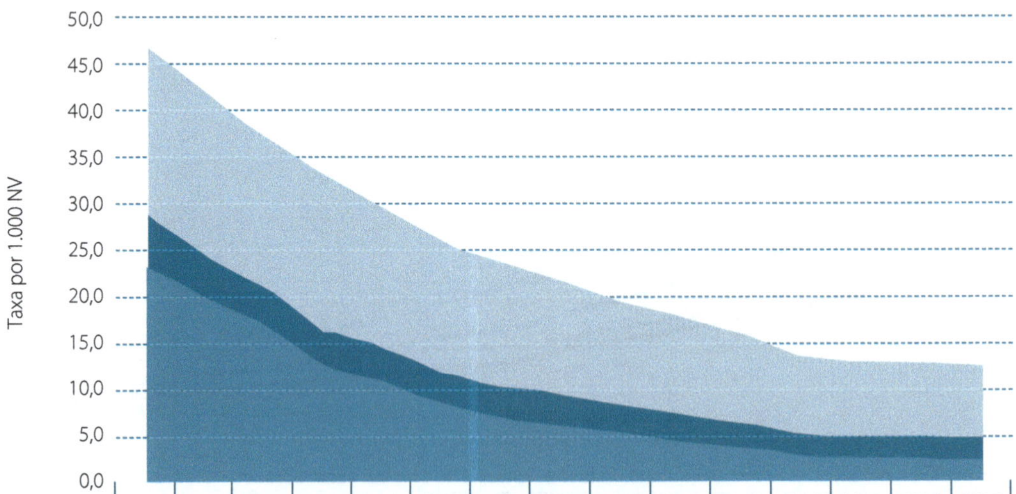

	1990	1992	1994	1996	1998	2000	2002	2004	2006	2008	2010	2012	2014	2016	2018
Neonatal precoce	17,7	16,6	15,3	15,5	13,8	13,1	12,0	10,9	10,2	9,3	8,5	7,1	6,8	6,7	6,4
Neonatal tardia	5,4	4,6	4,2	4,0	3,7	3,6	3,5	3,3	3,0	2,8	2,6	2,3	2,2	2,1	2,1
Pós-neonatal	24,0	20,7	17,7	13,6	11,9	9,4	8,0	7,2	6,4	5,6	4,9	4,1	3,9	3,9	3,6

Figura 3.8 – Taxa de mortalidade infantil (por 1.000 nascidos vivos) segundo componentes, Brasil, 1990 a 2018. Fonte: Brasil, 2022.

Quadro 3.1. Definições de nascimento vivo e óbito fetal adotadas pela Assembleia Mundial da Saúde*
Nascimento vivo
Nascimento vivo é a expulsão ou extração completa do corpo da mãe, independentemente da duração da gravidez, de um produto de concepção que, depois da separação, respire ou apresente qualquer outro sinal de vida, tal como batimentos do coração, pulsações do cordão umbilical ou movimentos efetivos dos músculos de contração voluntária, estando ou não cortado o cordão umbilical e estando ou não desprendida a placenta. Cada produto de um nascimento que reúna essas condições se considera como uma criança viva.
Óbito fetal
Óbito fetal é a morte de um produto da concepção, antes da expulsão ou da extração completa do corpo da mãe, independentemente da duração da gravidez; indica o óbito o fato de o feto, depois da separação, não respirar nem apresentar nenhum outro sinal de vida, como batimentos do coração, pulsações do cordão umbilical ou movimentos efetivos dos músculos de contração voluntária.

*Resoluções WHA20.19 e WHA43.24, de acordo com o Artigo 23 da Constituição da Organização Mundial da Saúde.
Fonte: OMS, 2008.

2002). A subenumeração de óbitos deve-se, principalmente, à ocorrência de sepultamentos sem exigência da certidão (sepultamentos clandestinos). Na ausência de informações completas dos dados vitais (cobertura insuficiente dos sistemas de informações), recomenda-se a aplicação de métodos demográficos de mensuração indireta da TMI (Ripsa, 2008).

- ## Proporção de óbitos de crianças menores de 1 ano

A proporção de mortalidade infantil (PMI) é medida em relação ao total de óbitos, de acordo com a equação:

$$PMI = \frac{\textit{número de óbitos de crianças menores de um ano de idade}}{\textit{número de óbitos totais}} .x\,100 \qquad (3.9)$$

Assim como o coeficiente de mortalidade infantil, este indicador tem a propriedade de se correlacionar com as condições sanitárias de uma dada região. Regiões com baixo nível de saúde apresentam elevada proporção de óbitos de crianças neste grupo de idade. A vantagem da mortalidade proporcional é sua maior facilidade de obtenção, já que só utiliza a informação sobre óbitos, não necessitando da população a que se refere para seu cálculo*.

Tal como a TMI, a PMI está sujeita a erros de estimação, especialmente em decorrência do sub-registro de óbitos infantis.

- ## Mortalidade infantil por causas evitáveis

Para os óbitos infantis, Ortiz (2000) desenvolveu uma lista de causas evitáveis baseado nos conhecimentos médicos e na existência de tecnologias apropriadas na área da saúde e em outras áreas correlatas, independentemente da disponibilidade e acessibilidade das ações de saúde. A classificação é composta por três grandes categorias, a saber, as causas reduzíveis (ou evitáveis), as não reduzíveis e as mal definidas. O grupo das causas ditas reduzíveis ou evitáveis, por sua vez, pode ser subdividido em cinco subgrupos menores, definidos segundo o tipo de intervenção envolvida:

1) evitáveis por imunoprevenção (p. ex., sarampo, tétano);
2) evitáveis por adequado controle na gravidez (p. ex., sífilis congênita, isoimunização ABO e Rh);
3) reduzíveis por adequada atenção ao parto (p. ex., traumatismo de parto, asfixia ao nascer);
4) reduzíveis por ações de prevenção, diagnóstico e tratamento precoces (p. ex., doenças infecciosas e parasitárias, causas externas); e
5) reduzíveis por parcerias com outros setores (p. ex., doenças reduzíveis por expansão do saneamento básico, aids).

A taxa de mortalidade infantil por causas evitáveis pode ser específica por componentes etários (neonatal precoce, neonatal tardio, pós-neonatal) e/ou por grupo específico de causas evitáveis (p. ex., evitáveis por imunoprevenção). O seu cálculo é feito de acordo com as equações 3.6, 3.7 e 3.8, incluindo no numerador somente os óbitos por causas evitáveis – todos ou somente aqueles por um grupo específico de causas.

Quando selecionados grupos de causas mais específicas, podem servir como evento sentinela, isto é, um indicador de qualidade da assistência médica prestada à população.

Mortalidade Fetal

À medida que a mortalidade infantil diminui, a mortalidade fetal e a mortalidade perinatal (da qual a fetal é parte integrante) assumem caráter de maior relevância (Laurenti et al., 2005). A morte do feto é caracterizada pela inexistência, depois da separação, de qualquer sinal de vida, seja respiração, batimentos cardíacos, pulsações do cordão umbilical ou movimentos

* No cálculo da PMI, os óbitos com idade ignorada devem ser excluídos do denominador, da mesma maneira que os óbitos por causas mal definidas são excluídos do denominador das medidas de mortalidade proporcional por causas.

efetivos dos músculos de contração voluntária (OMS, 2008). A ausência, portanto, de "sinal de vida", distingue o nascido morto do nascido vivo (Quadro 3.1).

De grande importância também é a distinção entre o nascido morto e o aborto, o que implica no conhecimento do tempo de gestação (Laurenti et al., 2005). A idade gestacional é muitas vezes desconhecida ou, quando informada, pode apresentar muita imprecisão.

No Brasil, com a entrada em vigor da 10ª Revisão da Classificação Internacional de Doenças, a definição do limite inferior do período perinatal passou para 22 semanas de gestação completas (154 dias), época em que o peso de nascimento é normalmente 500 g e o comprimento corpóreo 25 cm cabeça-calcanhar (OMS, 2008). Conceptos que nasceram mortos com idade gestacional maior ou igual a 22 semanas de gestação são considerados óbitos fetais tardios ou natimortos, e devem ser incluídos nas estatísticas de mortalidade. O Conselho Federal de Medicina tornou obrigatório o fornecimento de declaração de óbito fetal de 20 semanas de gestação, no mínimo, objetivando dessa forma, garantir que todos os óbitos a partir de 22 semanas de gestação sejam declarados, sendo facultativo para aqueles abaixo desses valores (CFM, 2005). Óbitos fetais com menos de 22 semanas de gestação são considerados abortos.

O óbito fetal é informado por meio da Declaração de Óbito (DO), mesmo documento utilizado no caso dos óbitos não fetais, sendo a distinção feita pela variável 1 no bloco I (Identificação), onde deve ser anotado que se trata de óbito fetal. Dessa forma, segue o mesmo fluxo do SIM e faz parte desse sistema, sendo os seus dados, entretanto, analisados à parte. As características dessas mortes podem ser analisadas por meio das variáveis do Bloco IV da DO, de preenchimento obrigatório para óbitos fetais ou óbitos de menores de 1 ano: informações sobre a mãe (idade, escolaridade, ocupação e história reprodutiva), gestação (duração e tipo) e o parto (tipo), bem como do concepto (momento do óbito em relação ao parto e peso ao nascer). Essas variáveis, ao lado de outras como as de identificação e causa da morte, são de preenchimento obrigatório no caso das DO fetais (Laurenti e Mello Jorge, 2015). O preenchimento inadequado e a má qualificação dessas informações dificultam os estudos epidemiológicos sobre natimortalidade com os dados secundários do SIM.

O coeficiente de mortalidade fetal (CMF) inclui todos os óbitos fetais tardios (com 22 semanas ou mais de gestação, ou fetos com peso igual ou superior a 500 g ou comprimento a partir de 25 cm, inclusive aqueles com idade gestacional ignorada (OMS, 2008). O CMF expressa o risco de um feto nascer sem qualquer sinal de vida e pode ser calculado pelo quociente do número de óbitos fetais de 22 semanas e mais de gestação pelo número de nascimentos (soma dos óbitos fetais de 22 semanas e mais de gestação e nascidos vivos) relativos a uma área e período (http://tabnet.datasus.gov.br/cgi/tabcgi.exe?sinasc/cnv/nvuf.def), como mostra a equação a seguir:

$$\text{CMF} = \frac{\text{Número de } \textit{perdas fetais} \text{ da área A, no período P}}{\text{Número de natimortos + nascidos vivos da área A, no período P}} \times 1.000 \qquad (3.10)$$

Considerando a subnotificação de óbitos fetais e a precariedade da informação sobre a idade gestacional, recomenda-se somar, tanto no numerador quanto no denominador, o número de óbitos fetais com idade gestacional ignorada ou não preenchida.

Em 2019 o CMF no Brasil foi estimado em 9,4 perdas fetais por 1.000 nascimentos. As regiões Sul e Nordeste apresentaram, então, o menor e o maior valor, respectivamente 7,2 e 10,9 perdas fetais por 1.000 nascimentos (Datasus, 2022).

A OMS, por meio da CID-10 sugere, além do cálculo do coeficiente de mortalidade fetal, o cálculo da razão de mortalidade fetal (RMF), que é o quociente entre o número de óbitos fetais tardios e de duração da gestação ignorada e o número de nascidos vivos (Laurenti et al., 2005). A RMF é uma medida de chance, razão entre a probabilidade de um determinado evento e o seu complemento, apresentada no ***Capítulo 2 – Medidas de Frequência de Doenças, Agravos e Eventos Relacionados à Saúde***.

Para fins de comparação internacional dos indicadores de mortalidade fetal, deve-se utilizar os pontos de corte de peso, idade gestacional e comprimento do feto que definem óbito fetal tardio, respectivamente, 1.000 g, 28 semanas de gestação e mais e 35 cm, pois muitos países mantiveram a definição de óbitos fetais tardios da nona Revisão da CID, (OMS, 2008).

Óbitos fetais são, em grande parte, evitáveis. Em 2021, foi proposta uma adaptação da Lista de causas de mortes evitáveis por intervenções do Sistema Único de Saúde (SUS), do Brasil do grupo de menores de 5 anos de idade (LBE<5) para os óbitos fetais (Fonseca et.al, 2021). Foram revisadas as categorias das causas de morte (CID -10) presentes na LBE <5 e realocados nos grupos de evitabilidade, segundo momento do óbito em relação ao parto e as causas condizentes com óbitos fetais.

Mortalidade perinatal

A mortalidade perinatal é um indicador de saúde materno-infantil que reflete tanto as condições de saúde reprodutiva quanto a qualidade da assistência pré-natal, ao parto e ao neonato (Fonseca e Coutinho, 2004). A definição atual da mortalidade perinatal compreende os óbitos ocorridos desde a idade gestacional em que o feto atinge 500 g de peso, equivalente a 22 semanas de gestação, até 168 horas de vida extrauterina, o que corresponde a 6 dias completos de vida.

A taxa de mortalidade perinatal (TMP), relativa a uma área e período determinados, é calculada de acordo com a equação:

$$TMP = \frac{\text{número de natimortos} + \text{número de óbitos neonatais precoces}}{\text{número de natimortos} + \text{número de nascidos vivos}} \times 1000 \quad (3.11)$$

Nota-se que, tal como a taxa de mortalidade infantil, a taxa de mortalidade perinatal é, na realidade, uma proporção, definida pela razão entre a soma das perdas fetais tardias e dos óbitos neonatais precoces (0 a 6 dias de vida), e todos os nascimentos, incluindo os óbitos fetais de 22 e mais semanas de gestação e mais e os nascidos vivos. É a expressão do risco de morte ao longo do período perinatal.

Da mesma forma que os indicadores de mortalidade fetal recomenda-se somar tanto ao numerador quanto ao denominador os óbitos fetais com idade gestacional desconhecida e, para comparações internacionais da TMP, devem ser considerados os óbitos fetais a partir de 28 semanas de gestação (Almeida et al., 2006).

Justifica-se o uso da TMP em função da semelhança das principais causas de óbito ocorridas nos períodos perinatal e neonatal precoce. Na medida em que são considerados as perdas fetais tardias, a TMP seria uma medida mais abrangente do risco de mortalidade devido a fatores cuja atuação se dá durante a gestação e ao redor do nascimento. Com relação à taxa de mortalidade infantil e seu componente neonatal, a TMP apresenta a vantagem de não ser influenciada por erros na caracterização de natimorto e nascido vivo.

Não se deve confundir mortalidade perinatal com causas perinatais, as quais são todas aquelas incluídas no capítulo XVI da 10ª revisão da CID. No Brasil, em 2016, dentre os óbitos de menores de 1 ano cuja causa básica da morte foi classificada no capítulo XVI, 28,6% ocorreram após a primeira semana de vida, portanto, após o término do período perinatal (Datasus/MS, 2019; disponível em: <http://tabnet.datasus.gov.br/cgi/deftohtm.exe?sim/cnv/inf10uf.def>. Acessado em: 07 mar. 2019).

Nos anos de 1994, 1995 e 1996, a TMP no Brasil foi estimada em aproximadamente 28,9, 27,9 e 27,1 óbitos perinatais por 1.000 nascimentos, valores superiores aos observados em diferentes países europeus já em 1975, como na França (18,1) e na Suécia (11,3). No início da década de 1990 a TMP na Inglaterra e País de Gales foi igual a cerca de 8,0 óbitos perinatais por 1.000 nascimentos (Mello Jorge e Gotlieb, 2000).

Em 2004 a taxa de mortalidade perinatal mundial foi estimada em 43 óbitos por 1.000 nascimentos, variando entre 7 na América do Norte e 56 na África. Na América do Sul, assim como no Brasil, a estimativa foi de 17 óbitos perinatais por 1.000 nascimentos (WHO, 2007). Em 2019 a TMP no Brasil foi de 15,8 óbitos por 1.000 nascimentos. Entre as regiões do país a taxa variou de 12,6 óbitos por 1.000 nascimentos no Sul a 18,3 óbitos por 1.000 nascimentos na região Nordeste (Datasus/MS, 2022).

A Classificação de Wigglesworth Expandida (Confidential Enquiry into Maternal and Child Health, 2005; Keeling, 1989; Wigglesworth, 1980) é utilizada nas análises da evitabilidade dos óbitos perinatais, etapa da vigilância do óbito infantil e fetal no Brasil (Brasil, 2009). Nas investigações dos óbitos dá-se ênfase aos aspectos passíveis de intervenção pelos serviços de saúde. A partir de informações clínicas obtidas em prontuários os óbitos são classificados em nove grupos de causas, levando-se em conta a medida do peso ao nascer e a relação com as circunstâncias do óbito e o momento da assistência à saúde (Brasil, 2009):

- Grupo 1 – Malformação congênita (grave ou letal/potencialmente letal);
- Grupo 2 – Morte fetal anteparto;
- Grupo 3 – Morte intraparto ('asfixia', 'anóxia', sofrimento fetal agudo ou 'trauma');
- Grupo 4 – Imaturidade/prematuridade;
- Grupo 5 – Infecção;
- Grupo 6 – Outras causas específicas de morte;
- Grupo 7 – Causa externa;
- Grupo 8 – Morte súbita; e
- Grupo 9 – Não classificada.

A mortalidade fetal é menos estudada que a neonatal, sendo a insuficiência de registros uma possível explicação. Alguns fatores maternos mostraram-se associados à mortalidade fetal e neonatal, como idade elevada, presença de morbidade materna e história reprodutiva desfavorável, principalmente a ocorrência de natimortalidade prévia (Fonseca e Coutinho, 2004).

Mortalidade em menores de 5 anos de idade

A taxa de mortalidade em menores de 5 anos de idade (TMM5) é definida como a razão entre o número de óbitos em menores de 5 anos de idade e o total de nascidos vivos. Até o início da década de 1980, a mortalidade de crianças (0 a 4 anos) vinha sendo expressa pela mortalidade infantil e a mortalidade de 1 a 4 anos. Entretanto, devido à diferença entre os denominadores (nascidos vivos para a mortalidade infantil e população de 1 a 4 anos de idade para a mortalidade de 1 a 4 anos) havia dificuldade de combinação e análise das duas estimativas.

Em estudo realizado por Laurenti e Santos (1996) conclui-se que, quando há uma boa cobertura dos registros vitais, a TMM5 tem um comportamento semelhante ao dos indicadores clássicos, que relacionam nascimentos vivos, óbitos infantis e de crianças até 5 anos. Outra vantagem citada pelos autores quanto à TMM5 é que ela representa uma boa aproximação da probabilidade de morrer entre o nascimento e os 5 anos de idade. A TMM5, recomendada pelo Unicef, é utilizada como indicador para medir os níveis e alterações relacionados ao bem-estar da criança.

No Brasil, em 2018 a estimativa da TMM5 foi 14 por 1.000 nascidos vivos. Este valor é bastante elevado quando comparado aos valores da TMM5 de alguns países americanos, como o Canadá (5 p/1.000 nv), Cuba (5 p/1.000 nv) e EUA (7 p/1.000 nv), e semelhante aos países mais próximos em termos socioeconômicos, como Argentina (10 p/1.000 nv) e México (13 p/1.000 nv). Por outro lado, a TMM5 no Brasil em 2018 ficou muito aquém do observado para o Haiti (65 p/1.000 nv), como mostra a Tabela 3.8..

Tabela 3.8 – Estimativas da taxa de mortalidade em menores de 5 anos (TMM5) por 1.000 nascidos vivos, em países americanos selecionados, no ano de 2018

País	TMM5
Canadá	5
Cuba	5
EUA	7
Costa Rica	9
Trinidad e Tobago	18
Argentina	10
México	13
El Salvador	14
Brasil	14
Haiti	65

Fonte: United Nations Children's Fund. Levels and Trends in Child Mortality. Report 2019. (Disponível em: <https://data.unicef.org/resources/levels-and-trends-in-child-mortality/> Acessado em: 10 nov. 2022).

Mortalidade proporcional com 50 anos e mais de idade

A mortalidade proporcional com 50 anos e mais de idade, também denominada indicador de Swaroop e Uemura (1957) ou razão de mortalidade proporcional (RMP), é a proporção de óbitos de indivíduos com idade igual ou superior a 50 anos, em relação ao total de óbitos. Se igual a 80%, por exemplo, a RMP indica que quatro em cada cinco óbitos ocorridos foram de pessoas com idade igual ou superior a 50 anos. Complementa a análise das condições de saúde de uma determinada região, já que, exatamente ao contrário da mortalidade proporcional de menores de 1 ano, altos valores deste indicador se relacionam às regiões mais desenvolvidas. É calculado de acordo com a equação a seguir:

$$RMP = \frac{\begin{array}{c}\text{Número de óbitos de pessoas com idade}\\ \text{igual ou superior a 50 anos, da área A,}\\ \text{no período P}\end{array}}{\text{Total de óbitos da área A, no período P}} \times 100 \quad (3.12)$$

No denominador da equação 3.12, recomenda-se excluir os óbitos com idade ignorada. Dessa forma, o valor da RMP diz respeito ao conjunto de óbitos com idade conhecida.

Ao criarem o indicador, Swaroop e Uemura (1957) propuseram também uma classificação do nível de saúde das populações, baseada em intervalos de valores da RMP, a saber:

- 1º nível (RMP maior ou igual a 75,0%): típico de países desenvolvidos;
- 2º nível (RMP entre 50,0% e 74,9%): países com certo desenvolvimento econômico e regular organização dos serviços de saúde;
- 3º nível (RMP entre 25,0% e 49,9%): países em estágio atrasado de desenvolvimento das questões econômicas e de saúde; e
- 4º nível (RMP abaixo de 25,0%): países ou regiões onde 75% ou mais dos óbitos ocorrem em pessoas com menos de 50 anos, característico de alto grau de subdesenvolvimento.

Entre 1980 e 2019 a mortalidade proporcional com 50 anos e mais aumentou no Brasil, passando de cerca de 49% para 80% (Figura 3.9). Tais valores mostram que, em 1980, de cada dois óbitos registrados, aproximadamente um era de pessoa com idade igual ou superior a 50 anos. Já em 2019, de cada cinco óbitos registrados no Brasil, cerca de quatro eram de pessoas com ao menos 50 anos de idade. Observando a Figura 3.9, percebe-se que a RMP aumentou mais intensamente entre 1980 e 1990 (12,3%), entre outros fatores, possivelmente em função da importante queda da mortalidade infantil ocorrida neste mesmo período. De acordo com a classificação proposta por Swaroop e Uemura, o Brasil passou então do 3º para o 2º nível de saúde. Nas décadas subsequentes a RMP continuou a aumentar, porém em menor velocidade. Em 2019 o Brasil alcançou o nível de saúde dos países desenvolvidos.

Não obstante a tendência de aumento da mortalidade proporcional com 50 anos e mais de idade observada no Brasil a partir da década de 1980, em 2019 os seus valores eram bastante distintos segundo as unidades da federação (Figura 3.10), variando de cerca de 68% no Pará a aproximadamente 86% no Rio Grande do Sul. O estado da região Norte foi o único situado no 2º nível, enquanto os outros se encontram no 1º nível de saúde.

A simplicidade do seu cálculo é uma vantagem do indicador de Swaroop e Uemura em relação aos outros indicadores. Adicionalmente, requer-se apenas a informação sobre os óbitos registrados, classificados em uma de duas grandes faixas de idade. Entretanto, em havendo sub-registro de óbitos de forma diferenciada de acordo com a idade, maior, por exemplo, entre os

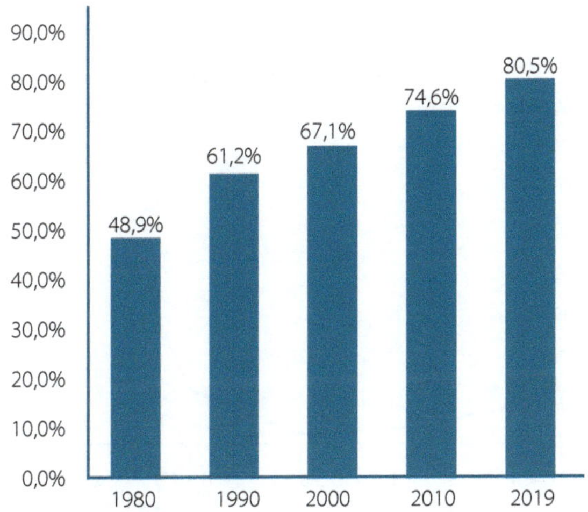

* Excluídos os óbitos com idade ignorada.

Figura 3.9 – Mortalidade proporcional com 50 anos e mais de idade*, Brasil, 1980, 1990, 2000, 2010 e 2019. Fonte: Brasil, 2022.

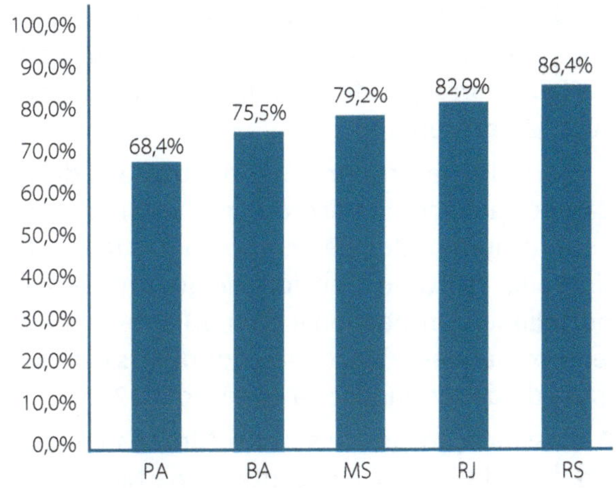

* Excluídos os óbitos com idade ignorada.

** PA: Pará; BA: Bahia; MS: Mato Grosso do Sul; RJ: Rio de Janeiro; e RS: Rio Grande do Sul.

Figura 3.10 – Mortalidade proporcional com 50 anos e mais de idade* segundo estados selecionados**, Brasil, 2019. Fonte: Brasil, 2022.

óbitos infantis, a razão de mortalidade com 50 anos e mais de idade tende a ser superestimada.

Mais recentemente, o indicador de Swaroop e Uemura vem perdendo sua capacidade de discriminação devido à tendência observada mundialmente – ainda que com desigualdades marcantes – de redução da mortalidade e aumento do tempo médio de vida. Em muitos países e populações diversas a proporção de óbitos com 50 anos e mais já ultrapassou 75% há várias décadas. Neste contexto, recomenda-se, para fins de comparação, o uso do indicador propriamente, sem referência aos intervalos de valores estabelecidos pelos autores, indicativos do nível de saúde das populações. Alternativamente, caberia a revisão do ponto de corte de 50 anos no sentido de uma idade limite mais avançada, compatível com os padrões de mortalidade e sobrevida vigentes.

Curvas de Mortalidade Proporcional

As curvas de mortalidade proporcional são construídas a partir da distribuição proporcional dos óbitos por grupos etários com relação ao total de óbitos para uma população, sendo que estas distribuições exibem um determinado formato gráfico que indicará o nível de saúde da área avaliada. Estas curvas são também denominadas de Curvas de Nelson de Moraes, já que foi este sanitarista brasileiro que as elaborou, em 1959, seguindo as recomendações da OMS (Moraes, 1959).

Os grupos etários considerados nas curvas são: menores de 1 ano; crianças em idade pré-escolar (1 a 4 anos); crianças e adolescentes (5 a 19 anos); adultos jovens (20 a 49 anos) e adultos de meia-idade e idosos (50 anos e mais). A proporção de óbitos relativa a esta última faixa corresponde ao indicador de Swaroop e Uemura, já apresentado.

A mortalidade proporcional relativa a cada faixa de idade é calculada de acordo com a equação 3.12, variando o numerador de acordo com a faixa etária considerada. Tal como mencionado quanto ao cálculo da mortalidade proporcional com 50 anos e mais de idade, recomenda-se a exclusão dos óbitos com idade ignorada do denominador da equação 3.12.

A classificação de Nelson de Moraes considera quatro tipos de curvas, apresentadas na Figura 3.11.

As curvas, por sua vez, estão associadas aos seguintes níveis de saúde:

- Tipo I: Nível de saúde muito baixo – predomínio de óbitos de adultos jovens (20 a 49 anos), embora a proporção de óbitos de menores de 1 ano também seja elevada;
- ipo II: Nível de saúde baixo – caracterizado pelo predomínio de óbitos nas faixas infantil e pré-escolar;
- Tipo III: Nível de saúde regular – é nítido o aumento da proporção de óbitos de indivíduos de 50 anos e mais e a proporção de óbitos infantis já é menor; e
- Tipo IV: Nível de saúde elevado – predomínio quase absoluto da proporção de óbitos de pessoas com idades mais avançadas.

As curvas de mortalidade proporcional do Brasil em 1980, 1990, 2000, 2010 e 2019 são apresentadas na Figura 3.12. Destaca-se a queda da proporção de óbitos infantis simultaneamente ao aumento da mortalidade proporcional com 50 anos e mais, sendo ambas as variações mais acentuadas entre 1980 e 1990 e entre 2000 e 2010. A proporção de óbitos nas faixas de 1 a 4 anos também diminuiu neste período, semelhante em intensidade à faixa de menos de 1 ano. Por sua vez, a proporção de óbitos com idades entre 20 e 49 anos aumentou entre

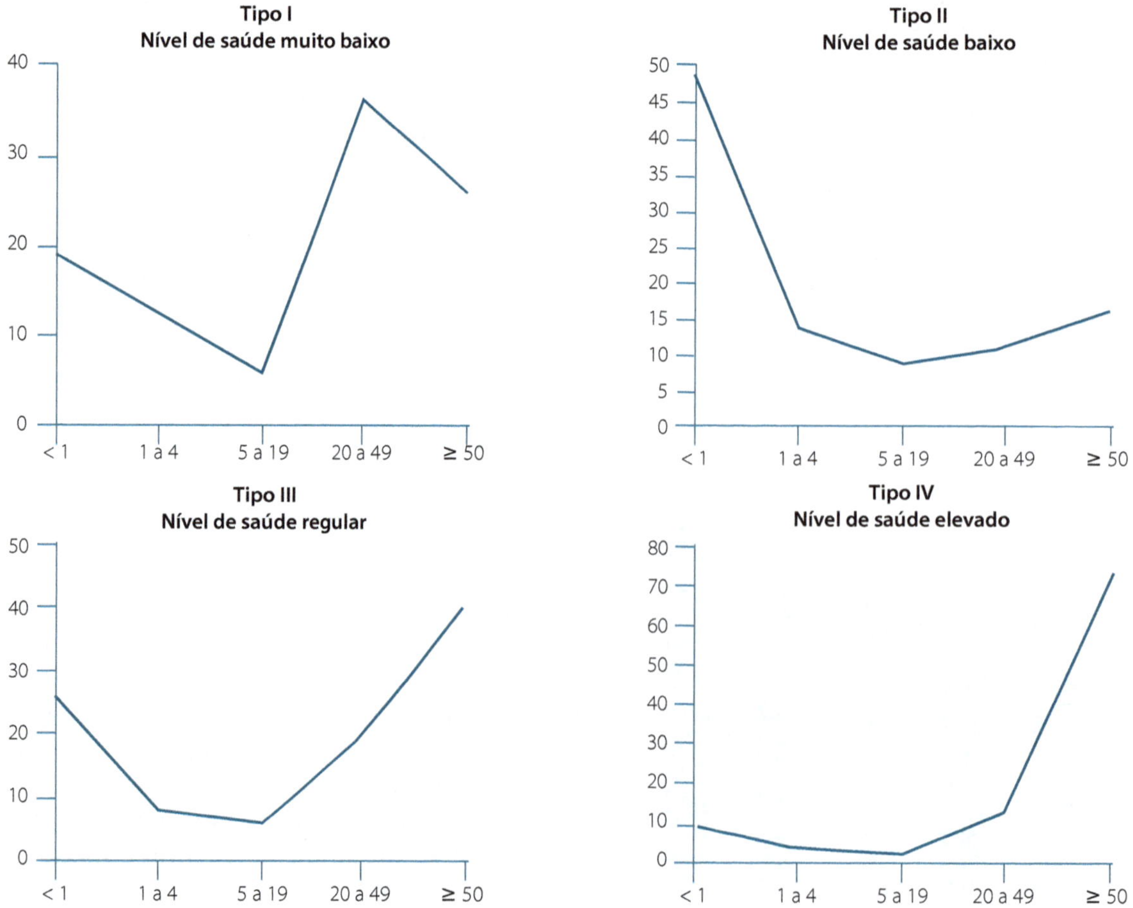

Figura 3.11 – Níveis de saúde representados por variações da curva de mortalidade proporcional. Fonte: Moraes, 1959.

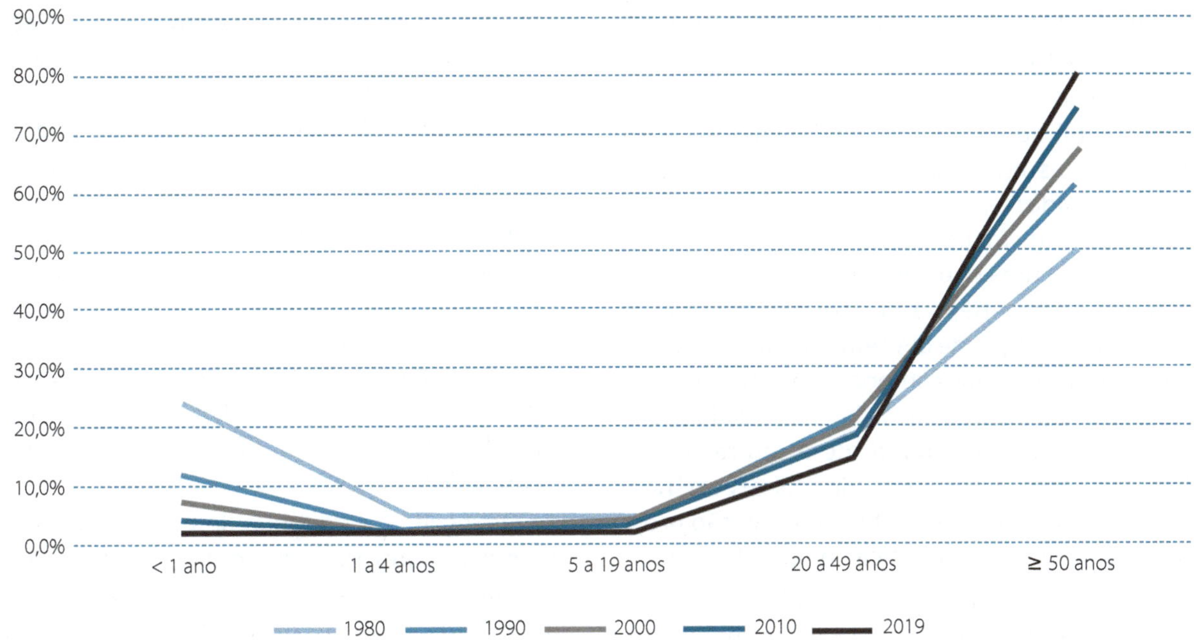

* excluídos os óbitos com idade ignorada.

Figura 3.12 – Curva de mortalidade proporcional*, Brasil, 1980, 1990, 2000, 2010 e 2019. Fonte: Datasus/SIM (Disponível em: https://datasus.saude.gov.br/. Acessado em: 10 nov. 2022).

1980, 1990 e 2000, diminuindo a partir de 2010. Quanto à faixa etária de 5 a 19 anos, a proporção de óbitos também diminuiu, todavia, em menor intensidade (**Figura 3.12**).

Indicadores baseados em medidas de tempo de vida

Os indicadores expressos por meio de proporções ou taxas, apresentados até aqui, abrangem tão somente a dimensão da frequência com que ocorrem os eventos de interesse, ou seja, os óbitos. Outro grupo de medidas incorpora, além da dimensão da frequência, a do tempo de vida. Entre tais indicadores, passa a ter especial importância a idade em que as mortes ocorrem.

A seguir, serão apresentados dois indicadores baseados em medidas do tempo de vida: a expectativa de vida, amplamente reconhecido como um bom indicador de saúde das populações e utilizado com esta finalidade há bastante tempo (Hansluwka, 1982; Laurenti et al., 2005), e os anos potenciais de vida perdidos, concebido com o intuito de subsidiar a definição de prioridades no âmbito da saúde pública. Variações destes dois indicadores serão apresentadas mais adiante neste capítulo, no subitem relativo às medidas agregadas de mortalidade e de morbidade.

Expectativa de vida

Expectativa de vida é a medida do número esperado de anos a serem vividos, em média, pelos indivíduos integrantes de uma coorte**. Também denominada esperança de vida, ou vida média, pode ser estimada tanto para grupos populacionais específicos, como para populações residentes em uma cidade, estado, região ou país. A esperança de vida é uma medida que resume a experiência de sobrevida e morte de uma população. É expressa em unidades de tempo, como, por exemplo, o ano – no âmbito da saúde pública – ou o mês – nos estudos clínicos acerca da sobrevida de pacientes.

A expectativa de vida é calculada por meio da técnica denominada tábua de sobrevivência ou tábua de vida. Existem dois modelos de tábua de vida, denominados tábua de vida de uma geração e tábua de vida de coorte sintética.

A tábua de vida de uma geração baseia-se na verdadeira experiência de sobrevida e morte de uma coorte, acompanhada desde a sua composição, por exemplo, a partir dos nascimentos ocorridos em um determinado ano, até o desaparecimento do seu último membro. Para tal, no caso da espécie humana, é necessário dispor de estatísticas vitais fidedignas e registros confiáveis de movimentos migratórios, referentes a intervalos de ao menos 100 anos de duração. A tábua de vida de uma geração é frequentemente utilizada no estudo de

* Como já mencionado, uma coorte é um grupo de pessoas que partilham algo em comum, como o mesmo ano do nascimento, ou a exposição a um mesmo fator supostamente causador de um problema de saúde.

populações de espécies de vida muito curta, como as de mosquitos transmissores da malária (Forattini, 1992).

Com relação a populações humanas, o modelo comumente utilizado é o da tábua de vida de coorte sintética. Nele, as probabilidades de morte em cada idade são estimadas a partir da relação entre os óbitos registrados durante um período calendário, em geral 1 ano, e os dados de uma população recenseada. Trata-se, na realidade, da experiência de mortalidade, em um período curto de tempo, de diferentes coortes de nascimento – ou gerações – que compõem uma determinada população. Em um mesmo ano calendário, cada coorte completa mais 1 ano de vida desde o seu respectivo ano de nascimento. O conjunto de tais experiências particulares de sobrevida e mortalidade é então projetado sobre uma coorte hipotética de nascidos vivos.

Por exemplo, estimada a probabilidade de sobrevida (correspondente ao complemento da probabilidade de morte, tal como apresentado no ***Capítulo 2 – Medidas de Frequência de Doenças, Agravos e Eventos Relacionados à Saúde***) no primeiro ano de vida, ela é então aplicada sobre uma coorte hipotética de nascidos vivos, resultando no número de sobreviventes, ou seja, aquelas crianças que completariam 1 ano de vida, naquele contexto sanitário determinado. Sobre o conjunto de sobreviventes ao primeiro ano de vida aplica-se, então, a estimativa da probabilidade de sobrevida ao longo do segundo ano de vida, e assim sucessivamente até que a coorte hipotética de nascidos vivos seja extinta.

A soma do número de anos de vida acumulados pelos sobreviventes a cada etapa, quando dividida pelo número de nascidos vivos, resulta na duração média, em anos, da vida dos indivíduos de uma coorte hipotética, desde o nascimento. Esta medida é denominada expectativa ou esperança de vida ao nascer, designada por e_0. Ela é referida à coorte real de nascidos vivos no ano calendário de referência para a construção da tábua de vida. Por exemplo, a expectativa de vida ao nascer da população brasileira estimada para 2019 foi igual a 76,6 anos (IBGE, 2020); ou seja, mantidas as taxas de mortalidade específicas por idade vigentes no Brasil em 2019, esperava-se que os nascidos vivos neste ano vivessem, em média, 76 anos, 7 meses e 6 dias. Amplamente utilizada há mais de 1 século, a expectativa de vida ao nascer é considerada, juntamente com o coeficiente de mortalidade infantil, um dos melhores indicadores para avaliação do nível de saúde de populações humanas (Hansluwka, 1982).

A expectativa de vida pode também ser referida a qualquer idade *x* após o nascimento (e_x). Tendo em vista a tendência de envelhecimento das populações em todo o mundo, a expectativa de vida aos 60 anos de idade tem sido usada como um indicador de saúde, possibilitando dimensionar também as demandas adicionais de assistência médica, social e previdenciária por parte dos contingentes de idosos (Ripsa, 2008). No Brasil, em 2019, a expectativa de vida aos 60 anos de idade (e_{60}) foi estimada em 24,4 anos para as mulheres e 20,7 anos para os homens. Ou seja, uma vez alcançando a idade de 60 anos em 2019 e mantendo-se as probabilidades de morte por idade, esperava-se que as mulheres vivessem, em média, mais 24 anos, 4 meses e 24 dias e os homens, 20 anos, 8 meses e 12 dias (IBGE, 2020).

Os resultados da tábua de vida de coorte sintética podem ser interpretados como os do modelo de uma geração, desde que as taxas de mortalidade em cada idade se mantenham constantes e iguais às observadas no ano calendário de referência, ou seja, naquele em que a tábua é baseada, tal como destacado anteriormente em relação à estimativa da expectativa de vida ao nascer para o Brasil em 2015. Adicionalmente, assume-se que a população exposta é estacionária, ou seja, a cada ano o número de nascidos vivos é igual ao de mortes, e o saldo migratório é nulo.

A construção de tábuas de vida é apresentada em detalhes nos livros de bioestatística, demografia e estatísticas vitais, listados na bibliografia consultada ao final deste capítulo. As tábuas de vida podem também ser aplicadas nos estudos epidemiológicos de intervenção e de coorte, quando o objetivo é analisar a sobrevida de grupos de indivíduos expostos a diferentes fatores de proteção ou de risco, como abordado nos capítulos respectivos a cada um destes desenhos de estudos.

A esperança de vida ao nascer (e_0) é considerada um bom indicador de saúde, pois representa uma síntese do efeito da mortalidade em todas as idades. Melhores condições de saúde e de vida em geral são acompanhadas por expectativas de vida mais longas, decorrentes da queda dos níveis de mortalidade. Aumentos mais expressivos da expectativa de vida ao nascer são verificados em decorrência da redução das taxas de mortalidade nas idades mais jovens do que nas mais avançadas, especialmente no primeiro ano de vida.

A esperança de vida a partir de 1 ano de idade (e_1) é também frequentemente utilizada. Quando a mortalidade infantil é elevada, a esperança de vida ao nascer costuma ser menor do que a partir de 1 ano de idade e, por vezes, do que em idades até mais avançadas. Já nos contextos sanitários mais favoráveis, com baixa mortalidade infantil, a expectativa de vida ao nascer é a mais elevada, diminuindo sistematicamente com o avanço da idade.

Ao contrário das taxas de mortalidade geral e por causas específicas, a expectativa de vida ao nascer – assim como em qualquer idade *x* – não é influenciada pela estrutura etária da população de referência, e, portanto, pode ser utilizada diretamente para comparação dos níveis de saúde de diferentes populações, ou de uma mesma população em momentos distintos. Por outro lado, a estimação apropriada da expectativa de vida requer registros de mortalidade de boa qualidade e cobertura, o que nem sempre é assegurado. Dessa forma, é comum obter-se estimativas da expectativa de vida ao nascer e em outras idades por meio de métodos indiretos, de uso comum em demografia (Hinde, 1998).

A partir da segunda metade do século XX a expectativa de vida ao nascer vem aumentando em todo o mundo. Estima-se que de 47,0 anos entre 1950 e 1955, ela aumentou para 72,8 anos em 2019. Ainda assim, as disparidades regionais são evidentes. Em 2019 a expectativa de vida ao nascer no continente africano era de 62,7 anos, bem inferior àquela estimada para os países da América do Norte, tanto para o mesmo período (79,5 anos), como para 60 anos antes (1950-1955), de cerca de 68,7 anos (United Nations, 2022). Tendo em vista a tendência de aumento da expectativa de vida ao nascer em todo o mundo verificada a partir da segunda metade do século XX – exceto em alguns países africanos após iniciada a pandemia da infecção pelo HIV nas décadas de 1980 e 1990 –, atualmente valores de e_0 iguais ou superiores a 70 anos, ou mesmo 75 anos, são considerados como indicadores de boas condições de saúde de populações humanas (Laurenti et al., 2005).

No Brasil, entre 1940 e 2019 a expectativa de vida ao nascer passou de 45,5 para 76,6 anos (IBGE, 2020). Independentemente do nível de saúde das populações, em geral, a esperança de vida ao nascer, assim como nas demais idades, tende a ser mais elevada entre as mulheres. Assim sendo, a expectativa de vida é usualmente apresentada segundo categorias da variável sexo. No Brasil, considerando as estimativas segundo sexo, de 1991 a 2019 a expectativa de vida ao nascer aumentou de 69,3 para 78,5 anos entre as mulheres, e de 63,4 para 72,2 anos entre os homens (United Nations, 2022). Não obstante os aumentos verificados, tais valores eram inferiores aos observados em 2019 nos países desenvolvidos, como o Japão e a Suécia, assim como em países da América Latina, tais como Chile e Cuba. Por outro lado, eram mais elevados do que em países latino-americanos menos desenvolvidos, como a Bolívia, e em alguns países africanos, cujos valores de e_0 em 2019 se mantinham em níveis ainda muito baixos (**Figura 3.13**).

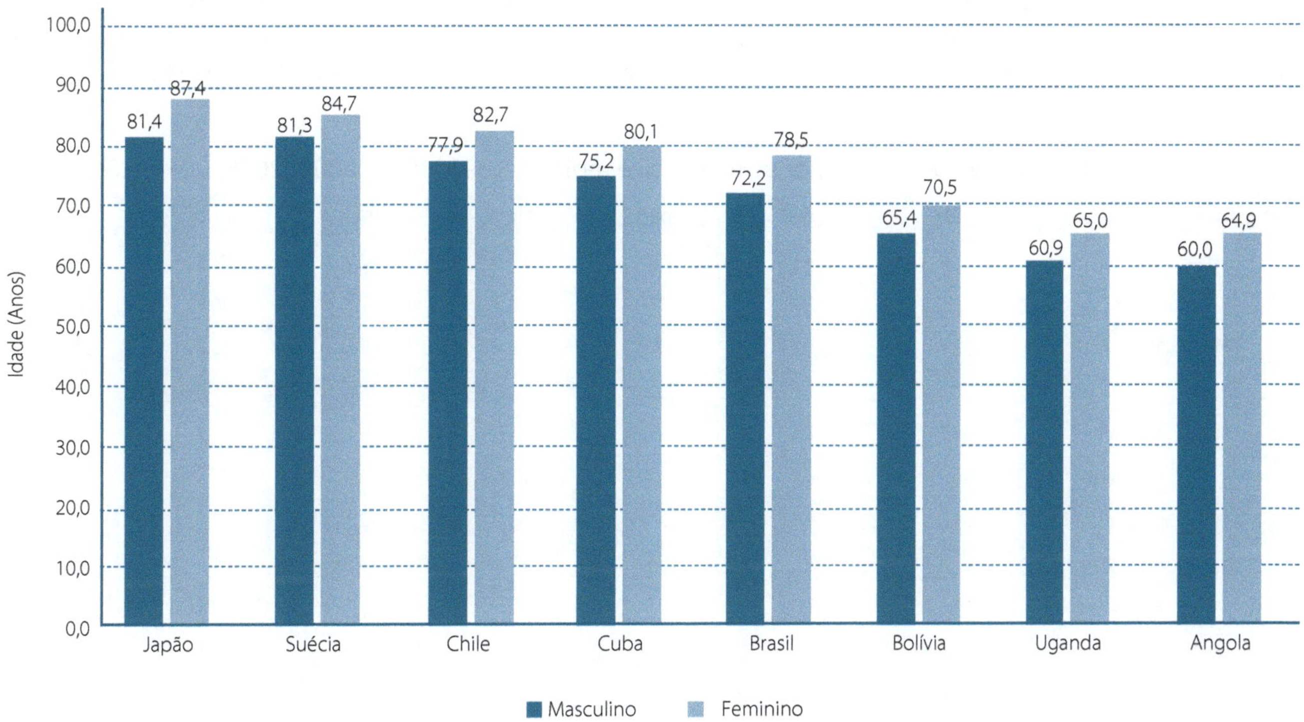

Figura 3.13 – Expectativa de vida ao nascer por sexo, segundo diferentes países, 2019. Fonte: United Nations. Data Portal Population Division. Disponível em: < https://population.un.org/dataportal/data/indicators/61/locations/76/start/1991/end/2019/table/pivotbysex. Acessado em: 10 nov. 2022.

Entre 1991 e 2019 a expectativa de vida ao nascer aumentou no Brasil e em todas as suas regiões, independentemente do sexo. As diferenças entre os sexos mantiveram-se favoráveis às mulheres ao longo de todo o período. Na Região Sudeste a expectativa era de que as mulheres nascidas em 2019 vivessem, em média, aproximadamente 7 anos a mais que os homens. Por outro lado, tal diferença na Região Nordeste era de 8,3 anos (Tabela 3.9).

As maiores esperanças de vida ao nascimento entre 1991 e 2019 foram estimadas para as Regiões Sul e Sudeste. Por sua vez, as Regiões Norte e Nordeste apresentaram as menores expectativas de vida ao nascer. Entre os homens da Região Nordeste nascidos em 2019, a esperança de vida (69,8 anos) era inferior à dos nascidos na Região Sul 14 anos antes, em 2005 (70,6 anos). Por sua vez, a expectativa de vida das mulheres da região Norte nascidas em 2019 era inferior à das mulheres nascidas nas Regiões Sul e Sudeste em 2005. As desigualdades nas condições de saúde inter-regionais são claramente demonstradas ao longo do período entre 1991 e 2019, por meio das estimativas apresentadas na Tabela 3.9.

Como já mencionado, a expectativa de vida ao nascer é particularmente sensível à idade em que os óbitos ocorrem. Frequências semelhantes de óbitos nas idades de 0 e 60 anos, por exemplo, terão impactos distintos sobre a qualidade de vida, sendo mais expressivo o relacionado aos óbitos infantis. Quanto mais precoce a ocorrência dos óbitos, maior o impacto (negativo) sobre a expectativa de vida ao nascer. Em contraposição, à medida que a mortalidade diminui, especialmente nas idades mais jovens, mais expressivos tendem a ser os ganhos na expectativa de vida ao nascer. Daí a estreita associação entre a queda da mortalidade infantil e o aumento da expectativa de vida ao nascer, observada em diferentes populações, inclusive a brasileira.

A pandemia de Covid-19, trouxe inúmeras implicações para o cenário mundial. Dentre elas, aponta-se o impacto na composição populacional e sua estrutura demográfica. A expectativa global de vida ao nascer reduziu de 72,8 anos em 2019 para 71,0 anos em 2021, devido ao expressivo número de óbitos por Covid-19. O reflexo da pandemia na expectativa de vida variou entre regiões e países. No centro e sul da Ásia e na América Latina e Caribe, a expectativa de vida ao nascer reduziu aproximadamente três anos entre 2019 e 2021. Enquanto as populações agregadas da Austrália e Nova Zelândia aumentaram em 1,2 anos a expectativa de vida, em consequência dos menores riscos de morte para algumas causas de óbito durante a pandemia. Para a Bolívia, Botsuana, Líbano, México, Omã e Federação Russa, as estimativas de expectativa de vida ao nascer reduziram mais de 4 anos entre 2019 e 2021 (United Nations, 2022).

O Brasil, que compreende 2,7% da população mundial, até o primeiro semestre de 2021 já era responsável por 12,7% das mortes por Covid-19 em todo o mundo, incidindo em uma diminuição significativa da expectativa de vida. A redução da expectativa de vida ao nascer no país de 2019 a 2020 foi estimada em 1,31

Tabela 3.9 – Expectativa de vida ao nascer por sexo, Brasil e regiões, 1991, 1996, 2000, 2005, 2010, 2015 e 2019

Região	Sexo	1991	1996	2000	2005	2010	2015	2019
Brasil	Masculino	63,2	65,1	66,0	68,3	70,2	71,9	73,0
	Feminino	70,9	72,9	73,9	75,9	77,6	79,1	80,0
Norte	Masculino	63,7	65,5	65,1	66,4	67,6	68,7	69,4
	Feminino	70,3	71,5	71,1	72,9	74,4	75,8	76,7
Nordeste	Masculino	59,6	61,8	63,6	65,5	67,2	68,7	69,8
	Feminino	66,3	68,9	71,4	73,6	75,5	77,0	78,1
Sudeste	Masculino	64,5	66,4	67	69,7	72,1	74,0	75,2
	Feminino	73,4	75,1	75,6	77,4	79,0	80,3	81,3
Sul	Masculino	66,7	68,2	68,5	70,6	72,5	74,1	75,3
	Feminino	74,3	75,4	75,5	77,5	79,3	80,9	82,0
Centro-Oeste	Masculino	65,2	67	67,7	69,2	70,4	71,6	72,5
	Feminino	72,0	73,9	74,3	75,8	77,2	78,4	79,3

Fonte: Datasus, 2022 (Disponível em: https://datasus.saude.gov.br/. Acessado em. 10 nov. 2022.

ano, com queda maior para o sexo masculino (1,57 ano) em comparação com o sexo feminino (0,95 ano). O maior declínio absoluto e relativo entre os estados foi estimado para o Amazonas (3,46 anos), seguido pelo Amapá (3,18 anos) e Pará (2,71 anos), todos na Região Norte. Rio Grande do Sul, na Região Sul, foi o único estado com estimativa de aumento de expectativa de vida ao nascer de 2019 a 2020 para a população total (0,07 ano), mas um declínio para os homens de 0,11 ano. Especialistas destacam que o efeito na expectativa de vida, considerando o contexto vivenciado em 2021, será ainda mais expressivo (Castro et al., 2021).

- Estimativa do impacto da variação da mortalidade sobre a expectativa de vida: o modelo de riscos competitivos

Nas últimas décadas, constata-se no Brasil um declínio dos óbitos relacionados às doenças que mais incidem sobre a população infantil, de natureza predominantemente infectocontagiosa, e um aumento no número de mortes por doenças crônico-degenerativas, típicas da população mais idosa, e por causas externas. Tais mudanças refletem, principalmente, a diminuição da mortalidade infantil e o aumento da vida média.

Diante desta situação, a realização de estudos voltados para a análise da redução e eliminação de causas de morte é de grande valor para o planejamento e alocação de recursos em pesquisas e em programas de intervenção na área da saúde. O impacto da redução da mortalidade por causas específicas pode ser avaliado utilizando-se o modelo de riscos competitivos, implementado através da tábua de vida de múltiplo decremento. O modelo de riscos competitivos permite estudar situações nas quais os indivíduos estão, ao longo de sua vida, expostos ao risco de morrer por várias causas simultaneamente, independentemente da causa que os levou a morrer. Considera-se, então, que há uma competição entre os vários riscos de morte. As análises de causas de morte baseadas no modelo de riscos competitivos permitem estimar a probabilidade de uma pessoa eventualmente morrer por uma causa particular e, consequentemente, o aumento da esperança de vida resultante da eliminação dessa causa (Chiang, 1968; Hinde, 1998).

Na área da saúde o modelo de riscos competitivos vem sendo utilizado por diferentes autores. No Brasil destacam-se, entre outros estudos, o da mortalidade diferencial por causas no município de São Paulo, em 1970 (Gotlieb, 1981), a análise da mortalidade no município de Recife, em 1979 (Paes, 1985), o estudo da mortalidade por diferentes causas no Brasil e regiões, em 1991 (Andrade e Barbosa, 1999), a avaliação do impacto da aids na esperança de vida no Brasil, em 1996 (Gotlieb et al., 1996), a análise do impacto de causas selecionadas de óbito sobre a expectativa de vida ao nascer nas cidades de Salvador e São Paulo (Barboni e Gotlieb, 2004) e a análise do impacto das principais causas de morte sobre a expectativa de vida ao nascer no Nordeste (Paes & Gouveia, 2010).

O impacto esperado da eliminação dos óbitos por causas selecionadas na expectativa de vida ao nascer na Região Nordeste no ano 2000 – 64,0 e 71,8 anos nas populações masculina e feminina, respectivamente – foi analisado por Paes & Gouveia (2010), por meio do modelo de riscos competitivos (Chiang, 1968). Alguns dos resultados desta análise são apresentados na **Tabela 3.10**.

Em ambos os sexos, a eliminação das doenças do aparelho circulatório implicaria nos mais expressivos aumentos da expectativa de vida ao nascer, da ordem de 3,98 e 4,02 anos entre os homens e as mulheres, respectivamente. Na população masculina, se eliminados os óbitos por causas externas, seriam acrescidos 2,91 anos à expectativa de vida ao nascer, mais do que o esperado frente à eliminação das mortes por neoplasias, em torno de 1,38 ano. Já entre as mulheres, caso não ocorressem mortes por neoplasias, e mantendo-se a distribuição de mortes por outras causas, tal como verificado em 2000 na região Nordeste, esperar-se-ia um aumento de 1,53 ano na esperança de vida ao nascer.

No Rio Grande do Sul a expectativa de vida ao nascer aumentou de 75,6 anos em 2010-2012 para 76,9 anos em 2016-2018, um acréscimo de 1,3 ano entre os períodos. Para os homens, os valores aumentaram de 71,8 para 73,1, enquanto, para as mulheres, de 79,3 para 80,6 anos. Uma análise realizada a partir da metodologia de tábuas de mortalidade de múltiplo

Tabela 3.10 – Estimativa do incremento da expectativa de vida ao nascer decorrente da eliminação de óbitos por causas selecionadas, com base no modelo de riscos competitivos, Região Nordeste, Brasil, 2000

Causas de óbito	Sexo	
	Masculino	Feminino
Doenças do aparelho circulatório	3,98	4,02
Neoplasias	1,38	1,53
Doenças do aparelho respiratório	1,11	0,74
Doenças infecciosas e parasitárias	0,94	0,44
Causas externas	2,91	0,33

Fonte: Paes & Gouveia (2010).

decremento avaliou o impacto na expectativa de vida ao nascer caso a mortalidade por causas externas fosse eliminada. Assim, se todos os óbitos por causas externas fossem suprimidos, a expectativa de vida ao nascer aumentaria 2,9 anos de 2010 a 2018 para os homens, enquanto para as mulheres, o aumento seria de 0,6 anos. Relaciona-se a isso o fato do número de óbitos no sexo masculino (6.181) por esse tipo de causa ter sido três vezes superior ao observado no sexo feminino (1.886), no Rio Grande do Sul em 2018 (Governo do estado do Rio Grande do Sul, 2020).

Anos Potenciais de Vida Perdidos (APVP)

O indicador anos potenciais de vida perdidos (APVP) é uma medida de mortalidade baseada não só na dimensão da frequência com que os óbitos ocorrem – como são os coeficientes de mortalidade e as medidas de mortalidade proporcional –, mas também na do tempo que se deixou de viver em decorrência de uma morte. Expressa o efeito das mortes ocorridas precocemente em relação à duração esperada da vida, e tem como objetivo principal permitir a comparação da importância relativa das diferentes causas de óbito para uma determinada população (Romeder e McWhinnie, 1988). Além do critério da magnitude, baseado na quantidade de óbitos – ou seja, a dimensão da frequência –, os APVP baseiam-se também no critério da transcendência, expressão do valor social atribuído ao problema em questão, no caso, a ocorrência prematura de mortes.

O conceito de anos potenciais de vida perdidos foi originalmente desenvolvido por Dempsey (1947), com o intuito de comparar a mortalidade por tuberculose com a devida às doenças cardiovasculares e por câncer. Somados os anos de vida perdidos relativos a cada causa, redimensionou-se a importância da tuberculose como causa de morte, outrossim subestimada nas análises baseadas apenas nos coeficientes de mortalidade. A expectativa de vida ao nascer foi então considerada como a idade limite em relação à qual o tempo de vida perdido foi calculado.

Desde o trabalho pioneiro de Dempsey (1947), inúmeras variações do cálculo dos anos de vida perdidos foram propostas (Murray, 1996), caracterizadas por diferenças na definição da idade limite. De forma geral, o cálculo dos APVP é feito segundo a expressão:

$$APVP = \sum_{x=0}^{x=L} d_x (L - x) \quad (3.13)$$

onde: L é um limite do tempo de vida, estabelecido arbitrariamente, ou seja, somente os óbitos com idades inferiores a L serão considerados; x é a idade em que o óbito ocorre, sendo $x < L$; e d_x representa o número de óbitos com a idade x, em uma população e num dado intervalo de tempo (Murray, 1996).

A definição da idade limite L é arbitrária, identificando-se na literatura variações entre 60 e 85 anos (Murray, 1996). Quanto mais baixa a idade, maior o destaque para os óbitos ocorridos em idades prematuras. Em contrapartida, as análises baseadas em limites de idade mais elevados são mais inclusivas, pois consideram as perdas de anos potenciais de vida em idades mais avançadas. Os óbitos em idades iguais ou superiores a L não são considerados no cômputo dos APVP, ou seja, atribui-se a essas mortes um peso igual a zero.

O limite L é usualmente especificado entre parênteses. Por exemplo, a sigla APVP(70) refere-se ao indicador de anos potenciais de vida perdidos calculado em relação à idade limite de 70 anos. Cabe ressaltar que a definição da idade limite não implica necessariamente que, caso uma pessoa não tivesse morrido numa idade x mais jovem ($x < L$), ela teria vivido até a idade L, daí o uso do termo "potenciais" em relação aos anos de vida perdidos ($L - x$).

Admitindo que L seja igual a 70 anos, o óbito de uma criança com 2 anos de idade por sarampo acarreta uma perda de 68 anos potenciais de vida. Tal perda é igual àquela determinada pela morte de dois adultos jovens, cada qual com 36 anos, em função da aids, ou então por quatro óbitos por infarto agudo do miocárdio, em pessoas com 53 anos de idade. No último exemplo, de acordo com a equação 3.13, $d_{53} = 4$ e $(L - x) = 70 - 53 = 17$.

O cálculo exato da quantidade de APVP requer o conhecimento sobre a idade x exata com que cada óbito d ocorre. Quando tal informação não está disponível, ou mesmo a título de simplificação, assume-se que os óbitos ocorrem sempre no meio do intervalo entre duas idades consecutivas x e $x + 1$, onde x é expresso em unidades de anos completos de vida. Sendo assim, o termo à direita, entre parênteses, na equação 3.13 é reescrito como $[L - (x + 0{,}5)]$. Quando os dados sobre mortalidade estão agregados em grupos etários, subtrai-se de L a idade média de cada faixa de idade, por exemplo, 7,5 anos para a faixa de 5 a 9 anos, ou 15 anos na faixa de 10 a 19 anos.

Em 1977, Romeder e McWhinnie (1988) propuseram o indicador de anos potenciais de vida perdidos entre as idades de 1 a 70 anos. Centrado na noção de mortalidade prematura e concebido para uso no planejamento em saúde, em especial, na definição de prioridades, esta medida é, por vezes, referida como sinônimo do indicador de anos potenciais de vida perdidos (Laurenti et al., 2005). No seu cálculo, consideram-se somente os óbitos ocorridos entre as idades de 1 e 69 anos completos.

A exclusão dos óbitos infantis é justificada, em parte, pelo fato de tais mortes serem devidas principalmente a causas específicas do primeiro ano de vida, em regra distintas, quanto à sua etiologia, das mortes ocorridas em outras idades. Além disso, se incluídos, os óbitos infantis implicariam em grandes quantidades de APVP, superdimensionando o valor social a eles atribuído em relação às mortes ocorridas em idades mais avançadas. Isto, segundo os autores, não seria apropriado, tendo em vista que os óbitos infantis seriam mais facilmente compensados – ou repostos – por novos nascimentos do que as mortes ocorridas após o primeiro ano de vida (Romeder e McWhinnie, 1988).

Já a definição do limite superior de 70 anos se justifica pelo aumento da frequência de óbitos por causas mal definidas nas faixas de idade mais avançadas. Por outro lado, em populações mais envelhecidas, com elevadas proporções de mortes ocorridas em idades mais avançadas – acima dos 65 anos, como observado então no Canadá, país cujos dados foram utilizados pelos autores – a opção por limites mais baixos tornaria a análise mais restritiva (Romeder e McWhinnie, 1988).

Cabe ressaltar que tanto a opção pela exclusão dos óbitos infantis como a definição da idade limite aos 70 anos, presentes no indicador proposto por Romeder e McWhinnie (1988), não são consensuais na literatura relativa ao indicador de APVP (Murray, 1996), como já destacado anteriormente.

Usualmente referidos a grupos de causas ou causas específicas de morte, os APVP podem ser apresentados como valores absolutos ou proporções em relação ao total de APVP relativos a uma determinada população. É possível também calcular taxas de APVP dividindo-se a quantidade de APVP pela população de referência. Nestes casos, ao se comparar populações ou grupos populacionais com estruturas etárias distintas, faz-se necessário padronizar as taxas de APVP (Romeder e McWhinnie, 1988), da mesma maneira que para qualquer outro coeficiente de mortalidade. Os métodos de padronização são os mesmos apresentados anteriormente para o coeficiente geral de mortalidade.

Somados os APVP e divididos pelo número de óbitos (com idade inferior ao limite *L*), totais ou por uma determinada causa, tem-se o número médio de APVP por óbito. A diferença entre o limite de idade *L* e o número médio de APVP expressa a idade média em que ocorrem os óbitos.

Os resultados parciais da análise da mortalidade segundo grupos de causas no estado de Santa Catarina em 1995, baseados no cálculo de APVP e em medidas de mortalidade proporcional, considerando-se os óbitos com idades entre 0 e 70 anos (Peixoto e Souza, 1999), são apresentados na Tabela 3.11.

Ao todo foram registrados 15.673 óbitos com menos de 70 anos de idade no estado de Santa Catarina em 1995, os quais acarretaram 440.939 anos potenciais de vida perdidos. Cada óbito implicou, em média, na perda de 28,1 APVP. Considerando-se o limite *L* igual a 70 anos utilizado pelos autores, estimou-se que, em média, os óbitos ocorreram na idade de 41,9 anos (70,0 – 28,1 =

Tabela 3.11 – Anos potenciais de vida perdidos e óbitos por causas selecionadas (CID-10) com idade entre 0 e 70 anos, estado de Santa Catarina, 1995

Causa básica (CID BR-2)	APVP				Óbitos			
	Número	%	Posição	APVP/ Óbitos	Número	%	Posição	Idade média
Acidentes de trânsito de veículo a motor	61.652,0	15,5	1	39,2	1.574	11,4	2	30,8
Afecções originadas no período perinatal	58.095,5	14,6	2	69,5	836	6,1	6	0,5
Acidentes (exceto de trânsito)	36.944,0	9,3	3	42,6	867	6,3	5	27,4
Neoplasmas malignos	36.794,5	9,3	4	16,4	2.245	16,3	1	53,6
Anomalias congênitas	20.605,0	5,2	5	66,3	311	2,3	13	3,7
Infecções respiratórias agudas	18.642,0	4,7	6	42,4	440	3,2	9	27,6
Doença cerebrovascular	17.127,5	4,3	7	14,1	1.211	8,8	3	55,9
Doença isquêmica do coração	15.091,0	3,8	8	12,9	1.171	8,5	4	57,1
Homicídios	14.770,0	3,7	9	37,8	391	2,8	10	32,2
Doenças da circulação pulmonar e outras do coração	10.960,5	2,8	10	16,6	662	4,8	7	53,4
Todas as causas definidas	**397.231,0**	**100,0**		**28,8**	**13.781**	**100,0**		**41,2**
Sinais e sintomas e afecções mal definidas	43.708,0	9,9		23,1	1.892	12,1		46,9
Total	**440.939,0**			**28,1**	**15.673**			**41,9**

Fonte: Peixoto e Souza, 1999.

41,9). As causas mal definidas responderam por 12,1% dos óbitos registrados e 9,9% dos APVP. A menor proporção de APVP em relação à mortalidade proporcional por causas mal definidas é explicada pela idade média mais elevada com que os óbitos por essas causas ocorreram (46,9 anos) em relação àqueles por causas definidas (41,2 anos), implicando em quantidades menores de APVP por óbito (23,1 e 28,8 em média, respectivamente para as mortes por causas mal e bem definidas).

Excluídas as mortes por causas mal definidas, as dez causas de óbito listadas foram responsáveis por 70,5% dos óbitos e por 73,9% dos APVP. Nota-se a reordenação das causas de óbito quando considerado o número de APVP: as que subiram uma ou mais posições (acidentes – de trânsito de veículo a motor e outros, que não de trânsito – as afecções do período perinatal, as anomalias congênitas, as infecções respiratórias agudas e os homicídios) acarretaram, em média, quantidades mais elevadas de APVP, variando de 37,2 a 69,5 APVP por óbito. Destacaram-se as anomalias congênitas, que passaram da 13ª para a 5ª posição no ranqueamento das causas de morte com base na proporção de óbitos e de APVP, respectivamente. Em seguida sobressaíram-se as afecções do período perinatal e as infecções respiratórias agudas, que subiram, respectivamente, quatro e três posições na ordenação das causas segundo quantidades de APVP em relação à de óbitos.

Por outro lado, por terem acarretado quantidades menores de APVP por óbito – entre 12,9 e 16,4 – os neoplasmas malignos, a doença cerebrovascular e a doença isquêmica do coração caíram da primeira, terceira e quarta posições na ordenação das causas de óbito baseada na mortalidade proporcional, para o segundo, sétimo e oitavo lugares, com base na proporção de APVP. Cabe destacar a alta frequência de óbitos por neoplasmas malignos – 16,3% do total de mortes por causas definidas em menores de 70 anos –, a qual determinou a expressiva quantidade de APVP por este grupo de causas (16,4%), não obstante a elevada idade média com que eles ocorreram (53,7 anos).

No painel público da Covid-19 do estado do Espírito Santo os APVP foram estimados por faixas etárias, considerando todos os óbitos ocorridos até julho de 2021 em pessoas menores de 79 anos de idade (9.073 óbitos), tomando-se como idade limite *L* a expectativa de vida de 79,1 anos em 2019. Cada óbito ocorrido na faixa etária de 0 a 4 anos resultou em 77,1 APVP; porém, como os óbitos por Covid-19 são menos frequentes em faixas etárias mais jovens (0,15% dos óbitos até 79 anos), esse grupo mostrou pouco impacto na estimativa global de APVP. O menor número de APVP foi observado na faixa etária de 5 a 9 anos, com perda de 1,1 anos por 1.000 habitantes, enquanto o maior impacto foi observado na faixa de 60 a 69 anos, com uma perda de 121 anos potenciais de vida para cada 1.000 habitantes.

Os 9.073 óbitos por Covid-19 entre 0 e 79 anos no estado do Espírito Santo totalizaram 154.843,3 anos potenciais de vida perdidos, incorrendo em 38,5 APVP para cada 1.000 habitantes e 17,1 APVP por indivíduo falecido, em média. As estimativas de APVP relacionadas aos óbitos pela Covid-19, juntamente com outros indicadores, revelam uma diminuição da expectativa de vida e perdas em relação à população economicamente ativa. Os autores destacam que o expressivo número de óbitos durante uma pandemia traz graves consequências sociais, emocionais e econômicas para a população e, portanto, não deve ser subestimado (Mascarello et al., 2022).

Alternativamente ao uso de limites de idade fixos, é possível calcular os APVP utilizando valores de *L* específicos para cada idade como, por exemplo, a expectativa de vida a partir de cada idade *x* (e_x). Dessa forma, podem ser computadas as perdas associadas a óbitos em todas as idades. As estimativas de e_x podem ser obtidas, por exemplo, a partir da experiência de mortalidade da própria população sob estudo, por meio de tábuas de vida de coorte sintética ou de uma geração (Murray, 1996). A variação das estimativas de e_x entre populações e/ou ao longo do tempo impõe uma importante limitação ao seu uso na definição dos valores de *L*, pois as quantidades de APVP associadas à ocorrência de óbitos numa mesma idade x seriam distintas.

Em vez de estimativas de e_x específicas para cada população, o indicador APVP é também calculado a partir de valores de *L* baseados em estimativas de e_x relativas a uma população externa, considerada padrão. Neste caso, o indicador gerado é denominado anos potenciais de vida perdidos padronizados (APVPP). Dessa maneira, é possível comparar as quantidades de APVP relativas a populações e/ou períodos distintos, dado que óbitos numa mesma idade *x* implicarão em perdas iguais de anos potenciais de vida. Por outro lado, o número de APVP passa a ser calculado em relação a uma situação hipotética, por vezes muito diferente – além, em regra – da situação de saúde em que se encontram as populações alvo da análise. O conceito de APVPP será aprofundado mais adiante, ao se abordar o indicador de anos potenciais de vida perdidos ajustados para incapacidade (Daly).

De forma geral, as medidas de anos potenciais de vida perdidos baseadas em idades limite variáveis são calculadas de acordo com a equação:

$$\sum_{x=0}^{x=l} d_x e_x^* \ APVPP = \sum_{x=0}^{x=l} d_x e_x^* \quad (3.14)$$

onde d_x refere-se a um óbito por qualquer causa com a idade *x*; *l* representa a última faixa etária considerada; e e_x^* é a expectativa de vida a partir da idade *x*, baseada em um limite considerado padrão.

Indicadores de saúde baseados em medidas de morbidade e de fatores de risco

Em seu livro *A Dictionary of Epidemiology*, Last (1988) define morbidade como qualquer afastamento de um estado de bem-estar fisiológico ou psicológico, aferido objetivamente ou referido de forma subjetiva. Um evento mórbido representa, portanto, um estado ou condição distante, em alguma medida, do estado de saúde, caracterizado pela normalidade ou bem-estar orgânico, psíquico ou funcional. Conceituar morbidade implica, necessariamente, em uma referência ao conceito de saúde.

A morbidade pode se expressar em diferentes dimensões ou níveis, a saber, o do organismo, o do indivíduo e o da sociedade. A especificação do nível é essencial quando o interesse se volta para a sua aferição.

Quando referida ao nível do organismo, diz respeito ao conceito de doença (*disease* no idioma inglês), definida como uma disfunção de natureza fisiológica ou psicológica (Forattini, 1992), e caracterizada por ao menos dois dos três seguintes critérios: um agente etiológico reconhecido, um conjunto de sinais e sintomas, e alterações anatômicas consistentes (Pereira, 1995).

Já no nível individual, a expressão da morbidade refere-se ao conceito de enfermidade (*ilness*, em inglês), relativo à percepção da anormalidade no estado de saúde pelo próprio indivíduo. A enfermidade caracteriza-se por queixas, pelo sofrimento ou incômodo, físico ou mental, ou por qualquer outro motivo que faça os indivíduos preocuparem-se com a sua saúde (Forattini, 1992).

No plano social, a morbidade expressa-se pelas atitudes e comportamentos assumidos pelos indivíduos ao se perceberem doentes e/ou enfermos, ou seja, perante a percepção de desvios dos seus estados de saúde. Tal expressão, correspondente ao conceito de anormalidade (correspondente a *sickness* em inglês), é mediada por fatores de ordem cultural, relativos aos juízos de valor próprios de cada sociedade ou grupo social. Incluem, por exemplo, mudanças relacionadas ao papel social da pessoa acometida – como o afastamento parcial ou total do trabalho –, a dependência do paciente em relação a outra instância social, e a obrigação de buscar uma solução para a sua condição – por meio de assistência à saúde, convencional ou alternativa (Pereira, 1995; Forattini, 1992).

A expressão da morbidade pode se dar por meio das suas diferentes dimensões simultaneamente ou em separado. Em outras palavras, não há, necessariamente, uma correspondência perfeita entre os conceitos de doença, enfermidade e anormalidade. Assim, uma pessoa pode estar doente, mas ainda na fase pré-clínica da história natural da doença*, e, portanto, não se sentir enferma nem tampouco expressar qualquer anormalidade. Por outro lado, um indivíduo pode manifestar incômodo ou mesmo sofrimento sem que seja diagnosticada qualquer doença. Mesmo doente e enferma, uma pessoa pode não manifestar certos comportamentos sociais esperados, mantendo inalteradas, por exemplo, as suas atividades laborais.

Segundo Terris (1975), saúde e doença – definida tal como uma das dimensões da morbidade – não seriam conceitos mutuamente excludentes. Mesmo doente, do ponto de vista fisiológico e/ou orgânico, mas ainda na fase pré-clínica, uma pessoa pode se perceber sadia, dado que o seu bem-estar esteja preservado. Excludentes seriam, sim, os conceitos de saúde e enfermidade, uma vez que, quando enfermo, o indivíduo passaria a perceber alguma alteração do próprio estado de saúde. Dessa forma, somente quando a pessoa doente passa também à condição de enferma, a saúde estaria ausente, ao menos parcialmente. Neste modelo, denominado gradiente de sanidade, Terris (1975) trata das respostas do organismo aos estímulos recebidos em diferentes condições, relacionando as condições de bem ou mal-estar à capacidade funcional e à doença ou agravo.

Os fatores de risco são características ambientais, individuais e sociais que influenciam o risco de adoecimento e/ou morte (Bhopal, 2008). Quando presentes, o risco ou probabilidade de adoecimento aumenta. Por vezes, uma doença, caracterizada como tal, pode também representar um fator de risco para outras doenças. É o caso da hipertensão arterial sistêmica, reconhecida como fator de risco para as doenças isquêmicas do coração e as doenças cerebrovasculares. A prevalência de hipertensão arterial sistêmica é um indicador de saúde que expressa tanto a magnitude de uma condição mórbida como a parcela da população exposta ao risco aumentado de doenças cardiovasculares.

Os indicadores de morbidade e de fatores de risco consistem essencialmente em medidas de incidência e

* O modelo da história natural das doenças é apresentado no ***Capítulo 8 – Causalidade em Saúde***.

de prevalência, cujos conceitos são apresentados em mais detalhe no ***Capítulo 2 – Medidas de Frequência de Doenças, Agravos e Eventos relacionados à Saúde***. Mais recentemente, os indicadores baseados em medidas do tempo de vida, tradicionalmente utilizados em análise de mortalidade, passaram a incorporar também as diferentes dimensões do conceito de morbidade. Tais indicadores, baseados em medidas agregadas de morbidade e mortalidade, são apresentados mais à frente neste capítulo.

Uma conceituação mais genérica de morbidade, comumente utilizada em epidemiologia, é a medida da frequência de determinada doença ou agravo à saúde, independentemente de sua evolução, ou seja, cura, morte ou cronicidade (Forattini, 1992). Nota-se que a mortalidade é incluída na definição de morbidade, constituindo um caso particular desta última. Portanto, os estudos da morbidade a partir de dados sobre mortalidade são, em regra, incompletos e parciais, salvo no caso de doenças e agravos altamente letais. Dado que os indicadores de saúde baseados em medidas de mortalidade já foram apresentados anteriormente neste capítulo, dar-se-á nesta seção especial destaque aos indicadores de morbidade referentes aos problemas de saúde não fatais e suas consequências.

São também apresentados indicadores de saúde materno-infantil baseados no conceito de *near miss*, ou morbidade grave, e de alimentação e nutrição, inseridos no rol de indicadores de morbidade e fatores de risco propostos pela matriz de indicadores da Rede Interagencial de Informações para a Saúde – Ripsa. O ***Capítulo 33 – Epidemiologia Nutricional*** detalha os indicadores antropométricos em diferentes períodos do ciclo da vida, bem como de consumo alimentar.

Fontes de dados para indicadores de morbidade e de fatores de risco

O estudo da morbidade em populações humanas requer, usualmente, diferentes fontes de dados. Em parte, tal necessidade se justifica pela natureza multidimensional do conceito de morbidade, além do fato de que, ao longo da vida, um indivíduo é acometido por mais de um evento mórbido. Adicionalmente, são muitos os sistemas de informações e as bases de dados sobre morbidade existentes.

Entre as fontes de dados sobre morbidade mais comumente utilizadas, destacam-se os registros de notificação compulsória de doenças, as estatísticas hospitalares e de serviços de assistência ambulatorial, os registros especiais de doenças, os registros de mortalidade e de nascidos vivos e os inquéritos populacionais. No Brasil, tais fontes de dados estão reunidas em diferentes sistemas de informações e bases de dados de abrangência nacional, alguns deles listados a seguir:

- Sistema de Informações de Agravos de Notificação (Sinan);
- Sistema de Informações Hospitalares do SUS (SIH-SUS);
- Sistema de Informações Ambulatoriais do SUS (SIA-SUS);
- Registros de Câncer de Base Populacional (RCPB);
- Sistema de Informações sobre Mortalidade (SIM);
- Sistema de Informações sobre Nascidos Vivos (Sinasc);
- Sistema de Vigilância Alimentar e Nutricional (Sisvan)
- Pesquisa Nacional por Amostra de Domicílios (PNAD);
- Pesquisa de Orçamentos Familiares (POF);
- Pesquisa Nacional de Saúde (PNS);
- Vigilância de Fatores de Risco e Proteção para Doenças Crônicas por Inquérito Telefônico (Vigitel);
- Vigilância de Violências e Acidentes (Viva).

Alguns dos sistemas listados e bases de dados são apresentados em mais detalhes no ***Capítulo 31 – Uso de Dados Secundários na Pesquisa na Era do* Big Data**.

Outras fontes de dados de morbidade são os prontuários médicos em geral, incluindo os de consultórios e estabelecimentos de saúde privados, os registros da previdência social, de empresas, de seguradoras e de planos de saúde.

Os indicadores de morbidade são utilizados em comparações envolvendo diferentes populações e/ou períodos. Em regra, tais indicadores expressam a magnitude da ocorrência de doenças e agravos nas populações, servindo também para a avaliação de programas e serviços de saúde. Como exemplo, cita-se a taxa de incidência de tuberculose pulmonar (TP) confirmada por baciloscopia. Taxas elevadas podem indicar, por um lado, uma situação epidemiológica desfavorável mas, por outro, o desenvolvimento eficiente das ações de controle da tuberculose, pautadas na detecção e no tratamento de casos de tuberculose pulmonar bacilífera. No Quadro 3.2 são apresentados alguns indicadores de morbidade e de fatores de risco, seus respectivos métodos de cálculo e fontes de dados.

Quadro 3.2. Indicadores de morbidade, método de cálculo e fontes de dados		
Indicadores	**Método de cálculo**	**Fonte de dados**
Taxa de incidência de Aids	$\frac{\text{Número de casos novos de Aids, confirmados em residentes}}{\text{População total residente}} \times 100.000$	SINAN; Censos e estimativas populacionais
Proporção de internações hospitalares (SUS) por causas externas	$\frac{\text{Número de internações por grupo de causas externas de residentes, pagas pelo SUS}}{\text{Número total de internações por causas externas de residentes, pagas pelo SUS}} \times 100$	SIH-SUS
Proporção de nascisdos vivos com baixo peso ao nascer	$\frac{\text{Número de nascidos vivos de mães residentes, com peso ao nascer inferior a 2.500 g}}{\text{Número total de nascidos vivos de mães residentes}} \times 100$	SINASC
Prevalência de aleitamento materno	$\frac{\text{Número de crianças que estão recebendo leite materno na idade considerada}}{\text{Número total de crianças residentes na idade}} \times 100$	Inquéritos populacionais

Fonte: Ripsa (2008).

Tal como para os indicadores baseados em medidas de mortalidade, os indicadores de morbidade apresentam limitações relacionadas à cobertura dos sistemas de informações e à qualidade dos dados neles armazenados. Limitações específicas de cada sistema devem ser consideradas. Por exemplo, mudanças na definição de caso para fins de vigilância epidemiológica podem interferir nas análises baseadas em indicadores gerados a partir de dados do Sinan, especialmente as que envolvem séries temporais. Já as informações geradas a partir do SIH-SUS, além de não possuírem cobertura universal, mas restrita aos estabelecimentos públicos e conveniados ao SUS, são influenciadas pela oferta de serviços hospitalares. Assim, uma baixa frequência de internações por neoplasias, por exemplo, pode ser consequência não de uma baixa incidência de câncer, mas da limitação da oferta de leitos em enfermarias de oncologia.

Quando necessário, os indicadores de morbidade devem ser padronizados – segundo idade ou outras variáveis de interesse, tal como destacado anteriormente com relação aos indicadores baseados em medidas de mortalidade.

Ao leitor interessado em aprofundar os conhecimentos sobre estudos baseados em indicadores de morbidade, recomenda-se a leitura dos textos de autoria de Laurenti e cols. (2017; 2005), Lebrão (1997) e Souza e cols. (2018).

Indicadores para avaliação das consequências de problemas de saúde não fatais

Tendo em vista a importância crescente dos problemas de saúde de natureza crônica, dá-se cada vez mais atenção às suas consequências sobre a saúde de indivíduos e de populações humanas. Diferentes modelos teóricos serviram, até hoje, como referência para a concepção de indicadores voltados para a avaliação das consequências dos problemas de saúde não fatais, entre os quais se destacam o biomédico, o modelo da OMS, o modelo utilitarista e o da qualidade de vida (Costa, 2006).

No modelo biomédico o processo saúde-doença é representado por um gradiente de sanidade, o qual oscila desde o pleno desempenho biológico do organismo até a sua total incapacidade fisiológica, caracterizada pela morte (Forattini, 1992). A explicação do processo saúde-doença tende a se restringir a seus aspectos anatômicos, bioquímicos e fisiológicos, em detrimento de suas expressões funcionais, sociais e culturais. Os indicadores concebidos a partir do modelo biomédico baseiam-se em diagnósticos, como, por exemplo, a prevalência de diabetes *mellitus* e as taxas de internação hospitalar por acidente vascular cerebral, ou na identificação de sinais e sintomas como, por exemplo, a prevalência de dor nas costas.

O modelo da OMS tem como referência a publicação intitulada *International Classification of Impairments, Disabilities and Handicaps – ICIDH* (WHO, 1980), traduzida para o português como Classificação Internacional de Deficiências, Incapacidades e Desvantagens – Cidid - (Secretariado Nacional de Reabilitação, 1989). Neste modelo, as condições decorrentes da doença são descritas como uma sequência linear, a saber:

Doença → Deficiência → Incapacidade → Desvantagem.

As deficiências referem-se às perturbações das estruturas ou funções corporais, tanto físicas como mentais. Temporárias ou permanentes, consistem em perdas ou anormalidades de funções ou estruturas anatômicas, fisiológicas ou psíquicas, acometendo tecidos, órgãos, membros, sistemas ou mecanismos do corpo humano. A incapacidade é definida como qualquer restrição ou falta de habilidade que um indivíduo sofra para desenvolver suas funções, dentro do que se considera esperado para um ser humano. Por sua vez, a desvantagem é a expressão ambiental e social das deficiências ou das incapacidades e reflete a adaptação do indivíduo ao meio onde vive (Secretariado Nacional de Reabilitação, 1989).

O processo de revisão da Cidid culminou com a aprovação, pela Assembleia Mundial da Saúde em 2001, da *International Classification of Functioning, Disability and Health – ICF* (WHO, 2001), traduzida para o português com o título Classificação Internacional de Funcionalidade, Incapacidade e Saúde – CIF (WHO, 2001). Além de uma linguagem padronizada, a CIF fornece um modelo para a descrição da saúde e dos estados relacionados à saúde.

A funcionalidade engloba os componentes de estruturas e funções corporais, atividade e participação social, aspectos estes positivos, cujos correlatos negativos correspondem à incapacidade. A incapacidade, por sua vez, resulta da interação entre a disfunção apresentada pelo indivíduo – seja ela orgânica ou de estrutura corporal –, a limitação de suas atividades e a restrição de sua participação social, e os fatores ambientais que interferem no desempenho das atividades e da participação social, facilitando-as (facilitadores) ou dificultando-as (barreiras). De acordo com a OMS, a CIF e a CID-10 são complementares, visto que as informações sobre diagnóstico e funcionalidade, quando acopladas, expressam de forma mais apropriada e completa o estado de saúde, tanto individual quanto de uma população (Farias e Buchalla, 2005).

O modelo utilitarista serviu como referência para o desenvolvimento de estudos sobre economia em saúde, voltados para análises de custo-efetividade e custo-utilidade, aplicadas à avaliação de projetos e investimentos na área da saúde. Em tais estudos, a importância conferida aos problemas de saúde varia na medida em que eles interferem na utilidade dos indivíduos acometidos. Entende-se por utilidade a satisfação com as preferências individuais por diferentes estados de saúde (Murray, 1994).

Desses trabalhos originou-se a medida denominada *Quality-ajusted life year* (QALY), ou anos de vida ajustados segundo a qualidade (de vida). O QALY representa o equivalente em anos de vida com saúde plena a uma série de anos vividos em outros estados, intermediários entre a plena saúde e a morte. No cômputo dos QALY são atribuídos pesos aos diferentes estados de saúde situados no contínuo entre os extremos da saúde plena e da morte (Murray, 1994). Tais pesos expressam as preferências individuais pelo tempo vivido em cada estado de saúde, servindo como fatores de ajuste em relação ao tempo de vida com plena saúde.

A expressão "qualidade de vida" tem múltiplos significados, que envolvem conhecimentos, valores, percepções e experiências diversas. Termos como estado de saúde, nível funcional e bem-estar são frequentemente utilizados como sinônimos de qualidade de vida (Oliveira, 2004). Segundo a OMS (OMS, 2008), qualidade de vida é *a percepção do indivíduo sobre a sua posição na vida, no contexto da cultura e dos sistemas de valores nos quais ele vive, e em relação a seus objetivos, expectativas, padrões e preocupações.*

Menos abrangente, o conceito de qualidade de vida relacionada à saúde refere-se ao valor atribuído à duração da vida, modificado em função de deficiências, estados funcionais, percepções e oportunidades sociais, os quais são, por sua vez, influenciados pela ocorrência de doenças, agravos, intervenções ou políticas públicas (Patrick e Erickson, 1993). A qualidade de vida relacionada à saúde refere-se ao impacto do estado de saúde na função ou na habilidade do indivíduo e à sua percepção de bem-estar nos domínios físicos, mentais e sociais da vida (Oliveira, 2004).

O conceito de qualidade de vida, tal como o de saúde, é multidimensional (Minaire, 1992). Os domínios primários da qualidade de vida relacionada à saúde são os da atividade física, atividade social, atividade psicológica, grau de satisfação com a vida ou bem-estar e a percepção do estado de saúde. Domínios adicionais, considerados de acordo com o foco do estudo, incluem, entre outros, a atividade sexual, o sono, o dimensionamento da dor, a identificação de sintomas e questões de natureza religiosa e espiritual (Oliveira, 2004).

A mensuração da qualidade de vida relacionada à saúde é feita por meio de instrumentos que abrangem múltiplas dimensões, ou domínios, compostos por uma quantidade variada de itens, ou facetas. As respostas aos itens, quando consideradas em conjunto, geram os escores globais ou específicos de cada domínio, resultando em índices agregados ou perfis de qualidade de vida relacionada à saúde. Os resultados de estudos voltados para avaliações da qualidade de vida devem ser analisados considerando-se a sua natureza qualitativa (Pereira, 2001).

O Quadro 3.3 mostra os domínios e respectivas facetas contemplados no instrumento de avaliação da qualidade de vida da OMS (WHOQOL – *World Health Organisation Quality of Life*) em sua versão abreviada (WHOQOL-*Bref*), desenvolvido para a avaliação da qualidade de vida em diferentes contextos socioculturais. Para cada domínio, os escores mais baixos representam as avaliações menos favoráveis da qualidade de vida. As versões do WHOQOL 100 (versão inicial com 100 itens) e do WHOQOL-*Bref* adaptadas para uso no Brasil (Flecket al., 1999; 2000),

Quadro 3.3. Domínios e facetas incluídos no instrumento WHOQOL-*Bref* para avaliação da qualidade de vida	
Domínios	**Facetas**
Físico	❑ Dor e desconforto ❑ Energia e fadiga ❑ Sono e repouso ❑ Mobilidade ❑ Atividades da vida cotidiana ❑ Dependência de medicação ou de tratamentos ❑ Capacidade de trabalho
Psicológico	❑ Sentimentos positivos ❑ Pensar, aprender, memória e concentração ❑ Autoestima ❑ Imagem corporal e aparência ❑ Sentimentos negativos ❑ Espiritualidade/ religião/ crenças pessoais
Relações sociais	❑ Relações pessoais ❑ Suporte (apoio) social ❑ Atividade sexual
Meio ambiente	❑ Segurança física e proteção ❑ Ambiente no lar ❑ Recursos financeiros ❑ Cuidados de saúde e sociais: disponibilidade e qualidade ❑ Oportunidades de adquirir novas informações e habilidades ❑ Participação em, e oportunidades de recreação/ lazer ❑ Ambiente físico: (poluição/ ruído/ trânsito/ clima) ❑ Transporte

Fonte: Projeto WHOQOL-BREF (Disponível em: <https://www.ufrgs.br/qualidep/index.php/qualidade-de-vida ≥. Acessado em: 23 out. 2022).

assim como de outros instrumentos desenvolvidos pelo Grupo WHOQOL, estão disponíveis em https://www.ufrgs.br/qualidep/index.php/qualidade-de-vida.

Os instrumentos são classificados como discriminantes quando diferenciam as pessoas segundo o nível de qualidade de vida, num mesmo momento, e avaliadores, quando descrevem, durante um período, variações da qualidade de vida de um mesmo indivíduo. Em outro eixo classificatório, os instrumentos são descritos como genéricos ou específicos. Os genéricos são aqueles voltados para a mensuração dos aspectos mais importantes da qualidade de vida relacionada à saúde, permitindo comparações entre diferentes populações, problemas e intervenções de saúde. Além do já mencionado WHOQOL, o instrumento genérico *Short-Form 36 Health Survey SF-36* – (Ware, 2000), também adaptado para uso no Brasil (Ciconelli et al., 1999), é comumente utilizado em estudos sobre qualidade de vida relacionada à saúde. Os instrumentos específicos são aqueles voltados para a avaliação de grupos populacionais, doenças, condições ou funções particulares. Possibilitam a avaliação da qualidade de vida quando os instrumentos genéricos se mostram pouco sensíveis (Guyatt et al., 1993).

O desenvolvimento de instrumentos para avaliação da qualidade de vida deve ser feito de forma bastante criteriosa, atentando-se para diferentes aspectos relacionados à validade da aferição da qualidade de vida. Da mesma forma, a adaptação transcultural destes instrumentos requer o desenvolvimento de estudos específicos, baseados em rígidos protocolos de investigação (McDowell, 2006; Reichenheim e Moraes, 2002).

Tanto o modelo biomédico como o da OMS, particularmente em sua versão inicial baseada na Cidid, caracterizam-se pelo enfoque de aspectos negativos relacionados às consequências dos problemas de saúde não fatais. Os demais modelos, entre os quais merece destaque a CIF, possibilitam a abordagem dos aspectos tanto negativos como positivos do conceito de saúde.

Indicadores para avaliação das limitações e restrições da atividade física

A dimensão da atividade física é particularmente importante na avaliação das consequências dos agravos e doenças crônicas. Diante das atuais tendências de envelhecimento populacional, cresce a importância dos estudos baseados em medidas de disfunção ou incapacidade física.

Os primeiros indicadores de deficiências físicas eram baseados em medidas geradas a partir de avaliações clínicas padronizadas. O fato de as deficiências não apresentarem uma relação clara com as necessidades de saúde, assim como a importância progressiva dada à independência funcional de pacientes alvos de programas de reabilitação, impulsionou o desenvolvimento de medidas para avaliação de incapacidades funcionais. Os métodos de avaliação passaram então a incorporar as atividades passíveis de desenvolvimento por uma pessoa, tendo em vista a sua capacidade física. Tais métodos são bem exemplificados pelas escalas de avaliação das atividades de vida diária e das atividades instrumentais de vida diária (em inglês, *Activities of Daily Lliving – ADL* e *Instrumental Activities of Daily Living – IADL*, respectivamente).

As atividades de vida diária (AVD) são aquelas necessárias ao cuidado pessoal, tais como banhar-se, alimentar-se, vestir-se, deitar-se e levantar-se da cama, ir ao banheiro e movimentar-se em casa (McDowell, 2006; Sadana, 2002), cuja execução depende da habilidade física e cognitiva de um indivíduo. As atividades instrumentais de vida diária (AIVD) são fruto da ampliação do escopo das AVD, incluindo, além das habilidades físicas, a avaliação da (re)integração dos indivíduos acometidos ao meio social. Concebidas a partir da década de 1970, as escalas de avaliação das AIVD possibilitaram a avaliação de níveis menos graves de incapacidades, mais comumente verificados na população em geral. Essencialmente, as AIVD focalizam a habilidade de um paciente – ou, mais amplamente, de qualquer indivíduo – viver em seu meio, compreendendo as limitações existentes para fazer compras, cozinhar, administrar as finanças do lar, realizar trabalhos domésticos, tomar remédios e se movimentar pela vizinhança (Costa, 2006).

Exemplos de indicadores baseados nas escalas AVD ou das AIVD são as medidas de prevalência de incapacidade ou inabilidade de desenvolver ao menos uma das atividades avaliadas. Tais indicadores são frequentemente utilizados em estudos de base populacional sobre avaliação funcional de idosos (Patrick e Erickson, 1993).

Outro tipo de indicadores são aqueles baseados em medidas genéricas de limitações e restrições das atividades (Barbotte et al., 2001). De acordo com a terminologia utilizada nos inquéritos de saúde realizados regularmente nos Estados Unidos (*National Health Interview Surveys*), entende-se por limitações das atividades a redução, em longo prazo, da capacidade de uma pessoa desenvolver as atividades esperadas para os indivíduos da mesma faixa de idade, isto é, os papéis sociais ou atividades principais. Já as restrições das atividades dizem respeito a certos comportamentos associados à redução das atividades habituais, ocasionada por condições ou problemas de saúde agudos ou crônicos. Tratam, portanto, da redução das atividades abaixo da capacidade de uma pessoa, num prazo relativamente curto (Patrick e Erickson, 1993).

Quatro indicadores de restrição das atividades, expressos em unidades de tempo de vida, costumam ser incluídos nos inquéritos populacionais sobre saúde. Para indivíduos com idades na faixa dos 5 aos 17 anos e acima dos 18 anos, a restrição das atividades por motivo de saúde é avaliada por meio do número de dias de escola e de trabalho perdidos (*school-loss days* e *work-loss days*), respectivamente. Tais perdas, quando não relacionadas ao trabalho profissional ou à escola, são computadas na medida de dias perdidos por motivo de saúde (*cut-down days*). O quarto indicador de restrição das atividades mede o número de dias perdidos em função da necessidade de o indivíduo estar acamado (*bed days*). Os três primeiros indicadores expressam o impacto, em curto prazo, de doenças e agravos sobre a atividade funcional. Já as restrições devidas aos dias passados no leito podem expressar os efeitos de curto e/ou longo prazo de problemas de saúde agudos ou crônicos. Por fim, o número de dias com restrição das atividades (*restricted-activity days*) sintetiza, em um único indicador, o tempo vivido com algum dos quatro tipos de restrição por motivo de saúde (Patrick e Erickson, 1993).

No Suplemento Saúde da PNAD, um inquérito populacional realizado no Brasil em 1998 e repetido em 2003 com o objetivo de avaliar o acesso e a utilização de serviços de saúde (IBGE, 2005), foram avaliados diferentes domínios relativos ao conceito de morbidade, entre eles as limitações das atividades habituais. A limitação das atividades foi avaliada por meio de um questionário dirigido às pessoas com 14 anos de idade ou mais, composto por uma escala de avaliação das atividades de vida diária com sete itens, apresentados no Quadro 3.4. Em todos os sete itens, o grau de dificuldade para realização de cada uma das atividades foi medido por meio de uma escala ordinal com quatro níveis, variando da ausência de qualquer tipo de limitação ("Não tem dificuldade") até a total impossibilidade ("Não consegue"). Entre as opções extremas, dois níveis intermediários representavam as situações de limitação parcial ("Tem pequena dificuldade" e "Tem grande dificuldade").

Quadro 3.4. Itens contemplados na avaliação da limitação das atividades (características de mobilidade física dos moradores de 14 anos de idade ou mais), Pesquisa Nacional por Amostra de Domicílios (PNAD) – Suplemento Saúde, 1998 e 2003

Normalmente, por problema de saúde →	tem dificuldade para alimentar-se, tomar banhou ou ir ao banheiro?
Normalmente, por problema de saúde →	tem dificuldade para correr, levantar objetos pesados, praticar esportes ou realizar trabalhos pesados?
Normalmente, por problema de saúde →	tem dificuldade para empurrar mesa ou realizar consertos domésticos?
Normalmente, por problema de saúde →	tem dificuldade para subir ladeira ou escada?
Normalmente, por problema de saúde →	tem dificuldade para abaixar-se, ajoelhar-se ou curvar-se?
Normalmente, por problema de saúde →	tem dificuldade para andar mais do que 1 quilômetro?
Normalmente, por problema de saúde →	tem dificuldade para anda cerca de 100 metros?

Fonte: IBGE, 2005.

Na Tabela 3.12 são apresentados indicadores baseados em estimativas da prevalência de limitação das atividades, segundo sexo e faixas etárias, na população brasileira com 14 anos de idade ou mais em 2003 (Costa, 2006).

Tabela 3.12 – Indicadores de prevalência de limitação das atividades, segundo sexo e faixas etárias, na população com 14 anos de idade ou mais, Pesquisa Nacional por Amostra de Domicílios (PNAD) – Suplemento Saúde, Brasil, 2003

Sexo	Faixa etária	Limitação das atividades	
		Leve*	Intensa**
Masculino	14 a 39 anos	9,0	1,1
	40 a 59 anos	28,5	4,3
	≥ 60 anos	64,7	16,2
	Total	**20,9**	**3,8**
Feminino	14 a 39 anos	14,8	1,5
	40 a 59 anos	41,9	6,8
	≥ 60 anos	78,5	24,7
	Total	**31,3**	**6,2**
Total	14 a 39 anos	11,9	1,3
	40 a 59 anos	35,6	5,6
	≥ 60 anos	72,4	20,9
	Total	**26,3**	**5,0**

Fonte: Costa (2006).

* Prevalência de qualquer grau de limitação na realização de ao menos uma das atividades investigadas.

** Prevalência de limitação total na realização de ao menos uma das atividades investigadas.

Independentemente do indicador utilizado, a prevalência de limitação das atividades aumentou com a idade. Na faixa dos 60 anos e mais, a prevalência de alto grau de limitação das atividades foi cerca de 15 a 16 vezes mais elevada do que a observada na faixa dos 14 aos 39 anos. Já entre os 40 e 59 anos, tais medidas foram cerca de quatro vezes mais altas do que entre os jovens e adultos jovens. Quanto ao grau leve de limitação das atividades, as prevalências entre os idosos e entre os adultos de 40 a 59 anos foram cerca de seis e três vezes maiores que a da faixa de 14 a 39 anos, respectivamente.

O gradiente segundo a idade observado para o conjunto da população de estudo foi também verificado nos dois sexos. Com poucas exceções, os valores observados entre as mulheres superaram, em graus variados – entre 20 e 65%, aproximadamente –, aqueles verificados na população masculina (Costa, 2006).

Segundo dados da PNAD, no Brasil em 2008 a proporção de pessoas que tiveram suas atividades habituais restringidas por motivo de saúde foi de 8,3%, apresentando em média, cinco dias de restrição. A região Norte (9,3%) registrou a maior proporção de pessoas com restrições, seguida pelas regiões Sul (8,7%), Nordeste (8,6%), Centro-Oeste (8,3%) e Sudeste (7,9%). Considerando os estratos de sexo, entre os entrevistados que apresentaram restrições em suas atividades habituais 9,1% e 7,5% eram mulheres e homens, respectivamente. Todavia, o número médio de dias de restrição dos homens (6 dias) foi superior ao das mulheres (5 dias). Os dados mostram que os indivíduos mais jovens e aqueles com idade mais avançada apresentaram mais problemas de saúde que os levaram à restrição de atividades. Entre as crianças de 0 a 4 anos, 9,2% apresentaram restrições das atividades, semelhante ao observado nas pessoas de 40 a 49 anos (9,3%). A proporção de pessoas que restringiram as atividades usuais foi decrescente até a faixa de 10 a 19 anos (5,3%), aumentando em seguida até atingir 15,2% para a faixa de 65 anos ou mais de idade (IBGE, 2010).

Indicadores de Saúde Materno-Infantil baseados no conceito de *Near Miss*

A frequência relativamente pequena de óbitos maternos ou neonatais, quer seja em função da redução das respectivas taxas de mortalidade e/ou devido à análise ser realizada em unidades geográficas menores ou localizadas nos serviços de saúde, diminui o poder do estudo (Pattinson et al., 2009). Nesse sentido, considerar casos de *near miss*, ou morbidade grave, torna-se relevante na avaliação do cuidado obstétrico e neonatal prestado (Pattinson et al., 2009; Silva et al., 2014).

Uma mulher que quase morreu, mas sobreviveu a uma complicação materna grave, ocorrida durante a gravidez ou parto, ou em até 42 dias após o término da gravidez, é considerado um caso de *near miss* materno ou morbidade materna grave (Souza et al., 2009; Say et al., 2009; OMS, 2011). Operacionalmente se traduz em disfunção ou falência de algum órgão que resulta em ameaça à vida, como por exemplo pré-eclâmpsia grave, eclâmpsia, sepse, infecção sistêmica grave e hemorragia grave. Adicionalmente, consideram-se intervenções críticas como internação em unidade de terapia intensiva, histerectomia, transfusão sanguínea, entre outros (OMS, 2011).

Em analogia ao *near miss* materno, um recém-nascido que nasceu em situação de ameaça à vida, mas sobreviveu ao período neonatal ou após 7 dias do parto ou até a alta hospitalar é um caso de *near miss* neonatal (Souza et al., 2011; Pileggi et al., 2010, Dias et al., 2014). Os critérios de *near miss* neonatal compreendem os pragmáticos, como prematuridade, baixo peso ao nascer e asfixia, características clínicas (cianose, apneia, depressão neurológica grave etc.), laboratoriais (pH < 7,1; pCO_2 > 65 mmHg; hematócrito < 30% etc.) e de manejo (intubação, ventilação mecânica, administração de surfactante etc.) (Santos et al., 2015; Souza et al., 2011; Silva et al., 2014; Kale et al., 2017).

Os critérios utilizados na definição de *near miss* são preditores do óbito e, no conjunto, *near miss* e óbito representam, de forma gradativa, situações de maior gravidade. Tanto para *near miss* neonatal quanto materno, basta a presença de apenas um critério de ameaça à vida para ser classificado como caso de morbidade grave. A identificação de uma situação de ameaça à vida potencialmente permitirá uma intervenção efetiva na prevenção do óbito.

Indicadores de *near miss* materno posteriormente adaptados ao contexto neonatal podem ser utilizados para estimar a carga de doença e avaliar a assistência obstétrica (WHO, 2011; Souza et al., 2011; Tunçalp et al., 2012) e dos recém-nascidos (Santos et al., 2015; Pileggi et al., 2010, Silva et al., 2014;). Esses indicadores são calculados tradicionalmente segundo o serviço de saúde de ocorrência do parto. No Quadro 3.5 são apresentados os indicadores propostos pela OMS (WHO, 2011) com base no conceito de *near miss*. Adicionalmente, recomenda-se o uso de indicadores clássicos de mortalidade materna e neonatal, já mencionados neste capítulo.

Indicadores de Alimentação e Nutrição

A Agenda 2030 para o desenvolvimento sustentável, adotada pelos países membros da ONU, inclusive o Brasil, estabelece que a erradicação da pobreza, em todas as suas formas e dimensões, é imperativa. São propostos 17 Objetivos de Desenvolvimento Sustentável (ODS) e 169 metas que visam o desenvolvimento sustentável nas esferas social, econômica e ambiental. O Objetivo 2, "Fome Zero e Agricultura Sustentável", visa acabar com a fome, alcançar a segurança alimentar e melhoria da nutrição e promover a agricultura sustentável (Nações Unidas Brasil, 2022).

Entende-se por Segurança Alimentar e Nutricional (SAN) "a realização do direito de todos ao acesso regular e permanente a alimentos de qualidade, em quantidade suficiente, sem comprometer o acesso a outras necessidades essenciais, tendo como base práticas alimentares promotoras de saúde, que respeitem a diversidade cultural e que sejam social, econômica e ambientalmente sustentáveis" (LOSAN, 2006). Dessa forma, faz-se necessário o monitoramento da situação nutricional da população, a fim de contribuir com as ações de controle, prevenção e promoção da saúde e garantir o Direito Humano à Alimentação Adequada (DHAA). De acordo com a Política Nacional de Segurança Alimentar e Nutricional (PNSAN), o monitoramento da SAN deverá contemplar as seguintes dimensões: I - produção de alimentos; II - disponibilidade de alimentos; III - renda e condições de vida; IV - acesso à alimentação adequada e saudável, incluindo água; V - saúde, nutrição e acesso a serviços relacionados; VI - educação; e VII - programas e ações relacionadas à segurança alimentar e nutricional. Esse monitoramento deverá incorporar indicadores de

Quadro 3.5. Indicadores de saúde baseados no conceito de *near miss* materno e neonatal

Indicadores	Significado	Materno		Neonatal	
		Numerador	Denominador	Numerador	Denominador
Razão de *near miss* materno e taxa de *near miss* neonatal (por mil nascidos vivos)	❑ Carga de morbidade grave	❑ Casos de *near miss* materno	❑ Total de nascidos vivos	❑ Casos de *near miss* neonatal	❑ Total de nascidos vivos
Razão de desfecho grave materno e taxa de desfecho grave neonatal (por mil nascidos vivos)	❑ Carga de morbidade grave e mortalidade	❑ Casos de near miss materno + óbito materno	❑ Total de nascidos vivos	❑ Casos de *near miss* neonatal + óbito neonatal	❑ Total de nascidos vivos
Razão *near miss*/óbito	❑ Sobreviventes em relação aos óbitos (avaliação da qualidade da assistência)	❑ Casos de *near miss* materno	❑ Casos de óbito materno	❑ Casos de near miss neonatal	❑ Casos de óbito neonatal
Índice de mortalidade (%)	❑ Mortalidade entre os que estão com ameaça à vida ❑ (avaliação da qualidade da assistência)	❑ Casos de óbito materno	❑ Total de mulheres com ameaça à vida	❑ Casos de óbito neonatal	❑ Total de recém-nascidos com ameaça à vida

Fonte: WHO, 2011.

diferentes setores e identificar grupos mais vulneráveis (Brasil, 2010).

A Vigilância Alimentar e Nutricional – que consiste na descrição contínua e na predição de tendências das condições de alimentação e nutrição da população e seus fatores determinantes – contribui para o diagnóstico e monitoramento da SAN (PNAN, 2013). O Sistema de Vigilância Alimentar e Nutricional (Sisvan) tem papel fundamental, uma vez que provê informações acerca do estado nutricional e indicadores de consumo alimentar dos usuários do Sistema Único de Saúde (SUS) em todos os períodos do curso da vida. (http://tabnet.datasus.gov.br/cgi-win/SISVAN/CNV/notas_sisvan.html).

Considerando a amplitude de dimensões relativas à SAN, um dos indicadores utilizados refere-se à proporção de famílias com insegurança alimentar grave, medido através da Escala Brasileira de Insegurança Alimentar e Nutricional (EBIA). Trata-se de um instrumento que avalia a segurança alimentar e nutricional no âmbito familiar composto por 14 perguntas (Quadro 3.6) que classifica os domicílios em quatro categorias: segurança alimentar; insegurança alimentar leve; moderada e grave. Há também uma versão reduzida, com 8 itens, que é mais facilmente aplicada e pode ser incorporada aos serviços de saúde e pesquisas.

A EBIA tem sido utilizada, no Brasil, tanto com propósitos acadêmicos quanto para auxiliar na geração de indicadores para as políticas de combate à fome e à insegurança alimentar. Sua inclusão na PNAD a partir de 2004,e posteriormente na POF (2017/2018) permite o diagnóstico nacional de segurança/insegurança alimentar e nutricional domiciliar. Em 2004, verificou-se que cerca de 35% da população brasileira conviviam com algum grau de insegurança alimentar, sendo 18% leve, 9,9% moderada e 6,9% grave. A POF verificou uma redução da proporção de domicílios com segurança alimentar (de 65,1% em 2004 para 63,3%%). A insegurança alimentar leve foi estimada em 24,0%%, enquanto 8,1% dos domicílios apresentavam insegurança alimentar moderada e 4,6% a insegurança alimentar grave. Observa-se diferenças entre as regiões do Brasil, bem como entre áreas rurais e urbanas (IBGE, 2020).

Quadro 3.6. Perguntas da Escala Brasileira de Insegurança Alimentar (EBIA)

1. Nos últimos três meses, os moradores deste domicílio tiveram a preocupação de que os alimentos acabassem antes de poderem comprar ou receber mais comida?
2. Nos últimos três meses, os alimentos acabaram antes que os moradores desse domicílio tivessem dinheiro para comprar mais comida?
3. Nos últimos 3 meses, os moradores deste domicílio ficaram sem dinheiro para ter uma alimentação saudável e variada?
4. Nos últimos 3 meses os moradores deste domicílio comeram apenas alguns alimentos que ainda tinham porque o dinheiro acabou?
5. Nos últimos 3 meses, algum morador de 18 anos ou mais de idade deixou de fazer alguma refeição porque não havia dinheiro para comprar a comida?
6. Nos últimos 3 meses, algum morador de 18 anos ou mais de idade, alguma vez, comeu menos do que achou que devia porque não havia dinheiro para comprar comida?
7. Nos últimos 3 meses, algum morador de 18 anos ou mais de idade, alguma vez, sentiu fome, mas não comeu porque não havia dinheiro para comprar comida?
8. Nos últimos 3 meses, algum morador de 18 anos ou mais de idade, alguma vez, fez apenas uma refeição ao dia ou ficou um dia inteiro sem comer porque não tinha dinheiro para comprar comida?
9. Nos últimos 3 meses, algum morador com menos de 18 anos de idade, alguma vez, deixou de ter uma alimentação saudável e variada porque não havia dinheiro para comprar comida?
10. Nos últimos 3 meses, algum morador com menos de 18 anos de idade, alguma vez, não comeu quantidade suficiente de comida porque não havia dinheiro para comprar comida?
11. Nos últimos 3 meses, alguma vez, foi diminuída a quantidade de alimentos das refeições de algum morador com menos de 18 anos de idade, porque não havia dinheiro para comprar comida?
12. Nos últimos 3 meses, alguma vez, algum morador com menos de 18 anos de idade deixou de fazer alguma refeição porque não havia dinheiro para comprar a comida?
13. Nos últimos 3 meses, alguma vez, algum morador com menos de 18 anos de idade sentiu fome, mas não comeu porque não havia dinheiro para comprar comida?
14. Nos últimos 3 meses, alguma vez, algum morador com menos de 18 anos de idade fez apenas uma refeição ao dia ou ficou sem comer por um dia inteiro porque não havia dinheiro para comprar comida?

Fonte: Segall-Corrêa et al., 2014.

Indicadores de saúde compostos por medidas agregadas de mortalidade e de morbidade

Desde a década de 1960, diferentes autores vêm discutindo e propondo indicadores de saúde compostos por medidas de mortalidade e morbidade agregadas. Com o desenvolvimento de estudos por organismos internacionais, como a OMS e o Banco Mundial, a importância de tais indicadores, também denominados medidas resumo (ou sintéticas) da saúde da população – em inglês, *summary measures of population health* (Laurenti et al., 2005) – ganhou novo impulso na década de 1990.

As medidas resumo de saúde da população apresentam uma estrutura conceitual semelhante, constituída por uma série de estados de saúde intercalados entre os extremos definidos como uma condição de plena saúde e a morte. A cada um destes estados atribui-se um peso, que lhe reflete a respectiva gravidade. Alguns dos indicadores incorporam ainda estimativas das probabilidades de transição entre os diferentes estados de saúde. A unidade de medida é o tempo de vida, ajustado em função da gravidade de cada estado ou condição de saúde (Murray, 1994).

Desde os estudos pioneiros da década de 1960, os esforços destinados à elaboração dos indicadores agregados de mortalidade e morbidade se concentraram em três linhas principais, baseadas no modelo da OMS, no modelo utilitarista e no modelo da qualidade de vida (Costa, 2006), descritos anteriormente neste capítulo.

Dois indicadores resumo serão apresentados a seguir: as medidas de expectativa de vida ajustadas para problemas de saúde não fatais e os anos de vida perdidos ajustados por incapacidade.

Expectativa de vida ajustada para eventos de saúde não fatais

Em 1971, Sullivan formulou o indicador de expectativa de vida livre de incapacidade agregando, em uma só medida, dados de mortalidade e de morbidade. À expectativa de vida estimada a partir de dados sobre mortalidade, por meio da tábua de vida, aplica-se um fator de ajuste do tempo de vida sem incapacidade, gerando então as estimativas da expectativa de vida livre de incapacidade, a partir de diferentes idades (Sullivan, 1988). A diferença entre a expectativa de vida com e sem incapacidades corresponde ao tempo de vida com alguma incapacidade, expresso em termos absolutos, em anos de vida, ou relativos, sob forma percentual. Os dados sobre mortalidade são os mesmos utilizados no cômputo da expectativa de vida, ao nascer e em outras idades, descrito na seção sobre indicadores de saúde baseados em dados de mortalidade. Já o fator de ajuste do tempo de vida livre de incapacidade é estimado a partir de dados provenientes de inquéritos de saúde de base populacional.

A expectativa de vida sem incapacidades pode ser estimada a partir de qualquer idade. Tendo em vista as prevalências mais elevadas de incapacidades nas idades mais avançadas, este indicador é particularmente útil no dimensionamento da expectativa de vida livre de incapacidades a partir dos 60, 70 e 80 anos de idade.

Na Tabela 3.13, são apresentadas as estimativas da expectativa de vida total e sem incapacidades a partir de 60 anos, específicas por sexo, para o município de São Paulo em 2000 (Santos, 2003), e para o Brasil em 2003 (Romero et al., 2005) e em 2008 (Camargos et al., 2015). As estimativas relativas à cidade de São Paulo foram baseadas em dados do Estudo SABE – Saúde, Bem-Estar e Envelhecimento –, realizado em 2000, e as do Brasil, na Pesquisa Mundial de Saúde e na PNAD, realizadas em 2003 e 2008, respectivamente.

Nota-se que, independentemente da população de estudo, as expectativas de vida total e sem incapacidades eram mais elevadas entre as mulheres, porém, entre os homens as proporções da expectativa de vida aos 60 anos sem incapacidades eram maiores. Ressalta-se que variações das estimativas do tempo de vida sem incapacidades podem ser explicadas, entre outros fatores, por diferentes métodos empregados na aferição das incapacidades.

No intervalo de 15 anos entre a realização da PNAD em 1998 e da PNS em 2013, a expectativa de vida aos 60 anos no Brasil apresentou um crescimento de 1,4 ano para os homens e 2,0 anos para as mulheres. Em 1998, ao completar 60 anos, as mulheres esperavam viver 2,9 anos a mais que os homens. Já em 2013, a diferença foi de 3,5 anos na sobrevida média das mulheres em relação aos homens. Em 2013, ao completar 60 anos no Brasil, as mulheres tinham uma sobrevida

Tabela 3.13 – Expectativa de vida, expectativa de vida sem incapacidade, anos vividos com incapacidades e proporção da expectativa de vida sem incapacidades a partir dos 60 anos, São Paulo, 2000* e Brasil, 2003** e 2008***

População	Sexo	Ano	Expectativa de vida	Expectativa de vida sem incapacidades	Anos vividos com incapacidades	Proporção da expectativa de vida sem incapacidades (%)
Cidade de São Paulo	Feminino	2000*	22,1	19,8	2,3	89,6
	Masculino		16,1	14,7	1,4	91,3
Brasil	Feminino	2003**	22,0	15,8	6,3	71,6
	Masculino		19,0	14,9	4,2	78,1
	Feminino	2008***	22,7	18,0	4,7	79,5
	Masculino		19,5	16,5	3,0	84,8

Fonte: *Santos, 2003; **Romero, 2005; ***Carmargos et al., 2015 ativa, sem incapacidade funcional, de 20,3 anos e uma expectativa de vida com incapacidade funcional de 3,1 anos. Nesse mesmo ano, as estimativas para a população masculina eram de 18,0 anos e 1,9 ano, respectivamente. No período analisado, a diferença entre os sexos aos 60 anos de idade ampliou-se em aproximadamente um ano em relação à expectativa de vida total e livre de incapacidade funcional. Dessa forma, considerando a expectativa de vida total e suas componentes (saudável e não saudável), as mulheres apresentaram um tempo médio maior de sobrevida ativa ou livre de incapacidade funcional.

Alternativas ao cálculo de expectativas de vida com saúde plena foram elaboradas, através da atribuição de pesos diferenciados a cada uma das classes de incapacidades e da ordenação destas segundo um gradiente de gravidade, na qual ao tempo de vida perdido em função de um óbito atribui-se o peso máximo, igual a 1 (Murray e Lopez, 1996). Além das incapacidades, outras dimensões da morbidade são também consideradas no cômputo de medidas-resumo, como, por exemplo, a expectativa de vida com uma boa percepção do próprio estado de saúde e a expectativa de vida sem doenças (Camargos et al., 2015; Robine et al., 1999).

Anos de Vida Perdidos Ajustados por Incapacidade (*Disability Adjusted Life Years* – DALY)

O indicador denominado Anos de Vida Perdidos Ajustados por Incapacidade – *Disability Adjusted Life Years* (*DALY*) no idioma inglês – foi desenvolvido no início da década de 1990 (Murray, 1994). O *DALY* é mais um índice a agregar medidas de mortalidade e morbidade em um único valor, calculado pela soma dos anos de vida perdidos em função das mortes prematuras e dos anos de vida vividos com alguma incapacidade, devida a problemas de saúde não fatais. Se, por um lado, os *QALY* – Anos de Vida Ajustados por Qualidade – expressam ganhos de tempo e qualidade de vida, por meio dos *DALY* busca-se quantificar as perdas, nestes mesmos termos.

O *DALY* foi constituído de forma a possibilitar, através de uma única medida, a realização de investigações de âmbito mundial sobre o que foi denominado estudos sobre Carga de Doenças – *Burden of Disease* (Murray, 1994; 1996). Sua aplicação é possível tanto na mensuração do nível de saúde do indivíduo quanto da população, âmbitos aos quais se restringem os usos dos QALY e das expectativas de vida ajustadas para eventos de saúde não fatais, respectivamente (Goerdt et al., 1996).

Como será visto, a forma como se calcula o *DALY* é bastante complexa. Para tal, é necessário dispor de informações de boa qualidade sobre mortalidade e morbidade segundo causas específicas. Haja visto que tais informações não estão disponíveis em muitas ocasiões, métodos indiretos de estimação tornam-se necessários. A seguir, antes da forma de cálculo do *DALY* serão apresentados os principais fundamentos subjacentes à sua concepção.

Quatro pressupostos básicos nortearam a concepção do *DALY*. No primeiro, considera-se que todos os problemas de saúde a implicarem em perda de bem-estar social devem, de alguma forma, ser incluídos nos cálculos. Por perda de bem-estar social entende-se o reconhecimento, por parte da sociedade, da importância de um problema de saúde e de suas consequências, assim como a decisão de destinar recursos à sua prevenção e/ou ao seu tratamento.

Sexo e idade são as únicas características individuais que devem ser incluídas no cálculo dos *DALY*, pois são consideradas as únicas variáveis comuns a quaisquer grupos populacionais. Não foram consideradas outras características definidoras de grupos sociais, em relação às quais o acesso é, usualmente, desigual.

Na análise dos dados, um mesmo problema de saúde deve ser considerado sempre da mesma forma, independentemente de quaisquer características – por exemplo, demográficas, epidemiológicas, socioeconômicas – das populações nas quais ocorra. A morte prematura de uma mulher com 40 anos deve contribuir da mesma forma para a estimativa da carga de doenças, fosse ela residente em uma região pobre de um país do terceiro mundo, ou em uma área abastada de um país desenvolvido. Esta premissa também assegura a comparabilidade dos resultados entre diferentes regiões e países num dado momento, ou em diferentes períodos para uma mesma área.

O quarto e último pressuposto estabelece que o *DALY* deva ser medido em unidades de tempo. Provê, assim, um meio simples, e mesmo intuitivo, para agregar, em um só indicador, medidas do tempo vivido com uma incapacidade, e do tempo perdido em função de uma morte prematura, tendo como unidade de tempo o ano (Murray, 1994).

O cálculo dos *DALY* baseia-se em quatro funções, as quais expressam valores ou preferências sociais: preferência temporal, o valor social do tempo de vida em diferentes idades, o tempo de vida perdido em função dos óbitos ocorridos em diferentes idades e o impacto dos eventos mórbidos não fatais.

O conceito de preferência temporal refere-se à preferência das pessoas por desfrutar imediatamente de um determinado benefício, em vez de fazê-lo no futuro (Murray, 1996). É operacionalizado por meio da taxa de desconto *r*. As taxas de juros de mercado são exemplos do conceito de preferência temporal.

A aplicação de taxas de desconto sobre benefícios esperados por ocorrer no futuro tem como finalidade convertê-los em valores atuais, e permitir a comparação com os respectivos custos. Esta é uma prática comum em avaliações de custo-benefício e custo-efetividade (Murray, 1994).

A incorporação de um parâmetro para ponderação do tempo de vida em diferentes idades baseia-se no entendimento de que o grau de dependência varia em função da idade dos membros de uma sociedade e das atividades por eles desempenhadas, as quais definem seus respectivos papéis sociais. Considera-se, portanto, ser o valor social do tempo de vida dependente da idade (Murray, 1994). Abordagem semelhante já havia sido proposta anteriormente, por exemplo, nos trabalhos em que se propôs restringir a medida de anos de vida perdidos ao intervalo etário considerado como produtivo, ou de trabalho (Greville, 1948; Haenszel, 1950).

Os anos perdidos em função da mortalidade prematura são calculados de forma semelhante à da medida de anos potenciais de vida perdidos (APVP). Entretanto, em vez de limites potenciais de vida fixos, independentes da idade em que ocorrem os óbitos – como se propôs no trabalho original de Dempsey (1947) e nos de outros autores (Romeder e McWhinnie, 1988; CDC, 1986) – utilizam-se as expectativas de vida a partir das diferentes idades em que ocorrem os óbitos, segundo a tábua de vida Modelo Oeste de Coale e Demeny, nível 26, na qual a esperança de vida ao nascer é de 80 anos para homens e 82,5 para mulheres. Trata-se, portanto, do indicador de anos potenciais de vida perdidos padronizados (APVPP) – apresentado no subitem relativo aos indicadores baseados em dados de mortalidade –, que expressa a quantidade de anos potenciais de vida perdidos em relação a um padrão de expectativa de vida próximo do observado na população japonesa, e, portanto, desejável para todas as populações humanas. A medida dos APVPP é obtida de acordo com a equação 3.14.

O indicador de APVPP utilizado no cômputo do *DALY* é condizente com o pressuposto de que todos os problemas de saúde considerados relevantes, em termos de perda de bem-estar, devem ser incluídos na análise. A forma usual de cálculo dos APVP implica na exclusão de todos os eventos – óbitos e problemas que gerem alguma incapacidade – que venham a ocorrer após a idade considerada limite, usualmente definida entre 60 e 85 anos. Excluir os óbitos com idades superiores a estes limites implica dizer que eles não têm valor social, suposição discordante do que se observa nas sociedades humanas, de forma geral. Adicionalmente, tendo em vista as variações existentes entre diferentes países, e mesmo para um único país ao longo do tempo, o uso de um único padrão de expectativas de vida em diferentes idades permite comparações entre regiões, num mesmo período, ou entre diferentes períodos, para uma mesma região (Murray, 1994; 1996).

As análises do tempo potencial de vida perdido, tradicionalmente, levam em consideração somente a ocorrência de mortes em idades consideradas prematuras. Em muitas das vezes, estão associados a tais perdas diferentes eventos mórbidos não fatais, que provocam limitações funcionais distintas no que diz respeito à gravidade e à evolução, e levam à perda da qualidade de vida. Outros problemas de saúde incapacitantes, mas de baixa ou nenhuma letalidade, sequer aparecem entre as principais causas de APVP. No cálculo dos APVP dá-se peso 1 somente aos eventos mórbidos que resultam em morte, e peso 0 a quaisquer outros problemas de saúde não letais, mesmo aqueles que determinam algum grau de incapacidade, permanente ou não. Conforme mencionado anteriormente, o *DALY* é um indicador que agrega, em uma só medida, o tempo potencial de vida perdido devido à ocorrência de mortes prematuras e eventos mórbidos não fatais, mas incapacitantes.

O conceito de incapacidade utilizado é aquele definido pela OMS, na Cidid (WHO, 1980), apresentado anteriormente, e refere-se a limitações de natureza funcional. Muito embora o conceito de desvantagem seja mais abrangente, na medida em que se concentra no impacto de uma limitação funcional – dado um determinado contexto social –, seu uso poderia ferir o pressuposto de que um mesmo problema de saúde deve ser tratado de forma semelhante (WHO, 1980; Murray, 1994).

O impacto dos eventos mórbidos não fatais é incorporado ao cálculo do *DALY* através do ajuste do tempo de vida perdido, em função do grau das condições incapacitantes associadas. Obtém-se este ajuste por meio da multiplicação do tempo de vida perdido, calculado tal como apresentado anteriormente, por pesos *D*, atribuídos às diferentes condições de saúde; os valores de *D* variam entre 0 e 1, extremos correspondentes à saúde plena e à morte, respectivamente (Murray, 1994; 1996).

Cálculo do *DALY*

O *DALY*, relativo a uma doença ou condição de saúde, é calculado como a soma dos anos de vida perdidos devidos à morte prematura (*YLL – Years of Life Lost* – Anos de Vida Perdidos) e anos de vida perdidos devidos a incapacidades (*YLD – Years Lived with Disability* – Anos Vividos com Incapacidades), ou seja,

$$DALY = YLL + YLD \quad (3.15)$$

Por sua vez, o cálculo das medidas de anos de vida perdidos devidos à morte prematura (*YLL*) e de anos de vida perdidos devidos a incapacitação (*YLD*) baseia-se nas funções anteriormente apresentadas. Uma vez explicitadas tais funções, a quantidade de *DALY* devido um evento mórbido qualquer, fatal ou não, é calculada segundo a equação:

$$Daly = -\left[\frac{DCe^{-\beta a}}{(\beta+r)^2}[e^{-(\beta+r)(L)}(1+(\beta+r)(L+a))-(1+(\beta+r)a)]\right] \quad (3.16)$$

na qual: *D* é o peso atribuído a diferentes graus de incapacidade (para a morte prematura, *D* = 1); *r* é a taxa de desconto, ou preferência temporal; β é uma constante que determina a forma como os pesos variam em função das diferentes idades *x*; *C* é o fator de correção do número de DALY devido à introdução da função que atribui diferentes pesos às idades; *a* refere-se à idade durante a qual ocorre o problema de saúde (morte ou incapacidade); e *L* é o tempo de vida perdido devido a morte prematura, ou à duração da vida com alguma incapacidade (Murray, 1994).

Mais recentemente foram introduzidas mudanças no cálculo do *DALY*, tais como a retirada da taxa de desconto e dos pesos atribuídos às idades em que ocorrem mortes e incapacidades, assim como a redefinição das tábuas de vida modelo para cálculo do tempo perdido de vida (WHO, 2018).

O *DALY* pode ser calculado segundo causa básica da morte e/ou da incapacidade, como também segundo o fator de risco (Murray, 1994), sob forma de valores absolutos, proporções ou taxas. Se apresentado sob a forma de taxa, referida a um determinado contingente populacional, deve ser considerada a necessidade do uso de métodos de padronização, tal como descrito anteriormente.

Resultados dos estudos sobre Carga Global de Doenças baseados em estimativas de DALY

Em 2019, 2,54 bilhões de *DALY* por todas as causas e em todas as idades foram estimados globalmente devidos, em sua maior parte, ao conjunto das doenças não transmissíveis (63,8%), seguido pelas causas infecciosas, maternas, neonatais e nutricionais (26,4%) e pelas causas externas (9,8%) (GBD, 2019).

Ao sexo masculino foram atribuídos 1,35 bilhão (53,1%) de *DALY*, restando 1,19 bilhão (46,9%) ao sexo feminino. As causas infecciosas, maternas, neonatais e nutricionais e as não transmissíveis responderam pela maior parcela da carga de doenças nos dois sexos. Entre os homens, 71,5% dos *DALY* foram devidos a anos potenciais de vida perdidos (*YLL*) e 28,5% a anos vividos com incapacidades (*YLD*). Já entre as mulheres, 59,9% foram decorrentes de *YLD* e 40,1% de *YLL*. Dentre as dez causas de *DALY* mais frequentes em 2019, a maioria foi comum a ambos os sexos. Como diferenças entre os grupos, destaca-se a ocorrência de lesões no trânsito (quarta), cirrose (nona) e câncer de pulmão (décima) entre os homens; e dor lombar (sexta), doenças ginecológicas (nona) e distúrbios de dor de cabeça (décima) no grupo das mulheres. Ademais, somente entre homens ocorrem *DALY* por causas externas. Por outro lado, distúrbios depressivos, maternos e de ansiedade, além de doenças musculoesqueléticas estão entre as principais causas de *DALY* apenas entre as mulheres.

No Brasil, a taxa de *DALY* padronizada por idade diminuiu 24,8% entre 1990 (40.163,32 por 100.000) e 2019 (30.188,77 por 100.000). Tendências distintas foram observadas entre as Unidades da Federação. Em 2019 as violências interpessoais responderam pelas mais elevadas taxas padronizadas de *YLL*, seguidas pelas doenças isquêmicas cardíacas. Já os transtornos mentais e as doenças musculoesqueléticas foram as principais causas *YLD*, em 1990 e 2019. O consumo de tabaco, pressão arterial sistólica elevada e índice de massa corporal elevado foram os principais fatores de risco associados aos *DALY* em 2019.

Indicadores e dados básicos para a saúde: a iniciativa Ripsa

Cumprindo sua função de difundir informações acerca da situação de saúde e suas tendências, a Organização Pan-Americana de Saúde (Opas) instituiu, em 1995, a Iniciativa Regional de Dados Básicos em Saúde (Opas, 2001), com o objetivo de apoiar esforços dos países membros em reunir dados e informações para caracterizar a situação de saúde no continente, bem como tornar esses dados disponíveis ao público em geral. Baseado na seleção de um conjunto de indicadores, agrupados por categorias, que permite traçar um panorama geral da situação de saúde na Região das Américas, o trabalho empreendido tem motivado as esferas nacionais a aperfeiçoar seus sistemas e bases de dados e a produzir e divulgar informações segundo critérios comuns. Busca-se, assim, proporcionar aos técnicos, aos gestores e à sociedade em geral informações válidas e confiáveis para a análise objetiva da situação sanitária, assim como para a tomada de decisões baseadas em evidências e a programação e avaliação de ações de saúde (Ripsa, 2008). A Iniciativa Regional de Dados Básicos em Saúde soma-se aos esforços empreendidos no mesmo sentido em nível mundial pela Organização Mundial da Saúde.

Ainda em 1995, o Ministério da Saúde e a Representação da Opas no Brasil acordaram em cooperar no aperfeiçoamento de informações para a saúde, em consonância com a Iniciativa Regional de Dados Básicos em Saúde. A estratégia proposta baseou-se na criação da Rede Interagencial de Informações para a Saúde (Ripsa), concebida por um grupo de trabalho *ad hoc* no qual estiveram representados o Ministério da Saúde, a Opas e instituições estratégicas da política de informações em saúde no País, tais como o IBGE, a Associação Brasileira de Saúde Coletiva (Abrasco), a Faculdade de Saúde Pública da USP e o Instituto de Pesquisa Econômica Aplicada (Ipea). A proposta de trabalho da Ripsa baseia-se na perspectiva de um processo de trabalho colaborativo, realizado com a mobilização de profissionais e de bases técnico-científicas das próprias instituições, segundo suas vocações (Ripsa, 2008).

No Brasil, o Ministério da Saúde vem desenvolvendo e implementando diferentes sistemas nacionais de informação desde a década de 1970, com notáveis avanços na disseminação eletrônica de dados sobre nascimentos, óbitos, doenças de notificação, atendimentos hospitalares e ambulatoriais, atenção básica e orçamentos públicos em saúde, entre outros. Por sua vez, o IBGE vem aperfeiçoando os censos demográficos e ampliando a realização de estudos amostrais de base domiciliar, que fornecem informações consistentes, de âmbito nacional, sobre a situação de saúde e aspectos a ela relacionados, como, por exemplo, os de natureza demográfica e socioeconômica. Em outros setores do governo são também produzidos dados e informações que oferecem subsídios para a análise de saúde, mesmo que coletados originalmente para outras finalidades. Cabe à Ripsa promover esforços continuados para articular bases de dados e informações produzidas pelas instituições integrantes. Em especial, a Rede tem como atribuição promover consenso sobre conceitos, métodos e critérios de utilização das bases de dados (Ripsa, 2008). Os objetivos da Rede são:

- estabelecer conjuntos de dados básicos e indicadores consistentes, atualizados, abrangentes e de amplo acesso;
- articular instituições que contribuem para o fornecimento e crítica de dados e indicadores, bem como para a análise de informações;
- implementar mecanismos de apoio ao aperfeiçoamento da produção de dados e informações;
- promover consenso sobre conceitos, métodos e critérios de utilização das bases de dados;
- promover intercâmbio com outros subsistemas especializados de informação da administração pública; e
- contribuir para o estudo de aspectos ainda pouco explorados ou de reconhecida relevância para a compreensão do quadro sanitário brasileiro.

Em 1996, a Rede elaborou a Matriz de Indicadores Básicos, baseando-se nos critérios de: relevância para a compreensão da situação de saúde, bem como de suas causas e consequências; validade para orientar decisões de política e apoiar o controle social do SUS; identidade com processos de trabalho próprios à gestão do sistema de saúde; e disponibilidade de bases de dados, sistemas de informação ou estudos nacionais. Esses critérios vêm sendo mantidos no processo de revisão e atualização periódicas da matriz, ainda que sujeitos ao acréscimo e à exclusão de indicadores, bem como a alteração de conceitos, fontes e métodos de cálculo.

Os indicadores estão agrupados em seis subconjuntos temáticos – demográficos, socioeconômicos, mortalidade, morbidade e fatores de risco, recursos e cobertura – e são apresentados, na matriz, segundo a sua denominação, conceituação, método de cálculo, categorias de análise e fontes de dados.

Tais indicadores, assim como toda a informação técnica a eles atrelada, estão disponíveis em https://datasus.saude.gov.br/informacoes-de-saude-tabnet/, na opção Indicadores de Saúde e Pactuações, seguida por IDB – Indicadores e Dados Básicos. Os indicadores são também divulgados em meio impresso, com periodicidade anual, sob o título "Indicadores e Dados Básicos para a Saúde – IDB, Brasil", publicação de referência para a realização de análises e informes sobre a situação de saúde e suas tendências. Na página da *internet* mencionada é possível acessar os sítios das instituições participantes da Ripsa, assim como os de outras instituições de interesse. Destaca-se, entre outras, o Sistema IBGE de Recuperação Automática (SIDRA), no qual é possível acessar diferentes bases de dados do IBGE, por vezes desagregados até o nível de bairros de algumas cidades brasileiras (http://www.sidra.ibge.gov.br/). É possível ainda gerar os indicadores desejados por meio do tabulador de dados TABNET, na página do Datasus e de diferentes secretarias estaduais e municipais de saúde na internet. Alternativamente, os indicadores podem ser construídos utilizando-se o programa TABWIN, de domínio público, disponível também no endereço do Datasus (Brasil, 2005).

Nos níveis regional e mundial, os indicadores que compõem a Iniciativa de Dados Básicos em Saúde estão disponíveis, respectivamente, nos endereços da Opas (*PLISA Health Information Platform for the Americas* - http://www.paho.org/data/index.php/en/indicators.html), da OMS (*WHOSIS – WHO Statistical Information System* – https://www.who.int/data) e das Nações Unidas (https://www.un.org/en/development/desa/population/publications/database/index.asp). Ao leitor interessado, recomenda-se também visitar o sítio do *Centers for Disease Control* dos Estados Unidos (http://www.cdc.gov) e os dos demais escritórios regionais da OMS, acessíveis a partir do endereço supracitado.

Considerações finais

Foram apresentados neste capítulo os principais indicadores de saúde já propostos. Paradoxalmente, muitos destes indicadores expressam a falta ou ausência de saúde, parcial ou total pois, em sua maioria, são medidas da frequência de óbitos ou de condições mórbidas em populações humanas.

Como foi destacado, ao longo das últimas 4 décadas muito se avançou no desenvolvimento de medidas do estado de saúde e da qualidade de vida, as quais levam em consideração tanto o impacto de problemas de saúde não letais, mas incapacitantes, quanto aspectos subjetivos intimamente relacionados ao conceito de saúde, como o bem-estar e a satisfação. O uso de indicadores baseados nessas medidas vem se tornando cada vez mais amplo, tanto no âmbito da saúde pública como no da assistência à saúde individual, possibilitando também o dimensionamento de aspectos positivos relacionados ao conceito de saúde. Espera-se que tais medidas sejam cada vez mais frequentemente adicionadas ao conjunto dos indicadores de saúde por ora apresentados.

Cabe ressaltar a importância dos sistemas de informações em saúde como fonte primordial de dados para a construção de indicadores de saúde. Embora se tenha conhecimento acerca das inúmeras imperfeições destes sistemas, o uso cada vez mais amplo dos seus dados contribuirá, certamente, para o seu aprimoramento, o que necessariamente depende do preenchimento correto das informações por estudantes de medicina e dos demais cursos da área da saúde, por médicos e pelos demais profissionais de saúde.

Bibliografia Consultada

- Ahmad O, Boschi-Pinto C, Lopez AD, Murray CJL, Lozano R, Inoue M. *Age standardization of rates: a new WHO standard*. Geneva: World Health Organization; 2001.
- Almeida Filho N, Barreto ML. *Epidemiologia & Saúde – Fundamentos, Métodos e Aplicações: Fundamentos, Métodos, Aplicações.* Rio de Janeiro: Guanabara Koogan; 2011.
- Almeida MF, Alencar GP, Novaes HMD, Ortiz LP. Sistemas de Informação e mortalidade perinatal. *Rev Bras Epidemiol.* 2006;*9*(1):56-68.
- Andrade CLT, Szwarcwald CL. Desigualdades sócio-espaciais da adequação das informações de nascimentos e óbitos do Ministério da Saúde, Brasil, 2000-2002. *Cad Saúde Pública.* 2007;23(5):1207-16. doi: 10.1590/S0102-311X2007000500022.
- Andrade FCD, Barbosa LM. *Aplicação da técnica dos riscos competitivos à mortalidade do Brasil e Regiões – 1991.* Belo Horizonte: CEDEPLAR/UFMG; 1999 (mimeo).
- Aquino P, Souto BG. Problemas gestacionais de alto risco comuns na atenção primária. *Rev Med Minas Gerais.* 2015;25(4):568-76.
- Barboni AR, Gotlieb SLD. Impacto de causas básicas de morte na esperança de vida em Salvador e São Paulo, 1996. *Rev Saúde Pública*. 2004;*38*(1):16-23.
- Barbotte E, Guillemin F, Chau N; the Lorhandicap Group. Prevalence of impairments, disabilities, handicaps and quality of life in the general population: a review of recent literature. *Bull World Health Organ.* 2001;*79*(11):1047-55.
- Bergner M. Measurement of health status. *Med Care.* 1985;*23*:696-704.
- Borges GM. Health Health transition in Brazil: regional variations and divergence/convergence in mortality. *Cad Saúde Pública* [online]. 2017;*33*(8):e00080316. [cited 2018-12-30], Disponível em: <http://www.scielo.br/scielo.php?script=sci_arttext&pid=S0102-311X2017000805001&lng=en&nrm=iso>. Epub Aug 21, 2017. ISSN 1678-4464. Disponível em: <http://dx.doi.org/10.1590/0102-311x00080316>.

- Brasil. Ministério da Saúde. *Estudo da Mortalidade de Mulheres de 10 a 49 anos, com ênfase na Mortalidade Materna – Relatório Final*. Brasília: Ministério da Saúde; 2006.
- Brasil. Ministério da Saúde. Secretaria de Atenção à Saúde. Departamento de Ações Programáticas. Saúde da Criança e Aleitamento Materno. Secretaria de Vigilância em Saúde. Departamento de Análise de Situação de Saúde. Coordenação Geral de Informação e Análise Epidemiológica. Brasília: Editora do Ministério da Saúde, 2009. Disponível em: <http://bvsms.saude.gov.br/bvs/publicacoes/vigilancia_obito_infantil_fetal.pdf>. Acessado em: 08 mar. 2019.
- Brasil. Ministério da Saúde. Secretaria de Vigilância em Saúde. Departamento de Análise de Situação de Saúde. *Banco de dados dos Sistemas de Informação sobre Mortalidade (SIM) e Nascidos Vivos (Sinasc): 1997 a 2003* [CD ROM]/Secretaria de Vigilância em Saúde, Departamento de Análise de Situação de Saúde – Brasília: Ministério da Saúde; 2005.
- Brasil. Ministério da Saúde. Secretaria de Vigilância em Saúde. Departamento de Vigilância de Doenças e Agravos não Transmissíveis e Promoção da Saúde. *Saúde Brasil 2017: uma análise da situação de saúde e os desafios para o alcance dos objetivos de desenvolvimento sustentável* [recurso eletrônico]. Brasília: Ministério da Saúde; 2018.
- Brasil. Ministério da Saúde. Secretaria de Vigilância em Saúde. Departamento de Análise de Situação de Saúde. *Manual de Instruções para o preenchimento da Declaração de Óbito* / Ministério da Saúde, Secretaria de Vigilância em Saúde, Departamento de Análise de Situação de Saúde. Brasília: Ministério da Saúde; 2011. Disponível em: <http://svs.aids.gov.br/dantps/cgiae/sim/documentacao/manual-de-instrucoes-para-o-preenchimento-da-declaracao-de-obito.pdf>. Acessado em: 08 mar. 2019.
- Brasil. Ministério da Saúde. Secretaria de Vigilância em Saúde. Departamento de Análise de Saúde e Vigilância de Doenças não Transmissíveis. *Declaração de Óbito : manual de instruções para preenchimento*. Brasília: Ministério da Saúde, 2022.https://www.gov.br/saude/pt-br/centrais-de-conteudo/publicacoes/publicacoes-svs/vigilancia/declaracao-de-obito-manual-de-instrucoes-para-preenchimento.pdf/view (acessado em 17 nov. 2022).
- Brasil. Presidência da República. Casa Civil. Subchefia para Assuntos Jurídicos. Decreto 7.272 de 25 de agosto de 2010. D.O.U. de 26/08/2010, P. 6.
- Camargos MCS, Gonzaga MR. Viver mais e melhor? Estimativas de expectativa de vida saudável para a população brasileira. *Cad Saúde Pública*. 2015;*31*(7):1460-72.
- Castro, M.C., Gurzenda, S., Turra, C.M. et al. Reduction in life expectancy in Brazil after COVID-19. *Nat Med 27*, 1629–1635 (2021). https://doi.org/10.1038/s41591-021-01437-z.
- CBCD. Centro Colaborador da OMS para a Classificação de Doenças em Português (Centro Brasileiro de Classificação de Doenças CBCD/MS/USP/OMS). *Registro dos eventos vitais: sua importância em saúde pública*. Série Divulgação Nº 5. São Paulo: Centro da OMS para Classificação de Doenças em Português, 1990a.
- CBCD. Centro Colaborador da OMS para a Classificação de Doenças em Português (Centro Brasileiro de Classificação de Doenças CBCD/MS/USP/OMS). *A Aids/Sida: as estatísticas de mortalidade como fonte de informações*. Série Divulgação Nº 6. São Paulo, 1990b.
- CBCD. Centro Colaborador da OMS para a Família de Classificações (Centro Brasileiro de Classificação de Doenças CBCD/MS/USP/OMS). *O Sistema de Informações sobre Mortalidade: passado, presente e futuro*. Série Divulgação Nº 11, São Paulo, 2006.
- CDC. Centers for Disease Control. Premature mortality in the United States: public health issues in the use of years of potential life lost. MMWR. 1986;35(suppl.2S):1S-11S.
- CFM. Conselho Federal de Medicina. *Resolução Nº 1601, de agosto de 2000, modificada pela Resolução Nº 1779 de dezembro de 2005*. Diário Oficial da República Federativa do Brasil, Brasília, 5 dez 2005. Seção I, p. 121. Disponível em: <http://www.cremesp.org.br/?siteAcao=LegislacaoBusca&nota=290>. Acessado em 17 nov 2022.
- Chiang CL. *Introduction to Stochastic Process in Biostatistics*. New York: John Wiley; 1968.
- Ciconelli RM, Ferraz MB, Santos W, Meinão I, Quaresma MR. Tradução para a língua portuguesa e validação do questionário genérico de avaliação de qualidade de vida SF-36 (Brasil SF-36). *Rev Bras Reumatol*. 1999;*39*:143-50.
- Cohen JE. *How many people can the earth support?* New York: W. W. Norton & Company; 1995.
- Confidential Enquiry into Maternal and Child Health (CEMACH). *Improving the health of mothers, babies and children*. London, 2005.
- Costa AJL. Metodologias e indicadores para avaliação da capacidade funcional: análise preliminar do Suplemento Saúde da Pesquisa Nacional por Amostra de Domicílios - PNAD, Brasil, 2003. *Ciência & Saúde Coletiva*. 2006;*11*:927-40.
- Costa MCN, Mota ELA, Paim JS, Silva LMV, Texeira MG, Mendes CMC. Mortalidade Infantil no Brasil em períodos recentes de crise econômica. *Rev Saúde Pública*. 2003;*37*(6):699-706.
- Datasus – Sistema de Informações sobre Mortalidade, 2007. Disponível em: <http://tabnet.datasus.gov.br/cgi/idb2006/matriz.htm>. Acessado em 06 Jun 2007.
- Datasus/MS. Indicadores e Dados Básicos Brasil – 2012. Disponível em: <http://tabnet.datasus.gov.br/cgi/idb2012/matriz.htm>. Acessado em: 07 mar 2019.
- Datasus/MS. Óbitos fetais. Brasil. <http://tabnet.datasus.gov.br/cgi/deftohtm.exe?sim/cnv/fet10uf.def> Acessado em 16 dez 2022.
- Dempsey M. Decline in Tuberculosis. The Death Rate Fails to Tell the Entire Story. *Am Rev Tuberc*. 1947;*56*:157-64.

- Farias N, Buchalla CM. A Classificação internacional de funcionalidade, incapacidade e saúde: conceitos, usos e perspectivas. *Rev Bras Epidemiol.* 2005;*8*(2):187-93.
- Fleck MP, Louzada S, Xavier M, Cachamovich E, Vieira G, Santos L, et al. Aplicação da versão em português do instrumento abreviado de avaliação da qualidade de vida WHOQOL-bref. *Rev Saúde Pública.* 2000.*34*:350-6.
- Fleck MPA, Leal OF, Louzada S. Desenvolvimento da versão em português do instrumento de avaliação de qualidade de vida da OMS (WHOQOL-100). *Rev Bras Psiquiatr.* 1999;*21*:19-28.
- Fonseca SC, Coutinho ESF. Pesquisa sobre mortalidade perinatal no Brasil: revisão da metodologia e dos resultados. *Cad Saúde Pública*. 2004;*20*(suppl.1):S7-S19.
- Fonseca SC, Kale PL, Teixeira GHMC, Lopes VGS. Evitabilidade de óbitos fetais: reflexões sobre a Lista Brasileira de Causas de Mortes Evitáveis por intervenção do Sistema Único de Saúde. *Cad. Saúde Pública* 2021; *37*(7):e00265920.
- Forattini OP. *Ecologia, epidemiologia e sociedade.* São Paulo: Artes Médicas, Edusp; 1992.
- Francisco, R., Lacerda, L., & Rodrigues, A. S. (2021). Obstetric Observatory BRAZIL – COVID-19: 1031 maternal deaths because of COVID-19 and the unequal access to health care services. *Clinics* (São Paulo, Brazil), *76*, e3120. https://doi.org/10.6061/clinics/2021/e3120.
- Franco JV. Aplicação de modelos de tábua de vida na avaliação do impacto de causas específicas de morte na esperança de vida do estado do Rio de Janeiro, 1996 [dissertação] Rio de Janeiro: Universidade Federal do Rio de Janeiro; 2003.
- GBD 2016 Brazil Collaborators. Burden of disease in Brazil, 1990-2016: a systematic subnational analysis for the Global Burden of Disease Study 2016. *Lancet.* 2018 Sep 1;*392*(10149):760-775.
- GBD 2016 DALYs and HALE Collaborators. Global, regional, and national disability-adjusted life-years (DALYs) for 333 diseases and injuries and healthy life expectancy (HALE) for 195 countries and territories, 1990-2016: a systematic analysis for the Global Burden of Disease Study 2016. *Lancet.* 2017 Sep 16;*390*(10100):1260-1344.
- Goerdt A, Koplan JP, Robine JM, Thuriaux MC, van Ginneken JK. Non-fatal health outcomes: concepts, instruments and indicators. In: Murray CJL, Lopez AD, ed. *The Global Burden of Disease: a comprehensive assessment of mortality and disability from diseases, injuries, and risk factors in 1990 and projected to 2020.* Boston: Harvard University Press; 1996. p. 99-116.
- Gotlieb SLD, Castilho EA, Buchalla CM. O impacto da Aids na Esperança de Vida. *Boletim Epidemiológico da Aids*, 1996.
- Gotlieb SLD. Mortalidade diferencial por causas, São Paulo, Brasil, 1970: tábuas de vida de múltiplo decremento. *Rev Saúde Pública.* 1981;*15:*401-17.
- Governo do estado do Rio Grande do Sul. Secretaria de Planejamento, Governança e Gestão Departamento de Economia e Estatística. Nota Técnica no. 28, 23 de setembro de 2020. Expectativa de vida ao nascer: diferenciais de mortalidade, por sexo e causa, no Rio Grande do Sul — 2010-18. https://dee.rs.gov.br/upload/arquivos/202009/23115217-nt-dee-28-expectativa-de-vida-ao-nascer-diferenciais-de-mortalidade-por-sexo-e-causa-no-rio-grande-do-sul-2010-18.pdf (acessado em 17 nov 2022).
- Greville TNE. Decline in tuberculosis: the death rate fails to tell the whole story (comments on M Dempseys's articles). *Am Rev Tuberc*. 1948;*57:*417-19.
- Guyatt GH, Feeny DH, Patrick DL. Measuring health-related quality of live. *Ann Intern Med*. 1993;*118*:622-9.
- Haenszel W. A standardized rate for mortality defined in terms of lost years of life. *Am J Public Health.* 1950;*40*:17-26.
- Hansluwka H. Measuring the health of populations, indicators and interpretations. *Soc Sci Med*. 1982;*20*(12):1027-24.
- Hinde A. *Demographic Methods*. London: Arnold; 1998.
- IBGE. Instituto Brasileiro de Geografia e Estatística. Agência IBGE Notícias. Em 2019, expectativa de vida era de 76,6 anos. 2020. https://agenciadenoticias.ibge.gov.br/agencia-sala-de-imprensa/2013-agencia-de-noticias/releases/29502-em-2019-expectativa-de-vida-era-de-76-6-anos (acessado em 16 dez 2022).
- IBGE. Instituto Brasileiro de Geografia e Estatística. Coordenação de Trabalho e Rendimento. *Um panorama da saúde no Brasil: acesso e utilização dos serviços, condições de saúde e fatores de risco e proteção à saúde 2008*. Rio de Janeiro: IBGE, 2010.
- IBGE. Instituto Brasileiro de Geografia e Estatística. *Pesquisa de orçamentos familiares 2017-2018: análise da segurança alimentar no Brasil* / IBGE, Coordenação de Trabalho e Rendimento. - Rio de Janeiro : IBGE, 2020. 65 p.
- IBGE. Instituto Brasileiro de Geografia e Estatística. *Pesquisa nacional por amostra de domicílios – suplemento saúde, 2003* [CD-ROM]. IBGE; 2005.
- IBGE. Instituto Brasileiro de Geografia e Estatística. *Tábua completa de mortalidade para o Brasil – 2017: breve análise da evolução da mortalidade no Brasil. Rio de Janeiro*: IBGE, 2018. Disponível em: <https://biblioteca.ibge.gov.br/visualizacao/livros/liv101628.pdf>. Acessado em: 07 mar. 2019.
- Ishitani LH, Teixeira RA, Abreu DMX, et al. Qualidade da informação das estatísticas de mortalidade: códigos garbage declarados como causas de morte em Belo Horizonte, 2011-2013. *Rev Bras Epidemiol* (São Paulo). 2017;*20*(supl. 1):34-45.
- Jannuzzi PM. *Indicadores sociais no Brasil: conceitos, fontes de dados e aplicações.* 6ª ed. Campinas: Alínea; 2017.

- Keeling JW, MacGillivray I, Golding J, et al. Classification of perinatal death. *Arch Dis Child*. 1989;*64*:1345-1351.
- Last J (ed.). *A dictionary of epidemiology*. Oxford: International Epidemiological Association, Oxford: Oxford University Press; 1988.
- Laurenti R, Di Nubila HBV, Quadros AAJ, et al. A Classificação Internacional de Doenças, a Família de Classificações Internacionais, a CID-11 e a Síndrome Pós-Poliomielite. *Arq Neuro-Psiquiatr* (São Paulo). 2013;71(9A):3-10. Disponível em: <http://www.scielo.br/scielo.php?script=sci_arttext&pid=S0004=282-2013000900111X&lng=en&nrm-iso>, <http://dx.doi.org/10.1590/0004-282X20130111>. Acessado em: 03 mar. 2019.
- Laurenti R, Mello Jorge MHP, Gotlieb LD. A confiabilidade dos dados de mortalidade e morbidade por doenças crônicas não-transmissíveis. *Ciência & Saúde Coletiva*. 2004a;*9*(4):909-20.
- Laurenti R, Mello Jorge MHP, Gotlieb SLD. A mortalidade materna nas capitais brasileiras: algumas características e estimativa de um fator de ajuste. *Rev Bras Epidemiol*. 2004b;*7*(4):449-60.
- Laurenti R, Mello Jorge MHP, Gotlieb SLD. Reflexões sobre a mensuração da mortalidade materna. *Cad Saúde Pública*. 2000;*16*(1):23-30.
- Laurenti R, Mello Jorge MHP, Lebrão ML, Gotlieb SLD. *Estatísticas de Saúde*. São Paulo: EPU; 2005.
- Laurenti R, Mello Jorge MHP. *Informação em Saúde: o papel do médico*. São Paulo: Conselho Regional de Medicina do Estado de São Paulo, 2017 (http://www.cremesp.org.br/?siteAcao=Publicacoes&acao=detalhes&cod_publicacao=92).
- Laurenti R, Mello Jorge MHP. *O Atestado de Óbito. Aspectos médicos, estatísticos, éticos e jurídicos*. São Paulo: Conselho Regional de Medicina do Estado de São Paulo; 2015 (http://www.cremesp.org.br/?siteAcao=Publicacoes&acao=detalhes&cod_publicacao=81).
- Laurenti R, Santos JLF. A TMM5 – Taxa de Mortalidade de Menores de 5 anos proposta pelo Unicef: análise crítica de sua validade como indicador de saúde. *Rev Saúde Pública*. 1996;*30*(2):145-52.
- Laurenti R. Análise da informação em saúde: 1893-1993, cem anos da Classificação Internacional de Doenças. *Rev Saúde Pública*. 1991;*25*(6):407-17.
- Laurenti R. Maternal mortality in Latin American urban areas: the case of São Paulo, Brazil. *Bull PAHO*. 1993;*27*:205-14, apud Mello Jorge MHP, Gotlieb SLD. *As condições de saúde no Brasil*. Rio de Janeiro: Editora Fiocruz; 2000.
- Laurenti R. Período Perinatal e Mortalidade Perinatal: conceitos e definições. São Paulo, 1994 (mimeo) apud Mello Jorge MHP, Gotlieb SLD. *As condições de saúde no Brasil*. Rio de Janeiro: Editora Fiocruz; 2000.
- Lebrão ML. *Estudos de morbidade*. São Paulo: Edusp; 1997.
- Malta DC, Duarte EC, Almeida MF, et al. Lista de causas de mortes evitáveis por intervenções do Sistema Único de Saúde do Brasil. *Epidemiol Serv Saúde* (Brasília). 2007;*16*(4):233-244. Disponível em: <http://scielo.iec.gov.br/scielo.php?script=sci_arttext&pid=S1679-49742007000400002&lng=pt&nrm=iso>, <http://dx.doi.org/10.5123/S1679-49742007000400002>. Acessado em: 08 mar. 2019.
- Malta DC, Sardinha LMV, Moura L, et al. Atualização da lista de causas de mortes evitáveis por intervenções do Sistema Único de Saúde do Brasil. *Epidemiol Serv Saúde* (Brasília). 2010;19(2):173-176. Disponível em: <http://scielo.iec.gov.br/scielo.php?script=sci_arttext&pid=S1679-49742010000200010&lng=pt&nrm=iso>, <http://dx.doi.org/10.5123/S1679-49742010000200010>. Acessado em: 08 mar. 2019.
- Mascarello KC, Vieira ACBC, Freitas PSS, Mocelin HJS, Maciel ELN. Potential years of life lost by COVID-19 in the state of Espírito Santo and proportional mortality by age. *J Bras Pneumol*. 2022 Feb 2;*48*(1):e20210489. doi: 10.36416/1806-3756/e20210489. PMID: 35137876; PMCID: PMC8836639.
- Mathers CD, Fat DM, Inoue M, Rao C, Lopez AD. Counting the dead and what they died from: an assessment of the global status of cause of death data. *Bull World Health Organ*. 2005;83(3):171-7.
- McDowell I. *Measuring health: a guide to rating scales and questionnaires*. 3rd ed. Oxford: New York: Oxford University Press; 2006.
- Mello Jorge MHP, Gotlieb SLD, Laurenti R. O Sistema de Informações sobre Mortalidade: Problemas e Propostas para seu Enfrentamento. I–Causas Naturais. *Rev Bras Epidemiol*. 2002;*5*(2):197-211.
- Mello Jorge MHP, Gotlieb SLD. *As condições de saúde no Brasil*. Rio de Janeiro: Editora Fiocruz; 2000.
- Mello Jorge MHP, Laurenti R, Gotlieb SLD. Análise da qualidade das estatísticas vitais brasileiras: a experiência de implantação do SIM e do Sinasc. *Ciência & Saúde Coletiva*. 2007;*12*(3):643-54.
- Mello Jorge MHP. *Informações em Saúde*. São Paulo: FSP/USP; 2006 (mimeo).
- Mendonça IM, Silva JBF, Coceição JFF, Fonseca SC, Bosh-Pinto C. Tendência da mortalidade materna no Estado do Rio de Janeiro, Brasil, entre 2006 e 2018, segundo a classificação CID-MM. *Cad. Saúde Pública* 2022; *38*(3):e00195821.
- Minaire P. Disease, illness and health: theoretical models of the disablement process. *Bull World Health Organ*. 1992;70(3):373-9.
- Moraes NLA. Níveis de saúde de coletividades brasileiras. *Rev Serviço de Saúde Pública (RJ)*. 1959;*10*:403-497.
- Mota E, Carvalho DMT. Sistemas de Informação em Saúde. In: Rouquayrol MZ. Almeida-Filho N, ed. *Epidemiologia & Saúde*. 6ª ed. Rio de Janeiro: MEDSI. 2003. p. 605-28.
- Murray CJL, Lopez AD, ed. *The Global Burden of Disease: a comprehensive assessment of mortality and disability*

from diseases, injuries, and risk factors in 1990 and projected to 2020. Boston: Harvard University Press; 1996.

- Murray CJL. Quantifying the burden of disease: the technical basis for disability-adjusted life years. *Bull World Health Organ*. 1994;*72*:429-45.
- Murray CJL. Rethinking Dalys. In: Murray CJL, Lopez AD, ed. *The Global Burden of Disease: a comprehensive assessment of mortality and disability from diseases, injuries, and risk factors in 1990 and projected to 2020*. Boston: Harvard University Press; 1996.
- Nações Unidas Brasil. Sobre o nosso trabalho para alcançar os Objetivos de Desenvolvimento Sustentável no Brasil, 2022. https://brasil.un.org/pt-br/sdgs, https://brasil.un.org/pt-br/sdgs (acessado em 17 de nov. 2022).
- Naghavi M, Makela S, Foreman K, O'Brien J, Pourmalek F, Lozano R. Algorithms for enhancing public health utility of national causes-of-death data. *Population Health Metrics*. 2010;*8*:9.
- Oliveira DC. Elaboração de modelos lingüísticos, baseados na teoria de conjuntos fuzzy, para mensuração da qualidade de vida relacionada à saúde [dissertação] Rio de Janeiro: Universidade Federal do Rio de Janeiro; 2004.
- Omram AR. The epidemiological transition: a theory of the epidemiology of population change. *Milbank Mem Fund Quart*. 1971;*49*:509-38.
- OMS. Organização Mundial da Saúde. *Classificação Estatística Internacional de Doenças e Problemas Relacionados a Saúde*. 10ª rev. Tradução: Centro Colaborador da OMS para a Classificação de Doenças em Português. 8ª ed. São Paulo: EDUSP; 2008.
- OMS. Organização Mundial de Saúde. *Avaliação da Qualidade do Cuidado nas Complicações Graves da Gestação: A Abordagem do Near Miss da OMS para a Saúde Materna*. Uruguay. OMS; 2011.
- Opas. Organização Pan-Americana da Saúde. OMS declara emergência de saúde pública de importância internacional por surto de novo coronavírus https://www.paho.org/pt/news/30-1-2020-who-declares-public-health-emergency-novel-coronavirus (acessado em 16 nov. 2022).
- Opas. Organização Pan-Americana de la Salud. Indicadores de Salud: elementos básicos para el análisis de la situación de salud. *Boletín Epidemiológico*. 2001;*22*(4):1-5.
- Ortiz LP. *Agrupamento das causas evitáveis de morte dos menores de um ano segundo critério de evitabilidade das doenças*. São Paulo: Fundação Seade; 2000 (mimeo).
- Paes NA. Mortalidade em Recife: Aplicação de um modelo de riscos competitivos. *Rev Saúde Pública*. 1985;*19*(3):251-62.
- Patrick DL, Bush JW, Chen MM. Toward an operational definition of health. *J Health Soc Behav*. 1973;*14*:6-23.
- Patrick DL, Erickson P. *Health status and health policy: quality of life in health care evaluation and resource allocation*. New York: Oxford University Press; 1993.
- Peixoto HCG, Souza ML. O indicador de anos potenciais de vida perdidos e a ordenação das causas de morte em Santa Catarina, 1995. *Inf Epidemiol SUS*. 1999;*8*(1):17-25.
- Pereira JCR. *Análise de dados qualitativos: estratégias metodológicas para as ciências da saúde, humanas e sociais*. 3ª ed. São Paulo: Edusp; 2001.
- Pereira MG. *Epidemiologia. Teoria e Prática*. Rio de Janeiro: Editora Guanabara Koogan S.A.; 1995.
- Possas C. *Epidemiologia e sociedade: heterogeneidade estrutural e saúde no Brasil*. São Paulo: Hucitec; 1989.
- Raj Bhopal, *Concepts of Epidemiology: Integrating the Ideas, theories, Principles, and Methods of Epidemiology*. 2nd ed. New York: Oxford University Press; 2008.
- Reichenheim ME, Moraes CL. Buscando a qualidade das informações em pesquisas epidemiológicas. In: Minayo MCS, Deslandes SF, org. *Caminhos do Pensamento. Epistemologia e método*. Rio de Janeiro: Editora Fiocruz; 2002. p. 227-54.
- Ripsa. Rede Interagencial de Informações para a Saúde. *Indicadores básicos de saúde no Brasil: conceitos e aplicações*. 2ª ed. Brasília: Organização Pan-Americana da Saúde; 2008.
- Robine JM, Romieu I, Cambois E. Health expectancy indicators. *Bull World Health Organ*. 1999;*77*:181-5.
- Romeder JM, McWhinnie JR. Años de vida potencial perdidos entre las edades de 1 a 70 años: un indicador de mortalidad prematura para la planificacion de la salud. In: Buck C, Llopis A, Nájera E, Terris M. *El Desafio de la Epidemiologia: Problemas e lecturas selecionadas*. Publicación científica No. 505. Washington: Opas; 1988. p. 254-63.
- Romero DA, Leite IC, Szwarcwald CL. Healthy life expectancy in Brazil: applying the Sullivan method. *Cad Saúde Pública*. 2005;*21*(Supl):S7-S18.
- Rouquayrol MZ, Gurgel M, org. *Epidemiologia & Saúde*. 8ª ed. Rio de Janeiro: MEDSI; 2017.
- Sadana R. Development of standardized health descriptions. In: Murray CJL, Salomon JA, Mathers CD, Lopez AD, ed. *Summary measures of population health. Concepts, ethics, measurement and applications*. World Health Organisation; 2002. p. 315-28.
- Santos JLF. Análise de sobrevida sem incapacidades. In: Lebrão ML. Duarte YAO, org. *SABE – Saúde, Bem-estar e Envelhecimento – O Projeto Sabe no município de São Paulo: uma abordagem inicial*. Brasília: Organização Pan-Americana da Saúde; 2003. p. 167-81.
- Secretariado Nacional de Reabilitação. Ministério do Emprego e da Segurança Social. *Classificação internacional de deficiências, incapacidades e desvantagens*. Lisboa, 1989.
- Segall-Corrêa, Ana Maria et al. Refinement of the Brazilian Household Food Insecurity Measurement Scale: Recommendation for a 14-item EBIA. *Revista de Nutrição* [online]. 2014 *27*(2):241-251. Available from: <https://doi.org/10.1590/1415-52732014000200010>. ISSN 1678-9865.

https://doi.org/10.1590/1415-52732014000200010. (acessado em 17 nov 2022).

- Sullivan DF. Un índice unico de mortalidad e morbilidad. In: Buck C, Llopis A, Nájera E, Terris M. *El Desafio de la Epidemiologia: Problemas e lecturas selecionadas*. Publicación científica No. 505. Washington: Opas; 1988. p. 245-53.
- Swaroop PS, Uemura K. Proportional mortality of 50 years and above a suggested indicator of the component health including demographic conditions in the measurement of levels of living. *Bull Wed Hlth Org*. 1957;*17*:439-81.
- Szwarcwald CL, Leal MC, Andrade CLT, et al. Estimação da mortalidade infantil no Brasil: o que dizem as informações sobre óbitos e nascimentos do Ministério da Saúde? *Cad Saúde Pública*. 2002;*18*(6):1725-36.
- Terris M. Approaches to an epidemiology of health. *Am J Public Health*. 1975;*65*:1037-45.
- Unicef. Fundo das Nações Unidas para a Infância. *Situação Mundial da Infância*. Brasília: Unicef; 1989. 117p.
- United Nations Department of Economic and Social Affairs, Population Division (2022). World Population Prospects 2022: Summary of Results. UN DESA/POP/2022/TR/NO. 3 (https://www.google.com/url?q=https://www.un.org/development/desa/pd/sites/www.un.org.development.desa.pd/files/wpp2022_summary_of_results.pdf&sa=D&source=docs&ust=1671817836783041&usg=AOvVaw1WHsOI6Fn1iPsHl-NSN3Le (acessado em 17 de nov. 2022).
- United Nations. Population Division. Data Portal. 2022 https://population.un.org/dataportal/home (acesso em 17 nov 2022).
- United Nations. United Nations Population Division. *World Population Prospects 2017 Revision,* last accessed June 2017. Disponível em: <https://population.un.org/wpp/DataQuery/>. Acessado em: 01 mai. 2019.
- Vega CEP, Soares VMN, Nasr AMLF. Mortalidade materna tardia: comparação de dois comitês de mortalidade materna no Brasil. *Cad Saúde Pública.* 2017;*33*:3.
- Victora CG, Aquino EML, Leal MC, Monteiro CA, Barros FC, Szwarcwald CL. Saúde de mães e crianças no Brasil: progressos e desafios. *The Lance*t **Série Saúde no Brasil**. 2011;*1*:90-102.
- Wang H, Paulson KR, Pease SA, Watson S, Comfort H, Zheng P, et al. Estimating excess mortality due to the COVID-19 pandemic: a systematic analysis of COVID-19-related mortality, 2020–21. *The Lancet*. 16 April 2022;*399*(10334):1513–36.
- Ware JE. SF-36 Health Survey Update. *Spine*. 2000;*25*(24):3130-39.
- WHO. World Health Organisation. *International classification of functioning, disability and health: ICF.* World Health Organisation: Geneva: WHO; 2001. (Traduzido para o português pelo Centro Colaborador da OMS para a Classificação de Doenças em Português. *Classificação internacional de funcionalidade, incapacidade e saúde: CIF*. São Paulo: Edusp; 2003.)
- WHO. World Health Organisation. *International classification of impairment, disability and handicap.* Geneva: WHO; 1980.
- WHO. World Health Organization *Study Group of measurement of levels of health.* Geneva: WHO; 1957 (Techn Rep Serv. 137).
- WHO. World Health Organization. Department of Information, Evidence and Research. *WHO methods and data sources for global burden of disease estimates 2000-2016.* Geneva: WHO; 2018. Disponível em: <https://www.who.int/healthinfo/global_burden_disease/GlobalDALY_method_2000_2016.pdf?ua=1>. Acessado em: 09 mar. 2019.
- WHO. World Health Organization. Neonatal and perinatal mortality: country, regional and global estimates 2004. WHO: Geneva; 2007. Disponível em: <https://apps.who.int/iris/bitstream/handle/10665/43800/9789241596145_eng.pdf?sequence=1>. Acessado em: 07 mar. 2019.
- WHO. World Health Organization. *Revealing the toll of COVID-19: a technical package for rapid mortality surveillance and epidemic response.* https://www.who.int/publications/i/item/revealing-the-toll-of-covid-19 (acessado em 16 nov. 2022).
- WHO. World Health Organization. WHO Statistical Information System (WHOSIS). Disponível em: <http://www.who.int/healthinfo/morttables/en/>.. Acessado em: 03 setembro. 2007
- WHO/Unicef (World Health Organization/ United Nations International Children's Emergency Fund). *Revised 1990 estimates of Maternal Mortality. A new approach by WHO and Unicef.* WHO/FRH/MSM 96.11. Unicef/PZN/96.1. Geneva: WHO/Unicef; 1996.
- Wigglesworth JS. Monitoring perinatal mortality: a pathophysiological approach. *Lancet* [London]. 1980;27:684-686.
- World Bank. World development report 1993. *Investing in health. World development indicators.* New York: 1993.
- Zuñiga HPP, Monteiro CA. Uma nova hipótese para a ascensão da mortalidade infantil na cidade de São Paulo nos anos 60. In: Monteiro CA, org. *Velhos e novos males da saúde no Brasil: a evolução do país e de suas doenças.* São Paulo: Hucitec, Nupens/USP; 2000. p. 157-72.

Capítulo

Distribuição das Doenças no Espaço e no Tempo

4

Roberto de Andrade Medronho
Maurício de Andrade Perez
Guilherme Loureiro Werneck

Introdução

A análise da distribuição das doenças e de seus determinantes no espaço e no tempo é uma vertente fundamental da Epidemiologia. De fato, a base da maioria dos estudos epidemiológicos consiste no exame detalhado de três questões primordiais:

1. *Quem adoeceu?* — o enfoque está na distribuição das doenças segundo características da pessoa como sexo, idade, raça, situação socioeconômica, hábitos alimentares e culturais. Exemplos: a doença meningocócia é mais comum na infância; a prevalência de hipertensão arterial é mais alta na população negra.
2. *Onde a doença ocorreu?* — analisa a existência de algum padrão espacial na distribuição de doenças. Exemplos: a diarreia infecciosa é mais comum em áreas com condições de saneamento precárias; até a década de 1980 a leishmaniose visceral estava restrita às áreas rurais do Brasil.
3. *Quando a doença ocorreu?* — avalia as tendências e os períodos de maior ocorrência de doenças. Exemplos: a dengue é mais comum no verão; a mortalidade por câncer gástrico vem declinando nos últimos 50 anos.

Neste capítulo, ênfase será dada aos aspectos relacionados à distribuição das doenças no espaço e no tempo. Ressalta-se a importância desta análise não apenas para o melhor conhecimento do processo saúde-doença, como também para o planejamento em saúde (p. ex., definição de áreas de risco para a intervenção em saúde) e para a clínica (principalmente mediante a análise do tempo de sobrevida em pacientes com câncer, aids e outras doenças).

Distribuição das Doenças no Espaço

O conceito de espaço deve incorporar não apenas as características geográficas, naturais e sociais de um lugar, mas também, nas palavras de Milton Santos: "*a vida que os preenche e os anima, ou seja, a sociedade em movimento*"; assim, o espaço não se reduz apenas a questões relativas ao ambiente físico, mas também a processos sociais. A configuração territorial não é por si só um dado "natural", mas o testemunho de processos históricos, que continuam se refletindo na atualidade. O impacto desses processos, que influenciam e são influenciados pela ação do homem, varia em momentos históricos distintos.

O estudo de aspectos relacionados ao espaço como lugar de ocorrência de doenças parece ser tão antigo quanto a própria Medicina, já que se pode considerar a obra de Hipócrates, do século V a.C., *Dos ares, dos mares e dos lugares*, pioneira neste aspecto. Neste livro Hipócrates chamava a atenção que as investigações médicas deveriam considerar as características das localidades onde as doenças ocorriam, particularmente no que tange à temperatura da região e sua posição em relação ao vento e ao nascimento do sol.

Associada à noção da distribuição espacial de qualquer evento está a elaboração de mapas. Entretanto, somente no século XVIII, quando o uso de mapas cresceu na Europa, é que os primeiros mapeamentos de doenças foram publicados. Nesse sentido merece destaque o trabalho de 1768, do médico escocês James Lind, intitulado *An Essay on Diseases Incidental to Europeans in Hot Climates: with the Method of Preventing their Fatal Consequences*. James Lind é conhecido principalmente pelo seu trabalho acerca do escorbuto, mas neste livro ele procura explicações para a distribuição geográfica de diversas doenças, podendo ser considerado um precursor da geografia médica. A partir daí vários importantes mapas de doenças foram construídos, como o de Valentine Seaman, em 1798, sobre a febre amarela em Nova Iorque, e os de André-Michel Guerry, em 1833, na França, sobre suicídio e crimes. Em 1852, Heinrich Berghaus, um geógrafo alemão, publicou um Atlas (*Physikalischer Atlas*), enfocando a distribuição de plantas, animais e clima, mas que em uma de suas oito seções incluía também mapas sobre temas relacionados à saúde. Estes foram os primeiros mapas de distribuição de doenças incluídos em um Atlas.

Há muito tempo se sabe que o estudo da distribuição espacial das doenças pode oferecer importantes pistas para sua etiologia, embora nem sempre seja possível estabelecer nexos causais diretamente através deste tipo de investigação. Um dos trabalhos pioneiros nesta área foi desenvolvido por John Snow. Analisando uma epidemia de cólera ocorrida em Londres no ano de 1854, ele demonstrou uma associação espacial entre mortes por cólera e o suprimento de água através de diferentes bombas públicas de abastecimento, identificando assim a origem da epidemia mesmo sem conhecer seu agente etiológico (Figura 4.1).

No final do século XIX, Palm afirmou que a falta de luz solar era a maior causa da variação geográfica na prevalência do raquitismo em diversos países. Na década de 1930, Pavlovsky, um parasitologista russo, formula a teoria dos focos naturais de doenças, sendo considerada uma das mais importantes contribuições teóricas sobre a relação entre espaço geográfico e ocorrência de doenças transmissíveis, com aplicações para o estudo da peste e da leishmaniose. Já em meados do século XX Lancaster analisou a distribuição espacial da mortalidade por melanoma e concluiu que, ao contrário do raquitismo, sua maior causa era o excesso de luz solar.

Os estudos das variações geográficas das doenças no nível internacional têm obtido sucesso na identificação de possíveis fatores de risco para as doenças, porque eles exploram grandes diferenças, tanto na frequência das doenças como na prevalência da exposição entre os diversos países.

O principal objetivo do estudo das variações geográficas das doenças é a formulação de hipóteses etiológicas por meio da análise conjunta das variações em fatores

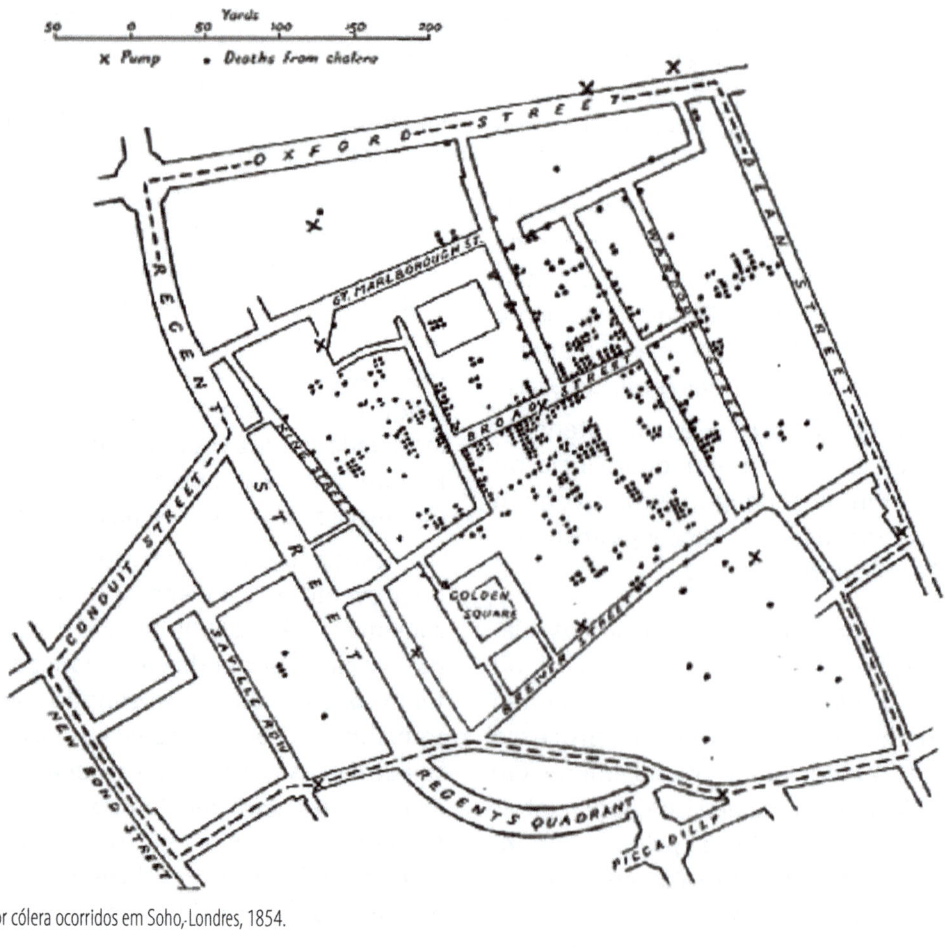

Figura 4.1 – Óbitos por cólera ocorridos em Soho, Londres, 1854.

ambientais. Geralmente, não é possível testar hipóteses sobre a causa das doenças nesses estudos, porque a exposição a um determinado fator e o desfecho não são mensurados no mesmo indivíduo. Maiores detalhes sobre essa restrição encontram-se no ***Capítulo 16 – Estudos Ecológicos***.

Box 4.1.

O médico britânico John Snow (1813-1858) foi um dos pioneiros na prática da anestesiologia. Seu interesse por esta área foi despertado após a introdução clínica do éter. Seus trabalhos levaram a diversas contribuições para o desenvolvimento desta especialidade, com a introdução de diversos anestésicos em seu livro *On the Inhalation of Ether* (1847). Snow defendeu o uso da analgesia, realizando assim o primeiro parto de uma rainha inglesa com técnicas anestésicas. Ao mesmo tempo em que acumulava sucessos na prática de sua especialidade, Snow começou a investigar diversas epidemias de cólera que atingiram Londres. A teoria vigente em sua época era a de que as doenças eram transmitidas pelo ar, denominada de *teoria miasmática*, cujo fundamento era que a ocorrência das doenças se daria pela inalação de *miasmas* provenientes do ar fétido de matéria orgânica em putrefação que carreariam partículas danosas à saúde. A fama de Snow, entretanto, foi iniciada quando conseguiu demonstrar que a cólera seria uma doença de transmissão hídrica.

Uma abordagem interessante nesse contexto é a avaliação da distribuição espacial de uma determinada doença em diversos períodos de tempo, como pode ser visto no mapeamento da epidemia de aids no Brasil (Figura 4.2). Inicialmente, os municípios atingidos pela epidemia de aids concentravam-se, principalmente, na Região Sudeste. Posteriormente, o processo epidêmico disseminou-se para praticamente todos os municípios brasileiros.

A análise espacial das doenças e demais eventos de saúde também pode ser um importante instrumento na gestão em saúde. A Figura 4.3 mostra que durante a epidemia de Zika ocorrida em 2015/2016 no município do Rio de Janeiro, diversos bairros apresentaram elevadas taxas de incidência da doença. Consequentemente, deve-se implementar ações de saúde priorizando esses bairros para reduzir as taxas de incidência, por meio do combate ao *Aedes aegypti*, campanhas de educação para saúde etc.

Análise Espacial em Saúde

O estudo quantitativo da distribuição das doenças ou serviços de saúde onde o objeto de estudo está referenciado geograficamente é denominado de análise espacial em saúde. Na Epidemiologia, é utilizada para identificar padrões espaciais de morbidade ou mortalidade e os fatores associados a esses padrões, descrever processos de difusão de doenças e gerar conhecimento sobre etiologia de doenças, visando sua predição e controle. Segundo Gatrell & Bailey, os métodos para

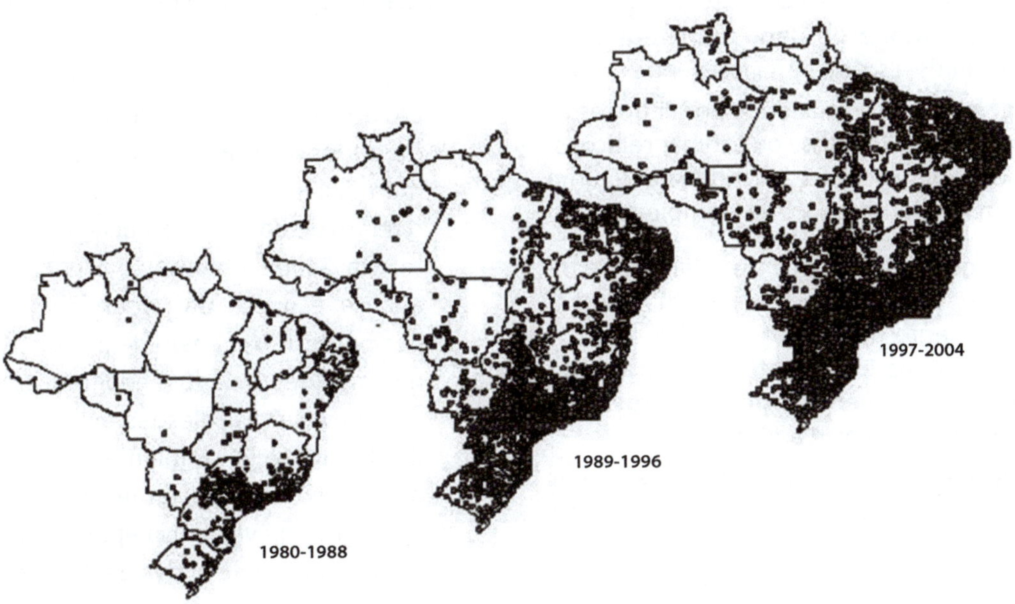

Figura 4.2 – Distribuição espacial dos municípios brasileiros com pelo menos um caso de aids registrado em três períodos: 1980/88, 1989/96 e 1997/2004. Fonte: Ministério da Saúde.

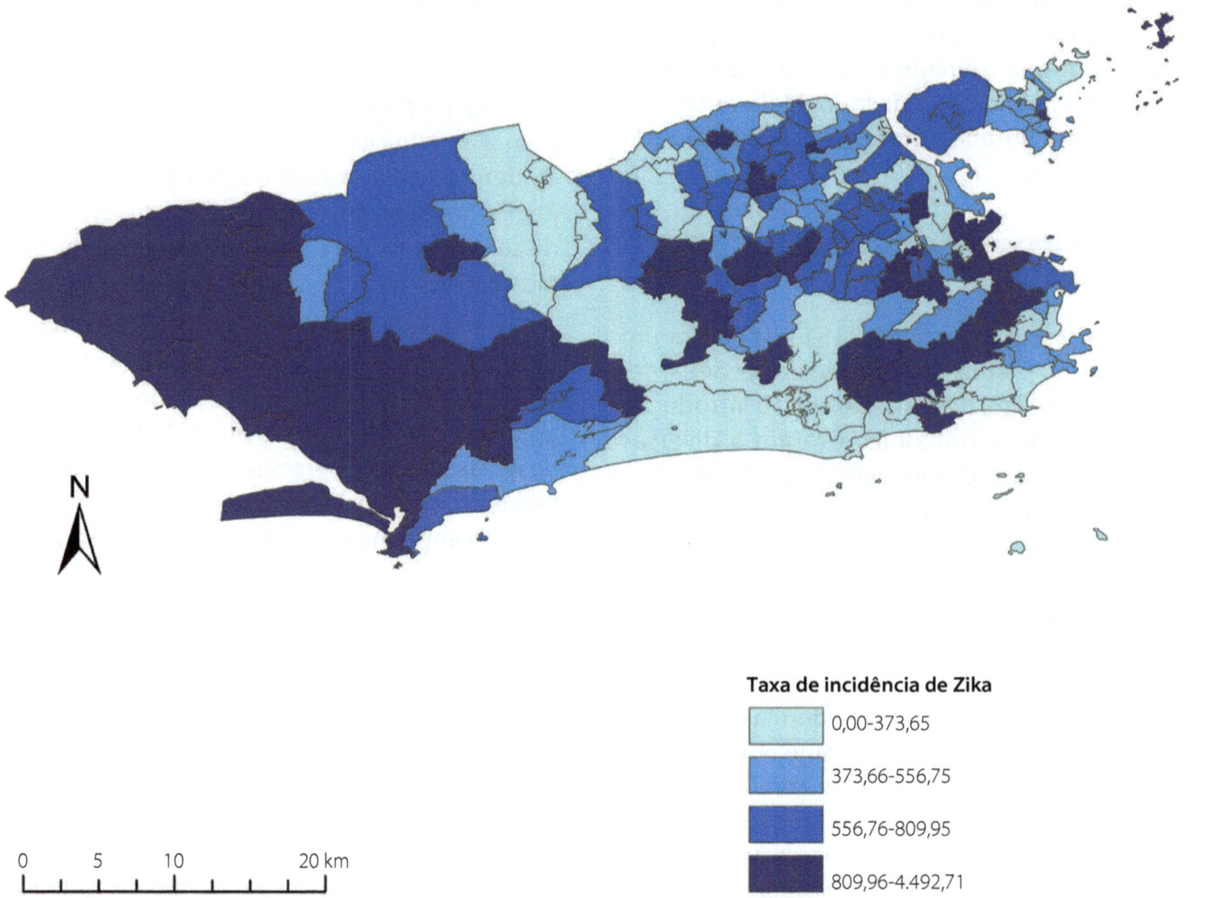

Figura 4.3 – Distribuição por bairros das taxas de incidência de Zika (por 100.000 habitantes), município do Rio de Janeiro, 2015/2016. Fonte: Secretaria Municipal de Saúde do Rio de Janeiro.

análise espacial podem ser divididos em três grupos, segundo seu propósito principal:

1. **visualização**: onde o mapeamento de eventos de saúde é a ferramenta primária;
2. **análise exploratória de dados**: utilizada para descrever padrões espaciais e relações entre mapas;
3. **modelagem**: utilizada quando se pretende testar formalmente uma hipótese ou estimar relações, como, por exemplo, entre a incidência de uma determinada doença e variáveis ambientais.

Deve-se notar que os procedimentos utilizados para executar a análise espacial não se resumem simplesmente ao mapeamento dos eventos. Além disso, a despeito do aspecto aparentemente *estático* de um mapa, ele reflete sinteticamente complexos processos sociais, históricos, geográficos e ambientais.

Diversos procedimentos são utilizados para executar a análise espacial, notadamente as técnicas de geoprocessamento, de análise de dados de área ou em treliça, de padrões pontuais e a geoestatística, que serão descritas sucintamente a seguir (para maiores detalhes consultar o ***Capítulo 34 – Análise de Dados Espaciais em Saúde***):

- **Geoprocessamento**: é um conjunto de técnicas de coleta, tratamento e exibição de informações indexadas geograficamente. Um dos sistemas que se utilizam dessas técnicas é o Sistema de Informação Geográfica (SIG ou GIS, de *Geographic Information System*), que se constitui em uma estrutura de processamento eletrônico de dados que permite a captura, o armazenamento, a manipulação, análise, demonstração e o relato de dados referenciados geograficamente. Na Saúde Coletiva, o SIG contribui para a análise espacial das doenças, principalmente por permitir o manejo de grandes conjuntos de dados referenciados geograficamente, assim como avaliar as relações entre o processo saúde-doença e o ambiente. Na Epidemiologia, pode ser um importante instrumento para as atividades de vigilância epidemiológica e para o planejamento de ações de prevenção e controle. A Figura 4.4 mostra a representação de uma determinada realidade através de um SIG.

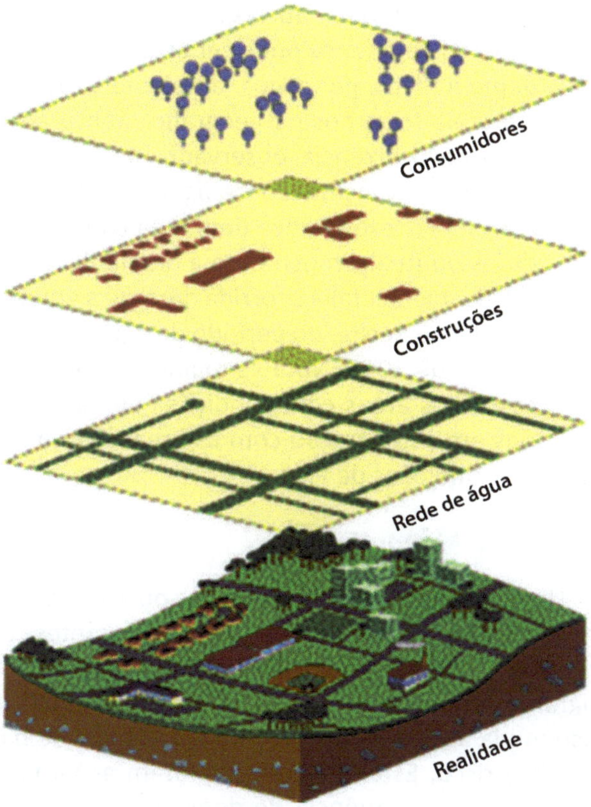

Figura 4.4 – Representação esquemática de uma realidade em um Sistema de Informação Geográfica.

- **Geoestatística**: é o estudo de fenômenos que variam continuamente no espaço. Seu objetivo principal é a análise da variabilidade espacial e predição de fenômenos, embora possa também ser utilizada na análise temporal ou espacial e temporal conjuntamente. A premissa básica é a de que valores em posições próximas são correlacionados (isto é, mais semelhantes) e que esta correlação diminui à medida que a distância entre as posições geográficas aumenta. A Figura 4.5 mostra a distribuição espacial das taxas preditas para leishmaniose visceral no Brasil em 2010 utilizando um modelo geoestatístico. A análise do mapa identifica áreas prioritárias onde os esforços de controle da leishmaniose visceral devem ser direcionados com o objetivo de reduzir a incidência da doença no Brasil.
- **Análise de dados de área ou em treliça**: dados de área ou em treliça (*lattice*, em inglês) são observações associadas com regiões, que podem ser regulares ou irregulares. Na Saúde Coletiva, os dados referentes à incidência de uma doença ou agravos à saúde apresentados sob a forma de mapas segundo a divisão político-adminis-

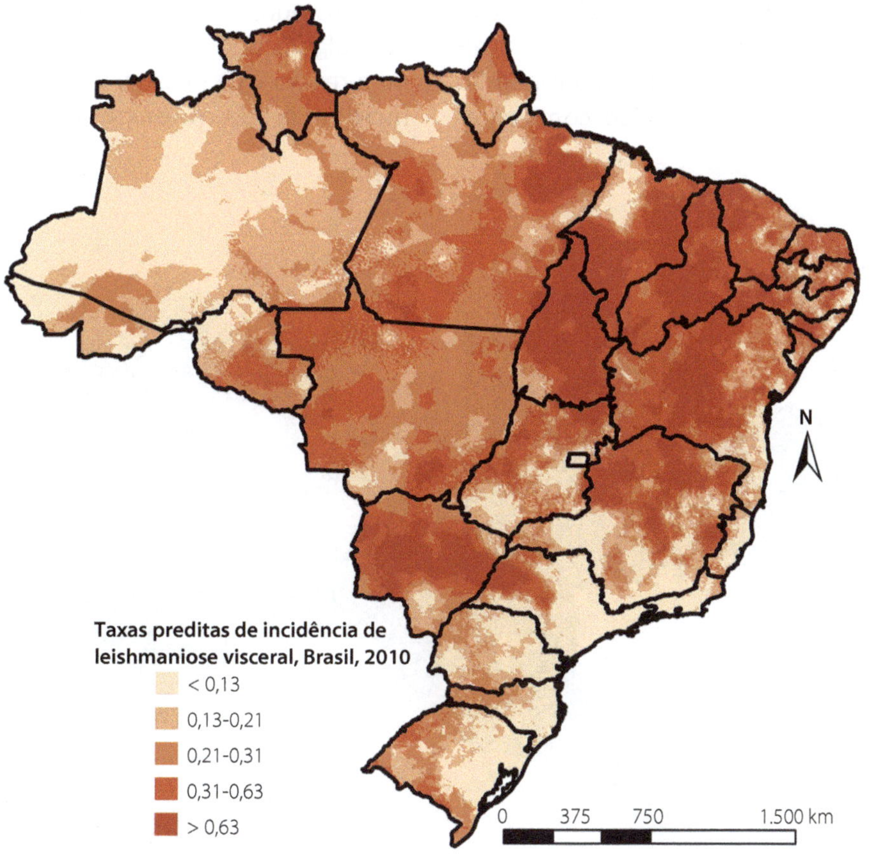

Figura 4.5 – Distribuição espacial das taxas de incidência de leishmaniose visceral (por 10.000 habitantes) preditas por modelo geoestatístico no Brasil em 2010. Fonte: PLOS Neglected Tropical Diseases – <https://doi.org/10.1371/journal.pntd.0002213.g004>.

trativa constituem um exemplo típico de treliça irregular. A Figura 4.6 mostra a distribuição espacial da média da taxa de incidência de tuberculose, corrigida e padronizada por sexo e faixa etária nos bairros do município do Rio de Janeiro, de 2004 a 2006. Note que os polígonos referentes aos bairros do Rio de Janeiro possuem formatos totalmente distintos. Dados de área ou em treliça regular podem ser produzidos, por exemplo, através de imagens de sensoriamento remoto (obtidas por meio de satélites), já que a captação da informação da superfície terrestre pelos sensores destes satélites é feita em unidades territoriais do mesmo tamanho (quadrículas ou *pixels*). Associada à ideia de dados em treliça está a noção de vizinhança, que pode ser definida em função da distância entre as diferentes regiões, existência de uma fronteira comum etc. As relações de vizinhança também podem ser ponderadas, atribuindo-se pesos diferenciados ao tamanho da fronteira ou da distância entre as regiões, por exemplo.

- **Análise de padrões pontuais**: na análise de padrões pontuais (*point patterns*, em inglês), a variável de interesse é a própria localização dos eventos. Nesse tipo de análise espacial, o objetivo é saber se os eventos observados ocorreram aleatoriamente ou se existe algum padrão sistemático em determinada região, como agregação (*clustering*) ou regularidade. Agregação espacial de doença pode ser atribuída a fatores demográficos, genéticos, ambientais ou socioculturais superpostos geograficamente ao padrão de ocorrência observado, ou, ainda, em função da transmissão de agentes infecciosos. A Figura 4.7 exemplifica um mapa contendo padrões pontuais, mostrando a distribuição espacial da microcefalia ocorrida durante a epidemia de Zika no Recife, no período de agosto de 2015 a julho de 2016. Nota-se maior aglomerado de casos nas áreas com condições de vida precárias em comparação com as áreas com melhores condições de vida.

Estudos de Migrantes

Um tipo interessante de estudo sobre distribuição geográfica de doença é o estudo de migrantes, cujo objetivo é determinar se o risco de adoecer entre migrantes oriundos de uma região com alto (ou baixo) risco muda após a migração para uma região de baixo (ou alto) risco. Estes estudos exploram as variações geográficas na frequência de doença, no sentido de separar os efeitos associados ao lugar de origem e destino (fatores ambientais, por exemplo), dos efeitos do indivíduo, como por exemplo, os fatores genéticos. Para alguns tipos de câncer, os migrantes oriundos de uma região, que possuem um determinado padrão de incidência da doença, adquirem, pelo menos

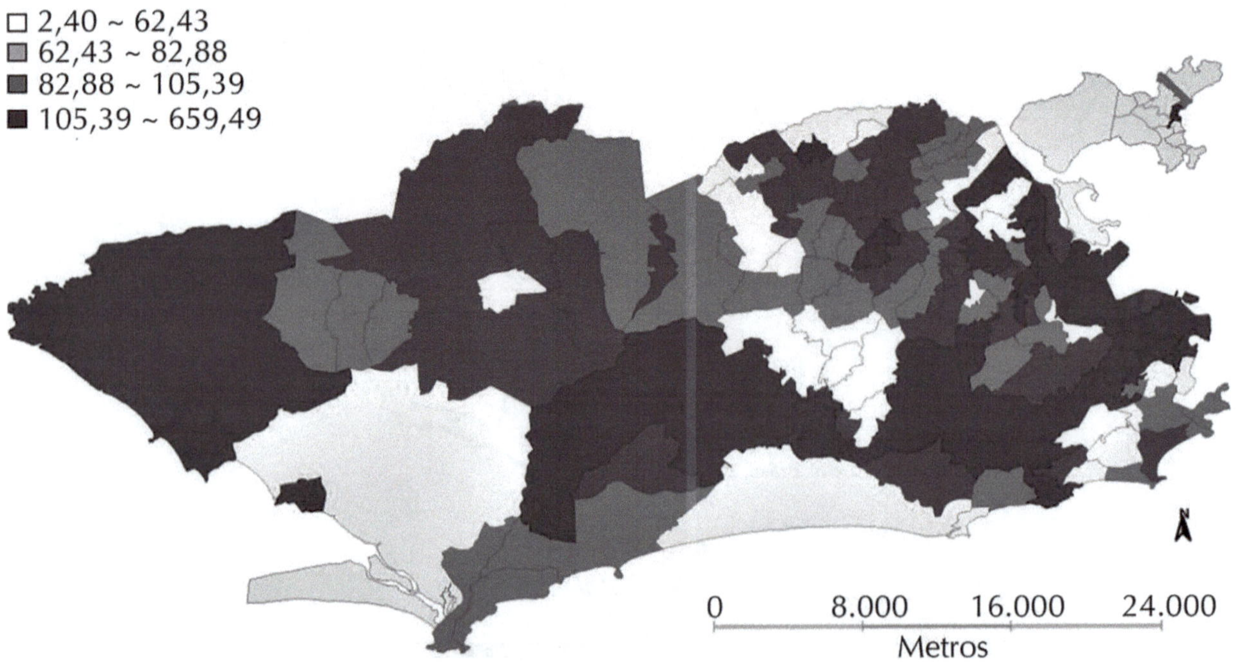

Figura 4.6 – Distribuição espacial da média da taxa de incidência de tuberculose, corrigida e padronizada por sexo e faixa etária (por 100.000 habitantes) por bairros do município do Rio de Janeiro, 2004 a 2006. Fonte: Revista de Saúde Pública – <http://dx.doi.org/10.1590/S0034-8910.2015049005470>.

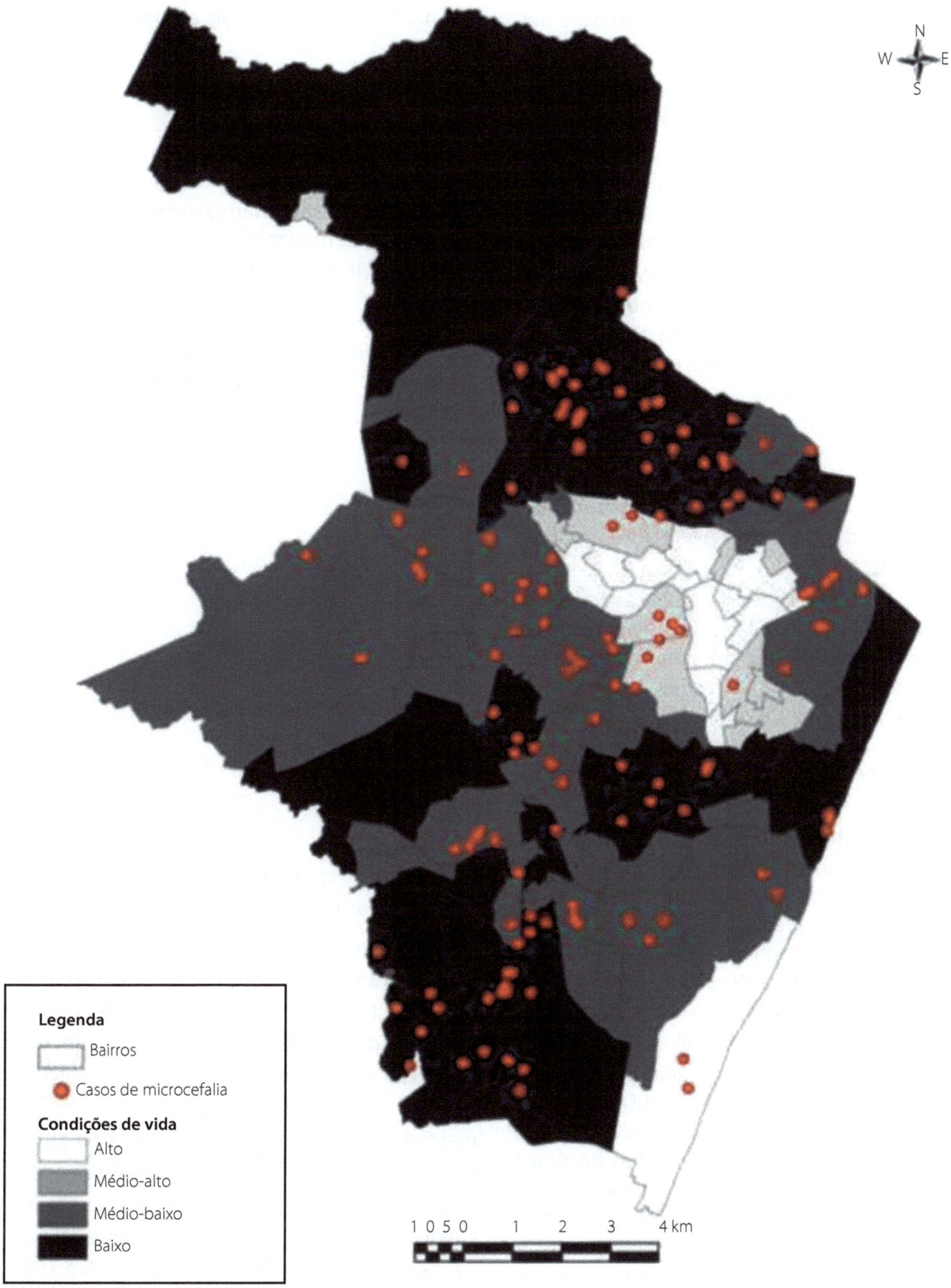

Figura 4.7 – Casos de microcefalia e condições de vida dos moradores de Recife, Brasil. Fonte: BMC Public Health < https://doi.org/10.1186/s12889-018-5039-z>.

parcialmente, os padrões que são observados na sua nova localização. Conclui-se, assim, que em certas situações, os fatores genéticos não podem ser primariamente responsáveis pelas grandes diferenças nas taxas de câncer entre os países.

Distribuição das Doenças no Tempo

O estudo da distribuição das doenças no tempo pode fornecer inúmeras informações para a compreensão, previsão, busca etiológica, prevenção de doenças e avaliação do impacto de intervenções em saúde.

A distribuição temporal de uma doença pode obedecer a um determinado padrão, como no caso da rubéola, que exibe um aumento em sua ocorrência no final do inverno e no início da primavera. Conhecer os períodos de maior risco para determinadas doenças pode contribuir para a prevenção e o diagnóstico precoce dessas doenças. Por exemplo, um indivíduo que apresente um quadro clínico de febre baixa, exantema maculopapular difuso e linfadenopatia retroauricular, cervical e occipital durante a primavera, deve levantar a suspeita de rubéola.

A vigilância epidemiológica das doenças transmissíveis tem como um dos seus pilares o acompanhamento temporal das doenças. É preciso verificar tendências de longo prazo, assim como variações periódicas, e, especialmente, avaliar se há uma elevação acima da frequência habitual (ou "esperada"), em um determinado período de tempo, o que poderia indicar a presença de uma epidemia.

A partir do conhecimento da evolução de uma determinada doença ao longo do tempo, é possível criar modelos que permitam prever ou predizer sua ocorrência futura, utilizando-se de técnicas estatísticas de séries temporais. Além disso, o conhecimento da distribuição temporal conjunta de uma determinada doença e possíveis fatores de risco pode fornecer pistas importantes para avaliação de sua etiologia.

O exame da evolução temporal de uma determinada doença antes e após uma intervenção é útil para avaliar a efetividade daquela medida. Por exemplo, o acompanhamento da incidência da poliomielite no Brasil após as campanhas de vacinação em massa mostrou uma diminuição dramática de sua ocorrência. Em 1994, o Brasil recebeu da Organização Pan-Americana de Saúde o certificado de interrupção da transmissão dos vírus selvagens da poliomielite no país.

A análise de um conjunto de observações sequenciais ao longo do tempo pode conter flutuações aleatórias. Assim, é importante tentar detectar, além das possíveis variações aleatórias, os quatro tipos principais de aspectos relacionados à evolução temporal das doenças: tendência secular ou histórica; variações cíclicas não sazonais; variações sazonais e variações irregulares.

Tendência Secular ou Histórica

O estudo da tendência histórica se refere à análise das mudanças na frequência de uma doença (incidência, mortalidade etc.) por um longo período de tempo, geralmente, décadas. Não existe um critério rígido para definição do tempo mínimo de observação necessário para detectar alterações na evolução de uma doença. O período necessário para detectar a tendência secular vai depender do comportamento epidemiológico da doença sob investigação na região avaliada. Infelizmente, a duração da série histórica é muitas vezes limitada pela disponibilidade dos dados. A Figura 4.8 ilustra a tendência

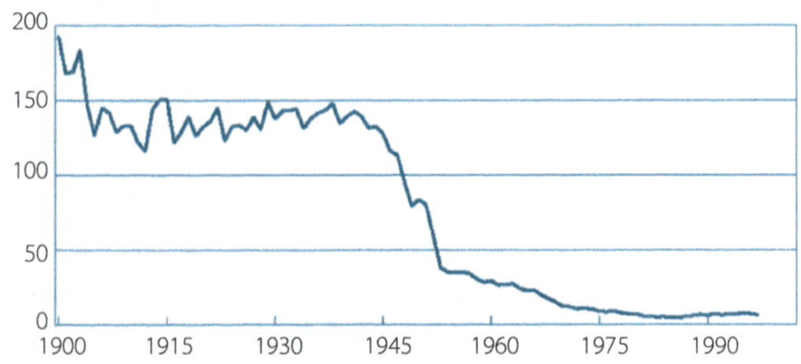

Figura 4.8 – Evolução temporal das taxas de mortalidade de tuberculose padronizadas por idade (por 100.000 habitantes) em São Paulo, Brasil, 1900-97. Fonte: Cadernos de Saúde Pública <https://doi.org/10.1590/S0102-311X1999000300003 >.

histórica das taxas de mortalidade da tuberculose padronizadas por idade para a cidade de São Paulo.

Verificam-se três diferentes tendências: a primeira, de 1900 a 1945, uma tendência estacionária com altos níveis de mortalidade; a segunda, de 1945 a 1985, apresentado forte redução na mortalidade; e a última, de 1985 a 1995, onde se observa um discreto recrudescimento da mortalidade. Os anos de 1945 a 1985 foram marcados por uma acentuada queda na mortalidade por tuberculose, em função das melhorias sociais, da introdução de recursos terapêuticos e da ampliação da cobertura dos serviços de saúde. Já o discreto aumento na mortalidade da tuberculose, de 1985 a 1995, pode estar refletindo a crescente prevalência da coinfecção por *Mycobacterium tuberculosis* e HIV neste período, além de uma possível diminuição na qualidade dos programas de controle da doença.

Antes de se associar uma tendência histórica a mudanças sociais ou ambientais, é necessário levar em consideração uma série de potenciais explicações alternativas. Dentre elas destacam-se as modificações nos critérios e métodos diagnósticos, na cobertura dos sistemas de informação em saúde, na terminologia e nos sistemas de classificação da doença, nas taxas de letalidade etc.

Principalmente ao longo do século XX, o mundo observou um processo que tem sido denominado de transição epidemiológica (maiores detalhes no ***Capítulo 7 – Transição Demográfica e Epidemiológica***). Inicialmente, nos países desenvolvidos, e posteriormente e pelo menos em parte, nos subdesenvolvidos, houve um progressivo declínio na morbimortalidade por doenças infectocontagiosas e um aumento vigoroso nas taxas de adoecimento e morte por enfermidades crônicas não transmissíveis. Dentre as muitas causas para explicar este fenômeno nos países desenvolvidos, encontram-se as grandes melhorias sociais que tiveram início no século passado, a introdução das tecnologias terapêuticas e preventivas, como a vacinação, melhorias nos indicadores nutricionais, diminuição da natalidade e aumento da expectativa de vida etc. Por exemplo, as **Figuras 4.9A** e **4.9B** mostram a evolução da mortalidade por tuberculose e por coqueluche para a Inglaterra e o País de Gales, de 1860 a 1960. Entretanto, nos países subdesenvolvidos, os sistemas de saúde somente viveram uma grande revolução há cerca de 40 anos, com uma maior atenção às campanhas de vacinação em massa, programa de atenção e acompanhamento de gestantes, estímulo ao aleitamento materno, uso da terapia de reidratação oral, aprimoramento dos programas de controle de doenças de grande prevalência, como as doenças respiratórias da infância, tuberculose, hanseníase, hipertensão, diabetes etc.

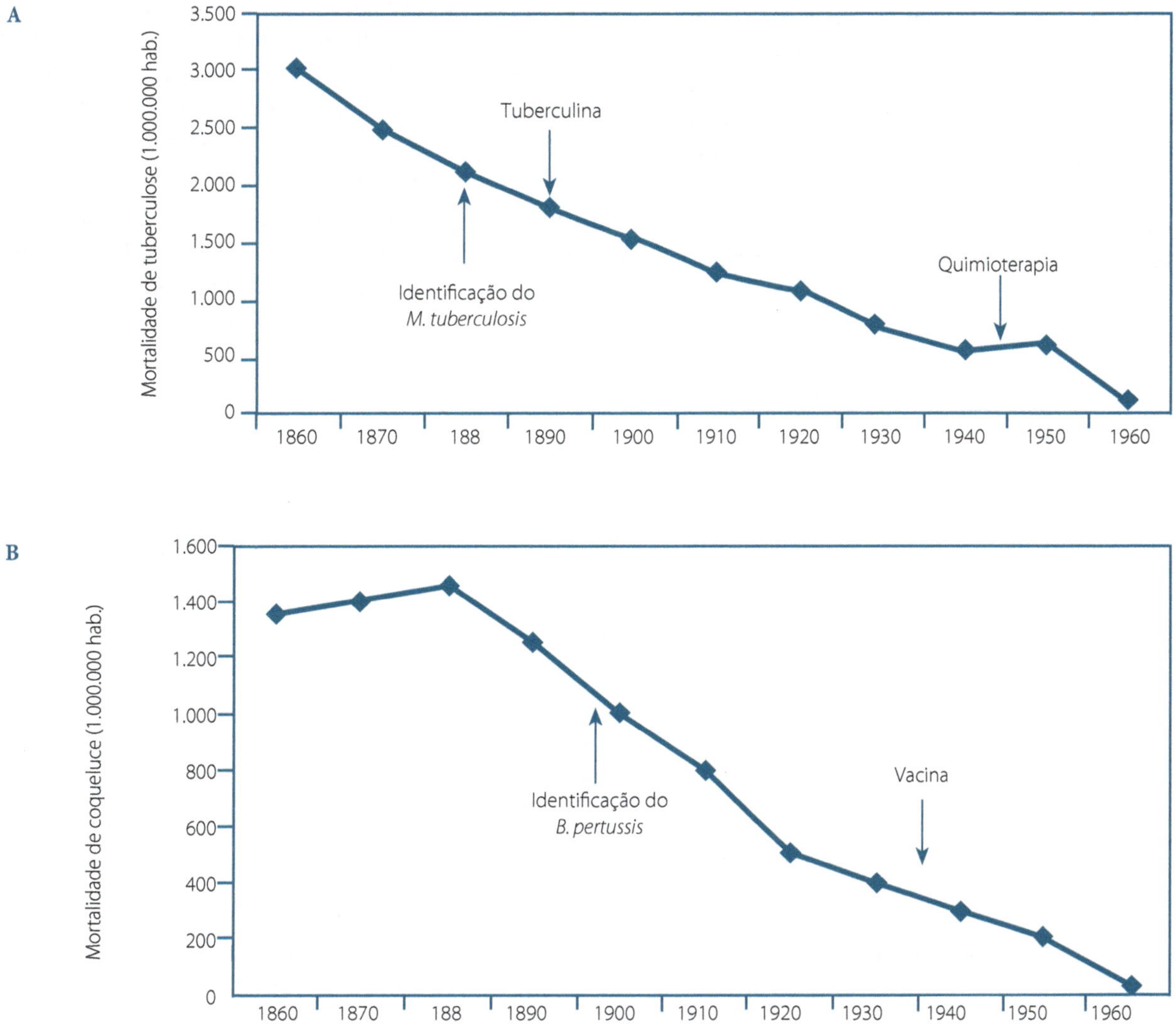

Figura 4.9 – A. Mortalidade por tuberculose respiratória na Inglaterra e no País de Gales, 1890-1960. **B**. Mortalidade por coqueluche na Inglaterra e no País de Gales, 1890-1960.

Observa-se que, quando a quimioterapia eficaz foi introduzida para o tratamento da tuberculose, a mortalidade já era apenas uma pequena fração do que havia sido 80 anos antes, o mesmo ocorrendo com a coqueluche quando da introdução da vacina.

O movimento observado na tendência histórica das diversas doenças pode ser explicado por inúmeras razões, tais como a melhoria no diagnóstico (principalmente a precocidade do mesmo), melhoria das condições sanitárias e sociais em geral, técnicas obstétricas mais efetivas etc. Por outro lado, muitas vezes existe dificuldade na interpretação destes dados, pois os métodos diagnósticos foram se tornando mais válidos ao longo do tempo (por exemplo, em meados do século passado muitos casos de câncer poderiam ser confundidos com outras doenças), a estrutura demográfica da população foi se modificando (maior proporção de idosos e menor de crianças), com a consequente mudança no perfil epidemiológico, assim como também se modificaram vários fatores ambientais.

Os métodos de análise de séries temporais de longa duração podem ser usados também para examinar, por exemplo, a evolução da resistência de bactérias hospitalares ao longo do tempo. De fato, grande número de hospitais mantém (ou podem manter) bancos de dados contendo os resultados da bacteriologia, perfazendo facilmente 10 ou mais anos de observação. Estes dados poderão ser utilizados para verificar tendências na ocorrência de bactérias multirresistentes, permitindo traçar ou prever seu comportamento futuro (de forma semelhante aos modelos utilizados por economistas para comprar ou vender no mercado de ações). Por exemplo, se for possível diagnosticar a contínua subida na proporção de uma cepa resistente, deve-se intensificar as rotinas de prescrição racional de antibióticos, bem como lavagem de mãos, cuja ausência foi em grande parte a responsável pelo aumento na proporção de cepas resistentes no âmbito hospitalar.

Variações Cíclicas

As flutuações na incidência de uma doença ocorridas em um período maior que 1 ano é denominada de variação cíclica. Por exemplo, em grandes populações suscetíveis, a incidência do sarampo tende aumentar a cada 3 anos. Esse processo pode ser explicado, por um lado, pelo decréscimo no número de suscetíveis logo após a epidemia, e por outro lado, pelo sucessivo nascimento de crianças suscetíveis, cujo acúmulo vai permitir que nova epidemia venha a ocorrer. Certamente, o aumento da cobertura vacinal modifica inteiramente esse processo. Como esse processo se repete periodicamente, o seu conhecimento serve para a predição da ocorrência da doença e, consequentemente, contribui na adoção de medidas efetivas de controle. A **Figura 4.10** mostra a variação cíclica do sarampo na região Centro-Oeste no período de 1980 a 1998.

Note que a variação cíclica na incidência do sarampo na região Centro-Oeste é de 3 a 4 anos. Entretanto, após 1990 o ciclo aumenta sua periodicidade, ocorrendo um novo ciclo apenas 7 anos mais tarde, assim mesmo

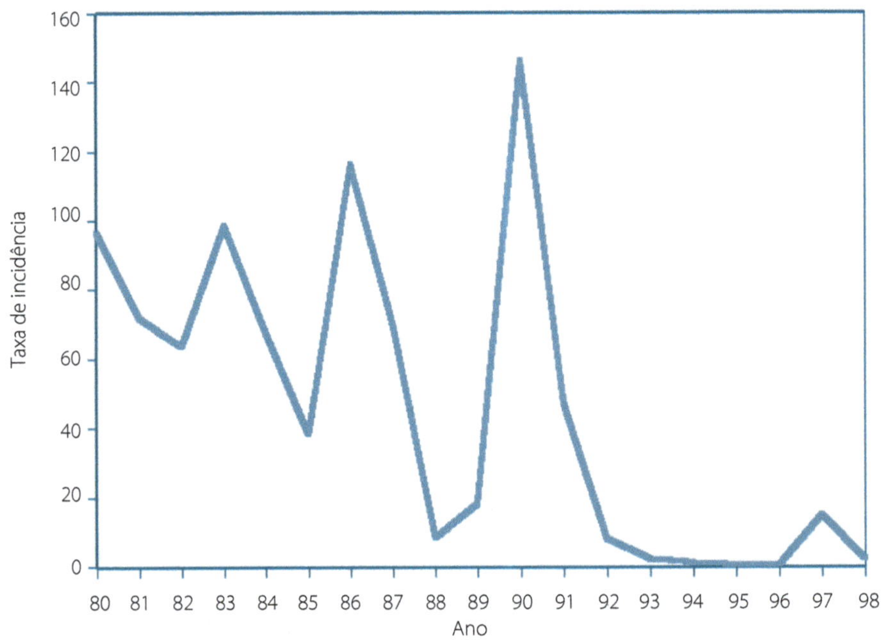

Figura 4.10 – Taxa de incidência de sarampo (por 100.000 hab.) segundo ano de ocorrência, região Centro-Oeste, 1980-1998. Fonte: Ministério da Saúde.

de menor intensidade. Isto é devido ao aprimoramento do programa de controle do sarampo, com um aumento na cobertura vacinal.

A Figura 4.11 mostra a variação cíclica do sarampo nos Estados Unidos entre 1943 e 1970. Neste caso, a variação cíclica na incidência do sarampo é de 2 anos, observando-se também uma redução da intensidade das epidemias com o advento da vacinação. A magnitude e periodicidade das epidemias estão intimamente relacionadas ao tamanho da população suscetível.

Variações Sazonais

A variação na incidência de uma doença, cujos ciclos coincidem com as estações do ano, é denominada de variação sazonal. Essa variação ocorre dentro de um período de 1 ano. As doenças infecciosas agudas constituem um exemplo típico dessas variações. Entretanto, o aparecimento de alguns sintomas de determinadas doenças crônicas, por exemplo, a doença pulmonar obstrutiva crônica, alguns fenômenos demográficos (como, por exemplo, o nascimento), a mortalidade por certas causas específicas, alguns acidentes de trabalho (por exemplo, ligados à colheita agrícola) também podem mostrar variação sazonal.

A variação sazonal depende de um conjunto de fatores, tais como radiações solares, temperatura, umidade do ar, precipitação, concentração de poluentes no ar etc. Além das condições climáticas, uma maior aglomeração de pessoas no inverno pode favorecer o aparecimento de diversas doenças respiratórias (por exemplo, gripe) ou um maior consumo de água no verão (com consequente aumento no despejo de esgotos) pode favorecer a transmissão fecal-oral (por exemplo, poliomielite, diarreias infecciosas etc.).

A Figura 4.12 mostra a variação sazonal dos acidentes ofídicos no Estado do Paraná, entre 2001 e 2004. Observa-se que as maiores ocorrências são registradas nos meses de novembro até março, enquanto o número de casos é menor no inverno. Esta distribuição temporal dos acidentes ofídicos sugere uma relação com fatores climáticos e com o aumento da atividade humana nos trabalhos no campo nas épocas mais quentes e chuvosas do ano.

Variações Irregulares

As alterações inusitadas na incidência das doenças, diferente do que seria esperado, configuram-se no que se denominou de variações irregulares. Mediante a utilização de técnicas estatísticas é possível conhecer se a evolução temporal da incidência de uma determinada doença está dentro do que seria esperado com base em dados históricos, o que se caracterizaria como uma endemia ou um padrão endêmico de ocorrência de doença, ou apresenta alguma variação irregular, que poderia ser caracterizada como um processo epidêmico. No estudo de séries temporais, primeiramente se procura retirar o componente sazonal, cíclico ou de tendência da doença para depois avaliar se a ocorrência da doença é irregular ou não.

Box 4.2.

Endemia: refere-se à presença usual de uma doença, dentro dos limites esperados, em uma determinada área geográfica por um período de tempo ilimitado. Esse fenômeno ocorre quando há uma constante renovação de suscetíveis na comunidade, exposição múltipla e repetida destes a um determinado agente, isolamento relativo sem deslocamento importante da população em uma zona territorial. Ex.: malária, doença de Chagas, esquistossomose etc.

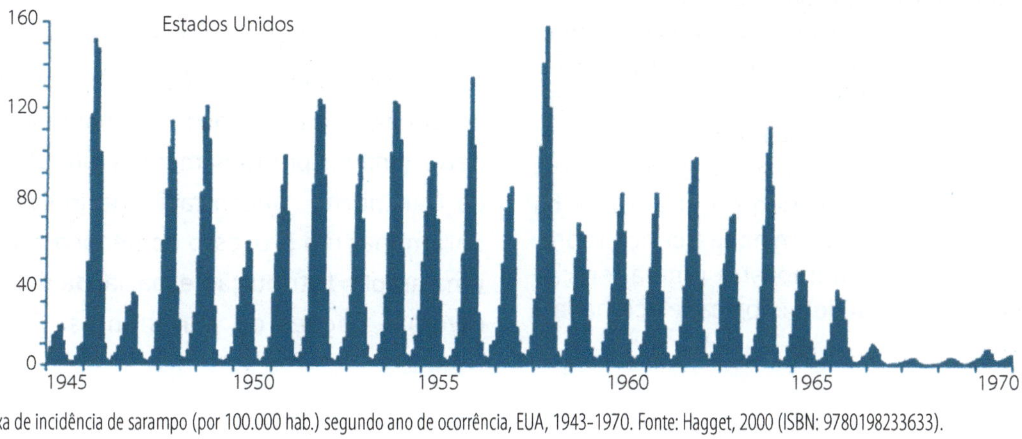

Figura 4.11 – Taxa de incidência de sarampo (por 100.000 hab.) segundo ano de ocorrência, EUA, 1943-1970. Fonte: Hagget, 2000 (ISBN: 9780198233633).

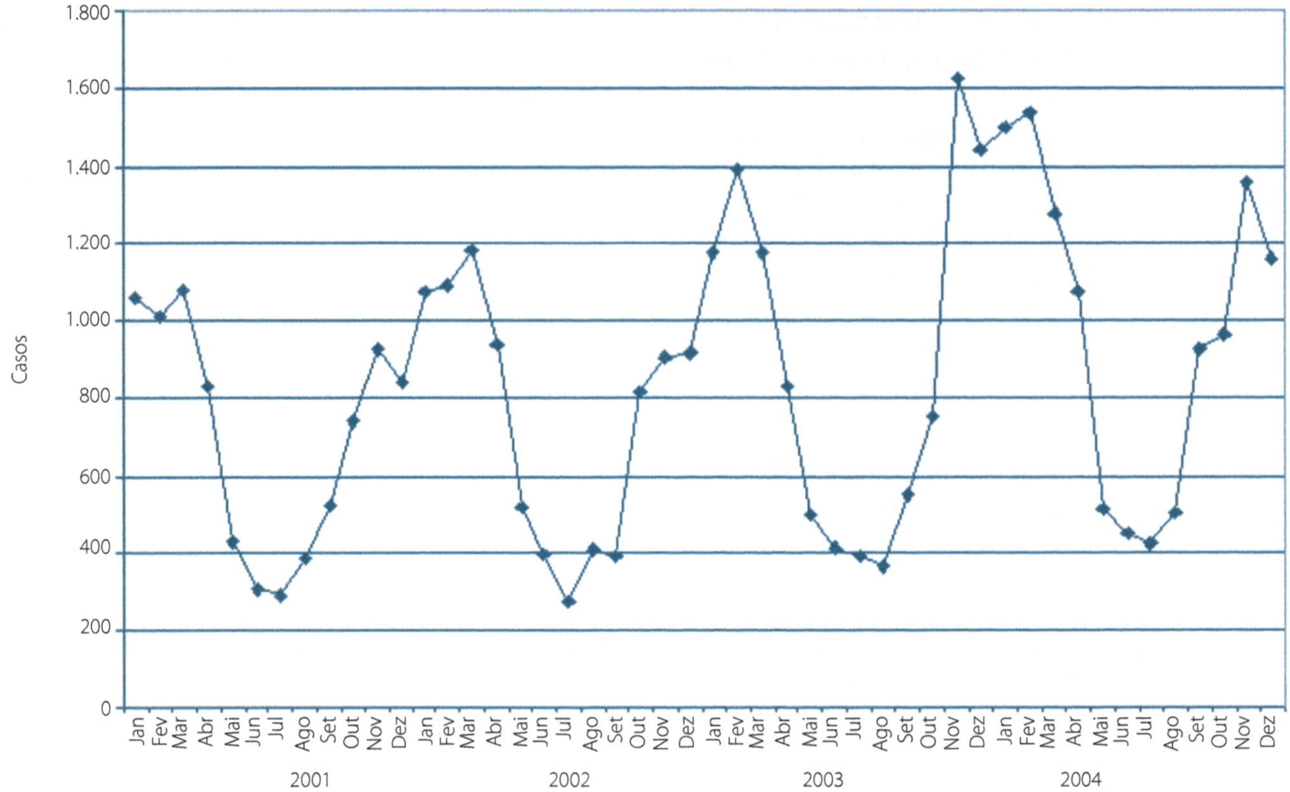

Figura 4.12 – Número de casos de acidentes ofídicos segundo o mês de ocorrência no Estado do Paraná. Brasil, 2001 a 2004. Fonte: SINAN.

Epidemia

Pode-se definir uma epidemia como sendo a elevação brusca, temporária e significantemente acima do esperado da incidência de uma determinada doença. A ocorrência de uma epidemia é função de alterações nos fatores relacionados ao agente (físico, químico ou biológico), hospedeiro e/ou ambiente, que constituem a estrutura epidemiológica de uma população em determinado período de tempo e espaço geográfico.

Note que uma epidemia não representa necessariamente a ocorrência de um grande número de casos da doença em uma determinada população, mas sim um claro excesso de casos quando comparada à frequência esperada (ou habitual) de uma doença em um determinado espaço geográfico e período de tempo. Assim, o número de casos de uma epidemia vai variar de acordo com o agente, o tipo e tamanho da população exposta, além do período e local de ocorrência. O aparecimento de um único caso autóctone em uma região onde nunca tenha ocorrido ou que esteja há muitos anos livre de uma determinada doença representa uma epidemia, pois demonstra uma alteração substantiva na estrutura epidemiológica relacionada à doença. Por exemplo, como desde 1989 não ocorre nenhum caso de poliomielite no município do Rio de Janeiro, a ocorrência de um caso já configuraria uma epidemia.

> **Box 4.3.**
>
> **Caso autóctone**: é o caso oriundo do mesmo local onde ocorreu.
>
> **Caso alóctone**: é o caso importado de uma outra localidade.

Por outro lado, a existência de muitas pessoas suscetíveis aliada a condições facilitadoras da propagação de um agente infeccioso no ambiente, como aquelas determinadas por movimentos migratórios, facilidade de transporte, concentração de indivíduos etc. pode determinar um processo epidêmico caracterizado por uma ampla distribuição espacial da doença, atingindo diversas nações ou continentes. Esse processo é

Box 4.4.

Surto: é o aumento da ocorrência de uma doença, onde todos os casos estão relacionados entre si, atingindo uma área geográfica pequena e delimitada, como vilas ou bairros, ou uma população institucionalizada, como de colégios, quartéis, creches etc. Exemplo: ocorrência de diversos casos de intoxicação alimentar em uma creche, após a ingestão de mamadeira com leite contaminado.

denominado de pandemia; como exemplo, tem-se a recente epidemia de covid-19 no mundo.

As epidemias, apesar de terem como base um critério definidor comum, podem variar em termos de sua velocidade de instalação, propagação e desaparecimento, sua duração e os mecanismos envolvidos no seu desencadeamento. Embora não exista consenso na literatura quanto à denominação dos diferentes tipos de epidemia, a análise da evolução temporal de um processo epidêmico pode revelar pelo menos dois tipos distintos, a epidemia por fonte comum e a epidemia progressiva, difundida por transmissão pessoa a pessoa (Figura 4.13).

- Epidemia por fonte comum

Na epidemia por fonte comum ou difundida por veículo comum, o fator extrínseco (p. ex., agente infeccioso, fatores físico-químicos) pode ser veiculado pela água, por alimentos, pelo ar ou introduzido por inoculação, não havendo, em geral, transmissão de pessoa para pessoa. Trata-se, no mais das vezes, de uma epidemia em que o número de casos apresenta uma rápida progressão, atingindo o pico de incidência em um curto período de tempo, declinando logo a seguir, tomando a forma de uma epidemia maciça ou explosiva e restrita no tempo e espaço. Estas características sugerem que os suscetíveis devem ter tido acesso direto a uma única fonte de contaminação, podendo ser por curto espaço de tempo (fonte pontual) ou por um espaço de tempo mais longo (fonte persistente). Um surto de intoxicação alimentar em que a fonte de contaminação é restrita a um local (p. ex., uma festa) é um exemplo típico de epidemia por fonte comum pontual. Por outro lado, na epidemia persistente a fonte comum tem existência duradoura, como no caso de um lote contaminado de alimento distribuído a vários restaurantes ou quando há contaminação de fonte hídrica.

Na epidemia por fonte comum, o aumento rápido dos casos está na dependência do período de incubação da doença, que fundamentalmente indica a exposição de um dado grupo de pessoas durante um espaço de tempo relativamente curto. Após o período de incubação da doença, uma dada proporção das pessoas expostas começa a adoecer, sendo que o pico da curva corresponderá aproximadamente à média ou mediana deste período de incubação. Neste caso, pode-se identificar, retrospectivamente, a partir do pico epidêmico, o dia provável de exposição. Por outro lado, o período provável de exposição pode ser estimado a partir das datas do primeiro e do último caso da epidemia. Desde então,

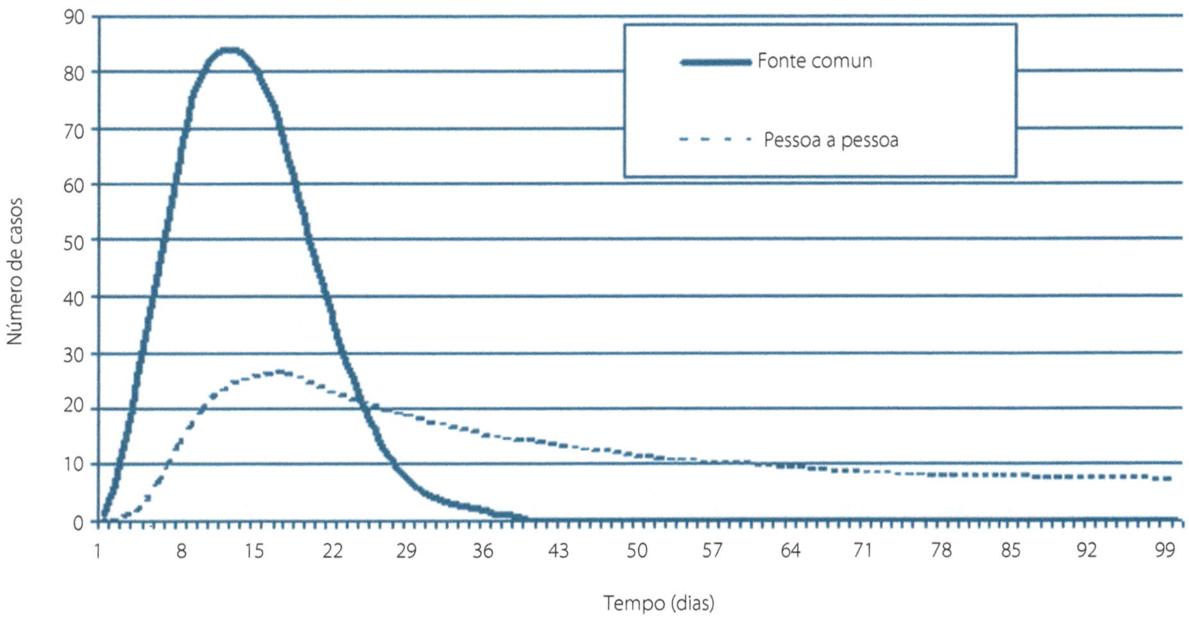

Figura 4.13 – Representação esquemática de dois tipos de curva epidêmica.

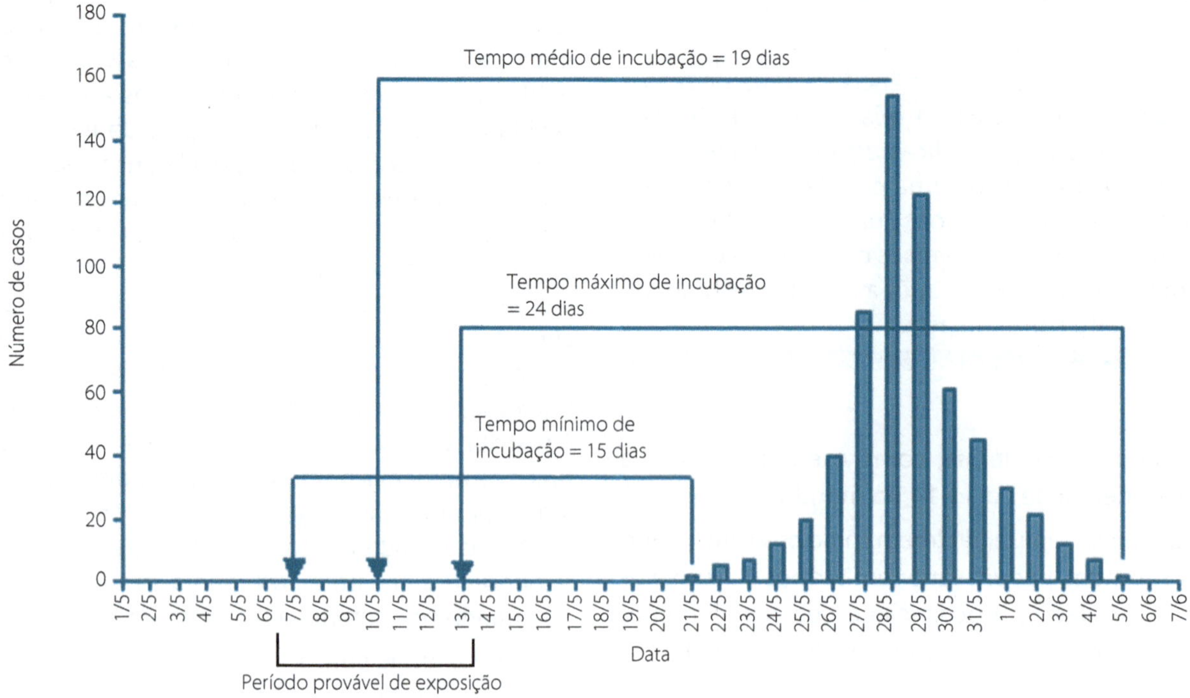

Figura 4.14 – Detecção do momento aproximado da contaminação.

calcula-se retrospectivamente a partir dessas datas o período provável de exposição, tomando como referência os períodos mínimo e máximo de incubação. A **Figura 4.14** exemplifica uma epidemia por fonte comum de uma doença com período de incubação variando de 15 a 24 dias e com um período médio de 19 dias.

A contaminação da rede de abastecimento de água de um município com material fecal contendo *Salmonella typhi* pode determinar uma epidemia explosiva de febre tifoide que, na ausência de intervenção imediata, pode se tornar uma fonte persistente de contaminação. Outro exemplo desse tipo de epidemia foi a ocorrência de leptospirose no município do Rio de Janeiro em 1996 (**Figura 4.15**). Essa epidemia foi decorrente das fortes chuvas ocorridas no verão daquele ano no município, provocando inundações na cidade. Esse tipo de epidemia também é conhecido como epidemia maciça.

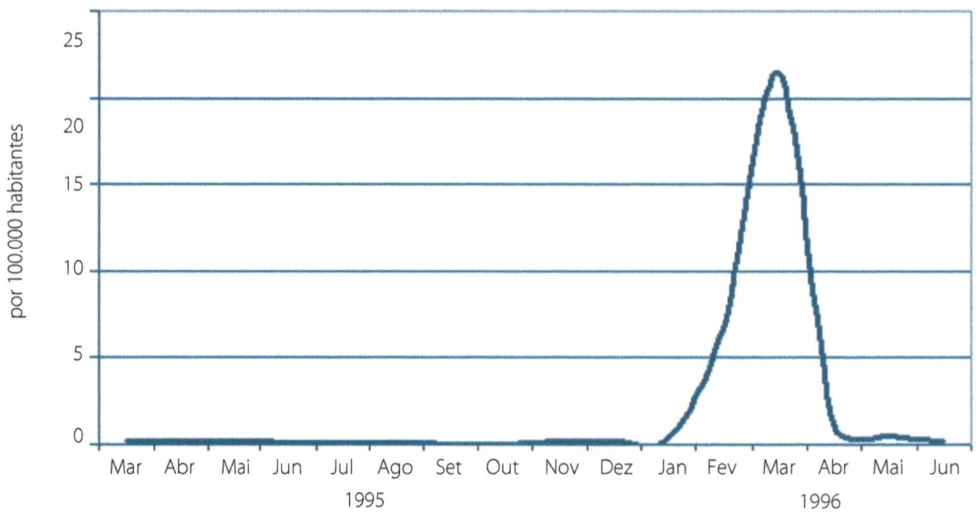

Figura 4.15 – Incidência da leptospirose, Município do Rio de Janeiro, 1996. Fonte: Secretaria Municipal de Saúde, RJ

- Epidemia progressiva (ou propagada)

A progressão deste tipo de epidemia é mais lenta, sugerindo em geral que a forma de transmissão se dá através do contato pessoa a pessoa, não ocorrendo assim uma exposição simultânea a um determinado agente. Nesse tipo de epidemia, uma pessoa infectada transmite o agente para uma outra suscetível, por via respiratória, sexual ou através de vetores. O novo infectado irá contaminar uma outra pessoa suscetível, formando assim uma verdadeira cadeia de transmissão do agente. Doenças como malária, dengue, sífilis, raiva humana e gripe costumam provocar epidemias lentas e progressivas, mas em situações especiais, particularmente em comunidades totalmente suscetíveis e isoladas, algumas delas, principalmente as de transmissão por via respiratória e através de vetores, podem provocar epidemias explosivas.

A epidemia de sarampo ocorrida no município do Rio de Janeiro no ano de 1997 é um exemplo de epidemia propagada (**Figura 4.16**). Note que o início da epidemia foi no mês de julho de 1997 e o seu término somente vai ocorrer no ano de 1998.

Detecção de Epidemias: O Diagrama de Controle

Um dos problemas mais complexos no estudo de epidemias é como caracterizar qual seria o nível "esperado" de incidência de uma doença em uma região. Como visto anteriormente, esta definição é crucial para que se possa afirmar a existência ou não de uma epidemia. Em vigilância epidemiológica, um dos procedimentos utilizados para a verificação de ocorrência de uma epidemia é o diagrama de controle, um método gráfico que permite o acompanhamento da evolução temporal das doenças. Sua construção visa detectar possíveis alterações na distribuição habitual de uma doença, para que se possa adotar prontamente medidas efetivas de controle.

O diagrama de controle é um gráfico em que a incidência da doença está representada no eixo das ordenadas (eixo Y) e o intervalo de tempo utilizado, geralmente a semana epidemiológica ou os meses do ano, no eixo das abscissas (eixo X). Diversas distribuições estatísticas podem ser utilizadas para sua construção, por exemplo, o diagrama de controle pode ser construído a partir de uma distribuição normal ou por quartis, como será descrito a seguir.

- Distribuição normal

Utilizam-se os seguintes passos para a construção do diagrama de controle:

- calcula-se a incidência média mensal (ou semanal) da doença em um período anterior, geralmente de 10 anos. Ex.: a partir das incidências observadas durantes os 10 meses de janeiro anteriores, calcula-se uma incidência média para o mês de janeiro, repetindo-se esse procedimento para os demais meses. Nesse período, a incidência não pode ter sofrido grandes flutuações (p. ex., não deve ter havido uma epidemia da doença), caso contrário deve-se descartar o período onde tenha ocorrido tal flutuação;
- calcula-se o desvio padrão para cada incidência média mensal, a fim de se conhecer a dispersão dos valores observados em torno da incidência média;

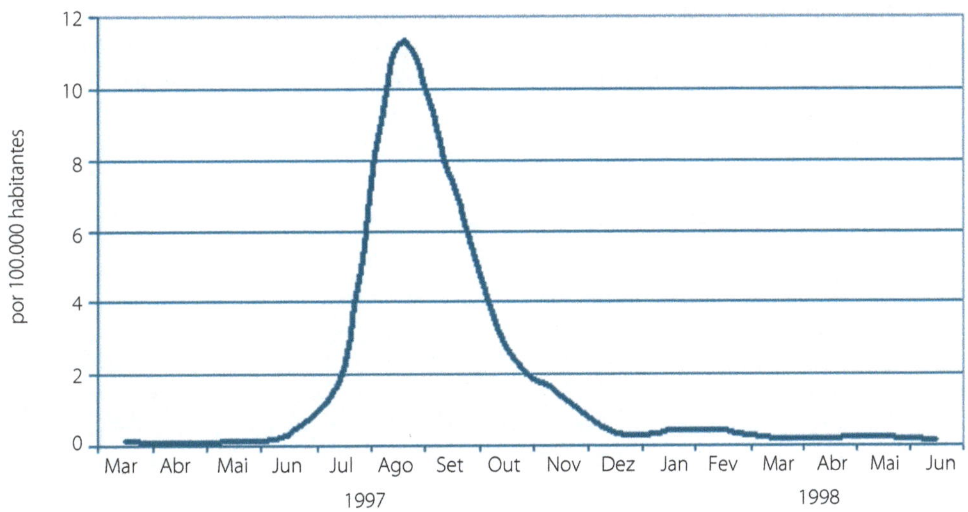

Figura 4.16 – Incidência de sarampo, Município do Rio de Janeiro, 1997. Fonte: Secretaria Municipal de Saúde – RJ.

- a partir dos valores acima é possível estabelecer um intervalo de variação esperado para a incidência mensal da doença. Esse intervalo é construído levando-se em conta que, em uma distribuição normal, 95% dos valores se encontram entre a média mais 1,96 desvio padrão — limite superior, e a média menos 1,96 desvio padrão — limite inferior do diagrama de controle;
- após o cálculo da incidência média mensal e dos limites superiores e inferiores, esses dados são apresentados graficamente — o diagrama de controle;
- o último passo é a representação no diagrama de controle da incidência mensal da doença sob vigilância no ano atual, ou seja, aquele ano para o qual estamos interessados em identificar variações epidêmicas.

Como exemplo, será efetuada a construção do diagrama de controle para a doença meningocócica no município do Rio de Janeiro entre 1988 e 1997 para se conhecer se a incidência mensal do ano de 1998 foi epidêmica ou não. Inicialmente, calcula-se a incidência média mensal e o respectivo desvio padrão para os últimos 10 anos anteriores a 1998, ou seja, de 1988 a 1997 (Tabela 4.1).

Em seguida, estabelece-se o limite inferior e o limite superior para cada mês a partir da seguinte fórmula:

$$x \pm 1{,}96s,$$

onde x representa os valores médios da incidência e s os respectivos desvios padrões.

Tabela 4.1 – Incidência Mensal por 100.000 Habitantes de Doença Meningocócica – Município do Rio de Janeiro, 1988 a 1997

Meses	1988	1989	1990	1991	1992	1993	1994	1995	1996	1997	Média	DP*
Jan	0,45	0,17	0,59	0,51	0,53	0,55	0,82	0,51	0,68	0,77	0,56	0,18
Fev	0,41	0,32	0,35	0,40	0,46	0,91	0,53	0,49	0,61	0,59	0,51	0,17
Mar	0,39	0,35	0,53	0,44	0,35	0,67	0,67	0,76	0,68	0,61	0,55	0,15
Abr	0,35	0,46	0,76	0,73	0,42	0,62	0,67	0,49	0,79	0,61	0,59	0,15
Mai	0,28	0,67	0,61	0,44	0,47	0,56	0,58	0,85	0,88	0,47	0,58	0,18
Jun	0,45	0,46	0,79	0,46	0,60	0,60	0,80	0,87	0,97	0,95	0,70	0,21
Jul	0,52	0,65	0,72	1,26	0,58	0,64	0,84	1,02	1,06	0,90	0,82	0,24
Ago	0,37	0,57	0,65	0,62	0,64	0,51	0,98	1,00	0,88	0,65	0,69	0,20
Set	0,35	0,41	0,88	0,68	0,00	0,73	0,76	1,34	0,99	0,74	0,69	0,37
Out	0,34	0,57	0,50	0,62	0,66	0,47	0,71	1,16	0,61	0,32	0,60	0,24
Nov	0,52	0,61	0,42	0,51	0,35	0,91	0,91	1,05	0,58	0,22	0,61	0,27
Dez	0,65	0,35	0,46	0,71	0,47	0,67	0,71	0,85	0,86	0,68	0,64	0,17

*DP = desvio padrão

Tabela 4.2 – Incidência média mensal (1988 a 1997), desvios padrões, limite inferior, limite superior e incidência em 1998 de Doença Meningocócica, Município do Rio de Janeiro

Meses	Incidência Média	Desvio padrão	Limite inferior	Limite superior	Incidência em 1998
Jan	0,56	0,18	0,20	0,91	0,34
Fev	0,51	0,17	0,17	0,84	0,50
Mar	0,55	0,15	0,24	0,85	0,45
Abr	0,59	0,15	0,29	0,89	0,48
Mai	0,58	0,18	0,22	0,94	0,60
Jun	0,70	0,21	0,29	1,10	0,68
Jul	0,82	0,24	0,35	1,29	0,60
Ago	0,69	0,20	0,29	1,09	0,60
Set	0,69	0,37	-0,04	1,41	0,45
Out	0,60	0,24	0,13	1,06	0,45
Nov	0,61	0,27	0,08	1,13	0,39
Dez	0,64	0,17	0,31	0,97	0,29

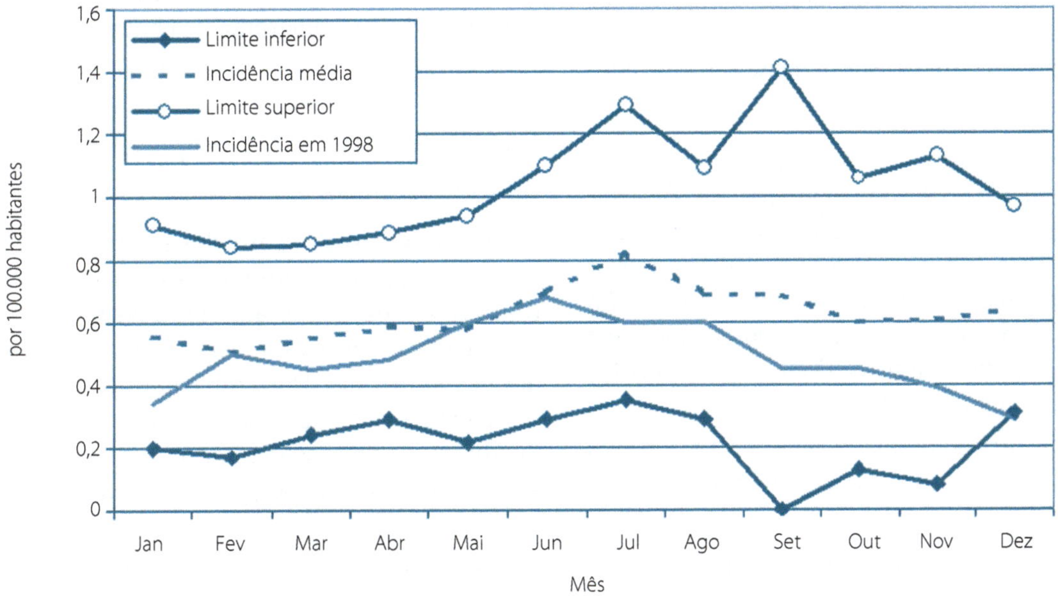

Figura 4.17 – Diagrama de controle segundo a distribuição normal e incidência da doença meningocócica em 1998, Município do Rio de Janeiro.

Esses valores dos limites máximos e mínimos esperados, em conjunto com as incidências médias mensais e os respectivos desvios padrões (1988 a 1997) e a incidência de meningite meningocócica observada em 1998 estão apresentados na Tabela 4.2.

O passo seguinte constitui-se em dispor esses valores em um gráfico (Figura 4.17). Observe que o número negativo do limite inferior calculado para setembro não é um valor plausível para a incidência, portanto o limite inferior de wsetembro a ser disposto no gráfico será zero. Em geral, as incidências médias mensais não são apresentadas no diagrama de controle, somente os limites máximos e mínimos esperados, e a incidência da doença no ano que se está monitorando.

- Distribuição por quartis

Utilizando o mesmo conjunto de dados, pode-se construir um novo diagrama de controle da seguinte forma:

- as incidências mensais do período anterior, geralmente os 10 anos anteriores não epidêmicos, são dispostas em ordem crescente em cada mês. Ex.: ordenam-se todas as incidências ocorridas nos meses de janeiro do período de 10 anos;
- identifica-se o valor mediano, o primeiro quartil e o terceiro quartil para cada mês;
- esses valores são dispostos em um gráfico. As incidências da doença que estiverem entre o

Quadro 4.1. Exemplo do cálculo da mediana, primeiro e terceiro quartis de uma distribuição

Ano	Janeiro		Janeiro (ordenado)	
88	0,45		0,17	
89	0,17		0,45	1º quartil = (0,45 + 0,51) / 2 = 0,48
90	0,59		0,51	
91	0,51		0,51	
92	0,53	→	0,53	Mediana = (0,53 + 0,55) / 2 = 0,54
93	0,55	ordenar	0,55	
94	0,82		0,59	
95	0,51		0,68	3º quartil = (0,68 + 0,77) / 2 = 0,73
96	0,68		0,77	
97	0,77		0,82	

primeiro e o terceiro quartil são consideradas esperadas, entretanto aquelas que ultrapassarem o terceiro quartil são consideradas epidêmicas.

Será utilizado o mesmo exemplo da doença meningocócica no município do Rio de Janeiro para se construir o diagrama de controle baseado na distribuição por quartis. Inicialmente, todos os meses do período anterior são dispostos em ordem crescente. Após a ordenação é possível localizar os valores correspondentes à mediana e ao primeiro e terceiro quartis. O Quadro 4.1 mostra um exemplo com o mês de janeiro.

Esse mesmo procedimento é repetido para todos os demais meses dos anos anteriores (Tabela 4.3).

A seguir, essas medidas são dispostas no gráfico, constituindo-se o diagrama de controle a partir de uma distribuição por quartil (Figura 4.18).

Diferentes escalas de tempo: efeitos de idade, período e coorte

A ênfase da maior parte dos estudos epidemiológicos interessados em examinar tendências temporais de doença, em particular aqueles baseados em dados de mortalidade, é na observação da evolução das taxas de adoecimento de acordo com o período ou tempo calendário (isto é, passagem de horas, dias, meses, anos etc.). Entretanto, a dimensão temporal pode ser incorporada em estudos epidemiológicos através de outras variáveis,

Tabela 4.3 – Mediana da Incidência Mensal (1988 a 1997), primeiro e terceiro Quartis e Incidência de Doença Meningocócica para 1998, Município do Rio de Janeiro

Meses	1º quartil	Mediana	3º quartil	Incidência em 1998
Jan	0,48	0,54	0,73	0,34
Fev	0,38	0,48	0,60	0,50
Mar	0,37	0,57	0,68	0,45
Abr	0,44	0,62	0,75	0,48
Mai	0,46	0,57	0,76	0,65
Jun	0,46	0,70	0,91	0,68
Jul	0,61	0,78	1,04	0,63
Ago	0,54	0,65	0,93	0,61
Set	0,38	0,74	0,94	0,45
Out	0,41	0,59	0,69	0,45
Nov	0,39	0,55	0,91	0,39
Dez	0,47	0,68	0,78	0,29

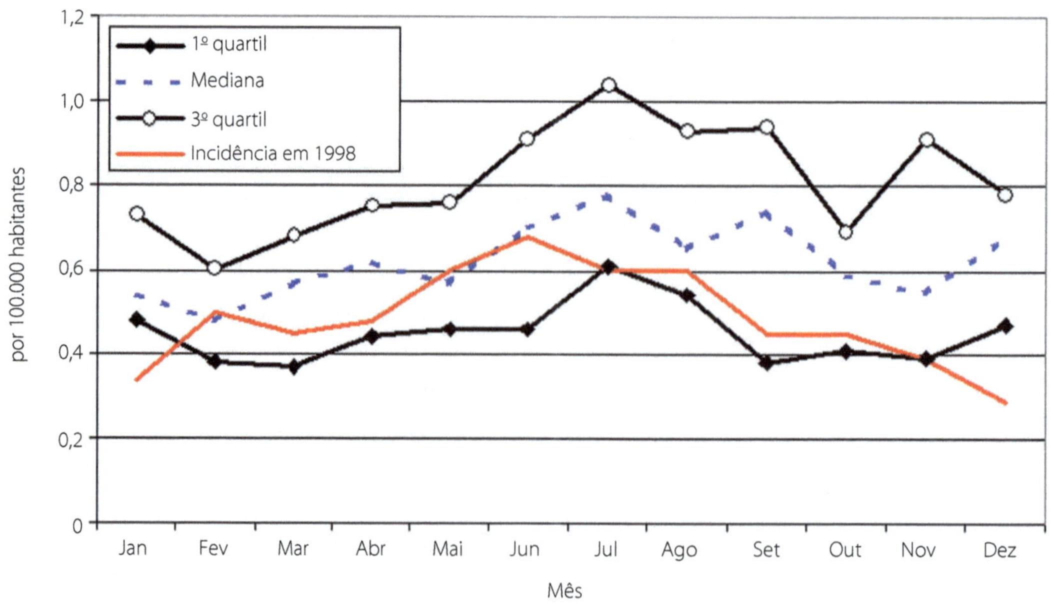

Figura 4.18 – Diagrama de controle segundo a distribuição por quartis e incidência da doença meningocócica em 1998, Município do Rio de Janeiro.

destacando-se a idade e a data de nascimento. Neste âmbito, a data de nascimento é comumente compreendida como um marcador de situações particulares a que uma determinada geração ou coorte de nascimento é exposta. Uma coorte de nascimento corresponde a um subconjunto da população nascido durante um período em particular (ver ***Capítulo 14 – Estudos de Coorte***).

Um problema fundamental da análise de estudos temporais é justamente a dificuldade de se interpretar até que ponto as variações observadas, por exemplo, através dos anos (tempo calendário), podem ser atribuídas a mudanças sociais ou ambientais, ou seriam apenas um reflexo de alterações demográficas ou, ainda, de aspectos singulares que marcam uma determinada geração.

Separar os efeitos de geração, idade e período é uma tarefa complexa, porque se tratam de características estreitamente inter-relacionadas. Note, por exemplo, que sabendo o ano da morte de uma pessoa (período) e o ano de seu nascimento (geração), saberemos a sua idade no momento da morte. Por outro lado, se conhecemos a data de seu nascimento e a idade em que morreu, saberemos o ano de sua morte. Ou seja, são variáveis linearmente dependentes. A abordagem epidemiológica que tenta separar estes efeitos é denominada de análise dos efeitos de idade, período e coorte.

O efeito de idade corresponde às mudanças nas taxas de adoecimento que decorrem do processo de envelhecimento. Por exemplo, a incidência do câncer de próstata aumenta com a idade. Efeito de período é definido como a mudança na frequência de doença que é especificamente ligada a um evento restrito em termos de tempo calendário. Por exemplo, observou-se que as taxas de mortalidade por causas mal definidas no Município do Rio de Janeiro saíram de um patamar de cerca de 25 óbitos por 100.000 habitantes em 1989 para cerca de 50/100.000 em 1990, alcançando cerca 125/100.000 em 1993. Explicação para este brusco aumento da mortalidade por causas mal definidas no Município do Rio de Janeiro pode estar relacionada a uma portaria da Secretaria de Estado de Saúde, de 29 de janeiro de 1990, que determinou que deveriam ser declaradas como "causa indeterminada" no atestado de óbito as situações em que, não havendo suspeição de morte violenta, não fosse possível se determinar a causa básica da morte. Já um efeito de coorte se refere a mudanças na mortalidade ou incidência de doença que são compartilhadas pelos membros de uma geração. Por exemplo, alguns estudos sobre o suicídio em países desenvolvidos sugerem que as gerações mais novas (nascidas mais recentemente) estariam sob maior risco devido à maior competição econômica e social das sociedades contemporâneas. Também, estudos sobre coqueluche no Canadá indicam que a geração nascida no final dos anos 1980 apresentou maiores taxas de incidência da doença, por ter sido exposta a um lote de vacina com baixo nível de efetividade.

A análise dos efeitos de idade, período e coorte pode necessitar de técnicas estatísticas bastante sofisticadas, mas algumas abordagens gráficas mais simples nos permitem apreender, pelo menos em parte, estes três tipos de efeitos. A Tabela 4.4 mostra as taxas de

Tabela 4.4 – Taxas de mortalidade (\100.000) pela doença X, segundo faixa etária e ano do óbito

	Ano do óbito								
Faixa etária	**1960**	**1965**	**1970**	**1975**	**1980**	**1985**	**1990**	**1995**	**2000**
10-14	53	60	64	70	77	82	88	105	111
15-19	51	58	62	68	74	80	85	102	108
20-24	49	54	60	64	71	77	84	100	105
25-29	47	51	58	61	69	74	80	98	103
30-34	44	49	55	60	65	71	77	94	101
35-39	41	46	52	59	63	69	74	92	97
40-44	39	43	50	56	61	66	70	89	94
45-49	37	41	48	54	60	63	69	84	92
50-54	35	40	45	50	58	61	66	83	87
55-59	33	38	43	47	54	60	65	81	86
60-64	31	36	41	45	51	56	63	78	83
65-69	30	34	39	44	49	54	60	77	81
70-74	28	33	37	42	47	52	58	74	79
75-79	25	30	35	40	45	50	55	72	77

mortalidade hipotéticas para uma determinada doença X segundo a faixa etária e o ano de ocorrência do óbito. Assinaladas na diagonal estão as taxas de mortalidade da coorte nascida em torno de 1948. Tendo nascido nos anos adjacentes a 1948, esta coorte tem de 10 a 14 anos em 1960, 15 a 19 anos em 1965, 20 a 24 anos em 1970 e assim por diante. Esta geração é representada em todos os anos em que a mortalidade foi avaliada, mas observe que certas gerações aparecem apenas em 1 ou 2 anos. Por exemplo, a geração nascida em torno do ano de 1988, tem 10-14 anos em 2000 e não pode ser avaliada quando teria 15-19 anos (ano 2005, não incluído na tabela). Algo parecido acontece para gerações mais antigas, como a nascida em torno de 1888, que só aparece na tabela em 1960 (70-74 anos) e em 1965 (75-79 anos). Sua experiência de mortalidade anterior não está incluída na tabela.

A Figura 4.19 mostra um gráfico para avaliar a tendência temporal da mortalidade pela doença X (ignorando a faixa etária). Analisando os dados desta forma percebe-se que há um aumento linear da mortalidade por esta doença até 1990, e um incremento mais acentuado a partir de 1995, sugerindo que algo aconteceu em 1995 de forma a alterar bruscamente a velocidade de crescimento da mortalidade. Um efeito de período deste tipo pode ter decorrido, por exemplo, da implantação de um novo sistema de classificação de causas de óbito a partir de 1995. Alguns óbitos que eram comumente mal definidos passaram, a partir da

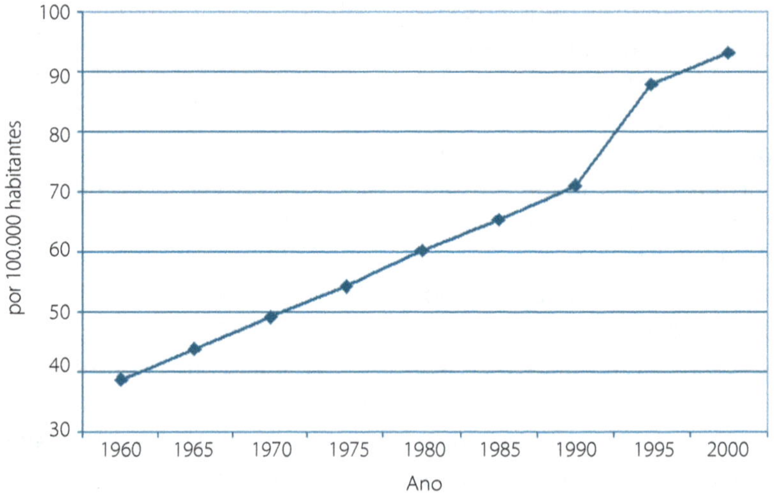

Figura 4.19 – Evolução temporal das taxas de mortalidade pela doença X (por 100.000 habitantes), 1960-2000.

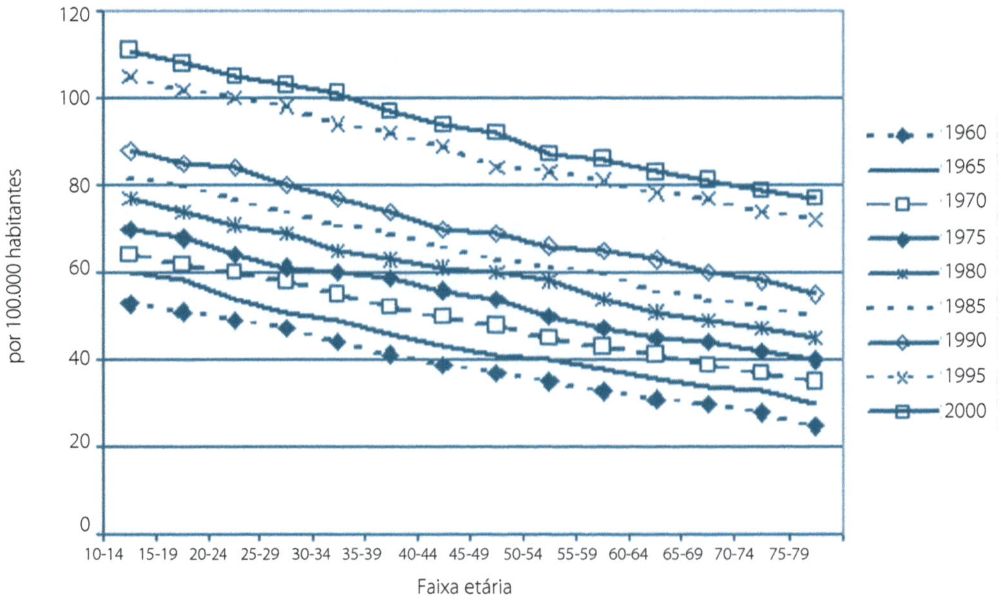

Figura 4.20 – Taxas de mortalidade pela doença X (por 100.000 habitantes) segundo a faixa etária, 1960-2000.

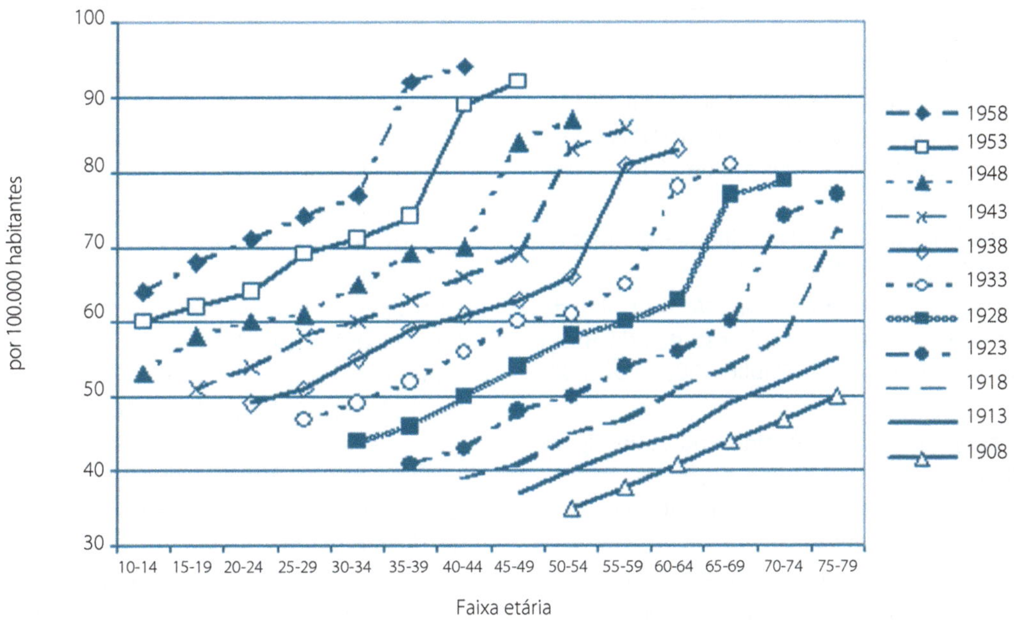

Figura 4.21 – Taxas de mortalidade pela doença X (por 100.000 habitantes) segundo a coorte de nascimento e faixa etária, 1960-2000.

implantação da nova classificação, a ser definidos como óbitos pela doença X.

A Figura 4.20 mostra as taxas de mortalidade pela doença X segundo a faixa etária para cada um dos anos analisados. O gráfico indica claramente que as taxas de mortalidade decrescem com a idade, mas seria este efeito de idade verdadeiro ou existiria um efeito de coorte subjacente que atrapalha nossa interpretação dos fatos?

A Figura 4.21 mostra outra perspectiva. Aqui as taxas de mortalidade são mostradas para cada coorte específica e, ao contrário do que pudemos perceber na Figura 4.20, as taxas de mortalidade aumentam com a idade para todas as coortes. Então, o efeito de idade é forte, mas completamente diferente daquele que pode ser percebido na Figura 4.20, e isto decorre da existência de um também forte efeito de coorte. O efeito de coorte aqui ilustrado indica que as gerações mais novas (nascidas mais recentemente) apresentam sistematicamente taxas mais altas de mortalidade pela doença X para qualquer faixa etária, e isto pode ser visto na Figura 4.21. Observe que para qualquer faixa etária analisada, as taxas de mortalidade serão maiores nas coortes mais jovens.

Esta breve ilustração de tema tão complexo salienta a necessidade de termos cautela ao interpretar dados de evolução temporal da doença em qualquer uma das escalas de tempo (idade, tempo calendário e geração). Uma análise apropriada deve sempre buscar verificar até que ponto efeitos de um tipo podem estar influenciando a capacidade de se apreender a verdadeira natureza do fenômeno.

Bibliografia Consultada

- Antunes JLF, Waldman EA. Tuberculosis in the twentieth century: time-series mortality in São Paulo, Brazil, 1900-97. Cad Saúde Pública. 1999;15(3):463-476.
- Barret FA. 'SCURVY' Lind's medical geography. Soc Sci Med. 199133: 347-353.
- Cerbino-Neto J, Werneck GL, Costa CHN. Fatores associados à incidência da leishmaniose visceral urbana: um estudo ecológico em Teresina, Piauí. (mimeo)
- Dhalia C, Barreira D, Castilho EA. A AIDS no Brasil: situação atual e tendências. Bol Epidemio AIDS. 2000;13(1):1-5.
- English D. Geographical epidemiology and ecological studies. In: Geographical and environmental epidemiology: methods for small-area studies. Tokyo: Oxford University Press; 1997. p.3-13.
- Gatrell AC, Bailey TC. Interactive spatial data analysis in medical geography. Soc Sci Med. 1996;42(6):843-855.
- Gesler W. The uses of spatial analysis in medical geography: a review. Soc Sci Med. 1986;23(10):963-973.
- Hagget, P. The geographical structure of epidemics. Oxford: Clarendon Press; 2000.
- Lancaster HO. Some geographical aspects of the mortality from melanoma in Europeans. Med J Australia, 1956;1:1082-7.
- Last JM. A dictionary of epidemiology. 3rd ed. Oxford: Oxford University Press; 1995.
- Medronho RA. Avaliação do método geoestatístico na distribuição espacial da hepatite A. Tese de doutorado. Rio de Janeiro: Escola Nacional de Saúde Pública/FIOCRUZ; 1999 (in mimeo).

- Medronho RA. Geoprocessamento e saúde: uma nova abordagem do espaço no processo saúde-doença. Rio de Janeiro: NECT/FIOCRUZ; 1995.
- Ministério da Saúde. Fundação Nacional de Saúde. Centro Nacional de Epidemiologia. Evolução temporal das doenças de notificação compulsória no Brasil de 1980 a 1998. Bol Epidemio. 1999;3:22.
- Olea R. Geostatistical glossary and multilingual dictionary. New York: Oxford University Press; 1991.
- Oliveira GMM, Klein CH, Souza e Silva NA. Mortalidade por doenças cardiovasculares em três estados do Brasil de 1980 a 2002. Rev Panam Salud Publica. 2006;19(2):85-93.
- Palm TA. The geographical distribution and aetiology of rickets. Practitioner. 1890;45:270-9.
- Pavlovsky E. Natural nidality of transmissible diseases. Moscou: Peace Publishers; 1939.
- Sabroza PC. Organização social do espaço e produção de doenças: aspectos conceituais e metodológicos. Roteiro de aula para o curso Espaço e Produção de Doenças. Salvador: III Congresso Brasileiro de Epidemiologia (in mimeo); 1995.
- Sanson RL, Pfeiffer DU, Morris RS. Geographic information systems: their application in animal disease control. Rev Sci Tech. 1991;10(1):179-195.
- Santos M. Metamorfose do espaço habitado. São Paulo: HUCITEC; 1988.
- Shimizu H, Ross RK, Bernstein L, Yatani R, Henderson BE, Mack TM. Cancers of the prostate and breast among Japanese and white immigrants in Los Angeles County. Br J Cancer. 199163(6):963-966.
- Snow J. Sobre a maneira de transmissão do cólera. São Paulo: HUCITEC-ABRASCO; 1990.
- Valencia LIO. O paradigma da krigagem indicatriz e o problema espaço-temporal na Geoestatística. Dissertação de mestrado. Rio de Janeiro: Instituto de Matemática da UFRJ; 1999 (in mimeo).
- Willett WC. Nutritional epidemiology. In: Modern Epidemiology. 2nd ed. Philadelphia: Lippincott-Raven; 1998. p. 623-642.

Capítulo

Vigilância Epidemiológica

5

José Ueleres Braga
Guilherme Loureiro Werneck

Introdução

Vigilância epidemiológica (VE) é o processo sistemático e contínuo de coleta, análise, interpretação e disseminação de informação com a finalidade de recomendar e adotar medidas de prevenção e controle de problemas de saúde. Um sistema de vigilância é um conjunto de atividades e procedimentos que mantém este processo e que opera em diversas hierarquias, desde o nível local até o internacional. Ainda que originalmente o termo "vigilância epidemiológica" tenha focalizado as doenças infecciosas, em especial aquelas que provocam grandes epidemias, hoje em dia o conceito se ampliou de forma a incluir também outros problemas de saúde, como as doenças crônicas não transmissíveis, os acidentes e violências, os fatores de risco e os riscos ambientais.

Histórico

A história da vigilância epidemiológica como atividade da Saúde Pública remonta ao século XIV, quando foi estabelecida a prática da quarentena para a proteção dos indivíduos frente às epidemias de peste bubônica. Em Veneza, a prática consistia na remoção de pessoas suspeitas de estarem infectadas, e os navios vindo da Ásia eram obrigados a permanecer no porto até a morte de todos os doentes. Os contactantes de casos de peste eram forçados a ficar 2 semanas isolados em suas casas ou locais especificamente definidos para recebê-los, tempo que foi posteriormente estendido para 30 e 40 dias, daí originando o termo "quarentena". A partir de então diferentes formas de controle social foram desenvolvidas, incluindo aspectos relacionados à saúde, para garantir a provisão de recursos humanos necessários para o desenvolvimento e manutenção dos Estados nacionais.

Já no final do século XIX e durante o início do século XX, com o advento das teorias microbiológicas de determinação de doenças, desenvolvem-se os primeiros usos científicos de conceitos de vigilância na prática de saúde pública. É iniciada a monitoração dos contactantes de pessoas acometidas por doenças como a peste, varíola e febre amarela, com a finalidade de detectar precocemente casos de doença e iniciar o isolamento. A notificação compulsória de doenças infecciosas se inicia nacionalmente na Itália em 1881, e logo depois em outros países europeus. Em 1901, todos estados norte-americanos são obrigados a notificar casos de varíola, tuberculose e cólera[11].

Neste contexto, o significado original de vigilância era o de uma "vigilância de pessoas", com base fundamentalmente na observação sistemática e ativa de casos suspeitos ou confirmados de doenças transmissíveis e de seus contactantes, sendo as medidas de controle aplicadas individualmente (p. ex., isolamento). Somente a partir da metade do século XX é que surge uma concepção mais abrangente de vigilância, entendida como o acompanhamento sistemático de eventos adversos à saúde da comunidade, com o propósito de aprimorar medidas de controle. Lentamente o foco mudava do indivíduo para as doenças nas populações. Vários termos foram utilizados para se referir a estas atividades, como "inteligência epidemiológica", mas é em 1964 que o termo "vigilância epidemiológica" é cunhado por Karel Raska, sendo esta designação utilizada primeiramente no contexto internacional, quando da criação da Unidade de Vigilância Epidemiológica da Divisão de Doenças Transmissíveis da Organização Mundial da Saúde, em 1965.

Definição

No Brasil, a Lei 8.080 que instituiu em 1990 o Sistema Único de Saúde – SUS, define a vigilância epidemiológica como um "conjunto de ações que proporciona o conhecimento, a detecção ou prevenção de qualquer mudança nos fatores determinantes e condicionantes de saúde individual ou coletiva, com a finalidade de recomendar e adotar as medidas de prevenção e controle de doenças ou agravos". Em resumo, pode-se dizer que vigilância epidemiológica consiste em informação para ação.

Uma implicação da definição proposta é a de que o conceito de VE não é restrito às doenças transmissíveis, mas aplicável também a outros problemas de saúde pública, como comportamentos de risco e riscos ambientais, entre outros.

No contexto da descentralização de responsabilidades subjacente à reorganização do sistema de saúde brasileiro, as ações de vigilância epidemiológica passam enfatizar as práticas locais. A orientação atual para o desenvolvimento dos sistemas de vigilância epidemiológica estabelece prioridade para o fortalecimento de sistemas municipais de vigilância epidemiológica e autonomia técnico-gerencial a fim de enfocar os problemas de saúde próprios de suas respectivas áreas de abrangência.

O uso do termo "epidemiológica" para qualificar a vigilância vem sendo questionado há longo tempo, particularmente porque a epidemiologia é uma disciplina cujo espectro de atividades transcende as práticas comumente atribuídas à vigilância, incluindo também a pesquisa e o desenvolvimento de programas de controle de agravos à saúde. Estas duas atividades fogem ao escopo da vigilância, que em geral precede seu desenvolvimento, podendo, sem dúvida, contribuir para gerar hipóteses a serem testadas em estudos epidemiológicos e orientar a elaboração de estratégias de prevenção e controle de doenças. Neste sentido, o termo vigilância em saúde pública tem sido frequentemente utilizado em substituição à vigilância epidemiológica.

O termo "monitoração" tem sido utilizado como sinônimo de vigilância, talvez porque a constituição de ambas as práticas envolva componentes similares como a informação, a análise e a disseminação da informação. Por outro lado, há diferenças importantes, já que a vigilância focaliza eventos de saúde em populações, enquanto a monitoração envolve o acompanhamento de indicadores econômicos, sociais, demográficos, ambientais, entre outros, não tendo vínculo essencial com a saúde pública ou epidemiologia.

Objetivos

A vigilância tem por finalidade prover as bases técnicas para subsidiar os profissionais de saúde na elaboração e implementação de ações e programas de saúde.

Dentre os principais objetivos da vigilância epidemiológica, destacam-se:

- identificar e descrever o comportamento epidemiológico de doenças (monitorar tendências, identificar grupos mais vulneráveis e fatores de risco);
- detectar epidemias e descrever seu processo de disseminação;
- avaliar a magnitude da morbidade e mortalidade decorrentes de agravos à saúde;
- recomendar a adoção oportuna de medidas para prevenir ou controlar agravos à saúde;
- avaliar o impacto de medidas de intervenção;
- avaliar a adequação das estratégias utilizadas para aplicação de medidas de prevenção e controle.

Atividades

Sistemas de vigilância epidemiológica se organizam em torno de uma série de atividades interligadas e complementares, que devem ser desenvolvidas continuamente e de forma integrada. Somente a partir de um processo com estas características é que o conhecimento acerca de padrões, tendências e comportamentos de doenças ou agravos à saúde poderá desencadear intervenções efetivas a serem implementadas de maneira oportuna e otimizada.

As principais atividades, ou funções, da vigilância epidemiológica são:

- coleta de dados;
- processamento, análise e interpretação de dados;
- recomendação, implementação e avaliação de ações de controle;
- retroalimentação e divulgação de informações.

Estas atividades são desenvolvidas em todos os níveis do sistema de vigilância, desde o municipal até o nacional, sendo que o nível local privilegia o conhecimento das condições de saúde locais e a execução das atividades de intervenção em curto prazo. Já os níveis estadual e federal participam do sistema desenvolvendo atividades de caráter mais estratégico, normativo e avaliativo, com horizontes de mais longo prazo e maior abrangência.

Coleta de Dados

A atividade de coleta de dados para fins de vigilância em saúde engloba a seleção dos dados necessários para o conhecimento do problema; a elaboração de formulários padronizados de coleta de dados e garantia da qualidade do processo de obtenção de dados; o estabelecimento de um fluxo para o envio dos dados (como e para quem enviar e com que periodicidade); a identificação das fontes de informação; e a realização de investigações especiais para o esclarecimento de aspectos específicos relacionados a determinados agravos.

Dentre os problemas gerais relacionados à coleta de dados, destacam-se a representatividade e abrangência das fontes de informações, a possibilidade de duplicação de registros e a validade dos critérios de diagnóstico utilizados.

Tipos de Dados Utilizados em Vigilância Epidemiológica

• Dados demográficos, ambientais e socioeconômicos

Os dados demográficos são importantes para que se possa caracterizar grupos populacionais, assim como obter estimativas para fins de cálculo de taxas de incidência e mortalidade. Em geral, deseja-se conhecer, minimamente, o número de habitantes, nascimentos e óbitos segundo sexo e idade, além de dados sobre situação socioeconômica como renda, escolaridade, ocupação, condições de saneamento, entre outros. Estes indicadores permitem apreender aspectos relativos à dinâmica populacional e acerca de fatores estreitamente vinculados às condições que propiciam o aparecimento, a propagação e permanência de doenças ou agravos em uma determinada região. Indicadores ambientais (pluviometria, drenagem, uso do solo, cobertura vegetal, umidade, temperatura, etc.) também são importantes elementos para a compreensão do processo endêmico-epidêmico, particularmente no que tange às doenças transmissíveis.

• Dados de morbidade

São os dados fundamentais para a vigilância epidemiológica, aqueles que permitem a identificação imediata do problema e, consequentemente, seu enfretamento de forma oportuna. Correspondem aos dados sobre a doença ou agravo em si, como suspeita diagnóstica, data do início dos sintomas, principais sinais e sintomas, possíveis contactantes etc. Incluem também os dados que permitem a caracterização dos casos de doença ou agravos à saúde segundo atributos individuais (sexo, idade, ocupação etc.) e em termos de suas tendências temporais e distribuição geográfica.

Estes dados são obtidos a partir da notificação de casos e surtos, da investigação epidemiológica, da busca ativa de casos, do levantamento da produção de serviços laboratoriais e de atenção ambulatorial e hospitalar, de inquéritos e outros estudos especiais, dos sistemas de informação (p. ex., Sistema de Informação Hospitalar – SIH e o Sistema Nacional de Agravos de Notificação – SINAN), dentre outras fontes.

• Dados de mortalidade

São importantes como indicadores de gravidade sendo que, particularmente para as doenças de maior letalidade, estes dados podem ser mais úteis que os dados de morbidade, porque costumam ter maior abrangência e validade, por se tratarem de fatos vitais bem definidos e razoavelmente bem registrados.

Sua obtenção provém de um formulário padronizado, as declarações de óbitos, que são processadas em nível nacional. Estes dados formam a base do Sistema de Informação sobre Mortalidade – SIM. Essa base de dados apresenta variáveis graus de cobertura entre as regiões do país, sendo mais alta nas regiões Sul e Sudeste e menor na região Norte, especialmente nas áreas rurais. Um dos principais problemas para a utilização destes dados é a frequência de registros sem causa de óbito definida. Outro problema refere-se ao intervalo de tempo relativamente amplo para disponibilização desses dados, o que dificulta sua utilização em vigilância epidemiológica, particularmente para doenças e agravos agudos que precisam de conhecimento e ações imediatas, como na grande parte das doenças transmissíveis e dos acidentes. A disseminação eletrônica destes dados tem facilitado o acesso a essas informações, mas o pré-processamento das declarações de óbito em nível local ou regional pode contribuir para diminuir o intervalo de tempo entre a geração e a divulgação dos dados, aumentando sua utilidade para fins de vigilância epidemiológica.

Fontes de Dados

A vigilância epidemiológica deve lançar mão de diversas fontes de dados para obtenção das informações relevantes para fins de identificação e acompanhamento de eventos de saúde, assim como para a recomendação de ações de controle. A base do sistema de vigilância epidemiológica é formada pela notificação compulsória de doenças e agravos à saúde. Entretanto, fontes complementares são fundamentais para a obtenção de dados demográficos, socioeconômicos, ambientais e de morbimortalidade, com a finalidade de garantir maior qualidade e abrangência da informação. Dentre estas fontes de dados adicionais, destacam-se as investigações de casos e surtos, os sistemas de informação, os estudos epidemiológicos, os laboratórios e serviços de saúde, os sistemas sentinela e mesmo a imprensa e as organizações comunitárias.

- Notificação

Notificação é a comunicação da ocorrência de determinada doença ou agravo à saúde ou surto, feita à autoridade sanitária por profissionais de saúde ou qualquer cidadão, para fins de adoção de medidas de intervenção pertinentes.

No Brasil, o Sistema Nacional de Vigilância Epidemiológica tem organizado suas ações, desde 1969, por meio do registro sistemático das chamadas Doenças de Notificação Compulsória. Por compulsória entende-se a obrigatoriedade da notificação, visando à cobertura universal dos agravos selecionados. A Lista Nacional de Doenças e Agravos de Notificação Compulsória é divulgada por Portaria assinada pelo Secretário de Vigilância em Saúde do Ministério da Saúde e publicada no Diário Oficial da União.

Esta Portaria não só determina a obrigatoriedade da notificação e apresenta a lista de doenças e agravos sujeitos à notificação compulsória, como indica os agentes responsáveis pela notificação e as possíveis penalidades associadas ao não cumprimento desta incumbência. O artigo 3º da Portaria nº 204, de 17 de fevereiro de 2016, enuncia que "A notificação compulsória é obrigatória para os médicos, outros profissionais de saúde ou responsáveis pelos serviços públicos e privados de saúde, que prestam assistência ao paciente, em conformidade com o art. 8º da Lei nº 6.259, de 30 de outubro de 1975". O artigo 14º da Lei nº 6.259, por sua vez, explicita que "A inobservância das obrigações estabelecidas nesta Lei constitui infração sanitária e sujeita o infrator às penalidades previstas em lei, sem prejuízo das demais sanções penais cabíveis" (nova redação dada pela Lei nº 13.730, de 8 de novembro de 2018).

Três elementos importantes se destacam na legislação: 1. a responsabilidade da notificação não é restrita aos médicos, mas a todo profissional de saúde e aos responsáveis por organizações e estabelecimentos públicos e particulares de saúde e ensino; 2. o não cumprimento destas normas pode implicar em sanção legal e; 3. a notificação deve ser feita não apenas para casos confirmados, mas também para casos suspeitos (conforme parágrafo 1º do art. 3º da portaria nº 204).

É importante que a responsabilidade de notificar abranja um leque amplo de profissionais de saúde, pois isto favorece uma maior cobertura do sistema. A notificação de casos suspeitos aumenta a sensibilidade do sistema de vigilância porque garante que a maioria dos casos seja notificada, mesmo que às expensas da notificação de casos que posteriormente serão descartados (alta sensibilidade). Também aumenta a oportunidade do sistema na medida em que não há necessidade de se aguardar uma confirmação laboratorial para desencadear medidas de controle.

A questão da obrigatoriedade da notificação e a possibilidade de sanções legais são aspectos que merecem reflexão. Ainda que possa parecer um tanto exagerada, a existência destas cláusulas é importante, pois garante uma base normativa e legal para fins de funcionamento do sistema. No entanto, o próprio uso do termo "compulsória" expressa a noção de que as pessoas que deveriam realizar esta tarefa talvez não a executem de forma apropriada. É inevitável perguntar por que, apesar da obrigatoriedade legal e da possibilidade de virem a sofrer penalidades, muitos profissionais não notificam adequadamente. Talvez porque não percebam um sentido nesta atividade e não reconheçam a importância e os resultados que podem ser obtidos a partir de uma simples notificação. Neste sentido, o próprio sistema de vigilância precisa mostrar sua utilidade, divulgando resultados de investigações epidemiológicas e situações em que a disseminação de doenças foi interrompida e novos casos foram evitados. Cabe também uma mensagem às instituições de formação na área da saúde, para que elas fortaleçam, a partir de experiências inovadoras, o currículo nas áreas de epidemiologia e saúde pública.

Estados e municípios podem, respeitada a lista mínima nacional, adicionar outros agravos, de modo a garantir a notificação de problemas de saúde de importância local ou regional. É necessário, entretanto, que somente sejam coletados dados que possam vir a ser utilizados de forma efetiva para fins de controle de doenças e agravos à saúde, evitando sobrecarregar os serviços com o preenchimento de formulários supérfluos.

A lista de doenças de notificação é atualizada sistematicamente, de forma a responder às novas demandas e mudanças na situação epidemiológica.

Uma série de critérios norteia a escolha das doenças que fazem parte da lista de notificação compulsória, dentre elas destacam-se:

- magnitude: doenças de alta incidência, prevalência, mortalidade ou com impacto na expectativa de vida;
- potencial de disseminação: doenças de alta transmissibilidade, cuja introdução em áreas com elevada concentração de população suscetível possa provocar epidemias;
- transcendência: características particulares da doença em termos de sua gravidade (p. ex., alta letalidade, sequelas), relevância social, captada pela percepção social do impacto da doença (p. ex., medo associado à ocorrência de doença meningocócica, estigmatização em relação às lesões provocadas pela poliomielite), e impacto econômico;
- valor da notificação: até que ponto a notificação é capaz de desencadear ações de controle efetivas de maneira oportuna;
- vulnerabilidade: associada à existência de meios efetivos para o controle da doença;
- compromissos internacionais: relativos a acordos internacionais firmados pelo governo brasileiro com organismos internacionais com vistas ao controle, à eliminação ou erradicação de doenças. Esses compromissos incluem obrigações assumidas por força do Regulamento Sanitário Internacional, estabelecido no âmbito da Organização Mundial da Saúde, que exige, por exemplo, a notificação compulsória dos casos de cólera, febre amarela, peste pneumônica, entre outras;
- epidemias, surtos e agravos inusitados: caracterizam-se por situações emergenciais e toda suspeita de epidemias ou de ocorrência de agravo inusitado deve ser investigada e imediatamente notificada.

Três aspectos particulares que devem ser considerados na notificação:

- notificar a simples suspeita da doença;
- a notificação tem que ser sigilosa, só podendo ser divulgada fora do âmbito médico sanitário em caso de risco para a comunidade, respeitando-se o direito de anonimato dos cidadãos;
- o envio dos instrumentos de coleta de notificação deve ser feito mesmo na ausência de casos, configurando-se o que se denomina a notificação negativa, um indicador de eficiência do sistema de informações.

A Lista Nacional de Doenças e Agravos de Notificação Compulsória, definida pela portaria nº 204, de 17 de fevereiro de 2016, da Secretaria de Vigilância em Saúde do Ministério da Saúde é apresentada na Tabela 5.1.

• Sistemas de informação

Sistemas de Informação em Saúde (SIS) são um conjunto de mecanismos organizados de coleta, processamento, análise e transmissão da informação com a finalidade de contribuir para o planejamento, a organização e avaliação de serviços de saúde, assim como subsidiar a formulação e implementação de ações e planos de saúde. De acordo com a concepção do Sistema Único de Saúde (SUS), um dos principais objetivos dos Sistemas de Informação em Saúde é possibilitar a análise da situação de saúde no nível local, tendo como referência regiões homogêneas. Neste contexto, é necessário superar a tendência à centralização, passando o nível local a ser responsável não apenas por prover o sistema de informação em saúde com dados, mas também por sua organização e gestão, incluindo a análise de dados, de forma a gerar informações mais apropriadas para o planejamento das ações em saúde.

Entre os sistemas nacionais de informação em saúde existentes, alguns se destacam em razão de sua maior relevância para a vigilância epidemiológica: o SINAN, o SIM, o SINASC e SIH.

– *Sistema de Informação de Agravos de Notificação (SINAN)*

O SINAN foi desenvolvido entre 1990 e 1993, e tem como objetivo coletar e processar dados sobre agravos de notificação em todo o território nacional, desde o nível local até o nacional. O sistema é alimentado, principalmente, pela notificação e investigação de casos de doenças e agravos constantes da lista nacional de doenças de notificação compulsória, mas é facultado a estados e municípios incluir outros problemas de saúde de importância regional.

A entrada de dados é feita a partir de formulários padronizados, destacando-se a Ficha Individual de Notificação (FIN) e Ficha Individual de Investigação (FII).

A FIN (Figura 5.1) é preenchida para cada paciente suspeito de doença ou agravo de notificação compulsória, e encaminhada pelas unidades assistenciais aos serviços responsáveis pela informação e/ou vigilância epidemiológica. A FIN também é utilizada para a notificação negativa e notificação de surtos.

Tabela 5.1 – Lista Nacional de Doenças e Agravos Notificação Compulsória (PRT MS/GM 204/2016, Anexo 1)

Nº	DOENÇA OU AGRAVO (Ordem alfabética)	Periodicidade de notificação			
		Imediata (até 24 horas) para*			Semanal
		MS	SES	SMS	
1	a. Acidente de trabalho com exposição a material biológico				X
	b. Acidente de trabalho: grave, fatal e em crianças e adolescentes			X	
2	Acidente por animal peçonhento			X	
3	Acidente por animal potencialmente transmissor da raiva			X	
4	Botulismo	X	X	X	
5	Cólera	X	X	X	
6	Coqueluche		X	X	
7	a. Dengue – Casos				X
	b. Dengue – Óbitos	X	X	X	
8	Difteria		X	X	
9	Doença de Chagas Aguda		X	X	
10	Doença de Creutzfeldt-Jakob (DCJ)				X
11	a. Doença invasiva por *Haemophilus influenzae*		X	X	
	b. Doença meningocócica e outras meningites		X	X	
12	Doenças com suspeita de disseminação intencional:	X	X	X	
	a. Antraz pneumônico				
	b. Tularemia				
	c. Varíola				
13	Doenças febris hemorrágicas emergentes/reemergentes:	X	X	X	
	a. Arenavírus				
	b. Ebola				
	c. Marburg				
	d. Lassa				
	e. Febre purpúrica brasileira				
14	a. Doença aguda pelo vírus Zika				X
	b. Doença aguda pelo vírus Zika em gestante		X	X	
	c. Óbito com suspeita de doença pelo vírus Zika	X	X	X	
15	Esquistossomose				X
16	Evento de Saúde Pública (ESP) que se constitua ameaça à saúde pública (ver definição no art. 2º desta portaria)	X	X	X	
17	Eventos adversos graves ou óbitos pós-vacinação	X	X	X	
18	Febre amarela	X	X	X	
19	a. Febre de Chikungunya				X
	b. Febre de Chikungunya em áreas sem transmissão	X	X	X	
	c. Óbito com suspeita de febre de Chikungunya	X	X	X	
20	Febre do Nilo Ocidental e outras arboviroses de importância em saúde pública	X	X	X	
21	Febre maculosa e outras riquetsioses	X	X	X	
22	Febre tifoide		X	X	
23	Hanseníase				X
24	Hantavirose	X	X	X	

Continua

Tabela 5.1 (Continuação) – Lista Nacional de Doenças e Agravos Notificação Compulsória (PRT MS/GM 204/2016, Anexo 1)

Nº	DOENÇA OU AGRAVO (Ordem alfabética)	Periodicidade de notificação			
		Imediata (até 24 horas) para*			Semanal
		MS	SES	SMS	
25	Hepatites virais				X
26	HIV/aids – Infecção pelo Vírus da Imunodeficiência Humana ou Síndrome da Imunodeficiência Adquirida				X
27	Infecção pelo HIV em gestante, parturiente ou puérpera e criança exposta ao risco de transmissão vertical do HIV				X
28	Infecção pelo Vírus da Imunodeficiência Humana (HIV)				X
29	Influenza humana produzida por novo subtipo viral	X	X	X	
30	Intoxicação exógena (por substâncias químicas, incluindo agrotóxicos, gases tóxicos e metais pesados)				X
31	Leishmaniose tegumentar americana				X
32	Leishmaniose visceral				X
33	Leptospirose			X	
34	a. Malária na região amazônica				X
	b. Malária na região extra-amazônica	X	X	X	
35	Óbito:				
	a. Infantil				X
	b. Materno				
36	Poliomielite por poliovírus selvagem	X	X	X	
37	Peste	X	X	X	
38	Raiva humana	X	X	X	
39	Síndrome da rubéola congênita	X	X	X	
40	Doenças exantemáticas:				
	a. Sarampo	X	X	X	
	b. Rubéola				
41	Sífilis:				
	a. Adquirida				
	b. Congênita				X
	c. Em gestante				
42	Síndrome da Paralisia Flácida Aguda	X	X	X	
43	Síndrome Respiratória Aguda Grave associada a Coronavírus				
	a. SARS-CoV	X	X	X	
	b. MERS-CoV				
44	Tétano:				
	a. Acidental			X	
	b. Neonatal				
45	Toxoplasmose gestacional e congênita				X
46	Tuberculose				X
47	Varicela – caso grave internado ou óbito		X	X	
48	a. Violência doméstica e/ou outras violências				X
	b. Violência sexual e tentativa de suicídio			X	

* Informação adicional: Notificação imediata ou semanal seguirá o fluxo de compartilhamento entre as esferas de gestão do SUS estabelecido pela SVS/MS; A notificação imediata no Distrito Federal é equivalente à SMS.

Legenda: MS (Ministério da Saúde), SES (Secretaria Estadual de Saúde) ou SMS (Secretaria Municipal de Saúde);

República Federativa do Brasil
Ministério da Saúde

SINAN
SISTEMA DE INFORMAÇÃO DE AGRAVOS DE NOTIFICAÇÃO

FICHA DE NOTIFICAÇÃO

Nº

Dados Gerais

1 Tipo de Notificação
1 - Negativa 2 - Individual 3 - Surto 4 - Inquérito Tracoma

2 Agravo/doença

3 Data da Notificação

4 UF

5 Município de Notificação

Código (IBGE)

6 Unidade de Saúde (ou outra fonte notificadora)

Código

7 Data dos Primeiros Sintomas

Notificação Individual

8 Nome do Paciente

9 Data de Nascimento

10 (ou) Idade
1 - Hora 2 - Dia 3 - Mês 4 - Ano

11 Sexo M - Masculino F - Feminino I - Ignorado

12 Gestante
1-1ºTrimestre 2-2ºTrimestre 3-3ºTrimestre 4- Idade gestacional Ignorada 5-Não 6- Não se aplica 9-Ignorado

13 Raça/Cor
1-Branca 2-Preta 3-Amarela 4-Parda 5-Indígena 9- Ignorado

14 Escolaridade
0-Analfabeto 1-1ª a 4ª série incompleta do EF (antigo primário ou 1º grau) 2-4ª série completa do EF (antigo primário ou 1º grau) 3-5ª à 8ª série incompleta do EF (antigo ginásio ou 1º grau) 4-Ensino fundamental completo (antigo ginásio ou 1º grau) 5-Ensino médio incompleto (antigo colegial ou 2º grau) 6-Ensino médio completo (antigo colegial ou 2º grau) 7-Educação superior incompleta 8-Educação superior completa 9-Ignorado 10- Não se aplica

15 Número do Cartão SUS

16 Nome da mãe

Notificação de Surto

17 Data dos 1os Sintomas do 1º Caso Suspeito

18 Nº de Casos Suspeitos/ Expostos

19 Local Inicial de Ocorrência do Surto
1 - Residência 2 - Hospital / Unidade de Saúde 3 - Creche / Escola
4 - Asilo 5 - Outras Instituições (alojamento, trabalho) 6- Restaurante/ Padaria (similares)
7 - Eventos 8 - Casos Dispersos no Bairro 9 - Casos Dispersos Pelo Município
10 - Casos Dispersos em mais de um Município 11 - Outros Especificar ______________

Dados de Residência

20 UF

21 Município de Residência

Código (IBGE)

22 Distrito

23 Bairro

24 Logradouro (rua, avenida,...)

Código

25 Número

26 Complemento (apto., casa, ...)

27 Geo campo 1

28 Geo campo 2

29 Ponto de Referência

30 CEP

31 (DDD) Telefone

32 Zona 1 - Urbana 2 - Rural 3 - Periurbana 9 - Ignorado

33 País (se residente fora do Brasil)

Notificante

Município/Unidade de Saúde

Nome

Função

Assinatura

Notificação Sinan NET SVS 17/07/2006

DADOS COMPLEMENTARES
(ANOTAR TODOS OS DADOS DISPONÍVEIS NO MOMENTO DA NOTIFICAÇÃO)

Notificação Individual

01 Data da coleta da 1ª amostra da sorologia

02 Data da coleta da 1ª amostra de outra amostra

03 Especificar tipo de exame :

04 Óbito ?
1 - Sim 2 - Não 9 - Ignorado

05 Contato com caso semelhante ?
1 - Sim 2 - Não 9 - Ignorado

06 Presença de exantema ?
1 - Sim 2 - Não 9 - Ignorado

07 Data do início do exatema

08 Presença de petéquias ou sufusões hemorrágicas ?
1 - Sim 2 - Não 9 - Ignorado

09 Foi realizado líquor ?
1 - Sim 2 - Não 9 - Ignorado

10 Resultado da bacterioscopia :

11 O paciente tomou vacina contra agravo notificado neste impresso?
1 - Sim 2 - Não 9 - Ignorado

12 Data da última dose tomada

13 Ocorreu hospitalização ?
1 - Sim 2 - Não 9 - Ignorado

14 Data da hospitalização

15 UF

16 Município do hospital

Código (IBGE)

17 Nome do hospital

Código

Notificação Surto

18 Hipóteses diagnósticas no momento da notificação
1ª Hipótese Diagnóstica - CID 10:______________
2ª Hipótese Diagnóstica - CID 10:______________

Local prov. infecção

19 Local provável de infecção (classificação provisória)
País:______________ UF Município:______________
Distrito :______________ Bairro:______________

Dados Complemetares/ Notificação SVS 17/07/2006

Figura 5.1 – Ficha Individual de Notificação.

A notificação negativa é a notificação da não ocorrência de doenças de notificação compulsória e é um importante elemento na avaliação dos sistemas de vigilância epidemiológica, pois permite diferenciar situações em que os profissionais e o sistema de vigilância de uma determinada área estão alerta para a ocorrência de tais eventos, mas eles não ocorreram, daquelas em que a notificação não é feita apesar de o agravo ter ocorrido. A FIN pode ser utilizada para notificação de surtos em três situações: 1. casos epidemiologicamente vinculados de agravos inusitados; 2. casos agregados, constituindo uma situação epidêmica de doenças não constantes da lista de notificação compulsória; 3. casos agregados das doenças constantes da lista de notificação compulsória, mas cujo volume de notificações operacionalmente inviabiliza o seu registro individualizado.

A FII é um formulário de investigação de casos para obtenção de informação mais detalhada. São formulários específicos para cada tipo de agravo, cujo objetivo é a obtenção de dados que possibilitam a identificação da fonte de infecção e dos mecanismos de transmissão da doença. A Figura 5.2 mostra a Ficha de Investigação de febre amarela.

Além dessas fichas, o sistema também inclui planilha e boletim de acompanhamento de surtos, e os boletins de acompanhamento de hanseníase e tuberculose.

– *Sistema de Informações sobre Mortalidade (SIM)*

O SIM foi implantado em 1975 e utiliza a declaração de óbito (DO) como instrumento padronizado de coleta de dados. A DO é impressa em três vias coloridas, cuja emissão e distribuição para os estados, em séries pré-numeradas, é de competência exclusiva do Ministério da Saúde. As causas básicas são codificadas e os dados criticados e processados por Município de residência do falecido, embora o registro do óbito seja feito no local da ocorrência do evento. O registro pelo local de residência é o de maior interesse para os profissionais do setor da saúde, com exceção das mortes por causas externas (acidentes, violências).

O SIM constitui importante elemento para o Sistema Nacional de Vigilância Epidemiológica, tanto como fonte primária de dados, quando há falhas de registro de casos no SINAN, quanto como fonte complementar, por também dispor de informações sobre as características de pessoa, tempo e lugar, assistência prestada ao paciente, causas básicas e associadas de óbito.

– *Sistema de Informações sobre Nascidos Vivos (Sinasc)*

Implantado oficialmente em 1990, o Sinasc inclui dados sobre gravidez, parto e condições da criança ao nascer. O seu documento básico é a declaração de nascidos vivos (DN), padronizada nacionalmente.

– *Sistema de Informações Hospitalares (SIH/SUS)*

O SIH/SUS, que possui dados informatizados desde 1984, não foi concebido sob a lógica epidemiológica, mas sim com o propósito de operar o sistema de pagamento de internação dos hospitais contratados pelo Ministério da Previdência. Posteriormente, foi estendido aos hospitais filantrópicos, universitários e de ensino e aos hospitais públicos municipais, estaduais e federais. Reúne informações de cerca de 70% das internações hospitalares realizadas no país, tratando-se, portanto, de fonte relevante sobre as enfermidades que requerem internação, e de grande importância para o conhecimento da situação de saúde e gestão de serviços.

Seu instrumento de coleta de dados é a autorização de internação hospitalar (AIH), que contém, entre outros, os dados dos diagnósticos de internação e alta (codificados de acordo com a Classificação Internacional das Doenças — CID), idade e sexo do paciente, tempo e local das hospitalizações, procedimentos realizados, valores pagos e dados cadastrais das unidades de saúde.

Vários outros sistemas de informação podem ser úteis em vigilância epidemiológica, destacando-se:

- Sistema de Informações Ambulatoriais do SUS (SIA/SUS): obedece à lógica de pagamento por procedimento, não registrando o CID do(s) diagnóstico(s) dos pacientes. Assim, seus dados não permitem delinear os perfis de morbidade da população, mas podem contribuir como complemento das análises epidemiológicas, por exemplo, através de informações sobre o número de consultas médicas por habitante/ano; número de consultas médicas por consultório; número de exames/terapias realizados pelo total de consultas médicas.
- Sistema de Informação da Atenção Básica (SIAB): implantado para o acompanhamento das ações e dos resultados das atividades realizadas pelas equipes do Programa Saúde da Família. Registra informações sobre cadastros de famílias, condições de moradia e saneamento, situação de saúde, produção e composição das equipes de saúde.
- Sistema de Informações de Vigilância Alimentar e Nutricional (SISVAN): com base nas atividades de vigilância alimentar e nutricional, e nos serviços de saúde de Atenção Básica, o SISVAN dis-

República Federativa do Brasil
Ministério da Saúde

SINAN
SISTEMA DE INFORMAÇÃO DE AGRAVOS DE NOTIFICAÇÃO
FICHA DE INVESTIGAÇÃO **DENGUE**

Nº

CASO SUSPEITO: Paciente com **febre** com duração máxima de 7 dias, acompanhada de pelo menos **dois dos seguintes sintomas**: cefaléia, dor retroorbital, mialgia, artralgia, prostração, exantema e com exposição à área com transmissão de dengue ou com presença de Aedes aegypti nos últimos quinze dias.

Dados Gerais

1 Tipo de Notificação — 2 - Individual

2 Agravo/doença — **DENGUE** — Código (CID10) A 90

3 Data da Notificação

4 UF

5 Município de Notificação — Código (IBGE)

6 Unidade de Saúde (ou outra fonte notificadora) — Código

7 Data dos Primeiros Sintomas

Notificação Individual

8 Nome do Paciente

9 Data de Nascimento

10 (ou) Idade — 1 - Hora 2 - Dia 3 - Mês 4 - Ano

11 Sexo — M - Masculino F - Feminino I - Ignorado

12 Gestante — *1-1ºTrimestre 2-2ºTrimestre 3-3ºTrimestre 4- Idade gestacional Ignorada 5-Não 6- Não se aplica 9-Ignorado*

13 Raça/Cor — *1-Branca 2-Preta 3-Amarela 4-Parda 5-Indígena 9- Ignorado*

14 Escolaridade — 0-Analfabeto 1-1ª a 4ª série incompleta do EF (antigo primário ou 1º grau) 2-4ª série completa do EF (antigo primário ou 1º grau) 3-5ª à 8ª série incompleta do EF (antigo ginásio ou 1º grau) 4-Ensino fundamental completo (antigo ginásio ou 1º grau) 5-Ensino médio incompleto (antigo colegial ou 2º grau) 6-Ensino médio completo (antigo colegial ou 2º grau) 7-Educação superior incompleta 8-Educação superior completa 9-Ignorado 10- Não se aplica

15 Número do Cartão SUS

16 Nome da mãe

Dados de Residência

17 UF

18 Município de Residência — Código (IBGE)

19 Distrito

20 Bairro

21 Logradouro (rua, avenida,...) — Código

22 Número

23 Complemento (apto., casa, ...)

24 Geo campo 1

25 Geo campo 2

26 Ponto de Referência

27 CEP

28 (DDD) Telefone

29 Zona — 1 - Urbana 2 - Rural 3 - Periurbana 9 - Ignorado

30 País (se residente fora do Brasil)

Dados laboratoriais e conclusão (dengue clássico)

Inv.

31 Data da Investigação

32 Ocupação

Dados laboratoriais

Exame Sorológico (IgM)

33 Data da Coleta

34 Resultado — 1 - Reagente 2 - Não Reagente 3 - Inconclusivo 4 - Não Realizado

Isolamento Viral

35 Data da Coleta

36 Resultado — 1- Positivo 2- Negativo 3- Inconclusivo 4 - Não realizado

RT-PCR

37 Data da Coleta

38 Resultado — 1 - Positivo 2 - Negativo 3 - Inconclusivo 4 - Não Realizado

39 Sorotipo — 1- DEN 1 2- DEN 2 3- DEN 3 4- DEN 4

Histopatologia

40 **Resultado** — 1- Positivo 2- Negativo 3- Inconclusivo 4 - Não realizado

Imunohistoquímica

41 **Resultado** — 1 - Positivo 2 - Negativo 3 - Inconclusivo 4 - Não realizado

Conclusão

42 Classificação Final — 1 - Dengue Clássico 2 - Dengue com Complicações 3 - Febre Hemorrágica do Dengue - FHD 4 - Síndrome do Choque da Dengue - SCD 5- Descartado

43 Critério de Confirmação/Descarte — 1 - Laboratório 2 - Clínico-Epidemiológico

Os casos de dengue com complicações, FHD e SCD: preencher a página seguinte.

Local Provável de Infecção (no período de 15 dias)

44 O caso é autóctone do município de residência? — 1-Sim 2-Não 3-Indeterminado

45 UF

46 País

47 Município — Código (IBGE)

48 Distrito

49 Bairro

50 Doença Relacionada ao Trabalho — 1 - Sim 2 - Não 9 - Ignorado

51 Evolução do Caso — 1-Cura 2- Óbito por dengue 3- Óbito por outras causas 9- Ignorado

52 Data do Óbito

53 Data do Encerramento

Dengue — Sinan NET — SVS 25/09/2006

Figura 5.2A – Ficha de Investigação de febre amarela.

Dados clínicos (dengue com complicações, FHD e SCD)

Dados Clínicos- dengue com complicações e FHD

A **FHD** em geral desenvolve-se entre o 3º e o 5º dia de doença, quando há o recrudescimento da febre. A presença de dor abdominal intensa, hepatomegalia dolorosa, hipotermia com sudorese, letargia/agitação, cianose, arritmias, hipotensão arterial/postural, vômitos persistentes, manifestações neurológicas são indicadores de que o paciente pode evoluir para FHD ou para um quadro mais grave de dengue.

54 Manifestações Hemorrágicas? 1- Sim 2- Não 9- Ignorado

55 Se sim, quais? 1- Sim 2- Não 9- Ignorado
Epistaxe | Gengivorragia | Metrorragia | Petéquias
Hematúria | Sangramento Gastrointestinal | Prova do Laço Positiva

56 Houve extravasamento plasmático? 1-Sim 2-Não 9-Ignorado

57 Se sim, Evidenciado por: 1-Hemoconcentração 2-Derrames cavitários 3-Hipoproteinemia

58 Plaquetas (menor) mm 3

59 No Caso de FHD/SCD Especificar 1 - Grau I 2 - Grau II 3 - Grau III 4 - Grau IV

60 No Caso de Dengue com complicações, que tipo de complicações?
1-Alterações neurológicas 2-Disfunção cardiorrespiratória 3-Insuficiência hepática 4-Plaquetas <50.000 mm3
5-Hemorragia digestiva 6-Derrames cavitários 7-Leucometria < 1000 8-Não se enquadra nos critérios de FHD

61 Ocorreu Hospitalização? 1 - Sim 2 - Não 9 - Ignorado

62 Data da Internação

63 UF

64 Município do Hospital | Código (IBGE)

65 Nome do Hospital | Código

66 (DDD) Telefone

Informações complementares e observações

Observações Adicionais

Investigador

Município/Unidade de Saúde | Cód. da Unid. de Saúde

Nome | Função | Assinatura

Dengue | Sinan NET | SVS 25/09/2006

Figura 5.2B – Ficha de Investigação de febre amarela.

ponibiliza dados antropométricos e de consumo alimentar.

- Sistema de Informações do Programa Nacional de Imunização (SI-PNI): implantado em todos os municípios brasileiros, fornece dados relativos à cobertura vacinal de rotina e em campanhas, taxa de abandono e controle do envio de boletins de imunização.
- Sistema de Informação de Vigilância da Qualidade da Água para Consumo Humano (Siságua): fornece informações sobre a qualidade da água para consumo humano, proveniente dos sistemas público e privado.
- Outros: bases de dados do Instituto Brasileiro de Geografia e Estatística – IBGE (p. ex., Censo Demográfico, Pesquisa Nacional por Amostragem de Domicílios – PNAD); do Ministério do Trabalho (Relação Anual de Informações Sociais – Rais) e do Instituto de Pesquisa Econômica e Aplicada – Ipea.

• Investigação Epidemiológica

Investigação epidemiológica é um trabalho de campo, realizado a partir de casos notificados (clinicamente declarados ou suspeitos) e seus contatos, que tem por principais objetivos: estabelecer ou confirmar o diagnóstico, identificar a fonte de infecção e o modo de transmissão; identificar os grupos expostos a maior risco e buscar casos secundários, esclarecer as circunstâncias que propiciaram a ocorrência e investigar fatores de risco; e determinar as principais características epidemiológicas. O seu propósito final é orientar a recomendação e adoção oportuna de medidas de controle para impedir a ocorrência de novos casos.

- Laboratórios

Os resultados laboratoriais não só são úteis para a confirmação do diagnóstico mas, muitas vezes, permitem a detecção de casos que não foram notificados. Mais frequentemente estes dados são utilizados para algumas doenças específicas e em situações especiais, como na vigência de um surto. A utilidade deste tipo de fonte de dados poderia ser ampliada a partir da organização de um sistema integrado de vigilância laboratorial, envolvendo a rede de laboratórios centrais de saúde pública nos estados (Lacens), os hemocentros, onde é feita a triagem sorológica de doadores de sangue, e também os laboratórios públicos e privados.

No Egito, por exemplo, um sistema de vigilância de base laboratorial foi desenvolvido para meningite bacteriana[1]. Profissionais de saúde e de laboratório de uma rede de hospitais de doenças infecciosas foram treinados em vigilância epidemiológica e processamento microbiológico de líquido cefalorraquidiano (LCR). Mais de 11 mil pacientes cumpriram o critério para definição de caso, sendo que 8% apresentaram resultado positivo (42% para Streptococcus pneumoniae, 20% para Haemophilus influenzae sorotipo b, 16% para Neisseria meningitidis, 16% para Mycobacterium tuberculosis, e 6% para outras bactérias). Dentre os isolados de N. meningitidis, 51% eram do sorogrupo A, 35%, do sorogrupo B, e 4%, do sorogrupo W135. A letalidade geral para os casos com cultura positiva foi de 26%, atingindo os maiores valores para pacientes com meningite tuberculosa (47%). Os fatores significantemente associados com o óbito foram admissão em hospitais rurais, período prodrômico longo, transferência de outros hospitais, tratamento com antibiótico antes da internação, e LCR com < 100 células/mm^3. Dados sobre suscetibilidade a diferentes antibióticos também foram obtidos, assim como confirmação diagnóstica utilizando reação em cadeia da polimerase (PCR). Estas informações foram importantes não só para aumentar a compreensão acerca da situação epidemiológica desta infecção naquela região, como para balizar novos protocolos terapêuticos e estratégias de intervenção.

- Imprensa e população

Quando o sistema de vigilância epidemiológica em determinada área é incipiente, informações oriundas da imprensa e da própria comunidade podem ser muito importantes para fins de identificação de situações críticas. Entretanto, mesmo quando o sistema é bem organizado, informações deste tipo são, frequentemente, a primeira indicação da ocorrência de agravos inusitados.

Um exemplo histórico da importância da imprensa para a divulgação de casos foi a grave epidemia de antraz entre humanos ocorrida em 1979, na antiga União das Repúblicas Socialistas Soviéticas, na cidade de Svedlovsk, localizada a cerca de 1.400 km a leste de Moscou. O antraz é causado pela bactéria formadora de esporos Bacillus anthracis, podendo provocar infecção cutânea, gastrointestinal ou respiratória, sendo esta última forma de alta letalidade. Trata-se em especial de uma infecção relativamente rara e que causa grande preocupação devido ao seu potencial uso como arma biológica[9]. Noticiários da imprensa contribuíram para divulgar a ocorrência dos casos no Ocidente e desencadear uma investigação epidemiológica que apontou que a liberação de aerossóis se originou de uma instalação militar, fortalecendo a hipótese de que a produção destes bacilos tinha finalidade de uso como arma biológica[10].

- Estudos epidemiológicos

Em várias situações, os dados obtidos regularmente por meio das fontes mais comuns não são suficientes para gerar as informações necessárias para a compreensão do processo endêmico-epidêmico e subsidiar estratégias de intervenção. Nestes casos, há a necessidade de se lançar mão de estudos epidemiológicos adicionais, especialmente elaborados para fornecer informações complementares. Na maior parte das situações, são utilizados os estudos seccionais, seja mediante inquéritos populacionais, seja via levantamentos epidemiológicos de registros em serviços de saúde. Estudos caso-controle também são úteis, em especial na investigação de surtos[7]. Estudos de seguimento, do tipo coorte, embora menos comumente utilizados no contexto da VE, podem ser úteis para doenças agudas com período de latência curto, por exemplo, em infecção hospitalar por Staphylococcus aureus resistente à meticilina[4] ou reações adversas à vacinação[5,6].

- Sistema sentinela

Estratégias de vigilância do tipo "sentinela" se configuram em uma alternativa à vigilância de base populacional, sobretudo para fins de acompanhamento de tendências de doenças e monitoramento da prevalência de resistência a antibióticos[3,8]. Em geral, os sistemas de vigilância sentinela focalizam apenas um subconjunto das fontes de dados possíveis, aumentando a capacidade de obter informações mais detalhadas e válidas, em detrimento da representatividade populacional dos dados gerados. Por exemplo, um sistema sentinela para monitoramento da resistência à bactéria Streptococcus pneumoniae pode ser restrito a apenas uma rede de alguns hospitais e laboratórios, sendo capaz de detectar as tendências na frequência da resistência microbiana e identificar características específicas da bactéria e de certos procedimentos terapêuticos e diagnósticos associados a esta resistência. Entretanto, estes dados serão insuficientes para o cálculo de taxas de incidência e dificilmente generalizáveis para a população como um todo. Este tipo de vigilância sentinela focaliza o local notificante (hospitais, clínicas, laboratórios etc.), mas é possível conceber sistemas sentinela para eventos sindrômicos (p. ex., eventos diarreicos agudos, doenças exantemáticas etc.).

Processamento, Análise e Interpretação de Dados

Este conjunto de atividades é essencial para que os dados gerados pelo sistema sejam capazes de gerar a informação necessária para o desencadeamento de ações efetivas de controle. Inicialmente envolve um processo de avaliação crítica dos dados gerados, através de verificação da qualidade do preenchimento dos instrumentos, busca de informações incompletas ou imprecisas, verificação de inconsistências e eliminação de duplicações. Em particular o processamento dos dados exige que informações de outras fontes sejam agregadas até que seja possível estabelecer, por exemplo, a confirmação de um caso de doença inicialmente notificado como suspeito. A análise e a interpretação dos dados devem considerar as características de pessoa, tempo, lugar e os aspectos clínicos e epidemiológicos, buscando estabelecer o diagnóstico definitivo, identificar fontes de transmissão e potenciais riscos ambientais e avaliar a efetividade das medidas de controle.

Recomendação, Implementação e Avaliação de Ações de Controle

Os principais objetivos são impedir ou controlar a disseminação das doenças através de diferentes atividades como vacinação em massa; quimioprofilaxia de comunicantes; isolamento; tratamento dos casos; ações de educação e comunicação em saúde; saneamento ambiental (desinsetização, desratização, distribuição de hipoclorito de sódio) etc. Além de avaliar o impacto das medidas de prevenção e controle implementadas, a avaliação das atividades desenvolvidas deve também ser capaz de identificar necessidades de pesquisa visando a aperfeiçoar as bases técnicas para as medidas de prevenção e controle.

Retroalimentação e Divulgação das Informações

A retroalimentação é um dos aspectos fundamentais para o contínuo processo de aperfeiçoamento, gerência e controle da qualidade dos sistemas de vigilância epidemiológica. A disseminação da informação para todos os setores e profissionais participantes nos diferentes níveis do sistema de vigilância epidemiológica é estratégica, pois leva ao aumento da adesão, com repercussões na sua capacidade de gerar resposta em tempo oportuno. Tal prática deve ocorrer de forma sistemática e periódica, de modo a permitir a utilização das informações quando da tomada de decisão e nas atividades de planejamento, definição de prioridades, alocação de recursos e avaliação dos programas desenvolvidos. Adicionalmente, a divulgação das informações no âmbito da sociedade é essencial para estimular e garantir o controle social. Para tal fim, diversos meios devem ser utilizados, desde contatos pessoais ou por telefone, passando por reuniões periódicas, até a utilização de veículos de comunicação como imprensa, boletins, publicações científicas e a internet.

Avaliação do Sistema

Algumas medidas quantitativas e qualitativas podem ser empregadas para avaliar a eficiência de um sistema de vigilância epidemiológica. Dentre elas, destacam-se[2,13]:

- utilidade: indica se o sistema de vigilância está ou não alcançando seus objetivos. Espera-se que um sistema de VE seja capaz de identificar precocemente epidemias ou mudanças nas tendências de agravos à saúde, prover estimativas de magnitude de doenças ou agravos, identificar fatores associados à ocorrência de doenças, propor e avaliar o impacto de medidas de controle;
- oportunidade: refere-se à agilidade do sistema em cumprir suas etapas de forma a prover respostas em curto prazo. Pode ser avaliada, por

exemplo, por meio do intervalo entre a notificação de um caso e a realização da investigação epidemiológica;

- aceitabilidade: refere à disposição de indivíduos, profissionais ou organizações, de participarem e utilizarem o sistema. Pode ser avaliada, por exemplo, mediante a revisão de fichas de notificação ou investigação para verificar o grau e a qualidade do preenchimento das questões;
- simplicidade: é um princípio que deve nortear o sistema de forma a facilitar seu funcionamento e reduzir custos operacionais;
- flexibilidade: é a capacidade de adaptação a novas situações epidemiológicas como, por exemplo, a introdução de novas definições de casos de doença;
- representatividade: diz respeito à possibilidade do sistema cobrir todos os subgrupos populacionais;
- sensibilidade: é a capacidade do sistema de detectar todos os casos de doença;
- especificidade: é a capacidade do sistema de descartar os "não casos";
- valor preditivo positivo (VPP): é a proporção dos casos identificados pelo sistema que de fato o são. Um sistema de VE com baixo VPP poderá indicar a investigação de casos e epidemias e tratamento de pessoas que não são verdadeiramente doentes. O VPP aumenta com a especificidade do critério utilizado para definição de caso e com a prevalência do agravo.

Pontos Críticos a Serem Superados

Subnotificação

A subnotificação decorre principalmente do caráter passivo da maioria dos sistemas de vigilância, isto é, a ausência ou insuficiência de sistemas de busca ativa da notificação.

A subnotificação é muitas vezes associada ao desconhecimento, por parte dos profissionais da saúde, tanto da lista dos agravos de notificação quanto da importância e dos procedimentos necessários para a notificação. Profissionais de saúde, por outro lado, justificam sua falta de adesão ao sistema com base no tempo excessivo consumido para o preenchimento da ficha e na ausência do retorno das informações geradas a partir destes dados. Adicionalmente, há uma crescente preocupação em relação à quebra da confidencialidade de informações que supostamente deveriam estar restritas à relação médico-paciente.

No entanto, ainda que todos estes aspectos possam de fato contribuir para a subnotificação, não se pode negar que há uma evidente falta de percepção da maior parte dos profissionais de saúde acerca da importância deste tipo de informação para que as ações de saúde pública sejam mais efetivas.

Baixa Representatividade

A subnotificação é em geral seletiva, havendo uma tendência a serem com mais frequência notificados os casos graves, os casos hospitalizados e as doenças de maior interesse da mídia. O caso da doença meningocócica é exemplar, pois não só a maioria dos casos é hospitalizada, como sua identificação provoca grande interesse e preocupação comunitária. Enquanto a representatividade da notificação desta doença pode alcançar patamares acima de 90%, para outras doenças, como a rubéola ou coqueluche, que podem ter sinais e sintomas pouco evidentes e são consideradas menos graves tanto pelos profissionais de saúde como pela comunidade, a subnotificação pode ser expressiva.

Baixo Grau de Oportunidade

Um sistema de vigilância deve ser oportuno no sentido de promover o desencadeamento rápido de atividades de prevenção que efetivamente possam interromper o processo de transmissão ou propagação da doença. Dificuldades em se obter confirmação laboratorial do diagnóstico, intervalo excessivo entre o início dos sintomas e a notificação, demora no processamento, análise e disseminação da informação, e longo período de latência de certas doenças são alguns dos aspectos relacionados à falta de oportunidade de um sistema de vigilância epidemiológica.

Investigação de Surtos e Epidemias

Definições

A definição de um surto ou de uma epidemia é a ocorrência de um evento relacionado à saúde (doença, complicações da doença e comportamento relacionado à saúde) que claramente exceda a expectativa normal. Uma epidemia pode envolver qualquer tipo de doença, inclusive aquelas não infecciosas. Não há nenhuma regra geral sobre o número dos casos que devem existir para que um surto seja considerado uma epidemia. Pode ser dito que uma epidemia existe quando o número dos casos excede aquele que se espera com base na experiência passada para uma dada população. Também não há regra em relação à extensão geográfica. Um surto pode em tese estar em somente uma área ou em diversos países. Quando uma epidemia se espalha em diversos países, afetando geralmente muitos povos, ela é chamada de uma pandemia. A maioria das epidemias de influenza que ocorrem durante o inverno é pandemia. A aids é considerada uma doença pandêmica. Um surto pode abranger qualquer período de tempo. Este pode durar algumas horas (intoxicação por alimento), algumas semanas (hepatite) ou diversos anos (aids). Endemicidade refere-se à condição em que uma doença ou uma infecção permanece em um grupo populacional definido em uma área geográfica. Consequentemente, uma doença endêmica é aquela que ocorre constantemente em uma área.

Propósitos e Objetivos da Investigação de uma Epidemia

A finalidade da investigação de uma epidemia ou de um surto é identificar maneiras impedir a transmissão da doença. Os três objetivos principais de uma investigação epidemiológica de um surto são:

- identificar o agente etiológico responsável;• encontrar a fonte da infecção estudando a ocorrência da doença em relação à distribuição por pessoa, lugar e tempo, bem como a determinação das taxas de ataque específicas;
- formular recomendações para impedir a transmissão da doença.

Por que as Epidemias Ocorrem?

Há muitas razões para a ocorrência de um surto. Entretanto, quatro circunstâncias comuns conduzem a uma epidemia.

- Quando indivíduos suscetíveis viajam para uma área endêmica onde a doença infecciosa exista.
- Quando uma doença infecciosa nova for introduzida pelos seres humanos (ou animais) que viajam de uma área endêmica para outra onde a doença não seja endêmica, ou quando ocorre contaminação por alimentos, água ou outros veículos.
- Quando uma infecção preexistente ocorrer em uma área de baixa endemicidade e alcançar pessoas suscetíveis em consequência das práticas sociais, comportamentais, sexuais ou culturais novas ou incomuns.
- Quando a suscetibilidade e a resposta do hospedeiro estiverem modificadas por imunossupressão natural ou induzida por droga (tratamento de câncer), por desnutrição ou por doenças como aids.

Investigação de um Surto: Tarefas

Uma investigação de surto inclui as seguintes tarefas básicas:

- definir o problema e verificar se um surto existe realmente, comparando o número de casos atuais com a informação dos casos dos meses ou dos anos precedentes;
- montar e organizar os dados (a informação) disponíveis para a análise;
- formular uma hipótese sobre a causa do surto;
- testar a hipótese analisando dados sobre a distribuição da doença segundo pessoa (idade, gênero, ocupação), tempo (a ocorrência dos casos da doença durante todo o tempo) e lugar (distribuição geográfica da doença);
- esta análise é realizada calculando-se a taxa de incidência da doença para cada grupo de idade, gênero, ocupação e localização geográfica. Uma vez que as taxas são calculadas, para encontrar a fonte do surto, elas são comparadas;
- fazer recomendações para impedir a transmissão da doença e um novo surto.

Por que os Surtos Acabam?

Alguns surtos podem terminar pelas seguintes razões:

- não há mais indivíduos suscetíveis. Todos que eram suscetíveis adoeceram;
- não há mais exposição à fonte. Os indivíduos se afastaram da fonte da infecção;
- não há mais fonte da contaminação. A fonte de contaminação acabou;
- os indivíduos diminuíram sua suscetibilidade. As pessoas tornaram-se imunizadas (vacinadas) ou usam medidas preventivas para evitar a doença;
- os patógenos tornaram-se menos patogênicos.

Investigação de Surtos e Epidemias

Os primeiros casos de uma epidemia, em uma determinada área, sempre devem ser submetidos à investigação em profundidade. A magnitude, extensão, natureza do evento, forma de transmissão e o tipo de medidas de controle indicadas (individuais, coletivas ou ambientais) são alguns elementos que orientam a equipe sobre a necessidade de investigar todos ou apenas uma amostra dos casos.

O principal objetivo da investigação de uma epidemia ou surto de determinada doença infecciosa é identificar formas de interromper a transmissão e prevenir a ocorrência de novos casos. As epidemias também devem ser encaradas como experimentos naturais, cuja investigação permite a identificação de novas questões a serem objeto de pesquisas, e seus resultados poderão contribuir para o aprimoramento das ações de controle. É essencial a detecção precoce de epidemias/surtos para que as medidas de controle sejam adotadas oportunamente, de modo que grande número de casos e óbitos possa ser prevenido. Além da prevenção de novos casos e surtos, a investigação desse tipo de evento pode contribuir para a descoberta de novos agentes, novas doenças e novos tratamentos, além de ampliar o conhecimento sobre novas doenças e as já conhecidas, e fazer com que a população passe a ter mais confiança no serviço público de saúde.

Planejamento do Trabalho de Campo

Antes de iniciar o trabalho de investigação, os profissionais da vigilância epidemiológica deverão procurar apreender o conhecimento disponível acerca da doença que se suspeita estar causando a epidemia, e ainda:

- verificar o material e os equipamentos necessários para realizar a investigação;
- prever a necessidade de viagens, insumos e outros recursos que dependam de aprovação de terceiros, para as devidas providências;
- definir, junto aos superiores, seus papéis no processo de investigação (executor, assessor da equipe local, líder da investigação etc.);
- constituir equipes multiprofissionais, se necessário. Nestes casos, o problema e as atividades específicas a serem desenvolvidas deverão ser discutidos previamente em conjunto, bem como as respectivas atribuições;
- a equipe deve partir para o campo com informações acerca do encaminhamento de pacientes para tratamento (unidades básicas e de maior complexidade, quando indicado), material para coleta de amostras biológicas, roteiro de procedimento de coletas, procedimentos para transporte de amostras, laboratórios de referências, dentre outras.

Etapas de Investigação de Epidemia ou Surto

- Confirmação do diagnóstico da doença.
- Confirmação da existência de epidemia ou surto.
- Caracterização da epidemia (pessoa, lugar, tempo).
- Formulação de hipóteses preliminares.
- Análise parcial dos dados.
- Busca ativa de casos.
- Coleta adicional de dados.
- Análise final dos dados.
- Medidas de controle.
- Relatório final.
- Divulgação.

As três primeiras etapas são fundamentais. Em geral, no início da investigação, emprega-se uma definição de caso mais sensível, que abrange casos confirmados e prováveis (e até mesmo os possíveis), a fim de facilitar a identificação, a extensão do problema e os grupos populacionais mais atingidos, processo que pode levar às hipóteses importantes. Somente quando as hipóteses se tornarem mais claras, o investigador utilizará uma definição mais específica e restrita. Neste caso, por terem sido excluídos os "falso-positivos", será possível testar hipóteses aplicando o instrumental da epidemiologia analítica.

De acordo com a suspeita, um plano diagnóstico deve ser definido para orientar a coleta de material para exames laboratoriais, envolvendo, a depender da doença, amostra proveniente dos indivíduos (fezes, sangue, líquor etc.) e do ambiente (água, vetores, mechas etc.).

O processo de confirmação de uma epidemia ou surto envolve o estabelecimento do diagnóstico da doença e do estado epidêmico, o qual diz respeito a uma situação dinâmica e transitória, ainda que possa ser prolongada, caracterizada pela ocorrência de um número infrequente de casos em dado momento e lugar. Considerando-se que frequência inusitada, tempo e lugar são aspectos fundamentais para estabelecer fidedignamente um estado epidêmico, torna-se imprescindível conhecer a frequência habitual (nível endêmico) desses casos naquele lugar e período. A confirmação decorre da comparação dos coeficientes de incidência (ou do número de casos novos) da doença no momento da ocorrência do evento investigado com aqueles usualmente verificados na mesma população.

No contexto da investigação de uma epidemia, as hipóteses são formuladas com vistas a determinar a fonte de infecção, o período de exposição dos casos à mesma, o modo de transmissão, a população exposta a um maior risco e o agente etiológico.

De maneira geral, a hipótese relativa à fonte de infecção e ao modo de transmissão pode ser comprovada quando:

- a taxa de ataque para expostos for maior que para não expostos, e a diferença entre elas, estatisticamente significante;
- nenhum outro modo de transmissão pode determinar a ocorrência de casos com mesma distribuição geográfica e etária.

Quando as evidências epidemiológicas, clínicas, laboratoriais e ambientais são suficientes para apoiar as hipóteses, torna-se desnecessário o seu teste formal, pois os fatos estabelecidos são suficientes. Entretanto, quando as circunstâncias são menos evidentes, deve-se lançar mão da epidemiologia analítica, cuja característica principal é a utilização de um grupo de comparação. Nesta circunstância podem ser empregados os estudos tipo caso-controle. Ressalta-se que estas estratégias são também utilizadas para o refinamento de hipóteses inicialmente não bem fundamentadas ou quando da necessidade de estudos adicionais.

Cabe destacar que o pesquisador deve estar atento a possíveis "armadilhas" que podem ocorrer durante essa investigação (Tabela 5.2)

Investigação de Doenças Emergentes

Definidas como doenças que surgiram ou foram descobertas, ou tiveram sua incidência aumentada, reapareceram ou mudaram seu padrão epidemiológico, ou passaram a ter uma elevada percepção social nos

Tabela 5.2 – Dez passos e dez armadilhas na investigação de um surto

Passos	Recomendações específicas	Armadilhas para evitar
1. Determinar a existência de um surto	• Determinar se existe um agrupamento de casos, um grupo de casos de uma doença propensa a provocar surtos ou um único caso de uma doença de importância internacional- Rever a incidência no passado na área do surto- Verificar se há mudanças recentes no sistema de vigilância (numerador)- Verificar se há mudanças recentes no tamanho da população (denominador)	Tomando todos os *clusters* relatados como verdadeiros: • *Clusters* relatados podem ser pseudossurtos. Verifique todos os relatórios quanto a taxas basais de referência, mudanças nas práticas de vigilância (p. ex., aumento da conscientização) e alteração no denominador (p. ex., movimentos populacionais)
2. Confirmar o diagnóstico	• Fazer uma descrição clínica de alguns casos para levantar hipóteses em termos de diagnóstico- Coletar os espécimes biológicos recomendados para confirmar os diagnósticos suspeitos- Enviar as amostras biológicas de forma segura e apropriadamente embaladas para o laboratório recomendado	Falhando ao obter um diagnóstico laboratorial • Todo esforço deve ser feito para obter um diagnóstico o mais cedo possível durante o surto. Isso inclui obter uma descrição clínica cuidadosa dos casos e obter confirmação laboratorial. Peça ajuda para coletar e transportar amostras e identificar o laboratório recomendado para análise, se necessário
3. Definir um caso	• Formular uma definição de caso (pessoa, tempo e lugar) usando a definição de caso genérica, se aplicável (p. ex., WHO, CDC, Ministério da Saúde). Múltiplos níveis são possíveis, incluindo definições de casos mais sensíveis (adaptadas ao estágio descritivo) e específicas (mais adaptadas ao estágio analítico)	Definindo mal os casos • Os casos devem ser definidos com alguma atenção e acurácia; caso contrário, o número de casos pode ser muito grande, muito pequeno ou definido incorretamente. Uma boa definição de caso é essencial para a geração de hipóteses. Ter critérios precisos e usar elementos de tempo, lugar e pessoa. Procure ajuda, se necessário
4. Buscar casos	• Procurar por casos dentro dos limites de tempo e espaço da definição de caso- Compilar e atualizar uma listagem de casos (p. ex., em uma planilha eletrônica). Para cada caso, documente pelo menos a data de início, idade, sexo, zona de residência e o resultado	Realizando uma busca de caso porta a porta ou um inquérito antecipado • A busca de casos não precisa ser feita por meio de uma pesquisa porta a porta o tempo todo. Na maioria dos casos, você pode manter essas atividades para a segunda parte da investigação (teste de hipóteses). Para a parte inicial descritiva, você pode (1) procurar por casos através de vigilância e (2) obter denominador separadamente. A estratégia de busca de caso não precisa ser 100% exaustiva: ela precisa ser uniforme

Continua

Tabela 5.2 (continuação) – Dez passos e dez armadilhas na investigação de um surto

Passos	Recomendações específicas	Armadilhas para evitar
5. Gerar hipóteses usando resultados descritivos	• Descrever o surto ao longo do tempo através de uma curva epidêmica- Desenhar um mapa de pontos e, se possível, um mapa com incidência/1.000 habitantes por área de residência- Calcular a incidência baseada na população por sexo e grupos de idade- Conduzir entrevistas geradoras de hipóteses com casos para tentar descobrir o que é comum a todos os pacientes	Combinando os estágios de geração de hipótese e de teste de hipóteses • A etapa descritiva gera informações (1) por meio de informações epidemiológicas organizadas por (a) tempo, (b) lugar e (c) pessoa e (2) por meio de hipóteses geradoras de entrevistas. Pesquisas realizadas na ausência de uma hipótese claramente definida com base nesse tipo de informação confundem a distinção entre os dois estágios da investigação e podem prejudicar seriamente a capacidade de formular uma conclusão
6. Testar hipóteses com um estudo analítico	• Escrever um miniprotocolo para explicitar as hipóteses a serem testadas e o desenho do estudo a ser usado- Conduzir um estudo analítico (caso-controle ou estudo de coorte)	Acreditando que um questionário constitui um protocolo de estudo • A etapa analítica é um estudo epidemiológico cuidadoso. Requer um projeto e um plano analítico antes de ser iniciado. Um estudo caso-controle nem sempre é a resposta. Não se apresse para elaborar o questionário, mas siga cada um dos dez passos. Se você fizer um estudo, escreva um miniprotocolo de uma página em formato de itens
7. Tirar conclusões	• Analisar o estudo epidemiológico analítico- Formular conclusões que expliquem os fatos observados	Ter confiança excessiva nas conclusões • As conclusões finais de uma investigação não são alcançadas quando um valor de p for inferior a 0,05. A formulação de conclusões requer a revisão dos critérios de causalidade, o exame da proporção de casos expostos à fonte suspeita, a discussão de outras possíveis explicações e uma dupla checagem para verificar se a fonte identificada ou a hipótese considerada explicam todos os achados descritivos
8. Comparar hipóteses com fatos reconhecidos, estudos adicionais	• Realizar uma avaliação ambiental orientada pelos resultados do estudo analítico- Revisar a literatura- Discutir as conclusões com colegas, revisores e supervisores	Conduzindo uma avaliação ambiental "às pressas" • Na maioria dos casos, sua avaliação ambiental será guiada e focalizada pelos resultados do estudo epidemiológico analítico para confirmar uma hipótese. Não é uma "expedição de pesca" conduzida nos estágios iniciais da investigação, onde todos os tipos de amostras são testados na ausência de hipóteses para tentar encontrar uma resposta
9. Comunicar os resultados	• Escrever um relatório resumido de uma página para deixar no campo antes da partida- Comunicar os resultados com os supervisores, o laboratório e as autoridades locais de saúde pública	Falhando em comunicar os resultados aos tomadores de decisão • Uma investigação não está completa até que os resultados tenham sido comunicados àqueles que precisam da informação para agir. Vários públicos-alvo precisarão receber as informações em um formato adaptado para que eles se engajem no que devem fazer. Enviar o relatório para um supervisor não é o suficiente
10. Executar medidas de prevenção	• Formular recomendações claras, específicas e viáveis com base em suas descobertas (Quem? O quê? Quando? Como?)- Garantir a implementação das recomendações- Avaliar a relevância e efetividade das recomendações.	Formulando recomendações gerais que não são baseadas nos achados • As recomendações precisam se concentrar nas intervenções que teriam evitado o surto ou que o controlariam. Elas devem ser guiadas pelos resultados da investigação, baseadas em evidências, focadas e viáveis. Não reformule todas as recomendações de higiene, mas concentre-se nas questões específicas que são a questão-chave do surto

Adaptação livre dos autores com base na referência: *Field Epidemiology Manual A set of training materials for professionals working in intervention epidemiology, public health microbiology and infection control and hospital hygiene.* (Disponível em: https://wiki.ecdc.europa.eu/fem/w/wiki/outbreak-investigations-10-steps-10-pitfalls)

últimos 20 anos. Estas doenças se caracterizam por produzir importantes repercussões no desenvolvimento econômico, comportamento da população, turismo, migração e mudanças biológicas em agentes, vetores e hospedeiros.

São exemplos de doenças emergentes que ocorreram no século XXI antraz, síndrome respiratória aguda grave, Marburg e influenza aviária. Podem ser consideradas doenças emergentes e reemergentes ocorridas no Brasil, encefalite pelo vírus Rocio (1975), leishmaniose visceral urbana (1980), aids (1981), dengue (1982), cólera (1991), hantavirose (1993), febre amarela silvestre (1998, 2017), raiva humana transmitida por morcego (2004), doença de Chagas aguda (2005), síndrome respiratória aguda grave associada ao vírus influenza A H1N1 (2009), febre chikungunya (2014) e Zika (2015). Um exemplo de uma investigação de um surto de doença de Chagas aguda é apresentado no Quadro 5.1.

Outro aspecto importante no aperfeiçoamento da investigação de surto é o cuidado com a divulgação desses estudos, por isso, à semelhança do que ocorre com outros tipos de investigação em saúde, diretrizes de relatos de estudos também têm sido propostas.

A Tabela 5.4 apresenta a adaptação da diretriz de relato produzida pelo projeto EQUATOR *(Enhancing the QUAlity and Transparency Of health Research).*

Quadro 5.1. Investigação de Surto de Doença de Chagas Aguda em Santa Catarina, 2005

Investigação do surto de Doença de Chagas Aguda em Santa Catarina, 2005

Em março de 2005, um surto de doença de Chagas aguda ocorreu na região litorânea de Santa Catarina, atingindo 25 pessoas e resultando em três mortes. Esse fato, totalmente inesperado para uma área não endêmica da doença, dificultou inicialmente o diagnóstico por parte dos profissionais de saúde e chamou a atenção dos meios de comunicação, tendo grande repercussão em todo o país. Os dados epidemiológicos levantados por técnicos do Ministério da Saúde e da Secretaria Estadual de Saúde mostraram que todos os infectados ingeriram caldo de cana contaminado no dia 13 de fevereiro em um quiosque denominado Barracão Penha II, no município de Navegantes, à margem da rodovia BR 101, que corta municípios litorâneos. A busca ativa de triatomíneos nas construções do local foi negativa, sugerindo que o caldo de cana foi contaminado possivelmente pela moagem, com a cana, de um barbeiro infectado vindo da mata próxima, e que a ingestão desse caldo infectou as pessoas. Em 22 infectados, tratados com a medicação adequada, desapareceram os sintomas e os parasitos circulantes, presumindo-se que tenham sido curados..

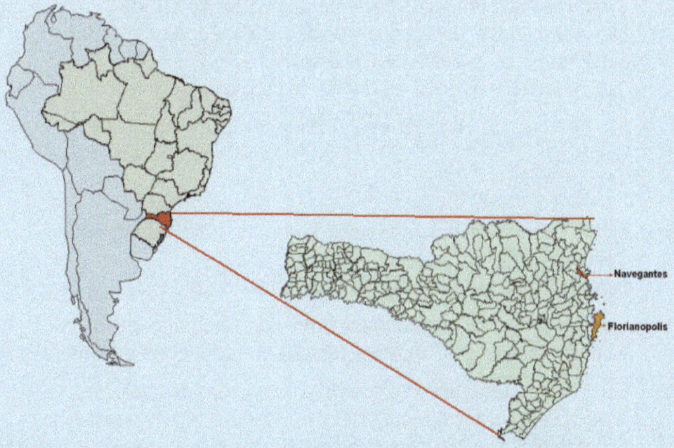

Local: Município de Navegantes – SC; Rodízio de Caldo de Cana na margem da BR 101; Fonte de contaminação: Caldo de Cana; Data de exposição: 13/02/2005; Início dos sintomas: 17/02/2005; Período de incubação: 3 a 17 dias (mediana de 12 dias); Número de infectados confirmados até 07/04/2005: 25 casos; Óbitos confirmados até 07/04/2005: 3 óbitos

Distribuição de data de início de sintomas dos casos de DCA. Santa Catarina, 2005

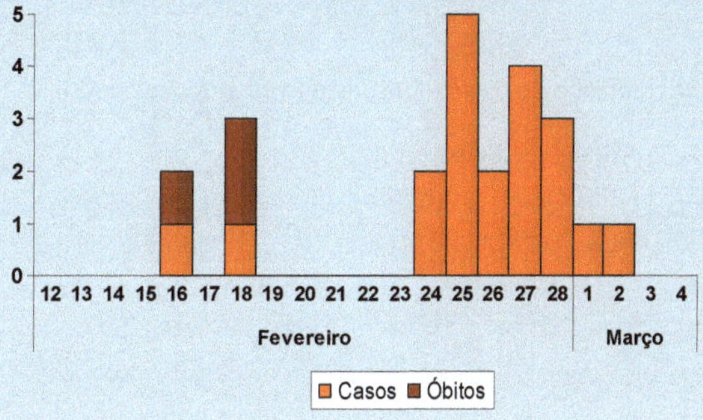

Centro de Informações Estratégicas em Vigilância em Saúde (CIEVS)

Com o objetivo de aprimorar a resposta às situações de emergência epidemiológica do País, o Ministério da Saúde, por intermédio da Secretaria de Vigilância em Saúde (SVS), inaugurou, em outubro de 2005, o Centro de Informações Estratégicas em Vigilância em Saúde (CIEVS). O CIEVS (Portaria nº 30, de 7 de julho de 2005) tem como objetivo principal fortalecer a capacidade do Sistema Nacional de Vigilância em Saúde (SNVS) para identificar precoce e oportunamente emergências epidemiológicas de relevância nacional, a fim de organizar a adoção de respostas adequadas que reduzam e contenham o risco à saúde da população. Além disso, o centro também tem a função de aperfeiçoar o processo de monitoramento e avaliação dos principais programas

Tabela 5.3 – Lista adaptada da declaração ORION de verificação de itens a considerar ao revisar um relatório de investigação de surto

	Item	Descritor	Sim/ Não	Justificativa
Título e Resumo	1	O artigo é descrito como um relatório de surto? Os principais desfechos são descritos?		
Introdução e *Background*	2	O "pano de fundo" e a racionalidade são explicados? A doença ou agravo é descrita como epidêmica, endêmica?		
Tipo de artigo	3	O artigo é descrito como relato de surtos? Se sim, é informado o número de surtos?		
Datas	4	São informadas as datas do início e do final do surto?		
Objetivos	5	Os objetivos são definidos?		
Métodos Desenho de estudo	6	O desenho de estudo é descrito? Como? O estudo é descrito como retrospectivo, prospectivo ou ambidirecional?		
Participantes	7	É informado o número de pacientes admitidos no estudo? São informados a idade e o tempo de permanência no estudo? São informadas as definições de casos? São informados os possíveis fatores de risco para a doença ou agravo?		
Cenário	8	São descritas as condições e as unidades de saúde onde são detectados os casos?		
Intervenções	9			
Cultura e tipificação de espécies	10	São fornecidos detalhes de meios de cultura, antibiogramas e/ou tipificação (quando for bioagente)? São fornecidas amostras ambientais detalhadas?*		
Desfechos relacionados às infecções	11	Existem desfechos primários e secundários claramente definidos? É construído um gráfico com a duração do surto (curva epidêmica)?		
Ameaças potenciais à validade interna	12	Quais potenciais fatores de confusão foram considerados, avaliados ou usados para ajustar as medidas? (p. ex., idade, sexo e ocupação) São descritas medidas para evitar o viés? (p. ex., avaliação padronizada de desfechos)		
Métodos estatísticos	13	São descritos os métodos estatísticos para comparar os grupos? Eles ajustam para fatores de confusão quando necessário? A análise estatística é apropriada/necessária?		
Resultados Recrutamento dos participantes	14	Existe um diagrama de recrutamento e de seleção dos participantes?		
Desfechos & estimação	15	São estimados tamanho do efeito e sua precisão para os principais desfechos? Existe um resumo gráfico dos resultados?		
Discussão Interpretação	16	É considerada a significância clínico-epidemiológica das observações? São geradas hipóteses explicativas?		
Generalização	17	Existe uma discussão sobre como os resultados podem ser generalizados para diferentes populações ou cenários?		
Evidência geral	18	Os resultados são interpretados no contexto das evidências disponíveis atualmente?		

Referência: Stone SP, et al. The ORION statement: guidelines for transparent reporting of outbreak reports and intervention studies of nosocomial infection. Lancet Infect Dis. 2007 Apr;7(4):282-8.

de prevenção e controle de doenças coordenados pela SVS, como o de tuberculose, dengue, hanseníase, DST-aids e malária, entre outros.

O CIEVS serve de apoio ao processo de coordenação da SVS e auxilia a adoção de respostas oportunas para o gerenciamento de crises e análises epidemiológicas. O modelo desenvolvido pela SVS foi baseado no Strategic Health Operation Center (SHOC), da Organização Mundial de Saúde (OMS), em Genebra, na Suíça, e em centros semelhantes que foram recentemente estabelecidos nos Estados Unidos e Canadá.

Uma central de notificações funciona, dentro do CIEVS, 24 horas por dia, todos os dias do ano. Essa central tem a função de receber e buscar informações que possam se constituir em emergências de relevância nacional, seja por meio da notificação dos profissionais e serviços de saúde, utilizando telefones, *faxes* ou e-mails, e também pela avaliação diária de notícias sugestivas na imprensa. As notificações são recebidas de forma contínua, avaliadas e encaminhadas para o técnico habilitado que faz a análise do evento notificado e adota os procedimentos recomendados.

Os casos que se configurarem como de relevância nacional são investigados pela Unidade de Respostas Rápidas (URR) da SVS, que utiliza a estrutura tecnológica do CIEVS para acionar técnicos, especialistas, redes de profissionais, secretarias de saúde, laboratórios e institutos de pesquisa. Fóruns virtuais, chats, e-mails, videoconferências e outras funcionalidades tecnológicas do CIEVS servem para unificar os grupos envolvidos na investigação e resposta, coordenando suas atividades para garantir rapidez e eficácia. O CIEVS visa, assim, ser um mecanismo facilitador para a integração das equipes de campo com os gestores e técnicos dos diversos níveis do SUS. O espaço físico e virtual do CIEVS também é um facilitador na comunicação com a mídia e com a população em geral em situações de emergências epidemiológicas.

O objetivo maior do CIEVS é garantir uma melhor preparação do Brasil para responder tanto aos desafios postos pelas doenças emergentes, inclusive pela possibilidade de sua disseminação internacional, quanto para aperfeiçoar os programas de prevenção e controle de doenças que representam um grande desafio para nossa saúde pública.

Bibliografia Consultada

- Afifi S, Wasfy MO, Azab MA, Youssef FG, Pimentel G, Graham TW et al. Laboratory-based surveillance of patients with bacterial meningitis in Egypt (1998-2004). Eur J Clin Microbiol Infect Dis. 2007;26(5):331-40.
- Brasil, Ministério da Saúde, Secretaria de Vigilância em Saúde. Guia de vigilância epidemiológica. 6ª ed. Brasília: Ministério da Saúde; 2005.
- CDC. Centers for Disease Control and Prevention. Sentinel surveillance method. Disponível em: <http://www.cdc.gov/ drspsurveillancetoolkit/docs/SENTINELMETHOD.pdf>. Acessado em: 11 jul. 2007.
- Chaberny IF, Sohr D, Ruden H, Gastmeier P. Development of a surveillance system for methicillin-resistant Staphylococcus aureus in German hospitals. Infect Control Hosp Epidemiol. 2007;28(4):446-52.
- Donalísio MR, Rodrigues SMCP, Mendes ET, Krutman M. Eventos adversos após vacinação contra o pneumococo. J bras Pneumol. 2007;33(1):51-56.
- Ducusin J, Dayrit E, Simbulan A, Tuazon A. A post-marketing surveillance study of a combined diphtheria, tetanus, whole-cell pertussis, and hepatitis B vaccine in the Philippines. Southeast Asian J Trop Med Public Health. 2000;31(3):487-92.
- Dwyer DM, Strickler H, Goodman RA, Armenian HK. Use of case-control studies in outbreak investigations. Epidemiol Rev. 1994;16(1):109-23.
- HammannEM, Laguardia J. Reflexões sobre a vigilância epidemiológica: mais além da notificação compulsória. Informe Epidemiológico do SUS. 2000;9(3):211-219.
- Inglesby TV, O'Toole T, Henderson DA, Bartlett JG, Ascher MS, Eitzen E et al. Working Group on Civilian Biodefense. Anthrax as abiological weapon, 2002: updated recommendations for management. JAMA. 2002;287(17):2236-52.
- Meselson M, Guillemin J, Hugh-Jones M, Langmuir A, Popova I, Shelokov A et al. The Sverdlovsk anthrax outbreak of 1979, Science. 1994;266(5188):1202-8.
- Thacker SB. Historical development. In: Teutsch SM, Churchill RE, eds. Principles and Practice of Public Health Surveillance. 2nd ed. New York: Oxford University Press; 2000. p.1-16.
- Waldman EA. Usos da Vigilância e da Monitorização em Saúde Pública. Informe Epidemiológico do SUS. 1998;8(3):7-26.
- Waldman EA, Rosa TEC. Vigilância em Saúde Pública. São Paulo: Faculdade de Saúde Pública; 1998; p. 91-131.

Capítulo

6 Demografia e Saúde

Dalia Elena Romero Montilla
Aline Pinto Marques

Este capítulo apresenta, de maneira muito resumida, os principais conceitos, métodos e técnicas da análise demográfica orientada ao estudo da epidemiologia e saúde pública.

O que é a Demografia?

A demografia consolida sua metodologia ao final do século XIX e, ao longo do século XX, cria seu próprio *corpus* teórico através da chamada "análise demográfica", entendendo a população como um "sistema reprodutivo", com continuidade no tempo e em um espaço determinado (Livi-Bacci, 1993).

Existem várias definições de demografia, mas todas concordam que essa disciplina tem como objeto o *estudo das populações* em determinada área geográfica e tempo. Pressat e Wilson (1985) definem a demografia como: "O estudo das populações humanas em relação a *mudanças causadas pela inter-relação entre nascimentos, mortes e migração*". Assim, cada pessoa "contribui" com a demografia de seu território desde o momento em que nasce (como insumo) até que morre (como perda populacional). Também, a imigração e emigração do indivíduo irão afetar a composição demográfica do território. A partir da definição de Pressat e Willson, podemos entender que a demografia é a ciência social aplicada responsável por analisar os determinantes e processos da criação, manutenção e eventual desaparecimento de populações humanas.

As Nações Unidas, no seu dicionário demográfico multilíngue, definem a Demografia como a ciência que tem como objetivo estudar o volume, a estrutura e o desenvolvimento de populações humanas a partir de uma perspectiva quantitativa. A palavra população para a demografia é usada para descrever o grupo de pessoas que fazem parte de um povo ou nação, isto é, um conjunto de habitantes de um determinado território. Também é utilizada para designar certa parte da população como, por exemplo, a população escolar (Nações Unidas, 1969).

Os conceitos de Pressat e Wilson e das Nações Unidas se complementam. O primeiro especifica que a demografia estuda a mudança populacional ocasionada pela inter-relação entre os três eventos que determinam toda a dinâmica populacional. O segundo conceito incorpora as consequências dessa inter-relação quanto à estrutura (especialmente, por idade e sexo) e quanto ao movimento (crescimento populacional). De forma figurada, podemos dizer que a estrutura da população é uma perspectiva estática, como uma foto dos membros de um grupo populacional, de onde apreciaremos quantos homens, quantas mulheres e os grupos etários. No caso da população brasileira, uma grande foto que contém em 2022 cerca de 215.020.722 milhões de habitantes*. Já o movimento populacional refere-se a uma perspectiva dinâmica que pretende estudar as tendências de reprodução dessa população, geralmente estimada com hipóteses de comportamento da natalidade, da mortalidade e da migração em um determinado tempo.

Nesses dois conceitos podemos apreciar que a demografia é interdisciplinar. Não é estatística, mas precisa de cálculos para mensurar a estrutura e a dinâmica populacionais. Não é sociologia, mas precisa de teorias sociais para explicar as mudanças e sua relação com os processos sociais, como a desigualdade

* Dados da população brasileira obtidos da página eletrônica https://ibge.gov.br/apps/populacao/projecao/index.html. Acessado em 25 de agosto de 2022.

e a pobreza. Não é antropologia, mas precisa entender as culturas para explicar como cada território e cada população têm diferentes padrões de mortalidade, natalidade e migração. Não é epidemiologia, mas precisa considerar o impacto das doenças e dos agravos em indicadores que definem o crescimento populacional, como a esperança de vida. Assim, poderíamos dar muitos exemplos sobre a relação da demografia com outras disciplinas.

Demografia, tal como a epidemiologia, considera três dimensões temporais: o tempo cronológico ou calendário (período), o tempo de duração (idade) e o tempo como linha de vida (coorte). Dependendo da dimensão do tempo utilizada, a abordagem dos fenômenos demográficos pode ser de perspectiva transversal (observação por um período específico, muitas vezes, um ano calendário) ou numa perspectiva longitudinal (estudando o desfecho em uma coorte, de maneira prospectiva ou retrospectiva). A análise mais comum é por ano calendário.

Dinâmica Demográfica e Crescimento Populacional

A dinâmica demográfica refere-se ao acontecimento de eventos que modificam as características da população. Basicamente, três eventos são responsáveis por toda a dinâmica, são eles: nascimento, migração e morte. A entrada de uma população em um território se dá por nascimentos e por imigrantes, ao passo que a saída de pessoas pode ser pela morte de seus membros ou pela emigração. Esses fatos, em princípio tão simples, geram equações, técnicas e teorias na demografia que procuram mensurar e explicar essa dinâmica.

Importante salientar que cada um desses eventos sofre influência de diferentes determinantes, sejam eles sociais, econômicos, culturais, ambientais, históricos, entre outros. Tendo isso em vista, o resultado demográfico, como por exemplo o crescimento populacional, envelhecimento, a feminização da população, não são "consequências naturais", mas sim fruto de processos históricos e sociais únicos.

A forma mais tradicional de conjugar esses três eventos básicos expressa-se na **"Equação do Balanço do Crescimento"** ou **"Equação Compensadora"** que é utilizada para calcular o tamanho e o crescimento do volume da população em determinado espaço e tempo. A equação é a seguinte:

População inicial + (Nascimentos – Óbitos) + (Imigrações – Emigrações) = População final

Exemplo hipotético de Equação do Balanço do Crescimento (EBC)

População Inicial : 5.245.071

Nascimentos: 142.959

Óbitos: 50.418

Imigração: 160

Emigração: 853

EBC: 5.245.071 + (142.959 - 50.418) + (160 - 853) = 5.336.919 (1,75%)

No caso hipotético do exemplo anterior, observa-se que o **crescimento absoluto** foi de 91.848 pessoas. Já o crescimento percentual foi de 1,75% no ano considerado. Pode acontecer **crescimento negativo** se as saídas superam as entradas, em outras palavras, se o número de óbitos e emigrantes supera o número de nascimentos e imigrantes.

As fontes de dados que fornecem informações para análise da população são principalmente os censos e os registros civis de nascimentos e óbitos. Os censos proporcionam a população "inicial", assim como dados sobre o comportamento migratório da população. Também são utilizadas outras fontes, como os inquéritos populacionais, para estimativas dos componentes demográficos. Geralmente, os dados migratórios não estão disponíveis ou não são confiáveis, sendo mais difíceis de obter. Por isso, geralmente se estima o crescimento da população só considerando os óbitos e os nascimentos, o qual é chamado de *crescimento natural* ou *vegetativo*. A relação entre imigração e emigração é considerada *crescimento migratório* ou *saldo migratório*.

Um indicador muito utilizado para o cálculo da dinâmica demográfica é a taxa de crescimento da população, que se refere ao incremento percentual médio anual da população residente em determinado espaço geográfico, no período considerado. O valor da taxa refere-se à média anual obtida para um período de anos compreendido entre dois momentos, em geral correspondentes aos censos demográficos. A taxa é influenciada pela dinâmica da natalidade, da mortalidade e das migrações.

Em geral, o crescimento da população é modelado a partir de três tipos de funções: linear ou geométrico, exponencial e logística. A escolha adequada depende tanto do tipo de informações disponíveis quanto das hipóteses criadas para cada componente (natalidade, mortalidade e migração), assim como dos objetivos almejados*. O método de cálculo mais utilizado é o método geométrico, entretanto só recomendado para estimar períodos curtos de tempo, já que pressupõe crescimento constante. Segundo a Rede Interagencial de Informações para a Saúde – RIPSA, em termos técnicos, para se obter a taxa de crescimento (r) geométrica, subtrai-se 1 da raiz enésima do quociente entre a população final (P_t) e a população no começo do período considerado (P_0), multiplicando-se o resultado por 100, sendo "n" igual ao número de anos no período (RIPSA, 2008).

$$r = \left[\left(\sqrt[n]{\frac{P_t}{P_0}}\right) - 1\right] \times 100$$

* Para aprofundar o debate sobre as diferenças dessas funções e sua aplicabilidade, pode-se consultar:
Rowland DT. Demographic methods and concepts. Oxford: Oxford University Press; 2003.
Leite MBF, Silva GHJ, Sousa LF. Modelos matemáticos para o crescimento da população do estado de São Paulo e a exploração de diferentes taxas de crescimento. Ciência & Educação (Bauru). 2011;17(4):927-940. Disponível em: <https://dx.doi.org/10.1590/S1516-73132011000400010>.

A taxa exponencial média de crescimento da população em um determinado período é calculada como ln (P_t/P_0)/t onde t é o comprimento do período. É expresso como uma porcentagem. As Nações Unidas estimam o crescimento populacional a partir desse método. Na Figura 6.1, nota-se no gráfico a intensidade e velocidade da mudança do crescimento populacional do Brasil, impulsionada pelo ritmo de diminuição da taxa de fecundidade. Em 1950, a taxa de crescimento populacional era de 3%, maior que todas as regiões do mundo, sendo que a Europa já crescia em 1% interanual. Esse último valor é alcançado pelo Brasil apenas entre 2005 e 2010. A Europa desde finais dos anos 1990 apresenta estabilidade e até decrescimento populacional.

Componentes da Dinâmica Demográfica

Sabemos que a Região Norte, com uma área de 3.869.637,9 km², que corresponde a 45,3% do território brasileiro, tinha apenas 18.583.035 o que corresponde a 8,6% da população de todo o Brasil, no ano de 2020. Entretanto, a Região Sudeste, que ocupa 10,9% do território brasileiro, com área de 927.286,2 km², concentra 41,2% da população brasileira. Esses fatos indicam que no decorrer de muitas décadas a dinâmica

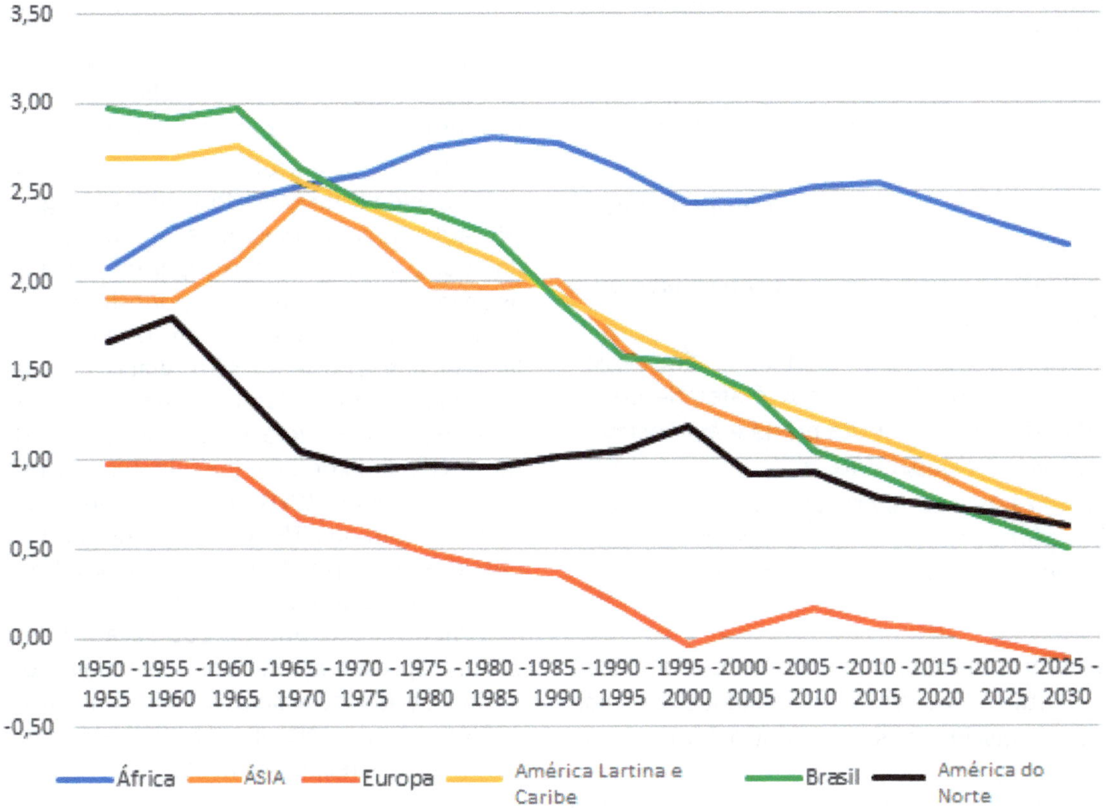

Figura 6.1 – Taxa de crescimento populacional. Brasil e regiões do mundo, 1950-2030. Fonte: Nações Unidas. Disponível em: https://esa.un.org/unpd/wpp/publications/ files/key_findings_wpp_2015.pdf.

demográfica das duas regiões tem sido diferente. A natalidade, mortalidade e migração determinaram essa desigualdade.

Natalidade e Fecundidade

A incorporação de novos membros em uma população é possível, principalmente, através de nascimentos e é analisada pelos indicadores de natalidade e fecundidade num território ou área geográfica. Ambos dependem da existência de mulheres em idade reprodutiva e do equilíbrio dos sexos nos grupos etários que permitam as uniões*. Uma população com alta proporção de pessoas jovens tem maior chance de ter nascimentos que aquelas populações com alta proporção de idosos. Os métodos anticoncepcionais são uma forma de controlar a fecundidade; o número de filhos que as mulheres têm está estreitamente relacionado com características tais como a saúde materno-infantil e aspectos sociológicos ligados à constituição das famílias.

Deve-se ter clareza da distinção dos conceitos de fecundidade e fertilidade. O primeiro diz sobre o que é real, e o segundo, a fertilidade, do que é possível. A fecundidade diz sobre número de filhos tidos e a fertilidade diz da capacidade biológica de procriar, independentemente se de fato teve algum filho ou chegará a ter algum dia. É possível ser fértil e não ter filhos e é possível ter filhos, mas perder a fertilidade por problema de saúde, pela menopausa, entre outros.

Preste atenção para as diferenças entre os seguintes conceitos:

- **Fertilidade** – É a capacidade *potencial* de uma mulher gerar filhos.
- **Fecundidade** – É a *realização* da capacidade de uma mulher gerar filhos.
- **Natalidade** – Refere-se ao total de nascimentos em uma dada população, o que é afetado pela fecundidade, pela estrutura etária e pela estrutura por sexo da população.

Obs.: Em inglês os termos, na nomenclatura demográfica, expressam conceitos cruzados: Fertility *= fecundidade; fecundity = fertilidade.*

A natalidade considera os nascimentos em relação à população total. A Taxa Bruta de Natalidade refere-se ao número de nascidos vivos por mil habitantes, na população residente em determinado espaço geográfico, no ano considerado (RIPSA, 2008). Possibilita o cálculo do crescimento vegetativo ou natural da população, subtraindo-se, da taxa bruta de natalidade, a taxa bruta de mortalidade.

As taxas brutas de natalidade e as de mortalidade, quando padronizadas por uma estrutura de população de referência, permitem a comparação temporal e entre regiões.

Em demografia, a fecundidade se refere ao número médio de filhos que tem uma mulher. Pode-se estimar como um indicador transversal que simula uma geração, isto é, a partir da fecundidade das mulheres em idade reprodutiva (entre 15 e 49 anos) de distintas idades que vivem no mesmo ano calendário, assimila-se às sucessivas idades de uma geração fictícia. O resultado é o indicador considerado mais comum e resumo da fecundidade: taxa de fecundidade total (TFT). Muitas vezes, a TFT é nomeada como simplesmente a fecundidade de um ano e lugar.

Assim, a TFT é número médio de filhos nascidos vivos, tidos por uma mulher ao final do seu período reprodutivo, na população residente em determinado espaço geográfico, no ano considerado. A taxa é estimada para um ano determinado, a partir de informações retrospectivas obtidas em censos e inquéritos demográficos (RIPSA, 2008). O método de cálculo da TFT requer várias etapas. Primeiro, deve se calcular as taxas especificas para cada faixa etária do período reprodutivo. A taxa de fecundidade total é obtida pelo somatório das taxas específicas de fecundidade para as mulheres residentes de 15 a 49 anos de idade.

Para ilustrar a acelerada velocidade da diminuição da Fecundidade no Brasil, José Alberto Magno de Carvalho e Ricardo Garcia, em seu trabalho sobre o envelhecimento da população brasileira, comparam as TFT do Brasil com as da Inglaterra desde 1870, por estar esse país entre os países europeus que tiveram o início de declínio da fecundidade já no século XIX. O gráfico da Figura 6.2 mostra que enquanto a Inglaterra, partindo, em 1870, de um nível menor (TFT de 5,3), necessitou de 100 anos para ter um declínio de 58% (TFT de 2,2, em 1970), o Brasil, nos 30 anos entre 1970 e 2000, experimentou uma queda de 60%, com sua TFT passando de 5,8 para 2,3 filhos nascidos vivos, por mulher (Carvalho e Garcia, 2003). A consequência demográfica dessa velocidade é um envelhecimento acelerado da população. A Inglaterra, em 1870, já apresentava 7,4% de sua população com 60 anos e mais de idade, proporção que, no Brasil apenas em 1995 se alcança. No ano de 2015 essa proporção é de 23% e 11,7%, respectivamente**.

* Novas tecnologias de reprodução assistida poderão no futuro mudar essa condição, mas até o momento a reprodução é majoritariamente por métodos tradicionais.

** Dados das Nações Unidas, Disponível em: <https://esa.un.org/unpd/wpp/DataQuery/>. Acessado em: junho de 2017.

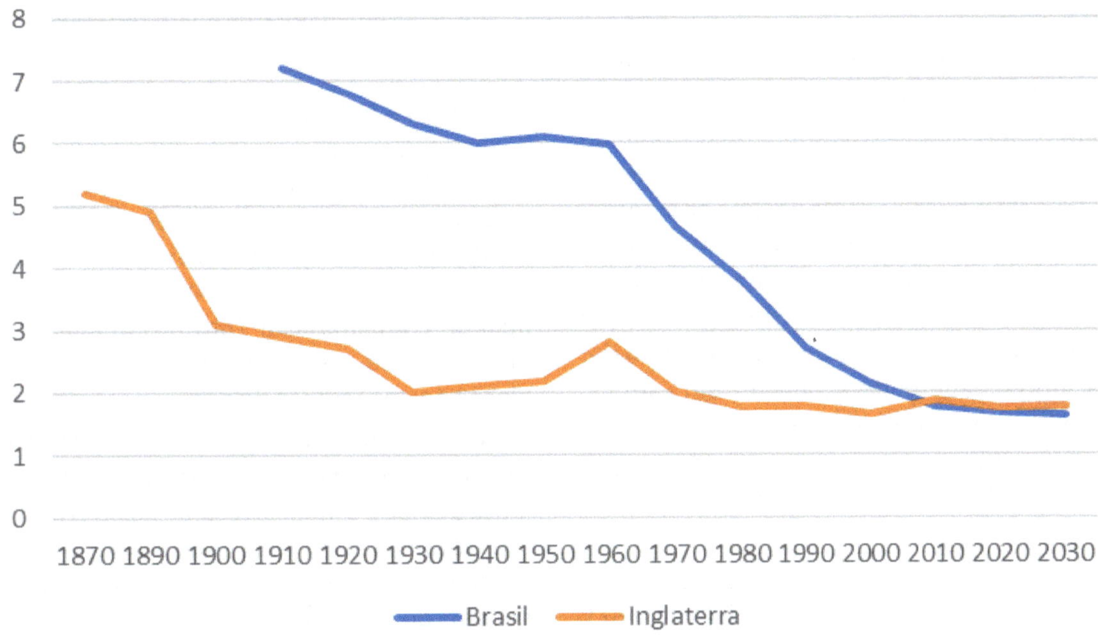

Figura 6.2 – Gráfico da taxa de fecundidade total (TFT). Brasil e Inglaterra, 1870-2030. *Fonte:* Carvalho e Garcia, 2003 e Nações Unidas: https://data.un.org/Default.aspx.

As causas que explicam o declínio da fecundidade no Brasil encontram respaldo tanto nos padrões de desenvolvimento socioeconômico e político-institucional, como no conhecimento e uso de métodos anticoncepcionais, em particular a difusão da esterilização como principal método, em decorrência da ausência de políticas públicas de população que contemplassem programas de planejamento familiar. Dados de pesquisas sobre fecundidade realizadas em diferentes anos em todo o Brasil revelaram que, embora a esterilização seja um método irreversível e controlado nas unidades de saúde, aumenta sua utilização, especialmente nas Regiões Norte e Nordeste (Simões, 2006; Carvalho e Brito, 2005) .

Um fato interessante e pouco considerado em estudos na epidemiologia no Brasil é a relação entre redução da TFT e sua relação com a redução da mortalidade, especialmente na mortalidade infantil. Alguns aspectos que explicam essa relação são: menor número de filhos, maior intervalo entre nascimentos, menor fecundidade em idades mais extremas (muito jovens e/ou muito adultas). O Brasil é exemplo de país que, em fases de crises econômicas, experimentou o declínio da mortalidade infantil devido em parte à redução da fecundidade (Rios-Neto e Carvalho, 1997; Romero e Szwarcwald, 2000).

Uma população atinge o seu **nível de reposição** quando a fecundidade e a mortalidade alcançam valores que resultariam em uma taxa de crescimento igual a zero. Ou seja, a população simplesmente se repõe. Para a população brasileira, dadas as taxas de mortalidade vigentes, foi estimado que este nível seria alcançado quando a Taxa de Fecundidade Total fosse igual a 2,1.

Explica-se esse número porque a garantia da reposição é dada por uma filha mulher que sobreviva ao período reprodutivo (15-49 anos). Portanto, assumindo que para cada nascimento de mulher, nasce 1,05 homem e que 0,5 mulher morre antes dos 50 anos, é preciso que, em média, uma mulher tenha 2,1 filhos para garantir que uma filha mulher complete 50 anos.

Entretanto, esse nível de reposição pode variar em função da relação da fecundidade com a mortalidade. Numa população com alto nível de mortalidade nas idades reprodutivas, a TFT de 2,1 pode ser insuficiente para evitar o decrescimento populacional. De fato, como explica a Teoria da Transição Demográfica, o mundo todo experimentou longos períodos de tempos sem crescimento populacional, mas com altas TFT. Já o aumento da sobrevivência (menores taxas de mortalidade) pode manter em crescimento a população, mesmo com TFT inferior a 2,1.

Atualmente, mais da metade da população mundial vive em regiões/países onde a fecundidade já atingiu o **nível de reposição**.

Mortalidade

A **morte** é um evento considerado natural quando ocorre em idades muito avançadas e mesmo assim, têm-se muitos questionamentos sobre qual é o limite da vida (Xiao, 2016). A intensidade e o ritmo da mortalidade determinam o fluxo de saída de uma população. A influência da mortalidade no ritmo de crescimento de uma população é menor que o impacto da fecundidade, especialmente em países como o Brasil, que fizeram intensa e rápida transição demográfica. O maior impacto da mortalidade pode acontecer em eventos históricos como, por exemplo, guerras que podem dizimar uma geração de homens, como ocorreu no século passado na União Soviética, Alemanha, França e Iraque.

Diversos indicadores são utilizados para o estudo da mortalidade. A taxa bruta de mortalidade (TBM) é o indicador que, combinado com a taxa bruta de natalidade, diz sobre o crescimento populacional. Essas duas taxas relacionam o número total de nascimentos e o de óbitos, respectivamente com o número de pessoas por 1.000 habitantes durante 1 ano. A TBM define-se como o número total de óbitos, por mil habitantes, na população residente em determinado espaço geográfico, no ano considerado (RIPSA, 2008). A intensidade com a qual a mortalidade atua sobre uma determinada população é refletida na TBM.

$$\text{TBM} = \frac{\text{Número total de óbitos de residentes}}{\text{População total de residente}} \times 100$$

A TBM é influenciada pela estrutura da população quanto à idade e ao sexo. Assim, países, regiões, cidades, entre outros, podem ter maior TBM por conta da maior proporção de idosos da população. A Figura 6.3 apresenta a TBM do Brasil e das regiões brasileiras de 1997 a 2020. Pode-se observar maior TBM nas regiões Sul e Sudeste quando comparadas a TBM das demais regiões e do Brasil, isso deve-se a maior concentração de pessoas idosas nessas regiões do país.

Outro indicador que utiliza a mortalidade em seu cálculo é a **esperança** ou **expectativa de vida**. A expectativa de vida é a medida resumo do nível de mortalidade, assim como a taxa de fecundidade total é a medida resumo da fecundidade. A expectativa de vida é o número médio de anos de vida esperados viver, mantido o padrão de mortalidade existente na população residente, em determinado espaço geográfico, no ano considerado. O indicador mais utilizado é a expectativa de vida ao nascer, mas pode-se obter para todas as faixas etárias e inclusive para idades simples. Com o envelhecimento demográfico, a expectativa de vida aos 60 anos está cada vez mais sendo utilizada. Os dados utilizados para o cálculo da expectativa de vida são, principalmente, dados de óbitos e de população, portanto deve-se prestar atenção que, embora apesar do nome do

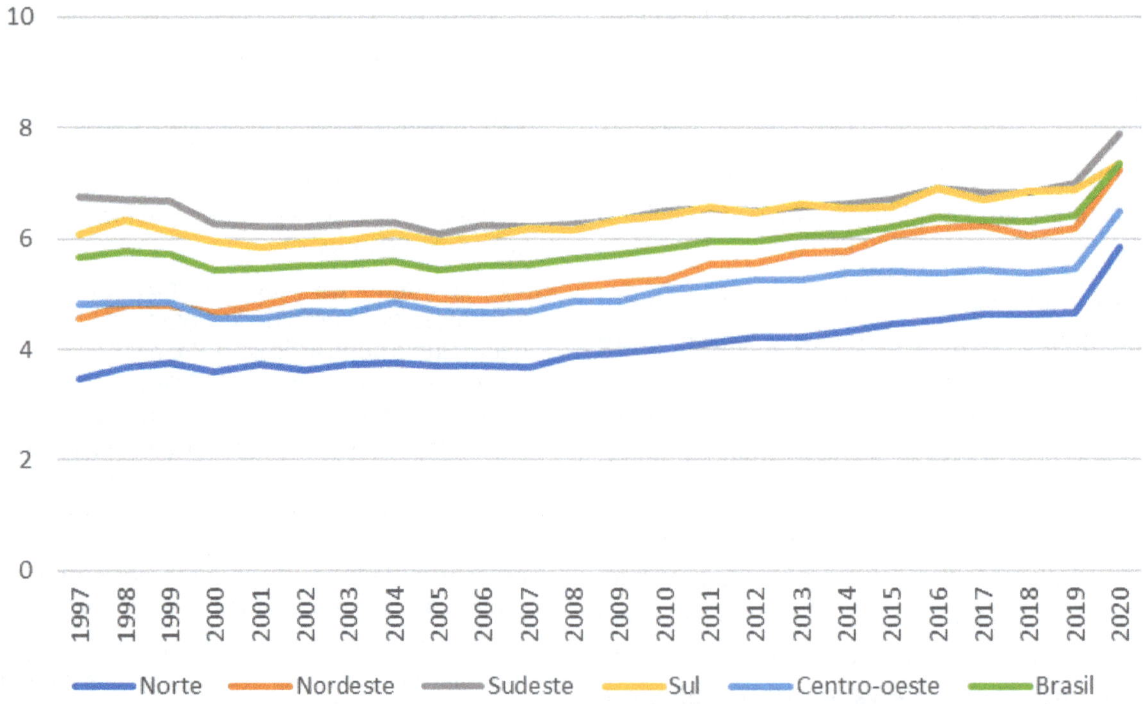

Figura 6.3 – Taxas Brutas de Mortalidade. Brasil e Grandes Regiões, 1997-2020. Fonte:Sistemas de Informações sobre Mortalidade

indicador, os dados refletem o comportamento da mortalidade. Como a morte está muito associada às condições de vida, esse indicador tem sido muito utilizado para caracterizar a desigualdade e o nível da saúde de uma população, as dimensões sociais e econômicas de um país ou território. De fato, a expectativa de vida é um dos principais indicadores selecionados pela Organização das Nações Unidas para medir o desenvolvimento humano. Para o cálculo da expectativa de vida utiliza-se uma ferramenta metodológica e estatística chamada Tábua de Mortalidade ou Tábua de Vida. A lógica de construir tábuas de mortalidade se baseia no princípio da teoria da probabilidade (Preston, 2001).

A expectativa de vida é um conceito que só faz sentido para uma geração. Essa geração pode ser hipotética ou real. Neste último caso, teríamos que ter a informação de nascimentos de um mesmo período ou ano, e acompanhar o fluxo da mortalidade de todos até o último membro da coorte. Só assim poderíamos calcular a média de anos de vida de forma simples e real. Como isso não é possível no caso de querer estimar para seres humanos, já que teríamos que observar talvez mais de 100 anos e garantir uma população fechada para migração, calculamos como uma geração hipotética.

Segundo estimativas no Brasil, a expectativa de vida aumentou de 51,0 anos em 1950 para 75,5 anos em 2015. As projeções demográficas apontam para a continuidade deste processo, com uma expectativa de vida para o Brasil estimada em torno de 78,3 anos em 2030. Entretanto, as hipóteses dessa tendência foram feitas antes de 2016. Mudanças tanto nas políticas públicas, como aposentadoria e financiamento do setor da saúde, como nas condições socioeconômicas, podem afetar acentuadamente a tendência que era esperada da expectativa de vida.

Historicamente, a esperança de vida ao nascer é utilizada como indicador de condições de saúde de uma população. Populações com esperança de vida longa teriam melhores condições de saúde do que populações em que a esperança de vida era de poucos anos.

Nas últimas décadas, o mundo experimentou um aumento na esperança de vida. O aumento médio da esperança de vida foi maior entre os países de baixa renda, segundo relatório da Organização Mundial de Saúde de 2014 (WHO, 2014). O maior aumento foi observado na Libéria (42 anos em 1990 para 62 anos em 2012) e Etiópia (45 anos em 1990 para 64 anos em 2012), ambas com aumento de cerca de 20 anos.

Junto com as mudanças na esperança de vida observa-se o aumento das Doenças Crônicas não Transmissíveis, doenças de longo desenvolvimento e muitas sem cura. Coloca-se em debate se é possível definir o estado de saúde de uma população apenas pela esperança da vida ao nascer. Alguns estudos questionam a qualidade desses anos, uma vez que aumentam também os anos de vida vividos com doenças crônicas ou limitações causadas por estas (Romero, 2005). Buscam-se metodologias para mensurar a expectativa de vida saudável da população.

O conceito da expectativa de vida saudável carrega sentido parecido com a esperança de vida. Partindo-se do conceito de qualidade de vida, a expectativa de vida saudável consiste no número médio de anos de vida vividos sujeitos à força da morbidade e mortalidade. A expectativa de vida total é composta pela soma dos anos vividos em diferentes estados de saúde. Assim, os anos vividos com saúde correspondem à expectativa de vida saudável. O método mais utilizado em todo o mundo é o desenvolvido por Sullivan (1971), com esse método se obtém o número médio de anos de vida que os indivíduos em uma determinada faixa etária esperariam viver livres da condição de saúde desfavorável, dado que fossem submetidos a um conjunto taxas de mortalidade e prevalências no estado incapacitante. O método consiste assim em retirar, do tempo vivido por uma coorte, a proporção vivida no estado de saúde incapacitante.

A definição de saúde pode ser feita a partir de diferentes perspectivas analíticas, ou seja, depende da pergunta de pesquisa e dos dados disponíveis para o cálculo. Alguns estudos utilizaram a autoavaliação de saúde como parâmetro; outros, a presença ou ausência de doenças; outros, ter ou não alguma incapacidade funcional, entre outras variáveis (Romero, 2005; Danziger, 1992; Camargo, 2003; Szwarcwald, 2017).

Migração

A **migração** é mais difícil de mensurar que o número de nascimentos e óbitos, em grande parte por não ser um evento único nem existir um sistema de informação que contenha as mudanças de residência da população. O saldo migratório constitui, para determinado período, o resultado da diferença entre imigrantes e emigrantes de data fixa, e leva em consideração os efeitos indiretos do fluxo. O saldo migratório é, portanto, uma medida absoluta, mas a demografia utiliza indicadores relativos que permitem a comparabilidade no tempo e entre diferentes territórios.

No Brasil, o deslocamento de parcelas da população de um território para outro é uma constante na história do país. Habitantes das zonas rurais dirigindo-se para as cidades, trabalhadores transferindo-se provisoriamente de um local para outro em busca de trabalho temporário, e famílias inteiras retirando-se da Região Nordeste para fugir das secas, entre outros, são eventos comuns de migrações internas no Brasil. Um panorama geral da recente migração brasileira pode ser encontrado nos trabalhos de Tadeu Oliveira, 2013*.

Os fluxos de migração internacional também são de difícil estimativa, mesmo dispondo de registros administrativos dos vistos consulares de residência (tanto pelos consulados estrangeiros no Brasil, quanto por aqueles do país no exterior), devido à alta proporção de migrantes clandestinos ou ilegais. Por isso, técnicas demográficas indiretas são comumente utilizadas, pois permitem estimar o saldo migratório internacional a partir das populações enumeradas em dois censos consecutivos.

A estrutura por idade e sexo da população: a pirâmide populacional

A inter-relação entre fecundidade, mortalidade e migração é responsável pelas características da estrutura populacional. A estrutura de uma população é analisada tradicionalmente a partir de dois aspectos: idade e sexo. Para a demografia, é fundamental estudar a estrutura da população, observando conjuntamente a composição por idade e sexo. Essas condições dos seres humanos têm alta associação no impacto dos indicadores epidemiológicos e de saúde pública.

A informação da população classificada por idades é um dos focos mais importantes da análise demográfica, considerando principalmente que:

a) A estrutura etária de uma população é em si mesma relevante. Saber se uma população é jovem, adulta ou envelhecida é insumo tanto para a área privada como para a pública. Planejamento, investimento, análise de demandas, entre outras áreas, precisam da estrutura etária da população.

b) A estrutura etária proporciona informação indireta sobre o comportamento passado dos eventos demográficos: natalidade, mortalidade e migração.

c) A informação da população por idade é insumo de muitas medidas utilizadas na saúde pública e epidemiologia, como a Esperança de Vida, a Taxa de Mortalidade Infantil, Coeficientes e Taxas de Mortalidade por Idade.

d) O curso de vida, observado pela progressão da idade, determina mudanças no padrão epidemiológico da população. Por exemplo, passar de criança a adolescente aumenta o risco da violência e de doenças sexualmente transmissíveis, entre outros.

Se os dados sobre idade são de má qualidade, levarão a conclusões falsas. Os dois tipos de problemas da idade nos dados dos sistemas de informação, são: idade ignorada e idade mal declarada. A idade ignorada, quando é de alta proporção, impede conhecer a verdadeira estrutura etária de um evento. Por exemplo, a idade ignorada pode levar a subestimar a taxa de mortalidade dos idosos. Idade ignorada de forma desigual no território brasileiro pode levar a realizar comparações errôneas de taxas de mortalidade infantil, segundo a Unidade Federada.

A má declaração da idade é um fenômeno que ocorre, em maior ou menor medida, em todos os países do mundo, mas é mais acentuado nos países com menor desenvolvimento e está relacionado com padrões culturais e sociológicos sobre a idade. Dependendo de sua magnitude, podem comprometer a veracidade dos indicadores que delas dependem. A demografia propõe alguns métodos para avaliar e até corrigir os padrões de erro da declaração da idade**. Esses métodos são frequentemente utilizados para avaliar os dados dos Censos, entretanto podem e deveriam ser utilizados em outros sistemas de informação, como o de mortalidade.

Os tipos de erros na declaração da idade são:

- preferência na declaração de alguns dígitos, geralmente idades terminadas em dígito 0 e em dígito 5. Se essa atração de idade acontece na população, teria aumento das idades 10, 15, 20, por exemplo, em detrimento dos intervalos de idades;
- rejeição de determinada idade. Em outras palavras, pessoas que declaram menor ou maior idade podem afetar as estimativas epidemiológicas e demográficas que consideram a idade.

* Oliveira AT. Um panorama da migração internacional a partir do Censo Demográfico de 2010. REMHU: Revista Interdisciplinar da Mobilidade Humana. 2013;21(40):195-210. Disponível em: <https://dx.doi.org/10.1590/S1980-85852013000100012>.

** Chackiel J, Macció G. Evaluación y corrección de datos demográficos. VI. Análisis de la población por edades. Serie B, N° 39. Santiago de Chile: CELADE;1978.
Romero D, Freitez A. Problemas de calidad de la declaración de la edad de la población adulta mayor en los censos de América Latina de la ronda del 2000. Trabajo presentado en el III Congreso de la Asociación Latinoamericana de Población, Córdoba. Argentina, 24 al 26 de setiembre de 2008.

Ao contrário do dito popularmente, estudos mostram que idosos tendem a declarar maior idade do que têm. Em algumas regiões, evita-se declarar a idade de 13 anos por motivos culturais. No caso brasileiro, foi estudada a qualidade da declaração da idade das mães dos Nascidos Vivos registrados no SINASC (Sistema de Informações sobre Nascidos Vivos) de 2002 a partir de métodos demográficos, e mostrou-se a boa qualidade da variável (Romero e Cunha, 2007). Os indicadores de qualidade da declaração da idade mais utilizados são o Índice das Nações Unidas, Índice de Myers e Índice de Whipple (Nações Unidas, 1955).

O sexo como categoria da população é do campo interdisciplinar da ciência. A sociologia e antropologia analisam a inter-relação do conceito sexo com o gênero e a sexualidade. Por exemplo, a antropóloga americana Gayle Rubin, em 1975, incorporou o conceito de sistema sexo/gênero, o qual explicaria os arranjos históricos e sociais que determinam convenções em torno do masculino e do feminino. Embora essa temática seja muito relevante também para diferentes áreas da demografia, neste capitulo apenas serão dados alguns elementos sobre a categoria tradicional de sexo (masculino e feminino/homens e mulheres), especialmente pela relação que têm com o crescimento e a reprodução populacional (Rubin, 1975).

A razão de sexo é um indicador tradicionalmente utilizado para estudo da composição populacional, segundo o sexo. A razão de sexo representa o número de homens para cada grupo de 100 mulheres, na população residente em determinado espaço geográfico, no ano considerado.

Evidências epidemiológicas mostram que entre a população masculina e a feminina existem diferenças importantes, seja por questões biológicas ou sociológicas e antropológicas.

- Nascem mais meninos que meninas. Embora a diferença seja pequena (menos de 2%), esse fato é geral e pode-se verificar nos dados demográficos de qualquer país ou região do mundo. Leis e culturas que regulem o número de filhos e supervalorizem o masculino podem ter criado condições para aborto ou genocídio de meninas, pela preferência de filhos homens. Ainda não se dispõe de suficiente informação para mensurar o impacto que poderá ter a gravidez assistida e a regulação ética sobre a preferência do sexo dos filhos.
- A mortalidade é mais acentuada na população masculina em algumas fases etárias. Ao nascimento, o maior risco masculino de morte é até hoje o mais explicado por questões biológicas. Já entre os jovens, adultos e idosos o maior risco masculino está mais explicado por questões sociológicas e até psicossociais sobre a maior propensão masculina a práticas violentas, menos práticas de cuidado da saúde, entre outras. Mesmo na análise da morbimortalidade por causas, encontram-se importantes diferenças por sexo.
- O maior risco de mortalidade masculina em diferentes idades tem, nos países em processo de envelhecimento, como importante consequência a chamada feminização da população. Com isso se expressa a preponderância de mulheres a partir dos 60 anos de idade.
- Menor uso de serviços de saúde pelos homens gera maior morbidade e óbitos nessa população. Por exemplo, a população masculina interna mais por condições evitáveis pela atenção básica, uso de serviço de urgência e emergência e óbitos por problemas cardiovasculares (Marques, 2014; Schmidt, 2011; Viacava, 2010).

A Pirâmide populacional

Na demografia se usa um gráfico para representar a estrutura por idade e sexo chamado pirâmide populacional. Este é um gráfico particular, porque rompe uma regra universal quanto à representação de dados num diagrama cartesiano. Vale a pena reparar que, na verdade, são dois gráficos que se juntam: proporção ou número absoluto de mulheres por idade e proporção ou número absoluto de homens por idade. Assim, a pirâmide é um histograma duplo – um para cada sexo, homens à esquerda e mulheres à direita, por convenção. Pode-se lembrar da ideia da foto de toda a população do território, organizada por idade e por sexo. O eixo da abscissa representa o efetivo de população, normalmente em porcentagem, e o eixo das ordenadas, as idades. Como por regra geral os efetivos mais jovens são mais numerosos que os efetivos de idosos, o aspecto geral adota uma forma triangular ou de pirâmide. Entretanto, essa forma ideal modifica-se em função de aspectos sociais, demográficos e históricos.

Tipos de pirâmide

A pirâmide, dependendo de sua forma, pode dar uma visão geral da juventude, maturidade ou velhice de uma população. Portanto, é de bastante utilidade para as políticas e o monitoramento dos programas sociais e de saúde. Segundo seu perfil, podemos distinguir três tipos básicos de pirâmides:

1) pirâmide de população de crescimento rápido: representa uma população jovem com alta taxa de natalidade, grande proporção de jovens e baixa proporção de idosos;
2) pirâmide de crescimento lento (constritiva): esse tipo de pirâmide é típico de populações adultas, em que a proporção de crianças e jovens é menor e similar. O topo é mais largo, com maior proporção de idosos, mas não maior que a base, o que sugere decréscimo da fecundidade;
3) pirâmide de crescimento nulo ou negativo (restritiva): caracteriza-se pela grande população de idosos e adultos, em que o topo é mais largo que a base. Reflete países com população idosa com fecundidade menor que o nível de reposição.

Nos países chamados desenvolvidos, como França e Inglaterra, a mudança do perfil da estrutura etária aconteceu em um período de mais de 100 anos. Essas mudanças paulatinas deram tempo para mudanças culturais, sociais e econômicas. No Brasil, como em outros países latino-americanos (México, Colômbia, Argentina, entre outros), as grandes mudanças demográficas aconteceram em cerca de 30 anos, como vimos anteriormente.

No ano 1980 o Brasil tinha uma pirâmide tipicamente de população em crescimento. Esse perfil mudou devido à diminuição acelerada da fecundidade, resultando no estreitamento da base da pirâmide no ano 2010 (pirâmide de crescimento lento). Como prevê a teoria da transição demográfica, a fecundidade continuará em ritmo de decrescimento em todas as regiões brasileiras, inclusive com taxas menores à de reposição da população, e a taxa de mortalidade continuará descendo. A pirâmide que teremos no ano 2040 será com formato de população com crescimento nulo.

A população mundial quadruplicou ao longo do século XX, passando de 1,5 bilhão para 6 bilhões entre 1900 e 2000. O maior acréscimo foi verificado nos países em desenvolvimento, o que ocorreu após a Segunda Guerra Mundial, principalmente no período entre 1950 a 1970. Por exemplo, a população brasileira passou de 17,3 milhões em 1900 para 169,8 milhões no ano 2000. Deste incremento, 27% ocorreram no período entre 1950 e 1970.

Desde a segunda metade dos anos 1970 essa população passou a experimentar uma redução no seu ritmo de crescimento. As projeções apontam para uma continuação dessa redução no futuro próximo. No entanto, a população nas idades mais avançadas tem crescido e tenderá a crescer a taxas elevadas, como resultado das altas taxas de crescimento (fecundidade) observadas no passado recente e à redução da mortalidade nas idades avançadas.

O **envelhecimento populacional** ocorre quando aumenta a proporção da população idosa no total da população. É acompanhado pelo aumento da idade média da população. É um processo que pode ser reversível se a fecundidade aumentar. Em outras palavras, para o rejuvenescimento populacional acontecer teria que aumentar a proporção de nascimentos na população, como poderá suceder em breve nos países desenvolvidos como Inglaterra e França.

Ao contrário do que muitos pensam, o envelhecimento no Brasil é resultado da diminuição da fecundidade, e não do aumento da esperança de vida. A drástica diminuição de nascimentos levou o Brasil a aumentar rapidamente a proporção de idosos. Sabemos por diferentes estudos que essa redução da fecundidade foi "desejada" pela sociedade em geral (pelas mudanças dos padrões de vida) e por predominantes políticas nacionais e internacionais (que preconizavam o desenvolvimento a partir da diminuição da fecundidade). Sendo assim, temos que ter clareza que o envelhecimento brasileiro é o resultado de uma "solução" ou de "políticas" desejadas e de nenhuma maneira um problema que surpreendeu a sociedade brasileira.

Fontes de informação demográfica

Tradicionalmente, a demografia se destaca pelo desenvolvimento de metodologias de análise, que têm como objetivo principal descrever, quantitativamente, e explicar as transformações das populações. Os dados demográficos têm ampla utilidade, que vai da pesquisa e estudos socioeconômicos em geral até o planejamento de Estado, as estatísticas demográficas oficiais são fundamentais para o planejamento e a avaliação de ações administrativas e políticas realizadas pelos órgãos públicos (Hakkert, 1996).

No Brasil, os dados demográficos centram-se em três fontes principais: os censos demográficos, os registros civis e pesquisas amostrais, com destaque para a Pesquisa Nacional por Amostra de Domicílio (PNAD).

O censo

O exercício de quantificar a população é milenar. Há registro de censos realizados centenas de anos antes

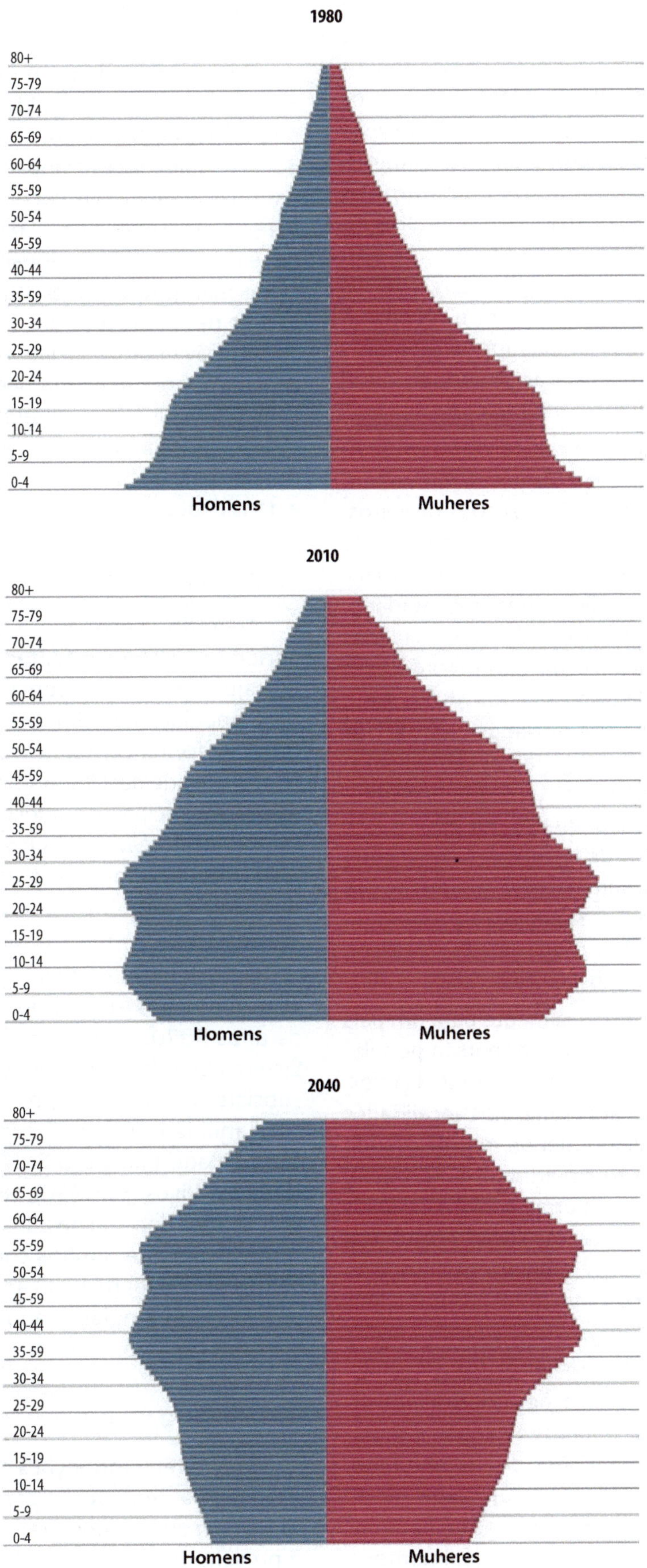

Figura 6.4 – Pirâmides demográficas do Brasil, 1980-2040. Fonte: IBGE.

de Cristo, Confúcio menciona um censo executado na China durante o reinado do rei Yao, em 2238 a.C. No entanto, é importante salientar que esses censos antigos não abrangiam a totalidade da população, apenas os indivíduos considerados importantes do ponto de vista da época eram enumerados, por exemplo, militares, chefes de família etc. Nesse contexto, eram raros os levantamentos de populações escravizadas, mulheres, camponeses etc. A Suécia é apontada como o primeiro país a realizar um censo que contemplasse os critérios modernos, considerados essenciais para o recenseamento, em 1749. Os Estados Unidos foram pioneiros em estabelecer em sua constituição a periodicidade decenal do seu censo (Hakkert,1996).

O primeiro censo realizado no Brasil ocorreu em 1872 e registrou quase 10 milhões de habitantes. Apenas em 1940 iniciou-se a fase moderna dos censos brasileiros. O censo desse ano caracterizou-se pela ampliação do escopo do questionário, que abrangeu questões sociais, econômicas, trabalho, migração, renda, fecundidade, entre outras, além de ter determinado periodicidades decenais para realização dos censos no Brasil. Nas décadas subsequentes houve ampla discussão dos resultados e das necessidades de dados nos próximos censos. Nos censos de 2010 e 2022, se investiga temas relacionados aos domicílios e aos moradores do território brasileiro. No que se refere ao domicílio, abarca questões sobre saneamento, abastecimento de água, coleta de esgoto, equipamentos domésticos, iluminação, acabamento das residências etc. Para caracterizar a população, pergunta-se sobre escolaridade, trabalho, renda, idade, raça/cor, deficiências, óbitos, casamentos, entre outros.

Para todos os países, e especialmente para um país como o Brasil de grande tamanho e dispersão populacional, o Censo populacional é a principal fonte de informação de seus habitantes. Para municípios, localidades rurais, populações de tamanho menor, mas de grande relevância (como população ribeirinha, quilombola, pessoas com deficiência), entre outras, o censo é a única fonte de informação sobre a situação social, econômica e condições de vida. Inquéritos populacionais (mesmo os de grande porte) não conseguem representar tais populações pelas limitações amostrais. É também a matriz para calcular amostras de qualquer inquérito de saúde.

Os censos produzem informações imprescindíveis para a definição de políticas públicas estaduais e municipais e para a tomada de decisões de investimento, sejam eles provenientes da iniciativa privada ou de qualquer nível de governo. Também fornecem os dados para as projeções populacionais que, anualmente, o Tribunal de Contas da União define para o Fundo de Participação dos Estados e para o Fundo de Participação dos Municípios.

O Censo é um bem comum de toda a sociedade. É importante que a sociedade esteja atenta a mudanças de critérios do censo, a redução de perguntas e as metodologias utilizadas e acompanhe as propostas do Instituto nacional de estatística. Por exemplo, se eliminar do censo as perguntas sobre migração se compromete a qualidade das estimativas populacionais, especialmente dos municípios mais pobres. A renda, variável fundamental para definir desigualdade, em 2022 só foi perguntada ao "responsáveis de domicílio" o que pode gerar distorções de indicadores por uma década, até se realizar novo censo. Se colocar as perguntas sobre deficiências no questionário da amostra, será limitada a identificação dessas pessoas nos territórios de menor tamanho e densidade.

Registros civis

Além do censo, que é uma fonte de informação periódica, existem as fontes de informações contínuas que ajudam a retratar com maior oportunidade a dinâmica populacional. Um exemplo de informações coletadas de forma contínua são os registros civis. Por lei, os registros de nascimentos, casamentos, óbitos, interdições, emancipações, adoções, divórcios, entre outros, são de notificação compulsória. Os cartórios enviam ao IBGE frequentemente essas informações. O IBGE as padroniza, organiza e divulga as estatísticas de registro civil.

Outra fonte interessante para análise das estatísticas vitais brasileiras é o próprio Ministério da Saúde. Desde os anos 1970, o Ministério da Saúde desenvolve o Sistema de Informação em Saúde (SIS), dos quais seus subsistemas mais antigos e de melhor cobertura e confiabilidade são o Sistema de Informação sobre Mortalidade (SIM) e o Sistema de Informação sobre Nascidos Vivos (SISNASC). Os subsistemas são alimentados pelas declarações de óbito e de nascidos vivos, respectivamente, ambos contêm amplo questionário com informações relativas aos eventos, o que possibilita análises mais amplas quando comparados às informações dos registros civis.

Pesquisas amostrais

Para obter informações mais específicas e de forma mais rápida, uma opção barata, em relação ao censo, são as pesquisas amostrais. A partir de uma amostra representativa da população de interesse é realizado um inquérito. A mais utilizada para as pesquisas demográficas é a Pesquisa Nacional por Amostra de Domicílio (PNAD), que tem por objetivo coletar anualmente informações demográficas e socioeconômicas da população. Além disso, a cada ano um tema específico é abordado em seu suplemento como, por exemplo, trabalho infantil, esporte, saúde, segurança alimentar, educação etc.

No âmbito da saúde, destaca-se a Pesquisa Nacional de Saúde (PNS), com suas primeiras realizações em 2013 e 2019, com perspectiva de periodicidade quinquenal. A PNS é uma pesquisa de base domiciliar de âmbito nacional. Além das informações do questionário, que contém dados do domicílio e de seus moradores, a pesquisa aferiu pressão arterial, peso e circunferência de cintura, bem como coletou amostra de sangue e urina de uma subamostra de 25% (Damaceno, 2015).

O acesso às informações do censo, de registros civis e pesquisas amostrais pode ser feito de maneira livre e universal por meio das páginas eletrônicas do IBGE (http://www.ibge.gov.br/home/). Destaca-se a plataforma do Sistema IBGE de Recuperação Automática – SIDRA (https://sidra.ibge.gov.br) como a principal ferramenta de divulgação das informações oficiais produzidas pelo instituto. Já as informações do SIM e do SINASC podem ser acessadas de forma universal por meio da página eletrônica do DATASUS (www.datasus.gov.br/).

Bibliografia Consultada

- Camargo MCS, Rodrigues RN, Machado CJ. Expectativa de vida saudável para idosos brasileiros, 2003. Ciênc Saúde coletiva (Rio de Janeiro). 2009;14(5):1903-1909. Doi: 10.1590/S1413-81232009000500032./.
- Carvalho JAM, Garcia RA. O envelhecimento da população brasileira: um enfoque demográfico. Cad Saúde Pública [Internet]. 2003;19(3):725-733. http://dx.doi.org/10.1590/S0102-311X2003000300005.Carvalho, José AM, Brito F. A demografia brasileira e o declínio da fecundidade no Brasil: contribuições, equívocos e silêncios. Revista Brasileira de Estudos de População. 2005;22(2):351-369.
- Damacena GN, Szwarcwald CL, Malta DC, Souza JPRB, Vieira MLFP, Pereira CA, et al. O processo de desenvolvimento da Pesquisa Nacional de Saúde no Brasil, 2013. Epidemiol Serv Saúde [Internet]. 2015;24(2):197-206. Doi: 10.5123/S1679-49742015000200002.
- Danziger RS. Hypertension in an anthropological and evolutionary paradigm. Hypertension. 2001;38(1):19-22.
- Dong X, Milholland B, Vijg J. Evidence for a limit to human lifespan. Nature. 2016;538:257-259. doi: 10.1038/nature19793.
- Hakkert R. Fontes de dados demográficos (textos didáticos nº 3). Belo Horizonte: ABEP; 1996. 71 p.
- Livi-Bacci M. Introducción a la demografía. Barcelona: Ariel; 1993.
- Marques AP, Romero DE, Almeida WS, Andrade CLT. Internação de idosos por condições sensíveis à atenção primária à saúde. Rev Saúde Pública. 2014 out;48(5):817-26.
- Nações Unidas. Demográfico Multilíngüe; versão brasileira. Rio de Janeiro: Fundação IBGE; 1969.
- Pressat R, Wilson C, ed. The Dictionary of Demography. Oxford: Blackwell Reference; 1985.
- Preston SH, Heuveline P, Guillot M. Demography: measuring and modeling population processes. Oxford: Blackwell Publishers; 2001.
- Rede Interagencial de Informação para a Saúde. Indicadores básicos para a saúde no Brasil: conceitos e aplicações / Rede Interagencial de Informação para a Saúde – RIPSA. 2ª. ed. Brasília: Organização Pan-Americana da Saúde; 2008.
- Rios-Neto E, Carvalho M. The demographic consequences of structural adjustment: The case of Brazil. In: Demographic Responses to Economic Adjustment in Latin America. Tapinos G, Mason A, Bravo J, eds. Oxford: Claredon Press; 1997. p. 174-198.
- Robine JM, Michel JP, Branch LG. Measurement and utilization of healthy life expectancy: conceptual issues. Bull World Health Organ. 1992;70:791-800. 59.
- Romero DE, Cunha CB. Avaliação da qualidade das variáveis epidemiológicas e demográficas do Sistema de Informações sobre Nascidos Vivos, 2002. Cadernos de Saúde Pública. 2007;23(3):701-714. Doi: 10.1590/S0102-311X2007000300028.
- Romero DE, Leite IC, Szwarcwald CL. Healthy life expectancy in Brazil: applying the Sullivan method. Cad Saúde Pública. 2005;21(Suppl 1):S7-18.
- Romero DE, Szwarcwald CL. Crisis económica y mortalidad infantil en Latinoamérica desde los años ochenta. Cad Saúde Pública [Internet]. 2000;16(3):799-814. Doi: 10.1590/S0102-311X2000000300028.
- Rubin G. The Traffic in Women. Notes on the "Political Economy" of Sex. In: Reiter R, ed. Toward an Anthropology of Women. New York: Monthly Review Press; 1975.
- Schmidt MI, Duncan BB, Silva GA, Menezes AM, Monteiro CA, Barreto SM. Doenças Crônicas Não-Transmissíveis no Brasil: carga e desafios atuais. Lancet. 2011;61-74. doi:10.1016/S0140-6736(11)60135-9.
- Simões. A Transição da Fecundidade no Brasil: análise de seus determinantes e as novas questões demográficas. São Paulo: Arbeit Factory Editora e Comunicação; 2006.
- Sullivan DF. A single index of mortality and morbidity. HSMHA Health Rep. 1971;86:347-54. 25-58.

- Szwarcwald CL, Romero DRM, Marques AP, Damacena GN, Almeida WSA, Malta DC. Desigualdades na esperança de vida saudável por Unidades da Federação. Rev Saúde Pública. 2017 Jun 1;51(suppl 1):7s. Doi: 10.1590/S1518-8787.2017051000105.
- United Nations. Manuals on methods of estimating population: manual II; methods of appraisal of quality of basic data for population estimates. New York: Department of economic and social affairs; 1955. (Population Studies, 23).
- Viacava F. Acesso e uso de serviços de saúde pelos brasileiros. Radis [periódico na internet]. 2010;96:12-19.
- WHO. Health Statistics 2014. Geneva: WHO; 2014.

Capítulo 7

Transição Demográfica e Epidemiológica

Alberto Novaes Ramos Júnior
Ricardo José Soares Pontes

Introdução

O processo de construção de políticas públicas, a partir do planejamento e gestão sustentável em sistemas de saúde, deve ter como base análises estratégicas que possibilitem a compreensão da dinâmica de morbimortalidade por diferentes doenças, agravos ou condições ao longo do tempo e no espaço, nas diferentes populações.

Para além de possíveis padrões contextualizados em cenários demográficos passados e atuais, reconhece-se também ser fundamental compreender mecanismos subjacentes a partir da análise do processo de determinação e condicionamento para essas dinâmicas, bem como seus impactos potenciais para pessoas, famílias, comunidades e governos nos contextos local e global. Um olhar mais aprofundado permite reconhecer interações entre diferentes níveis e categorias de determinantes sociais, além de sua ocorrência ao longo do tempo, fundamentais para a compreensão da saúde de pessoas e populações. Esta perspectiva também integra o reconhecimento de como o sistema responde a problemas existentes.

Para os objetivos deste capítulo, focalizaremos o fenômeno da transição epidemiológica, juntamente com a transição demográfica, sem pretender abordá-la com o caráter de uma teoria preditiva, visando tão somente a apresentar alguns movimentos transicionais, ocorridos sobretudo no Brasil. As teorias inseridas neste capítulo são apresentadas de forma a situá-las historicamente no contexto de suas formulações e reconhecer suas limitações e potenciais, mas sem restringir a elas o escopo diretivo do texto.

A inserção de conceitos de transição tem sido comum em abordagens próprias da demografia, da economia e da própria Saúde Coletiva. Parte-se aqui neste capítulo da compreensão de que a palavra transição (do latim *transitio* ou *transitionis)* tem como significados atos, efeitos ou modos de passar lentamente de um lugar, estado, condição ou assunto para outro. Remete-se à noção de passagem, trajeto ou trajetória, sobressaindo o caráter processual e de movimento, que o termo designa. Quando se fala de transições no setor saúde, inserem-se sob este rótulo diferentes movimentos transicionais que percorrem a história da população humana, gerando "impressões" em cada configuração social no tempo histórico.

Transições em Saúde Pública – Contextualização Inicial

Crescimento Histórico da População Mundial

A população mundial estimada para os primeiros anos do terceiro milênio alcança a casa dos bilhões de habitantes. Entretanto, esse patamar levou séculos para ser alcançado e apresentou diferentes ritmos de crescimento ao longo do tempo. Aproximadamente oito mil anos antes da era Cristã, no período dos caçadores--coletores alcançando o início da agricultura, a população mundial correspondia a cerca de oito milhões de habitantes. No começo da era cristã (ano I d.C.) atingira o patamar de 300 milhões, tendo sido necessários quase 1.240 anos para que esse valor fosse duplicado; assim, por volta de 1750, a população mundial chegava aos 800 milhões de habitantes. A partir daí foram necessários aproximadamente 150 anos para que esse número dobrasse novamente, atingindo um milhão e 700 mil habitantes em 1900; e apenas 50 anos para nova duplicação, chegando a dois milhões e 500 mil habitantes, em 1950. Em 2000 a população mundial era de 6.085.572

habitantes (crescimento de 2,5 vezes em 50 anos), com estimativa de aproximadamente 11 bilhões para 2100.

A Figura 7.1 apresenta estimativa esquemática da tendência de crescimento populacional no mundo do ano 1 d.C. ao ano 2100, relacionando-a com diferentes perspectivas de periodização do processo histórico-social. A despeito da evidente limitação da precisão dos dados utilizados, representam um referencial empírico ilustrativo para uma aproximação geral aos processos demográficos ocorridos na história da humanidade e para a formulação de hipóteses explicativas sobre eles.

A análise dos padrões diferenciados de crescimento da população mundial ao longo dos séculos, além dos respectivos indicadores demográficos, especialmente a partir do século XVIII, foi um debate teórico que envolveu diferentes correntes de pensamento.

A teoria malthusiana (1798) propunha, em linhas gerais, a existência de uma lei universal, segundo a qual as populações poderiam crescer geometricamente, enquanto os recursos necessários à sua sobrevivência cresceriam aritmeticamente, limitando dessa forma a população; nesse contexto, explicava-se a miséria pela incapacidade de os pobres limitarem a sua prole e, portanto, a sua pobreza. Já as vertentes de cunho histórico-estruturais contrapunham-se a essa posição, defendendo que não havia uma lei universal da população mas, ao contrário, cada fase do desenvolvimento social teria sua própria lei populacional, específica para suas condições econômico-sociais, e que o desenvolvimento das forças produtivas forneceria os meios materiais para incremento da produção segundo as necessidades sociais; nessa perspectiva, a miséria seria explicada pelas condições criadas pela sociedade capitalista, consequência da distribuição desigual da riqueza.

O debate em torno desses referenciais perdurou nos séculos subsequentes, entre neomalthusianos (decorrente da explosão demográfica após a Segunda Guerra Mundial) e as correntes histórico-estruturais, os primeiros postulando que o crescimento populacional impedia o desenvolvimento, sendo necessária a adoção de políticas restritivas para o controle da natalidade, enquanto os últimos defendiam que o desenvolvimento econômico, por si só, promoveria as mudanças sociais responsáveis pela redução da natalidade. A própria miséria sustentava-se como responsável pelo acelerado crescimento da população. Já a teoria ecomalthusiana

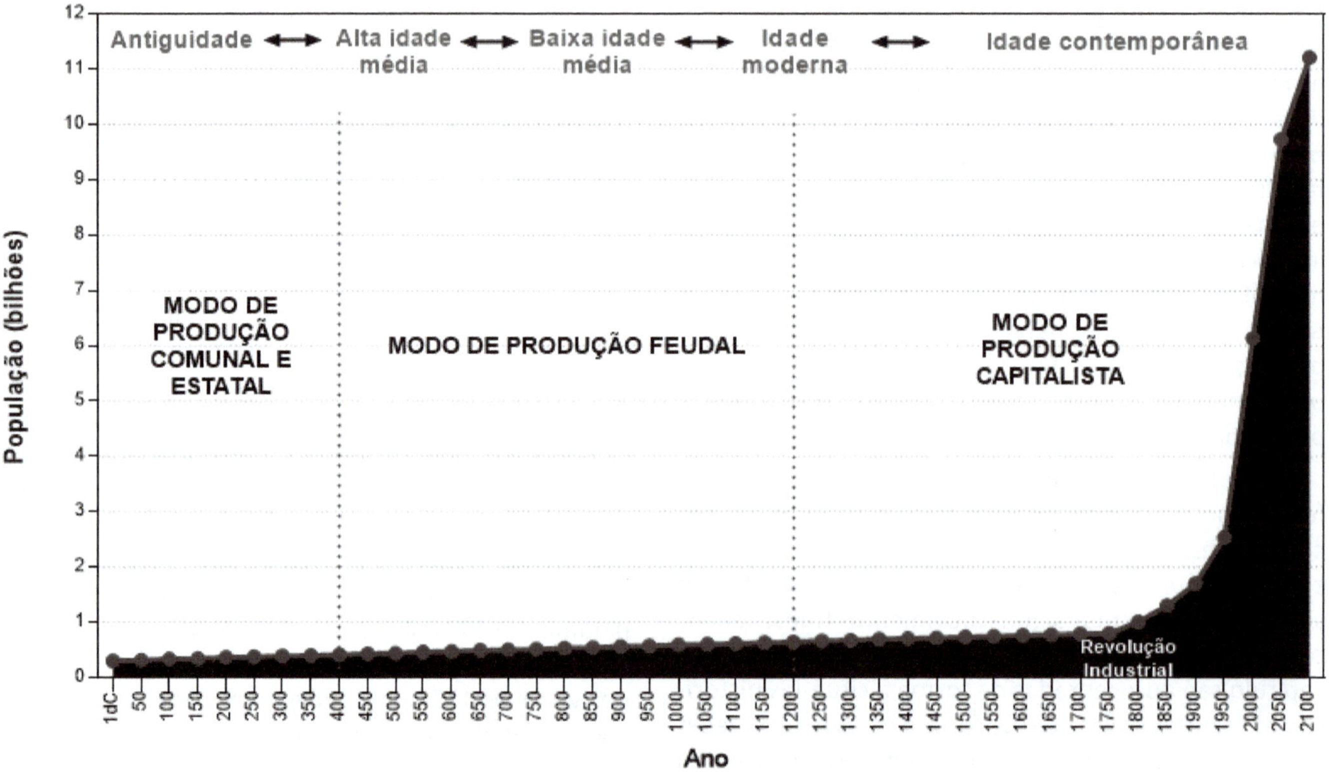

Figura 7.1 – Estimativa do crescimento histórico da população mundial em diferentes períodos históricos e modos de produção, I d.C. a 2100. Fonte: Estimativa a partir de Berquó, 1980 (período I d.C. até 1950) e projeções populacionais das Nações Unidas – Department of Economic and Social Affairs, Population Division (2022). World Population Prospects 2022: Summary of Results. UN DESA/POP/2022/TR/NO. Disponível em: <https://esa.un.org/unpd/wpp/>. Acessado em: 08 ago. 2022.

fundamentou-se na argumentação de natureza ecológica ou ambiental, relacionando o quanto o crescimento populacional não controlado pressionava de forma negativa o ambiente natural, gerando impactos na biodiversidade, sobretudo dos ecossistemas tropicais. O foco era nos países mais pobres da zona intertropical, o que traduzia uma forma de os países ditos "centrais do capitalismo" manterem dominação política e comercial.

A partir do início do século XX um novo paradigma passou a se tornar dominante como referencial para esse debate, a denominada teoria da transição demográfica.

Transição Demográfica

A teoria da transição demográfica emerge no início do século XX tomando como referência em sua formulação uma descrição interpretativa de mudanças históricas observadas nos países europeus, especialmente a partir do século XVIII. Procurava relacionar as transformações demográficas, particularmente os coeficientes de natalidade e de mortalidade, com o processo de industrialização deflagrado.

A teoria em si consolidou-se como um modelo explicativo abrangente para as mudanças demográficas verificadas no decorrer da história das sociedades. Alguns de seus determinantes históricos, sociais e econômicos ganharam relevância a partir dos anos 1940 e 1950, quando foi relacionada ao desenvolvimento econômico, inserindo-se no contexto da teoria da modernização (e dos postulados neomalthusianos). Entretanto, alguns autores consideram que ela também incorporava aspectos relativos às correntes histórico-estruturais. Baseava-se na observação de que a fecundidade era universalmente elevada em sociedades de base rural, não industriais, constituindo-se o número elevado de filhos como garantia de mão de obra na agricultura tradicional e seguridade, em uma realidade em que havia altos coeficientes de mortalidade. Defendia que a modernização da sociedade, entendida como industrialização e urbanização, concorria para a redução da fecundidade, pelas mudanças culturais e econômicas decorrentes, promovendo mudanças nos padrões de família, onde políticas de controle da natalidade tinham um papel relevante.

A despeito das críticas pela pretensão de tornar-se uma teoria explicativa de fenômenos histórico-sociais globais, a teoria da transição demográfica assumiu, desde a sua formulação, um papel na elucidação da dinâmica populacional. Soma-se a estas críticas o reconhecimento da generalização de evidências empíricas particulares a certos contextos (em especial dos países industrializados), além do fato de tomar a sociedade urbano-industrial como um modelo abstrato, mascarando as especificidades históricas dos processos de mudanças em cada formação econômico-social concreta. Teve também reflexos paradigmáticos em outras disciplinas, dentre elas a epidemiologia, no interior da qual se cunhou o conceito análogo de transição epidemiológica, que discutiremos em tópico posterior. Neste capítulo, enfocaremos a transição demográfica especificamente sob o ponto de vista das mudanças observadas nos indicadores vitais das populações humanas.

Conceito e Fases da Transição Demográfica

Conceitua-se transição demográfica como a passagem de um contexto populacional onde prevalecem altos coeficientes de mortalidade e natalidade, para outro, onde esses coeficientes alcançam valores muito reduzidos. Esquematicamente, mudanças seculares são traduzidas em um modelo da transição demográfica como uma sucessão definitiva de momentos, postulando que uma sociedade passa, em termos demográficos, por quatro fases, antes de derivar uma sociedade plenamente pós-industrial. Uma quinta fase tem sido debatida diante do cenário atual de alguns países, sobretudo na Europa.

- Fase 1

Típica das sociedades pré-industriais, caracteriza-se por coeficientes de natalidade e mortalidade (principalmente a infantil) muito altos e com valores próximos, gerando um crescimento populacional lento ("equilíbrio populacional"). Em geral, a mortalidade traduz uma resposta a situações de guerra bem como doenças associadas ou epidemias. Esta fase abrange a história da humanidade desde suas origens até aproximadamente meados do século XVIII, quando ocorreu a Revolução Industrial e todas as transformações dela decorrentes.

- Fase 2

Fase intermediária, própria dos países em processo de industrialização. O coeficiente de mortalidade se reduz de forma importante, mas o coeficiente de natalidade continua elevado, gerando um desequilíbrio traduzido pelo grande aumento da população ("explosão populacional"). Com a Revolução Industrial do século XVIII, os países conhecidos como desenvolvidos, em especial na Europa Ocidental, passaram para a fase 2, iniciando o rápido crescimento da população mundial, em parte pelos avanços no setor da saúde. Outros países, como Estados Unidos, Canadá, Rússia e Japão, tiveram este processo deflagrado entre o final do século XIX e a primeira metade do século XX. Alguns países em desenvolvimento iniciaram a transição demográfica para essa fase de modo mais tardio e repentino, especialmente na segunda metade do século XX.

- Fase 3

O coeficiente de natalidade inicia uma importante redução, ao mesmo tempo em que o coeficiente de mortalidade continua com uma tendência decrescente, iniciada já na fase 2. A melhoria das condições de vida, a urbanização e a disponibilidade de técnicas contraceptivas contribuíram para este cenário. Por essa razão, o crescimento demográfico nesta terceira fase continua sendo relativamente alto, mas com indicativos de redução da velocidade. O efeito mais importante é o envelhecimento populacional. Os países ricos já teriam completado todo o processo de passagem da fase 2 para a 3 ainda no século XX, momento em que estabilizaram em um nível mais baixo seus coeficientes de natalidade e de mortalidade. Já em alguns países da América Latina, Ásia e África esse processo tendeu a ocorrer mais tardiamente.

- Fase 4

Esta fase é típica das sociedades pós-industriais e se caracteriza por coeficientes de mortalidade e natalidade reduzidos em níveis bastante próximos; consequentemente, o crescimento natural da população volta a alcançar um estado de equilíbrio. É reconhecida também como uma fase da modernidade ou de pós-transição. A estabilização é representada pela aproximação dos níveis de fecundidade com os de reposição, gerando aumento da esperança de vida ao nascer, envelhecimento da população de uma forma geral, principalmente à custa da participação das mulheres. Entretanto, até o momento a estabilização esperada da população e a convergência nos coeficientes de natalidade e mortalidade para vários países ainda não foram verificadas.

Estudos mais recentes têm evidenciado que em vários países africanos, ao longo dos últimos 60 anos, a redução da mortalidade tem sido acompanhada pela manutenção de elevados níveis de fertilidade. As perspectivas teóricas não reconheceriam esta situação africana, uma vez que a explicação inicial para o comportamento demográfico durante as fases de transição tendeu a ser etnocêntrica. Nestes países, os contextos relativos às condições políticas, sociais, econômicas, demográficas e culturais são significativamente diferentes daqueles vivenciados por países desenvolvidos.

Para os países considerados agora desenvolvidos, o desenvolvimento econômico interno apresentou-se como uma causa suficiente, embora não necessária, para a significativa redução da mortalidade e da fertilidade. Em contraste, em países do continente africano, as condições relacionadas à redução da mortalidade resultaram, em grande parte, de ajuda externa, a partir de medidas de intervenção em saúde pública e introdução de novas tecnologias trazidas para a prevenção e o controle de doenças específicas. O início da redução da fertilidade em alguns países em desenvolvimento foi decorrente de intervenção política governamental associada ou não a novas estratégias de comunicação de massa.

- Fase 5

Nesta fase, verifica-se uma taxa de crescimento populacional negativa, uma vez que o coeficiente de mortalidade supera o de natalidade. Trata-se, entretanto, de um efeito não imediato, pois levará uma geração ou duas antes de ser observado. Nesse cenário, a evolução da economia é a força motriz dos limites adicionais sobre o tamanho da família e o uso de anticoncepção, quando o coeficiente de natalidade diminui muito abaixo do nível de reposição (2,1 crianças por mulher). Outros processos sociais, políticos e culturais condicionam também este processo. O efeito marcante é o envelhecimento, que acabará por levar a uma diminuição da população total.

Alguns países, sobretudo na Europa Oriental e no Sul, têm alcançado este patamar, como por exemplo: Croácia, Estônia, Alemanha, Grécia, Japão, Portugal e Ucrânia (processo impactado pela guerra entre Rússia e Ucrânia em 2022). Estes países deveriam ter alcançado crescimento negativo, mas isso não ocorreu necessariamente em todos os casos. A migração nas fronteiras nacionais tem gerado estabilidade e crescimento populacional em alguns casos, como na Alemanha. Ou seja, um País pode alcançar a fase 5, mas sem o crescimento populacional total necessariamente negativo.

Transição Epidemiológica

O conceito de transição epidemiológica foi formulado como proposta de modelo para integrar a epidemiologia na perspectiva de mudanças demográficas em populações humanas. Ganha força a partir da segunda metade do século XIX, quando os países considerados polos centrais da economia mundial, por seu desenvolvimento industrial, apresentaram mudanças significativas em seu perfil epidemiológico.

- Conceitos Básicos da Transição Epidemiológica

Em 1969, questões suscitadas pela teoria da transição demográfica levaram Frederiksen a formular uma análise sobre as relações entre as modificações no nível de desenvolvimento de cada sociedade e as mudanças no padrão de morbimortalidade ao longo do tempo. Nessa concepção, a evolução de uma sociedade tradicional para a modernidade acarretaria na redução das doenças infecciosas e parasitárias e no aumento das doenças crônicas não transmissíveis (DCNT). Dois anos mais tarde, em 1971, a teoria da transição epidemiológica foi proposta por Abdel R. Omran, um médico de nacionalidade egípcia com formação e atuação profissional e acadêmica nos Estados Unidos da América. Representou uma tentativa mais sistematizada de responder às mudanças nos perfis demográficos e de ocorrência de doenças como reflexo de experiências históricas de populações na Europa e na América do Norte desde meados do século XVIII até a década de 1950. Insere-se, portanto, entre as tentativas de descrever e compreender padrões locais, nacionais e globais como forma de promover o conhecimento e a ação, dentro e entre sociedades.

Partindo da premissa de que, durante a sua história, as sociedades apresentavam mudanças regulares no perfil de mortalidade e no padrão de doenças, Omran propôs três grandes eras para a transição epidemiológica, que seriam a tradução de um processo evolutivo em diferentes estágios, sendo o mais elevado associado a maior grau de desenvolvimento social representativo da modernidade, apresentadas a seguir:

A *"Era da Pestilência e da Fome"*, que se estenderia até o final da Idade Média, caracterizada por mortalidade elevada e flutuante, com predominância da desnutrição, das situações relacionadas à saúde reprodutiva e das doenças infecciosas e parasitárias, em caráter endêmico e epidêmico (às vezes pandêmico), com grande impacto na dinâmica populacional, levando a uma esperança de vida ao nascer média abaixo de 30 anos de idade. Em termos demográficos, a fecundidade era alta, com coeficientes de natalidade em níveis moderados ou elevados de aproximadamente 30 a 40 nascidos vivos por 1.000 habitantes.

A *"Era do Declínio das Pandemias"*, que se estenderia desde o período da Renascença até o início da Revolução Industrial, caracterizada pela redução progressiva das grandes pandemias e epidemias, apesar de as doenças infecciosas e parasitárias continuarem a ser uma das principais causas de morte. Nesse período, houve melhoria geral do padrão de vida, com um aumento da esperança de vida para 40 a 50 anos de idade, em virtude da queda progressiva dos coeficientes de mortalidade com variações no espaço e no tempo, alcançando níveis de 30 óbitos por 1.000 habitantes. Entretanto, o coeficiente geral de natalidade permaneceu em níveis elevados, de aproximadamente 40 nascidos vivos em 1.000 habitantes. Esse contexto gerou um período sustentado de crescimento populacional e de urbanização; até a segunda metade do século XIX, as doenças infecciosas e parasitárias e a fome de caráter endêmico, apesar de terem reduzido em importância, mantinham-se entre os principais problemas de saúde pública. Tal perfil epidemiológico estava relacionado à falta de saneamento, habitações inadequadas e condições de trabalho insalubres, assim como ao baixo nível de escolaridade, propiciando condições para elevados coeficientes de mortalidade por diarreia, varíola, peste, cólera e tuberculose, mesmo naqueles países mais industrializados.

A *"Era das Doenças Degenerativas e das Provocadas pelo Homem"*, que se estenderia da Revolução Industrial até o período contemporâneo, foi caracterizada pela redução ou estabilização da mortalidade em níveis baixos, pela queda relativa da importância das doenças infecciosas e parasitárias e pelo fato de as DCNT e as causas externas (QUE INCLUEM HOMICÍDIOS, SUICÍDIOS, ACIDENTES DE TRÂNSITO, AFOGAMENTOS, QUEDAS ACIDENTAIS ETC.) se tornarem cada vez mais frequentes. Nesse período, houve progressiva melhora das condições sociais da população e ocorreu a revolução científica, com a descoberta dos agentes etiológicos, antibióticos e vacinas. Ocorreu também importante queda da fecundidade, que se fez acompanhar pelo envelhecimento da população. A esperança de vida ao nascer aumentou gradualmente, ultrapassando os 50 anos, tendendo para idades cada vez maiores, acima dos 70 anos.

Em síntese, três padrões comporiam evolutivamente estas três "eras": substituição das doenças transmissíveis entre as primeiras causas de morte pelas DCNT e por causas externas; deslocamento da maior carga de morbimortalidade dos grupos etários mais jovens para os mais idosos e mudança de um contexto em que predomina a mortalidade para outro em que a morbidade é predominante.

Após quase 5 décadas, a despeito das limitações, os referenciais desta teoria ainda têm sido utilizados em abordagens tanto no ensino quanto na pesquisa, embasando a discussão sobre a mudança dos perfis demográficos e epidemiológicos. Tem sido traduzida por um quadro conceitual que discute como os padrões de ocorrência das doenças mudam ao longo do tempo, de uma configuração predominantemente infecciosa para DCNT.

Entretanto, diversas críticas têm sido dirigidas à teoria da transição epidemiológica, tal como formulada originalmente.

Considera-se que a generalização como modelo macroteórico para diversas realidades de seus enunciados, formulados a partir dos países centrais, especialmente os europeus, obscurece diferenças entre os diversos países e entre subgrupos populacionais dentro de cada país, tornando-a conceitualmente frágil, traduzindo um enfoque neoevolucionário próprio da modernização. Nesse sentido, a teoria da transição, dado o caráter determinista e historicamente limitado, seria insuficiente e parcial, do ponto de vista explicativo, ante a complexa tarefa de predição de um provável desenvolvimento de padrões epidemiológicos, tomando somente como referência estudos sobre os países desenvolvidos nos últimos 2 séculos. Além disto, essa teoria tem sido questionada quanto à sua aplicabilidade em áreas onde dados de morbidade e mortalidade válidos e confiáveis, em longos períodos de tempo, são muitas vezes incompletos ou inconsistentes. Na realidade parte de um pressuposto infundado ao universalizar a perspectiva de marcos sequenciais históricos, limitando um olhar mais amplo frente à complexidade estrutural de fatores socioculturais.

A validade do modelo de Omran também tem sido questionada por não reconhecer e incorporar a importância de complexos processos de determinação social assim como de valores culturais e forças políticas na compreensão dos perfis epidemiológicos. A diversidade de processos históricos particulares de cada formação econômico-social concreta e a heterogeneidade das sociedades contemporâneas impõem padrões de risco e vulnerabilidade diversos e complexos, diacrônica ou historicamente diferenciados, em que doenças modernas e arcaicas podem tanto se suceder, como se sobrepor, persistir ou mesmo reemergir. Este questionamento reforçaria inclusive a limitação do modelo de Omram em alcançar especificidades e singularidades próprias das tendências históricas e dos padrões de morbimortalidade nas sociedades. Além disso, o próprio conceito de risco pede maior refinamento em sua operacionalização, uma vez que abordagens simplificadoras e lineares probabilísticas não dão conta dessa complexidade. Daí emergir como possibilidade perspectivas para superar a limitação do conceito de risco, como a análise da vulnerabilidade como categoria analítica, em suas dimensões individual, social e programática.

A substituição linear do padrão das doenças infecciosas e parasitárias pelas DCNT, um dos fundamentos da teoria da transição epidemiológica, nem sempre foi verificada nos vários países. As previsões oficiais de que a medicina controlaria definitivamente as doenças infecciosas e parasitárias revelaram-se, com o passar do tempo, equivocadas. Doenças tais como malária, leishmanioses, doença de Chagas, tuberculose e hepatites virais ainda são as maiores causadoras de morte em diferentes partes do mundo. Novas doenças continuam a surgir, como a pandemia por Covid-19 (uma infecção respiratória aguda causada pelo coronavírus SARS-CoV-2), enquanto outras reaparecem em regiões onde elas estavam em declínio ou não mais ocorriam, como verificado mais recentemente para varíola, poliomielite e sarampo, por exemplo.

Por consequência, numerosas transições epidemiológicas emergiram (e emergirão) de forma intrincada, complexa, conectadas ao processo histórico em desenvolvimento, às diferenças socioeconômicas, de gênero e raça, entre outras. Assim, outros modelos explicativos, articulados ao modelo geral da transição epidemiológica, vêm sendo formulados para dar respostas a novas questões.

Como forma de tentar superar as limitações, diferentes modelos complementares ou alternativos à teoria original da teoria epidemiológica foram propostos. Durante a segunda metade dos anos 1980, Olshansky e Ault, seguidos por Rogers e Hackenberg, propuseram a ideia de uma "quarta era", consequente à "revolução cardiovascular", durante a qual a esperança de vida ao nascer parecia aumentar com os avanços na prevenção e no tratamento de doenças cardiovasculares. A característica geral desta fase seria expressa pelo declínio dos coeficientes de mortalidade por algumas DCNT entre a população adulta de ambos os sexos, retardando o efeito da mortalidade por essas causas, sem alterar a composição das causas básicas de morte, produzindo, mesmo assim, aumento na esperança de vida ao nascer das populações mais jovens.

Devido à dificuldade de classificação de alguns países com economias intermediárias, em 1989, Frenk e cols. sugeriram, como alternativa ao modelo proposto por Omran, outro modelo denominado tardio-polarizado. Isto se deu em função da ausência de uma resolução do processo transicional frente à justaposição de processos infecciosos e parasitários, e DCNT, levando a uma dupla carga de doenças. Além disso, são considerados nesse modelo: diferenças sociais e regionais na distribuição de bens e serviços de promoção da saúde; fenômeno da contra transição, que é o retorno de doenças pressupostamente controladas; variação das eras sugeridas por Omran em diversos países; e existência de grupos sociais distintos que apresentam diferentes padrões epidemiológicos. Nestes países, a dupla carga de doenças transmissíveis e não transmissíveis expressa-se diante de sistemas de saúde não estruturados para enfrentar os complexos desafios existentes de atenção e cuidado integral a partir de serviços de saúde que garantam acesso com qualidade. Possuem proporção considerável de suas populações vivendo em situação de pobreza crônica e com necessidades básicas não atendidas, por exemplo, sem acesso à água limpa e a sistemas de saneamento. Em um mundo cada vez mais desigual, em que apesar do crescimento mais lento da economia global em 2017, os ricos ainda ficam cada vez mais ricos, ampliam-se os desafios. Os ricos, que representavam apenas 1% da população mundial, detinham em 2017 mais de 45% da riqueza do planeta, e estimava-se que haveria possibilidades de até 2021 alcançar mais da metade da riqueza mundial. Na realidade, a metade mais pobre da população mundial detém somente 2% do total dela, o que contrasta com o fato de que a parcela 10% mais rica possuía 76% de toda a riqueza disponível no planeta. Em tempos de Covid-19, A riqueza acumulada pelos 10 homens mais ricos praticamente dobrou, enquanto a renda de 99% da humanidade passou a ser pior.

O Brasil, em particular no período pós-2015, reverteu em curto prazo a tendência de queda significativa da pobreza e da extrema pobreza de anos anteriores, em virtude de uma agenda liberal intensiva com políticas de austeridade em tempos de crises de diferentes natureza que tem impactado diretamente a vida da grande maioria da população, como também setores estratégicos, em particular educação e saúde, com mudanças potenciais no perfil epidemiológico de morbimortalidade ao longo das próximas décadas. Da mesma forma como verificado globalmente, no Brasil também se verificou uma elevada concentração da riqueza, colocando o país novamente no mapa da fome.

A dimensão das diferenças observadas sugeriria um padrão assimétrico quanto aos diferenciais na exposição aos fatores de risco e no acesso a bens e serviços de saúde com cobertura e qualidade adequados por parte dos diversos grupos populacionais, potencializando a chamada polarização epidemiológica, ou seja, a coexistência de distintos padrões de morbimortalidade em uma mesma população, em seus diferentes subgrupos.

O advento da infecção por HIV nos anos 1980, com a expressão da aids, pode ser considerado como o fato mais importante no que se refere ao questionamento de um dos pressupostos da teoria da transição epidemiológica, ou seja, de que as enfermidades infecciosas caminhavam para o quase desaparecimento, pelo menos nos países centrais do capitalismo. Abriu-se então caminho para a construção do conceito das doenças infecciosas e parasitárias emergentes e reemergentes, como uma "nova" transição.

O reconhecimento cada vez maior de novos agentes infecciosos e de padrões de resistência a antibióticos, bem como o ressurgimento de infecções que até pouco tempo estavam presumivelmente controladas, passaram de forma gradativa a recompor esse novo cenário. Acrescentou-se a estes "novos" problemas um número cada vez maior de agentes infecciosos que adquiriram resistência a uma série de agentes antimicrobianos, como consequência de um processo de seleção gerado pelo uso desenfreado de antibióticos com espectro de ação cada vez maior. Esse cenário mostra que o comportamento das doenças infecciosas e parasitárias na sociedade não apresentou o perfil evolucionista linear descrito inicialmente pela teoria da transição epidemiológica, podendo ocorrer situações de "readaptações" biológicas e ecológicas entre agentes, reservatórios e seres humanos. Infecções relativamente comuns e respostas imunes ou inflamatórias relacionadas contribuem de forma conjunta para uma proporção substancial da carga de morbimortalidade.

De fato, o reconhecimento da evolução dos seres humanos tanto como seres sociais quanto biológicos contribui para uma compreensão ainda mais abrangente das relações causais destas doenças, tanto no nível individual quanto populacional. Determinantes sociais relativos a estilo de vida, cultura, contextos sociais e econômicos e acesso a recursos materiais, educação e serviços de saúde influenciam diretamente as diferentes dimensões de vulnerabilidade e o risco de desenvolvimento de doenças infecciosas e parasitárias, contribuindo para diferenciais de mortalidade entre populações.

Partindo da dinâmica de transmissão e interação no escopo de doenças infecciosas e parasitárias, sua potencial interação com fatores ambientais, genéticos e comportamentais ao longo da vida de uma pessoa possibilita também melhor compreensão de DCNT a partir de análises e pesquisas mais integradas. A melhor compreensão da contribuição das infecções para ocorrência de condições agudas e crônicas, incapacidades e mortalidade relativas a outras causas e determinantes possibilitaria, portanto, o desenvolvimento de intervenções preventivas integradas e estratégias de saúde mais amplas nos sistemas nacionais de saúde. A construção de uma teoria da transição epidemiológica que visa esta compreensão crítico-reflexiva, e não apenas a descrição de padrões de mudança de morbidade e mortalidade pode ressignificar, por exemplo, o papel de diferentes condições infecciosas adquiridas pelas pessoas ao longo de suas vidas.

Transição Demográfica e Epidemiológica no Brasil

Processos profundos de transformação da população brasileira têm gerado mudanças significativas em seu perfil demográfico. Verifica-se alteração dos níveis e padrões de eventos vitais em termos de fecundidade e mortalidade em praticamente todas as regiões do País, de forma acelerada nas últimas décadas, o que traz importantes desafios e também oportunidades. Além disto, os registros de migrações interna e internacional constituem um desafio particular, pela fragilidade em compor um cenário espacial e temporal mais preciso.

Crescimento e Urbanização da População Brasileira

A população do Brasil, que em 1550 e 1700 era estimada respectivamente em 15.000 e 300.000 habitantes, atingiu o patamar de 3,2 milhões em 1800, chegando a 17,4 milhões em 1900 e a 51,9 milhões em 1950. No censo de 2000, a população brasileira foi estimada em 171,3 milhões de habitantes, ao passo que no censo de 2010, em 190,7 milhões. Somente no período de 1872 a 2010 a população brasileira cresceu quase 20 vezes. Em uma projeção do Instituto Brasileiro de Geografia e Estatística (IBGE) para 2060, o contingente populacional alcança 218,17 milhões de habitantes. As estimativas das Nações Unidas reforçam a redução da população a partir de 2050, com 200,31 milhões em 2100.

A Figura 7.2 apresenta a evolução da população brasileira entre 1550 e 2060. Observa-se um longo período de crescimento absoluto relativamente lento, entre 1550 e 1890, que poderia ser considerado, numa classificação aproximada e necessariamente arbitrária, como equivalente à fase 1 da transição demográfica, caracterizada por altos coeficientes de natalidade e mortalidade. A partir de 1910 deflagra-se o período considerado como o advento da fase 2 da transição demográfica no País, caracterizado pela consolidação da queda da mortalidade precedendo o declínio da natalidade. De 1940 até meados da década de 1950, o

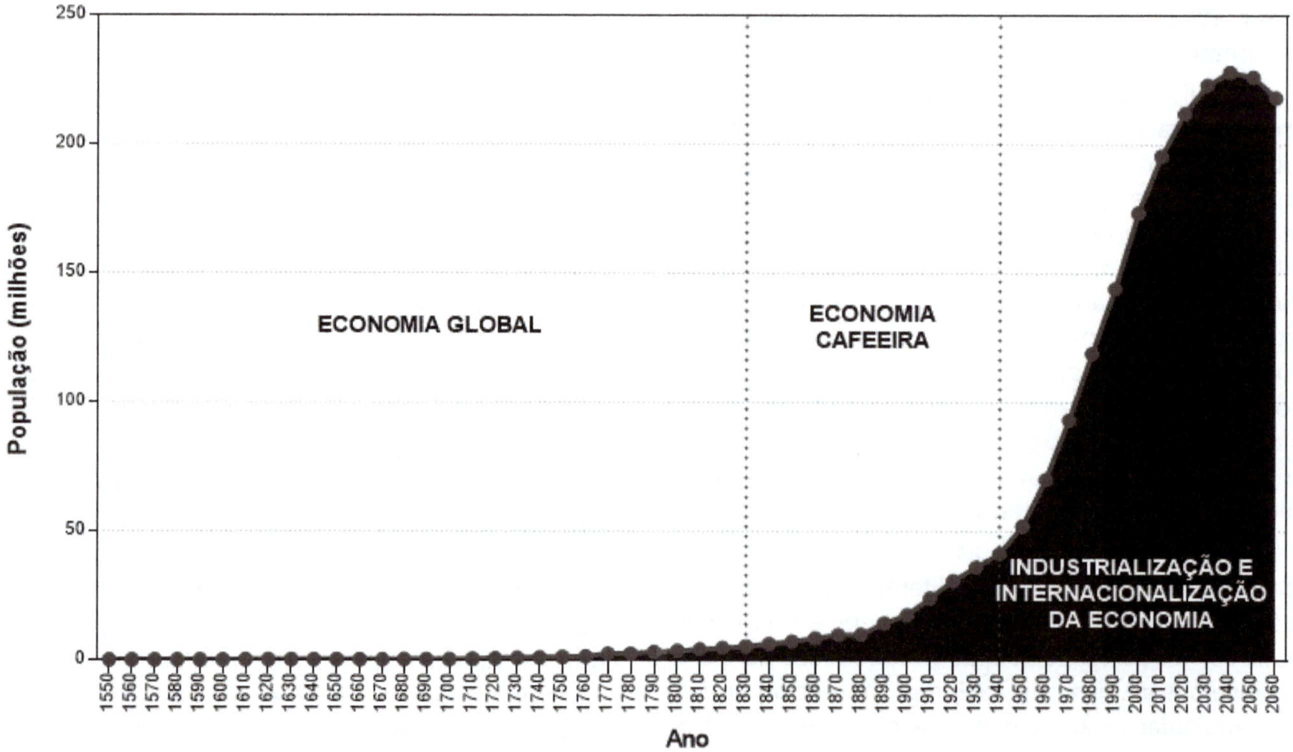

Figura 7.2 – Estimativa do crescimento da população do Brasil e momentos econômicos, 1550 a 2060. Fonte: IBGE, Dados históricos do censo. Disponível em: <http://www.ibge.gov.br/home/estatistica/populacao/censohistorico/default.shtm?c=l>. Censos Demográficos e Contagem Populacional; para os anos intercensitários, estimativas preliminares dos totais populacionais e IBGE, 2013, 2018. Acessado em: 08 ago. 2022.

processo de industrialização no País foi intensificado, após ter sido iniciado em 1930, com importante e rápido incremento populacional.

Ao lado do crescimento populacional, outro processo importante foi o rápido e intenso processo de urbanização desde meados do século XX. Os indicadores relacionados à distribuição espacial da população brasileira mostram um aumento significativo da concentração da população nas áreas urbanas e nas grandes cidades (Figura 7.3).

Em 1950, 63,8% da população encontravam-se na zona rural, enquanto em 2000 e em 2010, 81,2% e 84,4%, respectivamente, da população brasileira estavam concentrados nas cidades. Contudo, desde os anos 1980, tem ocorrido uma desaceleração no processo de "metropolização". A estimativa das Nações Unidas é que, em 2050, aproximadamente 91% da população brasileira (mais de 210 milhões de pessoas) estejam vivendo em área urbana. Em 2050 a densidade populacional no Brasil será de 25 habitantes por quilômetro quadrado, aproximadamente oito vezes mais do que a observada em 1940.

Se, por um lado, essa condição implica em maior acesso aos bens e serviços ligados à saúde das populações (sem necessariamente garantir qualidade), por outro, implica submissão de amplos contingentes humanos à maior carga de riscos físicos (poluição) e socioambientais (hiperadensamento populacional, poluição, desemprego, estresse, sofrimento mental, violências, acidentes de trânsito, tabagismo, alcoolismo, dependência a drogas, agrotóxicos, baixa qualidade nutricional, exclusão social). As cidades passam a vivenciar um perfil epidemiológico mais complexo, demandando maior investimento em saúde para a garantia de acesso e atenção a novas demandas.

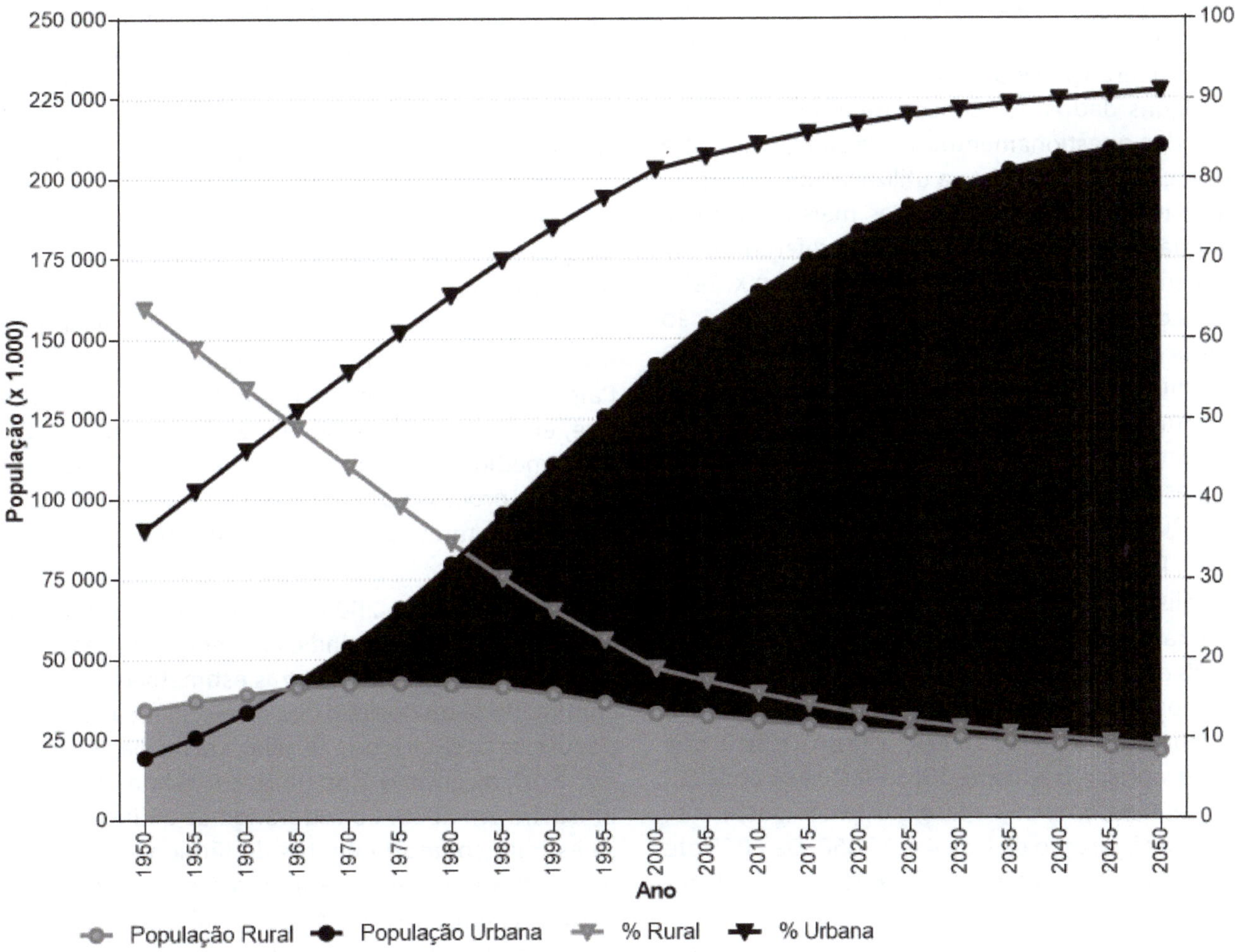

Figura 7.3 – Número absoluto e percentual da população rural e urbana no Brasil, 1950 a 2050. Fonte: IBGE, Dados históricos do censo. Disponível em: <http://www.ibge.gov.br/home/estatistica/populacao/censohistorico/default.shtm?c=l>. Projeções populacionais das Nações Unidas – United Nations, Department of Economic and Social Affairs, Population Division (2022). World Population Prospects 2022: Summary of Results. UN DESA/POP/2022/TR/NO. Disponível em: <https://esa.un.org/unpd/wpp/>. Acessado em: 08 ago. 2022.

Alguns Indicadores da Transição Demográfica do Brasil

O Brasil está inserido em um grupo de países que têm como elemento comum terem sido espaços de uma transição demográfica acelerada, em virtude especialmente de uma queda acentuada da fecundidade, com impactos importantes na estrutura etária da população.

Apresentaremos a seguir alguns indicadores que ilustram este processo de transição demográfica no Brasil, incluindo em alguns momentos as especificidades regionais, com seus respectivos movimentos transicionais particulares e desiguais.

Utilizaremos, neste tópico, como referência períodos que podem chegar a 2 séculos, de 1900 a 2100, por meio de dados de Censos Demográficos e estimativas, bem como de projeções divulgadas pelo IBGE e provenientes das Nações Unidas. Apesar de existirem discrepâncias entre os valores de indicadores específicos originados de diversas fontes, interessa-nos mais a tendência geral dos fenômenos estudados, razão pela qual essas diferenças serão relativizadas. Optamos por incluir alguns dados dos censos de 1900 e 1920, a despeito dos questionamentos sobre sua qualidade e metodologia, tendo em vista a utilização da tendência geral dos indicadores demográficos mais relevantes, que guardam coerência com os valores referentes aos demais censos da primeira metade do século XX. Selecionamos como principais indicadores para descrição desse processo transicional: os coeficientes de natalidade, fecundidade, mortalidade geral e infantil, a taxa de crescimento populacional, além dos indicadores concernentes ao envelhecimento da população, quais sejam, a esperança de vida ao nascer, a idade mediana e a estrutura por idade e sexo, por intermédio das pirâmides populacionais.

A análise integrada contida na Figura 7.4 destaca as fases da transição demográfica no País em meio a séries temporais dos coeficientes de natalidade e mortalidade, bem como à população total brasileira. Após a fase 1, que perdurou de 1550 até 1890, chega-se à fase 2, que avança até aproximadamente 1965. Deste ano até 2010 verifica-se padrão típico da fase 3. A partir deste ano, tem-se a configuração da fase 4 até 2050. De 2055 até 2100 passa-se à recém-definida fase 5 da transição demográfica.

O principal componente responsável por estas mudanças foi a fecundidade, cujo declínio se insere entre os mais rápidos e intensos fenômenos observados nos países mais populosos.

Fecundidade

Fertilidade refere-se à capacidade fisiológica que uma mulher tem de conceber uma criança. Trata-se de um conceito de caráter eminentemente biológico ou funcional e individual, embora concepções referentes ao termo possam variar conforme a cultura. A fecundidade indica o desempenho reprodutivo efetivo de um grupo de mulheres que já completaram o período reprodutivo, em uma dada população. O coeficiente de fecundidade total traduz-se por um indicador sintético que expressa o número médio de filhos que uma mulher tem ao longo de seu período reprodutivo. Por período reprodutivo entende-se aquele que vai da menarca até a idade da menopausa, também denominado período de idade fértil, padronizado entre 15 e 49 anos completos.

O coeficiente geral de fecundidade do Brasil, que se situava em torno de um valor médio de 6,53 (filhos por mulher) entre 1890 até 1960, passa a ter uma redução, de menor velocidade até o início da década de 1930, seguida por um período de estabilidade até meados da década de 1960. Este período associou-se à queda significativa da mortalidade geral. Considerando-se que os fluxos migratórios internacionais não eram significativos neste período, estavam colocadas as condições para uma "quase-estabilidade" populacional, com não modificação significativa da distribuição etária proporcional. Posteriormente, a fecundidade apresentou uma tendência consistentemente declinante entre 1970 e 2000, com um valor médio de 3,76, uma redução de quase a metade entre os dois períodos. Iniciou-se o processo de desestabilização da estrutura etária do País, com envelhecimento populacional. Registre-se que, em 2000, a fecundidade (2,45) era quase 1/3 do valor médio observado entre 1890 e 1960, dentro de um novo processo de transição de "modernização" em virtude de fatores sociais, comportamentais, econômicos ou culturais.

Para os anos de 2005, 2010 e 2015 os valores estimados do IBGE deste indicador eram de, respectivamente, 1,99, 1,82 e 1,72. Estas estimativas projetam a continuidade do declínio dos níveis de fecundidade da população brasileira, de 1,90 filho, em média, por mulher, em 2010, alcançaria 1,50 filho, em média, por mulher brasileira em 2030. Considerando-se a dificuldade em se estimar comportamentos de tão longo prazo, esse valor seria mantido constante até o ano de 2060. Já para as estimativas das Nações Unidas, estes valores corresponderiam, respectivamente, a 1,66 e 1,70, com 1,79 em 2100.

A temática torna-se ainda mais complexa, pois haveria o indicativo de que algumas populações estariam

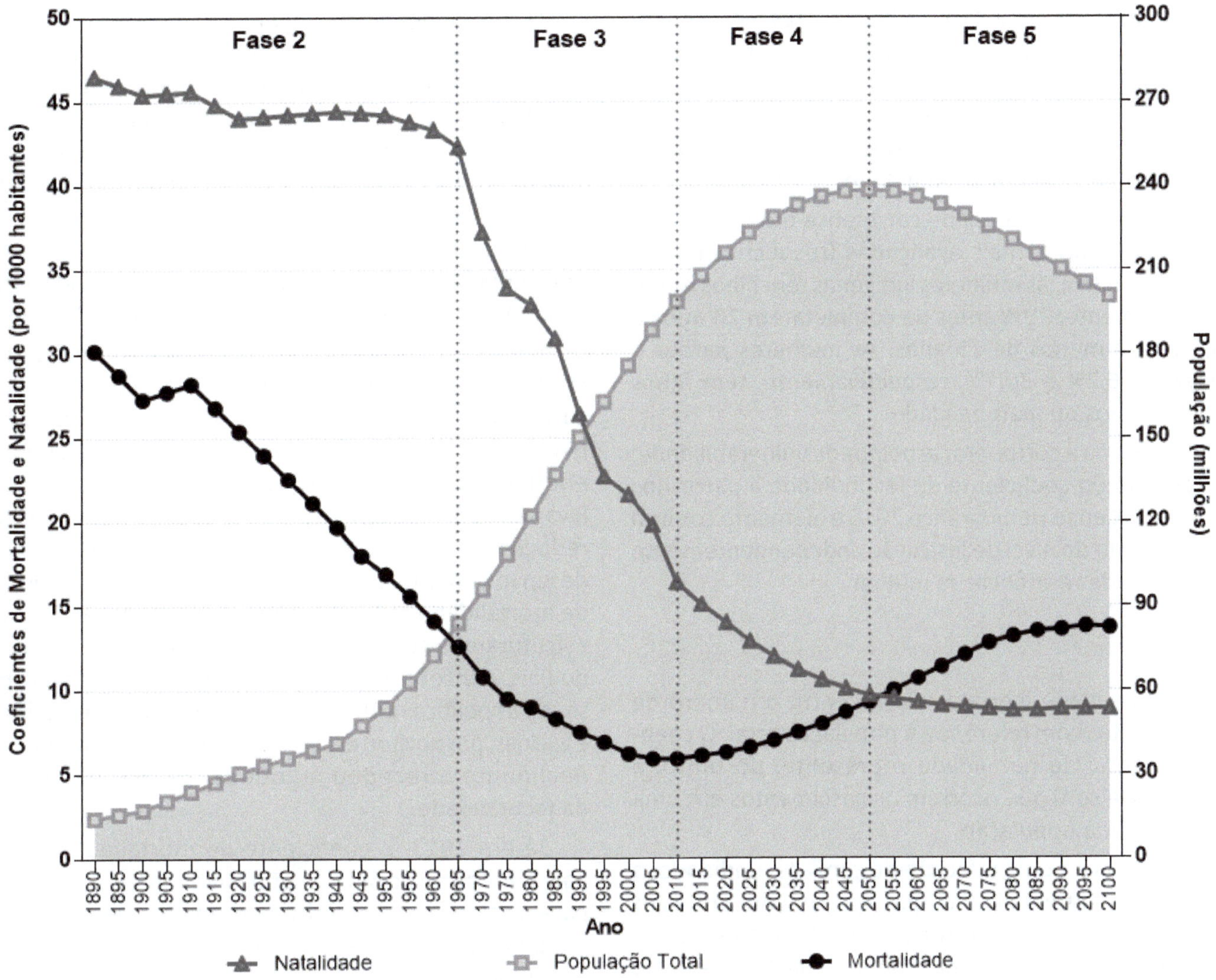

Figura 7.4 – População total, coeficientes gerais de natalidade e mortalidade, e fases da transição demográfica no Brasil, 1890 a 2100. Fonte: IBGE, Dados históricos do censo. Disponível em: <http://www.ibge.gov.br/home/estatistica/populacao/censohistorico/default.shtm?c=l>. Projeções populacionais das Nações Unidas – United Nations, Department of Economic and Social Affairs, Population Division (2022).). World Population Prospects 2022: Summary of Results. UN DESA/POP/2022/TR/NO. Disponível em: <https://esa.un.org/unpd/wpp/>. Acessado em: 08 ago. 2022.

vivenciando uma "segunda transição demográfica", caracterizada por declínio persistente da fecundidade, abaixo do nível mínimo para que haja reposição da população. Desta forma, para a primeira transição ou transição clássica tem-se que a redução da fecundidade está relacionada à preocupação com a criança e o tamanho da família por meio da utilização de contracepção para interromper a reprodução. Já para a segunda transição, verifica-se que o comportamento reprodutivo está associado a uma preocupação com o próprio adulto, revelando aspectos como individualismo e autorrealização.

A queda da fecundidade não pode ser dissociada de outro fenômeno também designado como transição, explicitando profundas transformações não apenas quantitativas, mas também qualitativas, com impactos importantes nos papéis sociais e na composição das famílias em anos mais recentes.

Referimo-nos aqui ao conceito de transição de gênero, podendo ser definido como uma reconfiguração dos papéis tradicionalmente atribuídos às pessoas, resultando para o grupo feminino em uma passagem do papel de mãe/esposa para mães trabalhadoras, retirando a mulher do espaço doméstico/privado e deslocando a centralidade da maternidade como atribuição exclusiva ou mesmo principal desse segmento. Como consequência, observa-se um processo de envelhecimento da estrutura etária das gestantes, com aumento da proporção de nascimentos em mulheres com 30 anos ou mais de idade no momento do parto. Em 2000 essa proporção alcançou 22,5%, passando a 27% em 2010 e a 31% em 2013 (em especial nas regiões Sudeste e Sul, 35,5% e 34,7%, respectivamente). Por outro lado, ressalta-se a persistência da proporção de nascimentos em meninas com menos de 15 anos em 2013, em torno de 1%, traduzindo ainda um claro perfil de vulnerabilidade.

Enquanto mulheres de cor branca e amarela têm filhos em idades mais avançadas (respectivamente, 38,1% e 39,4%), as mulheres indígenas têm filhos muito precocemente, 29% antes de completarem 20 anos e 3,7% com menos de 15 anos. As mulheres pardas e negras, 26,2% e 30,7%, respectivamente, têm filhos com 30 anos ou mais de idade.

De forma a corroborar aspectos de vulnerabilidade, a redução do coeficiente de fecundidade a partir dos dados do Censo Demográfico 2010 é elemento comum ao aumento do nível de instrução, independentemente da região de residência da mulher.

Natalidade

A natalidade indica a relação entre o número de nascimentos com referência à população total. O coeficiente geral de natalidade representa, portanto, a frequência com que ocorrem os nascimentos em uma determinada população.

Intrinsecamente relacionado com a fecundidade, o coeficiente de natalidade, que apresentava um valor médio de 45 nascimentos por 1.000 habitantes entre 1890 e 1960, mostrou uma tendência declinante entre os anos 1970 a 2000, com um valor médio de 29 nascimentos (por 1.000 habitantes nesse intervalo de tempo, o que representa uma redução de mais de 30% entre esses dois períodos. Observe-se que a natalidade iniciou sua trajetória descendente mais consistente na década de 1970 e que no ano 2000 tinha se reduzido para mais da metade (22 nascidos vivos por 1.000 habitantes) do observado entre 1900 a 1960.

A partir de 2000 também é verificada queda acentuada da natalidade, mais marcada no período de 2000 a 2010, com posterior desaceleração. Estimativas do IBGE apontam para um coeficiente de natalidade de 12,84 nascimentos (por 1.000 habitantes) no ano de 2020. Para 2100, as estimativas das Nações Unidas indicam um coeficiente de 8,90 (por 1.000 habitantes).

Mortalidade Geral e Infantil

A mortalidade geral indica a probabilidade de morrer em uma dada população, enquanto o coeficiente de mortalidade infantil indica a probabilidade de morrer antes de completar 1 ano de idade.

O coeficiente de mortalidade geral provavelmente já apresentava uma tendência algo decrescente entre o final do século XIX e as primeiras décadas do século XX. Observa-se, nessa trajetória, que uma tendência decrescente mais pronunciada se iniciou na década de 1940 (com 19,7 óbitos por 1.000 habitantes), intensificando-se na década de 1950, quando atingiu um valor de 16,9 óbitos por 1.000 habitantes. Isso representa uma redução superior a 30% em 1 década ou ainda uma queda para a metade, se comparado ao período 1890-1920.

Em 2000, o coeficiente de mortalidade encontrava-se em torno de 6,2 óbitos por 1.000 habitantes. Em um curto espaço de tempo, o Brasil praticamente reduziu pela metade seu coeficiente bruto de mortalidade, enquanto os países hoje chamados desenvolvidos levaram aproximadamente 100 anos para alcançar esta redução. Essa situação evidencia para os países em desenvolvimento que se pode diminuir muito os níveis de mortalidade sem que sejam necessárias mudanças estruturantes no desenvolvimento social e econômico do País. A incorporação dos avanços de tecnologia em saúde às políticas públicas, particularmente antibióticos e vacinas, possibilitou esta redução. Esse comportamento declinante precedeu a queda da natalidade e da fecundidade.

Já em 2013, o coeficiente de mortalidade geral padronizada foi de 5,7 por 1.000 habitantes, sendo que para o sexo masculino foi 1,6 vez maior que o do sexo feminino, com o consequente aumento da esperança de vida ao nascer média dos brasileiros ao longo dos anos.

Diferentes intervenções têm contribuído com os padrões mais recentemente verificados: vacinação em massa por meio de campanhas, atenção e cuidado pré-natal, aleitamento materno, inserção de agentes comunitários de saúde, Programa Saúde da Família iniciado em 1994, programa de controle da infecção por HIV/aids, dentre outros. Ressalta-se ainda aumento médio da renda, da escolaridade e da proporção de domicílios com saneamento adequado, além do desenvolvimento de programas de transferência de renda após 2003.

O coeficiente de mortalidade infantil, que era de 162,4 óbitos infantis por 1.000 nascidos vivos em 1930, chegou ao valor de 115,0 em 1970 e a 27,4 em 2000. A redução observada a cada quinquênio do período entre 1930 e 1970 foi de 4% em média. A partir de 1970 até 2000 ocorreu uma intensificação na queda do coeficiente de mortalidade infantil, com redução média de 21% a cada quinquênio, um valor cinco vezes maior do que entre 1930 e 1970. O País sustentou redução significativa do coeficiente de mortalidade infantil a partir de 1990 (47,1 óbitos infantis por 1.000 nascidos vivos). Em 2013 foram estimados 14,5 óbitos infantis por 1.000 nascidos vivos, representando uma redução de aproximadamente 70%. O Brasil alcançou a Meta 4 do Objetivos de Desenvolvimento do Milênio (ODM) já em 2011, compromisso internacional assumido de reduzir até 2015 a mortalidade infantil para 15,7 óbitos infantis por 1.000 nascidos vivos. Estima-se que, para o País em 2050, esse coeficiente deverá atingir aproximadamente 6,0 óbitos infantis por 1.000 nascidos vivos e 3,0 óbitos infantis por 1.000 nascidos vivos em 2100 (**Figura 7.5**).

No início da década de 1990 verificava-se predominância do componente pós-neonatal (51% da mortalidade infantil). Entretanto, a partir dos anos 2000, mais de 50% dos óbitos infantis ocorreram na primeira semana de vida (componente neonatal precoce – de 0 a 6 dias de vida completos), em todas as regiões do País. Entretanto, este padrão não se deu igualmente em todas as regiões. O coeficiente de mortalidade neonatal precoce passou de 17,7 óbitos infantis por 1.000 nascidos vivos em 1990 para 9,3 em 2013, uma redução de 52%. Em 2013, verificou-se que cerca de um em cada quatro óbitos infantis ocorreram nas primeiras 24 horas de vida, em todas as regiões do Brasil. Já a redução no coeficiente de mortalidade neonatal tardia (7 a 27 dias após o nascimento) também foi significativa e heterogênea no País, variando dede 5,4 a 2,4 óbitos infantis por 1.000 nascidos vivos no período analisado, representando uma redução de 55%.

Migração

Ao longo do século XIX, o crescimento populacional brasileiro foi fortemente influenciado pela expansão do trabalho livre e, sobretudo, pela migração europeia, em especial nas regiões Sul e Sudeste. Internamente, a questão dos deslocamentos populacionais teve, nos anos de 1960 a 1980, um período marcado pelo grande número de migrantes se deslocando do campo para a cidade, conformando um processo de urbanização intensificada e delineando áreas de expulsão ou emigração, sobretudo na Região Nordeste e nos Estados de Minas Gerais, Espírito Santo, Santa Catarina e Rio Grande do Sul. Paralelamente, foram reconhecidas áreas

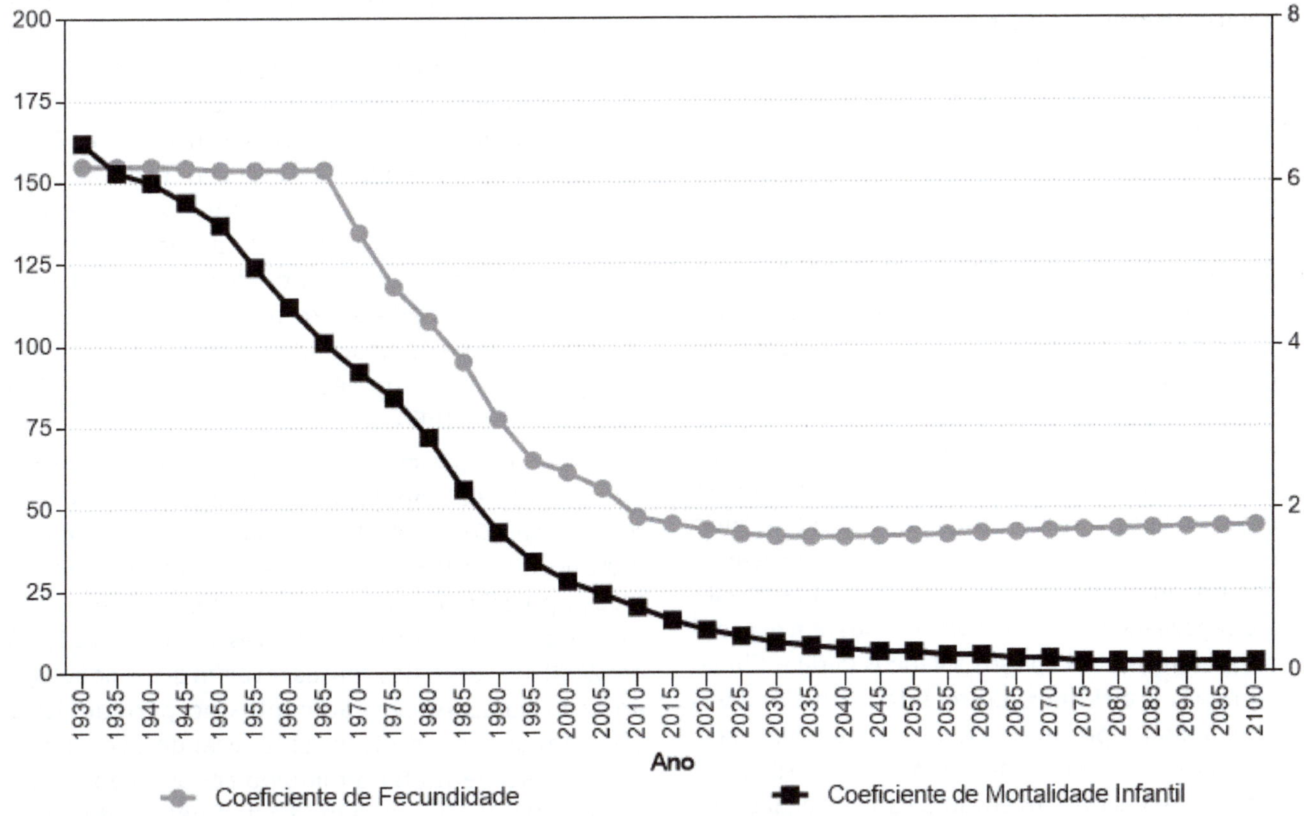

Figura 7.5 – Coeficiente de mortalidade infantil e de fecundidade no Brasil, 1930 a 2100. Fonte: IBGE, Dados históricos do censo. Disponível em: <http://www.ibge.gov.br/home/estatistica/populacao/censohistorico/default.shtm?c=l>. Projeções populacionais das Nações Unidas – United Nations, Department of Economic and Social Affairs, Population Division (2022). World Population Prospects 2022: Summary of Results. UN DESA/POP/2022/TR/NO. Disponível em: <https://esa.un.org/unpd/wpp/>. Acessado em: 08 ago. 2022. & IBGE, Evolução e Perspectivas da Mortalidade Infantil no Brasil, 1999.

de atração ou forte imigração populacional relacionadas ao núcleo industrial brasileiro, formadas pelos Estados de São Paulo e do Rio de Janeiro. Esses deslocamentos, típicos da primeira fase da transição demográfica, que geravam excedentes populacionais que favoreciam a migração do campo para a cidade, começaram a perder importância no Brasil a partir dos anos 1980.

A partir da década de 1980 foi possível identificar no Brasil deslocamentos populacionais que traduziram uma fase de mudanças das correntes principais, com perda de expressividade de tradicionais espaços de atração migratória. De uma forma geral, aparecem novos circuitos de deslocamentos envolvendo importantes contingentes populacionais, ressaltando-se: 1- inversão nas correntes principais nos Estados de Minas Gerais e do Rio de Janeiro; 2- redução da atratividade migratória exercida pelo Estado de São Paulo; 3- aumento da permanência de população na Região Nordeste; 4- novos eixos de deslocamentos populacionais para cidades médias no interior do País; 5- aumento da importância de deslocamentos pendulares; 6- esgotamento da expansão da fronteira agrícola; e 7- migração de retorno para o Estado do Paraná.

Quando se considera o deslocamento em distâncias maiores, como na escala inter-regional, os fluxos migratórios apresentaram uma tendência de redução, muito embora a direção dos principais fluxos seja mantida, com maiores correntes no eixo Nordeste-Sudeste. A dimensão da migração inter-regional envolveu 3,3 milhões de pessoas no quinquênio 1995/2000, 2,8 milhões de pessoas no quinquênio 1999/2004 e 2 milhões de pessoas no quinquênio 2004/2009.

A análise dos processos migratórios de cidadãos brasileiros para outros países colocava o País dentro do grupo tipicamente receptor de imigrantes, entretanto, a partir da década de 1980, passou a ser um espaço importante de origem de emigrantes internacionais. Os debates e as análises sobre os fluxos de migrantes estrangeiros para o Brasil ampliaram-se, sobretudo aquelas pessoas oriundas de países sul-americanos (com grande intensificação do fluxo de cidadãos bolivianos e venezuelanos) e centro-americanos (em especial do Haiti), bem como de países asiáticos (Síria e China, por exemplo) e africanos. Entretanto, as estimativas carecem de maior precisão a partir dos dados oficiais, ponderando-se que parte considerável de brasileiros e estrangeiros se encontram em situação de ilegalidade.

No período de 2000 a 2015 foram registrados 879.926 novos imigrantes que entraram no País, a maioria no Estado de São Paulo (367.436 pessoas, 42% do total), mas também ocorrendo praticamente em todos os estados. Globalmente, os fluxos de migrações internacionais têm se diversificado e concentram-se mais recentemente no hemisfério Sul, oriundos dos países mais pobres em decorrência do fechamento das fronteiras sobretudo no hemisfério norte (em especial por alguns países europeus e Estados Unidos). Como consequência, ressaltaram-se os fluxos para países da América Latina e Caribe e, entre eles, além de fluxos oriundos de países africanos ou ainda a partir da Síria, Líbano, Paquistão, Bangladesh e Nepal. Estes padrões de migrações internacionais diferem significativamente dos fluxos registrados nos séculos XIX e XX. No Brasil, por exemplo, tem sido cada vez mais registrado o movimento de interiorização das migrações internacionais, em particular no Estado de São Paulo.

Taxa de Crescimento

O cenário brasileiro de crescimento populacional até meados do século XIX era de um padrão relativamente limitado, em especial pelos movimentos de escravos oriundos do continente africano, sem expressivos deslocamentos de populações europeias. Com o término da escravidão oficial no País, em associação a mudanças nas políticas de colonização com incentivos migratórios criados no final do século XIX, houve a ampliação do movimento migratório europeu para o País. Contribuiu o cenário de crises econômicas e sociais naquele continente e a Primeira Guerra Mundial. Desta forma, no final do século XIX e início do século XX a taxa de crescimento demográfico alcançou níveis superiores a 2%, sustentados até meados da década de 1930. O comportamento dos coeficientes de fecundidade, natalidade e mortalidade acarretou uma tendência de redução no ritmo de crescimento populacional durante a segunda metade do século XX, particularmente a partir dos anos 1960.

Segundo estimativas das Nações Unidas, a taxa de crescimento da população brasileira, que se situava no nível de 2,9% em 1900, chegou a aproximadamente 3,0% no ano de 1950. Nos primeiros 40 anos do século XX a população brasileira mais do que duplicou, reduzindo posteriormente a taxa de crescimento para 1,54% em 2000. Os dados dos censos revelam que a população apresentou sucessivos aumentos no período 1991-2010, tendo crescido 1,29 vez, apesar de a velocidade deste crescimento ter diminuído ao longo do tempo. Entre 1991-2010, a taxa média geométrica de crescimento anual passou de 1,64% entre 1991 e 2000, para 1,17% entre os censos de 2000 e 2010, como reflexo do declínio da fecundidade no País. Essa taxa em 2020 foi estimada em 0,77%, enquanto em 2050 estará no patamar de 0,04%, alcançando o patamar de "crescimento zero" por volta de 2055, quando passará a apresentar taxas de crescimento negativas (–0,05%). Para 2100 estima-se que esta taxa será de –0,48%.

Envelhecimento da População Brasileira: Conceitos Básicos

Conceitua-se como "envelhecimento demográfico" ou "envelhecimento da população" o acúmulo progressivo de maiores contingentes populacionais nas faixas etárias mais avançadas. Caracteriza-se pela redução da participação relativa de crianças e jovens, acompanhada do aumento proporcional dos adultos e, particularmente, dos idosos. Por exemplo, estima-se que 1 em cada 4 brasileiros/as terá mais de 65 anos em 2060. Vários fatores podem estar envolvidos, como a queda da mortalidade geral e da mortalidade infantil, com o consequente aumento da esperança de vida ao nascer. Entretanto, isoladamente, a redução da mortalidade geral teria um impacto em todas as idades, podendo apresentar reduzida influência no sentido do envelhecimento da população; e a diminuição da mortalidade infantil tenderia a aumentar os contingentes populacionais mais jovens, em um primeiro momento. Na realidade, a queda da fecundidade seria o elemento relevante, que levaria a uma diminuição gradativa das faixas etárias mais jovens e ao consequente envelhecimento populacional, sobretudo quando associada a baixos níveis de mortalidade.

Utilizaremos neste capítulo a idade mediana, a esperança de vida ao nascer e as pirâmides populacionais para ilustrar esse processo na população brasileira.

Idade Mediana

A idade mediana é aquela que separa a distribuição etária de uma população total em dois blocos de 50% cada. A idade mediana da população brasileira era de 17,7 anos em 1900 e de 19,2 anos em 1950. Entretanto, apresentou aumento consistente em 1980 e 2010 ao passar, respectivamente, para 20,2 e 29,2 anos. Pelas projeções populacionais do IBGE, em 2037 a idade mediana já estará acima de 40 anos, chegando a 45,6 anos em 2060 e 50,2 anos em 2100.

Esperança de Vida ao Nascer

A esperança de vida ao nascer no Brasil era de 33,7 anos em 1900, alcançando os 45,9 anos em 1950, o que representa um incremento de 12 anos em meio século. No ano 2019, a esperança de vida ao nascimento chegou ao patamar dos 76,6 anos, representando um incremento de quase 30 anos em relação ao ano de 1950, mais do dobro do observado na primeira metade do século XX. Nesse mesmo ano, o diferencial entre os sexos foi de 6,57 anos, cabendo ao sexo masculino uma esperança de vida ao nascer de 73,1 anos, e ao sexo feminino, 80,1 anos. Estimava-se antes da pandemia por Covid-19 que, em 2050, o Brasil atingiria o patamar de 82,2 anos de esperança de vida ao nascer (masculino: 79,7; feminino: 84,5 anos), ou seja, um aumento de 14 anos até a metade do século XXI. Para 2100 a expectativa era de um incremento de 6 anos, alcançando 88,6 anos, 86,8 entre homens e 90,5 entre mulheres (**Figura 7.6**), persistindo a sobremortalidade masculina.

A análise referente ao ano de 2020, sem considerar o efeito da pandemia, indica esperança de vida ao nascer de 76,8 anos no país. Infelizmente o Governo brasileiro (2019-2022) optou por não realizar a Contagem de População marcada para 2015 e não fez o Censo Demográfico marcado para 2020, do país dentro do previsto, além de ter reduzido o orçamento necessário para as atividades vinculadas ao censo, impossibilitando a atualização de projeções populacionais (última atualização em 2018). O desconhecimento do tamanho real da população e de sua estrutura por sexo e idade impossibilita o cálculo mais acurado da esperança de vida ao nascer no contexto da Covid-19. Análise recente estimou redução de 1,3 anos na esperança de vida ao nascer em 2020, com base em um nível de mortalidade não observado desde 2014. A redução da esperança de vida aos 65 anos em 2020 foi de 0,9 anos, semelhante aos níveis de 2012. O declínio foi maior para a população masculina, ampliando em 9,1% a diferença entre homens e mulheres. Somente o estado do Amazonas teve uma perda estimada em 60,4% dos avanços alcançados na esperança de vida ao nascer desde 2000. Partindo do pressuposto que as taxas de mortalidade teriam sido iguais às taxas de todas as causas de 2019 na ausência de COVID-19 e considerando somente os primeiros quatro meses de 2021, quando as mortes do COVID-19 representaram 107% do total de 2020, as mortes por Covid-19 em 2021 já reduziram a esperança de vida ao nascer em 2021 em 1,8 anos, superior à redução de 2020. Extrapolando-se os resultados desse estudo, ao invés de se ter em 2020 uma esperança de vida ao nascer de 76,8 anos, esse valor pode ser na realidade, 75,3 anos. Provavelmente para o ano de 2021 o impacto da mortalidade foi ainda maior e o país terá uma nova redução da expectativa de vida.

Pirâmides Populacionais

O efeito combinado da redução dos níveis da natalidade e da mortalidade no Brasil resultou na transformação da estrutura por idade e sexo, evidenciada por meio da pirâmide etária da população. O formato tipicamente triangular, com uma base alargada, que prevalecia em 1900 e 1950, foi substituído ao longo dos anos, de modo rápido, por pirâmides populacionais típicas de uma população em processo de envelhecimento, com importante redução da participação relativa de crianças e adolescentes, bem como aumento proporcional de adultos e idosos. Estas mudanças têm gerado importantes implicações para as pessoas, suas famílias e para a sociedade em geral. De uma forma geral, o processo de envelhecimento da população brasileira caracteriza-se também por uma feminização, refletindo um padrão diferencial de mortalidade entre os sexos, além da intensificação do envelhecimento entre os mais idosos. Na **Figura 7.7** são apresentadas as pirâmides etárias da população do Brasil, no período de 1950, 2000, 2050 e 2100.

Transição-Polarização Epidemiológica

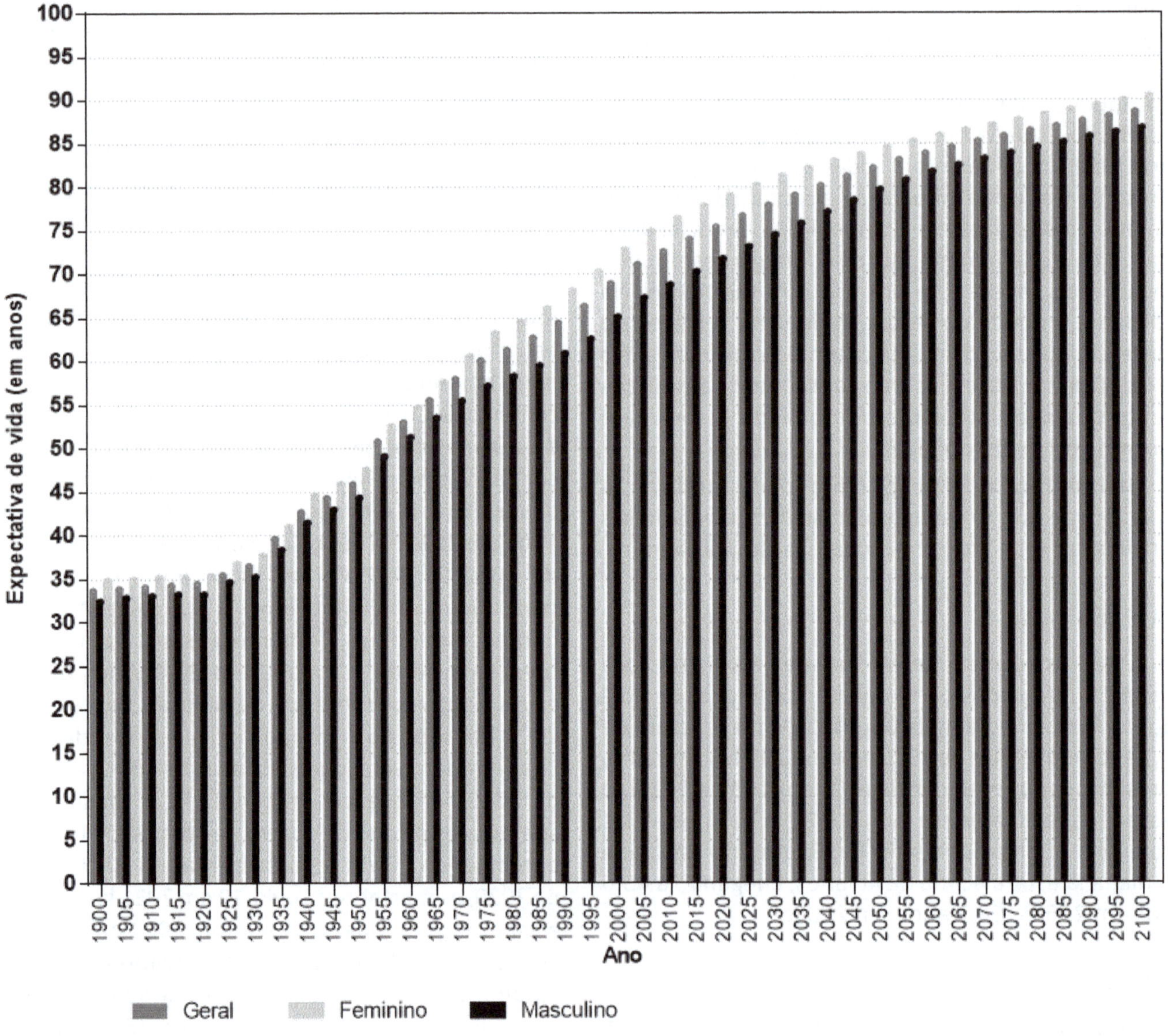

Figura 7.6 – Esperança de vida ao nascer, 1900 a 2100. Fonte: IBGE, Dados históricos do censo. Disponível em: <http://www.ibge.gov.br/home/estatistica/populacao/censohistorico/default.shtm?c=l>. Censos Demográficos e Contagem Populacional; para os anos intercensitários, estimativas preliminares dos totais populacionais e IBGE, 2013, 2018; Projeções populacionais das Nações Unidas – United Nations, Department of Economic and Social Affairs, Population Division (2022). World Population Prospects 2022: Summary of Results. UN DESA/POP/2022/TR/NO. Disponível em: <https://esa.un.org/unpd/wpp/>. Acessado em: 08 ago. 2022.

A transformação dos perfis epidemiológicos no Brasil apresenta um caráter diferenciado, que não se adequa necessariamente ao modelo de substituição das doenças infecciosas e parasitárias por DCNT, acidentes e violências. A análise do contexto brasileiro, como de toda a América Latina, mostra que a transição epidemiológica não tem seguido o mesmo processo verificado na grande maioria dos países industrializados centrais do capitalismo.

Observa-se não existir uma transição propriamente dita dos contextos epidemiológicos ao longo do tempo, mas sim uma superposição deles, o que traz como desafios para a saúde pública tanto doenças infecciosas e parasitárias quanto DCNT e outros agravos não infecciosos. Estas transformações rápidas, profundas e com distintos padrões regionais em seu perfil demográfico, socioeconômico e epidemiológico em décadas recentes têm modificado os padrões de adoecimento e morte e sinalizam para uma natureza não unidirecional, diferente do modelo original proposto por Omran, como "contra transição". Esse processo não apresenta uma resolução clara, trazendo situações em que o perfil de morbimortalidade se mantém como um produto das desigualdades, o que configura, portanto, uma "transição prolongada" ou polarizada.

No padrão epidemiológico no Brasil incluem-se ainda: 1. persistência de grandes endemias em algumas regiões do País; 2. coeficientes de mortalidade ainda

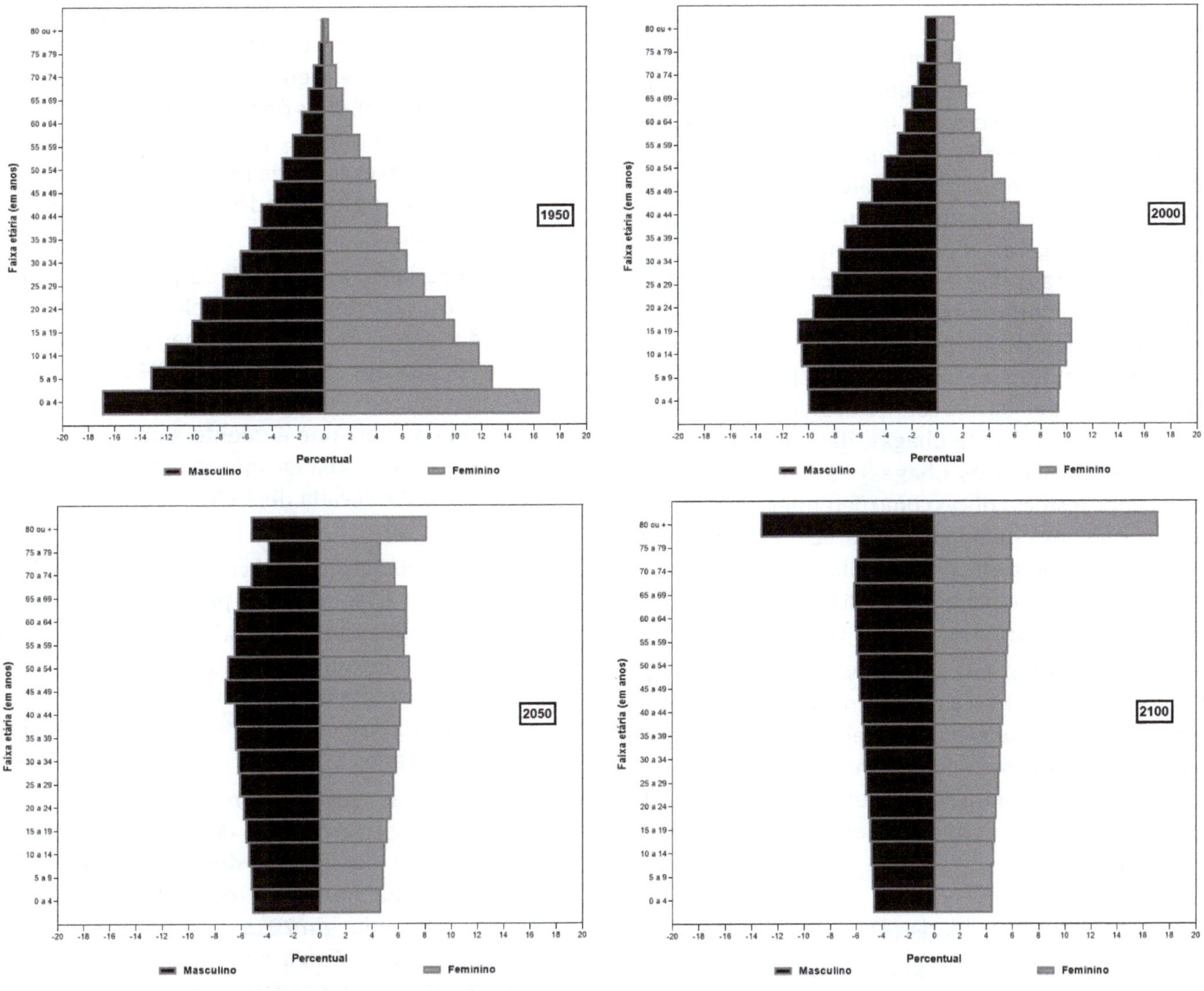

Figura 7.7 – Pirâmides populacionais do Brasil, 1950, 2000, 2050 e 2100. Fonte: 1950 e 2000 – IBGE. Censos 1950 e 2000. Disponível em: <http://biblioteca. ibge.gov.br/>. 2050 e 2100 – Projeções Populacionais das Nações Unidas – United Nations, Department of Economic and Social Affairs, Population Division (2022). World Population Prospects 2022: Summary of Results. UN DESA/POP/2022/TR/NO. Disponível em: <https://esa.un.org/unpd/wpp/>. Acessado em: 08 ago. 2022.

elevados quando comparados com os dos países centrais; e 3. importantes variações geográficas quanto aos padrões epidemiológicos e **à rede de atenção à** saúde.

Alguns Indicadores da Transição-Polarização Epidemiológica no Brasil

Era das Pestilências – Predominância das Doenças Infecciosas e Parasitárias

Ao final do século XIX até meados do século XX, o Brasil era visto como lugar extremamente insalubre em razão das precárias condições sanitárias dos centros urbanos e das diversas epidemias que regularmente ocorriam. Na realidade, durante todo o período colonial, a febre amarela representava o principal problema "pestilencial" do País. Essa doença, a varíola e a peste bubônica compunham os três grandes problemas de saúde pública do País, que foram definidos como prioridade para as autoridades já no início do século XX. Apesar de não serem as únicas doenças de importância epidemiológica na população brasileira, elas tiveram maior visibilidade pelo fato de terem em comum o acometimento de forma indiscriminada da população e gerar importante impacto econômico. Outras doenças prevalentes à época, com importante impacto na morbimortalidade da população, foram malária, ancilostomose, tuberculose, hanseníase, tracoma, esquistossomose, cólera, leishmaniose dentre outras (muitas ainda não conhecidas naquele momento, incluindo a doença de Chagas, descoberta em 1909, no Brasil, por Carlos Chagas). O País apresentava também questões críticas como determinantes maiores, entre eles: desigualdades, pobreza, exploração do trabalho, fome, desnutrição, baixo nível de escolaridade, falta de saneamento, falta de acesso à água potável, não acesso a serviços de saúde, dentre outros.

Esse período, em que prevaleciam as doenças infecciosas epidêmicas e carenciais como grandes problemas de saúde pública pela morbimortalidade, pode ser considerado equivalente, ao que a teoria da transição epidemiológica denominou de "a era das pestilências", no contexto específico da sociedade brasileira.

Transição da Mortalidade por Doenças Infecciosas e Parasitárias para Outras Doenças e Agravos

A mortalidade proporcional por causas representa um dos indicadores que melhor evidencia as mudanças dos contextos epidemiológicos no Brasil. A **Figura 7.8** mostra a evolução da mortalidade proporcional por quatro principais causas de óbito no País, de 1930 a 2015, fornecendo uma ideia de transição do perfil ao longo do século XX e início do século XXI. Estas profundas transformações refletem a mudança de determinadas causas de óbitos em distintas faixas etárias da população brasileira.

Destaca-se, neste processo de transição, a tendência observada no Brasil em termos da redução da mortalidade por doenças infecciosas e parasitárias, com o aumento correspondente das DCNT e das causas externas. Estas doenças dentro do grupo de causas evitáveis representavam a principal causa de mortalidade proporcional em 1930, com 45,7%, quase a metade de todos os óbitos ocorridos no Brasil. Observou-se uma redução pronunciada de 1930 até 1980, sendo que, até meados de 1960, essa ainda era a principal causa. A partir de 1980, apresentou-se tendência declinante menos pronunciada, passando a corresponder a 6,0% dos óbitos em 2015. Atualmente é a de menor magnitude, proporcionalmente, mas persiste ainda um excesso de mortes por estas causas em regiões e aglomerados (*clusters*) sociais mais vulneráveis.

Por outro lado, a mortalidade proporcional por DCNT e por causas externas tem ampliado sobremaneira sua relevância. A mortalidade por doenças do aparelho circulatório, que em 1930 era de 11,8% (2º grupo de causas), passou, em 2015 a responder por 38,2% dos óbitos, com um marcante aumento a partir de 1950 e uma tendência de estabilização/queda a partir de 1996. Desde o início da década de 1970 é a principal causa de óbito no Brasil.

As neoplasias apresentavam uma mortalidade proporcional de 2,7% em 1930, passando a 22,9%, em 2015, correspondendo à segunda principal causa de óbito. Observa-se que, desde 1930, inicia-se uma tendência persistente de crescimento desse grupo de causas, com uma desaceleração e estabilização a partir de meados dos anos 1990.

Por sua vez, as causas externas, em 1930, apresentavam uma proporção de 2,6% dos óbitos, mostraram crescimento até meados da década de 1990, com tendência de estabilização e redução a partir desse momento, chegando, em 2015, a 16,6% da totalidade dos óbitos. O aumento da mortalidade proporcional por causas externas merece destaque, dada a sua elevada frequência, por representar uma situação de risco acentuado para a população jovem, principalmente a masculina. Paradoxalmente, esse processo é registrado paralelamente à redução generalizada da mortalidade na infância, com aumento do número de crianças sobreviventes, mas risco elevado de virem a morrer ao atingirem estratos etários de jovens, com efeito claramente negativo sobre a esperança de vida ao nascer e de aumento nos diferenciais entre a mortalidade masculina e a feminina.

Estudo do Ministério da Saúde para 2013 revela a ocorrência de 51.683 mortes por causas externas no Brasil, com coeficiente de mortalidade de 75,5 óbitos por 100 mil habitantes (26,4 óbitos por 100 mil mulheres; 125,5 óbitos por 100 mil homens). Houve neste mesmo ano o registro de mais de 1 milhão de internações hospitalares por causas externas pagas pelo Sistema Único de Saúde (SUS), sendo a maior parte entre homens (70%) e nas pessoas com idade de 20 a 39 anos (36,2%).

Esta mesma análise com dados de 2013 revelou que as DCNT representaram 72,8% do total de mortes, enquanto as causas externas, 13,3%. Doenças transmissíveis, causas maternas, perinatais e deficiências nutricionais foram responsáveis por 13,9% dos óbitos. Já as doenças do aparelho respiratório representavam 11,5% em 1930 e 16,3% dos óbitos em 2015, com uma tendência a estabilização a partir de 1996, mas com crescimento a partir de 2008.

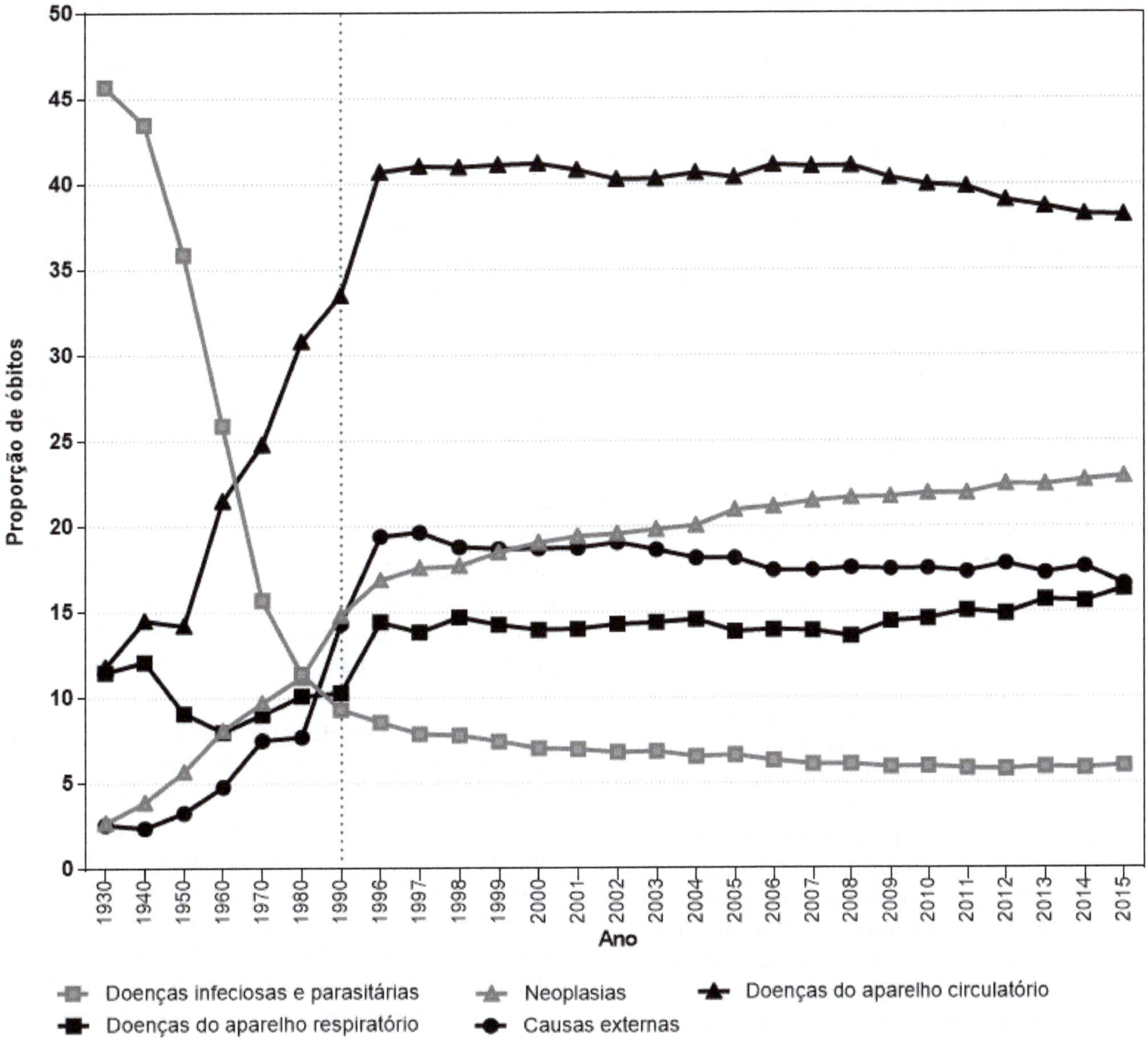

Figura 7.8 – Mortalidade proporcional por cinco grandes causas de óbitos no Brasil, 1930 a 2015. Fonte: Radis, Fiocruz, 1982/1984 & MS/SVS/CGIAE -– Sistema de Informações sobre Mortalidade – SIM. * Mudança de escala do gráfico a partir de 1990 (entre 1930 e 1990 a escala está de 10 em 10 anos e após 1996 passa a ser anual).

As DCNT no Brasil vêm se constituindo como um problema de saúde de grande magnitude, atingindo indivíduos de todas as camadas socioeconômicas e, de forma mais intensa, grupos vulneráveis, como idosos e pessoas de baixa escolaridade e renda. Estas doenças ainda estão **vinculadas a diferentes graus de deficiência e incapacidade física**, com um complexo conjunto de determinantes, com muitos fatores de risco, longos períodos de latência, curso prolongado da doença clínica e origem não infecciosa. Sua ocorrência é significativamente influenciada por estilos de vida, condições de vida, assim como desigualdades sociais. A associação com algumas doenças transmissíveis amplifica ainda mais a carga de doença associada.

A Pesquisa Nacional de Saúde (64.348 domicílios) de 2013 revelou elevada carga de morbidade e de incapacidades por DCNT no País, o que deve se ampliar em função do envelhecimento da população. Aproximadamente 45% da população declara pelo menos uma DCNT e as mulheres (50,4%) relatam mais DCNT que os homens (39,2%). Isso representa uma estimativa de mais de 66 milhões de brasileiros com diagnóstico prévio de alguma DCNT. A região com maior prevalência de DCNT foi a Sul, com 52,1%, seguida pelas regiões Sudeste (46,1%), Centro-Oeste (43,9%), Nordeste (42,2%) e Norte (37,2%).

O diagnóstico médico de hipertensão arterial foi relatado por cerca de 1/5 da população adulta, seguido pelo problema crônico de coluna. Outras DCNT como depressão e diabetes também tiveram frequências elevadas. Doenças mentais (em comparação com a depressão e outras DCNT) apresentaram os maiores graus de limitação, seguidas por acidente vascular cerebral, artrite e dores de coluna.

Transição inacabada: as doenças transmissíveis no Brasil

O complexo cenário com superposição de problemas de saúde de diferentes naturezas e determinantes sociais tem trazido desafios adicionais para as ações de atenção e vigilância no contexto da saúde pública. A maior dinâmica no território de pessoas e outros seres vivos, além de produtos, tem produzido um crescente compartilhamento de riscos, inclusive aqueles relacionados a surtos de doenças transmissíveis. Ressalta-se que a ampliação da cobertura e da qualidade das ações de vigilância em saúde no País, sobretudo após 2003, tem ampliado a capacidade de resposta do País frente a complexos desafios em um mundo globalizado, em especial das doenças com potencial epidêmico. Entretanto, crises sistêmicas político institucionais e socioeconômicas têm impactado o avanço dessas ações integradas particularmente a partir de 2015.

A seguir, são apresentadas algumas doenças transmissíveis no País com potencial epidêmico, além das decorrentes e perpetuadoras da pobreza (ou doenças negligenciadas).

• Dengue e outras arboviroses

Dengue mantém-se como uma das principais doenças com potencial epidêmico no País, tendo reemergido no País em 1982, ano da primeira evidência de ocorrência de epidemia em Boa Vista (Roraima), quando foram isolados os sorotipos DENV1 e DENV4.

Em 2015 foram notificados 1.688.688 casos, com circulação simultânea dos quatro sorotipos, com o DENV1 presente em mais de 80% dos isolamentos. Em 2016 foram notificados 1.483.623, enquanto que em 2019 houve um total de 1.544.987 casos prováveis da doença.

Ressalta-se que o ano de 2014 (589.107 casos de dengue, ano interepidêmico) foi marcado pelo primeiro registro no País de ocorrência de dengue na vigência da emergência de outras arboviroses. No segundo semestre de 2014 foi confirmada a circulação autóctone do vírus Chikungunya na população brasileira. Confirmou-se transmissão autóctone inicialmente nos estados do Amapá (cepa Asiática) e da Bahia (cepa Sul-Africana). Uma grande epidemia de Chikungunya havia sido registrada previamente nas Américas em outubro de 2013, com início em diversas ilhas na região do Caribe, com elevadas taxas de ataque (38 a 63%). A entrada no Brasil provavelmente se deu pela fronteira norte. No primeiro semestre de 2017, praticamente todos os estados já haviam registrado casos autóctones. Em 2016 foram registrados 277.882 casos prováveis de febre de Chikungunya, reduzindo para 185.854 em 2017 e para 95.852 em 2021.

A alta densidade do vetor, a presença de indivíduos suscetíveis e a intensa circulação de pessoas em áreas endêmicas têm contribuído para o potencial de ocorrência de epidemias em todas as regiões. A doença causada pelo vírus Chikungunya cursa com enfermidade febril aguda, subaguda ou crônica. Em alguns casos a artralgia se torna crônica, gerando grande impacto para o indivíduo, sua família e para a sociedade, podendo persistir por anos. Foram registradas ainda formas graves e atípicas da doença em raros casos, que quando ocorrem têm potencial para evoluir para óbito.

A concomitância da circulação de arboviroses diante da restrição da capacidade do País para a confirmação laboratorial limitou a identificação da circulação de vírus em áreas novas e às pessoas com maior risco de complicações. A emergência quase simultânea do vírus Zika complexificou ainda mais o cenário operacional de controle e de reconhecimento da dinâmica epidemiológica, sobretudo pelo fato de não ter sido previamente identificado no continente americano. Os primeiros casos registrados de infecção por vírus Zika ocorreram no Rio Grande do Norte, no último trimestre de 2014. Já no início de 2015, Paraíba e Maranhão também notificaram surtos. Em 2016 foram registrados 216.207 casos prováveis de doença aguda por vírus Zika, 17.594 casos em 2017, e 6.143 em 2021.

Estes casos eram caracterizados por exantema maculopapular pruriginoso, febre intermitente baixa ou inexistente, hiperemia conjuntival não purulenta e sem prurido, artralgias, mialgia, cefaleia e edema periarticular frequentemente em mãos, punhos e tornozelos. Registra-se que a maior parte dos casos apresentou evolução clínica benigna e os sinais e sintomas geralmente desapareceram após 3-7 dias. Entretanto, foram registrados óbitos, além de aumento de casos de microcefalia por exposição/infecção em gestantes e de manifestações neurológicas associadas à ocorrência da doença.

A ocorrência de casos humanos confirmados de febre amarela silvestre no País tem sido irregular, com tendência estacionária e períodos endêmicos e ocorrência de casos isolados em pessoas não vacinadas, em geral na região amazônica. Este padrão endêmico tem sido intercalado por períodos epizoóticos e/ou epidêmicos, quando o vírus atingia principalmente populações de áreas com baixas coberturas vacinais nas regiões Centro-Oeste, Sudeste e Sul do País, como ocorreu no período epidêmico registrado entre 2007 e 2009.

Apenas um caso humano foi registrado em 2014 no Estado do Pará, o primeiro caso registrado em uma pessoa vacinada (aos 9 meses de idade), além de uma epizootia em primatas não humanos no estado do Tocantins. No período de reemergência do vírus da febre amarela na região extra-amazônica, entre julho de 2014 e dezembro de 2016, foram confirmados 15 casos humanos (1,9% dos 794 casos suspeitos notificados), com locais prováveis de infecção em: Goiás, Pará, Mato Grosso do Sul, São Paulo e Amazonas. Esta série de ocorrências foi compatível com o período sazonal da doença. No mesmo período foram confirmadas 49 epizootias de primatas não humanos para febre amarela (5,5% das 898 notificadas) em **São Paulo, Goiás, Distrito Federal, Tocantins, Minas Gerais e Pará.**

A despeito da sinalização sobre a necessidade de garantir coberturas vacinais adequadas e vacinação preventiva em situações de maior risco, bem como de fortalecimento das ações de vigilância dado o caráter sazonal da doença, o Brasil apresentou em 2017 o maior surto de febre amarela da história, no período de dezembro de 2016 a maio de 2017. Esse fato indica considerável potencial de dispersão para outras áreas sem circulação prévia do vírus e com presença de populações de mosquitos silvestres e primatas não humanos. Esta reemergência do vírus amarílico gerou maior impacto nas populações de primatas não humanos (mais de 7 mil animais), com mais de 1.400 epizootias, além de quase 800 casos humanos confirmados, com mais de 250 óbitos. Houve concentração de casos na região Sudeste, em especial Minas Gerais e Espírito Santo. Os estados de São Paulo e Rio de Janeiro tiveram menor frequência e intensidade de transmissão. Em 2017, após a redução da incidência da doença no inverno, a retomada da transmissão do vírus foi observada em áreas/regiões afetadas durante o final do último surto (2016/2017).

Entre dezembro de 2014 e maio de 2015 foram registrados nos estados de Goiás e Tocantins surtos de febre pelo vírus Mayaro, da família *Togaviridae* e do gênero *Alphavirus*, assim como pelo vírus Chikungunya. A apresentação clínica entre estes dois vírus é semelhante, com síndrome febril aguda inespecífica muito próxima à da dengue, a maioria autolimitada, com interrupção dos sintomas em até 1 semana. Chama a atenção na forma grave de infecção pelo vírus Mayaro com artralgia, que também pode persistir por meses, e em alguns casos, eventos de meningoencefalite.

Em meados de 2014 foi identificada no Piauí a emergência da circulação do vírus do Nilo Ocidental em seres humanos, com síndrome neurológica marcante, embora estudos anteriores indicassem a possibilidade da circulação desde 2005, a partir de sorologias em galinhas e equídeos no Acre, Mato Grosso e Mato Grosso do Sul.

• Outras doenças emergentes, reemergentes e persistentes

Para além das arboviroses, como indicação da importância de eventos emergentes e reemergentes no cenário epidemiológico nacional, foram incluídas na relação nacional de eventos de notificação compulsória algumas condições registradas nos últimos 50 anos, como: doenças com suspeita de disseminação intencional (antraz pneumônico, tularemia, varíola), cólera, dengue, doença de Creutzfeldt-Jacob, febre do Nilo Ocidental e outras arboviroses de importância em saúde pública, febre de Chikungunya, doença aguda pelo vírus Zika em geral e em gestantes, doenças febris hemorrágicas emergentes/reemergentes (Arenavírus, Ebola, Marburg, Lassa e febre purpúrica brasileira), febre maculosa e outras riquetisioses, hantavirose, hepatites virais, HIV/AIDS – infecção pelo vírus da imunodeficiência humana ou síndrome da imunodeficiência adquirida, infecção por HIV em gestante, parturiente ou puérpera e criança exposta ao risco de transmissão vertical do HIV, infecção por HIV (população geral), influenza humana produzida por novo subtipo viral, síndrome febril **íctero**-hemorrágica aguda e síndrome respiratória aguda grave associada a coronavírus (SARS-CoV, MERS-CoV).

Ampliando o escopo da vigilância, em março de 2017 foi definida pelo Ministério da Saúde a relação de epizootias de notificação compulsória e suas diretrizes para notificação em todo o território nacional. Na lista de doenças de notificação compulsória imediata, com base na vigilância animal, foram definidas: febre amarela, raiva, febre do Nilo Ocidental, outras arboviroses de importância em saúde pública (encefalomielite equina do Oeste, do Leste e Venezuelana, Oropouche, Mayaro), peste e influenza. Já na lista de eventos de saúde pública, entre as epizootias de notificação compulsória imediata, insere-se morte de primatas não humanos, morte ou adoecimento de cães e gatos com sintomatologia neurológica, morte de aves silvestres, morte ou adoecimento de equídeos com sintomatologia neurológica, morte de canídeos silvestres, morte de quirópteros em áreas urbanas, morte de roedores silvestres em áreas de ocorrência de peste e morte de animais silvestres sem causa conhecida.

Destaca-se o avanço no País do controle das doenças imunopreveníveis, cujas ações foram sistematizadas nacionalmente a partir da constituição do Programa Nacional de Imunização no início da década de 1970. A ocorrência destas doenças vem sendo reduzida de forma significativa. Entretanto, a sistemática redução das coberturas vacinais particularmente desde 2017 têm preocupado, frente a questões como hesitação vacinal e notícias falsas (*fake news*).

A varíola humana **é o único exemplo de doença com alcance da meta de** saúde pública a erradicação. Além da poliomielite, a rubéola também teve sua transmissão interrompida no País. Em 2014 destaca-se a ocorrência de um surto de sarampo na Região Nordeste (Paraíba, Pernambuco e Ceará), bem como aumento no número de casos de coqueluche. A falta de oportunidade na detecção dos casos iniciais, bem como na execução das ações de controle, permitiu a ampliação da circulação do vírus. Paralelamente, foram observadas coberturas vacinais abaixo de 95%, não suficiente para impedir a circulação do sarampo. No caso da coqueluche, o aumento do número de casos tem predominância entre menores de 1 ano de idade (cerca de 70% dos casos), em especial nos menores de 6 meses, portanto antes de completarem seu esquema básico de vacinação.

A sífilis persiste como problema de saúde pública, a despeito da factibilidade de seu controle diante das medidas de controle disponíveis na rede de atenção. Em 2020, o número total de casos de sífilis adquirida notificados no Brasil foi de 115 (taxa de detecção de 54,5 casos/100.000 habitantes). Para a sífilis em gestantes, o número total de casos notificados foi de 61.441 casos (taxa de detecção de 21,6/1.000 nascidos vivos). Já a sífilis congênita foi notificada em 22.065 casos (taxa de incidência de 7,7/1.000 nascidos vivos); e 186 óbitos por sífilis congênita (taxa de mortalidade de 6,5/100.000 nascidos vivos).

Para as hepatites virais, de 1999 a 2020 foram notificados no SINAN 689.933 casos confirmados no Brasil: 168.579 (24,4%) hepatite A, 254.389 (36,9%) hepatite B, 262.815 (38,1%) hepatite C e 4.150 (0,6%) hepatite D. O coeficiente de incidência de casos de hepatite A foi maior nos anos de 2004 e 2005, enquanto a detecção das hepatites B e C vem apresentando tendência de aumento até 2019, com a hepatite B configurando os maiores coeficientes em relação à hepatite C em todo o período. Os menores coeficientes são observados para a hepatite D.

Em relação à infecção por HIV foram notificados 381.793 casos de 2007 a junho de 2021, (69,8%) casos em homens e 115.333 (30,2%) casos em mulheres, com razão de sexos em 2020 de 2,8 (M:F). Durante o "I Fórum Latino-americano e do Caribe sobre o Contínuo da Atenção em HIV", em maio de 2014, na Cidade do México, o Brasil e demais países da região estabeleceram as chamadas metas "90/90/90": 90% das pessoas que vivem com HIV (PVHA) conhecendo seu *status* sorológico; 90% das PVHA seguindo terapia antirretroviral (TARV); e 90% das pessoas em TARV atingindo supressão viral, até o ano de 2020. O Brasil se comprometeu com a ampliação da testagem, associada à política da oferta do tratamento como prevenção para reduzir a carga global da infecção (*Test and Offer – TasP*).

O registro de gestantes infectadas com HIV no período de 2000 até junho de 2021 totalizou 141.025 casos. No ano de 2016 foram notificadas 7.823 gestantes. Ressalta-se que o coeficiente de detecção de gestantes com HIV em 10 anos (2010-2020) vem apresentando tendência de aumento de 30,3%, de 2,1 casos/mil nascidos vivos em 2006 para 2,7 em 2020.

Para a aids no País, de 1980 a junho de 2021, foram notificados 1.045.355 casos com média anual de 36,8 mil casos nos últimos 5 anos. Há uma concentração nas regiões Sudeste e Sul, correspondendo cada qual a 50,6% e 19,8% do total, sendo que as regiões Nordeste, Centro-Oeste e Norte foram responsáveis por 16,5%, 6,9% e 6,2%, respectivamente. Do início da epidemia de aids (1980) até 31 de dezembro de 2020, foram registrados 360.323 óbitos, cuja causa básica foi a aids. Verificou-se redução de 29,9% no coeficiente de mortalidade padronizado para o Brasil, de 5,7 óbitos/100 mil habitantes em 2010 para 4,0 em 2020.

- Doenças persistentes e associadas à pobreza

Um novo roteiro da Organização Mundial da Saúde (OMS) lançado em 2021, endossado pela 73ª Assembleia Mundial de Saúde em, 2020, estabeleceu metas e marcos globais para prevenção, controle, eliminação ou erradicação de 20 doenças e grupos de doenças, bem como metas transversais alinhadas às estabelecidas pelos Objetivos de Desenvolvimento Sustentável (ODS).

Com a proposta de abordagem centrada nas pessoas e de adoção de ações concretas, inovadoras e focadas em plataformas integradas, tais metas incluem até 2030: erradicação da dracunculose (doença do verme-da-Guiné), e da bouba, diminuição em 90% do número de pessoas que precisam de tratamento para as doenças tropicais negligenciadas (DTN) em geral, pelo menos 100 países com alcance de metas de eliminação de pelo menos uma doenças tropicais negligenciadas (DTN) e reduzir em 75% os anos de vida perdidos ajustados por incapacidade (DALYs) relacionados às DTN.

Entre as 20 DTN incluídas neste documento da OMS inserem-se, segundo meta de controle em saúde pública: 1) Erradicação: dracunculose, bouba; 2) Eliminação (interrupção da transmissão): tripanossomíase africana (*Trypanosoma brucei gambiense*), hanseníase, oncocercose; 3) Eliminação como problema de saúde pública: doença de Chagas, tripanossomíase africana (*Trypanosoma brucei rhodesiense*), leishmaniose visceral, filariose linfática, raiva, esquistossomose, geohelmintoses, tracoma; 4) Controle: úlcera de Buruli, dengue, equinococose, trematodioses de transmissão alimentar, leishmaniose cutânea, micetoma/cromoblastomicose/outras micoses profundas, escabiose/outras ectoparasitoses, envenenamento por picada de cobra e teníase/cisticercose.

A doença de Chagas representa uma condição infecciosa, com fases aguda e crônica; uma antropozoonose causada por *Trypanosoma cruzi*. Estimativas mais recentes no Brasil indicam que o número de pessoas infectadas por *T. cruzi* varia de 1,9 milhão a 4,6 milhões de pessoas, provavelmente mais próximo atualmente a 1,0-2,4% da população. Partindo-se do pressuposto de que até 30% das pessoas cronicamente infectadas poderão vir a apresentar alterações cardíacas e que até 10% poderão apresentar alterações digestivas, neurológicas ou mistas, amplia-se a necessidade para estruturação de uma rede de atenção à saúde oportuna, resolutiva e integral. A doença de Chagas apresenta a maior carga de mortalidade entre as demais doenças tropicais negligenciadas analisadas, tanto como causa básica ou como causa múltipla.

A interrupção da transmissão vetorial da doença de Chagas, pelo seu principal vetor domiciliado no País, *Triatoma infestans*, associado ao maior controle em hemocentros, ampliou a importância da investigação de surtos da forma aguda da doença relacionada à transmissão alimentar (açaí, bacaba, cana-de-açúcar, dentre outros menos frequentes) e alguns à transmissão vetorial pela exposição acidental ao ciclo silvestre do agente etiológico. No período de 2000 a 2014 foram registrados 1.742 casos de doença de Chagas aguda no Brasil, 1.185 (68%) por transmissão alimentar, 128 (7%) por transmissão vetorial e em 406 (23%) sem identificação da forma de transmissão. De 2015 a 2020 foram notificados 1.911 casos agudos da doença.

A leishmaniose visceral (calazar) é a forma mais grave das leishmanioses, sendo fatal em mais de 90% dos casos se não tratada adequadamente. A doença afeta algumas das pessoas mais pobres do mundo e está associada a estados de desnutrição, deslocamento da população (em especial refugiados), moradia precária, sistema imunológico deficiente e falta de educação e recursos financeiros. No Brasil, a leishmaniose visceral apresentava-se primariamente como uma zoonose marcada como doença de caráter eminentemente rural. Nas últimas décadas, vem se expandindo para áreas urbanas de médio e grande portes, com franca expansão geográfica, com registro somente em 2019 de 2.529 casos. Em 2015 foram registrados 264 óbitos por causa básica (0,13 óbito por 100.000 habitantes) e 320 óbitos por causa múltipla (0,16 óbito por 100.000 habitantes).

A leishmaniose tegumentar americana é a forma mais comum de expressão de leishmanioses e é responsável por lesões cutâneas, principalmente úlceras, em partes expostas do corpo, deixando cicatrizes de longa duração e incapacidade grave, com grande potencial estigmatizante. No Brasil, tem apresentado nas últimas décadas mudanças no seu comportamento epidemiológico, tendo sido registrados 15.484 casos somente em 2019. Inicialmente considerada zoonose de animais silvestres, que acometia ocasionalmente pessoas em contato com florestas, começou a ocorrer em zonas rurais já praticamente desmatadas e em regiões periurbanas. Além da persistência de transmissão em algumas áreas tradicionais, tem-se verificado o aparecimento de surtos associados a fatores decorrentes do surgimento de atividades econômicas, como garimpos, expansão de fronteiras agrícolas e extrativismo, em condições ambientais altamente favoráveis à transmissão da doença. Em 2015 foram registrados 25 óbitos por causa básica e 51 por causa múltipla, respectivamente, com coeficientes de mortalidade de 0,01 e 0,03 óbito por 100.000 habitantes.

A transmissão da malária no Brasil restringe-se praticamente **à região amazônica (Acre, Amapá, Amazonas, Maranhão, Mato Grosso, Pará, Rondônia, Roraima e Tocantins)**, responsável por mais de 95% dos casos. Entretanto, os casos da região extra-amazônica ou importados de outros países endêmicos não podem ser negligenciados, pois além do risco de reintrodução da transmissão devido à presença dos mosquitos vetores da doença em todo o território, podem estar associados a alta letalidade, em grande parte relacionada ao atraso no diagnóstico e tratamento. Nos últimos anos tem-se focalizado no maior monitoramento da malária por *Plasmodium falciparum* que, em 2000, foi responsável por 21% dos casos, reduzindo para menos de 16% a partir de 2014. A proposta de meta de controle segue sendo de eliminação da malária, tendo em vista que a primeira espécie a ser eliminada é *Plasmodium malariae*, seguida de *P. falciparum* e, por fim, *Plasmodium vivax*.

A análise da série histórica da incidência de tuberculose no Brasil demonstrou redução sustentável entre 2012 e 2015, entretanto, o coeficiente de incidência no país aumentou entre 2016 e 2019. Nos anos de 2020 e 2021, marcados pela pandemia por Covid-19, verificou-se redução na incidência comparativamente com o período anterior à pandemia. A despeito desta situação, segundo classificação da OMS para o período de 2016-2020, o Brasil ocupa a 20ª posição na lista dos 30 países com alta carga de tuberculose e a 19ª posição na lista dos 30 países com alta carga de coinfecção tuberculose e HIV. A distribuição de ambos os indicadores teve um padrão heterogêneo segundo regiões, estados e capitais. Entre as regiões, em 2017, o coeficiente de incidência variou de 20,0 casos/100 mil habitantes (Centro-Oeste) a 42,7 casos/100 mil habitantes (Norte). Para os estados, os maiores coeficientes de incidência e mortalidade foram verificados no Amazonas, no Rio de Janeiro e em Pernambuco.

O Brasil atingiu as metas internacionais relacionadas à incidência, prevalência e mortalidade em 2012, o que demandou um novo ciclo estratégico. A estratégia pós-2015 tem como visão "um mundo livre da tuberculose: zero morte, adoecimento e sofrimento devido à tuberculose" e, por objetivo, o fim da epidemia global da doença, reduzindo a incidência para menos de dez casos por 100 mil habitantes e o coeficiente de mortalidade em 95%, de 2015 até 2035. Os marcos intermediários estabelecidos foram de redução da mortalidade em 35%, 75% e 90% e da incidência em 20%, 50% e 80% para os anos de 2020, 2025 e 2030, respectivamente. Além disto, espera-se que a partir de 2020 nenhuma família enfrente gastos substanciais por conta da doença.

A hanseníase é uma doença infecciosa crônica causada por *Mycobacterium leprae*, que afeta principalmente a pele, os nervos periféricos, a mucosa do trato respiratório superior e os olhos. Sem tratamento específico apresenta elevado potencial de causar incapacidade física e deficiência, com impactos individuais e coletivos, incluindo pobreza, preconceito e estigma.

Observa-se redução na detecção de casos novos no País. Entretanto, permanece sua ocorrência focal, em especial nas regiões Norte, Nordeste e Centro-Oeste, com manutenção da transmissão. A detecção de casos de hanseníase entre crianças menores de 15 anos é prioritária, por sinalizar focos ativos de infecção e transmissão recente. O Brasil apresentou em 2016 um total de 25.218 casos novos, correspondendo a um coeficiente geral de detecção de 12,232 casos por 100.000 habitantes. Entre os anos de 2016 e 2020, foram diagnosticados no Brasil 155.359 casos novos de hanseníase. Desses, 86.225 ocorreram no sexo masculino, o que corresponde a 55,5% do total. A hanseníase é classicamente tipificada como doença com alta capacidade de morbidade, pelo dano dermatoneurológico, mas não associada a níveis significativos de mortalidade. Estudo conduzido no Brasil com dados de 2000-2011 identificou aproximadamente 7.730 mortes incluindo, além da causa básica, as causas associadas (causas múltiplas). Traduziu um acréscimo de quase 4.730 óbitos tendo esta doença como causa associada, ampliando-se a sensibilidade do sistema de vigilância. Identificou-se ainda que os eventos de óbito se associavam em grande parte a complicações relacionadas com a hanseníase, como episódios reacionais graves, efeitos adversos aos medicamentos utilizados na poliquimioterapia e infecções bacterianas secundárias graves.

A esquistossomose mansônica é uma doença parasitária com fases aguda e crônica, causada pelo trematódeo *Schistosoma mansoni*, podendo ser inicialmente assintomática e evoluir para formas clínicas graves e óbito. Em geral, as pessoas são expostas à água infestada e infectadas durante atividades agrícolas, domésticas, ocupacionais e de lazer (esta última, em especial nas crianças). O controle da esquistossomose engloba a redução da carga da doença por meio do tratamento periódico e em larga escala de populações sob risco. Uma abordagem mais abrangente relativa aos determinantes sociais da doença demanda a inclusão de ações para garantia de água potável, saneamento adequado, medidas de higiene e controle de planorbídeos.

No País, proporções de positividade mais elevadas dos exames realizados pelo programa de controle são verificadas nos estados de Alagoas, Pernambuco, Sergipe, Minas Gerais, Bahia, Paraíba e Espírito Santo. Há ainda áreas com presença de transmissão focal nos estados do Ceará, Piauí, Maranhão, Pará, Goiás, Distrito Federal, São Paulo, Rio de Janeiro, Paraná, Santa Catarina e Rio Grande do Sul.

No Brasil, de 2009 a 2019, segundo dados do Sistema de Informação do Programa de Controle da Esquistossomose (SISPCE), o percentual de positividade para *S. mansoni* em áreas endêmicas variou de 5,2% em 2009 a 2,9% em 2018. Neste período foram realizados na rotina em torno de 9.867.120 exames e detectados 423.117 casos, com média de positividade de 4,3%. Somente em 2019, dos 412.072 exames, foram identificados 13.273 casos (positividade de 3,2%).

O tracoma é uma doença infecciosa ocular causada pela bactéria *Chlamydia trachomatis* que pode ser causa de cegueira irreversível. A infecção se dissemina por meio do contato pessoal (mãos, roupas de uso pessoal ou roupas de cama) e por moscas (*Musca domestica*, *Hippelates spp*. e *Liohippelates spp*.) que estiveram em contato com a secreção ocular ou nasal de uma pessoa infectada. As crianças com idade até 10 anos na vigência de infecção ativa representam o principal reservatório nas localidades endêmicas. Com ocorrência de episódios recidivantes de infecção ao longo de muitos anos, produz cicatrizes inflamatórias (ceratoconjuntivite) na conjuntiva palpebral superior que levam à formação de entrópio e triquíase, que pode gerar trauma na superfície do olho, com dor e desconforto e danos permanentes à córnea.

O Brasil é reconhecido como País endêmico que requer intervenções para controle, sendo que a partir de 1970 a prevalência no País tem reduzido. Apesar da tendência de redução, mantém-se com indicadores de média e alta prevalência em comunidades com maior concentração de pobreza. Estima-se que em 2015, 4.402.470 pessoas residiam em áreas que justificavam o tratamento com antibióticos, limpeza facial e melhoria ambiental para a eliminação do tracoma como problema de saúde pública no País.

No último inquérito nacional realizado entre os anos de 2002 e 2008 (27 Unidades da Federação), confirmou-se a existência da doença em todo o território brasileiro, com prevalência média de 5,1% (1.514 municípios com Índice de Desenvolvimento Humano Municipal menor que a média nacional). No período entre 2007 e 2015 foram examinadas 3.205.517 pessoas, com detecção de 141.990 casos de tracoma (4,43%). Quase metade destes casos era da região Nordeste, 21,7% na Sudeste, 20,5% na Norte, 6,5% na Centro-Oeste e 5,5% na região Sul. Em 2015 a doença foi verificada principalmente em áreas localizadas nas regiões Nordeste e Norte do País.

A raiva é uma antropozoonose viral infecciosa, imunoprevinível, que é quase sempre fatal após o início dos sintomas clínicos. Em até 99% dos casos, os cães domésticos são responsáveis pela transmissão do vírus rábico aos seres humanos. No entanto, a raiva pode afetar outros animais domésticos e também animais silvestres. No período de 2011 a 2015 foram confirmados 14 casos de raiva humana (Maranhão, Piauí, Ceará, Paraíba, Minas Gerais, Mato Grosso e Mato Grosso do Sul). Todos os casos nesse período foram consequência da falta de procura pela assistência médica em tempo oportuno ou por não conformidade no atendimento profilático antirrábico humano.

De 2010 a 2022 (até 02 de agosto de 2022) foram registrados 45 casos de raiva humana, (somente em 2014 não houve notificação de caso). Desses casos, nove tiveram o cão como animal agressor, 24 por morcegos, quatro por primatas não humanos, dois por raposas, cinco por felinos e em um deles não foi possível identificar o animal agressor. Na série histórica de casos de raiva humana no Brasil, há registro apenas duas curas, todos os demais casos evoluíram para óbito.

A filariose linfática representa uma condição crônica, geralmente adquirida na infância em cenários urbanos com infraestrutura pública deficiente, que compromete o sistema linfático. As manifestações visíveis dolorosas e profundamente deformantes da doença ocorrem tardiamente ao longo da vida e podem levar à incapacidade/deficiência grave. Além do dano físico e funcional, as pessoas afetadas sofrem também com transtornos mentais, sociais e financeiros que contribuem para o estigma e a perpetuação da pobreza. Estima-se que em 2015 um total de 43.186 pessoas necessitava de tratamento específico para a filariose linfática, destas 25.766 receberam tratamento específico, correspondendo a uma cobertura de 59,7%. Os avanços alcançados nas estratégias de controle restringiram a transmissão de filariose linfática a quatro municípios da Região Metropolitana de Recife: Jaboatão dos Guararapes, Paulista,

Olinda e Recife. Nenhum caso foi diagnosticado a partir de 2015.

A oncocercose é uma doença parasitária causada pela filária *Onchocerca volvulus*, com transmissão aos seres humanos por meio da exposição a picadas repetidas de moscas infectadas do gênero *Simulium spp.*, que se reproduzem em rios e riachos de fluxo rápido, principalmente em localidades remotas localizadas perto de terras férteis onde as pessoas dependem da agricultura. Os sintomas incluem, além de prurido intenso, quadros mais graves com nódulos subcutâneos, condições de desfiguração da pele e deficiência visual, incluindo cegueira permanente em decorrência da intensa resposta inflamatória gerada. O Brasil e a República Bolivariana da Venezuela permanecem com padrão de endemicidade, sendo que as intervenções estão centradas em um foco em cada País. No Brasil, a ocorrência de oncocercose esteve restrita à área indígena dos Yanomami (áreas de Roraima e Amazonas) e atualmente, está em fase de pré-eliminação. Estimou-se para o País em 2015 um total de 15.323 pessoas necessitando de tratamento em massa para a oncocercose, sendo que 10.745 foram tratadas, alcançando cobertura de 70,1%. Não há registros de casos novos desta doença no Brasil desde 2000. Verificou-se a existência de proporção decrescente ao longo do tempo de pessoas assintomáticos com presença de microfilárias na pele, com baixas densidades da parasitemia, em áreas-sentinela (média de 20% em 2003, 15% em 2007 e 4% em 2012).

Agendas e compromissos para o futuro

Partindo-se da manutenção das tendências dos padrões demográficos descritos neste capítulo, amplifica-se para o futuro a importância dos processos saúde-doença próprios do ciclo da vida após os 65 anos de idade, particularmente as DCNT. Essa tendência de crescimento da população de idosos poderá ser ainda maior com o enfrentamento da mortalidade por acidentes e violências, em especial na população masculina.

Estudo com prospecção do cenário epidemiológico do Brasil em 2033 revela um aprofundamento das tendências descritas, reforçando aumento da carga das DCNT e redução das doenças transmissíveis, além da persistência do impacto das causas externas. Por outro lado, avança-se na redução do coeficiente de mortalidade infantil e de seus padrões diferenciais de expressão regional.

A mortalidade proporcional por DCNT permanecerá relevante, representando 70% da mortalidade total do País, mesmo com uma redução estimada aproximada de 2% ao ano. Neste grupo, as doenças cardiovasculares permanecerão com o maior percentual durante todo o período, mesmo com uma tendência de redução do seu peso relativo. Já as neoplasias, também bastante influenciadas pelo processo de envelhecimento da população, apresentaram tendência consistente de crescimento ao longo de todo o período, passando de aproximadamente 10% em 1980 para quase 20% do estimado para 2033. Para o SUS significará maior demanda por diagnóstico e tratamento, com grande impacto sobre os serviços de saúde. Por sua vez, as causas externas persistirão com sua importância, sendo superadas pelas neoplasias. As afecções perinatais e, na sequência, as doenças infecciosas e parasitárias terão as maiores reduções da mortalidade proporcional.

Por sua vez, a análise dos coeficientes de mortalidade padronizada por doenças cardiovasculares evidencia redução de quase 60% no período projetado até 2033, fruto da combinação da redução de fatores de risco, com incorporação de protocolos clínicos e diretrizes terapêuticas mais adequados, com novas tecnologias. As causas externas terão aumento importante de quase 41%, com a necessidade de ações mais efetivas voltadas para a redução de acidentes de transporte terrestre e agressões.

Para a doença de Alzheimer e outras demências estima-se um aumento de quase 165,6%, situando-se como a oitava mais importante causa de óbito em 2033. O coeficiente de mortalidade pelo grupo de infecções do trato respiratório inferior terá o segundo maior crescimento, aproximadamente 120%, provavelmente pela maior vulnerabilidade da população de idosos às complicações da influenza e de outros quadros infecciosos.

O tabagismo, reconhecido como importante fator de risco para doenças cardiocirculatórias e neoplasias, tem apresentado uma diminuição sustentável nas últimas décadas, passando de uma prevalência, entre adultos, de 33,5% em 1989 para 18,1% em 2008, mas com padrão desigual, com maior impacto em grupos populacionais de menor escolaridade. Mantidas as tendências relativas ao tabagismo, obesidade e sobrepeso, em 2033 estima-se que haverá uma concentração ainda maior de doenças e fatores de risco entre os mais pobres. Este cenário futuro representará ampliação da carga de doenças nesta população, com acúmulo de riscos para doenças transmissíveis, DCNT e causas externas, que em um ciclo poderão contribuir para desacelerar a redução das desigualdades sociais na saúde, ou, em alguns cenários, ampliá-las.

Para as doenças transmissíveis estima-se que nas próximas 2 décadas terão distintas tendências. A primeira remete-se à eliminação, como problema de saúde pública, do conjunto de doenças para as quais se dispõe na atualidade (ou se disporá em breve) de instrumentos e estratégias eficazes e efetivos. Estas doenças, ainda que não estejam completamente eliminadas em 2033, deverão apresentar aceleração significativa na taxa de redução como resultado da ampliação de estratégias adotadas recentemente no País, como tratamento coletivo em áreas de alta prevalência, maior eficiência na busca e tratamento de contatos, adoção de quimioprofilaxia, entre outras ações. Neste grupo inserem-se: hanseníase, geo-helmintíases, esquistossomose, tracoma, filariose e oncocercose.

Em outro espectro, antecipa-se a persistência de doenças transmissíveis para as quais os instrumentos de controle são limitados, se não forem desenvolvidas e incorporadas inovações em saúde ao longo das próximas 2 décadas. A tuberculose poderá ser considerada como uma doença integrante do segundo grupo, mas poderá migrar para o primeiro grupo a depender da confirmação de alguns cenários favoráveis até 2033. Para dengue, a possibilidade de ter uma vacina, em breve, poderá levar a uma alteração significativa de sua tendência até 2033.

Por fim, emergência ou reemergência de novos agentes infecciosos, alguns com padrão crítico de resistência a antibióticos. Para o terceiro grupo, as doenças emergentes apresentam potencial de impactar fortemente na perspectiva sanitária, econômica e social. Inserem-se neste grupo a SRAG (ou SARS, incluindo SARS-CoV-2 [Covid-19]) e as infecções por influenza A (H5N1) e a (H7N9), MERS-CoV, Chinkugunya, Zika e Ebola.

Com a adoção em setembro de 2015 dos 17 Objetivos de Desenvolvimento Sustentável (ODS) e das 169 metas associadas, a serem atingidos até 2030, reorienta-se o compromisso com o legado dos Objetivos de Desenvolvimento do Milênio (ODM), bem como com desafios ainda presentes. Fundamentam-se na concretização dos direitos humanos de todos e no alcance da igualdade de gênero e empoderamento de mulheres e meninas.

O objetivo 3 está diretamente vinculado ao setor da saúde **"Assegurar uma vida saudável e promover o bem-estar para todos, em todas as idades"**, e é composto por nove metas, que perpassam em grande parte os movimentos transicionais discutidos neste capítulo:

3.1 Até 2030, reduzir o coeficiente de mortalidade materna global para menos de 70 mortes por 100.000 nascidos vivos.

3.2 Até 2030, acabar com as mortes evitáveis de recém-nascidos e crianças menores de 5 anos, com todos os países objetivando reduzir a mortalidade neonatal para pelo menos 12 por 1.000 nascidos vivos e a mortalidade de crianças menores de 5 anos para pelo menos 25 por 1.000 nascidos vivos.

3.3 Até 2030, acabar com as epidemias de aids, tuberculose, malária e doenças tropicais negligenciadas, e combater a hepatite, doenças transmitidas pela água e outras doenças transmissíveis.

3.4 Até 2030, reduzir em 1/3 a mortalidade prematura por doenças não transmissíveis via prevenção e tratamento, e promover a saúde mental e o bem-estar.

3.5 Reforçar a prevenção e o tratamento do abuso de substâncias, incluindo o abuso de drogas entorpecentes e o uso nocivo do álcool.

3.6 Até 2020, reduzir pela metade as mortes e os ferimentos globais por acidentes em estradas.

3.7 Até 2030, assegurar o acesso universal aos serviços de saúde sexual e reprodutiva, incluindo o planejamento familiar, informação e educação, bem como a integração da saúde reprodutiva em estratégias e programas nacionais.

3.8 Atingir a cobertura universal de saúde, incluindo a proteção do risco financeiro, o acesso a serviços de saúde essenciais de qualidade e o acesso a medicamentos e vacinas essenciais seguros, eficazes, de qualidade e a preços acessíveis para todos.

3.9 Até 2030, reduzir substancialmente o número de mortes e doenças por produtos químicos perigosos, contaminação e poluição do ar e água do solo.

  3.9.a Fortalecer a implementação da Convenção-Quadro para o Controle do Tabaco em todos os países, conforme apropriado.

  3.9.b Apoiar a pesquisa e o desenvolvimento de vacinas e medicamentos para as doenças transmissíveis e não transmissíveis, que afetam principalmente os países em desenvolvimento, proporcionar o acesso a medicamentos e vacinas essenciais a preços acessíveis, de acordo com a Declaração de Doha, que afirma o direito dos países em desenvolvimento de utilizarem plenamente as disposições do acordo TRIPS (*Trade-Related Aspects of Intellectual Property Rights*) sobre flexibilidades para proteger a saúde pública e, em particular, proporcionar o acesso a medicamentos para todos.

3.9.c Aumentar substancialmente o financiamento da saúde e o recrutamento, desenvolvimento e formação, e retenção do pessoal de saúde nos países em desenvolvimento, sobretudo nos países menos desenvolvidos e nos pequenos Estados insulares em desenvolvimento.

3.9.d Reforçar a capacidade de todos os países, particularmente os países em desenvolvimento, para o alerta precoce, redução de riscos e gerenciamento de riscos nacionais e globais de saúde.

Ressalta-se que as DTN passaram a ser formalmente reconhecidas como um alvo prioritário para uma ação global integrada. Elas integram o objetivo 3 dos ODS: "assegurar uma vida saudável e promover o bem-estar para todos, em todas as idades", e estão explicitadas em uma de suas nove metas, a 3.3: "até 2030, acabar com as epidemias de aids, tuberculose, malária e DTN, e combater a hepatite, doenças transmitidas pela água e outras doenças transmissíveis". Esta meta representou importante ampliação de foco para atuação global ao que havia sido estabelecido previamente pelos ODM até 2015.

Para além do objetivo 3.3, as análises voltadas para as DTN apresentam o desafio de introduzir transversalmente metas relevantes, de caráter intersetorial, inseridas em outros objetivos, como por exemplo, "cobertura universal de saúde" (meta 3.8), "acesso universal à água potável" (meta 6.1) e "saneamento" (meta 6.2). O controle de DTN remete, portanto, a uma perspectiva mais ampliada, de desenvolvimento humano e social, com caráter inclusivo. Este grupo de doenças tem sido causa e, ao mesmo tempo, consequência da condição de pobreza estrutural em que muitas pessoas estão inseridas, potencializando um ciclo perverso com impactos intergeracionais de miséria crônica, precárias condições de saúde e estigmatização. Estima-se para o Brasil que 19 milhões de pessoas estiveram sob risco de desenvolver uma ou mais DTN concomitantemente ou ao longo de suas vidas em 2015, 1,1% da carga mundial e 29,3% daquela encontrada na região da América Latina e do Caribe.

Em síntese, os desafios que se anunciam para o futuro exigirão respostas mais efetivas na organização da rede de atenção em saúde. Para tanto, o SUS deve ser defendido e fortalecido em um ambiente democrático como política pública inclusiva. Os serviços de saúde, com intensa participação de universidades, trabalhadores da saúde, gestores em saúde e da sociedade (organizada ou não), deverão incorporar estratégias para ampliação da cobertura integral da atenção a esses problemas, consubstanciadas por diferentes níveis de ações preventivas, incluindo necessariamente a prevenção quaternária. Para tanto, a ampliação do financiamento e da capacidade da gestão em saúde **é fundamental**.

Para além do setor saúde, é essencial que sejam ampliadas estratégias que busquem incessantemente a redução das desigualdades em saúde, com a composição de políticas públicas que atuem sobre os determinantes da saúde. Com base nas projeções realizadas, em 2033, o SUS enfrentará um cenário ainda mais complexo que o dos últimos 10 anos e sua preparação, já a partir do presente, será fundamental para um continuado, equitativo e sustentável aperfeiçoamento do nível de saúde de nossa população para um envelhecimento ativo.

Após mais de ½ século da proposição da teoria clássica da transição epidemiológica ter sido publicada, reforça-se, portanto, a necessidade de ampliar a perspectiva dos determinantes sociais, de forma a subsidiar o desenvolvimento de um conjunto de ações coletivas voltadas para a garantia dos direitos sociais, dentro do compromisso público de qualidade de vida para a população brasileira. O SUS é a expressão máxima do direito à saúde e deve estar configurado territorialmente em uma rede de atenção regionalizada que possa garantir o acesso e o alcance das necessidades da população, tanto para condições agudas quanto crônicas. Portanto, para o Brasil, alcançar perspectivas mais favoráveis para a sua população nesses movimentos transicionais, requer, necessariamente, seguir firme nos caminhos para fortalecer o SUS, em defesa da democracia e da vida, em todas as suas dimensões.

Bibliografia Consultada

- Araújo J. Polarização epidemiológica no Brasil. Informe Epidemiológico do SUS. 1992;1:5-16.
- Baeninger R, Fernandes D, Perez R, Demétrio NB, Domeniconi J (Orgs.). Atlas Temático do Observatório das Migrações em São Paulo – Internacionais. Campinas-São Paulo: NEPO-UNICAMP/Fundo de População das Nações Unidas; 2017. 432 p.
- Bangert M, Molyneux DH, Lindsay SW, Fitzpatrick C, Engels D. The cross-cutting contribution of the end of neglected tropical diseases to the sustainable development goals. Infect Dis Poverty. 2017;6:73.
- Barreto ML, Carmo EH, Noronha CV, Neves RBB, Alves PC. Mudanças dos padrões de morbi-mortalidade: uma revi-

são crítica das abordagens epidemiológicas. Physis 1993; 3:127-46.

- Barreto ML, Carmo EH. Padrões de adoecimento e de morte da população brasileira: os renovados desafios para o Sistema Único de Saúde. Ciênc Saúde coletiva. 2007;12:1779-90.
- Barreto ML, Teixeira MG, Bastos FI, Ximenes RA, Barata RB, Rodrigues LC. Successes and failures in the control of infectious diseases in Brazil: social and environmental context, policies, interventions, and research needs. Lancet. 2011;377:1877-89.
- Berquó ES. Fatores Estáticos e Dinâmicos (Mortalidade e Fecundidade). In: Dinâmica da População: Teoria, Métodos e Técnicas de Análise. Santos JLF, Levy MSF, Szmrecsányi, orgs. 1980; p. 21-85.
- Blue L, Espenshade TJ. Population momentum across the demographic transition. Popul Dev Rev. 2011;37:721-47.
- Bógus L, Baeninger R, orgs. A nova face da emigração internacional no Brasil. São Paulo: Editora Educ; 2018. 508 p.
- Borges GM. Health transition in Brazil: regional variations and divergence/convergence in mortality. Cad Saúde Pública. 2017; 33:e00080316.
- Brasil. Ministério da Saúde. Departamento de Informática do SUS. Disponível em: <http://datasus.saude.gov.br/>. Acessado em: 08 ago. 2022.
- Brasil. Ministério da Saúde. Secretaria de Vigilância em Saúde. Departamento de Vigilância, Prevenção e Controle das DST, Aids e Hepatites Virais. Boletim Epidemiológico: Sífilis 2021. Disponível em: < http://www.aids.gov.br/pt-br/pub/2021/boletim-epidemiologico-de-sifilis-2021 >. Acessado em: 08 ago. 2022.
- Brasil. Ministério da Saúde. Secretaria de Vigilância em Saúde. Departamento de Vigilância, Prevenção e Controle das DST, Aids e Hepatites Virais. Boletim Epidemiológico: Hepatites Virais 2021. Disponível em: < http://www.aids.gov.br/pt-br/pub/2021/boletim-epidemiologico-hepatites-virais-2021 >. Acessado em: 08 ago. 2022.
- Brasil. Ministério da Saúde. Secretaria de Vigilância em Saúde. Departamento de Vigilância, Prevenção e Controle das Infecções Sexualmente Transmissíveis, do HIV/Aids e das Hepatites Virais. Boletim Epidemiológico HIV/Aids 2021. Disponível em: < http://www.aids.gov.br/en/node/68259 >. Acessado em: 08 ago. 2022.
- Brasil. Ministério da Saúde. Secretaria de Vigilância em Saúde. Departamento de Análise em Saúde e Vigilância de Doenças não Transmissíveis. Saúde Brasil 2020/2021: uma análise da situação de saúde e da qualidade da informação. Brasília: Ministério da Saúde, 2021. Disponível em: <http://bvsms.saude.gov.br/bvs/publicacoes/saude_brasil_2020_2021_situacao_saude.pdf>. Acessado em: 08 ago. 2022.
- Brasil. Ministério da Saúde. Secretaria de Vigilância em Saúde. Departamento de Vigilância de Doenças e Agravos não Transmissíveis e Promoção da Saúde. Saúde Brasil 2018 uma análise de situação de saúde e das doenças e agravos crônicos: desafios e perspectivas Brasília: Ministério da Saúde, 2019. Disponível em: <https://bvsms.saude.gov.br/bvs/publicacoes/saude_brasil_2018_analise_situacao_saude_doencas_agravos_cronicos_desafios_perspectivas.pdf>. Acessado em: 08 ago. 2022.
- Brasil. Ministério da Saúde. Secretaria de Vigilância em Saúde. Departamento de Vigilância de Doenças e Agravos não Transmissíveis e Promoção da Saúde. Saúde Brasil 2017: uma análise da situação de saúde e os desafios para o alcance dos objetivos de desenvolvimento sustentável. Brasília: Ministério da Saúde, 2018. Disponível em: <http://bvsms.saude.gov.br/bvs/publicacoes/saude_brasil_2017_analise_situacao_saude_desafios_objetivos_desenvolvimento_sustetantavel.pdf>. Acessado em: 08 ago. 2022.
- Brasil. Ministério da Saúde. Secretaria de Vigilância em Saúde. Departamento de Vigilância de Doenças e Agravos Não Transmissíveis e Promoção da Saúde. Saúde Brasil 2014: uma análise da situação de saúde e das causas externas. Brasília: Ministério da Saúde; 2015. Disponível em: < https://bvsms.saude.gov.br/bvs/publicacoes/saude_brasil_2014_analise_situacao.pdf>. Acessado em: 08 ago. 2022.
- Brasil. Ministério da Saúde. Secretaria de Vigilância em Saúde. Departamento de Análise de Situação em Saúde. Saúde Brasil 2013: uma análise da situação de saúde e das doenças transmissíveis relacionadas à pobreza. Brasília: Ministério da Saúde; 2014. 384 p. Disponível em: < https://bvsms.saude.gov.br/bvs/publicacoes/saude_brasil_2013_analise_situacao_saude.pdf>. Acessado em: 08 ago. 2022.
- Brasil. Ministério da Saúde. Secretaria de Vigilância em Saúde. Departamento de Análise de Situação em Saúde. Saúde Brasil 2012: uma análise da situação de saúde e dos 40 anos do Programa Nacional de Imunizações. Brasília: Editora do Ministério da Saúde; 2013. 536 p. Disponível em: <https://bvsms.saude.gov.br/bvs/publicacoes/saude_brasil_2012_analise_situacao_saude.pdf. Acessado em: 08 ago. 2022.
- Brasil. Ministério da Saúde. Secretaria de Vigilância em Saúde. Departamento de Análise de Situação de Saúde. Saúde Brasil 2011: uma análise da situação de saúde e a vigilância da saúde da mulher. Brasília: Editora do Ministério da Saúde; 2012. 444 p. Disponível em: <https://bvsms.saude.gov.br/bvs/publicacoes/saude_brasil_2011.pdf>. Acessado em: 08 ago. 2022.
- Brasil. Ministério da Saúde. Secretaria de Vigilância em Saúde. Departamento de Articulação Estratégica de Vigilância em Saúde. Guia de Vigilância em Saúde 5. ed. rev. Brasília : Ministério da Saúde, 2022. Disponível em: <https://bvsms.saude.gov.br/bvs/publicacoes/guia_vigilancia_saude_5ed_rev.pdf>. Acessado em: 08 ago. 2022.
- Breilh J. Epidemiologia crítica - ciência emancipadora e interculturalidade. Rio de Janeiro: Fiocruz; 2006.

- Caldwell JC. Basic premises for health transition in developing countries. World Health Stat Q. 1998;51:121-33.
- Castro MC, Gurzenda S, Turra CM, Kim S, Andrasfay T, Goldman N. Reduction in life expectancy in Brazil after COVID-19. Nat Med. 2021;27:1629-35.
- Chancel, L., Piketty, T., Saez, E., Zucman, G. et al. World Inequality Report 2022, World Inequality Lab. Disponível em: <https://wir2022.wid.world/www-site/uploads/2022/03/0098-21_WIL_RIM_RAPPORT_A4.pdf>. Acessado em: 08 ago. 2022.
- Cunha MF, Marcondes GS (orgs). Questões demográficas contemporâneas: olhares multidisciplinares. 2. ed.; E-book. / Organizadoras:– São Leopoldo: Oikos, 2022. 312 p. Disponível em: <https://www.nepo.unicamp.br/wp-content/uploads/2022/06/questoes-demograficas-contemporaneas.pdf>. Acessado em: 08 ago. 2022.
- Dahlgren G, Whitehead M. Policies and Strategies to promote social equity in health. Stockholm: Institute for Future Studies; 1991.
- Duarte EC, Barreto SM. Transição demográfica e epidemiológica: a epidemiologia e serviços de saúde revisita e atualiza o tema. Epidemiol Serv Saúde. 2012;21:529-32.
- Farmer P. Social inequalities and emerging infectious diseases. Emerg Infect Dis. 1996;2:259-69.
- Frederiksen H. Feedbacks in economic and demographic transition. Science. 1969;166:837-847.
- Frenk J, Bobadilla J, Sepulveda J, Cervantes J. Health transition in middle-income countries: new challenges for health care. Health Policy Plan. 1989;4:29-39.
- Frenk J, Bobadilla JL, Stern C, Frejka T, Lozano R. Elements for a theory of the health transition. Health Trans Rev. 1991;1:21-38.
- Gaur K, Khedar RS, Mangal K, Sharma AK, Dhamija RK, Gupta R. Macrolevel association of COVID-19 with non--communicable disease risk factors in India. Diabetes Metab Syndr. 2021;15:343-50.
- Hotez PJ, Fujiwara RT. Brazil's neglected tropical diseases: an overview and a report card. Microbes Infect. 2014;16:601-6.
- Instituto Brasileiro de Geografa e Estatística – IBGE. Diretoria de Pesquisas. Coordenação de População e Indicadores Sociais. Oliveira LAP, Oliveira ATR, orgs. Reflexões sobre os deslocamentos populacionais no Brasil. Série Estudos & Análises: Informação demográfica e socioeconômica. n. 1. Rio de Janeiro: IBGE; 2011. 103 p. Disponível em: <http://biblioteca.ibge.gov.br/visualizacao/livros/liv49781.pdf>. Acessado em: 08 ago. 2022.
- Instituto Brasileiro de Geografa e Estatística – IBGE. Diretoria de Pesquisas. Coordenação de População e Indicadores Sociais. Ervatti LG, Borges GM, Jardim AP, orgs. Mudança Demográfica no Brasil no início do século XXI: subsídios para as projeções da população. Série Estudos & Análises: Informação demográfica e socioeconômica. n. 3. Rio de Janeiro: IBGE; 2015. 156 p. Disponível em: <http://biblioteca.ibge.gov.br/visualizacao/livros/liv93322.pdf>. Acessado em: 08 ago. 2022.
- Instituto Brasileiro de Geografa e Estatística – IBGE. Diretoria de Pesquisas. Coordenação de População e Indicadores Sociais. Relações entre as Alterações Históricas na Dinâmica Demográfica Brasileira e os Impactos Decorrentes do Processo de Envelhecimento da População. Simões CCS, orgs. Série Estudos & Análises: Informação demográfica e socioeconômica. n. 4. Rio de Janeiro: IBGE; 2016. Disponível em: <http://biblioteca.ibge.gov.br/visualizacao/livros/liv98579.pdf>. Acessado em: 08 ago. 2022.
- Instituto Brasileiro de Geografa e Estatística – IBGE. Diretoria de Pesquisas. Coordenação de População e Indicadores Sociais. Projeção da população do Brasil por sexo e idade para o período 2000-2060; Projeção da população das Unidades da Federação por sexo e idade para o período 2000-2030. Rio de Janeiro: IBGE; 2013. Disponível em: <https://www.ibge.gov.br/estatisticas/sociais/populacao/9109-projecao-da-populacao.html?edicao=9116&t=resultados>. Acessado em: 08 ago. 2022.
- Instituto Brasileiro de Geografa e Estatística – IBGE. Diretoria de Pesquisas. Coordenação de População e Indicadores Sociais. Projeções da População do Brasil e Unidades da Federação por sexo e idade: 2010-2060; Projeções da População do Brasil e Unidades da Federação por sexo e idade simples: 2010-2060. Rio de Janeiro: IBGE; 2018. Disponível em: <Projeções da População do Brasil e Unidades da Federação por sexo e idade: 2010-2060>. Acessado em: 08 ago. 2022.
- Instituto Brasileiro de Geografa e Estatística – IBGE. Diretoria de Pesquisas. Coordenação de População e Indicadores Sociais. Projeções da população: Brasil e unidades da federação: revisão 2018 / IBGE, Coordenação de População e Indicadores Sociais. – 2. ed. - Rio de Janeiro: IBGE, 2018. 58 p. Disponível em: <https://biblioteca.ibge.gov.br/visualizacao/livros/liv101597.pdf>. Acessado em: 08 ago. 2022.
- Katzmarzyk PT, Salbaum JM, Heymsfield SB. Obesity, noncommunicable diseases, and COVID-19: A perfect storm. Am J Hum Biol. 2020;32:e23484.
- Laurenti R. Transição Demográfica e Epidemiológica. In: Anais do 1º Congresso Brasileiro de Epidemiologia — Epidemiologia e desigualdade social: os desafios do final do século — Campinas; 1990. p. 143-165.
- Luna EJA, Silva Júnior JB. Doenças transmissíveis, endemias, epidemias e pandemias. In: Noronha JC, Pereira TR, ed. A saúde no Brasil em 2030. vol. 2. Rio de Janeiro: Fiocruz; 2013. p. 121-75.
- Luna EJA. A emergência das doenças emergentes e as doenças infecciosas emergentes e reemergentes no Brasil. Rev Bras Epidemiol. 2002;5:229-43.
- Martens P, Huynen M. A future without health? Health dimension in global scenario studies. Bull World Health Organ. 2003;81:896-901.
- Martens P. Health transitions in a globalising world: towards more disease or sustained health? Futures. 2002;37:635-48.

- Martins TCF, Silva JHCM, Máximo GC, Guimarães RM. Transição da morbimortalidade no Brasil: um desafio aos 30 anos de SUS. Ciênc Saúde Coletiva. 2021;26:4483-96.
- Martins-Melo FR, Carneiro M, Ramos AN Jr, Heukelbach J, Ribeiro ALP, Werneck GL. The burden of Neglected Tropical Diseases in Brazil, 1990-2016: A subnational analysis from the Global Burden of Disease Study 2016. PLoS Negl Trop Dis. 2018;12:e0006559.
- Martins-Melo FR, Ramos AN Jr, Alencar CH, Heukelbach J. Mortality from neglected tropical diseases in Brazil, 2000-2011. Bull World Health Organ. 2016;94:103-10.
- Marx K, Engels F. A Ideologia Alemã [I - Feuerbach], 2ª ed. São Paulo: Livraria Editora de Ciências Humanas; 1979.
- Mercer AJ. Updating the epidemiological transition model. Epidemiol Infect. 2018;146:680-7.
- Notestein FW. Schultz TW. Population - the long view.. Food for the world. Chicago, IL: University of Chicago Press; 1945. p. 36-57.
- Olshansky SJ, Ault AB. The fourth stage of the epidemiologic transition: the age of delayed degenerative diseases. Milbank Q. 1986;64:355-91.
- Omran AR. The epidemiologic transition theory revisited thirty years later. World Health Stat Q. 1998;51:99-119.
- Omran AR. The epidemiologic transition: a theory of the epidemiology of population change. Milbank Q. 1971;49:509-38.
- OXFAM. A Desigualdade Mata: a incomparável ação necessária para combater a desigualdade sem precedentes decorrente da Covid-19 – Relatório. Disponível em: <https://www.oxfam.org.br/download/13178/>. Acessado em: 08 ago. 2022.
- Ramos AN Jr. Persistence of syphilis as a challenge for the Brazilian public health: the solution is to strengthen SUS in defense of democracy and life. Cad Saude Publica. 2022;38:PT069022.
- Rogers RG, Hackenberg R. Extending epidemiologic transition theory: a new stage. Soc Biol. 1987;34:234-43.
- Schramm JMA, Oliveira AF, Leite IC, Valente JG, Gadelha ÂMJ, Portela MC, et al. Transição epidemiológica e o estudo de carga de doença no Brasil. Ciênc Saúde Coletiva. 2004;9:897-908.
- Sevalho G. A colonização do saber epidemiológico: uma leitura decolonial da contemporaneidade da pandemia de COVID-19. Ciênc Saúde Coletiva. 2021, 26:5629-38.
- Silva Júnior JB, Ramalho WM. Cenário epidemiológico do Brasil em 2033: uma prospecção sobre as próximas duas décadas. Rio de Janeiro: Fundação Oswaldo Cruz; 2015. 16 p. (Textos para Discussão; n. 17).
- Sudharsanan N, Aburto JM, Riffe T, van Raalte A. Commentary: Large variation in the epidemiological transition across countries: is it still valuable as a mortality theory? Int J Epidemiol. 2022;dyac107. Epub ahead of print.
- Susser M, Susser E. Um futuro para a epidemiologia. In: Teoria Epidemiológica Hoje: Fundamentos, Interfaces e Tendências. Almeida Filho N, Barreto ML, Veras RP, Barata RB. Rio de Janeiro: Fiocruz/Abrasco; 1998.
- United Nations Organization. The Millennium Development Goals (MDGs). Geneva: WHO; 2015. Disponível em: <http://www.who.int/mediacentre/factsheets/fs290/en/>. Acessado em: 08 ago. 2022.
- United Nations Organization. The Sustainable Development Goals (SDGs). Geneva: WHO; 2017. Disponível em: <http://www.who.int/sdg/en/>. Acessado em: 08 ago. 2022.
- United Nations, Department of Economic and Social Affairs, Population Division. World Population Prospects 2022: Summary of Results. UN DESA/POP/2022/TR/NO. 3. Disponível em: <https://www.un.org/development/desa/pd/sites/www.un.org.development.desa.pd/files/wpp2022_summary_of_results.pdf> Acessado em: 08 ago. 2022.
- Vallin J, Mesle F. Convergences and divergences in mortality: a new approach to health transition. Demogr Res. 2004;(Spec. ed.)2:11-44.
- Vasconcelos AMN, Gomes MMF. Transição demográfica: a experiência brasileira. Epidemiol. Serv. Saúde 2012; 21: 539-48.
- Weisz G, Olszynko-Gryn J. The theory of epidemiologic transition: the origins of a citation classic. J Hist Med 2010; 65:287-326.
- Weisz G, Vignola-Gagné E. The World Health Organization and the globalization of chronic noncommunicable disease. Popul Dev Rev. 2015; 41:507-32.
- World Health Organization. Envelhecimento ativo: uma política de saúde; tradução Suzana Gontijo. Brasília: Organização Pan-Americana da Saúde, 2005. 62 p. Disponível em: <http://bvsms.saude.gov.br/bvs/publicacoes/envelhecimento_ativo.pdf>. Acessado em: 08 ago. 2022.
- World Health Organization. Integrating neglected tropical diseases into global health and development: fourth WHO report on neglected tropical diseases. 2017. 278 p. <http://apps.who.int/iris/bitstream/10665/255011/1/9789241565448-eng.pdf>. Acessado em: 08 ago. 2022.
- World Health Organization. Decade of healthy ageing: baseline report. Geneva: World Health Organization; 2020. 222p. <https://apps.who.int/iris/bitstream/handle/10665/338677/9789240017900-eng.pdf> Acessado em: 08 ago. 2022.
- World Health Organization. Decade of Healthy Ageing 2020–2030: plan. Geneva: World Health Organization; 2020. 26p. <https://www.who.int/docs/default-source/decade-of-healthy-ageing/final-decade-proposal/decade-proposal-final-apr2020-en.pdf?sfvrsn=b4b75ebc_5>. Acessado em: 08 ago. 2022.
- World Health Organization. Ending the neglect to attain the Sustainable Development Goals: a framework for monitoring and evaluating progress of the road map for neglected tropical diseases 2021–2030. Geneva: World Health Organization; 2021. <https://apps.who.int/iris/rest/bitstreams/1277958/retrieve>. Acessado em: 08 ago. 2022.

Capítulo

Causalidade em Saúde

8

Paulo Nadanovsky
Ronir Raggio Luiz
Antônio José Leal Costa

Introdução

A história nos dá evidências de que a curiosidade e a necessidade há muito têm estimulado a busca das causas dos diversos fenômenos que são rotineiramente observados. Holland (1986) salientou que, ao se falar de causalidade, a dificuldade está na diversidade de questões que surgem. Os filósofos, por exemplo, estão interessados no significado fundamental da noção de causa. Os sociólogos e os médicos, por sua vez, interessam-se pela identificação das causas de um dado efeito. E há ainda os cientistas em geral, interessados em entender os detalhes dos mecanismos causais. Dessa forma, a inferência causal pode, de um modo geral, referir-se à conceituação de causa, à identificação criteriosa de um suposto agente causal (fator de risco) ou a um detalhamento dos mecanismos causais de ocorrência de um determinado efeito.

A ocorrência de agravos à saúde, em particular, é um fenômeno que suscita grande interesse na identificação de seus fatores ou mecanismos causais, contribuindo, dessa maneira, para o desenvolvimento de ações de prevenção, controle e tratamento.

As ciências biológicas básicas, como a anatomia, a fisiologia, a patologia, a citologia, a microbiologia e a histologia, têm sido a base para a prática da medicina moderna. Entretanto, mesmo a dissecção mais cuidadosa e detalhada de cada evento mórbido no nível tecidual, celular ou molecular, por si só, não pode prover evidência definitiva acerca da existência ou não de associações causais. Para desvendar a causa de um evento ou doença não basta apenas (nem é necessário) observar detalhadamente alterações teciduais, celulares ou moleculares, ou encontrar uma associação entre determinada característica ou exposição e o evento ou doença, mesmo que essa característica ou exposição seja observada em um nível muito reduzido, com o auxílio de, por exemplo, um microscópio eletrônico.

A grande vantagem do método laboratorial para elucidar a causa de uma doença ou evento está na capacidade de se realizar *experimentos* muito bem *controlados* e não, necessariamente, na observação no nível reduzido. Por exemplo, pode-se explicar detalhadamente o que ocorre nos tecidos e células do coração durante um infarto agudo do miocárdio. No entanto, o conhecimento do que ocorre no nível tecidual ou celular, e saber que ele ocorre em todas as pessoas que têm infarto, não responde por que uma pessoa teve e outra não teve infarto, ou ainda por que a incidência de infartos é maior em uma população do que em outra.

A contribuição da pesquisa laboratorial surge a partir da comparação de intervenções por meio de *experimentos controlados*. Por exemplo, podem-se verificar os efeitos da comparação entre ratos alimentados com ou sem uma dieta rica em gorduras e açúcar. Isto é, foi a possibilidade de controle muito rígido nos experimentos comparativos que trouxe a contribuição da pesquisa laboratorial para o conhecimento sobre a etiologia de muitas doenças — como as do coração —, e não a observação das exposições e dos eventos no nível bioquímico e celular.

A epidemiologia, por outro lado, mesmo por vezes ignorando o conhecimento sobre a doença nos níveis tecidual e celular, está instrumentalizada para testar hipóteses causais. O conhecimento da doença nos níveis tecidual e celular pode facilitar o trabalho de inferência causal, mas não é pré-requisito. O conhecimento teórico sobre química, física e evolução abre caminhos para postular hipóteses etiológicas de doenças, que devem então ser avaliadas através de estudos epidemiológicos.

Essas hipóteses não podem ferir os conhecimentos teóricos da química, física e evolução. A epidemiologia relaciona a distribuição da doença com as características das pessoas e o meio ambiente delas. Tenta, ainda, elucidar quem são as pessoas mais propensas ao adoecimento, quanta doença existe, e quais são os fatores que estão determinando a incidência e a prevalência dela. Pouco a pouco, a epidemiologia e suas técnicas para inferir sobre causas das doenças têm sido integradas às ciências básicas biológicas e, portanto, têm influenciado cada vez mais a prática da medicina, e particularmente a forma como os profissionais da saúde inferem sobre as causas das doenças.

Neste capítulo apresentamos algumas noções e modelos relacionados à questão causal, principalmente como têm aparecido no ambiente epidemiológico, procurando conectá-los à pesquisa médica e em saúde de uma forma geral.

Tipos de Associações

Os estudos epidemiológicos consistem em estratégias metodológicas direcionadas à identificação de associações entre supostas causas – os fatores de risco – e seus efeitos sobre a saúde de populações humanas. Por associação, subentende-se a existência de uma dependência estatística entre dois ou mais eventos, características ou outras variáveis. Uma associação existe quando a probabilidade da ocorrência de um evento ou característica – por exemplo, a doença – varia em função da ocorrência de um ou mais eventos ou da presença de uma ou mais características (Last, 1995). Na literatura epidemiológica, são sinônimos de associação os termos relação e correlação.

Uma vez identificada uma associação estatística entre duas variáveis*, cabe ao pesquisador caracterizá-la como sendo real ou espúria. Se for real, a associação observada deve ser subsequentemente qualificada como causal ou não causal (Gordis, 2014). Espúrias, artificiais ou falsas são as associações observadas em decorrência de erros sistemáticos ou de natureza aleatória, inerente aos estudos baseados em observações empíricas a partir de amostras. Os erros sistemáticos, referidos no jargão epidemiológico como vieses, levam à perda da validade dos resultados de uma investigação epidemiológica, tema central na pesquisa epidemiológica (maiores detalhes no *Capítulo 11 "Validade em Estudo Epidemiológico"*). Tais erros, decorrentes de mecanismos viciados de composição dos grupos de estudo ou de coleta de dados sobre exposição a fatores de risco e adoecimento, podem acabar por fazer parecer real, ou verdadeira, uma associação que, de fato, não existe. Da mesma maneira, ainda que por mecanismos distintos, os erros aleatórios – devidos ao acaso, frutos da variação amostral – também podem levar à identificação de associações espúrias. A caracterização dos erros aleatórios, própria da estatística, é abordada quando se estuda a amostragem (maiores detalhes no *Capítulo 24 "Amostragem"*).

Uma associação real entre duas variáveis é dita não causal quando é explicada por uma ou mais variáveis adicionais, denominadas variáveis de confundimento**. Tais associações são também denominadas secundárias (Last, 1995). Por exemplo, a frequência de síndrome de Down entre os nascidos vivos aumenta com a ordem de nascimento. Trata-se, na verdade, de uma associação real não causal, pois, de fato, ela é explicada por uma terceira variável, a idade da mãe. Quanto maior a idade materna, maior a probabilidade de ocorrência de não disjunção cromossômica no processo de ovulogênese, aumentando a chance de formação de ovócitos com número alterado de cromossomos, culminando com a presença de um cromossomo extra no par 21. Por outro lado, a ordem de nascimento de uma criança tende a aumentar com a idade da mãe. Dessa forma, o suposto efeito da ordem de nascimento sobre o risco de ocorrência da síndrome de Down é totalmente explicado pela idade da mãe, variável associada tanto com a anomalia autossômica em questão quanto com a ordem de nascimento. Trata-se de uma situação de confundimento total. Importante enfatizar neste exemplo que a ordem de nascimento não exerce efeito algum sobre o risco de síndrome de Down; ser o primeiro ou o terceiro filho não influencia nenhuma alteração cromossômica associada ao risco de síndrome de Down.

A **Figura 8.1** apresenta esquematicamente uma associação real do tipo não causal ou secundária. No exemplo apresentado, a exposição (e) seria a ordem de nascimento; o desfecho (doença = d), a síndrome de Down e a terceira variável (confundimento = c), a idade da mãe.

Ao contrário das associações espúrias, nas situações de confundimento a associação entre exposição e adoecimento – supostamente a causa e seu efeito – não

* A identificação de associações estatísticas é abordada no Capítulo 26 "Associação Estatística em Epidemiologia: Análise Bivariada", e no Capítulo 27 "Associação Estatística em Epidemiologia: Análise com Múltiplas Variáveis".

** O termo confundimento será recorrente neste livro, pois trata-se de um conceito central da epidemiologia. Alguns autores usam a terminologia "situação de confusão". Ambas são traduções do termo em inglês "confounding".

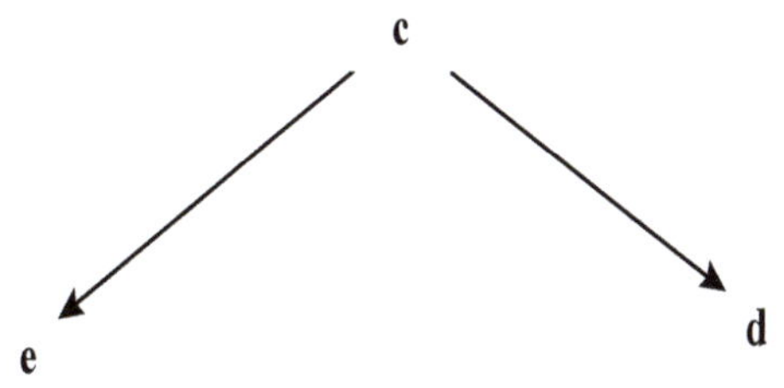

Figura 8.1 – Representação esquemática de uma associação real não causal (**e** = a exposição ou suposta causa; **d** = a doença ou suposto efeito; **c** = a variável de confundimento).

é devida a vieses ou a erros aleatórios. Ou seja, a associação é verdadeira, embora não seja causal.

Associações causais entre duas variáveis, por sua vez, são reais – não espúrias – e não devidas a estruturas de confundimento. A relação entre o tabagismo e o câncer de pulmão é um exemplo de associação causal, caracterizada a partir de diferentes estudos epidemiológicos. Independentemente do sexo, da idade, da ocupação, do local de residência e de outras variáveis de confundimento em potencial, a incidência de câncer de pulmão entre fumantes é sempre mais elevada do que entre não fumantes. O raciocínio lógico e alguns dos fundamentos utilizados na pesquisa epidemiológica para a qualificação de associações como causais serão abordados Capítulo 11 – Validade em Estudo Epidemiológico.

As associações causais podem ser diretas ou indiretas. O exemplo anterior refere-se a uma associação causal direta, na qual o efeito observado (câncer de pulmão) é resultado direto da suposta causa (exposição ao hábito de fumar). Esquematicamente, uma associação causal direta é apresentada na Figura 8.2.

Quando a relação entre a suposta causa e seu respectivo efeito é intermediada por outra variável, a

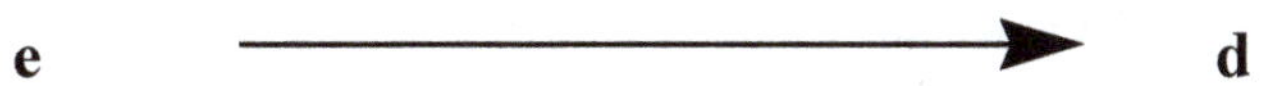

Figura 8.2 – Representação esquemática de uma associação causal direta (**e** = a exposição ou suposta causa; **d** = a doença ou o suposto efeito).

associação causal é dita indireta. A terceira variável, neste caso, é denominada causa intermediária ou interveniente. Merchant e Pitphat (2002) apresentam como exemplo de associação causal indireta a possível relação entre doença periodontal e doença cardiovascular, intermediada pelo desenvolvimento de um quadro de inflamação crônica. Ou seja, a doença periodontal desencadeia um quadro de inflamação crônica, o qual, por sua vez, leva ao desenvolvimento de doenças do aparelho cardiovascular. A representação esquemática das associações causais indiretas é apresentada na Figura 8.3.

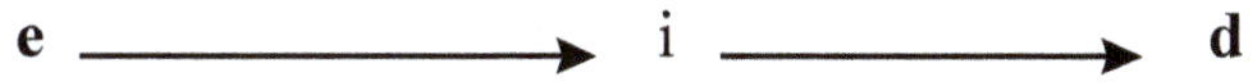

Figura 8.3 – Representação esquemática de uma associação causal indireta (**e** = a exposição ou suposta causa; **i** = a causa interveniente; **d** = a doença ou o suposto efeito).

A Figura 8.4, resume os tipos de causas passíveis de identificação nos estudos epidemiológicos, tal como apresentadas até o momento. Além de qualificar as associações estatísticas usualmente identificadas nas investigações epidemiológicas, a tipologia de associações apresentada serve como base para a elaboração de modelos explicativos das relações causais existentes entre inúmeros fatores de risco e os problemas de saúde a eles relacionados. Como explicitado ao longo deste livro, os conceitos apresentados são importantes para a concepção dos desenhos de estudos, para a definição dos procedimentos de análise de dados a serem utilizados e para a interpretação dos resultados.

Causalidade e Epidemiologia

A epidemiologia, ciência preocupada com a distribuição e os determinantes das doenças, tem desenvolvido procedimentos metodológicos baseados em modelos estatísticos que buscam identificar a etiologia das doenças. Esses modelos são, entretanto, dependentes de pressupostos que muitas vezes não podem ser checados a partir dos dados observados. Como já enfatizado, o conceito de validade tem, portanto, um papel-chave na avaliação dos efeitos causais. Por sua vez, a validade sobre a existência de uma relação de causa e efeito entre um fator de risco e uma doença é dependente das características de cada desenho de estudo que a epidemiologia utiliza.

De forma geral, pode-se contextualizar a discussão de causa em epidemiologia através de "modelos" que se tornaram clássicos por sua diversidade de abordagem da questão causal. Inicialmente, pode-se identificar, através dos postulados de Koch e dos critérios de Hill, uma tentativa concreta de estabelecimento de causa. Posteriormente, percebe-se um deslocamento para uma formulação teórica de causa no modelo de Rothman, através de uma estrutura determinística.

Essas três abordagens (postulados de Koch, critérios de Hill e modelo de Rothman) serão apresentadas

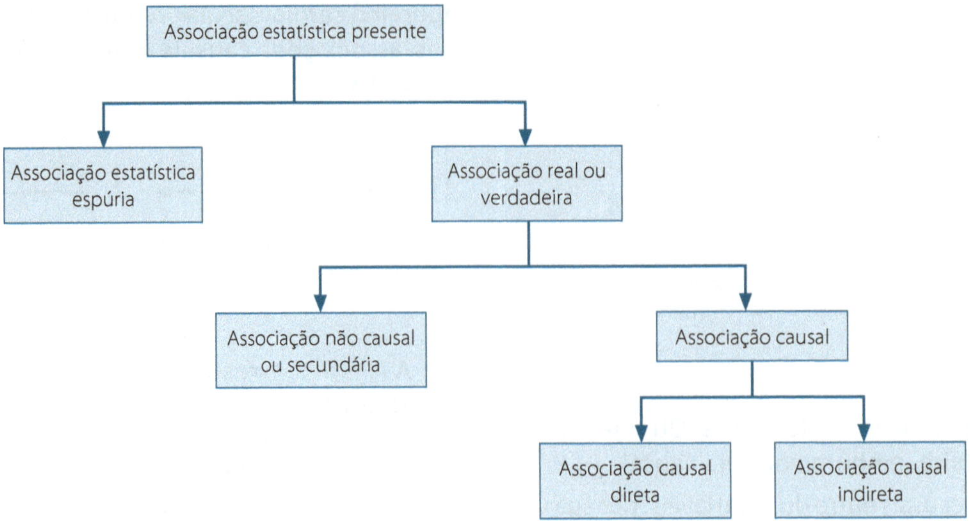

Figura 8.4 – Tipos de associações identificados em estudos epidemiológicos.

brevemente a seguir, sem pretender, entretanto, esgotar a discussão de causa em epidemiologia. Mais recentemente, outros autores desenvolveram concepções alternativas para modelos de causalidade em epidemiologia, também construídas sob uma estrutura determinística, mas permitindo uma abordagem probabilística da noção de causa.

Postulados de Henle-Koch

A primeira tentativa formal para identificação das causas de uma doença foi realizada em 1840, quando Henle propôs alguns postulados, expandidos posteriormente por Koch na década de 1880, denominados postulados de Henle-Koch. Estes postulados satisfaziam a necessidade de se estabelecer regras que guiassem a investigação de microrganismos como possíveis agentes causais. Basicamente, estabeleciam os seguintes critérios para o microrganismo ser considerado patogênico: 1. deve estar presente em todos os casos da doença em questão; 2. não deve ocorrer nem de forma casual nem de forma patogênica em outra doença; 3. isolado do corpo e crescido em cultura pura, deve induzir a doença quando inoculado em suscetíveis.

Foi observado, inclusive por Koch, que para a identificação de um suposto agente causal não era necessário que todos os critérios fossem satisfeitos e que apenas os dois primeiros já eram suficientes. Ou seja, o cumprimento dos postulados fornecia elementos razoáveis para aceitar a hipótese de causalidade do suposto agente, enquanto o não cumprimento não deveria excluir tal hipótese.

Apesar de suas limitações, que os tornavam não aplicáveis a todas as doenças bacterianas e eventualmente não aplicáveis às doenças virais e parasitárias, esses postulados serviram de base para que a discussão sobre a etiologia das doenças fosse estendida, considerando-se suas especificidades. À medida que o conhecimento sobre as doenças crescia, como, por exemplo, identificando-se novos agentes etiológicos – inclusive de natureza não infecciosa – e suas respectivas características biológicas, tempo de incubação e a possibilidade de imunidade, os postulados de Henle-Koch foram sendo testados e modificados. As modificações consistiam basicamente na incorporação de novas restrições para que a atribuição de causalidade servisse a todas as doenças, inclusive às doenças crônicas não infecciosas. Nesse contexto, destacam-se os postulados de Evans (1976), formulados com base nos postulados de Henle-Koch à luz dos conhecimentos biomédicos gerados ao longo do século XX.

Critérios de Hill

Com a crescente importância das doenças não infecciosas no cenário epidemiológico ao longo do século XX, as limitações dos postulados de Henle-Koch tornaram-se cada vez mais claras, evidenciando as lacunas então existentes quanto à identificação de associações causais relativas às doenças crônicas não transmissíveis. Em particular, à medida que mais atenção se dava às investigações acerca da associação entre o hábito de fumar e o câncer de pulmão, um comitê de especialistas foi formado nos Estados Unidos em 1964 para avaliar a evidência até então acumulada. Tal comitê desenvolveu algumas diretrizes destinadas à avaliação de possíveis associações causais a partir de resultados de estudos epidemiológicos (Gordis, 2014). Ao longo dos anos, tais diretrizes foram revistas. Em 1965, Hill propôs nove critérios a serem considerados na distinção entre uma associação causal daquela não causal: força da associação, consistência, especificidade, temporalidade, gradiente biológico (relação dose-resposta), plausibilidade (biológica), coerência, evidência experimental e analogia. Tais critérios são apresentados e comentados a seguir.

Força da Associação

Uma associação será tão mais forte quanto mais distante do valor de nulidade estiver a medida de efeito de interesse calculada*. O argumento é que uma associação forte tem mais chance de ser causal do que uma associação fraca. Isto porque se ela foi devida a algum viés, então, muito provavelmente este viés seria evidente. Associações fracas, por outro lado, são mais prováveis de serem explicadas por estruturas de confundimento ou vieses não detectados. Entretanto, uma associação fraca não descarta a hipótese de causalidade. Há vários exemplos na literatura epidemiológica de associações fracas que são aceitas como causais, tais como tabagismo e doença cardiovascular, fumo passivo e câncer de pulmão. Por outro lado, existem exemplos também de associações fortes que não são causais, como a observada entre ordem de nascimento e ocorrência de síndrome de Down. Como visto, trata-se, na verdade, de uma associação explicada completamente pela idade da mãe, a qual tende a ser mais elevada entre os nascidos posteriormente.

Outro aspecto importante é que a força de uma associação não depende somente da natureza biológica desta, dependendo também da prevalência das outras causas componentes (o conceito de "causa componente" será explicado a seguir na seção "Modelo de Rothman"). Uma forte associação pode refletir simplesmente a baixa prevalência de uma causa em relação às outras e não possuir, assim, significado biológico especialmente importante. Por outro lado, uma associação fraca pode esconder uma causa forte, pois pode ser consequência apenas da pouca variação ou da alta prevalência desta causa. Utilizando um exemplo oferecido por Rose (2008), se todos fumassem dez cigarros por dia, seria impossível detectar o cigarro como causa de câncer de pulmão, pois sem variação na exposição não é possível comparar o risco de doença de acordo com níveis variados de exposição, já que todos têm o mesmo nível de exposição. Mesmo quando há variação na exposição, se a prevalência é muito alta em todas as unidades de análise, uma associação fraca ou inexistente pode esconder uma causa forte. Por exemplo, a desigualdade de renda é uma causa forte das altas taxas de homicídio entre homens jovens. Esta associação foi fortíssima ao se comparar populações com baixa e alta desigualdade de renda (Nadanovsky e Cunha-Cruz, 2009). No entanto, apesar de apresentar variação, a desigualdade de renda em todos estados brasileiros é tão alta que não apresentou associação com as taxas de homicídio. Ou seja, mesmo sendo uma causa forte de altas taxas de homicídio e apresentar variação, a desigualdade de renda tem uma associação fraca ou inexistente com taxa de homicídio nos estados brasileiros (Nadanovsky et.al., 2009).

* Uma medida de efeito é uma comparação (diferença ou razão) entre medidas de frequência de doença (prevalências, riscos, taxas ou "odds" - chances) calculada para dois grupos, frequentemente expostos e não expostos a determinado fator sob investigação causal. Ver o Capítulo 10 "Medidas de Associação e Medidas de Impacto".

Consistência

A consistência refere-se à repetição dos achados em diferentes estudos e em populações distintas. Resultados similares reforçam a hipótese de causalidade. Entretanto, a falta de consistência nos achados de estudos válidos não descarta, necessariamente, uma relação causal. Ela pode ser explicada, por exemplo, pelo fato de as distribuições das causas componentes variarem em diferentes populações, refletindo resultados inconsistentes, como exemplificado no item anterior.

Especificidade

Se após a introdução de um suposto fator causal segue-se a ocorrência do efeito e sua remoção implica na não ocorrência do efeito, a causa é dita específica para um determinado efeito. A doutrina da etiologia específica tem sido a principal força de sustentação do modelo biomédico desde o século passado, impulsionada em grande parte pelo desenvolvimento da microbiologia como modelo explicativo da ocorrência de doenças. Essa doutrina é baseada em experimentos laboratoriais, mostrando que doenças podem ser produzidas simplesmente pela introdução de um fator específico – como um microrganismo virulento, tal como explicitado nos postulados de Henle e Koch – dentro de um animal saudável, suscetível. Esse agente causal vai então provocar uma doença específica. Assim, se um agente está associado a uma doença somente, e não a outras, isso aumentaria a chance de ele ser o agente causal. Se o agente estiver associado a várias doenças, isso diminuiria a chance de ele ser o agente causal.

Entretanto, na realidade, diferentes agentes são reconhecidos como causas de várias doenças, como, por exemplo, o fumo e o álcool. Portanto, o critério da especificidade pouco contribui para a avaliação da natureza causal de uma associação.

Temporalidade

A causa deve necessariamente preceder o efeito. Os estudos transversais e retrospectivos muitas vezes carecem desta evidência, dificultando uma atribuição de causalidade. Como estudos deste tipo são muito comuns na epidemiologia, a relação temporal entre a exposição e o evento deve sempre receber atenção especial na avaliação da validade dos estudos. Se a exposição for uma característica imutável (sexo, cor de olho, tipo sanguíneo etc.) ou um hábito que normalmente não varia ou é muito fácil de aferir se variou ou não, pode-se deduzir que a exposição aferida no momento da coleta dos dados é similar à que ocorreu no passado, antes do adoecimento. Mas, quando a exposição for variável como o hábito de fumar, o consumo de açúcar, a utilização de certos medicamentos ou a prática de exercícios físicos, a possibilidade de esquecimento, desconhecimento, erros de informação de uma forma geral ou viés de informação (p. ex., pessoas com a doença tendem a lembrar mais de exposições relevantes passadas do que pessoas sem a doença) é sempre uma preocupação importante. Por exemplo, em um estudo sobre o risco de obesidade, um participante obeso pode não lembrar se já utilizava adoçante artificial antes ou se passou a utilizar depois de tornar-se obeso. É plausível que um estudo seccional deste tipo encontre uma associação positiva entre uso de adoçante artificial e obesidade, porém a conclusão mais sensata não seria que o uso de adoçante artificial causa obesidade, mas que a obesidade causa o uso de adoçante artificial.

Considerando todas as ressalvas feitas, ou seja, todos os cuidados que devem ser tomados em estudos epidemiológicos para se evitar erros e vieses de informação, o critério da temporalidade é o único dentre os critérios desta lista que é mandatório/necessário: a causa tem que preceder o efeito. Por isso, os estudos de coorte prospectivos são tão valiosos.

Relação dose-resposta

Este aspecto refere-se à presença de uma curva dose-resposta. Observar uma frequência crescente de ocorrência de doença à medida que se aumenta a dose ou o nível da exposição – e vice-versa – reforça a hipótese de causalidade. Entretanto, algumas associações causais mostram uma relação de limiar de exposição, ou seja, somente a partir de um determinado nível de exposição a incidência da doença aumenta.

É sempre importante averiguar se a observação de um efeito dose-resposta pode ser devida completamente a algum viés. Nas situações em que a possibilidade de vieses e confundimento não for grande – mas existente –, uma relação dose-resposta pode apresentar diversas formas. A relação linear é observada, por exemplo, na relação entre o número de cigarros fumados e a mortalidade por câncer de pulmão. A relação entre consumo de álcool e mortalidade geral parece ser um exemplo mais complexo de relação dose-resposta, expresso por uma curva em forma de J; o risco de morte entre os que bebem moderadamente é menor do que entre os abstêmios, e, entre os que bebem muito, a mortalidade é a mais elevada. Por outro lado, deve-se considerar a possibilidade de viés e confundimento subjacentes a tal associação. Por exemplo, pode ser que algum fator protetor relacionado a uma maior sociabilidade seja a razão para a ocorrência de menos mortes entre os que bebem moderadamente, em comparação com os que nada bebem. Nesse caso, um confundimento seria a explicação alternativa da associação entre álcool e mortalidade nos níveis de consumo moderado e ausente.

Em outro exemplo, a associação entre consumo de açúcar e risco de cárie apresenta um gradiente em forma de "S". Entre indivíduos com um consumo de até 10 kg/ano, a incidência de cárie e a relação entre consumo de açúcar e cárie são baixas, entre 10 e 35 kg/ano a associação é linear positiva, enquanto acima de 35 kg/ano o aumento nos níveis de consumo de açúcar não leva ao aumento na incidência de cárie (Nadanovsky, 1994; Sheiham, 1991). Portanto, estudos epidemiológicos que avaliam a associação causal entre açúcar e cárie podem encontrar associações fracas caso os participantes, em sua maioria, consumam mais de 35 kg ou menos de 10 kg de açúcar por ano (Burt et.al., 1988; Rugg-Gunn et.al., 1984). Essa associação fraca em nada representa a forte ação danosa do açúcar contra os dentes, que continua a ocorrer em níveis de consumo acima de 35 kg/ano, como explicado anteriormente, no item "Força da Associação".

Plausibilidade biológica

Se o efeito hipotetizado é plausível diante do conhecimento teórico vigente, a interpretação causal é fortalecida. Entretanto, plausibilidade biológica não pode ser exigida, uma vez que depende do conhecimento teórico disponível à época da investigação.

Desta forma, a plausibilidade biológica, ou a plausibilidade teórica, facilita o trabalho de inferência causal na epidemiologia, mas não é pré-requisito. Como já dito, a epidemiologia muitas vezes abre caminhos para hipóteses plausíveis, e vice-versa. Muitas doenças foram controladas a partir da análise epidemiológica antes de se conhecer plenamente seus mecanismos biológicos. O que parece pouco (ou não) plausível hoje pode ser considerado suficientemente plausível no futuro. Mais importante: o plausível é o que está de acordo com a filosofia vigente dominante na medicina no momento (p. ex., o modelo biomédico), enquanto outros modelos lógicos ou racionais, mas externos ao modelo biomédico (p. ex., os modelos sociológicos e econômicos) podem ser considerados não plausíveis. Ou seja, o critério de plausibilidade pode ser útil, mas pode também ser limitante na avaliação sobre a causalidade das associações. Em geral, quanto menos se conhece a respeito da etiologia da doença e de doenças similares, menos segurança se tem para rejeitar uma interpretação causal com base neste critério.

Por outro lado, este critério é útil para evitar desperdícios de recursos e orientar de forma mais bem informada as hipóteses a serem pesquisadas. Com a disponibilidade cada vez maior de bancos de dados enormes com quantidades quase infinitas de variáveis disponíveis para ser pesquisadas (*Big data*), aumenta a tentação de pesquisadores em praticar a "pesca" desorientada por associações que podem ser encontradas, mas podem representar um achado ao acaso, espúrio. Com o aumento na disponibilidade dos *big data*, aumentou a necessidade de fundamentação teórica *a priori*. Com esse crescente acesso a bancos de dados, aumenta a importância deste critério da plausibilidade teórica/biológica para estabelecer se uma associação é causal. Uma associação entre uma exposição e uma doença tem maior chance de ser causal se ela não ferir os conhecimentos teóricos vigentes sobre física, química, biologia e evolução.

Coerência

O critério de coerência é satisfeito quando a associação encontrada não entra em conflito com o que é conhecido sobre a história natural e a biologia da doença. Nota-se que este critério combina aspectos dos critérios de consistência e plausibilidade biológica. Esse critério pode ser mais relevante se considerar a coerência em relação a todas as disciplinas científicas. Como argumentado anteriormente no item "Plausibilidade biológica", uma hipótese causal epidemiológica ou clínica não deve estar em conflito com teorias sólidas da física, da química ou da biologia.

Evidência Experimental

É conhecido o poder da experimentação na avaliação de causalidade. Evidência proveniente de experimentos, tanto em animais como em humanos, auxiliou bastante a estabelecer vários fatores de risco como causas de doenças. Entretanto, a obtenção de tal evidência para responder à maioria das questões etiológicas é raramente disponível em estudos envolvendo populações humanas, devido principalmente a questões éticas. Não é moralmente aceitável submeter pessoas a fatores de risco potencialmente danosos, como por exemplo o cigarro ou uma dieta rica em açúcar. Para ser ético, tem que haver uma dúvida real sobre os benefícios e danos aos indivíduos das exposições a serem testadas. Quando for plausível que os danos superem os benefícios, não é aceitável conduzir um estudo experimental. Por isso, os estudos experimentais costumam ser restritos ao teste de intervenções para tratar ou prevenir doenças, não sendo aplicados no teste de exposições danosas. Por sua vez, a transposição dos resultados de experimentos em animais para populações humanas é limitada devido às diferenças importantes entre as espécies, e, geralmente, as doses de exposição dos animais nos experimentos são bem maiores que as doses a que os humanos estão expostos. Além do que, tem tido apoio cada vez maior, felizmente, o imperativo ético de não causar sofrimento aos animais.

Evidência experimental humana é, sem dúvida, mais forte do que evidência observacional, mas algumas vezes existem dificuldades de interpretação. Por exemplo, pode-se testar a hipótese de que a obesidade é causada por sedentarismo, prescrevendo-se um programa de exercícios físicos numa academia de ginástica e uma dieta saudável a um grupo de pessoas, enquanto o outro grupo recebe somente a prescrição de uma dieta saudável. Como previsto pela hipótese, o primeiro grupo reduz a obesidade significativamente, enquanto o outro não reduz nada. Entretanto, há várias explicações alternativas para esse resultado do experimento. Uma alternativa é que o grupo que fez exercício físico teve mais motivação para mudar a dieta e comeu menos. A ida frequente à academia de ginástica expôs esse grupo à observação constante de instrutores e outros membros da academia, o que pode ter sido um estímulo a mais para que houvesse uma mudança na dieta dessas pessoas. De certa forma, o grupo experimental nesse caso foi muito mais exposto ao efeito *Hawthorne* (efeito de ser observado e avaliado, levando a mudanças de comportamento) e ao efeito placebo (efeito de ser submetido a algum tratamento, mesmo que química ou fisicamente inócuo, explicado por mecanismos psicológicos). A mudança na dieta pode ter sido a causa da redução da obesidade no grupo experimental, e não como pode parecer a princípio, o hábito do exercício físico.

De qualquer forma, pragmaticamente, a evidência experimental deste exemplo seria robusta a favor da intervenção "academia de ginástica + dieta saudável". Mesmo que o mecanismo causal tenha tido a variável dieta saudável como interveniente ou intermediária, foi demonstrada a associação causal entre "academia de ginástica" e redução na obesidade, tanto que o grupo que não foi exposto à academia não obteve a redução na obesidade.

A mensagem principal é que o critério "evidência experimental" é poderoso, porém, por questões éticas, pouco aplicável para exposições potencialmente danosas.

Analogia

Uma analogia simples pode aumentar a credibilidade para uma atribuição de causalidade. Por exemplo, se é conhecido que certa droga causa malformação congênita, talvez uma outra similar que está sendo estudada também poderia, por analogia, apresentar o mesmo efeito.

À exceção do critério de temporalidade, nenhum outro desses nove critérios de Hill (1965) deve ser exigido como condição *sine qua non* para julgar se uma associação é causal. Rothman (1976, 1986) assinalou que eventualmente os critérios de consistência, plausibilidade, coerência e analogia são vagos, o de especificidade, impróprio, e o de evidência experimental, de uso restrito. Holland (1986) agrupa os critérios de plausibilidade, coerência e analogia por entender que os três se referem aos conhecimentos adquiridos até a época do estudo. Esta abordagem é, pois, condicionada a aspectos e critérios que na maioria das vezes não são nem necessários nem suficientes. Quando são satisfeitos, reforçam a hipótese de causalidade, mas quando isto não ocorre não se deve descartá-la.

Um critério adicional, a *cessação da exposição*, foi incluído nas diretrizes propostas por um comitê de especialistas indicados pelo *U.S. Surgeon General,* no início da década de 1960, para revisar a evidência sobre a associação entre o hábito de fumar e câncer de pulmão (Gordis, 2014). Segundo tal critério, em se tratando de uma associação causal, esperar-se-ia que o risco de adoecer diminuísse, uma vez que a exposição a um determinado fator fosse reduzida ou eliminada. É o que foi observado no estudo realizado por Doll e Hill (1964), após 10 anos de seguimento da coorte composta por médicos ingleses. Mais elevada entre aqueles que continuavam a fumar, as taxas de mortalidade por câncer de pulmão, padronizadas pela idade e pela quantidade de cigarros fumados, eram menores entre os médicos que cessaram o tabagismo, diminuindo progressivamente à medida em que aumentava o tempo desde a cessação do hábito de fumar. Embora, se presente, o critério da cessação da exposição reforce a hipótese de associação causal, sua ausência não é suficiente para descartá-la, isto porque, por vezes, o processo patogênico subjacente ao adoecimento é irreversível. É o caso do enfisema, que não pode ser revertido após a interrupção do hábito de fumar, mas tão somente, a sua progressão diminuída (Gordis, 2014).

Modelo de Rothman ou de causas suficiente/componente

Segundo Rothman (1976, 1986, 2002), para a ocorrência da doença é necessário um conjunto de causas componentes. Tais causas componentes vêm a ser os eventos, condições ou características que necessariamente precedem o adoecimento, e sem as quais a doença não ocorreria. Não há, portanto, uma causa única específica para cada doença.

Um conjunto mínimo de *causas componentes* que, ao ser constituído, leva inevitavelmente à ocorrência de uma doença é denominado uma *causa suficiente.* Por "mínimo" subentende-se que nenhum dos eventos ou condições componentes pode ser prescindido. Nota-se, ainda, que para a ocorrência de uma determinada doença pode haver diversos conjuntos de causas suficientes, ou mecanismos causais completos. Uma determinada causa componente pode contribuir para um, vários ou todos os mecanismos causais dessa doença. Uma *causa necessária* é uma causa componente que tem que estar presente em todos os mecanismos de causa suficiente para que qualquer caso da doença ocorra. Um modelo de causalidade com estas características, isto é, baseado na classificação dos mecanismos que precedem a resposta, tem sido denominado como modelo de Rothman ou modelo de causas suficiente/componente (Greenland, 1995). A **Figura 8.5** ilustra esse modelo, onde se observam três causas suficientes para uma determinada doença.

Por exemplo, o *Mycobacterium tuberculosis* (ou bacilo de Koch — BK) é uma causa necessária da tuberculose – representando a causa A na **Figura 8.5** — pois é uma causa componente que contribui para todos os seus mecanismos causais: BK + desnutrição; BK + sistema imunológico deprimido pela aids ou pelo uso de drogas

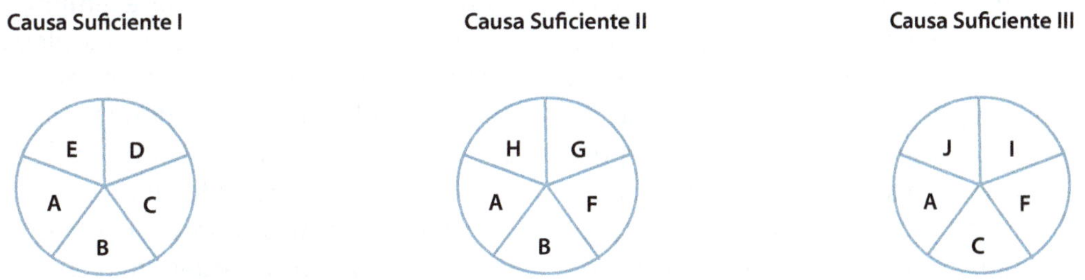

Figura 8.5 – O modelo de causalidade de Rothman ou de causas suficiente/componente.

imunossupressoras; BK + alcoolismo. Por outro lado, o uso de drogas imunossupressoras não contribui para todos os mecanismos causais da tuberculose, uma vez que vários casos de tuberculose ocorrem em indivíduos não submetidos ao tratamento com esses medicamentos.

As dietas ricas em gorduras são uma causa de infarto agudo do miocárdio mas, por si sós, não são uma causa suficiente. Primeiro porque o termo gorduras é muito impreciso para ser utilizado em uma descrição causal. É necessário especificar o tipo de gordura (saturada, insaturada), além da frequência e da quantidade com que ela é ingerida. Mais importante ainda, o consumo de gorduras, mesmo que definido mais precisamente, não causará o infarto em todas as pessoas. Então, quem são os suscetíveis aos efeitos da dieta rica em gorduras, ou quais são as outras causas componentes que, juntamente com o consumo de gorduras, produzem infartos? Algumas pessoas podem comer grandes quantidades de alimentos gordurosos por muitas décadas sem desenvolver infarto. Outras necessitam apenas adicionar poucas quantidades de gordura às suas dietas para compor as causas suficientes que levam ao desenvolvimento do infarto do miocárdio.

Pode-se observar, entretanto, que a identificação completa de todas as causas componentes de uma determinada causa suficiente, mesmo que seja possível e viável, não é fundamental se o objetivo é a prevenção da doença. Por exemplo, mesmo não sendo capaz de identificar todas as causas componentes de uma dada causa suficiente para o câncer de bexiga, em que o hábito de fumar é uma delas, é possível prevenir aqueles casos que resultariam desta causa suficiente pela remoção – ou redução – do tabagismo da constelação de causas componentes.

Algumas implicações decorrentes do modelo de Rothman podem ser destacadas. A primeira delas é, claramente, a concepção multicausal dos processos subjacentes à ocorrência de doenças e agravos à saúde. Mesmo no caso das doenças infecciosas, nas quais aparentemente sempre há uma causa necessária, *i. e.*, o microrganismo, o adoecimento ocorre a partir do momento em que todas as causas – características, atributos ou eventos – atuem, em sequência ou conjuntamente (Rothman, 2002). Outras implicações são detalhadas a seguir, a saber: 1. força dos efeitos; 2. interação entre as causas; 3. proporção da doença devido a causas específicas; e 4. período de indução.

Força dos Efeitos

Segundo o modelo de Rothman, todas as causas componentes envolvidas no surgimento de um caso de certa doença são igualmente importantes. Não há sentido, portanto, em se avaliar uma causa como mais ou menos fortemente associada à ocorrência da doença no nível individual. A noção de força de uma causa ou do seu efeito só faz sentido quando procuramos compreender a ocorrência das doenças e seus respectivos determinantes no âmbito populacional. Quanto maior a proporção de casos nos quais certa causa componente tenha participado da composição de causas suficientes, maior será a força atribuída a ela. Em contraposição, uma causa componente será julgada fraca na medida em que ela desempenhe um papel causal em poucos casos. A associação entre tabagismo e câncer de pulmão é considerada bastante forte, pois o hábito de fumar é muito frequentemente observado entre as pessoas que adoecem com neoplasia pulmonar. Entretanto, para um determinado caso de câncer de pulmão, o tabagismo não é mais (e nem menos) importante que as demais causas componentes envolvidas no seu surgimento.

É importante compreender que, à luz do modelo de causalidade proposto por Rothman, a força do efeito de uma causa depende da prevalência de outras causas componentes envolvidas na ocorrência de uma determinada doença. Como ilustração, Rothman retoma a discussão acerca das causas do câncer de pulmão. O efeito da exposição ao tabagismo é considerado forte, na medida em que ele está presente em grande parte dos casos. Por sua vez, o efeito da exposição ambiental ao gás radônio é tido como fraco, dado que ele atua como causa componente em uma pequena fração de casos. Suponha-se que numa população em que o hábito de fumar seja comum, decide-se pela eliminação do tabagismo, objetivo este alcançado algum tempo depois. Como consequência, observa-se uma importante redução do número de casos de câncer de pulmão, em especial aqueles em que o tabagismo tenha atuado como uma causa componente. Por outro lado, a proporção de casos entre os quais o radônio seja uma causa componente aumentará, fazendo crer que a eliminação do tabagismo tenha fortalecido o efeito da exposição ambiental ao radônio sobre a ocorrência de câncer de pulmão - suposição esta que obviamente não faz sentido. Do ponto de vista biológico, o efeito de uma causa componente na provocação de uma doença não pode ser avaliado como forte ou fraco, mas sim como parte do mecanismo causal que leva ao adoecimento. Assim, a força do efeito de uma causa componente pode variar entre populações ou numa única população ao longo do tempo, na medida em que varie também a distribuição das outras causas componentes associadas à ocorrência da doença.

Outra questão complicadora na estimativa da força de efeitos é a definição da doença. Por exemplo, dependendo de como se define cárie dentária, o efeito do fluoreto é maior ou menor. Se a cárie for definida como uma lesão inicial sem cavidade na dentina (mancha branca), o efeito do fluoreto é menor do que se a cárie for definida como sendo cavidade que já atingiu a dentina. Indivíduos expostos ao fluoreto não diferem muito dos indivíduos não expostos em relação à incidência de cárie, quando a comparação inclui lesões iniciais (manchas brancas) e cavidades na dentina somadas. Entretanto, se a comparação incluir apenas cavidades na dentina, a incidência de cárie é 50% menor nos expostos ao fluoreto. O fluoreto parece diminuir significativamente a velocidade de progressão da lesão inicial, mas nem tanto o seu aparecimento. Ou seja, a força de um efeito depende também de como a doença é definida, ou a qual estágio da doença estamos nos referindo quando definimos a existência de um caso.

Interação entre as Causas

No contexto do modelo de Rothman, interação entre causas pode ser definida como duas ou mais causas componentes atuando na mesma causa suficiente. Não é necessário que as causas componentes atuem no mesmo momento no tempo. Uma causa componente pode atuar muitos anos antes da outra, mas deixaria algum efeito que iria interagir com a outra causa componente mais tarde. Por exemplo, a exposição de um feto do sexo feminino ao dietilestilbestrol (DES) ingerido pela mãe durante a gestação está associada ao desenvolvimento do adenocarcinoma de vagina, usualmente diagnosticado entre 15 e 30 anos de idade. Entre a exposição ao DES durante a fase intrauterina e o desenvolvimento do adenocarcinoma de vagina, outras causas componentes atuariam, como, possivelmente, os hormônios femininos durante a adolescência (Rothman, 2002). Assim, o modelo de Rothman é composto por um conjunto de causas componentes que interagem entre si, mesmo que não simultaneamente. Este modelo provê, portanto, uma base biológica para o conceito de interação, diferente do conceito estatístico tradicionalmente utilizado em epidemiologia (maiores detalhes no *Capítulo 27 "Associação Estatística em Epidemiologia: Análise com Múltiplas Variáveis"*).

Proporção da Doença Devida a Causas Específicas

Não é possível separar o quanto da doença em cada indivíduo é "causada" por cada causa componente. Como todas as causas componentes são necessárias para que um caso da doença ocorra, cada causa componente é responsável por 100% dos casos de doença devidos a certa causa suficiente. Por exemplo, muitos têm tentado separar a proporção de doença que é causada por fatores hereditários genéticos da proporção que é causada por fatores ambientais. Na realidade, isso é impossível, uma vez que nas doenças em que os componentes genético e ambiental são parte da causa suficiente, cada um, atuando juntamente um com o outro, é responsável por 100% dos casos. Não haverá um caso sequer de doença nos expostos ao fator ambiental, se não houver suscetibilidade genética. Da mesma forma, não haverá sequer um caso de doença nos suscetíveis geneticamente, se não houver exposição ao fator ambiental. Dessa forma, parece que nesse modelo de causas componentes e suficientes, a dose da exposição e o grau de suscetibilidade genética são irrelevantes. Porém, este não é o caso. Quando há exposição muito intensa, um pouco de suscetibilidade é suficiente para causar a doença, e quando há muita suscetibilidade, um pouco de exposição é suficiente. Dessa forma, em situações específicas de prevalência das causas componentes, é possível estimar a fração da doença que é devida à hereditariedade genética. No entanto, essa estimativa só serve para aquela situação específica de prevalência das causas componentes, não podendo ser generalizada em relação àquela doença e a suas causas componentes.

De forma similar, não é possível determinar a proporção dos casos de câncer de esôfago que é causada pelo hábito de fumar e a proporção que é causada pelo consumo de álcool. Nos casos em que as duas são causas componentes, 100% dos casos são causados pelo tabagismo e 100% pela ingestão de bebidas alcoólicas. Isso não significa dizer que em todos os casos de câncer de esôfago onde houver exposição ao fumo e ao álcool, a doença foi causada igualmente pelos dois. Se o tabagismo for muito mais intenso, o consumo de álcool em quantidades não tão elevadas pode ser suficiente para causar a doença e vice-versa, ocorrendo uma acomodação do modelo para diferentes doses das causas componentes. Numa situação específica de prevalência de tabagismo e de consumo de álcool, comparações entre casos e não casos podem ser feitas em relação a essas duas exposições para saber, nessa específica situação, qual é a causa mais importante.

Se o interesse for descobrir o quanto da variação na ocorrência de uma doença ou de um atributo em uma população acompanha ou se sobrepõe à variação em algum fator, é possível definir uma proporção ou porcentagem. Por exemplo, estudos em genética comportamental revelaram que aproximadamente 50% da variação em inteligência, personalidade e desfechos na vida são hereditários (Plomin, 1989, 2018). Tendo em vista a natureza multicausal dos problemas de saúde, cabe ressaltar que a soma das proporções de casos de uma doença atribuíveis a cada uma das diferentes causas componentes excede 100%. Como referido no parágrafo anterior, se uma pessoa desenvolve câncer de esôfago devido ao tabagismo e ao consumo de álcool, tal caso é atribuído tanto ao hábito de fumar como à ingesta de bebidas alcoólicas, assim como a todas as demais causas componentes que formaram a causa suficiente subjacente.

Período de Indução

O período de indução é o tempo entre a ação causal até o início da doença. Não é correto dizer que uma doença tem um período de indução longo ou curto. Para cada causa componente há um período de indução específico, definido como o intervalo de tempo entre a exposição a essa causa e o início da doença. Por definição, o período de indução entre a última das causas componentes de certa causa suficiente é nulo, dado que a sua presença implica inevitavelmente na ocorrência da doença. Não é possível saber quais são os períodos de indução para cada caso, pois não podemos estar certos do mecanismo causal que produz doença num caso específico ou quando todas as causas componentes relevantes atuaram. Para definirmos um período de indução, nós relacionamos a ação de uma causa componente com a ocorrência da doença de uma forma geral, acumulando dados de muitos indivíduos. Por exemplo, o período de indução entre a exposição durante a vida intrauterina ao dietilestilbestrol (DES) e o desenvolvimento de um adenocarcinoma de vagina aos 25 anos idade corresponde a 25 anos, desprezando-se algum intervalo de tempo, caso haja, entre a cessação da exposição ao DES e o nascimento. Já o período de indução associado à atuação dos hormônios femininos seria de 13 anos, caso o início da puberdade na paciente em questão tenha ocorrido aos 12 anos de idade.

Muitas doenças não são visíveis no início. O intervalo de tempo entre o início da doença e a detecção da mesma é chamado de período latente (ou período de latência). O período de latência pode ser reduzido por melhorias nos métodos de detecção. Já o período de indução não é reduzido pela detecção mais precoce da doença, uma vez que a ocorrência da doença marca o fim do período de indução. O período de latência é uma característica da doença e do esforço de detecção dirigido à pessoa com a doença. No câncer de colo de útero, é importante notar que alguns casos de neoplasia intraepitelial, detectados por meio do exame de Papanicolaou, regridem espontaneamente, em especial nos estágios mais iniciais, mas também em fases mais avançadas, como no carcinoma *in situ*. Com base em estudos mais recentes, sabe-se que a maioria dos casos de carcinoma cervical *in situ*, senão todos, está associada a diferentes tipos de papilomavírus humano (PVH) – em inglês: *Human Papiloma Virus* (HPV) – e apenas os casos associados a alguns tipos de PVH progridem até a forma de câncer invasivo (Gordis, 2014). Em tais casos, o período de indução associado a PVH refere-se ao intervalo de tempo transcorrido entre a infecção e o desenvolvimento do câncer em sua forma inicial. Portanto, deve-se considerar o período de latência até a instalação das lesões iniciais destes casos somente, excluindo aquelas que regredirão de forma espontânea. O problema, do ponto de vista prático, é que não se sabe quais lesões iniciais progredirão. A distinção entre os períodos de indução das diferentes causas componentes e o período de latência da doença é, via de regra, difícil de ser estabelecida pois, em muitas situações, não é possível determinar exatamente quando a doença se inicia, mas somente em estágios mais avançados. Assim, às causas associadas a certos cânceres de progressão lenta podem ser atribuídos longos períodos de indução, em parte devido aos extensos períodos de latência subjacentes.

Alguns agentes podem ter uma ação causal que adiante ou retarde o período de indução de outros agentes. Por exemplo, o fluoreto impede totalmente a progressão de cárie em alguns casos, enquanto apenas retarda o período de indução entre o consumo de açúcar e a incidência de cavidades em outros casos. Retardamento e prevenção podem ser fundamentalmente a mesma coisa, dependendo do desfecho em foco. Quando se fala que um agente previne a morte, na verdade está se falando que esse agente retarda a morte, pois a morte só pode ser retardada. O que se previne é a morte num determinado momento, em favor da morte em um momento posterior.

Modelos Explicativos da Ocorrência de Doenças em Populações Humanas

Como já mencionado, o entendimento dos motivos pelos quais indivíduos e populações adoecem é tema central da epidemiologia. Muitos esforços foram e ainda serão despendidos para aprimorar os critérios e modelos para qualificar associações como causais ou não causais. Além disso, a epidemiologia tem desenvolvido modelos explicativos voltados para a representação de fatores etiológicos. Tais modelos permitem conceber relações, diretas e indiretas, entre exposições e doenças, agregando, de forma mais lógica e organizada, conhecimentos oriundos de diferentes áreas, tais como a biologia, a química, a física, a ecologia e a sociologia, dentre outras. Busca-se, assim, compreender os mecanismos por meio dos quais os fatores etiológicos agem e interagem na etiologia das doenças, apontando possibilidades concretas de intervenções preventivas. A identificação dos fatores etiológicos e de suas inter-relações baseia-se em observações empíricas que, via de regra, são submetidas aos critérios e concepções acerca da causalidade, expostos nas seções anteriores.

Os modelos explicativos da etiologia de doenças buscam caracterizar a natureza dos fatores envolvidos, se biológica – destacando-se, nesse caso, os de origem genética – química, física, social, econômica, ambiental etc. A caracterização das inter-relações entre estes fatores possibilita qualificá-los como proximais ou distais quanto às doenças por eles causadas. É ainda possível identificar o nível de atuação dos fatores etiológicos, ou seja, se individual ou populacional, este último comumente referido como ecológico.

Serão apresentados, a seguir, quatro modelos explicativos da ocorrência de doenças, a saber, o modelo ecológico, a rede de causas, o modelo sistêmico e o modelo evolucionista (darwinista). Antes, porém, cabem alguns comentários acerca da conceituação de saúde e de doença na literatura epidemiológica.

Conceito de Saúde e de Doença em Epidemiologia

A Organização Mundial da Saúde (OMS), em sua Constituição de 1948, definiu saúde como "... um estado de completo bem-estar físico, mental e social, e não meramente a ausência de doença ou enfermidade". Tal definição, bastante abrangente, é de difícil operacionalização – em particular no que se refere ao conceito de bem-estar – e reflete mais uma situação ideal a ser alcançada.

Segundo a Organização das Nações Unidas (ONU), a saúde é um dos componentes da avaliação da qualidade de vida de populações humanas. Junto com outros componentes, tais como disponibilidade de alimentos e nutrição, educação, condições de trabalho, transporte e moradia, seria possível formar um quadro da qualidade de vida de uma população. Alternativamente, a saúde é definida como um estado caracterizado pela integridade anatômica, fisiológica e psicológica, pela aptidão para o cumprimento dos papéis e funções sociais – incluindo o convívio familiar e o trabalho – e pela capacidade de interagir e resistir às agressões do meio ambiente.

A doença (*disease*) corresponde a um processo fisiopatológico determinante de um estado de disfunção de natureza fisiológica ou psíquica, que pode resultar em deficiências – físicas ou mentais – ou incapacidades funcionais. Por enfermidade (*illness*) entende-se o estado subjetivo do indivíduo afetado, decorrente da própria conscientização. Já a anormalidade diz respeito ao papel de doente que a pessoa assume na sociedade e a disfunção social correspondente, a qual afeta o seu relacionamento social. Assim, a doença, a enfermidade e a anormalidade são diferentes expressões de processos que, de alguma forma, ou em algum nível, acabam por perturbar o estado de saúde (Forattini, 1992).

Ainda que muito se discuta quanto aos conceitos de saúde e de doença, por motivos práticos, decorrentes da necessidade de se tomar decisões no âmbito da clínica, ou por limitações de natureza operacional relacionadas ao desenvolvimento de estudos epidemiológicos, é comum a ênfase na distinção entre indivíduos doentes e não doentes nos textos médicos e mesmo de saúde pública.

O modelo da história natural da doença, desenvolvido por Leavell e Clark (1976) por volta da metade do século XX, tem servido como referência – ainda que com restrições – para a compreensão dos conceitos de saúde e doença enquanto partes integrantes de um processo contínuo. Por natural, subentende-se a evolução dos processos de adoecimento de maneira geral, sem que nenhuma intervenção seja implementada no sentido de evitá-la ou alterar o seu curso. O modelo da história natural da doença (HND) é apresentado na Figura 8.6.

No extremo esquerdo da ilustração na Figura 8.6 estariam localizados os estados de saúde de maior intensidade, caracterizados pela ausência de fatores de risco. À medida que se move para a direita, o estado de saúde se deteriora progressivamente, primeiro pela exposição a fatores de risco e, em seguida, pelo início do processo de adoecimento. Nas situações mais graves, o adoecimento culmina com a morte, condição representada no extremo à direita do modelo da HND. Tal representação pode ser aplicada tanto no nível do indivíduo como no âmbito populacional ou coletivo.

Embora a noção de continuidade seja central, a história natural da doença costuma ser subdividida em dois grandes períodos, denominados de pré-patogênese e de patogênese, ou seja, antes e após a instalação do processo fisiopatológico que caracteriza a doença. O período patogênico, por sua vez, é subdividido nos períodos pré-clínico e clínico, correspondentes aos intervalos que antecedem e que sucedem, respectivamente, o aparecimento de sinais e sintomas, ou seja, a exteriorização clínica da doença. O período clínico pode evoluir para o desenvolvimento de deficiências e incapacidades, culminando com a morte.

Dependendo da doença em questão, todo o espectro representado no modelo da HND pode ser perpassado ou somente parte dele. Os processos de adoecimento podem ser interrompidos também em qualquer momento ou fase de sua evolução, seja naturalmente ou como consequência de alguma intervenção.

A subdivisão do modelo da HND se presta tanto à delimitação do escopo da investigação quanto à definição de níveis de prevenção. É ao período de pré-patogênese que se refere a maioria dos estudos epidemiológicos voltados para a investigação das causas das doenças. Já a pesquisa clínica – também denominada por alguns

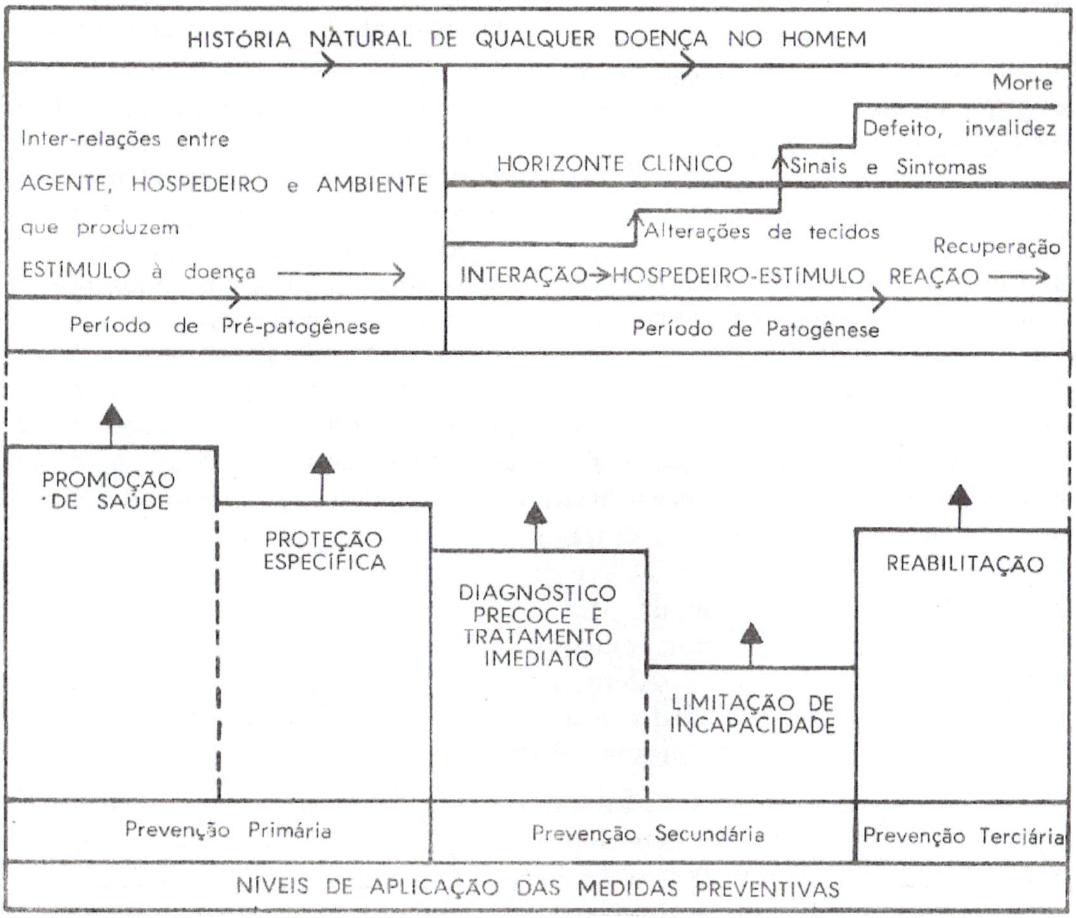

Figura 8.6 – Modelo de história natural da doença.

autores como epidemiologia clínica – focaliza o período de patogênese, com o interesse no desenvolvimento de meios de diagnóstico e de tratamento das diferentes doenças. É necessário ressaltar, entretanto, que os conceitos e os métodos utilizados na epidemiologia e na epidemiologia clínica são os mesmos, oriundos da epidemiologia clássica ou tradicional.

Com relação aos níveis de prevenção, a prevenção primária refere-se às ações de promoção da saúde e proteção específica – como as vacinações – desenvolvidas no período de pré-patogênese. Corresponde, portanto, ao conceito mais essencial de prevenção, ou seja, aos esforços que procuram evitar a instalação da doença.

O modelo da HND caracteriza-se pela extensão do conceito de prevenção, entendido como qualquer intervenção que interrompa ou desacelere a evolução da doença. Assim, a prevenção secundária compreende as intervenções direcionadas ao diagnóstico e tratamento precoces e à limitação da incapacidade decorrente de uma doença, desenvolvida no período de patogênese. Por fim, ainda no período de patogênese, a prevenção terciária diz respeito aos esforços de limitação dos danos e reabilitação (Figura 8.6).

Como já destacado, a epidemiologia tradicionalmente enfoca os eventos no período de pré-patogênese. É a ele que se referem os modelos explicativos da ocorrência de doenças apresentados a seguir.

Modelo Ecológico

O modelo ecológico de explicação da ocorrência de doenças tornou-se bastante popular na área da saúde em meados do século XX, junto com a disseminação dos princípios da medicina preventiva. Subjacente a este modelo está a definição de saúde como o resultado do equilíbrio dinâmico entre o indivíduo – ou populações humanas – e o ambiente no qual ele se insere. A doença seria entendida, portanto, como fruto do desequilíbrio no processo de interação entre os seres humanos e o ambiente.

Inicialmente, o modelo ecológico foi concebido como uma tríade composta pelo agente causador da doença, pelo hospedeiro e pelo meio ambiente no qual a interação entre os dois primeiros elementos se concretizava. A concepção dinâmica e a noção de equilíbrio eram representadas, esquematicamente, com a alusão a uma gangorra, tal como apresentado na Figura 8.7. Alternativamente, este modelo é também representado por um triângulo.

Ao incorporar a noção de meio ambiente, a tríade ecológica representa um avanço em relação aos modelos centrados na teoria microbiana hegemônicos a partir do final do século XIX, restritos às relações entre um agente específico e o hospedeiro. Por outro lado, ao destacar o agente, a tríade ecológica reforça uma concepção unicausal do processo de adoecimento – tal como na teoria microbiana –, apresentando limitações principalmente quanto à explicação da ocorrência de doenças não infecciosas. Ademais, a tríade ecológica passou a ser criticada por dar a mesma importância para os seus componentes na explicação da ocorrência das doenças, fato que, via de regra, não encontrava sustentação a partir dos estudos epidemiológicos.

Subsequentemente, outros modelos ecológicos foram propostos, retirando-se a ênfase no agente e transferindo-a para a relação entre o hospedeiro e o meio ambiente. Em linhas gerais, os fatores envolvidos na ocorrência das doenças podem ser separados em duas categorias: 1. a dos endógenos, inerentes aos organismos; e 2. exógenos ou concernentes ao ambiente (Figura 8.8). A herança genética, a constituição anatômica, os mecanismos fisiológicos e as barreiras imunológicas são exemplos dos fatores endógenos. Já as exposições aos fatores físicos, biológicos, populacionais e sociais dizem respeito ao grupo dos fatores exógenos. Todos

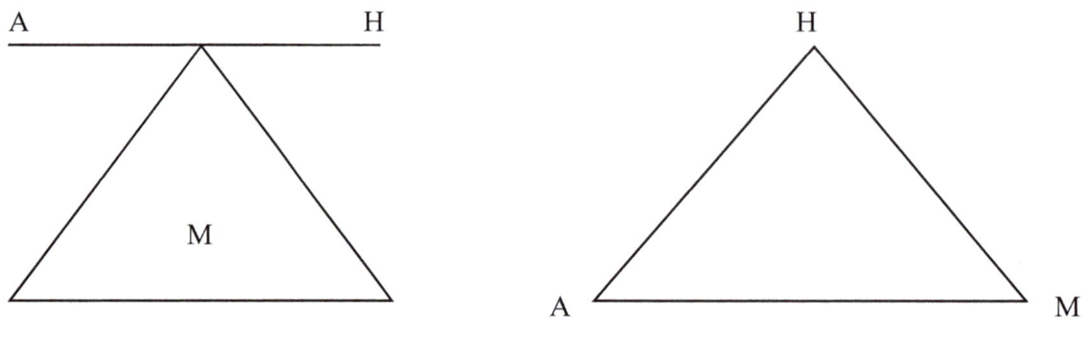

Figura 8.7 – Representações esquemáticas da tríade ecológica (A = agente; H = hospedeiro; M = meio ambiente).

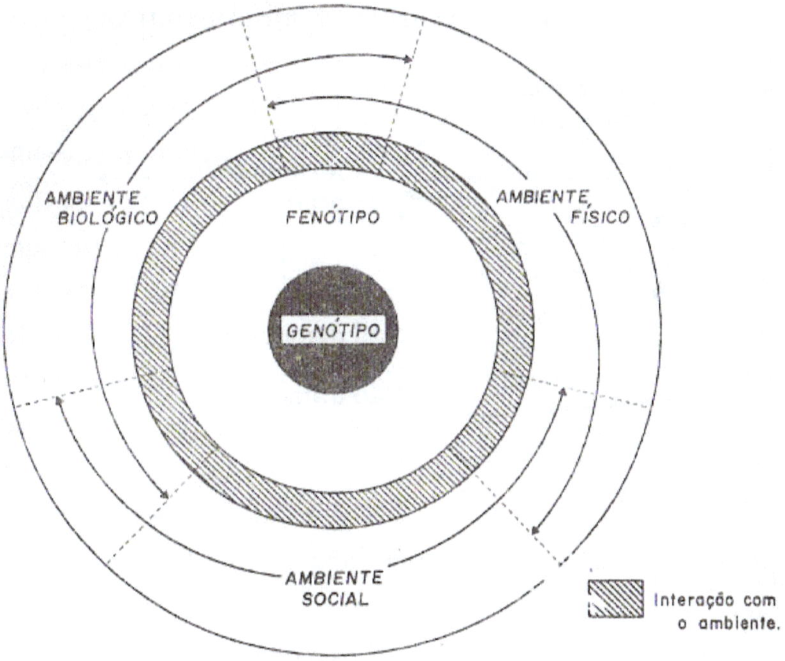

Figura 8.8 – Modelo ecológico: interação do ser humano com o ambiente.

esses fatores se encontram em um estado permanente de interação, expressando a natureza dinâmica do modelo. A importância de cada um desses fatores varia em função do problema de saúde em questão, acomodando de forma mais apropriada a concepção multicausal das doenças.

Ao leitor interessado em aprofundar a leitura acerca dos modelos ecológicos, recomenda-se a leitura do livro de autoria de Forattini (1992).

Rede de Causas

O modelo da rede de causas foi formulado por MacMahon e Pugh (1970). Neste modelo, a ocorrência da doença é consequência de vários fatores – ou causas – que se relacionam de forma sequencial, organizados em diferentes vias ou mecanismos causais, os quais acabam por levar ao adoecimento. É, portanto, um modelo baseado na concepção de que as doenças são causadas por múltiplas causas, algumas das quais atuariam mais ou menos próximas ao adoecimento, caracterizando-as como distais ou proximais.

A rede de causas (Figura 8.9), também denominada teia, emaranhado ou trama, representa um avanço em relação à concepção anterior da cadeia de causas, na qual uma única sequência de fatores seria responsável pela ocorrência das doenças, bastando eliminar um dos elos da cadeia para preveni-las. A natureza dos fatores encadeados na concepção da rede seria diversa, sendo que para cada afecção haveria uma ou mais posições – ou causas – que, quando alvos de intervenções, resultariam na redução da incidência, independentemente do seu posicionamento na rede, se proximal ou distal. O modelo da rede de causas pode ser ampliado, considerando-se a possibilidade de múltiplos efeitos decorrentes de cada uma das diferentes sequências de causas.

Modelo Sistêmico

A concepção do modelo sistêmico baseia-se na premissa de que as causas das doenças estão em diferentes sistemas de organização, desde o celular até o social, passando por níveis intermediários, como os órgãos e os indivíduos, tal como apresentado na Figura 8.10. Outros níveis além dos apresentados poderiam ser incluídos.

Nesse modelo, busca-se enfatizar os diferentes níveis de explicação do processo saúde-doença, sendo cada nível a representação de um sistema individualizado, influenciando e sob a influência dos demais níveis. Quanto mais central for o nível considerado, mais os fatores endógenos relativos ao organismo serão enfatizados. Em contrapartida, nos níveis mais externos situam-se os fatores relacionados às formas como as sociedades humanas se organizam, perpassando as relações de natureza social, política e econômica.

Embora o modelo sistêmico não explicite claramente os fatores etiológicos passíveis de intervenção como

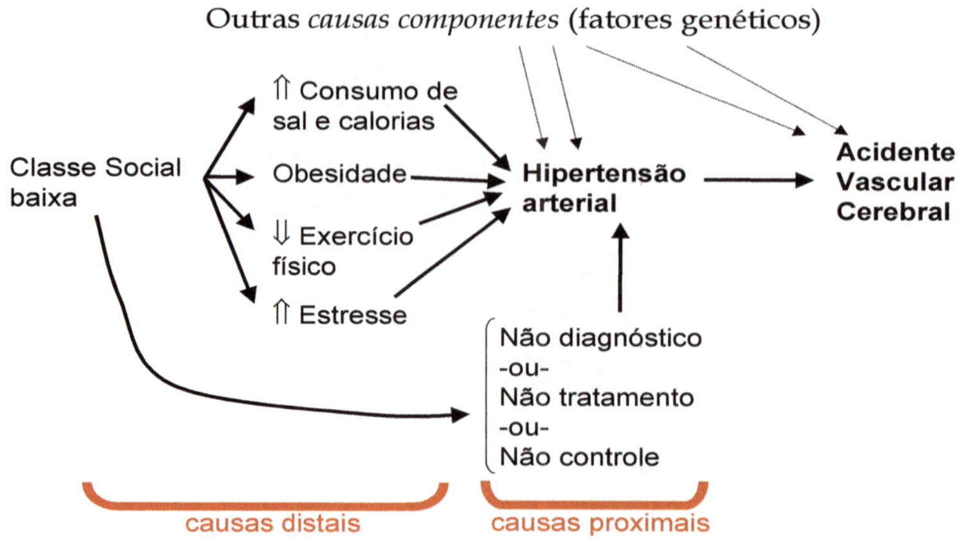

Figura 8.9 – Rede de causas do acidente vascular cerebral: causas distais e proximais (adaptado de Szklo & Javier Nieto, 2007).

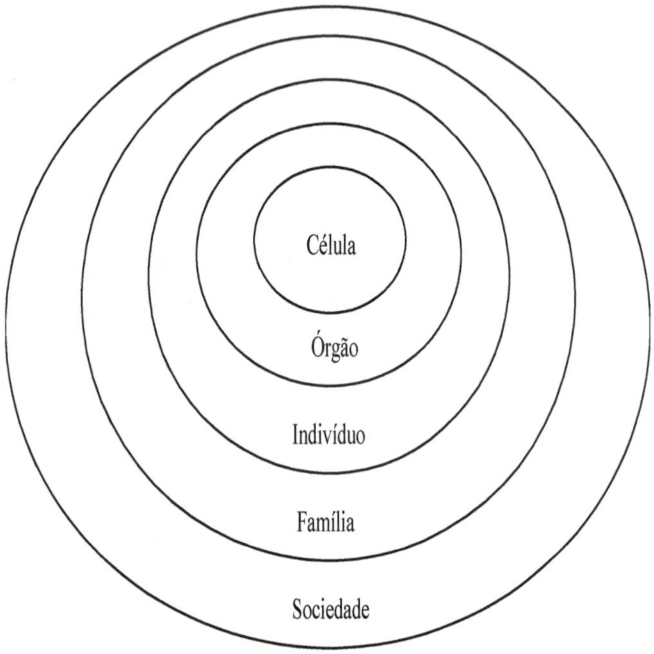

Figura 8.10 – Representação esquemática do modelo sistêmico.

nos modelos ecológico e da rede de causas, ele induz a uma visão mais holística do processo saúde-doença, ao explicitar uma estrutura hierárquica entre os níveis de atuação das causas. Em particular, os fatores de natureza social têm sido, nos últimos anos, alvo de particular interesse na pesquisa epidemiológica.

Modelo Evolucionista (Darwinista)

O modelo evolucionista, assim como os modelos descritos anteriormente, também enfatiza a interação entre o ser humano e o meio ambiente. Apesar de todos os modelos postularem a importância desta interação, o modelo evolucionista explicita os detalhes de como e, principalmente, de porque ela ocorre.

Quando você faz a pergunta "por que as pessoas fazem X ou se comportam da maneira Y?", o tipo de resposta que você procura depende do que você quer dizer com "por que". Niko Tinbergen, etólogo, ganhador do prêmio Nobel, sugeriu que há quatro tipos de explicações complementares para o comportamento dos indivíduos:

- *Causa* (causa próxima): os mecanismos diretos do controle comportamental. A testosterona é um hormônio que é a causa proximal de alguns comportamentos e atributos físicos típicos de homens jovens;
- *Ontogenia*: os processos causais pelos quais esses mecanismos se desenvolvem dentro do curso de vida do indivíduo. O aparecimento de barba e sêmen no homem e de menstruação na mulher ocorrem durante a ontogenia;
- *Filogenia:* a descrição da modificação evolucionária dos mecanismos de controle comportamental através das gerações. Ou seja, a história evolutiva do atributo, através das diferentes espécies;
- *Função* (causa básica – "*ultimate causation*"): a causa evolutiva. As consequências adaptativas do atributo. Ou seja, os efeitos do atributo na aptidão, i.e., na sobrevivência e na reprodução do indivíduo, mas fundamentalmente, na replicação dos seus genes.

Essas explicações foram oferecidas no contexto de tentar entender as causas do comportamento. No entanto, elas podem ser utilizadas para explicar qualquer atributo relevante do ser humano, não somente o comportamento. Fenótipos relevantes incluem, além de comportamentos, atributos físicos e doenças. O ponto principal aqui é demonstrar que existem as causas mais distais de doenças, que são as causas básicas ou funcionais, e causas proximais. O modelo evolucionista de causalidade de doenças foca na causa básica, ou seja, nos aspectos funcionais que podem explicar porque a doença ocorre. O termo funcional refere-se ao fato de que atributos selecionados pela seleção natural, *i.e.*, *adaptações*, foram selecionados porque tiveram alguma função importante para a sobrevivência ou procriação do indivíduo ou de seus parentes mais próximos.

O ser humano foi criado através do processo de *seleção natural*, o qual gerou inúmeras *adaptações*. Mutações que aumentaram a probabilidade de o indivíduo sobreviver ou procriar nos meios ambientes ancestrais foram selecionadas e tornaram-se *adaptações*. Mutações que tinham alguma função, ou aperfeiçoavam alguma função que facilitava a procriação nos ambientes ancestrais, tornaram-se atributos típicos da espécie, ou seja, tornaram-se *adaptações*. Este processo fez com que o corpo humano fosse moldado pelos meios ambientes em que ele habitou.

As células, tecidos, órgãos, fisiologia, cognição, emoções e comportamentos humanos compõem o *meio ambiente interno* do indivíduo, que reflete em grande parte os *meios ambientes externos* de seus ancestrais. O encontro deste ambiente interno, ancestral, com o meio ambiente externo, moderno, traz muitas possibilidades interessantes, principalmente em termos de novas tecnologias que geram prazer e facilitam a sobrevivência, mas gera também uma série de incompatibilidades (*i.e.*, entre o indivíduo e o ambiente moderno) e consequências ruins para o indivíduo, incluindo algumas doenças. Conhecer as funções dos atributos é útil para auxiliar na prevenção e no tratamento de doenças.

Ao propor a abordagem evolucionista/adaptativa, não estamos obviamente defendendo que doença é bom para o indivíduo, mas que é útil entender as *adaptações* ligadas a cada uma delas. Como veremos adiante, de uma forma geral as doenças ocorrem em decorrência de mecanismos evoluídos (*i.e.*, *adaptações*) que estão funcionando perfeitamente, mas são danosos ao indivíduo nos meios ambientes modernos, ou por mau funcionamento ou por defeito nesta *adaptação*. Além disso, muitas vezes se confunde defeito com defesa e essa confusão pode ser danosa aos pacientes, como veremos mais adiante neste capítulo.

Em essência, existe um *meio ambiente interno* e um *meio ambiente externo*. O *meio ambiente interno* carrega informação dos *meios ambientes externos* ancestrais, os quais moldaram, através do processo de seleção natural, o corpo humano. Portanto, a biologia, ou o corpo humano atual, é um reflexo direto dos desafios dos *meios ambientes externos* ancestrais. Não existe uma explicação (ou causa) biológica e outra ambiental; a causa biológica é ambiental. Alternativamente, não existe ambiente relevante que não seja dependente da biologia; a causa ambiental é necessariamente biológica. Não é qualquer aspecto do ambiente externo que importa para o meio ambiente interno, somente aqueles que acionam os botões de nossas *adaptações* biológicas.

Mais do que isso, parece que o próprio meio ambiente interno, i.e., os genes dos indivíduos, influenciam o meio ambiente externo. Richard Dawkins aprofundou este argumento no livro *"The Extended Phenotype"* ("O Fenótipo Estendido"), demonstrando que o *meio ambiente interno* do indivíduo (essencialmente seus genes) manipula o comportamento do indivíduo, que por sua vez manipula o seu ambiente externo de forma a tornar o seu habitat mais propício e acolhedor, refletindo "as necessidades" de seus genes (Dawkins, 1999). Em seu livro *"Blueprint: How DNA Makes Us Who We Are"* Robert Plomin defendeu um argumento similar quando discutiu *"The Nature of Nurture"* ("A Natureza da Criação"). Ele demonstrou que a herança genética é a principal (quase a única) forma pela qual os pais influenciam a personalidade e o comportamento de seus filhos e não a forma como criam/educam seus filhos. Inclusive, demonstrou que o DNA na concepção é o principal responsável pelo tipo de ambiente que é escolhido por pais e filhos onde ocorre a educação/criação dentro do lar em que a criança cresce (Plomin, 2018). Por exemplo, para um filho que demonstre gosto e aptidão por música o ambiente tende a refletir este perfil (instrumentos musicais, aparelhos de som, professores de música, etc.), que é diferente do ambiente escolhido para um filho que demonstre gosto e aptidão para esportes (equipamentos esportivos, treinadores, etc.) ou para outro que demonstre gosto por leitura (livros, biblioteca, etc.).

Mudanças ou diferenças em médias populacionais tendem a refletir diferenças ambientais (ambiente externo) enquanto diferenças entre indivíduos são basicamente devidas a diferenças genéticas (ambiente interno). Por exemplo, o aumento na média da estatura da população brasileira nas décadas recentes se deve a melhorias na alimentação, no saneamento, na redução das doenças infecciosas e outros aspectos ambientais. Mas, a diferença na estatura entre indivíduos na população brasileira é devida principalmente a diferenças genéticas entre os indivíduos. Quanto mais a gente reduz as diferenças ambientais, mais a gente realça as diferenças genéticas. Ou seja, quanto maior é a igualdade de oportunidades de acesso aos bens materiais em uma população (i.e., menos desigualdades), maior é a diferença entre os indivíduos que se deve a diferenças genéticas. Se queremos igualdade de oportunidades temos que lidar com o fato de que os indivíduos mais sortudos do ponto de vista genético obtêm melhores resultados na vida em vários aspectos, inclusive no risco menor de adoecer gravemente e morrer precocemente.

Randolph Nesse e George Williams propuseram seis categorias de explicações evolucionistas para as doenças, criando o que pode ser entendido como um *framework* para uma Medicina evolucionista ou darwiniana (ou darwinista): 1- Defesas; 2- Infecção; 3- Novos ambientes; 4- Genes; 5- Concessões no desenho; 6- Legados evolucionistas (Nesse e Williams, 1996; Nesse, 2019). Existe pelo menos mais uma categoria de explicação evolucionista, que Nesse e Williams não incluíram nesta lista, apesar de terem abordado em seu livro, que se refere a situações em que o mecanismo evoluído, *i.e.*, a *adaptação*, está quebrado ou funciona mal. Iremos denominar de "Defeito". Mais recentemente, Randolph Nesse usou essas explicações evolucionistas para tentar entender especificamente os transtornos mentais (Nesse, 2019).

1. Defesas (Respostas tais como dor e ansiedade são úteis quando o ser humano tem que encarar ameaças)

Defesas na verdade não são causas ou explicações para as doenças, mas são frequentemente confundidas com doenças. Nesse e Williams dão o exemplo da pneumonia, que apresenta dois sinais típicos, a cor da pele azulada (cianose) e a tosse. A cianose não tem função alguma e é o resultado fortuito da falta de oxigênio na hemoglobina, que é um defeito. Então, a cianose é a manifestação de um defeito que ocorre na pneumonia. Já a tosse, por outro lado, é um mecanismo de defesa. Ela expulsa material estranho, incluindo bactérias nocivas, do trato respiratório. O muco e a matéria estranha são propalados para a traqueia e para a parte posterior da garganta, onde eles são expelidos ou engolidos para o estômago, onde os ácidos destroem a maioria das bactérias. Portanto, "a tosse não é uma resposta fortuita a um defeito do corpo; é uma defesa coordenada moldada pela seleção natural e ativada quando sensores especializados detectam pistas que indicam a presença de uma ameaça específica". ... "Corrigir um defeito quase sempre é uma coisa boa..., mas eliminar uma defesa bloqueando-a pode ser catastrófico." ... "Bloqueie excessivamente a sua tosse, e você pode morrer de pneumonia." (Nesse e Williams, 1996).

Há vários outros exemplos, tais como a febre, que é uma defesa contra os microrganismos que não resistem a altas temperaturas, a náusea, que evita a ingestão de toxinas perigosas e o vômito, que as expele. Náusea e vômito estão associados a uma redução no risco de aborto espontâneo ou morte fetal. Da mesma forma, a ansiedade, o ciúme, a raiva e o baixo astral (depressão) são defesas. Esses estados emocionais são acionados quando algo ruim está acontecendo; são desagradáveis, mas úteis (Nesse, 2019).

Entretanto, as pessoas frequentemente tomam medicamentos para bloquear essas respostas defensivas normais e mesmo assim não se prejudicam; pelo contrário, conseguem mitigar o mal-estar causado por essas defesas (por exemplo dor, febre e náusea) e ainda assim não adoecem gravemente. Randolph Nesse (2019) relatou que pensou sobre esse mistério durante anos. O mistério é o seguinte: se essas respostas defensivas que foram moldadas pela seleção natural (i.e., *adaptações*) são bloqueadas artificialmente, as pessoas deveriam ficar mais doentes; por que então as pessoas não costumam ficar mais doentes quando bloqueiam suas defesas naturais com analgésicos, antipiréticos ou ansiolíticos? A resposta que ele ofereceu foi baseada no princípio do detector de fumaça. A maior parte das respostas de defesa que causa sofrimento humano é desnecessária em instâncias específicas, mas ainda assim são respostas perfeitamente normais porque elas têm baixos custos, mas protegem contra perdas potencialmente catastróficas. São como alarmes falsos de detectores de fumaça. Melhor ser avisado desnecessariamente em várias ocasiões do que deixar de ser avisado em uma ocasião necessária (melhor lidar com vários erros falsos positivos de baixo custo do que com um erro falso negativo catastrófico). Vale a pena ter dores ou vômitos ocasionais desnecessários, para assegurar proteção contra envenenamento ou dano grave em tecido. Por isso que normalmente é seguro tomar drogas para bloquear vômito, dor e mal estar emocional. "Ansiedade pode ser útil, mas a maioria das pessoas tem mais do que elas necessitam porque muito pouca ansiedade pode resultar em desastre" (Nesse, 2019).

2. Infecção (Bactéria e vírus evoluem mais rapidamente do que os seres humanos)

Bactérias e vírus utilizam o ser humano como nutriente. Às vezes, esses microrganismos causam danos ao ser humano de forma direta e rápida, sem que haja oportunidade do ser humano reagir. No entanto, mais frequentemente, há conflito de longo prazo, em que tanto os microrganismos quanto os seres humanos desenvolvem estratégias de defesa e ataque que escalam e se sofisticam com o tempo. O nosso sistema imunológico é um conjunto de adaptações para criar dificuldades para os microrganismos. A epidemiologia das doenças infecciosas depende do entendimento sobre a evolução dos microrganismos patogênicos e dos seres humanos, uma verdadeira "corrida armamentista". Que este é um processo constante na vida do ser humano, fica evidenciado pela nossa incapacidade de erradicar todas as infecções e também pelas doenças autoimunes, que são uma resposta exacerbada/equivocada dos nossos mecanismos de defesa contra infecções (Nesse e Williams, 1996). A visão evolucionista também desvendou que as bactérias não são usualmente ruins para o ser humano e que um microbioma complexo que habita o corpo humano é essencial para a saúde (Dubos, 1980; Nesse, 2019). A disrupção do microbioma humano parece fazer parte da cadeia causal de algumas doenças crônicas modernas, incluindo a obesidade e diabetes tipo 1. Pode ser que alguma coisa nos ambientes modernos esteja causando excesso de inflamação que por sua vez causa essas doenças. Randolph Nesse indagou: será que o uso de antibióticos é responsável por essa disrupção? Se sim, nossa habilidade em evitar e matar bactérias pode estar vindo a um custo alto (Nesse, 2019).

3. Novos Ambientes (Incompatibilidade: nossos corpos não estão preparados para lidar com ambientes modernos)

Nossos ancestrais viviam em grupos pequenos, caminhando, coletando alimentos e caçando. Nossos principais atributos foram selecionados de forma que criaram indivíduos adaptados para viver naquelas circunstâncias ambientais. Eram circunstâncias de escassez de alimentos. Indivíduos que tinham metabolismo lento, com capacidade de armazenar por longo tempo no corpo a energia obtida dos alimentos, tinham maior probabilidade de sobreviver, procriar e, consequentemente, passar adiante precisamente os genes que desenhavam indivíduos com essas características. Essas adaptações tornaram-se então típicas de nossa espécie. O meio ambiente externo moderno mudou drasticamente. Atualmente temos abundância de alimentos e, mais especificamente, abundância de açúcar livre e alimentos ultra processados. Nosso corpo, isto é, nosso meio ambiente interno, que é consequência direta dos desafios dos meios ambientes externos ancestrais de escassez de alimento, está agora inserido em um meio ambiente de abundância de açúcar livre e de alimentos ultra processados. Esse desencontro, entre *adaptações* para escassez que carregamos em nosso meio ambiente interno (nosso corpo) e o ambiente externo (nosso meio ambiente moderno), é responsável por doenças crônicas modernas, tais como as cardiovasculares, diabetes e cárie dentária.

Há muitos exemplos de problemas e doenças gerados pela incompatibilidade entre características do meio ambiente moderno e o nosso meio ambiente interno. Por exemplo, poluição do ar, automóveis, luz artificial, entre outros. A poluição do ar gerada por automóveis pode desencadear atividade do nosso sistema da imunoglobulina E (IgE), que leva a um processo alérgico que não ocorreria nos nossos ambientes ancestrais sem automóveis (Nesse e Williams, 1996). Nossos reflexos de defesa contra predadores ancestrais não são adaptados para lidar com um automóvel em alta velocidade ou uma tomada elétrica, dois matadores frequentes nos ambientes modernos. Temos dificuldade de discernir a cor dos objetos sob luz artificial fria, pois nosso sistema visual foi criado em ambientes com luz natural. Temos necessidade de instituições como justiça e polícia em sociedades muito populosas, pois nossos sistemas mentais de cooperação e reciprocidade foram criados em ambientes de pequenos grupos, provavelmente de aproximadamente 100 pessoas, e muitas das quais parentes próximos. O desejo e prazer da vingança persistem no ambiente moderno, pois nosso sistema mental de justiça foi criado na ausência do sistema judiciário e da polícia. Portanto, mesmo nas sociedades modernas, a motivação para se investir no sistema judiciário e na polícia é o desejo da vingança. Esta motivação é claramente evidenciada em sociedades modernas, pois onde o Estado não faz justiça para os cidadãos há o recrudescimento da justiça com as próprias mãos.

4. Genes (A seleção natural maximiza a reprodução dos próprios genes, não a saúde)

A seleção natural ocorre fundamentalmente no nível do gene e não no nível do indivíduo ou da espécie. Ainda é comum ler ou ouvir que a evolução ocorre "para o bem da espécie". No entanto, esta ideia é equivocada:

a evolução não ocorre para trazer o bem, muito menos o da espécie. A evolução ocorre "para replicar genes". Mais acuradamente, a evolução ocorre como consequência da replicação de alguns genes em detrimento da replicação de outros genes (Dawkins, 1976, 1999). Como a evolução não tem moral (não ocorre nem para o bem nem para o mal), alguns genes são perpetuados na espécie humana, embora eles causem doenças e aumentem o risco de danos aos indivíduos. Alguns desses genes causam problemas e doenças em ambientes modernos, mas não causavam nos ambientes ancestrais, por isso ainda persistem em nosso genoma (ver "Novos Ambientes" acima).

As mutações genéticas quase nunca são vantajosas. São mais frequentes mutações que causam doenças do que mutações que trazem benefícios para o indivíduo (ou mesmo para a proliferação do próprio gene). Essas mutações não adaptativas são constantemente eliminadas pelo processo de seleção natural. Por isso, são raras as doenças causadas por genes específicos (Nesse e Williams, 1996).

Há problemas comuns (por exemplo, conflitos familiares), causados por adaptações, que colocam em conflito a replicação de genes e o bem-estar do indivíduo que os carregam. Esses conflitos genéticos ocorrem dentro da família e até mesmo durante a gestação, gerando disputas entre mãe e feto (Haig, 1993). A regra de Hamilton para a *seleção por parentesco* (*"kin selection"*) esclareceu que os genes devem aumentar em frequência quando r > c/b (alternativamente, rb > c); onde r = coeficiente de parentesco (ou relacionamento, ou proximidade genética) entre o indivíduo doador e o receptor da ação; c = custo reprodutivo para o doador; b = benefício reprodutivo adicional ganho pelo receptor da doação (Dawkins, 1976, 1999). Por exemplo, sua irmã (r = 0,5) é uma parente tão próxima quanto sua filha. Se você fizer alguma coisa que aumente a reprodução de sua irmã por X, isso vai aumentar sua posteridade genética por exatamente a mesma quantidade que se você tivesse aumentado a reprodução de sua filha por X (Daly e Wilson, 2007 e 2008 – Curso *Psychology 3F03E*, Psicologia Evolucionista, *McMaster University*). Ou seja, uma sobrinha (filha da irmã) "vale" tanto quanto uma neta (filha da filha). O *insight* de Hamilton na década de 1960 sobre a seleção por parentesco (i.e., rb > c) e sua divulgação por Dawkins na década de 1970 esclareceram a origem de problemas e conflitos causados pelos interesses muitas vezes opostos dos genes e do indivíduo que os carrega (Dawkins, 1976, 1999).

Em termos evolutivos, a única razão porque um genitor nega investimento a um filho é poupar para filhos existentes ou vindouros (Pinker, 2002). Genes para depressão pós-parto não teriam sido selecionados gradualmente, a não ser que oferecessem um retorno total positivo (em termos de replicação desses genes). Tristeza e humor deprimido refletiriam uma avaliação (feita pela mãe) de perspectivas inóspitas para o sucesso do recém-nato e, em conformidade, facilitariam desinvestimento (ou completo abandono da criança) se as circunstâncias forem tão terríveis a ponto de justificar ações tão drásticas (Hagen, 1999). Um desdobramento desta teoria evolucionista para entender as causas da depressão pós-parto é a hipótese de que mulheres mais velhas apresentariam menor probabilidade de perder interesse no recém-nato, pois o recém-nato atual pode ser a última oportunidade de elas procriarem. Portanto, o risco de depressão pós-parto deve reduzir com a idade (Bottino, Nadanovsky et al., 2012).

Na perspectiva evolucionista os investimentos dos pais em crianças são influenciados por ligações genéticas. Afeto e cuidado parental presumivelmente evoluíram a serviço da promoção da posteridade genética dos pais e, portanto, para promover o bem-estar dos filhos próprios em vez do bem-estar de qualquer outra criança. Conviver com padrasto ou madrasta é o fator de risco epidemiológico mais poderoso de maus-tratos graves de criança até hoje descoberto. Criança que vive com padrasto e/ou madrasta corre um risco aproximadamente 100 vezes maior de ser assassinada do que criança da mesma idade que vive com ambos pais genéticos (Daly e Wilson, 1988). Violência doméstica não fatal contra a criança é três vezes mais frequente em casa com padrasto (Alexandre, Nadanovsky, Moraes e Reichenheim, 2010).

Essas ilustrações mostram que conflitos de interesse genéticos resultantes de *adaptações* são causas comuns de várias inclinações e comportamentos indesejáveis em seres humanos.

5. Concessões no Desenho (Restrições: há algumas coisas que a seleção natural simplesmente não consegue fazer)

A despeito de visões idealizadas, há óbvios sinais de que na realidade o corpo e a mente humana não foram desenhados da forma ideal, portanto estão longe de ser entidades perfeitas. Quaisquer sistemas, não só biológicos, encaram balanços entre benefícios e custos. Nada na vida traz somente benefício sem nenhum custo. Durante a seleção natural este delicado equilíbrio entre benefícios e custos dos atributos selecionados é naturalmente atingido. Dessa forma, os atributos selecionados não são aqueles que seriam o ideal para exercer uma determinada função, mas aquele que consegue exercer a função de forma suficiente apenas. As *adaptações* que aumentam a probabilidade de replicação dos genes com o menor custo são selecionadas. O hormônio testosterona foi selecionado porque melhorou a *performance* do homem em vários aspectos que aumentam a probabilidade de procriação do indivíduo e, consequentemente, a replicação de genes. No entanto, ele aumenta a velocidade do envelhecimento e reduz a longevidade (Hooven, 2021). Andar de pé permitiu que carregássemos bebês e alimentos ao mesmo tempo, entre outras vantagens, mas nos predispôs a problemas de coluna, joelhos, tornozelos etc. (Nesse e Williams, 1996).

A seleção natural desenhou não somente os atributos físicos, mas nossas mentes também. Um cérebro modular complexo, com capacidade cognitiva e emocional para resolver problemas relevantes, pode ter criado instituições e comportamentos desnecessários e até mesmo disfuncionais, tais como religiões e crença no sobrenatural (Boyer, 2002). Genes que predispunham homens a adotar comportamentos corajosos de defesa contra predadores e a ostentar habilidades e competências físico-motoras no nosso período ancestral, aumentavam a chance de conseguir parceiras sexuais, portanto aumentaram a probabilidade de replicação desses genes, mas também elevaram o risco de morrer mais cedo. Modernamente, esses mesmos genes são provavelmente responsáveis por comportamentos de risco e ostentadores, tais como episódios de embriaguez, experimentação com cigarro e drogas ilegais, sexo sem proteção, brigas em bares e festas, confrontos com rivais do mesmo sexo, prática de esportes radicais, direção em alta velocidade, ultrapassagens e manobras arriscadas e uso de motocicleta (Medeiros e Nadanovsky, 2016; Ramos, Daly, Seidl-de-Moura e Nadanovsky, 2017).

Os autores e vítimas de homicídio em todas as sociedades ancestrais, assim como em todas as sociedades modernas, são majoritariamente homens jovens. Independentemente do grau de emancipação feminina, assassinatos de e por mulheres são, e sempre foram, relativamente muito pouco frequentes. Esta diferença marcante, universal e atemporal entre os sexos indica claramente que o homicídio é fruto de *adaptações* tipicamente masculinas e não femininas. Homens matam uns aos outros por competição social ou por competição material. A competição social ocorre quando o homem é desafiado quanto ao seu *status* social, quando sofre um insulto em público, quando é humilhado, quando falham em mostrar deferência a ele ou quando há rivalidade por uma mulher. A competição material ocorre quando um rouba do outro (latrocínio) (Nadanovsky e Santos, 2021; Daly e Wilson, 2007 e 2008 – Curso *Psychology 3F03E*, Psicologia Evolucionista, *McMaster University*).

A seleção sexual é um aspecto importante da seleção natural. A seleção sexual ocorre de duas formas: sobrepujar rivais do mesmo sexo (seleção intrassexual) e ser escolhido pelo sexo oposto (seleção intersexual). Cada sexo tem adaptações específicas para rechaçar competidores do mesmo sexo e ser escolhido por parceiros do sexo oposto. As adaptações masculinas neste contexto permitem aos homens ter sucesso reprodutivo, mas em determinadas circunstâncias essas adaptações podem ser prejudiciais e até fatais. Em circunstâncias de forte desigualdade de acesso a recursos materiais associada à impunidade oficial (percepção de que há pequena probabilidade de ser descoberto pela polícia e/ou de que a magnitude da punição pela justiça é pequena), homens jovens cometem muito mais homicídios (Nadanovsky e Cunha-Cruz, 2009; Nadanovsky, Celeste, Wilson e Daly, 2009; Daly, 2016; Nadanovsky e Santos, 2021). O problema é que cometer homicídio é muito arriscado para o autor, mesmo nas sociedades em que há impunidade oficial, pois frequentemente há retaliação por parentes ou associados da vítima. Concessões no desenho podem ser entendidas como efeitos colaterais de adaptações.

6. Legados Evolucionistas ("*Trade-offs*": todas as coisas no corpo humano têm vantagens e desvantagens)

Esses legados referem-se principalmente a atributos que foram adaptativos em um passado distante de nossos ancestrais não humanos, que há muito tempo deixaram de ser adaptativos, mas que não deu tempo ainda da evolução livrar-se deles (ou não houve uma pressão evolutiva forte o suficiente para descartá-las, pois não são muito prejudiciais). Ainda assim alguns desses atributos, por um lado, não são adaptativos, e por outro causam problemas ou doenças. Embora não seja uma causa relativamente muito comum de morte, engasgar com a comida causa aproximadamente uma morte por 100 mil pessoas anualmente. Essa morte é devida a uma engenharia ruim, um desenho mal feito pela seleção natural, que criou uma intercessão, desnecessária e prejudicial, entre o canal da via respiratória e o canal do trato gastrointestinal. Este desenho mal feito permanece como um legado histórico da evolução humana (Nesse e Williams, 1996). O apêndice parece ser um vestígio de um órgão que foi útil para a digestão em nossos antepassados, mas que modernamente não tem função. O tamanho do cérebro humano cresceu tanto durante a evolução, que bebês humanos têm que nascer num período de desenvolvimento muito precoce, quando ainda são extremamente vulneráveis, para que a cabeça consiga passar por uma vagina e pelve que permaneceram muito estreitas. Esta estreiteza tem sido um legado histórico que impediu a continuação do crescimento do cérebro humano e é a causa do nascimento precoce de bebês humanos (Nesse e Williams, 1996); a estreiteza do canal de nascimento também pode explicar em parte a popularidade do nascimento por cesariana (Medeiros, 2018).

Defeito

Defeito refere-se a situações em que o mecanismo evoluído, *i.e.*, a *adaptação*, está quebrado ou funciona mal. Exemplos de defeito em uma adaptação seriam não sentir dor quando há um dano, não fazer febre quando há uma infecção, perder o sentido do paladar, do olfato ou da visão. Exemplos mais comuns são as doenças autoimunes, tais como lúpus eritematoso e artrite reumatoide (Nesse e Williams, 1996).

O modelo evolucionista (darwinista) tem cada vez mais influenciado a pesquisa causal em várias áreas do conhecimento, tais como finanças, ciências políticas, psicologia, antropologia, computação e inteligência artificial. A medicina também tem se aproximado recentemente deste modelo, mas na saúde pública e na epidemiologia esse modelo tem sido usado ainda de forma muito incipiente. Esses campos de atuação são fortemente influenciados pelas ciências sociais ou humanas, as quais ainda demonstram uma forte rejeição e às vezes até mesmo hostilidade em relação a explicações evolucionistas darwinistas (Pinker, 2002). Acreditamos que, em parte, essa rejeição e hostilidade ocorram por falta de informação. Esperamos que este capítulo possa ajudar os profissionais dessas áreas a aproveitar este modelo para inspirar e informar suas hipóteses nas pesquisas sobre causas de problemas e doenças.

Indivíduos ou populações?

Para a maioria dos pesquisadores, tanto clínicos quanto epidemiologistas, a unidade de análise adequada para estudos sobre etiologia de doenças é o indivíduo, não a população. A pesquisa epidemiológica tradicionalmente procura descobrir de que forma os indivíduos doentes diferem dos saudáveis. Esta abordagem centrada no indivíduo não é a única para se fazer inferência causal. Na realidade, a centrada no indivíduo – a abordagem convencional na epidemiologia – tem excluído quase totalmente uma abordagem baseada na população como a unidade de análise, para se quantificar a importância de diferentes causas de doenças. Entretanto, a abordagem populacional é frequentemente mais relevante. Rose (1985) expressou essa ideia da seguinte forma: "Eu acho cada vez mais útil distinguir dois tipos de perguntas etiológicas. A primeira procura as causas dos casos, e a segunda procura as causas da incidência". "Por que alguns indivíduos são obesos?" é uma pergunta completamente diferente de "Por que algumas populações têm muitos indivíduos obesos, enquanto em outras esses são raros?". Essas perguntas requerem diferentes tipos de estudos, e eles podem ter respostas diversas. Ainda segundo Rose (1985): "a epidemiologia centrada no indivíduo identifica suscetibilidade individual, mas pode falhar em identificar as causas subjacentes (não evidentes, fundamentais) da incidência".

A abordagem em que a população é a unidade de análise é especialmente necessária quando as exposições de interesse variam menos entre indivíduos de uma mesma população do que entre indivíduos de diferentes populações. As doenças crônicas não transmissíveis, típicas das sociedades modernas, são causadas por hábitos que tendem a variar pouco dentro de uma mesma população. O consumo de açúcar, uma das causas mais importantes de doenças nas sociedades modernas, tende a variar pouco entre indivíduos em uma mesma população (todos têm um consumo elevado). Por isso, costuma ser difícil detectar o efeito do açúcar nos estudos em que o nível de análise é o indivíduo.

Recentemente, alguns epidemiologistas têm dado maior ênfase ao entendimento das diferenças no estado de saúde entre populações em contraste com a orientação individual da epidemiologia moderna (Morgenstern, 1998). Essa orientação populacional não acaba com a necessidade de se fazer inferência causal no nível individual, mesmo quando a exposição de interesse principal for ecológica e o evento de interesse for o estado de saúde de populações inteiras. A análise ecológica ganha mais força inferencial com uma análise em vários níveis.

Além desse interesse centrado no indivíduo, outra limitação da inferência causal na epidemiologia moderna tem sido uma quase obsessão pela tentativa de encontrar cada vez mais causas independentes para as doenças. A teoria da suscetibilidade genérica às doenças (Locker, 1989), talvez mais útil, não recebe muita atenção. Tenta-se fazer o controle de confundimento, mas muitas vezes esse controle é inadequado, simplesmente pela dificuldade de mensuração das variáveis e, portanto, há potencialmente um excesso de fatores declarados como causas independentes. Grande parte dessas associações ditas independentes é, na realidade, espúria (Phillips e Davey Smith, 1993).

Considerações finais

Neste capítulo, a aparente miscelânea de ideias e modelos quando se aborda a questão causal reflete a diversidade e complexidade do tema. E há, ainda, outras abordagens mais recentes que não foram diretamente consideradas, principalmente aquelas que têm se apropriado de princípios estatísticos. A tônica da discussão de causa no ambiente epidemiológico tem-se dividido entre a abordagem filosófica e o estabelecimento de condições ou restrições que respaldem uma interpretação causal, embora ambas pouco contribuam operacionalmente para a identificação de fatores causais. Atualmente, uma abordagem filosófica construída sob a lógica contrafactual tem encontrado espaço na literatura, já que operacionaliza a noção de causa através de princípios estatísticos, embora a discussão sobre esta abordagem ainda esteja bastante viva (Dawid, 2000). Por outro lado, subjacente à discussão acerca de causa, como visto, é marcante, na literatura epidemiológica a contribuição dos modelos ecológico e social para a compreensão dos mecanismos de ocorrência dos agravos à saúde e a definição das estratégias de intervenção, tanto preventivas quanto curativas. O modelo evolucionista darwinista, embora central no estudo da biologia e, recentemente, já exercendo influência no estudo da economia, das finanças, ciências políticas, psicologia e computação, é ainda incipiente e pouquíssimo utilizado pelos pesquisadores em saúde pública e na epidemiologia.

Inferência causal em epidemiologia, apesar de carregar o termo inferência, bastante peculiar à estatística, tradicionalmente não se tem valido de princípios estatísticos para sua avaliação. Neste aspecto, a principal contribuição da estatística refere-se a uma dessas condições que é a verificação da existência de associação estatística entre a variável resposta (doença) e o suposto fator causal (exposição) (maiores detalhes no *Capítulo 26 "Associação Estatística em Epidemiologia: Análise Bivariada"* e no *Capítulo 27 "Associação Estatística em Epidemiologia: Análise com Múltiplas Variáveis"*). Desse modo, apesar de a teoria estatística nos últimos anos ter subsidiado um desenvolvimento substancial da metodologia epidemiológica através de técnicas quantitativas avançadas, o problema fundamental de inferir causalidade ainda persiste, principalmente quando investigada a partir de estudos observacionais (Breslow, 1996). Isto é, para a tarefa de identificação de fatores causais, a epidemiologia tem-se utilizado tanto de estudos observacionais quanto de experimentais (maiores detalhes sobre esses últimos no *Capítulo 15 "Estudos de Intervenção"*). Uma vez que, por questões éticas, a experimentação nem sempre é possível, uma maior ênfase tem sido dada aos estudos observacionais, principalmente aos estudos caso-controle (maiores detalhes no *Capítulo 13 "Estudos Caso-Controle"*), cuja execução, embora mais sujeita a vieses, torna-se, eventualmente, a única opção viável devido a questões operacionais tais como tempo, custo e raridade da doença.

Entendendo causa como qualquer evento ou condição que desempenhe um papel fundamental na ocorrência de uma doença (Rothman, 1986), uma possível "saída" estratégica quando se quer fazer inferências causais, particularmente útil à epidemiologia, é transferir a discussão epistemológica do conceito de causa para a tentativa de dimensionamento de efeitos causais. Isto é, a "substituição" do conceito diverso de causa pelo conceito restrito de efeito causal parece ser mais apropriada em um contexto epidemiológico, de acordo com a definição de causa de Rothman (1986), apesar das limitações impostas pela epidemiologia moderna, vistas anteriormente. Esta visão, entretanto, não exclui a necessidade do contexto ecológico, nem a ajuda da identificação dos mecanismos causais*.

Assim, entre as abordagens que a epidemiologia tradicionalmente tem utilizado para discutir causalidade, a mais objetiva parece ser aquela que se baseia nos critérios estabelecidos por Hill (1965). A abordagem filosófica e o modelo de Rothman são de difícil operacionalização. Entretanto, apesar de os critérios de Hill ajudarem a determinar se uma exposição é causa de uma doença, sua aplicação também é limitada. Como visto, apenas o critério de temporalidade é necessário e nenhum dos outros é suficiente para uma interpretação causal. A aderência a qualquer um deles sem demais considerações poderia resultar em conclusões falsas. Por exemplo, é muito importante considerar a precisão e a validade interna (maiores detalhes no *Capítulo 11 "Validade em Estudos Epidemiológicos"*) dos resultados de cada estudo.

Finalmente, o julgamento final sobre os efeitos de uma causa frequentemente dependerá do acúmulo de evidências obtidas a partir de uma série de estudos. A contribuição de cada estudo depende da capacidade do investigador, ao interpretar os resultados de um estudo que mostre uma associação consistente com uma hipótese causal, em listar e discutir todas as explicações alternativas, incluindo hipóteses diferentes ou possíveis vieses.

---

* Um mecanismo causal é uma teoria científica que procura descrever os diversos processos biológicos, químicos, físicos e sociais pelos quais uma causa produz seus efeitos.

Bibliografia Consultada

- Alexandre GC, Nadanovsky P, Moraes CL, Reichenheim ME. The presence of a stepfather and child physical abuse, as reported by a sample of Brazilian mothers in Rio de Janeiro. Child Abuse & Neglect. 2010;34:959-966.
- Bottino MN, Nadanovsky P, Moraes CL, Reichenheim ME, Lobato G. Reappraising the relationship between maternal age and postpartum depression according to the evolutionary theory: Empirical evidence from a survey in primary health services. Journal of Affective Disorders. 2012;142:219-224.
- Boyer P. Religion explained – the human instincts that fashion gods, spirits and ancestors. London: Vintage; 2002.
- Breslow NE. Statistics in Epidemiology: The Case-Control Study. Journal of the American Statistical Association. 1996;91:14-28.
- Burt BA, Eklund SA, Morgan KJ, et al. The Effects of Sugars Intake and Frequency of Ingestion on Dental Caries Increment in a Three-year Longitudinal Study. Journal of Dental Research. 1988;67:1422-1429.
- Daly M, Wilson M. Evolutionary social psychology and family homicide. Science. 1988;242:519-24.
- Daly M. Killing the competition – economic inequality and homicide. London: Transaction Publishers; 2016.
- Dawid AP. Causal Inference Without Counterfactuals (with discussions). Journal of the American Statistical Association. 2000;95:407-448.
- Dawkins R. The selfish gene. Oxford: Oxford University Press; 1976.
- Dawkins R. The Extended Phenotype: The Long Reach of the Gene. USA: Oxford University Press, Revised ed., 1999.
- Doll A, Hill AB. Mortality in relation to smoking: ten years' observations of British doctors. British Medical Journal. 1964;1:1399-1410.
- Dubos r. Man adapting - enlarged edition. New haven: yale university press, 1980.
- Evans AS. Causation and disease: the Henle-Koch postulates revisited. Yale J Biol Med. 1976;49:175-195.
- Forattini O. Ecologia, Epidemiologia e Sociedade. São Paulo: Artes Médicas; Editora da Universidade de São Paulo; 1992.
- Gordis L. Epidemiology. 5th ed. Philadelphia: Elsevier Saunders; 2014.
- Greenland S. Invited Commentary on "Causes". American Journal of Epidemiology. 1995;141(2):89.
- Hagen EH. The functions of postpartum depression. Evolution and Human Behavior. 1999;20:325-359.
- Haig D. Genetic conflicts in human pregnancy. Quarterly Review of Biology. 1993;68:495-532.
- Hill AB. The Environment and Disease: Association or Causation? Proc R Soe Med. 1965;58:295-300.
- Holland PW. Statistics and Causal Inference. Journal of the American Statistical Association. 1986;81:945-70.
- Hooven CK. T: The Story of Testosterone, the Hormone that Dominates and Divides Us. New York: Henry Holt and Company, 2021.
- Last JM, ed. A Dictionary of Epidemiology. 3rd ed. New York: Oxford University Press; 1995.
- Leavel H, Clark GC. Medicina Preventiva. Traduzido para o português por Donnangelo MCF, Goldbaum M e Ramos US. São Paulo: McGraw-Hill do Brasil; Rio de Janeiro: Fename; 1976.
- Locker D. Behavioural Science & Dentistry. London: Routledge; 1989.
- MacMahon B, Pugh TF. Epidemiology: Principles and Methods. Boston: Little, Brown; 1970.
- Medeiros ALS. Preferência pessoal da médica obstetra em relação ao seu próprio parto – vaginal ou cesariana. 2018. 96 f. Tese de Doutorado em Saúde Coletiva – Instituto de Medicina Social, Universidade do Estado do Rio de Janeiro, Rio de Janeiro, 2018.
- Medeiros ALS, Nadanovsky P. Car and motorcycle deaths: an evolutionary perspective. Ciência & Saúde Coletiva. 2016;21:3691-3702.
- Merchant AT, Pitiphat W. Directed acyclic graphs (DAGs): an aid to assess confounding in dental research. Community Dent Oral Epidemiol. 2002;30:399-404.
- Morgenstern H. Ecologic studies. In: Rothman and Greenland, ed. Modern Epidemiology. 2nd ed. Philadelphia: Lippincott-Raven; 1998. p. 459-480.
- Nadanovsky P. Sugar consumption and dental caries. British Dental Journal. 1994;177:280-281.
- Nadanovsky P, Celeste R, Wilson M, Daly M. Homicide and impunity: an ecological analysis at state level in Brazil. Rev Saúde Pública. 2009;43:733-42.
- Nadanovsky P. Cunha-Cruz J. The relative contribution of income inequality and imprisonment to the variation in homicide rates among developed (OECD), south and central American countries. Social Science & Medicine. 2009;69:1343-1350.
- Nadanovsky P e Santos APP. Mortes por causas externas no Brasil: previsões para as próximas duas décadas. Rio de Janeiro: Fundação Oswaldo Cruz, 2021.
- https://saudeamanha.fiocruz.br/wp-content/uploads/2021/05/NADANOVSKY-e-SANTOS-2021-Mortes--Causas-Externas-Brasil-previsoes-proximas-duas-decadas-Fiocruz-Saude-Amanha-TD056.pdf.
- Nesse RM, Williams GC. Why we get sick – the new science of darwinian medicine. New York: First Vintage Books Edition; 1996.
- Nesse RM. Good reasons for bad feelings. New York: Dutton, 2019.
- Phillips AN, Davey Smith G. Confounding in epidemiological studies. BMJ. 1993;306:142.

- Pinker S. The blank slate – the modern denial of human nature. London: Penguin Books; 2002.
- Plomin R. Nature and nurture: an introduction to behavioral genetics. California: Brooks/Cole Publishing Company Pacific Grove; 1989.
- Plomin R. Blueprint: How DNA Makes Us Who We Are. Cambridge, Massachusetts: MIT Press, 2018.
- Ramos DO, Daly M, Seidl-de-Moura ML, Nadanovsky P. The role of city income inequality, sex ratio and youth mortality rates in the effect of violent victimization on health-risk behaviors in Brazilian adolescents. Social Science & Medicine. 2017;181:17-23.
- Rose G. Sick individuals and sick populations. International Journal of Epidemiology. 1985;14:32-8.
- Rose G. The Strategy of preventive medicine. Oxford: Oxford University Press; 2008.
- Rothman KJ. Causes. American Journal of Epidemiology. 1976;104(6):587-592.
- Rothman KJ. Epidemiology: an introduction. Oxford: Oxford University Press; 2002.
- Rothman KJ. Modern Epidemiology. Boston: Little, Brown and Company; 1986.
- Rugg-Gunn AJ, Hackett AF, Appleton DR, et al. Relationship between dietary habits and caries increment assessed over two years in 405 English adolescent school children. Arch Oral Biol. 1984;29:983-992.
- Sheiham A. Why free sugars consumption should be below 15 kg per person per year in industrialised countries: the dental evidence. British Dental Journal. 1991;171:63-5.
- Szklo M, Javier Nieto F. Epidemiology: beyond the basics. 2nd ed. Massachusetts: Jones and Bartlett Publishers; 2007.

Seção

PESQUISA EPIDEMIOLÓGICA

2

Capítulo 9

Estudos Epidemiológicos: da Fundamentação à Operacionalização

Katia Vergetti Bloch
Carlos Henrique Klein

Fundamentos da Pesquisa Epidemiológica

Introdução

O termo Epidemiologia é formado por três palavras originárias do grego, epi (sobre), demos (povo) e logos (estudo), sendo definido no Dicionário de Epidemiologia[15], como o estudo da distribuição e dos determinantes dos eventos ou padrões de saúde em populações definidas, e a aplicação deste estudo para controlar problemas de saúde.

A etimologia da palavra epidemiologia esclarece sua diferença essencial de outros ramos das ciências biomédicas, especialmente da medicina clínica, que baseia seu conhecimento em observações em um pequeno número de indivíduos, ou mesmo tecidos ou órgãos, uma vez que o objeto de investigação da epidemiologia são populações, de preferência formadas por conjuntos bastante heterogêneos de indivíduos. Isto não significa que a epidemiologia não utilize o conhecimento de outras ciências biológicas e da saúde, como foi o caso citado da clínica médica; ao contrário, estas disciplinas são complementares. Ainda mais, também são necessárias ao bom desenvolvimento da pesquisa epidemiológica o conhecimento das ciências de outros campos, como as humanas (sociologia, história, política e economia) e da natureza (física, química e geografia). Por isto é que se afirma que a epidemiologia transcende a medicina.

Existem duas razões para o uso de populações em epidemiologia[14]:

- embora o nível primário de interesse sejam os indivíduos, o objetivo da epidemiologia é melhorar o perfil de saúde das populações enquanto conjuntos de indivíduos;
- do ponto de vista metodológico, populações são necessárias para se fazer inferências sobre as relações entre fatores de risco, prognóstico ou de proteção e a ocorrência de doenças.

Objetivos da Pesquisa Epidemiológica

- Descrever frequências, distribuições, padrões e tendências temporais de eventos ligados à saúde em populações específicas e subconjuntos das mesmas.
- Explicar as ocorrências de doenças e distribuições de indicadores de saúde, identificando as possíveis causas e os determinantes de suas distribuições, tendências e modos de transmissão nas populações.
- Predizer as frequências de doenças e os padrões de saúde em populações específicas.
- Controlar as ocorrências de doenças e outros eventos ou condições negativas para a saúde, por meio da prevenção de novos casos, cura de casos existentes, aumento da sobrevida e melhoria dos indicadores de saúde.

Dos objetivos anteriormente descritos, depreende-se que a epidemiologia tem o seu foco ligado tanto à compreensão e explicação dos fenômenos relacionados à saúde e doença em populações, quanto à intervenção para promover a melhoria dos padrões de saúde dessas populações.

Pesquisa Epidemiológica

A pesquisa epidemiológica é empírica, isto é, baseada na coleta sistemática de informações sobre eventos ligados à saúde em uma população definida e na quantificação destes eventos. O tratamento numérico dos fatores investigados se dá através de três procedimentos relacionados: mensuração de variáveis relacionadas com fenômenos de saúde e doença, estimação dos parâmetros populacionais destas variáveis e testes estatísticos de hipóteses de relacionamento destas variáveis.

Mensuração

É a atribuição de um valor ou qualidade a cada unidade de observação. Por exemplo, 154 mm de Hg para a pressão arterial sistólica de um indivíduo ou a sua classificação como "hipertenso". Pode ser também a medida de dois salários-mínimos como renda para um domicílio ou a classificação deste domicílio no estrato de "baixa renda". O ato de mensurar envolve, portanto, o posicionamento de unidades de observação (indivíduos, domicílios) ao longo de um contínuo (154 mm de Hg, dois salários-mínimos) ou sua classificação em categorias (hipertenso/não hipertenso; renda baixa/média/alta).

Estimação

É um processo matemático pelo qual se obtém um valor numérico a partir de uma amostra (estimativa) para representar o valor numérico desta variável numa população (parâmetro). Por exemplo, quantificar uma prevalência de 30% de obesos encontrada numa amostra para inferir a proporção de obesidade na população da qual se extraiu a amostra, e ainda estabelecer uma margem de variação provável desta estimativa para um nível arbitrário de confiança. O parâmetro, valor na população, é desconhecido, a não ser quando é possível observar todos os indivíduos que compõem a população, portanto uma amostra fornece uma estimativa do parâmetro na população.

Testes Estatísticos de Hipóteses

Os testes estatísticos de hipóteses servem para avaliar se uma estimativa de parâmetro se aproxima de um valor esperado ou se duas ou mais populações têm parâmetros semelhantes quando apenas se obtiveram estimativas. Geralmente os pressupostos teóricos destes testes consideram o acaso na obtenção das medidas e por isto as amostras devem ser aleatórias, isto é, os indivíduos que as compõem só participam do estudo por pura casualidade. Os processos para estimação de parâmetros e testes de hipóteses, assim como as limitações desses procedimentos, são apresentados no **Capítulo 26 – Associação Estatística em Epidemiologia: Análise Bivariada**.

Causalidade

Vimos anteriormente que um dos objetivos da epidemiologia é explicar a ocorrência de doenças ou de outros eventos ligados à saúde. Nos modelos determinísticos as conexões entre dois ou mais eventos são previsíveis, uma vez que causas e efeitos são perfeitamente inteligíveis e constantes. Na pesquisa epidemiológica o modelo usual é probabilístico, isto é, as conexões de causa e efeito são incompletas, passíveis de modificações, restando um grau de incerteza. Por meio da teoria das probabilidades e de técnicas estatísticas dela derivadas, a pesquisa epidemiológica avalia, de forma empírica, possível associação entre duas ou mais variáveis, que não são necessariamente de natureza causal. Como consequência, modelos probabilísticos permitem predizer quantos irão adoecer em uma população, mas não que indivíduos irão adoecer. Portanto, através da pesquisa epidemiológica são construídos modelos de associação de variáveis, eventualmente de natureza causal, para populações, mas não determinísticos para os indivíduos.

A incerteza inerente ao modelo probabilístico faz com que os epidemiologistas utilizem as expressões "fator de risco", fator "prognóstico" e "fator de proteção" para indicar condições, fenômenos ou variáveis que modificam a probabilidade de ocorrência de um evento como a doença.

Se a variação crescente de uma variável está associada com o aumento da probabilidade de doença em uma população, supõe o epidemiologista que aquela variável pode ser um fator de risco para a doença, desde que a instalação do fator se deu antes da doença. Por exemplo, o enfisema pulmonar é precedido pelo hábito de fumar, sendo que quanto maior a proporção de fumantes, maior a proporção de pessoas com enfisema na população. Em longo prazo espera-se que todos os fumantes venham a desenvolver enfisema, em maior ou menor grau. Ainda assim, o fumo não é a única causa do enfisema. Fatores de risco podem fazer com que pessoas sadias se tornem doentes.

Por outro lado, se determinada condição desfavorável à saúde, como a hipertensão arterial, eleva-se em frequência, à medida que se acresce um fator, como a ingestão de sal, este fator pode ser de prognóstico não só do aumento da pressão arterial, como de doenças consequentes, tais como os acidentes vasculares cerebrais e o infarto do miocárdio. Neste caso, a ingesta elevada de sal não é suficiente, e pode não ser necessária para o aumento da pressão arterial, mas pode se tornar um fator agravante de fenômenos associados com a hipertensão. O fator de prognóstico pode ser de agravamento, como no exemplo anterior, ou de redução do dano, como são exemplos drogas de uso terapêutico.

Também existem fatores que se associam inversamente com doença, em relação às suas frequências relativas. É o caso das vacinas, quanto maiores são os seus graus de cobertura e eficácia, menores são os índices das doenças que pretendem evitar. Neste caso o epidemiologista estará pesquisando fatores de proteção.

Em qualquer caso, o pesquisador que utiliza o método epidemiológico sempre deverá resguardar seus achados de associação de erros de medida, isto é, de observações enviesadas ou equivocadas, de erros de concepção de delineamento que não considerem ou omitam outros fatores envolvidos na trama causal (variáveis de confusão), assim como de erros amostrais por observações em número insuficiente ou até mesmo não aleatórias. As variáveis de confusão e os vieses são tratados no **Capítulo 11 – Validade em Estudos Epidemiológicos**.

Método Científico

O método científico, no qual a epidemiologia se insere, é um processo pelo qual se busca conectar observações e teorias. No caso da epidemiologia, hipóteses conceituais, mais amplas, são reescritas sob a forma de hipóteses operacionais, nas quais todas as variáveis são passíveis de serem mensuradas. A teoria que gerou a hipótese conceitual é então confrontada com os dados obtidos na investigação.

Tomemos como exemplo a teoria de Barker[1]:

- Teoria – O ambiente nutricional, hormonal e metabólico propiciado pela mãe durante a gestação "programa" de modo permanente a estrutura e a fisiologia do bebê.
- Hipótese conceitual – A subnutrição intrauterina é um fator de risco para doença cardiovascular.
- Hipótese operacional – Crianças com baixo peso ao nascer (menos de 2.500 g) têm maior probabilidade de ter doença coronariana na vida adulta, em comparação com crianças nascidas com peso normal.

Com base nos dados coletados e analisados, a hipótese operacional é aceita ou rejeitada e, a partir desses resultados, são feitas inferências causais. A teoria pode ser reformulada gerando novas hipóteses.

Há uma vasta literatura sobre inferência causal, isto é, sobre o modo pelo qual se procura ligar a observação à teoria. Diferentes visões sobre esse mecanismo têm sido propostas, e algumas têm sido objeto de discussão entre os epidemiologistas. Rothman e Greenland[24] resumem os mecanismos pelos quais se busca estabelecer a inferência causal:

- Inferência indutiva. Parte-se do específico, de observações, para leis gerais da natureza. Essas observações, chamadas de evidências, levam a generalizações que vão além dessas observações. Nesse processo, observam-se fenômenos, identifica-se uma relação constante entre eles e, finalmente, generaliza-se essa relação para fenômenos que podem ainda não ter sido observados. Por exemplo, a observação de que pessoas que tinham um consumo de leite e carne acima de um certo nível não adoeciam de pelagra levou à conclusão de que esta doença era causada por uma deficiência de substâncias presentes nesses alimentos.

  No século XVIII, David Hume[24] chamou a atenção para o fato de que inúmeras repetições de uma frequência particular de eventos observados não eram garantia de uma relação causal entre esses fenômenos, uma vez que a possibilidade de coincidência não pode ser descartada. Essa argumentação de Hume ficou conhecida como "Problema de Hume".

  A falácia da inferência com base na coincidência faz parte de uma falácia mais geral, conhecida como "falácia de afirmar o consequente"[24]. Por exemplo, se o uso de computador protege contra doenças infecciosas, as taxas dessas doenças devem ser menores nos países com maior número de computadores per capita. Como a incidência de doenças infecciosas é de fato menor nos países com maior razão computador/habitante, conclui-se que o uso desse equipamento protege contra doenças infecciosas. Assim, embora a observação seja correta, a conclusão é falsa.
- Inferência por refutação. O filósofo Karl Popper[24] buscou superar as críticas ao indutivismo propondo que o conhecimento científico avança não através da comprovação de hipóteses, mas de sua refutação, num processo de elimi-

nação de hipóteses denominado "conjectura e refutação". A estratégia de Popper consiste em construir hipóteses a partir da intuição e de conjecturas; a partir dessas hipóteses são feitas predições usando a lógica dedutiva. A inferência dedutiva é um método que, ao contrário do raciocínio indutivo, parte do geral para o específico. Se as premissas forem verdadeiras, a conclusão também o será. Se temos como premissas verdadeiras que a raiva humana tem uma letalidade de 100% e que João contraiu raiva, a conclusão é que João morrerá.

No método de inferência proposto por Popper, também se comparam as predições baseadas nas hipóteses com as observações. Entretanto, em vez de buscar a confirmação das hipóteses, procura-se a sua refutação com base nessas comparações. Enquanto uma hipótese não for refutada, ela permanecerá como uma boa explicação para o fenômeno em estudo. Usando o exemplo anterior, o pesquisador buscaria identificar um caso de raiva humana que não tivesse morrido para então refutar a sua hipótese, em vez de buscar a sua confirmação através de repetições.

As ideias de Popper começaram a ser discutidas no âmbito da epidemiologia a partir de meados da década de 1970. Estas ideias têm profundas implicações para a metodologia da ciência, uma vez que estimulam os cientistas a buscarem múltiplas hipóteses e testes capazes de escolher, entre as hipóteses alternativas, aquela que não pode ser refutada. Essa estratégia se contrapõe à ideia clássica do cientista que busca evidências para fundamentar uma hipótese "de estimação", considerada propriedade sua e que, uma vez comprovada, é vista como uma lei universal.

- Inferência por consenso. Para Thomas Kuhn[24], refutar uma teoria é uma questão de escolha. Ao se deparar com uma observação que leva à refutação, o investigador pode escolher entre rejeitar a teoria em teste ou toda a infraestrutura científica das teorias em estudo. Quando a infraestrutura científica é rejeitada em lugar da teoria, ocorre o que Kuhn chama de revolução científica. A decisão de aceitar ou refutar, segundo ele, depende do consenso da comunidade científica.
- Inferência bayesiana. De acordo com esse método de inferência, a lógica dedutiva não permite saber com certeza se as premissas sobre as quais se apoia a conclusão são ou não verdadeiras, uma vez que todas as observações são sujeitas a erros. A inferência bayesiana lida com essa questão atribuindo um grau de certeza às premissas (probabilidade a priori). Então, por meio da teoria probabilística, calcula-se um grau de certeza para a conclusão (probabilidade a *posteriori*). Portanto, as conclusões obtidas dependem da probabilidade atribuída às premissas. Ao contrário do que ocorre na lógica dedutiva, permite lidar com fenômenos científicos em que essa probabilidade não é de 100%, ou seja, de certeza.

Rothman e Greenland[24] concluem que do debate filosófico emerge o desafio deixado por Hume de que "provar é impossível" para as ciências empíricas. Segundo os autores, essa crítica atinge especialmente a epidemiologia, uma vez que leva à suposição de que experimentos são a fonte definitiva do conhecimento científico. Essa suposição é equivocada porque:

1º. ciência não experimental não implica necessariamente em descobertas imprecisas, como por exemplo: a evolução das espécies, planetas orbitando outras estrelas e os efeitos do cigarro à saúde humana;

2º. mesmo quando possíveis, experimentos (incluindo ensaios randomizados) não produzem nada que se aproxime de uma prova e podem até mesmo ser controversos, contraditórios ou irreprodutíveis.

Desenhos de Estudos

O processo pelo qual as hipóteses conceituais são transformadas em hipóteses operacionais é intermediado pelos desenhos de estudos. Esses desenhos têm em comum a observação sistemática dos fenômenos de interesse, o uso da teoria e dos métodos estatísticos para analisar os dados e interpretar os achados, e a comparação entre grupos com o objetivo de identificar associações estatísticas entre variáveis.

Como dissemos no início desse capítulo, o conhecimento epidemiológico se faz com o estudo de populações e, portanto, é importante que se discriminem as populações relacionadas com a investigação.

- **População do estudo ou amostra** – é o grupo de indivíduos sobre os quais se fazem as observações e coletam-se os dados.
  Ex.: 100 crianças nascidas no ano de 2018, no município X.

- **População-fonte (universo amostral)** – é o conjunto de indivíduos elegíveis para constituírem a população do estudo, isto é, o conjunto de indivíduos que está sendo representado pela população do estudo.
  Ex.: Todas as crianças nascidas no ano de 2018 no município X.
- **População-alvo** – é o grupo de indivíduos para o qual se deseja fazer as inferências estatísticas relacionadas com o objetivo do estudo.
  Ex.: Crianças nascidas no ano de 2018, no município X.

Embora a população do estudo deva ser representativa da população-alvo, isto pode não ocorrer, caracterizando um erro sistemático ou viés. Por exemplo, se usarmos os nascimentos em 2018 registrados no cartório do município X como população-fonte para representar os nascimentos ocorridos em 2018 naquele município (população-alvo) a população do estudo não será representativa da população alvo se houver um importante sub-registro de nascimentos.

- **Base populacional** – é o conjunto de indivíduos de onde surgem os casos da doença que farão parte da investigação.
  Ex.: Para investigar casos de sarampo em menores de 1 ano no município X, a base populacional será constituída por todos os menores de 1 ano residentes naquele município. Para investigar os casos de sarampo em menores de 1 ano atendidos no posto de saúde X, a base populacional será constituída por todos os menores de 1 ano que irão ao posto de saúde caso adoeçam.

Os desenhos de estudos epidemiológicos diferem entre si no modo pelo qual selecionam as unidades de observação, mensuram os fatores de risco ou de prognóstico, identificam as variáveis de desfecho e garantem a comparabilidade entre os grupos que fazem parte do estudo.

Quanto à comparabilidade, os desenhos de estudos podem ser agrupados em três amplas categorias, com base no modo pelo qual os indivíduos são alocados nos grupos a serem comparados, e no controle que o investigador tem sobre a exposição ao fator de risco ou de prognóstico:

- **Experimentais** – os indivíduos são alocados de modo aleatório em diferentes grupos de exposição aos fatores. Esse processo de alocação aleatória (com base no acaso) garante a todos os indivíduos a mesma probabilidade de fazer parte de qualquer um dos grupos que estão sendo comparados. Outra característica dos estudos experimentais é que o investigador controla a exposição ao fator de interesse. Por esta razão, por imperativo ético, tais estudos se restringem a fatores de proteção que tenham uma influência positiva sobre a saúde.

  Os estudos experimentais mais comuns em epidemiologia são o ensaio clínico (terapêutico ou profilático), e o estudo de intervenção em comunidades. No caso do ensaio clínico terapêutico, busca-se avaliar a efetividade e a segurança de uma intervenção terapêutica sobre pacientes (p. ex.: combinação de drogas para o tratamento da tuberculose). Nos ensaios profiláticos, a intervenção se dá sobre indivíduos não doentes, com um objetivo preventivo (p. ex.: aspirina para prevenir infarto do miocárdio). As intervenções em comunidades são uma extensão dos ensaios profiláticos, onde a intervenção se dá sobre a comunidade como um todo (p. ex.: tratamento da água que abastece uma comunidade).
- **Quasi-experimentais** – há controle do fator em estudo pelo investigador, mas a alocação dos indivíduos nos grupos a serem comparados não é aleatória. Esses estudos costumam ser direcionados a uma ou mais populações, em vez de a indivíduos. Um exemplo é a comparação da ocorrência de cárie dentária entre duas comunidades, sendo que em uma foi aprovada a fluoração da água e em outra, não;
- **Observacionais** – o investigador não controla nem a exposição nem a alocação dos indivíduos, lançando mão de uma situação dada, e observando os resultados. Como os indivíduos estão expostos ou não a uma causa potencial de doença independentemente da interferência do observador, esses estudos não apresentam problemas de natureza ética para investigar fatores de risco.

Tipos de Estudos Observacionais

Pelo menos três dimensões devem ser consideradas para a taxonomia dos estudos epidemiológicos observacionais: a estratégia de observação da população, o esquema de seleção e a unidade de observação.

- *Estratégia de observação* – dissemos anteriormente que o uso de populações distingue a epidemiologia de outras ciências biomédicas e da clínica. O modo como se observam as populações na investigação epidemiológica distingue os diferentes desenhos de estudos observacionais. Cada população apresenta uma dinâmica própria, na qual seus elementos adoecem, curam-se, morrem, expõem-se a fatores diversos. Diz-se que a estratégia de observação de uma população é seccional quando existe uma só observação dessa população, isto é, as informações coletadas referem-se a um só momento. Portanto, na observação seccional de uma população geralmente não é possível estabelecer a relação temporal entre as características presentes no grupo. É como uma fotografia, onde o momento é congelado. A figura de um homem com um cigarro próximo à boca não permite dizer se ele está se preparando para uma tragada ou se acabou de fazê-lo. Ou ainda, a imagem de duas crianças sentadas não permite concluir qual delas o fez primeiro. Entretanto, existem algumas exceções em que se pode estabelecer uma relação temporal numa observação seccional como, por exemplo, em associações que envolvem variáveis constitucionais como sexo ou grupo sanguíneo.

A estratégia de observação é dita longitudinal quando pelo menos duas observações são realizadas, em momentos diferentes. Portanto, pode-se captar algum grau da dinâmica dessa população. É como observar duas ou mais fotos obtidas numa frequência temporal conhecida. A população que está sendo acompanhada através de duas ou mais observações ao longo do tempo será chamada de coorte fixa, caso não se permita a entrada de novos indivíduos no grupo após o início do estudo. Se essa entrada for aceita, teremos então uma população dinâmica. Por fim, esta última será considerada estável quando o seu tamanho e a distribuição das características de interesse (p. ex., sexo, idade) se mantiverem constantes durante o estudo.

- *Esquema de seleção* – outra característica considerada na classificação dos estudos observacionais é o esquema de seleção. Quando todos os indivíduos da base populacional da qual surgem os casos são selecionados, fala-se em esquema completo ou censo. Quando apenas uma fração dos não casos é selecionada, fala-se em esquema incompleto. Essa característica é amplamente discutida no ***Capítulo 13 – Estudos Caso-Controle***.
- *Unidade de observação/análise* – por fim, temos a unidade de análise, que é o nível no qual as informações são coletadas e analisadas. No nível individual as informações são obtidas para os indivíduos da população do estudo. Já no nível agregado (também chamado ecológico) as informações são obtidas para um conglomerado de indivíduos (domicílio, área geográfica), e não para o indivíduo isoladamente. Por exemplo, ao coletarmos informações sobre o hábito de fumar e doença isquêmica coronariana (DIC) no nível individual, saberemos, para cada indivíduo, se ele fuma ou não e se ele tem DIC ou não. A mesma investigação, se conduzida no nível agregado, poderia levantar a proporção de fumantes e portadores de DIC em diferentes cidades, sem saber se essas duas características estão presentes ou não em um mesmo indivíduo.

  A maioria dos estudos observacionais, senão todos, tem elementos descritivos e analíticos, sendo estas características consideradas como dois extremos de um contínuo.

Com base nas três dimensões descritas, teremos os seguintes desenhos de estudos observacionais:

- *Estudo de coorte* – é um estudo no qual um conjunto de indivíduos sem a doença de interesse é classificado em grupos segundo o grau de exposição a um possível fator de risco ou de prognóstico, sendo então acompanhados para se comparar a ocorrência da doença em cada um desses grupos. Trata-se, portanto, de um desenho de observação longitudinal da base populacional (fixa ou dinâmica), isto é, da população de onde surgirão os casos de doenças ao longo do seguimento. Toda a base populacional predefinida é observada (esquema de seleção completo), sendo as informações obtidas para o nível individual. Suponhamos um estudo de coorte em que se pretenda investigar a associação entre tabagismo e infarto agudo do miocárdio (IAM) em funcionários públicos universitários em atividade. A base populacional seria formada pelo conjunto desses funcionários, os quais seriam divididos, por exemplo, em dois grupos, segundo a exposição ao tabaco: fumantes e não fumantes. Esses grupos seriam então acompanhados por um certo período, sendo contabilizados os casos de IAM ocorridos em cada grupo durante o seguimento.

- *Estudo caso-controle* – é um estudo em que casos da doença de interesse são identificados e classificados segundo o grau de exposição ao fator de risco ou de prognóstico de interesse. É um estudo longitudinal, pois a informação sobre a exposição e a doença se refere a momentos diferentes. Uma amostra da base populacional é selecionada para formar o grupo-controle (esquema de seleção incompleto), o qual também é classificado segundo o grau de exposição. A informação sobre a exposição nos casos e nos controles é obtida no nível individual. Consideremos agora que se queira investigar a relação entre o tabagismo e a ocorrência de IAM em funcionários públicos universitários, através de um desenho caso-controle. Nesse estudo, a base populacional seria ainda o mesmo conjunto de funcionários públicos universitários. Todos os casos de IAM ocorridos num certo período de tempo seriam identificados, levantando-se a informação sobre a presença ou não de tabagismo nesses indivíduos. Uma amostra dos funcionários públicos que não tiveram IAM seria então selecionada para constituir o grupo-controle, coletando-se também a história de tabagismo. A exposição ao tabaco seria comparada em ambos os grupos. Deve-se notar que, em ambos os desenhos, a base populacional era formada pelos funcionários públicos universitários, pois foi desse grupo que surgiram os casos de IAM detectados por ambos os estudos. Entretanto, enquanto o estudo de coorte coletou a informação em toda base, isto é, em toda a população de onde surgiram os casos de IAM (esquema completo), o estudo caso-controle coletou informação apenas de uma parte da base populacional quando selecionou os controles (esquema incompleto).
- *Estudo seccional* – aqui a estratégia de observação da população é seccional, isto é, as informações obtidas referem-se ao mesmo momento, e os indivíduos são selecionados da população-fonte inteira (censo) ou de uma fração desta (amostra). Esse desenho faz uso de dados individuais, e como será visto no *Capítulo 12 – Estudos Seccionais*, apresenta algumas limitações enquanto ferramenta para investigações causais, sendo mais adequado para a obtenção de estimativas populacionais como prevalências e médias, ou para levantar hipóteses etiológicas. Caso se utilizasse o estudo seccional para investigar a associação entre tabagismo e IAM, a população-fonte seriam os funcionários públicos universitários, dos quais se estudaria todo o grupo ou uma amostra representativa (população do estudo). As informações sobre doença isquêmica do coração e sobre tabagismo seriam coletadas em relação a um mesmo momento no tempo.
- *Estudo ecológico* – é um estudo seccional com a informação obtida e analisada no nível agregado. Nesse desenho não se conhece a distribuição conjunta da exposição e da doença no nível individual. No nosso exemplo, não se conheceria a situação de cada indivíduo com relação ao tabagismo e à presença de IAM. Ao trabalhar no nível agregado, o estudo ecológico buscaria observar se as populações em que a proporção de tabagistas é mais elevada apresentam maiores taxas de doença isquêmica do coração do que populações em que essa proporção é menor.

Os termos prospectivo e retrospectivo referem-se à relação cronológica entre a mensuração da exposição e da doença e a ocorrência de ambos os fenômenos. Num estudo prospectivo, também chamado de concorrente, exposição e doença são mensuradas no curso da investigação. Assim, a mensuração se dá simultaneamente à ocorrência desses fenômenos. Já no estudo retrospectivo, também referido como histórico ou não concorrente, exposição e doença são mensuradas após já terem ocorrido, através de relato ou registros.

A importância desta característica (temporalidade, *timing*) está na avaliação da qualidade do dado colhido, que tende a ser melhor quando feita de forma concorrente.

Os desenhos aqui apresentados não esgotam as estratégias de estudo utilizadas pela epidemiologia. Nos capítulos referentes a cada um desses delineamentos, veremos que outros elementos devem ser considerados numa taxonomia mais fina do que a que apresentamos até aqui. Assim, dentro de cada um destes desenhos existem subcategorias, e diferentes estratégias podem ser combinadas nos chamados desenhos híbridos.

A escolha de um tipo de desenho para investigar uma hipótese de exposição-doença depende da natureza da doença, do tipo de exposição, do conhecimento existente sobre essa relação e dos recursos disponíveis.

Estudos preliminares, de validade e precisão limitadas e de menor custo, podem ser utilizados em um estágio inicial do conhecimento para testar e selecionar hipóteses. Sendo detectada uma associação, esta deverá ser submetida a testes mais rigorosos, geralmente de maior custo em estudos cujo desenho proporcione maior validade.

O julgamento da existência de uma relação causal baseia-se na avaliação da totalidade dos dados disponíveis (resultados consistentes de estudos com diferentes populações), e não apenas da existência de uma associação estatística válida. Algumas estratégias e critérios utilizados nesse julgamento são discutidos no ***Capítulo 8 – Causalidade em Saúde***.

Foram introduzidos alguns conceitos básicos da investigação epidemiológica, com ênfase nos aspectos gerais que caracterizam os diferentes delineamentos de estudo. Esses conceitos serão aprofundados a partir da discussão das características de cada desenho, das implicações dessas características na validade do estudo e das estratégias de análise mais utilizadas.

Fases de um Estudo Epidemiológico

Um estudo epidemiológico pode ser realizado em diferentes grupos populacionais e de acordo com o interesse e os recursos da pesquisa, os indivíduos pertencentes a esses grupos (p. ex., adultos, adolescentes, idosos com fratura de fêmur) podem ser avaliados em suas residências, locais de trabalho, escolas, instituições de saúde ou outras (creches, prisões, quartéis, asilos). Para maior clareza do texto os exemplos a seguir serão predominantemente de estudos realizados em residências ou escolas, sendo necessário considerar adaptações para estudos realizados em outros ambientes.

Embora a abordagem dos participantes possa ser realizada de diferentes formas, entrevistas face a face ou por telefone, questionários autopreenchíveis enviados por correio ou por meios eletrônicos, será dada ênfase à abordagem face a face, por ser a única que permite a realização de medidas objetivas. Nesse tipo de contato as informações podem ser coletadas utilizando-se entrevistas ou de forma autopreenchível com questionários de papel ou em meio eletrônico (dispositivos móveis como *notebooks*, *tablets*, celulares). As formas eletrônicas de coleta de dados podem ser realizadas com ou sem o uso de internet no campo e permitem o armazenamento digital e transferência direta para uma central de dados. Uma das vantagens é dispensar a necessidade de digitação, possibilitando uso imediato da informação para acompanhamento da coleta e controle da qualidade dos dados (ver mais adiante). Entretanto, o pesquisador deve avaliar as condições em campo, uma vez que a coleta eletrônica necessita de fontes de energia, acesso à transmissão de dados e segurança dos dispositivos e dos dados. Também podem ser utilizados programas ou aplicativos de coleta de informações, disponíveis para *download* na internet, com suficiente flexibilidade de adaptação para as necessidades específicas da pesquisa. Em caso contrário, poderá ser necessário contar com o auxílio de profissional de programação para construção de ferramenta de coleta.

A realização de um estudo epidemiológico pode ser dividida em três fases principais: planejamento, execução, e análise e divulgação de resultados, como é comum a todos os métodos de investigação científica. As atividades e os procedimentos desenvolvidos em cada uma destas fases serão descritos a seguir sem a preocupação em detalhar aspectos relacionados ao processo de seleção, que será abordado nos capítulos específicos de cada tipo de desenho. Os procedimentos descritos se aplicam aos estudos epidemiológicos cujas unidades primárias de análise são os indivíduos.

Planejamento

O planejamento é a fase inicial de qualquer estudo epidemiológico e antecede a execução. As atividades principais desenvolvidas durante esta fase são a construção do protocolo, a preparação dos instrumentos para coleta de dados, o cálculo do tamanho da amostra e o processo de amostragem, quando aplicável, e a seleção e o treinamento dos pesquisadores de campo.

Protocolo

O planejamento de um estudo se inicia pela construção de um protocolo, também chamado de projeto de pesquisa. O protocolo deve indicar claramente porque é necessário realizar o estudo, em que estágio se encontra o conhecimento atual sobre o tema a ser investigado, e a sua importância para a população-alvo como problema de saúde pública. Portanto, o protocolo deve apresentar os objetivos e as justificativas do estudo[3] e geralmente é utilizado na submissão de propostas para obtenção de financiamentos. A publicação de protocolos de pesquisa em periódicos científicos é recomendada e alguns desses periódicos exigem essa publicação prévia ou registro do protocolo para publicação de resultados dos estudos.

O sucesso do estudo depende de uma definição precisa dos objetivos gerais e específicos. É fundamental delimitar a população-alvo e explicar os critérios de sua eleição. Além disso, é necessário explicitar objetivamente os indicadores quantitativos que expressarão os resultados principais e a época de referência da coleta de dados. Desta maneira, o objetivo mais geral do estudo geralmente orienta o seu título. Como exemplo, não basta afirmar que o objetivo geral é estudar a tuberculose nos escolares. É preciso demarcar melhor o objeto de estudo com um objetivo tal como: estudo da prevalência de infecção por *Mycobacterium tuberculosis* nos escolares do primeiro grau da rede pública, do município do Rio de Janeiro, em julho de 2018. Os objetivos específicos poderão detalhar os métodos diagnósticos a serem utilizados e os subconjuntos ou grupamentos da população a terem seus indicadores particulares revelados. A apresentação de resultados para subconjuntos da população denota, em geral, a intenção de estabelecer comparações ou testar hipóteses de associação entre as características de formação dos grupamentos e o agravo de interesse.

O protocolo deverá conter uma descrição dos métodos propostos para alcançar os objetivos e testar as hipóteses formuladas, se assim for desejado. Entre estes métodos, que serão mais bem detalhados adiante, estão os instrumentos de coleta de dados que serão utilizados, os critérios de classificação e diagnóstico, o registro e o armazenamento de informações, a seleção de indivíduos para compor a amostra, sempre que necessário, a seleção e o treinamento dos observadores, chamados de pesquisadores de campo, o controle de qualidade da coleta de dados e os procedimentos de análise quantitativa das estimativas desejadas e das hipóteses operacionais. De forma adicional, porém imprescindível, deve ser justificado o tamanho da amostra, ou seja, o número de indivíduos a serem observados, em função da precisão desejada das estimativas e do poder dos testes estatísticos. Da mesma maneira, deverão ser incluídos no protocolo modelos de instrumentos, tais como questionários, instruções de preenchimento e de uso de equipamentos, e fichas de laboratório e de supervisão.

O protocolo deverá também demonstrar a possibilidade de realização do estudo com os métodos propostos, com os recursos solicitados e no tempo previsto. Detalhes programáticos deverão ser descritos no protocolo a respeito do cronograma de atividades, a guarda e o destino dos materiais utilizados, e os recursos financeiros necessários para pagamento de pessoal, laboratórios, deslocamentos no campo e viagens, aquisição de material permanente e de consumo, e processamento de dados.

Ainda mais, além de demonstrar que o pesquisador é hábil e capaz de conduzir o estudo, o protocolo deverá conter os modos de conduta previstos para resolução de problemas imediatos que ocorram durante o trabalho de coleta de dados (trabalho de campo), inclusive aqueles referentes à identificação de problemas de saúde nos indivíduos selecionados para participar do estudo. Por fim, o protocolo deverá se submeter às diretrizes e normas regulamentadoras de pesquisas envolvendo seres humanos[18]. Para tanto, além de todos os aspectos já descritos, deverá conter o modelo do termo de consentimento a ser apresentado aos indivíduos participantes.

Questionários

Os questionários são os instrumentos de coleta de dados mais frequentemente utilizados em estudos epidemiológicos. Geralmente, as informações coletadas por questionários são medidas indiretas, porque são oriundas de testemunhos prestados pelos indivíduos, dependendo de certas condições, tais como memória, capacidade de compreensão e sua própria elaboração das perguntas, além de serem mediadas por interesses particulares dos entrevistados[17].

Um questionário é um instrumento de coleta de informações que poderá ter seu conteúdo e formato determinados pelas características culturais específicas da população-alvo. Um questionário também pode conter questões que serão preenchidas de acordo com observações feitas pelos próprios pesquisadores de campo, tais como atributos físicos dos entrevistados (cor dos olhos, tipo de cabelos, ausência de membros, e outros), e, nestes casos, diz-se que foram feitas medidas diretas. Os pesquisadores de campo são os observadores especialmente treinados para atuarem como entrevistadores ou examinadores. Algumas informações podem oferecer alternativas de observações diretas ou indiretas. Um exemplo é a idade, em que perguntar a idade é uma manobra mais simples, e indireta, do que solicitar um documento que registre a data de nascimento. Se a primeira alternativa é mais rápida e abrangente, a segunda pode ser mais precisa, ainda que também sujeita a erro.

Há duas formas básicas de aplicação de questionários. Os questionários autopreenchidos são preenchidos pelos próprios entrevistados, que podem recebê-los por via postal ou por intermédio de um portador treinado para prestar esclarecimentos[17]. Os questionários autopreenchidos devem se limitar ao uso da linguagem corrente na população-alvo, e podem conter desenhos ou croquis da anatomia humana para que os entrevistados apontem locais de dor ou outros sinais. São também úteis para obter respostas a perguntas embaraçosas, de foro íntimo, uma vez que é imprescindível que se assegure o sigilo, ou seja, a não identificação dos entrevistados.

Ainda que o uso de questionários autopreenchidos enviados por via postal ou eletrônica seja a alternativa mais barata, sua taxa de retorno pode ser frustrante e, além disto, suas limitações quanto às possibilidades de medições são evidentes. Por isto é mais frequente que os estudos epidemiológicos façam uso de questionários aplicados por entrevistadores ou autopreenchidos com supervisão. Os entrevistadores, ou pesquisadores de campo, podem ser treinados também para realizar as medidas diretas, seja por observação simples ou com o uso de instrumentos específicos. Além disso, os pesquisadores de campo ainda podem coletar material biológico dos indivíduos para exames complementares, em laboratório. A discreta coerção exercida pela presença do entrevistador é um fator para obtenção de taxas de respostas mais elevadas do que com o uso de questionários autopreenchidos, inclusive pela aparência de um maior grau de interesse na obtenção de respostas.

O contato entre o entrevistador e o indivíduo pode ser feito até à distância por meio de telefone, por exemplo. Um estudo de monitoramento de fatores de risco para doenças crônicas não transmissíveis, realizado no Município de São Paulo em 2003, mostrou que a estratégia de entrevistas telefônicas teve bom desempenho em relação à representatividade da amostra, ao custo e à agilidade do sistema de coleta de informações. É importante salientar que a proporção de domicílios com telefone naquele município foi estimada em 85% e, portanto, essa boa *performance* só pode ser esperada em localidades de características semelhantes[19]. Contudo, deve-se considerar que o contato telefônico apresenta sérias limitações, pois não permite observações diretas, nem a conferência de óbvias incoerências entre as respostas dadas e a situação real do entrevistado. Mais ainda, só podem participar de um estudo por telefone aqueles indivíduos que possuem uma linha telefônica ou que se encontram em local servido por uma linha, restringindo muitas vezes, de forma severa, a população de referência. Por isto, são preferidos os contatos diretos entre pesquisadores de campo e indivíduos, se possível nos domicílios desses.

Os questionários podem apresentar questões fechadas, abertas ou mistas. Questões fechadas são aquelas cujas alternativas de resposta já estão explicitadas no questionário. Questões abertas são aquelas em que não há alternativas preestabelecidas de respostas, em que, portanto, as respostas deverão ser registradas de forma literal, com as expressões usadas pelos entrevistados. As questões mistas contêm algumas alternativas preestabelecidas, mas admitem respostas não previstas. É comum que as questões mistas contenham uma última alternativa de resposta que tem o formato: Outra, qual?_____________. As questões fechadas, e em menor grau as mistas, são as que oferecem as menores dificuldades para os tratamentos necessários para as análises quantitativas. As questões abertas devem ser reservadas para aquelas situações em que as alternativas de resposta são muito numerosas, como no caso da informação sobre os medicamentos em uso pelos entrevistados, ou para quando se deseja fazer uma análise exploratória inicial de um problema ainda pouco conhecido. A construção de um questionário adequado é uma das tarefas primordiais do planejamento de qualquer estudo[17,20,22].

Para fins de comparação de resultados e de perfis epidemiológicos de instrumentos elaborados e validados em outra língua é necessário avaliar e garantir a equivalência entre o original e suas traduções. A adaptação transcultural está baseada na apreciação de uma frequência de diferentes tipos de equivalências: a) equivalência conceitual, relacionada à existência dos conceitos e dimensões apreendidos pelo instrumento original na cultura alvo da nova versão; b) equivalência de itens, que se destina a avaliar cada item do instrumento original e a correspondência de seus conceitos na população onde será utilizado; c) equivalência semântica, que avalia a transferência de significados das palavras entre os idiomas, com intuito de obter efeitos similares nos respondentes da mesma escala; d) equivalência operacional, na qual se observa a adequação e pertinência de aspectos operacionais no novo contexto cultural, tais como forma de administração e número de opções de resposta; e, por fim, e) equivalência de mensuração para avaliar as propriedades psicométricas do instrumento original e a sua nova versão.

Essas etapas utilizam diferentes estratégias para avaliação, entre as quais as principais são: revisão bibliográfica envolvendo publicações da cultura do instrumento original e da população-alvo, discussão com especialistas, discussão com população-alvo, tradução, retradução, avaliação da equivalência semântica desta retradução com o original, pré-teste da nova versão, e, avaliação pelo grupo de pesquisa da pertinência e adequação da forma, modo de aplicação[8,23]. Mais detalhes no ***Capítulo 37 – Instrumentos de Aferição para uso em Epidemiologia***.

Medidas Objetivas e Escalas

São também chamadas de medidas objetivas aquelas feitas por observações diretas dos pesquisadores de campo (observadores) sobre os indivíduos (observados), muitas vezes com o uso de algum instrumento específico, algumas vezes com coleta de material, e que não dependem da memória do entrevistado ou de uma resposta dada a um questionário.

São inumeráveis as medidas objetivas possíveis, que muitas vezes se referem a variáveis relacionadas com a fisiologia ou os processos biológicos dos indivíduos, tais como concentrações de substâncias no sangue ou dejetos, pressão arterial, frequências cardíaca e respiratória, entre tantas. Também podem ser relacionadas com características ou sinais externos dos indivíduos, tais como peso, altura, coloração dos olhos, presença ou ausência de membros ou sinais patognomônicos de doença, por exemplo.

Os métodos de observação destas variáveis, assim como os tratamentos analíticos, dependem de sua categorização. De um modo geral, as variáveis são divididas em discretas e contínuas, de acordo com a possibilidade da existência de outras categorias no intervalo entre duas categorias quaisquer.

As variáveis discretas simples ou qualitativas são aquelas que possuem um número limitado de categorias, como é o caso das medidas em escalas nominais ou ordinais. O exemplo mais comum de uma variável discreta qualitativa é o atributo doença. Este atributo, doença, é uma variável nominal dicotômica, ou binária, quando só possui duas categorias, a dos doentes e a dos não doentes.

As variáveis discretas quantitativas são aquelas em que há um grande número de categorias, ordenadas, porém em número finito entre dois limites fixos, e sem valores intermediários nos intervalos entre as categorias. Contagens de células ou indivíduos são exemplos de variáveis discretas quantitativas. Já as variáveis contínuas possuem um número infinito de categorias, mesmo que entre limites mínimo e máximo, de modo que em cada intervalo entre duas categorias há sempre outras possíveis, ainda que não detectáveis, e podem ser medidas em escalas de intervalos ou de razões. A temperatura, medida em graus Celsius ou Fahrenheit, é uma variável contínua de escala de intervalos porque possui infinitas categorias, ordenadas, e com diferenças mensuráveis entre quaisquer duas categorias, mas o valor zero é arbitrário, de forma que não é possível interpretar de modo útil a razão entre dois valores. Já o peso é uma variável contínua de razões, porque possui todas as propriedades das variáveis contínuas e, ainda, é possível calcular razões entre dois valores quaisquer. Esta razão representa quantas vezes o peso do numerador é maior que o do denominador. Na prática, a identificação das categorias das variáveis contínuas está limitada pela capacidade de discriminação dos instrumentos e observadores. Mais detalhes sobre este assunto podem ser vistos no ***Capítulo 20 – Análise Exploratória de Dados***.

Adequação, Validade e Confiabilidade de Medidas

É muito frequente que, para cada variável que se pretenda medir, existam diversos instrumentos e regras de utilização alternativas, cujas combinações são chamadas genericamente de técnicas de medida. Portanto, é necessário decidir quais técnicas de medida serão empregadas no estudo. De início, é preciso considerar a portabilidade dos instrumentos e a aceitação do seu uso por parte da população-alvo, critérios pragmáticos de escolha. Isto porque muitos estudos epidemiológicos exigem razoáveis deslocamentos no espaço em que se encontram as unidades de observação selecionadas, sendo as medições feitas em muitos casos nos domicílios de residência dos indivíduos. Além disto, é preciso levar em consideração que a maioria dos indivíduos geralmente não é afetada pelo agravo em investigação e, principalmente, não é demanda passiva de serviços de saúde. O pesquisador precisa obter a adesão voluntária dos indivíduos selecionados aleatoriamente para participar do estudo, demonstrando que os procedimentos de medida utilizados são inócuos, indolores e, ainda assim, de utilidade para a pesquisa.

Por outro lado, a decisão de escolha de uma técnica de medida deve ser também norteada por critérios técnicos. Assim, as melhores técnicas de medida são aquelas que fornecem medidas com as menores probabilidades de erro, no caso de classificações dicotômicas, ou os menores desvios (vieses de medida) em relação às verdadeiras. Uma técnica de medida que simplesmente classifique os indivíduos nas duas categorias de uma variável dicotômica, tal como doença, poderá ser analisada em função da probabilidade de erro de classificação em relação a cada uma das categorias, de doentes e não doentes, por exemplo. Estes erros estão relacionados de forma complementar com os acertos. Os indicadores clássicos de validade ou de acertos são chamados de sensibilidade e especificidade[5].

A sensibilidade de uma técnica é a proporção de indivíduos corretamente classificados pela técnica como positivos, isto é, com o atributo investigado, entre todos aqueles que são realmente positivos. A especificidade de uma técnica é a proporção de indivíduos corretamente classificados pela técnica como negativos, isto é, sem o atributo investigado, entre todos aqueles que são realmente negativos. Como se percebe, estes indicadores são construídos pela confrontação de medições obtidas por uma técnica de medida com as reais (verdadeiras), em uma amostra de indivíduos selecionados para participar de um estudo com a finalidade de estimar sensibilidade e especificidade, ou seja, a validade da técnica. As medições verdadeiras podem ser realizadas por técnicas diagnósticas consideradas como "padrão-ouro". A técnica de medida que será usada no campo, na prática do estudo seccional, raras vezes tem as qualidades de um "padrão-ouro", de modo que são esperados erros de classificação, ou seja, sua sensibilidade e sua especificidade não são perfeitas, quer dizer, não são iguais a 1 (ou 100%). Ainda assim, é possível estimar a prevalência de doença real ou corrigida mesmo tendo sido usada uma técnica de medida imperfeita no estudo seccional, com a fórmula:

$$p_r = \frac{p_a + Esp - 1}{Sen + Esp - 1}$$

em que $\mathbf{p_r}$ é a prevalência real, $\mathbf{p_a}$ é a prevalência aparente obtida no estudo usando a técnica de medida imperfeita, **Esp** é a probabilidade de especificidade e **Sen** é a probabilidade de sensibilidade. Esta manobra algébrica permite corrigir o valor da estimativa da prevalência que se refere ao conjunto de indivíduos participantes do estudo, porém não permite corrigir os diagnósticos individuais[12].

Exemplificando: podemos supor que um estudo específico tenha demonstrado que um certo instrumento de diagnóstico de alcoolismo apresenta sensibilidade de 0,9, ou seja, de 90%, e especificidade de 0,8, ou seja, de 80%. Estas informações irão servir para estimar a prevalência real de alcoolismo em uma amostra na qual a prevalência obtida com aquele instrumento foi de 0,235, ou seja, de 23,5%. A utilização da fórmula apresentada resulta em:

$$p_r = \frac{0{,}235 + 0{,}8 - 1}{0{,}9 + 0{,}8 - 1} = 0{,}05$$

o que significa que a prevalência real de alcoolismo naquela amostra era de apenas 5%.

Técnicas de medida de variáveis contínuas podem ter sua validade de uso avaliada por meio de indicadores como o viés absoluto padronizado e o viés das médias. O viés absoluto padronizado é dado pela média das diferenças absolutas (sem os sinais) dos valores obtidos pela técnica e os reais, dividida pelo desvio-padrão dos valores reais. O viés das médias é dado pela diferença entre a média dos valores obtidos pela técnica e a média dos valores reais, dividida pelo desvio-padrão dos valores reais[11]. O primeiro indicador é sensível aos vieses de medidas individuais, ao passo que o segundo só serve para avaliar os vieses entre as médias, referindo-se, portanto, a conjuntos de indivíduos.

Os critérios técnicos descritos até aqui exigem a confrontação dos valores obtidos por uma técnica de medida com os verdadeiros ou reais. Entretanto, na prática isto nem sempre é possível, como algumas vezes nem mesmo há um "padrão-ouro", ou mesmo, é discutível o conceito de "verdade", como no caso de diagnósticos na área psiquiátrica. Por isto, outro critério técnico de escolha de uma técnica de medida está relacionado tão somente com sua capacidade de concordância interna, ou seja, de replicar os mesmos resultados em indivíduos invariantes. Esta capacidade é chamada de confiabilidade. A construção de indicadores de confiabilidade exige que as réplicas de medidas sejam feitas num mesmo conjunto de indivíduos, pelo mesmo observador ou por observadores diferentes. As comparações de confiabilidade também podem ser feitas entre os resultados obtidos por técnicas diferentes, mas que têm o mesmo propósito, sempre no mesmo conjunto de indivíduos.

A avaliação quantitativa da confiabilidade também depende da escala de medidas, discreta ou contínua. Para medir a confiabilidade de técnicas de medidas discretas, com pequeno número de categorias, um dos indicadores mais utilizados é o Kappa (K), calculado com:

$$K = \frac{p_0 - p_e}{1 - p_e}$$

em que $\mathbf{p_o}$ é a proporção total de concordâncias observadas, e $\mathbf{p_e}$ é a proporção total de concordâncias que seriam esperadas por pura casualidade[6]. Por exemplo, no caso de uma técnica classificatória simples que detecta apenas duas classes, chamadas de positivos e negativos, os resultados de uma prova de confiabilidade, com **n** indivíduos, podem ser dispostos como na Tabela 9.1, em que a mesma técnica replicou medidas, em duas oportunidades, da seguinte maneira:

A proporção total de concordâncias observadas é calculada pela soma das frequências observadas nas células da diagonal de concordâncias, internas à tabela, $\mathbf{n_{11}}$ e $\mathbf{n_{22}}$, dividida pelo número total de indivíduos examinados com:

Tabela 9.1 – Resultados de uma prova de confiabilidade

Frequências		Oportunidade B		
		+	–	Total
Oportunidade A	+	n_{11}	n_{12}	$n_{1.}$
	–	n_{21}	n_{22}	$n_{2.}$
	Total	$n_{.1}$	$n_{.2}$	n

Autoria própria.

$$p_o = \frac{n_{11} + n_{22}}{n} = \sum_{i=1}^{k} \frac{n_{ii}}{n}$$

sendo **k** o número de categorias da variável, enquanto a proporção de concordâncias esperadas por puro acaso é dada pela soma das frequências esperadas nas células da mesma diagonal de concordâncias, também dividida pelo mesmo número total de indivíduos (total geral). As frequências esperadas são calculadas pelo produto das marginais (totais) divididas pelo total geral (**n**). Portanto, a proporção total de concordâncias esperadas por acaso é dada por:

$$p_e = \frac{\sum_{i=1}^{k}(n_{i}.n_{.i})}{n^2}$$

A interpretação do índice de Kappa deve ser feita com cautela. Apesar de este índice relacionar proporções, observadas e esperadas, Kappa não é uma proporção e não possui as propriedades das proporções. O valor do índice Kappa pode variar entre um valor negativo até +1, dependendo das distribuições dos valores das marginais (totais de linhas e de colunas) e do número de categorias (**k**) da variável. Por exemplo, em uma tabela 2 x 2 cujas células internas tivessem os seguintes valores: $n_{11} = 14$, $n_{12} = 7$, $n_{21} = 25$ e $n_{22} = 171$, o valor calculado de Kappa é 0,39, porém, seu valor mínimo, nesta tabela, seria –0,14, e o máximo, 0,66.

A confiabilidade de medidas em escala ordinal pode ser avaliada pelo Kappa ponderado. Os pesos atribuídos a cada categoria são arbitrários, porém relacionados com as distâncias relativas entre as mesmas.

Para medir a confiabilidade de técnicas de medidas contínuas pode ser utilizada uma estimativa do erro experimental, que consiste na variância existente entre réplicas, combinada para n indivíduos, que participam do experimento. No caso de um experimento com duas réplicas, isto é, duas medidas feitas em cada indivíduo, o algoritmo final de cálculo do erro experimental é bastante simples, consistindo na razão entre a soma das diferenças quadráticas individuais das réplicas dividida pelo dobro de indivíduos participantes[10]. Como a confiabilidade é inversamente relacionada com o erro experimental, a melhor técnica de medida é aquela que oferece o menor erro experimental. Existem ainda outros indicadores de confiabilidade para variáveis contínuas, tais como o coeficiente de correlação intraclasse. Ver mais detalhes sobre medidas de concordância no ***Capítulo 21 – Métodos Estatísticos em Estudos de Concordância***.

Seleção e Treinamento de Pesquisadores de Campo

A quantidade de observações a serem feitas em um estudo epidemiológico pode ser muito grande. Além disto, o ideal seria que todos os indivíduos fossem observados em um único momento para evitar distorções provocadas por mudanças ocorridas durante um intervalo longo de estudo. Entretanto, para isto seriam necessários tantos observadores, ou pesquisadores de campo, quantos fossem os observados, os indivíduos. Portanto, é recomendável utilizar a maior quantidade possível de pesquisadores de campo que forem permitidos pelos recursos técnicos e financeiros disponíveis.

Os pesquisadores de campo devem ser selecionados em função de características pessoais, tais como gênero, escolaridade, inteligência, experiência, personalidade, cordialidade, capacidade de persuasão, adaptabilidade a ambientes diferentes, pertinácia e honestidade[20]. Em geral, estas características são inerentes às pessoas. As mulheres costumam ser aquelas que menos rejeição provocam nos entrevistados de qualquer sexo, mas algumas vezes o trabalho de coleta de dados é mais eficiente quando são formadas duplas de pesquisadores de campo, de ambos os gêneros. Nem sempre aqueles com grau mais elevado de escolaridade, com maior capacidade intelectiva, ou de maior experiência no uso de equipamentos, são os melhores pesquisadores de campo. Estas aparentes qualidades podem conflitar com a necessidade de pesquisadores de campo que sejam bem aceitos pela comunidade em estudo. Além disto, a experiência prévia pode se contraditar com uma das características essenciais que se deseja em um pesquisador de campo, a neutralidade. O pesquisador de campo deve estar livre de preconceitos sobre os objetos de estudo e os entrevistados. A presença do pesquisador de campo não deve afetar a medida do sujeito observado e suas percepções sobre o que é inquirido. Por isto, é bastante conveniente que o pesquisador de campo se assemelhe aos entrevistados em relação a várias características pessoais, inclusive gênero, grupo étnico e aparência geral.

O treinamento dos observadores visa obter a padronização de procedimentos na coleta de dados. A padronização é a uniformidade da aplicação das práticas corretas de medida ou entrevista por todos os pesquisadores de campo, e por todo o período em que transcorre a coleta dos dados. Em outras palavras, estarão padronizados os pesquisadores de campo quando todos se comportarem como se fossem um único, e que é invariante ao longo de toda a fase de coleta de dados da pesquisa.

No início do treinamento, os pesquisadores de campo deverão receber instruções detalhadas sobre os procedimentos, inclusive por escrito. Manuais de procedimentos e técnicas devem ser elaborados para facilitar o processo de padronização, assim como outras ferramentas de treinamento, como vídeos demonstrando as técnicas a serem utilizadas.

Como é evidente, cada informação desejada terá sua coleta treinada de acordo com o método preconizado pelo pesquisador principal do estudo. A padronização pode ser alcançada por meio de técnicas de simulação ou de experimentos que reproduzam as situações reais de medida no campo. Para medidas objetivas ou diretas, com ou sem utilização de instrumentos, em sessões de simulação de medições, os observadores deverão fazer medidas replicadas em indivíduos que tenham perfis semelhantes aos que compõem a população-alvo do estudo[7]. Na aplicação de questionários, os entrevistadores deverão ser acompanhados pelo pesquisador principal e seus supervisores, durante o treinamento, de início em "classe" e, posteriormente, no ambiente real de trabalho, o "campo"[3].

Os pesquisadores de campo deverão ser treinados também em relação aos métodos de abordagem dos indivíduos a serem entrevistados. Estes métodos serão fundamentais na conquista da adesão dos entrevistados ao estudo, e serão em grande parte dependentes de características peculiares da população-alvo. Na abordagem inicial dos indivíduos deverão ser fornecidas as informações básicas sobre o estudo sem, entretanto, revelar detalhes sobre eventuais hipóteses que serão avaliadas na análise, a fim de evitar a contaminação dos resultados por respostas "interessadas". Cuidado semelhante deve ser tomado no treinamento dos próprios pesquisadores de campo, para que a neutralidade inicial dos mesmos não seja alterada.

É recomendável treinar um número maior do que o necessário de pesquisadores de campo, se possível o dobro. Inicialmente, como é óbvio, serão escalados como pesquisadores de campo aqueles que demonstrarem o melhor desempenho durante as provas das sessões de treinamento. Os demais observadores treinados poderão ser admitidos em casos de desistência ou de outro tipo de demissão dos que iniciaram o estudo.

Execução

• Estudo-Piloto

O estudo-piloto consiste em um ensaio que reproduz todos as estratégias e métodos utilizados na coleta de dados, em uma amostra da população-alvo especialmente selecionada para este fim. Esta amostra-piloto deve ser de tamanho bem menor do que a amostra de estudo propriamente dito, suficiente apenas para 1 ou 2 dias de trabalho. A intenção do estudo-piloto é testar de forma definitiva os instrumentos, inclusive os questionários, quanto a sua viabilidade e, ainda, os pesquisadores de campo. Além disso, alguns dos resultados obtidos no estudo-piloto poderão servir para embasar os cálculos relativos aos tamanhos mínimos de amostra necessários. Maiores detalhes sobre este assunto poderão ser vistos no ***Capítulo 25 – O Tamanho da Amostra em Estudos Epidemiológicos***. Porém, os resultados obtidos no estudo-piloto não servirão para compor as estimativas e os testes de hipóteses finais desejados. Portanto, o estudo-piloto é um ensaio do que virá a ser a execução da coleta de dados, permitindo a correção de erros e a obtenção de informações complementares para o planejamento amostral.

No Estudo de Riscos Cardiovasculares em Adolescentes, o Erica, um estudo seccional nacional de base escolar, o estudo-piloto foi realizado em cinco cidades de diferentes macrorregiões, Rio de Janeiro (RJ), Cuiabá (MT), Campinas (SP), Feira de Santana (BA) e Botucatu (SP). Esse piloto teve como objetivo testar não apenas os instrumentos, questionário autopreenchido em coletor eletrônico de dados e procedimentos para aferição de pressão arterial, peso, estatura e perímetros da cintura e do braço, como também testar as estratégias de coleta e envio de amostras de sangue de capitais e de cidades menores. O recrutamento e treinamento dos pesquisadores também foi avaliado, assim como as estratégias de abordagens de diretores de escolas e dos próprios adolescentes e a forma de distribuição de lanches para os alunos que realizaram o exame de sangue após jejum de 12 horas. Alunos de três escolas, duas públicas e uma privada em cada cidade foram avaliados, totalizando no final 1.136 alunos avaliados. Uma das observações importantes do piloto foi a constatação de que os alunos tinham dificuldade para referir a hora de dormir e acordar utilizando horário com 24 horas, o que levou à modificação dessa questão utilizando horário de 12 horas acrescidos da especificação do período do dia, manhã, tarde ou noite. Observou-se também a importância de utilizar produtos não perecíveis para o lanche e a necessidade de um intervalo de pelo menos 15 dias entre o agendamento e a coleta do exame de sangue, tempo necessário para que o laboratório central recebesse a lista dos alunos, produzisse as etiquetas com códigos de barra para identificação dos tubos de coleta e enviasse os *kits* para os locais de coleta[2].

• Coleta de Dados

A coleta de dados é a aplicação prática de todas as estratégias de abordagem e métodos de tomada de informação que foram planejados em todos os seus detalhes pelo pesquisador principal e associados. Em um estudo seccional, esta fase deve ser a mais curta e a de concentração mais intensa de trabalho.

Esta atividade costuma ser precedida e acompanhada pela divulgação dos objetivos gerais do estudo. A divulgação pode ser de caráter coletivo, pelo uso de meios de comunicação de massa como rádio, televisão e imprensa escrita, e de âmbito individual, por meio de cartas enviadas aos domicílios sorteados para a amostra. O ideal é a utilização de ambos, porque se reforçam e se complementam. A divulgação de massa confere uma legitimidade aos objetivos e aos executores e seus patrocinadores.

O contato prévio individual permite o emprego de manobras que podem resultar em maior eficiência do trabalho de campo. Por um lado, garante uma melhor uniformidade na explanação dos objetivos gerais do estudo, e por outro, ainda pode aumentar a eficiência do trabalho de localização e abordagem dos entrevistados. Para isto é necessário anexar uma agenda, a ser preenchida pelos indivíduos, apontando os melhores dias e horários para entrevistas e exames. Estas agendas devem ser retornadas para a coordenação central da pesquisa em envelopes pré-postados nos correios ou por meios eletrônicos. O termo de consentimento, um imperativo ético, também pode acompanhar esta agenda ou ser apresentado no contato inicial, efetivo, entre pesquisador de campo e indivíduo. No termo de consentimento, além da garantia de uso de métodos inócuos para a integridade dos participantes, deve ser assegurado o total sigilo dos dados individuais.

É comum que a cada pesquisador de campo seja entregue o trabalho de exame dos indivíduos que se encontram em determinada área geográfica. Isto reduz a quantidade de deslocamentos espaciais do observador e, consequentemente, o custo e o tempo de pesquisa. Porém, para evitar ou minimizar a influência do pesquisador do campo nos resultados do estudo, o pesquisador principal poderá optar por distribuir as unidades de observação, os indivíduos, aleatoriamente entre os observadores, o que também significa que não só os indivíduos são escolhidos ao acaso para participar do estudo, como, ainda, são distribuídos para observação pelos pesquisadores de campo de maneira aleatória. Apesar deste procedimento distribuir ao acaso uma fonte de erro de medida, o pesquisador de campo aumenta a carga de trabalho desses observadores, e, com isto, aumenta os custos financeiros e o tempo de estudo. Esta observação reforça a grande importância do trabalho de treinamento para padronização dos pesquisadores de campo.

Algumas compensações podem ser oferecidas aos indivíduos participantes do estudo, tais como transporte de sua residência ou local de trabalho para o centro de pesquisa, oferta de serviços para resolução de problemas de saúde, inclusive aqueles identificados durante a pesquisa, e ressarcimento por perdas ou indenização por danos. Os sujeitos de uma pesquisa não devem ser pagos por entrevista ou procedimento, porque isto pode se constituir em uma coerção para sua participação, especialmente para os mais pobres. O ressarcimento por perdas, tais como horas de trabalho, deve ser feito, assim como também são imperativas as indenizações por eventuais danos causados aos indivíduos.

• Controle de Qualidade

Durante toda a fase da coleta de dados, o pesquisador principal e seus associados devem estar atentos e preocupados para que se cumpram todos os preceitos previstos no protocolo. De maneira especial, deverão ser entrevistados e examinados todos os indivíduos planejados no delineamento amostral, e somente aqueles, e todas as observações deverão ser feitas de acordo com as instruções dadas durante o treinamento. Estes cuidados são os principais alvos do controle de qualidade, desenvolvido principalmente por meio da atividade de supervisão.

A supervisão deverá ser exercida pelo pesquisador principal e seus associados, e também por pesquisadores de campo especiais, denominados de supervisores. Estes pesquisadores de campo supervisores devem ser pessoas de confiança do pesquisador principal, especialmente treinados para exercer atividades de vigilância e replicação de observações. Assim, uma das tarefas primordiais da supervisão é evitar a perda de informações. Estas perdas podem ser inevitáveis, quando indivíduos planejados para participar do estudo não pertencem mais à população no momento da coleta de dados. A probabilidade de ocorrência deste tipo de perda aumenta quando o período decorrido entre a confecção da listagem utilizada no delineamento amostral e a tomada de informações efetiva se amplia. De qualquer maneira, as perdas inevitáveis refletem mudanças na composição da população de referência original. O pesquisador poderá ajustar a população final de referência em função destas perdas, se forem conhecidas algumas características destes indivíduos perdidos. Entretanto, se a seleção tiver sido de conglomerados tais como domicílios, e não havendo subtração ou adição de novos domicílios no intervalo entre a listagem e a coleta, a representatividade da amostra pode ser referida à população total existente na época da tomada de informações, desde que não ocorram perdas de indivíduos nos conglomerados selecionados.

Não podem ser toleradas as perdas evitáveis, especialmente aquelas por recusa ou não localização dos entrevistados, ou ainda por perda do questionário ou fraude do pesquisador de campo. As recusas poderão ser evitadas pela persuasão eficiente exercida desde a comunicação de massa, o envio de cartas personalizadas, e pela correta abordagem feita pelo observador de campo. A não localização de um indivíduo pode se dever à visitação feita na ocasião em que o mesmo não se encontrava no domicílio ou local de trabalho. Neste caso, uma nova visita poderá resolver o problema. Entretanto, alguns indivíduos poderão estar hospitalizados ou internados, e mesmo quando localizados podem não estar em condições de prestar as informações desejadas. Problema semelhante pode ocorrer com indivíduos muito idosos ou com deficiências físicas ou mentais severas. Algumas das informações desejadas poderão ser tomadas de informantes que acompanhem habitualmente estes indivíduos, em geral um familiar mais próximo. De qualquer maneira, as informações sobre estes indivíduos poderão ser muito relevantes, devendo ser registradas, especialmente se o objeto de estudo estiver relacionado com a doença incapacitante desses indivíduos. O ideal é que tenham sido desenvolvidos instrumentos de coleta adequados para estas situações, e que estas informações sejam tratadas em separado ou em grupo especial.

As fraudes mais comuns cometidas pelos pesquisadores de campo consistem na omissão de entrevistas com indivíduos disponíveis para estudo ou na "criação" de pessoas inexistentes. Geralmente, a origem destas fraudes está baseada no sistema de remuneração dos pesquisadores de campo. Quando o pagamento é estipulado somente de acordo com o tempo de trabalho, pode haver um estímulo para a fraude por "omissão". Já quando o pagamento é feito tão somente por entrevista realizada ocorre estímulo à fraude por "criação". Alternativamente, pode ser instituído um sistema misto que premie os pesquisadores de campo que atinjam as metas pré-fixadas, consideradas convenientes para o pesquisador principal, de um determinado número de entrevistas por períodos de trabalho.

Nenhum esquema de remuneração e premiação é imune a fraudes. É o trabalho de replicação de observações dos supervisores que inibe as fraudes e detecta erros de procedimento no campo. Estas replicações consistem em visitas a uma subamostra dos domicílios ou indivíduos selecionados para a amostra completa do estudo. Esta subamostra deve ser de pelo menos 10% da amostra total, e distribuída de forma homogênea de acordo com o trabalho de cada pesquisador de campo. Isto quer dizer que, da produção apresentada por cada pesquisador de campo, serão novamente visitados, num intervalo de tempo o mais curto possível desde a primeira entrevista, pelo menos 10% dos indivíduos para exame por um supervisor. A escolha dos indivíduos para subamostra de supervisão deve ser feita, de modo aleatório, somente depois que um certo número de visitas já tenha sido feito pelos pesquisadores de campo. Com estas visitas de supervisão poderão ser detectadas fraudes por "omissão" e por "criação".

Se ainda persistirem perdas, após a supervisão, o pesquisador principal poderá optar entre considerá-las na estimação das estatísticas desejadas ou proceder a estudo especial das perdas. A correção das estimativas desejadas, tendo ocorrido perdas, pode ser feita considerando que o estado dos perdidos é extremo em relação às medidas das variáveis de interesse. Assim, se a intenção é estimar a prevalência de uma doença, pode-se supor que todos os perdidos são sadios ou todos são doentes, e a partir daí calcular uma prevalência mínima e outra máxima. Foram desenvolvidos alguns algoritmos para o cálculo dos intervalos de confiança destas prevalências corrigidas, sendo que os interessados neste assunto podem consultar o livro clássico de Cochran[4]. Um estudo de perdas consiste em fazer um esforço adicional ao final da fase de coleta de dados para obter as observações desejadas nos indivíduos perdidos. A melhor opção é realizar este trabalho de recuperação em uma amostra aleatória das perdas, para concentrar os recursos disponíveis e evitar novas distorções nos resultados finais causadas por vieses de seleção dos perdidos na primeira fase do estudo. Um estudo de perdas pode se desdobrar em fases, de tal modo que em cada uma se coletem informações de uma amostra das perdas da fase anterior[4].

O trabalho de supervisão desenvolvido no campo, isto é, no ambiente em que se encontram os indivíduos participantes do estudo, também irá permitir o monitoramento constante da qualidade das medidas realizadas. O confronto entre as medidas obtidas pelo pesquisador de campo e o supervisor poderá ser analisado do ponto de vista da confiabilidade, isto é, utilizando índices tais como o Kappa, já visto antes.

Adicionalmente, existe outro trabalho de supervisão que pode ser feito na coordenação central da pesquisa. Este trabalho também consiste em comparações, porém pode prescindir da necessidade de replicação de medidas durante a coleta de dados. As comparações podem ser feitas entre observado e esperado, de acordo com algum conhecimento prévio ou expectativa lógica. Este tipo de controle é também chamado de controle estatístico de qualidade.

Informações recentes sobre a população de estudo podem servir para comparar com o que é obtido durante a coleta pelos pesquisadores de campo. Assim, por hipótese, se o último censo realizado pelo IBGE[9] revelou que no bairro em que será coletada a amostra do estudo 60% dos adultos eram mulheres, esperam-se proporções semelhantes de entrevistas com mulheres por cada um dos pesquisadores de campo. Desvios poderão ser tolerados de acordo com testes de hipóteses específicos, tais como os que se baseiam na distribuição da estatística qui-quadrado[21]. Entretanto, alguns desvios consistentes, do observado em relação ao esperado, podem ser admitidos. A consistência pode se dever ao fato de que todos os pesquisadores de campo apontem o mesmo desvio, em sentido e magnitude. Isto pode ser fruto de mudanças reais ocorridas na população ou devido aos instrumentos e regras utilizados no estudo. Se as médias de peso, por exemplo, no estudo atual diferem daquelas obtidas em estudo semelhante, feito recentemente na mesma população, isto pode se dever a balanças diferentes ou métodos de pesagem diversos empregados nas duas pesquisas.

As comparações podem ser feitas também entre os valores observados pelos diversos pesquisadores de campo no mesmo estudo. Entretanto, deve-se lembrar que nestas comparações a hipótese nula, de homogeneidade de resultados esperados entre os observadores, só faz sentido se a alocação de indivíduos entre os pesquisadores de campo tiver sido aleatória. Se a cada pesquisador de campo for designado um grupo com atributos distintos dos demais, não é possível afastar, por razão de lógica, a hipótese de que eventuais diferenças entre os resultados obtidos pelos observadores se devam a diferenças reais existentes entre os grupos de indivíduos. Este aspecto reforça a recomendação de que o ideal é a distribuição aleatória de indivíduos pelos observadores, ainda que os custos sejam mais elevados.

Outra vigilância que se faz no controle estatístico de qualidade é sobre os valores absurdos ou extremos. Valores absurdos são aqueles que estão aquém ou além dos limites de registro possíveis com os instrumentos utilizados ou pela própria natureza dos fenômenos biológicos. Valores extremos são aqueles muito baixos ou muito altos, que apesar de possíveis são incomuns e, portanto, devem ser avaliados com cuidado porque podem representar corretamente as observações, não podendo ser descartados, *a priori*, sem verificações. Estas verificações podem consistir no confronto com outras medidas relacionadas àquela em que se verificou o valor suspeito ou na replicação da medida. Por exemplo, seria altamente improvável, porém possível, que a altura de um menino de 15 anos pudesse ser de 1,90 metro.

Por fim, é possível ainda exercer outra modalidade de controle estatístico de qualidade sobre medidas feitas em escala contínua que não depende do conhecimento prévio da distribuição da característica investigada, e nem de seus limites, que é a chamada análise dos dígitos terminais. O dígito terminal é o valor da unidade em cada medição. Por exemplo, em uma medida de pressão arterial sistólica cujo valor registrado em milímetros tenha sido 120, o dígito terminal é zero. Quando a amplitude total dos valores permitidos pela escala de leitura do instrumento utilizado é razoavelmente grande, como no caso das medidas de peso, altura ou pressão arterial, podemos supor que não há nenhuma razão lógica para que determinado dígito terminal dos valores registrados seja mais frequente do que os demais. Portanto, a hipótese nula do teste estatístico empregado na análise dos dígitos terminais é a de que as frequências relativas observadas dos dígitos terminais são iguais, quer dizer, a distribuição destas frequências é homogênea. Para isso, um teste bastante simples é aquele que confronta as frequências absolutas observadas com as esperadas na hipótese de homogeneidade, também chamado de qui-quadrado (χ^2), por comparar seu resultado com o valor daquela distribuição. Maiores detalhes deste tipo de teste podem ser vistos em livros de estatística como o de Noether[21]. Assim, por exemplo, se num inquérito sobre hipertensão arterial[13] os pesquisadores utilizaram um esfigmomanômetro de coluna de mercúrio que possui traços que indicam todos os valores pares, espera-se que em uma série de valores observados cada dígito terminal (0, 2, 4, 6 ou 8) tenha ocorrido em 20% das medidas. O teste estatístico de χ^2 poderá revelar qual é a probabilidade do desvio da distribuição observada em relação à distribuição esperada, homogênea, de 20% para cada dígito terminal, não se dever ao acaso.

Um dos achados mais comuns em distribuições de dígitos terminais que se desviam significativamente da distribuição homogênea é a concentração dos mesmos em torno dos valores terminados em 0 ou 5, quando este último também é permitido. Uma das explicações mais comuns para estas ocorrências é que nas escalas de leitura dos instrumentos convencionais são gravados apenas os valores correspondentes àqueles terminados em 0 ou 5, ao passo que os demais valores são assinalados apenas por traços, o que induz os observadores a "aproximarem" a maioria das leituras para valores terminados em 0 ou 5. Instrumentos com escalas analógicas, de comparação, apresentam este problema. Por isto, deve-se dar preferência a instrumentos com painel de leitura digital que apresentam todos os valores possíveis sem dar mais destaque aos terminados em 0 ou 5.

Além disto, não são apenas as formas de apresentação das escalas de leitura dos instrumentos que levam à concentração das medidas naquelas terminadas em 0 ou 5. Avaliações preconcebidas dos indivíduos, por parte dos observadores, assim como hábitos culturais de registros mais valorizados de efemérides relativas à vida das pessoas, também reforçam as preferências pelos dígitos terminais 0 ou 5. Assim, por parecerem mais importantes os aniversários múltiplos de 10 é que se pode verificar que as idades em anos completos, mais frequentemente declaradas pelos entrevistados em estudos seccionais, são aquelas terminadas em 0.

Um dos maiores problemas causados pela preferência por determinados dígitos terminais está relacionado com a redução escalar, que consiste no registro de valores que, apesar de poderem ser feitos em uma determinada escala de medida, são aproximados para outros em uma escala com menor número de categorias. Um exemplo de redução escalar ocorre quando o observador, ao utilizar um esfigmomanômetro de coluna de mercúrio que permite o registro de valores em milímetros de mercúrio (mmHg), ainda que em intervalos de 2 milímetros, faz todos os registros em centímetros de mercúrio (cmHg), por ter aproximado todos os valores lidos para aqueles terminados em 0.

O efeito de uma redução escalar pode se refletir tanto sobre a precisão de uma medida, que é relacionada inversamente com seu desvio-padrão (a raiz quadrada da variância), como sobre os indicadores de tendência central da distribuição da medida, tais como a média ou a proporção. Média e proporção são enviesadas pela redução escalar, enquanto a precisão costuma ser diminuída por este tipo de redução. Os dados do estudo seccional sobre hipertensão arterial em adultos da Ilha do Governador, Rio de Janeiro[13], podem ser utilizados para exemplificar a comparação de resultados segundo dois métodos de registro de leituras de pressão arterial. Naquela pesquisa foi utilizado um esfigmomanômetro de coluna de mercúrio que permitia leituras com discriminações de até 2 mmHg, o menor intervalo entre dois traços da escala do aparelho. Na Tabela 9.2 podem ser observadas as médias e os desvios-padrão das pressões sistólica e diastólica, de acordo com dois métodos de registro de valores individuais, o original em mmHg, e o reduzido em cmHg × 10, pela aproximação para os valores terminados em 0, obtidas naquele estudo, já levando em consideração seu delineamento amostral complexo.

Na Tabela 9.2 pode-se observar os efeitos mais comuns da redução escalar: as médias estão enviesadas e ocorre perda de precisão, ainda que de pequena monta. Entretanto, os efeitos mais drásticos da redução escalar podem ser percebidos quando se utilizam pontos de corte em escalas originalmente contínuas, ou discretas com muitas categorias, para classificar os indivíduos em apenas duas categorias. Isto pode ser exemplificado com os dados do estudo citado quando se apresentam as prevalências de hipertensão segundo o critério clínico que classifica como hipertensos aqueles com sistólica maior ou igual a 140 mmHg, ou diastólica maior ou igual a 90 mmHg. Levando-se em conta o delineamento amostral complexo, que levou ao exame de 1.270 indivíduos, a prevalência de hipertensão foi de 33,86% nos adultos da Ilha do Governador, utilizando-se toda a discriminação permitida pelos esfigmomanômetros utilizados, de 2 mmHg. Porém, se o critério de registro tivesse sido mais frouxo, com aproximações para os valores terminados em 0, aquela prevalência teria sido estimada em 46,31%. A redução escalar teria implicado, portanto, em uma "inflação" de cerca de 37% no número de hipertensos adultos estimados para a Ilha do Governador. Estas observações podem servir para uma reflexão das práticas mais comuns utilizadas tanto na clínica como em estudos de escasso rigor metodológico.

Tabela 9.2 – Médias e desvios-padrão das pressões sistólica e diastólica, em adultos da Ilha do Governador, de acordo com dois métodos de registro das leituras

Método de registro das leituras de pressão	Sistólica		Diastólica	
	Média	Desvio-padrão	Média	Desvio-padrão
Original (mmHg)	131,64	21,53	82,01	11,76
Reduzido (cmHg x 10)	131,71	21,79	82,20	12,08

Fonte dos dados: Klein et al., 1995

No Erica, uma série de verificações lógicas foi realizada regularmente para identificar valores absurdos, extremos ou preferências de dígitos terminais em medidas antropométricas e de pressão arterial. Valores absurdos eram valores não permitidos pela escala dos instrumentos. Valores extremos foram aqueles considerados incomuns, mas permitidos pelos instrumentos. Foi criada uma regra de alerta, de modo que quando mais de 10% dos registros de um observador estavam acima ou abaixo dos percentis 5 e 95, de acordo com as medidas obtidas no estudo-piloto, um provável erro de aferição era marcado, e indicava a necessidade de retreinar o observador.

Construção do Banco de Dados

Outra etapa fundamental na realização de um estudo epidemiológico é o gerenciamento dos dados do estudo. Esse gerenciamento tem início antes mesmo da coleta de dados, uma vez que é preciso construir o sistema de informação que, dependendo da forma de entrada dos dados, se por digitação direta ou transferência eletrônica de questionários preenchidos em dispositivos eletrônicos, terá menor ou maior complexidade. O sistema geralmente é utilizado ainda para a integração de dados oriundos de diferentes fontes. No Erica, por exemplo, as informações do questionário autopreenchido do adolescente e das medidas antropométricas e de pressão arterial eram transferidos do coletor eletrônico de dados, denominado de *Personnal Digital Assistant* (PDA) para o servidor central, já os resultados dos exames laboratoriais eram encaminhados pelo laboratório central do estudo no formato de planilha eletrônica para a coordenação central onde, após checagem de completude e de valores extremos, era transferido para o servidor central e integrado aos demais dados dos alunos. As informações obtidas no questionário do responsável foram digitadas e posteriormente também integradas às demais informações. As informações do recordatório alimentar de 24 horas foram registradas diretamente em um *netbook*, por entrevistador que posteriormente transferia os dados para o servidor central.

Uma vez finalizada a coleta dos dados é preciso "limpar" e organizar o banco de dados. A seguir, serão descritas algumas etapas desse processo que certamente vão variar de acordo com características específicas de cada pesquisa e com os procedimentos adotados para minimizar erros de digitação, pelo entrevistador, participante ou digitador.

Checagem de critérios de elegibilidade

Em algumas situações, é possível que sejam incluídos no estudo participantes que não tenham critério de elegibilidade ou tenham critério de exclusão, a fim de evitar constrangimentos no momento da coleta de dados. Estudos de base escolar, por exemplo, podem optar por avaliar todos os estudantes de turmas sorteadas para participar, mesmo que alguns não estejam na faixa etária elegível para o estudo, por exemplo de 12 a 17 anos. Esses participantes são excluídos da base de dados posteriormente e seus dados não são analisados.

Verificar consistência das informações

Mesmo que muitos cuidados tenham sido adotados para a redução de erros na entrada dos dados, nunca é possível eliminar completamente a possibilidade de ocorrência deles. Assim, torna-se fundamental a busca e checagem de valores incomuns e de inconsistências. Diferentes informações podem ser comparadas na busca de inconsistências para dados de grande importância, como sexo e idade, e para características que requerem mais de uma pergunta para sua definição. Por exemplo, se um participante responde que nunca fumou, espera-se que na pergunta "Quantos dias nos últimos 30 dias você fumou?" ele responda "nenhum".

Construção de Indicadores

Indicadores geralmente precisam de diversas informações obtidas em diferentes questões e, portanto, precisam ser construídos através da combinação das respostas obtidas. A maioria dos programas estatísticos oferece inúmeros comandos para a criação de variáveis que combinem duas ou mais questões. Um bom exemplo é a atividade física, medida geralmente como minutos de atividade física realizada por semana. Para obtenção dessa informação pode-se multiplicar o número de dias que se pratica alguma atividade física (qualquer) com a duração em minutos dessa atividade. Caso exista uma lista de atividades, é preciso somar o tempo praticado em cada uma por semana. É muito comum também incluir em um questionário instrumentos para aferição de algum hábito ou agravo, como por exemplo o *General Health Questionnaire*[16] (GHQ12) para rastreamento de transtorno mental comum. Nesse caso, é preciso combinar o resultado de 12 questões para obter uma pontuação que posteriormente poderá ser transformada em uma variável binária de acordo com um ponto de corte.

Divulgação de Resultados

Os resultados de um estudo epidemiológico devem ser divulgados em periódicos científicos, publicados em teses e livros, de acordo com o planejamento inicial e com os recursos dispostos pelos financiadores do estudo, e também podem ser apresentados em congressos e reuniões científicas. Entretanto, é fundamental que os resultados sejam divulgados da forma mais ampla possível, para que seus achados e conclusões sejam colocados à disposição de todos os indivíduos que possam se beneficiar desses resultados. As conclusões de um estudo podem contribuir para o conhecimento da distribuição dos eventos mórbidos e seus fatores associados.

A divulgação dos resultados e conclusões relativos a agrupamentos de indivíduos pode ser feita pelos meios de comunicação de massa para o conjunto da população de referência e para os grupos específicos, acompanhada de recomendações a respeito da prevenção e resolução dos problemas detectados.

Para mais detalhes sobre comunicação de estudos epidemiológicos, veja o ***Capítulo 29 – Elaboração de Artigos Científicos Epidemiológicos***.

Bibliografia Consultada

- Barker DJP. Mothers, babies and health in later life. 2nd ed. Edinburgh: Churchill Livingstone; 1998.
- Bloch KV, Cardoso MA, Sichieri R, et al. The study of cardiovascular risk in adolescents – ERICA: rationale, design and sample characteristics of a national survey examining cardiovascular risk factor profile in Brazilian adolescents. BMC Public Health. 2015;15:94.
- Barros FC, Victora CG. Epidemiologia da Saúde Infantil. São Paulo: Hucitec-Unicef; 1991.
- Cochran WG. Sampling Techniques. New York: John Wiley & Sons; 1977.
- Cochrane AL, Holland WW. Validation of screening procedures. British Medical Bulletin. 1971;27:3-8.
- Fleiss JL. Statistical methods for rates and proportions. 2nd ed. New York: Wiley; 1981.
- Habicht JP. Estandarización de metodos epidemiológicos cuantitativos sobre el terreno. Boletin de la Oficina Sanitaria Panamericana. 1974;76:375-84.
- Herdman M, Fox-Rushby J, Badia X. A model of equivalence in the cultural adaptation of HRQoL instruments: the universality approach. Qual Life Res. 1998;7:323-35.
- IBGE (Fundação Instituto Brasileiro de Geografia e Estatística). Disponível em: <http://www.ibge.gov.br/home/estatistica/populacao/censo2000/metodologia/>. Acessado em: mar. 2018).
- Kahn HA, Sempos CT. Statistical methods in epidemiology. New York: Oxford University Press; 1989.
- Kelsey JL, Whittemore AS, Evans AS, Thompson WD. Methods in observational epidemiology. 2nd ed. New York: Oxford University Press; 1996.
- Klein CH, Costa EA. Os erros de classificação e os resultados de estudos epidemiológicos. Cadernos de Saúde Pública (Rio de Janeiro). 1987;3(3):236-49.
- Klein CH, Silva NAS, Nogueira AR, Bloch KV, Campos LHS. Hipertensão arterial na Ilha do Governador, Rio de Janeiro, Brasil. II. Prevalência. Cadernos de Saúde Pública (Rio de Janeiro). 1995;11(3):389-94.
- Kleinbaum D, Kupper L, Morgenstern H. Epidemiologic Research. California: Lifetime Learning Publications; 1982.
- Last JM. A dictionary of epidemiology. 3rd ed. New York: Oxford University Press; 1995.

- Mari JJ, Williams P. A comparison of the validity of two psychiatric screening questionnaires (GHQ-12). Psychol Med. 1985;15(3):651-9.
- McDowell I, Newell C. Measuring Health. A guide to rating scales and questionnaires. Oxford: Oxford University Press; 1996.
- Ministério da Saúde. Diretrizes e normas regulamentadoras de pesquisa envolvendo seres humanos – Resolução 196/96 do Conselho Nacional de Saúde. Rio de Janeiro: MS do Brasil – Fiocruz; 1998.
- Monteiro CA, Moura EC, Jaime PC, et al. Surveillance of risk factors for chronic diseases through telephone interviews. Rev Saúde Publica. 2005;39:47-57.
- Moser CA, Kalton G. Survey Methods in social investigation. Hants: Gower Publishing Co. Ltd., 1986.
- Noether GE. Introdução à estatística: uma abordagem não-paramétrica. Rio de Janeiro: Editora Guanabara Dois; 1983.
- Olsen J. Epidemiology Deserves Better Questionnaires. International Journal of Epidemiology. 1998;27(6):935.
- Reinchenheim ME, Moraes CL. Buscando a qualidade das Informações em Pesquisas Epidemiológicas. In: Minayo MCS, org. Caminhos do Pensamento: Epistemiologia e Métodos. Rio de Janeiro: Editora Fiocruz; 2002.
- Rothman KJ, Greenland S. Modern epidemiology. 2nd ed. Philadelphia: Lippincott-Raven Publishers; 1998.

Capítulo

Medidas de Associação e Medidas de Impacto

10

Pauline Lorena Kale
Antônio José Leal Costa
Ronir Raggio Luiz

Introdução

Um dos objetivos da pesquisa epidemiológica é o reconhecimento de uma relação causal entre uma exposição em particular (fator de risco ou de proteção) e um desfecho de interesse (a ocorrência de uma doença ou alguma medida clínica).

Em outubro de 2015 houve um aumento do número de casos de recém-nascidos com microcefalia, registrados em Recife, PE. De 38 mães entrevistadas, 24 relataram *rash* cutâneo no primeiro trimestre da gravidez, que coincidia com o pico de um surto de doença exantemática, posteriormente reconhecida como Zika. Tais evidências corroboravam a hipótese de que casos de microcefalia poderiam ter sido causados pela infecção congênita do vírus Zika (Teixeira et al., 2016).

Para mensurar uma relação causal e, portanto, expressar a magnitude da associação entre exposição e desfecho, utilizam-se medidas de associação (razões, diferenças ou medidas com base em ajuste de modelos). Entretanto, para inferir causalidade, além da magnitude da associação e da significância estatística (probabilidade de a associação observada ser explicada pelo *acaso*), outras questões relevantes, como a validade interna e confundimento, são igualmente consideradas. Nos estudos observacionais, considerações adicionais são necessárias para a inferência causal, apresentadas no ***Capítulo 8 – Causalidade em Saúde***.

Este capítulo trata das principais medidas de associação e de impacto, procurando discutir sua aplicabilidade aos diferentes desenhos epidemiológicos e explorando suas interpretações, seja para avaliar a associação ou o impacto da exposição em nível individual ou populacional.

Medidas de Associação

Fatores de risco relacionados ao estilo de vida, como o consumo de bebidas alcoólicas, desenvolvem um papel importante na etiologia do câncer gástrico. Entretanto, há sempre alguém que conhece uma pessoa A que bebeu muito, não adoeceu, e morreu naturalmente em idade avançada ou então uma pessoa B que nunca bebeu e desenvolveu câncer gástrico. É verdade, nem todos os que ingerem bebidas alcoólicas desenvolvem câncer gástrico e nem todos que não as consomem estão livres de desenvolvê-lo. Considerando o uso de bebidas alcoólicas como exposição, para falarmos de efeito seria necessário conhecer a condição contrária à exposição, ou seja, a não exposição (não beber): no exemplo anterior, se a pessoa A não consumisse bebida alcoólica, teria morrido sem desenvolver câncer gástrico? E se a pessoa B fosse consumidora de bebida alcoólica teria, da mesma forma, desenvolvido câncer gástrico? A situação ideal para estimar o efeito de uma exposição seria comparar a mesma pessoa em ambas as condições, exposta e não exposta, ao mesmo tempo. Como essa situação não é realística, ela é chamada de contrafactual (Rothman & Greeland, 1998).

Na prática, os pesquisadores não dispõem de uma simples população com condições contrafactuais. Como alternativa, são selecionados dois grupos populacionais, um exposto e outro não, e contrastadas a ocorrência de doença em cada grupo. A quantificação da disparidade encontrada é o que chamamos de medidas de associação.

As medidas de associação mais frequentemente utilizadas são para desfechos categóricos (doente, não doente); entretanto, existem situações em que o desfecho de interesse é mensurado numa escala contínua (pressão arterial diastólica, glicemia, peso ao nascer etc.) e podemos fazer uso de técnicas estatísticas para examinar a relação entre causa e efeito, como análises de regressão e correlação, que serão mencionadas no final deste capítulo (outras medidas de associação).

Medidas Relativas ou Absolutas

As medidas de associação podem ser relativas, do tipo razão, ou absolutas, do tipo diferença. Quando mensuramos a magnitude da associação entre um determinado fator de exposição e a ocorrência da doença (quantas vezes a ocorrência da doença é maior no grupo de expostos em relação ao grupo de não expostos), utilizamos as medidas de associação do tipo razão. Estas medidas podem variar entre 0 e $+\infty$. Quando apresentam valor igual a 1 (valor nulo), dizemos que as frequências de doenças entre expostos e não expostos são iguais e, portanto, não existe associação. Valores maiores que 1 (frequência de doença maior nos expostos em relação aos não expostos) sugerem que a exposição seja um fator de risco para a doença (associação positiva) e entre 0 e 1 (frequência de doença menor nos expostos em relação aos não expostos) sugerem que a exposição seja um fator de proteção (associação negativa). As medidas de associação relativas expressam a magnitude da força da associação e são muito utilizadas na pesquisa etiológica de doenças em estudos epidemiológicos.

A infecção pelo *Helicobacter pylori* (*H. pylori*) é bem frequente em populações, sobretudo naquelas com nível socioeconômico baixo. No Brasil, estima-se que essa bactéria habite o estômago de mais de 70% dos indivíduos (INCA, 2017)[8]. Em pessoas com sorologia positiva para *H. pylori*, o risco para câncer gástrico é duas a três vezes maior quando comparado às pessoas com sorologia negativa (Uemura et al., 2001) o que nos leva a concluir que há uma forte associação entre infecção por *H. pylori* e câncer gástrico.

Quando optamos pela diferença, queremos mensurar o quanto a frequência de uma doença no grupo dos expostos excede o observado no grupo de não expostos, refletindo, portanto, o número absoluto de casos atribuíveis à exposição. Medidas absolutas de associação são de particular interesse para a Saúde Pública. Se a frequência de doença é igual nos grupos de expostos e não expostos, então a diferença entre elas será igual a zero (valor nulo), logo não existe associação entre o fator de exposição e a doença. Medidas absolutas podem variar de forte associação negativa (poucos expostos adoecem e muitos não expostos adoecem) a forte associação positiva (muitos expostos adoecem e poucos não expostos adoecem). Os valores das medidas absolutas entre proporções variam de −1 a +1 e entre taxas, de $-\infty$ a $+\infty$.

No estudo clássico sobre tabagismo e câncer de pulmão na coorte britânica de médicos, a taxa de mortalidade por câncer de pulmão em fumantes foi 70 por 100.000 e em não fumantes, 7 por 100.000, o que nos leva a concluir que 63 óbitos em 100.000 pessoas foram decorrentes do fumo (70-7 = 63) (Doll & Hill, 1964).

Inicialmente, definiremos exposição e doença como eventos categóricos e dicotômicos: expostos (E) e não expostos ($\bar{E}$), respectivamente denominados como grupo índice e referência, e doentes (D) ou não doentes ($\bar{D}$).

> O grupo de referência deverá corresponder ao valor "natural" de comparação, que tipicamente é o que representa o menor risco, ou seleciona-se como exposto, a categoria de interesse principal. Exemplos: não fumantes, nascidos vivos a termo, vacinados e usuários de preservativos como referência para fumantes, prematuros, não vacinados e não usuários de preservativos, respectivamente. Quando são utilizadas mais de duas categorias de exposição, uma possível relação dose-resposta entre exposição e doença pode ser expressa estimando-se a medida de associação para cada grupo-índice em relação à mesma categoria de referência. Por exemplo, a ocorrência de câncer de pulmão aumenta à medida que mais cigarros são consumidos por dia.

No caso de tanto a exposição quanto o desfecho serem dicotômicos, são possíveis quatro situações, conforme apresentado na tabela de contingência 2 × 2 (lê-se 2 por 2), onde tipicamente as linhas representam categorias de exposição e as colunas, categorias de doença (**Tabela 10.1**).

Tabela 10.1 – Tabela de contingência 2 × 2

	D	$\bar{D}$	**Total**
E	a	b	a + b
$\bar{E}$	c	d	c + d
Total	**a + c**	**b + d**	**a + b + c + d**

a: Doentes expostos — *a + b: Expostos*
b: Não doentes expostos — *c + d: Não expostos*
c: Doentes não expostos — *a + c: Doentes*
d: Não doentes não expostos — *b + d: Não doentes*

Medidas de Associação do Tipo Razão

Risco Relativo ou Razão de Riscos (RR)

Para responder quantas vezes o risco de desenvolver a doença entre os indivíduos expostos é maior do que entre os não expostos, a medida de associação a ser estimada é o risco relativo ou razão de riscos (RR).

Com base na Tabela 10.1, o risco (incidência acumulada ou proporção de incidência) no grupo-índice (expostos) será $IA_E = \frac{a}{a+b}$ e, no grupo de referência $IA_{\bar{E}} = \frac{c}{c+d}$, então,

$$RR = \frac{IA_E}{IA_{\bar{E}}} = \frac{\frac{a}{a+b}}{\frac{c}{c+d}} \quad (10.1)$$

Deve-se lembrar que a incidência acumulada tem o sentido de probabilidade de adoecer e que, para um grupo de pessoas, representa o risco médio de adoecer. Portanto, IA_E é o risco médio de adoecer, dado que as pessoas são expostas (probabilidade de adoecer condicionada a ser exposto: $\Pr(D|E)$) e $IA_{\bar{E}}$ é o risco médio de adoecer, dado que as pessoas não são expostas (probabilidade de adoecer condicionada a não ser exposto: $\Pr(D|\bar{E})$).

Por exemplo, nas coortes de nascidos vivos de 1982, 1993 e 2004 de Pelotas, RS, foi investigada a relação entre idade gestacional (exposição principal) e diversos desfechos, como internação hospitalar até 12 meses de vida e mortalidade neonatal (Barros et al., 2012). Buscou-se responder as seguintes perguntas: quantas vezes o risco de internação hospitalar no primeiro ano de vida é maior entre os recém-nascidos pré-termo (< 34 semanas de gestação) em relação aos recém-nascidos a termo entre 39 a 41 semanas? Quantas vezes o risco de morte neonatal é maior entre os recém-nascidos pré-termo em relação aos recém-nascidos a termo? Depois de ajustar para possíveis confundidores*, o risco relativo de internação hospitalar foi igual 2,7 e de morte neonatal, 40.

Para avaliar o papel da alimentação infantil na redução do risco de cárie aos 4 anos de idade no sul do Brasil, foram comparadas famílias com crianças que durante o primeiro ano de vida foram mensalmente visitadas e receberam informação sobre práticas alimentares saudáveis (grupo de intervenção) e famílias que não receberam essa orientação (grupo-controle (Feldens et al., 2010). Ser informado sobre práticas alimentares saudáveis é um fator de proteção para cárie. A incidência de cárie aos 4 anos de idade foi menor no grupo de intervenção do que no grupo-controle e o risco relativo foi 0,78 (RR < 1).

Diferentemente das medidas de diferença, as medidas do tipo razão não têm dimensão, porque as unidades se cancelam na divisão. O risco de internação hospitalar no primeiro ano de vida na coorte de nascidos vivos de Pelotas foi medido em percentual (por 100 nascidos vivos), tanto para expostos (idade gestacional < 34 semanas) quanto para não expostos (idade gestacional 39-41 semanas) e, portanto, a razão de riscos ou risco relativo não apresenta unidade de medida (Barros et al., 2012)

Os valores do risco relativo nos dois exemplos são diferentes e "distantes" da unidade, o que sugere associação entre as exposições e a doença. Nota-se que quando a exposição é um fator de risco (RR > 1), a interpretação do RR é facilmente entendida, o que não ocorre quando é um fator de proteção (RR < 1). No caso da informação sobre práticas alimentares saudáveis, o RR = 0,78 expressa que o risco entre os expostos é menor do que entre os não expostos. Então, pode-se dizer que o fator de risco para cárie é não ser informado sobre práticas alimentares no primeiro ano de vida. Se utilizarmos o inverso do RR (1/RR = 1/0,78 = 1,3), podemos dizer que o risco de cárie dentária em crianças de 4 anos de famílias que não foram informadas sobre práticas alimentares saudáveis é 1,3 vez ou 30% superior quando comparado ao risco entre as que foram informadas.

Lembrem-se que $$\frac{1}{RR} = \frac{1}{\frac{IA_E}{IA_{\bar{E}}}} = \frac{IA_{\bar{E}}}{IA_E} \quad (10.2)$$

Razão de Chances ou *Odds Ratio* (OR)

Se o objetivo é responder se a chance de desenvolver a doença no grupo de expostos é maior (ou menor) do que no grupo de não expostos, a medida de associação a ser estimada é a razão de chances (razão de produtos cruzados**, razão de *odds* ou *odds ratio****).

* Confundidores ou fator de confusão. Consultar o ***Capítulo 11 – Validade em Estudos Epidemiológicos***.

** A razão dos produtos cruzados (RPC) é a razão dos produtos das células (não marginais) na diagonal da tabela 2 × 2 (ad/bc, com a disposição da Tabela 10.1).

*** Algumas vezes denominado *incidence odds ratio* nos estudos de coorte e *exposure odds ratio* nos estudos caso-controle

Observe-se que, agora, não estamos perguntando sobre risco (probabilidade) de adoecer, e sim, sobre chance (*odds*).

Chance de adoecer é uma medida de frequência do tipo razão, onde o numerador (probabilidade de adoecer) não está contido no denominador (1-probabilidade de adoecer ou complemento da probabilidade de adoecer). Risco é uma medida de frequência do tipo proporção, onde o numerador está contido no denominador (probabilidade), logo o risco e a chance de adoecer são conceitos diferentes, porém relacionados. Baseando-se na Tabela 10.1:

$$\text{Chance doença} = \frac{\dfrac{a+c}{a+b+c+d}}{1-\left(\dfrac{a+c}{a+b+c+d}\right)} = \frac{a+c}{b+d} \quad (10.3) \neq$$

$$\neq \text{Risco de adoecer} = \frac{a+c}{a+b+c+d} \quad (10.4)$$

Apesar de a chance ser pouco usada como medida de frequência, a razão de chances (odds ratio) é comumente utilizada como medida de associação em epidemiologia.

Então vejamos, conforme a Tabela 10.1, a chance de adoecer no grupo de expostos é:

$$Chance\ D_E = \frac{\dfrac{a}{a+b}}{\dfrac{b}{a+b}} = \frac{a}{b} \quad (10.5)$$

e no grupo não exposto,

$$Chance\ D_{\bar{E}} = \frac{\dfrac{c}{c+d}}{\dfrac{d}{c+d}} = \frac{c}{d} \quad (10.6)$$

Então, a razão de chances (OR) de adoecer em relação à exposição será:

$$OR = \frac{Chance\ D_E}{Chance\ D_{\bar{E}}} = \frac{\dfrac{a}{b}}{\dfrac{c}{d}} = \frac{ad}{bc} \quad (10.7)$$

Matematicamente, a razão de chances de adoecer é igual à razão de chances de ser exposto.

Sendo a $Chance\ E_D = \frac{a}{c}$ e a $Chance\ E_{\bar{D}} = \frac{b}{d}$, então o

$$OR = \frac{Chance\ E_D}{Chance\ E_{\bar{D}}} = \frac{\dfrac{a}{c}}{\dfrac{b}{d}} = \frac{ad}{bc}$$

Quando a doença não é comum a OR é interpretável como uma razão de riscos.

Vejamos os exemplos hipotéticos 1 e 2 (Figura 10.1), onde foram fixados o tamanho da coorte e a frequência de exposição, variando a frequência da doença.

O risco de desenvolver a doença foi seis vezes maior entre expostos em relação a não expostos nos dois exemplos. Observem que no exemplo 2 os valores de OR (6,1) e RR (6,0) aproximam-se, porém, o mesmo não ocorre no exemplo 1, onde a OR (8,1) é maior que o RR (6,0), devido à alta frequência da doença.

(1)

	D	*D*	**Total**
E	1.500	3.500	5.000
$\bar{E}$	250	4.750	5.000
Total	1.750	8.250	10.000

$$RR_1 = \frac{\dfrac{1.500}{5.000}}{\dfrac{250}{5.000}} = \frac{0,3}{0,05} = 6,0$$

$$OR_1 = \frac{\dfrac{1.500}{3.500}}{\dfrac{250}{4.750}} = \frac{0,4285}{0,0526} = 8,1$$

(2)

	D	*D*	**Total**
E	150	4.850	5.000
$\bar{E}$	25	4.975	5.000
Total	175	9.825	10.000

$$RR_2 = \frac{\dfrac{150}{5.000}}{\dfrac{25}{5.000}} = \frac{0,03}{0,005} = 6,0$$

$$OR_2 = \frac{\dfrac{150}{4.850}}{\dfrac{25}{4.975}} = \frac{0,0309}{0,0503} = 6,1$$

Figura 10.1 – Exemplos de estudos de coorte e estimativas das medidas de associação: 1) alta frequência de doença e 2) baixa frequência de doença.

A razão de chances não deve ser entendida como uma medida aproximada do RR, exceto se a doença for rara. Caso contrário, a OR será uma medida "enviesada" do RR, pois tenderá a superestimar a magnitude da associação: a OR afasta-se da hipótese nula de não associação, isto é, OR = 1, independentemente de ser um fator de risco ou de proteção.

O viés responsável pela discrepância entre as estimativas de RR e OR (*built-in bias*) pode ser definido como a razão entre a OR e o RR estimados (Szklo & Nieto, 2007).

Nos exemplos 1 e 2 da Figura 10.1, a magnitude do viés será, respectivamente, 1,36 e 1,03 (se igual a 1 não há viés).

Imagine um estudo caso-controle tradicional, de base hospitalar, onde o pesquisador tem um grupo de casos (todos os casos ou uma amostra dos casos internados pela doença de interesse) e seleciona um grupo de pacientes internados por outra causa (amostra de pacientes sem a doença de interesse) para mensurar a frequência de exposição em cada grupo e contrastá-las.

Lembrem-se que OR é a razão entre duas razões: é o quociente entre a razão da probabilidade de adoecer dado que é exposto (p_E) dividido pelo seu complemento ($1-p_E$) e a razão da probabilidade de adoecer dado que não é exposto ($p_{\bar{E}}$) dividido pelo seu complemento ($1-p_{\bar{E}}$).

Então,

$$OR = \frac{\frac{p_E}{1-p_E}}{\frac{p_{\bar{E}}}{1-p_{\bar{E}}}} = \frac{p_E}{1-p_E} x \frac{1-p_{\bar{E}}}{p_{\bar{E}}} = RRx\left(\frac{1-p_{\bar{E}}}{1-p_E}\right) \quad (10.8),$$

logo, o termo $\left(\frac{1-p_{\bar{E}}}{1-p_E}\right)$ é o *built-in bias*.

Na tabela 2×2 as marginais das colunas, casos (doentes) e controles sem a doença de interesse (não doentes), correspondem a duas amostras (uma amostra ou a totalidade de casos e uma amostra de controles) cujo tamanho foi fixado pelo pesquisador no início do estudo. Admitindo que o desenho seja livre de confundimento e não enviesado, deseja-se saber se existe associação entre exposição e doença. Entretanto, este desenho de estudo não permite estimar a incidência nem a prevalência da doença (para maiores detalhes ver o *Capítulo 13 – Estudos Caso-Controle*). O que podemos estimar é a razão entre doentes e não doentes segundo a condição de exposição, isto é, a razão de chances (OR) de exposição.

Considerando-se que a razão de chances de doença e a razão de chances de exposição são matematicamente equivalentes, podemos explicar a interpretação "prospectiva" da OR de adoecer nos estudos caso-controle.

Num estudo caso-controle foram selecionados 169 casos de adenocarcinoma colorretal diagnosticados num hospital universitário de Campinas, SP, e 101 doadores de sangue como controles, no mesmo hospital (Angelo et al., 2015). Casos e controles foram questionados sobre hábitos alimentares e estilo de vida, como por exemplo, tabagismo. A Tabela 10.2 apresenta os dados adaptados do estudo, excluindo da análise participantes da categoria ex-fumante e a seguir o cálculo da OR. Entre os tabagistas a chance de adoecer é aproximadamente 1,2 vez ou 20% superior quando comparada aos não tabagistas (OR = 1,2).

Tabela 10.2 – Estimativa da OR num estudo caso-controle sobre adenocarcinoma colorretal

Tabagismo	Casos	Controles	Total
Corrente	78	57	135
Nunca	20	18	38
Total	98	75	173

*Fonte: Dados adaptados do estudo de Angelo **et al** (2015).*

$$OR = \frac{Chance\ D_E}{Chance\ D_{\bar{E}}} = \frac{\frac{78}{57}}{\frac{20}{18}} = 1,2$$

Em estudos caso-controle pareados, as células no interior da tabela de contingência 2 x 2 (Tabela 10.3) representam pares de casos e controles, concordantes ou não, em relação à exposição. Neste caso, a OR é a razão entre os pares discordantes: números de pares no qual o caso é exposto e o controle não (b) dividido pelo número de pares no qual o caso não é exposto e o controle é (c). Intuitivamente, deduz-se que somente os pares discordantes podem explicar a associação entre exposição e doença, pois na situação de concordância, casos e controles são perfeitamente pareados quanto à exposição (a e d) (Schlesselman, 1982). Maiores detalhes são apresentados no ***Capítulo 13 – Estudos Caso-Controle***.

Tabela 10.3 – Estimativa da OR num estudo caso-controle pareado

		Controles		
		E	$\bar{E}$	Total
Casos	E	A	B	A + B
	$\bar{E}$	C	D	C + D
Total		A + C	B + D	A + B + C + D

E = exposto

$\bar{E}$ = não exposto

$OR_{pareada} = \frac{B}{C}$ (10.9)

Razão de Taxas, Razão de Densidades de Incidência, Taxa Relativa ou Risco Relativo (RT)*

Suponhamos que o tempo de observação de cada indivíduo de uma coorte antes de adoecer seja conhecido, isto é, o tempo que cada indivíduo "contribuiu" no estudo sem doença. Isto permitirá estimar a taxa de incidência da doença (densidade de incidência). Então,

* Alguns autores utilizam a denominação risco relativo também para razão de taxas, embora seja mais apropriado o seu uso exclusivo para razão de riscos (Kelsey et al., 1986).

poderíamos perguntar: quantas vezes a taxa de incidência foi maior no grupo de expostos em relação ao grupo de não expostos?

Neste caso, é utilizada uma variação da tabela 2 x 2 (Tabela 10.4), onde a unidade de medida das marginais de exposição é pessoa-tempo (PT) e, portanto, não é possível deduzir por subtração os valores da coluna de não doentes (esta coluna é suprimida da tabela).

Tabela 10.4 – Tabela de contingência para estudos de coorte com denominador pessoa-tempo

	D	PT
E	a	PT_E
$\bar{E}$	c	$PT_{\bar{E}}$
Total	a + c	$PT_E + PT_{\bar{E}}$

a: doentes expostos — PT_E: *pessoa-tempo exposto*

c: doentes não expostos — $PT_{\bar{E}}$: *pessoa-tempo não exposto*

a + c: doentes — $PT_E + PT_{\bar{E}}$: *pessoa-tempo*

A taxa de incidência entre expostos é $TI_E = \frac{a}{PT_E}$, *e entre não expostos é* $TI_{\bar{E}} = \frac{c}{PT_{\bar{E}}}$, *portanto, a razão de taxas será:*

$$RT = \frac{TI_E}{TI_{\bar{E}}} = \frac{\frac{a}{PT_E}}{\frac{c}{PT_{\bar{E}}}} \quad (10.10)$$

Considerando-se que a coorte é uma população fechada e a doença de interesse é de baixa frequência, as estimativas de RT, RR e OR serão bem próximas (Rothman & Greeland, 1998)

Quando o desfecho é a incidência de óbitos (risco de morrer ou taxa de mortalidade ou letalidade), as medidas de associação do tipo razão são as mesmas daquelas calculadas para incidência de casos.

Num estudo de coorte de base populacional na Inglaterra, a taxa de incidência de primeiro acidente vascular cerebral no periparto foi 161,1 por 100.000 pessoas-ano, cerca de seis vezes maior quando comparada à taxa das mulheres em idade fértil não grávidas (excluindo-se as 12 primeiras semanas após o parto) (Ban et al., 2017).

Razões de Incidências ou de Mortalidades Padronizadas

As razões de incidências ou de mortalidades padronizadas – RMP (*standardized incidence ratio* – SIR e *standardized mortality ratio* – SMR) são calculadas quando se deseja comparar o excesso de casos ou mortes entre pessoas com diferentes padrões de exposição e, portanto, podem ser interpretadas como medidas de associação (Kelsey et l., 1986). Nos estudos de coorte restrita (maiores detalhes no ***Capítulo 14 – Estudos de Coorte***) onde somente pessoas expostas são estudadas diretamente e comparações são feitas com base nas taxas de incidência ou mortalidade de uma coorte não exposta ou da população geral, as RMP são comumente estimadas pelo método indireto de padronização de taxas, servindo inclusive como método para ajuste de efeitos de variáveis de confundimento. Para o cálculo do número esperado de óbitos ou casos são necessárias as taxas específicas da doença ou agravo por sexo e idade da população geral (ver ***Capítulo 3 – Indicadores de Saúde***).

Em um estudo de coorte retrospectiva de encarcerados no sistema prisional da Guiana Francesa de 2007 a 2013, a mortalidade por HIV foi extremamente elevada nos homens. A razão de mortalidade padronizada (RMP) foi 14,8, comparada com a taxa de mortalidade masculina específica por idade no país em 2013 (Huber et al., 2017).

Razão de Prevalências (RP)

Essa medida de associação é utilizada em estudos que estimam a prevalência da doença ou agravo em um ou vários grupos, os estudos seccionais (maiores detalhes no ***Capítulo 12 – Estudos Seccionais***).

Voltando à Tabela 10.1, sendo os doentes os casos prevalentes, a prevalência da doença no grupo de expostos é $P_E = \frac{a}{a+b}$ e, no grupo de referência $P_{\bar{E}} = \frac{c}{c+d}$, portanto, a razão de prevalências será:

$$RP = \frac{P_E}{P_{\bar{E}}} = \frac{\frac{a}{a+b}}{\frac{c}{c+d}} \quad (10.11)$$

No Estudo de Riscos Cardiovasculares em Adolescentes (ERICA), estudo seccional de base escolar e de representatividade nacional, o aumento da pressão arterial em adolescentes brasileiros esteve associado ao excesso de peso e obesidade em 25 capitais (Bloch et al., 2016).Em Boa Vista, Goiânia e Aracaju, a prevalência de hipertensão arterial de adolescentes obesos foi 2,5 a 3 vezes superior, quando comparada à dos não obesos.

A prevalência estimada nos estudos seccionais é a prevalência pontual (ver *Capítulo 2 – Medidas de Frequência de Doenças, Agravos e Eventos Relacionados à Saúde*). Pressupondo-se uma população em estado estacionário (número de casos incidentes e prevalentes em qualquer período são praticamente constantes), é possível descrever a *odds* de prevalência pontual como o produto da incidência pela duração média da doença (período entre o início e término da doença por cura ou morte).

$$\frac{P}{1-P} = incidência \times duração$$

Quando a prevalência pontual é menor ou igual a 0,05, o complemento da prevalência (1 – P) será aproximadamente igual a 1 e, portanto, podemos dizer que a prevalência pontual é dada pelo produto da incidência pela duração média da doença ($\bar{D}$).

prevalência pontual = incidência × duração x (1 – prevalência pontual)

Apesar de não ser tão adequada quanto a incidência para medir associações entre exposição e doença, Szklo & Nieto (2007)apresentam a razão de prevalências em função do risco relativo, como descrito a seguir:

$$RP = \frac{P_E}{P_{\bar{E}}} = \frac{I_E \bar{D}_E (1-P_E)}{I_{\bar{E}} \bar{D}_{\bar{E}} (1-P_{\bar{E}})} = RR\left(\frac{\bar{D}_E}{\bar{D}_{\bar{E}}}\right)\left(\frac{1-P_E}{1-P_{\bar{E}}}\right) \quad (10.12)$$

Portanto, o RR é ≅ RP quando a duração da doença é a mesma entre expostos e não expostos e a prevalência da doença é baixa nos dois grupos.

Os autores comentam que os dois fatores que diferenciam a razão de prevalências do risco relativo são a razão da duração média da doença e a razão dos complementos da prevalência da doença entre expostos e não expostos. Para maiores detalhes a respeito das relações entre as medidas de prevalência, incidência e duração da doença, leia o ***Capítulo 2 – Medidas de Frequência de Doenças, Agravos e Eventos Relacionados à Saúde***.

Razão de Chances de Prevalência (OR)

Embora não haja qualquer diferença entre o cálculo da OR de casos prevalentes e a OR apresentada anteriormente, a interpretação é diferente, dado que os doentes não são casos incidentes e, sim, prevalentes. A interpretação da OR de prevalência é a mesma da OR de casos prevalentes nos estudos caso-controle, isto é, quantas vezes é maior a chance de estar doente entre os expostos em relação aos não expostos. De acordo com a **Tabela 10.1**, sendo os doentes os casos prevalentes.

$$OR = \frac{\frac{P_E}{1-P_E}}{\frac{P_{\bar{E}}}{1-P_{\bar{E}}}} = \frac{\frac{a}{b}}{\frac{c}{d}} = \frac{ad}{bc} \quad (10.13)$$

Medidas de Associação do Tipo Diferença

Risco Atribuível (RA) ou Diferença de Riscos

O risco atribuível é útil para responder o quanto da frequência de adoecimento pode ser evitado, se existem meios efetivos de eliminação da exposição em questão. Numa coorte cuja população é fixa, a diferença entre a proporção de incidência do grupo de expostos em relação ao grupo não exposto expressa, portanto, o excesso de risco atribuível à exposição. O risco de adoecimento no grupo de não expostos é devido a quaisquer outras causas que não a exposição de interesse. Assim, uma vez prevenida a exposição, esperar-se-ia que a incidência entre os expostos assumisse o valor observado entre os não expostos. A interpretação do RA depende se a relação entre exposição e efeito é considerada causal. O RA pode ser escrito como sendo a diferença entre as incidências acumuladas entre expostos (IA_E) e não expostos ($IA_{\bar{E}}$) apresentada a seguir:

$$RA = IA_E - IA_{\bar{E}} \quad (10.14)$$

O RA também pode medir o excesso de taxa de incidência atribuível à exposição e, portanto, o seu cálculo num estudo de coorte (população dinâmica) será a diferença entre as taxas de incidência dos grupos de indivíduos expostos TI_E e não expostos $TI_{\bar{E}}$:

$$RA = TI_E - TI_{\bar{E}} \quad (10.15)$$

No exemplo 1 da **Figura 10.1**, o risco de adoecer no grupo de expostos é 0,30 e, entre os não expostos, 0,05. Então, o RA é 0,25 (RA = 0,30-0,05), isto é, para cada 100 expostos em média 30 adoecem sendo que em 25 o adoecimento é atribuível à exposição. Caso eliminássemos o fator de exposição no grupo dos expostos (e o excesso de incidência fosse completamente reversível), o risco diminuiria de 0,3 para 0,05 (evitaríamos 25 dos 30 casos que ocorreram em 100 pessoas na presença de exposição). Entretanto, a maioria dos efeitos de exposição é cumulativa e, portanto, cessar a exposição dificilmente reduziria o risco de adoecer ao nível dos nunca expostos. Para alcançar a redução máxima do risco somente com a prevenção da exposição, e não a sua interrupção (Szklo & Nieto, 2007).

Somente nos desenhos de estudo que permitem estimar a incidência (incidência acumulada ou taxa de incidência) torna-se possível o cálculo do RA.

Nos estudos de intervenção, a diferença entre a incidência no grupo-controle (não sofreu a intervenção ou grupo de não expostos) e a incidência no grupo de intervenção (grupo de expostos) é denominada de redução absoluta do risco (RAR) e expressa, em termos absolutos, qual a redução do risco no grupo que sofreu a intervenção de interesse em relação ao grupo-controle.

Por exemplo, num ensaio clínico randomizado para testar um novo tratamento que reduz a reincidência de crises agudas de uma doença em particular, os grupos intervenção (novo tratamento) e controle (tratamento convencional) foram compostos por 100 doentes cada. Os riscos de uma nova crise aguda da doença nos grupos de intervenção e controle foram respectivamente 10% e 20%. A redução absoluta do risco foi 10% (RAR = 0,20-0,10 = 0,10), isto é, o novo tratamento reduziu a reincidência de crises agudas à metade, o que representou a eliminação de um total de dez episódios de reincidência em cada 100 doentes medicados com o novo tratamento.

Risco Atribuível Proporcional (RAP)/Fração Etiológica nos Expostos (FEE) e Redução Relativa do Risco (RRR)/Fração de Prevenção nos Expostos (FPE)/Eficácia

O excesso do risco (RA) expresso em relação à incidência no grupo de expostos e apresentado em percentual é denominado risco atribuível proporcional (RAP) ou fração etiológica nos expostos:

$$RAP = \frac{IA_E - IA_{\bar{E}}}{IA_E} x100 \quad (10.16)$$

O RAP informa qual a proporção de doença entre os expostos que poderia ter sido prevenida se a exposição fosse eliminada (Gordis, 2009).

No exemplo 1 da Figura 10.1, o cálculo do RAP é:

$$RAP = \frac{0{,}30 - 0{,}05}{0{,}30} x100 = 83{,}3$$

isto é, 83,3% do risco entre os expostos são atribuíveis à exposição.

Outra forma de representar o RAP é em termos de risco relativo. Reescrevendo o RAP em termos de RR, teremos:

$$RAP = \frac{IA_E - IA_{\bar{E}}}{IA_E} x100 = \left(\frac{IA_E}{IA_E} - \frac{IA_{\bar{E}}}{IA_E}\right) x100 = \left(1 - \frac{1}{RR}\right) x100 \quad (10.17)$$

O cálculo do RAP do exemplo 1 da Figura 10.1 pode ser expresso como:

$$RAP = \left(1 - \frac{1}{6}\right) x100 = 83{,}3\%$$

No estudo de três coortes de nascimento de Pelotas, RS, considerando-se que o risco relativo (ajustado por renda familiar, paridade, tabagismo, estado marital, escolaridade e idade materna) da mortalidade neonatal entre recém-nascidos pré-termo (< 34 semanas de gestação) e a termo (39-41 semanas de gestação) foi 34,4 (Barros et al., 2012) podemos deduzir que para cada 100 nascidos vivos pré-termo que evoluíram para óbito neonatal, cerca de 97 foram devidos à prematuridade:

RAP = (1 – (1/34,4)) × 100 = 97,1%

Nesse mesmo estudo, considerando-se que o risco relativo de internação hospitalar no primeiro ano de vida, ajustado pelos mesmos confundidores, entre pré-termos (< 34 semanas de gestação) e a termo (39-41 semanas de gestação) foi 2,4 (Barros et al., 2012), podemos dizer que para cada 100 nascidos vivos pré-termo que foram internados no primeiro ano de vida, cerca de 53 foram devidos à prematuridade ou, 58,3% do risco de internação entre recém-nascidos pré-termo são atribuíveis à prematuridade.

Para estimar o RAP nos estudos em que não foi possível estimar a incidência, e consequentemente o risco relativo (RR), a OR é uma boa aproximação deste último (doença rara), podemos substituir o RR da equação 17 pela OR.

O RAP, ou fração etiológica nos expostos (FEE), é calculado quando o risco relativo é maior que 1,0, isto é, quando a exposição é um fator de risco para a doença em questão. Quando o risco relativo é menor que a unidade, e, portanto, a exposição é um fator de proteção, podemos calcular a redução relativa do risco proporcional (RRR) ou fração de prevenção nos expostos (FPE), apresentada a seguir:

$$RRR = \frac{IA_{\bar{E}} - IA_E}{IA_{\bar{E}}} x100 \quad (10.18)$$

Nos estudos experimentais onde se deseja testar a eficácia de uma vacina ou de um novo tratamento, por exemplo, a RRR, também chamada de eficácia, é uma medida de associação apropriada. Considerando os dados fictícios apresentados no exemplo do item anterior sobre o RA, a eficácia do novo tratamento foi de 50% (eficácia = [(0,20 – 0,10)/0,20] × 100).

O RAP e o RRR podem ser expressos sob forma de incidência acumulada ou de taxa de incidência.

Diferença entre Prevalências (DP)

O excesso de casos prevalentes entre os expostos e não expostos pode também ser calculado nos estudos seccionais através da diferença entre as prevalências (DP):

$$DP = P_E - P_{\bar{E}} \quad (10.19)$$

No ERICA, a prevalência de hipertensão arterial estimada foi 28,4% e 15,4% em adolescentes brasileiros com obesidade e com sobrepeso, respectivamente (Bloch et al., 2016). Quando comparadas às prevalências de hipertensão arterial em eutróficos (6,3%), o excesso de prevalência entre adolescentes obesos foi 22,1% e entre adolescentes com sobrepeso, 9,1%.

Outras Medidas de Associação

As medidas de associação apresentadas se aplicam a variáveis categóricas. Mesmo quando originalmente as variáveis são contínuas, podemos estabelecer "pontos de corte" e transformá-las em categóricas. Por exemplo, num estudo sobre a associação entre idade (exposição) e pressão arterial diastólica em mulheres adultas (desfecho), podemos agrupá-las em categorias de faixa etária (menor de 35 anos e 35 anos ou mais) e de pressão arterial diastólica (menor que 90 e maior ou igual a 90 mmHg).

Entretanto, frequentemente existe dificuldade em estabelecer os "pontos de corte". Quando há interesse de medi-las numa escala contínua, utilizamos com frequência as técnicas estatísticas de correlação e regressão*. Iniciaremos definindo as variáveis em dependente e independente (ou explicativa) para entender a diferença básica entre estas duas técnicas. A variável dependente seria a resposta (o efeito, a doença ou o desfecho), cuja magnitude se supõe ser influenciada por outra variável, chamada de independente (a exposição). Esta relação entre a variável dependente e a variável independente pode ser analisada pela técnica estatística de regressão linear. Por exemplo, o que ocorre em média com a pressão arterial diastólica das mulheres adultas (variável dependente) à medida que a idade aumenta (variável independente)? O coeficiente angular da regressão linear representa a medida de associação, expressando a variação esperada na variável dependente, quando a variável independente aumenta uma unidade. A regressão tem como objetivo caracterizar esta relação determinando a extensão, direção e força da associação.

Quando o objetivo é medir a força da relação linear entre duas variáveis quantitativas, sem ter a preocupação de diferenciá-las como dependente e independente (relação explicativa), podemos estimar o coeficiente de correlação que mede a direção e o grau de associação linear entre as variáveis (quanto mais próximo de +1 ou de −1 maior a força de associação; igual a ±1, correlação perfeita; o sinal do coeficiente indica a direção da associação). No exemplo anterior responderíamos à seguinte pergunta: pressão arterial diastólica e idade em mulheres adultas estão relacionadas?

As técnicas de correlação e regressão linear são exemplos de modelos matemáticos, no caso modelos lineares, onde a relação entre as variáveis (contínuas) é expressa por uma função matemática. A magnitude da associação entre as variáveis é obtida pela estimação de parâmetros do modelo específico (Colton, 1984).

Os modelos matemáticos estão sendo amplamente utilizados por epidemiologistas e podem tornar-se complexos, dependendo do tipo e da distribuição de probabilidade das variáveis, da forma funcional entre elas, linear ou não linear, e da influência de outras variáveis (confundidoras, ou modificadoras de efeito). Não é objetivo deste capítulo uma abordagem mais detalhada sobre modelagem. A intenção foi apresentar aos leitores medidas de associação baseadas em modelagem (outras medidas de associação) igualmente relevantes nos estudos epidemiológicos sobre causalidade**.

Medidas de Impacto

Quando se deseja estimar o impacto de medidas de prevenção na população geral e não restrito a um grupo de pessoas, como nas situações anteriores, utilizamos as medidas de impacto. As medidas de impacto são simplesmente o risco atribuível à exposição (RA) e o RA proporcional ou fração etiológica (RAP) entre os expostos, medidos na população: o risco atribuível populacional (RA_{pop}) e o RA proporcional populacional (RAP_{pop}) ou fração etiológica populacional. Neste caso,

* Para maiores detalhes ver o ***Capítulo 26 – Associação Estatística em Epidemiologia: Análise Bivariada.***

** Para maiores detalhes ver o ***Capítulo 27 – Associação Estatística em Epidemiologia: Análise com Múltiplas Variáveis.***

a incidência entre os expostos é substituída pela incidência na população geral (I_{pop}).

A incidência na população geral é uma média ponderada das incidências no grupo de expostos e não expostos (o fator de ponderação é a prevalência de exposição e o complementar da prevalência de exposição na população, 1–prevalência, respectivamente).

$$I_{pop} = (I_E \, x \, p_E) + (I_{\bar{E}} \, x \, p_{\bar{E}}) \quad (10.20)$$

O risco atribuível populacional (*Levin's Population Attributable Risk*) estima a proporção do risco na população total associada com a exposição e pode ser expresso como:

$$RA_{pop} = I_{pop} - I_{\bar{E}} \quad (10.21)$$

O RA_{pop} expressa o quanto do risco total na população pode ser atribuível ao fator de exposição ou, na presença de um programa efetivo de prevenção (cessar a exposição) na população, quanto da redução máxima do risco poderia ser esperada na população total (exposta e não exposta).

O risco atribuível proporcional populacional (RAP_{pop}) ou fração etiológica na população pode ser expresso como:

$$RAPpop = \frac{I_{pop} - I_{\bar{E}}}{I_{pop}} x100 \quad (10.22)$$

O RAP_{pop} representa a proporção da incidência na população total que pode ser atribuída à exposição em questão e, se um programa efetivo eliminasse a exposição, o máximo de redução da incidência que poderíamos alcançar na incidência da população total.

Quando a medida de frequência é a prevalência, o RAP_{pop} representa a proporção da prevalência na população total que pode ser atribuída à exposição em questão. No Estudo de Riscos Cardiovasculares em Adolescentes, considerando como exposição a presença de obesidade, a prevalência de adolescentes brasileiros obesos será a prevalência estimada de exposição na população. Por sua vez, o desfecho é representado pela prevalência estimada de hipertensão arterial de todos os adolescentes (Bloch et al., 2016). A fração da prevalência de hipertensão arterial atribuível à obesidade na população, em percentual, foi 17,8%, o que representa o quanto poderíamos reduzir de prevalência de hipertensão arterial em adolescentes, com a implantação de medidas efetivas para redução da obesidade.

Considere que dois estudos, A e B, onde a magnitude da associação entre exposição e doença foi aproximadamente igual a 2 (RR = 2); entretanto, a frequência de exposição na população é 0,10 no estudo A e 0,90 no estudo B. No estudo A, o RA populacional será muito pequeno (incidência acumulada na população é próxima da incidência acumulada no grupo dos não expostos) enquanto no estudo B o RA populacional será consideravelmente maior, pois a incidência acumulada na população se aproxima da incidência nos expostos (Figura 10.2).

Quando a frequência da exposição é rara, mesmo que a força de associação seja grande, a fração atribuível na população é pequena (Figura 10.3). Exceto se a exposição for uma causa necessária para o aparecimento da doença, não podemos atribuir à exposição com baixa prevalência uma grande proporção de doentes na população.

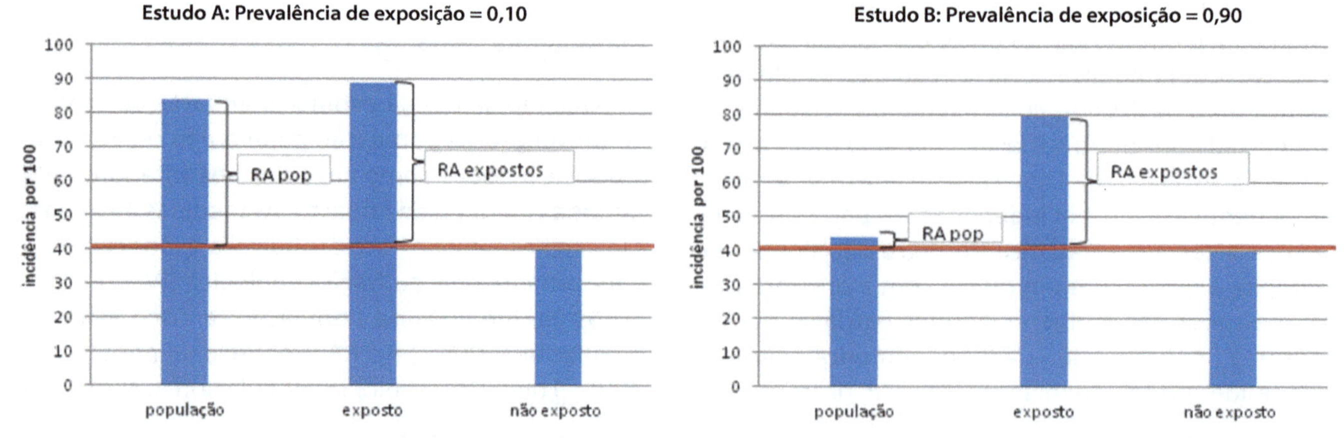

Figura 10.2 – Incidência (p/100) segundo categoria de exposição e total, Risco Atribuível no grupo de expostos e populacional em dois estudos cujo Risco Relativo foi aproximadamente 2: estudo A (superior), a prevalência de exposição é baixa (10%) e estudo B (inferior), a prevalência de exposição é alta (90%).

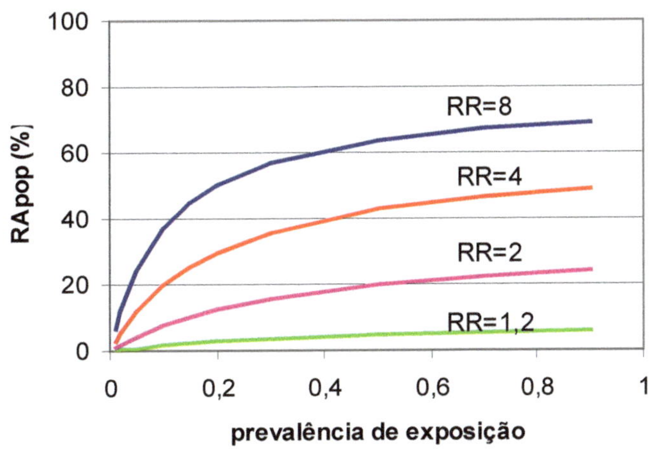

Figura 10.3 – Risco atribuível populacional (RApop) segundo o risco relativo (RR) e a prevalência da exposição.

Bibliografia Consultada

- Angelo SN, Lourenço GJ, Magro DO, Nascimento H, Oliveira RA, Ayrizono MLS, et al. Dietary risk factors for colorectal cancer in Brazil: a case control study. Nutr J. 2015;15:20. Disponível em: <https://www.ncbi.nlm.nih.gov/pmc/articles/PMC4769830/>. Acessado em: 02 dez. 2016.
- Ban L, Sprigg N, Abdul Sultan A, Nelson-Piercy C, Bath PM, Ludvigsson JF, et al. Incidence of First Stroke in Pregnant and Nonpregnant Women of Childbearing Age: A Population-Based Cohort Study From England. J Am Heart Assoc. 2017;21:6(4). pii: e004601. Disponível em: <https://www.ncbi.nlm.nih.gov/pubmed/28432074>. Acessado em: 05 mai. 2017.
- Barros FC, Rossello JLD, Matijasevich A, Dumith SC, Barros AJD, Santos IS, et al. 2012 Gestational age at birth and morbidity, mortality, and growth in the first 4 years of life: findings from three birth cohorts in Southern Brazil. BMC Pediatrics. 2012;**12**:169. Disponível em: <https://bmcpediatr.biomedcentral.com/articles/10.1186/1471-2431-12-169>. Acessado em: 12 jan. 2017.
- Bloch KV, Klein CH, Szklo M, Kuschnir MCC, Abreu GA, Barufaldi LA, et al. ERICA: prevalências de hipertensão arterial e obesidade em adolescentes brasileiros. Rev Saúde Pública. 2016;9:50(supl 1):9s. doi:10.1590/S01518-8787.2016050006685 1 Disponível em: <www.scielo.br/pdf/rsp/v50s1/pt_0034-8910-rsp-S01518-87872016050006685.pdf>. Acessado em: 02 dez. 2016.
- Colton T. Regression and Correlation. In:Statistics in Medicine. Boston: little, Brown and Company, 1a edição, 1974.
- Doll R, Hill AB. Mortality in relation to smoking: 10 year's observations of British doctors. British Medical Journal. 1964;1:1399-1410; 1460-1467.
- Feldens CA, Giugliani ERJ, Vigo A, Vítolo MR. Early Feeding Practices and Severe Early Childhood Caries in Four-Year--Old Children from Southern Brazil: A Birth Cohort Study. Caries Res. 2010;44:445-452.
- Huber F, Merceron A, Madec Y, Gadio G, About V, Pastre A, et al. High mortality among male HIV-infected patients after prison release: ART is not enough after incarceration with HIV. PLOS ONE. 2017;12(4):e0175740. Disponível em: <https://doi.org/10.1371/journal.pone.0175740>. Acessado em: 08 mai. 2017.
- Instituto Nacional do Câncer José Alencar Gomes da Silva. Tipos de câncer. Estômago. [homepage na internet]. Disponível em: <http://www2.inca.gov.br/wps/wcm/connect/tiposdecancer/site/home/estomago/prevencao>. Acessado em: 21 de abr. 2017.
- Gordis L. Epidemiology. 4th ed. Philadelphia: W.B. Saunders Elsevier; 2009.
- Kelsey JL, Thompson WD, Evans AS. Biologic and Statistical Concepts. In: Methods in Observational Epidemiology. New York: Oxford University Press; 1986.
- Rodrigues L, Kirkwood B. Case-control designs in the study of common diseases: updates on the premise of rare disease assumption and the choice of sampling scheme for controls. International Journal of Epidemiology. 1990;19(1):205-213
- Rothman KJ, Greenland S. Modern Epidemiology. 2ª ed. Philadelphia: Lippincott-Raven Publishers; 1998.
- Schlesselman JJ. Case-Control Studies: Design, Conduct, Analysis. New York: Oxford University Press; 1982.
- Szklo M, Nieto FJ. Measuring Associations Between Exposures and Outcomes. In: Epidemiology Beyond the Basics. 2nd ed. Maryland: An Ashen Publication; 2007.
- Teixeira MG, Costa MCN, Oliveira WK, Nunes ML, Rodrigues LC. The epidemic of Zika virus-related microcephaly in Brazil: detection, control, etiology, and future scenarios. Am J Public Health. 2016;106:601-605.
- Uemura N, Okamoto S, Matsumura N, Yamaguchi S, Yamakido M, Tanivama K, et al. Helicobacter pylori infection and the development of gastric cancer N Engl J Med. 2001;13;345(11):784-9.

Capítulo

11

Validade em Estudos Epidemiológicos

Guilherme Loureiro Werneck
Liz M. de Almeida

Introdução

O pesquisador que desenvolve estudos epidemiológicos deve estar atento para evitar conclusões espúrias decorrentes de erros metodológicos na concepção, no desenho, ou na implementação do estudo, ou ainda no processo de análise dos dados. Um estudo livre de tais erros é dito um estudo que apresenta resultados válidos, ou, simplesmente, um estudo válido. O termo válido vem do latim *validus,* que significa forte, desta feita, um estudo válido é um estudo que traz consigo uma mensagem *forte,* que dificilmente pode ser contestada com base na ocorrência de erros metodológicos.

Segundo o Dicionário de Epidemiologia de Last, a validade de um estudo poderia ser definida como "o grau de garantia dado às inferências derivadas de um estudo em particular, especialmente às generalizações para além da amostra estudada, quando se consideram os métodos utilizados, a representatividade da amostra estudada e a natureza da população de onde a amostra foi retirada". A validade pode se referir tanto ao uso de informações geradas pelo estudo para fazer inferências sobre a população-alvo de onde a amostra do estudo foi retirada (*validade interna*), quanto à generalização dos resultados obtidos para uma população exterior ao universo do estudo (*validade externa*). A distinção entre estes dois conceitos depende, portanto, da identificação de subgrupos populacionais para os quais desejamos aplicar os resultados de um determinado estudo. A Figura 11.1 mostra um esquema básico de hierarquia entre estas diferentes populações.

A *população de estudo* (número 4 na Figura 11.1) é definida como o grupo de indivíduos para o qual dados foram obtidos em um estudo particular. O *universo amostral* ou *população real* (nº 3) corresponde ao conjunto de indivíduos elegíveis para o estudo e a partir do qual os participantes do estudo foram amostrados. A *população-alvo* ou *base populacional* (nº 2) é o conjunto de indivíduos que originou o universo amostral (não necessariamente de uma maneira representativa) e sobre os quais desejamos fazer inferências a partir dos resultados do estudo. A *população externa* (nº 1) é um grupo de indivíduos sem conexão direta com os interesses e procedimentos do estudo em questão, mas para os quais se pode, ainda, desejar extrapolar ou generalizar os resultados deste estudo particular. É necessário salientar que tanto esta forma de hierarquizar populações quanto os conceitos a ela relacionados não são consensuais na literatura epidemiológica, mas podem servir como um modelo com o qual podemos intuitivamente buscar compreender os conceitos de validade interna e externa.

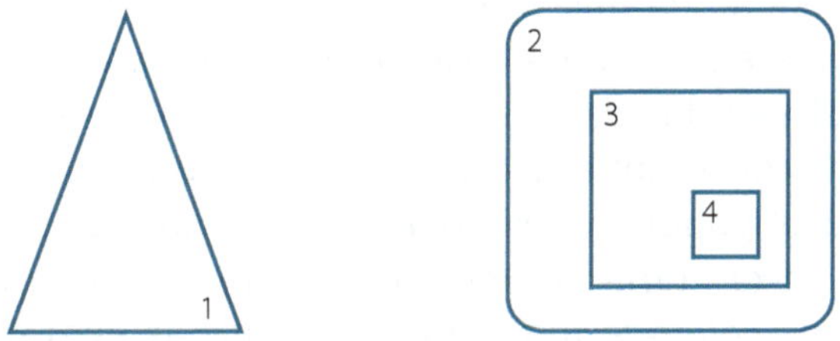

Figura 11.1 – Esquema básico de hierarquia entre populações.

Suponhamos que um estudo epidemiológico a ser desenvolvido na região metropolitana de Validon tem o objetivo de investigar as relações entre peso ao nascer e ocorrência de convulsões na infância. Na medida em que todos os habitantes desta região eram cadastrados no serviço de proteção coletiva (SPC), os pesquisadores resolveram abordar o problema da seguinte maneira: realizar uma amostra aleatória simples de todos os registros de crianças entre 1 mês e 2 anos de vida que deram entrada em algum dos cinco hospitais que prestaram atendimento médico a esta população durante o ano de 2010. A partir dos registros amostrados, os pesquisadores identificaram crianças que foram ou não acometidas por convulsão e, ainda, através do registro no SPC, verificaram o peso ao nascer de todas elas.

Neste caso hipotético, a população de estudo é o conjunto de crianças que tiveram os seus registros hospitalares sorteados aleatoriamente e forneceram informações para o estudo. O universo amostral é a totalidade de crianças na faixa etária entre 1 mês e 2 anos de vida e que deram entrada em algum dos cinco hospitais durante aquele ano. A população-alvo é a totalidade de crianças nesta faixa etária residente em Validon, ainda que algumas delas não tenham dado entrada em nenhum hospital durante aquele ano. A população de crianças até 2 anos de idade residente na cidade vizinha, Extrapolis, pode configurar uma possível população externa, assim como crianças em uma faixa etária diferente (p. ex.: de 3 a 5 anos de idade). *Validade interna* diz respeito às inferências acerca da população de crianças de Validon e *validade externa,* acerca da possibilidade de generalizar os resultados para a população de Extrapolis ou para a população de crianças mais velhas.

A *validade de* um estudo epidemiológico está associada à ausência de erros sistemáticos, enquanto a *precisão* do estudo está associada à ausência de erros aleatórios. Esses dois tipos de erros se diferenciam substancialmente. Problemas de *precisão* refletem a variabilidade amostral e dizem respeito à *inferência estatística* acerca da população da qual a amostra foi retirada, ou seja, o *universo amostral.* A inferência estatística não se relaciona diretamente à validade. Um estudo pode ser preciso e mesmo assim apresentar erros sistemáticos que invalidam os seus resultados.

Portanto, no estudo hipotético acima mencionado, as inferências relativas ao conjunto de crianças que teve algum atendimento hospitalar registrado no ano de 2010 são eminentemente um problema estatístico estreitamente conectado ao tamanho da amostra selecionada. De fato, se os pesquisadores decidissem não fazer nenhum tipo de amostragem e estudar *todas* as crianças que deram entrada em hospitais da região, problemas de precisão seriam irrelevantes, mas ainda assim poderiam existir erros metodológicos do estudo que implicariam na falta de validade dos seus resultados.

A **Figura 11.2** simboliza a diferença básica entre precisão e validade. Suponha que o alvo represente possíveis resultados de um estudo, e que o ponto central é o valor verdadeiro que pretendemos atingir (isto é, estimar) com nosso estudo. Adicionalmente, suponha que cada estudo possa ser repetido 15 vezes em condições similares. Cada um dos quatro alvos da **Figura 11.2** mostra uma possível configuração dos resultados destas 15 replicações.

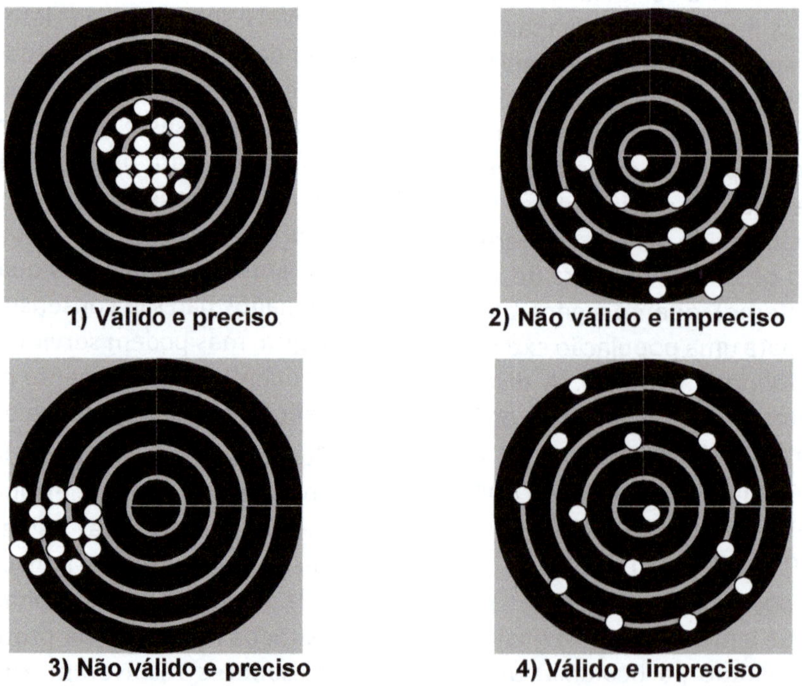

Figura 11.2 – Esquema ilustrativo da diferença entre validade e precisão.

A situação ideal está expressa no primeiro alvo, isto é, os resultados das 15 replicações do estudo fornecem resultados semelhantes e todos eles muito próximos do valor verdadeiro. O estudo é considerado válido porque seus resultados são muito próximos do *parâmetro** que desejamos estimar. O estudo é preciso porque existe pouca variabilidade dos resultados obtidos nas replicações. Em contraposição, observe a situação descrita no alvo nº 2, neste caso não só o estudo é menos preciso, na medida em que os resultados das replicações são relativamente pulverizados, como ele é também inválido, pois seus resultados "erram o alvo" sistematicamente "para baixo", ainda que em uma ou outra oportunidade o alvo, "por acaso", tenha sido acertado. O alvo nº 3 expressa uma situação temerosa, pois apesar de o estudo ser inválido, os resultados das suas replicações são consistentes entre si, dando a impressão de que os resultados são verdadeiros, pois eles se repetem sistematicamente. Neste caso, os resultados se comportam desta forma devido à repetição sistemática dos mesmos erros metodológicos em todas as replicações. O último caso é interessante pois, como os resultados das replicações se dispõem homogeneamente distribuídos em torno do alvo, é razoável supor que, se pudéssemos corrigir o problema da falta de precisão (p. ex.: aumentando o tamanho da amostra), então os resultados das replicações tenderiam a se juntar nas proximidades do alvo. É neste sentido que se *supõe* que este estudo seria "válido" se pudéssemos corrigir sua imprecisão.

Observe que na vida real não só desconhecemos o valor do parâmetro que pretendemos estimar, como também são raras as possibilidades de replicações de estudos epidemiológicos sob as mesmas condições. Então, na prática, o julgamento da existência de problemas de validade vai depender do cumprimento de uma série de princípios metodológicos básicos que poderão ser, em maior ou menor grau, checados utilizando-se os dados do estudo e informações ancilares. A precisão das estimativas fornecidas pelo estudo será avaliada por meio de testes de significância estatística e estimação de intervalos de confiança.

A distorção dos resultados de um estudo em decorrência de erros sistemáticos é denominada *viés* (*bias*). Em termos concretos, viés refere-se ao tamanho da discrepância entre o valor "verdadeiro" de uma medida epidemiológica na população-alvo (p. ex.: o risco relativo) e o valor de sua estimativa na população real (universo amostral). Na maior parte dos estudos epidemiológicos, a quantificação exata do viés é tarefa difícil, senão impossível. Porém, pode ser mais factível determinar a *direção* do viés. A direção do viés é positiva se o valor estimado é maior do que o valor verdadeiro, e negativa na situação inversa. Também é comum classificar o viés em termos de seu distanciamento ou sua aproximação do valor nulo. Por exemplo, se a medida de efeito de interesse é a razão de riscos ou o risco relativo (RR), o RR "verdadeiro" ou parâmetro a ser estimado é igual a 2 (RR_v = 2) e o RR estimado pelo estudo é igual a 6 (RR_e= 6), então existe um viés positivo que se distancia do valor nulo (RR = 1). Neste caso, o estudo sugere uma forte associação, quando na realidade a associação é apenas de tamanho moderado. Observe que se RR_e = 0,2 e RR_v = 0,8, o viés também se distancia do valor nulo, mas é negativo.

As fontes de vieses podem ser classificadas das mais diferentes maneiras. Utiliza-se aqui a terminologia mais tradicional que define três razões principais para a estimação enviesada de parâmetros de efeito: 1. os vieses de seleção, 2. os vieses de informação e 3. a situação de confusão ou confundimento (*confounding*, em inglês). A distinção entre estas categorias nem sempre pode ser claramente demarcada; fatores que aparentemente são responsáveis por vieses de seleção ou informação podem também ser concebidos, em certas circunstâncias, como fatores de confundimento.

Viés de seleção refere-se à distorção da estimativa da medida de efeito resultante do modo pelo qual os indivíduos são selecionados para compor a população de estudo. *Viés de informação* refere-se à distorção da estimativa do efeito devido a erros de mensuração ou classificação errônea de indivíduos segundo uma ou mais variáveis. *Confundimento* ou *situação de confusão* resulta da presença de uma ou mais variáveis que estão relacionadas tanto com a doença sob estudo quanto com a exposição de interesse na base populacional. Nesta situação, parte do efeito observado de um fator de exposição decorre da existência desta variável, denominada *variável de confundimento, confundidora* ou *de confusão.*

É interessante notar que o *confundimento* é um fenômeno que ocorre na base populacional, e que, portanto, continuaria ocorrendo em um estudo que incluísse todos os elementos desta base. Por outro lado, *viés de seleção é* algo que provoca viés na população de estudo, mas não na base populacional. Adicionalmente, se existe algo que provoca viés nos dados

* Parâmetro é o valor real da medida epidemiológica que desejamos estimar. Admite-se que na população existe, pelo menos em teoria, um valor verdadeiro para uma medida de associação (p. ex.: razão de riscos). Este parâmetro não é observável, mas pode ser estimado através da observação.

que se têm em mãos, mas não na população de estudo, este fenômeno é denominado *viés de informação.*

A seguir, apresentaremos e discutiremos alguns exemplos de cada um destes três tipos de vieses.

Viés de seleção

Vieses de seleção são distorções nos resultados de um estudo que resultam dos procedimentos utilizados para a seleção dos participantes e/ou de fatores que influenciam a participação no estudo. Assim, se o processo de seleção de participante para o estudo provoca a identificação de uma associação entre exposição e doença, quando na população-alvo tal associação inexiste, então este achado espúrio decorre de viés de seleção. O elemento básico no viés de seleção é a existência de relações entre exposição e doença que são diferentes entre os indivíduos que participam do estudo e aqueles que são teoricamente elegíveis para participar, mas que por mecanismos de seleção viciados não foram incluídos, ou até mesmo foram incluídos, porém com probabilidades de seleção diferentes.

Viés de seleção pode ocorrer quando a identificação de indivíduos para inclusão no estudo, seja com base na exposição (coorte) ou doença (caso-controle) depende do outro eixo de interesse. Por exemplo, em estudos caso-controle o viés ocorre quando a seleção de casos ou controles é baseada em critérios diferentes, e estes critérios estão relacionados ao *status* de exposição. Em estudos de coorte, o viés de seleção pode ocorrer quando o recrutamento de expostos e não expostos está relacionado com a probabilidade de adoecimento. Viés de seleção é particularmente um problema importante em estudos caso-controle e em estudos de coorte não concorrentes, quando no momento da seleção dos indivíduos tanto a exposição quanto a doença já ocorreram. A seguir, apresentamos alguns exemplos de viés de seleção.

Perda Seletiva de Seguimento

Na maioria dos estudos de coorte, em particular naqueles estudos que dependem de contato periódico com o participante para a realização de exames clínicos, espera-se que um determinado número de indivíduos não consiga ser acompanhado até o final do período de observação. Perdas podem ocorrer devidas a morte, não cooperação, migração, dificuldades de manter o seguimento dos indivíduos sob pesquisa ou falta de registros adequados (em coortes históricas). Existe a possibilidade de que estas perdas estejam relacionadas à exposição, à doença ou a ambas. Por exemplo, indivíduos expostos a altos níveis de poluição atmosférica podem migrar com mais frequência do que aqueles moradores em regiões não poluídas. Por outro lado, indivíduos que desenvolvem a doença sob estudo podem tender a migrar para regiões onde a assistência médica é melhor, mais barata ou mais acessível. Em teoria, perdas que são associadas apenas à exposição ou apenas ao desfecho de interesse não devem afetar as estimativas de medidas *relativas* de efeito (p. ex.: razão de taxas e razão de riscos).

Entretanto, se a perda de seguimento é associada tanto com a exposição quanto com a doença, então a razão de taxas poderá ser afetada, resultando no viés conhecido como *perda seletiva de seguimento.* Em geral, o viés pode ocorrer quando os indivíduos que são perdidos apresentam probabilidades diferentes de desenvolver a doença sob estudo, quando comparados com os que não foram perdidos. Em particular o viés ocorrerá quando as perdas são diferenciais entre os grupos de exposição.

Vejamos algumas situações baseadas em um estudo de coorte fechado (hipotético) para investigar o papel do baixo peso ao nascer (BPN) na ocorrência de óbito por diarreia. Duzentas crianças nascidas em um vilarejo (50 com BPN e 150 sem BPN) foram acompanhadas durante 1 ano para avaliar a ocorrência de óbito por diarreia.

Situação 1: Perdas ocorreram apenas entre os expostos e a probabilidade de morrer foi de 100% nos perdidos e de 20% nos que permaneceram no estudo. O viés resultante subestima a verdadeira relação de ocorrência entre exposição e doença (Tabela 11.1).

Tabela 11.1 – Viés de Seleção por Perda Seletiva de Seguimento — Situação 1

	Situação Verdadeira (sem perdas)			Situação Observada (com perdas)		
	Óbito			Óbito		
Baixo peso ao nascer	Sim	Não	Total	Sim	Não	Total
Sim	22	28	50	7	28	35
Não	22	128	150	22	128	150
	RR = (22/50) / (22/150) = 3,00			RR = (7/35) / (22/150) = 1,36		

Situação 2: Perdas ocorreram apenas entre os expostos e a probabilidade de morrer foi de 44% nos que foram perdidos e nos que permaneceram no estudo. Conforme esperado, não há viés, pois a probabilidade de morrer é igual nas perdas e naqueles que permaneceram no estudo (Tabela 11.2).

Tabela 11.2 – Viés de Seleção por Perda Seletiva de Seguimento — Situação 2

	Situação Verdadeira (sem perdas)			Situação Observada (com perdas)		
	Óbito			Óbito		
Baixo peso ao nascer	Sim	Não	Total	Sim	Não	Total
Sim	22	28	50	11	14	25
Não	22	128	150	22	128	150
	RR = (22/50)/(22/150) = 3,00			RR = (11/25)/(22/150) = 3,00		

Situação 3: Perdas ocorreram tanto entre expostos quanto entre não expostos. A probabilidade de morrer entre os que foram perdidos é igual àquela dos que permaneceram no estudo (44% entre expostos e 14,7% entre não expostos). De novo não há viés, pois a probabilidade de morrer é igual nas perdas e nos que permaneceram no estudo dentro de cada subgrupo de exposição (Tabela 11.3).

Tabela 11.3 – Viés de Seleção por Perda Seletiva de Seguimento — Situação 3

	Situação Verdadeira (sem perdas)			Situação Observada (com perdas)		
	Óbito			Óbito		
Baixo peso ao nascer	Sim	Não	Total	Sim	Não	Total
Sim	22	28	50	11	14	25
Não	22	128	150	11	64	75
	RR = (22/50) / (22/150) = 3,00			RR = (11/25) / (11/75) = 3,00		

Situação 4: Perdas ocorreram tanto entre expostos quanto entre não expostos. A probabilidade de morrer entre os que foram perdidos é cerca de 1,94 vez maior do que entre os que permaneceram no estudo. De novo não há viés, pois ainda que a probabilidade de morrer seja diferente entre as perdas e os que permaneceram no estudo, mantém-se uma proporcionalidade entre os subgrupos de exposição (Tabela 11.4).

Tabela 11.4 – Viés de Seleção por Perda Seletiva de Seguimento — Situação 4

	Situação Verdadeira (sem perdas)			Situação Observada (com perdas)		
	Óbito			Óbito		
Baixo peso ao nascer	Sim	Não	Total	Sim	Não	Total
Sim	22	28	50	11	22	33
Não	22	128	150	11	88	99
	RR = (22/50) / (22/150) = 3,00			RR = (11/33) / (11/99) = 3,00		

Viés de Sobrevivência Seletiva

O viés conhecido como *sobrevivência seletiva,* também ligado às perdas de indivíduos, pode ocorrer em estudos que utilizam dados de prevalência (estudos seccionais ou caso-controle com casos prevalentes). Na situação mais comum dos estudos seccionais obtêm-se dados sobre exposição e doença em um único momento do tempo. Indivíduos são então classificados de acordo com seu *status* de exposição e doença e as inferências são baseadas na razão de prevalência ou na razão de chances de prevalência (*prevalence odds ratio*). O viés ocorre porque a seleção de casos prevalentes exclui pessoas que morreram pela doença em questão antes de o estudo ser realizado. Se na população-alvo a probabilidade de morrer pela doença sob estudo, ou mesmo por outras causas, é diferente entre as quatro categorias de exposição e doença, então inferências baseadas em dados de prevalência podem levar a conclusões espúrias.

Na Tabela 11.5 comparam-se os resultados que seriam obtidos em um estudo de coorte sobre o efeito do uso de heroína durante a gravidez e a ocorrência de morte até o fim da primeira semana de vida, com aqueles obtidos a partir de um estudo seccional. O estudo seccional se basearia, por exemplo, nas crianças nascidas (vivas ou mortas) nas maternidades do Rio de Janeiro, classificadas segundo *status* de doença (morte ou não) e *status* de exposição (mães usuárias de heroína ou não). Observe que estes são dados prevalentes, pois uma série de gestações terminou precocemente (abortos) e não está sendo considerada neste estudo. Se fosse possível realizar um estudo de coorte neste caso, seria necessário acompanhar todas as gestações de mulheres expostas ou não à heroína e captar as interrupções precoces, incluindo-as no estudo. Se as mulheres que usam heroína têm proporcionalmente mais abortos do que as que não usam, um viés de sobrevivência seletiva poderia influir nos resultados do estudo.

Tabela 11.5 – Viés de Seleção por Sobrevivência Seletiva

	Situação Verdadeira (coorte)			Situação Observada (prevalência)		
	Óbito			Óbito		
Uso de heroína	Sim	Não	Total	Sim	Não	Total
Sim	40	60	100	15	60	75
Não	20	180	200	18	180	198
	RR = (40/100) / (20/200) = 4,00			RR = (15/75) / (18/198) = 2,20		

Observe que, na situação descrita, cerca de 25 abortos ocorreram entre usuárias de heroína (25% de todas as gestações neste grupo de exposição), enquanto apenas dois ocorreram entre não usuárias (1% das gestações deste subgrupo de exposição). Há um forte indicativo de que o uso de heroína aumenta o risco de aborto, assim como o de mortalidade infantil precoce. A alta taxa de abortos entre as usuárias de heroína e a não inclusão desses no estudo implica em viés de sobrevivência seletiva levando a uma subestimação do efeito da heroína.

Viés de Berkson

Em 1946, Berkson, um médico e estatístico, publicou um artigo que levantava dúvidas sobre a validade de certos estudos epidemiológicos desenvolvidos em ambiente hospitalar. Em particular, Berkson estudou o seguinte fenômeno: doenças poderiam parecer associadas entre si em estudos caso-controle em decorrência, somente, das altas taxas de hospitalização entre pacientes com mais de uma doença. Este viés de seleção ficou conhecido como *viés de Berkson.*

Um ponto importante a ser notado é que para o viés de Berkson ocorrer é necessário que tanto o desfecho de interesse quanto o fator de risco sob estudo afetem independentemente as taxas de hospitalização. Vale ressaltar que, ao contrário do exemplo apontado no estudo de Berkson, fatores de risco não são, em geral, doenças ativas e, portanto, não devem afetar tão frequentemente as taxas de hospitalização. Neste sentido, o viés de Berkson não seria uma ameaça tão grande na maioria dos estudos. Entretanto, este viés pode ocorrer, particularmente quando a exposição sob estudo está associada à situação socioeconômica (SSE), variável que pode influir nas taxas de hospitalização.

No exemplo a seguir, um estudo caso-controle foi desenvolvido para explorar as relações entre aglomeração familiar (> duas pessoas no domicílio por cômodo) e ocorrência de queimaduras na infância. Neste estudo, os casos foram selecionados em dois centros de referência para tratamento de crianças queimadas localizados em hospitais públicos, e controles foram selecionados dentre todas as crianças com apendicite, da mesma idade e sexo que os casos, que deram entrada no setor de emergência destes mesmos hospitais. Na Tabela 11.6 observa-se, primeiro, a situação em que todos os casos e controles foram selecionados na comunidade e, segundo, a situação com seleção de casos e controles no hospital.

Tabela 11.6 – Viés de Berkson em Estudo Caso-controle

	Situação Verdadeira (população)		Situação Observada (hospital)	
	Queimadura	Apendicite	Caso	Controle
Aglomeração				
❑ Sim	30	50	15	20
❑ Não	70	450	65	180
Total	100	500	80	200
	OR = (30×450)/(50×70) = 3,86		OR = (15×180)/(20×65) = 2,08	

A origem do viés é a seguinte: na população-alvo ocorreram 100 casos de queimaduras, porém 80% deles foram admitidos nos centros de referência. Dos 500 casos de apendicite, somente 200 chegaram à emergência destes hospitais. O problema reside no fato de que a situação socioeconômica está intimamente relacionada à aglomeração domiciliar, ao mesmo tempo que pode afetar o acesso à hospitalização. Particularmente, espera-se que crianças em pior situação socioeconômica (e por conseguinte alto grau de aglomeração domiciliar) tenham menos chance de dar entrada em centros de referência, pois a internação nestes serviços depende da distância entre a moradia e o hospital, dos conhecimentos e indicações médicas. Este entrave na seleção não deve operar, pelo menos da mesma maneira, em um serviço de emergência. Neste sentido, nota-se que, na população, cerca de 30% dos casos vêm de casas com alto grau de aglomeração, mas na população hospitalizada esta proporção cai para 18,8%. Na população-controle, no entanto, a proporção é a mesma, tanto na população-alvo quanto na população que deu entrada nos serviços de emergência. O resultado, neste caso, é a subestimação da magnitude da associação entre aglomeração e queimaduras na infância. Observe que se a taxa de internação fosse de 100% para as duas patologias, o viés não ocorreria.

Viés de Detecção

A existência de viés de detecção está no cerne de uma das maiores controvérsias relativas à interpretação dos resultados de vários estudos caso-controle conduzidos no início dos anos 1970 para investigar a associação entre estrogênio artificial e o risco de câncer de endométrio. Alguns desses estudos encontraram uma forte associação (OR = 9) entre uso de estrogênio e câncer de endométrio. Entretanto, Horowitz e

Feinstein argumentaram que viés de seleção poderia explicar estes achados. Estes autores ponderaram o seguinte:

1. estrogênio artificial causa sangramento uterino a despeito da presença ou não de câncer de endométrio;
2. este sintoma (sangramento uterino) conduziria a mulher a um exame ginecológico;
3. uma investigação ginecológica revelaria a presença de câncer de endométrio, que de outra forma poderia passar despercebido;
4. consequentemente, a taxa de detecção de câncer de endométrio seria maior entre mulheres que tivessem feito uso de estrogênio do que entre mulheres não usuárias. Ou seja, o processo de inclusão de casos no estudo seria função da exposição, gerando um viés de seleção que resultaria numa superestimação da medida de associação.

De acordo com esse raciocínio, usuárias de estrogênio seriam "transferidas" para a situação de "caso" devido a uma vigilância seletiva sobre elas (em comparação com as não usuárias de estrogênio). Provavelmente, este excesso se deve à detecção de cânceres que ainda estavam no estágio I (não manifesto e só detectado pelos procedimentos investigativos desencadeados pelo sangramento decorrente do uso de estrogênio). Se isto é verdade, poder-se-ia esperar que a proporção de casos de câncer no estágio I entre usuárias de estrogênio seja maior do que a proporção entre as que não são usuárias.

Este argumento foi questionado por diversos autores. O principal contra-argumento era de que, ainda que a administração de estrogênio torne mais precoce o diagnóstico, seria esperado que os cânceres de endométrio (não *in situ*) invariavelmente progredissem a ponto de causar sintomas que levariam ao diagnóstico.

Outros Vieses de Seleção

O *viés de diagnóstico* acontece quando, na ausência de um teste diagnóstico definitivo, o conhecimento prévio da presença do fator de exposição influencia a intensidade da busca e o resultado do processo diagnóstico. Por exemplo, estudos caso-controle de base hospitalar sobre a relação entre uso de contraceptivo oral e tromboembolismo venoso podem ter tido seus resultados enviesados se os médicos suspeitassem da relação entre contraceptivo oral e tromboembolismo. Neste caso, mulheres com sintomas compatíveis com tromboembolismo venoso presumivelmente seriam com mais frequência encaminhadas para avaliação em hospitais, e portanto incluídas como casos no estudo, se seus médicos soubessem que elas estavam fazendo uso de contraceptivo oral. Neste caso, este viés de seleção teria o efeito de exagerar a associação entre contraceptivo oral e tromboembolismo venoso.

O viés de *autosseleção* diz respeito às razões específicas que fazem indivíduos contatar investigadores e participar de estudos epidemiológicos em função, por exemplo, de publicidade em torno da investigação. Assim, é possível que apenas um determinado grupo de indivíduos perdidos de seguimento em uma coorte especial (p. ex.: expostos à radiação pós-acidente nuclear) responda a contatos posteriores feitos por investigadores. O conjunto de características dos indivíduos que foram contatados pode diferir do conjunto de características daqueles que não responderam à convocação. Particularmente, é possível que a prevalência de doença entre aqueles que responderam seja maior do que entre aqueles que não responderam ao estudo. Se as incidências de doença nesta coorte são comparadas com as incidências de doença na população geral, poderá haver superestimação do efeito da exposição.

Do mesmo modo, o viés conhecido como *efeito do trabalhador saudável* pode ocorrer quando apenas trabalhadores empregados (p. ex.: uma coorte de trabalhadores de uma fábrica) são elegíveis para o estudo. Em geral, para ser admitido em um emprego, o trabalhador passa por um exame de saúde admissional. Os mais saudáveis são admitidos e os menos saudáveis são dispensados. Estes últimos, quando absorvidos pela força de trabalho, o são em ocupações que a maioria trabalhadora rejeita, seja pelas péssimas condições do exercício da função, seja pelo baixo salário, ou, mais frequentemente, por ambos. O viés de seleção surge quando aquela coorte ocupacional é comparada com o restante da população, em particular quando o desfecho de interesse é mortalidade em geral. Como, em geral, os trabalhadores são mais saudáveis em comparação com a população geral, é possível verificar que os trabalhadores têm mortalidade menor, não porque a exposição ocupacional é protetora, mas porque não há comparabilidade nos níveis de saúde basais entre os grupos de trabalhadores e a população, já que essa inclui incapacitados e aposentados.

Viés de informação

Os *vieses de informação* referem-se a distorções nas estimativas de efeito obtidas em estudos epidemiológicos que decorrem de erros na mensuração/

aferição da exposição e/ou desfecho de interesse. Várias são as fontes possíveis deste tipo de erro: utilização de procedimentos diagnósticos de baixa sensibilidade e/ou especificidade (informação sobre o desfecho); uso de instrumentos de coleta de dados (p. ex.: questionários) de má qualidade; procedimentos de entrevista não padronizados; registros de dados incompletos, entre outras. Seja qual for a origem do erro, o resultado será a classificação errônea dos participantes do estudo em termos de seus *status* de doença e/ou exposição. Por isto, o viés de informação é muitas vezes denominado de erro de classificação ou viés de má classificação (*misclassification bias*).

Ainda que, em geral, utilizem-se os termos *sensibilidade* e *especificidade* para designar características da validade de testes diagnósticos (ou seja, para definir o *status* de doença), nada impede que estes conceitos sejam aplicados para avaliar a validade de estratégias de classificação da exposição. Este adendo é importante porque os vieses de classificação podem ser expressos em termos destes parâmetros. *Sensibilidade* pode ser definida como a probabilidade de que uma pessoa com uma condição (exposição ou doença) seja corretamente classificada como portadora da condição. A *especificidade* é a probabilidade de um indivíduo sem uma condição (exposição ou doença) ser classificado corretamente como não portador da condição.

Erros diferenciais e não diferenciais

O erro de classificação pode ocorrer de duas formas: *diferencial ou não diferencial.* No caso do erro de classificação não diferencial, o sistema de classificação, seja ele adequado ou não, é o mesmo para os grupos de comparação, ou seja, a sensibilidade e a especificidade não variam segundo o *status* de exposição ou doença. O resultado usual, porém não universal, dos erros não diferenciais é diminuir as diferenças entre os grupos de comparação e enviesar as medidas de associação em direção ao valor nulo. Em outras palavras, as estimativas de risco relativo tendem a se aproximar de 1,0.

Na situação de erro diferencial a taxa de má classificação difere entre os grupos de estudo. Por exemplo, a sensibilidade e a especificidade de testes diagnósticos podem variar entre os grupos de exposição. Ou seja, é possível que indivíduos expostos que apresentem resultado positivo no primeiro teste sejam submetidos a um teste subsequente para confirmar ou descartar o diagnóstico, enquanto os não expostos são submetidos a apenas o primeiro teste desta série. A sensibilidade e a especificidade finais dos testes em sequência serão, muito possivelmente, diferentes da sensibilidade e da especificidade do primeiro teste da série. O resultado será uma distorção na estimativa de efeito, cuja direção pode ser muito difícil de ser avaliada.

Observe, no exemplo hipotético a seguir, o efeito dos erros diferencial e não diferencial nas estimativas da associação em um estudo de coorte sobre história familiar de diabetes e ocorrência de diabetes tipo II. Primeiro (Tabela 11.7) é mostrada a verdadeira distribuição de diabetes segundo níveis de exposição. Depois (Tabela 11.8), a situação 1 mostra o efeito do erro de classificação não diferencial, quando o mesmo teste diagnóstico com sensibilidade de 70% e especificidade de 80% é aplicado aos dois grupos de exposição. A situação 2 (Tabela 11.9) mostra a circunstância em que os não expostos são submetidos ao teste descrito, mas os expostos que foram classificados como positivos no primeiro teste são submetidos a um teste adicional com sensibilidade de 98% e especificidade de 90%.

Tabela 11.7 – Exemplo de Erro de Classificação – Situação Verdadeira

História familiar de diabetes	Diabetes		Total
	Sim	Não	
Sim	70	130	200
Não	20	160	180
RR = (70/200) / (20/180) = 3,15			

Situação 1 — erro de classificação não diferencial (Tabela 11.8)*:* Teste diagnóstico com sensibilidade de 70% e especificidade de 80% aplicado a ambas as populações de expostos e não expostos. Para os expostos (história familiar positiva) a tabela é composta da seguinte forma: daqueles 70 verdadeiramente diabéticos (ver Tabela 11.7, situação verdadeira), apenas 49 (70%, sensibilidade) são diagnosticados corretamente, os outros 21 são reclassificados como não diabéticos, ou seja, são falso-negativos (FN). Dentre os 130 verdadeiramente não diabéticos (ver situação verdadeira), apenas 104 (80%, especificidade) são corretamente classificados como não portadores da doença, os outros 26 são erroneamente classificados como positivos, ou seja, são falso-positivos (FP). O procedimento é o mesmo para os não expostos (FN = 6, FP = 32). Na medida em que o sistema diagnóstico é o mesmo para os dois grupos de comparação (expostos e não expostos), o erro é não diferencial e o resultado é que o risco relativo é diluído e aproxima-se do valor nulo.

Tabela 11.8 – Exemplo de Erro de Classificação não diferencial (Situação 1)

História familiar de diabetes	Diabetes		Total		História familiar de diabetes	Diabetes		Total
	Sim	Não				Sim	Não	
Sim	49+26	21+104	200	→	Sim	75	125	200
Não	14+32	6+128	180		Não	46	134	180
RR = (75/200) / (46/180) = 1,47								

Situação 2 — erro de classificação diferencial (Tabela 11.9): Teste diagnóstico com sensibilidade de 70% e especificidade de 80% aplicado a ambas as populações de expostos e não expostos. No entanto, os expostos (história familiar positiva) que foram classificados como positivos na primeira etapa são submetidos posteriormente a mais um teste com sensibilidade de 98% e especificidade de 90%. Para os expostos a tabela é composta da seguinte forma: daquelas 75 pessoas diagnosticadas como diabéticas na situação 1 descrita anteriormente, 49 são verdadeiramente diabéticas e 26 são falso-positivas. Daqueles 49, cerca de 48 (49 × 0,98) são confirmados como positivos e um indivíduo é reclassificado como negativo. Dentre os 26 falso-positivos, cerca de 23 (26 × 0,90) são agora classificados como negativos e os outros três permanecem no grupo de positivos. Para os não expostos o procedimento é exatamente o mesmo da situação 1. Observe como o resultado obtido é ainda mais distorcido, ainda que a sensibilidade final entre expostos seja aproximadamente igual à original (69% *vs.* 70%) a especificidade aumentou (de 80% para 88%).

Viés de Memória

O *viés de memória* é um problema particular dos estudos nos quais os dados de exposição são obtidos retrospectivamente, após o desenvolvimento da doença. Em geral, acredita-se que casos apresentem uma maior probabilidade de recordar exposições passadas do que controles. Um exemplo frequentemente citado concerne aos estudos caso-controle sobre fatores de risco para malformações congênitas. Mães de crianças com malformações tenderiam a identificar eventos que pudessem explicar o ocorrido. Elas tenderiam a recordar eventos passados, como o uso de medicações, infecções ou fatores de risco familiares, com mais frequência do que mães de crianças que nasceram sem problemas semelhantes.

Outros Vieses de Informação

No *viés de suspeição da exposição,* o conhecimento prévio do *status* de doença pode levar a uma maior intensidade da busca e identificação da exposição sob investigação. Este viés pode ocorrer principalmente quando as causas da doença são relativamente bem estabelecidas. Por exemplo, tem sido sugerido que, em estudos sobre câncer de tireoide entre crianças, a identificação da história prévia da exposição à radiação entre casos é muito maior do que entre controles, particularmente em decorrência de procedimentos intensivos de busca apenas centrados nos casos.

O *viés de prevaricação, de falsa resposta ou de não aceitação* diz respeito ao uso de questões embaraçosas ou "invasivas". Indivíduos que usam drogas podem preferir negar a condição de usuário por medo de serem repreendidos ou mesmo denunciados. Pais de crianças abusadas fisicamente podem negar a existência de violência familiar com mais frequência do que pais de crianças não vitimizadas. Em estudos sobre comportamento sexual, por exemplo, é comum os respondentes indicarem que usam preservativos regularmente em relações sexuais, apesar de não o fazerem, apenas porque reconhecem que esta seria a resposta mais aceitável socialmente.

Situação de confusão (confundimento)

A situação de confusão ou confundimento ocorre devido a uma inerente falta de comparabilidade entre populações expostas e não expostas no que diz respeito

Tabela 11.9 – Exemplo de Erro de Classificação Diferencial (Situação 2)

	Diabetes					Diabetes		
História familiar de diabetes	Sim	Não	Total		História familiar de diabetes	Sim	Não	Total
Sim	48 + 3	1 + 23 + 125	200	→	Sim	51	149	200
Não	14 + 32	6 + 128	180		Não	46	134	180
RR = (51/200)/(46/180) = 1,00								

ao risco de adoecer. Ou seja, mesmo se a exposição sob estudo estivesse ausente de ambas as populações, esta diferença continuaria existindo. É intuitivo admitir que, para existir validade de comparação, os grupos de expostos e não expostos necessitam ser semelhantes em todos os aspectos, exceção feita ao *status* de exposição. Esta afirmativa deixa implícita a ideia de que existe validade de comparação quando os grupos são intercambiáveis entre si. A ideia de intercambialidade baseia-se na suposição de que os mesmos resultados seriam esperados se o *status* de exposição fosse *intercambiado* entre os dois grupos. Por exemplo, em um estudo sobre o efeito da ingesta de café na ocorrência do primeiro infarto do miocárdio, a condição para existência de validade de comparação poderia ser expressa da seguinte forma: se aqueles indivíduos que tomaram cinco xícaras de café por dia tivessem, ao contrário, nunca ingerido café, o risco de um primeiro infarto do miocárdio entre eles seria aproximadamente o mesmo daquele observado entre os indivíduos que nunca ingeriram café.

Mas a completa intercambialidade é contrafactual, pois só poderia ser certificada se pudéssemos comparar um indivíduo exposto com ele mesmo quando não exposto. Isto garantiria que seria possível descrever a ocorrência do desfecho de interesse entre os indivíduos expostos, se eles não tivessem sido expostos, a partir dos dados obtidos nos não expostos. Como isto não é possível, substitui-se "o exposto quando não exposto" por um indivíduo não exposto.

Para avaliar a comparabilidade entre grupos é importante checar se existem quaisquer fatores de risco para a doença sob investigação que ocorrem com maior (ou menor) frequência no grupo de não expostos em relação aos expostos. Se existe um desbalanceamento na distribuição destes fatores de risco entre os grupos, é possível que parte do efeito observado de um fator de exposição decorra da existência destes outros fatores.

Alguns autores deduzem três propriedades básicas para que uma variável seja elegível como um fator de confusão:

- deve ser um fator de risco para a doença sob estudo, entre os não expostos;
- deve estar associada com a exposição na base populacional (na coorte, em estudos de coorte, e nos controles, em estudos caso-controle);
- não ser intermediária na relação causal entre a exposição e doença, ou consequência do desfecho sob estudo.

Ainda que estas propriedades sirvam como um guia para rastrear potenciais variáveis de confundimento, elas não são suficientes para garantir que uma variável seja, de fato, um fator de confusão. Em particular, vale lembrar que estas relações devem existir *condicionalmente* a outras variáveis sob investigação.

As propriedades descritas sugerem que a observação destas relações nos dados pode servir para auxiliar na decisão sobre se uma variável deve ou não ser considerada, pelo menos potencialmente, como um fator de confundimento. Deve-se salientar, entretanto, que é o conhecimento *a priori* que deve predominar na decisão sobre utilizar medidas de associação brutas ou ajustadas. Particularmente, para avaliar a pertinência da terceira propriedade, há a necessidade de um modelo teórico subjacente que explicite as relações entre todas as variáveis envolvidas no estudo. O controle para variáveis intermediárias pode provocar viés de grande magnitude. Nos estudos caso-controle, em que a base populacional é amostrada e representada pelo grupo-controle, sugere-se que deve prevalecer o conhecimento prévio na eventualidade de discrepância entre a informação *a priori* e aquela produzida pelos dados.

De qualquer maneira, *odds ratios* (OR) poderiam ser utilizadas para avaliar, pelo menos, a existência, nos dados, das relações descritas nas propriedades 1 e 2. Para avaliar a propriedade 1 devemos estimar a OR entre o potencial fator de confusão e doença, apenas entre os não expostos. Para avaliar a propriedade 2 devemos calcular a OR entre exposição e potencial fator de confusão na base populacional. Em estudos de coorte, todos os indivíduos pertencem à base, portanto a OR a ser calculada será baseada em todos os indivíduos do estudo. Porém, em estudos caso-controle a base populacional é representada pelo controles, e a OR entre exposição e potencial fator de confusão deve ser calculada utilizando-se apenas este subgrupo. As duas propriedades serão cumpridas se ambas OR forem diferentes de 1 (valor nulo).

A Figura 11.3 mostra, para a situação de apenas um potencial fator de confundimento, uma hipotética rede de relações geradora da situação de confusão. Setas conectando uma variável a outra representam associações causais.

Ainda que a observação do confundimento nos dados possa não corresponder à existência do fenômeno, e vice-versa, é relativamente comum utilizar o critério da *colapsabilidade* para decidir se uma variável está ou não provocando a situação de confusão. O critério da *colapsabilidade* é simples: compara-se o valor da medida de efeito de interesse (p. ex.: *odds ratio*) levando-se em consideração o potencial fator de confundimento (*odds ratio ajustada*) ou ignorando-o (*odds ratio não ajustada,* bruta ou crua).

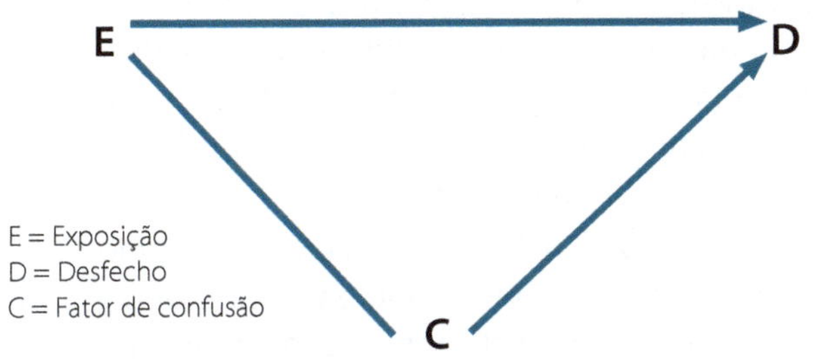

Figura 11.3 – Esquema ilustrativo de situação de confusão.

No exemplo a seguir utiliza-se a técnica da *estratificação* em um estudo caso-controle para se obter uma *razão de chances* (*odds ratio*) *ajustada* para um fator de confundimento. Na estratificação, casos e controles são separados em estratos de acordo com níveis de variáveis de confundimento e a análise (cálculo de *odds ratio,* estatística de qui-quadrado χ^2 e intervalos de confiança) é realizada separadamente para cada estrato. Se a razão de chances (*odds ratio*) for semelhante nos estratos, uma medida sumária única pode ser produzida, que é uma média ponderada das razões de chances nos estratos, e então um intervalo de confiança é calculado para esta medida sumária. Esta medida sumária é a razão de chances "controlada" (*odds ratio ajustada*) para a variável de confundimento (*odds ratio* de Mantes Haenszel).

Na situação mais simples, em que a variável de exposição é dicotômica e existe apenas uma variável de confundimento também dicotômica, a análise estratificada se resume a dois estratos. A Tabela 11.10 apresenta um exemplo de estratificação em um estudo caso-controle para investigar o papel do uso de contraceptivos na ocorrência de infarto do miocárdio. Idade foi considerada um importante fator de confundimento.

Na medida em que as duas razões de chance (OR_1 e OR_2) são similares, faz sentido estimar uma medida de associação que sumarize os achados das duas tabelas. Esta medida é denominada *odds ratio de Mantel Haenszel* (OR_{MH}). Vale ressaltar que existem testes estatísticos que podem ser aplicados para a avaliação da hipótese de que estas medidas estratificadas são ou não similares, como por exemplo o teste de Woolf para avaliar a homogeneidade das OR através de diferentes estratos. Se OR_1 e OR_2 são diferentes, então estamos frente ao fenômeno denominado *modificação de efeito,* e não faz sentido calcular a OR_{MH}.

A OR_{MH} nada mais é do que uma média ponderada das razões de chances nos estratos. No exemplo anterior a OR_{MH} pode ser calculada da seguinte maneira:

$$OR_{MH} = \frac{\sum\left[\frac{(a_i \times d_i)}{n_i}\right]}{\sum\left[\frac{(b_i \times c_i)}{n_i}\right]} = \frac{\left[(13\times720)/837\right]+\left[(12\times663)/847\right]}{\left[(59\times45)/837\right]+\left[(14\times158)/847\right]} = 3,56$$

Pois bem, neste exemplo a OR_{MH} é uma medida sumária da associação entre uso de contraceptivo oral e infarto do miocárdio, *controlando* para o efeito de confundimento por idade. Mas idade é mesmo uma variável de confundimento nesta situação? A maneira operacional mais simples de se avaliar é comparando a OR_{MH} com a OR não ajustada ou OR *bruta* (OR_{na}), aquela que obteríamos em uma tabela 2 × 2 simples, apenas com a exposição e o desfecho, sem levar em consideração a possível variável de confundimento.

No exemplo acima, colapsando os dados em uma única tabela que ignora a idade, temos OR_{na} = [(13 + 12) × (720 + 663)] / [(59 + 14) × (45 + 158)] = 2,33, valor bem menor do que a OR_{MH}. Pela definição operacional de confundimento, toda a vez que ORna ≠ OR_{MH} então há confundimento e a medida de associação que deve ser utilizada é aquela ajustada para o efeito do confundimento, ou seja, a OR_{MH}.

Tabela 11.10 – Estratificação como Estratégia para Investigar e Controlar para Confundimento

Estrato 1 (i = 1) Idade = 30-39 anos				Estrato 2 (i = 2) Idade = 40-49 anos			
	Casos	**Controles**	**Total**		**Casos**	**Controles**	**Total**
Expostos	13	59	72	Expostos	12	14	26
Não expostos	45	720	765	Não expostos	158	663	821
Total	58	779	837	Total	170	677	847
OR_1 = (13×720) / (59×45) = 3,53				OR_2 = (12×663) / (14×158) = 3,60			

Métodos Utilizados no Controle do Confundimento

Estratégias para controle de confundimento recaem sobre dois tipos de abordagens: preventiva e analítica (Figura 11.4). As estratégias preventivas procuram controlar o confundimento ainda na etapa de desenho do estudo, enquanto as estratégias analíticas enfocam o confundimento na análise dos dados, ou seja, após os dados terem sido coletados.

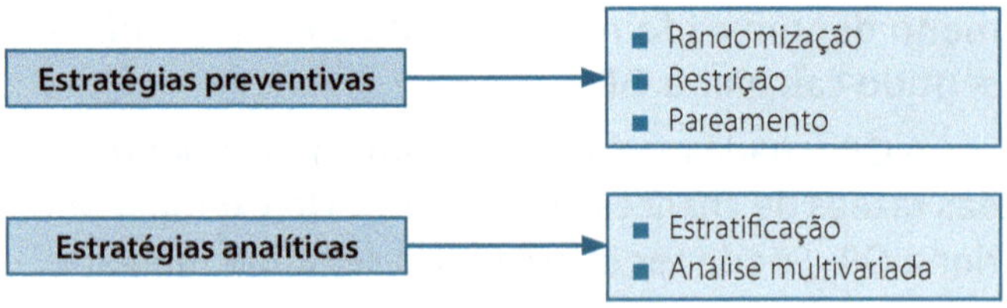

Figura 11.4 – Estratégias para controle de confundimento.

Dentre as estratégias preventivas, a *randomização* destaca-se por ser a técnica comumente utilizada em estudos de intervenção para garantir a comparabilidade entre os grupos de estudo. Por meio do processo de randomização, os indivíduos são selecionados aleatoriamente para compor os grupos que irão ou não receber a intervenção sob estudo (p. ex.: um tratamento). O efeito desejado da randomização é fazer com que os potenciais fatores de confundimento sejam distribuídos equanimemente entre os grupos de exposição. Desta forma, não haveria situação de confusão, pois as possíveis variáveis de confundimento deixariam de estar associadas com a variável de exposição. Se o número de indivíduos no estudo é muito grande, então a randomização tende a funcionar bem, permitindo o controle de todos os possíveis fatores de confundimento, sejam eles conhecidos ou não. Entretanto, a randomização pode não ser capaz de produzir grupos de comparação homogêneos quando o tamanho amostral é pequeno. Um importante limite da randomização diz respeito à impossibilidade, seja do ponto de vista operacional ou ético, de se atribuir deliberadamente "exposições" a diferentes grupos de pessoas.

A *restrição* refere-se a um critério de admissão no estudo que restringe a variabilidade de um ou mais fatores de confundimento. Por exemplo, se um estudo é restrito a indivíduos do sexo masculino, então sexo não pode confundir os resultados do estudo. Entretanto, nem sempre a restrição é uma estratégia efetiva, pois pode continuar existindo confundimento (confundimento residual) se a restrição utiliza critérios pouco estritos. Por exemplo, se a admissão em um estudo é restrita a indivíduos entre 20 e 49 anos, a variação de idade dentro desta faixa etária pode ainda levar a uma situação de confusão. Ainda que seja uma estratégia intuitiva e de fácil implementação, a restrição apresenta três outras limitações: não resolve o problema das variáveis de confundimento desconhecidas, pode diminuir em muito a disponibilidade de indivíduos para o estudo (se a restrição é feita com base em muitas variáveis e com critérios bem estritos) e pode dificultar a generalização dos resultados.

Pareamento se refere ao procedimento pelo qual, para cada indivíduo selecionado para compor o grupo-índice (expostos, em estudos de coorte, ou casos, em estudos caso-controle), são recrutados um ou mais indivíduos idênticos com relação a certas características que não o fator sob investigação para compor o grupo de comparação. As variáveis utilizadas no pareamento são aquelas suspeitas de serem variáveis de confundimento, em particular, variáveis demográficas, como idade e sexo, são comumente utilizadas. Em um estudo sobre a relação entre consumo de cocaína na gravidez e baixo peso ao nascer, por exemplo, consumo de álcool pela mãe foi considerado um importante fator de confundimento. Neste contexto, pareamento levaria a que, para cada caso (mãe com filho de baixo peso) que tivesse ingerido álcool na gravidez, um controle seria selecionado cuja mãe também tivesse ingerido álcool; e para cada caso com mãe não alcoolista, um controle cuja mãe também fosse não alcoolista seria selecionado. Este tipo de pareamento é denominado *pareamento individual,* mas para garantir a distribuição semelhante de um certo fator de confundimento nos grupos de estudo pode-se, alternativamente, utilizar o *pareamento por frequência.* Nesta abordagem, uma vez escolhida a variável a ser pareada, o processo de recrutamento é conduzido monitorando-se o número de expostos (ou casos, em estudos caso-controle) e não expostos (ou controles) em cada estrato da variável de pareamento, garantindo que haja a mesma proporção de indivíduos de cada grupo nos estratos. Por exemplo, em um estudo caso-controle que pareie por sexo, num certo momento do estudo, os pesquisadores determinam qual é a proporção de homens entre os casos e entre os controles. Se esta proporção não é a mesma, a partir dali recruta-se mais controles do sexo sub-representado.

A principal vantagem do pareamento é aumentar a eficiência do estudo, isto é, um tamanho amostral menor é geralmente requerido em estudos pareados, quando comparados com estudos não pareados. Por outro lado, o pareamento pode aumentar custos, pois nem sempre é simples encontrar o par desejado. Por exemplo, em certas situações, torna-se necessária a estruturação de um sistema de vigilância e monitoramento para identificar pares. É importante notar que, ao contrário do que se observa em estudos de coorte, o pareamento em estudos caso-controle não leva diretamente ao controle do confundimento. Isto se dá porque em estudos de coorte o pareamento opera apenas na relação exposição-confundimento, já que a doença ainda está por ocorrer. Em estudos caso-controle, o pareamento opera na relação doença-confundimento-exposição, enviesando a associação sob estudo em direção ao valor nulo (não associação). Este viés em direção ao valor nulo é imposto pelo pareamento e só pode ser corrigido por meio de estratificação. Portanto, é fundamental notar que toda vez que o estudo caso-controle for pareado, a análise também tem que ser pareada (ver *Capítulo 13 – Estudos Caso-controle*).

Por questões operacionais e de custo, dificilmente se pode promover o controle para todas as variáveis de confundimento ainda na fase de desenho do estudo. Assim, as estratégias analíticas (estratificação e análise multivariada) se tornaram uma das principais ferramentas para o controle de confundimento em estudos epidemiológicos. A estratificação tem as seguintes vantagens em relação à análise multivariada: (1) ser uma estratégia direta e lógica; (2) não depender do cumprimento de premissas para que a análise seja apropriada; e (3) depender de mecanismos computacionais relativamente simples. Entretanto, as dificuldades surgem quando há a necessidade de se controlar diversas variáveis ao mesmo tempo. Por exemplo, estratificação simultânea para cinco variáveis dicotômicas produz 32 estratos (32 tabelas 2 ⍰ 2), inevitavelmente levando a pequenos números (ou mesmo zeros) em muitas caselas. Quando se está utilizando variáveis contínuas ou ordinais, a situação piora ainda mais, pois haverá a necessidade de categorizar a variável, o que pode ser feito de diferentes maneiras, levando à perda de informação.

A alternativa mais utilizada para enfrentar estas dificuldades é o uso de técnicas de análise multivariada, destacando-se em epidemiologia os modelos de regressão logística, linear, log-binomial, de Poisson, de Cox. Estas técnicas se baseiam em modelos matemáticos para descrever simultaneamente o efeito da exposição e potenciais fatores de confundimento na ocorrência do desfecho de interesse. Esta estratégia tende a ser mais factível com pequenos números do que a estratificação, e incorpora variáveis contínuas ou ordinais diretamente. As principais desvantagens dos modelos de regressão são a necessidade de um computador com programas estatísticos, e o fato de que, como em todo modelo, assume-se que os dados têm certas características; por exemplo, na regressão logística, assume-se que o risco associado com cada variável é multiplicativo e constante em todos os estratos das variáveis que estão sendo controladas e, ainda, que o logaritmo da chance de adoecer aumenta linearmente com a intensidade da exposição. É possível, no entanto, modificar o modelo para acomodar violações nessas premissas, embora com frequência os modelos sejam usados sem essas adaptações. Outra desvantagem do uso de modelos de regressão é a não visualização dos dados, o que limita a habilidade de julgar a credibilidade das conclusões apresentadas no estudo. O uso de modelos de regressão deve ser precedido de métodos pertinentes mais simples, que permitam explorar e familiarizar o investigador e o leitor com os dados existentes.

Bibliografia Consultada

- Berkson J. Limitations of the application of fourfold table analysis to hospital data. Biometrics. 1946;2:47-53.
- Brinton LA, Delgado G, Jones S, et al. Oral contraceptives use and risk of invasive cervical cancer. Int J Epidemiol. 1990;90:4-11.
- Dosemeci M, Wacholder S, Lubin J. Does non-differential mis-classification always bias a true effect toward the null value? Am J Epidemiol. 1990;132:746-748.
- Gordis L. Epidemiology. 4th ed. Philadelphia: Saunders/ Elsevier; 2009.
- Greenland S. Concepts of validity in epidemiological research. In: Holland WW, Detels R & Knox G, ed. Oxford Text Book of Public Health. 2nd ed. NY: Oxford Univ Press; 1991. p. 253-270.
- Greenland S. Response and follow-up bias in cohort studies. Am J Epidemiol. 1977;106:184-187.
- Greenland S, Robins JM. Identifiability, exchangeability, and epidemiological confounding. Int J Epidemiol. 1986;15:413-419.
- Holland PW. Statistics and causal inference. J Am Stat Assoc. 1986;81:945-70.
- Horowitz RI, Feinstein AR. Alternative analytic methods for case control studies of estrogens and endometrial cancer. N Engl J Med. 1978;289:1089-1094.
- Kleinbaum D, Kupper LL, Morgenstern H. Epidemiologic Research: principles and quantitative methods. New York: Van Nostrand Reinhold Company; 1982.
- Porta M, editor. A dictionary of epidemiology. 6a ed. New York: Oxford University Press, 2014..
- Miettinen OS, Cook EF. Confounding: essence and detection. Am J Epidemiol. 1981;114:593-603.

- Reichenheim ME, Moraes CL. Alguns pilares para a apreciação da validade de estudos epidemiológicos. Revista Brasileira de Epidemiologia. 1998;1(2):131-148.
- Robins JM, Morgenstern H. The foundations of confounding in epidemiology. Comp Math Applic. 1987;14:869-916.
- Rothman KJ, Greenland S, Lash T.. Modern Epidemiology. 3rd ed, Philadelphia: Lippincott, Williams & Wilkins; 2008.
- Sackett DL. Bias in Analytic Research. Journal of Chronic Diseases. 1979;32:51-63.
- Shapiro S, Slone D, Rosenberg L, et al. Oral-contraceptives use in relation to myocardial infaction. Lancet. 1979;1:743-747.
- Walker AM. Observation and Inference. Epidemiology Resources Inc., Newton Lower Falls, 1991.

Capítulo

Estudos Seccionais

12

Carlos Henrique Klein
Katia Vergetti Bloch

Introdução

O estudo seccional é aquela estratégia de estudo epidemiológico que se caracteriza pela observação direta de determinada quantidade planejada de indivíduos em uma única oportunidade. Os indivíduos são geralmente pessoas, porém também podem ser agregados ou até mesmo animais, no caso de estudos de epidemiologia veterinária. Doravante, para todos os efeitos vamos também denominar os indivíduos, objetos de estudo, de unidades de observação.

As unidades de observação de um estudo seccional costumam ser selecionadas aleatoriamente, isto é, por algum método orientado apenas pelo acaso, entre todos os indivíduos que compõem uma população. População é o conjunto completo de indivíduos que pode ser descrito de acordo com uma característica comum a todos. Mais frequentemente, a característica que define uma população, alvo de um estudo seccional, está relacionada com critérios geográficos, políticos e administrativos que a limitam em termos espaciais. Exemplos desta conjugação de critérios são populações demarcadas por bairros, municípios, regiões geoeconômicas, estados ou países. Entretanto, uma população também pode ser descrita em função de outras características tais como o sexo, a faixa etária ou a ocupação. De qualquer modo, estas outras características costumam ser complementadas por um critério de demarcação espacial. Assim, a população-alvo pode ser, por exemplo, a dos farmacêuticos formados antes de 2018, residentes no estado do Rio de Janeiro.

Não é obrigatória a escolha de apenas uma parte dos indivíduos que compõem a população para formar uma amostra. Se o pesquisador possui recursos para examinar todas as unidades de observação que constituem a população, poderá optar pela realização de um censo. Entretanto, como na maioria dos estudos seccionais a população-alvo é muito numerosa, opta-se pela seleção de tão somente uma amostra para exame, e os motivos que justificam tal atitude não são apenas de ordem econômica, pela redução de custos. A distribuição de recursos materiais para fazer observações em uma menor quantidade de indivíduos permitirá exames individuais de melhor qualidade. Ainda assim, mesmo que as observações sejam feitas em indivíduos de uma amostra, esta costuma ser formada pelo menos por centenas ou milhares de indivíduos, na maioria dos estudos seccionais.

Portanto, outra característica fundamental da maioria dos estudos seccionais, que se utilizam de amostras, diz respeito à inferência. Neste contexto a inferência será compreendida pela sua conotação estatística. Inferência é "o conjunto de métodos que permitem formular, em termos probabilísticos, um julgamento sobre uma população a partir dos resultados observados em uma amostra extraída ao acaso dessa população"[1]. Uma vez que a característica essencial de um estudo seccional é a observação de cada indivíduo em uma única oportunidade, a inferência é feita pela referência dos resultados a uma população definida em um local e em determinada época. Desta forma, deve ficar muito claro que os objetivos de um estudo seccional estarão sempre relacionados com indivíduos em local e época demarcados.

A estratégia de delineamento de estudo até aqui chamada de seccional também recebe outras denominações alternativas. Já há alguns anos, em toda a América Latina, vem sendo muito utilizada a expressão estudo transversal[4], quando até os anos 70 do século

XX eram utilizados os termos inquérito, em português, e *encuesta*, em espanhol. A palavra inquérito lembra o recurso de medida mais comum utilizado nestes estudos: o questionário, com um conjunto variável de perguntas. Entretanto, o estudo pode prescindir do questionário se a única medida de interesse puder ser feita por meio de uma observação direta, com ou sem aparelhos. E, ainda, com grande frequência, medidas diretas são acompanhadas de um questionário. Exemplificando: em um inquérito sorológico, que visava determinar frequências relativas de cobertura de imunização em subconjuntos da população, os indivíduos participantes foram inquiridos sobre idade, local de moradia e deles foram coletadas alíquotas de sangue para titulação de anticorpos.

Os termos seccional e transversal estão relacionados com a temporalidade, isto é, com a época da coleta de dados do estudo. Se, como quase sempre ocorre na prática, as informações individuais são coletadas num determinado prazo, o mais curto possível, decorrido entre as observações do primeiro e último indivíduo, a lógica da análise dos dados ignora este intervalo de tempo e considera que todas as observações foram feitas num mesmo instante. Portanto, se a coleta pode ser considerada transversal, por ser oblíqua ou diagonal em relação ao eixo do tempo, a análise dos dados coletados é feita como se houvesse sido feita uma secção perpendicular de observações na população-alvo, quanto ao eixo temporal. Por isto, o termo seccional é mais abrangente, pois tanto pode ser perpendicular ou instantâneo para a análise, como transversal ou oblíquo para a coleta dos dados. De todo modo é preciso sempre lembrar que todas as informações são coletadas na mesma oportunidade, ou seja, em um único instante, de cada indivíduo. A **Figura 12.1** apresenta o esquema de coleta de dados de um grupo selecionado de seis indivíduos, em que as linhas horizontais representam segmentos de tempo de suas vidas próximos à época do estudo seccional.

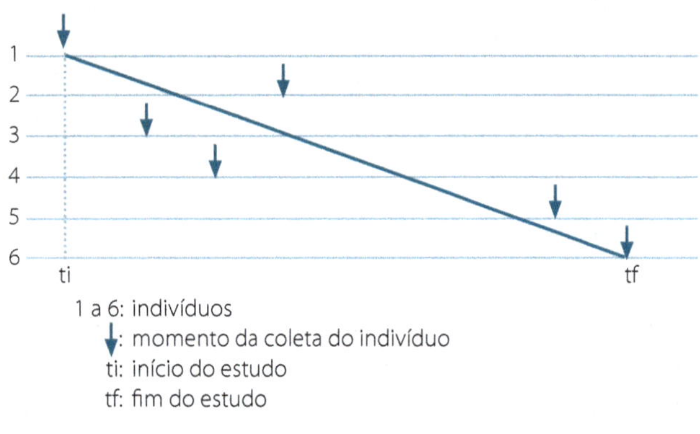

Figura 12.1 – Esquema de coleta de dados individuais e o tempo em estudo seccional – Autoria própria.

Grande parte da literatura existente sobre os estudos seccionais está em língua inglesa, na qual são utilizadas as expressões *cross-sectional*, especialmente na área da saúde, e *survey*, esta de sentido ainda mais extenso e a preferida na área das ciências sociais[2,16]. Por sinal, os primórdios do uso desta estratégia de estudo podem ser creditados a investigadores da área de ciências sociais, especialmente da área de economia política e sociologia[2]. Para exemplificar, podemos citar um inquérito feito por Karl Marx, em 1880, que enviou, pelo correio, a cerca de 25 mil trabalhadores franceses, um questionário com perguntas sobre condições e relações existentes nos locais de trabalho.

Também é relativamente comum o uso da expressão estudo de prevalência como sinônimo de estudo seccional. Isto porque é muito frequente que o resultado mais geral que se procura alcançar neste estudo é uma prevalência. Neste caso, está subentendido que se trata de uma prevalência instantânea devido ao método de coleta de dados. A prevalência instantânea mede a proporção de indivíduos com uma determinada característica, que pode ser uma doença estabelecida, um sintoma, um sinal, uma sequela ou outro agravo qualquer da saúde, relacionando os afetados no numerador com todos os examinados no denominador. Entretanto, é também comum que nos estudos seccionais se obtenham várias informações de cada indivíduo examinado, com o intuito de estabelecer relações de associação entre as características investigadas. Por exemplo, um estudo seccional com adultos da Ilha do Governador, uma região administrativa do município do Rio de Janeiro, tinha por objetivo principal estimar a prevalência de hipertensão arterial, para o que foi necessário medir a pressão arterial e obter informações suplementares sobre o tratamento e controle da pressão. Além disto, neste mesmo estudo ainda foram coletadas outras informações sobre características que poderiam estar associadas com a hipertensão arterial[15].

Usos e Limitações

Estudos seccionais têm sido utilizados para investigar uma ampla gama de problemas de saúde pública, com os mais variados propósitos, desde administrativos até analíticos. De um modo geral, a aplicação mais comum de um estudo seccional está ligada à necessidade de conhecer de que maneira uma ou mais características, tanto individuais como coletivas, se distribuem em uma determinada população. Estas características são também chamadas de variáveis.

Um estudo seccional pode ser a melhor estratégia de investigação para se conhecer estimativas de parâmetros como médias (de altura, peso, pressão arterial sistólica), proporções (de categorias de obesidade, de grupos etários, de hipertensos) e outras razões ou índices (moradores por domicílio), assim como também as dispersões (variância, desvio-padrão) das características desejadas em uma população definida no tempo e no espaço, e em suas subdivisões, subconjuntos ou grupamentos. Portanto, em princípio, um estudo seccional é um excelente método para descrever características de uma população em uma determinada época. A descrição da distribuição de um agravo de saúde em uma população é uma das fontes imprescindíveis para o planejamento e a administração de ações voltadas para prevenção, tratamento e reabilitação, tanto em nível coletivo como individual.

Para exemplificar, o estudo seccional da Ilha do Governador, já citado, tinha por justificativa para seu objetivo principal obter subsídios para o planejamento de ações de prevenção e controle da hipertensão arterial[15]. A escolha do local de estudo se deveu a sua proximidade a um hospital universitário, de alta complexidade, que daria suporte às ações de saúde, incluindo sua integração com unidades de diferentes níveis de atenção.

Outro exemplo é o Estudo de Riscos Cardiovasculares em adolescentes, o Erica. Esse estudo nacional de base escolar avaliou 74.589 adolescentes de 12 a 17 anos em cidades brasileiras com mais de 100 mil habitantes, e a análise da frequência de prática de atividade física mostrou que as adolescentes foram classificadas como inativas, ou seja, praticavam menos de 300 min/semana de atividade física, em uma proporção muito mais elevada do que os adolescentes, 70,7% (IC 95% 69,5-71,9) e 38,0% (IC 95% 36,7-39,4%), respectivamente[7]. Medidas de prevenção desse comportamento de risco para diversas doenças crônicas não transmissíveis devem, portanto, dar atenção a esse segmento populacional.

Os estudos seccionais são também muito úteis para determinar a presença de antígenos, anticorpos e outros marcadores biológicos no sangue coletado de indivíduos nos chamados estudos soroepidemiológicos. A presença isolada de antígenos no sangue, não acompanhada de sintomatologia, indica infecção sem doença. A prevalência de anticorpos específicos pode ser muito importante para avaliar a necessidade de promover campanhas ou outras estratégias de imunização, em populações estudadas com inquéritos soroepidemiológicos. Índices de concentração de colesterol sérico obtidos em estudos seccionais podem ser correlacionados com outros indicadores de risco cardiovascular.

Algumas propriedades dos instrumentos de coleta de dados utilizados em um estudo seccional podem também estender seus propósitos. Se o questionário contiver perguntas classificadas como abertas, isto é, cujas possíveis respostas não são conhecidas ou previstas antes de sua aplicação, então o estudo seccional poderá ter propósitos exploratórios, de busca de hipóteses que expliquem inter-relações de fenômenos ainda não conhecidas ou, pelo menos, elaboradas de forma consistente pelos pesquisadores. O levantamento destas informações poderá levar o pesquisador a novas percepções sobre as conexões entre eventos, dando origem ao planejamento de novos estudos, com metodologias apropriadas para investigar as hipóteses derivadas do estudo seccional de caráter exploratório.

Os estudos seccionais algumas vezes não são considerados como estratégias de investigação analítica, isto é, que possam testar hipóteses sobre vínculos causais entre eventos. Ainda assim, sempre é possível testar a existência de associações de frequência, ou estatísticas, entre pelo menos dois eventos classificados como doença (agravo) e exposição (suposta causa), na amostra de indivíduos examinados. A Figura 12.2 mostra como em uma amostra única, obtida de uma população, podem ser identificados pelo menos quatro grupos de indivíduos com a finalidade de analisar associações entre exposição e doença, em um estudo seccional.

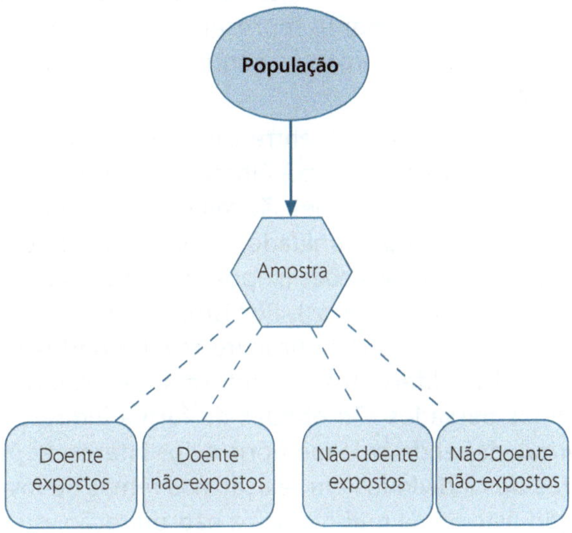

Figura 12.2 – Grupos constituídos para estudo de associação em estudo seccional. Autoria própria.

As quantidades de indivíduos nos subconjuntos, identificados na amostra, também podem ser representados como na Tabela 12.1.

Tabela 12.1 – Frequências de doença e exposição observadas em um estudo seccional

Exposição	Doentes	Não Doentes	Total
Expostos	*a*	*b*	*a* + *b*
Não Expostos	*c*	*d*	*c* + *d*
Total	*a* + *c*	*b* + *d*	*n*

Autoria própria.

Em uma amostra de ***n*** indivíduos, selecionados aleatoriamente da população, a prevalência da doença é dada por ***(a + c)/n***. Uma das alternativas de análise da associação entre a exposição e a doença é comparar a prevalência de doença nos expostos com a prevalência de doença nos não expostos, ou seja, ***a/(a + b)*** com ***c/(c + d)***. Se a primeira, ***a/(a + b)***, for significativamente diferente da segunda, ***c/(c + d)***, de acordo com um teste estatístico apropriado, pode-se concluir pela alta probabilidade de existência de associação estatística entre exposição e doença. Se a prevalência de doença nos expostos for maior do que nos não expostos, pode-se concluir que a exposição está associada de forma positiva com a doença, ou, se ao contrário, a prevalência de doença nos expostos for menor do que nos não expostos, conclui-se que a associação entre exposição e doença é negativa. Entretanto, é preciso tomar cuidado para não confundir uma associação positiva, observada em um estudo seccional, com uma associação de fator de risco para o desenvolvimento da doença. Do mesmo modo, a associação negativa, revelada em um estudo seccional, não é necessariamente representativa de uma associação de fator de proteção contra o desenvolvimento da doença[27].

A relação temporal entre causa e consequência é unidirecional, da primeira à última. Nos estudos seccionais, todas as observações são feitas em cada indivíduo em uma única oportunidade, sejam aquelas relacionadas com as exposições (supostas causas) ou com as consequências (doenças). Por isto, ainda que a construção do questionário procure revelar dados sobre momentos diferentes, as informações relativas a tempos passados são obtidas de forma indireta, isto porque dependem da memória e dos interesses peculiares dos indivíduos em relação aos temas de investigação. Isto torna muito difícil a padronização, ou seja, a uniformização de procedimentos de coleta, o que pode distorcer a análise das relações entre eventos estudados em subconjuntos da amostra, essa distorção é chamada de viés, sendo classificado nesse caso como viés de informação. Como exemplo, pode-se citar a dificuldade de se obter informações recordatórias sobre consumo alimentar na tentativa de relacionar hábitos passados de ingestão de alimentos gordurosos com neoplasia de mama ou de cólon. No momento da coleta de dados em um estudo seccional, aqueles hábitos podem ter se modificado justamente devido ao diagnóstico estabelecido. Por isto, quando se supõe que o estado de exposição durante o estudo não representa a exposição à época relevante para a determinação da doença, é necessário avaliar retrospectivamente as mudanças qualitativas e quantitativas do estado da exposição.

Ainda relacionado à temporalidade, outro problema na investigação de uma relação hipotética entre um fenômeno definido como doença e outro especificado como exposição, que se espera estar relacionado com a causalidade da doença, é que nem sempre é possível estabelecer com segurança a precedência temporal da exposição sobre a doença em estudos seccionais. Pode-se citar como exemplo desta dificuldade a aparente relação percebida entre o consumo de produtos dietéticos e a obesidade, uma vez que é mais provável que a obesidade é que preceda o uso dos dietéticos. Quando não é possível estabelecer com segurança a sequência temporal dos eventos, pode ser impossível decidir se determinada exposição é causa ou consequência (causalidade reversa) do aparecimento da doença[24,27]. Uma inferência equivocada da verdadeira sequência temporal é denominada de viés temporal.

Ainda assim, estes estudos podem ser úteis para auxiliar a esclarecer hipóteses etiológicas relacionadas com doenças crônicas, de início insidioso, quando seu início não é reconhecido com facilidade pelos indivíduos ou mesmo por seus médicos assistentes. Mais ainda, os estudos seccionais são úteis para propósitos analíticos quando a exposição é alguma característica permanente ou invariável dos indivíduos, tais como sexo, grupo sanguíneo, etnia ou local de origem, ou que tenha sido adquirida em fase precoce da vida, anterior ao estabelecimento da doença nos adultos, como geralmente é o caso da classe social e do grau de educação formal em estudos de adultos e idosos.

Outro problema que pode perturbar as propriedades analíticas de um estudo seccional é a duração da exposição nos doentes. A probabilidade de participação de doentes expostos em um estudo seccional é dependente do tempo de duração da exposição, de modo que os doentes com longos períodos de exposição poderão estar super-representados na amostra de estudo em relação àqueles em que a duração de exposição é mais curta. O resultado disto é que uma determinada exposição que prolonga a sobrevida dos doentes, inclusive por tornar a doença mais branda, pode ser confundida com um fator de risco, uma vez que a prevalência de doentes entre os expostos pode ser até maior do que entre os não expostos. Também pode ocorrer que a exposição, mesmo não tendo relação causal com a doença, leve os doentes a morrer em prazos mais curtos do que os não expostos, assim que a comparação das proporções de doença entre expostos e não expostos, observados em um estudo seccional, leve à conclusão errônea de que a exposição é um fator de proteção contra a doença. Portanto, casos prevalentes, reconhecidos em um estudo seccional, podem refletir não apenas os determinantes de risco de adoecer, como também os de sobrevivência. Com isto, torna-se difícil a distinção entre fatores de risco para o aparecimento da doença e fatores prognósticos para sua evolução[27]. Por exemplo: Indivíduos hipertensos que fumam terão uma menor sobrevida e, portanto, estarão sub-representados em uma população de hipertensos, sendo a maioria dos "sobreviventes" não fumantes, a prevalência de hipertensão em não fumantes seria maior do que a observada em fumantes, podendo levar à conclusão equivocada que o tabagismo é protetor para a hipertensão.

Um fator de risco serve para antecipar a probabilidade de a doença vir a ocorrer, ao passo que um fator prognóstico serve para predizer sua provável evolução e desfecho. E, mais ainda, um determinado fator pode funcionar como fator de risco e de prognóstico em épocas diferentes durante a evolução da doença. Um exemplo disto é a associação existente entre grupos étnicos e hipertensão arterial. Um determinado grupo étnico pode representar uma certa carga genética que é fator de risco para a hipertensão arterial, mas também pode estar ligado a exposições ambientais que são fatores prognósticos.

Quando a exposição de interesse afeta o prognóstico de uma doença, a interpretação dos resultados deve ser realizada com cautela, pois é possível que haja distorção desses resultados por viés de sobrevida, que equivale a um viés de seleção, presente em estudos com casos prevalentes, como os seccionais e alguns tipos de caso-controle (ver ***Capítulo 11 – Validade em Estudos Epidemiológicos*** e ***Capítulo 13 – Estudos Caso-controle***).

Apesar dos problemas apontados, os estudos seccionais oferecem pelo menos uma vantagem evidente sobre outras estratégias de estudo com finalidades analíticas, sejam as observacionais, como os estudos longitudinais de coortes e de caso-controle, ou as experimentais, como os ensaios clínicos aleatorizados. Esta grande vantagem é a capacidade de inferência dos resultados observados para uma população definida no tempo e no espaço, o que pode não ser permitido em outros estudos, cujas amostras não são representativas da população. E, como já foi assinalado antes, os estudos seccionais podem ser bastante adequados para investigar relações de doenças crônicas, de início indeterminado e de longa duração, e ainda, de frequências relativamente elevadas, com exposições de caráter permanente, fixo, ou que pelo menos sofram pequenas variações de intensidade e presença ao longo da vida, com inícios precoces. A magnitude da frequência relativa do agravo estudado é importante, na medida em que determina a quantidade de observações a serem feitas, de acordo com o grau mínimo de precisão desejado na inferência. Assim, se a doença é muito rara será necessário fazer um número muito grande de observações em um estudo seccional, de modo que um estudo de caso-controle pode ser mais indicado nos casos de doenças incomuns, de baixa frequência.

Uma metodologia muito utilizada para avaliar o impacto de mudanças induzidas sobre uma população dinâmica, isto é, aquela que sofre modificações de composição ao longo do tempo, é um híbrido chamado de estudo de painéis repetidos. Os painéis repetidos consistem na realização de estudos seccionais em momentos variados, em uma mesma população, entretanto, sem repetir necessariamente as observações sobre os mesmos indivíduos selecionados no estudo inicial. Se fossem examinados sempre os mesmos indivíduos, o estudo seria classificado como longitudinal de coorte. Em cada painel, que corresponde a um estudo seccional, é selecionada uma amostra de indivíduos da população-alvo, independentemente das anteriores. Assim, quanto menor for a fração amostral, que é a razão entre o número de participantes na amostra e o número de indivíduos na população, menor é a probabilidade de repetição de um indivíduo em mais de uma amostra. Nestes estudos, o interesse principal costuma ser a avaliação de impactos ocasionados em uma população dinâmica, submetida a mudanças nos intervalos entre os painéis, e não aqueles que recaem sobre um grupo de indivíduos que viesse a representar apenas a população singular existente na época do primeiro painel. As mudanças podem ser intervenções planejadas, como campanhas de vacinação, ou eventos potencialmente prejudiciais à saúde das pessoas, como a exposição a poluentes ambientais.

Essa estratégia de desenho tem sido utilizada para monitoramento de fatores de risco para doenças não transmissíveis. São exemplos o Vigitel – Sistema de Vigilância de Fatores de Risco e de Proteção para Doenças Crônicas não Transmissíveis – um inquérito telefônico anual, realizado desde 2006 e as Pesquisas Nacionais de Saúde Escolar (PeNSE), realizada trienalmente desde 2009, e de Saúde (PNS), realizada em 2013 e 2019 com proposta de periodicidade quinquenal. Essas pesquisas têm monitorado as tendências dos principais fatores de risco para doenças não transmissíveis no Brasil, em adultos e em adolescentes. Os resultados do Vigitel de 2010 a 2019, por exemplo, mostram que enquanto alguns fatores de risco apresentaram uma prevalência com trajetória descendente, como é o caso do tabagismo, outros apresentaram prevalências crescentes, como a obesidade e a prática de atividade física no tempo livre[20].

Amostragem

Uma das questões fundamentais em um estudo seccional é a sua base de referência de resultados. Uma das grandes vantagens dos estudos seccionais em relação às demais estratégias de estudos epidemiológicos é a generalização de seus resultados para uma população definida, como já foi visto antes. Se todos os elementos da população tiverem sido examinados, a possibilidade de generalização de resultados é evidente. Entretanto, é muito mais frequente que se examine apenas uma amostra de indivíduos que compõem a população, e neste caso, para que a generalização seja válida em termos probabilísticos, é necessário que os processos de seleção das unidades de observação sejam rigorosamente conduzidos apenas pelo acaso. Em outras palavras, a inferência dos resultados da amostra para a população requer o uso de processos de amostragem probabilística. Somente amostras formadas por indivíduos escolhidos aleatoriamente, ou seja, por acaso, podem fornecer estimativas de parâmetros representativas da população. A representatividade de uma amostra significa que ela é um "espelho", uma "miniatura" da população, que representa com distribuições similares às da população de todas as estatísticas desejadas pelo pesquisador[13].

Amostragem probabilística é aquela na qual todos os elementos da população têm probabilidade conhecida e diferente de zero de participar da amostra. As questões gerais sobre amostragem em estudos epidemiológicos podem ser vistas no ***Capítulo 24 – Amostragem***. Aqui vamos fazer apenas algumas considerações referentes a processos particulares de amostragem muito utilizados em estudos seccionais[11,21].

Como já mencionamos anteriormente, com frequência os estudos seccionais procuram representar, com amostras, populações muito grandes, da ordem de centenas de milhares ou até de milhões de indivíduos, espalhados em áreas territoriais bastante amplas. Assim, nestes casos, os processos de amostragem básicos, como a amostragem aleatória simples ou a sistemática, podem tornar os estudos muito caros, pelo grande número de deslocamentos a serem feitos entre os indivíduos selecionados, que muito provavelmente se encontrarão muito dispersos por todo o espaço. E, ainda mais, raríssimas vezes existem listas completas de todos os indivíduos que compõem a população-alvo, em qualquer recorte que se faça da população brasileira. E, como aqueles processos de amostragem mencionados exigem listas completas de indivíduos da população, os mesmos são inviáveis. Entretanto, pode ser possível obter listas de agregados das unidades básicas de observação, os indivíduos. Estes agregados ou aglomerados, de graus variados de complexidade, costumam ser chamados de conglomerados[5].

Os conglomerados podem se apresentar em diversos níveis de organização, sendo os mais elementares geralmente os locais de moradia das pessoas, escolas ou locais de trabalho, identificados por endereços. Outros níveis mais complexos de organização de conglomerados podem ser exemplificados com bairros, setores censitários, municípios, microrregiões homogêneas e estados. Os setores censitários são conglomerados definidos pelo IBGE (Instituto Brasileiro de Geografia e Estatística), e costumam se constituir em aglomerados de cerca de 200 domicílios, em média, nas áreas urbanas, e em menor número nas áreas rurais[9].

A existência de listas de conglomerados permite a execução de esquemas de amostragem destes aglomerados em seus diversos níveis hierárquicos. Estes processos de amostragem são chamados genericamente de amostragem de conglomerados (*cluster*), e se utilizam de esquemas mais básicos como a amostragem aleatória simples ou sistemática de conglomerados, em um único nível de agregação, até processos mais complexos realizados em estratos da população, divididos em vários estágios ou hierarquias de conglomerados. Em cada nível de seleção dos processos de amostragem de conglomerados só é necessário conhecer a lista completa de elementos que compõem o estágio imediatamente inferior em hierarquia de complexidade estrutural, que pode ser composto por outro nível de conglomerados, naqueles conglomerados que tiverem sido selecionados. Deste modo, o último estágio de seleção costuma ser o dos indivíduos contidos nos conglomerados mais elementares, que podem ser os domicílios, turmas em escolas ou as seções de trabalho, por exemplo. Se for desejada a subseleção destes elementos, seu conhecimento se dará durante a fase de coleta de dados. Por todas estas características é que estes esquemas de seleção mais intrincados são também chamados de processos de amostragem complexa.

O estadiamento da seleção de conglomerados pode ser exemplificado com o caso de uma amostra de pessoas que pretendesse representar a população brasileira. O Brasil é organizado administrativamente de uma maneira que pode ser utilizada para orientar um processo de amostragem de conglomerados em múltiplos estágios de seleção. Estes estágios, citados em ordem decrescente de hierarquia administrativa e espacial, poderiam ser o dos estados, dos municípios, dos setores censitários, dos domicílios e, por fim dos indivíduos. Em cada um destes cinco estágios pode-se fazer uma seleção aleatória de conglomerados, desde o nível mais elevado, dos estados, até o dos domicílios, e por fim escolher, nesses, os indivíduos. A subseleção no último nível de aglomeração é opcional, pois se pode optar pelo exame de todos os indivíduos que se encontram nos domicílios selecionados.

A utilização de processos de amostragem complexa implica no uso de estimadores adequados, durante a análise dos dados, para a obtenção das estimativas desejadas, e principalmente de seus intervalos de confiança. Observações feitas em conglomerados de indivíduos costumam reduzir a heterogeneidade da amostra em relação às variáveis de interesse. Portanto, é preciso ter cuidado com as medidas de variância de indicadores, tais como prevalências, médias, razões de prevalência ou de chances, derivadas de dados obtidos em estudos cuja amostra é de conglomerados, de qualquer grau de complexidade. Os algoritmos de cálculo utilizados na maioria dos aplicativos de computador que geram estatísticas, a partir de bancos de dados, supõem, *a priori*, que os dados foram coletados de uma amostra aleatória com reposição das unidades finais de observação, os indivíduos. Portanto, em uma análise rigorosa dos dados derivados de um estudo seccional de amostragem complexa, é preciso utilizar rotinas especiais de estimação e de testes de hipóteses que levem em consideração o delineamento amostral efetivamente praticado para coletar os dados do estudo. Atualmente, já são comuns os aplicativos que possuem rotinas adequadas, já preestabelecidas, para resolver alguns destes problemas, tais como R *e Stata*[23,26]. As estatísticas avançadas do *Stata* (*Survey)* têm por finalidade analisar dados oriundos de estudos seccionais complexos, com amostras simples de conglomerados ou em dois estágios, de conglomerados no primeiro estágio e de indivíduos no segundo estágio[26]. Discussões amplas sobre o efeito de delineamento, a razão entre a variância calculada de forma adequada no estudo de amostragem complexa e a que seria obtida com uma amostra aleatória simples do mesmo tamanho, podem ser vistas na literatura especializada[19].

O Estudo de Riscos Cardiovasculares em Adolescentes, Erica, cujo objetivo foi traçar o perfil de risco cardiovascular de adolescentes que estudavam em escolas públicas e privadas, utilizou um desenho de amostra complexa. A amostra foi estratificada em 32 estratos geográficos, as 27 capitais e cinco conjuntos de municípios não capital de cada uma das cinco macrorregiões brasileiras e, em cada estrato, foram selecionadas de forma sistemática, com probabilidade proporcional ao tamanho da escola, 1.251 escolas. Essa seleção levou em consideração a área, urbana ou rural, e a natureza administrativa das escolas, pública ou privada. Em um segundo estágio foram selecionadas três combinações de turnos (manhã e tarde) e anos (7º, 8º, e 9º do ensino fundamental, e 1º, 2º e 3º do ensino médio). Esse estágio foi necessário para assegurar a alocação de 2/3 da amostra para o turno da manhã, que poderia fazer exame de sangue, uma vez que o jejum de 12 horas seria necessário, e garantir a representatividade para todas as idades elegíveis. Foi selecionada uma turma dentre as existentes para cada combinação de turno/ano em cada escola. Em um terceiro estágio, todos os alunos das turmas sorteadas foram incluídos no estudo (**Figura 12.3**). A amostra final do Erica teve representatividade Nacional, Regional e de capitais[28].

Uma adaptação simplificada de um processo de amostragem de conglomerados em dois estágios foi preconizada pela Organização Mundial de Saúde, por meio do Programa Ampliado de Imunizações (PAI ou EPI, *Expanded Programme on Immunization*), para uso em condições precárias de campo, quando as informações sobre a distribuição da população, os recursos financeiros e o tempo disponível para o estudo são escassos[18]. No início, os estudos seccionais que adotaram o método proposto, e que vinham sendo realizados desde 1978, tinham por finalidade estimar coberturas vacinais em crianças nas mais variadas populações, especialmente nas mais pobres. O método original recomendava a seleção de 30 conglomerados no primeiro estágio, com probabilidades proporcionais aos tamanhos dos conglomerados, com um esquema de amostragem sistemática, e a posterior seleção de sete indivíduos, em cada conglomerado, no segundo estágio. Nos primórdios da aplicação do método, também conhecido por método de inquéritos rápidos, apenas um dos indivíduos do segundo estágio era selecionado ao acaso, sendo os restantes seis indivíduos escolhidos entre aqueles mais próximos do primeiro. Esta combinação 30 x 7 era recomendada para avaliação de atributos comuns, quando a prevalência esperada fosse maior que 50%. Já para atributos raros, com prevalência menor que 5%, era sugerida a seleção de 40 conglomerados com 100 indivíduos em cada um[8]. Várias modificações foram sendo propostas nos últimos anos, tais como a seleção aleatória nos dois estágios, tanto de conglomerados como de indivíduos, aumento no uso de conglomerados e uso de computadores de mão, entre outras[6].

A perda de informações sobre parte da amostra, independente do motivo, resulta em modificação da população de referência original. A não ser que estas perdas estejam, por sua vez, representadas naquela parte da amostra que foi efetivamente observada, os indivíduos perdidos em uma amostra representam uma fração da população sobre a qual se perde a capacidade de inferência. A substituição de indivíduos, originalmente selecionados para participar da amostra, pode parecer uma alternativa razoável para remediar perdas ou até mesmo para acelerar o processo de coleta de dados. Entretanto, mesmo que estas substituições sejam feitas de acordo com regras definidas *a priori*, tais como escolher como substituto o mais próximo à direita, no sentido horário, e assim por diante, é impossível assegurar que os substitutos representem os substituídos em relação às variáveis de interesse. Tais manobras de substituição, com regras preestabelecidas, talvez até possam obter unidades de observação alternativas que se assemelham às planejadas quanto a algumas escassas características, como o local de residência, sexo ou grupo etário. Entretanto, este tipo de técnica se assemelha com aquela utilizada em um processo de amostragem não probabilística, por quotas, no qual a conveniência dos pesquisadores de campo, e não o acaso, é um dos critérios mais importantes na escolha das unidades finais de observação. Enfim, a generalização da técnica de substituição de perdas acaba por descaracterizar a aleatoriedade da seleção dos indivíduos, fazendo com que a amostra também deixe de ser probabilística, prejudicando ou inviabilizando a inferência dos resultados.

Análise dos Resultados

Quando os dados de um estudo são coletados em questionários de papel, e precisam ser digitados, é necessário utilizar uma estratégia de conferência da digitação para identificar erros que podem ocorrer nesse processo. Um método de conferência simples consiste na chamada digitação dupla, isto é, na montagem de dois bancos de dados completos, com o mesmo conteúdo, por digitadores diferentes. Alguns programas podem ser usados para comparar os dois bancos e apontar as incoerências, que deverão ser corrigidas pela consulta aos documentos de coleta originais de "campo". Este processo se repete até que não existam mais diferenças entre os bancos de dados.

A seguir, vamos descrever sucintamente algumas estratégias de análise utilizadas com dados de estudos seccionais, de acordo com o número de variáveis envolvidas.

Análises univariadas

As análises univariadas são aquelas em que apenas o comportamento de uma variável é objeto de atenção. De acordo com o que foi visto na introdução, este tipo de análise procura descrever a distribuição de cada variável na amostra examinada, visando à referência para a população. De uma maneira geral, o comportamento de uma distribuição pode ser analisado por meio de gráficos e de estatísticas. A escolha das representações gráficas e das estatísticas está relacionada com a escala de medida da variável, se discreta ou contínua.

As distribuições de variáveis discretas com pequeno número de categorias, geralmente até dez, podem ser apresentadas em gráficos de barras ou de setores, de frequências absolutas ou relativas. As frequências relativas, ou proporções, das categorias, podem ser apresentadas em tabelas, como estatísticas, com seus respectivos desvios-padrão. Nos estudos seccionais é muito comum que a variável de interesse principal seja discreta, com apenas duas categorias, tais como presença e ausência de doença. Este tipo de variável é também chamado de dicotômica ou binária, sendo os resultados apresentados em função de uma das categorias, por meio de proporções que, no caso de um estudo seccional, são as prevalências. Cada prevalência pode ser apresentada acompanhada de seu erro-padrão, que corresponde ao desvio-padrão de sua distribuição amostral, necessário para estimar os limites de um intervalo no qual se espera que esteja contido o verdadeiro valor da prevalência na população, com um determinado grau de confiança, frequentemente de

95%. Exemplificando: no estudo seccional da Ilha do Governador, estimou-se que 24,9% dos adultos eram hipertensos[15]. Levando em consideração o delineamento complexo deste estudo, o cálculo do erro-padrão desta prevalência resultou em 1,6%, portanto, esperava-se que a verdadeira prevalência de hipertensão arterial daquela população adulta estivesse com uma probabilidade de 95%, entre os valores 21,7 e 28,1% (ver ***Capítulo 26 – Associação Estatística em Epidemiologia: Análise Bivariada***).

As variáveis discretas com muitas categorias e as contínuas podem ter suas distribuições apresentadas com gráficos como histogramas e polígonos de frequência. As estatísticas vão depender ainda de outras características destas variáveis. Por exemplo, para uma variável contínua poderá ser apresentada a média e o desvio-padrão ou o erro-padrão. Para variáveis discretas ordinais, poderão ser mais adequadas estatísticas como a mediana, e para discretas nominais, a moda.

Estas análises são as mais simples e devem obrigatoriamente preceder aquelas mais complexas que envolvam duas ou mais variáveis. Maiores detalhes podem ser vistos no ***Capítulo 20 – Análise Exploratória de Dados***.

Análises bivariadas

Análises bivariadas são aquelas que se ocupam das relações entre duas variáveis ou das distribuições conjuntas de duas variáveis. Um exemplo de relacionamento ou associação entre duas variáveis dicotômicas, uma chamada de exposição e outra de doença, foi disposto simbolicamente na Tabela 12.1. Ao discutir os usos e as limitações dos estudos seccionais, chamamos a atenção de que a análise de associação poderia ser feita pela comparação entre as prevalências de doença em expostos e não expostos. Tradicionalmente, para testar a associação estatística, isto é, de frequências entre duas variáveis dicotômicas ou mesmo categóricas, podem ser utilizados testes de hipóteses baseados na estatística de qui-quadrado (c^2).

Também podem ser criados indicadores resumidos daquela relação por meio da diferença ou da razão entre as prevalências. Assim, podem ser testadas as hipóteses de que a diferença entre as prevalências é igual a 0 ou de que a razão entre as prevalências é igual a 1. Qualquer uma destas hipóteses corresponde à de que não há associação estatística entre as variáveis exposição e doença. De qualquer modo, é sempre importante lembrar que a razão entre as prevalências não é necessariamente um estimador adequado de uma razão de riscos, sejam estes de incidências cumulativas ou de densidades de incidência, como se procura obter nos estudos longitudinais de coorte. Uma razão de riscos quantifica quantas vezes é maior o risco dos expostos em desenvolverem a doença, quando comparados com os não expostos, ao passo que uma razão de prevalências tão somente estima quantas vezes mais os expostos estão doentes quando comparados aos não expostos, na época do estudo seccional. Os motivos para estas distinções foram apresentados na discussão sobre as limitações dos estudos seccionais. A razão de prevalências (RP) para os dados simbólicos da Tabela 12.1 é obtida com:

$$RP = \frac{\frac{a}{a+b}}{\frac{c}{c+d}} = \frac{a \cdot (c+d)}{c \cdot (a+b)}$$

Para exemplificar, vamos utilizar os dados de um estudo sobre o consumo de psicofármacos na Ilha do Governador, feito em 1994[1]. A Tabela 12.2 relaciona o consumo de psicofármacos com o gênero dos indivíduos entrevistados.

Tabela 12.2 – Frequências de consumo de psicofármacos segundo o gênero, obtidas em estudo seccional na Ilha do Governador, em 1994

Gênero	Consumo de psicofármacos		Total
	Sim	Não	
Mulheres	58	813	871
Homens	18	570	588
Total	**76**	**1.383**	**1.459**

Fonte dos dados: Almeida e Coutinho, 1994[1].

A prevalência de consumo de psicofármacos entre as mulheres foi igual a 6,7% (58/871 x 100), ao passo que entre os homens foi de 3,1% (18/588 x 100). A razão de prevalências foi de 2,18 ((58/871)/(18/588)). Os limites de um intervalo de confiança de 95% desta razão de prevalências são 1,30 e 3,65, portanto é altamente improvável que o verdadeiro valor desta razão, na população, seja igual a 1, o que significaria a não existência de associação entre gênero e consumo de psicofármacos. Um teste alternativo para a hipótese nula, de que esta razão de prevalência é igual a 1 na população, revelou que o valor de c^2 calculado para a tabela é de 9,20, que está associado com uma probabilidade de ocorrência de 0,2% (também chamada de p-valor). Portanto, se o critério de rejeição daquela hipótese nula havia sido fixado previamente num máximo de 5%, a probabilidade de erro nesta rejeição é muito baixa.

Contudo, não é possível inferir diretamente que o risco de uma mulher de vir a fazer uso de psicofármacos é 2,18 vezes maior que o de um homem. Isto porque, como os dados foram obtidos em um estudo seccional, não se obtiveram informações sobre diferenciais de sobrevivência em coortes de mulheres e homens que fazem uso de psicofármacos. Sempre é possível supor que os homens usuários de psicofármacos sejam retirados da população em idades mais precoces do que as mulheres, fazendo com que seus períodos de tempo de uso de psicofármacos sejam mais curtos do que os das mulheres, reduzindo suas probabilidades de serem detectados como usuários em um momento qualquer em que se realiza um estudo seccional.

Outro indicador resumido da relação entre variáveis dicotômicas depende das chamadas chances (*odds*) de exposição entre doentes e não doentes, ou de doentes entre expostos e não expostos. Uma chance de exposição é obtida pela razão entre os expostos e os não expostos, ao passo que uma chance de doença é obtida pela razão entre doentes e não doentes. Utilizando os símbolos das Tabelas 12.3 A e B, podemos calcular a chance de exposição (A) entre os doentes com ***a/c*** e a chance de exposição entre os não doentes com ***b/d***. Da mesma maneira, a chance de doença (B) entre os expostos é calculada com ***a/b*** e a chance de doença entre os não expostos com ***c/d***. As razões entre os pares de chances fornecem um outro indicador singular resumido, da relação entre as variáveis da tabela, chamado de razão de chances (*odds ratio*).

Tabelas 12.3 – Frequências de doença e exposição para o cálculo de chances

A			B		
Chances de exposição			Chances de doença		
	Doentes	Não Doentes		Doentes	Não Doentes
Expostos	*a*	*b*	Expostos	*a*	*b*
Não expostos	*c*	*d*	Não expostos	*c*	*d*

Autoria própria.

Com os dados de um estudo seccional, como os simbolizados nas Tabelas 12.3A e B, este indicador é chamado de razão de chances prevalentes (RCP), e pode ser calculado, alternativamente, com:

$$RCP = \frac{\frac{a}{c}}{\frac{b}{d}} = \frac{\frac{a}{b}}{\frac{c}{d}} = \frac{a \cdot d}{b \cdot c}$$

(a última alternativa de cálculo esclarece por que a razão de chances é também chamada de razão dos produtos cruzados).

Utilizando ainda como exemplo os dados do estudo sobre consumo de psicofármacos[1] dispostos na Tabela 12.2, vamos substituir "doença" pelo uso de psicofármacos. A chance de ser mulher entre os consumidores de psicofármacos era de 3,22 (58/18) e entre os não consumidores era de 1,43 (813/570). Portanto, a razão de chances prevalentes foi de 2,26 ((58/18)/(813/570)). Os limites de um intervalo de confiança de 95% desta razão de chances prevalentes são 1,32 e 3,85, portanto é altamente improvável que o verdadeiro valor desta razão, na população, seja igual a 1, o que significaria a não existência de associação entre gênero e consumo de psicofármacos. O mesmo teste visto antes para testar a hipótese nula, de que a razão de prevalências é igual a 1 na população, serve para testar a hipótese nula de que a razão de chances prevalentes é igual a 1 na população de onde provém a amostra.

A interpretação desta razão de chances prevalentes é mais complexa do que a da razão de prevalências, que deve ser a preferida para expressão de resultados de estudos seccionais quando for desejada uma razão. O uso tão frequente da razão de chances se deve ao fato de que costuma se constituir na única expressão de resultado permitida em estudos caso-controle sem base populacional, isto é, que se utilizam de amostras de casos e controles, cujas frações amostrais são desconhecidas e, além do mais, não probabilísticas. Acresce ainda que vários algoritmos de cálculo relacionados com a razão de chances foram desenvolvidos e incorporados aos programas de computador que tratam bancos de dados de estudos epidemiológicos, principalmente os de caso-controle[10].

Em estudos seccionais é possível estimar a razão de chances prevalentes, porém é recomendado tomar cuidado com sua interpretação, pois ela não necessariamente estima de forma não enviesada a razão de chances que seria obtida em um estudo que incluísse os casos incidentes, como geralmente ocorre em estudos caso-controles. É possível que a doença afete o estado de exposição, de modo que uma parte dos casos incidentes expostos migre para a categoria dos não expostos, distorcendo a chance prevalente de exposição entre os doentes e consequentemente a razão de chances prevalente. Exemplificando, os indivíduos que tiveram infarto do miocárdio são aconselhados a parar de fumar, de modo que se a exposição considerada é o tabagismo, em um determinado momento em que se realiza um estudo seccional, aqueles que já se tornaram casos de infarto podem ter uma chance menor de exposição ao fumo do que a que seria obtida pelo registro da exposição próxima ou anterior ao evento da doença.

Entretanto, a razão de chances prevalentes, obtida em um estudo seccional, pode ser um estimador razoável da razão de densidades de incidência, obtida em estudos de coorte, se a duração média da doença é semelhante em expostos e não expostos e o número de casos novos e terminados se equivalem em períodos considerados de tempo, em uma população estável[16]. A razão de densidades de incidência é um bom indicador para testar associações etiológicas de doenças com fatores de risco que permanecem atuando por períodos de tempo muito prolongados. Maiores detalhes sobre estes indicadores podem ser vistos no ***Capítulo 13 – Estudos Caso-controle*** e no ***Capítulo 14 – Estudos de Coorte***.

A associação entre variáveis contínuas pode ser analisada com indicadores tais como coeficientes de correlação e de regressão. Assim, por exemplo, em um estudo seccional sobre hipertensão arterial, verificou-se que a correlação linear entre a pressão arterial sistólica e a circunferência de braço era igual 0,2486, o que significa que cerca de 6,18% ($(0,2486)^2$ x 100) da variação da sistólica eram explicados pela variação da circunferência de braço. Além disso, o coeficiente de regressão da sistólica sobre a circunferência de braço foi estimado em 0,15. Como a circunferência de braço havia sido medida em milímetros e a pressão sistólica em mmHg, aquele valor da regressão pode ser interpretado como a expressão de que o aumento de 1 centímetro na circunferência de braço era acompanhado do aumento de 1,5 mmHg na pressão sistólica.

Análises multivariadas

As análises em que mais de duas variáveis estão envolvidas são chamadas de multivariadas. Existem várias técnicas de análises multivariadas, adequadas segundo as estratégias e a escala de medida das variáveis envolvidas. Detalhes sobre algumas destas técnicas podem ser vistos em outros capítulos deste livro, como o ***Capítulo 26 – Associação Estatística em Epidemiologia: Análise Bivariada*** e o ***Capítulo 27 – Associação Estatística em Epidemiologia: Análise com Múltiplas Variáveis***. Aqui, vamos nos ocupar apenas de algumas técnicas, apropriadas para dados de estudos seccionais, que são também utilizadas na análise de estudos de caso-controle, e de coorte com tempos de acompanhamento semelhantes, procurando ressaltar suas peculiaridades. Também vamos nos limitar àquelas análises que têm por estratégia elucidar a relação entre variáveis, em que uma delas é chamada de dependente e as demais, de independentes. Supõe-se que as variações da dependente são causadas ou influenciadas pelas variações das demais, as independentes. Nos estudos seccionais, a variável dependente costuma ser o agravo ou doença, e as independentes, os fatores de exposição. Entretanto, existem técnicas de análise multivariada que suportam mais de uma variável dependente e outras que até mesmo prescindem da pressuposição da existência de uma variável dependente, sendo todas tratadas inicialmente como independentes.

É também muito frequente que numa análise multivariada de dados de um estudo seccional o interesse principal esteja na elucidação da associação de um agravo e de um fator de exposição específico, em que é necessário levar em consideração a influência exercida pelas demais variáveis independentes ou fatores de exposição sobre o agravo e o fator de exposição escolhido. Estas influências podem se traduzir por confundimento na relação de interesse principal ou em interação. Maiores detalhes sobre confundimento podem ser vistos no ***Capítulo 11 – Validade em Estudos Epidemiológicos*** mas, por enquanto, o que se pode dizer é que se trata da alteração causada por outra variável na percepção do efeito da variável de exposição sobre a dependente, o agravo ou doença, e que é constante ao longo de toda a faixa de variação desta terceira variável, chamada de variável de confundimento. Numa relação entre duas variáveis podem existir outras de confundimento. A interação se refere à modificação de efeito produzida por uma terceira variável no efeito percebido da variável de exposição sobre a dependente, na qual este efeito muda ao longo da faixa de variação da terceira variável, a modificadora[16]. Ver mais detalhes no ***Capítulo 42 – Confundimento e modificaçao de efeito.***

As técnicas multivariadas adequadas para elucidar uma associação de interesse principal entre um fator de exposição e um agravo, que pode estar sendo confundida ou modificada por outras variáveis, podem fazer uso de duas estratégias básicas de análise de dados: a estratificação ou a modelagem matemática.

• Estratificação

A estratificação consiste na análise da relação de interesse principal nas categorias de outras variáveis. Os estratos serão formados pelas categorias de outras variáveis.

Para exemplificar uma análise multivariada por estratificação, vamos utilizar os dados do estudo sobre hipertensão arterial na Ilha do Governador[15]. Naquele estudo, a amostra foi planejada para ser obtida em três grupos de renda média dos domicílios. Isto porque um dos objetivos principais daquele estudo era saber se a prevalência de hipertensão arterial (HA) estava associada com a renda média domiciliar (RMD). A RMD foi classificada em baixa, média e alta, mas, para simplificar, vamos apresentar análises que comparam o grupo de RMD baixa ao conjunto formado pelos grupos de RMD média e alta. E, como é sabido que a HA está associada com o gênero e a idade dos indivíduos, para analisar a relação entre RMD e HA é preciso considerar as distribuições de sexo e idade nos grupos de RMD. A Tabela 12.4 apresenta os resultados de uma estratégia de estratificação, de maneira resumida. Na célula inferior, à direita, que corresponde ao total geral, pode-se observar que a prevalência de HA na RMD baixa era mais elevada do que na RMD média + alta, porém a probabilidade de se rejeitar falsamente a hipótese nula, de que a diferença entre as prevalências é igual a zero na população de onde provêm os dados, é elevada, maior do que 10% (p-valor). Portanto, o resultado global indicaria que, aparentemente, a prevalência de HA não está associada com RMD.

Ao estratificar a relação entre HA e RMD segundo dois estratos de idade (de menores de 55 anos, e de 55 anos e mais) e por sexo, percebe-se, nas células internas em destaque na Tabela 12.4, que aquela associação só foi detectada nas mulheres. Nestas, os p-valores dos testes são menores que 10%, ainda que maiores que 5%, o que significa que as hipóteses de igualdade das prevalências de HA segundo RMD, nos dois grupos etários das mulheres, só poderiam ser rejeitadas caso o critério de rejeição fosse de 10%. Nos homens, as diferenças entre as prevalências de HA nos grupos de RMD não são estatisticamente significativas, portanto, as hipóteses nulas também não podem ser rejeitadas, nem com um critério mais liberal de 10%.

A comparação do sentido e da magnitude das diferenças de prevalências nos homens e nas mulheres, de acordo com os dois grupos de idade, permite também levantar a suspeita de que a associação entre HA e RMD pode estar sendo modificada pela idade, e de forma diferente em mulheres e homens. É possível testar hipóteses sobre modificação de efeito, ou seja, de interação, por meio da estratificação e estatísticas adequadas. Entretanto, para poder estratificar relações segundo uma variável contínua, como é o caso da idade, só é possível criar um número limitado de categorias que compreendem faixas de valores desta variável. No exemplo, os adultos tinham idades que variavam de 20 a mais de 80 anos, porém na análise por estratificação que apresentamos só foram criados dois estratos, com um ponto de corte situado aos 55 anos. Esta redução escalar da idade redunda em perda da sensibilidade da detecção da modificação de efeito provocada por esta variável na relação entre HA e RMD em cada sexo, como se verá a seguir.

- Análise multivariada por modelagem

A modelagem matemática consiste em submeter o conjunto dos dados a algoritmos de cálculo que estimam os chamados coeficientes de regressão, de acordo com modelos lineares ou não lineares. O modelo não linear mais popular é o logístico, de largo emprego em estudos caso-controle, mas que também pode ser usado com os dados de estudos seccionais ou de coorte com tempos de acompanhamento semelhantes, apesar de ser pouco adequado nestes estudos para avaliar interação.

Um dos modelos matemáticos de análise multivariada é conhecido como regressão linear múltipla, que pode ser descrita simbolicamente com a equação:

$$y = c + \sum_{i=1}^{k} (\beta_i \cdot \chi_i)$$

Tabela 12.4 – Prevalências de hipertensão arterial (%) em adultos da Ilha do Governador, segundo renda média domiciliar (RMD), gênero e dois estratos de idade, corrigidas de acordo com o delineamento amostral

Sexo	Renda Média Domiciliar (RMD)	Grupo etário: < 55 anos	Grupo etário: ≥ 55 anos	Total
Mulheres	Baixa	20,78	72,97	31,30
		*	*	ns
	Média + Alta	13,98	49,57	24,05
Homens	Baixa	14,55	38,19	20,16
		ns	ns	ns
	Média + Alta	20,72	32,61	24,07
Total	Baixa	18,14	56,43	26,45
		ns	ns	ns
	Média + Alta	17,01	41,98	24,06

*ns: p-valor > 10%; *: 10% > p-valor > 5%*

Fonte dos dados: Klein et al., 1995[15].

em que *y* representa a variável dependente, e x_i a i-ésima variável independente, de um conjunto de *k* variáveis. Os termos ***C***, uma constante, e $\boldsymbol{\beta}_i$, os coeficientes de regressão de um conjunto de ***k*** coeficientes, são calculados pelo algoritmo do modelo linear múltiplo. O valor de ***C*** estima o valor de ***y*** quando todas as variáveis independentes têm valor igual a zero, e cada $\boldsymbol{\beta}_i$ representa o incremento provocado em ***y*** pelo aumento de uma unidade de $\boldsymbol{x}_i$. Os incrementos podem ser positivos ou negativos. Tradicionalmente, este modelo linear múltiplo é utilizado para estimar variáveis dependentes contínuas, podendo as independentes ser contínuas, categóricas ou binárias. Entretanto, com certas restrições, é possível também construir modelos em que a variável dependente, ***y***, é binária, sendo que nestes casos se os valores das categorias de ***y*** são iguais a 1 e 0, então cada $\boldsymbol{\beta}_i$ representa o incremento proporcional da categoria representada por 1 de *y*, provocado por $\boldsymbol{x}_i$. O valor de ***y*** estimado pela substituição dos valores dos coeficientes e dos valores das variáveis corresponde à proporção esperada da categoria 1 de ***y***. Estes modelos servem também para controlar confundimento e, especialmente, para nosso propósito aqui, que é testar a existência de interação ou modificação de efeito. As interações são testadas pela inclusão no modelo de termos adicionais que consistem em $\boldsymbol{\beta}_i$ multiplicados pelo produto das variáveis isoladas que formam a interação.

Retornando ao exemplo dos dados obtidos no estudo sobre hipertensão arterial na Ilha do Governador, vamos construir dois modelos lineares múltiplos para estimar as prevalências de HA, para qualquer combinação de RMD e idade, e para testar a existência de interação entre RMD e idade em cada sexo. Os modelos serão os seguintes, um para as mulheres e outro para os homens:

$$\text{p\_Hipertensão} = \text{C} + \beta_1 \cdot \text{RMD} + \beta_2 \cdot \text{Idade} + \beta_3 \cdot \text{RMD} \cdot \text{Idade}$$

Neste modelo o último termo, $\boldsymbol{\beta}_3$, tem por finalidade testar a existência de interação ou modificação de efeito. A hipótese nula é a de que o valor deste termo é igual a zero, que só será rejeitada se o p-valor associado com a estimativa de $\boldsymbol{\beta}_3$ for menor que um determinado critério de rejeição, que pode ser arbitrado em 5%. Na Tabela 12.5 estão os resultados da aplicação de um algoritmo que obtém as estimativas dos coeficientes e seus p-valores associados. Quando a variável dependente é binária, como a de nosso exemplo, é importante escolher algoritmos adequados para a estimação dos coeficientes de uma equação de regressão linear, especialmente de seus erros amostrais. Estes algoritmos devem ser do tipo "robusto" ou indicar que a distribuição da variável dependente é binomial. A escolha do pacote estatístico utilizado para análise deve levar em consideração se seus algoritmos são capazes de incorporar todas as singularidades do desenho amostral.

Tabela 12.5 – Coeficientes de regressão linear de hipertensão arterial, segundo renda média domiciliar (RMD), idade e interação (RMD x Idade), de acordo com dois modelos independentes, para mulheres e homens (Ilha do Governador)

Gênero	Mulheres		Homens	
Variável	**Coef.**	**p-valor (%)**	**Coef.**	**p-valor (%)**
RMD[a]	−0,06486	34,3	−0,11457	19,7
Idade	0,01276	0,0	0,00565	0,0
RMD_x_Idade	0,00426	1,4	0,00211	36,1
Constante	−0,33014	0,0	−0,00511	92,8

[a] *Grupo de renda média baixa = 1; Grupo de renda média + alta = 0*

Fonte dos dados: Klein et al., 1995[15].

Na Tabela 12.5 observamos que só podemos rejeitar a hipótese nula ($\boldsymbol{\beta}_3$ = 0) no modelo das mulheres, para um critério de rejeição de p-valor menor que 5%. Portanto, podemos assumir que a idade é modificadora do efeito da RMD sobre a HA nas mulheres, mas não nos homens. A Tabela 12.4 já nos fornece pistas sobre os tipos de modificação de efeito provocada pela idade que poderiam estar ocorrendo em mulheres e homens, porém isto fica mais claro nas Figuras 12.3 e 12.4.

As Figuras 12.3 e 12.4 mostram, graficamente, as prevalências que seriam esperadas, de acordo com modelos lineares, nos dois grupos de RMD ao longo das idades observadas no estudo, em homens e mulheres, respectivamente. Assim como se havia

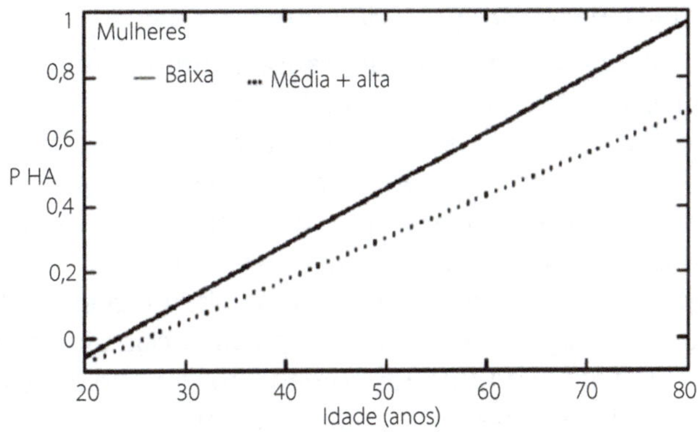

Figura 12.3 – Prevalências estimadas de hipertensão arterial em mulheres em dois grupos de renda média domiciliar, segundo a idade, de acordo com um modelo de regressão linear (Ilha do Governador). Autoria própria.

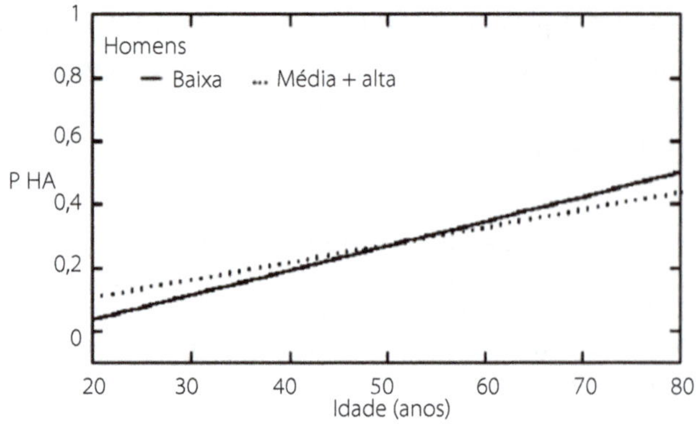

Figura 12.4 – Prevalências estimadas de hipertensão arterial em homens em dois grupos de renda média domiciliar, segundo a idade, de acordo com um modelo de regressão linear (Ilha do Governador). Autoria própria.

percebido na Tabela 12.4, os homens do grupo de RMD baixa tinham prevalências menores do que os de RMD média + alta até por volta dos 55 anos, invertendo-se a relação nos mais velhos. Este tipo de modificação de efeito é chamado de interação qualitativa, em que há inversão da relação entre agravo e fator de exposição de interesse segundo as categorias da variável modificadora. Porém, é preciso ressaltar que os resultados indicam que esta interação não é estatisticamente significativa nos homens e, portanto, podemos concluir que sua existência na população de origem dos dados é bastante improvável. Por isto, para os homens, com a finalidade de testar a associação entre HA e RMD, podemos construir, em sequência, um modelo mais simples, que exclui o termo da interação, que testa se há diferença entre as estimativas médias de HA segundo grupos de RMD, uma vez que o $\boldsymbol{\beta}_i$ correspondente representa esta diferença. Se este modelo demonstrar que também esta diferença não é significativa, podemos encerrar a análise com o modelo mais simples que só inclui a idade como variável independente. Efetivamente, no caso exemplificado, foi este último modelo que demonstrou que somente a idade estava associada com a HA entre os homens.

A idade também não causa confundimento na relação entre RMD e HA nos homens, porque não foi possível rejeitar a semelhança do coeficiente de regressão correspondente a RMD com 0 (zero) no modelo intermediário, que inclui apenas os termos isolados, RMD e idade, sem aquele que representa a interação. Isto significa que não há diferença estatisticamente significativa entre as prevalências ajustadas de HA segundo RMD nos homens, controlado o efeito da idade por regressão e, como se observou na Tabela 12.6, a diferença entre as prevalências brutas, não ajustadas, de HA segundo RMD nos homens também é estatisticamente semelhante a 0.

Na Tabela 12.5 também verificamos que podemos aceitar a existência de interação entre RMD e idade nas mulheres (p-valor < 5%). Entre estas, a modificação de efeito provocada pela idade é do tipo interação quantitativa, pois a relação entre HA e RMD tem sua magnitude modificada ao longo do espectro da idade, ainda que não haja alteração de sentido. Portanto, o modelo final para as mulheres é aquele que contém o termo de interação, e que não deve ser reduzido para modelos com menor número de variáveis. De qualquer maneira, tanto para homens como para mulheres, o melhor modelo para estimar as prevalências de HA é o chamado modelo completo, aquele que contém todas as variáveis independentes consideradas e os termos de interação correspondentes. Para exemplificar o uso preditivo da regressão linear para as mulheres, podemos calcular a prevalência de hipertensão arterial esperada de uma mulher, de RMD baixa, de 60 anos de idade, por meio de:

$$\text{p\_Hipertensão} = -0{,}33014 - 0{,}06486 \cdot 1 + 0{,}01276 \cdot 60 + 0{,}00426 \cdot 1 \cdot 60 = 0{,}6262$$

ou 62,62%

Entretanto, é neste aspecto que podemos verificar, nas mulheres, que o modelo linear múltiplo para uma variável dependente binária pode apresentar problemas sérios. Na Figura 12.3 é possível verificar que as estimativas de prevalência de HA nas mulheres de RMD média + alta são negativas abaixo de 27 anos de idade, aproximadamente, o que é evidentemente absurdo. Uma prevalência que tem as propriedades das proporções só pode variar entre 0 e 1. Na verdade, é comum que um modelo linear múltiplo com variável dependente binária e variáveis independentes contínuas apresente este tipo de predição impossível próximo aos limites da variável contínua. Este problema só é evitado em modelos lineares em que as variáveis independentes também são binárias, e que são completos, isto é, possuem todos os termos possíveis de interação entre as independentes. De qualquer maneira, para resolver problemas de estimativas de prevalências, que só podem recair entre os limites 0 e 1, é que se pode preferir um modelo multivariado não linear, como o da regressão logística.

A expressão algébrica da regressão logística múltipla é a seguinte:

$$y = \frac{1}{1 + e^{-\left(c + \sum_{i=1}^{k} (\beta_i \cdot x_i)\right)}}$$

sendo que nesta equação $\boldsymbol{y}$ é obrigatoriamente uma variável binária, enquanto as independentes, $\boldsymbol{x}_i$, podem ser binárias, de poucas categorias ou contínuas.

Portanto, em princípio, este modelo é adequado para estimativa de proporções ou prevalências. Estes modelos são muito utilizados em estudos caso-controles para estimar também razões de chances (*odds ratios*) e testar hipóteses sobre estas. Aqui, vamos tão somente comparar seus resultados com aqueles obtidos pela regressão linear múltipla. Na Tabela 12.6 estão dispostos os coeficientes, cada um com seu p-valor associado para testar a hipótese nula de igualdade do coeficiente com 0 (zero), de duas equações de regressão logística, uma para as mulheres e outra para os homens.

Tabela 12.6 – Coeficientes de regressão logística de hipertensão arterial segundo renda média domiciliar (RMD), idade e interação (RMD x Idade), de acordo com dois modelos independentes, para mulheres e homens (Ilha do Governador)

Gênero	Mulheres		Homens	
Variável	**Coef.**	**p-valor (%)**	**Coef.**	**p-valor (%)**
RMD[(a)]	−0,02489	97,3	−0,94061	14,7
Idade	0,07965	0,0	0,03077	0,0
RMD_x_Idade	0,01836	21,7	0,01662	21,1
Constante	−5,09185	0,0	−2,54450	0,0

[(a)] *Grupo de renda média baixa = 1; Grupo de renda média + alta = 0.*

Fonte dos dados: Klein et al., 1995[15].

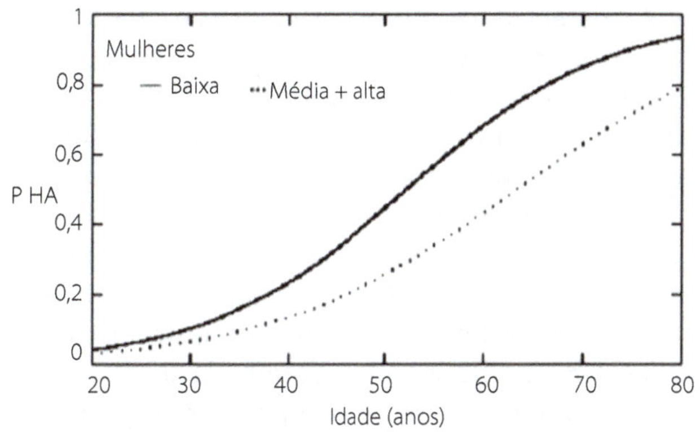

Figura 12.5 – Prevalências estimadas de hipertensão arterial em mulheres, em dois grupos de renda média domiciliar, segundo a idade, de acordo com um modelo de regressão logística (Ilha do Governador). Autoria própria.

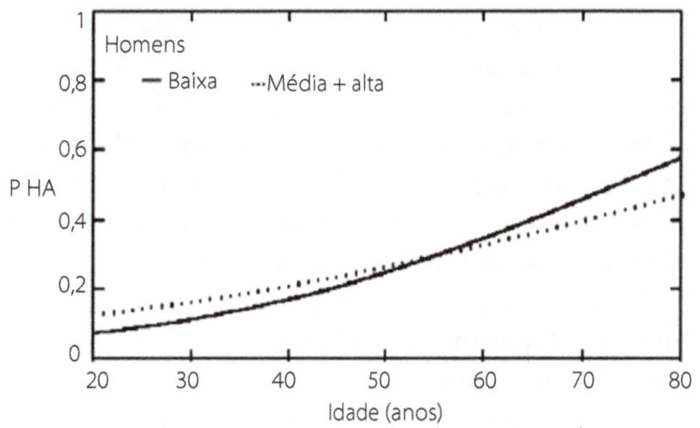

Figura 12.6 – Prevalências estimadas de hipertensão arterial em homens em dois grupos de renda média domiciliar, segundo a idade, de acordo com um modelo de regressão logística (Ilha do Governador). Fonte: autoria própria.

As Figuras 12.5 e 12.6 apresentam as estimativas das prevalências de HA nos grupos de RMD ao longo das idades, segundo dois modelos de regressão logística, um para as mulheres e outro para os homens. Nestas figuras se percebe que os limites 0 e 1 são respeitados, portanto, estes modelos de regressão são adequados para as predições de prevalência em todo o espectro de amplitude da variável contínua. Para exemplificar o uso preditivo da regressão logística nas mulheres, podemos calcular a prevalência de hipertensão arterial esperada de uma mulher, de RMD média + alta, de 30 anos de idade, por meio de:

$$p\_Hipertensão = \frac{1}{1+e^{-\left(-5{,}09185-0{,}02489\cdot(0)+0{,}07965\cdot(30)+0{,}01836\cdot(0)\cdot(30)\right)}} \cong 0{,}0649$$

ou 6,49%

(em que *e* é a base especial dos logaritmos naturais).

Entretanto, na Tabela 12.6, pode-se verificar que a existência de interação entre RMD e idade deve ser rejeitada não só para os homens como também para as mulheres, diferente do que aconteceu com a regressão linear, pelo menos com relação às mulheres. Nos modelos mais simples, que se seguem na análise excluindo o termo da interação, a RMD é reconhecida como fator associado com a HA entre as mulheres, mas não entre os homens. De qualquer maneira, o conflito entre as conclusões a respeito da existência de interação ocorre frequentemente ao se confrontarem os resultados de regressões lineares e logísticas.

A regressão linear deve ser a preferida para testar hipóteses relacionadas com a detecção de interações relevantes, para propósitos de prevenção, da combinação de fatores de exposição, mesmo quando a variável dependente é binária, desde que se escolha o algoritmo adequado para a variável dependente de distribuição binomial. A regressão linear múltipla é capaz de detectar a existência de interações, segundo modelos aditivos, enquanto a regressão logística detecta interações segundo modelos multiplicativos, que são mais restritivos do que os aditivos. A detecção de interação, segundo um modelo aditivo com modelos logísticos, exige manobras adicionais, não triviais, e nem sempre disponíveis nos programas mais utilizados.

A existência de interações aditivas é utilizada para planejar a prevenção da concomitância de fatores de exposição. Por exemplo, se for detectada uma interação aditiva entre fatores tais como hipertensão arterial e uso de anticoncepcional oral em relação a uma consequência como acidente vascular cerebral, ainda que a interação multiplicativa tenha sido rejeitada, a suspensão do uso de anticoncepcional terá um impacto maior entre as hipertensas do que entre as normotensas. Uma discussão mais detalhada sobre modelos de interação está além do escopo deste capítulo, mas pode ser vista na literatura[10,25,27].

A interpretação dos valores dos coeficientes das equações de regressão também varia segundo os modelos linear ou logístico. Na linear, os valores dos coeficientes, sem termos de interação, representam diretamente as diferenças entre as prevalências da categoria de cada variável com aquela que foi escolhida como referência. Já na logística os coeficientes devem ser operados como expoentes da constante ***e*** (base especial dos logaritmos naturais) para se obter as razões de chance em modelos sem termos de interação. Para se obter diretamente as razões de prevalências podem ser utilizados outros modelos, como regressões logarítmicas, de Poisson ou do risco proporcional de Cox. Entretanto, também estas regressões, em princípio, somente são adequadas para testar hipóteses sobre existência de interações segundo modelos multiplicativos[3].

Bibliografia Consultada

1. Almeida LM, Coutinho ESF. Consumo de Psicofármacos em uma Região Administrativa do Rio de Janeiro: A Ilha do Governador. Cadernos de Saúde Pública (Rio de Janeiro). 1994;10(1):5-16.
2. Babbie ER. Métodos de Pesquisa de Survey. Belo Horizonte: Editora UFMG; 1999.
3. Barros AJD, Hirakata VN. Alternatives for logistic regression in cross-sectional studies: an empirical comparison of models that directly estimate the prevalence ratio. BMC Medical Research Methodology. 2003; 3:21. Disponível em: <www.biomedcentral.com/1471-2288/3/21>. Acessado em:1/07/2022
4. Barros FC, Victora CG. Epidemiologia da Saúde Infantil. São Paulo: Hucitec-Unicef; 1991.
5. Bolfarine H, Bussab WO. Elementos de Amostragem. São Paulo: Editora Edgard Blücher; 2005.
6. Brogan D, Flagg EW, Deming M, Waldman R. Increasing the accuracy of the expanded programme on immunization's cluster survey design. Annals of Epidemiology. 1994; 4:302-11.
7. Cureau FV, Silva TLN, Bloch KV, Fujimori E, Belfort DR, Carvalho KMB, et al. ERICA: inatividade física no lazer em adolescentes brasileiros. Rev Saúde Pública. 2016;50(supl 1):4s.
8. Frerichs RR. Simple analytic procedures for rapid microcomputer-assisted cluster surveys in developing countries. Public Health Reports. 1989;104(1):24-35.
9. IBGE (Fundação Instituto Brasileiro de Geografia e Estatística). Disponível em: <http://www.ibge.gov.br/home/estatistica/populacao/censo2000/metodologia/>. Acessado em: 1/7/2022.
10. Kahn HA, Sempos CT. Statistical methods in epidemiology. New York: Oxford University Press; 1989.
11. Kalton G. Introduction to survey sampling. California: Sage University Paper 35, Sage Publications; 1985.
12. Kelsey JL, Whittemore AS, Evans AS, Thompson WD. Methods in observational epidemiology. 2nd ed. New York: Oxford University Press; 1996.
13. Kish L. Statistical design for research. Nova Jersey: John Wiley & Sons; 2004.
14. Kish L. Survey sampling. Nova Jersey: John Wiley & Sons; 2016.
15. Klein CH, Silva NAS, Nogueira AR, Bloch KV, Campos LHS. Hipertensão arterial na Ilha do Governador, Rio de Janeiro, Brasil. II. Prevalência. Cadernos de Saúde Pública (Rio de Janeiro). 1995;11(3):389-94.
16. Kleinbaum D, Kupper L, Morgenstern H. Epidemiologic research. California: Lifetime Learning Publications; 1982.
17. Larousse. Grande Enciclopédia Larousse Cultural. São Paulo: Editora Nova Cultural; 1998.
18. Lemeshow S, Robinson D. Surveys to measure programme coverage and impact: a review of the methodology used by the expanded programme on immunization. World Health Statistics Quarterly. 1985; (38):66-75.
19. Levy PS, Lemeshow S. Sampling for health professionals. California: Lifetime Learning Publications; 1980.
20. Brasil. Ministério da Saúde. Secretaria de Vigilância em Saúde. Departamento de Análise em Saúde e Vigilância de Doenças Não Transmissíveis. Plano de Ações Estratégicas para o Enfrentamento das Doenças Crônicas e Agravos não Transmissíveis no Brasil, 2021-2030 [recurso eletrônico] / Ministério da Saúde, Secretaria de Vigilância em Saúde, Departamento de Análise em Saúde e Vigilância de Doenças Não Transmissíveis. ⍰ Brasília: Ministério da Saúde, 2021.Modo de acesso: World Wide Web: http://bvsms.saude.gov.br/bvs/publicacoes/plano_enfrentamento_doencas_cronicas_agravos_2021_2030.pdf. Acessado em: 30/06/2022.
21. Moser CA, Kalton G. Survey methods in social investigations. Hants: Gower Publishing Co. Ltd.; 1986.
22. Noether GE. Introdução à estatística: uma abordagem não paramétrica. Rio de Janeiro: Editora Guanabara Dois; 1983.

23. R Core Team (2015). R: A language and environment for statistical computing. R Foundation for Statistical Computing, Vienna, Austria. Disponível em: <https://www.R-project.org/>. Acessado em:1/07/2022

24. Rothman KJ, Greenland S, Lash TL. Modern epidemiology. 3rd ed. Philadelphia: Lippincott, Williams & Wilkins; 2013.

25. Rothman KJ, Greenland S, Walker AM. Concepts of interaction. American Journal of Epidemiology. 1980;112(4):467-70.

26. Stata Corporation: Stata, Version 14. Texas: Stata Press, Stata Corporation; 2015.

27. Szklo M, Nieto FJ. Epidemiology – Beyond the Basics. 3rd ed. Massachusetts: Johns & Bartlett Publishers; 2012.

28. Vasconcellos MTLS, Nascimento PL, Szklo M, et al. Sampling design for the Study of Cardiovascular Risks in Adolescents (ERICA). Cadernos de Saúde Pública. 2015;31(5):921-930.

Capítulo

13 Estudos Caso-Controle

Laura C. Rodrigues
Guilherme Loureiro Werneck

Princípios Básicos

Um estudo caso-controle é um tipo de estudo observacional que se inicia com a seleção de um grupo de pessoas portadoras de uma doença ou condição específica (*casos*), e outro grupo de pessoas que não padecem dessa doença ou condição (*controles*). O propósito desse estudo é identificar características (*exposições ou fatores de risco ou proteção*) que ocorrem em maior (*ou menor*) frequência entre casos em relação aos controles. No contexto de um estudo caso-controle, a proporção de expostos a um fator de risco é avaliada nos dois grupos e comparada. Se a proporção de expostos ao fator é maior entre casos do que entre controles, então é possível que esta exposição esteja relacionada a um aumento do risco para a doença em questão. Por outro lado, se esta proporção é menor entre casos, então a exposição sob estudo pode ser considerada um *fator protetor.* A Figura 13.1 mostra a estrutura básica do desenho de um estudo caso-controle.

Com frequência é útil, ao planejar um estudo caso-controle, tentar identificar a população que produziu os casos e concebê-la como uma coorte (real ou imaginária) à qual o estudo caso-controle corresponde. Esta população que deu origem aos casos é, por vezes, chamada de "base populacional". Em um estudo de coorte existem pessoas na população de estudo que são expostas, e pessoas que não são expostas aos fatores que se suspeita estarem relacionados à ocorrência de doença. Nos estudos caso-controle, controles são selecionados para estimar a frequência da exposição nesta população que produziu os casos. Neste sentido, nos estudos caso-controle os controles podem ser vistos como uma amostra da base populacional que deu origem aos casos.

Em um estudo de coorte conduzido em uma população fechada (Tabela 13.1), o número de casos expostos (a) e não expostos (c), e o número de pessoas expostas (P_1) e não expostas (P_0), são conhecidos, então o risco em expostos (a/P_1) e o risco em não expostos (c/P_0) também são conhecidos, e a razão de riscos (RR) pode ser diretamente calculada da seguinte maneira: $(a/P_1)/(c/P_0)$. Outra medida que pode ser extraída de coortes é a *razão de chances de doença*, ou *odds ratio* (OR). Isto é, a chance de doença (casos/não casos) na população exposta (a/b), dividida pela chance de doença (casos/não casos) na população não exposta (c/d), isto é, (a/b)/(c/d) ou, simplesmente, ad/bc. Observe que $P_1/P_0 \approx (b)/(d)$, se tanto (a) e (c) (casos expostos e não

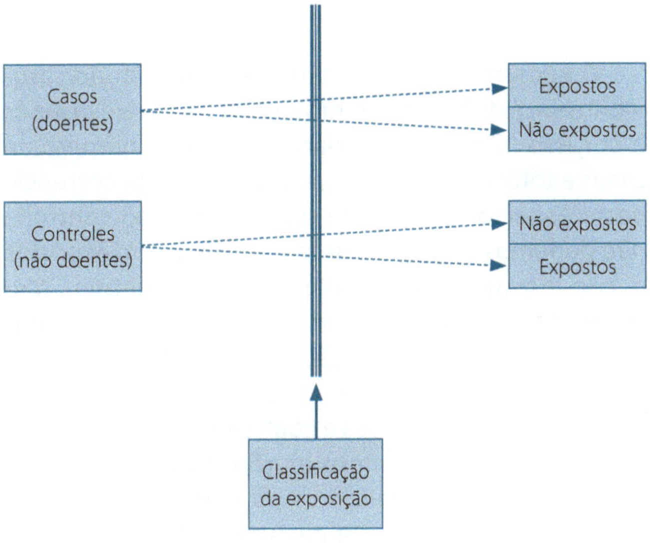

Figura 13.1 – Estrutura básica de um estudo caso-controle.

expostos, respectivamente) ocorrem raramente na base populacional, afetando pouco a magnitude de P_1 e P_0. Em geral, se a incidência da doença na base populacional é menor do que 10%, esta aproximação tende a funcionar, e a razão de chances (ad/bc) é semelhante à razão de riscos $(a/P_1)/(c/P_0)$.

Tabela 13.1 – Apresentação dos dados de um estudo de coorte em que a exposição é dicotômica

	Casos	Não casos	Total	
Expostos	a	b	$a + b = P_1$	$RR = \dfrac{\frac{a}{P_1}}{\frac{c}{P_0}}$
Não expostos	c	d	$c + d = P_0$	
Total	a + c	b + d	$T = P_1 + P_0$	

Agora, vamos imaginar um estudo caso-controle realizado com esta coorte (Tabela 13.2). Na opção mais simples nós selecionamos, para constituir o grupo de casos, todos os casos que surgiram de dentro da coorte, e como controles uma amostra da população que não desenvolveu a doença de interesse durante o período de duração do estudo de coorte. Neste estudo caso-controle, as únicas medidas que nós temos disponíveis são as proporções de pessoas expostas entre os casos e entre os controles. Não temos informação sobre o número de pessoas expostas (P_1) e não expostas (P_0) na população que deu origem aos casos.

Tabela 13.2 – Apresentação dos dados de um estudo caso-controle em que a exposição é dicotômica

	Casos	Controles	
Expostos	a	$f.P_1 = b$	$RR = \dfrac{\frac{a}{?}}{\frac{c}{?}}$
Não expostos	c	$f.P_0 = d$	
Total	a + c	b + d	

O número de casos e controles, num estudo caso-controle, é definido arbitrariamente pelo investigador e por isso não reflete a relação real entre número de casos e total de pessoas na população. Em decorrência deste aspecto do desenho de estudos caso-controle, não podemos calcular os riscos de doença em expostos e não expostos e, por conseguinte, também não podemos calcular a razão de riscos diretamente. Por este motivo, a apresentação de dados tabulares nos estudos caso-controle não deveria incluir uma coluna de "total", somando casos e controles: a soma de casos e controles não tem interpretação, e uma decisão de selecionar por exemplo dois ou três controles para cada caso, em vez de apenas um controle por caso, muda os valores nesta coluna. Os controles são apenas uma amostra da população que produziu os casos selecionada com base numa fração amostral (*f*), que é a proporção da população selecionada como controle no estudo em questão. Quando não há viés de seleção, a fração amostral é a mesma para controles expostos e não expostos, de modo que $b/d = f.P_1/f.P_{0 = P1}/P_0$, ou seja, a razão entre controles expostos e não expostos (b/d) fornece uma boa estimativa da razão entre população exposta e não exposta (P_1/P_0).

Tradicionalmente, em estudos caso-controle, os casos são comparados aos controles com respeito à frequência de exposição por meio de uma medida de associação denominada *razão de chances de exposição,* que é a medida de quanto a exposição é mais frequente em casos do que em controles. A razão de chances de exposição é a chance de exposição entre casos (a/c) dividida pela chance de exposição entre controles (b/d). Isto é numericamente igual à *razão de chances de doença* em expostos e não expostos, que, como vimos anteriormente, pode ser calculada em estudos de coorte (e também em estudos de caso-controle!), e que numericamente se aproxima da razão de riscos em doenças raras. Vejamos:

$$\text{Caso} - \text{controle} \rightarrow \frac{\frac{a}{c}}{\frac{b}{d}} = \frac{\frac{a}{b}}{\frac{c}{d}}$$

$$\text{Coorte} \rightarrow \frac{\frac{a}{b}}{\frac{c}{d}} = \frac{\frac{a}{P_1}}{\frac{c}{P_0}}$$

(se a doença é rara)

Pode-se perceber que a razão de chance de doença e a razão de chance de exposição são numericamente similares à razão de riscos quando a doença é rara. A razão de chances (*odds ratio*) tende sempre a exagerar o efeito que seria estimado por meio do risco relativo, porém esta distorção é de pequena monta quando a premissa de raridade de doença é cumprida.

Estudos Caso-Controle e Raridade da Doença

Ainda que tenha perdurado durante anos como uma regra geral, o princípio clássico de que dos estudos caso-controle provêm estimativas válidas do risco relativo apenas quando a doença sob estudo é rara, refere-se a uma situação bem específica. A aplicação deste princípio se dá em um tipo especial de caso-controle no qual casos e controles são selecionados *após* o término do período de risco. Como exemplo, toma-se um estudo caso-controle sobre a associação entre tabagismo materno e ocorrência de asma entre crianças de 6 a 12 anos de idade realizado no ano de 2010 em uma determinada cidade. Se o grupo de casos é formado pela totalidade de casos de asma ocorridos durante o ano de 2010 e o grupo-controle por crianças sem asma selecionadas após o término do período de estudo (p. ex., em janeiro de 2011), então a premissa de raridade de doença é necessária para que a razão de chances seja um bom estimador da razão de riscos.

Entretanto, uma concepção mais geral de estudos caso-controle mostra que a exigência da raridade de doença não é necessária para que a razão de chances seja um bom estimador do risco relativo. Este "novo olhar" (inicialmente explicitado na década de 1970 por Olli Miettinen e discutido por Laura Rodrigues em 1992) considera que para todo estudo caso-controle existe uma coorte subjacente (imaginária ou concreta) composta pela população de indivíduos de onde os casos se originaram ("base populacional"). Isto será discutido em maior detalhe na seção final deste capítulo.

Definição e Seleção dos Casos

No processo de definição e seleção de casos para um estudo caso-controle é importante ter critérios claros para definir a doença, a sua gravidade, e se serão incluídos casos incidentes (casos novos) ou casos prevalentes. O estudo é mais fácil de conduzir e analisar quando a fonte inclui todos os casos em uma população claramente definida, de modo que a coorte correspondente seja de fácil identificação. Por exemplo, todos os casos de uma doença que se apresentam a uma rede de centros de saúde, entre membros de um sindicato, funcionários públicos, ou mesmo todos os casos em hospitais de uma cidade. Entretanto, isto não é sempre possível.

Definição de caso (definição do desfecho de interesse)

Critérios acurados para a definição de caso são essenciais em estudos caso-controle. Em geral, os critérios podem ser baseados em achados laboratoriais, p. ex., tipo histológico de câncer, ou podem ser definidos clinicamente, p. ex., um ou mais episódios de depressão nos últimos 5 anos em pessoas entre 20-65 anos de idade. Neste caso, uma definição clara e padronizada de "depressão" deve ser utilizada.

Gravidade da Doença

O estudo caso-controle vai medir a associação entre o fator de risco (ou proteção) e a doença conforme ela for enunciada na definição de caso. Fatores de risco podem variar para os diferentes graus de gravidade de uma doença. Neste sentido, torna-se importante considerar se o evento de interesse é definido em termos de, por exemplo, morbidade, mortalidade, infecção, sequela etc. Por exemplo, se o interesse é na investigação do papel protetor da vacina para sarampo contra casos graves, é melhor fazer um estudo de casos de sarampo hospitalizados do que um estudo com casos de sarampo que ocorrem na comunidade.

Casos Incidentes *Versus* Casos Prevalentes

Uma questão importante a ser considerada é se serão incluídos no estudo casos *prevalentes* ou casos *incidentes*. Casos incidentes são casos novos que surgem dentro de um período fixo de tempo, enquanto casos prevalentes são os indivíduos com a doença em questão em um determinado momento no tempo. Casos prevalentes incluem pacientes que podem estar doentes em longo tempo, e usualmente excluem casos que já morreram, ou se recuperaram, e podem ser diferentes em termos do seu perfil de exposição, quando comparados com casos incidentes. Três pontos importantes devem ser considerados: casos prevalentes ainda estão vivos, ainda estão doentes (e, portanto, o grupo inclui uma proporção maior de casos com doença de longa duração), e podem ter modificado seus hábitos (ou "exposições") *por causa* da doença. Quando casos prevalentes são utilizados, os primeiros dois pontos levam à identificação de fatores de risco para a doença, mas também de fatores, que, embora não relacionados à etiologia, têm associação com o tempo de duração da doença. O último ponto pode levar a erro na avaliação da informação sobre o verdadeiro nível de exposição ao qual o caso estava submetido antes de desenvolver a doença.

Fontes de Seleção de Casos

Quais casos serão recrutados para um determinado estudo é um aspecto que precisa ser cuidadosamente considerado. As fontes dos casos podem ser unidades de atenção à saúde (hospitais, centros de saúde, ambulatórios), sistemas de informação em saúde (notificações de doenças infecciosas, registro de câncer), ou mesmo a busca dos casos que ocorrem na comunidade, podendo eles ter ou não procurado um serviço de saúde. O grupo de casos pode ser composto por pacientes que procuram um determinado hospital e cumprem os critérios para definição de caso, p. ex., todos os recém-nascidos de baixo peso da maternidade Carmela Dutra ocorridos entre 2005-2012, ou todos os casos de sarampo diagnosticados em centros de saúde na rede de centros de saúde na cidade de Santo André/SP. Alternativamente, a fonte de casos pode ser a própria comunidade, sendo retirados de uma população definida durante um período fixo de tempo, p. ex., todos os casos de diarreia identificados pelo estudo em uma comunidade durante 1 ano. Comunidade neste caso não precisa ser uma área geográfica: pode ser a rede escolar, uma fábrica etc. É comum pensar que se os casos forem selecionados em unidades de saúde, os controles também devem ser selecionados em unidades de saúde. Isto é uma falácia. Independentemente da fonte de casos, a melhor fonte de controles é aquela que permite selecionar um grupo-controle que corresponda a uma amostra representativa da população que produziu os casos. Em geral, em estudos de base hospitalar a identificação da coorte correspondente é um ponto crítico, qual seja, é difícil delimitar a base populacional que deu origem a estes casos e, por conseguinte, proceder a uma seleção apropriada de controles. Para identificar esta base populacional deve-se considerar como os casos escolhidos se relacionam a todos os casos que preenchem os critérios utilizados para a definição de caso, mas por vários motivos não foram incluídos no estudo devido a recusas ou a diferenças no acesso a serviços de saúde, na sobrevivência de pacientes e nos sistemas de referências para hospitais especializados.

Toda vez que a definição de caso depende de um procedimento diagnóstico que não é realizado frequentemente, a população que produziu os casos é a população de pessoas que teria utilizado este procedimento se tivesse apresentado os sintomas. Por exemplo, em estudos para investigar a relação entre dieta e colelitíase, se a definição de caso depende da realização de exames invasivos como a colangiografia venosa, é possível que somente um subgrupo dos casos com sintomatologia mais leve seja diagnosticado, justamente aqueles indivíduos com maior acesso à atenção médica. Se o acesso a este tipo de serviços de saúde depende do nível socioeconômico da população (o que, por sua vez, afeta os hábitos alimentares das pessoas), os controles apropriados devem representar as pessoas do mesmo nível socioeconômico, e com mesmo acesso a este nível de atenção ofertada aos casos.

Definição e Seleção de Controles

Definição de Controles

Controles devem preencher os mesmos critérios utilizados para a definição de caso, exceção feita aos critérios relacionados à definição da doença a ser estudada. Por exemplo, se os casos são mulheres de 14 a 44 anos de idade com artrite reumatoide, então os controles devem ser selecionados, em princípio, dentre mulheres com a mesma idade sem a doença em questão. Este é um critério prático e operacionalmente útil, mas nada impede que controles que representem bem a distribuição da exposição na base populacional tenham características demográficas diferentes das dos casos.

O número de casos e controles não precisa ser igual, mas aumentar o número de controles a mais do que quatro controles para um caso não eleva substancialmente o poder do estudo. Se o número de casos não for limitado, é melhor aumentar o número de casos mantendo a relação de um caso para cada controle.

Seleção de Controles e Viés de Seleção

O grupo de controles deve ser composto por uma amostra representativa da população que deu origem aos casos no que diz respeito à distribuição da exposição de interesse. Quando os controles não são representativos da base populacional que produziu os casos, o *viés de seleção* é introduzido no estudo.

Uma forma de avaliar a possibilidade de viés de seleção é definir a coorte (real ou imaginária) que subjaz ao estudo caso-controle e considerar se os controles selecionados seriam uma amostra representativa desta coorte. Outra maneira é checar se estes controles seriam selecionados como casos neste estudo se eles viessem a desenvolver a doença sob estudo.

É fundamental garantir que o processo de seleção seja independente do *status* de exposição dos controles. Isto é, controles não devem ser selecionados com maior ou menor frequência em função do nível de exposição que apresentem, mas devem simplesmente prover informação acerca da distribuição da exposição na base populacional que deu origem aos casos.

Se os casos são selecionados como uma amostra de todos os casos (ou mesmo a totalidade dos casos) incidentes numa população definida durante um determinado período de tempo, então os controles devem ser selecionados para representar esta população. Esta população pode, mas não precisa, ser geograficamente definida. Fontes de populações definidas incluem muitos tipos de listagens: crianças registradas em centros de saúde ou escolas, adultos registrados em clubes, associações, sindicatos; listas de endereços, listas de habitações do censo, até mesmo listas telefônicas. Se os casos fazem parte desta população definida (e você pode resolver excluir do seu estudo os casos que não fazem parte desta população), os controles devem ser uma amostra representativa desta população. Por exemplo, se a população de estudo for definida como a população com telefone em casa, os casos sem telefone são excluídos, e os controles poderão ser selecionados através de procedimentos aleatórios de amostragem via ramal telefônico. Se o prefixo telefônico corresponder a regiões específicas, então é possível identificar os prefixos correspondentes à área geográfica da população que se quer amostrar, e aleatoriamente selecionar os números restantes. Assim, sem ter a necessidade de ir ao local, pode-se travar um primeiro contato com os potenciais controles, explicar os objetivos da investigação, garantir a participação e agendar local e hora para a entrevista. Este procedimento é útil em regiões onde a cobertura telefônica é alta.

Se os casos são recrutados a partir de uma lista de admissões hospitalares, mas este hospital cobre todos os casos da doença em questão (no nível de gravidade especificado na definição de casos do estudo) que ocorrem em uma população definida, então, de novo, os controles devem ser amostrados a partir desta população. Em ambas as situações fica razoavelmente clara qual a base populacional de onde os casos surgiram, e, portanto, de onde os controles devem ser selecionados. Idealmente, uma amostra probabilística (p. ex., amostra aleatória simples) desta população poderia ser utilizada para selecionar controles, porém nem sempre isto é factível devido à ausência de listas completas dos moradores da região, e também por questões de custo. Alternativas incluem amostras em múltiplos estágios, baseadas em setores censitários.

Uma opção alternativa é selecionar controles que moram na mesma vizinhança dos casos, definindo a população-base como os moradores da vizinhança dos casos. Nesta situação, para cada caso seleciona-se um (ou mais) controle(s) que mora(m) em residências localizadas a uma certa distância e direção da moradia do doente. Este procedimento diminui os custos do processo de seleção, mas pode ser ineficiente, pois invariavelmente existirão habitações vazias (pessoas trabalhando ou na escola) e/ou vizinhos não dispostos a colaborar, sobretudo em decorrência do aumento da violência nas áreas urbanas. Uma opção alternativa é solicitar ao caso o nome de uma pessoa (melhor amigo, parente, vizinho etc.) para ser entrevistada como controle. Provavelmente o nível de colaboração será maior, mas controles obtidos desta forma tendem a ser mais similares aos casos em termos demográficos e sociais, o que poderia levar a discrepâncias entre a distribuição da exposição que se pretende estimar (a da população que originou os casos) e aquela que efetivamente este tipo de controle oferece.

Existem situações em que não se consegue definir claramente qual a base populacional que deu origem aos casos, em especial quando estes são selecionados em um determinado hospital, tornando a escolha dos controles um procedimento pouco óbvio. As diretrizes são, como sempre, tentar imaginar a população-base – qual é a população de onde estes casos estão se originando? Em geral, isto depende da natureza da doença ou condição sob estudo. Se existe algum mecanismo de seleção para os indivíduos que são atendidos neste hospital ou clínica — p. ex.: em áreas rurais, casos hospitalizados são indivíduos que desenvolveram doenças dentre uma população que consiste em pessoas que têm acesso à assistência médica —, então os controles devem ser selecionados dentre pessoas que dariam entrada neste hospital caso viessem a desenvolver qualquer doença de gravidade semelhante àquela definida para casos.

Esta definição pode incluir também pacientes hospitalizados no passado ou no presente. A escolha de controles "hospitalares" adequados é um desafio e deve-se tomar cuidado redobrado para evitar o viés de seleção. Pessoas hospitalizadas são pessoas doentes e têm maior tendência a terem sido expostas com maior frequência a uma série de fatores adversos, quando comparadas à população geral.

É surpreendentemente simples escolher de forma inadvertida um grupo-controle que tenha uma prevalência de exposição mais alta, ou mais baixa, quando comparado com a população que deu origem aos casos. Por exemplo, em um estudo para investigar o papel do álcool no desenvolvimento do câncer de mama, o uso de controles oriundos do serviço de emergência do mesmo hospital em que os casos foram selecionados pode induzir a um viés de seleção, porque este grupo de pacientes sabidamente consome mais álcool do que a população em geral. Então, a seleção de controles "hospitalares" deve ser precedida de uma cuidadosa avaliação de qual(is) doença(s) são ou não sabidamente relacionadas com a exposição que o estudo deseja investigar. Por exemplo, ao estudar o papel do tabagismo no câncer de pulmão, não seria indicado selecionar como controles pacientes portadores de doença pulmonar obstrutiva crônica, pois estes sabidamente têm um excesso de exposição ao tabaco quando comparados com a população que deu origem aos casos. Se insistíssemos em selecionar controles deste tipo, é possível que o estudo fosse incapaz de detectar a associação entre fumo e câncer de pulmão, um exemplo clássico de viés de seleção. Em geral, é preferível incluir no grupo-controle pacientes com uma grande variedade de doenças, as quais se imagina não serem relacionadas com a exposição em questão.

Uma alternativa comum é a utilização de dois ou mais tipos de grupos-controle, mas esta estratégia também pode provocar problemas: o uso de dois grupos controle pode gerar resultados diferentes, levando a situações nem sempre de fácil interpretação. Por exemplo, em um estudo sobre o efeito potencial da radiação no desenvolvimento de leucemia em crianças, os casos foram selecionados dentre aqueles indivíduos com leucemia linfoide aguda que deram entrada no hospital X e dois grupos-controle foram selecionados dentre pacientes que também deram entrada neste hospital: 1. controles com câncer de cérebro e; 2. controles com traumatismos diversos. Os resultados do estudo foram discrepantes, tendo sido identificada associação entre radiação e leucemia apenas quando os casos foram comparados ao segundo grupo-controle. Qual a explicação para os resultados? Será que a radiação também é um fator de risco para câncer de cérebro? Será que as mães das crianças com câncer cerebral se lembram mais das exposições pré-natais à radiação do que as crianças com traumatismos? Será que o grupo-controle com traumatismo estaria por alguma razão menos exposto à radiação do que a população-base que originou os casos de leucemia?

Mais rara, porém possível, é a introdução de viés na seleção de casos. Isto acontece quando casos expostos têm maior chance de serem selecionados para o estudo do que casos não expostos (ou o oposto). Uma área onde isto foi descrito é no estudo de reações adversas a vacinas. Um outro exemplo onde esta possibilidade foi discutida é a controvérsia relativa à interpretação dos resultados de vários estudos caso-controle conduzidos no início dos anos 1970 para investigar a associação entre estrogênio artificial e o risco de câncer de endométrio. Alguns desses estudos encontraram uma forte associação (OR = 9) para câncer de endométrio entre mulheres que haviam tomado estrogênio. Entretanto, Horowitz e Feinstein argumentaram que um sério viés de seleção poderia explicar estes achados. Estes autores ponderaram o seguinte:

- estrogênio artificial causa sangramento uterino, a despeito da presença ou não de câncer de endométrio;
- este sintoma (sangramento uterino) conduziria a mulher a um exame ginecológico;
- uma investigação ginecológica revelaria a presença de câncer de endométrio, que de outra forma poderia passar despercebido;
- consequentemente, a taxa de detecção de câncer de endométrio seria maior entre mulheres que tivessem tomado estrogênio do que entre mulheres que não tivessem tomado. Ou seja, o processo de inclusão de casos no estudo seria função da exposição, gerando, portanto, um viés de seleção que resultaria numa superestimação do risco relativo.

Este argumento foi questionado por diversos autores. O principal contra-argumento era de que, ainda que a administração de estrogênio tornasse mais precoce o diagnóstico, seria esperado que os cânceres de endométrio (não *in situ*) fossem, quase invariavelmente, progredir a ponto de causar sintomas que levariam ao diagnóstico.

Como se pode ver, a escolha de um grupo-controle adequado é a parte mais difícil na elaboração de um estudo caso-controle. O principal lema a considerar é: controles existem para representar a distribuição da exposição na população de onde os casos se originaram.

Aferição da Exposição e Viés de Informação

Dados sobre exposição podem ser coletados de várias maneiras: por meio de entrevistas pessoais, por telefone ou através de questionários enviados pelo correio; pelo exame de registros médicos ou ocupacionais; ou a partir de amostras de material biológico (p. ex.: sangue ou outros tecidos). A questão fundamental é garantir que a informação coletada seja acurada e não influenciada pelo fato de o indivíduo ser um caso ou um controle. Pelo simples fato de que em estudos caso-controle os indivíduos são selecionados com base no *status* de doença, estes estudos são particularmente vulneráveis ao viés de informação, isto é, o fato de o indivíduo ter ou não a doença sob estudo pode influenciar a captação correta da informação sobre se a pessoa foi ou não exposta ao fator de interesse. Isto é particularmente verdadeiro quando a informação sobre exposição depende da memória dos participantes do estudo. É preciso considerar também que casos e controles podem ser mais ou menos motivados para participar do estudo e podem diferir na qualidade da informação que deles provêm, em especial no que diz respeito a questões "delicadas" (p. ex.: acerca de práticas sexuais, violência familiar, renda, aborto prévio etc.). Em estudos caso-controle é sempre melhor, quando possível, obter informação a partir da revisão de registros criados antes de a doença ter sido diagnosticada por pesquisadores que ignoram o *status* de caso ou controle da pessoa cujo registro está sendo revisto.

Viés do Respondente

Viés do respondente refere-se à situação em que a informação sobre exposição *fornecida pelos participantes do estudo* difere em função de ser ele um caso ou um controle. Um exemplo é o *viés de memória:* ser doente pode influenciar as respostas dadas a certas questões. Um exemplo clássico é o de mães de crianças nascidas com malformação congênita. Estas mães tendem a se lembrar mais acerca do uso de medicações durante a gravidez do que as mães cujos filhos nasceram sem malformação. O viés do respondente pode ser minimizado à medida que os participantes do estudo desconhecem as hipóteses sob investigação. Viés de memória é raro em exposições que não dependem de julgamento subjetivo ("quantos filhos vivos você tem") e é evitado por obtenção da informação de registros anteriores ao diagnóstico. Sempre que possível, deve-se garantir que casos e controles tenham o mesmo incentivo para recordar eventos passados, e sejam entrevistados em locais semelhantes, usando o mesmo questionário.

Viés do Observador

Viés do observador refere-se à situação na qual o processo *de obtenção da informação pelo investigador* difere se o informante é um caso ou um controle. É plausível que, à medida que o entrevistador conheça o *status* de caso ou controle e a hipótese sob estudo, ele tenda, em situações limítrofes (p. ex.: participante relata que fuma ocasionalmente, apenas em situações sociais), a classificar os casos como expostos (*i. e.*, são tabagistas) e os controles como não expostos (*i. e.*, não são tabagistas) apenas porque ele "crê" na hipótese do estudo de que tabagismo é fator de risco para câncer de bexiga. Outra maneira pela qual o investigador pode introduzir viés é entrevistando diferentemente os casos e controles. Por exemplo, o investigador pode aceitar uma resposta relatando não exposição do controle, mas insistir com os casos ("tem certeza que você nunca fumou? Nunca mesmo, nem muito tempo atrás..."). Idealmente, o entrevistador deve desconhecer as hipóteses sob estudo e também desconhecer quem é caso e quem é controle. Em situações reais é muito difícil alcançar uma situação como esta, e os entrevistadores devem ser treinados extensivamente para realizar uma coleta de dados não enviesada. A informação deve ser coletada de uma maneira objetiva e o mesmo tipo de formulário e questionário, tipo e local de entrevista, utilizados para casos e para controles.

Pareamento em Estudos Caso-Controle

Pareamento em estudos caso-controle se refere ao procedimento pelo qual, para cada caso selecionado, são recrutados um ou mais controles idênticos com relação a certas características outras que não o fator sob investigação. Embora controles existam para representar a população que produziu os casos, pareamento é uma maneira de garantir que o grupo de casos e controles venha de uma população semelhante também em termos de certas variáveis. Variáveis demográficas, como idade e sexo, são comumente utilizadas no pareamento, mas pode-se parear por outras variáveis como local de residência, nível socioeconômico ou paridade da mãe. A decisão sobre parear ou não, e a escolha das variáveis a serem utilizadas no pareamento, deve ser feita considerando as características de cada estudo. As variáveis a serem utilizadas no pareamento são aquelas suspeitas de serem variáveis de confusão (também denominadas variáveis de confundimento): o pareamento tem como objetivo torná-las equitativamente distribuídas entre casos e controles, desfazendo a associação entre a variável de confusão e a doença (nem todas as variáveis de confusão devem ser pareadas – isto será discutido mais adiante). Em um estudo sobre a relação entre consumo de álcool na gravidez e baixo peso ao nascer, por exemplo, o tabagismo da mãe foi considerado um importante fator de confusão. Neste contexto, pareamento levaria a que para cada caso (filho de baixo peso) cuja mãe tivesse fumado na gravidez, um controle seria selecionado cuja mãe também tivesse fumado (ou, mais precisamente, fumado uma quantidade semelhante) durante a gravidez; e para cada caso cuja mãe era não fumante, seria recrutado um controle cuja mãe também não tivesse fumado durante a gravidez.

Entretanto, ao contrário do que se observa em estudos de coorte, o pareamento em estudos caso-controle não leva diretamente ao controle do confundimento. Isto se dá porque, em estudos de coorte, o pareamento opera apenas na relação exposição-confundimento, já que a doença ainda está por ocorrer. Em outras palavras, num estudo de coorte o pareamento faz com que a coorte exposta e a coorte não exposta sejam comparáveis em relação à frequência do fator de confusão; e a diferença na ocorrência da doença é atribuível à presença da exposição. Em estudos caso-controle, o pareamento torna casos e controles semelhantes em relação à frequência da variável de confusão. Mas como casos e controles podem ter uma frequência diferente de exposição, o pareamento leva a uma distribuição alterada da frequência de exposição entre controles. Em suma, em um estudo caso-controle, o pareamento opera na relação doença-confundimento-exposição e, portanto, requer que a comparação de frequência de exposição se dê dentro de cada par de caso e controle. Se isto não for feito, e na medida em que a variável de pareamento é de fato uma variável de confusão, a associação sob estudo é alterada em direção ao valor nulo (não associação), já que torna semelhante a frequência da exposição em casos e controles. Este viés em direção ao valor nulo é imposto pelo pareamento e só pode ser corrigido mediante o uso de uma análise pareada. Portanto, é fundamental notar que, toda vez que o estudo caso-controle for pareado, a análise também tem que ser pareada, comparando a frequência de exposição dentro de cada par.

Existem outras maneiras de se controlar para fatores de confusão em estudos caso-controle (p. ex.: restrição, estratificação e modelos de regressão), mas o pareamento para variáveis que são confundidoras pode aumentar muito o poder do estudo, em especial quando a variável de confusão está fortemente associada à doença. Portanto, o objetivo principal do pareamento em estudos caso-controle é evitar a situação de confusão e aumentar a eficiência do estudo. Por exemplo, num estudo de câncer, devido à força de uma associação entre câncer e idade, se não houver pareamento por idade, a maioria dos casos tenderia a ser de idosos e a maioria dos controles, de jovens (refletindo a estrutura etária da população!).

Pareamento para variáveis que não são confundidoras diminui o poder do estudo, em especial quando esta variável é somente associada à exposição ou é uma variável intermediária (ou interveniente) quando se considera a relação entre a exposição e doença, qual seja, uma variável que é determinada pela exposição e, por sua vez, causa a doença.

Finalmente, pareamento pode ser útil para controlar o efeito de variáveis de confusão que são difíceis de especificar e quantificar. Ao utilizar no pareamento variáveis como vizinhança, ser amigo/nomeado pelo caso, ser sócio do mesmo clube, membro da família etc., casos e controles tenderiam a ser mais semelhantes no que diz respeito a fatores tais como nível socioeconômico, exposições ambientais, facilidades de acesso a serviços de saúde, hábitos de vida, fatores genéticos etc. A desvantagem de pareamento por variáveis confundidoras não bem definidas é justamente criar a situação em que não sabemos exatamente o que está sendo controlado.

Pareamento por frequência

Uma alternativa ao pareamento individual é o pareamento por frequência. Nesta abordagem, uma vez escolhida a variável a ser pareada, o processo de recrutamento dos participantes é conduzido monitorando-se o número de casos e controles em cada estrato da variável de pareamento, garantindo que haja a mesma proporção de controles e casos nos estratos. Por exemplo, em um estudo em que se decida parear por sexo, ao fim de cada semana os pesquisadores determinam qual é a proporção de homens entre os casos e entre os controles. Se esta proporção não é a mesma, na semana seguinte recrutam-se mais controles do sexo sub-representado. O pareamento por frequência requer análise estratificada, e não pareada (**Quadro 13.1**).

Quadro 13.1. Vantagens e desvantagens do pareamento em estudos caso-controle

Vantagens do pareamento

- Quando a variável a ser utilizada no pareamento é um forte fator de confusão, o pareamento aumenta a eficiência do estudo e, portanto, diminui o tamanho da amostra necessária. Particularmente útil em estudos pequenos sobre doenças raras em que existem muitas variáveis de confusão.
- Permite o controle de variáveis que são difíceis de medir (como o "estilo de vida", perfil genético etc.). Isto é possível quando se usa para o pareamento variáveis como vizinhança, ser amigo ou membro da família.
- O conceito de pareamento, uma vez entendido, é simples e faz sentido, é convincente e mais fácil de ser explicado a um leigo do que, por exemplo, estratégias baseadas em modelos de regressão logística.
- Uma vez pareado (e feita a análise pareada) pode-se "esquecer" esta variável de confusão (mas não completamente, pois há sempre a possibilidade de confundimento residual).

Desvantagens do pareamento

- Pode ser difícil, caro e demorado encontrar controles com as características necessárias para serem pareados a cada caso. Isto piora à medida que aumenta o número de variáveis a serem usadas no pareamento. Por exemplo, parear por idade, classe social, número de filhos e hábito de fumar simultaneamente pode ser extremamente difícil. É recomendado não usar mais de três variáveis no pareamento.
- Uma vez que uma variável é usada no pareamento, não é possível investigar a associação dela com a doença estudada.
- Para possibilitar a seleção de um controle pareado, normalmente é necessário entrevistar o caso antes do controle para classificá-lo quanto à variável de confusão, aumentando o risco de viés. E, dependendo da variável de pareamento, pode ser preciso entrevistar os controles potenciais (às vezes muitos), para obter informação sobre as variáveis usadas no pareamento e, finalmente, selecionar os controles a serem incluídos no estudo.
- A apresentação dos dados é mais difícil e a interpretação, menos evidente.
- Para controlar por outras variáveis de confusão é necessário o uso de regressão logística condicional, já que o controle para estas variáveis adicionais não pode ser feito via estratificação na análise pareada.

Superpareamento (*overmatching*) ou pareamento excessivo pode ocorrer quando a variável utilizada para pareamento fizer parte do processo causal, localizando-se entre a exposição e a doença (variável intermediária ou interveniente) ou, simplesmente, quando a variável confundidora estiver associada muito fortemente à exposição (de forma que o pareamento se aproxima de um pareamento pela exposição). O superpareamento tem o efeito de diminuir muito o poder do estudo ou mesmo, em casos extremos, enviesar o resultado em direção ao valor nulo, mesmo quando a análise é pareada.

Análise

A principal medida de associação estimada em estudos caso-controle é a razão de chances (*odds ratio* — OR). A razão de chances é uma medida da força da associação entre a exposição e a doença sob estudo. Uma razão de *chances* (OR) de 3, por exemplo, significa que a exposição ao fator sob estudo aumenta em três vezes a *chance* de adoecer. Por outro lado, uma razão de chances de 0,5 significa que a chance de doença cai pela metade quando pessoas estão expostas ao fator sob estudo, neste caso denominado fator de proteção. Uma razão de chances igual a 1 significa que não existe associação entre a exposição e a doença. Ainda que inadequada, é comum a utilização do termo *risco relativo* para denominar genericamente as medidas de associação do tipo razão mais utilizadas em epidemiologia (*i. e.,* a razão de riscos, a razão de taxas e a razão de chances). Neste sentido é que se diz que a razão de chances (OR) *estima* o risco relativo, quando na verdade ela pode ser um bom estimador para a razão de taxas e razão de riscos, para apenas uma delas, ou ainda, para nenhuma das duas medidas.

É importante salientar que, quando uma associação é encontrada, o investigador deve sempre considerar a possibilidade de este resultado ter ocorrido apenas devido ao acaso, viés de seleção, viés de informação ou controle incompleto das variáveis de confusão (confundimento residual).

Também existe a possibilidade de que a exposição seja *resultado* da doença (causalidade reversa). Por exemplo, se uma associação entre dieta e câncer de estômago é encontrada em um estudo caso-controle, existe a possibilidade de que a dieta não seja a causa, mas uma *consequência* do câncer, ou seja, após o diagnóstico do câncer a pessoa modificou seus hábitos alimentares devido à doença.

A razão de chances é calculada de maneiras diferentes em estudos pareados e não pareados, estratificados e usando regressão logística.

Análise de estudos de caso-controle não pareados

Em estudos não pareados, o número de casos e controles expostos ou não ao fator sob investigação pode ser apresentado em uma tabela 2 x 2, como na Tabela 13.3.

Tabela 13.3 – Apresentação dos dados de um estudo caso-controle não pareado no qual a exposição é dicotômica

	Casos	Controles	Total
Expostos	a	b	a + b
Não expostos	c	d	c + d
Total	a + c	b + d	n

Como visto previamente, a *razão de chances* (*odds ratio*) é calculada através da *chance de exposição* (*odds of exposure*) entre casos (a/c), dividida pela *chance de exposição* (*odds of exposure*) entre controles (b/d):

$$OR = \frac{a/c}{b/d} = \frac{a \times d}{b \times c}$$

Quando o estudo é apropriadamente desenhado, esta medida estima o *risco relativo.*

Testes de significância estatística e intervalos de confiança para a razão de chances

Estudos com exposição dicotômica e sem estratificação

Para testar a hipótese nula H_0: OR = 1 (isto é, a hipótese de que não existe associação entre a doença e o fator estudado), pode-se utilizar o teste de χ^2 (qui-quadrado) com um grau de liberdade para tabelas 2 x 2 (ver detalhes sobre o qui-quadrado no ***Capítulo ? – Probabilidade e Modelos de Probabilidade em Epidemiologia***), da seguinte maneira:

$$\chi^2 = \frac{(ad - bc)^2 \times n}{(a+b)\times(c+d)\times(a+c)\times(b+d)}$$

Este teste funciona bem nas situações em que a amostra é grande (em especial quando o número esperado de ocorrências em cada uma das caselas da tabela é maior que 5). Quando esta premissa não é verdadeira, então testes exatos ou corrigidos (p. ex., o teste com correção de continuidade de Yates) devem ser utilizados.

Um intervalo de 95% de confiança aproximado para a razão de chances (OR) pode ser calculado utilizando-se o método de Wolf, como a seguir:

$$\ln(\mathrm{OR}) \pm 1{,}96\sqrt{\left(\frac{1}{a}+\frac{1}{b}+\frac{1}{c}+\frac{1}{d}\right)}$$

$$\textit{Limite inferior}: OR \times e^{\left[-1{,}96\sqrt{\left(\frac{1}{a}+\frac{1}{b}+\frac{1}{c}+\frac{1}{d}\right)}\right]}$$

$$\textit{Limite superior}: OR \times e^{\left[+1{,}96\sqrt{\left(\frac{1}{a}+\frac{1}{b}+\frac{1}{c}+\frac{1}{d}\right)}\right]}$$

Estudos com mais de um nível de exposição e sem estratificação

Quando há mais de um nível de exposição (p. ex., não fumantes, fumantes e ex-fumantes; não vacinados, vacinados com uma dose, vacinados com duas doses etc.), cada nível de exposição é comparado com o nível não exposto.

Uma tabela com mais de dois níveis de exposição seria apresentada conforme descrito na Tabela 13.4.

Tabela 13.4 – Apresentação dos dados de um estudo caso-controle não pareado no qual a exposição tem mais de duas categorias

	Casos	Controles	Total
Expostos (Nível mais alto de exposição – Nível 1)	a	b	a + b
Expostos (Nível mais baixo de exposição – Nível 2)	c	d	c + d
Não expostos	e	f	e + f
Total	a + c + e	b + d + f	n

Para o nível de exposição 1, assumir $n_1 = a + b + e + f$:

$$OR = \frac{a/e}{b/f} = \frac{a \times f}{b \times e}$$

$$\chi^2 = \frac{(af - be)^2 \times n_1}{(a+b)\times(e+f)\times(a+e)\times(b+f)}$$

Para o nível de exposição 2, assumir $n_2 = c + d + e + f$:

$$OR = \frac{c/e}{d/f} = \frac{c \times f}{d \times e}$$

$$\chi^2 = \frac{(cf - de)^2 \times n_2}{(c+d)\times(e+f)\times(c+e)\times(d+f)}$$

Estudos com Estratificação para Variáveis de Confusão

Estudos caso-controle pareados individualmente não podem ser estratificados. Estudos pareados por frequência devem ser analisados usando estratificação pelas variáveis usadas no pareamento de frequência. Estudos não pareados e pareados por frequência podem usar estratificação para o controle do confundimento. Na estratificação, casos e controles são separados em estratos de acordo com níveis de variáveis de confusão e a análise (cálculo de razão de chances, χ^2 e intervalos de confiança) é realizada separadamente para cada estrato. Se a razão de chances for semelhante nos estratos, uma "medida resumo" única pode ser produzida, que é uma média ponderada da razão de chances nos estratos, e então um intervalo de confiança é calculado para esta medida sumária. Esta medida resumo é dita a razão de chances "controlada" ou "ajustada" para a variável de confusão (*odds ratio* de Mantel Haenszel).

Na situação mais simples, em que a variável de exposição é dicotômica e existe apenas uma variável de confusão também dicotômica, a análise estratificada se resume a duas tabelas. A Tabela 13.5 apresenta um exemplo de estratificação em um estudo caso-controle para investigar o papel do uso de contraceptivos na ocorrência de infarto do miocárdio. O *status* de exposição, neste caso, é definido segundo o uso ou não de contraceptivo oral, casos são pessoas com diagnóstico de primeiro infarto de miocárdio, controles são pessoas sem história de infarto e oriundas da mesma base populacional que deu origem aos casos, e a idade foi considerada um importante fator de confusão.

Tabela 13.5 – Apresentação dos dados de um estudo caso-controle no qual a exposição é dicotômica e realiza-se a estratificação por uma variável de confusão também dicotômica

	Estrato 1 (i = 1) Idade = 30-39 anos			Estrato 2 (i = 2) Idade = 40-49 anos		
	Casos	Controles	Total	Casos	Controles	Total
Expostos	13	59	72	12	14	26
Não expostos	45	720	765	158	663	821
Total	58	779	837	170	677	847

Com base nesta tabela pode-se calcular duas razões de chances (OR_1 e OR_2), uma para cada estrato de idade:

$$OR_1 = \frac{13 \times 720}{59 \times 45} = 3{,}53$$

$$OR_2 = \frac{12 \times 663}{14 \times 158} = 3{,}60$$

Na medida em que as duas razões de chance (OR_1 e OR_2) são similares, faz sentido estimar uma medida de associação que resuma os achados das duas tabelas. Esta medida é denominada *odds ratio* de Mantel Haenszel (OR_{MH}). Vale ressaltar que existem testes estatísticos que podem ser aplicados para a avaliação da hipótese de que estas medidas estratificadas sejam ou não similares, como por exemplo o teste de Woolf para avaliar a homogeneidade das OR através de diferentes estratos. Se OR_1 e OR_2 são diferentes, então estamos frente a um fenômeno denominado *modificação de efeito* (muitas vezes também denominado de *interação*) e não faz sentido calcular a OR_{MH}.

A OR_{MH} nada mais é do que uma média ponderada da razão de chances nos estratos. No exemplo anterior a OR_{MH} pode ser calculada conforme descrito a seguir:

$$OR_{MH} = \frac{\Sigma\left[(a_i \times d_i)/n_i\right]}{\Sigma\left[(b_i \times c_i)/n_i\right]} = \frac{\left[(13\times 720)/837\right]+\left[(12\times 663)/847\right]}{\left[(59\times 45)/837\right]+\left[(14\times 158)/847\right]} = 3,56$$

Pois bem, neste exemplo, a OR_{MH} é uma medida resumo da associação entre uso de contraceptivo oral e infarto do miocárdio, controlando para o potencial efeito de confundimento da idade. Mas idade é mesmo uma variável de confundimento nesta situação? A maneira operacional mais simples de avaliar esta questão é comparando a OR_{MH} com a OR não ajustada (OR_{na}), ou seja, aquele que obteríamos em uma tabela 2 x 2 simples, apenas com a exposição e o desfecho, sem levar em consideração a possível variável de confusão.

No exemplo anterior, OR_{na} = [(13 + 12) x (720 + 663)] / [(59 + 14) x (45 + 158)] = 2,33, valor bem menor do que a OR_{MH}. Pela definição operacional de confundimento, toda a vez que $OR_{na} \neq OR_{MH}$ há confundimento e a medida de associação que deve ser utilizada é aquela ajustada para o efeito do confundimento, ou seja, OR_{MH}. Como mencionado anteriormente, é importante notar que nem toda diferença entre OR_{na} e OR_{MH} indica situação de confusão, já que pequenas diferenças podem ocorrer apenas em função de variação aleatória. É também comum utilizar critérios que incorporam a magnitude da diferença, por exemplo, somente uma razão entre OR_{MH} e OR_{na} superior a 10% seria considerada indicativa de confundimento.

Dito isto, torna-se necessário testar a hipótese nula de que OR_{MH} = 1 por meio de testes de significância e intervalos de confiança. O cálculo manual de intervalos de confiança para a OR_{MH} é bastante complicado e não será apresentado. O teste de χ^2_{MH} (qui-quadrado de Mantel-Haenszel) pode ser calculado para o exemplo anterior, conforme descrito a seguir:

$$\chi^2_{MH} = \frac{\{\Sigma(O_i - E_i)\}^2}{\Sigma V_i} = \frac{\left\{\left[13-\left(72\times\frac{58}{837}\right)\right]+\left[12-\left(26\times\frac{170}{847}\right)\right]\right\}^2}{[(72\times765\times58\times779)/(837)^2(836)]+[(26\times821\times170\times677)/(847)^2(846)]} = 26,37$$

Onde

$$O_i = a_i;\quad E_i = \frac{[(a_i+b_i)\times(a_i+c_i)]}{n_i};\ V_i = [(a_i+b_i)\times(a_i+c_i)\times(b_i+d_i)\times(c_i+d_i)]/[(n_i)^2\times(n_i-1)]$$

i = índice para cada estrato, neste exemplo $i = 1,2$

Análise de Estudos Caso-controle Pareados Individualmente

Se o estudo é pareado, torna-se necessário realizar uma análise pareada de cunho um pouco mais complexo, tendo em vista o número de pares concordantes e discordantes no que diz respeito à exposição. Por exemplo, um par em que o caso é exposto, mas o controle é não exposto (ou vice-versa) é denominado "par discordante". Um "par concordante" é aquele em que tanto o caso como o controle têm o mesmo nível de exposição. A Tabela 13.6 mostra como são construídas tabelas 2 x 2 para apresentação destes dados:

Tabela 13.6 – Apresentação dos dados de um estudo caso-controle pareado individualmente

	Controle exposto	Controle não exposto
Caso exposto	a	b
Caso não exposto	c	d

Nessa tabela, a soma a + b + c + d é o número total de pares formados por casos e controles. Em estudos pareados, os únicos pares cuja informação é relevante para a estimativa da OR são os chamados pares discordantes em relação à presença da exposição (na Tabela 13.6, os pares das caselas b e c). Quanto maior for o número de pares discordantes em que o caso é exposto e o controle não, comparado ao número de pares discordantes em que o controle é exposto, mas o caso não, maior será a OR para a exposição investigada. Esta relação é sintetizada pela fórmula:

$$OR_p = \frac{b}{c}$$

Para testar a hipótese nula H_0: OR_p = 1 (isto é, a hipótese de que não existe associação entre a doença e o fator estudado) pode-se utilizar o teste de $\chi^2_{McNemar}$ (teste de McNemar), da seguinte maneira:

$$\chi^2_{McNemar} = \frac{(|b-c|-1)^2}{(b+c)}$$

Um intervalo de 95% de confiança aproximado pode ser calculado utilizando-se o método a seguir:

$$\ln\left(OR_p\right) \pm 1{,}96\sqrt{\left(\frac{1}{b}+\frac{1}{c}\right)}$$

$$Limite\ inferior: OR_p \times e^{\left[-1{,}96\sqrt{\left(\frac{1}{b}+\frac{1}{c}\right)}\right]}$$

$$Limite\ superior: OR_p \times e^{\left[+1{,}96\sqrt{\left(\frac{1}{b}+\frac{1}{c}\right)}\right]}$$

Ajuste para Múltiplas Variáveis de Confusão com Regressão Logística

A regressão logística é um modelo estatístico comumente utilizado para estimar a magnitude da associação (OR) entre um fator de risco e uma doença (ou evento) de interesse, após ajustar simultaneamente para o efeito de variáveis de confusão. Em geral, o uso da regressão logística está indicado quando o desfecho de interesse é dicotômico (p. ex.: doente *vs.* não doente), multicategórico (p. ex.: doente, infectado sem sintomas ou sinais clínicos, não infectado), ou ordinal (p. ex.: não doente, doente oligossintomático, doentes graves e óbitos).

Este modelo é uma variante de uma equação de regressão linear múltipla em que o logaritmo neperiano (ln) da *odds* (chance) de adoecer (variável dependente) é expresso como uma função de uma série de variáveis independentes (fatores de risco). Os coeficientes obtidos por meio de regressão logística indicam o efeito de um fator específico sobre o logaritmo da *odds* de adoecer quando todas as outras variáveis são mantidas constantes. A razão de *odds* (razão de chances ou *odds ratio*) para o fator em questão corresponde ao antilogaritmo desse coeficiente e reflete a magnitude da associação investigada após controlar simultaneamente por um número variado de fatores de confusão.

Regressão logística pode ser usada em estudos pareados (regressão logística condicional) e não pareados (regressão logística não condicional). As desvantagens da regressão logística são, além da necessidade de um computador com programas estatísticos adequados, como em todo modelo, a necessidade de se assumir que os dados têm certas características, por exemplo, que o risco associado com cada variável é multiplicativo e constante em todos os estratos das variáveis que estão sendo controladas e que o logaritmo da chance de adoecer aumenta linearmente com a intensidade da exposição à variável. É possível, no entanto, modificar o modelo para acomodar violações nestas premissas, embora com frequência os modelos sejam usados sem essas adaptações.

Outra desvantagem do uso de regressão logística é a não visualização dos dados, o que limita a habilidade de julgar a validade das conclusões apresentadas no estudo. O uso de regressão logística deve ser precedido, ou usado em paralelo, de métodos pertinentes mais simples que permitam explorar e familiarizar o investigador e o leitor com os dados existentes.

Frações Atribuíveis em Estudos Caso-Controle

Em estudos caso-controle não é possível a estimativa direta das taxas de incidência para as diferentes categorias de exposição ou para a população como um todo, a não ser que se tenham informações sobre a fração de amostragem para casos e controles (em outras palavras, sobre o número de pessoas na população que produziu os casos, e a proporção de todos os casos da população que foi incluída no estudo). Do mesmo modo, também não é possível calcular os riscos (taxas) atribuíveis entre expostos ou para a população total (ver ***Capítulo 10 – Medidas de Associação e Medidas de Impacto***). Entretanto, é possível calcular as frações atribuíveis nos expostos e na população.

A fração atribuível nos expostos (FAE) é calculada da seguinte maneira:

$$FAE = \frac{OR - 1}{OR}$$

A fração atribuível na população (FAP) pode ser calculada de duas formas:

$$FAP = \frac{\pi \times \left(OR - 1\right)}{OR}$$

$$FAP = \frac{P \times \left(OR - 1\right)}{P \times \left(OR - 1\right) + 1}$$

Onde π é a proporção de expostos entre os casos e P é a proporção de expostos na base populacional, ou seja, entre os controles (desde que os controles sejam representativos da população em termos de idade, sexo etc.).

Um "Novo Olhar" sobre a Premissa da Raridade da Doença e a Seleção de Controles

Retomamos aqui a discussão iniciada anteriormente sobre o fato de que a seleção apropriada de controles permite a estimativa do risco relativo (tanto da razão de taxas quanto da razão de incidência) mesmo em doenças comuns.

Este "novo olhar" considera que para todo estudo caso-controle existe uma coorte subjacente (imaginária ou concreta) composta pela população de indivíduos de onde os casos se originaram ("base populacional").

Estudos caso-controle podem ser conduzidos nas situações em que a coorte subjacente é do tipo fechada. Em estudos de coorte com populações fechadas, a medida de associação de maior interesse é a razão de riscos (risco relativo), ainda que a razão de taxas possa ser calculada. Nesta situação também se pode aplicar a ideia de que o estudo caso-controle nada mais é do que uma estratégia eficiente de amostragem da base populacional.

Vamos imaginar primeiro uma coorte fechada, em que a base populacional é definida em um momento e seguida ao longo do tempo para detecção da ocorrência de novos casos, e o cálculo das incidências acumuladas (riscos) de acordo com níveis de exposição leva diretamente à estimativa de riscos relativos. Imaginemos que, após o término do seguimento, alguns investigadores desejam avaliar a associação entre o nível de prostaglandina sérica medida no início do estudo e a ocorrência de infarto do miocárdio ao final de 10 anos de seguimento. Imaginemos, também, que este exame laboratorial não foi realizado na época do recrutamento da coorte, porém existem amostras de sangue estocadas. Uma solução seria pegar as amostras sanguíneas de todos os membros da coorte e realizar o exame requerido para o estudo. No entanto, este pode ser um exame muito caro e inviável de ser realizado em todos os indivíduos. Uma alternativa é realizar um estudo caso-controle que se origina dentro da coorte. Todos os casos que ocorreram ao longo dos 10 anos são selecionados e, após a realização dos exames para mensuração dos níveis de prostaglandina sérica nas amostras de sangue estocadas, irão prover informação sobre a chance de exposição entre casos (a/c). A seguir, amostra-se também uma fração dos indivíduos que estavam presentes no início da coorte (controles). Estes irão prover informação sobre a chance de exposição (b/d) na base populacional que deu origem aos casos. A razão de chances de exposição nesta situação é um estimador da razão de riscos, sem que se necessite da premissa de raridade de doença. Vale notar que entre controles assim selecionados é possível que existam indivíduos que se tornaram casos, mas isto não é um problema, pois também em estudos da coorte o denominador do risco inclui pessoas que eram livres de doença no início do estudo e vieram a se tornar doentes posteriormente. Este subtipo de estudo caso-controle é também denominado "caso-base". Nesta situação controles são selecionados para representar a população sob risco no início do período de interesse.

Controles também poderiam ser selecionados dentre os membros da coorte (correspondente ao estudo caso-controle) que estão livres de doença no momento em que cada caso ocorre. Nesta situação os controles são selecionados para representar o conjunto das pessoas-tempo na coorte subjacente ao estudo caso-controle. Os controles são pareados aos casos no que diz respeito ao tempo de seguimento: cada controle representa a população em risco no momento em que o caso ao qual ele está pareado foi diagnosticado. Neste subtipo de estudo caso-controle, também chamado "caso-coorte", a *odds ratio* é um estimador da razão de taxas de incidência sem qualquer premissa acerca da raridade de doença.

Vamos agora considerar uma população dinâmica, em estado de equilíbrio (*steady state*), composta por mulheres acima de 50 anos e residentes de uma cidade em particular. Durante um período de 5 anos a composição da população se modifica com a entrada de novas mulheres em decorrência de imigração ou por completarem 50 anos. Também se modifica pela saída de mulheres em decorrência de morte ou emigração. No cômputo geral o tamanho total e a estrutura demográfica da população não mudam. Ao longo destes 5 anos pode ser identificado o total de casos de fraturas de colo de fêmur ocorridas em mulheres acima de 50 anos que usavam ou não terapia de reposição hormonal (fator de exposição). Também se pode calcular o total de pessoas-tempo para as mulheres expostas (P_1) e não expostas (P_0) à terapia hormonal. A medida de efeito de interesse neste caso é a razão de taxas. Vejamos como uma simples reexpressão algébrica da razão de taxas de incidência (RTI), em geral a medida de associação de interesse em estudos de coorte com população dinâmica, pode auxiliar a compreender esta visão:

$$RTI = \frac{\frac{a}{P_1}}{\frac{c}{P_0}} = \frac{\frac{a}{c}}{\frac{P_1}{P_0}}$$

A razão (a/c) é denominada de chance de exposição (*exposure odds*) entre os casos e é observada diretamente tanto em estudos de coorte quanto em estudos caso-controle. Em estudos caso-controle a razão de taxas não pode ser calculada diretamente porque a chance de exposição na base populacional (P_1/P_0) não é observada. No entanto, P_1/P_0 pode ser estimada através da razão entre indivíduos expostos e não expostos sob risco de adoecer que existem na base populacional de onde os casos se originaram. Amostrando-se indivíduos durante o período em que os casos foram identificados, está se levando em consideração não apenas seus números relativos, mas também a duração do tempo que eles passaram no estado de exposto ou não exposto (isto é, pessoa-tempo na base populacional). Então, em um estudo caso-controle, os controles passam a ser vistos como um grupo de pessoas em que o *status* de exposição provê informação acerca da distribuição da exposição na base populacional que deu origem aos casos. Neste caso, a OR é um estimador da razão de taxas de incidência sem levar em conta a premissa de raridade de doença. Objetivamente, em todas estas situações e sem levar em conta a raridade da doença, a razão entre controles expostos e controles não expostos (b/d), também denominada de chance de exposição entre controles, é uma estimativa de (P_1/P_0), sejam P_1 e P_0 indivíduos originários de uma coorte fechada, ou pessoa-tempo despendido na base populacional (coorte aberta).

Uma Nota sobre Desenhos de Estudo *Case-Crossover* e *Test-negative*

O estudo de *case-crossover* é uma variante do estudo de caso-controle (Quadro 13.2) desenvolvida para situações específicas em que o risco de um determinado desfecho é aumentado apenas em um tempo breve após a exposição. É um desenho útil para avaliar exposições que variam com o tempo para uma mesma pessoa e cujo efeito é de curta duração e aparecimento abrupto.

No estudo *case-crossover*, casos servem como os seus próprios controles, ou seja, a mesma pessoa é selecionada como caso e como controle. Por conseguinte, todos os indivíduos do estudo (casos e controles) são casos. Controles são concebidos como amostras do tempo de experiência dos casos antes de desenvolverem a doença. Nessa configuração, compara-se a frequência de exposição durante o "período de risco" (imediatamente prévio à ocorrência da doença ou agravo) com a de um "período-controle" (quando a pessoa não estava doente) de mesma duração.

Como os casos servem como seus próprios controles, este desenho tem as vantagens de eliminação de situação de confusão por características como gênero e raça e eliminação de vieses resultantes da seleção de controles não representativos da base populacional de onde surgiram os casos.

Os estudos caso-controle de teste negativo (*Test-negative case-control studies*) se tornaram populares com a multiplicação de estudos de avaliação de efetividade (no "mundo real") das vacina contra COVID-19. Em desenhos caso-controle para esta finalidade, costuma-se exigir o resultado positivo de um teste diagnóstico como critério para a inclusão de casos no estudo (p. ex., ter resultado positivo em um teste molecular, como RT-PCR). Nesta situação, a seleção de controles aletoriamente da população que deu origem aos casos sem levar em consideração a realização de um teste pode levar à viés de seleção. Isto ocorre porque a realização da testagem é influenciada por vários motivos, dentre eles, a presença de sintomas, o acesso ao teste e a motivação do indivíduo para a procura de cuidados em saúde (*health-seeking behavior*). Assim, existiria uma inerente falta de comparabilidade entre as populações que realizaram ou não a testagem. O estudo caso-controle de teste negativo busca minimizar tal problema por meio da exigência de que os controles sejam selecionados apenas dentre os indivíduos que tenham realizado o teste, mas que tenham tido um resultado negativo. Embora tal estratégia seja interessante para fins de validade interna, pode-se questionar até que ponto um estudo restrito a indivíduos que realizaram o teste permite a extrapolação das estimativas de efetividade vacinal para toda a população, independente dela ter tido ou não acesso à testagem.

Quadro 13.2. Vantagens e limitações de estudos caso-controle

Vantagens

- Relativamente barato (apenas uma amostra da coorte subjacente, os controles, é necessária para se obter informação sobre a distribuição da exposição na base populacional).
- Permite a investigação simultânea de uma maior variedade de possíveis fatores de risco.
- Útil para o estudo de doenças raras (de novo porque apenas uma amostra da coorte subjacente, os controles, é necessária para se obter informação sobre a distribuição da exposição na base populacional).
- Porque o tamanho da amostra é geralmente menor do que em estudos de coorte, pode-se empregar exames e/ou testes caros e/ou laboriosos para determinar a exposição.
- Relativamente rápido (não há a necessidade de se esperar pelo desenvolvimento da doença, na medida em que os indivíduos são selecionados com base no status de doença).
- É relativamente mais rápido, é mais fácil controlar a consistência das técnicas de mensuração.

Limitações

- Mais suscetível a vieses de seleção (porque necessita selecionar controles que sejam representativos da população que deu origem aos casos).
- Mais suscetível a vieses de informação (na medida em que o status de exposição é determinado após o diagnóstico da doença).
- Dificuldades para assegurar a correta sequência de eventos.
- Inadequado para a investigação de exposições raras, a não ser que o risco atribuído à exposição na população de estudo seja muito alto.
- Não é possível obter estimativas de incidência da doença (a não ser que o tamanho da população que produz os casos seja conhecido).

Bibliografia Consultada

- Berkson J. Limitation of the application of the fourfold analysis to hospital data. Biometrics Bulletin. 1946;2:47-53.
- Breslow N, Day N. Statistical Methods in Cancer Research. Vol. I. The analysis of case-control studies. Lyon: International Agency for Research on Cancer; 1980.
- Dean NE, Hogan JW, Schnitzer ME. Covid-19 Vaccine Effectiveness and the Test-Negative Design. N Engl J Med. 2021 Oct 7;385(15):1431-1433.
- Gordis L. Epidemiology. 4th ed. Philadelphia: Saunders/ Elsevier; 2009.
- Hennekens CH, Buring JE. Epidemiology in Medicine. Boston: Little Brown & Co.; 1987. p. 132-52.
- Horowitz RI, Feinstein AR. alternative analytic methods for case control studies of oestrogens and endometrial cancer. N Engl J Med. 1978;289:1089-1094.
- Kleinbaum DG, Kupper LL, Morgenstern H. Epidemiologic Research. New York: Van Nostrand Reinhold; 1982.
- MacMahon B, Trichopoulos D. Epidemiology: principles and methods. 2nd ed. Boston: Little, Brown & Co.; 1996.
- Miettinen O. Estimability and estimation in case-referent studies. Am J Epidemiol. 1976;103:226-235.
- Rodrigues L, Kirkwood BR. Case-control designs in the study of common diseases: updates on the demise of the rare disease assumption and the choice of sampling scheme for controls. Int J Epidemiol. 1990;19:205-13.
- Rodrigues LC, Smith PG. Case control approach to vaccine evaluation: efficacy and adverse reactions. Epidemiological Rev. 1999;21:56-72.
- Rosner B. Fundamental of Biostatistics. 8th ed. Boston: Cengage; 2016.
- Rothman KJ. Epidemiology: an introduction. 2nd ed. Oxford: Oxford University Press; 2012.
- Rothman KJ, Greenland S. Modern Epidemiology. 2nd ed. Philadelphia: Lippincott-Raven; 1998.
- Sackett DL. Bias in analytical research. J Chron Dis. 1979;32:51-63.
- Schlesselman JJ. Case-control studies – design, conduct, analysis. Oxford: Oxford University Press; 1982.
- Szklo M, Javier Nieto F. Epidemiology: beyond the basics. Massachusetts: Jones & Bartlett; Burlington; 2019.
- Wacholder S, Boivin JF. External comparisons with the case-cohort design. Am J Epidemiol. 1986;73:1-11.
- Walker AM. Observation and Inference. Epidemiology Resources Inc. Newton Lower Falls; 1991.

Capítulo

Estudos de Coorte

14

Iná S. Santos
Alicia Matijasevich

Introdução

O termo "estudos de coorte" foi primeiramente empregado em epidemiologia por Frost, em 1935, em um estudo em que comparava a incidência de tuberculose por sexo e idade entre indivíduos nascidos em diferentes décadas entre 1880 e 1930, no estado norte-americano de Massachusetts[1]. O método foi estendido 20 anos mais tarde por Korteweg para o campo das doenças não transmissíveis, ao analisar a epidemia de câncer de pulmão na Holanda[2].

O termo "coorte" é derivado da palavra latina *cohors*. As legiões romanas eram compostas por dez *cohors* (coortes). Cada coorte ou unidade militar, que consistia em um número específico de guerreiros e comandantes centuriões, marchava junto para as batalhas. A palavra coorte foi adotada em epidemiologia para definir um grupo de pessoas com certas características, acompanhadas por um período de tempo, para determinar a incidência ou a mortalidade por uma doença específica ou por todas as causas ou algum outro desfecho. Os estudos de coorte são hoje um dos mais importantes delineamentos empregados em investigações epidemiológicas[3].

Os estudos de coorte caracterizam-se pelo fato de os indivíduos que as compõem apresentarem uma característica em comum, como haver nascido em uma mesma cidade, em um mesmo ano, ou ser portador de uma determinada doença ou fator de risco. Em um estudo de coorte, uma população livre da doença ou desfecho de interesse é primeiramente avaliada quanto à presença ou ausência da exposição de interesse e, posteriormente, é acompanhada no tempo até que a doença ou o desfecho de interesse ocorra (Figura 14.1). Se houver associação positiva entre a exposição e o desfecho, a proporção de indivíduos expostos que desenvolverão o desfecho será maior do que a proporção no grupo não exposto. Uma vez que a exposição ocorre antes da incidência do desfecho, os estudos de coorte atendem um dos mais importantes critérios de causalidade de Bradford-Hill[3], que é a temporalidade. Dentre os estudos observacionais, portanto, os estudos de coorte têm o potencial de fornecer a mais forte evidência científica de associação entre exposição e desfecho.

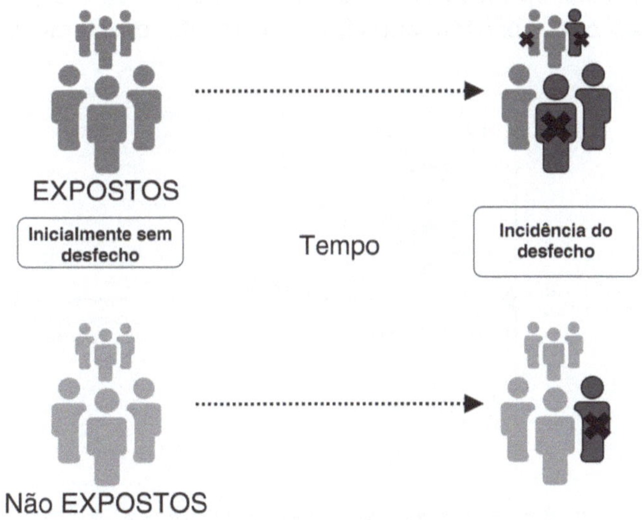

Figura 14.1 – Esquema básico de um estudo de coorte.

Tipos de estudos de coorte

Há dois tipos fundamentais de estudos de coorte, de acordo com o momento e como os participantes são selecionados para o estudo: estudos de coorte prospectivos e retrospectivos.

Coortes prospectivas

Nas coortes prospectivas os pesquisadores concebem e planejam o estudo, recrutam os participantes e coletam as informações de linha de base sobre a exposição ***antes*** que os participantes tenham desenvolvido qualquer desfecho de interesse. Os participantes são então acompanhados ao longo do tempo, para que o aparecimento de qualquer desfecho de interesse possa ser identificado (Figura 14.2). O acompanhamento pode ser feito pessoalmente, por meio de entrevista, por telefone, internet, correio, exame físico, exames laboratoriais ou de imagem. Tipicamente, os pesquisadores têm um interesse primário, por exemplo, investigar sobre doença cardiovascular ou câncer, mas as informações coletadas ao longo do tempo podem ser usadas para responder várias questões de pesquisa e testar vários possíveis determinantes, mesmo exposições que não tenham sido originalmente consideradas.

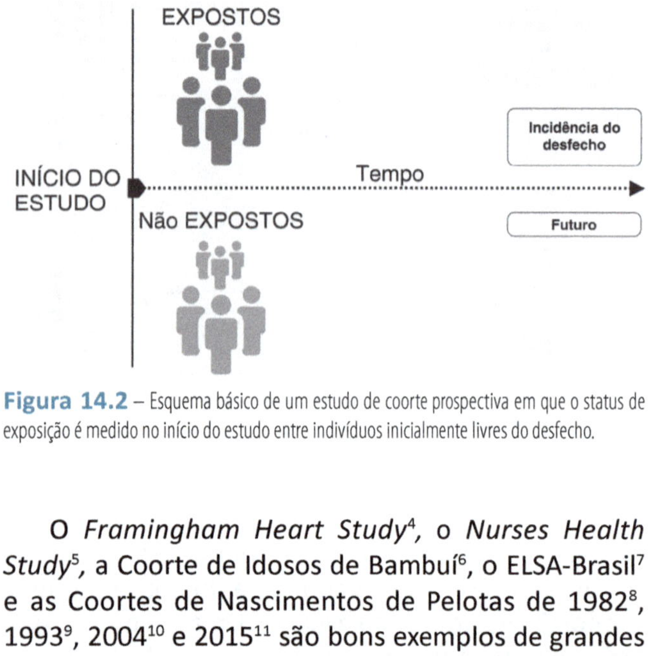

Figura 14.2 – Esquema básico de um estudo de coorte prospectiva em que o status de exposição é medido no início do estudo entre indivíduos inicialmente livres do desfecho.

O *Framingham Heart Study*[4], o *Nurses Health Study*[5], a Coorte de Idosos de Bambuí[6], o ELSA-Brasil[7] e as Coortes de Nascimentos de Pelotas de 1982[8], 1993[9], 2004[10] e 2015[11] são bons exemplos de grandes estudos de coorte prospectivos. Os pesquisadores identificam uma coorte (grupo) de pessoas que possam ser seguidas por um longo período. Para serem incluídos no estudo, os indivíduos elegíveis precisam satisfazer certos critérios (critérios de inclusão). Os pesquisadores então medem as características iniciais (de linha de base) como idade, sexo, cor da pele, comportamentos e outras "exposições" de todos os participantes no momento em que entram no estudo. As informações são coletadas de todos os participantes da mesma maneira, usando exatamente as mesmas perguntas e os mesmos métodos de coleta de dados. As perguntas e os procedimentos de coleta de dados são planejados com muito cuidado, de forma a obterem informações válidas e precisas sobre as exposições, ***antes*** que o desfecho se desenvolva em cada participante.

Depois de coletadas as informações de linha de base, os participantes de uma coorte prospectiva são seguidos "longitudinalmente", *i. e.*, por um longo período de tempo, geralmente anos. O acompanhamento ao longo do tempo permite que os pesquisadores identifiquem se e quando os participantes apresentaram o desfecho, se e quando foram perdidos do acompanhamento e se as exposições mudaram durante o período de seguimento.

Uma vez que são coletadas informações sobre várias exposições na linha de base, diversas associações entre exposições e desfechos podem ser estudadas. Por exemplo, fumantes e não fumantes na linha de base podem ser identificados e a incidência futura de cardiopatia isquêmica comparada entre estes dois grupos. Alternativamente, os participantes podem ser classificados na linha de base quanto ao índice de massa corporal e comparados quanto ao risco de desenvolver cardiopatia isquêmica ou câncer. Da mesma forma, em uma coorte de nascimentos, utilizando-se o peso ao nascer como exposição de interesse, crianças nascidas com baixo peso (menor que 2.500 gramas) (grupo exposto) e com peso maior ou igual a 2.500 gramas (grupo não exposto) podem ser comparadas quanto a vários desfechos, imediatos e tardios, como o risco de morrer no período neonatal e no primeiro ano de vida, desempenho escolar na adolescência e incidência de doenças crônicas, quando atingirem a idade adulta.

As coortes prospectivas são conduzidas do presente para o futuro, sendo a exposição e os subsequentes desfechos observados após o início do estudo. Por exemplo, uma coorte prospectiva planejada em 2017 para avaliar a associação entre asfixia neonatal e atraso no desenvolvimento infantil pode determinar o grau de asfixia entre crianças nascidas em 2018 e a presença de atraso do desenvolvimento ser avaliada entre 2018 e 2022. As coortes prospectivas têm a vantagem de serem desenhadas para coletar informações sobre exposições específicas e, por conseguinte, são mais completas. A desvantagem das coortes prospectivas pode ser o longo tempo de acompanhamento necessário para que os desfechos ocorram (exceto para situações específicas como, por exemplo, desfechos da gestação, mortalidade no primeiro ano de vida ou em pós-operatório). Por esta razão, as coortes são ineficientes para investigar doenças raras ou com longo período de latência, além de serem vulneráveis a grandes perdas de acompanhamento ao longo do tempo. Apesar do valor inestimável dos estudos de coorte prospectivos, como bem pode ser exemplificado pelo *Framingham Heart Study,* que iniciou em 1948 e continua até os dias de hoje, em algumas áreas este delineamento pode ser impraticável. Além disso, o acompanhamento de indivíduos ao longo do tempo pode levar a uma variedade de problemas. As pessoas podem se mudar ou abandonar o estudo por outras razões, incluindo morte por outras causas que não a doença em estudo. Se houver muitas perdas de acompanhamento e se os indivíduos perdidos diferirem quanto à ocorrência do desfecho em comparação aos que permanecerem no estudo, a validade interna do estudo poderá ser seriamente afetada. É possível também que a exposição mude ao longo do tempo. Asfixia neonatal ocorrerá somente uma vez e no início da vida, mas outras exposições podem mudar, como por exemplo, um fumante poderá parar de fumar. Os métodos para diagnosticar a doença em estudo também podem mudar com o tempo. Os estudos de coorte retrospectivos, ao contrário, levam menos tempo e são relativamente baratos.

Coortes retrospectivas

As coortes retrospectivas, também chamadas de coortes históricas, são realizadas no presente, mas a exposição e o desfecho ocorreram no passado. Nos estudos retrospectivos os participantes também são selecionados com base na exposição e comparados quanto à incidência do desfecho. Basicamente, os pesquisadores identificam no passado um grupo de pessoas inicialmente livres do desfecho mas "em risco". Em geral são empregados registros de saúde disponíveis, para determinar a situação de exposição de cada participante no início do período de observação e identificar o que posteriormente aconteceu, em termos de incidência do desfecho, aos indivíduos de cada grupo de exposição. As coortes retrospectivas também são estudos "longitudinais" porque avaliam desfechos que ocorrem após um determinado período de tempo. A diferença é que nas coortes retrospectivas todos os casos de desfecho já aconteceram antes que o pesquisador inicie o estudo (Figura 14.3). Ao contrário, nas coortes prospectivas, a informação sobre a exposição é coletada no início do estudo, antes que qualquer indivíduo tenha desenvolvido qualquer desfecho de interesse, e o período "em risco" inicia após a coleta das informações de linha de base e se estende para o futuro.

As coortes retrospectivas são muito úteis para o estudo de exposições raras ou ocupacionais. Por

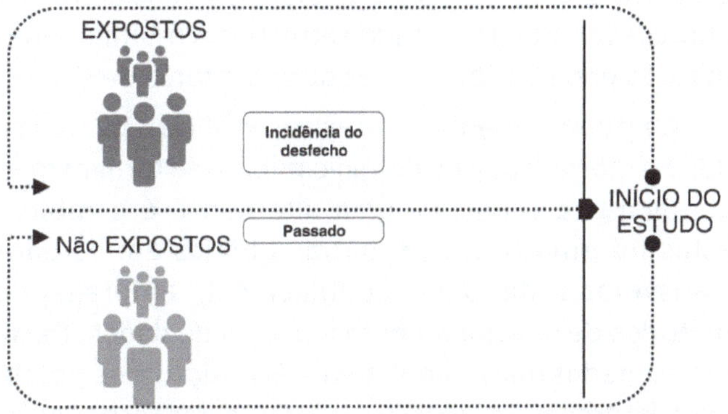

Figura 14.3 – Esquema básico de um estudo de coorte retrospectiva em que o status de exposição e a incidência do desfecho foram avaliados no passado, antes do início do estudo.

exemplo, para investigar se os produtos químicos usados na fabricação de pneus estão associados a risco aumentado de morte, o pesquisador pode localizar uma fábrica de pneus que tenha funcionado durante vários anos. Os registros de saúde dos trabalhadores podem ser usados para identificar os que desempenhavam atividades que envolviam a exposição a produtos químicos em questão (grupo exposto) e o grupo não exposto (trabalhadores na mesma fábrica, mas de escritório, departamento de vendas ou que também trabalhavam na produção de pneus mas sem se exporem aos produtos químicos). A incidência de morte nesses dois grupos é depois comparada.

Uma vantagem do delineamento retrospectivo é que todos os eventos em estudo (exposição e desfecho) já aconteceram quando o estudo é iniciado e os resultados podem ser obtidos mais rapidamente. Além disso e pela mesma razão, o custo das coortes retrospectivas é bem menor. Em certos casos, como quando se deseja estudar o efeito de exposições que já não estejam presentes, como tratamentos médicos realizados no passado, o delineamento retrospectivo é o único possível de ser utilizado. Por outro lado, em um estudo de coorte retrospectivo, o pesquisador depende de registros disponíveis que costumam ser menos completos e precisos do que quando os dados são coletados de forma prospectiva, ou da memória dos participantes. A principal desvantagem deste tipo de desenho é o controle limitado que o pesquisador tem sobre a coleta de dados. Os dados disponíveis podem ser incompletos, imprecisos ou terem sido medidos ou registrados de forma não padronizada. Mesmo que seja possível saber quais operários estiveram expostos a produtos químicos na fabricação de pneus, também seria importante levar em conta (ou ajustar para) outras diferenças que possam ter contribuído com a mortalidade (fatores de confusão), como por exemplo, tabagismo e consumo de bebidas alcoólicas. Mas é improvável que um estudo retrospectivo tenha informações precisas sobre estes outros fatores de risco.

Contudo, à medida que as bases oficiais de morbidade e mortalidade de domínio público se tornam mais completas e acuradas, uma alternativa é combinar estas informações, com outras obtidas em estudos transversais de base populacional, empregando métodos de relacionamento (*linkage*) de dados. Desta forma, dados mais completos de exposição e de potenciais fatores de confusão poderão estar disponíveis. Silva e cols.[12], por exemplo, em estudo publicado em 2015, empregaram dados de um estudo transversal de base populacional conduzido entre julho de 1991 e maio de 1992, na Ilha do Governador, RJ, cujo objetivo era estimar a prevalência de hipertensão arterial e outros fatores de risco cardiovasculares entre adultos. Empregando o *software* Reclink 3[13], os autores combinaram as informações coletadas no estudo transversal com o banco de dados do Sistema de Informações de Mortalidade (SIM) dos anos 1991 a 2009 do estado do Rio de Janeiro. A incidência de morte por causas cardiovasculares foi então comparada entre quatro grupos de indivíduos categorizados na linha de base (estudo transversal): normotensos, hipertensos não tratados, hipertensos tratados controlados e hipertensos tratados não controlados.

Coortes ambispectivas ou bidirecionais

Um estudo de coorte pode ser bidirecional, indicando que podem haver fases retrospectivas e prospectivas no mesmo estudo (Figura 14.4). Os estudos bidirecionais são muito menos frequentes do que os puramente prospectivos ou retrospectivos, mas são conceitualmente consistentes e apresentam as mesmas vantagens e desvantagens dos outros dois tipos de estudos. O *Air Force Health Study* (AFHS) iniciou-se em 1979, para avaliar os possíveis efeitos sobre a saúde dos militares à exposição ao Agente Laranja e outros produtos químicos empregados na Guerra do Vietnã[14]. Alguns dos problemas causados pelo Agente Laranja, como o *rash* cutâneo, aconteciam logo após a exposição. Com os registros disponíveis era possível identificar se os pilotos expostos tiveram mais problemas de pele do que os do grupo-controle. Outros problemas, como infertilidade e câncer, ocorreriam mais tarde. Assim, a coorte foi acompanhada prospectivamente para verificar se a incidência destes problemas era maior no grupo exposto do que no não exposto aos produtos químicos.

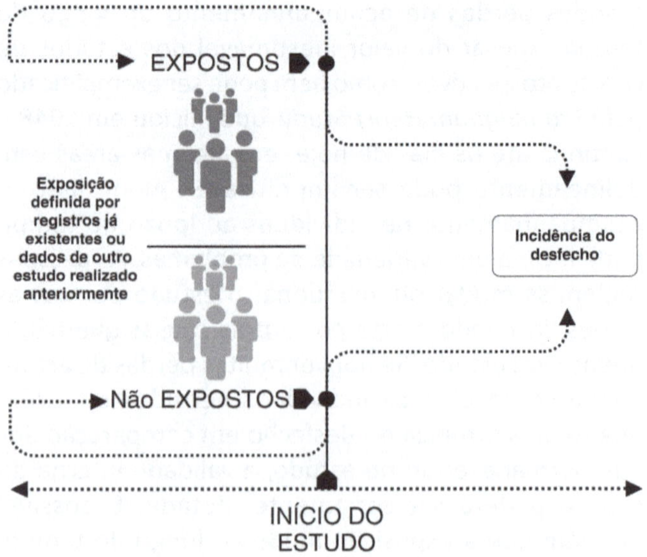

Figura 14.4 – Esquema básico de um estudo de coorte ambispectiva, em que o status de exposição foi avaliado antes do início do estudo e a incidência do desfecho avaliada no futuro.

Nas coortes ambispectivas, em relação ao presente, o desfecho é medido no futuro, mas as exposições foram medidas no passado. Os estudos de coorte ambispectivos têm a vantagem de economizar tempo e, por conseguinte, custos, mas a qualidade da informação sobre a exposição, coletada para outros fins, no passado, sofre o risco de ser questionável, uma vez que não foram coletados para os fins aos quais a pesquisa atual se destina.

As coortes prospectivas geralmente levam muito tempo para serem concluídas. Além disso, para conseguirem um número suficiente de pessoas desenvolvendo o desfecho de interesse de forma a obter um resultado válido, os estudos de coorte (tanto prospectivos quanto retrospectivos) geralmente requerem um grande número de participantes. Se o desfecho for raro, o tamanho de amostra necessário poderá ser tão grande que inviabilize a realização do estudo. Por outro lado, se a exposição ou fator de risco for raro, um estudo de coorte é o delineamento mais apropriado, porque permite a escolha seletiva de indivíduos expostos.

Coortes com estudos de casos e controles aninhados

Uma modificação do delineamento básico de coorte, que é frequentemente usado em epidemiologia, é a inserção de um estudo caso-controle em uma coorte prospectiva ou retrospectiva. Por exemplo, para avaliar se níveis séricos de alguns micronutrientes se associam a risco subsequente de câncer, podem ser coletadas amostras de sangue de todos os participantes de uma coorte no momento em que estão entrando no estudo. Em uma coorte tradicional, seria necessário acompanhar os participantes por vários anos para comparar a incidência de câncer entre indivíduos com diferentes níveis de micronutrientes. Usando um estudo de casos e controles aninhado, as amostras de sangue coletadas na linha de base do estudo de coorte poderiam ser congeladas e armazenadas e todos os participantes acompanhados para verificação da ocorrência da doença. Quando um número suficiente de casos de câncer tiver ocorrido, as amostras de sangue destes indivíduos poderiam ser analisadas, bem como as de uma subamostra de indivíduos da coorte que não desenvolveram a doença. Por analisar apenas as amostras de sangue de um subgrupo, os estudos caso-controle aninhados podem ser realizados com um custo muito menor do que um estudo de coorte. Este tipo de estudo é muito eficiente, sobretudo quando é necessário fazer exames muito caros.

Coortes fechadas (fixas) e coortes dinâmicas

Uma coorte fechada tem um número fixo de participantes. Uma vez formada a coorte e iniciado o acompanhamento, nenhum outro participante pode ingressar no estudo. O número de participantes pode diminuir devido a morte ou perda de acompanhamento, mas nenhum outro é adicionado. Em função disso, as coortes fechadas ficam sempre menores com o tempo. Os cidadãos japoneses expostos a radiação quando as bombas atômicas foram lançadas sobre Hiroshima e Nagasaki, na Segunda Guerra Mundial, podem ser considerados membros de uma coorte fechada, definida por um evento. O *Framingham Heart Study* e as Coortes de Nascimento de Pelotas, bem como a Coorte de Idosos de Bambuí são também exemplos de coortes fechadas.

Ao contrário, as coortes abertas são dinâmicas, o que significa que seus membros podem sair ou ser incluídos ao longo do tempo. O Registro de Câncer de Base Populacional de Porto Alegre (RCBP-POA), por exemplo, pode ser considerado uma coorte dinâmica. Pessoas diagnosticadas com câncer são continuamente adicionadas ao sistema. Estes indivíduos podem sair da coorte por morte ou ao mudarem de endereço para outro estado. Outro exemplo de uma coorte dinâmica são os alunos de uma determinada escola ou universidade.

A grande maioria dos estudos de coorte é fechada porque é mais difícil definir a elegibilidade e acompanhar os participantes em uma coorte aberta, uma vez que esses podem entrar e sair a qualquer momento. Este problema se agrava à medida que aumenta o número de participantes e/ou o tempo de acompanhamento.

Aspectos metodológicos

Seleção dos participantes

A seleção dos participantes de uma coorte depende de vários fatores, incluindo o tipo de exposição investigada, a prevalência da exposição na população, a facilidade de acesso aos indivíduos e a probabilidade de que permaneçam no estudo. Tanto o grupo exposto quanto o grupo não exposto devem estar livres do desfecho no início do estudo, mas em risco de desenvolvê-lo no curso do estudo. Indivíduos que não tenham risco de desenvolver o desfecho de interesse não devem ser incluídos no estudo. Por exemplo, em um estudo sobre fatores de risco para câncer de útero, as mulheres que fizeram histerectomia não deverão ser incluídas.

Uma das características essenciais dos estudos de coorte é a seleção dos participantes conforme seu *status* de exposição no início da investigação, sendo que tanto os indivíduos expostos quanto os não expostos devem ser oriundos da mesma população. Os participantes podem ser selecionados na comunidade, em hospitais, em escolas etc. Um subgrupo destes indivíduos atenderá aos critérios de inclusão e exclusão previamente estabelecidos e será elegível para o estudo.

Para minimizar o tamanho, a duração e os gastos do estudo podem ser selecionadas amostras que apresentem uma incidência relativamente alta dos desfechos de interesse. Por exemplo, um estudo sobre preditores de fratura de colo de fêmur deve incluir preferentemente mulheres idosas caucasianas, porque estas apresentam a maior incidência deste tipo de fratura.

Grupo exposto

A qualidade dos resultados de um estudo depende da qualidade das medidas de exposição e de desfecho. A capacidade do estudo em fazer inferências sobre causa-efeito depende ainda do número e da acurácia com que potenciais fatores de confusão foram coletados. O tipo de exposição é um elemento crítico para a seleção do grupo exposto. Por exemplo, algumas exposições são relativamente comuns na gestação, como diabetes gestacional e hipertensão arterial induzida pela gravidez. Para essas exposições, uma população de gestantes poderia ser usada para montar uma coorte. Mas outras exposições, como fertilização *in vitro*, não são comuns. Assim, para estudar o efeito da fertilização *in vitro* sobre o atraso do desenvolvimento infantil por meio de um estudo de coorte, por exemplo, será necessário amostrar o grupo exposto em clínicas de infertilidade e não entre gestantes da população geral.

A acessibilidade também é importante para a seleção da população exposta. É necessário identificar uma população motivada para participar no estudo e que possa permanecer no estudo pelo tempo que este estiver planejado a durar. A disponibilidade de registros médicos, por exemplo, pode ser um motivo para selecionar um determinado grupo. Exemplos de coortes cujos participantes foram selecionados por razões de acessibilidade incluem a coorte norte-americana das enfermeiras (*The Nurses' Health Study*)[5], em que são investigados fatores de risco para doenças crônicas não transmissíveis; a coorte de médicos ingleses (*British Doctors' Study*), que identificou o tabagismo como fator de risco para câncer de pulmão[15]; e a coorte brasileira *Estudo Longitudinal de Saúde do Adulto* – ELSA-Brasil, composta por funcionários de instituições públicas de ensino superior e pesquisa, para investigar a incidência e fatores de risco para doenças crônicas, em particular as cardiovasculares e o diabetes[7].

A importância da intensidade da exposição depende dos objetivos do estudo. Para algumas exposições, os participantes são classificados simplesmente em dois grupos: exposto e não exposto. Fertilização *in vitro* é um exemplo desta dicotomização. Outros estudos envolvem vários níveis de exposição, por exemplo, número de cigarros fumados por dia. O pesquisador pode dicotomizar esta exposição, classificando os indivíduos como fumantes (p. ex., indivíduos que fumarem pelo menos um cigarro por dia, todos os dias, há pelo menos 1 mês) ou não fumantes. Adicionalmente, poderá classificar em três grupos: fumantes, ex-fumantes (indivíduos que pararam de fumar há mais de 1 mês) e nunca fumantes. E ainda, conforme o número de cigarros fumados por dia, que poderá variar de 0 a 20 (um maço por dia) ou mais. Quando a exposição pode ser expressa em categorias ordinais (por exemplo, 0, 1-4, 5-9, 10 mais cigarros por dia) ou de forma contínua, o pesquisador poderá avaliar se existe relação dose-resposta entre a exposição e o desfecho. Por exemplo, se o risco de câncer de pulmão aumenta com o número de cigarros fumados por dia, o argumento de que o tabagismo causa câncer de pulmão fica fortalecido.

Grupo não exposto

Os aspectos de acessibilidade apresentados para o grupo exposto aplicam-se igualmente ao grupo não exposto. O grupo não exposto tem que ser acessível para entrar no estudo e permanecer sob acompanhamento. Quando o objetivo da coorte é estudar uma comunidade, como no *Framingham Hearth Study,* a fonte de indivíduos não expostos é a própria comunidade. Como na comunidade em geral há um número maior de indivíduos não expostos do que o necessário, pode ser selecionada uma amostra representativa. No *Framingham Hearth Study* havia vários fatores de risco de interesse, os quais eram relativamente frequentes na comunidade. Assim, uma amostra de toda a comunidade foi selecionada e posteriormente subdividida em grupo exposto e não exposto, dependendo do fator de risco que estivesse sendo analisado. Nos quatro estudos de coorte de nascimentos de Pelotas, por exemplo, todas as crianças nascidas nos hospitais da cidade no ano da coorte são incluídas no estudo e, posteriormente, classificadas quanto a exposições de interesse, como tabagismo materno na gestação, baixo peso ao nascer, prematuridade, desmame precoce, etc.

Em estudos de coorte que envolvem a seleção de populações específicas, a seleção de um grupo de comparação pode não ser tão simples. Por exemplo, para investigar se a fertilização *in vitro* é fator de risco para malformações congênitas, o grupo de comparação deve ser de gestantes acompanhadas em outros serviços de atenção pré-natal. No entanto, se as gestantes do grupo de comparação não forem avaliadas clinicamente com o mesmo cuidado que as do grupo exposto ou se estas gestantes diferirem do grupo exposto quanto a outras características relacionadas à ocorrência de malformações congênitas, o estudo poderá levar a uma conclusão falsa. O pesquisador poderá atribuir o risco de malformação à fertilização *in vitro*, quando na verdade este pode se dever a alguma outra diferença entre os grupos exposto e não exposto.

O grupo-controle ideal em um estudo de coorte seria aquele que fosse *exatamente* igual ao grupo exposto, exceto pelo fato de não serem expostos. Como isto é impossível, o melhor que se pode fazer é selecionar um grupo de comparação que difira quanto à exposição de interesse mas que seja tão parecido quanto possível em relação a outras características (possíveis fatores de confusão) que podem influir sobre o desfecho. O princípio subjacente a esta escolha é que, se os grupos forem tão parecidos quanto possível em relação a outros fatores que se associam ao desfecho de interesse e diferentes quanto à exposição, se na realidade não houver associação entre a exposição e o desfecho, a incidência deste será essencialmente a mesma nos dois grupos. Adicionalmente, toda a informação deve ser coletada de maneira semelhante nos dois grupos, a fim de prevenir que as associações sejam enviesadas.

Há três tipos possíveis de grupos de comparação em estudos de coorte: interno, externo e da população geral.

Grupo de comparação interno

Um grupo de comparação interno é formado por membros da mesma coorte, mas não expostos. Em geral, este é o melhor grupo de comparação, porque os indivíduos dos dois grupos são comparáveis em vários aspectos. Por exemplo, o *Nurses' Health Study* utilizou uma coorte para estudar a possível associação entre obesidade e infarto do miocárdio. As participantes foram classificadas em uma das cinco categorias de índice de massa corporal, sendo que a categoria com menor IMC foi usada como grupo de comparação interna ou categoria de referência, em relação à qual as demais categorias foram comparadas.

Grupo de comparação externo

Quando não é possível montar uma coorte e dividir em grupo exposto e não exposto, um grupo externo pode ser utilizado. Este tipo de grupo de comparação foi usado em um estudo para verificar a exposição ocupacional a um solvente volátil entre trabalhadores da indústria têxtil. Uma vez que praticamente todos os trabalhadores deste tipo de indústria eram expostos ao solvente, não era possível obter um grupo de comparação interno dentro da mesma fábrica. Foi selecionado então um grupo de trabalhadores em uma fábrica de papel. Os dois grupos eram semelhantes quanto a escolaridade, idade, situação socioeconômica e sexo, mas ainda assim os trabalhadores do grupo controle poderiam diferir em relação a outros fatores de confusão importantes.

População geral como grupo de comparação

A terceira possibilidade é usar a população geral como grupo de comparação. Este tipo de grupo-controle em geral é usado em situações nas quais somente uma pequena parcela da população é exposta, por exemplo, a uma exposição ocupacional incomum. Porém, a população geral pode diferir do grupo de trabalhadores expostos em vários aspectos, incluindo a saúde de modo geral. Os trabalhadores tendem a ter melhor saúde do que a população geral, um fenômeno bem documentado, denominado "efeito do trabalhador sadio". A frequência de doenças e a mortalidade tendem a ser mais elevadas na população geral do que entre indivíduos engajados na força de trabalho, porque aquela inclui indivíduos que estão doentes ou de outra forma incapacitados para o trabalho. Dessa forma, mesmo que a exposição esteja de fato associada a maior mortalidade, a magnitude da associação seria subestimada devido a maior mortalidade inerente à população geral. Outra desvantagem deste tipo de grupo de comparação é que, como regra, não dispõem de informação sobre importantes fatores de confusão.

Perdas de acompanhamento

A principal fonte de viés em estudos de coorte decorre da necessidade de acompanhar os indivíduos por um período de tempo após a exposição para determinar a ocorrência do desfecho de interesse. Uma vez que os estudos de coorte prospectivos podem requerer longos períodos de acompanhamento, é importante que as perdas sejam minimizadas. A perda de acompanhamento é a situação em que o pesquisador perde o contato com o participante, resultando em perdas de informação. Partindo-se do princípio que os indivíduos perdidos são diferentes dos que permanecem quanto a características de interesse para o estudo, se a perda for muito grande, a validade interna da investigação fica ameaçada. Os indivíduos perdidos devem ser comparados aos que permanecem no estudo quanto às características já coletadas. Por isso é importante selecionar indivíduos que possam vir a ser acompanhados por todo o tempo que a coorte tiver sido planejada para durar. Os métodos utilizados para minimizar perdas de acompanhamento encontram-se no **Quadro 14.1**.

Viés de seleção em decorrência dos procedimentos de inclusão dos participantes raramente ocorre em estudos de coorte. Uma vez que não se sabe quem terá ou não o desfecho, este fator não influencia a seleção dos participantes. Porém, pode ocorrer viés de seleção em uma coorte prospectiva se houver perdas diferenciais durante o acompanhamento. Quando o período de acompanhamento é longo (tanto em coortes prospectivas quanto retrospectivas) pode ser difícil localizar e obter informação de todos os participantes da coorte. Os indivíduos podem não ser localizados devido a morte, mudança de endereço ou, em coortes prospectivas, por perda de interesse no estudo. Estudos com taxas de acompanhamento inferiores a 60% em geral são vistos como tendo validade limitada,

Quadro 14.1. Métodos para minimizar perdas de acompanhamento

Durante a seleção

- Excluir indivíduos com maior probabilidade de serem perdidos (os que pretendem se mudar, pessoas com problemas com álcool e outras drogas)
- Se possível, selecionar participantes que sejam fáceis de serem seguidos (como médicos e enfermeiras). É mais provável que permaneçam interessados no estudo e, por pertencerem a organizações profissionais, são mais fáceis de serem localizados em caso de mudança de endereço
- Coletar várias informações de contato, não apenas do indivíduo (p. ex., endereço residencial e de trabalho, com pontos de referência, que permitam rápida localização) mas também de familiares e amigos

Durante o acompanhamento

- Manter contato regularmente por telefone, *e-mail*, correio ou pessoalmente
- Enviar correspondência periodicamente para manter os participantes informados sobre o andamento do estudo
- Fazer várias tentativas, em geral três ou mais, em dias e horários diferentes, antes de declarar um não respondente como perda

mas mesmo perdas de 20% podem introduzir viés se as razões para as perdas estiverem associadas à exposição e ao desfecho.

As perdas de acompanhamento podem introduzir viés (um valor diferente da medida de associação que seria obtida se não houvesse viés) se houver ***diferença*** na distribuição das perdas quanto à exposição ***e*** ao desfecho. Por exemplo, em uma coorte prospectiva para avaliar a associação entre uso de anticoncepcionais orais e tromboembolismo, das 10.000 usuárias de anticoncepcionais, 20 desenvolveram tromboembolismo, enquanto no grupo-controle dez das 10.000 mulheres apresentaram este problema, *i. e.*, as usuárias de anticoncepcionais tinham um risco duas vezes maior de desenvolver tromboembolismo. Se no acompanhamento fossem perdidas 4.000 mulheres de cada grupo, mas entre as usuárias de anticoncepcionais orais essas perdas incluíssem 12 casos de tromboembolismo e no grupo-controle apenas dois casos, as incidências nos dois grupos pareceriam semelhantes e a medida de associação (risco relativo) estaria enviesada. O viés resultante desta perda diferencial durante o acompanhamento é um tipo de viés de seleção. No acompanhamento, os dois grupos perderam 40% das participantes, mas a perda foi maior entre as mulheres com o desfecho do grupo exposto e é esta perda diferencial que enviesa os resultados.

Um estudo com muitas perdas de acompanhamento não deve necessariamente resultar em estimativas enviesadas, mas sem dúvida gera incerteza quanto à validade dos resultados. Se as perdas forem não diferenciais, então as estimativas não serão enviesadas em função das perdas. Como é impossível prever o efeito das perdas de acompanhamento, os pesquisadores procuram evitá-las ao máximo, fazendo contato regularmente com os participantes, coletando informação sobre amigos e parentes que saberão como localizar o participante caso este mude de endereço, usando o sistema de informação de mortalidade e outros bancos de dados para localizar os participantes que não respondem às tentativas de contato, bem como outras estratégias. A maioria destas estratégias somente é aplicável a estudos de coorte prospectivos, uma vez que nas coortes retrospectivas todo o período de acompanhamento já terá passado antes que o pesquisador inicie o estudo.

Recusas em estudos de coorte prospectivos

Normalmente, algumas pessoas convidadas a participar de um estudo de coorte recusam o convite. Isto pode introduzir viés em coortes retrospectivas, mas não em coortes prospectivas, porque até este momento o desfecho ainda não ocorreu. Por exemplo, se 100.000 pessoas forem convidadas a participar em um estudo sobre tabagismo e risco de infarto do miocárdio e 50.000 recusarem e se somente 20% dos que aceitaram forem fumantes contra 30% entre os que recusarem, a prevalência de tabagismo na população estudada não será representativa da prevalência na população, mas mesmo assim fumantes e não fumantes poderão ser comparados quanto à incidência de infarto. A capacidade de generalização dos resultados é que poderá ser prejudicada. Por exemplo, se houver uma alta taxa de recusas entre indivíduos idosos, pode não ser apropriado extrapolar os resultados para este grupo etário.

Viés de seleção em estudos de coorte retrospectivos

Considere-se uma coorte retrospectiva em que os pesquisadores desejam avaliar o efeito da exposição ocupacional a um solvente orgânico que ocorreu há 15-20 anos em uma indústria, por meio de informações dos registros de saúde dos trabalhadores. Se muitos dos registros tiverem sido perdidos ou descartados, mas os dos trabalhadores expostos ao solvente e que posteriormente desenvolveram problemas de saúde tivessem sido retidos (pela suspeita de que pudesse estar relacionado com desfechos desfavoráveis de saúde), a medida de efeito poderia ficar superestimada. O viés de seleção produzido pelas perdas diferenciais de registros pode também resultar em subestimativa da associação.

Coleta de dados

No curso de um estudo de coorte, o investigador precisa coletar informação sobre a variável independente (exposição) e a dependente (desfecho).

Exposição

Primeiro é necessário definir claramente a exposição. Algumas exposições são episódios agudos, que ocorrem uma única vez na vida, por exemplo, asfixia neonatal, prematuridade. Outras exposições são crônicas, como tabagismo e uso de anticoncepcionais orais. As exposições podem também ser intermitentes, por exemplo, hipertensão arterial induzida pela gravidez, que pode ocorrer em uma gestação, desaparecer após o parto e talvez reincidir durante uma gestação subsequente.

A fonte de informação sobre o *status* de exposição do participante também é importante. Se a informação for coletada de registros médicos, como é o caso às vezes nas coortes retrospectivas, a qualidade da informação sobre a exposição pode ser muito pobre. Por exemplo, há várias desvantagens inerentes ao fato de se utilizar o comprimento de crianças pequenas obtido em registros de serviços de saúde, porque esta medida pode não ter sido feita ou registrada de forma correta. É preferível que um observador independente, especificamente treinado, que não seja responsável pelo cuidado da criança, meça e registre o comprimento de forma padronizada.

Entrevistas e questionários autoaplicados são muito úteis para coletar informações que normalmente não são registradas, embora estes últimos sofram a limitação de serem pouco aplicáveis a grupos de baixa escolaridade, com dificuldade na leitura e compreensão do conteúdo das perguntas. Um potencial para viés de informação sempre existe nestes casos, em que a informação coletada de modo mais objetivo não está disponível. Pessoas doentes ou que tenham ideias preconcebidas quanto à associação investigada podem estar mais propensas a responder do modo como elas acreditam que o pesquisador deseja ouvir. Sempre que possível, medidas objetivas da exposição ou marcadores biológicos da exposição são preferíveis às medidas subjetivas. Por exemplo, em um estudo que investigue uso de drogas ilícitas pela mãe e desfechos perinatais, uma possibilidade é perguntar diretamente à gestante sobre o uso. No entanto, o autorrelato de uso de droga ilícitas provavelmente irá subestimar a real exposição. A dosagem de metabólitos na urina forneceria uma medida mais confiável da exposição, embora implicando em maiores custos. Portanto, em estudos nos quais não é possível usar fontes objetivas para definir a presença da exposição, é muito importante que a informação seja coletada de maneira semelhante, padronizada, para todos os participantes do estudo, de preferência empregando perguntas previamente testadas, bem como questionários validados para a população em estudo.

Covariáveis

Na linha de base, é importante coletar informação sobre outras variáveis que podem atuar como confundidoras ou modificadoras do efeito das exposições de interesse sobre os desfechos. Variáveis de confusão são aquelas que atendem a três critérios: estão associadas à exposição de interesse, estão associadas ao desfecho de interesse e não fazem parte da cadeia causal que liga a exposição ao desfecho.

Normalmente, mais de um fator está envolvido na ocorrência de uma doença ou desfecho. Alguns destes fatores podem interagir sinérgica ou antagonicamente na determinação do desfecho. Quando a incidência de um desfecho na presença de dois ou mais fatores de risco é diferente da incidência decorrente da exposição a apenas um deles, diz-se que há interação/modificação de efeito entre os fatores. Em um estudo de coorte, o coleito (cama compartilhada) da criança com a mãe aos 3 meses de idade foi investigado como fator de risco para hospitalizações por pneumonia entre 3-12 meses de idade[16]. Crianças com coleito e que não eram amamentadas apresentavam risco aumentado de hospitalização, enquanto as que mamavam não apresentavam risco. Havia interação antagônica entre coleito e amamentação quanto ao risco de hospitalizações por pneumonia.

Tempo de acompanhamento

A frequência e a duração dos acompanhamentos dependem do tipo de exposição e do desfecho em estudo. Para algumas doenças, o tempo entre a exposição e o desfecho é curto. Uma coorte para avaliar a associação entre asfixia neonatal e morte na primeira semana de vida, por exemplo, teria um curto período de acompanhamento. Uma coorte para avaliar a associação entre atividade física na gestação e nascimentos prematuros teria um tempo de acompanhamento de alguns meses. Outros desfechos, como desempenho escolar, podem requerer anos para serem avaliados.

Para doenças crônicas, o intervalo de tempo entre o ingresso em uma coorte prospectiva e os acompanhamentos depende dos tempos esperados de indução e de latência. Por exemplo, se o objetivo do estudo for avaliar o risco de câncer entre indivíduos expostos a irradiação ionizante, é necessário considerar o tempo que levará para que os mecanismos causais que envolvem a irradiação sejam completados. Este é o tempo de indução. Depois que a doença se instala, haverá um período adicional de tempo, o período de latência, em que a doença está presente mas não diagnosticada, seja por estar assintomática ou por não haver métodos clínicos com capacidade de identificá-la. Em outras situações os intervalos são definidos mais facilmente. Por exemplo, se o pesquisador desejar investigar a associação da idade gestacional ao nascer com a idade da menarca em meninas pertencentes a uma coorte de nascimentos, saberá que deverá esperar 10 a 12 anos (ou mais) antes que possa medir esse desfecho.

Desfecho

Antes do início do estudo, é imperativo determinar se os participantes não têm o desfecho de interesse. Isto pode ser particularmente difícil se o desfecho for uma doença que se desenvolve lentamente e é assintomática até estágios mais tardios da história natural. O monitoramento dos grupos exposto e não exposto deve ser semelhante.

A informação sobre o desfecho pode ser obtida de várias fontes. Algumas coortes dependem da informação fornecida em registros médicos. Outras combinam registros médicos e exames periódicos pelos pesquisadores. Outras vezes o desfecho é obtido por autorrelato do participante sobre ter alguma vez recebido de um médico o diagnóstico de uma determinada doença. Nas coortes de nascimento de Pelotas, por exemplo, desde 2010, todos os acompanhamentos são feitos em uma clínica especialmente montada no Centro de Pesquisas Epidemiológicas, para o acompanhamento dos participantes, dispondo de vários equipamentos, desde os de avaliação da composição corporal (pletismografia por deslocamento de ar, densitometria óssea), antropometria (balanças e antropômetros), ultrassom e espirometria, até laboratório de extração de DNA, entre outros. Antes de 2010, todos os acompanhamentos eram feitos no domicílio e os desfechos em sua maioria eram obtidos por entrevistas estruturadas e padronizadas e pelo uso de equipamentos portáteis, como esfigmomanômetros, balanças e antropômetros.

Para alguns desfechos, a informação só pode ser obtida por meio de exames médicos periódicos dos participantes da coorte. Embora mais caros e mais demorados do que outras fontes de informação, os exames periódicos permitem a coleta de informação objetiva por meio de procedimentos diagnósticos padronizados em todos os participantes. Na avaliação da presença do desfecho é importante que os observadores estejam cegos, *i. e.,* não saibam o *status* do participante quanto à exposição. Isto garante que a avaliação do desfecho seja comparável entre expostos e não expostos.

Vantagens dos estudos de coorte

O estudo de coorte é o delineamento que mais claramente indica a sequência temporal entre a exposição e o desfecho, porque quando se inicia o período de observação e o *status* em relação à exposição é verificado, os participantes não apresentam o desfecho de interesse. Além disso, permite calcular a incidência do desfecho nos grupos exposto e não exposto e é apropriado para o estudo de exposições raras. Embora possa e seja usado para estudar exposições comuns, o estudo de coorte é muito útil para estudar exposições raras, como exposição ao Agente Laranja, efeitos adversos de medicamentos (como talidomida), outros tipos de tratamentos (como irradiação) ou exposições ocupacionais raras.

O estudo de coorte permite avaliar múltiplos desfechos de uma mesma exposição e previne o viés de seleção no arrolamento dos participantes. Os estudos de coorte, especialmente os prospectivos, reduzem a possibilidade de viés de seleção pela escolha, para o grupo-controle, de indivíduos com maior ou menor risco de ter o desfecho, porque o desfecho não aconteceu nesta fase em que os participantes estão sendo selecionados. Contudo, pode ocorrer viés de seleção em coortes retrospectivas (uma vez que o desfecho já aconteceu no momento em que os participantes estão sendo selecionados) e, em coortes prospectivas, em decorrência de perdas diferenciais no acompanhamento.

Limitações dos estudos de coorte

Uma das principais fontes de erro em estudos de coorte decorre do modo como os participantes foram classificados quanto à presença da exposição e do desfecho. Nenhum estudo observacional tem a capacidade de classificar todos os indivíduos corretamente. Alguns expostos serão classificados como não expostos e vice-versa. Do mesmo modo, vão ocorrer erros de classificação do desfecho. A validade do estudo vai depender não apenas da acurácia e completude com que os dados foram coletados, mas também da distribuição desses erros de classificação entre os dois grupos.

Ocorre *erro de classificação não diferencial ou aleatória* quando os erros de classificação da exposição ou do desfecho ocorrem em proporções semelhantes em cada um dos grupos de participantes. Por exemplo, em um estudo sobre riscos associados com a intensidade do tabagismo, a categorização é baseada no número de cigarros fumados por dia. Mas este método não leva em conta a marca do cigarro, se a fumaça é tragada ou não, nem quanto é consumido de cada cigarro. Sendo assim, alguns fumantes "pesados" (em função da quantidade de alcatrão e nicotina consumidos) serão erroneamente classificados como fumantes "leves".

O efeito do erro de classificação não diferencial é aumentar a semelhança entre o grupo exposto e o não exposto, de forma que qualquer associação verdadeira que exista entre a exposição e o desfecho ficará diluída ou subestimada, com o risco relativo estimado sempre desviado em direção à unidade.

Os *erros de classificação diferenciais,* por outro lado, ocorrem quando a qualidade da informação para classificar os participantes em termos de exposição e desfecho é feita de modo diferente entre os grupos em estudo. Se, em um estudo sobre o papel do tabagismo no desenvolvimento de enfisema, os fumantes fizerem consultas médicas mais frequentemente do que os não fumantes, o diagnóstico de enfisema será mais frequente e mais preciso entre fumantes do que entre não fumantes. Este erro resultaria em uma incidência maior de enfisema entre os fumantes, devido não ao efeito da exposição, mas ao modo como o desfecho foi verificado. Dependendo da situação, os erros diferenciais de exposição podem resultar em uma estimativa de risco enviesada, que pode ser tanto subestimada, superestimada ou, por acaso, igual à medida real de associação.

O acompanhamento de um grande número de pessoas por um longo período de tempo torna os estudos de coorte prospectivos suscetíveis a viés por perdas diferenciais de seguimento. Além disso, podem ser muito caros e implicar em grande consumo de tempo. As coortes prospectivas não são úteis para desfechos raros, nem para estudar doenças com longo tempo de latência.

Como as coortes prospectivas, as coortes retrospectivas não são boas para estudar doenças muito raras. Além disso, se forem usados registros criados com outros fins, a qualidade dos dados disponíveis pode ser ruim e, se os dados tiverem sido coletados no passado, em geral falta informação sobre potenciais fatores de confusão. A identificação de um grupo de comparação apropriado pode ser difícil se a exposição ocorrer em um grupo muito específico de indivíduos. Tal como com as coortes prospectivas, as perdas diferenciais de acompanhamento também podem enviesar os estudos de coorte retrospectivos.

As vantagens e limitações dos estudos de coorte estão resumidas no Quadro 14.2. Os estudos de coorte são particularmente vantajosos para o estudo de exposições raras, uma vez que os participantes são selecionados em função de seu *status* quanto à exposição. Adicionalmente, vários desfechos podem ser estudados simultaneamente. Mas, uma vez que as taxas de incidência de doenças e, principalmente, as taxas de mortalidade em geral são baixas, é necessário acompanhar um grande número de indivíduos, por vários anos, para conseguir o número suficiente de pessoas com o desfecho. Grandes tamanhos de amostra e longos períodos de acompanhamento tornam os estudos de coorte muito caros.

Quadro 14.2. Vantagens e limitações dos estudos de coorte

Vantagens

- Possibilitam o estudo da associação de diferentes exposições com vários desfechos
- Fornecem estimativa direta da incidência de doença
- Permitem estimar o risco atribuível a fatores de risco na ocorrência dos desfechos
- Também podem estimar prevalência
- Não há problemas éticos para "expor" indivíduos
- A seleção dos controles é relativamente simples
- A cronologia é facilmente determinada
- Melhor qualidade dos dados porque a coleta é feita no momento em que ocorreu o desfecho

Limitações

- Perdas de seguimento
- É impraticável para desfechos raros
- Informações sobre os desfechos obtidos depois do conhecimento do nível de exposição
- Mudança na categoria de exposição com o passar do tempo
- Mudança no critério diagnóstico das doenças com o tempo
- Podem ser muito caros (grande número de pessoas acompanhadas por longo período de tempo)

Epidemiologia do ciclo vital

A Epidemiologia do Ciclo Vital é definida como o estudo dos processos biológico, comportamental e psicossocial que ligam a saúde e o risco de doenças em adultos a exposições físicas ou sociais sofridas durante a gestação, infância, adolescência e início da idade adulta. O objetivo da epidemiologia do ciclo vital é construir e testar modelos teóricos que postulem caminhos que liguem as exposições ao longo da vida a desfechos de saúde em etapas posteriores. Estes modelos explicitamente requerem um ordenamento temporal das exposições e a construção de modelos teóricos e de análise especiais. A hipótese do ciclo vital propõe que o acúmulo e/ou a interação entre características pessoais e do ambiente social, ao longo da vida do indivíduo, ajam sinergicamente para produzir desigualdades e gradientes de saúde anos mais tarde[17].

Nos últimos anos tem havido um reconhecimento crescente de que exposições sofridas durante a vida fetal e nos primeiros 2 anos de idade podem ter efeitos danosos para a saúde na vida adulta. Infecções durante a gestação, tabagismo materno e uso de medicamentos podem afetar o desenvolvimento do feto, com consequências para toda a vida. Os estudos de Barker foram pioneiros em identificar que as doenças crônicas dos adultos são biologicamente programadas na vida intrauterina e no início da infância[18]. Em particular, as coortes de nascimento representam oportunidade única para estudar os efeitos em longo prazo destas exposições.

Estudos colaborativos, envolvendo duas ou mais coortes de nascimentos, têm sido realizados, com a vantagem de verificar a consistência da associação em diferentes contextos, com diferentes redes causais, em um mesmo estudo. É o caso do *Consortium for Health Orientated Research in Transitioning Societies* (COHORTS), que inclui cinco coortes de nascimentos conduzidas em países de baixa e média rendas, cujas mães foram recrutadas antes ou durante a gestação e os filhos acompanhados até a idade adulta: do Brasil, a Coorte de Nascimentos de Pelotas, de 1982[8]; da Guatemala, a Coorte do *Instituto de Nutrición de Centro América y Panamá* (INCAP)[19]; da Índia, a *New Delhi Birth Cohort*[20]; das Filipinas, *Cebu Longitudinal Health and Nutrition Survey cohort* (CLHNS)[21]; e da África do Sul, a coorte Birth-to-Twenty (Bt20)[22]. O consórcio investigou associações de ganho de peso e estatura nos primeiros anos de vida com fatores de risco para doenças crônicas (pressão arterial, composição corporal e glicemia) e capital humano (escolaridade e altura) entre adultos jovens. Tomadas em conjunto, as análises mostraram que, quando adultos, aqueles que tiveram maiores ganhos em peso e/ou estatura no primeiro e, possivelmente, no segundo ano de vida apresentam melhores indicadores de capital humano, sem evidência de risco aumentado de doenças crônicas da idade adulta[21].

Grandes Coortes Brasileiras

As grandes coortes brasileiras atualmente em curso e que compreendem cerca de 2.000 participantes ou mais, incluem as Coortes de Nascimentos de Ribeirão Preto, SP[23,24]; Coorte de Nascimentos de São Luís, MA[24]; Coorte BRISA de Ribeirão Preto, SP e São Luís, MA[25]; as quatro Coortes de Nascimentos de Pelotas, RS, dos anos 1982[8], 1993[9], 2004[10] e 2015[11]; a Coorte de Idosos de Bambuí, MG[26]; e o Estudo Longitudinal de Saúde do Adulto – ELSA-Brasil[7].

Coortes de Nascimentos de Ribeirão Preto, SP

A primeira Coorte de Nascimentos de Ribeirão Preto é o estudo de coorte de recém-nascidos mais antigo do País, tendo selecionado 6.750 recém-nascidos de partos únicos, ocorridos naquela cidade, entre 01 de junho de 1978 e 31 de maio de 1979. Os principais objetivos do estudo eram examinar as características sociodemográficas da população e a atenção médica recebida durante a gestação e o parto; estimar a prevalência de nascimentos com baixo peso e a taxa de mortalidade infantil; bem como a associação de fatores socioeconômicos, demográficos e reprodutivos com indicadores de saúde perinatal e utilização de serviços de saúde. O segundo acompanhamento foi realizado em 1987/89, quando as crianças estavam em idade escolar; o terceiro, aos 18 anos de idade; e o quarto, aos 23-25 anos.

A segunda coorte foi composta por 2.990 recém-nascidos de partos únicos ocorridos nos hospitais da cidade entre 01 de maio e 31 de agosto de 1994, empregando os mesmos instrumentos e a mesma metodologia da coorte anterior, acrescidos de novos dados. O segundo acompanhamento da coorte foi realizado em 2004, sendo combinado com a Coorte de Nascimentos de São Luís, Maranhão. A comparação entre os dados de duas populações distintas do ponto de vista econômico e sociodemográfico permitiu aos autores avaliar iniquidades sociais presentes na saúde perinatal no Brasil, fornecendo subsídios para o planejamento de ações e elaboração de políticas em saúde pública.

Coorte de Nascimentos de São Luís, MA

Visando identificar os mesmos desfechos avaliados em Ribeirão Preto, mas em um contexto socioeconômico distinto, o mesmo grupo de pesquisadores iniciou, em 1997/98, uma nova coorte de nascimentos em São Luís, MA.

O segundo acompanhamento da Coorte de São Luís foi realizado em 2005, quando os participantes estavam com 8 anos de idade. O objetivo do segundo acompanhamento das coortes de São Luís e de Ribeirão Preto (aos 10 anos de idade, em 2004) foi investigar a associação do peso ao nascer com função cognitiva, problemas comportamentais e afetivos, pressão arterial, função pulmonar, asma brônquica, rinite alérgica e doenças inflamatórias intestinais em crianças em idade escolar.

Coorte de Nascimento Brasileira Ribeirão Preto e São Luís (BRISA)

Iniciada em 2010, a coorte BRISA engloba dois subprojetos[25]. O primeiro, com objetivo de avaliar novos fatores de risco para prematuridade (hipóteses neuroendócrina e imunoinflamatória); e o segundo, para investigar aspectos do crescimento/desenvolvimento, nutrição, infecções, uso de serviços de saúde e fatores de risco precoces para doenças crônicas. Para tanto, foram montadas duas coortes, uma em cada uma das cidades. As hipóteses etiológicas foram testadas em estudo caso-controle aninhado em uma coorte iniciada no quinto mês do pré-natal, em amostra de conveniência abrangendo 3.000 nascimentos nas duas cidades. Esta coorte foi reentrevistada por ocasião do nascimento e no segundo ano de vida.

No segundo subprojeto, duas coortes de nascimento representativas das populações dos dois municípios foram estabelecidas, sendo investigados todos os nascimentos em Ribeirão Preto (cerca de 7.500) e 1/3 dos nascimentos de São Luís (cerca de 6.000), durante 1 ano. Neste subprojeto foram realizados estudos perinatais cujas estimativas poderão ser comparadas com as coortes anteriores. Além disso, aspectos do crescimento, desenvolvimento, amamentação e infecções infantis, acesso, uso e financiamento de serviços de saúde e fatores de risco precoces para doenças crônicas vêm sendo explorados entre os participantes da coorte. O trabalho de campo aconteceu em dois momentos: por ocasião do parto e no segundo ano de vida da criança.

Coortes de Nascimentos de Pelotas, RS, de 1982, 1993, 2004 e 2015

As quatro coortes de nascimentos de Pelotas englobam cerca de 20.000 participantes, separadas entre si por 11 anos de intervalo, e constituem uma experiência única fora dos países de alta renda. Todas as crianças nascidas vivas em todos os hospitais com maternidade da cidade de Pelotas, entre 1 de janeiro e 31 de dezembro do respectivo ano, de mães residentes na área urbana do município, eram elegíveis para participar do estudo. Na Coorte de 1982 foram arrolados 6.011 recém-nascidos; em 1993, 5.304; em 2004, 4.231; e, em 2015, 4.280 (representando mais de 99% dos nascimentos ocorridos em Pelotas nestes anos).

Cada coorte vem sendo acompanhada em idades semelhantes e as informações coletadas com os mesmos instrumentos e metodologia, de forma a garantir a comparabilidade e permitir avaliar tendências temporais em indicadores de saúde materno-infantis e de qualidade de assistência à saúde. A coorte de 1982 é considerada uma das maiores e com mais longo tempo de acompanhamento entre todas as coortes de nascimento conduzidas em países de baixa e média rendas[27]. Os primeiros acompanhamentos desta coorte forneceram informações valiosas sobre as consequências da amamentação para a saúde infantil[28,29] e sobre fatores de risco para desnutrição e mortalidade infantil[30,31]. Os acompanhamentos mais recentes avaliaram a frequência e os fatores de risco para precursores de doenças crônicas não transmissíveis, bem como as consequências em longo prazo de exposições precoces, como cesarianas[32,33], aleitamento materno[34] e velocidade de crescimento na infância[8,35].

A segunda coorte, a Coorte de Nascimentos de Pelotas, de 1993, teve como objetivos avaliar as tendências nos indicadores de saúde materno-infantis, por meio da comparação com os resultados da coorte de 1982; e investigar associações entre variáveis precoces e desfechos tardios, visando identificar janelas de oportunidade para intervenções preventivas.

A Coorte de Nascimentos de Pelotas, de 2004, foi planejada para coletar informações compatíveis com as obtidas nas duas coortes anteriores (de forma a avaliar a magnitude das mudanças ocorridas nos indicadores de saúde materno-infantis e seus determinantes), bem como abordar problemas emergentes de saúde e de neurodesenvolvimento. Esta coorte tem um forte componente de avaliação do desenvolvimento e da saúde mental na infância, bem como da depressão materna e suas consequências sobre a saúde infantil.

Distintamente das outras três coortes, que arrolaram as mães e recém-nascidos nos hospitais de nascimento, a Coorte de Nascimentos de Pelotas de 2015 iniciou o recrutamento das mães nos serviços de atenção pré-natal. Dessa forma, 73% dos nascidos em 2015 tiveram as informações sobre exposições pré-natais coletadas de forma prospectiva. Além das informações comuns às coortes anteriores, a coorte de 2015 tem um forte componente de avaliação da atividade física materna e seus efeitos sobre desfechos perinatais e sobre a depressão materna. Além disso, até o momento, dois ensaios randomizados foram aninhados à coorte, um planejado para avaliar se o exercício físico regular durante a gravidez é capaz de melhorar a saúde materno-infantil e os desfechos neonatais[11] e o outro para avaliar o efeito de uma intervenção educacional, realizada 3 meses após o parto, sobre a qualidade do sono na infância[36].

Em conjunto, as quatro coortes de nascimentos de Pelotas permitiram identificar melhorias entre 1982 e 2015, como a redução da mortalidade infantil (de 36,4 para 14,9:1.000 nascidos vivos), redução do déficit peso/idade e comprimento/idade aos 12 meses e melhoria nas práticas de aleitamento materno (de 0% em 1982 para cerca de 45% das crianças em 2015 recebendo leite materno exclusivo aos 3 meses de ida Ao mesmo tempo, registrou-se excesso de intervenções obstétricas (de 27,7% para 65,1% dos nascimentos por cesariana), epidemia de pré-termos (de 6% para 16%), epidemia de obesidade entre as mães (índice de massa corporal pré-gestacional > 30 kg/m^2 em 4,4% das mães de 1982 e 18,8% entre as de 2015) e epidemia de obesidade entre as crianças (em 1982, 4% das meninas e 8% dos meninos apresentavam obesidade aos 12 meses *versus* 14%, em ambos os sexos, em 2015).

Coorte de Idosos de Bambuí, MG

Estudos de coorte de base populacional de idosos ainda são poucos e majoritariamente conduzidos em países de alta renda. Isso se deve principalmente ao reconhecimento tardio das repercussões do envelhecimento populacional para os sistemas de saúde e às dificuldades inerentes à condução de estudos de coorte, sobretudo em países de média renda.

A coorte de base populacional de idosos de Bambuí foi implantada em 1997, sendo constituída por 92,2% dos 1.742 residentes naquele município do oeste mineiro, com 60 anos ou mais de idade[26]. A cidade de Bambuí está localizada em uma área geográfica que, até meados de 1990, era endêmica para doença de Chagas, cuja prevalência permanece alta entre os idosos que contraíram a infecção na juventude. O objetivo da coorte era examinar a incidência e os determinantes de eventos em saúde em uma população idosa com baixo nível socioeconômico. Os principais desfechos avaliados compreendem as principais síndromes geriátricas, como perda cognitiva, dependência funcional e quedas, bem como causas de morte, utilização de serviços de saúde e uso de medicamentos. As exposições de interesse cobrem características sociodemográficas, fatores psicossociais, estilo de vida, saúde mental, fatores de risco clássicos para doenças cardiovasculares, biomarcadores de doenças, incluindo doença de Chagas e genoma. Os membros da coorte vêm sendo acompanhados anualmente desde então, com baixas perdas ao longo dos seguimentos. Dados desta coorte têm sido importantes para uma melhor compreensão do processo de envelhecimento em condições socioeconômicas adversas e, adicionalmente, têm produzido novas evidências acerca do impacto da transição epidemiológica nesse processo.

Estudo Longitudinal de Saúde do Adulto – ELSA-Brasil[7]

O Estudo Longitudinal de Saúde do Adulto – ELSA-Brasil – é uma investigação multicêntrica de coorte composta por 15.105 funcionários de seis instituições públicas de ensino superior e pesquisa das regiões Nordeste, Sul e Sudeste do Brasil: Fundação Oswaldo Cruz (Rio de Janeiro), Universidade de São Paulo (USP) e as universidades federais da Bahia (UFBA), Espírito Santo (UFES), Minas Gerais (UFMG) e Rio Grande do Sul UFRGS).

O estudo tem como objetivo avaliar a incidência e a progressão de doenças crônicas, especialmente cardiovasculares e diabetes, seus determinantes sociais e fatores de risco. Em cada centro integrante do estudo os participantes fazem exames e entrevistas nos quais são avaliados aspectos como condições de vida, diferenças sociais, relação com o trabalho, gênero e especificidades da dieta da população brasileira. A avaliação de linha de base (2008-2010) incluiu entrevistas detalhadas, exames físico e antropométrico, e uma série de exames complementares, como teste de tolerância à glicose, coleta de urina de 24 horas, eletrocardiograma de repouso, medida da espessura da camada íntima carotídea, ecocardiografia, velocidade da onda de pulso, ultrassonografia hepática, retinografia, entre outros, além da montagem de um biobanco para futuras análises. Acompanhamentos anuais, por telefone, iniciaram em 2009, e em 2012-2013 os participantes foram reavaliados.

Os participantes da coorte ELSA-Brasil nasceram antes de 1950, um período em que o Brasil se caracterizava por baixa escolaridade e baixo grau de desenvolvimento socioeconômico de seus cidadãos. Em 2008, quando a coorte foi iniciada, o Brasil já apresentava elevada prevalência de obesidade, que ainda persiste, o que permite investigar a etiologia das doenças cardiovasculares e diabetes levando em conta as características e experiências do ciclo vital de seus participantes.

Análise dos estudos de coorte

Os estudos de coorte permitem o cálculo direto das medidas de incidência. A comparação da incidência do desfecho entre os indivíduos expostos (I_{Exp}) e não expostos ($I_{não\ Exp}$) pode ser realizada a partir do cálculo de medidas de associação ou efeito baseadas em diferença de incidências ($I_{Exp} - I_{não\ Exp}$) ou em razão de incidências ($I_{Exp}/I_{não\ Exp}$). Dependendo se a coorte é de tipo fixa ou dinâmica e da duração do acompanhamento, o pesquisador pode decidir estudar a incidência acumulada ou a taxa de incidência de um determinado desfecho. A incidência acumulada é uma boa medida de incidência em estudos com curto período de acompanhamento, nos quais as perdas são escassas e a exposição ocorre de uma forma limitada no tempo. A incidência acumulada é a probabilidade (%) de que uma pessoa inicialmente sem a doença venha a desenvolvê-la em algum momento, durante o período do estudo. Em cada grupo de comparação calcula-se a incidência acumulada dividindo-se o número de indivíduos que desenvolve o desfecho durante o período de observação pelo total de participantes inicialmente em risco de desenvolver o desfecho. A razão entre a incidência acumulada dos indivíduos expostos e dos não expostos é chamada de razão de incidências cumulativas (RIC) ou risco relativo (RR).

Quando os indivíduos são seguidos por tempos distintos ou o estudo possui longos períodos de acompanhamento e é grande a possibilidade de perdas, a melhor medida de incidência é a taxa (ou densidade) de incidência, que é a velocidade com que os indivíduos em risco apresentam o desfecho (doença ou agravo à saúde). No numerador coloca-se o número de casos incidentes e no denominador, a soma dos tempos em que cada indivíduo esteve em risco durante o período de estudo. Essa soma equivale ao produto do número médio de pessoas em risco de adoecer, em todo o período, pela duração total do período de observação. A taxa de incidência é geralmente expressa por 1.000 pessoas-ano em risco. A contribuição de cada indivíduo é proporcional ao tempo de seguimento, assim, cinco pessoas seguidas por 2 anos e dez pessoas seguidas por 1 ano contribuirão com dez pessoas-ano em risco no denominador. O cálculo da taxa de incidência leva em conta que, à medida que as pessoas inicialmente em risco apresentam o desfecho, o denominador da taxa diminui, o que não acontece com o cálculo da incidência acumulada. A razão entre a densidade de incidência entre os expostos e a densidade de incidência entre os não expostos é denominada razão de densidades de incidência (RDI).

Para o cálculo de incidência em doenças raras (p. ex., incidência de metabolopatias congênitas em crianças), o número de indivíduos em risco é aproximadamente igual ao da população total observada em qualquer momento do estudo e as medidas de incidência acumulada e a taxa de incidência serão numericamente semelhantes.

Em estudos etiológicos de doenças crônicas, com períodos extensos de risco (p. ex., quando se deseja estudar a associação entre tabagismo e câncer de pulmão ou a associação entre dieta e câncer de estômago) a razão de taxa (ou densidade) de incidência é a medida que melhor expressa a razão entre as velocidades de adoecer entre expostos e não expostos. Já quando o período de risco é curto (p. ex., quando se estuda a associação entre tabagismo materno durante a gravidez e baixo peso ao nascer no recém-nascido), a razão de incidência acumulada pode ser usada.

Em estudos de coorte, quando se deseja saber quantas vezes é maior o risco de desenvolver um desfecho entre os indivíduos expostos em relação aos não expostos, calcula-se diretamente o RR (Tabela 14.1).

Tabela 14.1 – Cálculo do risco relativo (RR) em estudos de coorte

	Indivíduos que desenvolveram o desfecho	Indivíduos que não desenvolveram o desfecho	Total
Expostos	a	b	a + b
Não expostos	c	d	c + d

A incidência nos expostos é: a / (a + b)

A incidência nos não expostos é: c / (c + d)

Se existe uma associação positiva entre a exposição e o desfecho de interesse, a incidência no grupo exposto será maior que a incidência no grupo não exposto. O RR é calculado como a razão entre a incidência nos expostos e a incidência nos não expostos.

Quando o RR é igual a 1, o risco de desenvolver o desfecho nos indivíduos expostos é igual ao risco de desenvolver o desfecho nos não expostos. Assim, não existe evidência de associação entre exposição e desfecho. Um RR maior que 1 evidencia uma associação positiva entre exposição e desfecho. Um RR menor que 1 evidência um efeito de proteção (o risco nos expostos é menor que o risco nos não expostos). Quanto mais o RR se afasta de 1, maior será a magnitude da associação entre a exposição e o desfecho.

Uma discussão mais aprofundada sobre as medidas de frequência e de associação pode ser encontrada no ***Capítulo 2 – Medidas de Frequência de Doença)*** e no ***Capítulo 10 – Medidas de Associação e Medidas de Impacto***. Outros aspectos relacionados à análise de estudos de coorte, incluindo o cálculo de intervalos de confiança das medidas de frequência e de associação, testes estatísticos e controle de confundimento são apresentados no ***Capítulo 26 – Associação Estatística em Epidemiologia: Análise Bivariada***.

Nos estudos de coorte, quando a variável dependente (desfecho) de interesse é o tempo decorrido até a ocorrência de um determinado evento, usa-se a análise de sobrevivência ou sobrevida. Nestas análises, pode ser estudado, por exemplo, o tempo até o óbito entre pacientes com diagnóstico de câncer de mama, o tempo até a reinfecção entre indivíduos tratados por doença sexualmente transmissível, o tempo até que ocorra uma infecção entre indivíduos que recebem diálise, o tempo até o desmame etc. Além do desfecho em estudo, são características distintas deste tipo de análise a presença da censura, a estruturação dos bancos de dados e as técnicas usadas na inspeção inicial dos dados (análise descritiva). O objetivo da análise de sobrevivência é estimar a função de sobrevida ou função de *hazard*. Para isso podem ser usados modelos paramétricos (que pressupõem uma determinada distribuição para o tempo até a ocorrência do evento), modelos não paramétricos (sem nenhuma suposição da distribuição do tempo) e modelos semiparamétricos, onde se assume que a relação das variáveis explicativas com o tempo de sobrevida é linear, mas não se pressupõe que o tempo siga alguma distribuição específica. Um exemplo deste último modelo é o modelo de regressão de Cox, também denominado modelo de riscos proporcionais, onde a razão de riscos não varia ao longo do tempo[25]. A proporcionalidade do risco pode ser verificada visualmente ou aplicando um teste de adequação do modelo. Também podem ser calculadas curvas de sobrevida para diferentes categorias da exposição. Quando o sujeito não apresenta o desfecho até o final do estudo, então o dado é censurado. O dado censurado pode ser localizado à esquerda, ou seja, o tempo de sobrevida começou incompleto (p. ex., não sabemos exatamente quando a doença começou) ou à direita, quando não sabemos se o desfecho aconteceu (p. ex., houve um seguimento incompleto, perdas etc.). Uma descrição aprofundada das técnicas de análise de sobrevida pode ser consultada no ***Capítulo 28 – Análise de Sobrevida***.

Os estudos de coorte coletam suficientes medições, de forma repetida, para permitir modelar trajetórias individuais. No entanto, na maioria das vezes estas medições são tratadas como uma série de observações transversais. Frequentemente isso acontece pelo desconhecimento dos pesquisadores das metodologias de análises de dados longitudinais. Os principais desafios metodológicos estão vinculados à natureza dos dados coletados e aos modelos de análise que são aplicados para estudar a associação entre exposição e desfecho, desde um ponto de vista longitudinal. Alguns exemplos desses desafios metodológicos são:

- *Desafio que envolve o pensamento causal:* como reconhecer quais são os fatores de confusão, quais os mediadores e quais os fatores de interação do modelo de análise longitudinal?
- *Desafios que envolvem a modelagem estatística:* como testar as associações entre as exposições no início da vida e resultados de saúde em etapas posteriores da vida? Como desentranhar o impacto das exposições em cada fase da vida (gravidez, infância, idade adulta etc.) sobre os desfechos de saúde ou doença em etapas posteriores de vida? Como descobrir as diversas trajetórias associadas com desfechos adversos na vida adulta?

Uma trajetória descreve o curso de um desfecho ou exposição (social, comportamental ou físico) ao longo do tempo. A menos que registros históricos estejam disponíveis e sejam de boa qualidade, somente as coortes prospectivas coletam suficientes medições, em forma repetida, para permitir modelar trajetórias individuais. Por exemplo, os problemas de saúde mental descrevem diferentes trajetórias ao longo da vida, podendo aumentar, diminuir ou permanecer estáveis com o decorrer dos anos. Diversos investigadores aplicaram modelos estatísticos, que permitem o estudo de trajetórias, com a finalidade de entender a etiologia e história natural de transtornos como depressão, déficit de atenção e hiperatividade, abuso de substâncias e problemas de conduta em grupos populacionais[37-39]. Distintos fatores de risco estiveram associados com determinadas trajetórias de depressão materna pós-natal, assim como diferentes trajetórias se mostraram associadas com diferentes frequências de transtornos mentais nos filhos[40]. As análises convencionais de curvas (p. ex., crescimento em estatura) estimam a mudança nos desfechos ao longo do tempo, assumindo que todos os indivíduos na amostra pertencem a uma mesma população homogênea, que tem a mesma trajetória de crescimento. Mas uma única trajetória pode não representar adequadamente o comportamento de uma determinada exposição ou desfecho em todos os indivíduos pertencentes a um grupo. Desta forma, faz-se necessário estudar as exposições e os desfechos desde uma perspectiva longitudinal, permitindo que diferentes grupos dentro da população tenham diferente início, persistência e remissão, bem como diferentes preditores e diferente gravidade dos sintomas. Há diversas metodologias para a análise de trajetórias. Por exemplo, o modelo de trajetórias baseadas em grupos (*Group-based trajectory models*) desenvolvido por Nagin e cols.[41], avalia a heterogeneidade existente dentro da população e identifica grupos de indivíduos que apresentam trajetórias similares, não assumindo que uma curva ou trajetória possa servir para descrever ou explicar o comportamento da exposição ou desfecho estudado ao longo do tempo em toda a população. Esse modelo permite calcular o tamanho dos grupos (proporção da população que segue uma determinada trajetória) e a probabilidade de pertencer a cada grupo. É possível também identificar os fatores de risco ou protetores de pertencer a cada uma das trajetórias e avaliar como a probabilidade de pertencer a uma determinada trajetória muda com as variáveis de exposição ao longo do tempo.

A perda de dados é um grande desafio no planejamento e na análise dos estudos de coorte. As perdas podem estar no desfecho e/ou nas covariáveis (exposição, variáveis de confusão). A perda de informações, tanto nos preditores como no desfecho, pode levar a problemas sérios na análise dos dados. Os indivíduos com dados completos podem ser diferentes dos indivíduos que foram perdidos ao longo dos acompanhamentos. Desta forma, as estimativas baseadas unicamente em dados completos podem gerar resultados enviesados. A perda de dados pode também levar à perda de precisão e/ou poder. É importante saber por que aconteceu a perda de informação. As perdas se classificam como perdas completamente ao acaso, perdas ao acaso e perdas que não aconteceram ao acaso (as mais problemáticas). O desenvolvimento de métodos estatísticos direcionados a solucionar problemas de perda da informação tem sido uma área de pesquisa bastante ativa nas últimas décadas. Uma característica da análise de dados incompletos é que esta depende de suposições que não podem ser testadas. O objetivo dos métodos que lidam com dados incompletos é estabelecer inferências precisas da população estudada, preservando da melhor forma possível todos os aspectos da distribuição dos dados. A Imputação Múltipla, proposta por Rubin nos anos 1970, é um dos métodos mais usados para lidar com dados faltantes quando as perdas de informação são ao acaso[42]. A ideia subjacente à imputação múltipla é que, para cada dado faltante, são imputados vários valores ("m" valores) em vez de um, sendo obtidos "m" bancos de dados completos. Cada conjunto de dados é analisado usando-se procedimentos para dados completos. A estimativa pontual do parâmetro é calculada a partir da média das múltiplas imputações e seu erro padrão obtido através da variância das múltiplas imputações. Seja qual for a técnica de imputação utilizada, esta deve preservar a relação entre as observações faltantes e as observadas, bem como levar em conta o mecanismo de ausência e o padrão dos dados faltantes.

Referências Bibliográficas

1. Frost W. The age selection of mortality from tuberculosis in successive decades. Am J Hyg. 1939;30:91-96.
2. Korteweg R. Mortality from lung cancer in the Netherlands during and after the last war. Br J Cancer. 1954;8(1):34-39.
3. Rothman K, Greenland S, Lash T. Modern Epidemiology. 3rd ed. Baltimore: Lippincott Williams & Wilkins; 2012.
4. Framingham Heart Study. A Project of the National Heart, Lung, Blood Institute and Boston University. Disponível em: <http://www.framinghamheartstudy.org/index.html>. Acessado em: 16/4/2017
5. Belanger C, Hennekens C, Rosner B, Speizer F. The Nurses' Health Study. Am J Nurs. 1978;8:1039-1040.
6. Costa MF, Uchoa E, Guerra HL, Firmo JO, Vidigal PG, Barreto SM. The Bambui health and ageing study (BHAS): methodological approach and preliminary results of a population-based cohort study of the elderly in Brazil. Rev Saúde Pública. 2000;34(2):126-135.
7. Schmidt MI, Duncan BB, Mill JG, Lotufo PA, Chor D, Barreto SM, et al. Cohort Profile: Longitudinal Study of Adult Health (ELSA-Brasil). Int J Epidemiol. 2015;44(1):68-75.
8. Horta BL, Gigante DP, Goncalves H, Santos Motta J, Loret de Mola C, Oliveira IO, et al. Cohort Profile Update: The 1982 Pelotas (Brazil) Birth Cohort Study. Int J Epidemiol. 2015;44(2):441, 441a-441e.
9. Goncalves H, Assunção MC, Wehrmeister FC, Oliveira IO, Barros FC, Victora CG, et al. Cohort profile update: The 1993 Pelotas (Brazil) birth cohort follow-up visits in adolescence. Int J Epidemiol. 2014;43(4):1082-1088.
10. Santos IS, Barros AJ, Matijasevich A, Zanini R, Chrestani Cesar MA, Camargo-Figuera FA, et al. Cohort profile

update: 2004 Pelotas (Brazil) Birth Cohort Study. Body composition, mental health and genetic assessment at the 6 years follow-up. Int J Epidemiol. 2014;43(5):1437-1437a-f.

11. Domingues MR, Bassani DG, Silva SG, Coll CV, Silva BG, Hallal PC. Physical activity during pregnancy and maternal-child health (PAMELA): study protocol for a randomized controlled trial. Trials. 2015;16:227.
12. Silva TL, Klein CH, Nogueira AR, Salis LH, Souza ESNA, Bloch KV. Cardiovascular mortality among a cohort of hypertensive and normotensives in Rio de Janeiro - Brazil - 1991-2009. BMC Public Health. 2015;15:623.
13. Camargo Jr K, Coeli C. Reclink: aplicativo para o relacionamento de bases de dados, implementando o método probabilistic record linkage. Cad Saúde Pública. 2000;16:439–447.
14. Buffler PA, Ginevan ME, Mandel JS, Watkins DK. The Air Force health study: an epidemiologic retrospective. Ann Epidemiol. 2011;21(9):673-687.
15. Doll R, Hill A. The mortality of doctors in relation to their smoking habits. BMJ. 1954;328(7455):1529–1533.
16. Ngale KM, Santos IS, Gonzalez-Chica DA, Barros AJ, Matijasevich A. Bed-sharing and risk of hospitalisation due to pneumonia and diarrhoea in infancy: the 2004 Pelotas Birth Cohort. J Epidemiol Community Health. 2013;67(3):245-249.
17. Blane D. The life course, the social gradient, and health. In: Social Determinants of Health. edn. Edited by Marmot M, Wilkinson R, Brunner E. New York: Oxford University Press; 2006. p. 54–77.
18. Barker DJ. Fetal origins of coronary heart disease. BMJ. 1995;311(6998):171-174.
19. Stein AD, Melgar P, Hoddinott J, Martorell R. Cohort Profile: the Institute of Nutrition of Central America and Panama (INCAP) Nutrition Trial Cohort Study. Int J Epidemiol. 2008;37(4):716-720.
20. Bhargava SK, Sachdev HS, Fall CH, Osmond C, Lakshmy R, Barker DJ, et al. Relation of serial changes in childhood body-mass index to impaired glucose tolerance in young adulthood. N Engl J Med. 2004;350(9):865-875.
21. Adair LS. Size at birth and growth trajectories to young adulthood. Am J Hum Biol. 2007;19(3):327-337.
22. Richter L, Norris S, Pettifor J, Yach D, Cameron N. Cohort Profile: Mandela's children: the 1990 Birth to Twenty study in South Africa. Int J Epidemiol. 2007;36(3):504-511.
23. Barbieri M, Gomes U, Barros-Filho A, Bettiol H, Almeida L, Silva A. Saúde perinatal em Ribeirão Preto, SP, Brasil: a questão do método. Cad Saúde Pública. 1989;5:376-387.
24. Cardoso V, Simões V, Barbieri M, Silva A, Bettiol H, Alves M, et al. Profile of three Brazilian birth cohort studies in Ribeirão Preto, SP and São Luís, MA. Braz J Med Biol Res. 2007;40:1165-1176.
25. Klein JP, Moeschberger ML. Survival Analysis. Techniques for Censored and Truncated Data, 2nd ed. New York: Springer-Verlag; 2003.
26. Lima-Costa MF, Firmo JO, Uchoa E. Cohort profile: the Bambui (Brazil) Cohort Study of Ageing. Int J Epidemiol. 2011;40(4):862-867.
27. Harpham T, Huttly S, Wilson I, Wet T. Linking public issues with private troubles: panel studies in developing countries. J Intl Dev. 2003;15:353–363.
28. Barros F, Victora C, Vaughan J, Smith P. Birth weight and duration of breast-feeding: are the beneficial effects of human milk being overestimated? Pediatrics. 1986;78:656–661.
29. Victora C, Huttly S, Barros F, Martines J, Vaughan J. Prolonged breastfeeding and malnutrition: confounding and effect modification in a Brazilian cohort study. Epidemiology. 1991;2:175–181.
30. Barros F, Victora C, Vaughan J, Teixeira A, Ashworth A. Infant mortality in southern Brazil: a population based study of causes of death. Arch Dis Child. 1987;62:487–490.
31. Victora C, Barros F, Huttly S, Teixeira A, Vaughan J. Early childhood mortality in a Brazilian cohort: the roles of birth-weight and socioeconomic status. Int J Epidemiol. 1992;21:911–915.
32. Barros F, Matijasevich A, Hallal P, et al. Cesarean section and risk of obesity in childhood, adolescence, and early adulthood: evidence from 3 Brazilian birth cohorts. Am J Clin Nutr. 2012;95:465–470.
33. Horta B, Gigante D, Lima R, Barros F, Victora C. Birth by caesarean section and prevalence of risk factors for non-communicable diseases in young adults: a birth cohort study. PLoS One. 2013;8:e74301.
34. Victora C, Barros F, Horta B, Lima R. Breastfeeding and school achievement in Brazilian adolescents. Acta Paediatr. 2005;94:1656–1660.
35. Horta B, Gigante D, Osmond C, Barros F, Victora C. Intergenerational effect of weight gain in childhood on offspring birthweight. Int J Epidemiol. 2009;38:724–732.
36. Santos IS, Bassani DG, Matijasevich A, Halal CS, Del-Ponte B, Cruz SH, et al. Infant sleep hygiene counseling (sleep trial): protocol of a randomized controlled trial. BMC Psychiatry. 2016;16(1):307.
37. Dekker MC, Ferdinand RF, van Lang ND, Bongers IL, van der Ende J, Verhulst FC. Developmental trajectories of depressive symptoms from early childhood to late adolescence: gender differences and adult outcome. Journal of child psychology and psychiatry, and allied disciplines. 2007;48(7):657-666.
38. Jester JM, Nigg JT, Buu A, Puttler LI, Glass JM, Heitzeg MM, Uet al. Trajectories of childhood aggression and inattention/hyperactivity: differential effects on substance abuse in adolescence. Journal of the American Academy of Child and Adolescent Psychiatry. 2008;47(10):1158-1165.

39. Hu MC, Muthen B, Schaffran C, Griesler PC, Kandel DB. Developmental trajectories of criteria of nicotine dependence in adolescence. Drug and alcohol dependence. 2008;98(1-2):94-104.

40. Matijasevich A, Murray J, Cooper PJ, Anselmi L, Barros AJ, Barros FC, et al. Trajectories of maternal depression and offspring psychopathology at 6 years: 2004 Pelotas cohort study. Journal of affective disorders. 2015;174:424-431.

41. Nagin DS, Odgers CL. Group-based trajectory modeling in clinical research. Annual review of clinical psychology. 2010;6:109-138.

42. Carpenter JR, Kenward MG. Multiple Imputation and Its Application (Statistics in Practice). Chichester, UK: John Wiley & Sons, Ltd; 2013.

Capítulo

15 Estudos de Intervenção

Claudia Caminha Escosteguy
Luiz Antonio Bastos Camacho

Introdução

Os estudos de intervenção se caracterizam pelo controle pelo pesquisador das circunstâncias em que indivíduos são expostos a algum agente com o propósito de modificar o curso de um problema de saúde. As modificações desejáveis e indesejáveis, previstas e não intencionais são documentadas e ao final do tempo de acompanhamento dos sujeitos, medidas-sumário dos desfechos relevantes são comparadas entre os grupos que se diferenciam pela exposição à intervenção, a fim de medir a eficácia ou efetividade da intervenção e avaliar sua segurança[1]. Para além dos elementos intuitivos desta abordagem, há um conjunto de especificações metodológicas que caracterizam as virtudes e fragilidades na produção de evidência empírica. Este é o objeto deste capítulo.

A designação *estudos de intervenção* destaca o papel ativo do pesquisador na realização de exposição subordinada aos interesses do estudo, em contraste com os estudos observacionais, em que a exposição ocorre com motivação alheia ao propósito do estudo. A designação alternativa *estudos com delineamento experimental* enfatiza o controle do pesquisador sobre a exposição e a observação dos desfechos, análogo ao dos experimentos ou ensaios. Estes estudos não são comparativos por definição, ou seja, podem ter ou não grupo-controle; mas os estudos de interesse para este capítulo incluem necessariamente um ou mais grupos de comparação ou de controle[2]. Idealmente, a alocação dos sujeitos do estudo nos grupos de comparação é feita pelo processo de randomização que, pela sua relevância, terá uma seção dedicada a seguir. Estudos de intervenção não randomizados, ou seja, com outros processos de alocação de sujeitos, constituem a categoria dos estudos quase-experimentais. Os estudos com delineamento experimental ou quase-experimental têm aplicações em múltiplas áreas do conhecimento, como agricultura[3], educação, ciências sociais[4,5], indústria[6,7], ciências básicas[8] etc. Embora compartilhando os elementos essenciais do método, as aplicações em estudos envolvendo a saúde humana apresentam distinção clara dos experimentos em laboratório.

Incidentes implicando em variados níveis de exposição de indivíduos de uma população a fatores de risco têm sido chamados "experimentos naturais", sendo a bomba atômica de Hiroshima, a mudança do sistema de pagamento das hospitalizações pelo Medicare norte-americano e o surto de cólera em Londres em 1854 alguns dos exemplos mais bem documentados[9]. Embora sejam exposições acidentais ou provocadas, sem o propósito de pesquisa, os experimentos naturais criam oportunidades para análise de relações de determinação entre exposições e problemas de saúde. Por exemplo, da investigação de John Snow sobre o surto de cólera em Londres resultou a identificação da água de uma bomba como a fonte de contaminação (ver ***Capítulo 4 – Distribuição das Doenças no Espaço e no Tempo***).

Nos estudos de intervenções terapêuticas os chamados ensaios clínicos (*clinical trials*) envolvem indivíduos com algum problema de saúde especificado, enquanto os ensaios de campo (*field trials*) têm como alvo intervenções fora do ambiente de serviços de saúde ou intervenções preventivas dirigidas a indivíduos sadios ou a grupos de indivíduos (ensaios de comunidade; *community trials*) em domicílios, escolas, vilas etc.

Os estudos epidemiológicos e outras fontes de evidências científicas de associação entre fatores de risco/proteção e desfechos têm sido hierarquizados de acordo com o grau de proteção contra ameaças à validade interna (viés, confundimento e acaso)[10]. (Ver ***Capítulo 11 – Validade em Estudos Epidemiológicos***). No extremo de maior força de evidência está a metanálise de estudos randomizados e no outro está a opinião do especialista. A ordenação dos tipos de estudos segundo nível de evidência ***é uma simplificação*** conveniente que precisa considerar o objeto da pesquisa. Estudos observacionais, por exemplo, constituem a abordagem adequada para gerar evidências de efeitos nocivos de exposições ambientais, ocupacionais e comportamentais. Mas, para avaliação de eficácia e efetividade de ***intervenções*** *em saúde* os estudos randomizados são considerados de modo geral capazes de gerar as evidências mais robustas quando incluem os recursos apropriados para minimizar viés[11], que serão detalhados mais adiante.

Estudos de Intervenção: Breve Histórico e Relevância

O método experimental permite gerar evidência de efetividade mesmo com conhecimento inicial e incompleto sobre a intervenção e o mecanismo de produção de um efeito. Os registros históricos disponíveis nos dias atuais e que servem de base à reconstituição da evolução do pensamento científico mostram registros em que reconhecemos aproximações ao que se entende atualmente como método científico. Nas civilizações antigas, em que a visão de mundo dominante era determinada por dogmas religiosos e explicações sobrenaturais alimentadas pela compreensão limitada dos fenômenos naturais, iniciativas para obter evidências com experimentação eram singelas e intuitivas[12].

Os relatos de *protoexperimentos* clínicos revelam aproximações de aspectos metodológicos relevantes segundo o entendimento atual sobre estudos de intervenção[13]. Entre os relatos mais antigos estão os experimentos com plantas medicinais e outras substâncias na medicina egípcia e chinesa antiga (aproximadamente 2800 a.C.). No Velho Testamento o Livro de Daniel descreve um estudo primitivo mostrando vantagens para a saúde de uma dieta de legumes e água comparada à rica dieta real com vinho. Celsus (século I A.D.) e Galeno (Século II A.D.), no Imperio Romano, reconheceram a necessidade de experimentação para avaliar intervenções terapêuticas[14]. O médico persa Avicenna (século X-XI A.D.) descreveu os requisitos para testes clínicos de medicamentos, como uso de grupo-controle, escalonamento de dose, reprodutibilidade dos resultados e outros, que são conceitos modernos da farmacologia e ensaios clínicos[15].

A partir do século XVI os avanços científicos sobre anatomia humana, a descoberta da circulação do sangue, a descrição clínica e anatomopatológica de doenças, a invenção do microscópio e outros trouxeram novas possibilidades para experimentos em medicina. Alguns registros detalhados mostram a racionalidade dos experimentos no século XVIII baseados em observações empíricas e sem a compreensão mínima da etiopatogenia e dos mecanismos de atuação da intervenção. O estudo de James Lind em 1747 em 12 marinheiros ingleses se baseou em relatos sobre a prevenção do escorbuto com frutas cítricas, e demonstrou a vantagem da ingesta de laranja e limão comparada a outras substâncias ácidas administradas aos demais subgrupos do experimento[2]. Também baseado em observações leigas sobre a proteção contra varíola entre as mulheres leiteiras expostas à varíola bovina, Edward Jenner testou a inoculação de crostas de varíola bovina como forma de prevenir a varíola humana. Essa vacinação primitiva foi gradualmente adotada em vários países da Europa e nos Estados Unidos. Nesse período, o primeiro registro de um experimento utilizando "mascaramento" foi conduzido para investigar os efeitos atribuídos ao magnetismo animal. Uma comissão liderada por Benjamim Franklin mostrou que os indivíduos com os olhos vendados relatavam efeitos da intervenção que lhes era informada e não a do real tratamento com magnetismo. Data também do final do século XVIII o reconhecimento da necessidade de obtenção de consentimento informado dos pacientes para realização de procedimento médico. Mas só no final do século XIX a prática de obtenção de consentimento informado se consolidou em pesquisa clínica[13].

O século XIX foi marcado pelos avanços da Microbiologia liderados por Louis Pasteur e Robert Koch e os experimentos seminais com vacinas atenuadas e inativadas. Muito antes dos trabalhos de Pasteur, o médico húngaro Ignaz Semmelweis nos anos 1840 demonstrou que a desinfecção das mãos pelos médicos antes da realização de procedimentos obstétricos reduzia drasticamente a mortalidade por febre puerperal. Neste mesmo período, o estudo de Pierre Charles Alexandre Louis demonstrou a ineficácia da sangria, método de tratamento amplamente usado na época[12]. Datam também da primeira metade do século XIX os primeiros registros da utilização de grupo placebo e de intervenções simuladas como forma de distinguir o efeito genuíno da intervenção e as variações naturais no curso das doenças[2].

No século XX a aceleração da evolução do conhecimento da história natural das doenças e das bases científicas para as intervenções médicas ampliou as oportunidades para estudos de intervenção. O desenvolvimento dos métodos estatísticos nos experimentos em agricultura por Ronald Fisher, nos anos 1920 e 1930, propiciou a introdução dos conceitos de randomização e cegamento[16,17] e as técnicas de análise de variância nos estudos clínicos em seres humanos. Estes elementos estão presentes no estudo publicado em 1948 pelo *Medical Research Council* britânico, para avaliar a eficácia da estreptomicina, considerado o primeiro ensaio clínico moderno. Nas décadas que se seguiram os estudos randomizados se consolidaram como abordagem preferencial para gerar as evidências de eficácia/efetividade e segurança. A *Food and Drug Administration* norte-americana e, posteriormente, as autoridades nacionais reguladoras de outros países incorporaram exigências de comprovação científica de eficácia e segurança no licenciamento de fármacos e imunobiológicos para comercialização[18,19]. Os estudos randomizados constituem também a fonte de evidência científica mais robusta para a elaboração de diretrizes clínicas e avaliação de tecnologias médicas[20,21]. No Brasil, assim como em outros países, a incorporação de tecnologias ao Sistema de Saúde considera, entre diversos outros elementos, as evidências de estudos de eficácia/efetividade de intervenções. Como resultado de estudos randomizados, algumas recomendações para intervenções com base em estudos observacionais têm sido revisadas e até retiradas. Foi o caso da terapia de reposição hormonal no climatério e do rastreamento de câncer de próstata[22,23]. O refinamento metodológico respondendo aos desafios colocados por uma variedade crescente de intervenções contribuiu para aumentar a complexidade e custo dos estudos de intervenção.

Fases do desenvolvimento de fármacos e imunobiológicos

A pesquisa e o desenvolvimento de medicamentos e vacinas é planejada, tipicamente, em estágios ou fases sequenciais, cujos resultados irão formar um *dossier* a ser submetido à autoridade nacional reguladora para obtenção de licença para comercialização. A fase inicial pré-clínica (ou não clínica) é baseada em experimentos laboratoriais frequentemente envolvendo animais, e busca os fundamentos farmacológicos ou imunológicos que contribuirão para orientar as fases clínicas em seres humanos em relação à dose e via de administração e duração da exposição[1,24]. Das diversas substâncias ou antígenos testados na fase pré-clínica, são selecionados os "candidatos" a medicamentos e vacinas que passam às fases clínicas, convencionalmente designadas fases I, II, III e IV segundo o componente predominante (segurança/toxicidade e eficácia). Os resultados de uma fase condicionam a passagem para a fase subsequente, conforme explicitado a seguir.

Fase I. Por ser a primeira etapa em seres humanos, os ensaios clínicos de fase I têm forte ênfase na toxicidade/segurança, são conduzidos em número muito menor de participantes do que nas fases subsequentes (no máximo, algumas dezenas). Em geral, são voluntários sadios, mas os fármacos com maior toxicidade podem ser testados em pacientes com doença grave que não respondeu ao tratamento existente. Os estudos da fase I se caracterizam por observações clínica e laboratorial intensivas que geram os dados sobre absorção, biodisponibilidade, metabolismo e excreção, e sobre dose máxima tolerada, que são parâmetros fundamentais para as fases seguintes. Os estudos desta fase não precisam ser comparativos, podendo constituir séries de casos com dados de base como controle, mas podem ser randomizados e mascarados. Os resultados da fase I, em geral, contêm indicativos do potencial terapêutico ou imunogênico e informam sobre a dosagem a ser utilizada na fase II.

Fase II. Os estudos deste estágio de desenvolvimento têm ênfase terapêutica exploratória e incluem não mais que algumas centenas de pacientes, selecionados pelo potencial de demonstrar atividade biológica da intervenção. Não obstante, na fase II os elementos de farmacologia humana podem ser refinados ou novos estudos de farmacologia humana podem exigir retorno à fase I. Estudos de fase II podem ter controles históricos ou controles concorrentes e randomizados, e seus resultados devem indicar a dose e o regime terapêutico e os desfechos do tratamento que serão empregados na fase III. Excepcionalmente, estudos de fase II podem ser considerados suficientes para obter o licenciamento provisório do fármaco ou imunobiológico para abordagem de doenças graves que não tenham terapia satisfatória disponível (aprovação acelerada)[25].

Fase III. Os estudos da fase III são conduzidos para confirmar as evidências preliminares de segurança e eficácia de novas intervenções obtidas nas fases anteriores, a fim de fundamentar o licenciamento para comercialização[1,24]. São necessariamente comparativos (com intervenções alternativas, placebo ou nenhuma intervenção), em geral randomizados, com número de participantes variando de algumas centenas a dezenas de milhares, com maior heterogeneidade e características mais próximas da população-alvo da intervenção.

A classificação em três fases é uma simplificação conveniente das etapas de desenvolvimento clínico. Às vezes, porém, é insuficiente para a grande heterogeneidade de intervenções, desfechos de interesse, métodos de aferição, populações alvo e outros aspectos metodológicos. Algumas variações introduzidas na classificação têm buscado atender as peculiaridades de estudos. Por exemplo, estudos de fase 0 ou ensaio de microdoses, designam estudos preliminares em seres humanos, com exposição limitada, para subsidiar escolhas entre fármacos "candidatos" para as fases seguintes; estudos de fase II têm sido subdivididos em fase IIA, com ênfase em elementos exploratórios de eficácia ou de "prova de conceito", e fase IIB, que busca estabelecer as doses ótimas para o grupo alvo[13]. A combinação de fases, p.ex., fase I/II também tem sido usada para acelerar o processo de desenvolvimento e para não expor indivíduos sadios a fármacos de alta toxicidade como os quimioterápicos para câncer. Estudos combinados de fase II/III também têm sido usados para concluir o desenvolvimento clínico mais rapidamente e com menos pacientes. As especificidades destes estudos escapam ao escopo deste capítulo.

Fase IV. Após o licenciamento de medicamentos e vacinas para comercialização, baseados em estudos de fase III, estudos de fase IV e vigilância pós-comercialização podem refinar o conhecimento sobre eventos adversos raros, interações medicamentosas, outras indicações e efeitos em grupos populacionais não incluídos nas fases anteriores. Estudos de fase IV são frequentemente observacionais, e podem ser conduzidos a partir de dados preliminares de farmacovigilância e de vigilância de eventos adversos pós-imunização que indiquem necessidade de investigação adicional.

Ainda que as fases de desenvolvimento clínico não se apliquem a intervenções cirúrgicas, nutricionais, comportamentais, dispositivos e outras intervenções não farmacológicas que não exigem licenciamento das autoridades reguladoras, a abordagem metodológica para demonstração de efetividade é análoga e a realização de estudos randomizados deve ser baseada em evidências preliminares do potencial da intervenção. Por outro lado, cirurgias e outras intervenções invasivas cuja eficácia depende de destreza e habilidade técnica que melhoram com a experiencia e que variam entre os aplicadores são difíceis de padronizar e criam desafios adicionais para comparações. Ensaios cirúrgicos são muito menos frequentes do que ensaios com fármacos e imunobiológicos e uma revisão sistemática revelou 531 estudos publicados de janeiro de 2007 a junho de 2010[26].

O desenvolvimento clínico de intervenções em saúde é um processo complexo, tipicamente longo, levando anos para cumprir as exigências das agencias reguladoras nacionais na demonstração e documentação de segurança e eficácia. Situações excepcionais como a Emergência de Saúde Pública de Importância Internacional para o SARS-CoV-2 impuseram a busca de estratégias de aceleração das etapas de desenvolvimento, preservando as salvaguardas essenciais de segurança e eficácia. Uma das vacinas para Covid-19 obteve em vários países autorização para uso emergencial com resultados de ensaio clínico de fase 1/2/3 contínua (combinada) concluída em apenas 11 meses. A aprovação foi condicionada à continuação dos estudos para registro definitivo. Na área de fármacos o reposicionamento (*Repurposing; repositioning*) de medicamentos existentes, ou seja, o uso com indicação terapêutica diferente daquela para a qual havia sido aprovada, tem sido usada para abreviar o tempo e custo do processo usual de desenvolvimento clínico (supondo a utilização nas doses usuais com segurança conhecida) e de produção. O reposicionamento de fármacos no passado se baseou em achados fortuitos como ocorreu com a aspirina, o sidenafil e a talidomida. Atualmente processos mais racionais utilizam técnicas como mineração de base de dados de fármacos e de doenças para identificar candidatos para serem submetidos aos estudos clínicos.

Elementos essenciais de estudos de intervenção

Organização, planejamento e monitoramento dos estudos de intervenção

O protocolo dos estudos de intervenção é o documento essencial que explicita o plano do estudo desde sua concepção e bases teóricas para a intervenção, os objetivos e os passos metodológicos[27]. Os elementos de destaque no protocolo de pesquisa e seus fundamentos teóricos são apresentados nas seções deste capítulo. O protocolo enfatiza os aspectos científicos, deixando os detalhes operacionais para o manual de procedimentos. O protocolo é a referência para (1) equipe do estudo, promovendo a uniformidade de procedimentos, especialmente em estudos multicêntricos; (2) patrocinadores*; (3) comitê de ética em pesquisa e comitê independente de monitoramento dos dados; (4) autoridade nacional reguladora[28] e auditores; (5) comunidade científica, podendo ser publicados separadamente em periódicos científicos; (6) registro em plataformas como o *International Clinical Trials Registry Plataform*[29], e o Registro Brasileiro de Ensaios Clínicos (ReBEC)[30]. O registro do protocolo permite que estudos em curso sejam conhecidos da comunidade científica, que poderá comparar com os resultados publicados. Com efeito, na preparação do protocolo do estudo a consulta às plataformas de registro de estudos de intervenção informará sobre estudos em curso sobre o mesmo objeto. O registro é exigido pelas autoridades nacionais reguladoras, patrocinadores e editores de publicações científicas. Alterações no protocolo aprovado pelo comitê de ética em pesquisa devem ser mínimas e submetidas a todas as instâncias de registro[1].

Ao apresentar a lacuna do conhecimento, fundamentada em revisão atualizada da literatura que justifica o estudo proposto, o protocolo precisa deixar clara a necessidade do delineamento experimental. Assim, na introdução são explicitadas as razões para não abordar os objetivos específicos ou testar as hipóteses com estudos observacionais (ver implicações éticas, abaixo).

No protocolo da pesquisa, a definição precisa dos critérios de elegibilidade dos participantes permite observar a coerência com o grupo beneficiário potencial da intervenção indicado na introdução. Por exemplo, em um estudo comparativo da imunogenicidade e reatogenicidade em crianças, de dois tipos de vacina contra febre amarela licenciada para comercialização, os critérios de inclusão e os de exclusão eram essencialmente os mesmos do Programa Nacional de Imunização para vacinação de rotina, com pequenas adaptações para o estudo[31]. Em geral, os critérios de elegibilidade não afetam a validade interna, pois são aplicados antes da alocação nos grupos de comparação. No entanto, podem limitar a validade externa, ou seja, a capacidade de generalização dos resultados obtidos nos participantes do estudo para a população de onde provém a amostra. No exemplo, os indivíduos elegíveis para o estudo constituíam a melhor aproximação possível da população-alvo do programa de imunização (supondo uma baixa proporção de recusas em participar do estudo).

Os detalhes da intervenção e do controle são críticos para a interpretação dos resultados e para a comparação com outros estudos. No estudo com a vacina contra febre amarela os parâmetros como volume, número de partículas virais em cada dose, subcepa do vírus vacinal, número de doses, via de administração e lote da vacina foram padronizados, o que também é comum nos estudos com fármacos. Mas a administração da intervenção pode ser individualizada em alguns estudos com fármacos e nos procedimentos cirúrgicos e outros invasivos, psicoterapia, fisioterapia e outras intervenções não farmacológicas[32].

Dentre os desfechos atribuíveis à intervenção, serão pré-especificados os desfechos principais, dos quais serão derivadas as medidas de eficácia, e os desfechos secundários que podem incluir eventos não previstos e eventos adversos. Definições operacionais dos desfechos e detalhes do processo de medida precisam ser explicitados para a interpretação dos resultados e comparação com outros estudos. Por exemplo, o estudo em emergência psiquiátrica comparando midazolan com a combinação haloperidol-prometazina no tratamento de pacientes agitados e agressivos teve como desfecho principal a tranquilização ou sedação aos 20 minutos e como desfechos secundários, a tranquilização ou adormecimento aos 40, 60 e 120 minutos. O paciente foi considerado tranquilizado se parecesse calmo, sem agitação, agressividade física ou verbal contra objetos e pessoas[33]. Escalas validadas de atributos subjetivos e de construtos teóricos podem permitir maior precisão na aferição das variações antes e depois da intervenção, e na comparação entre indivíduos[34]. Por exemplo, a independência nas atividades da vida diária medida na escala de Katz[35] foi utilizada em estudo randomizado sobre programa de exercício físico em pacientes demenciados[36].

De forma resumida, é fundamental definir: (1) quais são os pacientes elegíveis, através de critérios de inclusão e exclusão bem definidos; (2) que intervenção está sendo avaliada; (3) quais são os desfechos de interesse a serem analisados; (4) como a resposta à intervenção será verificada em cada indivíduo.

Questões éticas e boas práticas clínicas

Entre os componentes essenciais de um protocolo de pesquisa científica envolvendo seres humanos estão as salvaguardas de proteção dos participantes, inspiradas em princípios estabelecidos no Código de Nuremberg, de 1947, na Declaração de Helsinki da Associação Médica Mundial, de 1964 e suas revisões, e sistematizadas nas diretrizes do *Council for International Organizations of Medical Sciences* de 1982 e suas revisões (CIOMS)[37]. Esses documentos foram a referência para a Resolução do Conselho Nacional de Saúde nº 196 de 1996, revisada na Resolução nº 466 de 2012, que regulamenta os aspectos éticos das pesquisas envolvendo seres humanos no Brasil[38].

O delineamento experimental apresenta especificidades para a proteção dos participantes das pesquisas científicas envolvendo seres humanos. Para que seja aceitável a designação do participante em grupos de intervenção ou controle, por critérios subordinados aos interesses do estudo, os pesquisadores devem caracterizar a dúvida genuína (baseada em revisão da literatura e aceita pelos seus pares) sobre a vantagem comparativa da intervenção. A privação do grupo-controle de um novo tratamento só é eticamente aceitável quando há dúvidas sobre a eficácia do tratamento proposto (ou da vantagem em relação a abordagens já em uso). A incerteza sobre o benefício postulado da intervenção com base no conhecimento existente dá sentido ao objetivo e relevância ao estudo. Além disso, o mérito científico da proposta e a qualificação dos recursos humanos envolvidos são elementos essenciais na avaliação da eticidade dos estudos de intervenção. Ainda mais importante é a adesão da proposta aos princípios fundamentais da Bioética, verificada por comitês de **ética em pesquisa independente**s. Assim, o respeito à liberdade e autonomia dos indivíduos de participar e permanecer ou se retirar do estudo deve estar explicitado no processo de obtenção de consentimento informado apresentado no protocolo da pesquisa. O documento essencial desse processo é o termo de consentimento livre e esclarecido que apresenta com clareza, sem termos técnicos ou jargão científico, os objetivos e os procedimentos do estudo, os benefícios e riscos da participação, os recursos oferecidos para manejo de eventos adversos, e para proteção da confidencialidade das informações obtidas. Termos de assentimento podem ser incluídos para os menores de idade ou para os legalmente incapazes explicitarem sua anuência em participar da pesquisa, sem prejuízo do consentimento de seus responsáveis legais[38]. Diferente de muitos países, no Brasil os participantes (sujeitos) de pesquisa não podem ser remunerados, sendo permitido somente o ressarcimento de despesas com deslocamento e alimentação decorrentes da participação na pesquisa[38]. O entendimento é de que em condições socioeconômicas extremamente desfavoráveis a oferta de remuneração pode interferir na autonomia dos indivíduos.

O protocolo do estudo contém os detalhes do manejo de eventos adversos, e de análises intermediárias (antes de concluir o recrutamento do total de participantes previsto no protocolo) dos dados que possam indicar mudanças no desenvolvimento da pesquisa, ou mesmo sua interrupção. Recomendações derivadas de análises intermediárias são, em geral, atribuições de comitês independentes de monitoramento de dados formados por especialistas sem vínculos com os patrocinadores e pesquisadores, e reunidos especialmente para o acompanhamento do desenvolvimento do estudo, avaliando violações do protocolo, resultados de análises intermediárias e indicações de interrupção precoce do estudo. Além de indicar o tamanho de amostra adequado para responder à pergunta da pesquisa, os protocolos de estudos de intervenção podem explicitar critérios de interrupção da captação de participantes, baseados em evidência inequívoca do benefício ou da ausência de benefício da intervenção, antes de atingir o tamanho de amostra previsto no protocolo[1]. Comitês de ética em pesquisa e comitês de monitoramento de dados controlam uma eventual ou inadvertida tendenciosidade nas observações, que pode resultar das expectativas dos pesquisadores sobre os resultados.

A condução e a publicação de ensaios clínicos com fármacos e imunobiológicos estão sujeitas a interferências de patrocinadores, frequentemente desenvolvedores ou produtores com interesses comerciais nos resultados. Conflitos de interesse criados pelo envolvimento de pesquisadores com ligações com a indústria têm afetado a credibilidade dos resultados de ensaios clínicos[39]. Interrupção do patrocínio de estudos clínicos sobre intervenções que perdem interesse comercial, desinteresse na publicação de resultados não desejados e publicação seletiva de parte dos resultados que são favoráveis são alguns dos problemas detectados.

Para compatibilizar os critérios de diferentes países na avaliação de estudos clínicos com vistas ao licenciamento de fármacos, a iniciativa conhecida como *International Conference of Harmonization* elaborou as Diretrizes para Boas Práticas Clínicas[40,41]. Estas constituem padrões para a condução e documentação de ensaios clínicos, de modo a garantir que os dados e os resultados relatados tenham credibilidade e precisão, e que os direitos, a integridade e o sigilo dos sujeitos de pesquisa sejam protegidos. Dessa forma, as Boas Práticas Clínicas abrangem todos os aspectos da condução de um ensaio clínico, desde a discussão inicial do protocolo até a finalização do relatório.

É de extrema relevância a percepção da possibilidade de existência de conflito de interesses e sua possível influência sobre a realização das pesquisas e sobre a própria decisão médica. A influência de questões econômicas sobre quais pesquisas devem ser realizadas necessita ser reconhecida. O gasto em pesquisa de novas drogas é enorme. Estratégias para recuperar esses gastos vêm embutidas, por exemplo, em estratégias de *marketing* e propaganda. Em 2012 a indústria farmacêutica norte-americana gastou mais de 27 bilhões de dólares em promoção de drogas para médicos e consumidores; desse montante, mais de 24 bilhões foram gastos com propaganda direcionada ao médico (p. ex., face a face através de propagandistas, amostras grátis, encontros e palestras promocionais, mala direta etc.), e mais de 3 bilhões em propaganda direta ao consumidor (principalmente comerciais de televisão). Alguns estudos mostram que essas estratégias têm impacto sobre a prática médica[42].

Tipos de estudos de intervenção

Na literatura científica há uma grande variedade de termos relacionados a tipos de estudos de intervenção, que levam frequentemente em conta aspectos metodológicos do delineamento, tais como presença e tipo de grupo de controle, randomização, mascaramento, tipo de intervenção e população-alvo, fase do desenvolvimento clínico etc. Alguns autores usam o termo "ensaio clínico não controlado" para descrever um estudo em que todos os participantes recebem a intervenção, mas muitos não consideram tal estudo como um ensaio clínico, por não incluírem grupo de comparação.

Com relação aos ensaios clínicos propriamente ditos, ou seja, experimentos planejados que envolvam *pacientes* (ou indivíduos suscetíveis) e que sejam concebidos para elucidar a abordagem (terapêutica ou preventiva) mais apropriada para futuros pacientes com uma dada condição médica[24], múltiplos termos têm sido empregados para destacar algum aspecto metodológico. Friedman define ensaio clínico como um estudo prospectivo desenhado para comparar os efeitos e o valor de uma ou mais intervenções em seres humanos[1]. A designação *estudos de intervenção* é mais abrangente do que *ensaios clínicos* pela qual é mais conhecida, e que pode ser entendida como limitada ao ambiente de serviços de saúde. Estes estudos podem ser usados para avaliar diferentes tipos de intervenções em diferentes populações de participantes, em diferentes circunstâncias e para diferentes propósitos. Uma vez que o investigador tenha garantido a alocação randômica, o estudo indicará as estratégias metodológicas, que levarão em conta recursos disponíveis, motivações acadêmicas, políticas, de *marketing* ou das práticas em saúde. Para fins da apresentação das teorias e métodos, as designações *estudo de intervenção* e *ensaio clínico* são, de modo geral, intercambiáveis. A seguir serão descritos alguns dos tipos de ensaios clínicos mais frequentes[43].

Ensaios em paralelo, desenho fatorial e ensaios do tipo *crossover*

De acordo com o modo como os participantes são expostos à intervenção, os ensaios clínicos podem apresentar um desenho em paralelo, fatorial ou do tipo *crossover*. A maioria tem um *desenho em paralelo*, no qual cada grupo de participantes é exposto a apenas uma das intervenções estudadas[43]. A palavra paralelo significa que duas ou mais unidades de alocação evoluem lado a lado durante a implementação do estudo. O objetivo neste desenho é que cada indivíduo incluído receba apenas uma das intervenções em estudo e não seja exposto a nenhuma das outras intervenções estudadas (exceto quando houver indicação clínica segundo os padrões de boas práticas que torne tal exposição necessária). Por exemplo, em um ensaio em paralelo desenhado para comparar os efeitos de um novo analgésico *versus* placebo em pacientes com enxaqueca, o investigador dará o analgésico a um grupo de pacientes e o placebo a outro grupo de pacientes. Em geral a unidade de alocação nos ensaios clínicos randomizados é o indivíduo, mas pode ser um conglomerado (p. ex., domicílios, escolas, municípios) ou uma parte do corpo (p. ex., um olho)[2,43].

No *desenho fatorial*, os efeitos de várias intervenções são verificados em um único ensaio. Por exemplo, no estudo das drogas A e B um desenho fatorial avaliará quatro grupos de tratamento: A, B, A + B e controle sem nenhuma delas. Um exemplo clássico é o ensaio clínico multicêntrico ISIS-2, onde foram avaliados os efeitos da aspirina, da estreptoquinase, de ambas e de nenhuma das duas drogas em pacientes com suspeita de infarto agudo do miocárdio[44]. Este desenho pode ser implementado nas situações em que não seja apropriado, factível ou ético avaliar cada possível intervenção em ensaios distintos. Além disso, a interação de duas ou mais intervenções dirigidas ao mesmo problema de saúde pode ter grande relevância clínica. No esquema citado, interação significa que os efeitos da intervenção A diferem segundo a presença ou ausência da intervenção B. O estudo ISIS-2 mostrou que o subgrupo que recebeu estreptoquinase e aspirina teve mortalidade menor do que a esperada pela mera soma dos efeitos isolados de cada um dos medicamentos (sinergismo). Alguns desenhos fatoriais são mais complexos do que o desenho 2 x 2, implementando uma terceira ou até quarta intervenção1.

Algumas vezes pode ser adequado constituir comparações sequenciais no mesmo paciente, como ocorre nos ensaios do tipo *crossover* ou sequencial, nos quais cada paciente receberá mais de um tratamento de forma alternada. O desenho sequencial mais simples inclui apenas dois períodos (tempos de implementação de cada intervenção): cada participante receberá a intervenção ou o controle no primeiro período, e vice-versa no segundo. No caso de dois tratamentos A e B, metade dos indivíduos é randomizada para receber os tratamentos na ordem A, B, e metade para recebê-los na ordem B, A. Ou seja, randomiza-se a ordem em que A e B são administrados a cada participante, de modo a controlar fatores individuais ou relacionados ao tratamento que possam mudar durante o estudo. Ensaios do tipo sequencial permitem comparações para cada participante, de tal forma que cada um age como seu próprio controle. Assim, esses ensaios podem produzir resultados estatisticamente adequados com um menor número de participantes do que seria necessário com um desenho de grupos paralelos convencionais. Por outro lado, o ensaio sequencial tem a desvantagem de que o efeito do primeiro tratamento pode ocorrer no período no qual o segundo está sendo administrado[24,43]. Para este desenho é necessário que a doença ou condição seja estável, não devendo ser curável no primeiro período de tratamento, pois nesta situação o paciente não precisaria receber o controle. O efeito da intervenção deve ter início rápido e duração curta, e não deve permanecer no período seguinte. Quando esta permanência acontece ocorre o chamado efeito de *carry-over.* Se qualquer diferença observada entre as intervenções puder ser explicada pela ordem em que as intervenções foram administradas, ocorre a chamada interação associada ao período de tratamento, o que compromete a validade do ensaio. O efeito de *carry-over* pode ser antecipado quando a duração do efeito das intervenções é bem conhecida. Nesses casos, pode ser adequado instituir um período de *washout* entre as intervenções, de tal forma que o paciente fique livre do efeito de uma intervenção antes de receber a seguinte. O desenho de *crossover* tem sido usado para a comparação de duas formulações do mesmo fármaco, com o objetivo de avaliar bioequivalência em participantes saudáveis, ou de diferentes doses para avaliar as propriedades farmacológicas[1].

A **Figura 15.1** exemplifica esquematicamente um ensaio de agentes anti-hipertensivos com um desenho do tipo *crossover* de dois períodos com controle ativo.

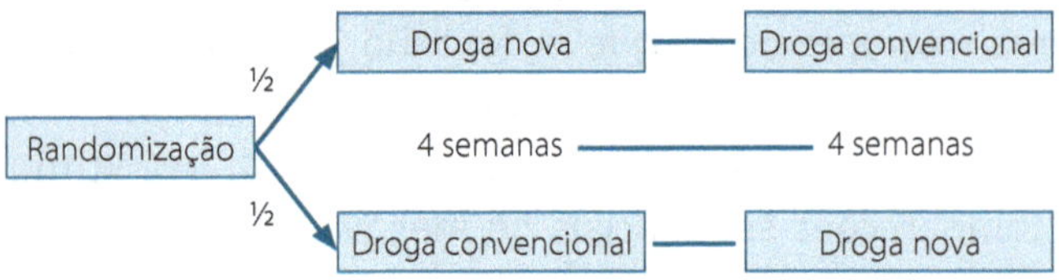

Figura 15.1 – Exemplo esquemático de um ensaio do tipo *crossover* de dois períodos.

Ensaios explanatórios (de eficácia) e ensaios pragmáticos (de efetividade)

Os ensaios clínicos frequentemente são descritos de acordo com o fato de estarem avaliando a eficácia ou a efetividade de uma intervenção. Embora exista alguma variação na literatura quanto a esses conceitos, as definições adotadas pela OTA (*Office of Technology Assessment*), agência norte-americana para avaliação tecnológica, têm sido amplamente utilizadas. Segundo esta agência, *eficácia* refere-se ao resultado de uma intervenção realizada sob condições ideais, bem controladas, como nos ensaios clínicos controlados ou em "centros de excelência". *Efetividade* refere-se ao resultado de uma intervenção aplicada sob as condições habituais de serviços de saúde, que incluem as imperfeições de implementação que caracterizam o mundo cotidiano[45].

O termo *ensaio explanatório ou de eficácia* tem sido usado por alguns autores para referir-se àquele desenho com objetivo de avaliar se a intervenção funciona ou não, sob condições ótimas, e como ela funciona, dentro de uma abordagem que se preocupa com princípios da farmacologia ou fisiologia, voltada para o conhecimento dos mecanismos de ação, e obedecendo a critérios mais rígidos. O ensaio explanatório tem critérios de inclusão estritos que produzem grupos de estudos altamente homogêneos, tendendo a usar placebo, regimes de prescrição fixos e desfechos precisos e bem padronizados (p. ex., pressão arterial mensurada em momentos preestabelecidos e segundo técnica padronizada). Os ensaios explanatórios são desenhados para avaliar se um tratamento é eficaz sob determinadas condições experimentais ideais[43].

O termo *ensaio pragmático ou ensaio de efetividade* tem sido usado para referir-se àquele desenho com objetivo não apenas de determinar se uma intervenção funciona, mas também de descrever todas as consequências de seu uso, sejam boas ou más, sob circunstâncias que se aproximam da prática clínica "real". Os ensaios pragmáticos tendem a ter critérios de elegibilidade menos rígidos, incluindo participantes de características heterogêneas, semelhantes aos vistos pelos clínicos na sua prática diária. Tendem a usar controles que recebem drogas ativas e não placebo, e têm regimes de prescrição mais flexíveis. O desenho é mais simples e menos rígido; pode utilizar desfechos cuja padronização é mais difícil, como medida da qualidade de vida ou da função sexual.[24,43,46] Ensaios clínicos com o objetivo de avaliar a efetividade de uma intervenção tendem a ser pragmáticos quando a intervenção já mostrou ser eficaz em estudos explanatórios, e o interesse é avaliar os efeitos em circunstâncias mais próximas da prática clínica diária. Para assegurar a capacidade de generalização dos resultados de um ensaio pragmático, ele deve incluir participantes com características semelhantes àqueles para os quais a intervenção está destinada. Alternativamente, pode-se considerar que estes estudos têm ênfase pragmática mas não desconsideram os elementos de eficácia para participantes e condições mais diversas do que os estudos anteriores que deram ênfase explanatória.

Ressalta-se que muitas vezes, ao incorporar-se uma tecnologia eficaz segundo um ensaio clínico randomizado, pode ocorrer perda de efetividade e os resultados na prática cotidiana não serem tão satisfatórios quanto os que foram obtidos em estudos explanatórios. Um exemplo que tem sido muito discutido em cardiologia diz respeito à escolha da melhor técnica de reperfusão coronária no infarto agudo do miocárdio (IAM). Segundo metanálise de 24 ensaios clínicos randomizados, a angioplastia primária é mais eficaz do que a trombólise farmacológica na reperfusão coronária no IAM[47]. Entretanto, quando são avaliados resultados fora do contexto dos ensaios clínicos, muitas vezes a efetividade de ambas se equipara ou até favorece o trombolítico, por diversas razões relacionadas à implementação das intervenções no "mundo real", ou seja, fora do ambiente controlado dos ensaios[48]. Neste caso, cabem reflexões inclusive de ordem ética na escolha das intervenções, que devem ser eficazes mas também efetivas[49]. Ao tomar-se a decisão de incorporar uma intervenção ou tecnologia, deve-se levar em consideração não apenas a eficácia, mas também a efetividade e ainda a eficiência. O conceito de eficiência leva em consideração a relação entre custos e consequências, ou custo *versus* benefício.

Estudos de superioridade, de não inferioridade e de equivalência

Alguns autores chamam estudos de eficácia comparativa aqueles que comparam um tratamento novo com um tradicional. Neste caso, os estudos podem ser de superioridade ou de não inferioridade. Os chamados estudos de superioridade representam o modelo tradicional que parte da premissa de que o novo tratamento pode ser superior ao convencional[1]. Por exemplo, um novo tipo de *stent* farmacológico parece ser "um pouco" melhor que o *stent* convencional na prevenção de reestenose coronária pós-angioplastia primária. Nesse sentido o pesquisador decide por um estudo de superioridade. A hipótese nula é de que não há diferença de eficácia; a hipótese alternativa é a de que o *stent* novo é superior ao tradicional por uma margem clinicamente relevante definida no protocolo da pesquisa.

Já nos *estudos de não inferioridade*, existe um tratamento novo sobre o qual não há evidência teórica de que seja mais eficaz do que o tradicional; porém, este novo tratamento pode ser preferido por outras razões, como maior praticidade na administração, menos efeitos adversos, menor custo. O estudo de não inferioridade avalia se a nova intervenção não é menos eficaz do que a intervenção já estabelecida, dentro de uma margem de tolerância predefinida, denominada margem de não inferioridade. A hipótese nula é a de que o tratamento em investigação é inferior ao controle por uma diferença maior ou igual à margem de segurança, e a hipótese alternativa é a de que a diferença entre tratamentos é menor do que a margem. A interpretação do valor de p no caso dos estudos de não inferioridade é "contrária" à dos estudos de superioridade: $p < 0,05$ refuta a hipótese nula de que o tratamento novo é inferior, portanto, aceitando a hipótese alternativa de não inferioridade. O tratamento avaliado pode ter resultado melhor, aparentemente igual ou até "um pouco" pior do que o controle ativo para ser considerado não inferior. A definição da margem de tolerância deve levar em consideração critérios clínicos e estatísticos. Por exemplo, no estudo de dose-resposta com formulações da vacina de febre amarela com concentração decrescente de partículas virais,[49b] foram consideradas não inferiores à vacina de uso corrente com concentração máxima de partículas virais (referencia, com 98% de soroconversão em estudos anteriores) as formulações em que o limite inferior do intervalo de confiança de 95% da diferença na soroconversão não incluiu 5%, que foi a diferença máxima aceitável estabelecida em protocolo. O limite do intervalo de confiança de 95% da razão das médias geométricas dos títulos de anticorpos (<0,5) também foi estabelecido com base em dados da literatura, como critério de não inferioridade na intensidade da resposta imune.

Do ponto de vista estatístico, comumente se utiliza o intervalo de confiança para se definir a margem de não inferioridade. A estratégia é usar o limite inferior do intervalo de confiança da medida de associação obtida em ensaio clínico que testou o controle ativo *versus* placebo, cujo resultado mostrou efeito benéfico estatisticamente significativo a favor do controle ativo. Admite-se que o limite inferior desse intervalo de confiança é o efeito mínimo clinicamente relevante que se espera ter de um tratamento específico, de modo a reduzir o risco de um desfecho (quando comparado a não fazer intervenção). Se no estudo de não inferioridade o efeito do tratamento avaliado, comparado ao controle ativo, é menor do que esse limite e, portanto, está dentro da margem de não inferioridade, conclui-se que a nova intervenção é não inferior ao tratamento habitual com o qual foi comparada. Não é sinônimo de equivalência; significa que o novo tratamento não é suficientemente inferior para anular a vantagem prática na sua aplicação[1].

Já os chamados *estudos de equivalência* **são desenhados para mostrar a ausência de dife**renças importantes entre as intervenções avaliadas. Os estudos de equivalência tornaram-se essenciais para a aprovação regulatória dos medicamentos genéricos, enquanto os estudos de não inferioridade são hoje utilizados em situações nas quais comparações com placebo são inviáveis e controles ativos são necessários. Como estatisticamente não é possível demostrar que duas intervenções têm efeitos idênticos, pois para tanto o tamanho necessário da amostra seria infinito, os estudos de equivalência e de não inferioridade podem ser úteis em várias situações[1].

Estudos segundo a unidade de análise

A unidade de análise dos ensaios clínicos é geralmente o indivíduo, mas algumas vezes pode ser uma parte do corpo, como comparar o tratamento usado em um olho em relação a um controle no outro olho. Já nos estudos por conglomerado, a unidade básica de análise é um grupo de indivíduos, uma clínica ou uma comunidade, que é alocado para receber uma intervenção em particular ou o tratamento controle. Nos estudos por conglomerado, considera-se que é mais adequado ou factível administrar a intervenção para o grupo inteiro, como por exemplo campanhas educativas sobre fatores de risco através da grande mídia. Esse desenho pode ser útil quando há risco de "contaminação" pela comunicação entre os participantes.

Estudos segundo o número de participantes

Os estudos de intervenção podem ter tamanho de amostra fixo ou variável. Em um estudo de tamanho fixo, o investigador estabelece a *priori* o número de participantes a serem incluídos. Em alguns casos, os investigadores não definem o tamanho da amostra no início, e continuam o recrutamento dos participantes até que um benefício claro de uma das intervenções é observado ou estão convencidos de que não há diferenças importantes entre as intervenções[43]. O tamanho da amostra será discutido mais adiante. Quanto ao número de participantes, ressalta-se ainda o chamado ensaio *"n-of-1"*, ou ensaio de um indivíduo, que é basicamente um desenho *crossover* no qual um participante recebe a intervenção em estudo e o controle, em blocos ou pares, em várias ocasiões e numa ordem randômica. Destes estudos provêm resultados individuais e não generalizáveis, mas podem ser úteis em determinadas situações em que não está claro se um tratamento será útil para um paciente em particular. Por exemplo, no caso de um paciente com uma doença rara para a qual não existam ensaios que deem conta daquela situação particular; ou quando o tratamento foi avaliado por ensaios que incluíram pacientes muito diferentes do caso em questão. Tipicamente, o número de pares de intervenções usados não é pré-especificado, de tal forma que o clínico e o paciente podem decidir parar quando estão convencidos de que há (ou não) diferenças importantes entre as intervenções. O sucesso desse desenho depende largamente da cooperação do paciente e do seguimento das regras do desenho *crossover*.

Series de ensaios "n-of-1" podem ser conduzidos com **sínteses quantitativas de efeitos médios globais e estratificados por características dos pacientes.**[ref]. Por exemplo, o efeito da oxigenoterapia em series de ensaios "n-of-1" em 27 pacientes com DPOC não mostrou benefícios de médio e longo prazo e melhora na qualidade de vida [ref].

Alocação dos participantes nos grupos de comparação

A randomização (ou aleatorização) é o processo de alocação em que os participantes têm probabilidade conhecida, definida pelo pesquisador, de inclusão no grupo de intervenção ou no grupo-controle. A definição dos critérios de alocação em grupos de comparação é o elemento mais marcante na distinção entre estudos observacionais e estudos com delineamento experimental. Na avaliação da qualidade metodológica deste tipo de estudo, por exemplo, nas revisões sistemáticas, os aspectos relacionados à randomização têm enorme relevância[50]. A randomização é considerada a melhor estratégia para controlar viés de seleção (ver ***Capítulo 11 – Validade em Estudos Epidemiológicos***) porque impede que as preferências do terapeuta e do paciente interfiram na conformação dos grupos de intervenção e de controle. Com número de participantes suficientemente grande os grupos tendem a ser semelhantes em características como idade, sexo, comorbidade e outras variáveis que podem afetar um desfecho de interesse (p. ex., cura e imunidade), constituindo assim um mecanismo eficiente de controle de confundimento. A randomização forma grupos que se distinguem essencialmente pela intervenção, e esta irá constituir o determinante maior de eventuais diferenças nos desfechos. Por exemplo, no estudo pioneiro sobre a estreptomicina (antibiótico descoberto em 1943) na tuberculose pulmonar[51], os autores consideraram que o curso natural da doença era muito variável e imprevisível e que os resultados preliminares do tratamento eram promissores, mas inconclusivos. Assim, a alocação dos pacientes para receber estreptomicina ou somente repouso (grupo-controle) foi feita com base em série de números aleatórios, gerados pelo estatístico para cada sexo e centro de tratamento, e colocados em envelopes lacrados e numerados com a sequência de recrutamento dos pacientes. Antes do início do tratamento o envelope era aberto e o grupo designado aleatoriamente para cada paciente era revelado ao médico.

Resultaram, desse processo, grupos muito semelhantes nas condições clínicas e radiológicas, e, portanto, na propensão aos desfechos já conhecidos sem intervenção. Dessa forma, a melhora dos pacientes pode ser atribuída ao efeito da estreptomicina. Se um estudo observacional hipotético comparasse os pacientes selecionados por avaliação médica para receber estreptomicina, a probabilidade de um desfecho favorável já seria diferente *a priori* e o efeito aparente da estreptomicina poderia ser devido (pelo menos, em parte) a viés de seleção. Eventuais diferenças na distribuição de fatores prognósticos nos grupos de comparação de um estudo observacional poderiam levar a subestimativa ou superestimativa do efeito da exposição de interesse (confundimento).

Há que destacar naquele estudo o caráter formal da randomização baseada em tabelas de números aleatórios (atualmente gerados por aplicativos em computador) que permitem ao pesquisador definir *a priori* a probabilidade de receber a intervenção ou controle. Por exemplo, com a razão de alocação de 1:1 no protocolo do estudo, a probabilidade de alocação no grupo estreptomicina e repouso foi idêntica (50%). Razões de alocação de 2:1, 1:1:1 etc. podem melhor atender aos objetivos e métodos de um estudo e serão definidas no protocolo e terão sequências de randomização adequadas às probabilidades predefinidas. Formas de alocação alternada (sequência intervenção-controle--intervenção ...), alocação segundo data do nascimento ou números de registro, lançamento de dado ou moeda ("cara ou coroa") não são aceitáveis como procedimento de randomização, pela possibilidade de prever o grupo de alocação ou de manipular a probabilidade de alocação em cada grupo[52]. A sequência randômica dos grupos de alocação gerada previamente com tabelas de números aleatórios ou programas de computador deve ser ocultada dos pesquisadores e participantes, de forma que o grupo de alocação seja revelado somente após o consentimento para participação e no momento em que a intervenção precisa ser conhecida. A ocultação da alocação é um elemento essencial da randomização e não deve ser confundida com o mascaramento (ver seção a seguir). O formato operacionalmente mais simples para ocultação da randomização é a colocação do grupo pré-designado em envelope individual opaco e lacrado, numerado externamente para ser aberto na ordem de apresentação do participante. Como este esquema ainda pode ser vulnerável a erros operacionais e à violação de envelopes, a alocação centralizada (sem envolver pesquisadores e equipe) informada por telefone ou gerada *online* no momento da alocação tem sido preferida, particularmente em estudos multicêntricos, por assegurar melhor proteção contra desvios[52].

Nos estudos com delineamento fatorial o processo de alocação é desdobrado conforme o número de intervenções. No cenário mais simples com duas intervenções (A/placebo-A e B/placebo-B), as quatro combinações possíveis produziriam quatro grupos de alocação. Por exemplo, no estudo de prevenção primária da doença cardiovascular e câncer, médicos americanos foram randomizados para receber aspirina ou placebo e cada um desses dois grupos foi também randomizado para betacaroteno ou seu placebo, formando os quatro subgrupos[53].

A randomização simples em estudos com número pequeno de participantes pode resultar em grupos com diferenças substanciais na distribuição de variáveis importantes como a gravidade da doença. No estudo com a estreptomicina (107 pacientes), a elaboração das sequências de randomização foi separada por sexo e centros de atendimento (randomização estratificada), permitindo assegurar maior semelhança (comparado à randomização simples) na distribuição por sexo e centros de atendimento entre os grupos de intervenção e controle[51]. De modo geral, a randomização estratificada é limitada a um número pequeno de variáveis por razões operacionais. Para as demais variáveis, persiste a chance de distribuição desigual nos grupos de comparação porque a randomização é feita nas categorias (estratos) dentro das quais o número de participantes é necessariamente menor. Além disso, longas sequências de intervenção ou de controle podem ocorrer na randomização livre, resultando em desequilíbrio na distribuição dos grupos de comparação. Um recurso frequentemente usado para assegurar uma distribuição mais equilibrada é a randomização de blocos. Os blocos são sequências de intervenção (I) e controle (C) de tamanhos e razão de alocação previamente especificados. Por exemplo, se a proporção de I e C definida no protocolo for 50% (razão de alocação 1:1) e os blocos forem de tamanho 4, as combinações possíveis de I e C definirão seis blocos: IICC, ICIC, ICCI, CCII, CICI, CIIC. A ordenação dos seis blocos será aleatória e o processo seguirá indefinidamente até que o tamanho predefinido da amostra seja alcançado. O tamanho dos blocos pode ser variável e não deve ser revelado aos pesquisadores para evitar que a última alocação em cada bloco possa ser conhecida antecipadamente. A randomização em blocos nos estudos com tempo longo de captação de participantes também evita que a proporção no grupo de intervenção seja muito diferente no início e no final do estudo. Se, por exemplo, houver maior captação de pacientes graves no início do estudo e a randomização simples alocar uma proporção maior deles no grupo de controle, a intervenção poderá ser favorecida. Analogamente, se a experiência com a intervenção aumentar com o tempo, e a randomização simples alocar proporção maior no grupo de intervenção ao final do estudo, o resultado favorecerá a intervenção. O estudo GISSI[ref], por exemplo, captou durante 17 meses participantes com infarto agudo do miocárdio para avaliar a mortalidade após tratamento incluindo estreptoquinase intravenosa comparada ao tratamento usual em unidades coronarianas. A randomização de 11.806 pacientes foi realizada por blocos e estratificada por hospital e permitiu preservar a distribuição equilibrada dos grupos de comparação ao longo do estudo em 166 hospitais.

A alocação randômica pode ser de grupos de indivíduos (p. ex., domicílios, escolas etc.) de modo a evitar que os indivíduos do grupo-controle e do grupo de intervenção se comuniquem e alterem a abordagem designada pela randomização ("contaminação"). No estudo sobre a efetividade da revacinação com BCG em escolares[54], 386 escolas foram alocadas nos grupos de comparação e todos os alunos de cada escola designada para o grupo de intervenção receberam a vacina BCG. A distribuição de características socioeconômicas de interesse para a tuberculose foi equilibrada nos grupos de comparação. A vantagem prática desta abordagem, ao concentrar os procedimentos em um local, foi evidente também em intervenções definidas por uma abordagem envolvendo múltiplos procedimentos para controle de hipertensão arterial em atenção primária[55]. Os médicos foram randomizados para aplicar a intervenção ou a abordagem corrente a todos os pacientes sob sua responsabilidade. Assim, as características dos médicos foram distribuídas equilibradamente nos dois grupos de estudo, e cada médico tinha que manejar os procedimentos somente do grupo para o qual foi randomizado.

Nos estudos de intervenção sobre comportamentos e práticas (p. ex., cessação de tabagismo, incentivo a atividades físicas e mudança de hábitos alimentares) os instrumentos de coleta de dados antes da intervenção (pré-teste) podem despertar os participantes para a necessidade de mudanças e sensibilizá-los para a intervenção. Ainda que a randomização distribua equilibradamente os participantes segundo sua predisposição à mudança, a possibilidade de que os procedimentos pré-intervenção possam modificar o efeito da própria intervenção inspirou o delineamento conhecido como "quatro grupos de Solomon", no qual os participantes dos grupos de intervenção e de controle são randomizados para serem pré-testados ou não[56]. Além de controlar um efeito não intencional da avaliação pré-intervenção, o delineamento também permite dimensionar a interação do pré-teste e da intervenção[57].

Nos estudos do tipo *crossover* a randomização designa a sequência em que será administrada a intervenção e o controle. Por exemplo, o tratamento de insônia com suplemento tradicional ayurvédico (combinação de ervas) e placebo foi administrado por quatro noites, com intervalo de 10 dias entre a intervenção e o placebo e vice-versa. Todos os participantes receberam as duas formulações, porém em diferente sequência suplemento-placebo ou placebo-suplemento, designada aleatoriamente[58].

Alguns métodos de alocação buscam o equilíbrio da distribuição dos grupos de comparação avaliando o desequilíbrio a cada nova captação e definindo critérios para as captações subsequentes. Entre os mais utilizados está o método de *minimização*, que utiliza algoritmos para alocar o próximo participante no grupo de comparação, de modo a reduzir as diferenças existentes até então, após avaliar características de base selecionadas. Trata-se, portanto, de processo não randomizado dirigido a um número limitado de variáveis[39]. Outras técnicas de alocação que ajustam a probabilidade nos grupos segundo características dos participantes ou de acordo com a resposta à intervenção escapam do escopo deste capítulo e são relativamente escassas na literatura.

A randomização é considerada o recurso mais efetivo para controle de todas as variáveis com potencial de confundimento, inclusive aquelas não aferidas e as não conhecidas. Mesmo com os recursos mencionados acima, diferenças podem resultar do processo de randomização dos grupos, e indicar o uso das técnicas analíticas para o controle de confundimento (ver seção sobre *Estratégias para Análise de Dados*). Por exemplo, em um estudo comparativo da imunogenicidade das vacinas contra febre amarela administradas simultaneamente ou 30 dias ou mais após a vacina combinada sarampo-caxumba-rubéola, a distribuição dos intervalos entre a coleta de sangue e a data da vacinação diferiu substancialmente naqueles grupos e foi ajustada em modelo multivariado[59].

Mascaramento e uso de placebo

O mascaramento ou "cegamento" consiste em ocultar dos participantes e da equipe do estudo, durante a aplicação da intervenção, o grupo em que são alocados os participantes. É comum o uso dos termos "cego-simples", "duplo-cego" e "triplo-cego" em referência ao fato de que, respectivamente, apenas o paciente, ou o paciente e o médico, ou ainda o paciente, o médico e o responsável pela análise de dados desconhecem qual o grupo de alocação de cada sujeito. Entretanto, as designações "cego-simples", "duplo-cego" etc. não são consistentes e a especificação do componente do estudo que está mascarado precisa ser explicitada: paciente/participante sadio, profissionais que administram intervenção, ou que observam os desfechos, coletam dados, analisam dados e integram os comitês de monitoramento de dados. O propósito do mascaramento é evitar que o conhecimento sobre intervenção, em vez da própria intervenção recebida, influencie os desfechos e o processo de aferição. O conhecimento sobre o grupo de alocação pelos participantes e pela equipe do estudo pode afetar o próprio desfecho, pelo desejo e pela expectativa de sucesso da intervenção ou de desvantagem presumida do grupo-controle, ou pelo diferencial entre os grupos em relação a desistências, mudança para intervenção alternativa e manejo clínico da intervenção e cointervenções[50]. A falta de mascaramento em estudos randomizados pode exagerar o efeito das intervenções em geral, mas os desfechos subjetivos (p. ex., dor) são considerados mais suscetíveis.

O mascaramento envolve a administração no grupo-controle de um placebo ou de alguma simulação da intervenção que permitam controlar desfechos não específicos da intervenção (observados no grupo em que a intervenção é simulada), incluindo mudanças próprias da evolução natural da doença e regressão para a média (ver ***Capítulo 26 – Associação Estatística em Epidemiologia: Análise Bivariada***), e o chamado efeito placebo (resposta ao ritual do procedimento médico, incluindo instrumentos utilizados e ambiente da intervenção, atitude e estilo de comunicação do terapeuta e expectativas do participante e do terapeuta). Por exemplo, em um estudo randomizado sobre o efeito do nefazodone no tratamento da dependência de cocaína, os pacientes recebiam uma caixa numerada de nefazodone ou de placebo e o médico assistente acompanhava os pacientes, e ambos permaneceram sem conhecimento do que estava sendo administrado ("duplo-cego"). Além do desfecho objetivo (interrupção do uso da cocaína), o médico aferia nas consultas o desejo ("fissura") de consumir a droga[60]. O mascaramento do paciente era importante para evitar que a percepção e o relato de desfechos subjetivos fossem afetados pela expectativa em relação ao efeito ("efeito placebo"). O mascaramento do pesquisador evitou diferenças no manejo clínico de eventos adversos e na aferição dos desfechos.

O mascaramento bem-sucedido foi importante para manter a adesão ao tratamento da dependência de cocaína evitando desistências concentradas no grupo-controle por perda da motivação para participar. Foi o que ocorreu em um estudo sobre a prevenção e o tratamento de síndromes gripais com ácido ascórbico, em que uma falha na elaboração do placebo permitiu a distinção pelo sabor, e a comunicação entre os participantes prejudicou o mascaramento[61]. A quebra acidental do mascaramento pode ocorrer também pelos efeitos colaterais do tratamento (p. ex., coloração avermelhada da urina no grupo alocado para receber rifampicina profilática para hanseníase, que não pôde ser mimetizada pelo placebo) e pode reduzir a adesão, com perdas seletivas, afetando a estimativa de eficácia. Na comparação entre warfarin e rivaroxaban[62] na redução da fibrilação atrial não valvular, 15% dos pacientes interromperam a medicação em razão de eventos adversos, e a análise preservando a alocação designada (ver "Análise por Intenção de Tratamento" a seguir) não mostrou superioridade do rivaroxaban[63]. Para evitar o desvendamento do mascaramento, "placebos ativos" têm sido usados para mascarar reações adversas. Por exemplo, para avaliar o efeito da morfina e gabapentina na dor neuropática, o lorazepan foi o placebo ativo, por não afetar o desfecho principal, mas ter efeito sedativo semelhante ao efeito secundário do medicamento do grupo de intervenção[64].

Esquemas de mascaramento devem desestimular e proteger as tentativas de desvendamento pela simples curiosidade intelectual ou intenção de corromper o processo. A preservação do mascaramento ao longo do estudo pode ser verificada perguntando aos participantes e à equipe da pesquisa, ao final do estudo, em que grupo eles supunham ter sido alocados. Se o mascaramento funcionou e os indivíduos responderam sem qualquer "pista" sobre o grupo de alocação, espera-se que a frequência de respostas corretas e incorretas tenha distribuição equilibrada. Alguns autores consideram a verificação da preservação do mascaramento contraprodutiva porque pode exacerbar a curiosidade dos participantes39,52. Não é desejável que a adesão ao protocolo e a percepção dos desfechos sejam influenciadas por convicções, mesmo que infundadas, sobre o grupo de alocação. Além disso, conjecturas sobre a intervenção recebida poderão ser influenciadas pelo desfecho, com eventual desequilíbrio nos erros e acertos determinado pelo sucesso da intervenção, e não por falha no mascaramento.

Os desfechos objetivos que dependem de investigação clínica ou de exames complementares também estão sujeitos a tendenciosidade na aferição. Por exemplo, em um estudo com a vacina contra febre amarela o mascaramento evitou que a abordagem de testes sorológicos com resultado "indeterminado" fosse diferenciada nos grupos de intervenção[65]. Neste estudo, o grupo placebo também permitiu dimensionar a frequência de eventos adversos inespecíficos (febre, mialgia, mal-estar) que eram atribuídos à vacina, mas tinham outras causas.

Aplicada à comparação de dois fármacos com diferentes apresentações, vias de administração, posologia, como no estudo ISIS-2[44] sobre tratamento de infarto do miocárdio com estreptoquinase, aspirina, ambos ou nenhum, o mascaramento exigiu duplo-placebo: para a estreptoquinase foi feita infusão venosa de albumina e para a aspirina foi administrado um placebo de amido. Os desfechos de interesse eram morte (vascular e não vascular) e outros eventos clínicos relevantes não fatais, aferidos por pesquisadores sem acesso ao grupo de alocação.

A abertura do código e quebra do mascaramento pode ser necessária para manejo de eventos adversos graves em um participante. No estudo sobre tratamento da adicção à cocaína com nefazodone, a caixa do medicamento tinha o número de identificação do participante, de modo que uma eventual abertura do código não afetasse o mascaramento dos demais participantes[60].

O mascaramento de intervenções cirúrgicas e procedimentos invasivos exige procedimentos simulados mais elaborados e eticamente mais delicados, em comparação com as intervenções farmacológicas[66]. Por exemplo, no estudo sobre o benefício do transplante de neurônios embrionarios no tratamento de doença de Parkinson grave[67], o grupo-controle foi submetido à simulação da cirurgia incluindo perfuração do osso frontal, porém sem a penetração da dura-máter necessária no grupo de intervenção. O desfecho principal era uma avaliação global subjetiva da gravidade da doença com escore atribuído pelo paciente à melhora ou deterioração clínica. Dada a natureza da intervenção, somente os pacientes e os pesquisadores que aferiram o desfecho puderam ser mascarados.

Assim como os procedimentos cirúrgicos, as intervenções comportamentais, educacionais e de aconselhamento também não permitem mascaramento do pesquisador, mas o mascaramento do participante com um procedimento que não interfira no mecanismo postulado para explicar a efetividade da intervenção de interesse é um desafio ainda maior, considerando a importância da relação paciente-terapeuta quando a intervenção é de natureza comportamental ou psicológica[68]. No estudo randomizado sobre a efetividade da consulta farmacêutica estruturada para melhorar a adesão ao tratamento de lúpus eritematoso sistêmico, o grupo-controle recebeu aconselhamento nutricional e dietético de forma a dedicar a eles o mesmo tempo e atenção recebidos pelo grupo de intervenção, mas sem interferir nos aspectos específicos da atenção farmacêutica[69].

Embora mais difícil de dimensionar, o efeito da participação na pesquisa, ou seja, a mudança de comportamento dos participantes causada pela observação para a pesquisa (*Hawthorne effect*), a assinatura de um termo de consentimento e o questionário pré-intervenção podem despertar os participantes para questões relacionadas ao desfecho e afetar o efeito aparente da intervenção. O efeito Hawthorne é plausível em estudos de intervenção e em estudos observacionais[70] e parece explicar o melhor desempenho do grupo não exposto em relação ao esperado. Em um grande estudo randomizado que acompanhou participantes por 7 anos, a ausência do diferencial de um programa multifatorial (dirigido ao tratamento de hipertensão, controle de tabagismo e redução da colesterolemia) na redução de doença coronariana foi atribuída aos resultados inusitados no grupo de controle[71]. A disponibilidade para diversos comparecimentos com múltiplos procedimentos de triagem, e para um acompanhamento tão longo exigido dos participantes daquele estudo parece ter selecionado indivíduos com maior motivação para mudar comportamentos.

Estudos de intervenção abertos (não mascarados) e estudos observacionais podem ocultar do observador o grupo em que está o participante, de modo a prevenir tendenciosidade na aferição do desfecho (estudos de intervenção e estudos de coorte) ou da exposição de interesse (estudos caso-controle). (Maiores detalhes no ***Capítulo 9 – Estudos Epidemiológicos: da Fundamentação à Operacionalização***).

Estratégias para análise de dados

Tipos de Análise

Idealmente, todos os participantes incluídos em um ensaio clínico deveriam completar os procedimentos do estudo, seguindo o protocolo, e contribuir com dados sobre todos os desfechos de interesse, durante todo o período do estudo. Entretanto, frequentemente ocorrem perdas, por exemplo, porque alguns participantes desistem do ensaio antes do término (*drop out*), ou não seguem o protocolo involuntária ou deliberadamente, inclusive por decisão clínica da equipe assistente, ou porque alguns desfechos não são aferidos de forma adequada. Uma vez que as perdas podem introduzir viés de seleção, a racionalidade sobre quais participantes devem ser analisados é importante. Nesse sentido, a análise dos dados pode ser feita de duas formas principais: entre aqueles que de fato completaram o tratamento em cada um dos grupos; e segundo a *"intenção de tratar"* (*intention-to-treat*), na qual são incluídos todos os que foram randomizados para formar os grupos, independentemente de terem ou não completado o protocolo[1,24,43].

A análise segundo o princípio da intenção de tratar tem sido a recomendada, pois preserva a randomização inicial; nela, todos os participantes randomizados e todos os desfechos de interesse definidos no protocolo devem ser usados para compor a análise primária dos dados. Portanto, representa uma salvaguarda contra a possibilidade de exclusão consciente ou não de dados não desejados. Além disso, esta análise tende a um resultado mais conservador, no sentido de reduzir as diferenças entre os tratamentos. Outro aspecto dessa análise é que ela avalia o tratamento em condições mais próximas das reais, com suas imperfeições. Porém, é necessário saber o que ocorreu com os que não completaram o tratamento, assim como se houve cruzamento entre os grupos (controles que receberam intervenção e vice-versa), e a dimensão desses fatos, pois poderão introduzir viés.

A análise que inclui somente os participantes que completaram o tratamento e nos quais não houve violação do protocolo representa um subconjunto dos pacientes randomizados, e tem sido referida como análise *por protocolo* (*per-protocol*) ou *sob tratamento* (*on-treatment*) ou *as-treated*. Algumas vezes tem sido utilizado o termo *modified intention-to-treat*, que pode representar um subconjunto intermediário que inclui todos os pacientes que receberam pelo menos uma parte (predefinida no protocolo) do tratamento, excluindo apenas aqueles que não receberam número de doses estabelecidas como mínimo necessário para obter o efeito desejado. Quando uma análise segundo intenção de tratar não alcança significância estatística, os investigadores tendem a argumentar que problemas de não aderência ou cruzamentos entre tratamentos poderiam ter mascarado reais diferenças, propondo então a análise por protocolo efetivamente realizado. Entretanto, pacientes que não aderem a um protoloco ou aqueles que mudam de grupo de tratamento podem ter um prognóstico diferente não relacionado ao tratamento em si. A análise segundo o grupo efetivamente tratado pode ser adequada quando questões de segurança são avaliadas[72].

Um dos muitos exemplos de diferenças em resultados gerados pela análise por intenção de tratar ou pelo protocolo é o estudo comparativo de cirurgia e tratamento clínico de estenose bilateral de carótida descrito por Fields e cols.[73]. Nele, a redução do risco de isquemia, acidente vascular encefálico ou morte no grupo tratado cirurgicamente foi de 27% ($p = 0{,}018$) na análise pelo protocolo e 16% ($p = 0{,}10$) na análise por intenção de tratar. As perdas foram mais frequentes nos pacientes do grupo randomizado para o tratamento cirúrgico, e os que chegaram a ser operados tinham melhor prognóstico. A análise de dados considerando somente os pacientes que cumpriram o protocolo introduziu viés de seleção ao desfazer a conformação dos grupos obtida pela randomização (as perdas não foram aleatórias). Por outro lado, a análise dos pacientes nos grupos em que foram alocados, mesmo que não tenham recebido a intervenção designada para o grupo, implica em viés de classificação, ou seja, também introduz erro na estimativa da redução de risco dos desfechos de interesse. De modo geral, recomenda-se que sejam apresentados os resultados com as duas abordagens analíticas.

Outra estratégia que pode ser utilizada é a chamada análise de sensibilidade ou do "pior cenário", através da qual se atribuem os piores desfechos às perdas de participantes do grupo que tem os melhores resultados, e os melhores desfechos às perdas do grupo que tem os piores resultados, observando-se o impacto dessas simulações em relação às análises iniciais com exclusão das perdas[43].

De uma forma geral, quaisquer desvios de uma estrita análise segundo intenção de tratar oferecem um potencial para viés e devem ser evitados, ou no mínimo apresentados de forma bem explicitada e em conjunto com a apresentação dos resultados segundo a intenção de tratar[1].

Apresentação dos resultados

Os investigadores têm o compromisso de apresentar os resultados de forma completa e em tempo hábil, sejam favoráveis às expectativas ou não. Tornar este processo mais explícito e aumentar a capacidade de identificar e analisar a qualidade da evidência disponível levará inclusive a uma melhor tomada de decisão. Isso tem sido enfatizado através de iniciativas como a declaração CONSORT (*Consolidated Standards of Reporting Trials*)[52], que é uma importante ferramenta elaborada para melhorar a qualidade dos relatos de ensaios randomizados, disponível em várias línguas e com endosso de periódicos proeminentes. Inclui uma lista de verificação (*checklist*) de itens que precisam ser descritos e um fluxograma para fornecer uma imagem clara do progresso de todos os participantes do ensaio, desde a randomização até a análise estatística dos dados. A apresentação dos resultados inclui a descrição das características basais de cada grupo do estudo e a distribuição dos desfechos primários e secundários. O resultado fundamental de um ensaio clínico é a descrição do principal desfecho de interesse (*outcome* ou *endpoint*) em cada um dos grupos de comparação, com apresentação das estimativas de magnitude do efeito (eficácia/efetividade) da intervenção e sua precisão; é importante que o estudo apresente o intervalo de confiança das estimativas dos efeitos, e não apenas a significância estatística expressa pelo valor de p.

O chamado desfecho primário é o principal evento de interesse definido no estudo e necessita estar bem descrito. Muitas vezes por questões operacionais os estudos apresentam um desfecho composto ou combinado, sobretudo quando os riscos dos eventos isolados são baixos, o que tem impacto sobre o tamanho amostral. É fundamental avaliar se os eventos utilizados para compor um desfecho combinado têm a mesma relevância clínica. Além disso, pode ocorrer que o efeito da intervenção esteja relacionado com alguns eventos que compõem o desfecho combinado, e não com outros. O estudo CURE dos efeitos do clopidogrel em adição ao ácido acetil salicílico em pacientes com síndrome coronariana aguda utilizou um desfecho principal composto por três eventos: morte por causa cardiovascular, infarto agudo do miocárdio não fatal e acidente vascular encefálico[74]. O desfecho combinado foi significativamente menor nos pacientes que usaram o clopidogrel em relação ao tratamento padrão (9,3% *versus* 11,4%; p < 0,001). Entretanto, este benefício não se verificava ao se considerar isoladamente as mortes por causa cardiovascular e por acidente vascular relacionadas à intervenção. Neste estudo foram analisados também desfechos secundários: isquemia severa, insuficiência cardíaca e necessidade de revascularização miocárdica. Além disso, avaliou eventos adversos hemorrágicos, que foram classificados segundo alguns critérios de gravidade; o grupo do clopidogrel teve um risco aumentado de qualquer evento hemorrágico em relação ao tratamento padrão (8,5% *versus* 5,0%; p < 0,001).

A descrição dos eventos adversos deve abordar um completo balanço de todos os participantes, incluindo aqueles que não completaram o protocolo. Os eventos adversos são frequentemente desfechos secundários; a sua frequência tende a ser subestimada na análise por intenção de tratar; por outro lado, há um potencial de viés na análise por protocolo se a adesão estiver associada a eventos adversos. Propostas de padronização de terminologia de informação de eventos adversos podem auxiliar no que concerne à apresentação de eventos adversos[1].

As chamadas ***análises interinas*** são importantes para evitar prolongamento desnecessário de um ensaio clínico em que as diferenças entre os grupos já estejam evidentes antes mesmo de alcançar a amostra total de participantes, garantindo, portanto, que nenhum paciente no ensaio venha a receber um tratamento sobre o qual já existam evidências de que seja inferior. Constituem análises intermediárias dos resultados de um ensaio que ainda está em andamento, no sentido de detectar se já existem evidências convincentes de diferenças entre os grupos sob estudo, ou evidências de que o estudo não irá mostrar as diferenças esperadas. Por exemplo, um ensaio clínico de avalição da eficácia de uma vacina com 2 anos de duração pode observar através de uma análise interina se há evidência significativa de benefício ao final do primeiro ano, ou ao contrário, de aumento de suscetibilidade à infecção em questão; em ambos os casos haveria justificativa ética para interromper o estudo. O número de análises intermediárias a serem realizadas deve ser predefinido no protocolo do estudo e os testes de significância estatística devem levar em consideração o efeito de múltiplas comparações[24,43].

Análises post hoc são aquelas que não estavam previstas no desenho do estudo, podendo ser sujeitas a viés, inclusive por erros de aferição e classificação. Entretanto, a análise de eventos pré-especificados também está sujeita a esses vieses, e as análises adicionais podem trazer novos esclarecimentos. Além disso, o custo operacional de um ensaio clínico bem conduzido é alto, e a análise *post hoc* pode trazer informações relevantes, ainda que não tenham o mesmo peso dos resultados de análise previstos no protocolo.

Embora seja tentador analisar os resultados em subgrupos específicos de pacientes, há grandes riscos inerentes a esta análise. O primeiro deles é um número inadequado de pacientes, se a referida análise não fazia parte do plano amostral inicial. O segundo é o risco de viés, já que os subgrupos selecionados por características que são levantadas após a alocação do tratamento podem não ser comparáveis, ainda que tenham sido retirados de grupos inicialmente randomizados. Em terceiro, quando um grande número de subgrupos é examinado, há um aumento da chance de que alguns deles venham a mostrar uma diferença estatisticamente significativa espúria. Um exemplo clássico dessa possibilidade de associação espúria surgiu na análise do efeito do signo astrológico no estudo ISIS-2, sugerindo que o uso da aspirina no infarto miocárdio era benéfico para pacientes de todos os signos, exceto Libra e Gêmeos, para os quais havia aparentemente dano[44,75].

Estimativas de magnitude de efeito da intervenção

A estimativa do tamanho do efeito da intervenção pode ser feita de diversas maneiras, dependendo de como o desfecho é quantificado (ver ***Capítulo 2 – Medidas de Frequência de Doenças, Agravos e Eventos Relacionados à Saúde***). Os riscos (incidências acumuladas), taxas (densidade de incidência), *hazards* de morte ou desenvolvimento de uma doença ou complicação da doença podem ser calculados em cada grupo, e a redução desse risco então estimada[24,76,77]. A eficácia da intervenção testada, por exemplo, uma vacina, será estimada pelo contraste das taxas de desenvolvimento da doença no grupo vacinado *versus* controle não vacinado. Para cada desfecho primário e secundário devem ser apresentados os resultados de cada grupo de comparação, assim como a estimativa do tamanho do efeito e sua precisão.

Quando o desfecho é avaliado segundo variáveis dicotômicas (do tipo "sim/não"), podem ser construídas diferentes medidas através de *razões* ou *diferenças*, que trazem informações distintas. A Tabela 15.1 mostra a distribuição teórica de possíveis desfechos nos grupos tratado e controle, considerando-se o exemplo mais simples de um ensaio clínico avaliando uma intervenção *versus* um controle.

Tabela 15.1 – Tabela de Distribuição de Possíveis Desfechos nos Grupos Tratado e Controle

Grupo	Evento de interesse		Risco do evento
	Presente	Ausente	
Tratado	a	b	$R_t = a/(a + b)$
Controle	c	d	$R_C = c/(c + d)$

R_t = risco no grupo tratado.
R_C = risco no grupo controle.

A seguir, são resumidas algumas formas de se medir o tamanho do efeito do tratamento:

A ***redução absoluta de risco*** (RAR) é a diferença de risco de um desfecho especificado entre o grupo-controle (R_C) e o tratado (R_T), em termos absolutos:

$$RAR = R_C - R_T$$

O ***risco relativo*** (RR) é a razão entre o risco no grupo tratado (R_T) e o risco no grupo-controle (R_C):

$$RR = R_T/R_C$$

A ***redução relativa de risco*** (RRR) ou *relative risk reduction* expressa a redução percentual de eventos no grupo tratado (R_T) em relação aos controles (R_C). É também conhecida como eficácia, que representa a redução relativa do risco obtida com a intervenção:

$$RRR = (1 - R_T/R_C) \times 100 = (1 - RR) \times 100$$

$$RRR = [(R_C - R_T)/R_C] \times 100$$

Estimativas análogas ao risco relativo e à redução relativa de risco podem ser derivadas de medidas de ocorrência de eventos geradas por coortes dinâmicas (razão de densidades de incidência) e por análise de sobrevida (razão de *hazard*). (Maiores detalhes podem ser encontrados no ***Capítulo 2 – Medidas de Frequência de Doenças, Agravos e Eventos Relacionados à Saúde***; no ***Capítulo 10 – Medidas de Associação e Medidas de Impacto*** e no ***Capítulo 28 – Análise de Sobrevida***).

O ***número necessário para tratar*** (NNT) ou *number needed to treat* é o inverso da redução absoluta de risco. Esta medida expressa o número de pacientes que devem ser tratados para cada paciente curado, morte evitada ou algum outro desfecho de interesse; pode ser considerada uma aproximação do volume de recursos que é necessário aplicar para obter uma unidade adicional de benefício. Por exemplo, se uma droga tem um NNT igual a 5 em relação ao evento morte, significa que cinco pacientes devem ser com ela tratados para que uma morte adicional seja evitada[76,78]. O NNT tem recebido ênfase crescente na literatura médica como um meio de medir o impacto de uma intervenção. Como a RAR é influenciada pela frequência do evento que se está avaliando e o NNT é o inverso da RAR, ele também será influenciado pela frequência do evento.

$$NNT = 1/RAR$$

$$NNT = 1/(R_C - R_T)$$

Um NNT muito pequeno, próximo a 1, significa que um desfecho favorável ocorre em quase todo paciente que recebe aquele tratamento e em poucos do grupo-controle; portanto, que a intervenção é bastante relevante. NNT próximos a 1 quase nunca são encontrados na prática, mas NNT pequenos ocorreram em alguns ensaios clínicos, como os que compararam antibióticos com placebo na erradicação de infecção por *Helicobacter pylori* em pacientes com úlcera péptica[76,79]. Em contraste, determinadas intervenções podem ter NNT tão altos como 20 a 40 e ainda assim serem clinicamente relevantes. Um exemplo é a associação aspirina e estreptoquinase para reduzir a mortalidade pós-infarto agudo do miocárdio (NNT=20) [44].

Não é apropriado comparar NNT aplicados a diferentes condições, principalmente se os desfechos de interesse variam. Por exemplo, um NNT de 30 para prevenir trombose venosa profunda pode ser valorizado de forma diferente de um NNT de 30 para evitar um acidente vascular encefálico ou morte. O conceito expresso pelo NNT é de frequência e não de utilidade; o valor numérico é uma função da doença, da intervenção e do desfecho. Só é possível comparar diretamente os NNT de diferentes intervenções quando se referem à mesma doença (e gravidade) e ao mesmo desfecho[76-78]. Conceito análogo pode ser aplicado à produção de efeitos indesejados: *número necessário para produzir dano* ou *number needed to harm* (NNH). Neste caso, a abordagem estimará o número de pessoas que precisam ser tratadas para se causar um evento adverso adicional[77]. Ambas as estimativas são sujeitas a flutuação amostral, e geralmente apresentadas com intervalos de confiança para que possam ser interpretadas de forma apropriada. Não levam em conta qualidade de vida e são de valor limitado para os pacientes. Porém, podem auxiliar a estimativa da magnitude do efeito que pode ser esperado na prática profissional.

Odds ratio (OR) ou razão de chances: é outra medida de associação; trata-se de uma razão entre as chances de ter o desfecho esperado no grupo de intervenção e no grupo-controle, que tem a propriedade matematicamente demonstrável de aproximar-se do valor do RR quanto mais raro for o evento de interesse (ver ***Capítulo 10 – Medidas de Associação e Medidas de Impacto***).

$$OR = (a/b) \div (c/d) = a \,.\, d \,/\, b \,.\, c$$

O chamado *valor nulo do efeito* é aquele que expressa riscos iguais nos grupos estudados. No caso do risco relativo e da razão de chances, o valor nulo do efeito é expresso pela unidade; para a redução absoluta de risco e redução relativa de risco, o valor nulo é expresso pelo zero.

Em seguida, um exemplo do cálculo das medidas do tamanho do efeito da trombólise intravenosa (IV) sobre a mortalidade de 5 semanas no infarto agudo do miocárdio (IAM) é construído com dados estimados a partir de uma metanálise de ensaios clínicos randomizados multicêntricos[80], resumidos na Tabela 15.2.

Tabela 15.2 – Efeito da Trombólise Intravenosa em Pacientes com Supradesnivelamento de Segmento ST ou Bloqueio de Ramo e Delta Tempo até 6 Horas do Início dos Sintomas de Infarto Agudo Miocárdio[80]

Grupo	Resultado			
	Morte	Não	Total	Letalidade
Tratado	1.352	13.086	14.438	9,4%
Controle	1.773	12.613	14.386	12,3%

A estimativa do efeito da trombólise IV no IAM a partir dos resultados apresentados na Tabela 15.2 pode ser expressa através de:

- *redução absoluta de risco (RAR)* = 12,3% – 9,4% = 2,9%. Ou seja, a redução adicional na letalidade atribuível ao trombolítico foi de 2,9 unidades percentuais;
- *risco relativo (RR)* = 9,4/12,3 = 0,76. Assim, o grupo tratado com trombolítico apresentou um risco relativo de morte de 0,76 em relação ao controle, tratando-se, portanto, de uma intervenção benéfica;
- *redução relativa de risco (RRR)* = (1 – RR) x 100 = 24%. Isto significa que a trombólise intraveno-

sa possibilitou uma redução na letalidade pós-IAM de 24% em relação ao grupo-controle, ou seja, no grupo que recebeu trombólise, 24% dos óbitos foram evitados pelo trombolítico;

- *number needed to treat* (NNT) = 1/RAR = 1/0,029 = 34. A interpretação, neste caso, é de que seria necessário tratar 34 pacientes com trombolítico para se evitar a morte de um deles, ou seja, a cada 34 pacientes tratados, uma morte é prevenida pelo trombolítico. O benefício da trombólise venosa é evitar mais uma morte além daquelas que o tratamento convencional evitou a cada 34 pacientes que receberem o trombolítico.
- *OR* = (1.352 x 12.613) / (13.086 x 1.773) = 0,73. A chance de morrer no grupo tratado com trombolítico é 0,73 em relação ao grupo-controle, ou seja, o trombolítico reduziu em 27% as chances de morrer, comparado ao tratamento convencional sem trombolítico.

No caso de ensaios clínicos em que o desfecho é medido através de variáveis contínuas (p. ex., escores de escalas, medida da pressão arterial etc.), a magnitude é frequentemente expressa por diferença entre médias.

Além da estimativa da magnitude do efeito, é necessário avaliar sua precisão e significância estatística. A *significância estatística* diz respeito à probabilidade de uma observação ou estimativa ter ocorrido apenas por acaso; frequentemente a literatura utiliza o valor de p como um sinônimo[9]. O valor estimado de p (nível de significância) representa a probabilidade (α) de ocorrência do chamado erro do tipo I que no caso dos ensaios clínicos (e sob a hipótese nula de que os tratamentos não têm efeitos diferentes), significa a probabilidade de concluir que os tratamentos diferem quando na realidade isto não acontece (erro do *falso-positivo*). O valor de p *não* expressa a magnitude do efeito, e sim a probabilidade de que se deva ao acaso; entre outros fatores, é influenciado pelo tamanho da amostra.

O intervalo de confiança representa a precisão da estimativa do efeito encontrado e também oferece a possibilidade de dizer se o achado é estatisticamente significativo para dado nível de confiança. Considerando o risco relativo igual a 0,76 obtido no exemplo da Tabela 15.2, se o estudo tivesse encontrado um intervalo de confiança de 95% hipotético que incluísse a unidade, por exemplo (0,70-1,10), seria inconclusivo (sem significância estatística).

Tamanho da amostra

Uma questão fundamental do planejamento de um ensaio clínico diz respeito ao número necessário de participantes para responder aos seus objetivos. O ensaio deve recrutar um número suficiente de pacientes para obter uma estimativa de razoável precisão da resposta a cada tratamento envolvido. A magnitude e a precisão da estimativa da diferença entre as intervenções estudadas orientam o cálculo do tamanho da amostra. Embora existam considerações de ordem prática e ética quanto ao tamanho da amostra, a racionalidade científica inicial geralmente leva em conta o poder do estudo para detectar um efeito com magnitude determinada pelos pesquisadores. São questões relevantes com relação ao cálculo do tamanho da amostra[24,77]:

- *qual é o principal objetivo do ensaio:* por exemplo, verificar se a aspirina tem valor em prevenir a morte pós-infarto, o que é diferente de verificar se previne reinfarto ou se previne morte e reinfarto;
- *qual é a principal medida de desfecho*: por exemplo, morte por qualquer causa durante o primeiro mês após o tratamento, o que é diferente de morte por causa cardiovascular;
- *como os dados serão analisados para que seja detectada uma diferença na frequência dos desfechos de interesse*: a forma mais simples é a comparação entre percentagens, por exemplo, de mortes no grupo tratado e no grupo-controle; um teste qui-quadrado será usado e o nível de significância de 5%, por exemplo, será aceito como mostrando evidência de uma diferença de tratamento;
- *qual a estimativa da taxa de resposta em um dos grupos:* que tipos de resultados são antecipados com o tratamento padrão, por exemplo, espera-se que 10% dos pacientes no grupo-controle morram no primeiro mês após o tratamento;
- *qual a menor diferença a ser detectada entre as taxas de resposta e com que grau de precisão*: é importante lembrar que a demonstração de reduções moderadas (p. ex., 20-25%) da ocorrência do evento de interesse pode exigir o recrutamento de milhares de pacientes[44,75];
- *qual o nível de significância estatística* (**α**) desejado para se detectar uma diferença de tratamento (considerando também o ajuste na

probabilidade do erro tipo I em caso de análises intermediárias);

- *qual o poder estatístico desejado do estudo.*

A probabilidade do erro do tipo I de detectar uma diferença que na verdade pode ser explicada pelo acaso, ou seja, a probabilidade de um resultado falso--positivo terá um valor máximo aceitável definido pelo nível de significância (α); geralmente se estipula o valor dessa probabilidade em **α = 0,05**. A probabilidade do erro do tipo II de não detectar uma diferença quando ela realmente existe **é designada por β**. O poder do estudo, 1 – β, **é** a probabilidade de que a diferença de uma magnitude especificada entre os tratamentos será detectada, caso ela exista realmente, sendo geralmente estipulado como 0,80 ou 0,90.

Outra consideração a ser feita é se o teste estatístico utilizado deve ser bicaudal ou unicaudal (caudas da curva de distribuição das diferenças entre os grupos). Algumas vezes investigadores preferem usar um teste unicaudal porque requerem um tamanho de amostra menor do que um bicaudal. Entretanto, uma vez que não haja certeza quanto **à** direção para a qual a diferença entre as intervenções possa caminhar, um teste bicaudal é o apropriado[24,77]. O cálculo do tamanho de amostra apresenta considerável margem de incerteza porque implica em atribuir valores tentativos, hipotéticos, para os elementos acima. Por exemplo, no estudo HOPE[81] sobre a eficácia do ramipril em pacientes com disfunção ventricular esquerda, uma taxa de eventos (combinados de infarto do miocárdio ou morte por causas cardiovasculares) de 4% ao ano por 5 anos foi tomada como referência. Para detectar uma redução de risco relativo de 13,5% com α bicaudal de 0,05, poder de 90% e quatro análises intermediárias seria necessário captar um total de 9.000 pacientes (maiores detalhes no ***Capítulo 25 – O Tamanho da Amostra em Estudos Epidemiológicos*** e no ***Capítulo 26 – Associação Estatística em Epidemiologia: Análise Bivariada***).

Quando o tamanho necessário da amostra é muito grande, ou quando a intervenção é dirigida a uma doença rara, o ensaio pode ser realizado em vários centros para encurtar o tempo de capta**ção de participantes**, constituindo o chamado ensaio multicêntrico, que evidentemente impõe questões particulares de organização e monitoramento. O termo *mega-trial* tem sido usado para descrever ensaios que incluem milhares de participantes, em geral com um desenho simples, altamente pragmático e com coleta de dados limitada. O principal objetivo desses ensaios é atingir um maior poder estatístico e uma maior possibilidade de generalização de resultados. Frequentemente esses megaensaios são multicêntricos, muitas vezes envolvendo países diferentes. Foi o caso do ensaio de campo de uma das vacinas para Covid-19 que incluiu 43.548 participantes em 6 países em 4 continentes, mostrando variações da eficácia da vacina em diferentes etnias e conjunturas epidemiológicas.

Vieses em Potencial

Embora o ensaio clínico randomizado seja o padrão de referência dos métodos de pesquisa clínica e epidemiológica, também é sujeito a vieses. É importante considerar que são fontes em potencial de viés o processo de seleção dos grupos, a realização da intervenção da forma proposta, e a aferição dos resultados. A randomização bem realizada controla o viés de seleção. Como já foi visto, problemas que ocorrerem após a randomização podem introduzir diferenças sistemáticas entre os grupos sob observação; o *cruzamento* entre os grupos é um exemplo. Um exemplo clássico de cruzamento ocorreu no braço nitrato *versus* controle do ensaio clínico multicêntrico GISSI-3, de intervenções no infarto agudo do miocárdio, em que 57% dos pacientes randomizados para controle receberam nitrato, diminuindo o poder do estudo detectar uma possível diferença entre os dois grupos[82].

Perdas de seguimento e não cooperação de participantes podem introduzir viés, sobretudo se diferentemente distribuídas entre os grupos tratado e controle, e devem ser sempre mencionadas. Na análise por intenção de tratar, o erro de classificação da exposição não se diferencia nas categorias de desfecho e as estimativas obtidas com análise de todos os randomizados serão necessariamente enviesadas na direção da unidade ("conservadoras"). Na análise pelo protocolo, a direção do viés não é previsível e depende das características dos participantes, cujos resultados não são considerados na análise por terem violado o protocolo.

A não adesão ao protocolo pode ocorrer em diferentes graus. O termo *drop-out* é frequentemente referido a um participante que não adere ao protocolo de intervenção; de forma semelhante, um participante do grupo-controle pode eventualmente receber o tratamento avaliado, e é referido como *drop-in*.

Uma vez que a perda, remoção, o cruzamento entre os grupos tratados e controle, a não adesão, avaliação incompleta ou a decisão de não usar dados coletados pode introduzir viés, a decisão de que participantes devem ser analisados é fundamental, conforme discutido nos *tipos de análise*. Possíveis violações e desvios do protocolo devem ser cuidadosamente relatados e analisados. As taxas de *drop-out* representam uma medida útil da tolerância ao tratamento ou outras intervenções coadjuvantes, e podem estar relacionadas a eventos adversos, à retirada do consentimento e outras razões administrativas. Dessa forma, a adesão contribui para informar sobre o desempenho da intervenção (efetividade) para além do seu mecanismo de ação (eficácia clínica).

Viés de aferição (também dito de informação, observação ou medida) resulta de diferenças sistemáticas no modo com que os dados sobre o evento de interesse são obtidos dos vários grupos em estudo. Pode ser minimizado com o uso de mascaramento e placebo, porém nem sempre é possível ocultar de observadores e observados os grupos a que estes últimos pertencem. O viés de aferição pode ser controlado em estudos "abertos" (sem mascaramento) com recursos para ocultar dos observadores o grupo de comparação. Um exemplo é o já citado estudo TREC, em que não houve mascaramento da intervenção, mas a verificação da tranquilização (desfecho principal) de pacientes em emergência psiquiátrica foi conduzida por médicos e enfermeiros independentes, não envolvidos no tratamento e sem conhecimento do medicamento administrado[33].

No contexto dos ensaios clínicos, o termo *retirada* ou *withdrawal* tem sido usado de diferentes formas, frequentemente significando a exclusão da análise dos dados correspondentes a um participante do estudo que foi randomizado e talvez até acompanhado por um período de tempo. Muitas vezes representa um sujeito que foi randomizado, mas cujos dados de acompanhamento são deliberadamente não coletados ou parcialmente coletados por decisões dos investigadores. Alguns usam o termo também para alguém que foi randomizado mas se recusa a continuar participando do ensaio[1].

A análise das cointervenções, ou seja, de outras intervenções além da estudada, aplicadas aos pacientes randomizados, é importante, pois se distribuídas de forma desigual entre os grupos de estudo, podem introduzir viés.

Outro viés a ser considerado relaciona-se à publicação dos ensaios, e não à realização propriamente dita dos mesmos; trata-se do *viés de publicação,* que é a tendência a serem mais frequente e rapidamente publicados os estudos com resultados estatisticamente significativos, favoráveis ou com algum aspecto inusitado. A apresentação seletiva de resultados que favorecem a intervenção estudada eventualmente pode ser inconsciente, porém grande cautela deve haver quanto a possíveis conflitos de interesses. A análise de vieses como limitações à validade interna dos estudos é objeto de um componente estruturado nas revisões sistemáticas e metanálises (***Capítulo xx).***

Validade interna versus validade externa

Todas as questões até então discutidas enfatizaram a validade interna do ensaio clínico. A difusão dos ensaios randomizados e seu uso como padrão para demonstração de eficácia terapêutica têm possibilitado que evidência científica de boa qualidade esteja disponível antes que novos agentes terapêuticos sejam introduzidos à clínica. Entretanto, outro aspecto fundamental a ser discutido refere-se à possibilidade ou não de generalização dos resultados do ensaio. A validade externa de um estudo implica na possibilidade de se generalizarem os resultados da amostra estudada para outras populações de potenciais beneficiários da intervenção. Envolve variações de pacientes, de fatores de gravidade e variações etnoculturais, além de considerações de eficácia x efetividade, custo x benefício, risco, infraestrutura, e assim por diante. Só se justifica tal consideração após a constatação da validade interna do estudo. Mesmo que o estudo tenha sido bem desenhado e conduzido, não é possível assumir que no mundo real não randomizado a resposta seja a mesma do paciente randomizado. Os pacientes incluídos em ensaios clínicos randomizados não são geralmente representativos da população-alvo; nesse sentido, os ensaios pragmáticos, por terem critérios de elegibilidade menos rígidos e maior heterogeneidade de participantes, possibilitam uma maior capacidade de generalização.

O Quadro 15.1 apresenta um resumo adaptado do *Evidence Based Medicine Working Group*[83,84], que é útil para a avaliação das principais questões relacionadas à validade interna e externa de um ensaio clínico. Tais questões devem ser consideradas durante o processo de decisão médica de aplicar ou não determinado resultado de um estudo de intervenção a um paciente em questão, e também no processo decisório para programas de saúde pública.

O uso da literatura científica para resolver uma questão terapêutica ou profilática deve ser guiado pelos elementos do Quadro 15.1. De início, o problema deve ser claramente definido e uma estratégia adequada de pesquisa bibliográfica deve ser utilizada para obter a melhor evidência disponível. É crescente a realização e a publicação de ensaios clínicos na área médica, representando uma gigantesca quantidade de informação a ser administrada. Neste sentido, metodologias de revisão sistemática e metanálise podem

Quadro 15.1. Como avaliar um estudo de intervenção[83,84]

1. Os resultados são válidos? **Avaliar se:**

- ❑ Houve randomização
- ❑ O seguimento (*follow up*) foi completo
- ❑ Os pacientes foram analisados nos grupos para os quais foram randomizados
- ❑ O estudo foi cego
- ❑ Os grupos eram semelhantes no início do ensaio
- ❑ Os grupos foram tratados de forma semelhante, à exceção do tratamento sob investigação

2. Quais são os resultados? **Avaliar:**

- ❑ Qual é o tamanho do efeito do tratamento
- ❑ Qual a precisão da estimativa do efeito do tratamento

3. Os resultados podem ajudar na assistência ao paciente em questão? **Avaliar se:**

- ❑ Os resultados podem ser aplicados ao tipo de paciente em questão
- ❑ Os eventos clinicamente importantes foram considerados
- ❑ Os benefícios do tratamento irão suplantar os possíveis danos e custos

trazer uma contribuição importante para se fazer frente ao volume crescente de dados a serem considerados na decisão clínica sobre que intervenção utilizar. (Maiores detalhes no ***Capítulo 17 – Revisão Sistemática*** e no ***Capítulo 18 – Fundamentos de Metanálise***).

Uma vez que um artigo relevante tenha sido encontrado, a qualidade da evidência nele contida deve ser avaliada com base nos princípios apresentados neste capítulo. Se a evidência é frágil, qualquer inferência subsequente será enfraquecida, assim como a decisão clínica gerada a partir dela. Se a qualidade do artigo é adequada, é necessário determinar as margens dentro das quais o efeito do tratamento provavelmente ocorre, e então considerar até que ponto os resultados são aplicáveis para o paciente em questão e se os desfechos que foram medidos são relevantes. Se há dúvidas sobre a generalização ou sobre a importância dos desfechos, a base para uma recomendação terapêutica ficará enfraquecida. Os riscos de efeitos adversos devem ser considerados. Deve ser feito um balanço entre a probabilidade de benefício, os custos associados (incluindo financeiros e relativos à conveniência do tratamento) e os riscos, além das preferências do paciente. Este julgamento guiará a decisão terapêutica. Tornar este processo mais explícito e aumentar a capacidade de identificar e analisar a qualidade da evidência disponível levará a uma melhor tomada de decisão; a declaração CONSORT[52], como já visto, é uma importante ferramenta neste sentido. Todos esses elementos têm sido considerados na elaboração de diretrizes clínicas e nas ações de saúde coletiva[20,21].

Limitações dos estudos de intervenção

Ao longo deste capítulo, várias limitações foram abordadas, incluindo questões éticas, metodológicas e logísticas. O caráter de experimento controlado é um desafio para a proteção dos sujeitos, e a necessidade do controle metodológico limita a aplicação prática dos resultados. Um ensaio clínico bem planejado, apropriadamente conduzido e analisado é uma ferramenta útil, provendo o que se considera a melhor fonte de evidência científica disponível para a tomada de decisões na área da assistência à saúde. Mas, ensaios com problemas de desenho, condução, análise e apresentação de resultados podem levar a erro. A compreensão sobre as limitações existentes e como resultados de ensaios bem desenhados e conduzidos podem ser usados em conjunto com outras metodologias de pesquisa é relevante para o entendimento científico e o aprimoramento da saúde pública[1]. Por um lado, muitos tratamentos de benefício clínico incerto se tornam parte da prática médica, por outro lado, conduzir um ensaio clínico adequado pode ser difícil do ponto de vista ético e logístico. Embora se recomende fazer um ensaio clínico tão logo quanto possível na avaliação de novas tecnologias, nem sempre isso é factível e operacional. Há muitas situações que poderiam ser estudadas por ensaios clínicos, para as quais eles não estão disponíveis, ensejando práticas baseadas em teorias ou convicções infundadas.

Ensaios bem desenhados e de magnitude adequada são caros, demorados e necessitam de financiadores dispostos a arcar com esses custos, o que pode gerar conflito de interesses. Há que se prever a possibilidade de efeitos adversos e responsabilizar-se por eles. Investigadores e patrocinadores têm responsabilidades éticas para com os participantes (sujeitos) do estudo e para com a ciência e a medicina[1]. Uma questão fundamental é o potencial conflito de interesses por parte dos investigadores, que pode levar a vieses no desenho, na condução, análise de dados, interpretação e divulgação dos resultados. Geralmente são considerados no contexto econômico, mas podem ser de outras naturezas, como por exemplo intelectual. Ensaios clíicos raramente avaliam os custos das intervenções e aqueles associados à assistência, incluindo as intervenções coadjuvantes. No caso de intervenções cirúrgicas, por exemplo, uma das limitações é que, durante o transcorrer do ensaio, a própria intervenção pode estar em constante aperfeiçoamento técnico. Assim, ao término de um ensaio cirúrgico, aquela técnica avaliada pode não mais representar a realidade.

Embora os ensaios clínicos randomizados sejam considerados a melhor fonte de evidência científica na pesquisa clínica, não respondem a todas as questões clínicas, havendo várias situações em que não podem ser realizados, ou não são necessários, apropriados ou mesmo suficientes para ajudar a resolver problemas importantes. Este desenho é ideal para responder questões relacionadas a efeitos de magnitude pequena a moderada das intervenções. A análise de eventos adversos de frequência mais baixa é uma das limitações dos estudos de intervenção, que frequentemente não reúnem número de participantes suficiente para criar oportunidades de observação de eventos raros. De forma alguma substituem o julgamento clínico, e sim fornecem dados para que esse julgamento e a tomada de decisão consequente possam ser formados a partir de evidências científicas, em conjunto com outros elementos. Ao se interpretarem os resultados de um ensaio, a consistência com dados de laboratório, estudos em animais, dados epidemiológicos e de outros desenhos de estudos (p. ex., registros observacionais) deve ser considerada.

Um dos primeiros termos difundidos com a perspectiva de tomada de decisão baseada em evidências foi a chamada *medicina baseada em evidências*, com enfoque primário em médicos[43,78]; com a crescente compreensão da relevância da evidência científica como "padrão-ouro" a ser considerado na tomada de decisão, os termos "*baseados em evidências*" (*científicas,* implicitamente) relacionados à assistência à saúde de uma forma mais ampla se multiplicaram. Tomadas de decisão na área da saúde geralmente são resultados da interação entre a informação disponível àqueles responsáveis pela decisão propriamente dita, suas preferências, as circunstâncias e o contexto subjacente, o que inclui as preferências daquele que será o objeto da decisão. Trata-se de um processo complexo, do qual os estudos de intervenção fazem parte.

A pandemia da Covid-19 por um lado mostrou a potência dos estudos randomizados para gerar com agilidade sem precedentes as evidências de eficácia vacinal exigidas para utilização em programas de vacinação em massa. Por outro lado, intervenções não farmacológicas para conter a transmissão do SARS-CoV-2 (p.ex., distanciamento social e uso de máscaras) foram adotadas em caráter emergencial com base em conhecimento parcial e crescente sobre mecanismos de transmissão, já que não era possível aguardar demonstração de efetividade com estudos randomizados. Reconhecendo os limites dos estudos randomizados para fornecer as evidencias científicas para embasar práticas em saúde em problemas complexos como a epidemia da Covid-19, alguns autores reiteraram a concepção ampliada de medicina baseada em evidencia ("EBM+"), que enfatiza a combinação de elementos mecanísticos (explanatórios) e interdisciplinares (p.ex., microbiologia, modelagem estatística) com a abordagem tradicional em que há forte valorização da evidência probabilística geradas por estudos randomizados.

Retornando ao enfoque do uso da informação obtida a partir de um estudo de intervenção para a tomada de decisão clínica, enfatizamos que mesmo quando um ensaio clínico randomizado de boa qualidade está disponível, dificilmente ele fornecerá todas as respostas necessárias para a decisão clínica e de programas de saúde pública. Esta complexa decisão necessita da evidência científica, da interface com o paciente e da reflexão sobre o contexto do problema, sendo modulada pela experiência clínica e de gestão em saúde pública. Como bem alerta Bernard Lown[85], cardiologista e cientista pioneiro na pesquisa da morte súbita, no uso do desfibrilador cardíaco, da lidocaína nas arritmias ventriculares e das unidades coronarianas: "O paradoxo de minha vida está na ironia de ter minha pesquisa contribuído para aquilo que eu mais deploro... De acordo com alguns médicos, tecnologia substitui satisfatoriamente a conversa com o paciente".

A comunicação dos resultados dos ensaios clínicos e de trabalhos científicos de modo geral para o público tem constituído um desafio para os pesquisadores. A grande mobilização da sociedade durante a pandemia de Covid-19 exigiu a mediação de profissionais da mídia para "traduzir" de forma simples e precisa resultados de estudos de vacinas, com transparência em relação às incertezas e limitações próprias do método científico. Conceitos como "eficácia vacinal" não são intuitivos e precisaram ser explicados para não alimentar falsas expectativas sobre seu significado como proteção individual. Em relação aos fármacos propostos para o tratamento da Covid-19, as controvérsias e opiniões conflitantes de profissionais seniores expuseram compreensão equivocada do método científico, e alimentaram a insegurança ou até geraram desconfiança no público leigo. Há ainda o papel da mídia divulgando resultados muitas vezes sem isenção ou conhecimento técnico.

Referências Bibliográficas

1. Friedman LM, Furberg CD, DeMets DL, Reboussin DM, Granger CB. Fundamentals of Clinical Trials. 5th ed. Switzerland: Springer International Publishing AG; 2015.
2. Meinert CL. Clinical Trials. Design, Conduct and Analysis. 2th ed. New York: Oxford University Press; 2012.
3. Yates F. Yield of sugar beet with nitrogen, potassium and phosphate as fertilizers. J R Statl Soc. 1935;Supl.
4. Breunig R, Cobb-Clark DA, Dunlop Y, Terrill M. Assisting the Long-Term Unemployed: Results from a Randomized Trial. Economic Record. 2003;79:84-102.
5. Ludwig J, Sanbonmatsu L, Gennetian L, Adam E, Duncan GJ, Katz LF, et al. Neighborhoods, Obesity, and Diabetes – Randomized Social Experiment. N Engl J Med. 2011;365:1509-19.
6. Brewster K, Cesmeli E, Kosa J, Smith M, Soliman M. Thickness of three brands of spaghetti sauce when stirred and unstirred. In: Dean A, Voss D, ed. Design and Analysis of Experiments. New York: Springer-Verlag; 1999.
7. Pugh C. The evaluation of detergent performance in domestic dishwashing. Applied Statistics. 1953;2:172-79.
8. Breneman WR, Snedecor GW, Cochran WG. Effect of testosterone and dehydroandrosterone in comb weights of male chicks. Statistical Methods. 8th ed. Iowa: Iowa Univ. State Press; 1989. p. 91-92.
9. Porta M, ed. A Dictionary of Epidemiology. 6th ed. New York: Oxford University Press; 2014.
10. Harbour R, Miller J. A new system for grading recommendations in evidence based guidelines. Br Med J. 2001;323:334-36.
11. Ryan R, Hill S, Broclain D, Horey D, Oliver S, Prictor M; Cochrane Consumers and Communication Review Group. Study Design Guide. June 2013. Disponível em: <http://cccrg.cochrane.org/author-resources>. Acessado em: 7 ago.2022.
12. Martins RM. Reflexões sobre a filosofia da ciência não biológica, biológica e médica. Rio de Janeiro: E-papers; 2016.
13. Gallin JI, Ognibene FP, ed. Principles and Practice of Clinical Research. 3rd ed. London: Elsevier Inc; 2012.
14. Gehan EA, Lemak NA. Statistics in Medical Research. Developments in Clinical Trials. New York: Springer Science+Business Media; 1994.
15. Sajadi MM, Mansouri D, Sajadi MRM. Ibn Sina and the Clinical Trial. Ann Intern Med. 2009;150(9):640-3.
16. Amberson JB Jr, McMahon BT, Pinner M. A clinical trial of sanocrysin in pulmonary tuberculosis. Am Rev Tuberc. 1931;24:401-35.
17. Diehl HS, Baker AB, Cowan DW. Cold vaccines: An evaluation base on a controlled study. JAMA. 1938;111:1168-1173.
18. Food and Drug Administration. Procedural and interpretative regulations: investigational use. Federal Register. 1963;28(Jan 8):179-182.
19. Agência Nacional de Vigilância Sanitária – ANVISA (Brasil). Resolução de Diretoria Colegiada – RDC nº 60, de 10 de outubro de 2014. Disponível em: <http://portal.anvisa.gov.br/documents/10181/2867994/%281%29RDC_60_2014_COMP.pdf/e25c9c39-d035-44cb-821e-d0cbafd8668f>. Acessado em: 7 ago. 2022.
20. Canadian Task Force on Preventive Health Care. Procedures Manual. March 2014. Disponível em: <http://canadiantaskforce.ca/wp-content/uploads/2016/12/procedural-manual-en_2014_Archived.pdf>. Acessado em: 7 ago. 2022.
21. National Institute for Health and Care Excellence (NICE). Developing NICE guidelines: the manual. Process and methods; 2014. Disponível em: < https://www.nice.org.uk/process/pmg20/chapter/introduction >. Acessado em: 7 ago. 2022.
22. Moyer VA on behalf of the U.S. Preventive Services Task Force. Menopausal Hormone Therapy for the Primary Prevention of Chronic Conditions: U.S. Preventive Services Task Force Recommendation Statement. Ann Intern Med. 2013;158:47-54.
23. Brasil. Ministério da Saúde. Instituto Nacional de Câncer José de Alencar. Detecção Precoce do Câncer 2021. Disponível em: < https://www.inca.gov.br/sites/ufu.sti.inca.local/files/media/document/deteccao-precoce-do-cancer.pdf >. Acessado em: 7 ago 2022.
24. Pocock SJ. Clinical Trials. A pratical approach. Brisbane: John Wiley & Sons; 1991.
25. Chow SC, Liu JP. Design and Analysis of Clinical Trials. Concepts and Methodologies. 2nd ed. New Jersey: John Wiley & Sons, Inc; 2004.
26. Hall JL, Hall JC. Use of outcome events in surgical trials: a systematic review. ANZ J Surg. 2012;82(11):771-774.
27. Chan A-W, Tetzlaff JM, Altman DG, Laupacis A, Gøtzsche PC, Krleža-Jerić K, et al. SPIRIT 2013 Statement: Defining standard protocol items for clinical trials. Ann Intern Med. 2013;158:200-7.
28. Agência Nacional de Vigilância Sanitária (ANVISA). Ensaios e pesquisas clínicas. Disponível em: <http://portal.anvisa.gov.br/>. Acessado em: 7 ago. 2022.
29. World Health Organization. International Clinical Trials Registry Platform (ICTRP). Disponível em: <http://www.who.int/ictrp/en/>. Acessado em: 7 ago 2022.
30. Fundação Oswaldo Cruz. Registro Brasileiro de Ensaios Clínicos (ReBEC). Disponível em: < https://ensaiosclinicos.gov.br/page/about>. Acessado em: 7 ago. 2022.
31. Collaborative Group for Studies of Yellow Fever Vaccine. A randomised double-blind clinical trial of two yellow fever vaccines prepared with substrains 17DD and 17D-213/77 in children nine-23 months old. Mem Inst Oswaldo Cruz. 2015;110(6):771-80.
32. Boutron I, Moher D, Altman DG, Schulz KF, Ravaud P; for the CONSORT Group. Extending the CONSORT Statement to Randomized Trials of Nonpharmacologic Treatment:

Explanation and Elaboration. Ann Intern Med. 2008;148:295-309.

33. TREC Collaborative Group. Rapid tranquillisation for agitated patients in emergency psychiatric rooms: a randomised trial of midazolam versus haloperidol plus promethazine. Br Med J. 2003;32:708-13.

34. Streiner DL, Norman GR. Health measurement scales: a practical guide to their development and use. 4th ed. Oxford: Oxford University Press; 2008.

35. Katz S. Assessing self-maintenance: Activities of daily living, mobility and instrumental activities of daily living. J Am Geriatr Soc. 1983;31(12):721-26.

36. Bossers WJR, van der Woude LHV, Boersma F, Hortobágyi T, Scherder EJA, van Heuvelen MJG. Comparison of Effect of Two Exercise Programs on Activities of Daily Living in Individuals with Dementia: A 9-Week Randomized, Controlled Trial. JAGS. 2016;64(6):1258-66.

37. Council for International Organizations of Medical Sciences (CIOMS). International Ethical Guidelines for Biomedical Rsearch Involving Human Subjects. Geneva: CIOMS/WHO; 2016. Disponível em: <http://cioms.ch/ethical--guidelines-2016/WEB-CIOMS-EthicalGuidelines.pdf>. Acessado em: 7 ago. 2022.

38. Conselho Nacional de Saúde. Resolução nº 466, de 12 de dezembro de 2012. Disponível em: <http://conselho.saude.gov.br/resolucoes/2012/Reso466.pdf>. Acessado em: 7 ago. 2022.

39. Haynes RB, Sackett DL, Guyatt GH, Tugwell P. Clinical Epidemiology. How to do Clinical Practice Research. 3rd ed. Philadelphia: Lippincott Williams & Wilkins; 2006.

40. International Council for Harmonisation of Technical Requirements for Pharmaceuticals for Human Use (ICH). ICH Harmonised Guideline. Integrated Addendum to ICH E6(R1): Guideline for Good Clinical Practice(R2). Current Step 4 version, 9 November 2016. Disponível em: < https://database.ich.org/sites/default/files/E6_R2_Addendum.pdf. Acessado em: 7 ago. 2022.

41. Organização Pan-Americana da Saúde. Boas Práticas Clínicas: Documento das Américas. IV Conferência Pan--Americana para Harmonização da Regulamentação Farmacêutica. República Dominicana, 2-4 de Março de 2005.

42. The Pew Charitable Trusts (PEW). Persuading the Prescribers: Pharmaceutical Industry Marketing and its Influence on Physicians and Patients. 2013. Disponível em: <http://www.pewtrusts.org/en/research-and-analysis/fact-sheets/2013/11/11/persuading-the-prescribers--pharmaceutical-industry-marketing-and-its-influence--on-physicians-and-patients>. Acessado em: 7 ago. 2022.

43. Jadad A, Enkin M. Randomized Controlled Trials. Questions, Answers, and Musings. 2th ed. London: BMJ Books; 2007.

44. ISIS-2 (Second International Study of Infarct Survival) Collaborative Group – Randomised trial of intravenous streptokinase, oral aspirin, both or neither among 17187 cases of suspected acute myocardial infarction. Lancet. 1988;2(8607):349-60.

45. Goodman C. It's Time to Rethink Health Care Technology Assessment. Int J Technol Assess Health Care. 1992;8(2):335-58.

46. Roland M, Torgerson DJ. Understanding controlled trials: What are pragmatic trials? Br Med J. 1988;316:285-5.

47. Keeley EC, Boura JA, Grines CL. Primary angioplasty versus intravenous thrombolytic therapy for acute myocardial infarction: a quantitative review of 23 randomized trials. Lancet. 2003;361:13-20.

48. Abreu LM, Escosteguy CC, Amaral W, Monteiro Filho MY. Tratamento Trombolítico do Infarto na Emergência com Teleconsultoria (TIET): resultados de cinco anos. Rev Socerj. 2005;18(5):418-28.

49. Schramm FR, Escosteguy CC. Bioética e avaliação tecnológica em saúde. Cad Saúde Pública. 2000;16(4):951-61.

50. Higgins JPT, Green S. Cochrane, eds. Handbook for Systematic Reviews of Interventions. Cochrane Book Series. Chichester, West Sussex: John Wiley & Sons; 2008.

51. Medical Research Council. Streptomycin treatment of pulmonary tuberculosis: A Medical Research Council Investigation. Br Med J. 1948;2:769-782.

52. CONSORT (Consolidated Standards of Reporting Trials). Transparent Reporting of Trials. Disponível em: <http://www.consort-statement.org/checklists/view/32-consort/86-randomisation-sequence-generation>. Acessado em: 7 ago. 2022.

53. Hennekens CH, Eberlein K. A randomized trial of aspirin and beta-carotene among U.S. physicians. Prev Med. 1985;14(2):165-8.

54. Rodrigues LC, Pereira SM, Cunha SS, Genser B, Ichihara MY, Brito SC, et al. Effect of BCG revaccination on incidence of tuberculosis in school-aged children in Brazil: the BCG-REVAC cluster-randomised trial. Lancet. 2005;366:1290-95.

55. Godwin M, Ruhland L, Casson I, MacDonald S, Delva D, Birtwhistle R, et al. Pragmatic controlled clinical trials in primary care: the struggle between external and internal validity. BMC Med Res Methodol. 2003;3:28.

56. Solomon RL. An extension of control group design. Psychological Bulletin. 1949;46(2):137-50.

57. McCambridge J, Butor-Bhavsar K, Witton J, Elbourne D. Can research assessments themselves cause bias in behaviour change trials? A systematic review of evidence from Solomon 4-group studies. PLoS One. 2011;6(10):e25223.

58. 58. Farag NH, Mills PJ. A randomized-controlled trial of the effects of a traditional herbal supplement on sleep onset insomnia. Complement Ther Med. 2003;11:223-225.

59. Nascimento Silva JR, Camacho LAB, Siqueira MM, Freire MS, Castro YP, Maia MLS, et al.; and the Collaborative Group for the Study of Yellow Fever Vaccines. Mutual

interference on the immune response to yellow fever vaccine and a combined vaccine against measles, mumps and rubella. Vaccine. 2011;29:6327-34.

60. Passos SRL, Camacho LAB, Lopes CS, Santos MAB. Nefazodone in Outpatient Treatment of Inhaled Cocaine Dependence: A Randomized Double-Blind Placebo-Controlled Trial. Addiction. 2005;100:489-494.

61. Karlowski TR, Chalmers TC, Frenkel LD, Kapikian AZ, Lewis TL, Lynch JM. Ascorbic Acid for the Common Cold. A Prophylactic and Therapeutic Trial. JAMA. 1975; 231(10):1038.

62. Patel MR, Mahaffey KW, Garg J, Pan G, Singer DE, Hacke W, et al.; ROCKET AF Investigators. Rivaroxaban versus warfarin in nonvalvular atrial fibrillation. N Engl J Med. 2011;365:883-91.

63. Beyer-Westendorf J, Büller H. External and internal validity of open label or double-blind trials in oral anticoagulation: better, worse or just different? J Thromb Haemost. 2011;9:2153-8.

64. Gilron I, Bailey JM, Tu D, Holden RR, Weaver DF, Houlden RL. Morphine, gabapentin, or their combination for neuropathic pain. N Engl J Med. 2005;352(13):1324-34.

65. Camacho LAB, Aguiar SG, Freire MS, Leal MLF, Nascimento JP, Iguchi T, et al.; Grupo Colaborativo. Reactogenicity of yellow fever vaccines in a randomised, placebo-controlled trial. Rev Saúde Pública. 2005;39(3):413-20.

66. Jonas WB, Crawford C, Colloca L, Kaptchuk TJ, Moseley B, Miller FG, et al. To what extent are surgery and invasive procedures effective beyond a placebo response? A systematic review with meta-analysis of randomised, sham controlled trials. BMJ Open. 2015;5:e009655.

67. Freed CR, Greene PE, Breeze RE, Tsai WY, DuMouchel W, Kao R, et al. Transplantation of embryonic dopamine neurons for severe Parkinson's disease. N Engl J Med. 2001;344(10):710-9.

68. Whitehead WE. Control Groups Appropriate for Behavioral Interventions. Gastroenterology. 2004;126:S159-3.

69. Oliveira-Santos M, Verani JFS, Camacho LAB, Andrade CAF, Ferrante-Silva R, Klumb EM. Effectiveness of pharmaceutical care for drug treatment adherence in patients with systemic lupus erythematosus in Rio de Janeiro, Brazil: study protocol for a randomized controlled trial. Trials. 2016;17:1-10.

70. McCambridge J, Witton J, Elbourne DR. Systematic review of the Hawthorne effect: New concepts are needed to study research participation effects. J Clin Epidemiol. 2014;67:267-77.

71. Multiple Risk Factor Intervention Trial Research Group. Multiple risk factor intervention trial. Risk factor changes and mortality results. JAMA. 1982;248(12):1465-77.

72. Pocock SJ, Stone GW. The Primary Outcome Fails — What Next? N Engl J Med. 2016;375:861-70.

73. Fields WS, Maslenikov V, Meyer JS, Hass WK, Remington RD, MacDonald M. Joint Study of Extracranial Arterial Occlusion. V. Progress Report of Prognosis Following Surgery or Nonsurgical Treatment for Transient Cerebral IschemicAttacks and Cervical Carotid Artery Lesions. JAMA. 1970;211(12):1993-2003.

74. CURE (Clopidogrel in Unstable Angina to Prevent Recurrent Events) Trial Investigators. Effects of clopidogrel in addition to aspirin in patients with acute coronary syndromes without ST-segment elevation. N Engl J Med. 2001;345:494-502.

75. Yusuf S, Wittes J, Probstfield J, Tyroler H. Analysis and interpretation of treatment effects in subgroups of patients in randomized clinical trials. JAMA. 1991;266(1):93-8.

76. Chatellier G, Zapletal E, Lemaitre D, Menard J, Degoulet P. The number needed to treat: a clinically useful nomogram in its proper context. Br Med J. 1996;312:426-9.

77. Gordis L. Epidemiology. 5th ed. Philadelphia: Elsevier Saunders; 2014.

78. Sackett DL, Richardson WS, Rosenberg W, Haynes W. Evidence-based Medicine. How to practice and teach EBM. 2th ed. New York: Churchill Livingstone; 2000.

79. Chiba N, van Zanten SJOV, Sinclair P, Ferguson RA, Escobedo S, Grace E. Treating Helicobacter pylori infection in primary care with uninvestigated dyspepsia: the Canadian adult dyspepsia empiric treatment-Helicobacter pylori (CADET-HP) randomized controlled trial. Br Med J. 2002;324(7344):1012-15.

80. Fibrinolytic Therapy Trialists' (FTT) Collaborative Group – Indications for fibrinolytic therapy in suspected acute myocardial infarction: collaborative overview of early mortality and morbidity results from all randomized trials of more than 1000 patients. Lancet. 1994;343:311-22.

81. HOPE (Heart Outcomes Prevention Evaluation Study) Investigators.The Outcomes Prevention Evaluation Study Investigators. Effects of an angiotensin-converting–enzyme inhibitor, ramipril, on cardiovascular events in high-risk patients. N Engl J Med. 2000;342(3):145-53.

82. GISSI-3. Effects of lisinopril and transdermal glyceril trinitrate singly and together on 6 week mortality and ventricular function after acute myocardial infarction. Lancet. 1994;343:1115-221.

83. Guyatt GH, Sackett DL, Cook DJ. Users' guides to the medical literature. II. How to use an article about therapy or prevention. A. Are the results of the study valid? Evidence-Based Medicine Working Group. JAMA. 1993;270:2598-2601.

84. Guyatt GH, Sackett DL, Cook DJ. Users' guides to the medical literature. II. How to use an article about therapy or prevention. B. What were the results and will they help me in caring for my patients? JAMA. 1994;271:59-63.

85. Lown B. The Lost Art of Healing. Practcing compassion in Medicine. New York: Houghton Mifflin; 1996.

Capítulo

Estudos Ecológicos 16

Roberto de Andrade Medronho
Guilherme Loureiro Werneck

Definição

São estudos em que a unidade de análise é uma população ou um grupo de pessoas, que geralmente pertence a uma área geográfica definida, como por exemplo um país, um estado, uma cidade, um município ou um setor censitário.

Segundo Greenland[1], esta denominação não seria a mais adequada, pois a palavra "ecológico" pode sugerir que estes estudos se referem especificamente à análise do impacto de fatores ambientais, incluindo as características sociais, quando na verdade são estudos de agregados de indivíduos.

Os estudos ecológicos são frequentemente realizados combinando-se bases de dados referentes a grandes populações. Em função disto são, em geral, mais baratos e mais rápidos do que estudos envolvendo o indivíduo como unidade de análise.

Os estudos ecológicos procuram avaliar como os contextos social e ambiental podem afetar a saúde de grupos populacionais. Neste caso, as medidas coletadas no nível individual são incapazes de refletir adequadamente os processos que ocorrem no nível coletivo. Por exemplo, o nível de desorganização social de uma comunidade pode contribuir para que uma determinada epidemia ocorra de maneira mais intensa.

Objetivos

Os principais objetivos dos estudos ecológicos são:

- gerar hipóteses etiológicas a respeito da ocorrência de uma determinada doença. Este é o objetivo mais comum dos estudos ecológicos;
- testar hipóteses etiológicas. Este objetivo, muitas vezes, é prejudicado por dificuldades de se controlar o confundimento, como será visto mais adiante;
- avaliar a efetividade de intervenções na população, isto é, testar a aplicação de um determinado procedimento para prevenir doença ou promover saúde em grupos populacionais.

Níveis de Análise

Em uma *análise de nível individual* (estudo de coorte, caso-controle etc.), o valor de cada variável é assinalado para cada sujeito no estudo. Assim, é possível conhecer, por exemplo, entre os expostos, aqueles que adoeceram (a) e entre os não expostos, aqueles que não adoeceram (d), conforme observado na Tabela 16.1.

Tabela 16.1 – Estudo de nível individual – doença (Y)

Fator em Estudo (X)	Caso	Não caso	Total
Exposto	a	b	e_1
Não exposto	c	d	e_0
Total	m_1	m_0	n

Autoria própria.

Em uma *análise ecológica,* todas as variáveis são medidas agrupadas. Estas medidas não discriminam, por exemplo, os indivíduos expostos que adoeceram. Assim, dentro de cada grupo não é possível conhecer a distribuição conjunta de cada combinação de variáveis, ou seja, as frequências de casos expostos (a) e não expostos (c) e as frequências de não casos expostos (b) e não expostos (d); apenas se conhece a distribuição marginal de cada variável: o total de indivíduos expostos (e_1) e não expostos (e_0) e o total de casos (m_1)

e não casos (m_0). A Tabela 16.2 exemplifica os resultados de um estudo ecológico[2].

Tabela 16.2 – Estudo ecológico – doença (Y)

Fator em Estudo (X)	Caso	Não caso	Total
Exposto			e_1
Não exposto			e_0
Total	m_1	m_0	n

Autoria própria.

Em um estudo ecológico, a variável independente (X) é a proporção de indivíduos expostos dentro do grupo (e_1/n) e a variável dependente (Y) é a taxa de incidência da doença (m_1/n). Note que estas variáveis são contínuas, a despeito dos dois fatores serem dicotômicos no nível individual.

Tipos de Variáveis Utilizadas

As variáveis utilizadas nos estudos ecológicos podem envolver mensurações efetuadas diretamente no nível individual (idade, sexo, pressão arterial etc.), como também envolver observações de grupos, organizações ou lugares (densidade demográfica, desorganização social, poluição etc.). Estas variáveis podem ser classificadas em três tipos diferentes[3]:

- *medidas agregadas:* sintetizam as características individuais dentro de cada grupo. São construídas a partir da agregação das mensurações efetuadas no nível individual, como por exemplo a proporção de fumantes, a taxa de incidência de uma doença e a renda familiar média.
- *medidas ambientais:* são características físicas do lugar onde os membros de cada grupo vivem ou trabalham (p. ex., nível de poluição do ar, horas de exposição à luz solar). Cada medida ambiental tem uma análoga no nível individual, entretanto o nível de exposição individual pode variar entre os membros de cada grupo.
- *medidas globais:* são atributos de grupos, organizações ou lugares para os quais não existem análogos no nível individual (p. ex., densidade demográfica, nível de desorganização social, existência de um determinado tipo de sistema de saúde).

Tipos de Desenho

Os estudos ecológicos podem ser classificados em duas dimensões distintas, uma referente ao *método de mensuração da exposição* e a outra referente ao *método de agrupamento.* Em relação à primeira dimensão, os estudos ecológicos podem ser divididos em exploratórios, quando não existe uma exposição específica de interesse ou a exposição de interesse não é incluída no estudo; e em analíticos, se a exposição é mensurada e incluída na análise. Em relação à segunda dimensão, os estudos ecológicos podem utilizar grupos populacionais identificados a partir das diversas localidades geográficas (desenho de múltiplos grupos), através de diferentes períodos de tempo (desenho de séries temporais) ou combinando-se tempo e lugar (desenhos mistos). A seguir, são descritos os diferentes tipos de desenho de estudo ecológico.

Desenhos de Múltiplos Grupos

- *Estudo exploratório:* as taxas de doença ou de outros agravos à saúde entre diversas regiões durante o mesmo período de tempo são comparadas entre si. O objetivo é identificar padrões espaciais desses eventos, gerando hipóteses de uma possível etiologia ambiental ou uma etiologia mais específica, relacionada às características da população, como as genéticas. Por exemplo: Magalhães & Medronho[5] mapearam a taxa de incidência de tuberculose por setor censitário do município do Rio de Janeiro. Nota-se que as maiores taxas de incidência ocorreram em setores dos bairros do Centro e adjacências, estendendo-se por setores censitários dos bairros da Zona Leopoldina e parte da Zona Oeste (Figura 16.1).

  Frequentemente, o mapeamento das taxas de doença para comparação entre as regiões pode conter dois tipos de problemas:

  – regiões com poucos casos mostram grande variabilidade na taxa da doença;

  – regiões vizinhas tendem a ter taxas mais semelhantes do que regiões mais distantes. Este fenômeno é denominado de autocorrelação espacial[6] e ocorre porque os fatores de risco tendem a se aglomerar no espaço.
- *Estudo analítico:* avalia a associação entre o nível de exposição médio e a taxa de doença entre diferentes grupos. Este é o estudo ecológico mais comum. Por exemplo, Lefkowitz e Garland[7], estudando a associação entre a radiação solar média e as taxas de mortalidade por câncer ovariano específicas por idade nas 100 maiores cidades dos EUA, encontraram uma relação inversamente proporcional, corrobo-

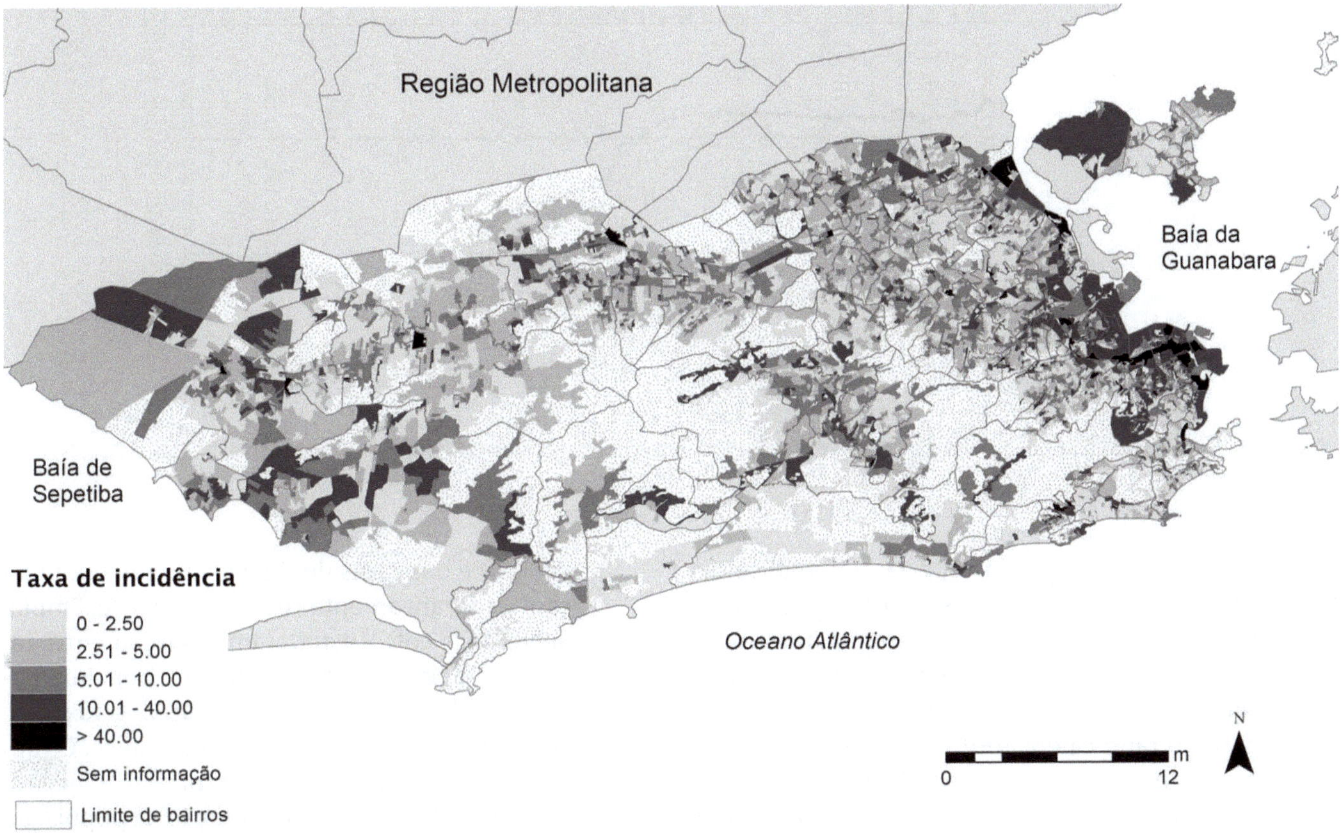

Figura 16.1 – Taxa de incidência de tuberculose (por 1.000 habitantes) por setor censitário do município do Rio de Janeiro, 2005 a 2008. Autoria própria.

rando a hipótese de que a radiação solar poderia ter um efeito protetor para câncer ovariano (**Figura 16.2**).

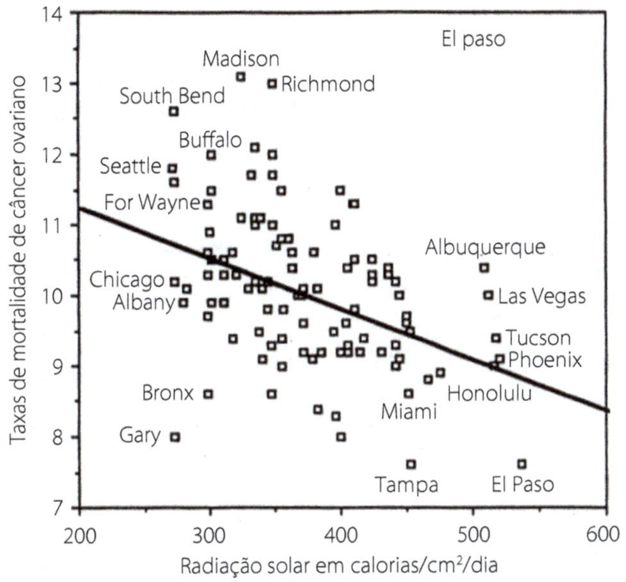

Figura 16.2 – Taxa de mortalidade por 100.000 mulheres de câncer ovariano ajustada por idade em mulheres com idade maior ou igual a 35 anos, de 100 cidades dos EUA, 1979-1988 (Schneider; Garland, 1994),

Desenho de Séries Temporais

- *Estudo exploratório:* avalia a evolução das taxas de doença ao longo do tempo em uma determinada população geograficamente definida. Pode ser utilizado também para prever tendências futuras da doença ou avaliar o impacto de uma intervenção populacional. Por exemplo, Antunes e Waldman[8] analisaram as tendências da mortalidade por tuberculose no município de São Paulo no período de 1900 a 1997. Foram verificadas três tendências distintas: de 1900 a 1945, alta mortalidade com uma tendência estacionária; de 1945 a 1985, uma acentuada redução na mortalidade (7,41% por ano); e de 1985 a 1995, uma retomada do crescimento da mortalidade (4,08% por ano). Os autores ressaltam que a queda acentuada na mortalidade da tuberculose no período de 1945 a 1985 foi produzida por melhorias sociais, pela introdução de recursos terapêuticos eficientes e pela ampliação da cobertura dos serviços de saúde, e que o recrudescimento da tuberculose, de 1985 a 1995, pode estar refletindo a crescente prevalência da coinfecção por *Mycobacterium* e HIV, além de uma aparente perda de qualidade nos programas de controle da doença (**Figura 16.3**).

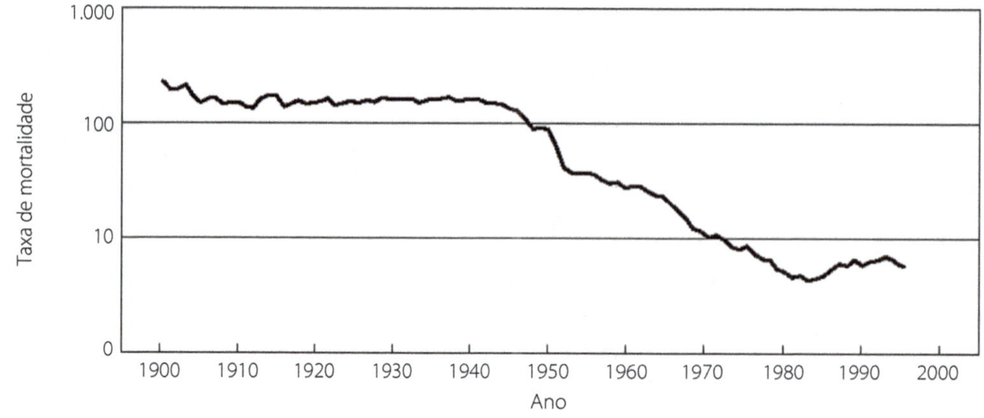

Figura 16.3 – Séries temporais para a taxa de mortalidade por 100.000 habitantes (escala logarítmica) de tuberculose (todas as formas) padronizada por idade, São Paulo, Brasil, 1990-1997 (Antunes; Waldman, 1999).

Um tipo de estudo especial é a análise de coorte de nascimento, que envolve a coleta de dados retrospectivos de uma grande população em um período geralmente maior que 20 anos, com o objetivo de estimar os efeitos da idade, período (ano calendário) e ano de nascimento na taxa de doença. Por exemplo, Frost[9] analisou as taxas de mortalidade por tuberculose em homens para Massachusetts em décadas sucessivas, segundo o ano de nascimento, e demonstrou que as curvas de mortalidade eram muito similares para todos os grupos, com um pico entre as idades de 20 e 30 anos e um declínio uniforme a seguir (**Figura 16.4**).

- *Estudo analítico:* avalia a associação entre as mudanças no tempo do nível médio de uma exposição e das taxas de doença em uma população geograficamente definida. Por exemplo, Silfverdal e cols.[10] estudaram a relação entre taxas de incidência de meningite por *Haemophilus influenzae* entre 1956 e 1992 e taxas de amamentação em uma população sueca. Os autores encontraram uma forte correlação negativa entre as taxas de amamentação na população e as taxas de incidência de meningite por *Haemophilus influenzae* 5 a 10 anos mais tarde, sugerindo um efeito protetor no nível populacional. Esses achados foram consistentes com os resultados de um estudo de caso-controle dos mesmos autores (**Figura 16.5**).

O processo de inferência causal dos estudos analíticos de séries temporais pode apresentar dois problemas:

– os critérios diagnósticos e de classificação das doenças podem se modificar ao longo do tempo e distorcer a tendência observada na taxa da doença;

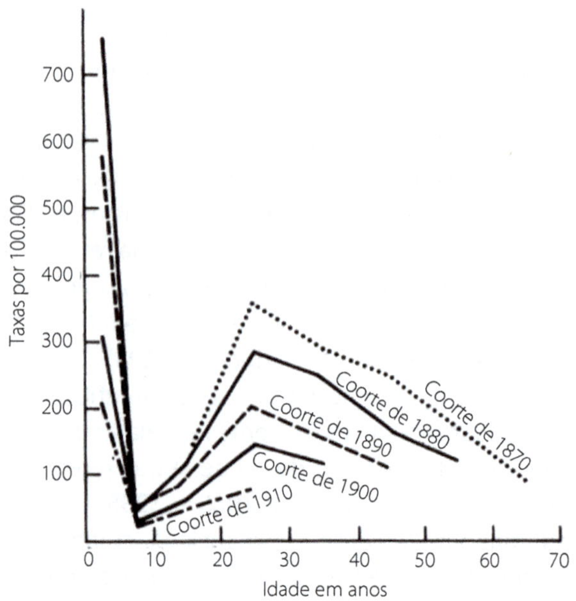

Figura 16.4 – Taxas de mortalidade por tuberculose – todas as *formas* – específicas por idade, em homens, para coortes sucessivas de décadas, Massachusetts, EUA (Frost, 1939).

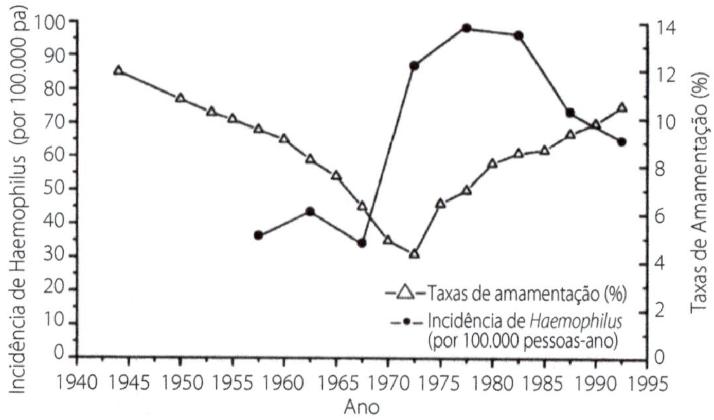

Figura 16.5 – Séries temporais para taxas de amamentação e incidência de meningite por *Haemophilus influenzae*, Örebro, Suécia (Silfverdal; Bodin; Olcén, 1999).

– uma doença que possua grande período de latência/indução entre a exposição ao fator de risco e a sua detecção pode dificultar a avaliação entre a associação do fator de risco e a ocorrência da doença.

Desenhos Mistos

- *Estudo exploratório:* combina as características básicas dos estudos exploratórios de múltiplos grupos e de séries temporais. Assim, é possível avaliar a evolução temporal das taxas de uma doença em diferentes grupos populacionais. Por exemplo, Silva e cols.[11] analisaram a distribuição espacial e temporal da leishmaniose visceral no estado de Minas Gerais, no período de 2002 a 2013. As maiores taxas de incidência do estado concentraram-se nas mesorregiões localizadas nas partes norte (Noroeste de Minas, Norte de Minas e Jequitinhonha), leste (Vale do Rio Doce) e central (Central Mineira e Região Metropolitana de Belo Horizonte). A **Figura 16.6** mostra as taxas de incidência acumulada da doença por triênio do período de estudo.

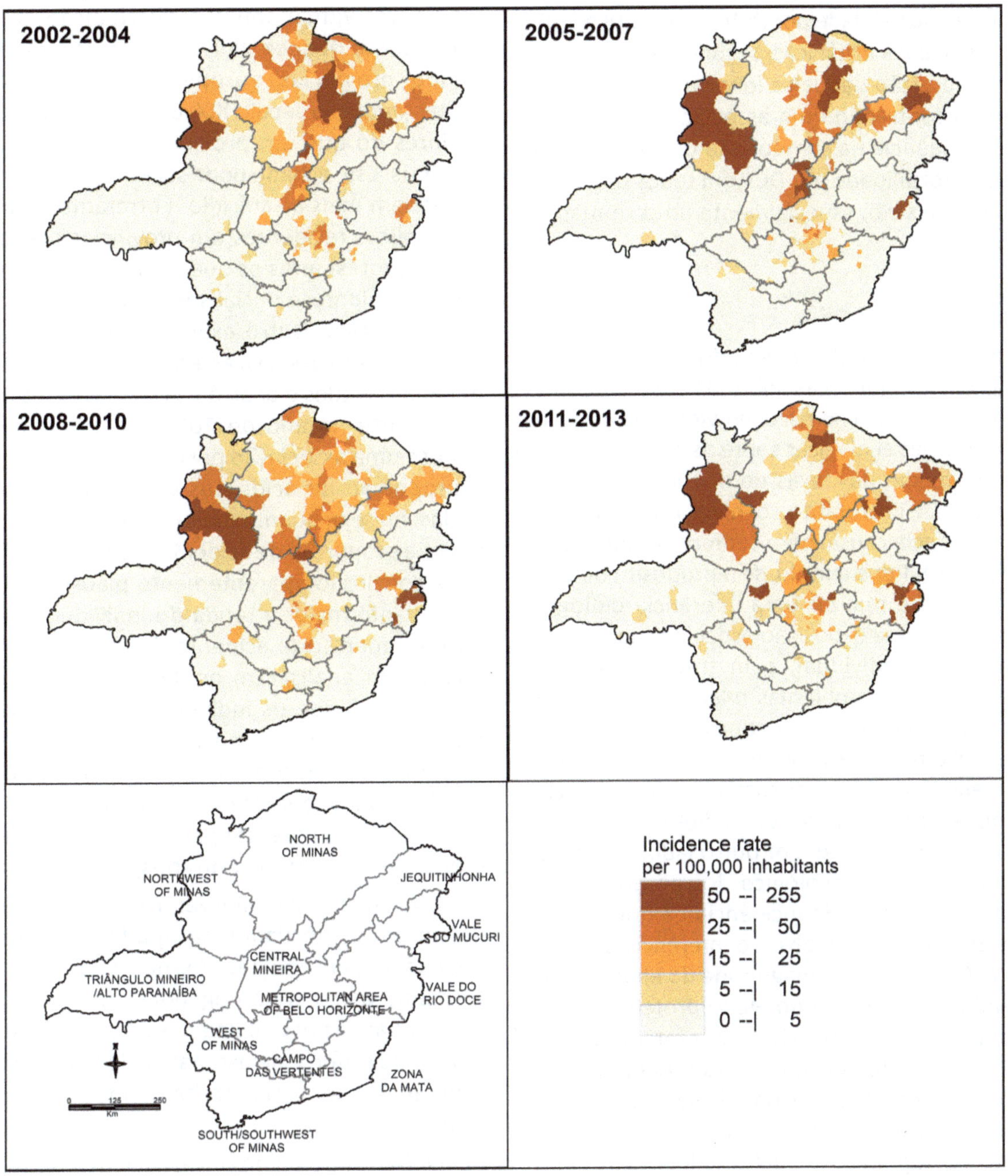

Figura 16.6 – Mapas temáticos da taxa de incidência acumulada de leishmaniose visceral, 2002- 2013, Minas Gerais, Brasil (Silva, 2017).

- *Estudo analítico:* avalia a associação entre as mudanças no tempo do nível de exposição média e das taxas de doença entre diferentes grupos populacionais. Este procedimento potencializa a interpretação dos efeitos estimados, porque analisa simultaneamente as mudanças no nível de exposição médio e nas taxas de doença em função do tempo dentro de grupos e as diferenças entre os grupos. Por exemplo, Crawford e cols.[12] avaliaram a hipótese de que o consumo de água dura (água com alta concentração de cálcio e magnésio) era um fator de proteção para mortalidade por doença cardiovascular (DCV). Os autores compararam as mudanças nas taxas de mortalidade por DCV entre 1948 e 1964 em 83 cidades britânicas, segundo as alterações na composição daqueles íons na água, idade e sexo, encontrando uma associação inversa entre a tendência na composição da água e as taxas de mortalidade por DCV em todos os grupos de idade e sexo, especialmente no sexo masculino.

Inferência

O principal objetivo de um estudo epidemiológico é fazer inferências biológicas sobre os efeitos de uma determinada exposição no risco individual de adoecer ou fazer inferências ecológicas sobre os efeitos do nível de exposição médio nas taxas de doença em grupos populacionais[4,13]. Entretanto, o nível utilizado para realizar a inferência causal nem sempre combina com o nível de análise. Por exemplo, se o propósito de uma análise ecológica é realizar uma inferência biológica sobre o efeito de uma exposição específica no risco de doença no nível individual, com frequência pode incorrer em diversos problemas relacionados, principalmente a dificuldade de se controlar o confundimento. Por exemplo, se o objetivo de um estudo é estimar o efeito físico do uso da camisinha na prevenção da transmissão sexual da aids, o nível-alvo de inferência causal é o individual. Por outro lado, se o objetivo é estimar o efeito ecológico dos programas de controle da aids na taxa de incidência da doença nos diferentes Estados, o nível-alvo de inferência causal é o ecológico. Certamente, a magnitude do efeito ecológico depende não somente do efeito protetor do uso da camisinha, como também da efetividade do programa de controle em cada Estado. Além disso, a validade do efeito ecológico estimado vai depender da habilidade em controlar as diferenças entre os Estados na distribuição conjunta de confundidores, incluindo variáveis de nível individual, tais como idade, renda etc.

A maior limitação da análise ecológica para testar hipóteses ecológicas é o potencial para substancial viés na estimativa do efeito. O problema central, conhecido como viés ecológico (também chamado de falácia ecológica), resulta na realização de uma inferência causal inadequada sobre fenômenos individuais na base de observações de grupos, já que uma determinada associação verificada entre variáveis no nível agregado não necessariamente significa que exista essa associação no nível individual. O principal problema neste tipo de análise é a suposição de que os mesmos indivíduos são simultaneamente portadores do problema de saúde e do atributo associado, ou seja, este problema ocorre por não se conhecer a informação individual sobre a distribuição conjunta da exposição e doença. Por exemplo, Durkheim[14], estudando províncias europeias predominantemente protestantes no século XIX, observou taxas de suicídio maiores do que em províncias predominantemente católicas. Este achado pode sugerir que os protestantes tenderiam mais ao suicídio. Entretanto, poderiam ser os católicos residentes em províncias predominantemente protestantes os que mais se suicidavam. Dessa forma, a hipótese inicial seria em decorrência de um viés ecológico. Outro exemplo: suponha um estudo que analisou a associação entre renda média de determinadas cidades e ocorrência de acidentes de trânsito com morte no ano de 2007. Neste estudo, encontrou-se uma associação positiva entre a renda média e a proporção de acidentes graves nas cidades estudadas, ou seja, quanto maior a renda média da cidade, maior a proporção de acidentes de trânsito com óbitos. Uma conclusão aparentemente plausível poderia ser que quanto maior a renda do indivíduo, maior o seu risco de morrer de acidente de trânsito. Na verdade, quando se analisaram os dados no nível individual percebeu-se que os indivíduos de mais baixa renda eram os que mais morriam em decorrência dos acidentes de trânsito, mesmo nas cidades com renda média elevada, por estarem mais expostos. Assim, não se pode fazer inferência para o nível individual diretamente de achados encontrados no nível de grupo.

Uma forma de minimizar o viés ecológico é através da utilização de dados agrupados em unidades de análise geográfica tão menores quanto possível, tornando-as mais homogêneas. Entretanto, deve-se atentar para a possibilidade de ocorrência de migração dentro do grupo e de estimativa de taxas instáveis, em função de se estar trabalhando com pequenos grupos populacionais.

Outro interesse de um estudo ecológico é estimar o *efeito contextual* de uma exposição ecológica no risco individual, como o efeito da poluição ambiental na produção de doença respiratória, por exemplo. Efeitos contextuais são fundamentais em epidemiologia das doenças infecciosas, onde o risco de doença depende da sua ocorrência em outros indivíduos com os quais se tem contato[15].

Os achados de uma análise ecológica devem ser comparados com os achados de outros estudos observacionais, tanto ecológicos como individuais, desenhados para testar a mesma hipótese etiológica. Se o efeito estimado for consistente entre os estudos envolvendo diferentes desenhos e populações, uma interpretação causal pode ser reforçada.

Deve ser ressaltado que em função da análise ecológica utilizar medidas agregadas, isto introduz uma importante fonte de incerteza na inferência ecológica, pois existe uma perda de informação devido à agregação dos dados[1]. Por exemplo, ao se comparar duas áreas A e B, sendo que a área A sofreu uma intervenção de um programa de saúde para o controle de uma doença Y e a área B, não, constatou-se que a despeito do programa de saúde ter efetividade comprovada no nível individual, não houve diferença na taxa de incidência da doença entre as áreas A e B ao final do estudo. Entretanto, em um estudo agregado não é possível identificar a distribuição de um determinado fator de risco X, que era mais prevalente na área A do que na B. Assim, o efeito benéfico do programa de saúde na área A ficou obscurecido pela maior prevalência do fator de risco X nesta área.

Estimativa do Efeito

Muitos estudos epidemiológicos têm como objetivo estimar o efeito de uma exposição na ocorrência de determinada doença em uma população sob risco. Em estudos no nível individual, os efeitos são geralmente estimados pela comparação de taxas de incidência da doença em populações expostas e não expostas, através de uma razão ou diferença entre as taxas. Em estudos ecológicos em múltiplos grupos, entretanto, como não se conhece a informação sobre a distribuição conjunta entre exposição e doença dentro dos grupos, não se podem estimar os efeitos dessa forma. Nesse caso, deve-se realizar um procedimento de regressão das taxas de doenças (Y) nos níveis médios de exposição (X). O modelo mais comum para analisar dados ecológicos é o modelo linear, embora existam outros modelos. No modelo linear, o método dos mínimos quadrados ordinários pode ser usado para produzir a seguinte equação de predição: $\hat{Y} = B_{0+B1}X$, onde B_0 e B_1 são o intercepto estimado e a angulação da reta, respectivamente. Uma estimativa do efeito da exposição no nível individual pode ser derivada dos resultados da regressão. Entretanto, isso somente é possível assumindo a predição de taxas de doença quando todos forem expostos (isto é, X = 1) e quando todos forem não expostos (X = 0).

A taxa de doença predita $(\hat{Y}_{x=1})$ em um grupo que é inteiramente exposto é $B_0 + B_1(1) = B_0 + B_1$ e a taxa de doença predita $(\hat{Y}_{x=0})$ e^m^ um grupo que é inteiramente não exposto é $B_0 + B_1(0) = B_0$. Assim, a diferença de taxas estimadas é $B_0 + B_1 - B_0 = B_1$ e a razão de taxas estimadas é $B_0 + B_1/B_0 = 1 + B_1/B_0$. Note que o ajuste de um modelo linear poderia levar a uma estimativa negativa da razão de taxas, quando $B_1/B_0 < -l$, não possuindo qualquer significado biológico ou ecológico.

Para fins de exemplo, considere que um determinado estudo foi realizado em diversas cidades de um país e encontrou uma associação entre a proporção de expostos a um suposto fator de risco e a taxa de uma determinada doença. A regressão linear entre essas duas variáveis mostrou a seguinte equação:

$$\hat{Y} = 10 + 20X$$

Consequentemente, pode-se calcular a taxa de doença predita para um grupo inteiramente exposto e para um grupo inteiramente não exposto:

Grupo exposto: X = 1

$$\hat{Y}_{x=1} = 10 + 20(1)$$

$$\hat{Y}_{x=1} = 30$$

Grupo não exposto: X= 0

$$\hat{Y}_{x=0} = 10 + 20(0)$$

$$\hat{Y}_{x=0} = 10$$

Assim, a diferença de taxas estimadas e a razão de taxas estimadas serão:

Diferença de taxas: 30 – 10 = 20

Razão de taxas: $\frac{30}{10} = 3$

Ressalta-se que essas estimativas não necessariamente irão refletir as estimativas no nível individual, pelas razões já expostas anteriormente.

Vantagens

As principais vantagens dos estudos ecológicos que contribuem para o uso frequente como primeiro passo na investigação de uma possível associação entre exposição e doença são:

- os estudos ecológicos são geralmente de baixo custo e de execução rápida, devido às várias fontes de dados secundários já disponíveis, cada uma envolvendo diferentes informações necessárias para análise. Por exemplo, um estudo ecológico para se analisar a associação entre o nível socioeconômico e a incidência de tuberculose entre os diversos municípios do Estado do Rio de Janeiro envolveria dados obtidos do Censo Demográfico do IBGE e do Sinan, respectivamente;

- frequentemente não é possível medir de maneira acurada exposições para um grande número de indivíduos. Assim, uma forma prática é medir a exposição no nível ecológico[2,16];
- estudos de nível individual não conseguem estimar bem os efeitos de uma exposição, quando ela varia pouco na área de estudo. Como os estudos ecológicos cobrem áreas muito grandes, podem com mais facilidade encontrar uma maior variação na exposição média entre as diferentes regiões;
- um estudo pode ter como objetivo mensurar um efeito ecológico. Por exemplo: a implantação de um novo programa de saúde ou uma nova legislação em saúde na melhoria das condições de saúde de uma população.

Limitações

As principais limitações dos estudos ecológicos são:

- não é possível associar exposição e doença no nível individual;
- dificuldade de controlar os efeitos de potenciais fatores de confundimento;
- dados de estudos ecológicos representam níveis de exposição média em vez de valores individuais reais;
- os dados são provenientes de diferentes fontes, o que pode significar qualidade variável da informação;
- a falta de disponibilidade de informações relevantes é um dos mais sérios problemas na análise ecológica.

Modelos Multinível

Uma população humana não é um mero somatório de indivíduos, pois eles estabelecem complexas relações sociais entre si. Da mesma forma, um indivíduo não é um mero agregado de diferentes células. Assim, muitos estudos no nível individual podem apresentar problemas de inferência se os indivíduos forem descontextualizados de seu meio social. Um estudo no nível ecológico também pode apresentar problema se for considerado que o somatório (agregado) de indivíduos é capaz de captar as complexas relações que se estabelecem dentro dos grupos e entre os grupos sociais. Deve-se sempre levar em conta que um determinado grupo exerce influência sobre cada indivíduo e que o indivíduo também desempenha influência na população a que pertence.

Um bom exemplo pode ser um processo epidêmico de uma doença infecciosa contagiosa. O risco de adoecer de um indivíduo está relacionado com a incidência da doença no grupo social a que ele pertence. Por outro lado, a presença de um indivíduo infectado em um grupo suscetível vai contribuir para a disseminação da doença no grupo a que ele pertence.

A análise de dados agregados de uma população deve levar em conta que eles representam pontualmente um acúmulo de complexos processos históricos, geográficos e sociais. Diversas técnicas quantitativas vêm sendo desenvolvidas para incorporar não apenas a variabilidade entre os indivíduos, mas também a variabilidade existente entre os diferentes grupos sociais a que eles pertencem. Neste sentido, a utilização do *modelo multinível* permite a integração entre os distintos níveis: o *fisiológico*, que avalia a resposta dos sistemas orgânicos às exposições; o *individual*, que avalia a resposta dos indivíduos às exposições e o *agregado* ou *contextual*, que avalia a resposta de grupos de indivíduos às exposições, destacando que esses indivíduos pertencem a localidades e sociedades[1]. Na análise multinível, a explicação da variabilidade na variável dependente em um nível é função das variáveis definidas em diversos níveis, além das interações dentro e entre os níveis.

Segundo Susser[17], os epidemiologistas têm levado cada vez mais em conta os múltiplos níveis de causalidade. Assim, as causas de um desfecho de saúde podem ser pesquisadas no nível macro, através da distribuição da riqueza entre e dentro de sociedades; no nível individual, através do estudo do comportamento dos indivíduos e no nível micro, na expressão de genes das células. Note que uma determinada doença se expressa em um indivíduo, entretanto, sua prevenção pode ser dirigida a qualquer um desses níveis. É importante utilizar diferentes abordagens para se identificar os processos causais em cada um desses níveis, mas também é preciso examinar como os processos de um nível (p. ex., desagregação social ou alterações celulares) podem se manifestar em outro nível (p. ex., doença em um indivíduo).

A noção básica é que os indivíduos são influenciados por seu contexto social e que o processo saúde-doença ocorre neste contexto. Entretanto, a pesquisa dos determinantes de saúde frequentemente é centrada no indivíduo, ou seja, a explicação dos desfechos no nível individual é feita na maioria das vezes utilizando-se variáveis independentes de nível individual e as variáveis de grupo são utilizadas somente como *proxies* quando os dados individuais não estão disponíveis.

O modelo multinível (também chamado de modelo hierárquico) é uma versão do modelo de regressão múltipla para dados que possuem níveis hierárquicos. A noção básica é que os indivíduos que pertencem às áreas sob estudo interagem entre si e são influenciados pelo nível hierarquicamente superior. Por exemplo, o indivíduo sofre influência do nível municipal que, por sua vez, é influenciado pelo nível estadual. Por outro lado, as características do nível estadual influenciam seus municípios, que por sua vez vão influenciar os indivíduos residentes nestes municípios. Assim, os indivíduos, os municípios e o estado formam um sistema hierárquico em três níveis. A suposição é a de que os indivíduos pertencentes ao município tendem a ser mais semelhantes entre si do que os indivíduos residentes em outro município do mesmo Estado. Da mesma forma, os municípios que pertencem a um Estado são mais semelhantes entre si do que aqueles pertencentes a outro Estado. Por exemplo, os indivíduos residentes em um município do Estado do Rio Grande do Norte tendem a ser mais semelhantes que os residentes em outro município do mesmo Estado, assim como os municípios do Estado do Rio Grande do Norte tendem a ser mais semelhantes entre si do que os municípios do Estado do Rio Grande do Sul[18].

Note que o uso de um modelo de regressão tradicional pode ser inadequado para a situação descrita anteriormente porque ele pressupõe a independência entre as observações e a homogeneidade da variância (homocedasticidade). Neste caso, o valor de uma determinada variável contextual será o mesmo para todas as observações do primeiro nível pertencentes a uma mesma unidade de observação do segundo nível, pois este nível não é levado em consideração neste tipo de modelo. Assim, ocorrerá uma redução artificial da variabilidade do coeficiente estimado para esta variável "contextual", podendo produzir uma significância estatística espúria no modelo[19].

Na área da saúde pública, o uso do modelo multinível vem crescendo em função do interesse pelos macrodeterminantes da saúde, da importância de se levar em conta os diferentes níveis de análise em estudos epidemiológicos e do acelerado desenvolvimento de métodos estatísticos e de *softwares* para a abordagem de dados com estrutura hierárquica.

Referências Bibliográficas

1. Greenland S. Ecologic versus individual-level sources of bias in ecologic estimates of contextual health effects. Int J Epidemiol. 2001;30(6):1343-1350.
2. Morgenstern H. Uses of ecologic analysis in epidemiologic research. Am J Public Health. 1982;72:1336-1344.
3. Morgenstern H. Ecologic Studies. In: Rothman KJ, Greenland S. Modern Epidemiology. 2nd ed. Philadelphia: Lippincott-Raven Publishers; 1998.
4. Morgenstern H. Ecologic studies in Epidemiology: concepts, principles, and methods. Annu Rev Public Health. 1995;16:61-81.
5. Magalhães MAFM, Medronho RA. Análise espacial da Tuberculose no Rio de Janeiro no período de 2005 a 2008 e fatores socioeconômicos associados utilizando microdado e modelos de regressão espaciais globais. Ciênc Saúde Coletiva. 2017;22(3):831-840.
6. Morgenstern H, Thomas DC. Principles of study design in environmental epidemiology. Environ Health Perspect. 1993;101(suppl 4):23-38.
7. Lefkowitz ES, Garland CF. Sunlight, vitamin D, and ovarian cancer mortality rates in US women. Int J Epidemiol. 1994;23(6):1133-1136.
8. Antunes JLF, Waldman EA. Tuberculosis in the twentieth century: time-series mortality in São Paulo, Brazil, 1900-97. Cad Saúde Pública. 1999;15(3):463-476.
9. Frost WH. The age selection of mortality from tuberculosis in successive decades. Am J Hyg. 1939;30:91-96.
10. Silfverdal SA, Bodin L, Olcen P. Protective effect of breastfeeding: an ecologic study of Haemophilus influenzae meningitis and breastfeeding in a Swedish population. Int J Epidemiol. 1999;28(1):152-156.
11. Silva TAMD, Coura-Vital W, Barbosa DS, Oiko CSF, Morais MHF, Tourinho BD, et al. Spatial and temporal trends of visceral leishmaniasis by mesoregion in a southeastern state of Brazil, 2002-2013. PLoS Negl Trop Dis. 2017;11(10):e0005950.
12. Crawford MD, Gardner MJ, Morris JN. Changes in water hardness and local death-rates. Lancet. 1971;2:327-329.
13. Cressie NAC. Statistics for spatial data. New York: Wiley; 1991.
14. Durkheim E. Suicide: a study in sociology. New York: Free Press; 1951.
15. Koopman JS, Longini IM Jr. The ecological effects of individual exposures and nonlinear disease dynamics in populations. Am J Public Health. 1994;84:836-842.
16. Szklo M, Nieto J. Epidemiology: Beyond the Basics. 2nd ed. Maryland: Aspen Publishers; 2006.

17. Susser E. Eco-epidemiology: thinking outside the black box. Epidemiology. 2004;15:519-20.

18. Hox JJ. Applied multilevel analysis. Amsterdam: TT-Publikaties; 1995.

19. Diez-Roux AV. Bringing context back into epidemiology: variables and fallacies in multinivel analysis. Am J Pub Health. 1998;88(2):216-222.

20. Antunes JL, Waldman EA. Tuberculosis in the twentieth century: time-series mortality in São Paulo, Brazil, 1900-97. Cadernos de saúde pública/Ministério da Saúde, Fundação Oswaldo Cruz, Escola Nacional de Saúde Pública. 1999;15(3):463-476.

21. Schneider E, Garland CF. Sunlight, Vitamin D, and Ovarian Cancer Mortality Rates in US Women. International Journal of Epidemiology. International Epldemlological Association. 1994;23(6):1133-1136. Disponível em: <http://ije.oxfordjournals.org/>. Acessado em: 13 jan. 2020.

22. Silfverdal SA, Bodin L, Olcén P. Protective effect of breastfeeding: An ecologic study of Haemophilus influenzae meningitis and breastfeeding in a Swedish population. International Journal of Epidemiology. 1999;28(1):152-156.

23. Frost WH. The age selection of mortality from tuberculosis in successive decades. Am J Hyg. 1939;30(3 sect. A):91-96.

24. Silva TAM. Leishmaniose visceral: análise espaço-temporal, avaliação do perfil clínico-epidemiológico e fatores associados ao óbito em Belo Horizonte e Minas Gerais. [tese Doutorado em Parasitologia]. Belo Horizonte: Instituto de Ciências Biomédicas, Universidade Federal de Minas Gerais; 2017.

Capítulo

Revisão Sistemática 17

Evandro Silva Freire Coutinho
José Ueleres Braga

Introdução

Em 1993, durante uma viagem aos Estados Unidos, *Sir* Iain Chalmers, um dos idealizadores da *Cochrane Collaboration*, fraturou a fíbula. De acordo com a orientação recebida, a sua perna deveria ser engessada quando o edema diminuísse e assim permanecer por 6 semanas. Trinta e seis horas depois, já de volta à Inglaterra, ele consultou um ortopedista que descartou o uso de gesso, prescreveu uma órtese e o orientou a caminhar apoiando-se sobre a perna fraturada o mais que pudesse. Diante de duas orientações contraditórias, *Sir* Iain Chalmers, um médico ávido por evidências, perguntou ao seu colega inglês se não seria o caso de conduzir um ensaio clínico randomizado, visando encontrar a melhor maneira de lidar com esse problema médico. O ortopedista retrucou dizendo que apenas os médicos que não têm certeza do que é certo ou errado se envolvem em estudos randomizados, e que ele tinha certeza de que a sua recomendação era a correta[1].

É difícil não reconhecer a contribuição dos avanços da medicina para a saúde. Antibióticos e vacinas são bons exemplos no campo do tratamento e da prevenção de doenças. Entretanto, até hoje existem intervenções em saúde para as quais não há evidência quanto à eficácia e segurança. Em 1991, o então editor do *British Medical Journal*, Richard Smith, escreveu que apenas 15% das intervenções médicas apresentavam evidências sólidas[2].

Convicções desprovidas de evidências sólidas têm sido apresentadas de forma enfática e otimista, como nos dois exemplos a seguir. Em 1901 o médico Walter Whitehead escreveu um artigo no *British Medical Journal* no qual dizia que nos últimos 25 anos ele jamais havia fracassado no tratamento dos casos mais graves de enxaqueca[3]. O referido tratamento consistia em transpassar um pedaço de gaze sob a pele da parte posterior do pescoço, deixando livres as duas extremidades do tecido. Para se livrar da enxaqueca, o paciente deveria movimentar a gaze de um lado para o outro durante pelo menos 3 meses.

Meio século depois, um livro sobre cuidados com bebês de ampla circulação e enorme influência nos EUA – *Baby and Child Care*[4] advertia as mães que era mais seguro colocar seus bebês para dormir de bruços no berço. Esse conselho, veiculado em um livro que vendeu mais de 50 milhões de cópias e foi traduzido em diversos idiomas, apoiava-se apenas na aparente racionalidade de que bebês dormindo de barriga para cima teriam maior risco de sufocamento em caso de regurgitação. Entretanto, uma revisão sistemática publicada em 2005[5] revelou que a posição de bruços estava associada com um maior risco de mortes (Mal do Berço), tendo contribuído para dezenas de milhares de óbitos.

Por que Revisões São Necessárias

Segundo Chalmers[6], o problema da falta de evidências robustas sobre as intervenções em saúde não está restrito à carência de estudos para avaliar a sua eficácia e segurança. Ainda que atualmente a utilidade de várias intervenções seja testada repetidamente, persiste o costume de buscar evidências em estudos isolados, em vez de se olhar para o corpo de evidências produzidas.

Quando em 1979 o médico inglês Archie Cochrane chamou a atenção para a necessidade de integrar o conhecimento produzido pelos ensaios clínicos, havia cerca de 14 pesquisas desse tipo por dia. Trinta anos depois esse número quintuplicou[7]. Integrar essa grande quantidade de informações é essencial para que médicos solicitem exames e prescrevam tratamentos adequados, para que pesquisadores identifiquem lacunas no conhecimento, refinem suas hipóteses e desenhem seus estudos, e para que formuladores de políticas de saúde elejam seus objetivos.

No entanto, tentativas nessa direção nem sempre são adequadas. Mulrow[8] avaliou 50 artigos de revisão publicados entre 1985-86 em quatro influentes revistas médicas. Mais de 45 desses artigos não especificavam os meios pelos quais os dados foram identificados, os critérios de seleção e avaliação da qualidade dos estudos, além de não apresentarem uma síntese quantitativa dos resultados.

Revisão Narrativa e Revisão Sistemática

Uma das maneiras de lidar com o excesso e a dispersão de informações é através do que alguns autores denominam *revisões narrativas ou tradicionais*[9,10]. Estas revisões costumam ser abrangentes, cobrindo um conjunto de questões dentro de um mesmo tópico. As revisões narrativas fazem uso de métodos informais e subjetivos, em geral não especificados, para identificar e selecionar os estudos. É comum apresentarem uma síntese qualitativa dos achados.

Esse tipo de revisão é particularmente útil (i) para descrever a história de um problema de saúde e do seu manejo, (ii) quando estudos ainda são insuficientes, (iii) para discutir dados a partir de uma teoria ou (iv) para integrar conhecimento de dois campos de pesquisa[9,11]. Por outro lado, tais revisões são insuficientes, ou mesmo inadequadas, para quando o objetivo é avaliar a eficácia e os efeitos indesejados de intervenções terapêuticas, identificar fatores de risco/proteção para problemas de saúde e estimar a acurácia de métodos de diagnóstico[9].

Sobretudo a partir da década de 1980, métodos começaram a ser propostos para lidar com as limitações das revisões narrativas. Essa abordagem, denominada **revisão sistemática**, lida com questões mais específicas e faz uso de estratégias objetivas e abrangentes para a identificação dos estudos relevantes, além da sua avaliação de qualidade metodológica. Essas estratégias devem ser explícitas e reprodutíveis, especificadas *a priori* através de um protocolo[9,10,12]. Na revisão sistemática há maior tendência ao uso de síntese quantitativa dos achados dos estudos individuais através da metanálise (ver ***Capítulo 18 – Fundamentos de Metanálise***).

A Tabela 17.1 apresenta as principais diferenças entre esses dois tipos de revisão.

Tabela 17.1 – Principais diferenças entre as revisões narrativas e as revisões sistemáticas (baseado em Pai et al.[10])

Componentes	Revisão Narrativa ou Tradicional	Revisão Sistemática
Pergunta	Em geral ampla	Em geral focada e específica
Seção de métodos	Em geral ausente ou pobre	Descrita. Critérios predefinidos
Identificação dos estudos	Em geral não sistemática e não reprodutível	Descrita, reprodutível, em geral exaustiva
Avaliação da qualidade dos estudos	Em geral todos os estudos identificados são incluídos sem avaliação explícita	Estudos de baixa qualidade, quando incluídos, têm o seu impacto avaliado
Extração de dados	Em geral não é descrita	Em geral é conduzida por mais de um pesquisador, com estratégias para dados ausentes
Síntese dos dados	Qualitativa, com a mesma importância para todos os estudos	Pode ser através de metanálise*, que produz uma síntese quantitativa dos dados levando em conta a precisão dos estudos e a heterogeneidade dos achados

(*) ver ***Capítulo 18 – Fundamentos de Metanálise***

Pai M, McCulloch M, Gorman JD, Pai N, Enanoria W, Kennedy G, et al. Systematic reviews and meta-analyses: an illustrated, step-by-step guide. Natl Med J India. 2004;17(2):86-95.

Etapas da Revisão Sistemática

A Figura 17.1, adaptada de Pai e cols.[10], fornece um roteiro para a realização de uma revisão sistemática. Cabe ressaltar, entretanto, que a revisão sistemática se inicia bem antes, com a elaboração de um protocolo descrevendo todo o processo que começa com a definição da pergunta a ser respondida e passa pela localização e seleção dos estudos, extração de dados, avaliação da qualidade metodológica dos estudos até finalizar com a síntese dos achados. Ter um protocolo formalizado antes de iniciar a revisão sistemática é uma maneira de tornar os procedimentos e decisões mais objetivos, transparentes e reprodutíveis. Atualmente inúmeras revistas científicas exigem que o protocolo tenha sido registrado no início do processo da revisão. O registro deve ser feito em uma plataforma como a do PROSPERO – *International Prospective Register of Systematic Reviews* (https://www.crd.york.ac.uk/PROSPERO/).

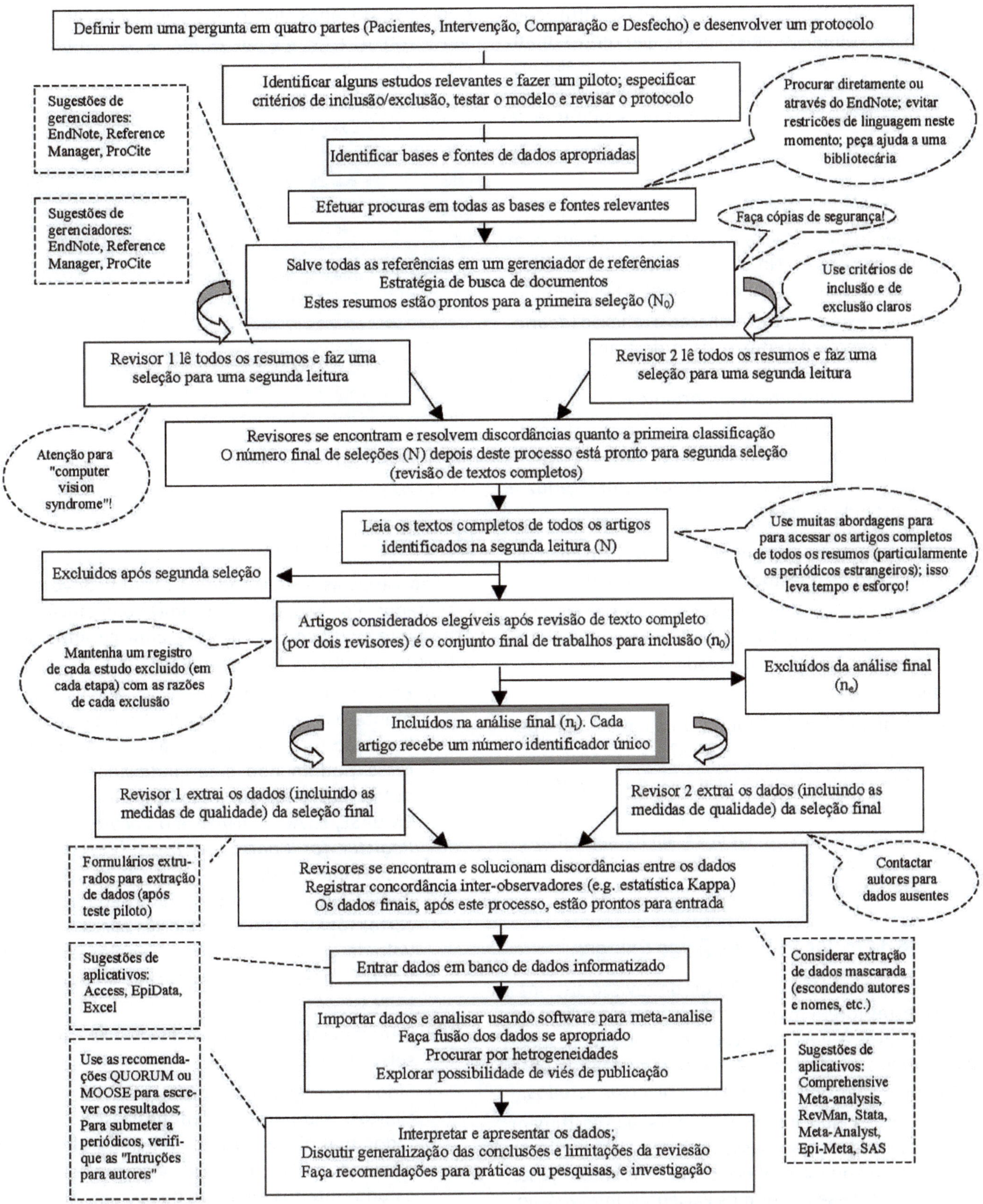

Madhukar Pai, Michael McCulloch, Jack Colford. Systematic Reviews Group, UC Berkeley, 2002 [madhupai@uclink.berkeley.edu]
Traduzido para português por: Pedro Emmanuel A. A. do Brasil; Mestrando - IMS/UERJ, 2004 (pemmanuel@ig.com.br)

Figura 17.1 – Etapas de uma revisão sistemática.

Embora possam existir variações, o protocolo costuma ser composto pelas seções que representam as etapas de uma revisão sistemática (ver a seguir), acrescido de uma seção inicial (Pano de Fundo) onde se faz uma descrição do problema de saúde que se deseja estudar.

Formulação da pergunta

Esta seção está relacionada de forma estreita com o objetivo da revisão. No caso da revisão sistemática, a pergunta deve ser específica, focalizada. Por exemplo:

a) O uso de técnicas de avaliação e reflexão (*debriefing therapy*) reduz o risco de transtorno de estresse pós-traumático em pessoas expostas a eventos traumáticos importantes?
b) O uso de telefone celular aumenta o risco de câncer do sistema nervoso central?
c) O uso de suplementos antioxidantes reduz a mortalidade geral?

Caso o objetivo seja mais abrangente, este deve ser acompanhado de questões mais específicas[13].

Objetivo mais amplo: avaliar as evidências sobre os efeitos positivos e negativos do consumo populacional em larga escala de água fluoretada.

Questões específicas:

a) Qual o efeito da fluoretação da água de beber sobre a incidência de cáries?
b) Qual o efeito sobre a incidência de cáries que se estende aos diversos grupos sociais?
c) Qual consumo em larga escala de água fluoretada apresenta maior incidência de efeitos adversos?

Critérios de Inclusão/Exclusão de Estudos

É necessário definir os limites da revisão sistemática. Se estes forem muito restritivos, existe o risco de comprometer a generalização dos resultados. Caso sejam muito amplos, pode haver dificuldades para comparar e sintetizar os dados dos diversos estudos.

As revisões sobre intervenções em saúde costumam fazer uso da definição desses critérios baseando-se fortemente no que se conhece como itens PICOS[13]. Este acrônimo refere-se aos termos Pacientes, Intervenção, Comparação, desfecho (*Outcome*) e desenho do estudo (*Study design*). Mesmo em estudos que não são de intervenção terapêutica, a estratégia PICOS se aplica. Nesse caso, *intervenção* é substituída por *exposição*, denominando-se PECO. Por exemplo, duração e frequência do tabagismo, da exposição à radiação ionizante, do uso de álcool. A Tabela 17.2 apresenta alguns exemplos.

Tabela 17.2 – Exemplos de características apresentadas através da estratégia PICOS

PICOS	Exemplos
Paciente	Sexo, idade, origem (ambulatório, hospital, população geral), gravidade, estadiamento da doença, critério de diagnóstico, condição socioeconômica
Intervenção*	Dose, via de administração, duração, tipo de psicoterapia
Comparação	Placebo, outra droga, mesma droga com outra dose ou duração
*Outcome***	Óbito, cura, melhora, internação, efeito adverso, qualidade de vida
*Study design****	Ensaio clínico randomizado, estudo de coortes, estudo caso-controle, estudo seccional

**: exposição; **: desfecho; **: desenho do estudo.*

Autoria própria.

Identificação dos Estudos

São várias as fontes onde os estudos devem ser procurados. Por isso, consultar um(a) bibliotecário(a) experiente pode ser importante para garantir uma cobertura adequada dessas fontes.

a) Bases bibliográficas eletrônicas. A mais amplamente usada é a MEDLINE. Entretanto, essa base não é completa e várias revistas de interesse podem não estar indexadas. Existem outras bases eletrônicas como, por exemplo, EMBASE, LILACS, CINAHL e o *Cochrane Central Register for Controlled Trials* (CENTRAL). É importante considerar o objeto da revisão sistemática, pois existem bases que são dirigidas a certos tópicos. São exemplos as bases ADOLEC, voltada para estudos com adolescentes, e PILOTS, para estudos sobre transtorno de estresse pós-traumático.
b) Referências bibliográficas dos artigos selecionados.
c) Sítios de registro de protocolos de ensaios clínicos. Isso permite identificar estudos realizados, mas não publicados, minimizando o risco de *viés de publicação*[14]. Esse viés ocorre quando estudos inteiros, ou parte deles, não são publicados em função do resultado (ver ***Capítulo 18 – Fundamentos de Metanálise***).
d) Literatura cinzenta (*grey literature*). Pode ser relevante para identificar material não publicado em veículos de fácil acesso, comumente

referido como literatura cinzenta. Trata-se de material relevante, porém não publicado em revistas indexadas nas bases mais comuns. Essas informações podem estar presentes em material de congressos, relatórios, teses. Existem alguns sítios destinados a esse tipo de material, como é o caso do OpenGrey (http://www.opengrey.eu/) e do *Grey Literature Report* (http://greylit.org/).

A motivação para a identificação desse material deve-se ao fato de artigos sem resultados "estatisticamente significativos" terem uma chance menor de publicação em revistas indexadas[14]. Nesse sentido, a consulta a especialistas ou a sítios da internet voltados para a literatura cinzenta[15] representa um mecanismo para reduzir a probabilidade de vieses em revisões sistemáticas.

e) Busca manual em revistas relacionadas com o tema (mas não indexadas).

É verdade que grande parte das revisões sistemáticas publicadas não apresenta buscas bibliográficas tão abrangentes[16]. Isso demanda estrutura, recursos humanos e financeiros. Entretanto, a maneira mais segura de minimizar o risco de viés de publicação é através da ampliação da estratégia de buscas.

Outro aspecto importante é não fazer restrição de idioma na estratégia de busca. Mesmo que no estágio de extração de dados sejam excluídos poucos estudos redigidos em idiomas com os quais somos menos familiarizados, será possível contabilizar o volume de informação que está sendo deixado de fora da revisão.

Seleção dos estudos

Assim como nas etapas anteriores, a estratégia a ser usada na seleção dos estudos e extração de dados pertinentes deve ser preestabelecida no protocolo. A seleção dos estudos tem como base os critérios de inclusão/exclusão definidos pelo autor da revisão e deve ser feita por pelo menos dois revisores.

Inicialmente a seleção se dá através da leitura dos títulos e resumos dos artigos, sobretudo se o volume recuperado pela estratégia de busca for muito grande. A aplicação dos critérios de elegibilidade deve ser feita de forma independente pelos avaliadores. Quando a leitura dos títulos e resumos não levar ao consenso entre os dois avaliadores, um terceiro avaliador pode produzir o desempate ou o artigo deverá ser selecionado para ser lido na íntegra.

É fundametal que se documente o processo de identificação e sele**ção dos estudos. Os** editores de diversas revistas científicas exigem que os artigos de revisão sistemática apresentem um fluxograma descrevendo esse processo, inclusive com os principais motivos para exclusão de referências identificadas na etapa de busca. O PRISMA – *Preferred Reporting Items for Systematic Reviews and Meta-Analyses*[17] propõe um modelo para esse fluxograma (Figura 17.2).

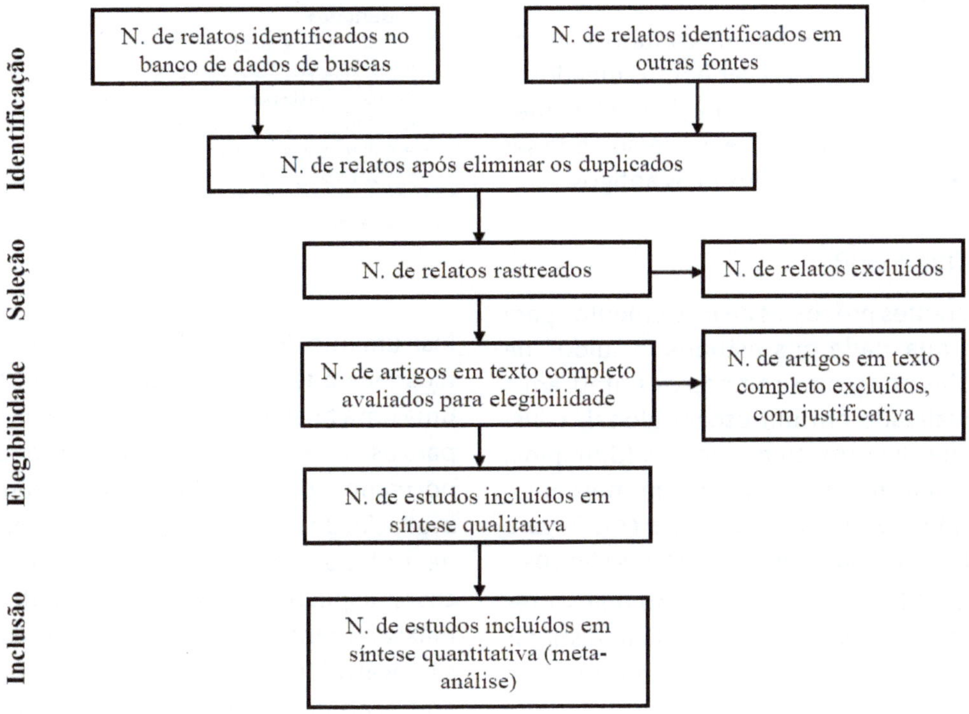

Figura 17.2 – Fluxograma proposto no PRISMA[17]. N. = número

O uso de diversas fontes para encontrar os estudos costuma produzir referências duplicadas. Para lidar com esse problema, e com o grande número de referências usualmente geradas, deve-se utilizar programas de gerenciamento de referências bibliográficas, que podem ser comerciais (p. ex., Endnote) ou de uso livre (p. ex., Mendeley e Zotero). Através desses programas será mais fácil documentar o processo de identificação e seleção de estudos. Recentemente, outros aplicativos que funcionam via *web* foram desenvolvidos para realizar algumas etapas da revisão sistemática (principalmente a seleção dos estudos) como DistillerSR e Rayyan.

Extração de informações

A extração dos dados relevantes para a interpretação e síntese quantitativa dos resultados dos estudos individuais deve ser feita, preferencialmente, através de formulários elaborados sobretudo para a revisão. Isso torna mais fácil o manejo das informações conforme o material se acumula. O conhecimento das características dos estudos, em termos de sua população e procedimentos metodológicos, é essencial para avaliarmos o grau de generalização possível de seus achados e explicar possíveis discrepâncias entre os resultados de diferentes estudos. O Quadro 17.1 sugere algumas informações que devem fazer parte do formulário de extração. Entretanto, deve-se considerar as especificidades de cada revisão na elaboração desse instrumento.

Pode ser necessário entrar em contato com os autores dos estudos para esclarecer pontos duvidosos ou mesmo pela ausência de informações relevantes para a metanálise. No entanto, esse processo pode ser frustrante, sobretudo para estudos mais antigos.

Quadro 17.1. Informações importantes para o formulário de extração de dados

1. **Identificação**. Nome do estudo, autor, ano de publicação, periódico, tipo de artigo (pesquisa original, nota de pesquisa, material de congresso...), fonte de financiamento
2. **Desenho do estudo e participantes**
   a) Local e período do estudo
   b) Critérios de inclusão/exclusão
   c) No caso de ensaios clínicos: características demográficas e clínicas, nº de participantes em cada grupo, período de seguimento, perdas de seguimento, adesão ao protocolo
   d) No caso de estudos de coortes: características sociodemográficas, nº de participantes em cada grupo, período de seguimento, perdas de seguimento
   e) No caso de estudos cas o-controle: características sociodemográficas dos casos e controles, uso ou não de pareamento na seleção
   f) No caso de estudos seccionais: características sociodemográficas da amostra, tamanho da amostra, seleção da amostra
   g) No caso dos testes diagnósticos: características demográficas, perfil dos pacientes, processo de seleção da amostra
3. **Variáveis**
   a) No caso de ensaios clínicos: definição de intervenção e controle, definição de desfecho
   b) No caso de estudos de coortes: definição de expostos e não expostos, definição de desfecho
   c) No caso de estudos caso-controle: definição de casos e controles, definição de exposição
   d) No caso de estudos observacionais: covariáveis consideradas potencialmente confundidoras
   e) No caso de testes diagnósticos: teste de referência (padrão-ouro)
4. **Métodos**
   a) Processo de randomização e ocultamento da randomização (ensaios clínicos)
   b) Mascaramento (ensaios clínicos, coortes, caso-controle)
   c) Estratégias para controle de confundimento (coorte e caso-controle)
   d) Manejo de perdas (ensaios clínicos e coortes)
5. **Resultados**
   a) Proporções, médias
   b) Medidas de dispersão: desvio-padrão, erro-padrão
   c) Medidas de prevalência, incidência
   d) Medidas de associação e de impacto
   e) Intervalos de confiança
   f) Medidas brutas e ajustadas

Autoria própria.

Avaliação da qualidade

Existem diferentes propostas de instrumentos para a avaliação da qualidade dos estudos incluídos na revisão. As escalas de escores compostos sintetizam a avaliação da qualidade em um escore global, construído a partir de diversos componentes (domínios) que constituem a avaliação da qualidade metodológica. Um exemplo é a escala de Jadad e cols.[18] para avaliar a qualidade metodológica de ensaios clínicos.

Greenland e O'Rourke[19] criticam o uso de escores de qualidade, por combinarem características distintas dos estudos em um único valor, além de introduzirem um elemento arbitrário na escolha dos pesos de cada componente. Uma alternativa é adotar um instrumento de avaliação que trata os diferentes domínios separadamente. Nesse caso, o instrumento não dá uma nota final para o estudo, mas o faz separadamente para os diferentes componentes da qualidade. Também no campo dos ensaios clínicos, temos a escala de avaliação de risco de viés proposta pela Rede Cochrane de Colaboração (*Cochrane Collaboration*)[12]. Nesse caso, aspectos como processo de randomização, mascaramento, tratamento de perdas, entre outros, são avaliados em separado. A Figura 17.3 mostra uma aplicação desse instrumento no artigo de Rodrigues e cols.[20].

Embora os dois exemplos tenham sido de instrumentos para ensaios clínicos, também existem instrumentos que avaliam aspectos particulares dos estudos observacionais. É o caso da *Newcastle-Ottawa Scale* – NOS[21], que apresenta módulos distintos para estudos caso-controle e de coortes. Deeks e cols.[22] apresentam uma revisão de diversas escalas para estudos observacionais.

No caso de revisões sistemáticas de testes diagnósticos, também existem instrumentos para avaliar a qualidade metodológica. O QUADAS – *Quality Assessment of Diagnostic Accuracy Studies*[23] foi a primeira tentativa de desenvolver um instrumento para esse fim. Em 2011, Whiting e cols.[24] desenvolveram a versão 2 do QUADAS, com quatro domínios: seleção de pacientes, teste índice, teste padrão e fluxo entre os dois testes.

Análise estatística

Esta etapa é comumente referida como metanálise, que é objeto do ***Capítulo 18 – Fundamentos de Metanálise***. Consiste na obtenção de uma medida combinada a partir dos resultados dos estudos individuais, assim como avaliação da consistência entre esses resultados.

Formato de Artigos de Revisão Sistemática

O **PRISMA** (*Preferred Reporting Items for Systematic Reviews and Meta-Analyses*)[17] é um conjunto mínimo de itens propostos para o relato de revisões sistemáticas e metanálises. A Declaração PRISMA foi desenvolvida por um grupo de 29 autores, metodologistas, clínicos, editores médicos e consumidores em uma reunião ocorrida em 2005. Um processo de consenso produziu uma lista de 27 itens a serem contemplados. O sítio do PRISMA (http://www.prisma-statement.org/) apresenta em detalhes o conteúdo de cada uma das seções do artigo de revisão sistemática. A Tabela 17.3, retirada do sítio do PRISMA, apresenta uma síntese desses itens.

	Geração de sequência aleatória (viés de seleção)	Ocultamento da alocação (viés de seleção)	Cegamento da avaliação do desfecho (viés de detecção)	Dados sobre desfecho incompletos (viés de *attrition*)	Informação seletiva (viés de informação)	Descrição de comorbidades relevantes	Descrição do tratamento (ou referência)	Descrição de medicamentos simultâneos	Análise por intenção de tratar
Guastella et al 2008	+	+	+	–	+	?	+	+	+
Hofmann et al 2006	?	?	+	+	+	?	+	+	?
Kleine et al 2012	+	+	+	?	+	+	+	+	+
Kushner et al 2007	?	?	+	?	+	?	+	+	?
Litz et al 2012	+	+	+	+	+	+	+	+	+
Nave et al 2012	+	?	+	+	+	+	+	+	+
Otto et al 2010	?	?	+	?	+	?	+	?	?
Ressler et al 2004	+	+	+	+	+	?	+	?	?
Siegmund et al 2011	+	+	+	+	+	–	+	?	+
Storch et al 2007	?	?	+	+	+	?	+	+	?
Storch et al 2010	+	+	+	+	+	?	+	+	?
Tart et al 2012	+	+	+	+	+	?	+	+	+
Wilhelm et al 2008	?	?	+	?	+	?	+	+	+

Figura 17.3 – Exemplo de avaliação de qualidade utilizando a proposta de risco de viés da *Cochrane Collaboration*[12]. Baseado nos dados de Rodrigues e cols.[20].

Conclusão

Revisões sistemáticas coletam estudos, avaliam criticamente a sua metodologia e sintetizam seus resultados através de estratégias objetivas e declaradas, que visam reduzir diferentes tipos de vieses. Nesse sentido, as revisões sistemáticas constituem uma ferramenta importante para a tomada de decisões pelos profissionais de saúde.

Tabela 17.3 – Relação dos itens propostos pelo PRISMA para relato de revisões sistemáticas e metanálises

Seção/tópico	No	item do checklist	Relatado na página no
Título			
Título	1	Identifique o artigo como uma revisão sistemática, meta-análise, ou ambos	
Resumo			
Resumo estruturado	2	Apresente um resumo estruturado incluindo, se aplicável: referencial teórico; objetivos; fonte de dados; critérios de elegibilidade; participantes e intervenções; avaliação do estudo e síntese de métodos; resultados; limitações; conclusões e implicações dos achados principais; número de registro da revisão sistemática	
Introdução			
Racional	3	Descreva a justificativa da revisão no contexto do que já é conhecido	
Objetivos	4	Apresente uma afirmação explícita sobre as questões abordadas com referência a participantes, intervenções, comparações, resultados e desenho de estudo (PICOS)	
Métodos			
Protocolo e registro	5	Indique se existe um protocolo de revisão, se e onde pode ser acessado (p. ex., endereço eletrônico), e, se disponível, forneça informações sobre o registro da revisão, incluindo o número de registro	
Critérios de elegibilidade	6	Especifique características do estudo (p. ex., PICOS, extensão do seguimento) e características dos relatos (p. ex., anos considerados, idioma, se é publicado) usadas como critérios de elegibilidade, apresentando justificativa	
Fontes de informação	7	Descreva todas as fontes de informações na busca (p. ex., base de dados com datas de cobertura, contato com autores para identificação de estudos adicionais) e data da última busca	
Busca	8	Apresente a estratégia completa de busca eletrônica para pelo menos uma base de dados, incluindo os limites utilizados, de forma que possa ser repetida	
Seleção dos estudos	9	Apresente o processo de seleção dos estudos (isto é, busca, elegibilidade, os incluídos na revisão sistemática, e, se aplicável, os incluídos na meta-análise)	
Processos de coleta de dados	10	Descreva o método de extração de dados dos artigos (p. ex., formas para piloto, idependente, em duplicata) e todos os processos para obtenção e confirmação de dados dos pesquisadores	
Lista dos dados	11	Liste e defina todas as variáveis obtidas dos dados (p. ex., PICOS, fontes de financiamento) e quaisquer referências ou simplificações realizadas	
Risco de viés em cada estudo	12	Descreva os métodos usados para avaliar o risco de viés em cada estudo (incluindo a especificação se foi feito durante o estudo ou no nível de resultados), e como esta informação foi usada na análise de dados	
Medidas de sumarização	13	Defina as principais medidas de sumarização dos resultados (p. ex., risco relativo, diferença média)	
Síntese dos resultados	14	Descreva os métodos de análise dos dados e combinação de resultados dos estudos, se realizados, incluindo medidas de consistência (p. ex., I^2) para cada meta-análise	
Risco de viés entre estudos	15	Especifique qualquer avaliação do risco de viés que possa influencias a evidência cumulativa (p. ex., viés de publicação, relato seletivo nos estudos)	
Análises adicionais	16	Descreva métodos de análise adicional (p. ex., análise de sensibilidade ou análise de subgrupos, metarregressão), se realizados, indicando quais foram pré-especificados	
Resultados			
Seleção de estudos	17	Apresente números dos estudos rastreados, avaliados para elegibilidade e incluidos na revisão, razões para exclusão em cada estágio, preferencialmente por meio de gráfico de fluxo	
Características dos estudos	18	Para cada estudo, apresente características para extração dos dados (p. ex., tamanho do estudo, PICOS, período de acompanhamento) e apresente as citações	
Risco de viés em cada estudo	19	Apresente dados sobre o risco de viés em cada estudo e, se disponível, alguma avaliação em resultados (ver item 12)	
Resultados de estudos individuais	20	Para todos os resultados considerados (benefícios ou riscos), apresente para cada estudo: (a) sumário simples de dados para cada grupo de intervenção e (b) efeitos estimados e intervalos de confiança, preferencialmente por meio de gráficos de floresta	
Síntes dos resultados	21	Apresente resultados para cada meta-análise feita, incluindo intervalos de confiança e medidas de consistência	
Risco de viés entre estudos	22	Apresente resultados da avaliação de risco de víes entre os estudos (ver item 15)	
Análises adicionais	23	Apresente resultados de análises adicionais, se realizados (p. ex., análie de sensibilidade ou subgrupos, metarregressão [ver item 16])	

Tabela 17.3 (continuação) – Relação dos itens propostos pelo PRISMA para relato de revisões sistemáticas e metanálises

Seção/tópico	No	item do checklist	Relatado na página no
Discussão			
Sumário da evidência	24	Sumarize s resultados principais, incluindo a força de evidência para cada resultado; considere sua relevância para grupos-chave (p. ex., profissionais da saúde, usuários e formuladores de políticas)	
Limitações	25	Disculta limitações no nível dos estudos e dos desfechos (p. ex., risco de viés) e no nível da revisão (p. ex., obtenção incompleta de pesquisas identificadas, viés de relato)	
Conclusões	26	Apresente a interpretação geral dos resultados no contexto de outras evidências e implicações para futuras pesquisas	
Financiamento			
Financiamento	27	Descreva fontes de financiamento para a revisão sistemática e outros suportes (p. ex., suprimento de dados), papel dos financiadores na revisão sistemática	

Retirado de: <http://www.prisma-statement.org/documents/PRISMA%20Portugese%20checklist.pdf>. Acessado em: abr. 2017.

Referências Bibliográficas

1. Chalmers I. What do I want from health research and researchers when I am a patient? BMJ. 1995;310(6990):1315-8.
2. Smith R. Where is the wisdom...? BMJ. 1991;303(6806):798-9.
3. Whitehead W. The Surgical Treatment of Migraine. The British Medical Journal. 1901(9 feb):335-6.
4. Spock B. Baby and Child Care. London: Bodley Head; 1958. 608 p.
5. Gilbert R, Salanti G, Harden M, See S. Infant sleeping position and the sudden infant death syndrome: systematic review of observational studies and historical review of recommendations from 1940 to 2002. Int J Epidemiol. 2005;34(4):874-87.
6. Chalmers I. The lethal consequences of failing to make full use of all relevant evidence about effects of medical treatments: the importance of systematic reviews In: Rothwell P, editor. Treating individuals From randomised trails to personalised medicine. Edinburgh: Elsevier; 2007. p. 326.
7. Bastian H, Glasziou P, Chalmers I. Seventy-five trials and eleven systematic reviews a day: how will we ever keep up? PLoS Med. 2010;7(9):e1000326.
8. Mulrow CD. The medical review article: state of the science. Ann Intern Med. 1987;106(3):485-8.
9. Cook DJ, Mulrow CD, Haynes RB. Systematic reviews: synthesis of best evidence for clinical decisions. Ann Intern Med. 1997;126(5):376-80.
10. Pai M, McCulloch M, Gorman JD, Pai N, Enanoria W, Kennedy G, et al. Systematic reviews and meta-analyses: an illustrated, step-by-step guide. Natl Med J India. 2004;17(2):86-95.
11. Collins JA, Fauser BC. Balancing the strengths of systematic and narrative reviews. Hum Reprod Update. 2005;11(2):103-4.
12. Higgins JP, Green S. Cochrane handbook for systematic reviews of interventions. West Sussex: John Wiley & Sons Ltda; 2008. 649 p.
13. Centre for Reviews and Dissemination. Core Principles and Methods for conducting a Systematic Review of Health Interventions. Centre for Reviews and Dissemination Systematic Reviews CDR's Guidance for Undertaking Reviews in Health Care. York 2008. p. 3-108.
14. Sterne JA, Gavaghan D, Egger M. Publication and related bias in meta-analysis: power of statistical tests and prevalence in the literature. J Clin Epidemiol. 2000;53(11):1119-29.
15. Lefebre C, Manheimer E, Granville J. Searching studes. In: Higgins JP, Green S, editors. Cochrane handbook for systematic reviews of interventions West Sussex: John Wiley & Sons Ltda; 2008. p. 649.
16. Egger M, Juni P, Bartlett C, Holenstein F, Sterne J. How important are comprehensive literature searches and the assessment of trial quality in systematic reviews? Empirical study. Health Technol Assess. 2003;7(1):1-76.
17. Liberati A, Altman DG, Tetzlaff J, Mulrow C, Gotzsche PC, Ioannidis JP, et al. The PRISMA statement for reporting systematic reviews and meta-analyses of studies that evaluate health care interventions: explanation and elaboration. PLoS Med. 2009;6(7):e1000100.
18. Jadad AR, Moore RA, Carroll D, Jenkinson C, Reynolds DJ, Gavaghan DJ, et al. Assessing the quality of reports of randomized clinical trials: is blinding necessary? Control Clin Trials. 1996;17(1):1-12.
19. Greenland S, O'Rourke K. Meta-analysis. In: Rothman KJ, Greenland S, Lash TL, editors. Modern Epidemiology 3rd

ed. Philadelphia: Lippincott Williams & Wilkins; 2008. p. 652-82.

20. Rodrigues H, Figueira I, Lopes A, Goncalves R, Mendlowicz MV, Coutinho ES, et al. Does D-cycloserine enhance exposure therapy for anxiety disorders in humans? A meta-analysis. PLoS One. 2014;9(7):e93519.

21. Wells GA, Shea B, O'Connell D, Peterson J, Welch V, Losos M, et al. The Newcastle-Ottawa Scale (NOS) for assessing the quality of nonrandomised studies in meta-analyses. Disponível em: <http://www.ohri.ca/programs/clinical_epidemiology/oxford.asp>. Acessado em: 2013.

22. Deeks JJ, Dinnes J, D'Amico R, Sowden AJ, Sakarovitch C, Song F, et al. Evaluating non-randomised intervention studies. Health Technol Assess. 2003;7(27):iii-x, 1-173.

23. Whiting P, Rutjes AW, Dinnes J, Reitsma J, Bossuyt PM, Kleijnen J. Development and validation of methods for assessing the quality of diagnostic accuracy studies. Health Technol Assess. 2004;8(25):iii, 1-234.

24. Whiting PF, Rutjes AW, Westwood ME, Mallett S, Deeks JJ, Reitsma JB, et al. QUADAS-2: a revised tool for the quality assessment of diagnostic accuracy studies. Ann Intern Med. 2011;155(8):529-36.

Capítulo

Fundamentos de Metanálise

18

Evandro Silva Freire Coutinho
José Ueleres Braga

Introdução

O acúmulo e a síntese do conhecimento produzido são elementos importantes na construção do conhecimento científico[1]. Esse processo é essencial para a tomada de decisões na medicina clínica, para a identificação de fatores de risco às diversas doenças, e para o planejamento e definição de políticas e programas no campo da saúde. No ***Capítulo 17,*** vimos que a revisão sistemática é uma importante ferramenta para alcançar esses fins, ao propor uma metodologia que busca superar as limitações das revisões tradicionais ou narrativas. Ao longo dos últimos 30 anos, temos assistido um uso crescente desse método, que utiliza procedimentos transparentes e replicáveis para sumarizar a literatura, e assim reduzir o risco de vieses[2].

Metanálise

A conferência de Potsdam definiu metanálise como uma análise estatística para combinar e sintetizar os resultados de vários estudos[2]. Esta definição pode dar a falsa impressão de que a metanálise tem como principal objetivo estimar uma medida única que combine os resultados quantitativos dos vários estudos (*medida combinada*). Entretanto, a identificação e a explicação de inconsistências entre os resultados dos diferentes estudos são tão importantes para a metanálise quanto a integração quantitativa de resultados de investigações que compartilham os mesmos objetivos. Portanto, metanálise é a análise de um conjunto de estudos individuais que inclui técnicas estatísticas para combinar e contrastar seus resultados[3].

Quais as razões para acrescentar a metanálise a uma revisão sistemática? Deeks e cols.[4] e Borenstein e *cols.*[5] apresentam pelo menos três motivos:

a) aumentar o poder estatístico para detectar diferenças reais entre grupos. Um exemplo dessa vantagem pode ser observado nos dados publicados por Lau e cols.[6], em 1992, que avaliaram a eficácia do uso da estreptoquinase para reduzir a mortalidade em pacientes com infarto agudo do miocárdio em 33 ensaios clínicos randomizados. Destes, 27 estudos não apresentaram resultados "estatisticamente significativos" ($p < 0,05$). O uso de um método ingênuo de contagem (*vote counting*) não permitiria, portanto, concluir pela eficácia do uso de drogas trombolíticas para diminuir o risco de morte nesses pacientes. No entanto, a síntese quantitativa dos resultados dos 33 estudos, através da metanálise, mostrou um risco relativo para óbito de 0,79 (eficácia de 21%), com valor de $p < 0,0001$;

b) aumentar a precisão das estimativas. Ainda com base na metanálise de Lau e cols.[6], o intervalo de confiança de 95% da estimativa de risco relativo combinado para óbito foi de 0,72 a 0,87, enquanto alguns estudos individuais apresentaram intervalos muito amplos (p. ex., 0,03-2,34; 0,07-16,43);

c) avaliar a homogeneidade das estimativas individuais. O uso da metanálise permite não apenas que se avalie a consistência entre os resultados dos estudos individuais – homogeneidade. No caso de inconsistência entre os resultados (variação maior do que a esperada ao acaso), pode-se mensurar a sua magnitude e investigar as possíveis causas dessa heterogeneidade.

Origens e Evolução da Metanálise

O interesse por técnicas estatísticas visando combinar resultados de estudos diferentes surgiu nos séculos XVIII e XIX, com matemáticos e astrônomos como Johann Carl Friedrich Gauss e Pierre Simon Laplace, e foram disseminadas em 1861 no livro *On the Algebraical and Numerical Theory of Errors of Observations and the Combination of Observations*, do astrônomo inglês George Biddell Airy[7]. Em 1904, o matemático inglês Karl Pearson sintetizou quantitativamente os resultados de estudos sobre a eficácia da vacina contra febre tifoide em soldados do império britânico. Uma das dificuldades encontradas por Pearson foi a inconsistência dos achados entre os estudos, a qual tentou explicar com base em uma possível diferença no risco de febre tifoide entre os voluntários. Seu trabalho foi publicado *British Medical Journal* mas, naquela ocasião, poucos mostraram interesse nessa técnica, e a síntese de resultados de estudos não despertou entusiasmo8.

Os primeiros métodos estatísticos para combinar resultados de estudos independentes tiveram origem no início do século XX, sobretudo no campo da agricultura. No início da década de 1930, os estatísticos que trabalhavam com experimentos agrícolas desenvolveram métodos para combinar resultados de experimentos independentes[8]. Ronald Fisher, Leonard Tippett, William Cochran, Frank Yates são os principais nomes.

A partir da metade do século XX houve a incorporação desse método pela educação e pela psicologia. O desenvolvimento de técnicas estatísticas mais sofisticadas para a metanálise deu-se na década de 1970[8]. Em 1976, o psicólogo Gene Glass cunhou o termo metanálise para se referir à análise estatística de uma grande coleção de resultados obtidos a partir estudos individuais, com o intuito de integrá-los[9].

De acordo com Hunt[8], a grande motivação para o trabalho de Glass foi um artigo publicado em 1952 por um psicólogo de 36 anos que trabalhava no Instituto de Psiquiatria de Londres. Com base em uma revisão de 19 estudos, que totalizavam 7.293 pacientes, Hans Eysenck escreveu que após 2 anos do início da doença, 2/3 dos pacientes neuróticos melhoravam ou se recuperavam, independentemente de terem sido submetidos ou não à psicoterapia[10]. Glass tomou conhecimento do estudo de Eysenck quando estava treinando para ser psicoterapeuta. Juntamente com Mary Lee Smith, Glass consumiu um incontável número de horas na biblioteca recolhendo e selecionando estudos, até completar 375 estudos que totalizavam cerca de 40.000 pacientes. Os achados foram transcritos para formulários, e o material foi codificado através de cartões IBM. Uma importante contribuição de Glass, que tinha PhD em estatística e psicometria, foi o uso de medidas padronizadas para lidar com a grande variedade de medidas de efeito observados naqueles estudos. Glass denominou essas medidas de *tamanho do efeito* (*effect size*) – ver seção sobre *Medidas de Efeito Baseadas em Médias*.

Ainda na década de 1970, Thomas Chalmers, diretor associado para tratamento clínico do *National Institute of Health* – EUA, conduziu o que se considera a primeira metanálise moderna na medicina clínica: uso hospitalar de um agente trombolítico (estreptoquinase) visando a redução na mortalidade de pacientes com infarto agudo do miocárdio. Além desta metanálise conduzida na *Mount Sinai School of Medicine*, outras metanálises sobre o mesmo tópico foram feitas, sendo que as duas mais importantes aconteceram na *Radcliffe Infirmary* em Oxford, Inglaterra. As três metanálises observaram uma redução de cerca de 22% na mortalidade por infarto agudo do miocárdio no grupo que fez uso de anticoagulantes[8].

A partir da década de 1980, observou-se o interesse crescente no uso da metanálise em medicina. Uma pesquisa no *Medline* mostrou que o número de artigos usando esta técnica cresceu 20 vezes entre 1989 e 1991[11]. Em 1992, com a criação do *Cochrane Centre* em Oxford-Inglaterra, teve início uma rede de centros voltados para a revisão sistemática e metanálise de estudos de intervenção em diferentes países. Seu nome é uma homenagem a Archie Cochrane, considerado pioneiro na avaliação de intervenções médicas. O objetivo dessa rede (*Cochrane Collaboration*) é preparar, manter e disseminar revisões sistemáticas de ensaios clínicos controlados. Hoje a *Cochrane Collaboration* é formada por centros distribuídos pela Europa, Américas, África e Austrália. O Centro é também responsável pela publicação trimestral da *Cochrane Library*, uma coletânea dos protocolos e revisões sistemáticas produzidos pela colaboração, além de uma base de dados com referências de ensaios clínicos publicados em periódicos indexados ou não.

Por Que Fazer Metanálise?

Peto[12] responde esta pergunta no campo dos ensaios clínicos, justificando que efeitos moderados podem ser muito importantes quando relacionados a condições muito prevalentes. Segundo Peto, milhões de pessoas são internadas anualmente em unidades coronarianas por infarto agudo do miocárdio e, entre elas, centenas de milhares morrerão. Nesse cenário, uma redução moderada de 10% da mortalidade através de uma intervenção pouco complexa, que possa ser conduzida fora das unidades coronarianas, representaria um volume enorme de mortes evitadas. Estudos que lidam com efeitos de pequena magnitude, ainda que relevantes, não costumam ter poder estatístico suficiente para detectar tais efeitos que necessitam de amostras muito grandes. Ao combinar estudos homogêneos, a metanálise eleva o número de observações e, consequentemente, o poder estatístico, aumentando a probabilidade de detectar esses efeitos.

Além do aspecto levantado por Peto, o fato de as metanálises lidarem com estudos conduzidos em circunstâncias distintas pode contribuir para a melhor compreensão do fenômeno que se deseja investigar. Resultados inconsistentes entre estudos individuais, quando analisados de forma sistemática, podem fornecer pistas para compreender o papel de diversos fatores (p. ex., tipo de paciente, gravidade da doença) na eficácia de um tratamento.

Cálculo de Medidas Combinadas

Fórmula geral

Estudos epidemiológicos costumam estimar medidas como prevalência, risco relativo (RR), *odds ratio* (OR), diferença de médias, correlação, além de diversas outras. Essas medidas podem ser combinadas em *medidas-sumário* através da metanálise.

Existem diferentes algoritmos para o cálculo das medidas combinadas. No entanto, essas fórmulas não serão aqui apresentadas, podendo ser encontradas em diversas fontes[4,5]. O ponto comum entre os métodos de obtenção dessas medidas é a ponderação da medida estimada em cada estudo individual pelo inverso da sua variância. Como visto no ***Capítulo 25 – O Tamanho da Amostra em Estudos Epidemiológicos***, estudos com amostras pequenas costumam ter variâncias grandes e vice-versa. Portanto, ao se usar esse método de ponderação, os resultados obtidos através dos estudos maiores (mais precisos) recebem pesos maiores e contribuem mais para a estimação da medida combinada. Sua fórmula geral é:

$$\theta_c = \frac{\sum w_i \theta_i}{\sum w_i} \quad (18.1)$$

sendo: θ_i a estimativa de cada estudo (p. ex., RR, OR, diferença de riscos); w_i o peso de cada estudo.

Modelos de efeito fixo e de efeito aleatório

O uso de modelos de efeito fixo tem como pressuposto que os estudos a serem combinados apresentam resultados homogêneos, isto é, os estudos compartilham o mesmo parâmetro. Em outras palavras, esses estudos estimam um mesmo tamanho de efeito, e a variação observada entre seus valores individuais θ_i não é real, mas representa uma variação aleatória (ao acaso) dos resultados dos estudos em torno de um parâmetro real único θ. Por essa razão, Borenstein e cols.[13] julgam que a denominação mais adequada seria **modelo de efeito comum**. Quando o modelo de efeito fixo é usado para obter a medida combinada, esta deve ser interpretada como a estimativa mais precisa de um parâmetro que é fixo.

No caso de um modelo de efeito fixo, o peso aplicado na equação 18.1 é calculado como o inverso da variância da medida em cada estudo (variância intraestudo).

$$w_i = \frac{1}{V_{\theta_i}} \quad (18.2)$$

sendo: V_{θ_i} a variância de cada estudo (variância intraestudo).

Segundo a equação 18.2, os resultados de estudos com maior precisão (maior tamanho amostral) receberão maior peso na estimativa da medida combinada.

Nem sempre o pressuposto de um efeito fixo ou comum é plausível ou observado. Nesse caso, os estudos são heterogêneos e o tamanho do efeito resultante de uma exposição de interesse varia em função de suas diferentes características. Ao contrário do que foi discutido anteriormente, a variação observada entre os valores dos estudos individuais θ_i é real, maior do que seria esperada ao acaso. Por exemplo, a magnitude da eficácia da redução do colesterol sérico sobre a mortalidade cardiovascular pode variar com o perfil etário da amostra de cada estudo. Consequentemente, estudos encontrarão magnitudes de eficácia distintas, dependendo do perfil etário de sua amostra.

Na vigência de estudos heterogêneos, o modelo de efeito fixo não se aplica, pois não há uma medida fixa, de magnitude única, a ser estimada. Ao contrário, deve-se fazer uso do modelo de efeitos aleatórios, que incorpora a variância entre os estudos no peso da expressão 18.2.

$$w_i^* = \frac{1}{V_{\theta_i}^*} \quad (18.3)$$

sendo: $V_{\theta_i}^*$ variância de cada estudo (intraestudo) + variância entre os estudos.

A medida combinada obtida a partir do modelo de efeito aleatório deve ser interpretada como a média dos diferentes tamanhos de efeito provocados pela exposição (p. ex., média das diferentes eficácias da redução do colesterol).

Medidas de efeito baseadas em médias

Diferença de médias não padronizadas

Essa medida pode ser usada quando os estudos a serem combinados fazem uso de mensurações utilizando a mesma escala (p. ex., pressão arterial, Miniexame do Estado Mental, SF-36 de qualidade de vida). Nesse caso, a diferença de média de cada estudo será DM = $M_1 - M_2$. A variância da diferença de médias DM é:

$$V_{DM} = \frac{n_1 + n_2}{n_1 n_2} S^2 \quad (18.4)$$

sendo: **n** tamanho de cada grupo; ***S²***, a variância combinada a partir da variância dos dois grupos.

$$S = \sqrt{\frac{(n_1 - 1)S_1^2 + (n_2 - 1)S_2^2}{n_1 + n_2 - 2}} \quad (18.5)$$

Diferença de médias padronizadas

É comum que estudos façam uso de escalas diferentes, mas que medem o mesmo constructo. A gravidade da depressão pode ser mensurada pelas escalas de Beck, CES-D, Hamilton, entre outras. Não se pode combinar a média de uma escala que varia de 0 a 10 com a média de uma escala que varia de 0 a 100, ainda que ambas mensurem a gravidade de uma mesma doença. O escore 5 de uma escala não corresponderá ao escore 5 da outra.

Uma maneira de lidar com esse problema é dividir a diferença de médias de cada estudo pelo seu desvio-padrão, criando uma medida padronizada.

O **d de Cohen** calcula uma diferença padronizada para cada estudo *i*.

$$d_i = \frac{M_1 - M_2}{S_{\text{intra}}} \quad (18.6)$$

sendo:

$$S_{\text{intra}} = \sqrt{\frac{(n_1 - 1)S_1^2 + (n_2 - 1)S_2^2}{n_1 + n_2 - 2}} \quad (18.7)$$

A variância do **d de Cohen** (usada para calcular o peso de cada estudo) é dada pela seguinte expressão:

$$V_d = \frac{n_1 + n_2}{n_1 n_2} + \frac{d^2}{2(n_1 + n_2)} \quad (18.8)$$

Medidas de efeito baseadas dados dicotômicos

[3] Risco relativo

O cálculo do risco relativo (RR) combinado faz uso da transformação logarítmica (log natural) dessa medida de cada estudo *i* com o intuito de tonar sua distribuição mais simétrica. A variância do log(RR), a ser utilizada como peso de cada estudo, é:

$$V_{\log RR} = \frac{1}{a} - \frac{1}{n_1} + \frac{1}{c} - \frac{1}{n_2} \quad (18.9)$$

sendo: **a** número de eventos no grupo $\mathbf{n_1}$ (expostos); **c** o número de eventos no grupo $\mathbf{n_2}$ (não expostos) de cada estudo *i*.

Razão de chances (*odds ratio* – OR)

Assim como no caso do risco relativo, aqui também se faz o cálculo usando o log da OR de cada estudo *i*. A variância da OR de cada estudo *i* é calculada como:

$$V_{\log OR} = \frac{1}{a} + \frac{1}{b} + \frac{1}{c} + \frac{1}{d} \quad (18.10)$$

sendo: **a, b, c, d** os valores das células da tabela 2 x 2 de cada estudo *i*.

Diferença de riscos

A variância da diferença de riscos entre expostos e não expostos é calculada segundo a fórmula abaixo:

$$V_{DR} = \frac{ab}{n_1^3} + \frac{cd}{n_2^3} \quad (18.11)$$

sendo: **a, b** os valores das células dos expostos, enquanto **c, d** são os valores das células dos não expostos na tabela 2 x 2 de cada estudo *i*.

Medidas de efeito baseadas em correlações

Segundo Borenstein e cols.[14], os valores de correlação *r* de cada estudo *i* devem ser convertidos em escala z de Fisher, para lidar com o fato de as variâncias dependerem fortemente da magnitude da correlação.

$$z = 0,5\log\left(\frac{1+r}{1-r}\right) \quad (18.12)$$

$$V_r = \frac{1}{n-3} \quad (18.13)$$

Os valores de z de Fisher podem ser convertidos novamente nos valores da correlação *r:*

$$r = \frac{e^{2z} - 1}{e^{2z} + 1} \quad (18.14)$$

Medidas de prevalência

Dados de prevalência produzidos a partir de estudos seccionais (inquéritos epidemiológicos) também podem ser combinados em metanálise. Essa medida, no entanto, apresenta uma distribuição binomial, sendo muitas vezes necessário transformá-la para que a distribuição se aproxime da normal. Esse problema é maior à medida que a prevalência se afasta de 50%.

A transformação *logit* é uma maneira possível para normalizar a medida de prevalência[15]. Esta é obtida de acordo com a expressão abaixo:

$$\text{logit}(\text{P}_\text{i}) = \ln\left(\frac{\text{P}_\text{i}}{1 - \text{P}_\text{i}}\right) \quad (18.15)$$

A variância do *logit de Pi* é calculada como:

$$\text{Var (logit P}_\text{i}) = \frac{1}{N_i P_i} + \frac{1}{N_i (1 - P_i)} \quad (18.16)$$

A medida combinada obtida sob a forma de *logit* pode ser transformada de volta:

$$\text{P}_\text{c} = \frac{e^{\text{logit P}_\text{c}}}{e^{\text{logit P}_\text{c}} + 1} \quad (18.17)$$

Metanálise de testes diagnósticos

Assim como no caso de estudos que estimaram medidas de frequência ou de associação, como vistos anteriormente, a metanálise também pode ser utilizada para combinar estudos sobre testes diagnósticos. Os clínicos devem decidir sobre o uso de um teste de diagnóstico em um paciente, e como interpretar seu resultado. Os gestores de saúde devem avaliar o valor diagnóstico de um teste, compará-lo às alternativas disponíveis, e decidir se o teste deve ser disponibilizado nas unidades de saúde. As decisões, tanto dos clínicos quanto dos gestores, devem ser baseadas em uma avaliação completa do teste. Uma etapa crucial nesse processo é a avaliação de sua acurácia diagnóstica, isto é, da capacidade do teste de determinar corretamente a presença ou a ausência da doença de interesse. Isto é feito comparando resultados do teste com aqueles obtidos usando um padrão da referência (padrão-ouro), e calculando-se medidas de sensibilidade e especificidade do teste (ver ***Capítulo 23 – Testes Diagnósticos***).

As estimativas da acurácia diagnóstica de um teste podem diferir entre estudos, os quais podem ter incluído poucos pacientes (produzindo estimativas pouco precisas) ou ter selecionado amostras que não permitem a generalização pretendida. A combinação e a análise crítica dessas estimativas são úteis para avaliar a validade de um teste diagnóstico.

As medidas de sensibilidade e especificidade dependem do ponto de corte para classificar um resultado de teste como positivo. Mudanças neste ponto de corte inicial aumentam ou diminuem a sensibilidade e a especificidade. Quando os estudos usam critérios diferentes para definir resultados de teste positivos e negativos, seus pontos de corte devem ser explícitos. Por isto, uma medida de acurácia do teste que considere vários limites de normalidade é sempre interessante. Esta medida é a área sob a curva ROC (*Receiver Operating Characteristic Curve*).

Se os estudos preliminares fornecerem a informação suficiente para estimar a sensibilidade e a especificidade, é possível fazer uma metanálise. Uma primeira aproximação razoável pode ser alcançada construindo-se um gráfico de dispersão da taxa de resultados verdadeiro-positivo em relação à taxa de falso-positivos. O gráfico de dispersão propicia uma impressão visual da variabilidade das duas medidas, e de como são relacionadas. Recentemente, foi proposta uma técnica para modelar estas taxas por Moses e cols.[16]. Esta técnica é denominada *Summary Receiver Operating Characteristic Curve* (SROC), e permite o cálculo da medida que combina os dados dos estudos originais. A **Figura 18.1** apresenta o gráfico de uma metanálise sobre o valor da técnica PCR no diagnóstico da tuberculose pulmonar[17].

Gráfico em Metanálise: *Forest Plot*

Os resultados de uma metanálise são usualmente apresentados através de gráficos denominados ***forest plot***. Ainda que existam pequenas variações nas figuras produzidas pelos diferentes programas estatísticos, é comum a todas elas a visualização dos resultados dos estudos individuas (RR, OR, prevalência) com os seus respectivos intervalos de confiança e pesos. A parte inferior do gráfico apresenta a medida combinada (*overall*) e seu intervalo de confiança (às vezes referida como "diamante").

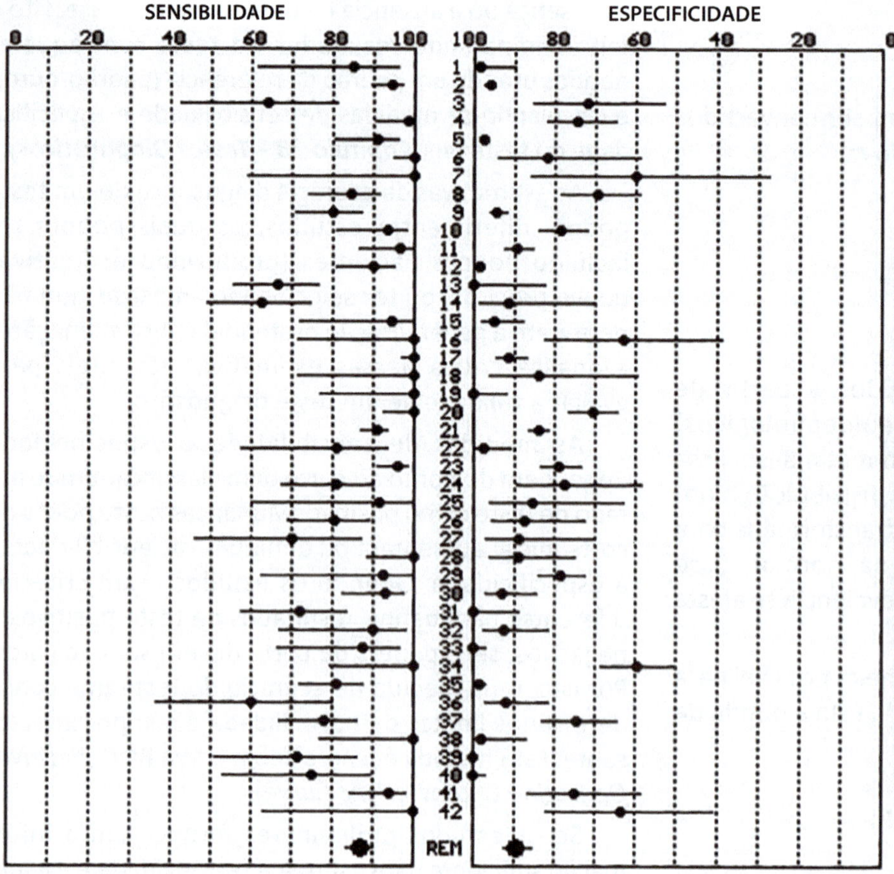

	Estudo	Ano	Doentes	Não Doentes
1	Afghani a	1996	20	62
2	Clarridge	1993	192	974
3	Codina	1991	25	32
4	Cousins	1992	64	113
5	Eing	1998	65	1462
6	Folgueira	1993	71	22
7	Hermans	1990	7	10
8	Herrera	1996	77	95
9	Kirschner	1996	110	619
10	Kolk	1992	45	182
11	Miyazaki	1993	56	361
12	Noordhoek	1995	88	1869
13	Palacios	1996	81	19
14	Pierre	1991	59	23
15	Pietrzak	1994	19	100
16	Del Portillo	1991	11	19
17	Tan	1997	125	256
18	Thierry	1992	11	19
19	Tan a	1995	14	45
20	Pao	1990	49	235
21	Chan	1996	306	973
22	Querol	1995	21	86
23	Brisson-Noel	1991	129	275
24	D. de Wit	1992	53	31
25	Ghossein	1992	12	21
26	Veringa a	1992	67	40
27	Martins	2000	20	27
28	Thierry	1990	30	45
29	Moguel	2000	13	221
30	Lazraq	1999	58	85
31	Jackson	1996	50	32
32	Frevel	1999	20	54
33	Mustafa	1999	24	127
34	Wang	1997	16	114
35	Kunakorn	1999	110	690
36	Afghani b	1996	20	62
37	Herrera	1996	77	95
38	Tan b	1995	14	45
39	Chan	1996	28	301
40	Mustafa	1999	24	127
41	Veringa b	1992	67	40
42	Kox	1995	8	22

Figura 18.1 – Metanálise com estudos sobre a validade da PCR para diagnóstico de tuberculose pulmonar (gráfico produzido com o programa Meta-Test – J. Lau).

O nome do gráfico decorre de ele fornecer informações sobre os resultados dos estudos individuais, assim como uma estimativa do resultado global de todos os estudos em conjunto[18]. Seria uma analogia com uma floresta, na qual podemos ver cada árvore e suas características particulares, ou ainda o conjunto dessas árvores quando a floresta é vista do alto e de mais longe.

A **Figura 18.2** mostra um *forest plot* elaborado a partir de 18 ensaios clínicos randomizados sobre a eficácia do uso de corticosteroides na redução da mortalidade neonatal em mulheres com risco de parto prematuro[19].

No caso da **Figura 18.2**, as áreas das caixas de cor cinza em torno das estimativas dos RR de cada estudo são proporcionais ao peso recebido pelo estudo (coluna à direita). As linhas horizontais representam a amplitude dos intervalos de confiança 95% (IC95%). Note que o estudo Liggins 1972 apresenta o menor intervalo de confiança (maior precisão) e, consequentemente, recebeu o maior peso para o cálculo do RR combinado, o qual aparece na parte inferior da figura. O valor nulo (ausência de efeito) é representado pela linha vertical que passa pelo 1.

É interessante observar que na **Figura 18.2**, 13 dos 18 ensaios clínicos apresentaram "resultados inconclusivos", isto é, tiveram valores de p maiores que 0,05 (note que os IC95% cortam o valor nulo: RR = 1). Mesmo assim, ao se combinar os estudos, obteve-se um RR de 0,69, com IC95% de 0,58 a 0,81 (intervalo não passa pelo valor nulo; p < 0,001). A conclusão é que o uso dos corticosteroides reduziu em 31% ** a mortalidade neonatal desses bebês prematuros.

A **Figura 18.3** apresenta um *forest plot* com diferença de médias padronizadas. Rodrigues e cols.[20] combinaram as diferenças de médias padronizadas de 13 ensaios clínicos que avaliaram a associação D-ciclo-serina + terapia de exposição em comparação com placebo + terapia de exposição para o tratamento de transtornos de ansiedade. Como os estudos fizeram uso de diferentes escalas para avaliar os sintomas de transtornos de ansiedade, as diferenças de médias ao final do tratamento foram convertidas em **d de Cohen** (ver seção 5.3). No *forest plot* da **Figura 18.3**, o valor nulo (ausência de diferença entre os grupos) é representado pela linha vertical que passa pelo zero. Note que dez dos 13 estudos apresentam intervalos de confiança que cortam o valor nulo sendo, portanto, inconclusivos. No entanto, quando os estudos são combinados, a diferença de médias padronizada é −0,34 (IC95% −0,54 a −0,14), o que significa que no grupo da D-cicloserina a média do escore final foi de 0,34 desvios-padrão menor que no grupo-controle.

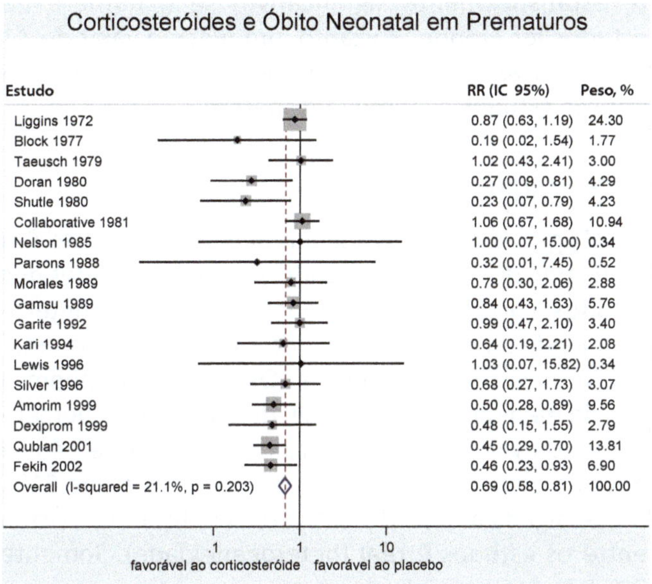

Figura 18.2 – *Forest plot* com ensaios clínicos apresentando os riscos relativos para óbito neonatal em bebês prematuros de grávidas que fizeram uso de corticosteroides e de placebo (gráfico produzido com o comando *metan* – efeitos fixos – do programa Stata 14, a partir de dados brutos apresentados em Roberts & Dalziel[19]).

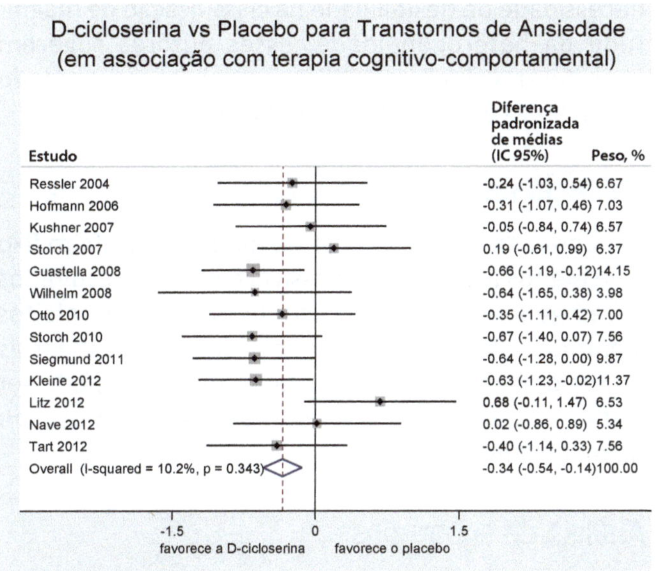

Figura 18.3 – Diferença de médias padronizadas para D-cicloserina e terapia de exposição *versus* placebo e terapia de exposição para melhora de transtornos de ansiedade (gráfico produzido com o comando *metan* – efeitos fixos – do programa Stata 14, a partir de dados brutos de Rodrigues e cols.[20]).

Identificação e Mensuração da Heterogeneidade

Muitas revisões sistemáticas identificam estudos com grande inconsistência entre seus resultados. Essa heterogeneidade pode ser causada por diferenças no desenho dos estudos incluídos, nas características dos participantes, no controle de fatores de confusão, na intervenção e mensuração do desfecho, o que costuma ser denominado *heterogeneidade clínica*. Quando as diferenças entre os resultados dos estudos superam as inconsistências esperadas ao acaso, temos o que se denomina *heterogeneidade estatística*[21].

A avaliação da heterogeneidade passa pela diferenciação dos dois componentes da variação entre os resultados dos estudos: a variância intraestudo e a variância interestudo. Vamos imaginar que dez ensaios clínicos estimem exatamente um mesmo parâmetro fixo (p. ex., eficácia de 80%). Mesmo assim, os resultados obtidos nesses estudos podem não ser idênticos, com alguns deles observando valores de eficácia um pouco menores e outros, um pouco maiores que 80%. Isso decorre da variância intraestudo, a qual expressa um erro aleatório (ao acaso). Imaginemos agora dez ensaios clínicos estimando parâmetros de fato diferentes (p. ex., eficácias de 60%, 70%, 80%). A magnitude das eficácias pode diferir em função de características distintas entre os estudos como, por exemplo, a severidade da doença dos participantes dos diferentes estudos. Nesse caso, além da variação aleatória, haverá uma variação real entre os resultados dos estudos, pois suas amostras são formadas por pacientes com graus distintos de gravidade da doença e, consequentemente, eficácias diferentes. Esse segundo componente da variação é a variância interestudos ou heterogeneidade.

Thompson e cols.[22] exemplificam esta situação através de um estudo sobre a eficácia do uso da escleroterapia endoscópica de varizes esofagianas para reduzir a mortalidade de pacientes com cirrose hepática. Nesse caso, a heterogeneidade dos resultados foi atribuída às diferenças entre os estudos quanto à gravidade da doença de base (cirrose hepática), à técnica de endoscopia usada (intervenção), ao manejo das intercorrências e à duração do acompanhamento dos pacientes.

A heterogeneidade pode ser detectada através da inspeção visual do *forest plot*, onde os intervalos de confiança de alguns estudos não se sobrepõem. No caso da Figura 18.4, os estudos de Hoffman e Beal não apresentam superposição dos intervalos de confiança, indicando que a diferença entre suas estimativas é

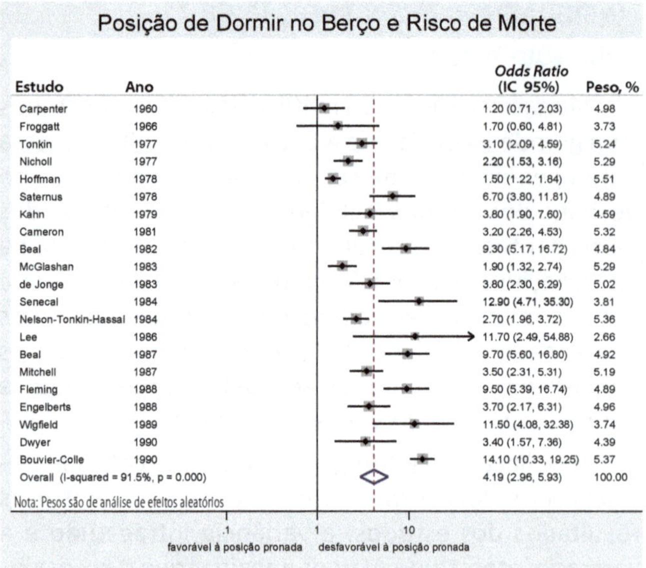

Figura 18.4 – *Forest plot* com estudos observacionais comparando as ***odds ratios*** para óbito por mal do berço e posição pronada (sobre a barriga) em que os bebês foram colocados para dormir (gráfico produzido com o comando ***metan*** – efeitos aleatórios – do programa Stata 14, a partir de dados brutos apresentados em Dwyer e cols.[23].

maior do que a esperada pelo acaso. O mesmo pode ser dito para os estudos de Carpenter e Saternus, McGlashan e Senecal, entre outros.

Vimos na seção 2 que um dos objetivos da metanálise é identificar e mensurar a inconsistência entre as estimativas dos diferentes estudos, o que é feito através de um conjunto de medidas que apresentaremos a seguir.

Estatística Q

É também chamada de teste qui-quadrado de heterogeneidade.

$$Q = \sum w_i \left(\theta_i - \theta_c\right) \quad (18.18)$$

sendo ϑ_i estimativa de cada estudo (p. ex., RR), ϑ_c a medida combinada (p. ex., RR combinado), w_i o peso de cada estudo.

A estatística Q tem distribuição qui-quadrado com (n – 1) graus de liberdade (gl), sendo n = número de estudos. P-valores baixos são sugestivos de heterogeneidade, isto é, rejeita-se a hipótese nula de igualdade entre os resultados dos estudos individuais. No caso da **Figura 18.4**, o valor de Q foi 234,7 (gl = 20). Portanto, rejeita-se a hipótese de homogeneidade entre os resultados dos estudos, dado que a probabilidade deste achado ter sido casual é muito pequena (p < 0,001).

Embora muito utilizada, a estatística Q apresenta algumas limitações. Como se pode observar na fórmula acima, o seu valor depende tanto da dispersão dos resultados quanto do número de estudos. Assim, na presença de uma dispersão substancial, o valor de Q pode ser baixo (e não estatisticamente significativo) se o número de estudos for pequeno (baixo poder estatístico). Ao contrário, a dispersão entre os estudos pode ser mínima, e mesmo assim o valor de Q ser alto (e estatisticamente significativo) se o número de estudos for grande. Portanto, um mesmo valor de Q pode indicar muitos estudos com pouca dispersão ou poucos estudos com muita dispersão.

I^2 de Higgins

Higgins e cols.[24] assinalam que sempre existe um certo grau de heterogeneidade entre os resultados dos estudos. Portanto, o importante não é testar a heterogeneidade do ponto de vista de sua significância estatística, mas sim quantificá-la. Os autores propõem o uso da medida I^2 (*I-squared*), que descreve a porcentagem da variação total entre os estudos que não se deve ao acaso. No caso da **Figura 18.4**, o I^2 foi de 91%, o que significa que 91% da variância total observada entre os estudos **é real** (heterogeneidade). Somente 9% dela decorrem do acaso.

$$I^2 = \left(\frac{\text{variância interestudos}}{\text{variância total}}\right) x100 \quad (18.19)$$

Embora Higgins e cols.[25] chamem a atenção para a necessidade de flexibilidade na classificação de magnitude da heterogeneidade, esses autores sugerem considerar valores de 25% como heterogeneidade baixa, 50% como moderada e 75% como elevada.

Manejo da Heterogeneidade

Como dissemos ao falar de modelos de efeito fixo e de efeitos aleatórios, é possível combinar resultados heterogêneos através do uso de modelos de efeitos aleatórios. Porém, o mais importante é investigar as fontes da heterogeneidade. Tal investigação pode ser feita através da análise de subgrupos ou da metarregressão.

Análise de subgrupos

As estimativas da medida combinada são obtidas dentro de subgrupos. Os subgrupos são formados a partir das categorias de variáveis que possam estar associadas com a heterogeneidade.

A **Figura 18.5** apresenta os riscos relativos de tuberculose para a vacinação pelo BCG. Embora quase todos os estudos mostrem um RR menor que 1 (proteção pelo BCG), observa-se uma grande variação na magnitude dessas medidas. O I^2 foi de 92%. Estratificando-se os estudos em três subgrupos, de acordo com a latitude do país observa-se que o RR foi menor entre aqueles situados em latitudes acima de 40 graus, sugerindo uma maior eficácia nesse estrato (**Figura 18.6**). Esse achado sugere que eficácia do BCG varia segundo a latitude. Nota-se ainda que a estatística I^2 de Higgins reduziu dentro dos subgrupos (84%, 20%, 76%), indicando uma redução da heterogeneidade dentro de cada um dos três estratos.

Pelo menos dois problemas devem ser considerados nesse tipo de análise. Em primeiro lugar, a redução no número de estudos dentro dos subgrupos reduz o poder estatístico, diminuindo a probabilidade de se obter associações estatisticamente significativas (menor número de estudos, menor poder estatístico). Em segundo lugar, essas análises podem mostrar diferenças entre os subgrupos que não se confirmam posteriormente, devido à maior probabilidade de variações aleatórias.

Metarregressão

É o uso de modelos de regressão para examinar a relação entre as características dos estudos (p. ex., gravidade da doença, idade média do grupo) e os seus resultados. Nesse modelo, a estimativa do parâmetro (p. ex., RR, OR, prevalência) é a variável dependente, e as características dos estudos são as variáveis independentes.

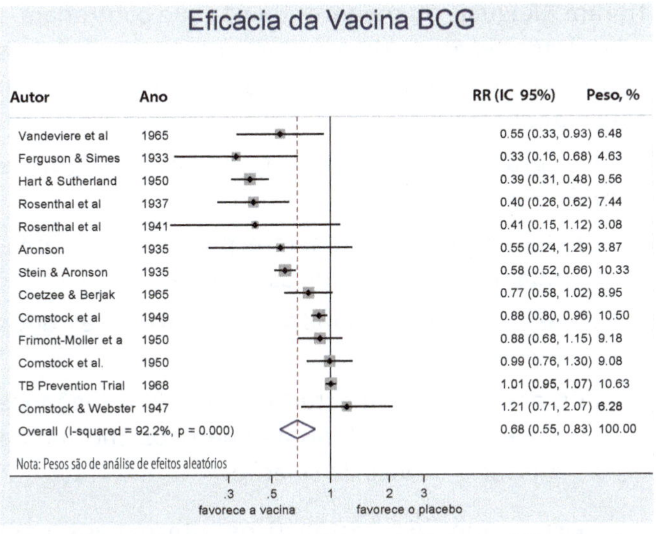

Figura 18.5 – *Forest plot* com ensaios clínicos randomizados com BCG comparando os riscos relativos para tuberculose (gráfico produzido com o comando *metan* – efeitos aleatórios – do programa Stata 14, a partir de dados brutos apresentados em Colditz e cols.[26]).

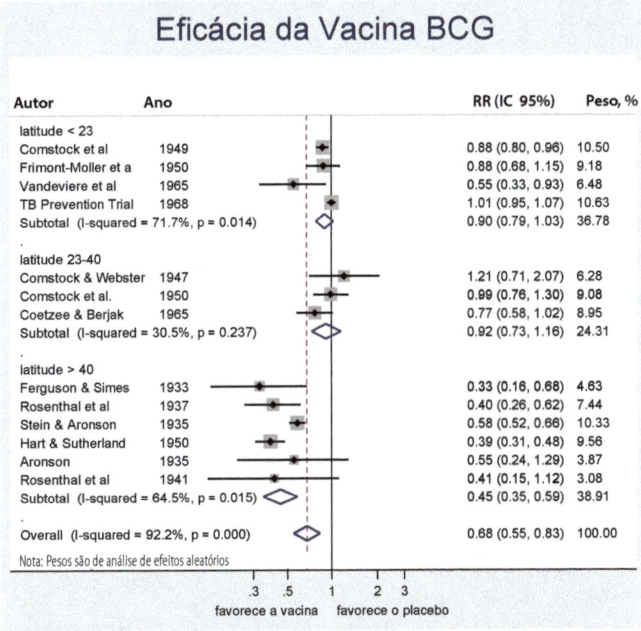

Figura 18.6 – *Forest plot* com ensaios clínicos randomizados com BCG comparando os riscos relativos para tuberculose, segundo estratos de latitude do país (gráfico produzido com o comando *metan* – efeitos aleatórios – do programa Stata 14, a partir de dados brutos apresentados em Colditz e cols.[26]).

Se o parâmetro é uma razão (p. ex., RR, OR), deve-se usar o seu logaritmo e depois exponenciar o coeficiente para obter a estimativa de mudança relativa por unidade da covariável.

Embora não existam regras simples e universais, costuma-se dizer que são necessários pelo menos dez estudos por covariável.

Uma vantagem da metarregressão sobre a análise de subgrupos está no fato de podermos usar variáveis contínuas para explicar a heterogeneidade. Utilizando o exemplo dos estudos sobre a eficácia do BCG, podemos usar a latitude como variável contínua, sem necessidade de perder informação através da criação de três categorias. No caso da **Figura 18.7**, observa-se que o log do RR reduz (aumenta a eficácia) conforme aumenta a latitude do país. Cada círculo representa um estudo, e a área do círculo representa o peso (inverso da variância). Estudos maiores (mais precisos, menor variância) têm maior influência no ajuste da curva, isto é, a regressão é ponderada pelo inverso da variância.

Viés de Publicação

Viés é um desvio entre o resultado obtido (estimativa) e o valor verdadeiro do parâmetro que se deseja estimar. Ou ainda, o processo que leva a esse desvio. Uma das principais fontes de viés em metanálise ocorre quando estudos inteiros, ou parte de seus dados, não são publicados em função do resultado obtido. Tal

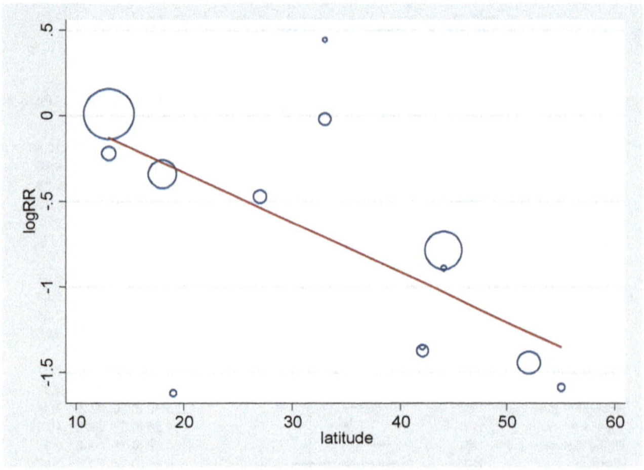

Figura 18.7 – Relação entre risco relativo da vacina BCG para tuberculose segundo a latitude do país onde o estudo foi realizado (gráfico produzido com o comando *metareg* do programa Stata 14.0, a partir de dados brutos apresentados em Colditz e cols.[26]).

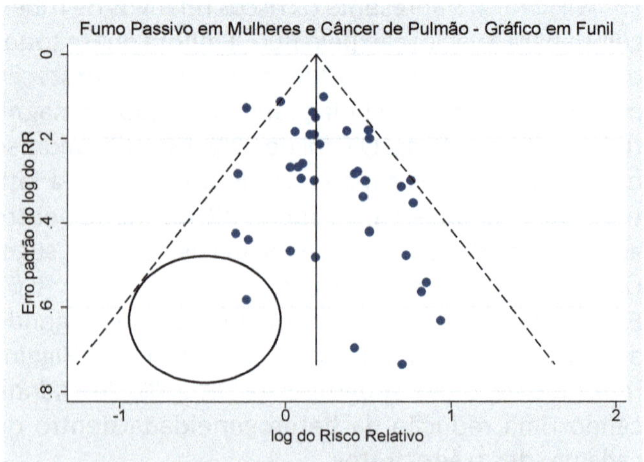

Figura 18.9 – Gráfico em funil com dados de estudos sobre a associação entre fumo passivo e câncer de pulmão em mulheres (gráfico produzido com o comando ***mefunnel*** do programa Stata 14, a partir de dados brutos apresentados em Hackshaw e cols.[27].

decisão tende a produzir um predomínio de publicações com resultados positivos (estatisticamente significativas), aumentando a probabilidade de o efeito encontrado numa metanálise ser exagerado ou falso-positivo.

Um dos métodos mais citados para a avaliação do risco viés de publicação é o gráfico em funil (*funnel plot*). Nesse gráfico, as estimativas dos estudos (p. ex., log do RR, log da OR) são mostradas no eixo horizontal, enquanto o tamanho dos estudos ou a sua precisão são assinalados no eixo vertical.

A Figura 18.8 apresenta um gráfico em funil no qual a inspeção visual não sugere assimetria das estimativas de 13 estudos em torno da medida combinada.

Na ausência de viés de publicação, espera-se uma dispersão maior das estimativas na parte inferior do

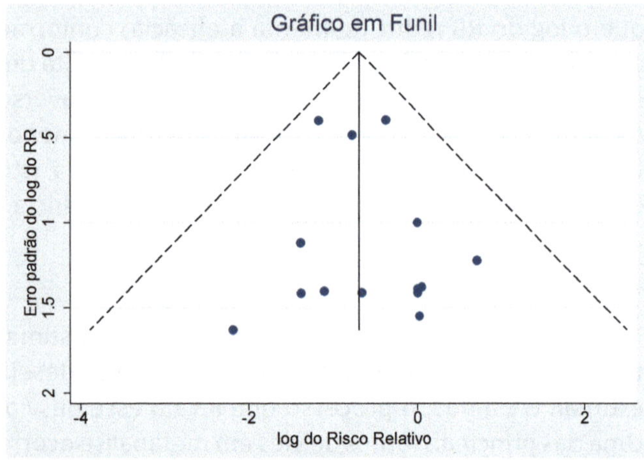

Figura 18.8 – Gráfico em funil com estimativas de 13 estudos – dados simulados. (gráfico produzido com o comando *metafunnel* do programa Stata 14).

gráfico (onde se encontram os estudos com amostras menores e maior variância), e uma dispersão menor na parte superior do gráfico (estudos maiores e menor variância). No caso da Figura 18.8 não há evidência de assimetria, sugerindo baixa probabilidade de viés de publicação.

O viés de publicação caracteriza-se pela indisponibilidade de estudos, sobretudo aqueles com amostras pequenas, que não encontraram evidência da associação estudada. Isso ocorre por um desinteresse das revistas ou por uma autocensura do próprio autor.

A Figura 18.9 apresenta um gráfico em funil sobre a associação entre fumo passivo e câncer de pulmão em mulheres. A base esquerda do gráfico parece mais vazia, sugerindo que estudos pequenos que encontraram RR iguais ou menores que 1 (que contrariam a expectativa de maior risco de câncer entre as mulheres expostas à fumaça de cigarro) não tenham sido identificados.

Os gráficos em funil apresentam algumas deficiências:

a) dependem de uma interpretação subjetiva quanto à presença de assimetria;
b) não são úteis quando o número de estudos é pequeno;
c) metanálises com estudos muito heterogêneos podem produzir funis assimétricos, mesmo na ausência de viés de seleção.

Existem métodos estatísticos alternativos para avaliar simetria que reduzem a subjetividade da interpretação, mas não serão abordados aqui[28].

Programas Estatísticos

As análises e os gráficos apresentados nesse capítulo foram implementados com o programa estatístico Stata. No entanto, existem outros programas estatísticos para os quais macros também foram criadas com esse fim, como o R (acesso livre), o SAS e o SPSS. O *Comprehensive Meta-Analysis* e o RevMan são programas desenvolvidos especificamente para metanálise. Bax e cols.[29] apresentam uma avaliação de seis programas especializados em metanálise.

Conclusão

Embora a metanálise de ensaios clínicos tenha alcançado um alto grau de aceitação na literatura clínica e estatística, alguns autores têm feito críticas sistemáticas ao seu uso em geral[30,31] ou, mais especificamente, quando aplicada a estudos não-experimentais[32]. A leitura desses artigos revela que grande parte das críticas está focalizada em aspectos metodológicos inerentes aos desenhos dos estudos sobre os quais a metanálise é aplicada, sobre violações dos seus princípios metodológicos básicos, ou sobre procedimentos metodológicos considerados inadequados em metanálise. Por exemplo, não é correto afirmar que a metanálise não considera a qualidade dos estudos ou a heterogeneidade entre os resultados desses estudos, misturando "laranjas e maçãs"[31]. A qualidade é frequentemente considerada tanto no processo de inclusão/exclusão de estudos, quanto na avaliação dos possíveis impactos desses estudos na conclusão. Quanto à heterogeneidade, diversos artigos sobre metanálise têm chamado a atenção para a necessidade de se procurar explicações para as inconsistências entre estudos, e não apenas calcular medidas combinadas a partir da combinação de resultados heterogêneos. Para Liberati[33], esse tipo de crítica decorre de uma visão distorcida que considera a metanálise como uma simples combinação estatística de dados.

Tudo o que foi dito anteriormente, no entanto, não isenta a metanálise de uma série de problemas. Pelo fato de a metanálise ser feita sempre depois que os dados já foram coletados, ela é suscetível aos vieses da pesquisa retrospectiva. Não é incomum que metanálises sobre um mesmo tema encontrem resultados distintos[34,35].

Apesar das críticas, a metanálise tem sido considerada por muitos autores como uma das mais importantes inovações na metodologia da pesquisa clínica. Movimentos mais recentes têm incorporado o conhecimento produzido pelas revisões sistemáticas/metanálise. É o caso da medicina baseada em evidências e, mais recentemente, a saúde pública baseada em evidências. É dentro desse contexto que Liberati[33] lembra, aos críticos dessa metodologia, que a única alternativa às revisões sistemáticas/metanálise são as revisões não sistemáticas, cuja subjetividade e falta de critérios bem definidos são um terreno fértil para conclusões de pouca aplicação prática, ou mesmo equivocadas.

Referências Bibliográficas

1. Hunt M. Making Order of Scientific Chaos. In: Hunt M, editor. How Science Takes Stock The Story of Meta-Analysis. New York: Russel Sage Foundation; 1997. p. 1-19.
2. Cook DJ, Sackett DL, Spitzer WO. Methodologic guidelines for systematic reviews of randomized control trials in health care from the Potsdam Consultation on Meta-Analysis. J Clin Epidemiol. 1995;48(1):167-71.
3. Greenland S, O'Rourke K. Meta-analysis. In: Rothman KJ, Greenland S, Lash TL, editors. Modern Epidemiology 3rd ed. Philadelphia: Lippincott Williams & Wilkins; 2008. p. 652-82.
4. Deeks JJ, Higgins JPT, Altman DG. Analysing data and undertaking meta-analysis. In: Green S, Higgins JPT, editors. Cochrane Handbook for Systematic Reviews of Interventions 2nd ed. West Sussex: John Wiley & Sons Ltd; 2008. p. 243-96.
5. Borestein M, Hedges LV, Higgins JPT, Rothstein HR. Why Perform a Meta-Analysis. In: Borestein M, Hedges LV, Higgins JPT, Rothstein HR, editors. Introduction to Meta-Analysis. West Sussex: John Wiley & Sons Ltda; 2009. p. 9-14.
6. Lau J, Antman EM, Jimenez-Silva J, Kupelnick B, Mosteller F, Chalmers TC. Cumulative meta-analysis of therapeutic trials for myocardial infarction. N Engl J Med. 1992;327(4):248-54.
7. O'Rourke K. An historical perspective on meta-analysis: dealing quantitatively with varying study results. J R Soc Med. 2007;100(12):579-82.
8. Hunt M. Settling Doubts about Psychotherapy. In: Hunt M, editor. How Science Takes Stock The Story of Meta-Analysis. New York: Russel Sage Foundation; 1997. p. 20-43.
9. Glass GV. Primary, secondary and meta-analysis of research. Educational Researcher. 1976;5(10):3-8.
10. Eysenck H. The Effects of Psychotherapy: An Evaluation. Journal of Consulting Psychology. 1952;16(5):319-24.
11. Dickersin K, Berlin JA. Meta-analysis: state-of-the-science. Epidemiol Rev. 1992;14:154-76.
12. Peto R. Why do we need systematic overviews of randomized trials? Stat Med. 1987;6(3):233-44.
13. Borestein M, Hedges LV, Higgins JPT, Rothstein HR. Fixed-Effect Model. In: Borestein M, Hedges LV, Higgins JPT,

Rothstein HR, editors. Introduction to Meta-Analysis. West Sussex: John Wiley & Sons Ltda; 2009. p. 63-7.

14. Borestein M, Hedges LV, Higgins JPT, Rothstein HR. Effect Size Based on Correlations. In: Borestein M, Hedges LV, Higgins JPT, Rothstein HR, editors. Introduction to Meta-Analysis. West Sussex: John Wiley & Sons Ltda; 2009. p. 41-3.

15. Barendregt JJ, Doi SA, Lee YY, Norman RE, Vos T. Meta-analysis of prevalence. J Epidemiol Community Health. 2013;67(11):974-8.

16. Moses LE, Shapiro D, Littenberg B. Combining independent studies of a diagnostic test into a summary ROC curve: data-analytic approaches and some additional considerations. Stat Med. 1993;12(14):1293-316.

17. Tramontano NC. A técnica da Reação em Cadeia da Polimerase para o diagnóstico da tuberculose: Meta-análise de estudos publicados. Rio de Janeiro: Universidade do Estado do Rio de Janeiro; 2001.

18. Lewis S, Clarke M. Forest plots: trying to see the wood and the trees. BMJ. 2001;322(7300):1479-80.

19. Roberts D, Dalziel S. Antenatal corticosteroids for accelerating fetal lung maturation for women at risk of preterm birth. Cochrane Database Syst Rev. 2006(3):CD004454.

20. Rodrigues H, Figueira I, Lopes A, Goncalves R, Mendlowicz MV, Coutinho ES, et al. Does D-cycloserine enhance exposure therapy for anxiety disorders in humans? A meta-analysis. PLoS One. 2014;9(7):e93519.

21. Thompson SG. Why sources of heterogeneity in meta-analysis should be investigated. BMJ. 1994;309(6965):1351-5.

22. Thompson SG. Controversies in meta-analysis: the case of the trials of serum cholesterol reduction. Stat Methods Med Res. 1993;2(2):173-92.

23. Dwyer T, Couper D, Walter SD. Sources of heterogeneity in the meta-analysis of observational studies: the example of SIDS and sleeping position. J Clin Epidemiol. 2001;54(5):440-7.

24. Higgins JP, Thompson SG, Deeks JJ, Altman DG. Measuring inconsistency in meta-analyses. BMJ. 2003;327(7414):557-60.

25. Borestein M, Hedges LV, Higgins JPT, Rothstein HR. Identifying and Quantifying Heterogeneity. In: Borestein M, Hedges LV, Higgins JPT, Rothstein HR, editors. Introduction to Meta-Analysis. West Sussex: John Wiley & Sons Ltda; 2009. p. 107-25.

26. Colditz GA, Brewer TF, Berkey CS, Wilson ME, Burdick E, Fineberg HV, et al. Efficacy of BCG vaccine in the prevention of tuberculosis. Meta-analysis of the published literature. JAMA. 1994;271(9):698-702.

27. Hackshaw AK, Law MR, Wald NJ. The accumulated evidence on lung cancer and environmental tobacco smoke. BMJ. 1997;315(7114):980-8.

28. Sterne JAC, Megger M. Regression Methods to Detect Publication and Other Bias in Meta-Analysis. In: Rothstein HR, Sutton AJ, Borestein M, editors. Publication Bias in Meta-Analysis. West Sussex: John Wiley & Sons, Ltda; 2005. p. 99-110.

29. Bax L, Yu LM, Ikeda N, Moons KG. A systematic comparison of software dedicated to meta-analysis of causal studies. BMC Med Res Methodol. 2007;7:40.

30. Eysenck HJ. Meta-analysis and its problems. BMJ. 1994;309(6957):789-92.

31. Feinstein AR. Meta-analysis: statistical alchemy for the 21st century. J Clin Epidemiol. 1995;48(1):71-9.

32. Shapiro S. Meta-analysis/Shmeta-analysis. Am J Epidemiol. 1994;140(9):771-8.

33. Liberati A. "Meta-analysis: statistical alchemy for the 21st century": discussion. A plea for a more balanced view of meta-analysis and systematic overviews of the effect of health care interventions. J Clin Epidemiol. 1995;48(1):81-6.

34. Cappuccio FP, Elliott P, Allender PS, Pryer J, Follman DA, Cutler JA. Epidemiologic association between dietary calcium intake and blood pressure: a meta-analysis of published data. Am J Epidemiol. 1995;142(9):935-45.

35. Birkett NJ. Comments on a meta-analysis of the relation between dietary calcium intake and blood pressure. Am J Epidemiol. 1998;148(3):223-8; discussion 32-3.

Seção

3

ESTATÍSTICA EM EPIDEMIOLOGIA

Capítulo

Introdução à Análise de Dados Epidemiológicos

19

Ronir Raggio Luiz
Moysés Szklo

Introdução

A análise dos dados é uma etapa fundamental de qualquer investigação em saúde que, em conjunto com o delineamento do estudo, constituem a essência da pesquisa epidemiológica. Como parece óbvio, portanto, conhecimentos mínimos de estatística e de epidemiologia constituem condição *sine qua non*. Mas o que estas disciplinas representam isoladamente e onde estão suas interfaces? É provável que se fosse solicitado a um pesquisador com experiência no método científico que sintetizasse o papel da estatística e da epidemiologia – separadamente e em uma única palavra –, boas respostas seriam, respectivamente, *precisão* e *validade*. Ou, alternativamente, *variabilidade* e *viés* seriam respostas igualmente satisfatórias. É claro que, na realidade, sempre haverá mais espaço do que simples palavras para se discutir e entender o importante papel da estatística e da epidemiologia na pesquisa em saúde, mas o reconhecimento de palavras-chave pode ser um bom começo, pois é sabida a dificuldade por que passa um profissional da área da saúde diante dos métodos estatístico e epidemiológico. Deve-se dizer, entretanto, que é natural e esperada esta dificuldade, não somente pela distância desse profissional das bases teóricas dos métodos citados – afinal não fazem parte substancialmente de sua formação –, mas também pelos próprios conteúdos e estruturas destes métodos, que podem ser bastante complexos e que estão em constante processo de transformação, tanto de quantidade quanto de especificidade.

Como ilustração das dificuldades por que passam os profissionais de saúde, mesmo com relação ao entendimento de conteúdos estatísticos mais básicos – tais como desvio-padrão, erro-padrão e p-valor – e as consequências deste entendimento, Wulff e cols. (1987), em um estudo com médicos dinamarqueses, concluíram que o nível de conhecimento estatístico destes profissionais era tão limitado que não se pode esperar, por exemplo, que pudessem extrair conclusões acertadas a partir da leitura de um artigo científico, onde técnicas estatísticas estão presentes quase que invariavelmente. Trinta anos depois, pela nossa percepção com profissionais e acadêmicos da área da saúde por também quase 30 anos, o quadro é praticamente o mesmo. Nesse sentido, persiste uma pertinente preocupação com o ensino da estatística, em conteúdo e profundidade, para profissionais e estudantes de medicina (Smeeton, 1997; Baldi e Utts, 2015, Lesser et al., 2016). Reconhece-se, portanto, que um profissional interessado com o seu desenvolvimento ou atualização sinta-se um pouco perdido neste caminho aparentemente cheio de "obstáculos". Não obstante esta realidade já ser de conhecimento da comunidade acadêmica da área da saúde desde a década de 1980, pode-se perceber que ela permanece inalterada até os dias atuais.

Entretanto, não parece pertinente qualquer generalização imediata e irremediável. É plenamente viável que qualquer profissional de saúde desenvolva sua própria pesquisa ou entenda e critique os métodos de outra, desde que se aproprie de alguns conceitos básicos e das lógicas estatística e epidemiológica e, minimamente, habilite-se em algumas estratégias de delineamento de estudos e análise de dados. Um computador e um bom programa estatístico ajudam na parte mecânica. Além disso, é também plenamente viável que os raciocínios estatístico e epidemiológico se desenvolvam intuitivamente de maneira independente de quaisquer conteúdos estatísticos ou epidemiológicos mais específicos. Nesse sentido, um perfeito entendimento do que está por trás dos termos precisão e validade (que se relacionam, respectivamente, com o nível de variabilidade e de viés do estudo) é fundamental. Assim, entender o papel do *erro* na pesquisa científica, procurando dimensioná-lo e/ou controlá-lo, é um grande desafio e, também, uma das condições básicas para o desenvolvimento de investigações válidas e confiáveis.

Para ilustrar o papel do erro e a sua importância nas investigações científicas, tomemos como exemplo um problema central na epidemiologia, que é a identificação de certo fator de risco para uma doença. E para simplificar, seja o contraexemplo mais emblemático dessa situação resumido na seguinte pergunta: será que é *verdade* que o tabagismo é um fator de risco para câncer de pulmão, como dezenas de estudos vêm apontando há mais de 70 anos? Ou seja, será que o tabagismo se relaciona de forma causal com o câncer de pulmão, aumentando de *verdade* o risco dos indivíduos que fumam de desenvolverem câncer de pulmão? A palavra "verdade" nesta questão não está em destaque por acaso. Estabelecer, conhecer ou reconhecer uma verdade não é tarefa simples, senão impossível, como podemos depreender da filosofia. Mas algumas ideias ajudam. Por exemplo, atribui-se a Hanna Arendt – mulher de destaque supremo da intelectualidade mundial do século passado – a ideia de que podemos pensar em três tipos de verdade: a verdade factual, a filosófica e a científica. Fica fácil caracterizá-las, ou entendê-las, pelos seus significados opostos. O contrário da verdade factual é a mentira, o da verdade filosófica é a ilusão e, de forma reveladora, o contrário da verdade científica é o *erro*. Muito pertinente e apropriada esta ideia à pesquisa epidemiológica. Pelas evidências científicas acumuladas até então, é muitíssimo pouco provável que a verdade estabelecida de que fumar causa câncer de pulmão esteja errada. Por outro lado, no outro extremo, qual a verdade sobre o potencial impacto do consumo elevado de ovos no colesterol, por exemplo? Por que é tão difícil de estabelecer uma "verdade" epidemiológica? Exatamente pela onipresença do *erro* nas pesquisas, quer seja ele de natureza aleatória ou, principalmente, devido a algum viés, em um sentido lato.

Pretende-se, neste capítulo, além de complementar os precedentes (e em alguns momentos propositadamente até repetir, de modo que o leitor tenha a oportunidade de rever os principais conceitos sob outra perspectiva), a introdução de algumas ideias fundamentais envolvidas na análise de dados epidemiológicos, bem como o desenvolvimento do raciocínio por trás dos métodos estatístico e epidemiológico, de modo a preparar e estimular a discussão dos diversos tópicos que serão abordados nos capítulos seguintes. Em outras palavras, este capítulo procura refletir sobre as questões metodológicas que se relacionam ao *erro* (aleatório ou sistemático) nas investigações epidemiológicas, dentro da lógica apontada anteriormente.

Noções preliminares

De forma geral, o objetivo de muitas pesquisas é a estimação de um *parâmetro* de interesse. Um parâmetro é uma grandeza que representa uma certa característica em uma *população*. A glicemia média da população brasileira, por exemplo, é um parâmetro. Quando a característica de interesse é observada em uma *amostra*, recebe o nome de *estatística*. Assim, a proporção de indivíduos que necessitam de algum atendimento médico em uma amostra de 100 pessoas é uma estatística. Resumidamente e de um ponto de vista da teoria estatística, é suficiente entender e distinguir o que é população e o que é amostra, e o ***Capítulo 24 – Amostragem*** explora estes conceitos. Por outro lado, o termo população em epidemiologia assume funções mais específicas. Por exemplo, para o epidemiologista, amostra é *população de estudo*. *População-alvo* (ou *população de referência* ou *base populacional*) serve para caracterizar o conjunto de unidades (indivíduos, famílias, municípios etc.) para o qual se *gostaria de inferir* os resultados da população de estudo. *População-fonte* (ou *real*) é, teoricamente, para onde se *poderiam* fazer tais inferências. Em outras palavras, a população-alvo é teoricamente aquela para a qual se desejaria generalizar os resultados ou realizar as inferências epidemiológicas, porém, em decorrência da exclusão de unidades inacessíveis, as inferências estatísticas se limitam à população-fonte. Ou seja, percebe-se a preocupação da epidemiologia com a validade e o ***Capítulo 11 – Validade em Estudos Epidemiológicos***, é todo dedicado a este tópico, e lá se verá a distinção entre validade interna e externa.

Para ilustrar esquematicamente a presença do erro nas pesquisas, refletido nos termos validade (ausência de viés no estudo) e precisão (ausência ou pequena variabilidade), a **Figura 19.1** apresenta um esquema didático, clássico em estatística, baseado em alvos. Cada "tiro" representa um possível estudo (ou uma possível amostra), a partir do qual se tenta estimar o parâmetro de interesse (uma prevalência populacional, por exemplo), localizado teoricamente no centro do alvo. A espingarda pode estar "calibrada" ou não (validade) e o atirador pode ser bom ou não (precisão). No primeiro caso (a), percebe-se um bom atirador (tem a mão firme, ele é preciso), mas a espingarda está claramente "descalibrada" (p. ex., tem um viés, a alça de mira pode estar deslocada). Neste caso, fazendo uma analogia com um estudo epidemiológico em particular, um resultado equivalente poderia ser obtido a partir de amostras grandes, gerando estimativas precisas, mas tendenciosas, refletindo um viés. No segundo caso (b), acontece o inverso: a espingarda é boa, mas o atirador não parece ser um profissional "bem treinado". A equivalência na prática poderia ser imaginada através de estudos bem delineados, mas com amostras pequenas. Isto é, do ponto de vista estatístico, diversos estudos bem conduzidos poderiam gerar resultados dispersos, mas, em média, o parâmetro de interesse estaria "bem" estimado. Por trás desta ideia está o conceito de viés sob uma perspectiva estatística. Por analogia com os dois primeiros casos (a e b), a interpretação dos outros dois casos, c e d, fica imediata, refletindo, respectivamente, uma situação ideal (c) e outra muito desfavorável (d).

Do ponto de vista da prática da investigação, talvez a única situação realmente insatisfatória esteja ilustrada na Figura 19.1D. Isto porque, eventualmente, resultados apenas precisos, mas não válidos ou apenas válidos, mas não precisos podem ainda ser úteis. Por exemplo, uma estimativa enviesada pode ser útil se o investigador tem razões para acreditar que o viés é tão "pequeno" que não comprometeria substancialmente suas conclusões ou ações. Ou, ainda, ele pode ter evidências do "sentido" do viés – ou seja, ele pode reconhecer uma sub ou uma superestimação do parâmetro, o que permitiria qualificar a sua inferência a partir da direção do viés. Estudos pouco precisos, mas válidos, também podem ser úteis para levantamento de informações preliminares importantes, como ocorre, por exemplo, em um estudo-piloto*.

Ainda com relação à prática, a representação da Figura 19.1, embora útil conceitualmente, pode ser insuficiente para reconhecer o que efetivamente é o erro na pesquisa porque não há, em termos concretos, como identificar a sua origem (viés ou imprecisão). A Figura 19.2 tenta ilustrar esta ideia. Concretamente falando, o investigador dispõe apenas de uma estimativa e da imprecisão associada – obtidas pelos dados amostrais e pela confiança desejada** – representadas na Figura 19.2 pelos círculos pontilhados (o alvo virtual). Por outro lado, a "verdade" (o parâmetro de interesse, representado pelo alvo) pode estar distante da

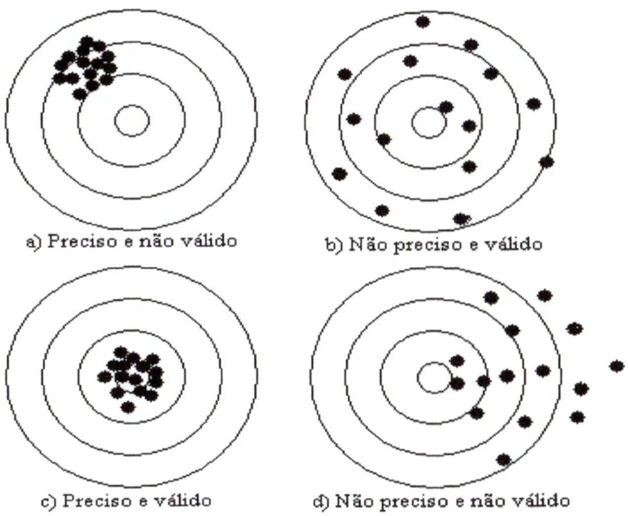

Figura 19.1 – Ilustração esquemática dos conceitos de validade e precisão.

estimativa, representando o erro da pesquisa. Deve ser observado que, devido ao processo amostral, o que é aleatório é o estimador (e sua imprecisão), cujas estimativas poderiam "aparecer" em qualquer lugar do alvo. Se o estudo foi conduzido com todos os cuidados metodológicos possíveis, a expectativa é de que não haja vieses, de modo que qualquer erro deve estar contemplado exclusivamente na medida de imprecisão do estimador (o erro-padrão, discutido no ***Capítulo 24 – Amostragem*** e no ***Capítulo 25 – O Tamanho da Amostra em Estudos Epidemiológicos***). Perceba ainda, pela Figura 19.2 que, propositadamente, o parâmetro de interesse não foi incluído nos limites do círculo pontilhado. Isto reflete outra fonte de incerteza, relacionada à significância da inferência estatística. Este exemplo sugere que se um teste de significância estatística fosse realizado para o parâmetro de interesse, o resultado seria estatisticamente significativo, mas não estaria refletindo a "verdade". Isto é, suponha que o parâmetro de interesse represente verdadeiramente a ausência de eficácia de uma certa droga. Neste caso, a estimativa, em conjunto com o intervalo de confiança, estaria refletindo, equivocadamente, um efeito estatisticamente significativo da droga.

Nas seções que se seguem serão desenvolvidas, ainda que informalmente, as ideias acima por meio de três exemplos que exploram questões metodológicas presentes tipicamente na pesquisa biomédica. Um bom entendimento destes exemplos é fundamental para que o leitor possa, por analogia, estender seus domínios da estatística e da epidemiologia para outras situações além daquelas diretamente abordadas nos exemplos. Na primeira situação, o objetivo é a estimação de uma

* Aproveitando o ensejo, deve-se lembrar a importância da realização de estudos-piloto, tanto para estudos epidemiológicos quanto clínicos. Lancaster e cols. (2004) é uma boa referência.

** Ver o ***Capítulo 26 – Associação Estatística em Epidemiologia: Análise Bivariada***, onde se apresentam as ideias de significância estatística e intervalo de confiança.

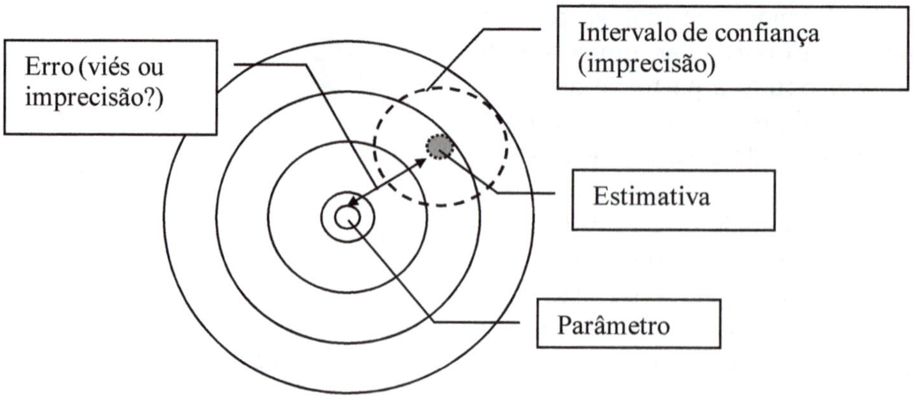

Figura 19.2 – Ilustração da dificuldade intrínseca à identificação da origem do erro na pesquisa.

proporção de interesse – problema estatístico (e epidemiológico) muito comum na prática e importante para dimensionar um certo fenômeno e, com isso, subsidiar ações ou decisões *a posteriori*. No segundo caso, a situação é mais complexa, pois se tenta identificar se certa exposição (ou fator) pode ter um efeito causal na ocorrência de um desfecho. Poderá ser observado que este objetivo, que é central na epidemiologia, também pode ser descrito por um parâmetro. A terceira situação é um caso especial da segunda, quando o investigador tem a exposição sob seu controle, caracterizando os estudos experimentais.

Exemplos de situações de pesquisa

Estimando uma prevalência

Considere que um investigador esteja interessado em conhecer a prevalência de hipertensão (parâmetro) em certa comunidade com *N* indivíduos (a população no sentido estatístico). À primeira vista este parece ser um problema simples de se resolver, principalmente se *N* não for grande. Neste caso, bastaria ser feito um censo – isto é, uma investigação de todos os indivíduos – e o problema estaria resolvido. Mas há alguns importantes senões: primeiro, qual seria o valor de *N* que viabilizaria operacionalmente (incluindo custos financeiros) a investigação? Talvez não haja uma resposta imediata a esta pergunta, mas se o pesquisador julgasse viável a realização do censo, a prevalência obtida seria *precisa*, na medida que não haveria erro amostral*. Entretanto, do ponto de vista epidemiológico, ainda poderia haver erros (*viés de informação*), resultantes de classificações equivocadas dos indivíduos segundo a presença ou não de hipertensão (isto é, o erro faria com que alguns indivíduos com hipertensão fossem classificados como não tendo hipertensão e vice-versa), afetando consequentemente a *validade* da medida de prevalência de hipertensão observada. Por exemplo, se o critério diagnóstico utilizado pelo pesquisador fosse muito específico, mas pouco sensível, haveria uma tendência para se subestimar a prevalência de hipertensão. Já se fosse pouco específico e muito sensível, a tendência seria de superestimá-la**. Repetindo, deve ser assinalado que a questão da validade é tão importante na pesquisa epidemiológica, que foi dedicado neste livro um capítulo especificamente a ela (***Capítulo 11 – Validade em Estudos Epidemiológicos***) e alguns outros discutindo questões diretamente relacionadas.

Se o censo não fosse viável ou tecnicamente não recomendável, uma amostra teria que ser selecionada. A aparente simplicidade desta solução, ou seja, a seleção de uma amostra, contrasta com as dificuldades teóricas e práticas que se seguem. Selecionar uma amostra implica necessária e imediatamente em dizer quem e quantos serão os indivíduos a serem amostrados. A determinação do tamanho da amostra e a definição do esquema amostral a ser adotado são tarefas típicas de um estatístico, mas devem ser executadas de comum acordo com o pesquisador, de modo a atender aos objetivos da pesquisa. A questão central é o erro aleatório e o planejamento amostral deve tentar minimizá-lo, levando em consideração as condições operacionais e de viabilização do estudo. O ***Capítulo 24 – Amostragem*** aborda detalhadamente os aspectos relacionados à amostragem. Diferentemente de um censo, em um estudo amostral as possibilidades de erros são consideravelmente maiores. Primeiro, mesmo supondo que

* Erro amostral é o erro inevitável e esperado ao se selecionar uma amostra e sintetizado no erro-padrão de um estimador, conforme será detalhado no ***Capítulo 24 – Amostragem***.

** Veja o ***Capítulo 23 – Testes Diagnósticos*** para entendimento dos conceitos de sensibilidade e especificidade e para mais detalhes sobre testes diagnósticos.

a amostra selecionada seja livre de vieses (de seleção ou informação), haverá sempre erro na estimativa da prevalência, cuja magnitude depende do tamanho da amostra (e também do esquema amostral utilizado). Este é o erro aleatório, caracterizado pela variabilidade amostral e dimensionado pelo erro-padrão do estimador utilizado (neste exemplo, a prevalência amostral).

A questão da representatividade* da amostra é sempre um problema a ser enfrentado, pois são conhecidas as dificuldades de ordem prática na área da saúde de se extrair amostras aleatórias de uma população. Na pesquisa biomédica, especialmente nas pesquisas clínicas, amostras por conveniência ou intencionais são muito comuns. Do ponto de vista epidemiológico, um estudo de prevalência é conhecido como um estudo seccional, e um dos desafios deste tipo de estudo é o viés de seleção, um erro sistemático caracterizado pela falta de representatividade da amostra**.

Recapitulando, em um recenseamento conduzido para se conhecer certa prevalência (assumindo, portanto, a inclusão de todos os indivíduos da população), o único erro possível seria o viés de informação, levando a eventuais classificações equivocadas. Por outro lado, ao se optar por uma amostra, além deste erro (de classificação), o viés de seleção e o erro amostral devem ser considerados na tentativa de obtenção de uma estimativa de prevalência que seja "correta". Se os possíveis vieses do estudo seccional são evitados, então a estimativa da prevalência será válida. Se, além disso, a amostra for "grande", o estudo será também preciso. Vale repetir que um estudo pode ser preciso, mas não válido ou vice-versa.

Com relação à precisão de uma estimativa válida, uma maneira bastante conveniente de ela ser considerada é através da construção de um intervalo de confiança. Os limites deste intervalo são obtidos a partir da determinação de uma confiança desejada – o valor 95% é tradicional – e do erro padrão do estimador, que, como já dito, é dependente do tamanho amostral e do esquema amostral utilizado. Em um estudo de prevalência, a presença do erro amostral (ou aleatório) é inevitável – a não ser que se faça um censo, como já dito –, com magnitude dependente do tamanho e do esquema amostral. Mesmo assim, por razões detalhadas no ***Capítulo 24 – Amostragem***, uma amostra costuma ser preferível ao censo. Quanto aos erros sistemáticos, os vieses de seleção e de informação serão sempre preocupações do investigador, que podem ser evitados ou minimizados pela seleção de uma amostra aleatória e pela utilização de procedimentos de coleta de dados e diagnósticos sensíveis e específicos. Deve-se dizer que a identificação *a posteriori* destes erros sistemáticos pode ser um grande problema – eventualmente irreparável –, de modo que a sua prevenção é a melhor estratégia.

As questões levantadas para este exemplo sobre a estimação de uma prevalência valeriam também para a estimação de uma incidência (acumulada), já que ambas – prevalência e incidência – são proporções. É claro que, do ponto de vista epidemiológico, estes conceitos são distintos (embora relacionados) e ambos expressam a ocorrência de eventos de saúde de forma bastante informativa, mas, em se tratando de proporções, guardam propriedades estatísticas semelhantes. O ***Capítulo 2 – Medidas de Frequência de Doenças, Agravos e Eventos Relacionados à Saúde*** é dedicado à apresentação destas medidas.

Associação entre duas variáveis

Considere agora o problema de se estabelecer uma relação de causa e efeito entre um possível fator ou exposição (p. ex., tabagismo) e um desfecho (p. ex., doença coronariana). Inferir causalidade é, seguramente, um dos maiores desafios da pesquisa epidemiológica. Entretanto, o próprio conceito do que seja causa é controverso, com raízes inclusive na filosofia. A contribuição da estatística – que tem sido bastante útil à epidemiologia – concentra-se na estimação e na tentativa de validação de uma medida de efeito causal. Assim, a estimação de uma medida de efeito (ver ***Capítulo 10 - Medidas de Associação e Medidas de Impacto***) que seja adequada ao desenho do estudo e que seja válida – isto é, que esteja livre de vieses –, complementada pela construção do intervalo de confiança, seria uma estratégia estatística e também epidemiológica bastante conveniente para se estudar a associação causal entre tabagismo e doença coronariana.

Mais uma vez, a aparente simplicidade da estratégia citada não se coaduna com a real complexidade que está por trás de qualquer tentativa de se inferir causalidade. Além dos problemas amostrais e de classificação diagnóstica citados no exemplo da prevalência, somam-se agora outros erros em potencial. Erro de classificação

* Uma amostra pode ser considerada representativa quando consegue reproduzir as distribuições das características básicas da população de onde foi extraída. Em estatística, a presença de aleatoriedade do processo de seleção é o princípio básico que sustenta a expectativa de representatividade da amostra.

** É importante observar que, mesmo que a amostra selecionada seja aleatória, é ainda possível incorrer em um viés de seleção. Porém, neste caso, a magnitude deste erro estaria embutida no erro-padrão. Esta é uma questão teoricamente controversa (Greenland, 1990).

da exposição (tabagismo, neste exemplo), outras possibilidades de vieses de seleção e, mais diretamente relacionado à questão causal, o problema conhecido como confundimento (ou situação de confusão) surgem para, potencialmente, comprometer a atribuição de causa.

O conceito de confundimento pode ser entendido como resultando da falta de comparabilidade na população de referência. Por exemplo, mesmo que se selecione uma amostra aleatória de uma população – de modo que se pudesse esperar representatividade – e separem-se os tabagistas dos não tabagistas, pode-se esperar que estes dois grupos difiram com relação a outros fatores que possam estar relacionados à doença coronariana – idade, por exemplo. Isto é, o confundimento representa uma explicação alternativa à associação observada. Uma maneira bastante interessante para entender o que é uma situação de confusão e também os vieses de informação e seleção pode ser sintetizada da seguinte forma: a) há confundimento (situação de confusão) quando se observa uma associação não causal entre exposição e doença na população de referência, isto é, na população para a qual se deseja inferir os resultados do estudo e a partir da qual a amostra foi selectionada (a população de estudo); b) há viés de seleção se a associação não causal é observada exclusivamente na população de estudo, e não na população de referência; c) já o viés de informação acontece quando a associação não causal acontece nos dados observados (isto é, nas mensurações feitas na população de estudo). Pode-se perceber que tanto o viés de seleção quanto o de informação são erros cometidos no desenho ou na condução da pesquisa. A situação de confusão, por outro lado, é um fenômeno que acontece independentemente do pesquisador, apesar de também implicar, do ponto de vista estatístico, em um erro na medida de efeito quando se procura inferir causalidade*.

Pode-se suspeitar que as dificuldades intrínsecas ao processo de inferência causal tenham levado a uma supervalorização de eventuais associações observadas, apenas por serem estatisticamente significativas. O critério de significância estatística se refere apenas ao erro aleatório, sendo insuficiente para o estabelecimento de relações de causa e efeito. Voltando às palavras-chave, no que se refere a associações causais entre possíveis determinantes e desfechos, ***precisão*** associa-se à presença de significância estatística, e ***validade***, à ausência de confundimento e dos vieses de seleção e informação**. Como poderá ser visto no ***Capítulo 26 – Associação Estatística em Epidemiologia: Análise Bivariada***, a significância estatística pode ser avaliada tanto pela maneira tradicional, calculando-se o valor de p do estudo ou, indiretamente, pela estimação do intervalo de confiança. O uso e a interpretação do p-valor na pesquisa biomédica têm sido outro ponto de intenso debate e controvérsias há mais de 30 anos, tendo obrigado recentemente a *American Statistical Association* (ASA) – importante sociedade científica mundial de estatísticos – a se pronunciar oficialmente sobre este ponto (Wasserstein et al., 2016). Não que haja alguma coisa errada na teoria subjacente aos testes de hipóteses estatísticas, que redundam no nível de significância, mas têm havido sistematicamente equívocos sérios na sua interpretação, com consequente comprometimento do desenvolvimento científico, como denunciado por muitos. Por exemplo, a interpretação, com suas consequências, do que é ou não estatisticamente significativo a partir de um ponto de corte previamente fixado (o fatídico $p < 0,05$), tem sido criticada (Greenland et al., 2016), apesar de haver defensores e, bem recentemente, houve até a proposição de um nível de significância mais rígido, para 0,005, em um artigo com mais de 70 coautores (Benjamim et al., 2017).

Na tentativa de controle dos vieses, o pesquisador deve planejar cuidadosamente seu estudo, à luz da realidade disponível. De forma geral, os estudos epidemiológicos podem ser observacionais ou experimentais. Os estudos experimentais em epidemiologia também são conhecidos como ensaios clínicos randomizados. A diferença básica entre estes desenhos está no controle que o pesquisador tem sobre a exposição. Ter controle sobre a exposição significa que o pesquisador pode determinar (idealmente, de maneira aleatória) quem será exposto ou não à condição estudada. Por razões éticas e práticas, estudos em que se espera que a exposição não traga benefícios aos participantes não podem ser experimentais. Por exemplo, além da inviabilidade prática, não há como justificar a alocação aleatória de seres humanos a grupos de fumantes ou não fumantes para avaliar o papel do fumo na doença coronariana. Por outro lado, quando se espera que

* Por outro lado, esta questão é tão importante e complexa que ainda é objeto de desenvolvimentos metodológicos, especialmente devidos a avanços no campo teórico da inferência causal (Newman, 2004; Greenland and Mansournia, 2015; Berzuini et al., 2012).

** Note que estamos nos referindo à causalidade. Uma associação confundida pode ser útil, por exemplo, se permite a identificação de um "marcador", isto é, a identificação de uma variável que, embora não seja causal, pode ser usada para planejamentos de ações ou programas porque "indiretamente" se relaciona ao desfecho.

intervenções tenham efeitos de proteção – como, por exemplo, no caso de avaliação de efetividade de vacinas –, o desenho experimental torna-se aceitável e o mais recomendável.

Alguns capítulos deste livro detalham os desenhos de estudo, mas para se entender o exemplo sobre fumo e doença coronariana cabe avançar um pouco mais nos estudos observacionais. Os desenhos de estudos observacionais clássicos são o seccional, o caso-controle e o de coorte, além do estudo ecológico. Na prática, entretanto, são bastante comuns os desenhos híbridos, que misturam características dos desenhos clássicos. Informalmente, pode-se adiantar que o que caracteriza os desenhos clássicos é a forma como são selecionados os indivíduos: se forem selecionados pela exposição, o estudo é de coorte; se o forem pela doença, o estudo é caso-controle; e se a seleção é realizada através de um inquérito pontual, sem separar *a priori* exposição ou doença, o estudo é seccional. As antigas denominações de estudos de casos e controles ou de coorte como retrospectivos ou prospectivos, respectivamente, são menos informativas, prestam-se a confusão e devem ser evitadas. A escolha do desenho mais apropriado para se avaliar uma determinada hipótese depende não somente da própria hipótese, mas tambem da viabilidade de se implementar o desenho. Como visto na Parte II deste livro, cada um desses desenhos tem vantagens e desvantagens, tanto teóricas quanto operacionais. Diferentemente do desenho experimental, todos os desenhos observacionais, no entanto, são caracterizados pela inabilidade de o investigador alocar indivíduos aos grupos que deseja comparar. Assim, em um estudo observacional de coorte, por exemplo, o investigador meramente classifica a população de estudo em fumantes e não fumantes – os quais já haviam se autosselecionado no momento de sua participação no estudo (ou que se autosselecionarão durante o decorrer do estudo).

Como exemplo, considere que a opção foi por um estudo de coorte e o pesquisador se propôs a acompanhar por 30 anos um grupo de tabagistas e um grupo-controle de não tabagistas, não admitindo novas entradas de indivíduos no estudo (definindo, portanto, o que se convencionou chamar de coorte fechada). Ignorando os problemas operacionais desta escolha – tais como elevados custos e perdas –, ao final do período de seguimento poderiam ser estimadas as incidências acumuladas de doença coronariana para os dois grupos e, com base nelas, poderia ser estimada uma medida de efeito conhecida como risco relativo, que é a razão entre elas*.A construção do intervalo de confiança para o risco relativo complementaria a análise, fornecendo a precisão da estimativa. E quanto à validade da medida de efeito estimada? Assumindo ausência de vieses de seleção e de informação, será que os grupos são comparáveis? Se, por exemplo, fosse observado já no início do estudo que os tabagistas eram mais velhos que os não tabagistas, a que atribuir um eventual risco relativo elevado, ao tabagismo ou à idade? Por outro lado, se, no início do estudo, já fosse detectada a falta de comparabilidade pela idade, o pesquisador poderia optar por selecionar um grupo-controle usando a estratégia de pareamento, por exemplo. De acordo com esta estratégia, para cada fumante se selecionaria um não fumante com idade igual ou semelhante. Isto garantiria, *a priori*, a comparabilidade entre grupos classificados segundo a exposição ao fumo – pelo menos com relação à idade. Outra opção seria eliminar (ou minimizar) a diferença etária entre os grupos durante a análise de dados, utilizando procedimentos estatísticos mais avançados, como por exemplo uma análise múltipla(ver o ***Capítulo 27 – Associação Estatística em Epidemiologia: Análise com Múltiplas Variáveis***).

Se a opção fosse por outro desenho de estudo observacional – ou o seccional ou o caso-controle tradicional –, a primeira grande diferença estaria na estimação da medida de associação (ou efeito) adequada, mas a questão comum e central continuaria sendo a tentativa de garantir a comparabilidade entre grupos. Potenciais vieses mais específicos a cada um dos desenhos também sinalizariam importantes diferenças entre os vários tipos de estudos observacionais. Deve-se enfatizar, no entanto, que inerente a qualquer estudo observacional, é que mesmo que se possa controlar – *a priori* ou na análise – por alguns fatores que se saiba serem importantes, sempre haverá a possibilidade da falta de comparabilidade devido a fatores de confundimento não conhecidos (ou não considerados). Esta questão só se resolve – pelo menos teoricamente – nos estudos experimentais, onde se utiliza um mecanismo de alocação aleatória das unidades analíticas (indivíduos) aos diferentes níveis de exposição.

Estudos laboratoriais e clínicos

Estudos laboratoriais são bastante comuns na pesquisa biomédica e têm sido responsáveis por

* Ver o ***Capítulo 10 – Medidas de Associação e Medidas de Impacto*** para mais detalhes. Lembre-se, entretanto, que quanto mais distante do valor 1 for o risco relativo, mais forte será a associação observada. O valor 1 é indicativo de não associação.

importantes avanços no conhecimento. Por exemplo, experimentos com cobaias representam uma parcela expressiva dos trabalhos publicados. Inicialmente, cabe uma pequena distinção com relação ao que tradicionalmente caracteriza um experimento para a estatística e para a epidemiologia. Na estatística, um importante e antigo tópico, muito bem desenvolvido teoricamente e com origem nos experimentos agronômicos, é conhecido como "Planejamento de Experimentos". Há livros inteiramente dedicados a este tema. Nesse ambiente, comumente o pesquisador "experimenta" o efeito de determinadas variáveis sob seu controle. Entretanto, percebe-se uma vasta utilização dos desenhos experimentais na pesquisa biomédica sem o devido entendimento das estratégias de análises estatísticas necessárias e correspondentes. Por outro lado, para a epidemiologia, principalmente em um ambiente clínico, os estudos experimentais são mais reconhecidos como estudos de intervenção e são bastante centrados nos ensaios terapêuticos. Ou seja, enquanto na estatística há, teoricamente, a possibilidade de controle simultâneo de diversos fatores – impondo uma certa complexidade no momento da análise dos dados –, na epidemiologia experimental (ensaios clínicos) é mais comum a concentração em apenas um único fator (p. ex., uma nova droga). Até na nomenclatura percebem-se diferenças: para a estatística, o termo "fator" é bastante comum com referência às variáveis *independentes* enquanto "tratamento" ou "exposição" são mais familiares à epidemiologia. Já as variáveis de desfecho representam as variáveis *dependentes* e, também nestas, algumas especificidades podem ser percebidas: enquanto na estatística comumente se planeja apenas um (ou poucos) desfecho(s) numérico(s), nos estudos epidemiológicos de intervenção avaliam-se múltiplos desfechos e estes costumam ser, geralmente, categóricos. Estas diferenças entre experimentos na estatística ou na epidemiologia talvez possam ser parcialmente explicadas pelo fato de as unidades de análise serem humanos ou não.

De uma maneira ou de outra, a questão central que se coloca em qualquer estudo experimental é o controle que o pesquisador possui sobre os fatores (exposições) sob investigação. Como já dito, estar sob controle do pesquisador significa, neste contexto, que ele tem poder de escolher o processo de determinação de quem será exposto ou não (ou qual unidade vai receber qual tratamento). Em um estudo experimental de "boa" qualidade, o pesquisador utiliza um mecanismo de alocação aleatória, conhecido como randomização (ou aleatorização) – um aportuguesamento a partir de *randomization*. Se, por outro lado, o pesquisador abre mão da randomização e aloca os tratamentos (ou exposições) a seu juízo, a principal vantagem da alocação aleatória – isto é, a esperada comparabilidade dos grupos com relação a fatores de confundimento conhecidos e desconhecidos – pode ser comprometida. Por exemplo, um tipo especial de estudo de efetividade de certa intervenção utilizando uma estratégia não experimental e, consequentemente, sujeita a confundimento ou viés de seleção, é o estudo quase-experimental. Neste tipo de desenho, duas (ou mais) populações de estudo (ou dois ou mais grupos de populações) são comparadas antes e depois da introdução de uma intervenção ou programa em uma delas, a fim de se controlar fatores de confundimento que variam temporalmente. Outros fatores, no entanto, podem diferir entre as populações de estudo e resultar em associações não causais entre a intervenção e o desfecho.

A grande vantagem de um mecanismo de alocação aleatório é a expectativa de balanceamento* entre os grupos randomizados. Na realidade, espera-se que a comparabilidade entre eles seja tão mais provável quanto maiores forem os tamanhos amostrais de cada grupo. Pode-se esperar também que uma randomização formal assuma um papel mais relevante na pesquisa clínica do que na laboratorial, devido à esperada homogeneidade das unidades neste último caso. Isto é, como na pesquisa laboratorial é mais comum que as unidades de análises (p. ex., cobaias ou corpos de prova) sejam bastante homogêneas entre si (p. ex.,, do ponto de vista genético ou de outras características sob controle do investigador), um mecanismo formal de randomização neste ambiente poderia ser, eventualmente, dispensável. O mesmo já não é aplicável à pesquisa clínica ou de base populacional, onde a incontrolável heterogeneidade inerente aos seres humanos faz da randomização a estratégia fundamental no processo de inferência causal. Isto não quer dizer, no entanto, que mesmo em um estudo randomizado não possa haver eventuais desbalanceamentos, e, também, que os estudos observacionais não possam servir igualmente bem (ou até melhor) às investigações causais.

Como exemplo de um estudo laboratorial, considere que um pesquisador esteja interessado em avaliar o peso de ratos quando estes são submetidos a dois fatores: dieta e "problema". Isto é, suponha que o pesquisador tenha "criado" um certo problema em um grupo de ratos (grupo X), um câncer, por

* Entenda balanceamento como homogeneidade entre grupos. Isto é, dois grupos (expostos e não expostos) com a mesma distribuição de idade, por exemplo, estão balanceados com relação a esta covariável (idade).

exemplo, e, em outro grupo, assumido como controle (grupo Y), o pesquisador não tenha feito nada. Além disso, suponha que em uma parte de cada um desses grupos o pesquisador tenha administrado a dieta A, em outra a dieta B e, em uma terceira parte, a dieta C. Uma vez definido um número de ratos para cada combinação de dieta (A, B ou C) e "problema" (câncer ou normal), verifica-se o peso inicial, em gramas, para cada um deles. Após a observação do experimento, ou seja, após o acompanhamento de um período de tempo julgado suficiente pelo pesquisador, verifica-se o peso final dos ratos*. O interesse poderia estar no peso final propriamente dito ou no ganho de peso, que poderia ser definido como a variação percentual em relação ao peso inicial. O peso inicial poderia ser uma terceira variável de interesse ou ser usado apenas como variável a ser controlada estatisticamente. Uma questão estatística importante a ser assinalada é que o experimento poderia ser conduzido mesmo com apenas uma observação (um único rato) por grupo de dieta/"problema", mas a replicação sob as mesmas condições experimentais permite um "melhor" conhecimento da variabilidade inerente aos ratos de cada combinação e, assim, torna-se mais fácil a identificação de eventuais diferenças significativas entre as dietas ou o "problema" – que é o objetivo do experimento. Neste experimento, se o tamanho da amostra fosse suficiente, seria pouco provável uma explicação alternativa à suposta causalidade, caso uma eventual diferença significativa entre as dietas fosse observada.

As estratégias tradicionais de análise de dados oriundos de experimentos bem planejados são bastante familiares aos estatísticos e implementadas na maioria dos programas computacionais, embora possam parecer razoavelmente complexas para um pesquisador da área biomédica. Deve ser dito também que estas estratégias costumam ser restritivas, impondo certos "comportamentos" aos dados que frequentemente não se verificam na prática. Neste caso, se as amostras estudadas não forem suficientemente "grandes"**, pode-se recorrer a estratégias alternativas ou a "transformações" nos dados, que, de fato, podem tornar a análise mais complicada do que o desejado, ou, ainda, comprometer a interpretação dos resultados. No exemplo anterior dos pesos dos ratos, usando o ganho de peso como variável dependente, a estratégia estatística clássica seria uma Análise de Variância (ANOVA) com dois fatores (dieta, com três níveis, e "problema", com dois níveis) e uma hipótese básica é a de distribuição Normal (gaussiana) para a variável resposta (o ganho de peso absoluto, em gramas, ou a sua variação percentual). Estas questões retornarão nos capítulos seguintes.

Diversos outros estudos laboratoriais em medicina, em todas as suas especialidades, poderiam ser lembrados ou imaginados. Mas há também, em larga escala, os experimentos *in vivo*, de tal modo que, neste caso, não se deva mais esperar prontamente a desejada homogeneidade dos "ratinhos de laboratórios", embora ainda se possa pensar, naturalmente, em estudos experimentais bastante "poderosos". Por exemplo, em um estudo onde se desejasse demonstrar que certa técnica cirúrgica oftalmológica – para corrigir miopia, por exemplo – é mais eficaz que outra tradicional (também aqui assumida como boa, para não se incorrer em problemas éticos), poder-se-ia, se possível, testar as duas técnicas em um mesmo paciente, uma em cada olho, por exemplo. Isto caracterizaria um estudo experimental pareado, que tem, em relação aos resultados observados, não só a vantagem de minimizar eventuais explicações alternativas devidas às variáveis relativas aos pacientes (idade, sexo, hábitos etc.), como também de ganhar eficiência no estudo. Isto é, o estudo tende a ser mais *preciso*, pois se espera uma redução na variabilidade da variável de desfecho, ao mesmo tempo em que se ganha em *validade* interna (comparabilidade), pelo menos com relação às variáveis relativas aos pacientes.

Deve ser dito que, embora possa parecer que se tenha dispensado qualquer mecanismo de randomização nos dois exemplos acima (a dieta do ratinho e a cirurgia para miopia), não foi este o caso. Ela não foi priorizada apenas porque se espera que as unidades de análise (os ratinhos ou os olhos) se comportem de maneira homogênea. No caso de um ensaio clínico tradicional – um ensaio com dois tratamentos alternativos (A e B), por exemplo –, a randomização assume uma função central, a fim de se "garantir" a comparabilidade entre os grupos considerados, embora esta garantia só se dê "em média". Isto é, como já dito anteriormente, a comparabilidade será tão mais provável quanto maiores forem os grupos.

* Na realidade, o estudo poderia ter avaliações sequenciais do peso, o que caracterizaria um estudo longitudinal com um terceiro "fator", o tempo. Experimentos deste tipo são estudados via análise de dados longitudinais, um importante ramo da estatística que considera algumas especificidades inerentes a esta situação, especialmente a dependência temporal das observações.

** Mas o que seria neste caso uma amostra grande? Infelizmente, não há uma resposta fácil e imediata a esta pergunta, pois ela depende do desconhecido "grau" de violação das hipóteses que sustentam a análise.

Bioestatística e Epidemiologia: desenvolvendo conceitos

Bioestatística

Embora as três situações de pesquisa exemplificadas anteriormente (estimação de uma prevalência, associação em um estudo observacional e um experimento) misturem fortemente conceitos e ideias da estatística e da epidemiologia, pode-se reconhecer na primeira delas uma ênfase maior na teoria estatística, devido à questão amostral. Nas outras duas situações, a ênfase maior é no método epidemiológico, pois fica explícita a necessidade de comparação (e comparabilidade) entre grupos. Informalmente, pode-se dizer que a bioestatística representa o elemento de ligação entre estatística e epidemiologia. Isto é, embora possa ser dito que a bioestatística é apenas a aplicação da estatística às ciências da vida, a associação desta (a estatística) aos conceitos e métodos epidemiológicos é fundamental, dada a sua virtuosa interação (Breslow, 2000). Ou seja, retomando as palavras-chave, deseja-se que os estudos sejam válidos e precisos.

Há diversas definições – formais ou não – para a estatística e o leitor poderá encontrá-las nos muitos livros-texto disponíveis. Encontrará também que sua origem está nas atribuições (ou interesses ou funções) do "Estado" por meio de contagens ou, mais genericamente, no seu estudo. Mas isto pouco ajuda para se entender o papel da estatística na pesquisa biomédica. Há desde definições bem abrangentes até as mais concisas, mas, também, com frequência, elas pouco efetivamente contribuem para o entendimento da estatística, principalmente quando se quer associá-la ao conhecimento científico. Há também algumas definições jocosas e a estatística é particularmente vulnerável a elas. A Figura 19.3 é uma charge bem apropriada, reproduzida livremente a partir do Quadrinho "Coisa de Louco" de Danna Summers, que explora a natureza probabilística da estatística. Dentre as definições pouco específicas, uma possível seria: "estatística é a ciência* que trata da coleta, da apuração, da apresentação e da análise de dados". Breslow (2000) a define como a "ciência matemática da variação aleatória, do erro de mensuração e da incerteza, além também da ciência prática da amostragem, do planejamento de experimentos e da análise de dados". Uma definição concisa, mas bem eloquente: "estatística é o estudo numérico dos fatos sociais". Uma jocosa: "estatística é a arte de mentir com números". Ora, é claro que não é a estatística que mente com números. Por outro lado, pode-se perceber uma relativa facilidade de se iludir com números, pois estes – aparentemente ou pelo dito popular – "não mentem jamais". Entretanto, ao problema da "ilusão das estatísticas" (Besson, 1995) não se associa necessariamente (ou exclusivamente) nem a intenção explícita de alguém em enganar incautos, nem interpretações precipitadas oriundas, por exemplo, de gráficos ou números impactantes (Reichmann, 1975). Pelo contrário, quem já teve a oportunidade de se aprofundar no raciocínio e nos métodos epidemiológicos, por exemplo, deve ter percebido que os números, isoladamente, podem ser ao mesmo tempo enganadores e convincentes.

A Figura 19.4 ilustra, a partir do Quadrinho "Fradim", do falecido chargista brasileiro Henfil, republicado no Jornal O Globo de 14/01/2007, como as relações entre as estatísticas, os números, podem (mal) representar certo fenômeno. Mais tecnicamente, a situação de confusão (ou confundimento) já introduzida

* Não se pretende fazer aqui (e talvez nem soubéssemos fazer a contento) a importante distinção epistemológica do que seja ciência, teoria, método, disciplina, arte etc., embora tanto a estatística quanto a epidemiologia sejam ambas intrinsecamente envolvidas nesta questão.

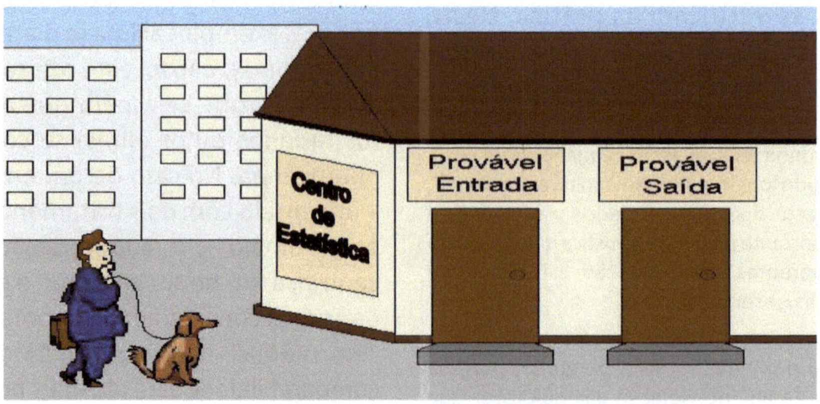

Figura 19.3 – Charge da estatística, reproduzida livremente a partir do Quadrinho "Coisa de Louco", de Danna Summers.

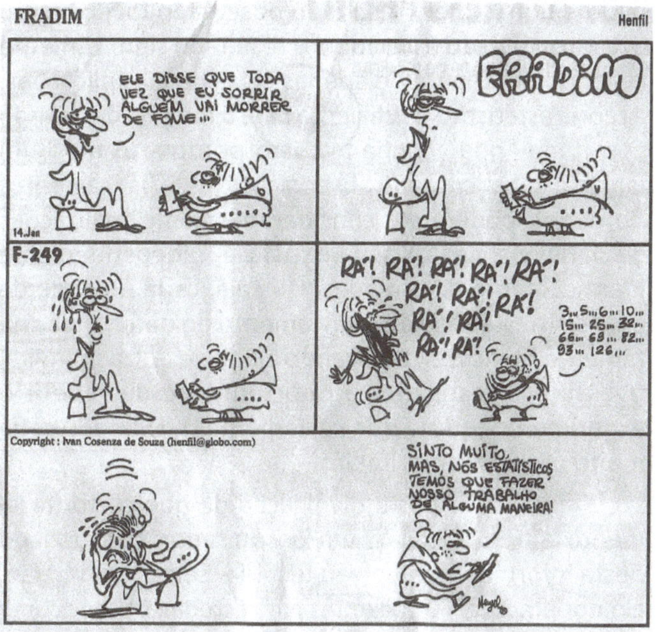

Figura 19.4

anteriormente é um bom exemplo. Colocando de outra maneira, as pesquisas biomédicas costumam ser razoavelmente complexas, exigindo de um bom investigador algumas condições necessárias mínimas, tais como: conhecimentos específicos sólidos, conhecimentos metodológicos mínimos e, invariavelmente, um certo grau de ceticismo e humildade. Ingenuidade e arrogância são importantes "inimigos" do desenvolvimento científico.

Em uma conferência intitulada "O Passado, o Presente e o Futuro da Estatística", C. R. Rao, um dos mais importantes estatísticos contemporâneos do mundo (falecido em 2023, com 102 anos), disse – em uma tradução livre – que a "estatística pode ser definida em termos gerais como a ciência, a tecnologia e a arte de extrair informação a partir de dados observados para resolver diversos problemas reais. Ela pode ser usada para testar uma hipótese científica, estimar uma quantidade desconhecida ou predizer um evento futuro. Uma vez que a informação em um particular conjunto de dados apresenta incerteza, as conclusões baseadas nestes dados podem estar erradas. Mas se as decisões devem ser tomadas sob incerteza, qual a melhor estratégia? Apenas no início do século XX se observou que a questão central estava na quantificação da incerteza. A nova disciplina da estatística foi anunciada no alvorecer do século XX como o estudo de decisões ótimas tomadas sob incertezas" (Rao, 2006).

Sinteticamente, uma definição formal interessante é: "estatística é um conjunto de métodos que se destinam a possibilitar a *tomada de decisões* acertadas, face às incertezas" (Wallis e Roberts, 1964). Não obstante sua correção, esta definição, se incorporada *ipsis literis* à pesquisa biomédica – como aparentemente tem sido o caso – pode trazer alguns problemas. Primeiro porque, diferentemente talvez de outras áreas de aplicação, na área da saúde, principalmente em pesquisa, não parece tão clara a necessidade de tomada de decisão a todo momento. Isto não quer dizer, todavia, que profissionais de saúde na linha de frente do conhecimento científico não tenham que tomar a toda hora importantes decisões na sua prática. Há que se distinguir entre uma decisão clínica, que afeta diretamente a saúde de *uma* determinada pessoa, e uma decisão relacionada a uma hipótese científica. Na primeira, a estatística pode entrar como um subsídio à decisão do clínico, principalmente do ponto de vista prognóstico, dimensionando sua incerteza a partir de experiências (dados) anteriores. Esta é uma área de interesse na pesquisa clínica conhecida como "Regras de decisão (ou predição) clínica" (Laupacis et al., 1997; Steyerberg, 2010). Por outro lado, decisões relacionadas a hipóteses científicas na área da saúde são intrinsecamente associadas à estatística, e um tópico relacionado em franco desenvolvimento é a "Medicina Baseada em Evidências". Assim, ambos os tipos de decisão podem se valer de estatísticas, mas para cada estudo na área da saúde em particular devem ser lembradas as especificidades (singularidades) das unidades de análise (p. ex., os pacientes).

A teoria estatística não se presta exatamente a estudar singularidades, posto que em qualquer análise estatística de dados haverá sempre implícita uma certa premissa – não testável – de homogeneidade das unidades. Desse modo, diferente talvez de outras áreas de aplicação, a interpretação de estatísticas oriundas de pesquisas na área biomédica apresenta um caráter peculiar, e uma contribuição fundamental para entendimento deste processo pode vir da epidemiologia, ajudada e complementada pela biologia (Schlesselman, 1996). Como consequência, os resultados de um estudo em particular devem contribuir mais para aumentar o conhecimento sobre certo fenômeno do que para "revolucionar" a teoria sobre ele. É assim que o conhecimento científico no campo da saúde tem avançado e, aparentemente, não há insatisfeitos com este processo, apesar da reconhecida redução na velocidade com que determinado conhecimento se estabelece. Por outro lado, parece reconhecido também que esta redução tem sido compensada pela produção e utilização de conhecimentos mais sólidos.

Independentemente de qualquer definição, é inquestionável a centralidade da estatística no desenvolvimento científico no século passado, sobretudo a partir do reconhecimento explícito e generalizado do papel das incertezas associadas aos fenômenos de interesse, particularmente no campo da saúde. Nesse contexto, quatro livros fortemente recomendáveis para um leitor mais interessado são: 1) *Statistics and scientific method*, de Peter Diggle e Amanda Chetwynd; 2) Uma senhora toma chá: como a estatística revolucionou a ciência no século XX, de David Salzburg; 3) também de autoria de David Salzburg, o recente *Errors, blunders, and lies: how to tell the difference*; e 4) *The seven pillars of statistical wisdom*, de Stephen Stigler.

Em síntese, pode-se dizer que a estatística é a ciência dos números *produzidos* e das incertezas, sendo a variabilidade seu objeto de estudo e a bioestatística é esta ciência aplicada ao campo da saúde, considerando duas importantes peculiaridades deste campo, especialmente na epidemiologia e na clínica: a intrínseca heterogeneidade das unidades de análise (as pessoas) e o interesse central em estabelecer relações de causa e efeito.

Para concretizar estas ideias, considere dois exemplos que são aparentemente iguais com relação ao produto final apresentado a partir da análise estatística, mas que, na essência das interpretações subsequentes, são bastante diferentes:

Exemplo 1: Um investigador está interessado em saber se um dado (cubo de faces marcadas de 1 a 6) é "honesto". Planeja, então, realizar um experimento com 60 lançamentos do mesmo dado. Sendo o dado, por hipótese, honesto, o resultado esperado é de dez repetições para cada uma das suas seis faces. É claro e intuitivo que "pequenas" variações nestas frequências seriam também esperadas. Isto é, frequências observadas de, por exemplo, onze, nove, oito, treze, onze e oito para as faces 1, 2, 3, 4, 5 e 6, respectivamente, não sugeririam que o dado estivesse "adulterado". Por outro lado, se ocorressem no experimento, por exemplo, 30 vezes a face 6, então se poderia, estatisticamente, "condenar" o dado, pois este tipo de resultado, embora possível, é altamente improvável sob a hipótese de honestidade do dado*. A decisão pela "condenação" foi tomada em função de uma probabilidade, que é conhecida como p-valor (ver o ***Capítulo 26 – Associação Estatística em Epidemiologia: Análise Bivariada***), calculada a partir do resultado observado no experimento e da hipótese especificada *a priori*. Assim, o principal "produto" desta análise estatística é o p-valor. Neste exemplo há apenas duas possibilidades: ou o dado é honesto e o resultado observado foi por mero acaso, ou o dado é viciado e o resultado simplesmente refletiu isso. Diante de apenas estas duas explicações, a teoria estatística é suficiente para a tomada da decisão com uma "boa" confiança. Isto porque, usando um jargão estatístico, as 60 observações (os 60 lançamentos do dado), podem ser consideradas como realizações de variáveis aleatórias *i.i.d.*, isto é, independentes e identicamente distribuídas. Ou seja, cada unidade de análise (neste caso, um lançamento do dado) é perfeitamente replicável. Colocando ainda de outra maneira, tivesse o investigador a oportunidade de repetir o experimento, quase que certamente o resultado seria muito próximo ao primeiro.

Exemplo 2: Após a divulgação de que certo tratamento era 95% eficaz, um pesquisador, desconfiado desta informação, resolveu testá-la. Selecionou então, aleatoriamente, 60 pacientes para estudar. Obteve como resultado positivo ao tratamento 52 casos entre os 60 tratados, isto é, 86,7%. O resultado foi, portanto, menor que os 95% preconizados. Mas esta diferença é estatisticamente significativa? E, sendo ou não estatisticamente significativa, é relevante? A aplicação de um teste estatístico revela como resultado "p-valor < 0,01", um valor considerado altamente significativo estatisticamente (ou seja, neste caso, seria improvável a obtenção daquele resultado observado caso o tratamento fosse realmente 95% eficaz). Com esta significância (o p-valor), tradicionalmente o pesquisador se sente "seguro" para decidir que o tratamento não é 95% eficaz. Mas não é razoável pensar que com relação às observações realizadas (60 pacientes), embora pudessem ser consideradas independentes, é muitíssimo pouco provável que representem replicações identicamente distribuídas (em termos probabilísticos)? Ou ainda, tivesse o pesquisador outra amostra de 60 pacientes, será que poderia ter a mesma expectativa de reprodução do primeiro resultado, tal como se tinha para o exemplo do lançamento dos 60 dados?

Entendidos em termos gerais estes dois exemplos, quais são suas principais semelhanças e diferenças? Ambos apresentam como produto final um resultado estatisticamente significativo, expresso no p-valor. Compare, entretanto, suas unidades de análise: no primeiro são lançamentos de um dado; no segundo, pacientes. Embora esta diferença possa parecer pequena, do ponto de vista das interpretações, conclusões ou decisões, a diferença é enorme: além das duas explicações alternativas dadas a um p-valor significativo como no exemplo 1, deve ser acrescentada uma terceira e fundamental explicação alternativa para as situações semelhantes ao exemplo 2, que é a presença de algum

* Embora não esteja apresentada, a probabilidade deste resultado é bem menor que 0,001.

viés. Resumindo, enquanto no exemplo 1 a possibilidade de viés pode ser considerada desprezível e o problema seja resolvido unicamente pelo teste estatístico, no exemplo 2 a possível presença de vieses (de informação ou seleção) deveria ser uma preocupação constante do pesquisador, caracterizando um problema epidemiológico. Deve ficar claro, entretanto, que também neste segundo exemplo a estatística tem um papel essencial mas, certamente, menor do que lhe é atribuído comumente.

Neste sentido, um tema relevante e correlato é como os investigadores devem apresentar os resultados estatísticos de suas pesquisas nos periódicos científicos. Provavelmente, em consequência da importância dada pelos pesquisadores à tomada de decisões, a preferência sempre fora pelo "p-valor" – a significância estatística – que, como mencionado previamente, é o produto dos testes de hipóteses estatísticas, que, por sua vez, permitem a operacionalização do processo de tomada de decisão científica. No entanto, tem sido recomendado para a maioria das situações (além da óbvia apresentação de medidas de interesse estimadas, isto é, as estimativas pontuais obtidas no estudo) a estimação dos intervalos de confiança, em vez apenas da tradicional significância estatística (p-valor).

A razão é que os testes de hipóteses fornecem resultados mais limitados do que o processo de estimação da precisão, pois estes últimos não só permitem a verificação (indiretamente) da significância estatística da associação que se deseja avaliar, como fornecem indicação do quão relevante, em termos práticos ou clínicos, pode ser um determinado resultado*. Apesar de bem aceita, principalmente em revistas mais dirigidas à epidemiologia ou à bioestatística, esta recomendação tem sido apenas parcialmente incorporada. É curioso observar a crescente utilização dos intervalos de confiança nos periódicos clínicos sem, entretanto, a exclusão dos valores de p. Isto é, a significância estatística e os intervalos de confiança têm coexistido nas revistas de natureza clínica, talvez pela resistência a uma mudança mais radical por parte dos investigadores. Deve ser dito também que esta resistência é compreensível, visto a forte tradição que se estabeleceu e, ainda, talvez, a influência de estatísticos sem uma vivência mais profunda com o método epidemiológico. Deve ser dito também que, em algumas situações, apenas a expressão do p-valor como resultado pode ser suficiente, por exemplo, se o interesse é a verificação da presença ou não de uma tendência linear.

Um segundo inconveniente com a definição de que a "estatística é um conjunto de métodos que se destinam a possibilitar a tomada de decisões acertadas, face às incertezas" é que ela sugere subliminarmente que um importante ramo da estatística, a *estatística descritiva*, não tem o mesmo "prestígio" da estatística inferencial. Pode-se dizer que a estatística efetivamente ganhou notoriedade e respeito científico basicamente a partir de sua vertente inferencial (ou indutiva). Entretanto, reconhece-se hoje o importante papel que uma descrição estatística bem conduzida dos dados tem sobre o conhecimento científico, principalmente na pesquisa biomédica, onde amostras não aleatórias são frequentes, tornando eventualmente questionáveis as inferências estatísticas (Greenland, 1990). Um componente importante da estatística descritiva é a Análise Exploratória de Dados (ver ***Capítulo 20 – Análise Exploratória de Dados***), que sublinha o papel da análise descritiva na formulação de hipóteses científicas a partir dos dados observados. Nesta mesma direção, e aproveitando-se dos poderosos recursos computacionais hoje disponíveis, diversos outros conjuntos de procedimentos, basicamente voltados para o reconhecimento de padrões (Redes Neurais, Árvores de Classificação e Regressão, etc.), têm contribuído para a formulação de importantes hipóteses na área da saúde a partir de grandes amostras. A era hoje, já conhecida como *big data*, está revolucionando as ciências em geral e a estatística em particular. Um novo campo de conhecimentos denominado *Data science* é uma realidade (Diggle, 2015; Efron e Hastie, 2016).

Como último comentário desta sessão, deve se dar destaque à "matéria-prima" das análises de dados, que são as amostras, pois é a partir delas que se pode perceber a essência da prática e do raciocínio estatísticos. É a partir delas também que se "materializa" o objeto de investigação da estatística, como já dito anteriormente: a *variabilidade*. Com isso, ressalta-se a noção de *precisão*, posto que quanto maior a amostra, menor será a variabilidade na estimação de parâmetros e, consequentemente, mais precisas serão as conclusões de um estudo. Notem mais uma vez que precisão se

* Deve ser enfatizado, no entanto, que em certas situações o uso do intervalo de confiança a fim de se inferir significância estatística não é apropriado, particularmente em situações nas quais a superposição de intervalos de confiança de duas estimativas pontuais é interpretada como uma diferença não significante entre elas. Outra questão que confunde os pesquisadores diz respeito aos conceitos de significância estatística e significância clínica. Em termos gerais, pode-se dizer que significância estatística se refere à possibilidade do acaso como uma explicação para um resultado observado (o p-valor), enquanto significância clínica diz respeito à magnitude de um efeito observado que, de alguma maneira, impacta o pesquisador. Traduzem, portanto, ideias diferentes. Casado e cols. (1999) e Thompson (2002) são boas referências e trazem mais detalhes.

relaciona com variabilidade de um estudo e *validade* se relaciona com a presença e a magnitude de potenciais vieses.

Epidemiologia

Encontrar uma definição formal e satisfatória para a epidemiologia parece mais fácil que para a estatística. Last (1995) a define como "o estudo da distribuição e dos determinantes de eventos relacionados à saúde em populações específicas e a aplicação deste estudo para o seu controle". Percebe-se, portanto, pela própria definição, a importante contribuição que a estatística pode e tem dado à epidemiologia, principalmente no que se refere ao estudo da distribuição (de acordo com características pessoais, temporais e espaciais) de eventos relacionados à saúde. Isto não quer dizer, obviamente, que estatística e epidemiologia confundam seus objetos primários de investigação. Ao mesmo tempo em que a epidemiologia se apropria da estatística como importante ferramenta, tem-se apropriado também de diversos outros instrumentos e referenciais teóricos – particularmente sociais e biológicos – a fim de poder lidar com uma de suas questões centrais, que é inferir causalidade. É verdade também que a teoria estatística, mais recentemente, tem contribuído bastante neste campo, formulando modelos próprios e aparentemente úteis à epidemiologia, tais como o Modelo de Respostas Potenciais e os Diagramas Causais, por exemplo.

Segundo Gordis (2004), os objetivos da epidemiologia são: 1) identificar a etiologia ou a causa de certa doença e os seus fatores de risco, isto é, fatores que aumentem (ou diminuem) o risco das pessoas adquirirem a doença; 2) dimensionar a doença na comunidade; 3) estudar a história natural da doença e o seu prognóstico; 4) avaliar as estratégias preventivas e terapêuticas já existentes e, também, eventuais novas; e 5) subsidiar, na área da saúde, o desenvolvimento de políticas públicas e decisões reguladoras relacionadas a problemas ambientais. Em termos práticos, portanto, o papel principal de um epidemiologista é medir e comparar a ocorrência de eventos relacionados à saúde, procurando fazer medidas e comparações *válidas*, de modo que os resultados encontrados nos estudos epidemiológicos ampliem o conhecimento sobre os diversos fenômenos relacionados à saúde e possam subsidiar ações e políticas públicas para a melhoria das condições de vida e saúde da população.

Por outro lado, deve-se enfatizar também que, devido ao seu caráter de "alimentadora" de informações para ações em saúde, bem como o de formuladora de modelos teóricos para o processo saúde-doença, a epidemiologia não deve se restringir apenas a estudos analíticos "extremamente controlados". Análises exploratórias bem feitas costumam trazer informações úteis e mais rápidas, posto que qualquer evidência precocemente observada pode ser valiosa no subsídio a ações em saúde.

Um objetivo importante da Saúde Pública, viabilizado por meio de estudos epidemiológicos, é a identificação de subgrupos populacionais que apresentam alto risco para uma determinada doença, com o propósito de neles concentrar esforços preventivos e, consequentemente, tornar as ações de saúde mais eficientes. No entanto, o enfoque de alto risco tem menor efetividade global quando comparado ao enfoque populacional (Rose, 1985). Além disso, a epidemiologia não é fundamental apenas para ações de Saúde Pública, mas também o é para atividades clínicas, posto que a prática da clínica médica é dependente de dados populacionais (Gordis, 2004). O raciocínio epidemiológico assemelha-se ao de um detetive, tentando fazer observações "cuidadosas" e precisas a fim de elucidar as origens e a evolução de certa doença.

Quanto à construção e à evolução da epidemiologia, houve, no século XX, profundos avanços e revoluções no interior de seu campo. Segundo Pearce (1996), a epidemiologia, inicialmente vista apenas como uma disciplina básica da Saúde Pública (epidemiologia tradicional), converteu-se em método científico (epidemiologia moderna) com a forte apropriação da estatística e da matemática e, deve-se acrescentar, das ciências biológicas e sociais. Nessa transição, expandiu a questão da causalidade ao acrescentar aos estudos de características agregadas das populações, os estudos em indivíduos (ou mesmo órgãos, tecidos, células e moléculas), estabelecendo como novo paradigma os "ensaios clínicos". Do ponto de vista epistemológico, esta abordagem mais positivista, associada a uma estratégia reducionista, tem provocado a reação de muitos, que reivindicam a reintegração da epidemiologia à Saúde Pública e a redescoberta da perspectiva populacional (através da chamada "epidemiologia social"), que utiliza paradigmas na demografia e nas ciências sociais, sem, entretanto, a perda de seu merecido *status* de método científico (Pearce, 1996). Na realidade, a epidemiologia, enquanto disciplina ou ciência, experimenta neste século um importante momento de consolidação e reconhecimento.

Tendo como pano de fundo a inferência causal e o conceito de *validade*, talvez as principais contribuições da epidemiologia como método científico sejam a elegante maneira que encontrou para medir a ocorrência de doenças e a associação destas com exposições de interesse, assim como a maneira meticulosa com que se realiza o planejamento do estudo destas associações. Em outras palavras, as estimativas de risco e a comparação de grupos de interesse através destas medidas (como, p. ex., o risco relativo), baseadas em desenho de estudo apropriado, constituem estratégias epidemiológicas que são úteis e poderosas do ponto de vista científico. Tanto no plano teórico quanto prático, a preocupação com *validade*, a consequente busca incessante de potenciais vieses (ou explicações alternativas) e, de maneira relacionada, uma justificada obsessão por "controles" constituem, portanto, importantes contribuições da epidemiologia. Além do confundimento, o conceito de "viés" é tão importante para o epidemiologista, que tem estimulado alguns autores a qualificá-lo mais precisamente para além de "viés de seleção" e "viés de informação" (Sackett, 1979; Greenland e Wander Welle, 2015; Delgado-Rodriguez e Llorca, 2004), além de técnicas quantitativas específicas para a sua avaliação (Rothman et al., 2008; Lash et al., 2009).

Além dos potenciais vieses, a possibilidade de confundimento deve ser cuidadosamente examinada no contexto do processo de inferência causal. A noção e o entendimento do conceito de confundimento são centrais no raciocínio epidemiológico. Como ilustração desta ideia, considere a comparação entre as taxas de mortalidade geral de dois países – Brasil e Suécia – com estruturas etárias diferentes. Pelo senso comum, uma comparação bruta entre as taxas de mortalidade geral da Suécia e do Brasil deveria apresentar valores mais elevados para o Brasil, dados os níveis mais baixos de padrão de vida e saúde deste país em relação à Suécia. Entretanto, e surpreendentemente, as estatísticas oficiais registram exatamente o contrário: seis por 1.000 habitantes para o Brasil no ano 2000 e dez por 1.000 para a Suécia no mesmo ano. Mas a explicação para este fenômeno não é difícil e está nas diferenças por idade. As Figuras 19.5a e 19.5b apresentam as pirâmides etárias para os dois países. Vê-se, claramente, que os suecos são mais idosos que os brasileiros. Como é natural se observar mais óbitos entre os mais velhos, a maior taxa observada para a Suécia estaria apenas refletindo este fato, e não piores condições de saúde. O que se verifica, portanto, é um desbalanceamento entre os dois grupos (países) com relação à idade, de modo que comparações brutas entre eles são enganadoras. Na realidade, uma comparação das taxas específicas por faixas etárias já

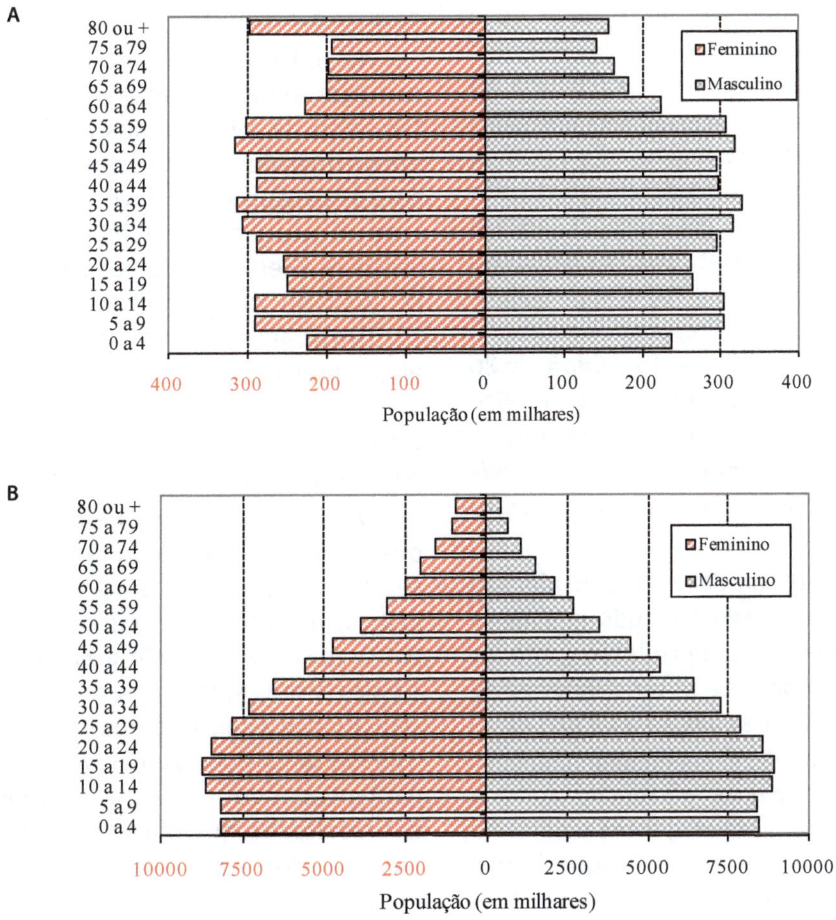

Figura 19.5 – **A**. Pirâmide etária para a Suécia, 2000. **B**. Pirâmide etária para o Brasil, 2000.

acusaria valores mais elevados para o Brasil e uma comparação global entre os países deveria ser feita após uma padronização – ou ajuste por idade (Szklo e Nieto, 2019). Neste exemplo, portanto, a variável idade é uma variável de confusão.

A pesquisa epidemiológica na prática: planejamento e análise de dados

Segundo o dito popular, "na prática, a teoria é outra". De forma geral, este ditado, como todos os ditados, embora não seja absolutamente verdadeiro, adapta-se bem à pesquisa biomédica. Quer a pesquisa esteja ainda na fase de planejamento ou já na análise dos dados, quase sempre se percebe uma constante preocupação do pesquisador com a possibilidade de *erros* (aleatórios ou sistemáticos) e o desejo implícito de corrigi-los ou controlá-los. Neste contexto, uma das perguntas mais frequentes por parte dos pesquisadores da área biomédica é "qual o *teste estatístico* que devo utilizar para os meus dados?" Em geral, esta pergunta é feita depois de a pesquisa ter sido iniciada, frequentemente sem os cuidados mínimos necessários para que gere resultados *válidos*. Um fator de agravamento adicional é a suspeita implícita dos pesquisadores de que um teste estatístico resolva tudo. Potenciais vieses de seleção ou informação, por exemplo, não são considerados explicitamente. Observa-se em geral uma preocupação com os critérios de inclusão e exclusão das unidades de análise, embora não se perceba exatamente o porquê deles. Outro aspecto importante da pergunta é a expressão "teste estatístico" e não, por exemplo, "análise estatística" ou "procedimento estatístico", sublinhando a observação feita anteriormente de uma supervalorização da significância estatística. A resposta à pergunta, como formulada, não seria difícil e tanto o ***Capítulo 26 – Associação Estatística em Epidemiologia: Análise Bivariada***, quanto o ***Capítulo 27 – Associação Estatística em Epidemiologia: Análise com Múltiplas Variáveis*** são dedicados a ela, quando o interesse está na associação entre variáveis.

Na prática, portanto, o que deve ser considerado nesta situação – ou seja, quando o estudo já está na fase da análise dos dados – é uma reflexão junto ao pesquisador sobre as limitações e potencialidades de suas conclusões. Isto é, à luz das hipóteses e dos objetivos colocados, faz-se uma reflexão sobre as populações envolvidas (de estudo, fonte e de referência); sobre o processo de mensuração das variáveis; sobre o desenho de estudo epidemiológico utilizado (se é que houve algum bem definido); e sobre o processo amostral, procurando orientar a análise dos dados da forma mais apropriada possível – ou, talvez, seria melhor dizer, da forma "menos sujeita a crítica" possível, já que provavelmente serão necessárias novas hipóteses sobre os dados, que não serão testáveis com aqueles disponíveis. Vale dizer que não se faz aqui nenhum tipo de defesa de procedimentos metodologicamente incorretos. Procura-se apenas resgatar os aspectos positivos do trabalho desenvolvido, explicitando, entretanto, seu escopo, limitações e potenciais vieses, e fazendo a análise estatística dos dados da forma mais apropriada e pertinente. Nestes casos, uma análise exploratória (ou descritiva) é frequentemente a mais indicada, podendo gerar, talvez, importantes hipóteses científicas novas a serem investigadas futuramente. Por exemplo, tabelas e gráficos apropriados e criativos costumam ser bastante úteis.

Uma questão prática, e também teórica, muito importante na pesquisa biomédica é a mensuração. Curiosamente, em muitos casos, os pesquisadores não parecem se dar conta da necessidade de se avaliar a qualidade das medidas utilizadas. Confiam quase que cegamente em suas aferições e não atentam que mensurações de "baixa qualidade" podem ser responsáveis pelos seus resultados (sejam eles positivos ou negativos), devido a potenciais vieses ou aumentos nas imprecisões de suas estimativas.

No outro extremo, quando a pesquisa ainda vai começar, uma pergunta muito frequente é "qual o tamanho da minha amostra?". Na realidade, esta e outras questões devem estar bem detalhadas no protocolo de pesquisa, que deve ser cuidadosamente preparado. A colocação de objetivos claros, a definição das variáveis a serem exploradas (e suas escalas de mensuração), bem como o conhecimento da qualidade delas, obtidas a partir de instrumentos válidos e precisos, são etapas preliminares vitais para o sucesso da investigação. Simultaneamente, a identificação da população a ser estudada e os critérios de elegibilidade devem levar em consideração a viabilidade operacional do estudo.

O desenho do estudo e o planejamento amostral, que inclui a estimativa do tamanho da amostra, talvez sejam as etapas prévias à análise dos dados que, com justiça, mais têm preocupado os pesquisadores. As palavras-chave *validade* e *precisão*, respectivamente – guias deste capítulo – representam adequadamente estas etapas. Ainda na etapa do planejamento do estudo, o pesquisador pode usar algumas estratégias de seleção das unidades de análise que contribuem para a validade dos resultados, que são a restrição e o pareamento – e, quando possível e pertinente, a randomização. Por restrição entende-se a seleção das unidades do estudo que têm características homogêneas, isto é, com valores de pouca variabilidade, e que se suspeita sejam estas características potenciais confundidores. Por exemplo, se idade e sexo fossem variáveis de confusão no estudo de certa associação, restringir a seleção apenas aos homens (ou alternativamente apenas às mulheres) dentro de uma faixa etária (p. ex., 50-59 anos) diminuiria a probabilidade de confundimento, pelo menos com relação às variáveis idade e sexo. A desvantagem clara da restrição é a limitada generalização dos resultados.

Da mesma maneira, o pareamento individual é uma importante estratégia para redução de vieses nos estudos epidemiológicos. Também pode ser visto como uma estratégia de restrição, embora seja apenas uma restrição parcial, uma vez que esta acontece apenas em um dos grupos. Por exemplo, em um estudo de caso-controle, o grupo de casos constitui o grupo-índice e a restrição por pareamento se limita aos controles. Isto é, para cada caso com uma certa configuração de covariáveis potencialmente confundidoras – sexo masculino e idade de 40 anos, por exemplo –, seleciona-se um controle similar. É frequentemente difícil encontrar controles que sejam idênticos aos casos em relação às variáveis que se deseja parear, particularmente as que têm valor numérico, como idade. Por exemplo, para um caso de sexo masculino que tenha 40 anos de idade, um homem de 42 anos pode ser escolhido como controle. No entanto, estas diferenças entre casos e seus controles pareados podem gerar um confundimento residual – isto é, podem impedir que o pareamento consiga eliminar inteiramente a presença de confundimento (Szklo e Nieto, 2019). Apesar de aparentemente apresentar um apelo intuitivo e importantes vantagens – sobretudo o aumento da precisão das estimativas e da comparabilidade entre os grupos – o pareamento também tem algumas peculiaridades e desvantagens, teóricas e práticas, que frequentemente desencorajam seu uso. No desenho caso-controle, onde é mais comum, o pareamento por certa variável pode introduzir viés na estimativa da associação de interesse, o que faz com que esta variável devesse ser preferencialmente controlada na análise (Rothman e Greenland, 1998). A razão é que, neste tipo de desenho, o pareamento "afasta" o grupo-controle da verdadeira distribuição das covariáveis na população de onde se originaram os casos.

Há vários tipos e situações de pareamento, cuja implementação pode ser mais ou menos complicada, dependendo do estudo. Pareamento individual (com um ou mais controles para cada caso-índice) ou por frequência são os tipos básicos (Szklo e Nieto, 2019). Quando se deseja parear por muitas covariáveis, a estratégia pode ser de difícil execução, havendo, no entanto, procedimentos multivariados utilizados na fase de análise estatística que podem viabilizar a identificação de pares adequados, isto é, que reduzam o confundimento originado pela falta de comparabilidade inicial. Uma técnica conhecida como escore de propensão é particularmente interessante nestes casos.

No caso de um estudo caso-controle pareado, a maneira de se calcular a medida de associação de interesse (isto é, a *odds ratio*, que é uma boa estimativa do risco relativo quando a enfermidade é relativamente rara) é um pouco diferente daquela que se usa quando as amostras são independentes. Do ponto de vista estatístico, há procedimentos específicos para dados pareados (ver o ***Capítulo 26 – Associação Estatística em Epidemiologia: Análise Bivariada***). Não é raro, por exemplo, encontrar comparações de grupos pareados através de testes estatísticos clássicos sem a devida adaptação a este tipo de desenho (isto é, utilizando-se um teste pareado).

Ainda sobre o pareamento, há, também, situações em que ele ocorre naturalmente. Estudos do tipo "antes e depois" e estudos baseados em unidades que só aparecem em pares, tais como olhos, rins, hemisférios cerebrais, gêmeos univitelinos etc., são exemplos clássicos de dados pareados utilizados na pesquisa médica. Os estudos de concordância (ou confiabilidade) também são casos típicos em que a análise dos dados deve ser feita de forma pareada, embora o objetivo seja diferente (ver o ***Capítulo 21 – Métodos Estatísticos em Estudos de Concordância***).

As definições *a priori* do desenho de estudo e de eventuais critérios de restrição contribuem para o sucesso* de uma investigação epidemiológica. No plano especificamente estatístico, e de maneira equivalente, o mesmo pode ser dito para a definição do esquema amostral e para a determinação do tamanho da amostra. Na prática, entretanto, como já dito, é comum se observar estudos em que nem o desenho do estudo, nem o plano amostral foram previamente definidos. O investigador simplesmente reúne um conjunto de dados sem especificação destas etapas vitais. Neste caso, indaga-se, *a posteriori*, sobre qual foi o desenho de estudo utilizado. Com frequência não há uma resposta fácil para esta questão, e o mais aconselhável é uma descrição detalhada do que foi feito, em vez de apenas identificar uma nomenclatura padrão.

Como poderá ser visto no ***Capítulo 24 – Amostragem***, os principais desenhos amostrais são a Amostra Aleatória Simples, a Amostra Estratificada e a Amostra

* Entendendo, obviamente, "sucesso" não como a observação de um resultado "positivo" (aquele que o pesquisador gostaria ou esperaria observar), e sim como aquele válido.

por Conglomerados. Com relação à determinação do tamanho da amostra, além da questão técnica, deve também ser considerada a dificuldade operacional de obtenção de amostras "grandes" na pesquisa biomédica. Assim, o tamanho da amostra dependerá do erro tolerável de amostragem* definido pelo pesquisador, que, com frequência – e com razão –, é inicialmente planejado para ser bem pequeno. Dependendo do estudo, entretanto, o desejo de um erro pequeno pode gerar uma amostra grande demais para ser obtida operacionalmente, por diversas razões, tais como custos, tempo, disponibilidade de casos etc. Nesse sentido, eventualmente, um "relaxamento" no erro pode ser necessário, a fim de se viabilizar o estudo, chegando a um tamanho amostral julgado factível. O que se coloca, portanto, é uma nova questão: compensa a realização do estudo com a nova e menor precisão? Esta não é uma pergunta a ser respondida estatisticamente, mas uma consideração importante é que pode ser mais interessante uma amostra representativa – mesmo que pequena –, do que uma amostra grande enviesada. Por outro lado, o contrário também pode ser útil se se espera que o viés seja pequeno.

Ainda com relação ao tamanho da amostra, observa-se em algumas especialidades uma situação particular que traz inicialmente uma facilidade operacional mas, posteriormente, uma complexidade analítica. Na oftalmologia, por exemplo, são feitas medidas (como a pressão intraocular) em cada um dos dois olhos de um indivíduo. Assim, considerando, por exemplo, 20 pacientes, o tamanho da amostra seria 20 x 2 = 40 unidades de análise (olhos). Apesar de agora o tamanho da amostra ser maior, as observações não são independentes e esta falta de independência viola um importante pressuposto da maioria dos procedimentos estatísticos. Ignorar este fato na análise dos dados implicará em um viés na precisão das estimativas. Isto é, neste exemplo, a correlação interna que provavelmente existe entre as medidas dentro de cada paciente promove, falsamente, uma maior precisão nas estimativas. O leitor pode concretizar esta ideia tentando decidir em que estudo teria mais confiança (supondo que ambos sejam válidos) para se estimar, por exemplo, a pressão intraocular média de certa população: em um estudo com dez pacientes e com 20 medidas, uma para cada um dos seus olhos, ou em um estudo com 20 pacientes, cada um contribuindo com apenas um olho (p. ex., o direito)? Embora em ambos os estudos o "tamanho" da amostra seja de 20, a tendência é que o segundo seja verdadeiramente mais preciso. Como uma "compensação" pela vantagem relativa do "aumento" do tamanho da amostra através de observações dependentes (os olhos), a análise dos dados neste caso deve ser feita incorporando a estrutura de correlação interna, tornando-a mais complexa. Por outro lado, se um determinado estudo quisesse comparar dois procedimentos oftalmológicos cirúrgicos, a opção de se operar na mesma pessoa um olho com cada um dos procedimentos (se fosse possível e viável) deveria conduzir a um resultado mais preciso.

Voltando ao planejamento do estudo, é comum nos protocolos de pesquisa a determinação *a priori* da análise estatística a ser executada. Não obstante a vantagem desta estratégia – para a prevenção do uso de técnicas estatísticas incorretas e também, potencialmente, para se evitar a não recomendável "tortura de dados" (Mills, 1993) –, ter uma certa flexibilidade no momento da análise costuma ser útil ao estudo, pois se podem explorar mais "eficientemente" os dados coletados. Isto é, não raramente, os dados se "comportam" de uma maneira diferente daquela inicialmente imaginada ou desejada – com a presença de valores discrepantes (*outliers*), por exemplo –, obrigando o investigador a mudar ou aperfeiçoar a estratégia de análise. Além disso, em função da frequente falta de comparabilidade nos estudos observacionais, já mencionada anteriormente, quase sempre será necessário o uso simultâneo de mais variáveis na análise, sendo, *a priori*, difícil predizer de que forma e que novas variáveis deverão ser consideradas. Estratificação e modelos multivariados são estratégias estatísticas que viabilizam a análise de múltiplas variáveis, sendo o ***Capítulo 27 – Associação Estatística em Epidemiologia: Análise com Múltiplas Variáveis*** dedicado a este tópico. Dependendo dos objetivos da pesquisa, pode ser necessária a utilização de técnicas estatísticas mais específicas. Por exemplo, Análise de Sobrevida e Análise de Dados Espaciais (***Capítulo 33 – Análise de Dados Espaciais em Saúde***) são estratégias de análise que devem ser incorporadas ao repertório dos investigadores da área biomédica, visto que muitas situações ou objetivos de pesquisa observados na prática exigem estas abordagens.

Considerações finais

Para finalizar, cabem algumas divagações ou complementações de tópicos não considerados ou apenas parcialmente explorados ao longo deste capítulo:

O leitor pode ter estranhado a falta de ênfase de termos tão frequentes na pesquisa biomédica, presentes nos periódicos internacionais, como "p-valor" e "testes

* Além de outros fatores, como se poderá verificar no ***Capítulo 24 – Amostragem***.

de hipóteses". Embora se reconheça o importante papel dos testes estatísticos, expresso pela significância estatística dos estudos, o exagero de seu uso – talvez explicado pelo desconhecimento de suas limitações – tem sido bastante criticado, sendo, inclusive, eventualmente considerado como uma verdadeira "religião" (Salsburg, 1985). Ainda hoje esta é uma questão conflituosa e mal entendida (Wasserstein et al., 2016). Potencialmente, outra consequência do uso inapropriado dos testes estatísticos é a enorme quantidade de artigos científicos que apresentam erros de análise importantes (Glantz, 1980). Nesse sentido, o investigador deve estar atento à forma alternativa a esta abordagem, centrada na ideia de medidas de efeito e intervalos de confiança.

Uma distinção não tão trivial entre a epidemiologia e a estatística é como estas entendem a noção de viés. Para a estatística, ocorre viés quando o estimador (p. ex., prevalência amostral) utilizado para certo parâmetro (prevalência populacional) não é, em média, igual a este parâmetro. Isto é, se a média das estimativas obtidas para todas as possíveis amostras de um certo tamanho se iguala ao parâmetro sendo estimado, então se diz que o estimador é não tendencioso (ou não enviesado). Esta propriedade pode ser demonstrada analiticamente, sem a necessidade de extração de "todas" as amostras daquela população. A não tendenciosidade, assim como a consistência e a eficiência, são propriedades estatísticas desejáveis de um estimador e discutidas em textos estatísticos. Ou seja, a noção de viés para a estatística é técnica e resolve-se com a presença de aleatoriedade no processo de seleção das unidades (amostra aleatória) ou de alocação de condições de exposição (randomização). Para a epidemiologia, viés (*bias*) é qualquer erro sistemático que desvie ou distorça a realidade de um fenômeno sob estudo, podendo ter várias origens dentro daquelas já citadas de seleção e informação. A situação de confusão, embora seja um caso diferente, ou seja, não é um viés em um sentido epidemiológico, implica em um viés na medida de efeito de uma exposição quando se deseja inferir uma associação causal.

Retomando o artigo de Wulff e cols. (1987), que avaliaram através de um questionário o nível de conhecimentos de estatística básica que médicos dinamarqueses possuíam – com a conclusão de que são tão limitados* (os conhecimentos), que não se pode esperar, por exemplo, interpretações acertadas a partir da leitura de um artigo cientifico –, percebe-se uma preocupação apenas com a estatística. Embora o conhecimento de noções básicas de estatística seja uma questão central, agravada pela informação, neste estudo, de que apenas 35% dos entrevistados achavam que as perguntas incluídas no questionário eram importantes, aparentemente não houve nenhuma preocupação com o método epidemiológico. Além disso, deve-se estar atento também a certa latência esperada na transferência e utilização dos recursos estatísticos novos por parte da literatura biomédica (Altman e Goodman, 1994).

Além do confundimento, outra questão extremamente importante, e que a epidemiologia em conjunto com a estatística tem estudado, é o conceito de **interação**. Outra forma de designar este conceito que com frequência se observa na pesquisa biomédica é **modificação de efeito**. Sucintamente, significa que o efeito de uma variável (ou fator) sobre certo desfecho não é constante para os diversos níveis de uma terceira variável (ou fator). Por exemplo, o efeito do tabagismo (fator) sobre uma doença (desfecho) pode depender da presença ou não de atividade física regular (outro fator). Isto é, se a associação entre a doença e o tabagismo é a mesma para quem pratica atividade física e para quem não pratica, diz-se que não há interação entre o tabagismo e a prática de atividade física. Caso contrário, isto é, se o efeito do tabagismo sobre a ocorrência da doença varia de acordo com a prática de atividade física, diz-se que há interação. O ***Capítulo 27 – Associação Estatística em Epidemiologia: Análise com Múltiplas Variáveis*** desenvolve um pouco mais o fenômeno de interação e o ***Capítulo 11 – Validade em Estudos Epidemiológicos*** é dedicado conjuntamente aos conceitos de confundimento e interação, já que esta "dupla" é de extrema importância na pesquisa epidemiológica devido a sua intrínseca relação com o processo de inferência causal.

* Das nove questões que admitiam uma reposta certa, o número médio de acertos foi 2,4.

Bibliografia Consultada

- Arendt H. Entre o passado e o futuro. São Paulo: Perspectiva; 2014.
- Altman DG, Goodman SN. Transfer of technology from statistical journals to the biomedical literature: past trends and future predictions. JAMA. 1994;272(2):129-132.
- Baldi B, Utts J. What your future doctor should know about statistics: must-include topics for introductory undergraduate biostatistics. The American Statistician. 2015;69(3):231-240.
- Benjamin DJ, Berger JO, Johannesson M, Nosek BA, Wagenmakers EJ, Berk R, et al. Redefine statistical significance. Nature Human Behaviour. 2018 Jan;2(1):6-10. doi: 10.1038/s41562-017-0189-z.

- Berger JO, Berry DA. Statistical analysis and the illusion of objectivity. American Scientist. 1988;76:159-165.
- Berzuini C, Dawid P, Bernardinelli L, ed. Causality: statistical perspectives and applications. Chichester: John Wiley & Sons; 2012.
- Besson JL, org. A ilusão das estatísticas. São Paulo: Editora da UNESP; 1995.
- Breslow NE. Statistics. Epidemiologic Reviews. 2000;22(1):126-130.
- Casado A, Prieto L, Alonso J. El tamaño del efecto de la diferencia entre dos medias: ¿estadísticamente significativo o clínicamente relevante? Medicina Clínica (Barcelona). 1999;112:584-588.
- Christenfeld NJS, Sloan RP, Carrol D, Greenland S. Risk factors, confounding, and the illusion of statistical control. Psychosomatic Medicine. 2004;66:868-875.
- Diggle PJ. Statistics: a data science for the 21st century. Journal of The Royal Statistical Society, series A. 2015178:1-18.
- Diggle PJ, Chetwynd AG. Statistics and scientific method: an introduction for students and researchers. Oxford: Oxford University Press; 2011.
- Delgado-Rodriguez M, Llorca J. Bias. Journal of Epidemiology and Community Health. 2004;58:635-641.
- Efron B, Hastie T. Computer age statistical inference: algorithms, evidence, and data science. New York: Cambridge University Press; 2016.
- Gardner MJ, Altman DG. Confidence interval rather than p-values: estimation rather then hypothesis testing. British Medical Journal. 1986;292:746-750.
- Glantz SA. Biostatistics: how to detect, correct and prevent errors in the medical literature. Circulation. 1980;61(1):1-7.
- Gordis L. Epidemiology. 6th Ed. Philadelphia: Elsevier Saunders; 2018.
- Greenland S, Vanderweele TJ. Validity and bias in epidemiological research. In: Detels R, Gullifor M, Karim QA, Tan CC, ed. Oxford Textbook of Global Public Health. 6th ed. Vol. 2. Oxford: Oxford University Press; 2015.
- Greenland S. Randomization, Statistics, and Causal Inference. Epidemiology. 1990;1(6):421-429.
- Greenland S, Gago-Dominguez M, Castelao JE. The value of risk-factor ("black-box") epidemiology (with commentaries). Epidemiology. 2004;15:529-535.
- Greenland S, Mansournia MA. Limitations of individual causal models, causal graphs, and ignorability assumptions, as illustrated by random confounding and design unfaithfulness. European Journal of Epidemiology. 2015;30(10):1101-1110.
- Greenland S, Senn SJ, Rothman KJ, et al. Statistical tests, P values, confidence intervals, and power: a guide to misinterpretations. European Journal of Epidemiology. 2016;31:337-350.
- Hulley SB, Cummings SR, Browner WS, et al. Delineando a pesquisa clínica: uma abordagem epidemiológica. São Paulo: Artmed Editora; 2003.
- Lancaster GA, Dodd S, Williamson PR. Design and analysis of pilot studies: recommendations for good practice. Journal of Evaluation in Clinical Practice. 2004;10(2):307-312.
- Lash TL, Fox MP, Fink AK. Applying quantitative bias analysis to epidemiologic data. New York: Springer; 2009.
- Last JM. A dictionary of epidemiology. 3rd ed. Nova York: Oxford University Press; 1995.
- Laupacis A, Sekar N, Stiell IG. Clinical prediction rules: a review and suggested modifications of methodological standards. JAMA. 1997;277(6):488-491.
- Lesser ML, Akerman MB, Kohn N. Analogies for helping clinicians and investigators better understand the principles and practice ob biostatistics. The American Statistician. 2016;70(2):166-170.
- Luiz RR, Magnanini MMF. A lógica da determinação do tamanho da amostra em investigações epidemiológicas. Cadernos Saúde Coletiva. 2000;8(2):9-28.
- Luiz RR, Struchiner CJ. Inferência causal em epidemiologia: o modelo de respostas potenciais. Rio de Janeiro: Editora Fiocruz; 2002.
- Miettnen OS. Epidemiology: quo vadis? (with discussion). European Journal of Epidemiology. 2004;19:713-750.
- Mills JL. Data torturing. The New England Journal of Medicine. 1993;329(16):1196-1199.
- Müllner M, Matthews H, Altman DG. Reporting on statistical methods to adjust for confounding: a cross-sectional study. Annals of Internal Medicine. 2002;136:122-126.
- Newman SC. Commonalities in the classical, collapsibility and counterfactual concepts of confounding. Journal of Clinical Epidemiology. 2004;57:325-329.
- Pearce N. Traditional epidemiology, modern epidemiology, and public health. American Journal of Public Health. 1996;86(5):678-683.
- Rao CR. The Past, Present and Future of Statistics. IMS Bulletin. 2006;35(2):5-6.
- Reichmann WJ. Uso e abuso das estatísticas. Rio de Janeiro: Editora Artenova; 1975.
- Rose G. Sick individuals and sick populations. International Journal of Epidemiology. 1985;14:32-38.
- Rosner B. Statistical methods in ophthalmology: an adjustment for the intraclass correlation between eyes. Biometrics. 1982;38:105-114.
- Rothman KJ, Greenland S, Lash TL. Modern Epidemiology. 3rd ed. Philadelphia: Lippincott Williams & Wilkins; 2008.
- Rothman KJ. Epidemiology: an introduction. Nova York: Oxford University Press; 2002.
- Sackett DL. Bias in analytic research. Journal of Chronic Diseases. 1979;32:51-63.

- Salsburg DS. The religion of statistics as practiced in medical journals. The American Statistician. 1985;39(3):220-223.
- Salsburg DS. Uma senhora toma chá...: como a estatística revolucionou a ciência no século XX. Rio de Janeiro: Zahar; 2009.
- Salsburg DS. Errors, blunders, and lies: how to tell the difference. Boca Raton: CRC Press; 2017.
- Schlesselman JJ. Biostatistics in epidemiology: a view from the faultline. Journal of Clinical Epidemiology. 1996;49(6):627-629.
- Smeeton N. Statistical education in medicine and dentistry. The Statistician. 1997;46(4):521-527.
- Steyerberg EW. Clinical prediction models: a practical approach to development, validation, and updating. New York: Springer; 2010.
- Stigler SM. The seven pillars of statistical wisdom. Cambridge: Harvard University Press; 2016.
- Szklo M, Nieto FJ. Epidemiology: beyond the basics. 4nd ed. Boston: Jones and Bartlett Publishers; 2019.
- Thompson B. "Statistical", "Practical", and "Clinical": how many kinds of significance do counselors need to consider? Journal of Counseling & Development. 2002;80:64-71.
- Thompson WD. Statistical criteria in the interpretation of epidemiologic data. American Journal of Public Health. 1987;77:191-194.
- Walker AM. Reporting the results of epidemiologic studies. American Journal of Public Health. 1986;76:556-558.
- Wallis WA, Roberts HV. Curso de estatística. Rio de Janeiro: Editora Fundo de Cultura; 1964.
- Wasserstein RL, Lazar NA. The ASA's Statement on p-Values: Context, Process, and Purpose. Editorial. The American Statistician. 2016;70(2):129-133.
- Wulff HR, Andersen B, Brandenhoff P, Guttler F. What do doctors know about statistics? Statistics in Medicine. 1987;6:3-10.

Capítulo

Análise Exploratória de Dados

20

Ronir Raggio Luiz
Jessica Pronestino de Lima Moreira

Introdução

A análise de dados empíricos, bem como o planejamento e a análise de dados experimentais, têm colocado a estatística como disciplina fundamental do método científico desde o início do que se convencionou chamar "ciência moderna", a partir do século XVI. Desde então, a teoria estatística tem se desenvolvido sobremaneira, configurando uma verdadeira revolução na ciência já no século XX e, agora, no limiar do século XXI, em associação com a computação – tanto em termos de *hardwares* e *softwares* para armazenamento, processamento e análises de gigantescas bases de dados –, uma nova revolução já se desenha. Assim, enquanto ciência da variabilidade e da incerteza, a estatística tem contribuído de forma inequívoca para o desenvolvimento científico em praticamente todas as áreas do conhecimento. E, mais recentemente, com a integração desses poderosos recursos computacionais, um novo impulso e novos desafios, inclusive teóricos, têm sido observados em algumas áreas mais específicas, sendo a área da saúde um caso bastante peculiar, gerando novos conceitos, técnicas ou métodos ou uma necessidade de revisão ou atualização deles. Dessa forma, a disponibilidade e o uso imediato de imensas bases de dados (*big data*) permitiram e têm fomentado um novo e poderoso campo, conhecido como Ciência dos Dados (ou *Data Science*), com particular interesse na área da saúde (Chiavegattto Filho, 2015) e, obviamente, com muitas interfaces com a estatística, embora não sejam a mesma coisa (Hand, 1999).

Embora se reconheça genérica e corretamente a Bioestatística como a aplicação da estatística aos campos biológico e médico – como ferramenta essencial ao planejamento, à coleta, à avaliação e interpretação de todos os dados obtidos em pesquisas na área biomédica e de saúde pública –, isto nos parece hoje insuficiente para melhor entendê-la ou caracterizá-la, particularmente quando se percebe uma heterogeneidade intrínseca e insuperável em estudos cujas unidades de análise sejam seres humanos, obrigando mais reflexões e cuidados metodológicos para que os resultados obtidos sejam corretamente interpretados e úteis, mormente no momento hegemônico do que hoje se conhece como Medicina Baseada em Evidências. Outra peculiaridade deste campo, que também caracteriza a insuficiência da definição dada para a Bioestatística, é o interesse explícito e necessário dos estudos de saúde na identificação de relações de causa e efeito.

Vale salientar que o uso de poderosas ferramentas estatísticas, prontamente disponíveis em *softwares*, por profissionais e pesquisadores da área da saúde com pouca ou nenhuma formação estatística, tem contribuído para maus usos e interpretações dos resultados de pesquisas neste campo, como extensa literatura recente tem sugerido. Por exemplo, o caso dos erros de interpretação do conceito de significância estatística (p-valor) é emblemático. O uso sem os devidos cuidados, impróprio ou exagerado dos modelos estatísticos múltiplos é outro exemplo. Veja o ***Capítulo 19 – Introdução à Análise de Dados Epidemiológicos***; o ***Capítulo 26 – Associação Estatística em Epidemiologia: Análise Bivariada*** e o ***Capítulo 27 – Associação Estatística em Epidemiologia: Análise com Múltiplas Variáveis*** para maiores detalhes e outras referências sobre estes problemas.

Nesse processo histórico, a estatística se alicerçou teoricamente na probabilidade, atravessou um momento nobre da sua parte mais descritiva bem no início do século XX, mas com os avanços teóricos da inferência estatística*, análises meramente descritivas dos dados acabaram "perdendo espaço" para teorias, técnicas e ferramentas mais sofisticadas analiticamente, como os testes de hipóteses, amostragem e estimação e os modelos estatísticos. Não obstante a extrema relevância destas técnicas e ferramentas analíticas para a ciência, uma descrição sucinta e elegante dos dados disponíveis sempre foi fundamental, e seu merecido prestígio só foi retomado a partir da década de 1970. Essa retomada se caracterizou basicamente pela incorporação de novas abordagens descritivas a partir de tabelas e gráficos mais criativos e reveladores dos dados para a análise. O que se costumava chamar Estatística Descritiva ganhou um *status* analítico e passou a se chamar Análise Exploratória de Dados, sendo o livro *Exploratory Data Analysis*, de John Tukey, um estatístico americano, um marco desta revalorização de análises descritivas.

Para além desta contextualização, a teoria estatística e suas aplicações inevitavelmente envolvem mensurações e quantificações de fenômenos e situações de interesse que precisam ser estudadas, resumidas e bem caracterizadas. Nas ciências humanas e da saúde, de forma geral, devido ao seu inerente componente qualitativo, há certas restrições à experimentação que acabam por limitar quantificações. Isto não tem impedido, entretanto, tentativas bem-sucedidas com este propósito, desde que também se avaliem e tornem explícitas as consequências e as limitações das medidas realizadas – embora, invariavelmente, possam ter sua validade questionada. Apesar de todas as ciências poderem ser mensuráveis, não necessariamente qualquer mensuração signifique ciência. Nesse sentido, há que se considerar também o eventual excesso no processo de mensuração, isto é, na produção de estatísticas que a tudo pretendem responder e representar, podendo gerar ilusões (Besson, 1995). De qualquer forma, como a estatística descritiva se envolve basicamente com o resumo de mensurações, medindo e quantificando variáveis, buscando explorar suas características principais, deve-se reconhecer primeiramente e com algum formalismo o que é mensuração e seus tipos, pois todas as análises estatísticas, inclusive as meramente exploratórias, dependem desta tipologia.

Mais do que simplesmente apresentar as técnicas e as principais estatísticas associadas às análises exploratórias, este capítulo tem a intenção também de chamar a atenção para a necessidade de que toda informação sintetizada em números, tabelas e gráficos, sobretudo na área da saúde, seja contextualizada e, principalmente, tenha as suas validade e precisão consideradas, a fim de que os resultados de qualquer investigação possam efetivamente ser úteis.

* Principalmente a partir dos desenvolvimentos de Ronald Aylmer Fisher, um dos principais cientistas da história, reconhecido como pai dos experimentos aleatorizados (Salzburg, 2009).

Escalas de mensuração

Mensurar uma variável é o processo que consiste em atribuir números ou rótulos às unidades de análise. De forma geral, as variáveis podem ser classificadas, de acordo com a sua mensuração, em categóricas (ou qualitativas) e numéricas (ou quantitativas). Como já adiantado, a classificação de uma variável de acordo com sua escala de mensuração é importante não só para determinar, no momento da análise dos dados, qual o procedimento estatístico mais apropriado. A identificação de qual estratégia estatística é adequada para a avaliação da confiabilidade de qualquer mensuração também depende de sua escala. Portanto, os conceitos a seguir serão úteis para praticamente toda a parte III deste livro. Para uma descrição mais detalhada deste conteúdo, Pereira (2001) é uma boa referência.

As variáveis categóricas são aquelas que classificam as unidades em diferentes níveis (ou categorias) por meio da atribuição de números (ou símbolos), podendo ainda, de acordo com a sua escala de mensuração, ser classificadas em nominal ou ordinal. Uma escala nominal tem a função apenas de identificar a qual categoria (ou nível), entre todas aquelas possíveis e excludentes da variável, cada unidade pertence, enquanto a escala ordinal, além desta característica, permite uma relação de hierarquia entre elas. Rigorosamente falando, as operações aritméticas usuais não são permitidas nestas duas escalas**. As variáveis ordinais, mensuradas em

** Mas vale aqui uma ressalva, pois há um recurso – dois "truques", na realidade – muito importante e útil que permite tratar variáveis categóricas como numéricas. Para isso, basta inicialmente reconhecermos que uma proporção é também uma média. Como assim? Primeiro, considere uma variável dicotômica, doente sim ou não, por exemplo. O "truque" está em atribuir o valor 0 para quem não tem a característica e 1 para quem tem. Logo, a média de 1's e 0's será simplesmente a proporção de 1's. Como exemplo, considere uma amostra de tamanho 5, sendo dois doentes. Então, o banco de dados seria: 1, 1, 0, 0 e 0. Assim, a média é (1+1+0+0+0)/5 = 2/5 = 0,4, que é a proporção de doentes. Agora, se a variável for categórica, com três ou mais categorias, digamos *k* categorias, o segundo "truque" é reconhecer que esta variável pode ser substituída por *k*–1 variáveis dicotômicas do tipo 0 e 1 dependentes entre si, chamadas variáveis indicadoras (ou *dummies*). Ou seja, as *k*–1 categorias vão virar variáveis dicotômicas. Suponha a variável "estado civil", com quatro categorias: 1=casado; 2=solteiro; 3=viúvo; e 4=separado. Como *k*=4, teremos três variáveis indicadoras que poderiam ser assim definidas: a primeira variável poderia ser "casado" (sim ou não), a segunda variável seria "solteiro" (sim ou não) e a terceira "viúvo" (sim ou não), sendo que todas recebem o valor 1 quando for "sim" e 0 quando for "não". Perceba que não é necessário criar a variável "separado" (sim ou não) porque essa categoria vai aparecer naturalmente quando as outras três variáveis forem 0, sendo esta a categoria definida como de referência.

um nível mais "alto" do que as nominais permitem, entretanto, relações do tipo "maior (ou menor) que", possibilitando o cálculo de medidas compatíveis com postos (ordenações), tais como a mediana e os percentis, a serem apresentadas neste capítulo. Operações de diferenças não seriam indicadas numa escala ordinal porque os intervalos (as diferenças) entre os valores da escala não são bem definidos, sendo arbitrados pelo investigador. Entretanto, em determinadas situações, o cálculo da média de "valores" de uma escala ordinal pode ser bastante interessante e informativo, dependendo do fenômeno estudado. A utilização da escala Likert, com origem na Psicometria e extensa aplicação em saúde, é um bom exemplo (Likert, 1932; Pereira, 1999). Por outro lado, esta é uma questão antiga e ainda controversa, dividindo os pesquisadores entre aqueles ditos "conservadores" – os que não aceitam esta abordagem – e os "liberais", que acreditam ser esta uma opção potencialmente útil, desde que se reconheça suas limitações (Stevens, 1946; Knapp, 1990; Ferreira, 2007).

Exemplos de variáveis categóricas nominais são sexo (masculino ou feminino), estado civil (casado, solteiro, separado e viúvo), tipo sanguíneo (A, B, AB e O), especialidade médica (Cardiologia, Oftalmologia etc.), região geográfica (N, S, CO, NE e N), diagnóstico de internação, entre diversas outras comumente de interesse na área da saúde. De particular importância entre as variáveis nominais, são aquelas com apenas duas categorias, ditas dicotômicas, tais como "doente *vs.* não doente", "exposto *vs.* não exposto", "melhora *vs.* não melhora", "morte hospitalar *vs.* alta". Para as variáveis ordinais, são bons exemplos a classe socioeconômica (A, B, C, D ou E), o estadiamento de um câncer (estágios 0, I, II, III ou IV), a gravidade das doenças (leve, moderada ou grave), a percepção de dor (muito forte, forte, moderada, fraca ou nenhuma), o grau de melhora (muito boa, boa, satisfatória, regular, pouca ou nenhuma), classe funcional para limitação física (I, II, III e IV) etc.

Quando para a variável sob investigação já faz sentido matemático tomar a diferença entre dois valores da escala, diz-se que ela está mensurada em um nível intervalar, constituindo uma variável numérica. Há ainda um nível mais elevado de mensuração para uma variável numérica, conhecido como escala de razão. A diferença entre a escala intervalar e a escala de razão é que a primeira não apresenta um zero absoluto (verdadeiro), enquanto a segunda sim, implicando que só na escala de razão, e não na intervalar, é que faz sentido interpretar a razão entre dois valores da variável. Exemplo clássico de uma variável mensurada numa escala intervalar é temperatura. Apesar de, por exemplo, tanto a distância (diferença) de 20°C para 30°C, quanto de 30°C para 40°C ser a mesma, indicando uma variação de 10°C compatível com uma escala intervalar, não faz sentido dizer que 40°C é duas vezes "mais quente" que 20°C. Pode-se perceber esta observação convertendo as temperaturas citadas para Fahrenheit, pois 40ºC=104ºF e 20ºC=68ºF, ou seja, na escala Fahrenheit um valor já não é mais o dobro do outro. Por outro lado, para uma variável mensurada numa escala de razão, como a massa corporal, pode-se dizer que um indivíduo com um resultado de 80kg é duas vezes mais "pesado" que outro com 40kg. Os escores obtidos pela aplicação de questionários, a partir da soma dos pontos de cada item, em uma escala Likert, por exemplo, também são mensurados em uma escala intervalar.

Geralmente, a distinção entre variáveis mensuradas nas escalas intervalar e de razão não é importante, bastando identificá-las como numéricas. Estas, estando num nível mais elevado que a escala ordinal, já permitem as operações aritméticas de soma e diferença, viabilizando, portanto, mais opções analíticas.

Para a análise dos dados de uma pesquisa é sempre possível "baixar" o nível de mensuração de uma variável, sendo esta uma prática muito frequente e com o objetivo de facilitar a interpretação dos resultados. Por exemplo, ao categorizar a variável numérica "idade" em três níveis, criando uma variável ordinal com as categorias "jovens", "adultos" e "idosos", para certos pontos de corte de idade, o investigador pode ter uma interpretação mais conveniente dessa variável, já que poderia trabalhar com as frequências destas categorias no lugar de medidas-resumo (média, desvio-padrão, etc., a serem apresentadas mais adiante), embora isto implique em alguma perda de "informação". Talvez seja mais informativo dizer que determinada pessoa tem 68 anos, por exemplo, do que dizer que ela é "idosa". Mas dizer que a idade média de um grupo de pessoas é 54,5 anos com um desvio-padrão de 10,2 anos nos parece, de imediato, menos interpretável do que dizer, por exemplo, que cerca de 30% das pessoas são idosas (definidas a partir de certo ponto de corte de idade).

Dada a sua extrema relevância na descrição e exploração de dados na área da saúde, vale aqui considerar mais cuidadosamente este recurso de criar categorias a partir de uma variável numérica, conhecido como categorização. Embora esta seja uma opção muito comum e eventualmente até necessária – sobretudo na área biomédica, posto que muitas vezes se precisa classificar, ou identificar uma categoria, para alguma intervenção ou análises específicas –, as consequências teóricas e práticas podem ser piores do que uma simples perda de "informação", como dito anteriormente.

Primeiro porque há que se decidir o número de categorias e os pontos de cortes a serem utilizados. Por exemplo, se o investigador opta pela categorização mais "radical", isto é, pela dicotomização, os dois grupos devem ser divididos por algum ponto de corte que faça sentido, estatístico ou prático. Do ponto de vista estritamente estatístico, é bastante comum dicotomizar a variável pela média ou pela mediana, medidas de tendência central a serem apresentadas neste capítulo. No caso da dicotomização pela mediana, opção bem mais frequente na prática, a vantagem está em construir dois grupos de tamanhos iguais. Não obstante a relativa "vantagem" estatística pela definição do ponto de corte desta maneira, seu valor não terá em princípio uma interpretação conveniente, com o agravante de impossibilitar comparações com outros trabalhos semelhantes, pois a categoria será determinada por um valor obtido por aquela amostra em particular, ou seja, muito dependente daqueles dados – uma abordagem conhecida como *data-driven*, eventualmente não recomendada na pesquisa biomédica, onde quase sempre o interesse está em fazer generalizações e estabelecer nexos causais entre variáveis. Analogamente, deve-se atentar para as mesmas desvantagens caso a categorização seja pelos tercis, quartis ou quintis, para a obtenção de três, quatro ou cinco categorias de iguais tamanhos, respectivamente, na mesma lógica da mediana.

O que se deve ter em mente ao se propor uma categorização, e isso ser efetivamente vantajoso, é que os grupos formados devem ser homogêneos internamente e heterogêneos entre eles. E, muito provavelmente, isso não deve ser atingido usando a estratégia de dividir a variável por medidas de posição (a mediana, os tercis, os quartis, etc.). O ideal, portanto, é que este processo de categorização na área da saúde seja feito por pontos de corte já previamente definidos – se existirem, obviamente –, garantindo interpretações convenientes e comparações apropriadas entre resultados de diferentes estudos. Algumas variáveis numéricas na área da saúde são prontamente categorizadas por pontos de corte clássicos já bem estabelecidos. Por exemplo, um IMC (Índice de Massa Corporal) de pelo menos 30kg/m^2 classifica um indivíduo como "obeso". Independentemente de quão válida é esta classificação para obesidade – até porque massa corporal, mesmo relativizada à altura, avalia excesso de gordura apenas indiretamente –, um indivíduo com IMC de 29,9 kg/m^2 é classificado no grupo "não obeso", enquanto outro com praticamente o mesmo peso, 30,1kg/m^2, por exemplo, está no grupo "obeso". Ou seja, apesar da pequena diferença entre esses indivíduos, eles estariam classificados em grupos diferentes. Por outro lado, podemos classificar pessoas muito diferentes no mesmo grupo. Por exemplo, duas pessoas bem diferentes, uma com um IMC de 22 kg/m^2 e outra com 28 kg/m^2,são ambas não obesas. Ou, outras duas, com IMC's de 31kg/m^2 e 42 kg/m^2, por exemplo, são "igualmente" obesas. Como outro exemplo, peso ao nascer abaixo de 2.500g classifica recém-nascidos como baixo peso, uma condição que tem sido bastante estudada e preditora de muitos desfechos desfavoráveis, mas 2.490g não nos parece diferente de 2.510g, enquanto este mesmo valor de 2.490g é bem diferente de 1.200g, por exemplo.

Deve-se perceber, portanto, o risco de erros de classificação em qualquer categorização, independentemente da forma como foram definidos os pontos de corte. Claro que mais subcategorias podem ser incorporadas (como sobrepeso, obesidade mórbida etc., no exemplo da obesidade), criando subgrupos mais homogêneos internamente (e heterogêneos entre eles), mas mais categorias pode ser também um problema de ordem prática na análise dos dados, exigindo tamanhos amostrais maiores, além da definição de quantas categorias e seus associados pontos de corte. A mensagem final é que se a variável for originalmente numérica, qualquer categorização só deve ser utilizada após uma reflexão das suas vantagens e desvantagens, teóricas e práticas. No geral, categorizar ou dicotomizar variáveis numéricas não costuma ser a melhor ideia, sobretudo se forem usados critérios exclusivamente estatísticos neste processo*. Roystone cols. (2006) apresentam uma excelente oportunidade para reflexão das consequências desta opção em preditores para análises múltiplas.

Voltando à classificação das variáveis, há, ainda, outras maneiras de elas serem classificadas que podem interferir na análise dos dados, bem como no próprio processo de avaliação da qualidade de uma medida. Uma distinção que deve ser feita para as variáveis numéricas é reconhecer se elas podem assumir qualquer valor num determinado intervalo de variação ou apenas valores enumeráveis neste intervalo. Se a variável corresponde ao primeiro tipo, ela é dita ser contínua e é geralmente resultante de medições. Se, por outro lado, há um número finito de possíveis valores para esta variável – em um certo intervalo –, ela é discreta, sendo originada comumente a partir de contagens.

---

* Técnicas estatísticas de agrupamento utilizando a estratégia de maximizar a variabilidade da variável entre grupos e minimizá-la internamente, como as técnicas de *clusters* – *k-means*, por exemplo (Mingoti, 2005) – podem ser uma opção na ausência de pontos de corte já estabelecidos (apesar de esta estratégia ser também *data-driven*). Embora nos pareça potencialmente muito interessante, pelo menos mais que a utilização das medidas de posição, ainda não identificamos sua utilização na pesquisa biomédica.

Número de filhos, cigarros fumados por dia, entre tantas outras, são exemplos de variáveis numéricas discretas. Densidade demográfica (hab/km^2), IMC (kg/m^2), hemoglobina (g/dL), hematócrito (%) e tamanho de um nódulo (mm) são exemplos de variáveis contínuas. A distinção entre uma variável contínua e uma discreta pode eventualmente ser importante quando, em análises paramétricas, estabelece-se o modelo probabilístico da variável. O modelo Binomial e o Poisson, por exemplo, estão associados a variáveis discretas, ao passo que para as variáveis contínuas o exemplo de modelo mais largamente utilizado é o Gaussiano (Normal). Veja o ***Capítulo 22 – Probabilidade e Modelos de Probabilidade em Epidemiologia*** sobre probabilidade para mais detalhes sobre estas distribuições, o ***Capítulo 26 – Associação Estatística em Epidemiologia: Análise Bivariada*** e o ***Capítulo 27 – Associação Estatística em Epidemiologia: Análise com Múltiplas Variáveis*** para algumas análises paramétricas.

A base de dados: construção e cuidados

A primeira preocupação prática de qualquer pesquisador ou analista envolvido com uma análise descritiva ou exploratória deve ser com a "qualidade" da sua base de dados. É bastante frustrante perceber que os primeiros resultados não podem ser gerados, ou são suspeitos, devido a erros de coleta ou digitação de dados. Nesse sentido, é fundamental que se reserve tempo suficiente e dedicação para a construção da base de dados, pois isso será, na realidade, um verdadeiro ganho não só de tempo, mas, principalmente, de credibilidade dos resultados. Esta observação vale, neste momento, mais especificamente para erros procedurais ou operacionais, tais como registros equivocados, problemas de digitação etc., que podem ser eventualmente identificados e corrigidos (ou desconsiderados).

A qualidade dos dados levantados em si, que se relaciona à validade do processo de mensuração e com potencial para viés de informação, por outro lado, é um problema ainda mais sério na pesquisa biomédica, mas talvez pouco percebido como tal. Afinal, aqueles "números" foram gerados por pessoas ou instituições idôneas e competentes. Entretanto, vale frisar que a qualidade de uma medida em si, em termos de validade e precisão, não é diretamente relacionada à idoneidade e à competência de quem a gerou. Fulano de tal pode ser competente – no sentido de que cabe a ele fazer aquela medida – e idôneo, mas quase certamente haverá algum nível de incerteza no valor (ou categoria) obtido, que deveria ser conhecida, para que esse valor (ou categoria) possa ter alguma utilidade. Por exemplo, na verificação da pressão arterial de um indivíduo por um médico idôneo (e absolutamente competente neste caso), o valor obtido pode ser bem diferente do que deveria, por razões relacionadas ao aparelho (pode não estar calibrado), ao médico (algum erro por falta de preparo, tempo ou cuidado) e, principalmente, ao indivíduo examinado (estado emocional ou variação circadiana), de modo que as consequências deste valor não correspondente à realidade podem ser muito indesejáveis. O mesmo raciocínio vale para quaisquer estatísticas, como a taxa de mortalidade de uma cidade, por exemplo.

De qualquer forma, a preocupação é, portanto, com a credibilidade dos resultados que serão gerados, de modo que todo o processo de entrada de dados em um sistema qualquer deve ser planejado e checado amiúde, evitando ou minimizando perdas de tempo e desconfianças. É sempre recomendável, antes de se iniciar as análises estatísticas de interesse, que sejam feitas algumas "análises exploratórias" iniciais, buscando erros procedurais ou inconsistências. Uma máxima bastante útil em qualquer análise de dados e também pertinente neste momento é: "se há um resultado que contrarie o bom senso, duvide dele!". Independente de quão bom é o seu bom senso, a mensagem é apenas para duvidar e checar, e não rejeitar de imediato resultados "estranhos", um número atípico em uma certa distribuição, por exemplo. Se é observado o peso de uma pessoa com 800kg, por exemplo, certamente houve um erro de registro ou digitação, e deve ser corrigido, se possível, ou descartado, gerando o que é conhecido como dado perdido (*missing data*). Entretanto, valores supostamente "estranhos", podem ser apenas atípicos, mas verdadeiros e corretos, denominados *outliers* ou valores discrepantes, que também são fundamentais serem identificados para que qualquer análise os leve em consideração.

Missing data é um problema extremamente importante em qualquer investigação, o que reforça ainda mais a preocupação com todo o processo de coleta e organização da base de dados. Primeiro, porque é quase certo que ele aconteça em algum grau, de modo que a sua consequência imediata e indesejável – e que pode não ser a mais grave – é a diminuição do tamanho amostral, implicando, portanto, em perda de poder estatístico. Empiricamente, considera-se uma perda de até 5%, às vezes 10%, dependendo da variável de estudo, do contexto da pesquisa e do tamanho amostral, como "aceitável". Mas esta recomendação não tem nenhuma fundamentação teórica, com o agravante de sombrear o problema realmente grave que acontece quando as perdas são "seletivas", isto é, impondo um viés de seleção de magnitude desconhecida, já que as observações restantes para a análise – mesmo que sejam a grande maioria, 95%, por exemplo –, não mais representariam a amostra selecionada.

Por ser um problema sério e de solução não trivial, a estatística há muito tem estudado estratégias para lidar com dados perdidos, de modo que a literatura é bem vasta e complexa. Em análises uni ou bivariadas, a solução mais imediata, claro, é simplesmente eliminar os registros ausentes, com os riscos já citados, mas normalmente funciona bem. Para os propósitos deste capítulo, portanto, esta opção talvez seja suficiente, apenas se devendo quantificar e discutir as perdas. Porém, em análises múltiplas esta solução pode ser inviável, pois comumente são excluídos todos os casos com pelo menos uma observação ausente, de tal forma que a amostra final pode ficar muito pequena (o que só agrava a situação, já que são necessárias amostras ainda maiores em análises múltiplas).

A solução que tem sido apontada como satisfatória, embora complexa e impondo algumas condições, é fazer imputação de dados. Sim, imputar dados, usando técnicas estatísticas sofisticadas e disponíveis nos principais pacotes estatísticos, e não "inventando" valores para preencher a base de dados. Para isso, entretanto, é necessário saber como as perdas aconteceram e saber que há imputação simples e imputação múltipla. Teoricamente, há três tipos de perda: perdas completamente aleatórias (MCAR, do inglês *Missing Completely At Random*), perdas aleatórias (MAR, *Missing At Random*) e perdas não ignoráveis. MCAR é a "melhor" perda, ou seja, não há nenhuma explicação relevante para ela, de modo que seu único problema é a redução no número de observações. MAR acontece quando a perda pode ser "explicada" por alguma outra variável. Por exemplo, se não há a informação do peso de uma pessoa, talvez essa perda possa ser "recuperada" se soubermos o sexo, a idade, ou outra variável associada desta pessoa. A imputação de dados pode funcionar muito bem sob MCAR e MAR. Já se a perda é não ignorável, não há solução satisfatória. A perda de informação de uma variável é não ignorável quando ela se dá devido à própria variável. O melhor exemplo é a variável renda. Provavelmente a renda não informada de uma pessoa não foi informada exatamente pelo valor desta renda...

Com relação ao tipo de imputação, se simples ou múltipla, na imputação simples "resolve-se" o problema, mas não se "paga" nada por isso. E em estatística, o "preço" de qualquer ação deve estar incorporado nas incertezas das estimações. Por exemplo, sob MCAR, em uma análise univariada de uma variável numérica, os valores perdidos podem ser imputados pelo valor médio das observações disponíveis. Isso é uma imputação simples. Entretanto, certamente os valores perdidos não são iguais ao valor médio, implicando, portanto, em uma nova fonte de erro que precisaria ser considerada em qualquer inferência. Na imputação múltipla isto é considerado. Mas, como dito, esta temática é mais complexa e foge muito dos interesses deste capítulo. A intenção aqui é apenas chamar a atenção para os cuidados com a base de dados. Detalhes sobre *missing data* e imputação podem ser obtidos em artigos mais específicos e livros-texto, especialmente em inglês. McKnighte cols. (2007) é uma boa referência.

Retornando à construção da base com os dados disponíveis, como dito, ela deve ser feita com bastante atenção e seguindo algumas "regras" ou orientações bem simples, dependendo do programa usado. A estrutura clássica de uma base de dados simples pode ser visualizada em uma planilha Excel. Embora uma planilha eletrônica não seja um programa desenvolvido para armazenar e gerenciar bases de dados (p. ex., no caso da Microsoft há o Access), especialmente se forem grandes e complexas – envolvendo, por exemplo, observações repetidas de um mesmo caso –, serve perfeitamente bem para bases pequenas, com a vantagem de ser um programa muito popular. Não à toa, muito recentemente o prestigioso periódico estatístico *The American Statistician* publicou um artigo sobre organização de dados em uma planilha (BromaneWoo, 2018). Nós, em particular, somos usuários devidamente licenciados do SPSS (*Statistical Package for Social Sciences*), da IBM, um pacote estatístico bastante poderoso, mas não raro também construímos as nossas bases de dados no Excel.

Como primeira orientação geral, a base de dados só deve conter números, mesmo para as variáveis categóricas. Claro que estas poderiam ser registradas com letras (ou palavras e números, ditos campos alfanuméricos), mas a opção por identificar suas categorias por números padroniza todo o processo de entrada de dados e facilita a digitação e minimiza erros. Uma conveniência dos dados em uma planilha é porque se visualiza prontamente a sua estrutura matricial, comumente exigida pelos pacotes estatísticos para uma base de dados. Nas linhas da planilha identificamos as unidades de análise (casos, pacientes, cobaias, municípios etc.) e nas colunas, as variáveis relativas a estas unidades. A base de dados deve ser também devidamente preparada para ser manipulada de acordo com os interesses da pesquisa, podendo ser criadas, por exemplo, novas variáveis a partir daquelas já disponíveis. Se em certa base de dados já constam o peso e a altura das unidades de análise, qualquer programa, inclusive o Excel, pode gerar prontamente o IMC (Índice de Massa Corporal, definido pela razão entre o peso, em quilos, e o quadrado da altura, em cm) e sem riscos de erros.

Nessa linha, além dos registros das variáveis categóricas e numéricas de interesse, outro tipo de variável que merece atenção são aquelas relativas às datas, que devem ser digitadas na forma padronizada pelo programa em uso, de modo que qualquer operação entre duas datas gerará imediatamente o tempo decorrido entre elas. Por exemplo, se na base de dados constam as datas de internação e alta de pacientes de certo hospital, uma simples diferença entre estas datas no Excel gera imediatamente o tempo de internação de todos os pacientes. A mensagem é que quaisquer variáveis derivadas das variáveis originais não devem ser digitadas, e sim obtidas prontamente pelos recursos do programa por cálculos ou recodificações das variáveis originais.

Como um exemplo bastante interessante aos propósitos deste capítulo, considere a Figura 20.1 a seguir, que ilustra a construção de uma base de dados reais pelo Excel, a partir de um hipotético estudo ecológico (ver o ***Capítulo 16 – Estudos Ecológicos***), onde o interesse seria descrever a taxa de mortalidade geral de cada um dos 5.570 municípios brasileiros, explorando uma possível associação ao seu perfil de urbanicidade*. Em primeiro lugar, vale registrar que estes dados não precisam ser digitados, sendo prontamente exportados dos sistemas de informações disponíveis no DATASUS, já, inclusive, em um formato do Excel. Poucas edições ou adaptações são necessárias. Mais especificamente sobre a qualidade dos dados de mortalidade nos municípios, de um total de 1.349.801óbitos registrados em 2019, 2.539 (0,18%) não tinham a informação do município de residência do falecido. Esse pequeno extrato do banco está ordenado de forma crescente pelo tamanho populacional e visualizados apenas os primeiros 20 municípios.

* O termo "urbanicidade" não consta dos dicionários em português, sendo uma tradução livre do inglês *urbanicity*, que se refere ao quão urbano é determinada localidade em um momento específico. O termo "urbanização" se refere mais ao processo, à dinâmica de desenvolvimento urbano de uma cidade. De um ponto de vista teórico, para fins de estudos sobre qual o impacto que o ambiente urbano tem sobre a saúde, esta distinção é necessária e muito importante. A urbanicidade de uma localidade costuma ser mais bem caracterizada pelo grau de "concentração" de pessoas nesta localidade, sendo o tamanho populacional e/ou a densidade demográfica os dois indicadores mais utilizados. Ver o ***Capítulo 39 – Saúde Urbana: Teoria e Prática*** para uma introdução de um importante campo de investigação chamado Saúde Urbana.

Código IBGE	Nome do município	Área (km²)	Estado	Região	Pertence a RM	Óbitos (2019)	População (2019)	Mortalidade (2019)	Densidade (hab/km²)	População ≥ 70 anos (%)
316660	Serra da saudade	335,7	31	3	2	4	781	5,1	2,33	8,2
350720	Borá	118,5	35	3	2	11	837	13,1	7,07	4,4
510120	Araguainha	688,0	51	5	2	6	947	6,3	1,38	9,8
430692	Engenho Velho	71,2	43	4	2	13	1.034	12,6	14,52	7,4
171150	Oliveira de Fátima	205,9	17	1	2	5	1.112	4,5	5,4	6,7
520120	Anhanguera	57,0	52	5	2	8	1.149	7,0	20,18	7,2
432235	União da Serra	131,0	43	4	2	8	1.154	6,9	8,81	18,4
311560	Cedro do Abaeté	283,2	31	3	2	12	1.164	10,3	4,11	11,7
355590	Uru	147,0	35	3	2	24	1.165	20,6	7,93	9,3
220630	Miguel Leão	93,5	22	2	1	8	1.246	6,4	13,32	5,8
421569	Santiago do Sul	73,8	42	4	2	10	1.260	7,9	17,06	9,5
353286	Nova Castilho	183,2	35	3	2	10	1.267	7,9	6,91	9,0
411260	Jardim Olinda	128,5	41	4	2	10	1.331	7,5	10,36	7,8
430066	André da Rocha	324,3	43	4	2	8	1.333	6,0	4,11	10,1
520420	Cachoeira de Goiás	422,8	52	5	2	17	1.355	12,6	3,21	7,8
431507	Porto Vera Cruz	113,7	43	4	2	16	1.360	11,8	11,97	14,9
430485	Carlos Gomes	83,2	43	4	2	23	1.377	16,7	16,56	12,1
522005	São João da Paraúna	287,8	52	5	2	12	1.381	8,7	4,8	8,6
312790	Grupiara	193,1	31	3	2	8	1.388	5,8	7,19	9,9
170460	Chapada de Areia	659,3	17	1	2	11	1.406	7,8	2,13	7,3

Figura 20.1 – Extrato de uma base de dados sendo construída no Excel.

Desconsiderando as duas primeiras colunas, pois são apenas variáveis identificadoras das unidades de análise – o código e o nome do município –, há oito variáveis neste banco passíveis de análise, sendo que a antepenúltima, a taxa de mortalidade geral, foi derivada no próprio Excel rapidamente dividindo-se o número de óbitos (coluna "Óbitos") pelo tamanho populacional (coluna "População") e multiplicando por 1.000. Então, por exemplo, o município de Serra da Saudade, em MG – o menor município brasileiro nesse ano de 2019 em termos de tamanho populacional, com apenas 781 habitantes* – registrou quatro óbitos, o que gerou uma taxa de mortalidade geral de aproximadamente 5,1/1.000 habitantes para o ano de 2019. A penúltima coluna, a densidade demográfica, também é facilmente obtida dividindo-se a coluna população pela coluna área. Por ora, não focaremos nas interpretações destes "resultados", mas, além da caracterização da amostra, também faz parte de uma análise estatística descritiva e exploratória, a identificação de unidades "atípicas" em relação às demais.

Dessas oito variáveis, todas apresentando apenas "números", três são categóricas e cinco são variáveis numéricas, sendo "Óbitos em 2019" e "População em 2019", discretas, e "Mortalidade", "Densidade demográfica" e "Proporção de 70 anos ou +", contínuas. Os "números" da variável "Região" caracterizam uma variável nominal com os seguintes rótulos, atribuídos pelo IBGE (Instituto Brasileiro de Geografia e Estatística): 1 = Norte; 2 = Nordeste; 3 = Sudeste; 4 = Sul; e 5 = Centro-Oeste. De maneira associada, "Estado" identifica as Unidades da Federação (UF), com dois dígitos, sendo o primeiro relacionado à região geográfica e o segundo, ao estado. Borá, por exemplo, fica no estado de São Paulo, identificado por "35". A variável "Pertence a RM (Região Metropolitana)" é dicotômica, sendo 1=Sim e 2=Não. Naturalmente, a identificação imediata dos rótulos destes códigos pelo programa seria conveniente.

Para finalizar a construção deste banco-exemplo – lembrando, porém, que são dados reais –, adicionaremos mais duas variáveis categóricas para ilustrar o processo de categorização e derivação a partir das variáveis originais. A primeira, com três categorias, é derivada de uma combinação do tamanho populacional com a densidade demográfica de cada município, classificando-os de acordo com o seu porte (uma boa aproximação para o seu grau de "urbanicidade"), a partir de uma reflexão que gerou pontos de corte para estas duas variáveis que já vêm se consolidando na literatura (Veiga, 2002)**. Seguindo esta classificação, um município pode ser considerado "Pequeno" (ou basicamente rural) se seu tamanho populacional for de até 50.000 habitantes e sua densidade for inferior a 80hab/km²; pode ser considerado "Grande" (ou urbano) se sua população for de pelo menos 100.000 habitantes, independentemente da densidade; e pode ser considerado "Médio" (ou "rurbano", um neologismo criativo e apropriado) se a população estiver entre 50.000 e 100.000 habitantes ou a densidade for de, pelo menos, 80hab/km². A Figura 20.2 a seguir sintetiza como esta variável foi derivada em função da categorização combinada de duas variáveis numéricas, a partir de pontos de cortes já utilizados na literatura, incluindo os quantitativos – absolutos e relativos – dos municípios nas seis subcategorias que se combinam para formar as três categorias da variável "Porte do município" (pequeno, médio ou grande).

Tamanho populacional	Densidade demográfica	
	Até 80 habitantes/km²	Pelo menos 80 habitantes/km²
Até 49.999 habitantes	Pequeno (N = 4.357; 78,2%)	Médio (N = 540; 9,7%)
50.000 a 99.999 habitantes	Médio (N = 171; 3,1%)	Médio (N = 178; 3,2%)
Pelo menos 100.000 habitantes	Grande (N = 58; 1,0%)	Grande (N = 266; 4,8%)

Figura 20.2 – Classificação dos municípios brasileiros pelo seu porte, a partir do seu tamanho populacional e densidade demográfica em 2019.

Fechando o banco de dados, a segunda variável categórica a ser criada é uma combinação simples desta classificação de porte com o pertencimento ou não do município a uma região metropolitana (RM), configurando, portanto, uma variável com seis categorias: 1= "Pequeno e em RM"; 2= "Médio e em RM"; 3= "Grande e em RM"; 4 = "Pequeno e fora de RM"; 5 = "Médio e fora e RM"; e 6 = "Grande e fora de RM". Essa classificação dos municípios, tipificando o ambiente onde vivemos em termos de urbanicidade (tamanho populacional, densidade demográfica e pertencimento à região metropolitana), nos parece extremamente

* Sim, é verdade! O leitor deve estar surpreso ao ver que no Brasil existem municípios com menos que 1.000 habitantes. Outros números também surpreendentes e provavelmente desconhecidos do leitor sobre o perfil dos 5.570 municípios brasileiros serão apresentados neste capítulo.

** Um entendimento geral e plenamente satisfatório do quão urbano é um município não parece tarefa fácil. Talvez seja fácil apenas identificar os dois polos deste contínuo entre uma área absolutamente rural e outra "100%" urbana, como o centro de uma metrópole. Mas a ideia mais utilizada no mundo e que parece ser consenso é usar o porte do município, em termos de seu tamanho populacional e/ou densidade demográfica.

desejável e bem mais adequada que a tradicional estratificação por regiões geográficas, quando se deseja estudar fenômenos de saúde e sociais (exceto, talvez, nas situações em que o clima seja também uma variável preponderante).

Como um último comentário desta seção, vale lembrar as ricas bases de dados brasileiras prontamente disponíveis para análises descritivas e exploratórias. O DATASUS é um órgão do Ministério da Saúde que tem a missão de coletar, processar e disseminar informações de saúde de diversas naturezas, com vários sistemas (mortalidade, nascidos vivos, doenças de notificação compulsória, internações etc.). Embora ainda pouco explorados relativamente às suas potencialidades, pois são dados riquíssimos e de boa qualidade, têm permitido conhecer cada vez melhor o perfil de saúde e a necessidade de assistência da população brasileira. Várias bases de dados podem ser prontamente consultadas e baixadas no portal do DATASUS.

Adicionalmente e de forma atual e importantíssima, desde a pandemia de Influenza A (H1N1), em 2009, a Secretaria de Vigilância em Saúde (SVS) do Ministério da Saúde tem sido responsável pela vigilância da Síndrome Respiratória Aguda Grave (SRAG) no Brasil, tendo implantado o SIVEP-Gripe (Sistema de Informação de Vigilância Epidemiológica da Gripe) para fins de controle e disponibilização de informações. Assim, com o aparecimento da pandemia pelo Covid-19, este sistema passou a desempenhar papel fundamental no seu monitoramento, fornecendo dados detalhados de todos os casos notificados. Estes dados podem ser prontamente obtidos no site https://opendatasus.saude.gov.br/dataset/ e têm sido atualizados regularmente.

Caracterizando a amostra

Embora seja quase senso comum que a parte mais "nobre" da estatística seja conhecer uma população a partir da estimação de parâmetros que a descrevam resumidamente – quer estes parâmetros se refiram a uma única variável, à associação entre duas variáveis ou ainda a parâmetros que foram ajustados por outras variáveis –, caracterizar adequadamente a amostra em mãos é sempre uma tarefa de suma importância e, eventualmente, a única coisa que estatisticamente pode ser feita, mesmo quando este não for o objetivo principal do estudo. Isto porque, rigorosamente falando, para que se possa fazer alguma inferência estatística sobre qualquer parâmetro populacional, uma condição *sine qua non* é que a amostra tenha sido selecionada aleatoriamente desta população* (ver o ***Capítulo 24 – Amostragem*** para maiores detalhes). Porém, é muito comum na pesquisa biomédica a seleção de uma amostra não aleatória (p. ex., a seleção de todos os casos registrados de uma certa doença em certo hospital), de modo que qualquer tentativa de inferência populacional a partir dela corre sério risco de viés de seleção, já que não se pode dizer, pelo menos com base na teoria estatística, que a amostra seja representativa da população**. Percebe-se, portanto, o quão relevante pode ser a caracterização da amostra, explorando-a descritivamente.

Outra situação em que a caracterização da amostra é a única análise estatística a ser feita é quando a "amostra" em questão não é uma amostra, e sim a população inteira, no caso, portanto, um censo. Caso típico desta situação é o banco citado anteriormente, quando se quer caracterizar todos os 5.570 municípios brasileiros para alguma variável (a taxa de mortalidade geral, neste exemplo). Não são raras na prática, entretanto, tentativas de inferências por meio de testes estatísticos e estimações a partir de dados populacionais. Como estes procedimentos estatísticos inferenciais se destinam basicamente a considerar as incertezas associadas ao processo amostral, para justificá-los seria necessário se imaginar uma "superpopulação", ou seja, uma população hipotética. Por exemplo, pode-se pensar que os dados em mãos, embora sejam populacionais, representam uma "amostra" no tempo. Toda a população de 2019 de certa localidade, por exemplo, seria uma "amostra" daquela população para outros anos. Deve ficar clara a fragilidade desta premissa, pois para que os resultados façam sentido e sejam devidamente bem interpretados, como dito, dependendo do objetivo, a representatividade dessa "amostra" é uma condição necessária, mas provavelmente não satisfeita nessas situações.

Analisar descritivamente uma amostra, explorando as principais características das variáveis de uma base de dados ou levantando hipóteses sobre possíveis associações, por exemplo, significa, em síntese, construir

* Muitos trabalhos na área de saúde, provavelmente por absoluta falta de atenção a essa condição e, principalmente, às consequências da sua violação, apresentam resultados inferenciais, tais como valores de p e intervalos de confiança, que, na realidade, acreditamos, só contribuem para aumentar o desentendimento do que significam estas inferências (ver o ***Capítulo 26 – Associação Estatística em Epidemiologia: Análise Bivariada*** e o ***Capítulo 27 – Associação Estatística em Epidemiologia: Análise com Múltiplas Variáveis***).

** Por outro lado, se o parâmetro em questão for causal, não necessariamente a aleatoriedade na seleção das unidades é a questão central, e sim a aleatoriedade na alocação do suposto fator causal, processo conhecido como randomização.

tabelas ou gráficos apropriados e também calcular estatísticas* de interesse apropriadas, medidas-resumo como médias, índices, coeficientes, frequências, proporções, taxas, indicadores etc., ou seja, informações traduzidas em números, que, por sua vez, precisam ser interpretadas. Aqui, o termo "apropriado" se refere basicamente à escala de mensuração da variável em uma análise univariada e às escalas das duas variáveis em uma análise bivariada. Para uma análise univariada, a primeira distinção necessária a ser feita é se a variável é categórica ou numérica; e em uma análise bivariada é se ambas são categóricas, ambas são numéricas ou se uma é categórica e a outra variável é numérica.

Independentemente de os dados serem categóricos ou numéricos, quaisquer resultados ou informações estatísticas devem ser apresentados, como dito, de forma apropriada e resumida em uma tabela ou em um gráfico. Uma tabela estatística é a forma padrão e recomendada de se apresentar resultados quantitativos de qualquer investigação, especialmente em um ambiente científico. Para isso, há que se reconhecer a necessidade de algumas "regras" para a sua construção e, principalmente, respeitar uma máxima que diz que qualquer tabela deve ser autoexplicativa, ou seja, deve ser prontamente inteligível, sem a necessidade de qualquer consulta externa a ela. Nesse sentido, no Brasil, há as normas de apresentação tabular formalmente definidas pelo IBGE, "com o objetivo de fornecer elementos que assegurem a padronização e racionalização da apresentação de dados numéricos em tabelas" (IBGE, 1993).

Definitivamente, portanto, há que se respeitar "regras" para se construir uma tabela. Mas os pormenores das regras que devemos seguir serão definidos, ao fim e ao cabo, pelo veículo que divulgará a referida tabela. Por exemplo, se a tabela estará em uma dissertação de mestrado no Brasil, então deve respeitar as regras daquele programa de pós-graduação daquela Universidade; se estará em um artigo científico submetido a certa revista internacional, será esta revista quem definirá as regras. Nos detalhes, portanto, especialmente em relação a questões estéticas, as regras podem variar bastante, de veículo para veículo ou de um país para outro**.

Mas as "regras" globais são praticamente universais, devendo-se respeitar a máxima dita anteriormente. Para tanto, sem formalidades, podemos pensar em uma tabela sendo dividida em três partes: título, "corpo" e rodapé. No título, por óbvio, deve se constar do que se trata a tabela, não deixando de localizar os dados espacial e temporalmente. O "corpo" da tabela, incluindo seu cabeçalho, é a tabela propriamente dita, com seus números apresentados de forma prontamente inteligível (padronizações, rótulos, unidades de medida mencionadas, símbolos identificáveis etc.). Por fim, no rodapé deve constar a "fonte", ou seja, quem é o responsável (pessoa física ou instituição) pelos dados e, também, eventuais observações necessárias, gerais ou específicas, que complementem o título ou determinadas células da tabela, para que ela efetivamente cumpra a sua função de ser informativa e autoexplicativa. A "fonte" dos dados é uma informação obrigatória, mas ela até poderia ser omitida da tabela se a autoria já for óbvia pelo contexto e de acordo com o veículo que está divulgando a tabela.

Já com relação aos gráficos, a coisa muda de figura***. Uma tabela e um gráfico, em princípio, não devem ser vistos como alternativos e nem como complementares. Mas eventualmente podem sê-los, ficando a opção a cargo do analista dos dados. De imediato, devemos perceber que se prestam a objetivos diferentes. Uma tabela, como visto, destina-se a apresentar os números tal qual eles são, de modo que o entendimento deles pelo leitor seja imediato e coincida exatamente com os resultados gerados pelo autor da tabela. Um gráfico, por outro lado, tem a função precípua de impactar o leitor, de acordo com os interesses de quem o construiu, para o bem ou para o mal. Nesse sentido, e embora pertinente, é bastante preocupante o senso comum consolidado na máxima "um gráfico fala mais que mil palavras". De fato, um gráfico apropriado e bem construído costuma ser um eloquente revelador de "achados" escondidos na frieza dos números de uma tabela. Mas, se as estatísticas em geral já apresentam alto poder para enganar incautos, gráficos multiplicam este potencial. Desse modo, todo o cuidado é pouco na hora de se interpretar um gráfico, e também um preparo técnico mínimo, por mais simples que ele pareça, pois, como sinalizado, foi intencionalmente construído para impactar o leitor, mesmo que não se suspeite de má-fé na sua proposta. Diariamente, gráficos despretensiosamente maliciosos produzidos pela imprensa desafiam a nossa atenção, e até na academia podemos observar o mesmo.

* Uma estatística é qualquer "conta" que se faz com os dados amostrais, ao passo que um parâmetro se refere à população.

** Por sermos frequentemente indagados em sala de aula, cabe aqui um comentário com tons de rebeldia a regras estéticas inúteis: não deve ser um simples "fechamento" da tabela com linhas marginais verticais que a descaracterizem como uma tabela e a transforme em um "quadro", que é de construção mais livre, não sujeito às regras de apresentação tabular. Concordamos, entretanto, que linhas verticais são desnecessárias e só "poluem" visualmente a tabela, sendo inclusive aparentemente uma tendência mundial não as utilizar.

*** *Data venia* o trocadilho, genericamente falando, nos textos acadêmicos, uma figura é uma imagem qualquer, mais tipicamente um gráfico, um quadro ou uma foto.

Como veremos mais adiante, estamos nos referindo mais especificamente à construção e à interpretação de gráficos estatísticos (histogramas, gráficos de barras, gráfico de linhas, gráfico de setores, diagrama de caixas etc.) que podem complementar ou substituir as tabelas e enriquecer os resultados e contribuir para as interpretações, e não a pictogramas ou ilustrações informais que também podem até trazer informações estatísticas interessantes. A retomada do prestígio da Estatística Descritiva, com a nova nomenclatura de Análise Exploratória de Dados, comentada na introdução deste capítulo, alicerçou-se fortemente na construção de gráficos criativos e apropriados.

Variáveis categóricas

A caracterização de uma variável categórica é muito simples, bastando serem apresentadas as frequências, absolutas e relativas, respectivas às suas categorias, sendo as frequências absolutas simplesmente as contagens de cada categoria. Embora seja fundamental serem apresentadas as frequências absolutas, são as frequências relativas, ou seja, as proporções de cada categoria, normalmente as que temos mais interesse em interpretar. Portanto, para uma análise univariada descritiva, nada mais simples do que contar e apresentar frequências.

Como ilustração de uma análise univariada exploratória de uma variável categórica, a Tabela 20.1 apresenta as frequências de municípios segundo o seu porte e, adicionalmente, tornando a análise potencialmente mais rica em termos de interpretação, apresenta também seus respectivos totais populacionais em 2019. A classificação de porte já foi definida anteriormente, mas para não haver a necessidade de nenhuma consulta externa para se entender prontamente a tabela, a definição consta dela também, no rodapé. Nesta perspectiva de uma análise exploratória, apesar de ser apenas um exemplo, pode-se extrair resultados bem interessantes, talvez até inesperados para o leitor. Dos 5.570 municípios brasileiros, apenas 324 (5,8%) são classificados como grandes. Surpreendentes 4.357 municípios, ou seja, a grande maioria dos municípios brasileiros é classificada como pequena. Por outro lado, apesar de esses municípios pequenos serem 78,2%, apenas 25,3% da população brasileira residem neles. Enquanto o perfil típico dos municípios brasileiros é pequeno, mais tipicamente a população vive nas cidades grandes (57,4% dos brasileiros). Os municípios médios, por sua vez, representam parcelas aproximadamente equilibradas de totais populacionais e de municípios, 17,3% e 16,0%, respectivamente.

Em síntese, a Tabela 20.1 ilustra bem uma análise descritiva de uma variável categórica, que por ser ela ordinal, permite-nos apresentar uma frequência relativa adicional intitulada no cabeçalho da tabela "% acumulado", que é, simplesmente, a soma das frequências até aquela categoria. Assim, por exemplo, considerando de forma acumulada os municípios pequenos e médios, eles representam 94,2%, enquanto a população brasileira residente nesses municípios é de 42,6%. A utilidade do percentual acumulado é maior quando a variável ordinal apresentar mais categorias. Este percentual acumulado também pode ser construído no sentido contrário, ou seja, em vez de acumular de cima para baixo, como feito neste exemplo, poderia ser acumulado de baixo para cima. O autor da tabela deve fazer a opção em função do que julgar mais relevante.

Como opções de gráficos apropriados para uma variável categórica, tem-se basicamente o gráfico de setores (também conhecido como gráfico de pizza, bolo ou torta) e o gráfico de barras verticais (chamadas também de colunas) ou horizontais. A Figura 20.1 ilustra estas opções para a variável porte do município. Apesar de ambos os gráficos serem possíveis e podermos visualizar as frequências das categorias comparativamente entre si nos dois, cabem algumas observações para ajudar ao leitor na sua escolha. Primeiro, quanto à questão mais geral de se um gráfico pode substituir

Tabela 20.1 – Municípios brasileiros e população, segundo o seu porte populacional, 2019

Porte populacional*	Municípios			População residente**		
	N	%	% acumulado	N	%	% acumulado
Pequeno	4.357	78,2	78,2	53.147.903	25,3	25,3
Médio	889	16,0	94,2	36.294.988	17,3	42,6
Grande	324	5,8	100,0	120.704.234	57,4	100,0
Brasil	5.570	100,0		210.147.125	100,0	

Fonte: compilação de Ronir Raggio Luiz a partir de dados disponíveis no site do IBGE.

* Pequeno = população < 50.000 e densidade < 80 hab./km²; Médio = população entre 50.000 e 100.000 ou densidade > 80 hab./km²; Grande = população > 100.000.

** População residente estimada pelo IBGE atendendo demanda do TCU.

uma tabela, descrições simples, como neste exemplo, onde os números também constam do gráfico, a resposta é sim, é possível substituir e com a vantagem da visualização gráfica, que facilita bastante a interpretação. Já mais especificamente sobre qual dos dois gráficos apresentados na Figura 20.3 deve ser o preferível, embora em ambos possamos ver a mesma coisa, uma sutil característica os difere: no gráfico de setores, o que mais chama a atenção é a parcela que cada categoria representa em relação ao total*, embora a comparação entre as frequências das categorias também seja evidente; por outro lado, no gráfico de colunas o que se evidencia em primeiro plano é exatamente a comparação entre as categorias, enquanto as proporções em relação ao total já não é mais imediata. Outra observação importante é com relação à escala ordinal desta variável. Para esta escala não é recomendável um gráfico de setores, especialmente se houver muitas categorias, pois não se visualizaria a sua ordenação. Mas com apenas três categorias, como neste exemplo, esta não parece uma restrição importante.

Diferente da aridez de uma tabela, é realmente uma vantagem enorme poder "transferir" informações estatísticas por meio de gráficos, especialmente quando podemos apelar ainda mais para um visual com cores e formas atraentes, recursos prontamente disponíveis e variados nos programas. Mas, como já sinalizado, um gráfico é construído explicitamente com a intenção de direcionar a interpretação do leitor. O autor quer chamar a atenção para determinado resultado, apelando, no bom sentido, normalmente, para o recurso visual. Então, independentemente de haver dolo ou não por parte do autor, é o leitor quem deve estar alerta e preparado para "ler" adequadamente o gráfico, por mais simples que ele seja. Como exemplo, considere o gráfico de colunas da Figura 20.4a, onde o autor tinha a intenção de mostrar que o tratamento A teve um resultado "bem melhor" que o tratamento B. Por este gráfico, fica de imediato a impressão de que o tratamento A é praticamente o dobro do B em termos de proporção de sucesso. Mas, em uma análise mais cuidadosa, examinando a escala do eixo Y, percebe-se qual a razão da leitura visual ser bastante enganadora neste caso. O percentual de

A. Distribuição dos 5.570 municípios brasileiros segundo o seu porte -2019

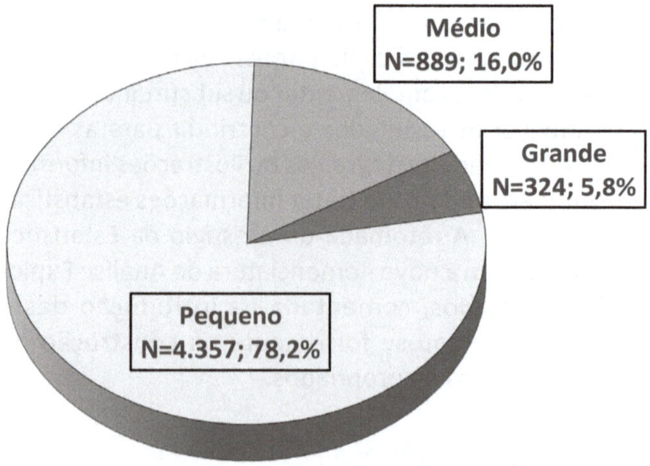

B. Distribuição dos 5.570 municípios brasileiros segundo o seu porte -2019

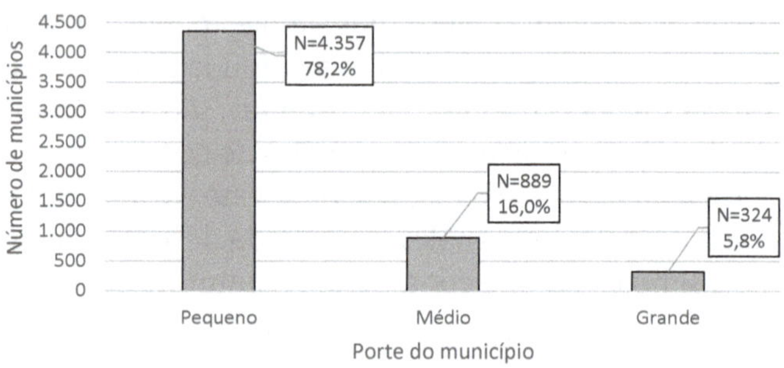

Figura 20.3 – Duas opções para a apresentação gráfica de uma variável categórica: um gráfico de setores na **A** e um gráfico de colunas na **B**.

sucesso do tratamento A foi de 78%, enquanto o do tratamento B foi de 70%, ou seja, nada a ver com o dobro! Onde está o erro, então? Na realidade, não há exatamente um erro, mas o autor usou um recurso de "começar" a escala em 60%, o que distorceu a comparação visual entre os resultados de 78% e 70%. Já o gráfico de colunas 4b apresenta o aspecto visual apropriado, com a escala começando devidamente no zero. "Mexer" nas escalas é a maneira mais fácil de distorcer, com ou sem intenção, a interpretação de um gráfico.

Uma análise estatística descritiva e exploratória fica bem mais interessante quando ela é bivariada, pois se pode adicionalmente levantar hipóteses – ou corroborá-las – sobre uma possível associação causal entre duas variáveis. No ambiente da pesquisa epidemiológica, temos a situação clássica da associação de duas variáveis categóricas dicotômicas – "exposto/não exposto" *vs.* "doente/não doente" –, configurando o resultado típico dos tradicionais desenhos de estudos epidemiológicos.

* Aliás, é exatamente a partir destas parcelas relativas que este gráfico é construído, com ângulos de cada setor (categoria) definidos por uma regra de três simples, ou seja, basta aplicar a frequência relativa da categoria ao ângulo total de uma circunferência, igual a 360°. Como estamos supondo que o leitor terá à sua disposição um programa para construir prontamente seus gráficos (os deste exemplo foram obtidos pelo Excel), toda a parte mecânica que outrora era valorizada pode agora (ainda bem!) ser evitada, mas não devemos negligenciar as ideias subjacentes a sua construção.

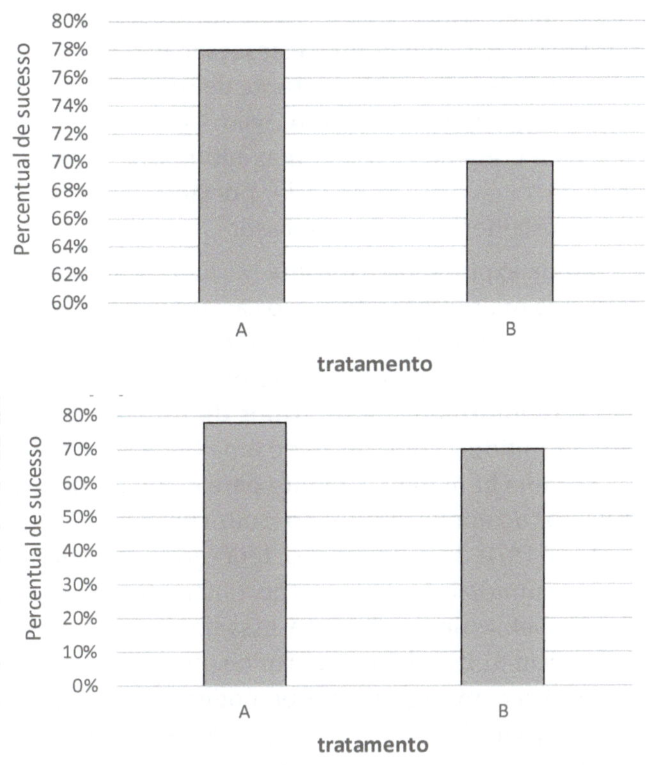

Figura 20.4 – Exemplo de uma apresentação gráfica enganadora do percentual de sucesso entre dois tratamentos alternativos. **A**. Resultado visual distorcido e **B**. Resultado visual correto.

Este resultado se expressa em uma tabela de contingência, a famosa tabela 2x2, ou seja, duas variáveis categóricas, sendo ambas dicotômicas. Como este tipo de resultado estará presente mais detalhadamente em vários capítulos deste livro, vamos ilustrar a exploração descritiva de uma associação com as duas variáveis categóricas que já usamos para definir uma tipologia de municípios (no final da seção 3 deste capítulo), caracterizando uma tabela 3x2. A Tabela 20.2 apresenta a associação entre o porte dos municípios brasileiros e se eles pertencem ou não a uma região metropolitana.

A leitura da Tabela 20.2 não parece difícil e, de pronto, o leitor já fica aqui desafiado a perceber a associação entre as duas variáveis envolvidas. Como já adiantado, em qualquer análise de variáveis categóricas são as "frequências" que devem ser destacadas. Entretanto, tornando as explorações bem mais interessantes, temos agora frequências absolutas combinadas e três opções de frequências relativas. Por exemplo, vemos que, em 2019, no Brasil, havia 305 municípios pequenos que pertenciam a regiões metropolitanas. As outras frequências combinadas são lidas imediatamente da tabela. São lidas também prontamente as frequências marginais (relativas às duas variáveis) e a frequência total, os 5.570 municípios. Mas, para se estudar a associação entre as duas varáveis, é fundamental que essas frequências sejam relativizadas, havendo três opções, cuja "melhor" escolha dependerá do contexto. Nesta tabela, a opção foi pela proporção dos vínculos a regiões metropolitanas para cada categoria do porte do município (repare nos valores de 100% em uma das margens da tabela, na coluna, explicitando esta opção). Na Tabela 20.2 vê-se que apenas 7,0% dos municípios pequenos pertencem a uma RM, enquanto esta percentagem sobe para 25,6% nos municípios médios e é maior ainda nos municípios grandes, atingindo 51,2%. Percebe-se, portanto, uma clara associação entre estas duas variáveis e, neste caso, observa-se até um gradiente, ou seja, a proporção de municípios pertencentes à RM aumenta com o seu porte populacional.

Uma segunda opção para apresentação das frequências relativas seria calcular as proporções de cada categoria do porte do município em relação aos dois vínculos a regiões metropolitanas. Assim, os 305 municípios pequenos em regiões metropolitanas representam 43,6% (305/699) daqueles municípios em RM. As outras percentagens seriam calculadas de forma análoga e esta opção deveria ficar clara na tabela com os valores de 100% representados na linha marginal. A terceira e última opção seria calcular as percentagens em relação ao total geral, sendo que o valor 100% apareceria apenas ao lado do valor 5.570 e os valores marginais representariam as distribuições de cada uma das duas variáveis. Com esta opção, os mesmos 305 municípios pequenos

Tabela 20.2 – Municípios brasileiros por vínculo à Região Metropolitana (RM), segundo o seu porte populacional em 2019

Porte populacional	Brasil		Vínculo com região metropolitana			
			Pertence à RM		Fora de RM	
	N	%	N	%	N	%
Pequeno	4.357	100,0	305	7,0	4.052	93,0
Médio	889	100,0	228	25,6	661	74,4
Grande	324	100,0	166	51,2	158	48,8
Brasil	5.570	100,0	699	12,5	4.871	87,5

pertencentes à RM representam 5,5% (305/5.570) do total de municípios brasileiros.

Como dito, no geral, e especialmente nos estudos transversais, a opção entre as três possibilidades ditas acima dependerá do contexto, isto é, qual das duas distribuições é a mais interessante ser explorada condicionada à outra ou se cada célula deve estar relacionada ao total geral. Mas o "contexto" também pode não mais permitir estas opções. Nos estudos de casos e controles, as únicas proporções que podem ser calculadas são as proporções de expostos (e não expostos) nos casos e nos controles. Não cabe calcular a proporção de doença entre os expostos, por exemplo. O mesmo se aplica, mas com o raciocínio invertido, aos estudos de coorte. Ou seja, a proporção de expostos entre os doentes não deve ser calculada nos estudos de coorte. Para mais detalhes, veja os capítulos sobre os desenhos de estudo neste livro.

Do ponto de vista da caracterização da associação entre estas duas variáveis dicotômicas (exposição e doença) nos estudos epidemiológicos, é a partir das suas frequências absolutas e relativas que se constroem medidas de associação apropriadas. Assim, medidas de associação como *odds ratio* (razão de chances), razão de prevalências, risco relativo, ou outras mais estatísticas, como o coeficiente ϕ (a letra grega "fi"), fundamentais para caracterizar e explorar a associação de variáveis categóricas nos estudos epidemiológicos, estão mais bem detalhadas em outros capítulos deste livro (ver o ***Capítulo 10 – Medidas de Associação e Medidas de Impacto***;o ***Capítulo 12 – Estudos Seccionais***; o ***Capítulo 13 – Estudos Caso-Controle*** e o ***Capítulo 14 – Estudos de Coorte***, assim como o ***Capítulo 26 – Associação Estatística em Epidemiologia: Análise Bivariada***).

Voltando à Tabela 20.2, há várias opções gráficas apropriadas para representar estes resultados, de acordo com o que seria mais interessante de ser prontamente visualizado segundo o autor. A Figura 20.5, por exemplo, transmite exatamente as mesmas informações e mensagens da Tabela 20.2 e poderia, portanto, substituí-la satisfatoriamente, se fosse o caso.

Ainda explorando a mesma Tabela 20.2, mas agora de forma mais interpretativa, o caráter urbano destas duas variáveis nos sugere que, se combinadas, proporcionariam um perfil de caracterização do espaço bastante informativo em termos de urbanicidade, e tem permitido a construção de uma tipologia de local de moradia bem mais atraente para estudos sobre os impactos do ambiente urbano (Souza et al., 2017; Brito et al., 2018) e da urbanização, fenômeno sociodemográfico mundial da maior importância, inequívoco e irreversível. Assim, como visto, essa tipologia estratifica os municípios brasileiros a partir de uma única variável categórica com seis níveis, que poderia ser intitulada "perfil urbano". A Tabela 20.3 apresenta a distribuição desta tipologia em termos de municípios e população.

Comparativamente à Tabela 20.1, vale observar que, embora a Tabela 20.3 seja simplesmente uma subdivisão em municípios pertencentes ou não a regiões metropolitanas, com esta incorporação tipifica-se a população brasileira residente de uma maneira bem mais informativa para estudos sobre condições de saúde ou sociais. Se, em geral, parecem óbvias as diferenças nas condições de vida dos residentes de uma cidade pequena em comparação a uma cidade grande, por exemplo, talvez esta diferença sequer se manifeste se ambas as cidades estiverem em uma região metropolitana. Em síntese, o que esta tipologia pode trazer de contribuição é que ela estratifica a

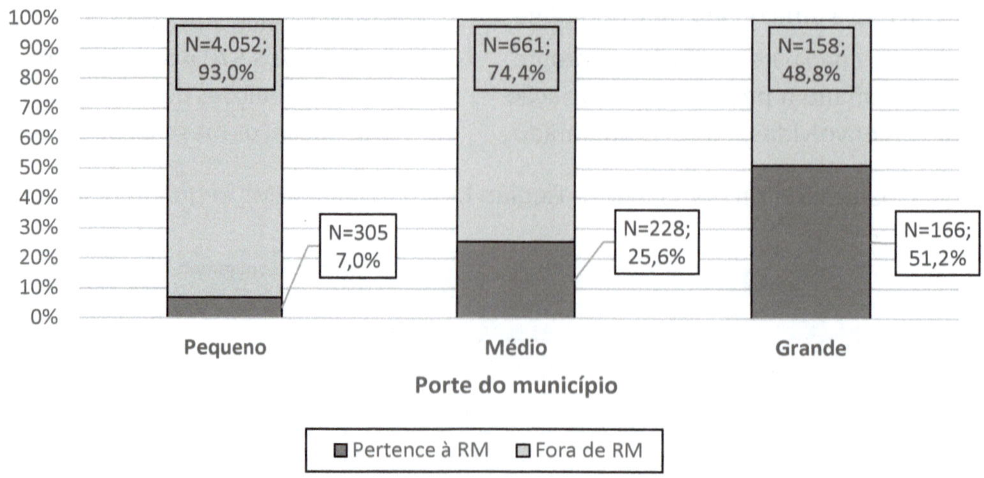

Figura 20.5 – Distribuição dos 5.570 municípios brasileiros por vínculo com região metropolitana (RM), segundo o seu porte, 2019.

população brasileira em seis grupos bastante heterogêneos entre si, mas que parecem guardar uma boa homogeneidade interna com relação a várias características sociais e sanitárias.

Para explorar graficamente a distribuição da população brasileira segundo este perfil urbano, o gráfico de colunas com recursos tridimensionais da Figura 20.6 seria uma opção, permitindo uma visualização interessante da distribuição relativa populacional no Brasil. Repare como diferem as distribuições populacionais pelo porte do município quando se pertence ou não a uma região metropolitana. Dado que pertence a uma região metropolitana, a população se concentra fortemente nas grandes cidades. Já se está fora de região metropolitana, a distribuição populacional é mais equilibrada, mas ligeiramente superior nos municípios pequenos.

Tabela 20.3 – Municípios brasileiros e população, segundo o seu perfil urbano, 2019

Perfil urbano	Municípios		População residente	
	N	%	N	%
Pequeno e em RM	305	5,5	3.833.001	1,8
Médio e em RM	622	11,2	18.228.092	8,7
Grande e em RM	166	3,0	88.309.880	42,0
Pequeno e fora de RM	4.052	72,7	49.314.902	23,5
Médio e fora de RM	267	4,8	18.066.896	8,6
Grande e fora de RM	158	2,8	32.394.354	15,4
Brasil	5.570	100,0	210.147.125	100,0

RM: região metropolitana.

Finalizando a exploração de duas variáveis categóricas, uma situação também bastante frequente acontece nos estudos do tipo antes e depois. Como são dois momentos, mas apenas uma variável, caracteriza-se uma análise bivariada com dados dependentes, pois há repetição das observações. No ***Capítulo 26 – Associação Estatística em Epidemiologia: Análise Bivariada*** são apresentados casos mais típicos desse tipo de associação, mas uma situação que merece destaque por ser pouco explorada acontece quando a variável é ordinal. Tomemos como exemplo os dados hipotéticos da Tabela 20.4, onde se pretende avaliar qual o grau de melhora na dor de pacientes submetidos a certo tratamento. Embora haja instrumentos ou escalas que tentem quantificar satisfatoriamente

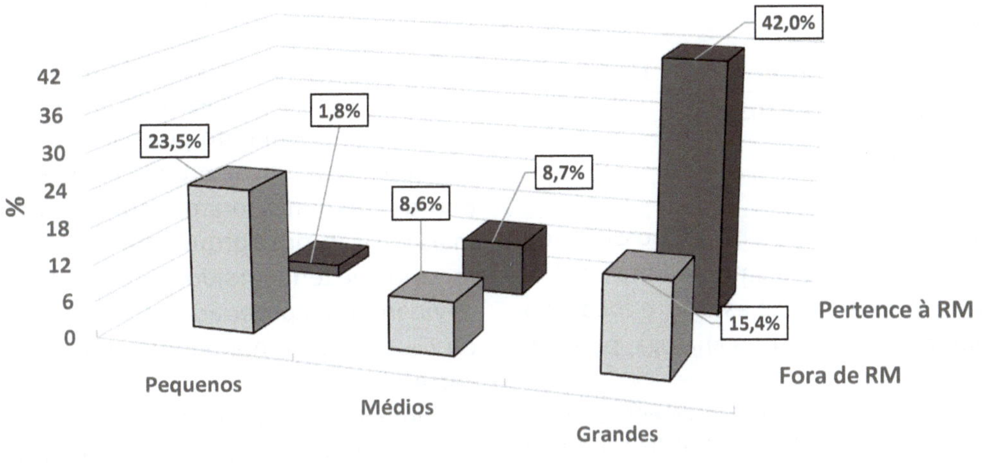

Figura 20.6 – Distribuição da população brasileira, segundo o seu perfil urbano, 2019.

Tabela 20.4 – Exemplo de resultado de um estudo do tipo antes e depois para uma variável ordinal com 400 pacientes segundo autoavaliação de dor antes e após certo tratamento

Dor antes do tratamento	Dor após o tratamento				Totais antes
	1 = sem dor	2 = fraca	3 = moderada	4 = forte	
1 = sem dor	133	22	6	0	**161**
2 = fraca	32	26	11	1	**70**
3 = moderada	20	16	21	9	**66**
4 = forte	10	10	18	65	**103**
Totais após	**195**	**74**	**56**	**75**	400

variáveis que são por definição subjetivas*, como dor, satisfação etc., abordá-las de forma ordinal como neste exemplo pode ser mais apropriado. Vemos que, dos 400 pacientes, 161 já não tinham nenhuma dor antes do tratamento, de modo que esses não poderiam melhorar. Na realidade, alguns pacientes poderiam até piorar, como foi o caso daqueles nas células em vermelho, ou seja, um total de 49 pacientes (22+6+11+0+1+9), 12,2%. Em amarelo estão aqueles que mantiveram a sua avaliação de dor inicial, ou seja, 245 pacientes (61,3%). Mas o interesse mesmo está em quantificar a melhora, representada pelas frequências em azul, que totalizaram 106 pacientes com alguma melhora (26,5%). A apresentação da distribuição das proporções de melhora, manutenção e piora, 26,5%, 61,3% e 12,2%, respectivamente, já seria uma forma correta de explorar estes resultados. E o valor de 26,5% é uma estatística descritiva sintética do grau de melhora geral da dor deste tratamento. Mas, dado que a escala é ordinal, essa estratégia ignora os níveis de melhora de cada paciente. Para superar esta limitação e apresentar uma estatística mais representativa, Ferreira e cols. (2013) propuseram o IpC (*Indicator of positive Change* = Indicador de Variação Positiva), que é simplesmente a proporção de níveis melhorados no total de níveis que poderiam ser melhorados. No exemplo:

$$IpC = \frac{32x1 + 20x2 + 10x3 + 16x1 + 10x2 + 18x1}{70x1 + 66x2 + 103x3} =$$

$$= \frac{156}{511} x100 = 30,5\%$$

Ou seja, dos 511 "degraus", ou níveis, possíveis de serem melhorados, foi observada uma melhora em 156 (de 1, 2 ou 3 níveis). Nesse tipo de estudo, o foco é na avaliação da melhora, mas, de forma análoga, pode-se calcular também o InC (*Indicator of negative Change*). Mais detalhes podem ser consultados em Ferreira (2007).

* Uma estratégia muito usada é a EVA, Escala Visual Analógica (em inglês, VAS –*Visual Analogue Scale*) onde é apresentado ao paciente (ou entrevistado, etc.), em papel, um desenho de uma régua graduada com 10 cm solicitando-o a marcar qual a dor dele, depois de orientá-lo dizendo que o valor 0 corresponde a nenhuma dor e o valor 10 à dor máxima suportável. O resultado pode ser apresentado quantitativamente em centímetros, até em decimais, ou em uma escala ordinal acoplando-se inclusive imagens orientadoras, como no exemplo com "carinhas", a seguir.

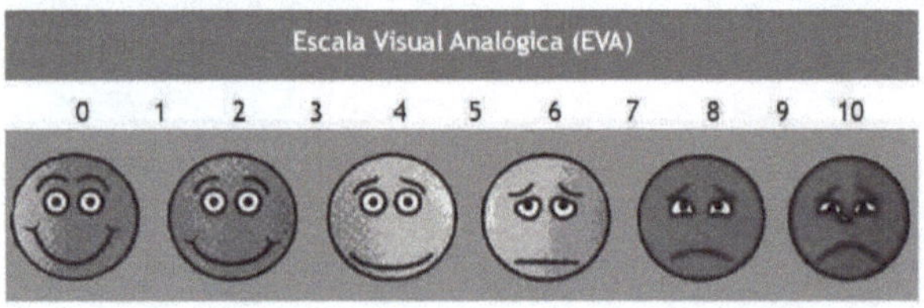

Variáveis numéricas: análises univariadas

Diferente da simplicidade presente nas análises exploratórias para variáveis categóricas, as técnicas estatísticas são bem mais interessantes e ricas quando há uma variável numérica envolvida. Entretanto, uma primeira abordagem possível e muito utilizada na prática – e já apresentada neste capítulo –, é simplesmente categorizar a variável numérica, permitindo-se, portanto, uma análise exploratória usando todos os recursos apresentados na seção anterior. Mas enfatizando o que já foi dito na seção 2 deste capítulo (Escalas de mensuração), a opção pela categorização de uma variável numérica só deve ser feita depois de cuidadosamente ponderadas as suas vantagens e desvantagens.

Assim, se a variável for numérica, a estratégia natural e estatisticamente mais poderosa é tratá-la analiticamente como tal, mesmo que isso eventualmente torne os resultados não tão imediatamente interpretáveis como no caso de variáveis categóricas com suas frequências, pois mesmo por trás de uma simples média, por exemplo, já se percebe certa abstração. Nesse sentido, portanto, é necessária a incorporação de ideias e conceitos fundamentais da estatística que, embora não sejam na sua maioria complexos – pelo menos nesse contexto de uma análise exploratória de dados –, têm esbarrado em algumas dificuldades na hora de um perfeito entendimento por parte de analistas da área da saúde. Isso tem acontecido por razões diversas, ora porque eles nunca foram sequer apresentados às ideias mais básicas, ora porque foram mal apresentados ou, mesmo que tenham sido bem apresentados, não foram devidamente apropriadas por eles por falta de tempo ou de uma base matemática mínima. O conceito e a correta interpretação do desvio-padrão é um exemplo emblemático e pretendemos nos dedicar a ele aqui com mais cuidado, pois, como medida de variabilidade tomada como "padrão", seu não entendimento (ou mal) tem causado sérios transtornos para o desenvolvimento das ciências aplicadas em geral.

Antes, porém, de explorar estatisticamente as variáveis numéricas tal qual elas são, retomemos a opção pela categorização, a fim de introduzir, didática e imediatamente vinculadas a esta estratégia, algumas ideias fundamentais da estatística descritiva. Supondo que já superamos a dificuldade inicial de definir o número de categorias e seus respectivos pontos de corte – quer seja porque já existem na literatura sugestões satisfatórias, quer seja porque usamos alguma opção automática* –, além da tabela de frequências propriamente dita, um resultado bastante revelador da distribuição da variável numérica em questão é o seu gráfico associado, conhecido como histograma. Por exemplo, a Figura 20.7a apresenta visualmente pelo histograma a distribuição das taxas de mortalidade por 1.000 habitantes para todos os municípios brasileiros em 2019, gerado prontamente pelo programa SPSS como número de classes e pontos de corte definidos automaticamente por este mesmo programa. Este gráfico é bastante revelador da "forma" como a variável, no caso a taxa de mortalidade, distribui-se pelas unidades de análise (os municípios). Visualizam-se com ele as três principais características que devem ser estudadas e resumidas em uma distribuição: tendência central, variabilidade e simetria. Como as classes e os pontos de corte foram definidos automaticamente, o programa criou umas 50 classes equidistantes** a partir de pontos de corte sem muita conveniência, mas do ponto de vista da função do gráfico isto não é um problema. No geral, percebe-se uma ligeira assimetria à direita, uma grande variabilidade nas taxas de mortalidade, tipicamente variando de 2 a 12 óbitos por 1.000 habitantes, e um patamar "médio" (visual) em torno de 6,50/1.000. Parece também que há pelo menos um município com taxas talvez discrepantes, acima de 16/1.000.

Já a Figura 20.7B apresenta a mesma distribuição das taxas de mortalidade, mas agora após uma edição no programa SPSS, redefinindo os intervalos de classe de maneira que eles ficassem mais facilmente interpretáveis, estabelecendo a amplitude de cada intervalo em 1 (por 1.000), gerando 22 intervalos. Obviamente, podem-se extrair as mesmas leituras já feitas pela Figura 20.7A.

Em síntese, o histograma é uma excelente maneira de analisar descritivamente uma variável numérica, já que permite visualizar as três principais características a serem identificadas e resumidas de uma distribuição, já referidas acima. Mas se a análise de interesse for bivariada envolvendo mais uma variável categórica, embora possível, o histograma já não é a melhor opção, especialmente se houver muitas categorias – pelo menos quando comparado a um gráfico alternativo chamado diagrama de caixas, a ser detalhado ainda neste capítulo.

Como exemplo, a Figura 20.8 apresenta a mesma distribuição das taxas de mortalidade nos municípios brasileiros, mas agora estratificados por pertencerem ou não a regiões metropolitanas, na perspectiva de compará-los em termos de taxas de mortalidade. Será que, sob este indicador, viver em conglomerados urbanos aumenta o risco de morte? Para que essas explorações visuais ainda gerem análises pertinentes, é fundamental tomar alguns cuidados, especialmente com as escalas, de modo a se evitar histogramas não comparáveis. Perceba que para a comparação não são as frequências absolutas que importam, e sim como elas se distribuem nos intervalos equidistantes e de igual magnitude nos dois subgrupos de municípios. Daí estes dois gráficos, A e B, estarem um abaixo do outro e não um ao lado do outro. Nessa Figura 20.8, grosso modo, só pela leitura gráfica parece que os municípios situados em regiões metropolitanas apresentam um patamar "médio" ligeiramente inferior, menos variabilidade e um pouco mais de assimetria, mas nada muito significativo visualmente. Ou seja, pelo menos visualmente, em uma primeira análise exploratória, não diríamos fazer muita diferença em viver ou não em regiões metropolitanas.

De qualquer forma, mesmo que tenham sido tomados os devidos cuidados para que as comparações visuais entre os dois histogramas sejam válidas, caso se queira responder a perguntas desta natureza, para além do apelo gráfico, outras questões bem mais complexas precisam ser consideradas. Por exemplo, esses dois subgrupos de municípios são comparáveis? Será que eles compartilham a mesma estrutura etária? Como a taxa de mortalidade de uma localidade depende obviamente de sua estrutura etária, estas e outras características também potencialmente confundidoras precisam ser exploradas. Voltaremos a esse ponto mais tarde.

Seguindo agora para o cálculo de estatísticas descritivas, nada mais típico nos artigos científicos das áreas biomédicas que sintetizam uma variável numérica do que a representação "média ± desvio-padrão". Mas o que isso realmente significa? Em um artigo publicado há mais de 35 anos, Wulff e cols. (1987) relataram o resultado de uma pesquisa sobre o quanto os médicos dinamarqueses sabiam sobre estatística básica. Uma das perguntas do questionário utilizado – e que também

* Como já se chamou a atenção, na área da saúde, esta é uma preocupação fundamental, pois os pontos de corte precisam ter alguma interpretação conveniente, assim como as respectivas classes criadas. Mas, de um ponto de vista estritamente estatístico, há sugestões ou regras práticas antigas que podem ser adotadas. Um leitor curioso ou interessado pode, por exemplo, buscar um livro de estatística básica mais antigo ou fazer uma busca na internet com o termo "fórmula de Sturges" para obter uma sugestão do número de categorias a ser criado, que é dependente do tamanho da amostra.

** Na construção de um histograma, embora não seja proibido, recomenda-se fortemente que sejam definidas classes equidistantes para se evitar fazer "correções" nas frequências, a fim de reparar as distorções visuais que classes não equidistantes necessariamente impõem no gráfico.

A

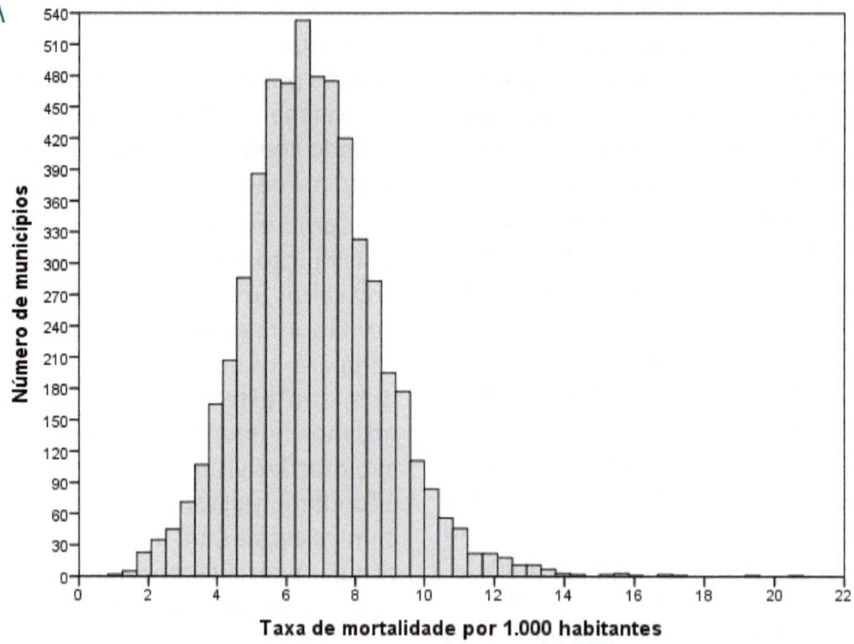

Nota: Número de classes de frequências definido automaticamente pelo programa SPSS

B

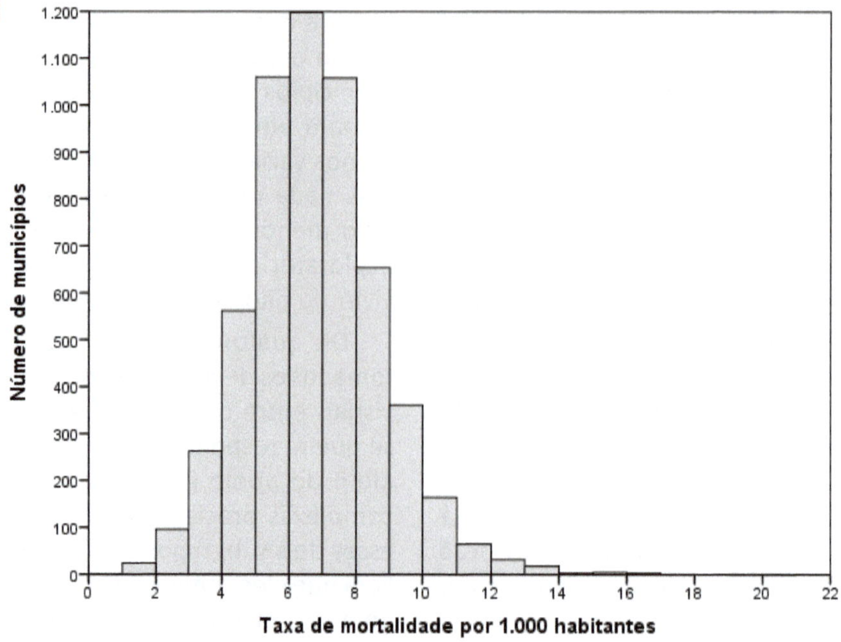

Nota: Classes de frequências definidas para um intervalo de 1 para 1.000 habitantes

Figura 20.7 – **A**. Histograma das taxas de mortalidade geral por 1.000 habitantes para os 5.570 municípios brasileiros em 2019; **B**. Histograma das taxas de mortalidade geral por 1.000 habitantes para os 5.570 municípios brasileiros em 2019.

aplicamos há pelo menos 20 anos em todas as turmas que iniciamos de bioestatística para pós-graduandos de diversas áreas da saúde da UFRJ –, foi a seguinte, em uma tradução livre:

> Em um artigo clínico, a idade de um grupo de 150 pacientes foi caracterizada como sendo igual a 26 ± 5 anos (média ± desvio-padrão). Qual é a melhor das afirmações a seguir?

a) Tem-se 95% de certeza de que a média verdadeira esteja dentro do intervalo de 16 a 36 anos.

b) A maioria dos pacientes tinha 26 anos de idade. O restante apresentava idade entre 21 e 31 anos.

c) Aproximadamente 95% dos pacientes tinham idade entre 16 e 36 anos.

d) Eu não entendo esta expressão e não quero "chutar".

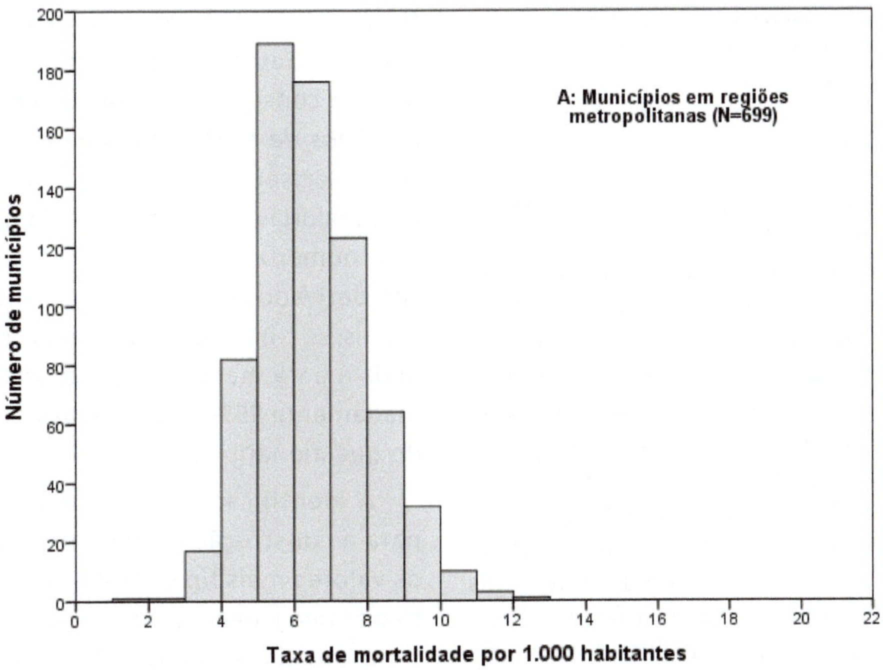

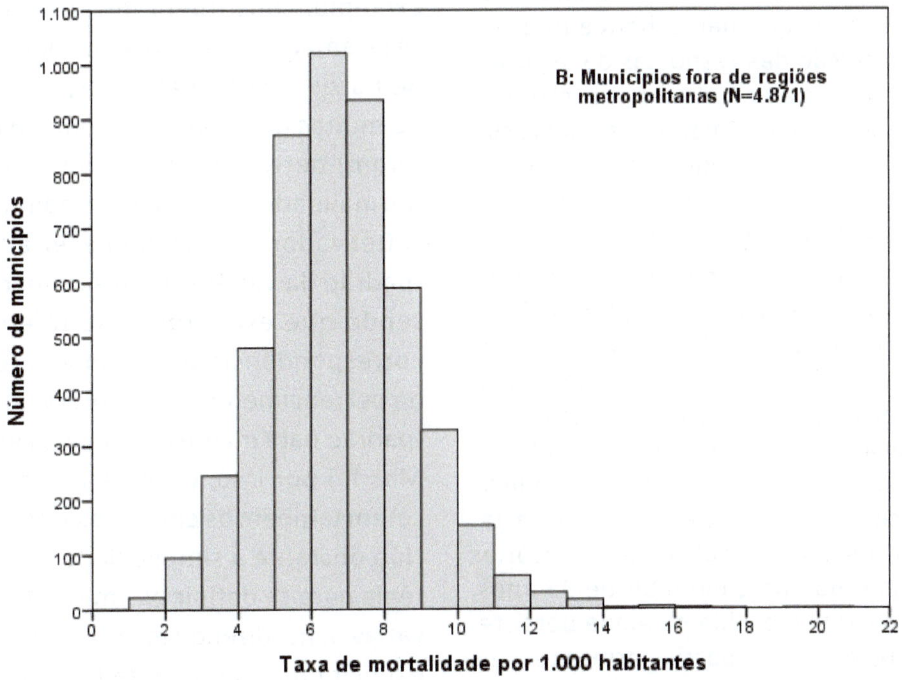

Figura 20.8 – Histogramas das taxas de mortalidade geral por 1.000 habitantes em 2019 para os 699 municípios brasileiros pertencentes a regiões metropolitanas (**A**) e para os 4.871 fora de regiões metropolitanas (**B**).

A pergunta seguinte do mesmo questionário complementa a questão:

> A interpretação do desvio-padrão, frequentemente associada à chamada distribuição normal, deve ser feita com cautela. Qual afirmação você prefere?
>
> a) Minha interpretação assume uma distribuição normal. Entretanto, dados biológicos raramente apresentam uma distribuição normal e, assim, expressões deste tipo podem gerar interpretações enganadoras.
>
> b) Minha interpretação pressupõe distribuição normal, mas na prática esta hipótese é satisfeita na pesquisa biológica.
>
> c) Minha interpretação pressupõe distribuição normal, mas esta hipótese é satisfeita quando o número de pacientes é da ordem de 150.

d) Tal termo é usado somente quando o pesquisador tem certeza que o pressuposto da normalidade é respeitado.

e) Eu não sei nada sobre distribuição normal e não quero "chutar".

Assim como nossos alunos que respondem a este questionário no primeiro dia de aula, imaginamos que o leitor deva estar também bastante incomodado, ou pelo menos curioso, para saber a distribuição das respostas e o gabarito. Diretamente ao gabarito, é letra "c" para a primeira pergunta e letra "a" para a segunda, por razões que serão comentadas a seguir. Quanto à distribuição das respostas nas turmas, com pequenas variações de uma turma para outra, temos tipicamente menos de 40% de resposta certa na primeira pergunta. Mas surpreendentemente mesmo é a marcação da letra "b" – "A maioria dos pacientes tinha 26 anos [...]" – como certa por quase 50% da turma. Ou seja, metade dos pós-graduandos da área da saúde leem uma simples média como sendo a "maioria" dos valores de um conjunto de dados! Já menos de 10% assumem que não sabem e marcam a letra "d". A distribuição das respostas da segunda pergunta perde um pouco a sua relevância e interesse devido a sua dependência à primeira, mas um resultado associado que chama a atenção é que mais de 50% dos alunos declaram que não sabem nada sobre distribuição normal marcando a letra "e".

O que depreendemos ou concluímos desses números (e isso já seria uma análise exploratória de dados!) é a mesma preocupação de Wulff e cols. (1987) lá na Dinamarca: os profissionais de saúde, mesmo os mais acadêmicos, de forma geral, não parecem estar devidamente preparados para interpretar os resultados de um artigo científico, onde as técnicas e o raciocínio estatísticos estão quase certamente presentes, incluindo análises exploratórias simples. Mesmo já tendo passado mais de 35 anos, a nossa percepção é que o problema ainda persiste, cá e provavelmente lá, o que é particularmente mais grave em um momento em que a Medicina Baseada em Evidências tem assumido posição de destaque.

Com a representação "média ± desvio-padrão" busca-se identificar os valores mais típicos da distribuição de uma variável numérica, mais especificamente o intervalo onde se concentra a "maioria" das observações. Porém, de que maioria estamos nos referindo mais especificamente? E é provavelmente aí que começam a surgir as dúvidas e os maus entendimentos. De pronto, sem maiores demonstrações aqui, se a distribuição dos dados observados se aproximar bem de uma distribuição teórica chamada Normal (aquela famosa curva em forma de sino, a curva de Gauss, e o leitor já está fortemente convidado a consultar o ***Capítulo 22 – Probabilidade e Modelos de Probabilidade em Epidemiologia*** para conhecer seus detalhes teóricos e fundamentais), essa maioria será de aproximadamente 68%. De novo, este número não é tirado da "cartola estatística", e sim derivado teoricamente da distribuição Normal. E mais, se o intervalo for de dois desvios-padrão, para mais e para menos, essa maioria já será de aproximadamente 95%*. Daí o gabarito das duas perguntas do questionário acima.

A identificação de limites, inferior e superior, para a construção de um intervalo que caracterize os valores mais típicos de uma variável, é um objetivo antigo e necessário, especialmente na pesquisa e na atividade clínica. Os limites clínicos (ou de referência) presentes nos exames laboratoriais, por exemplo, constituem ferramentas poderosas para se levantar hipóteses diagnósticas ou para a avaliação de riscos e, eventualmente, até para o diagnóstico de muitas doenças. Mas como estes limites são (ou foram) derivados? Como visto, sob a premissa de normalidade da variável, nada mais informativo e sintetizador do que conhecer a média e o desvio-padrão da variável para se saber "tudo" sobre ela, sendo que este "tudo" se refere aqui à imediata correspondência entre uma "proporção esperada de pertencimento" e um intervalo de tantos desvios-padrão para mais e para menos em relação à média. Mas foi por isso, provavelmente, que se estabeleceram também os equívocos e as más interpretações. Não obstante a simplicidade e o poder desta estratégia para se definir os limites de referência de uma variável, há, dizendo mais uma vez, uma dependência explícita da premissa de normalidade. E, contrário ao senso comum que se estabeleceu, não há nenhuma variável empírica que siga exatamente uma

* Se se quiser exatamente um intervalo de 95%, o número de desvios-padrão a ser considerado não será 2, e sim 1,96. O valor 2 é usado apenas como uma boa aproximação. Percebe-se que para qualquer quantidade de desvio-padrão, para mais ou para menos em relação à média, associa-se teoricamente um intervalo e vice-versa. Para três desvios-padrão o intervalo associado é de 99,7%, ou seja, quase a totalidade das observações de uma distribuição que siga pelo menos aproximadamente o modelo Normal estará compreendida entre os limites média menos três vezes o desvio-padrão e média mais três vezes o desvio-padrão.

distribuição normal*. Há, talvez, boas aproximações, sendo as variáveis antropométricas, como peso e altura, exemplos clássicos. As variáveis clínicas, essas típicas dos exames laboratoriais, comumente sequer apresentam uma distribuição simétrica.

No final dos anos 1960, quando provavelmente a "necessidade" dos números na pesquisa e também na prática biomédica já se consolidava – trazendo também consigo os exageros e problemas que persistem até hoje** – parece que a confusão era grande. Um exemplo nesse contexto de valores de referência é a publicação de um artigo na prestigiosa revista médica JAMA (*The Journal of the American Medical Association*), cujo título em tradução livre é "Saúde, normalidade e o fantasma de Gauss" (Elveback et al., 1970). A mensagem do artigo era exatamente chamar a atenção para a falta de normalidade destas variáveis laboratoriais, sugerindo que se deveria usar uma estratégia alternativa para se encontrar os limites de referência destas variáveis – usando os percentis, que serão definidos mais à frente. Sugeriram, também, mudar o nome de "limites de normalidade" para "limites clínicos" (hoje talvez esteja mais consagrado "limites de referência") para não mais se associar a palavra "normal" à ideia de "saudável", que se referia na realidade à distribuição Normal.

Resumidamente, a representação "média ± desvio-padrão" só deve ser a melhor opção como caracterização de uma variável numérica se houver alguma informação externa ou evidência nos próprios dados de normalidade desta variável***. Como tipicamente as variáveis em saúde não se aproximam de uma distribuição normal, sendo, por exemplo, tipicamente assimétricas, a melhor estratégia é calcular outras estatísticas descritivas. Claro que a média e o desvio-padrão podem sempre ser calculados e apresentados, independentemente da forma com a variável se distribui, mas, como dito, a sua conveniência e interpretação imediata estão associadas à distribuição normal. Na dúvida, entretanto, recomenda-se pelo menos não usar a notação "±", pois só faria sentido se a distribuição for pelo menos simétrica.

De qualquer forma, para que as estatísticas possam ser efetivamente úteis, além de termos sempre uma visão crítica sobre elas, é necessário que nos apropriemos mais formalmente e de forma correta das técnicas e dos conceitos subjacentes às análises exploratórias. No caso da exploração de uma variável numérica, isso significa estudar detalhadamente a sua distribuição e construir tabelas e gráficos apropriados. Como já adiantado, estudar a distribuição de uma variável numérica consiste basicamente em explorar as suas três características fundamentais: tendência central, variabilidade e simetria. Há várias medidas de tendência central e de variabilidade e elas serão apresentadas e detalhadas a seguir, em especial as medidas de variabilidade, já que, em essência, é sobre essa ideia que podemos dizer que a estatística se interessa, ou seja, em quantificar e tentar explicar variabilidade. Também de extrema importância na caracterização dos dados, as medidas de assimetria têm suas ideias fundamentais baseadas nas medidas de tendência central ou de posição.

Além dessas três características fundamentais para a descrição de uma distribuição, há uma quarta, mas pouco explorada hoje em dia, talvez porque sua função já esteja parcialmente contemplada pela variabilidade; ou talvez porque não seja de muito interesse mesmo.

---

* A distribuição Normal é uma distribuição teórica, mas talvez o que tenha ajudado a estabelecer esse senso comum tenha sido um teorema fundamental da estatística, que é o Teorema Central do Limite. Ele diz, em síntese, que a distribuição da média amostral – que é uma variável numérica com seus valores variando de uma amostra possível para outra – converge para a distribuição normal à medida que o tamanho da amostra cresce (ver o ***Capítulo 22 – Probabilidade e Modelos de Probabilidade em Epidemiologia***).

** Em um contexto mais geral de valores de referência, talvez caiba aqui uma divagação epistemológica, ousada e provocativa: não obstante a extrema e fundamental relevância da teoria estatística e dos números para o conhecimento biomédico, além dos erros de interpretação e abusos já conhecidos e bem estudados, suspeitamos de alguns "exageros" que parecem não percebidos, que não incomodam ninguém ou que não têm consequências. Por exemplo, definir uma condição patológica, ou seja, ser "obrigado" a fazer um diagnóstico individual, por meio de números, em função de uma distribuição populacional, se não é um exagero, é de uma fragilidade conceitual preocupante. E se de fato for necessário fazer uma definição dessa forma, que se ficassem bem mais explícitas suas limitações. Nessa linha temos, por exemplo, a hipercolesterolemia, a síndrome metabólica e até a hipertensão, entre tantas outras. Repare que estamos nos referindo à definição, o que não quer dizer que alguém com valores elevados (qual o ponto de corte?) para certas variáveis numéricas clínicas não seja um problema de fato, a ser diagnosticado e tratado.

*** Pode-se tentar verificar a normalidade de uma variável com seus próprios dados, quer seja por técnicas exploratórias descritivas e gráficas (p.ex., o histograma pode ser usado, mas um gráfico chamado Q-Q *plot* é mais específico para isso), quer seja por meio de testes estatísticos formais, embora esta última não seja uma conduta recomendável (se não inviável) se a amostra em questão for pequena. Mas no caso de uma variável não apresentar sabidamente uma distribuição normal, uma possibilidade é tentar previamente uma transformação matemática, como a logarítmica, que eventualmente normaliza a variável. Apesar de esta opção não ser nada atraente para justificar análises descritivas simples – como a caracterização "média ± desvio-padrão" –, pode ser uma boa opção para viabilizar análises paramétricas inferenciais, já que a premissa de normalidade é muito importante nesse contexto, especialmente em amostras pequenas (ver o ***Capítulo 26 – Associação Estatística em Epidemiologia: Análise Bivariada***).

Trata-se da curtose, que mede o "achatamento" da distribuição. Outra maneira de entender a curtose é o quanto as observações "raras" se afastam da média, enquanto o desvio-padrão se relaciona ao quanto a "maioria" das observações se dispersa em torno da média. Portanto, como não se ganha muita coisa com a curtose em termos de representação, simplifica-se ainda mais a síntese dos dados discutindo-se apenas três características em vez de quatro.

Tendência central e simetria

Caracterizar "mais ou menos" onde os dados se situam, ou seja, identificar uma tendência central, talvez seja a imagem mais típica da estatística, sendo a média a grande vedete neste espetáculo dos números. Mas como todo espectador, nem sempre entendemos perfeitamente a sua mensagem – quer seja de uma simples média, quer seja metaforicamente de todo o espetáculo. É intrigante perceber que todos sabemos calcular uma média, mas vacilamos para interpretá-la adequadamente. Talvez a razão seja que o seu poder de síntese seja tão forte no imaginário popular que acabe por obliterar a informação mais importante na síntese dos dados, que é a sua variabilidade. Um valor médio "descontextualizado" ou dissociado no mínimo de uma medida de variabilidade só serve para aliciar desprevenidos. E como somos quase todos nós virtualmente "desprevenidos" dos números, ou amedrontados por eles, sucumbimos diariamente aos discursos quantitativos de oportunistas na política e na imprensa. Na academia, embora de um lado provavelmente tenhamos bem menos oportunistas, de outro, os não prevenidos às armadilhas dos números têm se avolumado. O exemplo na seção anterior, onde muitos iniciantes na academia acreditam que a média significa a "maioria", é uma evidência preocupante disso. Em síntese, se mesmo quando a média vem associada a uma medida de variabilidade – como vimos, por exemplo, no caso da representação "média ± desvio-padrão"– já corremos sérios riscos de interpretações equivocadas por conta da improvável assunção de normalidade dos dados, uma média sozinha nunca, portanto, deve ser aceita como forte evidência de alguma coisa.

Ato contínuo, o problema parece ser realmente grave porque no nosso inconsciente talvez imaginemos que o valor médio possa representar bem cada caso em particular. Não pode, e nem se propõe a isso! A menos que não houvesse variabilidade (e aí não seria mais estatística!), ou que, pelo menos, houvesse uma reflexão explícita do quão importante é em termos práticos a diferença entre determinado valor e a média... Daí provavelmente se explica um aparente "conflito" entre a estatística e a clínica: enquanto na clínica tudo o que importa é cada caso em particular, na estatística, cada caso particular não pode "importar" e, com isso, interferir nas análises estatísticas. As aspas em "conflito" e "importar" estão bem colocadas. Na realidade, não há conflito nenhum entre a estatística e a clínica, já que seus objetos de interesse e estudo são bem diferentes. O "conflito" talvez esteja, na realidade, na cabeça de quem ainda não (re)conheceu as reais potencialidades e, principalmente, as limitações da aplicação da estatística na área da saúde e, particularmente, na clínica. Quanto ao "importar", a mensagem parece mais imediata. É intuitivo que a presença de um único valor discrepante pode alterar bastante, por exemplo, a média, comprometendo, portanto, a sua representação. Para que mereça crédito, nenhum resultado estatístico pode ser um na presença de uma determinada observação, e outro muito diferente na ausência dela.

Uma média é, de longe, a estatística mais famosa e no geral tem cumprido muito bem a sua função, que é a de sintetizar um conjunto de dados por meio de um valor que "melhor" o represente (o conjunto e não cada caso!). Quando não fazemos nenhuma menção adicional, estamos na realidade nos referindo à média aritmética e todos sabemos calculá-la e defini-la imediatamente, bastando somar todos os valores observados e dividir este total pelo tamanho da amostra. Mas há outras médias, como a geométrica e a harmônica, que são usadas em contextos mais específicos, tipicamente fora da área da saúde, e não serão exploradas aqui. Simbolicamente, temos:

$$\overline{x} = média\, aritmética = \frac{\sum_{i=1}^{n} x_i}{n}$$

onde a letra grega maiúscula sigma (∑) significa somatório, representando a soma de cada valor x_i, com indexador i variando de 1 a n, que é o tamanho da amostra.

Para concretizar de forma bem simples essa ideia, considere uma amostra de apenas cinco pacientes internados e estamos interessados em estudar os seus tempos de internação hospitalar. Suponha que foram observados os seguintes tempos, em dias:

$$x_1 = 2 \quad x_2 = 4 \quad x_3 = 6 \quad x_4 = 8 \quad x_5 = 10$$

Logo, $\overline{x} = \frac{x_1 + x_2 + x_3 + x_4 + x_5}{5} = \frac{2+4+6+8+10}{5} =$
= 6 dias.

Então, como o interesse seria em encontrar um único número que representasse bem todo o conjunto, a média seria uma opção e, neste exemplo, 6 dias de tempo de internação parece cumprir bem esta função (não esquecendo, claro, que ainda faltaria caracterizar a variabilidade dos dados)*. Mas suponha agora que o quinto paciente não ficou 10 dias internados, e sim 1.000 dias. Logo, com este valor bem discrepante em relação aos demais, a nova média é de $\overline{x} = \frac{2+4+6+8+1.000}{5}$ = 204 dias, um valor certamente não representativo deste conjunto de dados. Percebe-se, portanto, que o impacto de um *outlier* sobre a média pode comprometer a sua principal virtude, que é tentar "substituir" todos os valores por um único que os bem represente enquanto um conjunto.

Admitindo que eventuais valores discrepantes não sejam erros (pois se fosse o caso, deveriam ser corrigidos ou eliminados antes das análises), mas apenas observações atípicas, como então tentar resumir a distribuição como um todo em um único valor? A resposta já deve ser conhecida: calcula-se uma medida de tendência central alternativa à média, também já famosa na área da saúde, que é a mediana. De fato, diferente da média, a mediana é uma estatística robusta, isto é, não se deixa influenciar por valores discrepantes e nem pela forma da distribuição. Por definição, a mediana é aquele valor que ocupa a posição central de uma distribuição de dados depois de devidamente ordenados, deixando, portanto, 50% das observações abaixo dela e 50% acima. No exemplo anterior, com apenas cinco observações – e repare que os dados já estão ordenados –, a mediana é igual a 6 dias, resultado coincidente com a média e, igualmente, uma boa síntese dos dados. Já quando o valor de 10 dias da quinta observação (x_5) é substituído por 1.000 dias, o que alterou substancialmente a média, a mediana permanece igual a 6 dias. Mas 6 dias continua sendo uma boa síntese? Sim, pelo menos para a maior parte dos dados, e desde que não se esqueça a existência do valor discrepante. Uma descrição apropriada para este exemplo poderia ser mais ou menos assim (ainda sem referência explícita à variabilidade e assumindo que a amostra fosse bem maior para justificar estas estatísticas): "Tipicamente, o tempo de internação deste hospital é de 6 dias (mediana=6), embora haja uma proporção tal de pacientes que podem ficar internados por até X anos".

Como um bom exemplo desta perspectiva, a Tabela 20.6 apresenta resultados esclarecedores, verdadeiros e curiosos ou surpreendentes sobre os tamanhos populacionais dos municípios brasileiros. A média de habitantes nos 5.570 municípios é de 37.728 habitantes e a mediana é de pouco mais de 11,6 mil. O que isso significa? Será que estes números estão certos? Qual o perfil típico das cidades brasileiras? Não seria algo semelhante a São Paulo, Rio de Janeiro ou Brasília, por exemplo? Por esses resultados, compatíveis com o que se apresentou lá na Tabela 20.1, vê-se claramente que não. Embora não seja um valor errado, usar a média como medida-síntese para estes dados não é uma boa ideia, pois seu valor está "contaminado" exatamente pelos tamanhos populacionais das cidades grandes, perdendo a conveniência na sua interpretação. A mediana, nestes casos, é uma medida bem mais informativa. Podemos dizer que metade dos municípios brasileiros, ou seja, 2.785 deles, têm até 11.631 habitantes. Leituras análogas valem, sem exceção, para todas as regiões e todos os estados brasileiros. O que estes dados ilustram claramente é uma enorme assimetria na distribuição dos tamanhos populacionais das cidades brasileiras, sendo a mediana nessa situação uma medida-resumo bem mais representativa e apropriada que a média.

Didaticamente falando, um subproduto muito importante desta discussão é a constatação de que, apesar de média e mediana serem medidas alternativas, a apresentação de ambas nos permite saber se há ou não assimetria na distribuição, e até quantificar o seu grau. Na descrição dos dados, embora haja coeficientes específicos para se quantificar o grau de assimetria (p. ex., contrastando média e mediana e relativizando ao desvio-padrão), parece-nos mais simples e informativo apresentar conjuntamente a média e a mediana do que calcular e apresentar também alguma medida de assimetria. Ou seja, talvez seja mais vantajoso ter apenas uma noção da existência ou não de assimetria, ganhando-se mais informação apresentando simultaneamente a média e a mediana, a não ser que comparar os graus de assimetria seja também um objetivo a ser atingido. Por exemplo, poderíamos estar interessados em responder qual o estado brasileiro que apresenta o maior grau de assimetria, mas quase certamente esta não é uma questão relevante.

* Cabe aqui mais um parêntese só para reforçar o papel de uma análise estatística descritiva e exploratória. O interesse é em resumir, encontrar padrões, explorar "características" invisibilizadas por muitos números. Então, por exemplo, se temos uma amostra de apenas cinco unidades, nada mais informativo do que examinar cada uma delas individualmente e não se fazer nenhuma análise estatística descritiva. Não se ganha muita coisa (nada, na realidade) ao se substituir os cinco valores originais por, no mínimo, duas estatísticas, por exemplo, a média e o desvio-padrão! Talvez agora o leitor esteja perguntando qual seria então um número mínimo para justificar o cálculo de estatísticas descritivas. A nosso juízo, nenhum número cabalístico estabelecido previamente deve *a priori* fazer sentido, já que o contexto, a experiência e o bom senso do analista devem ser sempre priorizados e justificar qualquer decisão.

Tabela 20.5 – Número de municípios e médias e medianas dos tamanhos populacionais dos 5.570 municípios brasileiros, segundo Região e Unidades da Federação, 2019

Estado	Número de municípios (N)	Estatísticas de tendencia central do tamanho populacional	
		Média	Mediana
Brasil	**5.570**	**37.728**	**11.631**
Região Norte	**450**	**40.958**	**16.678**
Rondônia (RO)	52	34.177	15.132
Acre (AC)	22	40.384	18.899
Amazonas (AM)	62	66.848	25.400
Roraima (RR)	15	40.384	12.796
Pará (PA)	144	59.742	31.540
Amapá (AP)	16	52.858	16.217
Tocantins (TO)	139	11.316	5.123
Região Nordeste	**1.794**	**31.813**	**14.537**
Maranhão (MA)	217	32.605	18.625
Piauí (PI)	224	14.613	6.247
Ceará (CE)	184	49.631	22.000
Rio Grande do Norte (RN)	167	20.999	8.180
Paraíba (PB)	223	18.019	7.301
Pernambuco (PE)	185	51.660	22.972
Alagoar (AL)	102	32.719	17.634
Sergipe (SE)	75	30.649	14.428
Bahia (BA)	417	35.667	17.113
Região Sudeste	**1..668**	**52.980**	**11.318**
Minas Gerais (MG	853	24.817	8.151
Espírito Santo (ES)	78	51.521	20.272
Rio de Janeiro (RJ)	92	187.662	36.996
São Paulo (SP)	645	71.192	13.992
Região Sul	**1.191**	**25.169**	**7.262**
Paraná (PR)	399	28.657	9.615
Santa Catarina (SC)	295	24.287	7.934
Rio Grande do Sul (RS)	497	22.892	5.581
Região Centro-Oeste	**467**	**34.897**	**9.504**
Mato Grosso do Sul (MS)	79	35.177	15.522
Mato Grosso (MT)	141	24.713	10.847
Goiás (GO)	24.	28.530	7.607
Distrito Federal (DF)	1	3.015.268	3.015.268

Média e mediana são as medidas de tendência central mais utilizadas, sendo praticamente impossível pelo menos uma delas não estar presente em uma análise exploratória de dados. Como na presença de assimetria a mediana apresenta mais vantagens interpretativas, justifica-se a apresentação de ambas, apesar de serem teoricamente alternativas. Há também uma terceira medida de tendência central muito famosa, mas que é pouco usada na área da saúde, chamada moda. A moda é simplesmente o valor mais frequente de uma distribuição. Em uma distribuição discreta é o valor que mais se repete e em uma distribuição contínua é o valor com maior "densidade" (ver o ***Capítulo 22 – Probabilidade e Modelos de Probabilidade em***

Epidemiologia). É a moda, portanto, que se relaciona com a "maioria" das observações.

Resumidamente, então, a mensagem é que, assim como a tendência central e a variabilidade são fundamentais na descrição dos dados, reconhecer assimetria (ou não) e saber como lidar com dados assimétricos também é fundamental. A Figura 20.9 ilustra os padrões típicos de (as)simetria e como as medidas de tendência central se relacionam a eles. Temos assimetria à esquerda quando o "rabo" da distribuição for maior para este lado e a mediana será maior que a média. Para a assimetria à direita, o raciocínio é análogo, sendo a média maior que a mediana. Assim, comparando as medianas e as médias dos tamanhos populacionais dos estados brasileiros (Tabela 20.5), detectamos fortíssimas assimetrias à direita.

Para ilustrar as possibilidades de como lidar com dados assimétricos, continuemos com o exemplo dos tamanhos populacionais das cidades brasileiras em 2019. A Figura 20.10A apresenta o histograma para os tamanhos populacionais com intervalos de classes de frequência definidos em 50.000. Por conta da fortíssima assimetria à direita determinada basicamente pelas metrópoles brasileiras – por exemplo, São Paulo com 12.252.023 habitantes, Rio de Janeiro com 6.718.903 e Brasília com 3.015.268 só para as três primeiras mais populosas, valores absurdamente distantes do padrão mediano de cerca de 11,6 mil habitantes –, a representação visual é absolutamente inútil, só se vendo praticamente a extrema concentração das cidades com menos de 50.000 habitantes, ou seja, a primeira classe, com quase 5.000 municípios. A participação relativa das cidades grandes – aquelas com pelo menos 100.000 habitantes – fica "invisível" no gráfico. Como, então, caracterizar satisfatoriamente dados desse tipo? A melhor maneira será vista mais adiante, na seção de medidas de posição, onde a mediana é uma delas. Mas uma alternativa tecnicamente eficiente e bastante utilizada, especialmente em outras áreas fora da saúde, é tentar uma transformação matemática na variável de modo a normalizá-la e/ou reduzir a sua variabilidade. Normalmente, a transformação de primeira escolha é a logarítmica. A Figura 20.10B apresenta o histograma dos tamanhos populacionais de cada município após se tomar o logaritmo na base 10. Repare o efeito desta transformação na distribuição. Agora, em uma escala logaritmizada, observa-se apenas uma pequena assimetria à direita e poderia ser tentada uma transformação matemática ainda mais forte, mas o importante aqui é apenas apresentar a ideia.

Talvez o leitor esteja incomodado com o "logaritmo", mas atente para a nota na Figura 20.10B. O logaritmo é apenas o expoente de uma certa base, no caso a base 10. Ou seja, uma população com 1.000 habitantes, em uma escala logarítmica, corresponde ao valor 3, já que $10^3 = 1.000$. Da mesma maneira, uma cidade com 100.000 habitantes corresponde ao valor 5 na escala logarítmica. São Paulo, com 12.252.023 habitantes, corresponde ao valor 7,0882078 ($10^{7,0882078} = 12.252.023$). Observe, portanto, o poder de "encurtamento" na escala que a transformação logarítmica impõe. Enquanto na escala original, por exemplo, São Paulo está extremamente distante do tamanho populacional mediano do Brasil (igual a 11.631 habitantes), caracterizando um valor absolutamente discrepante, na escala logarítmica, apesar de ainda parecer ser um *oultier* (localize o valor 7,08 na Figura 20.10B), observa-se uma aproximação impressionante, já que com a transformação o valor mediano é igual a 4,06.

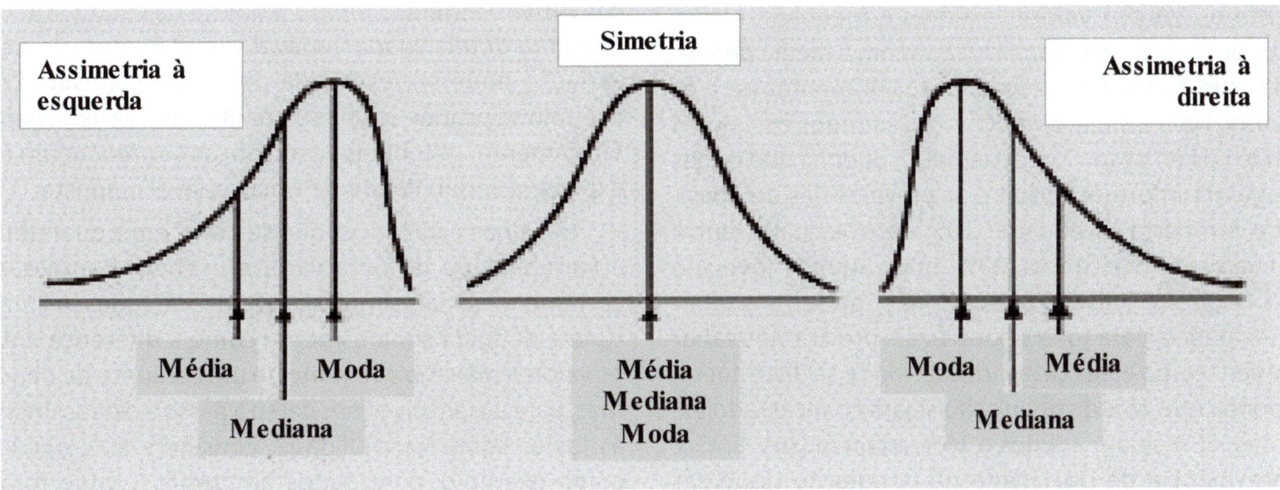

Figura 20.9 – Padrões de simetria de uma distribuição e suas relações com as medidas de tendência central.

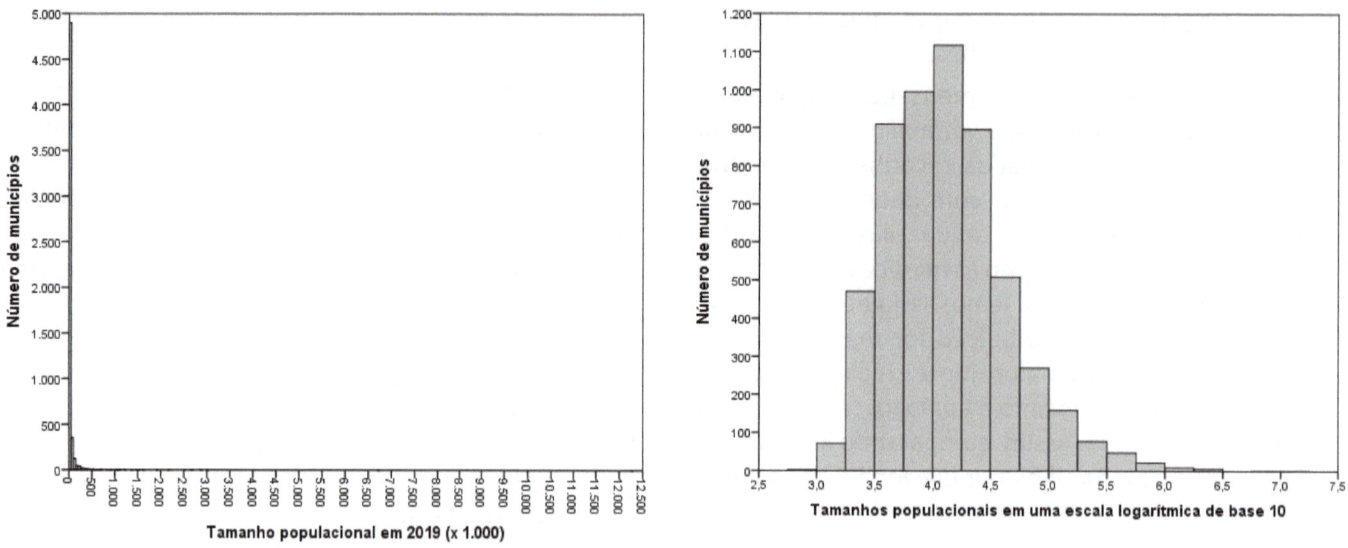

Figura 20.10 – A. Histograma dos tamanhos populacionais, em milhares, para os 5.570 municípios brasileiros em 2019; **B.** Histograma dos logaritmos na base 10 dos tamanhos populacionais para os 5.570 municípios brasileiros em 2019.

Portanto, a ideia de uma transformação matemática para se tentar normalizar uma variável assimétrica, especialmente por meio da função logarítmica, não deve assustar ninguém, até porque ela é bastante utilizada também na área da saúde quando, por exemplo, estamos estudando carga viral ou crescimento bacteriano. Quando um infectologista diz, por exemplo, que um paciente apresentou uma melhora de 1 log na carga viral, deve se entender que houve uma variação de, por exemplo, 1.000.000 para 100.000; ou de 100.000 para 10.000 etc.

Fechando esta seção, já dissemos que há vários "tipos" de médias pouco conhecidas, como a geométrica e a harmônica. Há, também, por exemplo, a média aparada (uma tradução do inglês *trimmed*), que é a média aritmética simples, mas depois de "aparada" uma parcela das extremidades da distribuição, comumente os 5% dos valores maiores e menores. Mas o leitor deve estar mais familiarizado com a média ponderada, que é usada quando há pesos diferentes para os valores. Na média aritmética simples todos os valores têm o mesmo peso. Como exemplo, suponha que temos a seguinte informação sobre as prevalências de obesidade em certa localidade: 10% de obesidade entre crianças e adolescentes, 20% entre adultos jovens e 30% de obesos entre os idosos. Mas se quisermos saber a prevalência para toda a população, precisamos saber também como estas categorias de idade se distribuem. Suponha que 25% da população sejam crianças/adolescentes, 60% sejam adultos e 15% sejam idosos. Então, a prevalência de obesidade na população pode ser obtida pela média ponderada das prevalências específicas com pesos dados pelas frequências relativas das categorias de idade. Ou seja,

Prevalência de obesidade:

$$\frac{(10x25)+(20x60)+(30x15)}{25+60+15}=\frac{250+1.200+450}{100}=\frac{1.900}{100}=19\%.$$

Perceba que 19% é uma média entre 10%, 20% e 30%, mas é uma média ponderada e não uma média aritmética simples.

Variabilidade

Como já adiantado, mais do que apenas caracterizar tipicamente onde os dados devem se concentrar, calculando sua tendência central, quantificar a variabilidade, em um primeiro momento, e depois tentar "explicá-la" constituem essencialmente o objeto da estatística. Em que grau determinada variável varia? E por quê? Essa variação pode ser explicada por outra variável? Este capítulo se propõe apenas a quantificar a variabilidade. Tipicamente, os modelos estatísticos se preocupam em explicar a variabilidade de uma variável resposta.

Há várias estatísticas que se propõem a quantificar a variabilidade de uma variável, sendo a amplitude certamente a mais simples e intuitiva de todas. A amplitude é definida simplesmente como a diferença entre os valores máximo e mínimo de um conjunto de dados. Mas, para desenvolvermos passo a passo e didaticamente as ideias sobre variabilidade, considere a Tabela 20.6 como exemplo, com dados hipotéticos, onde foram observados os tempos de internação em quatro hospitais diferentes selecionando-se apenas cinco pacientes em cada um deles. Como a amostra é muito pequena, podemos facilmente visualizar toda ela. Por exemplo, para o hospital 1, todos os pacientes ficaram 5 dias internados, de modo que, para este hospital, obviamente, não se observa variabilidade e qualquer medida deve ter como resultado o valor zero, como é o caso da amplitude também apresentada na Tabela 20.6. Assim, como podemos ver todos os dados brutos, percebe-se imediatamente que apesar de cada hospital apresentar a mesma média de dias de internação (5 dias), o que os diferencia é exatamente a variabilidade, sendo que os dados foram construídos propositadamente não só para dar a mesma média, mas também uma variabilidade crescente, do hospital 1 (sem variabilidade) ao hospital 4. A intenção é, portanto, construir medidas de variabilidade que reflitam este comportamento dos dados. Ou seja, se olharmos apenas as médias, diremos que os quatro hospitais são iguais, demonstrando o que já enfatizamos sobre a insuficiência caracterizadora da média como medida isolada. Há que se quantificar a variabilidade e demonstrar, nesse exemplo, que ela é crescente com os rótulos de 1 a 4 atribuídos aos hospitais, como os valores individuais revelam. Simbolicamente, esses valores são agora duplamente indexados e representados por x_{ij}, sendo o primeiro índice ("*i*") relativo ao hospital, variando de 1 a 4, e o segundo ("*j*") identifica as observações de cada hospital, variando de 1 a 5.

Como já adiantado, a amplitude é a medida de variabilidade mais simples e intuitiva – especialmente se forem informados os valores mínimo e máximo no seu lugar –, mas, pelo fato de ela não levar em consideração no seu cômputo todos os valores observados, talvez ela não seja a "melhor" opção para caracterizar satisfatoriamente a variabilidade de um conjunto de dados. Repare que ela não foi capaz de diferenciar os hospitais 3 e 4, ambos com uma amplitude de 4. Nesse sentido, seria conveniente que todas as observações entrassem no cálculo de uma medida de variabilidade que seria, portanto, mais representativa. Uma primeira ideia que surge, então, seria ver a diferença de cada valor em relação à média.

Desenvolvendo esta ideia, a Tabela 20.7 apresenta os resultados. Tente reconhecer cada valor obtido nesta tabela, pois esse entendimento é fundamental para este raciocínio. A ideia de tomar a diferença de cada valor em relação à média é aparentemente muito boa e atrativa, mas como a intenção é termos um único número que sintetize a variabilidade – e não tantas diferenças quanto o tamanho da amostra – ocorre-nos de pronto tirar a média dessas diferenças. Entretanto,

Tabela 20.6 – Tempos de internação (x_{ij}), em dias, para 5 pacientes em cada um de 4 hospitais

Hospital	Tempos de Internação (x_{ij}, em dias)					Média	Amplitude (máximo-mínimo)
1	$x_{11} = 5$	$x_{12} = 5$	$x_{13} = 5$	$x_{14} = 5$	$x_{15} = 5$	$\bar{x}_1 = 5$	0
2	$x_{21} = 4$	$x_{22} = 4$	$x_{23} = 5$	$x_{24} = 6$	$x_{25} = 6$	$\bar{x}_2 = 5$	2
3	$x_{31} = 3$	$x_{32} = 4$	$x_{33} = 5$	$x_{34} = 6$	$x_{25} = 7$	$\bar{x}_3 = 5$	4
4	$x_{41} = 3$	$x_{42} = 3$	$x_{43} = 5$	$x_{44} = 7$	$x_{25} = 7$	$\bar{x}_4 = 5$	4

Tabela 20.7 – Diferenças dos valores dos tempos de internação de cada um dos 5 pacientes em relação à média de cada hospital (igual a 5 dias para os 4 hospitais)

Hospital	Diferenças de cada observação (x_{ij}) em relação à média do hospital					Média das diferenças em relação à média de cada hospital
1	$(x_{11} - \overline{x_1}) = 0$	$(x_{12} - \overline{x_1}) = 0$	$(x_{13} - \overline{x_1}) = 0$	$(x_{14} - \overline{x_1}) = 0$	$(x_{15} - \overline{x_1}) = 0$	$\sum_{i=1}^{5}(x_{1i} - \overline{x_1})/5 = 0{,}0$
2	$(x_{21} - \overline{x_2}) = -1$	$(x_{22} - \overline{x_2}) = -1$	$(x_{23} - \overline{x_2}) = 0$	$(x_{24} - \overline{x_2}) = 1$	$(x_{25} - \overline{x_2}) = 1$	$\sum_{i=1}^{5}(x_{2i} - \overline{x_2})/5 = 0{,}0$
3	$(x_{31} - \overline{x_3}) = -2$	$(x_{32} - \overline{x_3}) = -1$	$(x_{33} - \overline{x_3}) = 0$	$(x_{34} - \overline{x_3}) = 1$	$(x_{35} - \overline{x_3}) = 2$	$\sum_{i=1}^{5}(x_{3i} - \overline{x_3})/5 = 0{,}0$
4	$(x_{41} - \overline{x_4}) = -2$	$(x_{42} - \overline{x_4}) = -2$	$(x_{43} - \overline{x_4}) = 0$	$(x_{44} - \overline{x_4}) = 2$	$(x_{45} - \overline{x_4}) = 2$	$\sum_{i=1}^{5}(x_{4i} - \overline{x_4})/5 = 0{,}0$

há uma propriedade matemática que inviabiliza a ideia, que diz que a média das diferenças em relação à média sempre será zero! Perceba a "simetria" entre os valores negativos e positivos dentro de cada hospital. Ou seja, as médias das diferenças são todas iguais a zero, o que aparentemente inviabiliza qualquer desenvolvimento.

Mas como a ideia ainda parece boa, podemos persegui-la tentando eliminar esse "equilíbrio" entre os valores negativos e positivos das diferenças. Para isso, faremos mais uma vez uso das poderosas transformações matemáticas. O desafio seria, então, encontrar uma maneira que "sumisse" com o sinal negativo das diferenças, de modo que o "equilíbrio" estatístico gerado pelas diferenças em relação à média fosse eliminado. Há, basicamente, duas maneiras de se fazer esta "mágica" por meio de funções matemáticas bem conhecidas: a função módulo, representada por duas verticais ($|x|$) e a função quadrática (x^2). Certamente o leitor deve se lembrar da função quadrática e de seu efeito em "eliminar" o sinal negativo, pois, por exemplo, $(-2)^2=4$. Mas, talvez, a função módulo já esteja esquecida. Refrescando a memória, ela é simplesmente o valor absoluto do número (ou variável ou expressão), de modo que o que interessa é a magnitude, e não mais o sentido, se positivo ou negativo. Assim, por exemplo, $|-3| = |3| = 3$, o que, portanto, também "elimina" o sinal negativo.

Adotando estas estratégias separadamente e começando com a função módulo, a Tabela 20.8 sintetiza todas as contas para se gerar uma nova medida de variabilidade bastante interessante, chamada desvio-médio. Compare cuidadosamente as Tabelas 20.7 e 20.8. Agora, de fato, temos uma medida muito bem definida para quantificar a variabilidade de um conjunto de dados, e sua interpretação não é difícil. Considere, por exemplo, os dados originais do hospital 2 (Tabela 20.6), onde as diferenças deles em relação à média (igual a 5) assumem os valores, em módulo, de 0 ou 1 (quatro vezes), gerando, em média, uma diferença de 0,8 dia, como detalhado na Tabela 20.8. Ou seja, o desvio-médio é também uma média, mas como é uma média das diferenças em módulo em relação à média, quantifica adequadamente variabilidade. Repare que os valores dos desvios-médios aumentam do hospital 1 ao hospital 4, como deveria ser. Diferente da amplitude, consegue-se pelo desvio-médio perceber que o hospital 4 tem mais variabilidade nos dias de internação (1,6 dia) do que o hospital 3 (1,2 dia).

Portanto, se quiséssemos quantificar a variabilidade dos dados pelo desvio-médio, estaríamos calculando uma medida adequada e relativamente fácil de interpretar. E isso seria plenamente suficiente. Mas vimos que outra maneira de resolver o "problema" dos sinais negativos das diferenças absolutas em relação à média é elevar ao quadrado estas diferenças. De maneira análoga, a Tabela 20.9 detalha o desenvolvimento das contas e uma comparação amiúde das Tabelas 20.7, 20.8 e 20.9 deve facilitar o entendimento. Temos agora uma nova medida de variabilidade muito famosa entre os estatísticos, conhecida como variância. Observe que os valores calculados para os quatro hospitais (0, 0,8, 2 e 3,2) também refletem o gradiente já sinalizado de variabilidade do hospital 1 ao hospital 4. Assim, tal como o desvio-médio, a variância é também uma média quantificando adequadamente variabilidade, mas ao invés de termos diferenças em módulo, temos diferenças quadráticas.

Porém, essa sutil diferença tem uma implicação importante para a interpretação. Considere novamente como exemplo o hospital 2, onde tanto o desvio-médio quanto a variância apresentam o valor 0,8. Se pensarmos no desvio-médio, uma leitura possível seria: "no hospital 2, tipicamente, os pacientes ficam internados em média 5 dias com 0,8 dia para mais ou para menos". Ou seja, esse valor de 0,8 para o desvio-médio pode ser somado ou subtraído da média. Já para o valor de 0,8 da variância,

Tabela 20.8 – Módulo das diferenças dos valores dos tempos de internação de cada um dos 5 pacientes em relação à média de cada hospital e a medida de variabilidade desvio-médio

Hospital	Módulo das diferenças de cada observação (x_{ij}) em relação à média do hospital					Média dos módulos das diferenças em relação à média = desvio-médio
1	$\lvert x_{11}-\bar{x}_1\rvert=0$	$\lvert x_{12}-\bar{x}_1\rvert=0$	$\lvert x_{13}-\bar{x}_1\rvert=0$	$\lvert x_{14}-\bar{x}_1\rvert=0$	$\lvert x_{15}-\bar{x}_1\rvert=0$	$\sum_{i=1}^{5}\lvert x_{1i}-\bar{x}_1\rvert/5=0,0$
2	$\lvert x_{21}-\bar{x}_2\rvert=1$	$\lvert x_{22}-\bar{x}_2\rvert=1$	$\lvert x_{23}-\bar{x}_2\rvert=0$	$\lvert x_{24}-\bar{x}_2\rvert=1$	$\lvert x_{25}-\bar{x}_2\rvert=1$	$\sum_{i=1}^{5}\lvert x_{2i}-\bar{x}_2\rvert/5=0,8$
3	$\lvert x_{31}-\bar{x}_3\rvert=2$	$\lvert x_{32}-\bar{x}_3\rvert=1$	$\lvert x_{33}-\bar{x}_3\rvert=0$	$\lvert x_{34}-\bar{x}_3\rvert=1$	$\lvert x_{35}-\bar{x}_3\rvert=2$	$\sum_{i=1}^{5}\lvert x_{3i}-\bar{x}_3\rvert/5=1,2$
4	$\lvert x_{41}-\bar{x}_4\rvert=2$	$\lvert x_{42}-\bar{x}_4\rvert=2$	$\lvert x_{43}-\bar{x}_4\rvert=0$	$\lvert x_{44}-\bar{x}_4\rvert=2$	$\lvert x_{45}-\bar{x}_4\rvert=2$	$\sum_{i=1}^{5}\lvert x_{4i}-\bar{x}_4\rvert/5=1,6$

Tabela 20.9 – Quadrado das diferenças dos valores dos tempos de internação de cada um dos 5 pacientes em relação à média de cada hospital e a medida de variabilidade variância

Hospital	Quadrado das diferenças de cada observação (x_{ij}) em relação à média do grupo					Média dos quadrados das diferenças em relação à média de cada grupo
1	$(x_{11}-\bar{x}_1)^2=0$	$(x_{12}-\bar{x}_1)^2=0$	$(x_{13}-\bar{x}_1)^2=0$	$(x_{14}-\bar{x}_1)^2=0$	$(x_{15}-\bar{x}_1)^2=0$	$\sum_{i=1}^{5}(x_{1i}-\bar{x}_1)^2/5=0{,}0$
2	$(x_{21}-x_2)^2=1$	$(x_{22}-\bar{x}_2)^2=1$	$(x_{23}-\bar{x}_2)^2=0$	$(x_{24}-\bar{x}_2)^2=1$	$(x_{25}-\bar{x}_2)^2=1$	$\sum_{i=1}^{5}(x_{2i}-\bar{x}_2)^2/5=0{,}8$
3	$(x_{31}-x_3)^2=4$	$(x_{32}-\bar{x}_3)^2=1$	$(x_{33}-\bar{x}_3)^2=0$	$(x_{34}-\bar{x}_3)^2=1$	$(x_{35}-\bar{x}_3)^2=4$	$\sum_{i=1}^{5}(x_{3i}-\bar{x}_3)^2/5=2{,}0$
4	$(x_{41}-\bar{x}_4)^2=4$	$(x_{42}-\bar{x}_4)^2=4$	$(x_{43}-\bar{x}_4)^2=0$	$(x_{44}-\bar{x}_4)^2=4$	$(x_{45}-\bar{x}_4)^2=4$	$\sum_{i=1}^{5}(x_{4i}-\bar{x}_4)^2/5=3{,}2$

essa leitura não faz mais sentido, já que a variância é mensurada em unidades quadráticas, no caso dias ao quadrado. Assim, por conta desse pequeno "inconveniente", uma solução imediata é simplesmente tirar a raiz quadrada da variância. E, surpresa, o resultado é uma nova medida de variabilidade ainda mais famosa, conhecida como desvio-padrão! Ou seja, o desvio-padrão é simplesmente a raiz quadrada da variância. Os valores dos desvios-padrão para os hospitais 1, 2, 3 e 4 seriam 0, 0,89, 1,41 e 1,79, respectivamente, obtidos prontamente com a ajuda de uma calculadora. Então, se antes já havia sido apresentado informalmente, agora ele está definido formalmente. Simbolicamente, representando-o pela letra grega minúscula sigma (σ), temos*:

$$\text{Desvio-padrão} = \sigma = \sqrt{\frac{\sum_{i=1}^{N}(x_i-\bar{x})^2}{N}}$$

Um leitor mais curioso deve estar agora se perguntando por que o desvio-padrão, apesar de não ser tão óbvio ou intuitivo quanto as outras medidas de variabilidade, tornou-se a medida "padrão" para se quantificar a dispersão dos dados. A resposta já estava mais ou menos apresentada nas duas perguntas daquele questionário anterior. O fato é que o desvio-padrão, junto com a média, é um parâmetro da distribuição normal, essa já bastante mencionada. Se determinada variável segue uma distribuição normal e conhecemos a sua média e seu desvio-padrão, podemos desenhar sua função matemática – que se apresenta em uma curva em forma de sino (não apresentada aqui, mas visualmente como a imagem do meio da Figura 20.9) –, permitindo-nos fazer correspondências entre áreas sob a curva (que podem ser interpretadas como "proporções esperadas de pertencimento") e um intervalo de desvios-padrão para mais e para menos em relação à média. Repetindo para os valores tradicionais de 1 e 2 desvios-padrão, mais ou menos 1 desvio-padrão em relação à média corresponde a uma área de aproximadamente de 68% sob a curva; e 2 desvios correspondem a 95%**. Então, como a distribuição normal é de extrema importância para a teoria estatística e o desvio-padrão é um de seus dois parâmetros, acabou que ele se tornou a medida de variabilidade de primeira escolha também dos usuários e analistas – apesar de eles eventualmente só reconhecerem suas virtudes e negligenciarem as

* Uma questão pouco esclarecida na maioria dos livros-texto básicos é se o denominador deve ser "N", como usado aqui, ou "N–1". A explicação não é muito simples e tem a ver com a teoria estatística de inferência e amostragem. Na prática, é uma questão irrelevante, embora de um ponto de vista teórico seja fundamental, pois um ponto muito caro à estatística é se estamos trabalhando com dados amostrais ou populacionais, isto é, se estamos interessados ou não em fazer inferências. Então, vejamos: se dividimos por N, temos o desvio-padrão populacional, mas se os dados são amostrais, os estatísticos preferem definir o desvio-padrão dividindo por N–1, pois desta forma tem-se um estimador não tendencioso do desvio-padrão populacional. Para se entender mais facilmente o que é um estimador não tendencioso, considere inicialmente a média amostral. Imagine que selecionamos todas as amostras de certo tamanho de uma população e para cada uma delas calculamos a média. Então, se calcularmos agora a média de todas estas médias, esta média será exatamente igual à média populacional caracterizando a média amostral como um estimador não tendencioso da média populacional. Olhando agora o desvio-padrão, se tomamos a média de todos os desvios-padrão de cada amostra possível, este valor só se igualará ao desvio-padrão populacional se usarmos no denominador "N–1", e não "N"! Muito curioso, não? A explicação técnica para isso é que para calcularmos o desvio-padrão, precisamos ter calculado previamente a média e, com isso, perdemos 1 "grau de liberdade". (Para não confundir, estamos aqui usando "N" para representar a quantidade de unidades analisadas, quer seja uma população ou uma amostra, embora esta última tenha comumente seu tamanho representado por "n").

** Aliás, no caso de uma distribuição normal, há uma aproximação interessante e eventualmente útil: a amplitude corresponde a aproximadamente seis vezes o desvio-padrão, pois 3 desvios-padrão para mais ou para menos em relação à média correspondem a 99,7% da distribuição.

condições para o seu bom uso e entendimento, destacadas anteriormente.

Finalizando esta seção sobre medidas de variabilidade para uma variável numérica – embora ainda uma última medida, a distância interquartílica, seja apresentada na seção seguinte –, falta apresentar o coeficiente de variação (CV). Em termos de interpretação, uma vantagem relativa do desvio-padrão é que ele reproduz a unidade da variável original, isto é, se a unidade da variável é, por exemplo, "cm", o desvio-padrão também será em "cm". Mas se houver interesse em comparar variabilidades de variáveis diferentes, ou mesmo de populações diferentes para a mesma variável, a comparação imediata entre desvios-padrão pode não ser a melhor ideia. Considere, por exemplo, que haja interesse em saber se a população masculina apresenta mais variabilidade que a população feminina na variável altura. Suponha uma população masculina com média de altura de 170 cm e um desvio-padrão de 10 cm e uma população feminina com média de 160 cm e desvio-padrão também de 10 cm. Comparando os valores dos desvios-padrão das populações masculina e feminina concluiríamos, de imediato, que apresentam a mesma variabilidade. Não obstante que isso seja verdade em termos absolutos, talvez não seja a comparação mais "justa", pois as distribuições apresentam médias diferentes. Uma variabilidade de 10 cm em uma distribuição em torno de 170 cm não parece a "mesma" se a distribuição estiver em torno de 160 cm. E, em termos relativos, não é mesmo. Uma nova medida de variabilidade que pode ser usada para considerar esta situação é o coeficiente de variação, definido como a razão entre o desvio-padrão e a média, podendo ser, inclusive, expressada em termos percentuais, já que é uma medida adimensional. Simbolicamente,

$$CV = \frac{\text{desvio-padrão}}{\text{média}} = \frac{\sigma}{\bar{x}}$$

Nesse exemplo hipotético, portanto, a população masculina apresenta um CV igual a 5,9% e a feminina de 6,25%, indicando uma dispersão ligeiramente maior da variável altura, na realidade, para as mulheres.

Como ilustração das principais estatísticas descritivas de tendência central e variabilidade, a Tabela 20.10 apresenta os resultados para seis variáveis numéricas para os 5.570 municípios brasileiros. Essa tabela sintetiza análises univariadas que permitem caracterizar muito bem o perfil de cada uma delas em termos de tendência central, variabilidade e simetria. Note que, em vez de apresentarmos o valor da amplitude, a opção de apresentar os valores mínimo e máximo é bem mais informativa. Por ser muito pouco usado, o desvio-médio foi dispensado. Vários comentários mais específicos podem ser feitos sobre estes resultados, e ficam a cargo do leitor, e de acordo com a sua curiosidade e interesse, algumas interpretações. Como um único comentário geral, das seis variáveis, apenas a taxa de mortalidade e a proporção de idosos (população acima de 70 anos) não apresentam altíssimas variabilidades e assimetrias em suas distribuições.

Medidas de posição e o diagrama de caixas

Como apontado várias vezes anteriormente, sintetizar um conjunto de dados por meio da média e do desvio-padrão apenas é a melhor coisa se, e apenas se, tivermos boas indicações de que a variável em questão segue aproximadamente uma distribuição normal. Se há a suspeita de que a variável sequer seja simétrica, a mediana seria mais interessante como medida-síntese de tendência central. Como vimos, a mediana divide os valores da distribuição em dois conjuntos, os 50% menores e os 50% maiores, sendo, portanto, uma medida de posição. Seguindo esta mesma linha de raciocínio, podemos imediatamente reconhecer outras medidas de posição (ou separatrizes) e que dividam também a distribuição em grupos de tamanhos iguais. Assim, temos os tercis, os quartis, os quintis, os decis e os percentis dividindo os dados, depois de devidamente ordenados, em 3, 4, 5, 10 e 100

Tabela 20.10 – Estatísticas descritivas de 6 variáveis numéricas relativas aos 5.570 municípios brasileiros, 2019

Estatísticas descritivas	Tamanho populacional	Área (km²)	Densidade demográfica (hab./km²)	Número de óbitos	Taxa de mortalidade (por 1.000)	Idoso (70 anos ou mais)
Média	37.728	1.527,5	119,5	242	6,8	7,9
Desvio-padrão	221.458	5.167,5	626,4	1.503	2,0	2,4
Coef. de variação	587,0%	367,8%	524,0%	621,1%	29,2%	34,1%
Mínimo	781	3,6	0,1	3	1,0	0,9
Mediana	11.631	415,9	25,2	74	6,6	6,9
Máximo	12.252.023	159.533,7	14.206,2	78.581	20,6	19,3

partes iguais, respectivamente. Os mais famosos por seus extensos usos na prática são os quartis e os percentis. Há, obviamente, muitas igualdades entre essas medidas de posição. Por exemplo, o primeiro quartil (Q_1) é igual ao percentil 25 (P_{25}) e a mediana é igual ao segundo quartil (Q_2) e ao percentil 50 (P_{50}).

A leitura dessas medidas de posição não é difícil e ao mesmo tempo bastante informativa. Por exemplo, se calculamos o terceiro quartil (Q_3) da taxa de mortalidade dos municípios brasileiros em 2019 e encontramos o valor 7,9/1.000 habitantes, significa que 25% dos municípios têm taxas de pelo menos este valor e 75% têm até este valor, ou seja, 4.177 municípios brasileiros (75% de 5.570) devem apresentar taxas inferiores a 7,9/1.000 e 1.393, taxas superiores. E se combinamos com o valor do primeiro quartil calculado e igual a 5,5/1.000, podemos fazer a leitura de que tipicamente as taxas de mortalidade dos municípios brasileiros variam de 5,5 a 7,9/1.000, correspondendo a uma proporção de 50% dos valores mais centrais, já que entre o primeiro e o terceiro quartis sempre teremos, por definição, a metade das observações.

A ideia acima de representar os valores mais típicos de uma distribuição acabou fazendo dos percentis a estratégia alternativa mais indicada para o estabelecimento daqueles limites de referência clínicos citados anteriormente, pois não se faz necessária nenhuma suposição sobre a distribuição teórica dos dados. Isto é, como visto, se se quer estabelecer os limites de referência de determinada variável clínica e a premissa de normalidade é razoável, média e desvio-padrão permitem imediatamente a construção desses limites por meio do intervalo "média ± 2 x desvio-padrão", representando cerca de 95% dos valores mais típicos. Mas se a premissa de normalidade não é satisfeita e não se quer tentar transformações normalizadoras, a melhor alternativa é calcular dois percentis que englobem uma proporção desejada de casos. Por exemplo, para um intervalo de 90% são calculados o percentil 5 (P_5) e o percentil 95 (P_{95}) e para um intervalo de 95%, o $P_{2,5}$ e o $P_{97,5}$. Na realidade, em vez de uma alternativa, esta estratégia pode ser de pronto a primeira escolha, pois não se correm riscos de estimações incorretas desses limites, pois não há suposições sobre a distribuição dos dados. E, além disso, se os dados forem normalmente distribuídos, há a imediata correspondência entre os percentis 2,5 e 97,5 e "média – 2 x desvio-padrão" e "média + 2 x desvio-padrão", respectivamente.

De um ponto de vista de uma análise univariada descritiva e exploratória bem feita, alternativamente ao tradicional e arriscado "média ± desvio-padrão" – e que tem se consolidado na prática até por conta de um gráfico imediatamente associado, bastante informativo, chamado diagrama de caixas (do inglês, *box-plot*) –, é o cálculo e a apresentação de cinco estatísticas, conforme proposto por Tukey (1977): mínimo, primeiro quartil, mediana, terceiro quartil e máximo. Embora uma análise exploratória que se proponha sintetizadora das características fundamentais de uma distribuição com cinco estatísticas seja, em princípio, "pior" que uma com apenas duas (a média e o desvio-padrão), o caráter descritivo da análise e a ausência de premissas condicionantes (p. ex., a normalidade dos dados) mais que justificam esta opção. Com estas cinco estatísticas, não só se reconhecem imediatamente tendência central, variabilidade e simetria, mas também podem ser extraídas informações mais específicas da distribuição e, também, a identificação de eventuais valores discrepantes (*ouliers*).

A Figura 20.11 apresenta o diagrama de caixas para as taxas de mortalidade das 5.570 cidades brasileiras. Antes de qualquer explicação, será que o leitor, mesmo que não tenha visto este gráfico anteriormente, conseguiria extrair alguma informação interessante quanto à distribuição das taxas de mortalidades no Brasil em 2019, particularmente com relação àquelas suas três características fundamentais (tendência central, variabilidade e simetria)? Faça um esforço, apele para a sua intuição e compare também com o histograma da Figura 20.7, já que ambos os gráficos se propõem exatamente ao mesmo objetivo, que é uma visualização da forma como a variável se distribui, mas de maneiras bem diferentes.

Para entendermos como o diagrama de caixas é construído e interpretado, considere os valores de mínimo, primeiro quartil, mediana, terceiro quartil e máximo das taxas de mortalidade no Brasil de, respectivamente, 1,0, 5,5, 6,6, 7,9 e 20,6 por 1.000 habitantes. O gráfico começa com o desenho da caixa e apresenta uma linha no "meio". Essa linha no "meio" é a mediana, e a base e o topo da caixa representam, respectivamente, o primeiro e o terceiro quartis da distribuição (localize no eixo das taxas de mortalidade do gráfico os valores 5,5, 6,6 e 7,9). Somente esta caixinha já ilustra as três características que queremos explorar da distribuição:

1) tendência central, imediatamente pela mediana;
2) variabilidade, pelo "tamanho" da caixa (a sua altura*), isto é, pelo intervalo interquartílico (IIQ),

* A largura da caixa, em princípio, não tem nenhuma interpretação, mas há propostas de usá-la, por exemplo, para representar relativamente o tamanho da amostra, particularmente quando estamos comparando grupos.

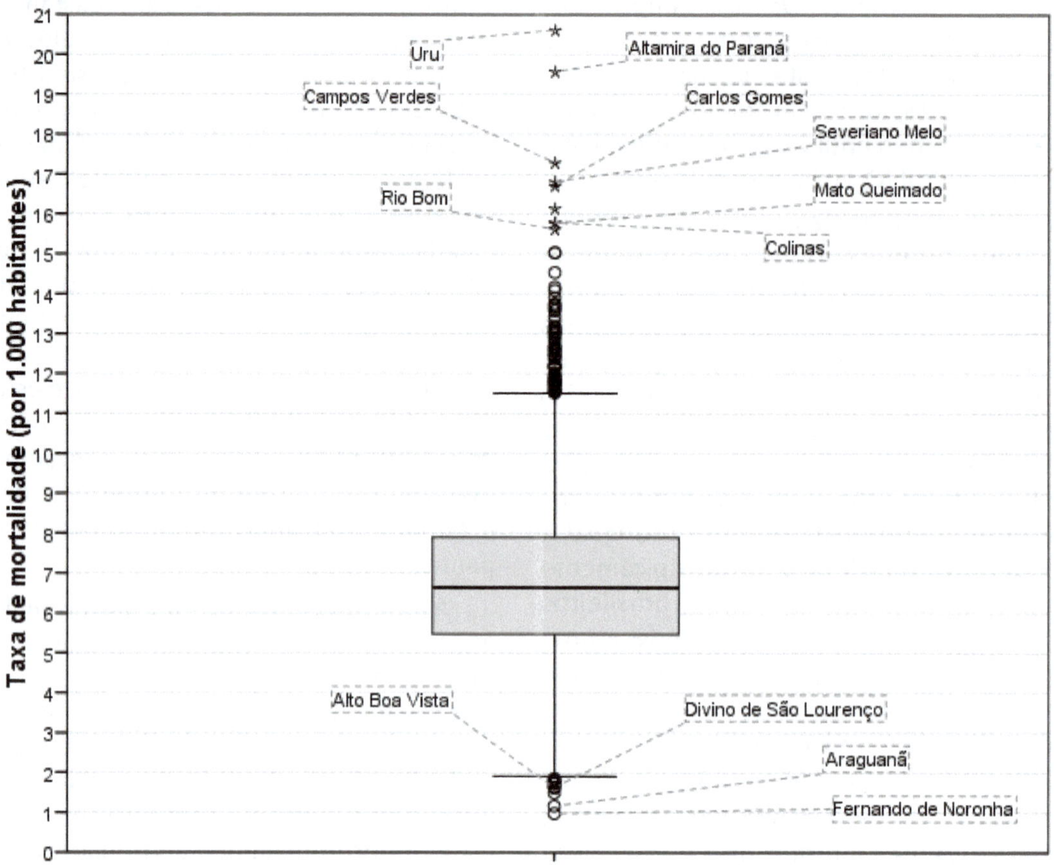

Figura 20.11 – Diagrama de caixas das taxas de mortalidade geral por 1.000 habitantes para os 5.570 municípios brasileiros em 2019.

a diferença entre o terceiro quartil e o primeiro, sendo esta diferença mais uma medida de variabilidade. Mas por que o intervalo interquartílico é uma medida de variabilidade? Porque sempre haverá 50% das observações entre esses quartis, de modo que se eles estiverem próximos, ou seja, se a diferença entre eles for pequena, as observações estarão mais concentradas e teremos pouca variabilidade. Já diferenças grandes indicam maior variabilidade. É exatamente a mesma lógica da amplitude, mas em vez de estarmos nos referindo à diferença entre o máximo e o mínimo, ou seja, 100% das observações, estamos falando dos 50% centrais. Para estes dados, o intervalo interquartílico é igual a 7,9 – 5,5 = 2,4;

3) Simetria, facilmente visualizada pela "posição" da mediana na caixa. Se ela estiver bem próxima ao meio da caixa, indica simetria; mais perto de um dos quartis, assimetria. Se estiver mais próxima do terceiro quartil, assimetria à esquerda; mais próxima do primeiro, assimetria à direita. É possível, inclusive, que a mediana sequer apareça no gráfico, caso ela coincida com um dos quartis, situação mais comum quando há muitas observações repetidas (p. ex., no caso de uma variável numérica discreta), indicando forte assimetria. Foi por isso que usamos anteriormente aspas na palavra "meio".

Portanto, só com a caixa já teríamos as "informações" (visuais) que interessam, mas o gráfico é bem mais rico, explorando ainda mais as características fundamentais da distribuição e tentando identificar eventuais valores discrepantes. Para isso, tomando como referência o intervalo interquartílico (IIQ), são estendidas linhas para baixo e para cima da caixa que também ilustram variabilidade e simetria, pois os limites destas linhas são determinados pelos valores mínimo e máximo – nas linhas para baixo e para cima, respectivamente –, apenas se eles não estão aquém e além de um limite ("cerca") dado por 1,5 vez o intervalo interquartílico. Isto é, constrói-se inicialmente um intervalo compreendido entre "Q_1 – 1,5 x IIQ", que é a cerca inferior, e "Q_3 + 1,5 x IIQ", a cerca superior. Se o valor mínimo não for menor que a cerca inferior, a linha parará nele; e, analogamente, se o valor máximo não for maior que a cerca superior, a linha também parará nele, o máximo. Nas condições alternativas, as linhas pararão nas cercas e quaisquer valores aquém ou além delas serão marcados como discrepantes e identificados. A construção das cercas a partir da fixação da constante 1,5 não é tão arbitrária. Pode-se demonstrar que se a distribuição for normal, entre estes limites esperam-se 99% das observações.

Examine novamente a Figura 20.11 e veja se agora as coisas estão mais claras. As linhas pararam nas cercas e todos os municípios abaixo ou acima delas estão identificados, alguns inclusive com seus nomes, um recurso bastante interessante e útil. No geral, não se percebe nenhuma assimetria importante, compatível com a proximidade entre os valores médio e mediano (Tabela 20.10), apesar de termos vários *ouliers*, sendo aqueles com taxas de mortalidade muito elevadas mais frequentes do que aqueles com taxas muito baixas.

Há, ainda, a ideia de uma segunda cerca imaginária, com mais 1,5 x IIQ para cima ou para baixo, ou seja, estabelecendo, portanto, um intervalo entre "Q_1 – 3 x IIQ" e "Q_3 + 3 x IIQ"). Observações fora deste intervalo são ditas mais que discrepantes e assinaladas de forma diferente no diagrama de caixa. Perceba que vários municípios com taxas de mortalidade superiores a 15,5 por 1.000 estão nesta condição. Várias outras interpretações usando os quartis podem ser extraídas do diagrama de caixas.

Comparando visualmente ao histograma, o diagrama de caixas pode parecer menos atraente, sobretudo quando não há, por exemplo, nenhuma comparação a ser feita entre grupos ou subpopulações. Apesar disso, considerando a sua imediata capacidade de identificar valores discrepantes, o diagrama de caixas é a melhor opção para uma análise exploratória de dados de uma variável numérica, particularmente, como dito, se estamos comparando grupos. Retornaremos a este ponto mais à frente.

Finalizando esta seção sobre medidas de posição, vale registrar que, por conta do número de observações (tamanho amostral) e eventuais repetições de valores, as medidas de posição podem demandar algumas interpolações matemáticas ou o estabelecimento de algumas premissas ou convenções para serem tecnicamente mais bem estimadas. Por exemplo, a mediana é aquele valor que ocupa a posição central dos dados e pode ser prontamente visualizada (calculada) se a mostra apresentar um número ímpar de observações – considere que a amostra é pequena para facilitar o cálculo e a visualização –, mas se a amostra tem um número par, haverá dois valores centrais. Nestes casos, convencionou-se usar a média desses dois valores centrais como o melhor valor para a mediana. Entendemos, entretanto, que são dispensáveis maiores detalhes técnicos de como calcular mais precisamente as medidas de posição, primeiro porque se a amostra for muito pequena não compensará calculá-las. Depois porque, na prática, estamos mais interessados em interpretar os resultados e estamos, também, assumindo que temos à disposição recursos computacionais por meio de algum bom programa estatístico para que esses números sejam bem estimados.

Análises bivariadas com variáveis numéricas

Já vimos com as variáveis categóricas que as análises exploratórias se tornam mais interessantes quando são bivariadas. Veremos agora que quando há pelo menos uma variável numérica as opções analíticas exploratórias ficam ainda mais ricas e diversas. Assim, além do cálculo de novas estatísticas descritivas comparativas – como diferenças (ou razões) entre médias e outros coeficientes e indicadores –, visualizar, principalmente, as relações a partir de gráficos reveladores são estratégias exploratórias bastante eficientes.

Adicionalmente, os clássicos e poderosos modelos de regressão são baseados na assunção de determinadas relações matemáticas, tipicamente lineares e, em consequência, a validade dessas premissas precisa ser explorada a partir dos dados disponíveis. Como se referem a análises bivariadas, esta validade pode também ser explorada por gráficos apropriados, como o gráfico de linhas ou o diagrama de dispersão, por exemplo.

Como para análises exploratórias bivariadas não há mais desenvolvimentos teóricos essencialmente diferentes do que já foi apresentado antes para as análises univariadas, nos concentraremos em exemplos com mais dados reais para ilustrarmos como descrever a associação entre duas variáveis quando pelo menos uma delas for numérica. No ***Capítulo 26 – Associação Estatística em Epidemiologia: Análise Bivariada*** podem ser encontrados mais desenvolvimentos teóricos, especialmente aqueles inferenciais. Esta seção aqui pode ser vista como uma introdução ao que será apresentado lá nesse Capítulo 26.

Considere a Tabela 20.11 a seguir, com as estatísticas descritivas das proporções de idosos nos municípios brasileiros, definidos como aqueles indivíduos com pelo menos 70 anos, segundo a tipologia de perfil urbano da cidade proposta em termos de seu porte e pertencimento ou não a uma região metropolitana. Essa é uma análise bivariada, pois há duas variáveis envolvidas, uma numérica, a proporção de idosos, e outra categórica, a tipologia dos perfis urbanos com seis categorias. A rigor, essa variável com seis categorias foi construída a partir da combinação de duas categóricas, uma com três níveis (o porte do município) e a outra dicotômica, pertencer ou não à região metropolitana, de modo que, na realidade, seriam três variáveis envolvidas nesta análise. Combinar as duas variáveis categóricas é apenas uma opção e que, talvez, nem seja a melhor neste caso. Por exemplo, outra opção interessante seria fazer análises bivariadas, mas estratificadas pela terceira variável. Ver mais sobre "Análise estratificada" no ***Capítulo 27 – Associação Estatística em Epidemiologia: Análise com Múltiplas Variáveis***.

Muitos comentários interessantes a respeito destas estatísticas sobre os idosos podem ser extraídos dessa Tabela 20.11, mas sem entrar em nenhuma mais especificamente e concentrando-nos no diagrama de caixas da Figura 20.12, percebe-se prontamente qual o perfil das proporções de idosos segundo o porte dos municípios e o pertencimento à região metropolitana. A principal intenção aqui é mostrar o quão útil é o diagrama de caixa em uma análise exploratória de uma variável numérica, quando comparamos subgrupos. Percebe-se que os municípios pequenos apresentam uma clara tendência a concentrar mais idosos. Há vários municípios com elevadas proporções de idosos – um deles, com quase 20% (Coqueiro Baixo)! – e eles poderiam ter seus nomes identificados no gráfico, mas a opção por identificar apenas aqueles 3 mais discrepantes foi para não tornar o gráfico muito "poluído" visualmente e sombrear

Tabela 20.11 – Estatísticas descritivas da proporção de idosos (70 anos ou mais), em %, nos 5.570 municípios brasileiros, segundo o seu perfil urbano, 2019

Estatísticas descritivas de idosos	Brasil	Perfil urbano do município					
		Pequeno e em RM	Médio e em RM	Grande e em RM	Pequeno e fora de RM	Médio e fora de RM	Grande e fora de RM
N	5.570	305	622	166	4.052	267	158
Média	7,0	7,4	6,1	5,3	7,3	6,0	5,9
Desvio-padrão	2,4	2,1	1,8	1,7	2,5	1,9	1,8
Mínimo	0,9	2,2	1,4	1,9	0,9	1,4	1,3
1º quartil	5,4	6,1	4,9	4,2	5,7	4,8	4,7
Mediana	6,9	7,3	6,0	5,0	7,3	6,0	6,1
3º quartil	8,5	8,5	7,2	6,3	8,9	7,3	7,4
Máximo	19,3	18,1	16,0	12,1	19,3	10,9	9,1

Notas: 1) município pequeno = população < 50.000 e densidade < 80 hab./km²; médio = população entre 50.000 e 100.000 ou densidade > 80 hab./km²; e grande = população > 100.000. 2) RM = região metropolitana.

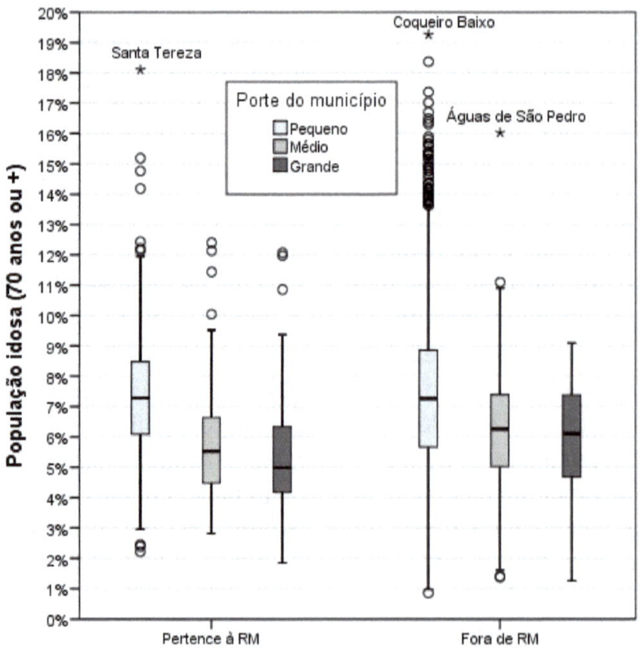

Figura 20.12 – Diagrama de caixas da proporção de idosos (70 anos ou mais), em %, nos 5.570 municípios brasileiros, segundo o seu perfil urbano, 2019.

o que mais interessa neste caso, que é a comparação entre os perfis urbanos dos municípios.

Alternativamente ao diagrama de caixas da Figura 20.12, o gráfico de linhas da Figura 20.13 apresenta essencialmente a mesma proposta analítica exploratória, mas com uma estratégia bem diferente. Primeiro porque concentra toda a "informação" apenas nos valores médios de cada grupo, o que seria relativamente uma desvantagem, já que não se visualiza toda a distribuição. Por outro lado, aproveita a escala ordinal da variável "porte do município", viabilizando um gráfico de linhas, e permite observações estratificadas por uma ou pela outra variável. Em síntese, ambos os gráficos das Figuras 20.12 e 20.13 são apropriados e bem informativos para caracterizar a associação de interesse, embora eles a explorem de forma diferente.

Vale registrar que um gráfico de linhas só faz sentido se a variável independente, ou explicativa (aquela que fica no eixo da abscissa, o eixo X) for pelo menos mensurada em uma escala ordinal, sendo particularmente indicado quando esta variável se referir a alguma unidade de tempo, buscando-se, com isso, explorar possíveis tendências temporais de determinada variável de interesse. Por exemplo, a Figura 20.14 apresenta as taxas de mortalidade geral para o Brasil de 1997 a 2019. Este gráfico de linhas por si só já permite a visualização de uma clara tendência de crescimento da taxa de mortalidade, mais nitidamente a partir de 2005, com ligeiras oscilações, e independente de quão importante na prática seria este diagnóstico de crescimento. A principal intenção deste tipo de gráfico é explorar a tendência e não exatamente os valores das taxas, que aparentemente não variaram muito no intervalo.

Ainda, na Figura 20.14, vale observar que o eixo das ordenadas (o eixo Y) começa em 4,0/1.000, o que compromete a comparação visual das taxas isoladamente, mas não a exploração da tendência, que, comumente, é suposta linear. Mas a tendência linear estimada – por meio de uma técnica chamada regressão linear simples (ver o ***Capítulo 26 – Associação Estatística em Epidemiologia: Análise Bivariada***), representada no gráfico em vermelho pela equação de primeiro grau "$Taxa = 0{,}0372.ano + 5{,}4$" –, apesar de mostrar a tendência de crescimento da taxa de mortalidade e de um alto coeficiente de explicação (R^2=73,8%)*, não parece se ajustar bem aos dados observados. Isto é, estimar que a mortalidade no Brasil tem crescido a uma taxa constante de 0,0372/1.000 por ano não é uma boa ideia, pelo menos para o período considerado de 1997 a 2019. Se o período de interesse começasse em 2005, uma tendência linear já pareceria mais razoável. Alternativamente à tendência linear, a Figura 20.14 apresenta também a função quadrática, procurando uma descrição mais adequada da tendência destes dados. Tanto visualmente quanto pelo coeficiente de explicação, a função quadrática parece mais bem ajustada que a linear.

A ideia de se identificar algum modelo que descreva bem o comportamento de um conjunto de dados tem sido extremamente útil, não só para se explorar uma possível "estrutura" matemática latente na associação entre variáveis de interesse, o que viabiliza análises bem mais complexas e múltiplas, mas também para que se possa fazer diversos tipos de predições. No caso de um gráfico de linhas onde se exploram tendências temporais, embora os modelos de regressão possam ser utilizados descritivamente, há toda uma teoria estatística mais específica, conhecida como "Análise de Séries Temporais", que deve ser preferida, pois envolve

* Ver o ***Capítulo 26 – Associação Estatística em Epidemiologia: Análise Bivariada***.

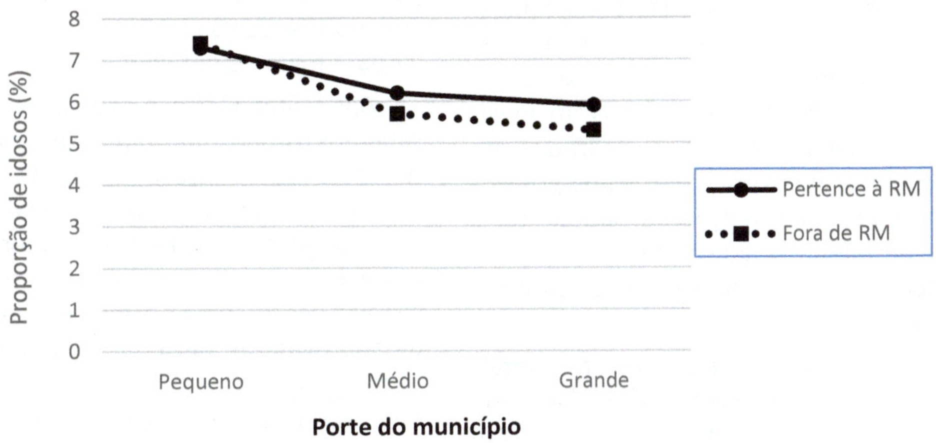

Figura 20.13 – Média das proporções de idosos (70 anos ou mais) nos municípios brasileiros em 2019, segundo pertencimento a região metropolitana (RM) e o porte do município.

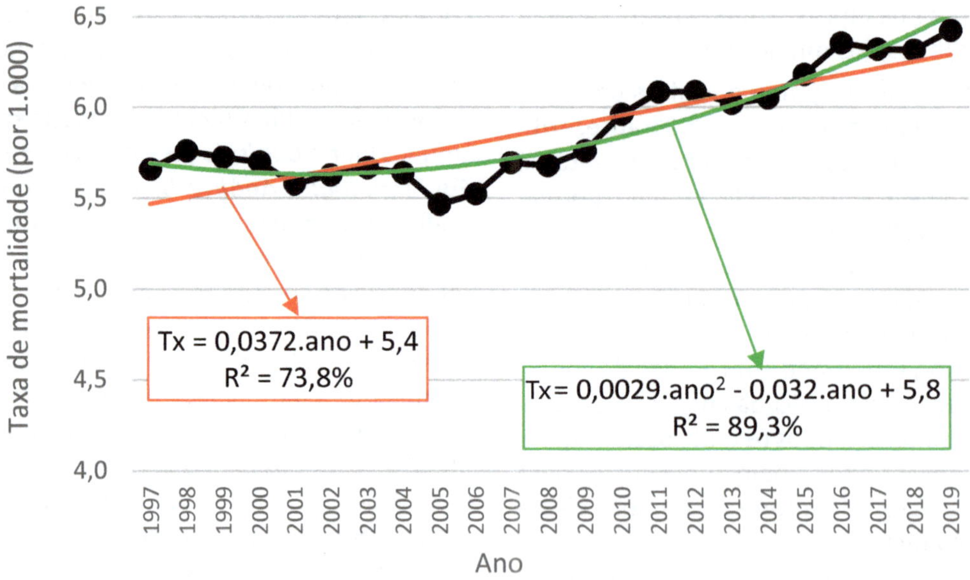

Figura 20.14 – Taxas de mortalidade, por 1.000 habitantes, no Brasil de 1997 a 2019 e tendências linear e quadrática estimadas.

técnicas que consideram a dependência temporal das observações.

As curvas de referência de crescimento em função da idade constituem um bom exemplo do efeito do "tempo" sobre uma variável numérica. Se a mesma criança (ou feto) pudesse ser acompanhada ao longo do tempo, cada uma teria o seu próprio gráfico de linhas de desenvolvimento. Estudos que envolvam dados desta natureza são bastante poderosos para o estabelecimento de padrões de crescimento, mas são difíceis de obtenção, pois demandam exames repetidos e técnicas estatísticas dentro de um campo chamado "Análise de Dados Longitudinais". Na prática, estas curvas são construídas reunindo dados de muitas crianças, mas cada uma contribuindo com apenas uma informação em certa idade, sendo que modelos estatísticos paramétricos ou o cálculo de alguns percentis são comumente utilizados para o estabelecimento dos valores de referência. Apenas como uma ilustração de como estes dados podem ser explorados graficamente, as **Figuras 20.15a** e **20.15b** apresentam as distribuições dos pesos fetais em amostras de imagens de ultrassonografias realizadas em diferentes idades gestacionais por meio de dois gráficos alternativos, ambos com a intenção de caracterizar a dependência do peso fetal à idade gestacional e, eventualmente, estabelecer valores de referência para certa idade gestacional.

Na **Figura 20.15a**, temos uma sequência "temporal" de diagramas de caixas, considerando que a idade gestacional tenha sido medida de forma discreta. Além do óbvio crescimento do peso fetal em função da idade gestacional, percebe-se que esta dependência se dá de uma forma curvilínea. Percebe-se também um aumento na variabilidade do peso em função da idade gestacional* e que dentro de cada idade, a distribuição do peso não parece muito assimétrica, apesar de alguns poucos *ouliers*. Já o gráfico de dispersão da **Figura 20.15b** utiliza a idade gestacional estimada de forma contínua, permitindo a visualização de todos os casos individualmente, além, também, do perfil curvilíneo de crescimento do peso. Adicionalmente, a função quadrática parece se ajustar bem aos dados. Apenas sob uma perspectiva descritiva, pode-se com esta função calcular qual o peso fetal esperado para certa idade gestacional. Por exemplo, para uma gestante com 30 semanas, espera-se que o peso do feto esteja em torno de $845 - 123{,}5 \times 30 + 4{,}9 \times 30^2 = 845 - 3.705 + 4.410 = 1.550$ gramas. Localize este resultado na **Figura 20.15b**. Atentar que os modelos ajustados aqui tem sido apresentados apenas sob uma perspectiva descritiva, sem maiores detalhamentos de sua teoria e de como são obtidos. Ver os Capítulo 26 e 27 para maiores detalhes.

Aproveitando o foco na variável "tempo", já há muito sabemos o quão importante ela é para a epidemiologia, devido a sua intrínseca relação ao conceito de risco, e para o conhecimento científico geral, quando estudamos as variações temporais de qualquer fenômeno de interesse. Mas eventualmente queremos caracterizar esta variável *per se*, como o tempo de internação ou o tempo de sobrevida de pacientes diagnosticados com certo

* Há um claro aumento na variabilidade em termos absolutos, mas em termos relativos esta relação pode até se inverter. O coeficiente de variação calculado para cada idade gestacional esclareceria esta questão.

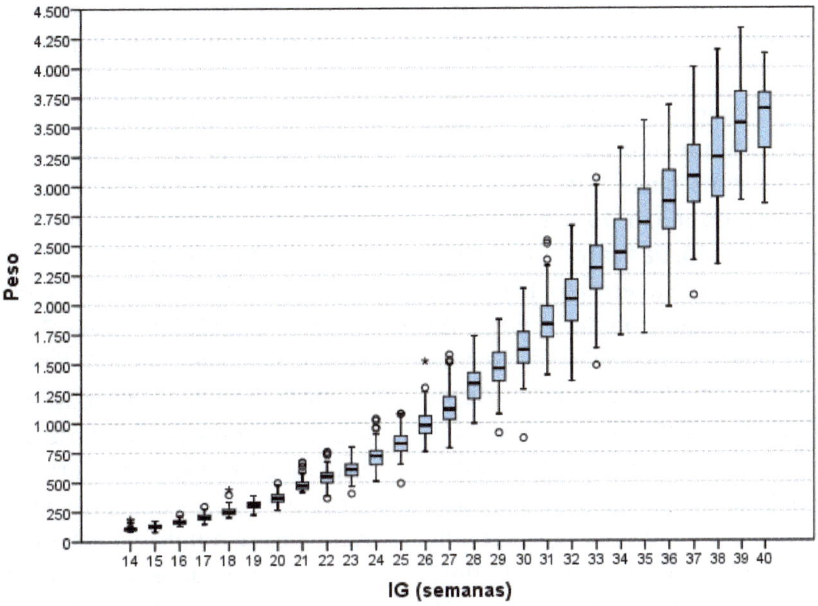

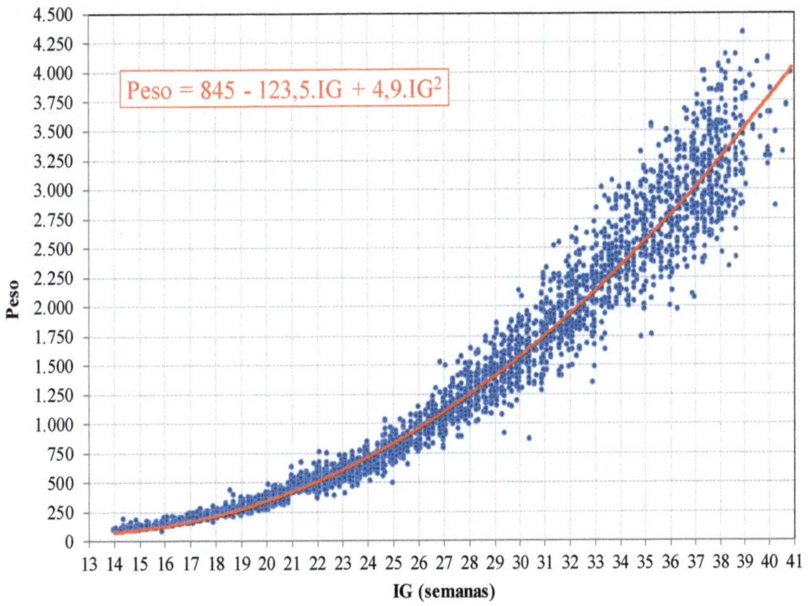

Figura 20.15 – **A**. Diagramas de caixas dos pesos fetais, em gramas, segundo a idade gestacional estimados a partir de 3.236 ultrassonografias. **B**. Diagrama de dispersão dos peos fetais, em gramas, segundo a idade gestacional estimados a partir de 3.236 ultrassonografias.

câncer, por exemplo. Não fossem duas particularidades eventualmente presentes na variável "tempo" – que precisam ser conhecidas e consideradas –, as análises descritivas e exploratórias estudadas anteriormente poderiam ser usadas de imediato, já que, afinal, ela é uma variável numérica também. Primeiro, quase certamente, a variável "tempo" não segue uma distribuição normal, de modo que a clássica e confortável descrição pela média e pelo desvio-padrão não seria a estratégia mais indicada. Mas, claro, como visto, isso poderia ser resolvido com alguma transformação normalizadora ou usando as medidas de posição.

Mas uma segunda característica foi determinante para ter-se desenvolvido uma técnica de análise mais específica e muito famosa, conhecida como "Análise de sobrevida" (ver o ***Capítulo 28 – Análise de Sobrevida***). Muito resumidamente, esta característica se refere ao conceito de "censura", que é uma eventual incapacidade de registrarmos o tempo até a ocorrência do evento que estamos estudando para determinadas unidades de análise. Por exemplo, considere que estamos interessados em estudar o tempo de sobrevida de pacientes diagnosticados com certo câncer. A variável resposta de interesse é, portanto, o tempo entre a data do diagnóstico e a data do óbito. A questão que precisa ser considerada é que para alguns pacientes que foram arrolados para seguimento no início do estudo, este tempo poderá não ser conhecido, basicamente porque ou o óbito não terá acontecido até o término do estudo ou porque se pode perder o contato com o paciente em algum momento. Já que a informação não estará disponível para esses pacientes, alguns analistas desavisados, muito ingenuamente, pensam que a simples exclusão desses casos da análise resolveria o problema. Porém, ao contrário, seria exatamente essa exclusão que enviesaria as análises. Como solução, basta incorporar o tempo de seguimento que foi observado para esses casos e a informação que o evento de interesse não ocorreu para eles a esta análise mais específica.

Vale registrar que as técnicas envolvidas em análises de sobrevida podem ser usadas para explorar outras variáveis além do "tempo" até a ocorrência do evento de interesse. Um exemplo concreto interessante é a idade. Por exemplo, há a hipótese de que adolescentes do sexo feminino esportistas de alto nível podem ter atraso na ocorrência da menarca. Se para verificar esta hipótese foram selecionadas as meninas adolescentes esportistas e registradas as idades em que a menarca ocorreu, é muito provável que para algumas delas a menarca ainda não tenha ocorrido. Portanto, a exclusão destas meninas deverá subestimar a idade média de ocorrência da menarca. Mas se incorporada a idade da menina no momento da entrevista com a informação de que a menarca ainda não ocorreu a uma análise de sobrevida, a idade média de ocorrência da menarca poderá ser estimada sem viés.

Outro exemplo interessante onde um diagrama de dispersão pode ser bastante útil na exploração de uma associação entre duas variáveis numéricas pode ser visto na Figura 20.16. Como esperado, a taxa de mortalidade de um município deve ser tão maior quanto maior for a proporção de idosos neste município. E a Figura 20.16 ilustra bem esta correlação. Apesar de haver uma razoável variabilidade nas taxas de mortalidade dos municípios brasileiros e também alguns *outliers*, não é difícil visualizar um padrão de covariação entre a taxa de mortalidade e a proporção de idosos em cada cidade.

Para finalizar esta seção, vamos começar a abordar um tema muito caro à epidemiologia que se refere a comparações válidas, apresentando variáveis

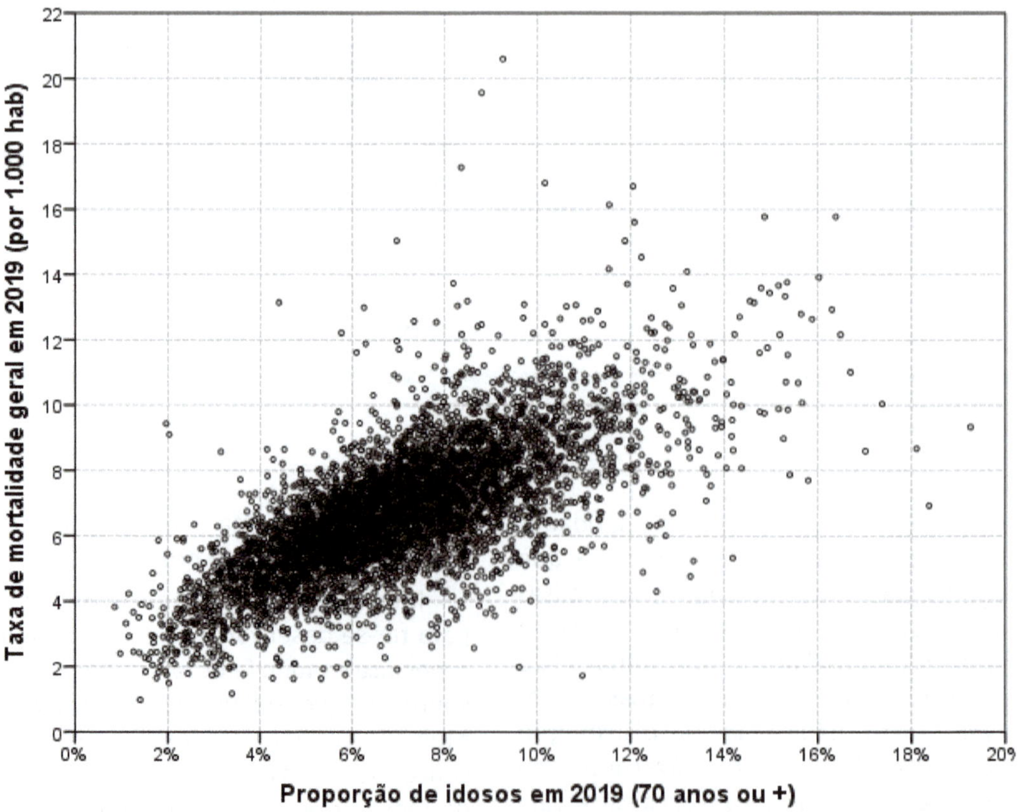

Figura 20.16 – Diagrama de dispersão da taxa de mortalidade geral (por 1.000 habitantes) em função da proporção de idosos (70 anos ou mais) nos 5.570 municípios brasileiros, 2019.

padronizadas. Considere novamente os estudos onde observamos uma variável antes e depois de uma intervenção, mas agora numérica, podendo haver também um grupo-controle para comparação. Como já visto para variáveis categóricas, são dois momentos, e mesmo que haja apenas uma variável, caracteriza-se, portanto, uma análise bivariada, mas com dados dependentes, pois há repetição das observações. Esta situação é muito comum na pesquisa em saúde, sobretudo quando há ainda um grupo-controle para comparação, caracterizando neste caso um estudo com três variáveis. Os clássicos e poderosos ensaios clínicos randomizados e controlados (ver o ***Capítulo 15 – Estudos de Intervenção***) costumam se enquadrar nestas situações de pesquisa. Normalmente, a ênfase nos resultados destes estudos se concentra na ideia de significância estatística (ver o ***Capítulo 26 – Associação Estatística em Epidemiologia: Análise Bivariada***), mas uma exploração dos dados para além do p-valor é recomendável.

Como exemplo, considere a Tabela 20.12, onde se apresentam os resultados de um hipotético ensaio clínico randomizado comparando dois protocolos de tratamento para ansiedade, onde 30 pacientes foram alocados aleatoriamente aos grupos de tratamento, 15 em cada um. A variável desfecho é uma escala de ansiedade e, assumindo normalidade para ela, os resultados da Tabela 20.12 por meio de médias e desvios-padrão – estatísticas já bem exploradas até aqui – são reveladores dos efeitos observados dos tratamentos. Em média, para todos os pacientes, observou-se uma variação de quase 11 pontos na escala de ansiedade, mas com evidências mais fortes para os pacientes sob o protocolo A, com uma redução média de 13,5 pontos na escala, comparativamente aos 5,6 pontos para o protocolo B. Esses resultados sugerem, portanto, que os pacientes parecem se beneficiar dos tratamentos, mas de forma diferente, dependendo do tratamento, caracterizando uma situação conhecida como modificação de efeito ou interação (ver o ***Capítulo 26 – Associação Estatística em Epidemiologia: Análise Bivariada***).

A Figura 20.17 complementa de forma apropriada uma análise descritiva desses resultados e ainda permite visualizar prontamente a interação pela falta de paralelismo dos efeitos dos tratamentos, expressados pelas retas entre os momentos pré e pós. A incorporação do desvio-padrão permite uma visualização da variabilidade dos dados originais por meio das barras de erros do gráfico. De um ponto de vista da exploração dos resultados, estas barras de erros representam mais comumente os erros-padrão. A opção pelo desvio-padrão ou pelo erro-padrão fica a critério do analista, de acordo com o seu objetivo. A orientação é que se o interesse está em descrever a variabilidade dos dados originais, opte pelo desvio-padrão, mas se o interesse é mais inferencial, explorando a variabilidade amostral do estimador (no caso aqui a média amostral), a melhor opção seria o erro-padrão. Tecnicamente falando, o erro-padrão é um desvio-padrão, mas um desvio-padrão "especial", que quantifica a variabilidade amostral, dependente, portanto, do tamanho da amostra. Veja mais sobre o erro-padrão no ***Capítulo 24 – Amostragem*** e no ***Capítulo 25– O Tamanho da Amostra em Estudos Epidemiológicos***.

Comumente, diferenças e comparações desta natureza, ou seja, entre médias ou proporções, são acompanhadas dos valores de p e comentários sobre se são ou não estatisticamente significativas, mas as estatísticas descritivas precisam ser mais exploradas, especialmente por medidas que permitam interpretações mais imediatas. Nesse sentido, a novidade na Tabela 20.12 está em uma outra medida, conhecida como "tamanho do efeito" (uma tradução de *effect size*), que procura quantificar uma associação de forma padronizada e, por conseguinte, mais facilmente interpretável e

Tabela 20.12 – Escores de ansiedade pelo BAI (*Beck Anxiety Inventory*) pré e após 16 semanas sob dois protocolos de tratamento (A e B) em 30 pacientes com diagnóstico de transtorno de ansiedade em um ensaio clínico randomizado hipotético

Momento do BAI	Total (n = 30)		Grupos (protocolos)				Comparação entre os protocolos	
			A (n = 15)		B (n = 15)			
	Média	Desvio-padrão	Média	Desvio-padrão	Média	Desvio-padrão	Diferenças entre médias	Tamanho do efeito
Pré protocolo	22,2	8,7	24,1	7,8	23,6	7,9	0,5	0,06
Após 16 semanas	11,4	7,2	10,6	6,1	18,0	10,3	−7,4	−0,87
Variação (Δ)	−10,8	10,8	−13,5	8,3	−5,6	12,8	−7,9	−0,73
Tamanho do efeito	1,25		1,72		0,71			

Nota: o tamanho do efeito para a variação temporal foi calculado usando o desvio-padrão pré-tratamento, enquanto que para a comparação entre os grupos foi usada a média dos desvios-padrão dos grupos.

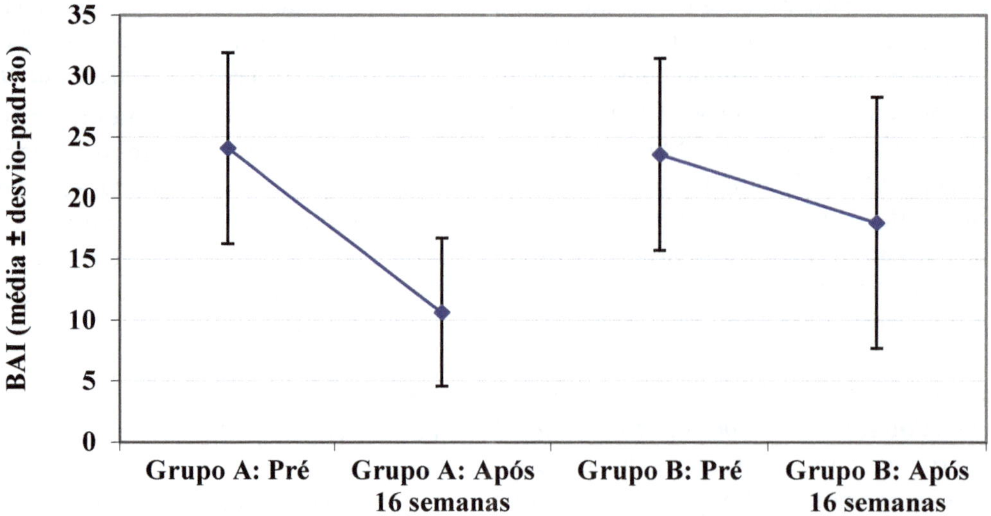

Figura 20.17 – Médias ± desvio-padrão da escala BAI de ansiedade (*beck anxiety inventory*) pré e após 16 semanas, sob dois protocolos de tratamento (A e B).

comparável a outros estudos. Originalmente pensado como de uma diferença de médias em relação ao desvio-padrão – o "*d*" de Cohen –, o tamanho do efeito pode, na realidade, referir-se a qualquer medida que quantifique uma associação entre variáveis, como, por exemplo, o coeficiente de correlação ou o *odds ratio*. A intenção do tamanho do efeito é, portanto, quantificar a magnitude de uma associação de forma adimensional.

O "*d*" de Cohen é definido como: $d = \frac{\overline{x}_1 - \overline{x}_2}{\sigma}$, onde

$\overline{x}_1$ e $\overline{x}_2$ são médias e σ é o desvio-padrão. Como a comparação de duas médias pode derivar de situações diferentes envolvendo dados pareados (ou não) e tamanhos amostrais e desvios-padrão diferentes, há na literatura diversas versões do tamanho do efeito, recebendo cada versão normalmente o nome de seu proponente. A primeira preocupação é definir qual desvio-padrão usar a partir dos dados disponíveis, sendo que mais comumente se usa uma média ponderada dos dois desvios-padrão, com pesos normalmente dados pelos tamanhos amostrais. Como a literatura é bastante extensa, o leitor interessado pode consultar qualquer texto teórico mais específico ou, de forma mais prática, o sítio <www.psychometrica.de/effect_size.html>, para tomar conhecimento de algumas versões do tamanho do efeito e calculá-lo prontamente neste mesmo sítio. Mas, independentemente das opções, a importância está em poder descrever a magnitude da associação de forma padronizada, permitindo comparações. Cohen, inclusive, propõe alguns limites para se interpretar o tamanho do efeito, sendo valores abaixo de 0,2 considerados efeitos pequenos, acima de 0,8, grandes e valores em torno de 0,5 seriam médios. Nós, particularmente, entendemos que qualquer tentativa de classificação geral, por meio de pontos de corte arbitrários, é pouco útil, pois cada situação tem as suas especificidades. Voltando à Tabela 20.12, resumidamente, vemos que os tratamentos apresentam um tamanho de efeito considerável, sobretudo o tratamento A. Quanto à comparação entre eles, apenas nas medidas pré-tratamento não se observa uma diferença importante, o que é esperado e desejável, já que a alocação aos protocolos foi aleatória.

Por trás do tamanho do efeito está a mesma ideia do famoso escore *z*, que é uma forma de padronizar variáveis e tornar comparáveis "números" inicialmente não comparáveis. Fazendo uma analogia com o exemplo que demos anteriormente sobre a comparação das variabilidades das alturas entre homens e mulheres, vimos que, ainda que apresentassem o mesmo desvio-padrão igual a 10 cm, não seria adequado dizer que essas variabilidades eram "iguais", pois homens e mulheres tinham alturas médias diferentes, ou seja, eram populações diferentes, não imediatamente comparáveis. A solução foi, então, calcular o coeficiente de variação, que é o desvio-padrão relativizado à média, uma medida adimensional, portanto. Seguindo esta analogia, considere agora um homem e uma mulher, ambos com 180 cm. Mas, mesmo que eles tenham exatamente a mesma altura, seria razoável compará-los e dizer que são "igualmente" altos? Mais uma vez, em termos absolutos, eles são igualmente altos, mas a comparação não é "justa", pois eles provêm de populações distintas. Suponha que a altura dos homens seja em média de 170 cm e tenha um desvio-padrão de 10 cm e a das mulheres seja em média de 165 cm e o desvio-padrão igual a 7,5 cm. Para simplificar ainda mais, suponha também que ambas as populações possam ser bem aproximadas pela distribuição normal.

A Figura 20.18 ilustra as distribuições teóricas, supostamente normais, para as alturas dos homens e das mulheres. Concentrando no valor de 180 cm observado para os dois sexos, relativamente à distribuição de cada um deles, já se percebe visualmente que uma mulher de 180 cm é bem mais "alta" que um homem com a mesma altura. A área além do valor de 180 cm é maior para os homens do que para as mulheres, refletindo que a proporção de homens com uma altura de pelo menos 180 cm é maior do que a mesma proporção de mulheres. Uma maneira de tornar estes números comparáveis seria simplesmente adotar os nossos já conhecidos percentis, que também se associam ao escore *z*. Pelo menos visualmente, a Figura 20.18 já nos permite dizer que o percentil associado ao valor de 180 cm para as mulheres é maior que o percentil correspondente ao mesmo valor de altura para os homens.

O escore *Z* mede o quão distante, em unidades de desvio-padrão, um determinado valor está da média, tornando-o, portanto, um valor padronizado e sendo definido pela diferença de um determinado valor em relação à média de uma distribuição e relativizado ao desvio-padrão desta distribuição. Simbolicamente, $Z = \frac{X - \mu}{\sigma}$, onde *X* é um determinado valor, μ é a média e σ é o desvio-padrão. Com esta definição, vê-se que o escore *Z* é uma transformação na variável *X*, fazendo com que a sua distribuição tenha média igual a 0 e desvio-padrão igual 1. Assim, se a variável *X* seguir uma distribuição normal com média μ e desvio-padrão σ, a variável *Z* seguirá uma distribuição normal com média igual a 0 e desvio-padrão igual a 1, sendo conhecida como distribuição normal padronizada, com muitos usos e aplicações na estatística (ver o ***Capítulo 22 – Probabilidade e Modelos de Probabilidade em Epidemiologia***). A Figura 20.19 ilustra a distribuição normal padronizada com os escores de *Z* calculados para um homem e uma mulher, ambos com 180 cm de altura, relativizadas as suas distribuições, como na Figura 20.18. Como agora esses valores dos escores são comparáveis, percebe-se mais claramente que uma mulher de 180 cm é mais "alta" que um homem com a mesma altura. Uma mulher com uma altura de 180 cm está 2 desvios-padrão acima da média, ao passo que para um homem está apenas 1 desvio-padrão. E, lembrando o que já foi dito mais de uma vez, como em uma distribuição normal "média ± desvio-padrão" e "média ± 2 x desvio-padrão", representam, respectivamente, cerca de 68% e 95% das observações, pode-se concluir para o exemplo em questão que uma altura de 180 cm corresponde aproximadamente ao percentil 97,5 para as mulheres e ao percentil 84 para os homens*.

Mais gráficos e comparações

Além dos gráficos estatísticos mais tradicionais e formais já vistos – como o de linhas, o de colunas, o de setores, o diagrama de caixas, o histograma e o diagrama

* Ajudando ao leitor que não acompanhou esta conclusão, se entre "média menos 1 desvio-padrão" e "média mais 1 desvio-padrão" há aproximadamente 68% da distribuição, temos 32% fora deste intervalo, sendo 16% abaixo da "média menos 1 desvio-padrão" e os outros 16% acima da "média mais 1 desvio-padrão", dada a simetria da distribuição. Logo, o total abaixo do limite superior "média mais 1 desvio-padrão" corresponde a 68% + 16% = 84% da distribuição. Daí o percentil ser 84 para os homens.

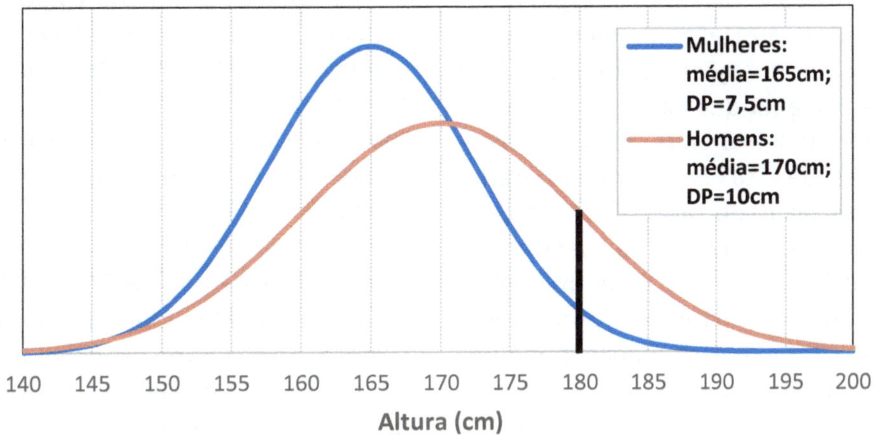

Figura 20.18 – Hipotéticas distribuições teóricas das alturas de homens e mulheres.

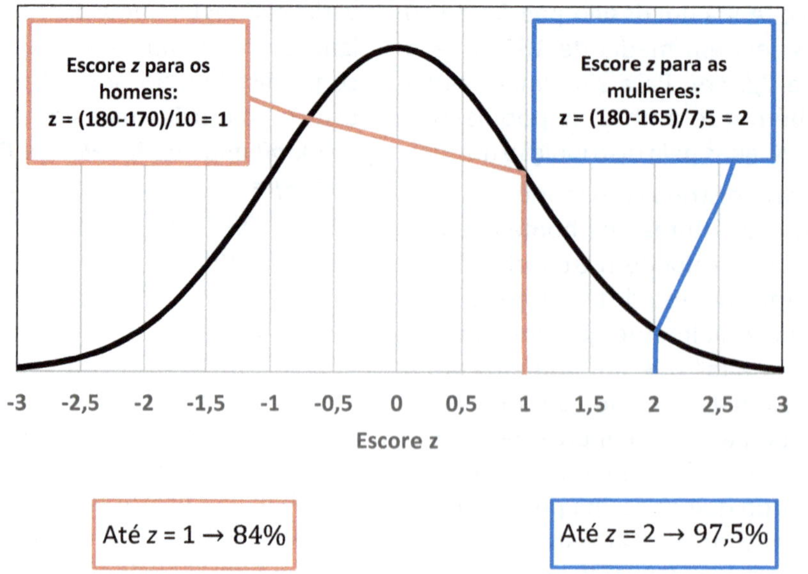

Figura 20.19 – Distribuição normal padronizada (média = 0 e desvio-padrão = 1), representando o escore z.

de dispersão –, que procuram trazer informações estatísticas de forma simples e com impacto visual, uma análise exploratória de dados pode também se beneficiar de outras abordagens gráficas mais complexas ou sofisticadas, combinando imagens, textos e números, como os infográficos e pictogramas em geral, e adaptações ou novos usos dos gráficos anteriores.

Como um primeiro exemplo sob uma perspectiva mais acadêmica, suponha que se quer explorar espacialmente algum indicador de saúde, as taxas de mortalidade nos municípios brasileiros, que já temos bem caracterizada. Nestes casos, os mapas temáticos constituem uma ferramenta descritiva bastante poderosa. As Figuras 20.20 e 20.21 ilustram como as taxas de mortalidade geral, por 1.000 habitantes, distribuem-se segundo os municípios brasileiros e os países do mundo, respectivamente. Apesar da riqueza das informações que tais gráficos podem trazer em termos de explorações e descrições das taxas de mortalidade, há que se ter muito cuidado com as comparações. Por exemplo, pela Figura 20.20 pode-se perceber que na região Sul, particularmente no estado do Rio Grande do Sul, concentram-se as maiores das taxas de mortalidade. Considerando que as taxas de mortalidade devem depender das condições socioeconômicas, sanitárias e de assistência à saúde de certa localidade (município ou país, nesses exemplos), uma leitura precipitada, impactada pelo apelo visual destes mapas, pode nos induzir a interpretações não válidas, pois é também óbvio que as taxas de mortalidade dependem precipuamente da distribuição etária da população residente, como inclusive ficara evidenciado no diagrama de dispersão da Figura 20.16. Se as populações dos municípios da região Sul são mais velhas que as de outros municípios, as maiores taxas de mortalidade poderiam estar apenas refletindo este fenômeno, conhecido como confundimento e explorado em vários capítulos deste livro.

A intenção aqui é apenas chamar a atenção do leitor que qualquer análise descritiva e exploratória, sobretudo por meio de gráficos, deve se limitar exatamente a estas funções, ou seja, explorar e descrever determinado fenômeno que, embora fundamentais, podem nos induzir a conclusões equivocadas especialmente quando fazemos comparações impróprias, não válidas. Por outro lado, esta limitação não deve impedir o levantamento de eventuais hipóteses até causais, dependendo do indicador que está sendo estudado. Por exemplo, se em vez da mortalidade geral o indicador fosse a taxa de mortalidade em menores de 60 anos – limitando, portanto, os óbitos (e a população) aos casos em que o impacto da idade em si seria controlado –, as comparações não seriam mais confundidas pela idade. Mas são as taxas de mortalidade padronizadas por idade as mais comumente calculadas para comparação e poderiam estar nos mapas das Figuras 20.20 e 20.21. Há toda uma metodologia bastante importante sobre padronização de taxas (ver o ***Capítulo 3– Indicadores de Saúde***).

Ainda relacionado à idade, um gráfico bastante famoso e revelador do perfil demográfico de uma população, mas que não é nada mais do que um gráfico de barras convenientemente arrumado para caracterizar as variáveis sexo e classes de idade, é a pirâmide etária. A Figura 20.22 apresenta as pirâmides etárias

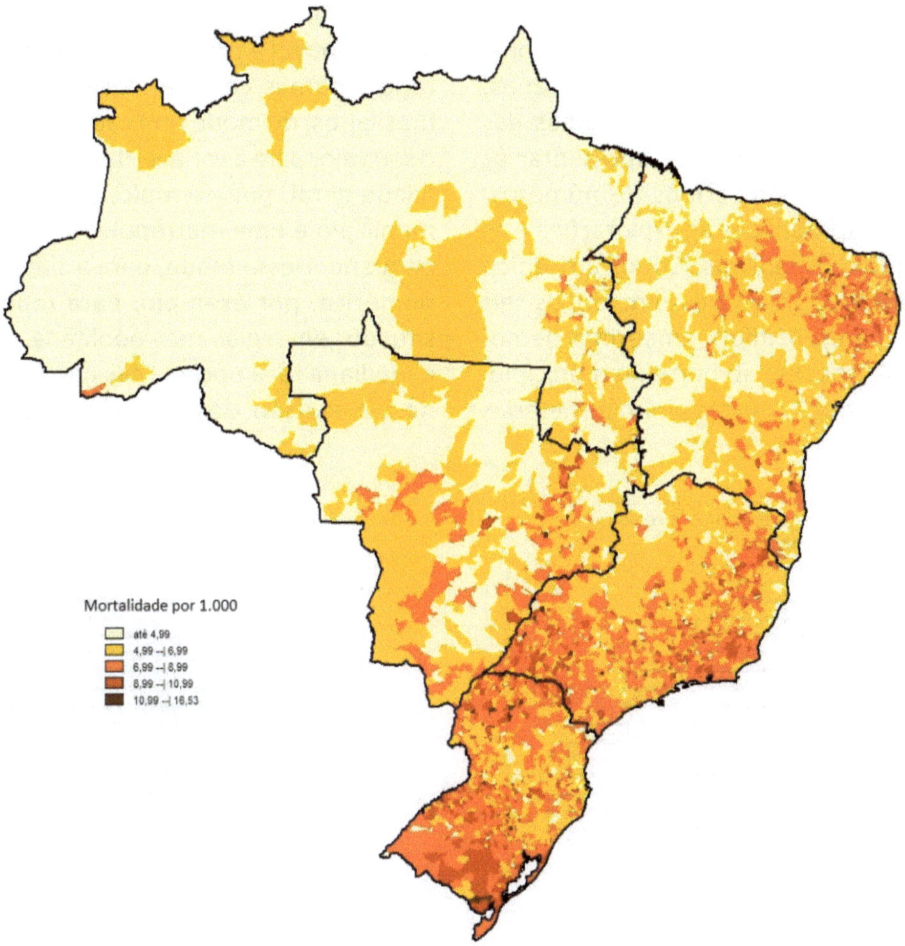

Figura 20.20 – Distribuição espacial das taxas de mortalidade geral segundo os municípios brasileiros, 2019.

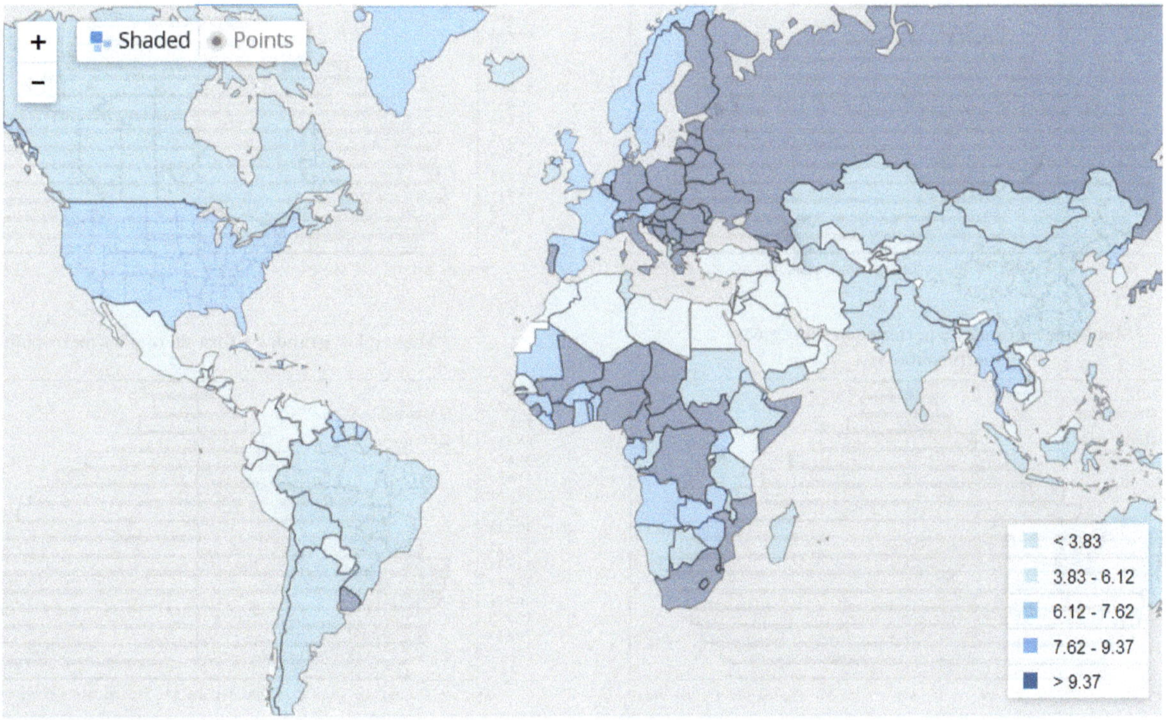

Figura 20.21 – Distribuição espacial das taxas de mortalidade geral segundo os países –Banco Mundial, 2016. Fonte: extraído de https://data.worldbank.org/indicator/SP.DYN.CDRT.IN?type=shade&view=map&year=2016.

especificamente para cada um daqueles seis tipos de municípios propostos em termos de porte populacional e pertencimento ou não a regiões metropolitanas. Novamente, mais do que descrever os detalhes das informações produzidas, a intenção é apresentar as ferramentas estatísticas – em termos de números, tabelas ou gráficos –, apropriadas às explorações e às descrições dos dados disponíveis. Como um único comentário interpretativo geral, grosso modo, os seis tipos de municípios parecem diferir em termos demográficos, em particular quanto ao porte do município. Por outro lado, a construção destas pirâmides etárias merece um comentário metodológico importante, imperceptível à primeira vista. Até agora temos explorado algumas características dos 5.570 municípios brasileiros, de modo que cada um deles contribui com o seu valor para a variável de interesse, a taxa de mortalidade geral, por exemplo, independentemente se o município é uma metrópole ou outro qualquer muito pequeno. Desse modo, para a síntese de uma variável numérica, por exemplo, para municípios pequenos situados em região metropolitana, calcular a média ou a mediana foi a opção. Mas não foi isso o que foi feito na construção destas pirâmides. Na realidade, os

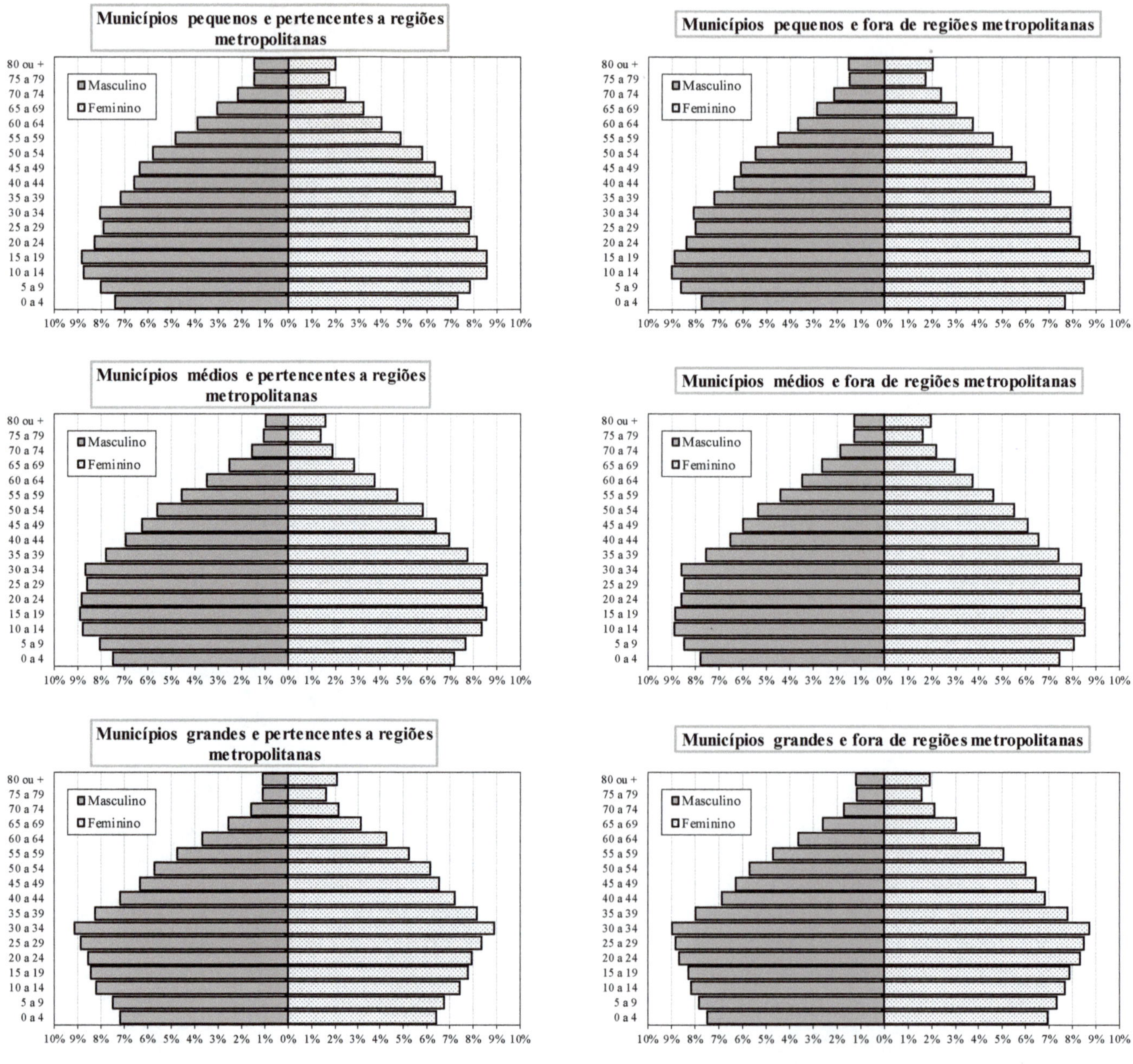

Figura 20.22 – Pirâmides etárias segundo os seis tipos de municípios brasileiros em termos de porte populacional e pertencimento ou não a regiões metropolitanas. Fonte: compilação dos autores deste capítulo a partir dos dados disponíveis no IBGE.

municípios foram considerados de forma agregada, ou seja, para calcular a proporção de homens com idade entre 30 e 35 anos nos municípios pequenos situados em região metropolitana, por exemplo, a população masculina nesta faixa etária de todos esses municípios foi somada e o resultado dividido pelo total de homens nestes municípios também obtido de forma agregada. É importante esta observação porque os resultados podem ser bem diferentes por um caminho ou pelo outro, dependendo do perfil quantitativo dos municípios agregados. Mais tecnicamente falando, a questão é que a média de proporções não deve ser igual à proporção de duas somas.

Outros gráficos ainda mais específicos ou adaptados também valem ser apresentados como mais recursos visuais descritivos. Por exemplo, se a variável de interesse é o tempo até a ocorrência de certo evento – que, como visto, deve ser analisado pela técnica de análise de sobrevida–, a construção da(s) curva(s) de Kaplan-Meier é extremamente reveladora da forma como a ocorrência deste evento evolui com o tempo (ver o ***Capítulo 28 – Análise de Sobrevida***). De forma adaptada, este mesmo gráfico de Kaplan-Meier tem sido proposto para abordar estatisticamente a qualidade de mensurações quantitativas, onde a principal abordagem também é por meio de um gráfico, o gráfico de Altman-Bland, que é um diagrama de dispersão. Ver mais detalhes destes gráficos para análises de concordância no ***Capítulo 21 – Métodos Estatísticos em Estudos de Concordância***.

Finalizando esta seção sobre gráficos e comparações, a Figura 20.23 apresenta de forma jocosa um gráfico de colunas comparando cinco grupos, onde a questão central da charge está nas barras de erros, representando as incertezas dos resultados, quer seja pela variabilidade da variável (o desvio-padrão), quer seja pela variabilidade amostral (o erro-padrão).Tão boa e representativa esta charge que não contivemos o nosso impulso em reproduzi-la, mesmo não sabendo a sua origem e autor, pelo menos para dar os devidos créditos.

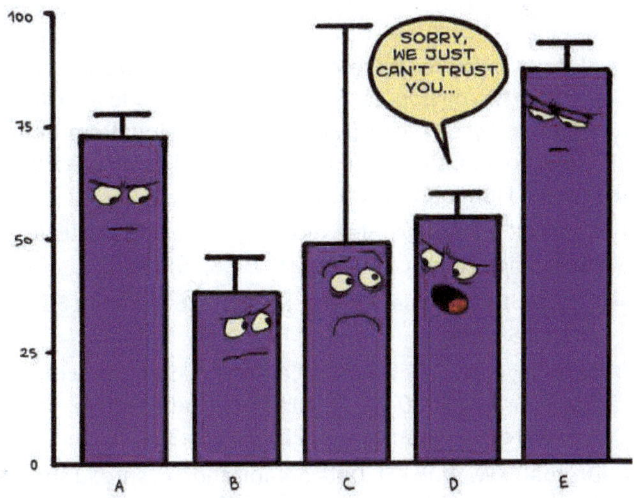

Figura 20.23 – Charge sobre a imprecisão estatística nos estudos a partir de um gráfico de colunas com barras de erros. Nota: em uma tradução livre, *"Sorry, we just can't trust you..."* seria "Desculpe, não podemos confiar em você...".

Considerações finais

Como adiantado na introdução deste capítulo, além da apropriação do arsenal técnico-estatístico para qualquer análise exploratória de dados em saúde, o analista deve sempre refletir sobre seus dados, em termos da sua qualidade e, principalmente, do seu contexto. Assim, toda "estatística descritiva" – entendida bem genericamente como qualquer número, indicador de saúde, coeficiente, tabela, gráfico etc., precisa ser cuidadosamente analisada sob três condições para que qualquer resultado possa ser útil ou pelo menos contribua para aumentar o nosso conhecimento sobre algum fenômeno. Primeiro, devemos saber se os dados gozam de alguma "credibilidade" ou não. Quem os produziu e como foram gerados? Se não há nenhuma segurança sobre a qualidade dos dados e sua origem, talvez não valha a pena perder nenhum tempo com eles. Simplesmente os ignore.

Caso os dados passem neste primeiro filtro, a segunda condição é reconhecer que sempre haverá algum "erro" neles, quer seja por algum viés em potencial, quer seja pelas variabilidades naturais das variáveis envolvidas, inclusive as de natureza amostral. Mesmo que ainda estejamos em análises exploratórias, dimensionar e apresentar as "incertezas", principalmente de forma relativa, e refletir sobre a magnitude de potenciais vieses é uma necessidade.

Terceiro, e talvez mais fundamental, toda estatística precisa ser interpretada, ter seu "valor" contextualizado. Por exemplo, a taxa de mortalidade geral do Brasil em 2019 foi de 6,4/1.000 (1.349.801 óbitos para 210.147.125 habitantes). Considerando a estrutura etária e as condições de saúde, econômicas e sociais, esta taxa é alta ou baixa? Comparada a quê? Da mesma maneira, se encontramos uma incidência de certa doença aparentemente acima do que seria esperado (o que seria esperado?), podemos concluir que há uma epidemia?

Relacionado também à interpretação das estatísticas, vale lembrar que elas são sempre construídas de forma populacional, de modo que eventuais "transferências" para casos particulares precisam sempre ser cuidadosamente examinadas. Por exemplo, um indivíduo com um colesterol total de 220 mg/dL precisa ser medicado?

Bibliografia Consultada

- Alves ALF. Valores de referência para peso fetal baseados em amostra da população de Niterói, segundo a ultrassonografia. Dissertação (Mestrado Profissional em Saúde Materno Infantil – Faculdade de Medicina, Universidade Federal Fluminense, Niterói, 2016.
- Berger JO, Berry DA. Statistical analysis and the illusion of objectivity. American Scientist. 1988;76:159-165.
- Besson JL,org.A ilusão das estatísticas. São Paulo: Editora da UNESP;1995.
- Brito TS, Luiz RR, Silva JRLE, Campos HDS. Asthma mortality in Brazil, 1980-2012: a regional perspective. Jornal Brasileiro de Pneumologia. 2018;44(5):354-360.
- Broman KW, Woo KH. Data organization in spread sheets. The American Statistician. 2018;72(1):2-10.
- Chiavegatto Filho ADP. Uso de big data em saúde no Brasil: perspectivas para um futuro próximo. Epidemiologia e Serviços de Saúde. 2015;24(2):325-332.
- Cumming G. Under standing the new statistics: effect sizes, confidence intervals, and meta-analysis. New York: Routledge; 2012.
- Diggle PJ, Chetwynd AG. Statistics and scientific method: an introduction for students and researchers. Oxford: Oxford University Press; 2011.
- Elveback LR, Guillier MA,Keating Jr FR. Health, Normality, and the Ghost of Gauss. The Journal of the American Medical Association. 1970;211(1):69-75.
- Ferreira MLP. Mensuração da variação em saúde por escores ordinais: aspectos técnicos e práticos e proposta de um novo indicador. Dissertação (Mestrado em Saúde Coletiva) – Instituto de Estudos em Saúde Coletiva, Universidade Federal do Rio de Janeiro, Rio de Janeiro, 2007.
- Ferreira MLP, Almeida RM, Luiz RR. A new indicator for the measurement of change with ordinal scores. Quality of Life Research. 2013;22(8):1999-2003.
- Fritz CO, Morris PE, Richler JJ. Effect size estimates: current use, calculations, and interpretation. Journal of Experimental Psychology General. 2012;141(1):2-18.
- Hand DJ. Statistics and data mining: intersecting disciplines. ACM SIGKDD Explorations. 1999;1(1):16-19.
- Instituto Brasileiro de Geografia e Estatística. Normas de apresentação tabular. 3. ed. Rio de Janeiro: IBGE; 1993.
- KnappTR. Treating ordinal scales as interval scales: an attempt to resolve the controversy. Nursing Research. 1990;39:121-123.
- Likert R. A technique for the measurement of attitudes. Archives of Psychology. 1932;140:1-50.
- McKnight PE, McKnight KM, Sidani S, Figueredo AJ. Missing data: a gentle introduction. New York: The Guilford Press; 2007.
- Mingoti SA. Análise de dados através de métodos de estatística multivariada: uma abordagem aplicada. Belo Horizonte: Editora da UFMG; 2005.
- Morettin PA, Bussab WO. Estatística básica. 2ª ed. São Paulo: Atual; 1984.
- Murteira BJF, Black GHJ. Estatística descritiva. Lisboa: McGraw-Hill; 1983.
- Pagano M, Gauvreau K. Princípios de bioestatística. São Paulo: Thomson Learning; 2006.
- Pereira JCR. Análise de dados qualitativos: estratégias metodológicas para as ciências da saúde, humanas e sociais. São Paulo: EDUSP; 1999.
- Souza LMP, Moreira JPL, Fogaça HS, Luiz RR, Souza HS. Pancreatic Cancer Incidence and Lethality Rates in Brazil: An Ecological Study. Pancreas. 2017;46(5):699-706.
- Reichmann WJ. Uso e abuso das estatísticas. Rio de Janeiro: Editora Artenova; 1975.
- Royston P, Altman DG, Sauerbrei W. Dichotomizing continuous predictors in multiple regression: a bad idea. Statistics in Medicine. 2006;25(1):127-41.
- Salsburg DS. Errors, blunders, and lies: how to tell the difference. Boca Raton: CRC Press; 2017.
- Salsburg DS. Uma senhora toma chá...: como a estatística revolucionou a ciência no século XX. Rio de Janeiro: Zahar; 2009.
- Soares F,Siqueira A. Introdução à Estatística Médica. Belo Horizonte: Departamento de Estatística da UFMG, 1999.
- Stevens SS. On the theory of scales of measurements. Science. 1946;103:677-680.
- Stigler SM. The seven pillars of statistical wisdom. Cambridge: Harvard University Press;2016.
- Sullivan GM,Feinn R. Using effect size – or why the p-value is not enough. Journal of Graduate Medical Education (editorial). 2012;279-282.
- Tukey JW. Exploratory data analysis. Reading:AddisonWesley; 1977.
- Veiga JE. Cidades imaginárias: o Brasil é menos urbano do que se calcula. Campinas: Autores Associados; 2002.
- Walker AM. Reporting the results of epidemiologic studies. American Journal of Public Health. 1986;76:556-558.
- Wulff HR, Andersen B, Brandenhoff P, Guttler F. What do doctors know about statistics? Statistics in Medicine. 1987;6:3-10.

Capítulo

Métodos Estatísticos em Estudos de Concordância

21

Ronir Raggio Luiz

Introdução

Não há exagero em afirmar que o conhecimento científico se desenvolve sustentado em mensurações (ou medidas). Desde o início da chamada ciência moderna, com a revolução galileana, as experiências empíricas sempre se valeram deste recurso, permitindo verificações objetivas dos fenômenos estudados. Por trás da ideia de mensuração está a descrição de objetos (ou atributos) por meio de números (ou rótulos) e, para que sirva ao seu propósito, determinadas condições e procedimentos devem ser detalhados, de modo que qualquer outro investigador, fazendo as mesmas operações, atinja os mesmos números (ou rótulos).

Nas ciências humanas, de forma geral, devido ao seu inerente componente qualitativo, há certas restrições à experimentação que acabam por limitar quantificações (Aranha e Martins, 1993). Isto não tem impedido, entretanto, tentativas bem-sucedidas com este propósito, desde que também se avaliem e tornem explícitas as consequências e limitações das medidas realizadas – embora, invariavelmente, possam ter sua **validade** questionada. Apesar de todas as ciências poderem ser mensuráveis, não necessariamente qualquer mensuração signifique ciência (Brunette, 1996). Nesse sentido, há que se considerar também o eventual excesso no processo de mensuração, isto é, na produção de estatísticas que a tudo pretendem responder e representar, podendo gerar ilusões (Besson, 1995).

Particularmente no campo da física experimental, a preocupação com a qualidade daquilo que se está medindo assume um papel central (Vuolo, 1992). A mensuração de grandezas físicas, tais como distância, tempo, peso, entre outras, para as quais foram desenvolvidos instrumentos específicos, exige frequentemente observações **precisas**. A pesquisa biomédica faz extenso uso de muitas medidas físicas (e químicas e biológicas). Há, portanto, a necessidade de se avaliar a **precisão** dos instrumentos utilizados, sendo conveniente, ainda, seu condicionamento à magnitude da medida. É comum, por exemplo, falar que uma balança doméstica tem um erro de ± 200 g, de modo que para a aferição do peso de um adulto este instrumento pode ser útil, mas certamente inadequado para a aferição do ganho de peso de um recém-nato. Obviamente, esta interpretação deve assumir que a balança esteja calibrada, isto é, que gere valores **válidos**.

Já introduzidos no ***Capítulo 19 – Introdução à Análise de Dados Epidemiológicos***, os termos **precisão** e **validade** retornam agora e, como já deve ter sido percebido, são recorrentes neste livro, direta ou indiretamente, afinal representam conceitos essenciais dos métodos estatísticos e epidemiológicos, respectivamente. O contexto neste capítulo expressa a necessidade da consideração de outras fontes de variabilidade de uma medida, além daquela natural das unidades de análise observadas. No contexto de uma pesquisa biomédica, as unidades podem ser indivíduos, olhos, ratos etc. ou mesmo unidades geográficas, como municípios. Em outras palavras, em um estudo ideal, a única fonte de variabilidade de certa medida deveria ser aquela devida às diferentes unidades estudadas. Entretanto, por trás da medida pode haver erros devidos ao observador (examinador), ao instrumento (ou método) ou mesmo ao momento da observação, implicando potenciais vieses ou um aumento na imprecisão do fenômeno estudado (Szklo e Nieto, 2019). Faz-se, portanto, necessário o estudo desta variabilidade, a fim de se conhecer quão "confiável" é a mensuração realizada.

As possíveis consequências de medidas não precisas ou não válidas são facilmente imagináveis. Por exemplo, a capacidade de um investigador em identificar associações entre variáveis de interesse (p. ex., doença coronariana e tabagismo) dependerá de sua capacidade de mensurá-las acurada e precisamente. Genericamente falando, resultados de análises estatísticas, por mais sofisticadas e complexas que sejam, só serão efetivamente confiáveis sob a condição de que os dados utilizados sejam também confiáveis. Como outro exemplo, na clínica deve se buscar mensurações que sejam, sempre que possível, simples, baratas e não invasivas. Portanto, a qualidade dessas mensurações precisa ser estudada a fim de, por exemplo, permitir a utilização de um procedimento alternativo, menos custoso ou invasivo.

Estamos, portanto, preocupados com a "qualidade" de qualquer mensuração, com erros de medidas, e como estudar e quantificar estes erros. Há, na literatura, diversos métodos e técnicas estatísticos para se avaliar o erro de uma medida, sendo conhecidos, genericamente, como estudos de confiabilidade ou de concordância*. Quando se dispõe de um padrão para comparação que é assumido como correto – o chamado padrão-ouro –, estas estratégias avaliam a **validade** da mensuração. Outros nomes especificamente para este caso são acurácia e conformidade. Quando o interesse está na avaliação do poder de reprodutibilidade ou repetibilidade de uma medida, os estudos são comumente conhecidos como de consistência (Müller e Büttner, 1994). Assim, os estudos de concordância intra ou interexaminador, assim como muitos estudos de concordância entre métodos, são estudos de consistência. O conceito de consistência refere-se, portanto, à confiabilidade quando nenhuma das observações realizadas de uma medida é assumida ser correta. De forma geral, os estudos de confiabilidade (ou concordância) agregam os estudos de conformidade e consistência, embora cada um deles esteja se referindo a objetivos diferentes (De Vet, 1999).

Outros estudos, tais como aqueles que se preocupam com a "simetria" das unidades observadas, também poderiam se encaixar nesta abordagem de consistência. Por exemplo, estudos com os rins, ou com os olhos ou com os hemisférios cerebrais poderiam usar as estratégias que serão apresentadas neste capítulo, devido às similaridades morfológicas dos órgãos referidos. Estudos de bioequivalência constituem outro importante tema que também se relaciona aos estudos de concordância. O termo calibração é bastante familiar aos pesquisadores da área biomédica. Por exemplo, antes de iniciar um estudo é comum que o investigador avalie a confiabilidade da medida repetindo a mensuração na mesma unidade por mais de uma vez, em intervalos de tempo que evite ser "contaminado" pela medida anterior. Este procedimento avalia a variabilidade intraobservador. Poderia também comparar sua medida com a de algum outro profissional mais experiente, avaliando a variabilidade interobservador. Se os resultados são considerados "satisfatórios", ele estaria então "calibrado". Isto é, se a variabilidade entre as medidas intra ou interobservador é considerada pequena, de modo a não comprometer a qualidade das aferições futuras, então o examinador estaria calibrado.

Importado da Psicometria, outro exemplo cada vez mais frequente na pesquisa biomédica vem da aplicação de questionários para dimensionamento de algum fenômeno qualitativo, a partir da construção de perguntas (itens) correlacionadas entre si. Neste caso, além da preocupação com a confiabilidade do resultado geral do questionário, há a necessidade de avaliação da consistência interna dos seus itens. O interesse geral é na validade do instrumento, sendo que esta pode ser avaliada sob vários aspectos: validade de face, validade de conteúdo, validade de construto e validade de critério. Os avanços teóricos relativos a esta temática e aplicações na área da saúde, particularmente em epidemiologia, constituem um capítulo à parte. Vejam o ***Capítulo 37 – Instrumentos de Aferição para uso em Epidemiologia***.

Para uma adequada análise da confiabilidade de qualquer medida, o pesquisador não deve estar restrito a procedimentos estatísticos. Deve haver também uma preocupação com a interpretação "clínica" ou prática da medida estudada, a fim de se ter alguma utilidade (Westgard e Hunt, 1973; Bland e Altman, 1999; Luiz et al., 2003). Isto é, a imprecisão de uma medida deve ser avaliada também em função de quão comprometedor, na prática, pode ser a magnitude esperada do erro, podendo ser consideradas, inclusive, questões relacionadas a custos. Percebe-se que esta interpretação ainda não está efetivamente incorporada à prática dos investigadores, mas deveria ser cobrada deles.

Do ponto de vista das estratégias estatísticas, os estudos de confiabilidade ou concordância tendem mais a explorar discordâncias ou a presença de vieses do que, de fato, demonstrar concordância entre as avaliações (Ludbrook, 2002). Isto pode explicar, pelo menos parcialmente, a histórica utilização de testes estatísticos de significância na detecção de potenciais vieses. A presença destes indicaria, portanto, falta de validade e a consequente conclusão de não confiabilidade da

* Na bioquímica, principalmente nos estudos voltados às medidas clínicas, são conhecidos como estudos de comparação de métodos.

medida sob estudo. Em outras palavras, ao se estudar a variabilidade de uma medida, a presença de erros sistemáticos (isto é, falta de validade) tende a ser mais grave que a presença – praticamente inevitável – dos erros aleatórios. Erros sistemáticos, com frequência, podem ser de difícil correção. Erros aleatórios, por outro lado, podem ser minimizados com a padronização do procedimento, mais treinamentos (no caso, p. ex., de problemas humanos) ou aperfeiçoamentos (no caso de métodos ou técnicas), ou, mais interessante ainda, pela obtenção, se possível, de várias avaliações e a utilização da média delas. Esta discussão deve contribuir, portanto, para que um pesquisador avalie o potencial para viés de informação de seu estudo. Por exemplo, erros de classificação diferencial ou não diferencial, cujas ideias básicas podem ser vistas no ***Capítulo 11 – Validade em Estudos Epidemiológicos***, podem deturpar sobremaneira os resultados de um estudo.

Em síntese, qualquer mensuração, a fim de ser de alguma serventia científica, deverá ser "confiável", seja ela gerada no laboratório, na clínica ou a partir de dados de base populacional. Do ponto de vista operacional, uma análise de confiabilidade depende do nível de mensuração da variável envolvida (De Vet, 1999). De forma geral, as variáveis podem ser classificadas, de acordo com a sua mensuração, em categóricas (ou qualitativas) e numéricas (ou quantitativas). Uma leitura prévia da seção intitulada "Escalas de mensuração" presente no ***Capítulo 20 – Análise Exploratória de Dados*** é recomendável para o entendimento das técnicas apresentadas a seguir, já que este capítulo aborda as principais estratégias estatísticas para se avaliar a confiabilidade de uma medida, explicitando sua dependência sobre a escala de mensuração da variável.

Estratégias para avaliação dos erros de mensuração

Basicamente, pode-se dizer que há três estratégias estatísticas mais simples para se avaliar a "qualidade" de uma medida. O cálculo de coeficientes (ou estatísticas) que expressem o grau de variabilidade entre os valores medidos (p. ex., inter ou intraobservadores/métodos) costuma ser a estratégia preferida pelo seu poder de síntese em um único número e, aparentemente, ser de fácil interpretação. O uso de testes estatísticos constitui uma segunda estratégia e, mais recentemente, abordagens que explorem graficamente a concordância entre as observações têm sido desenvolvidas e se mostrado mais informativas e apropriadas em muitas situações. Uma estratégia poderá ser mais (ou menos) adequada que outra dependendo do tipo de estudo de concordância: de validade ou de consistência (Szklo e Nieto, 2019). Mas, o mais desejável, na maioria das vezes, é que as estratégias sejam utilizadas de forma complementar (Luiz e Szklo, 2005). Ressalta-se também que, com relação à escala de mensuração das variáveis, as abordagens gráficas são dirigidas basicamente às numéricas. Já a estratégia dos coeficientes é bastante comum tanto para variáveis categóricas como para as numéricas e os testes estatísticos são mais comumente utilizados para as variáveis numéricas, embora sejam úteis também para variáveis categóricas.

Se o objetivo principal de uma pesquisa é explicitamente a verificação da confiabilidade de uma medida, seria recomendável que o pesquisador explorasse mais de uma dessas estratégias (Luiz e Szklo, 2005), na medida em que cada uma delas pode trazer informações relevantes e complementares sobre a qualidade da medida sendo avaliada, contribuindo, portanto, para o conhecimento do fenômeno descrito por ela. Se, por outro lado, a verificação é uma etapa prévia – com o objetivo de permitir que o pesquisador prossiga sua investigação principal com a tranquilidade de que suas mensurações sejam "confiáveis" (válidas ou precisas) –, talvez apenas uma das estratégias seja suficiente. Neste caso, por exemplo, somente o cálculo de uma medida-síntese apropriada poderia ser conveniente.

Para um melhor entendimento das estratégias estatísticas adotadas em uma análise de concordância/confiabilidade e para perceber a diversidade de situações que se enquadram nesta análise, convêm algumas padronizações. Os dados para a análise devem ser apresentados sob uma forma matricial, onde nas linhas têm-se as unidades de análise (pacientes, ratos, etc.), que, genericamente, podem ser chamadas de alvos (ou casos). As colunas expressam as diversas mensurações feitas para cada alvo, caracterizando as avaliações (ou examinadores, métodos, juízes etc.). Nas situações mais tradicionais, têm-se apenas duas colunas, configurando uma matriz n x 2, onde n representaria uma amostra (aleatória) dos alvos. Alguns exemplos típicos desta situação são:

1. a avaliação de presença ou não de algum tumor em uma radiografia para dois examinadores (variabilidade interobservador);
2. a obtenção do volume, em mililitros, de um derrame pleural, avaliado por uma radiografia e por uma tomografia (variabilidade intermétodos);
3. a mensuração do tamanho de um nódulo, em milímetros, com duas avaliações de um mesmo examinador em dois momentos distintos (variabilidade intraobservador);

4. a aferição da concentração de flúor na água de consumo, em ppm, avaliada por dois laboratórios diferentes. Neste caso, os alvos podem ser amostras extraídas nos domicílios dos participantes do estudo;
5. a avaliação da gravidade de uma certa doença, com escores variando de 0 (sem gravidade) a 5 (muito grave), mensurada por um profissional experiente (assumido como "padrão-ouro") e por outro em formação;
6. a mensuração de um escore psicométrico obtido por um questionário em dois momentos, a fim de verificar a reprodutibilidade do instrumento (teste-reteste), sendo os indivíduos os alvos.
7. a obtenção, a partir de radiografias, dos tamanhos dos dois rins, em cm, com o objetivo de avaliar simetria.

Teoricamente, alguns destes exemplos poderiam ser estendidos para mais de duas avaliações e, consequentemente, a matriz de dados teria tantas colunas quantas avaliações tenham sido feitas. Particularmente para os exemplos 1 e 3, poder-se-ia pensar em extrair uma amostra (aleatória) de "observadores" para cada alvo. Isto é, diferente do exemplo 2 – como o exemplo mais típico –, o interesse na concordância poderia não estar restrito aos "observadores" utilizados. Como será visto mais adiante, esta característica será importante no cálculo do coeficiente de correlação intraclasse.

Coeficientes e Estatísticas

Dados categóricos nominais

Concordância percentual

Considere inicialmente que haja interesse na avaliação de quão concordante é o diagnóstico radiológico de câncer de mama feito por dois radiologistas, designados genericamente por A e B, em 200 mamografias. Se o resultado desta avaliação fosse expresso tal como apresentado na Tabela 21.1, o que se poderia dizer? Uma primeira avaliação, julgando as aparências, poderia concluir que há uma boa concordância entre os radiologistas. Entretanto, um leitor mais atento poderia indagar se as 60 mamografias com diagnóstico positivo para o radiologista A coincidem com as 64 do radiologista B. Portanto, a única coisa que se poderia extrair desta primeira Tabela 21.1 é que se diagnosticou câncer em cerca de 30% das mamografias. Embora a informação presente na Tabela 21.1 não esteja errada, ela é inútil para se discutir concordância.

Tabela 21.1 – Diagnóstico radiológico de câncer de mama, a partir de 200 mamografias

Diagnóstico de câncer de mama	Radiologista	
	A	B
Positivo	60	64
Negativo	140	136
Total	**200**	**200**

A Tabela 21.2 ilustra a maneira mais apropriada de se apresentar um estudo de concordância para <u>uma</u> variável categórica, explicitando a necessidade de se visualizar as observações em **pares**. Ou seja, os resultados apresentados na Tabela 21.1 não fornecem a informação completa e necessária para a avaliação da concordância diagnóstica, mas já a partir da Tabela 21.2, pode-se verificar a concordância, esperada e desejada, entre os radiologistas. Das 200 mamografias, houve concordância em 188 delas. São 56 resultados positivos para os dois radiologistas mais 132 com ambas as avaliações negativas. A concordância percentual é a maneira mais natural e imediata de se dimensionar o grau de concordância entre as avaliações. Neste exemplo, houve, portanto, uma concordância de 94% (28% + 66%).

Tabela 21.2 – Diagnóstico de câncer de mama em 200 mamografias para 2 radiologistas

Radiologista A	Radiologista B				Total	
	Positivo		Negativo			
	n	%	n	%	n	%
Positivo	**56**	**28,0**	4	2,0	60	30,0
Negativo	8	4,0	**132**	**66,0**	140	70,0
Total	**64**	**32,0**	**136**	**68,0**	**200**	**100,0**

A concordância percentual também pode ser utilizada para análises de concordância de variáveis categóricas com mais de dois níveis. A Tabela 21.3 apresenta o resultado de um estudo hipotético de reprodutibilidade de um examinador na avaliação da classe funcional*. A reprodutibilidade, quando medida pela concordância percentual, neste caso forneceria o valor de 89,3%, correspondente à soma das concordâncias percentuais relativas às classificações I (33,9%), II (41,1%), III (12,9%) e IV (1,4%).

* A classe funcional é uma classificação de "gravidade" proposta pela *New York Heart Association* (NYHA) a partir da observação de sintomas sob esforços: I = Assintomático nas atividades usuais; II = Sintomas desencadeados por esforços habituais; III = Sintomas presentes em esforços menores; e IV = Sintomas em repouso ou aos mínimos esforços.

Tabela 21.3 – Classe funcional em 280 pacientes, para duas avaliações de um mesmo avaliador

Classe funcional – 1ª avaliação	Classe fucional – 2ª avaliação								Total	
	I		II		III		IV			
	n	%	n	%	n	%	n	%	n	%
I	**95**	**33,9**	5	1,8	2	0,7	0	0,0	102	36,4
II	4	1,4	**115**	**41,1**	9	3,2	0	0,0	128	45,7
III	0	0,0	4	1,4	**36**	**12,9**	4	1,4	44	15,7
IV	0	0,0	0	0,0	2	0,7	**4**	**1,4**	6	2,1
Total	99	35,4	124	44,3	49	17,5	8	2,9	280	100,0

Os dois exemplos precedentes representam casos típicos de estudos de consistência, ou seja, não há nenhuma avaliação assumida como correta. Para a Tabela 21.2, entretanto, poderia ser que, por exemplo, o radiologista A fosse um profissional experiente ou um professor e o radiologista B, ainda um aprendiz. Neste caso, as avaliações do radiologista A poderiam ser assumidas como o padrão-ouro. Assim, embora ainda pudesse ser calculada a concordância percentual, a análise da concordância entre os radiologistas seria mais bem estudada por meio das estimações da sensibilidade e da especificidade do radiologista B em relação ao radiologista A (o padrão-ouro), para o diagnóstico de câncer de mama. A teoria subjacente aos **Testes Diagnósticos** e sua importância para a prática clínica fazem deste tema um capítulo à parte na pesquisa biomédica – inclusive no sentido literal da expressão, já que o ***Capítulo 23 – Testes Diagnósticos*** deste livro é dedicado a ele.

Apesar de sua simplicidade e facilidade de interpretação, a concordância percentual tem basicamente duas desvantagens. Uma primeira diz respeito à sua dependência às frequências das categorias da variável. Quando, por exemplo, em um estudo de concordância diagnóstica, a positividade (prevalência) é baixa, o valor da concordância percentual tende a ser alto mesmo que a concordância seja fraca ou inexistente, devido à provável frequência alta na célula "negativo-negativo" da tabela 2 x 2. Voltando ao exemplo da Tabela 21.2, caso novas frequências observadas sejam tal como as apresentadas na Tabela 21.4, o valor da concordância percentual será de 92,5% (0,5% + 92,0%), apesar agora da clara discordância entre os radiologistas quando diagnosticam câncer de mama. Uma alternativa para este problema seria calcular a concordância percentual apenas para os casos com pelo menos uma avaliação positiva. Isto é, a concordância percentual positiva, pela Tabela 21.4, seria $\frac{1}{1+5+10} x100 = 6,25\%$ expressando, portanto, uma baixa concordância entre os radiologistas. Este índice é conhecido como concordância de Chamberlain.

Tabela 21.4 – Diagnóstico de câncer de mama em 200 mamografias para 2 radiologistas

Radiologista A	Radiologista B				Total	
	Positivo		Negativo			
	n	%	n	%	n	%
Positivo	**1**	**0,5**	5	2,5	6	3,0
Negativo	10	5,0	**184**	**92,0**	194	97,0
Total	**11**	**5,5**	**189**	**94,6**	**200**	**100,0**

A segunda limitação, que faz com que praticamente não se use a concordância percentual como o índice padrão de concordância, refere-se a sua desconsideração das concordâncias que podem acontecer por mero acaso. Ou seja, ele não considera que mesmo que as avaliações (os diagnósticos dos radiologistas) fossem completamente não relacionadas – como seria, por exemplo, caso os radiologistas tentassem fazer o diagnóstico de forma aleatória –, elas poderiam eventualmente coincidir (positivo-positivo ou negativo-negativo) apenas pela chance. A estatística que em tese corrige esta desvantagem é o coeficiente *kappa* de concordância, proposto por Jacob Cohen, em 1960.

O coeficiente Kappa (κ)

O cálculo do coeficiente *kappa* é, seguramente, a principal estratégia utilizada na literatura, quando o interesse é a avaliação da concordância de uma medida categórica. Já em 1987 assinalava-se o seu uso disseminado nos estudos de validade e reprodutibilidade, mas também já se apontavam potenciais erros de interpretação e mau uso (Maclure e Willet, 1987). Do ponto de vista conceitual, o *kappa* expressa a proporção da concordância observada que não é devida ao acaso, em relação à concordância máxima que ocorreria além do acaso. Simbolicamente, tem-se:

$$\kappa = \frac{C - C_0}{1 - C_0},$$

onde C é a concordância (percentual) observada e C_0 é a concordância esperada pelo acaso. Na ausência de um programa que gere imediatamente a estatística κ, o pesquisador pode calculá-la a partir apenas dos dados observados e com algumas operações simples. Como visto anteriormente, C é facilmente calculada, mas a obtenção de C_0 não é tão imediata. Mesmo que o coeficiente *kappa* seja fornecido por algum programa, é conveniente que se entenda como se chega a C_0, para que haja mais familiaridade do pesquisador com a estatística *kappa*.

Como dito, C_0 representa a concordância esperada pelo mero acaso. Ou seja, usando novamente a Tabela 21.2 como exemplo, as frequências de casos positivo-positivo e negativo-negativo – que representariam agora as frequências de casos concordantes imaginando-se que os avaliadores fariam o diagnóstico de forma aleatória – podem ser obtidas por meio do seguinte raciocínio: pela Tabela 21.2, pode-se observar que, ignorando a avaliação do radiologista B, 30% das mamografias são positivas para câncer pelo radiologista A. Este seria, digamos, o "padrão de positividade" do radiologista A. Sob a hipótese de que não haja relação entre os diagnósticos, esperar-se-ia que o padrão de positividade do radiologista A fosse reproduzido tanto para aquelas mamografias que foram positivas para o radiologista B, quanto para aquelas que foram negativas pelo mesmo radiologista B. Isto é, esperar-se-iam 30% de casos positivos entre as 64 mamografias avaliadas como positivas pelo radiologista B e também para as 136 avaliadas como negativas. A Tabela 21.5 ilustra esta ideia.

Vale observar que as mesmas frequências esperadas poderiam ser obtidas, de forma análoga, a partir do "padrão de positividade" do radiologista B, aplicados agora aos totais de positivos e negativos do radiologista A. Assim, a frequência de positivo-positivo sob a hipótese de que toda a concordância fosse por mero acaso seria obtida aplicando 32% sobre os 60 casos positivos pelo radiologista A. Como esperado, 32% de 60 correspondem à mesma frequência anteriormente obtida, igual a 19,2 (Tabela 21.5). De forma prática, as frequências esperadas podem ser rapidamente obtidas percebendo-se que cada uma delas é o produto dos totais marginas relativos àquela célula, dividido pelo total da amostra. Esta conta simplesmente sintetiza todo o raciocínio anterior. Assim, no caso da célula positivo-positivo, a frequência esperada é imediatamente obtida a partir do produto 60 x 64 (os totais marginais) dividido por 200, que, mais uma vez, corresponde a 19,2. A frequência esperada por mero acaso para a célula negativo-negativo seria obtida por (140 x 136)/200 = 95,2, como já registrada na Tabela 21.5.

Tabela 21.5 – Exemplo de obtenção das frequências de casos concordantes por mero acaso para 2 radiologistas

Radiologista A	Radiologista B		Total	
	Positivo	Negativo	n	%
Positivo	30% de 64 = **19,2**	30% de 136 = 40,8	60	30,0
Negativo	70% de 64 = 44,8	70% de 136 = **95,2**	140	70,0
Total	**64**	**136**	**200**	**100,0**

A partir dos valores esperados, calculados e expressos na Tabela 21.5, tem-se:

$$C_0 = \frac{19,2 + 95,2}{200} = 0,572 \text{. Assim,}$$

$$\kappa = \frac{0,94 - 0,572}{1 - 0,572} = \frac{0,368}{0,428} = 0,86$$

Em um primeiro momento, pode causar estranheza a constatação que 57,2% das avaliações seriam coincidentes por mero acaso. Entretanto, a única coisa que este resultado quer dizer é que, em havendo apenas duas opções para avaliação (positivo ou negativo), uma boa parcela das concordâncias (57,2%) seria esperada por mero acaso. A ideia é que como sempre haverá certa proporção de casos que poderiam coincidir por mero acaso, o coeficiente *kappa* "debita" esta proporção, ficando apenas com a concordância "líquida". No exemplo, a concordância máxima que ocorreria além do acaso seria de 0,428 (isto é, 1 menos 0,572). Como a concordância observada nos dados além do acaso foi de 0,368 (0,94 menos 0,572), o coeficiente *kappa* foi estimado em 0,86.

Muitos programas oferecem rotinas para o cálculo do *kappa*. Um desses programas, disponíveis inclusive *online*, particularmente interessante aos pesquisadores da área biomédica, é o OPENEPI*. A Figura 21.1 ilustra a saída do OPENEPI, após poucas edições, para o cálculo do *kappa* do exemplo da Tabela 21.2. Esta saída é imediata a partir do menu principal do OPENEPI, seguindo a sequência de opções *Counts* → *Screening* → *Aba: "Enter"* → Digitar: "2" e digitando as frequências na tabela que é apresentada. O resultado é, portanto, obtido após a informação do número de categorias da variável (no exemplo, igual a dois: positivo e negativo) e da digitação da consequente tabela de dupla entrada (2 x 2) que se apresenta, com os valores

* O OPENEPI (www.openepi.com) é um *software online* bastante popular e útil à pesquisa epidemiológica em função de diversos recursos estatísticos e epidemiológicos que dispõe.

da Tabela 21.2. A Figura 21.1, além de apresentar o *kappa* calculado para este exemplo com seu respectivo intervalo de confiança de 95% (na última linha da Figura 21.1, destacado em negrito), apresenta também outros indicadores úteis quando o interesse da pesquisa for em rastreamento (*screening*) ou testes diagnósticos. Neste exemplo, a única estatística de interesse é o *kappa*, já que não se assumiu que uma das avaliações funcionasse como padrão-ouro. Se este fosse o caso, todas as informações apresentadas na Figura 21.1 seriam de interesse. Para detalhes, ver o ***Capítulo 23 – Testes Diagnósticos***.

Sobre a interpretação do *kappa*, uma questão a ser discutida é se o valor calculado é "grande" o suficiente para considerar se há ou não uma "boa" concordância entre as avaliações. Alguns autores têm sugerido classificações a partir de certos pontos de corte. Szklo e Nieto (2019) sintetizaram as quatro principais sugestões, reproduzidas na Figura 21.2. Percebe-se que o coeficiente κ, em tese, varia de −1 a 1, sendo o valor 1 indicativo de concordância perfeita. Valores inferiores a zero (isto é, concordância pior que o acaso) não seriam esperados na prática. O valor −1, por exemplo, só aconteceria na inusitada situação de discordância perfeita, ou seja, mantendo o exemplo da mamografia, toda avaliação positiva de um deles corresponderia a uma avaliação negativa do outro e vice-versa. Pelas sugestões apresentadas, o valor calculado para a Tabela 21.2 (κ = 0,86) indicaria que a concordância observada além do acaso parece ser realmente muito boa.

Single Table Analysis

	Positive	Negative	Total
Positive	56	4	60
Negative	8	132	140
	64	136	200

Parameter	**Estimate**	**Lower - Upper 95% CIs**
Sensitivity	87.5%	(77.23, 93.53)
Specificity	97.06%	(92.68, 98.85)
Positive Predictive Value	93.33%	(84.07, 97.38)
Negative Predictive Value	94.29%	(89.13, 97.08)
Diagnostic Accuracy	94%	(89.81, 96.53)
Likelihood ratio of a Positive Test	29.75	(18.13 - 48.8)
Likelihood ratio of a Negative Test	0.1288	(0.1008 - 0.1646)
Diagnostic Odds	231	(66.83 - 798.5)
Cohen's kappa (Unweighted)	**0.8598**	**(0.7214 - 0.9983)**

Figura 21.1 – Ilustração da saída do OPENEPI para o cálculo do kappa.

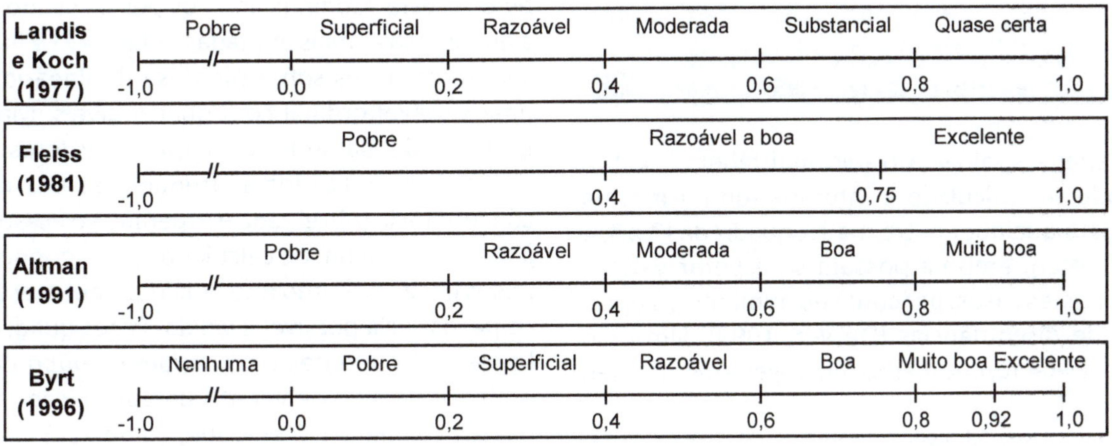

Figura 21.2 – Classificações sugeridas para intervalos de valores do coeficiente kappa.

Deve ser sinalizada, entretanto, a fragilidade de qualquer uma destas sugestões para a classificação do *kappa*, já que mesmo um valor eventualmente considerado muito bom, não necessariamente implica em uma boa concordância. Primeiro porque o coeficiente *kappa* (tal como a concordância percentual ***C***) depende da prevalência do atributo medido e, para frequências de casos discordantes equilibradas (isto é, no exemplo, frequências próximas para as caselas positivo-negativo e negativo-positivo), atinge seu máximo para uma prevalência de 50%. Esta característica faz com que o *kappa* seja mais útil para a análise da concordância daquela situação em particular, e não para comparações ou extrapolações para outras populações.

Além disso, as discordâncias equilibradas citadas são mais comuns em um estudo intraexaminador. Nos estudos interobservadores ou métodos, é possível algum viés, representado, por exemplo, por uma tendência de um avaliador em fornecer mais resultados positivos que o outro. Por exemplo, a Tabela 21.6 muda as frequências dos casos discordantes em relação à Tabela 21.2. Apesar de agora os dados sugerirem que há menos concordância por conta do possível viés do radiologista B em gerar mais casos positivos que o radiologista A (34% *vs.* 28%), o novo *kappa* calculado fornece o mesmo valor ($\kappa = 0{,}86$). Esta é, pois, a outra razão para se interpretar com cuidado o coeficiente *kappa*. Estes dois problemas são discutidos na literatura como aparentes "paradoxos" (Lantz e Nebenzahl, 1996; Hoehler, 2000), havendo, inclusive, propostas de construção de novos índices que levem em consideração estes problemas (Byrt et al., 1993)*.

Tabela 21.6 – Diagnóstico de câncer de mama em 200 mamografias para 2 radiologistas

Radiologista A	Radiologista B				Total	
	Positivo		Negativo			
	n	%	n	%	n	%
Positivo	56	28,8	0	0,0	56	**28,0**
Negativo	12	6,0	132	66,0	144	72,0
Total	**68**	**34,0**	**132**	**66,0**	**200**	**100,0**

De maneira análoga à tradicional tabela 2 x 2, o *kappa* pode ser calculado e interpretado da mesma maneira para qualquer outra matriz quadrada (3 x 3, 4 x 4, 5 x 5, etc.), embora possam se esperar valores inferiores nestes casos, por conta do aumento da oportunidade de discordâncias (De Vet, 1999). Um caso especial, entretanto, que merece uma ligeira modificação na maneira de se calcular o *kappa,* acontece quando a variável sob avaliação é ordinal.

* Com relação a outros índices de concordância, Shoukri (1999) faz uma revisão de alguns já bem estudados.

Dados Categóricos Ordinais

Quando a medida sendo avaliada é mensurada em uma escala ordinal, é imediato perceber que determinadas discordâncias são mais "graves" que outras. Considere novamente os dados da Tabela 21.3, onde se pretendeu avaliar a concordância intraexaminador da classe funcional. Viu-se que a concordância percentual observada foi de 89,3%. Entretanto, entre os casos discordantes observados, pode-se detectar que alguns são mais "discordantes" que outros. Por exemplo, há dois casos onde na primeira avaliação a classe funcional foi de I, mas na segunda avaliação foi III, ou seja, uma discordância de dois níveis. Neste exemplo, esta é a única situação em que houve uma discordância maior que um nível. Mas, potencialmente, seria possível (talvez não provável) uma discordância mais grave, como um escore IV na primeira avaliação e um escore I na segunda. O cálculo do coeficiente *kappa* simples não leva em consideração esta falta de "homogeneidade" entre os casos discordantes, diferentemente do que seria natural caso a variável fosse nominal.

Nesse sentido, propõe-se uma "correção" no *kappa*, a fim de ajustar o grau de concordância dos dados pela "gravidade" dos casos discordantes, a partir do estabelecimento de pesos, variando de 0 a 1, gerando a estatística conhecida como *kappa* ponderado (κ_p). A escolha dos pesos é arbitrária, mas, para os extremos, a ideia é atribuir 0 quando a discordância for total (a pior possível) e 1 quando não houver discordância. Ou seja, como o *kappa* ponderado é uma estatística de concordância, valorizam-se os casos concordantes com peso 1, e vai-se diminuindo este peso à medida que a discordância aumenta, até chegar ao valor 0, retratando a "pior" concordância. Há diversas estratégias para estabelecer esta "diminuição" nos pesos, sendo a linear e a quadrática as mais utilizadas. A Tabela 21.7 ilustra quais seriam os pesos sob a hipótese de linearidade, para uma variável ordinal com quatro níveis. Mantendo o exemplo da classe funcional, estes valores da Tabela 21.7 seriam aplicados às frequências das tabelas de concordância (observada e esperada ao acaso) relativas à Tabela 21.3, a fim de calcular o *kappa* ponderado com pesos lineares. Como dito, qualquer outra escolha para os pesos seria possível e válida. Pesos quadráticos são bastante frequentes e tornariam o *kappa* ponderado equivalente ao coeficiente de correlação intraclasse (Fleiss e Cohen, 1973) – que, como será visto, é uma estatística de concordância para dados numéricos.

Tabela 21.7 – Matriz de pesos lineares para o cálculo do kappa ponderado de uma medida ordinal com 4 níveis

Nível	Nível			
	1º	2º	3º	4º
1º	**1**	0,667	0,333	0,000
2º	0,667	**1**	0,667	0,333
3º	0,333	0,667	**1**	0,667
4º	0,000	0,333	0,667	**1**

A diferença básica do *kappa* ponderado para o *kappa* simples é que, agora, para a obtenção daquelas concordâncias observadas e esperadas ao acaso (C e C_0) – necessárias para o cálculo do *kappa* simples –, são considerados os pesos atribuídos a cada célula da tabela de concordância (a Tabela 21.7, por exemplo, com pesos lineares), aplicados previamente aos dados observados e aos esperados. As Tabelas 21.8a e 21.8b ilustram estas contas preliminares. Os totais gerais de cada um desses quadros (269,3 e 203,9) representam as frequências observadas e esperadas ao acaso, respectivamente, após a consideração dos pesos. Assim, os novos C e C_0, digamos, C_p e C_{0p}, seriam C_p = 269,3/280 = 0,962 e C_{0p} = 203,9/280 = 0,728. Logo, mantendo a analogia com o *kappa* simples, o *kappa* ponderado com pesos lineares seria:

$$\kappa_p = \frac{0,962 - 0,728}{1 - 0,728} = \frac{0,234}{0,272} = 0,860$$

Obviamente, todas essas contas manuais poderiam ser evitadas com a disponibilidade de algum programa que gerasse prontamente o *kappa* ponderado. Há vários programas, comerciais ou disponíveis *online*, que calculam o *kappa* ponderado, sendo possível também seu cálculo a partir de uma planilha como o Excel. O importante é perceber o papel dos pesos no resultado de um estudo de concordância de uma variável ordinal. Fora isso, a interpretação do *kappa* ponderado é basicamente a mesma do *kappa* simples.

Finalizando esta seção sobre dados categóricos, é importante mencionar que há estratégias mais complexas para estudos de concordância de uma variável ordinal. O uso de modelos log lineares tem sido advogado como mais apropriado nestes casos, permitindo a identificação das "estruturas" de concordância e discordância (Silva e Pereira, 1998). Entretanto, ainda são poucas as aplicações na literatura, talvez pela sua maior complexidade teórica e prática.

Tabela 21.8a – Matriz 4×4 dos produtos dos pesos lineares e frequências observadas, para a classe funcional

Classe funcional	Classe funcional				Total
	I	II	III	IV	
I	**1 × 95**	0,667 × 5	0,333 × 2	0 × 0	99,0
II	0,667 × 4	**1 × 115**	0,667 × 9	0,333 × 0	123,7
III	0,333 × 0	0,667 × 4	**1 × 36**	0,667 × 4	41,3
IV	0 × 0	0,333 × 0	0,667 × 2	**1 × 4**	5,3
Total	**97,7**	**121,0**	**44,0**	**6,7**	**269,3**

Obs.: os segundos termos de cada multiplicação nas caselas são as frequências observadas, tal como a Tabela 21.3.

Tabela 21.8b – Matriz 4×4 dos produtos dos pesos lineares e frequências esperadas ao acaso para a classe funcional

Classe funcional	Classe funcional				Total
	I	II	III	IV	
I	**1 × 36,1**	0,667 × 45,2	0,333 × 17,9	0 × 2,9	72,2
II	0,667 × 45,3	**1 × 56,7**	0,667 × 22,4	0,333 × 3,7	103,1
III	0,333 × 15,6	0,667 × 19,5	**1 × 7,7**	0,667 × 1,3	26,8
IV	0 × 2,1	0,333 × 2,7	0,667 × 1,1	**1 × 0,2**	1,8
Total	**71,5**	**100,8**	**29,3**	**2,3**	**203,9**

Obs.: os segundos termos de cada multiplicação nas caselas são as frequências observadas ao acaso, obtidas pelo produto entre os totais marginais da Tabela 21.3, dividido pelo total geral (n = 280)

Dados Numéricos

O desvio-padrão e o coeficiente de variação

Considere uma situação na qual um ultrassonografista esteja interessado em avaliar a qualidade de suas mensurações. Considere, em particular, a circunferência cefálica de um feto. A Tabela 21.9 apresenta dez medidas hipotéticas desta circunferência, em centímetros, feitas pelo examinador para cinco gestantes diferentes e em diferentes idades gestacionais. Como já salientado, as medidas sucessivas devem ser obtidas, obviamente, de maneira que o examinador não seja influenciado pelas avaliações anteriores. Isto é, as imagens poderiam ser guardadas e reavaliadas em momentos oportunos. Este exemplo caracteriza uma avaliação de reprodutibilidade do examinador. Ou seja, quer-se conhecer o grau de variabilidade daquela medida inerente a um particular observador. Alternativamente, as dez avaliações poderiam representar dez examinadores diferentes e aí o interesse seria na variabilidade interexaminador.

Uma maneira simples de avaliar o grau de reprodutibilidade da medida deste exemplo seria calcular a variabilidade associada a cada feto. Como detalhado no ***Capítulo 20 – Análise Exploratória de Dados***, há

Tabela 21.9 – Circunferência cefálica, em cm, para 5 gestantes em 10 avaliações sucessivas e independentes de uma ultrassonografia

Gestante	Medida										Média	Desvio-padrão	Coeficiente de variação
	1ª	2ª	3ª	4ª	5ª	6ª	7ª	8ª	9ª	10ª			
A	30,0	29,2	29,7	31,1	33,1	29,8	29,1	31,4	30,9	30,9	30,5	1,21	4,0%
B	15,5	15,2	15,6	15,4	15,9	15,0	14,3	15,8	15,7	14,9	15,3	0,49	3,2%
C	25,3	25,9	26,6	25,1	26,9	25,8	25,0	25,8	25,9	25,5	25,8	0,61	2,4%
D	18,2	17,2	18,8	17,1	18,9	19,8	19,5	18,2	18,5	18,3	18,4	0,87	4,7%
E	25,4	26,0	25,5	26,2	25,4	26,0	25,5	25,3	26,1	25,1	25,6	0,40	1,5%
Média	**22,9**	**22,7**	**23,2**	**23,0**	**24,0**	**23,3**	**22,7**	**23,3**	**23,4**	**22,9**	**23,1**	**0,71**	**3,2%**

diversas maneiras de se quantificar a variabilidade de um conjunto de dados, sendo o cálculo do desvio-padrão (σ) a mais famosa delas – por razões lá descritas. Para os interesses deste exemplo, basta saber que o desvio-padrão expressa o grau de dispersão das observações em relação à média observada. Se, para cada feto, o examinador sempre medisse o mesmo valor, não haveria erro por esta fonte de variação (o examinador) e o desvio-padrão calculado seria igual a zero. Neste caso, haveria precisão (mas não necessariamente validade). Pela Tabela 21.9, o desvio-padrão variou de 0,40 cm (gestante E) a 1,21 cm (gestante A), sendo em média de 0,71 cm. Ou seja, o erro associado àquele examinador poderia ser estimado como sendo de aproximadamente 0,7 cm. Não é imediato dizer se este erro é grande ou pequeno, devendo sempre esta consideração, quando necessária, ser feita à luz de cada situação em particular e incorporando a interpretação do pesquisador. O coeficiente de variação (CV), por outro lado, pode ajudar, na medida em que expressa este erro relativamente à magnitude da medida. Isto é, CV = σ/média, que pode ser expresso em percentagem multiplicando o resultado por 100. Para uma grandeza em torno de 23 cm (a circunferência cefálica do exemplo), um erro de 0,7 cm representa aproximadamente 3% da medida, o que talvez pudesse ser considerado um erro tolerável.

Há basicamente dois importantes problemas com o uso do coeficiente de variação, um operacional e outro técnico. O primeiro é que não é comum se dispor de mais de duas replicações para a mesma unidade de análise. A maioria dos estudos de concordância (consistência) resume-se apenas a duas observações para a mesma unidade. Embora seja possível calcular o desvio-padrão com apenas duas observações, o resultado pode ser muito "instável". Segundo, como tem sido alertado por Chinn (1990), a estratégia seria válida se os desvios-padrão das diversas unidades fossem aproximadamente iguais, o que implicaria, na prática, em procurar previamente uma escala onde isto pudesse ser observado (p. ex., a transformação logarítmica). Entretanto, do ponto de vista descritivo, os dados tal como sintetizados na Tabela 21.9 são bem informativos do grau de reprodutibilidade da variável "circunferência cefálica" do feto pela ultrassonografia. A variabilidade intraunidades, representada neste exemplo pelos desvios-padrão de cada unidade de análise, reflete a consistência da medida. Uma vantagem é que ela é expressa na mesma dimensão da variável, o que facilita a interpretação.

O coeficiente de correlação intraclasse (ICC)

Alternativamente ao cálculo do desvio-padrão intraunidade (ou do coeficiente de variação), pode-se avaliar a consistência de uma medida pelo cálculo do coeficiente de correlação intraclasse (ICC, do inglês *Intraclass Correlation Coefficient*). Na realidade, esta estatística também se relaciona ao desvio-padrão. Ela é apropriada para avaliação da qualidade de uma medida, pois, do ponto de vista conceitual, expressa a proporção da variabilidade total que é devida à variabilidade entre as unidades. Para concretizar esta ideia, a partir da matriz de dados da Tabela 21.9 (uma matriz 5 x 10, isto é, cinco linhas e dez colunas), pode-se estimar a variabilidade total em relação à média global (no exemplo igual a 23,1 cm) por meio da soma das distâncias quadráticas de todas as observações em relação à média (que se relaciona ao conceito de variância = quadrado do desvio-padrão = σ^2). Demonstra-se que esta variabilidade total pode ser decomposta em duas partes: uma devida aos diferentes pacientes (σ_e^2 = variabilidade entre) e outra devida à variabilidade dentro de cada paciente (σ_d^2 = variabilidade dentro, que avalia o erro de medida propriamente). Assim, em termos conceituais, a expressão mais simples para o ICC é dada por*:

$$ICC = \frac{\sigma_e^2}{\sigma_e^2 + \sigma_d^2}.$$

* Ainda em termos conceituais, expressões mais complexas para o ICC são obtidas a partir da decomposição de σ_d^2 em outras fontes de variabilidade, que dependem do cenário do estudo (McGraw e Wong, 1996).

Pode-se perceber que quando não há erro de medida, isto é, quando todas as medidas para a mesma unidade de análise são iguais, tem-se $\sigma_d^2 = 0$, implicando, portanto, ICC = 1. Por outro lado, quando não há variabilidade entre as unidades ($\sigma_e^2 = 0$), qualquer variabilidade nos dados será por conta de erro de medida e aí então ICC = 0.

Colocando de outra maneira, no caso de apenas duas mensurações para cada unidade de análise – que poderiam ser plotadas num diagrama de dispersão XY – pode-se interpretar o ICC como o "grau" de afastamento dos pontos em relação à reta de 45º (a reta de identidade Y = X). Cabe aqui um detalhamento relacionado a esta interpretação: é muito comum encontrar na literatura análises de concordância de uma variável numérica por meio do cálculo do coeficiente de correlação linear (o *r* de Pearson), apesar de esta ser uma estratégia já declarada inapropriada em vários momentos (Bland e Altman, 1986; Müller e Büttner, 1994; De Vet, 1999). Tal como abordado no ***Capítulo 26 – Associação Estatística em Epidemiologia: Análise Bivariada***, pode-se entender o *r* (coeficiente de correlação de Pearson) como o grau de proximidade dos pares de pontos X e Y (as duas medidas) a uma reta qualquer, e não necessariamente à reta de 45º. Nesse sentido, correlação linear não significa concordância, embora a recíproca seja verdadeira: se há concordância, haverá correlação. Como exemplo, se há interesse em se conhecer a concordância interobservador de certa medida, e um examinador sempre fornece uma medida 10% maior que o outro examinador, então haverá uma correlação perfeita entre os examinadores (*r* = 1), mas claramente não haverá concordância. Prieto e cols. (1998) sugerem que a utilização ainda hoje do coeficiente de correlação linear em estudos de concordância pode estar relacionada à forte disseminação deste coeficiente na pesquisa biomédica e à ausência do ICC de forma imediata nos principais *softwares* estatísticos.

A par da conveniência conceitual do ICC, e agora operacionalmente falando, a obtenção de sua estimativa não é simples. Talvez seja esta a razão para não ser uma medida prontamente disponível nos pacotes estatísticos. Para uma estimação correta do ICC, há a necessidade de se conhecer de que maneira os dados do estudo de concordância foram gerados, a fim de se determinar qual a sua versão apropriada. Em um texto que pode ser considerado clássico, Shrout e Fleiss (1979) reconheceram três diferentes versões do ICC, identificadas por eles como casos 1, 2 e 3, dependendo do modelo estatístico utilizado. Além disso, há a necessidade de definir, para cada uma das versões, se cada avaliação representa uma única medida ou uma média de *k* medidas, totalizando, portanto, seis formas possíveis de cálculo para o ICC. A distinção entre as três versões se dá pela forma como são planejadas as avaliações de cada alvo. Para cada um dos casos, entretanto, pressupõe-se que as unidades analisadas (os alvos) constituem uma amostra (aleatória) extraída de uma população maior.

O caso mais frequente na pesquisa biomédica se caracteriza por cada "avaliação" constituir uma amostra (aleatória) de avaliações e cada "examinador" avaliar cada um dos alvos. Esta situação caracteriza o caso que Shrout e Fleiss (1979) batizaram de número 2 e o ICC é estimado por um modelo de análise de variância com dois efeitos (ou fatores) aleatórios (*two-way random ANOVA model*). São dois fatores aleatórios porque tanto a unidade de análise (alvo) quanto as "avaliações" constituem amostras aleatórias, e este modelo estatístico justifica-se pela nova fonte de imprecisão dada por se considerar as "avaliações" como uma amostra – isto é, caso fossem outros "avaliadores" selecionados, implicariam em outros valores observados. O caso 3 distingue-se do caso 2 apenas pelo fato de as "avaliações" não constituírem mais uma amostra, só havendo interesse em avaliar a concordância entre as "avaliações" de fato observadas. Uma situação clássica deste caso é quando se verifica a concordância entre dois métodos ou duas técnicas laboratoriais, sendo estas, por exemplo, as únicas existentes. Também neste caso espera-se que cada "avaliador" examine cada uma das unidades. O modelo estatístico necessário para se estimar o ICC neste caso é a análise de variância com efeitos mistos (*two-way mixed ANOVA model*). Esta situação também é frequente na pesquisa biomédica.

Já o caso 1 representa uma situação menos comum, distinguindo-se dos outros dois casos pela característica de que, agora, cada alvo não é avaliado pelos mesmos "examinadores". Como exemplo, considere que haja interesse em conhecer o quão concordantes são as mensurações da pressão arterial sistólica feitas por estudantes de medicina em uma turma com, digamos, 20 alunos. Considerando, por exemplo, uma amostra de 50 pacientes como os alvos de interesse, dois alunos desta turma poderiam ser sorteados para avaliar a pressão de cada um dos 50 pacientes. Neste caso, ter-se-ia ainda uma matriz de dados 50 x 2, mas cada alvo não seria "avaliado" pelos mesmos examinadores. O estudo de concordância seria ainda possível e o modelo estatístico para cálculo do ICC seria a análise de variância com apenas um fator (*one-way random ANOVA model*). Outra maneira de visualizar concretamente este caso é perceber que não há uma clara definição do que cada coluna da matriz de dados representa. A ordem das duas avaliações de cada paciente é arbitrária. Isto é, os valores observados das duas colunas são intercambiáveis. Como curiosidade, por trás desta abordagem está a origem do ICC, há cerca de 1 século, quando se percebeu a impropriedade do *r* de Pearson para estudos de correlação de medidas numéricas em pares de gêmeos.

Para cada um dos três casos citados, cada observação a ser comparada pode ser única ou a média de dois ou mais valores, de modo que, para esta segunda opção (a média de alguns valores), a variabilidade por outras fontes além daquela que está sob investigação é reduzida. Por exemplo, mantendo o interesse na aferição da pressão arterial sistólica, o investigador pode escolher utilizar a média de – digamos – três medidas feitas por ele. A matriz de dados para a análise continua com a mesma dimensão, mas cada observação representa a média de três medidas. O ICC nestes casos será maior do que aquele que seria obtido com apenas uma medida para cada paciente. Seguindo esse raciocínio, é possível inclusive determinar qual o número de replicações para geração da média que conduza a certo ICC julgado minimamente aceitável (Shrout e Fleiss, 1979).

Em síntese, portanto, a escolha da forma apropriada do ICC depende de três decisões: 1) se o modelo de análise de variância é de um ou dois fatores; 2) se os "observadores" são considerados fixos, ou seja, os únicos que interessam ou se constituem uma amostra; e 3) se as avaliações são individuais ou representam a média de mais de uma avaliação (Shrout e Fleiss, 1979). Não bastando toda essa dificuldade, McGraw e Wong (1996) complementam com a necessidade de mais uma opção para os modelos com dois fatores, que consiste em definir se o interesse do estudo é de "consistência" (*consistency*) ou "concordância absoluta" (*absolute agreement*)*. Embora esta nomenclatura possa confundir a notação usada, a distinção, neste caso, refere-se à consideração da existência de diferenças sistemáticas entre os avaliadores (as colunas na matriz de dados). Se, por exemplo, um avaliador tende a dar sistematicamente valores mais altos que o outro, esta nova fonte de variabilidade deveria ser considerada (no denominador do ICC) caso o interesse esteja na concordância em termos absolutos. Se o interesse é apenas de "consistência", esta variabilidade poderia ser dispensada, o que implicaria em um ICC maior que o anterior. A questão é, portanto, se diferenças sistemáticas entre os avaliadores podem ser consideradas irrelevantes ou não para o fenômeno estudado. Neste sentido, talvez seja razoável pensar que, na prática, o ICC sob a forma de consistência esteja mais relacionado a avaliações de natureza subjetiva, frequentes na psicometria, ao passo que sob a forma de concordância absoluta estejam mais associadas às avaliações de grandezas físicas. É razoável pensar também que o ICC sob a forma de "concordância absoluta" seja mais comum nos estudos interobservador ou métodos, enquanto sob a forma de "consistência" seja mais comum nos estudos intraobservador ou teste-reteste.

Além de toda esta dificuldade técnica-operacional para o cálculo do ICC – que não é pequena, exigindo um *software* estatístico –, há na literatura, ainda, outras versões do ICC, incluindo algumas não paramétricas. Müller e Büttner (1994) estudaram algumas versões do ICC e mostraram que os resultados podem ser razoavelmente díspares para o mesmo conjunto de dados. A partir de uma árvore de decisão, propõem que a escolha do ICC adequado deve depender das características dos dados, mais ou menos como fizeram Shrout e Fleiss (1979). Concluem, entretanto, que o cálculo do ICC é uma estratégia limitada porque pode apresentar resultados diferentes para variantes alternativas, isto é, para valores de ICC que ainda seriam adequados ao estudo. Ou seja, além de existirem diversas variantes do ICC, sendo a forma como deve ser calculado fortemente dependente do cenário do estudo, a potencial diferença entre valores alternativos, mas ainda apropriados, seria uma limitação do ICC para uma análise de concordância.

Outra limitação do ICC se refere à sua dependência ao grau de variabilidade intra e interavaliações. Para um mesmo grau de variação intraunidades (que estaria medindo o erro), quanto maior a variação entre as unidades (alvos), maior será o ICC (Bland e Altman, 1990). Em outras palavras, quanto mais heterogêneos forem os pacientes, por exemplo, maior o ICC e quanto mais homogêneos, menor o ICC. Contraditoriamente, esta mesma característica tem sido apontada como uma vantagem, na medida em que estaria relativizando a "discordância" à magnitude da medida (Streiner e Norman, 1995). Na realidade, como apontado por Stratford (1989), o ICC deve funcionar mais como um indicador do grau de diferenciação entre as unidades de análise. Uma estimativa da variabilidade intraunidades, tal como o desvio-padrão citado anteriormente, seria uma medida mais conveniente de consistência.

Voltando à interpretação do ICC, e a exemplo do *kappa*, há, por parte dos pesquisadores, a cobrança de se estabelecer o que poderia ser considerada uma "boa" concordância. Apesar da artificialidade de qualquer ponto de corte que se estabeleça – na medida em que cada caso terá suas especificidades –, mas havendo necessidade, uma ideia seria utilizar as mesmas

---

* Esta opção está incorporada ao programa comercial *Statistical Package for Social Sciences* (SPSS).

sugestões já feitas para o coeficiente *kappa* de concordância (Figura 21.2), devido à equivalência entre estes dois índices (Fleiss e Cohen, 1973). É provável que não haja divergências, por exemplo, de que um ICC > 0,95 é alto e que um ICC < 0,1 é baixo. Todavia, o principal inconveniente é que mesmo para um alto ICC, sugerindo uma excelente concordância, as diferenças observadas entre as medidas podem ainda ser, do ponto de vista prático ou clínico, comprometedoras. Além disso, como o ICC depende da variabilidade entre as unidades de análise, Müller e Büttner (1994) dizem que não faz muito sentido o estabelecimento de nenhum ponto de corte a partir do qual haveria uma "boa" concordância. Por fim, também como já assinalado para o coeficiente *kappa*, a presença ou não de vieses nas avaliações não é prontamente revelada pela estimativa do ICC.

Em suma, o cálculo da estatística ICC é, do ponto de vista estatístico, adequado para estudos de concordância de uma variável numérica. Entretanto, suas diversas variantes e dificuldades operacionais de estimação, além da falta de uma interpretação prática imediata para o seu valor estimado, podem desestimular seu uso. Como será visto, outras estratégias seriam mais convenientes, principalmente se são apenas duas avaliações sob comparação. Por outro lado, quando há muitas avaliações – como é o caso do exemplo na Tabela 21.9 – o ICC é uma excelente estratégia, desde que seja especificado o modelo estatístico adequado. Bartko (1994) argumenta que o ICC é mais uma medida de concordância e, dadas as suas limitações, propõe adicionalmente o uso de testes estatísticos, tal como o teste *t* pareado.

Retomando então o exemplo da Tabela 21.9 (avaliação da circunferência cefálica de fetos), o ICC adequado, neste caso, deve ser obtido a partir de uma ANOVA com dois fatores aleatórios, embora talvez não fosse muito grave considerar que o interesse estivesse apenas nas dez medidas e utilizar o modelo de efeitos mistos. Usando o SPSS, estima-se um ICC = 0,986 se a definição for "consistência" e um ICC = 0,984, se for "concordância absoluta", mostrando uma excelente reprodutibilidade da medida da circunferência para aquele examinador. A pequena diferença entre as duas definições não surpreende, pois, como se pode perceber visualmente na Tabela 21.9, há pouca variação nas médias das dez avaliações (variaram de 22,7 cm a 24,0 cm). Como já dito, a opção pela forma de "consistência" parece ser mais apropriada para estudos de reprodutibilidade. Sob esta definição e calculando agora o ICC para a opção de efeitos mistos, encontra-se um valor de 0,986, virtualmente igual ao anterior.

Como mais um exemplo, considere agora que haja interesse em estudar a concordância dos valores de glicemia plasmática e capilar (punção digital) em adolescentes. A Tabela 21.10 apresenta as mensurações feitas em 29 adolescentes, ilustrando apenas uma parte da amostra original que investigou, na realidade, 119 adolescentes (Alvarez et al., 2009).

Pela Figura 21.3, pode-se observar uma importante diferença nos valores de glicemia plasmática e capilar, sugerindo que não deve haver concordância entre estes dois métodos – há uma razoável distância dos pontos em relação à reta de igualdade (= 45º). Observa-se também uma tendência para valores maiores nos níveis

Tabela 21.10. Valores de glicemia plasmática e capilar, em mg/dL, em uma amostra de 29 adolescentes

Adolescente	Glicose	
	Capilar	Plasmática
1	84	89
2	93	90
3	86	102
4	81	96
5	83	94
6	82	92
7	85	87
8	72	84
9	95	100
10	97	102
11	91	84
12	91	102
13	98	90
14	79	83
15	77	85
16	75	74
17	81	94
18	77	95
19	75	80
20	81	95
21	98	96
22	92	105
23	85	101
24	92	103
25	78	88
26	82	98
27	81	90
28	92	97
29	77	98
Média	**84,8**	**92,9**

plasmáticos. O ICC apropriado a este caso deve ser obtido a partir de uma ANOVA com efeito misto (só há interesse nestes dois métodos) e sob a forma de "concordância absoluta" (há uma variabilidade adicional por um método apresentar sistematicamente valores maiores que o outro). Considerando a amostra completa de 119 adolescentes, a saída do SPSS oferece um ICC de 0,419. Como esperado (Tabela 21.10 e Figura 21.3), não se constata uma boa concordância entre os dois métodos.

Como um último exemplo do uso do ICC para avaliar a concordância de uma variável numérica, considere que havia interesse em se tentar substituir as avaliações manuais das medidas cefalométricas feitas pelos ortodontistas por avaliações feitas por um computador, após escaneamento das imagens radiográficas. A Tabela 21.11 apresenta um extrato das mensurações feitas manualmente e pelo computador (sem *zoom* e com *zoom*) para 50 pacientes, para certa medida angular ortodôntica. Também neste caso, só há interesse nos dois métodos citados, o que caracteriza um modelo ANOVA de efeitos mistos para o cálculo do ICC. No entanto, a forma "consistência" poderia ser usada (repare que as médias são bem próximas). Assim, o ICC calculado forneceu o valor 0,817 para a comparação do método manual com o método computadorizado sem *zoom*, indicando uma boa concordância do ponto de vista estatístico. A comparação do método manual com o computadorizado com *zoom* gera um ICC = 0,825, e a comparação entre

Tabela 21.11 – Extrato de mensurações de um ângulo ortodôntico por três métodos diferentes, em 50 pacientes

Paciente	Método de mensuração do ângulo		
	Manual	Computadorizado sem *zoom*	Computadorizado com *zoom*
1	81°	84°	84°
2	75°	77°	77°
3	77°	79°	78°
4	77°	79°	78°
:	:	:	:
:	:	:	:
48	82°	81°	79°
49	75°	73°	75°
50	81°	79°	80°
Média	**80,8°**	**81,7°**	**81,5°**

os dois métodos computadorizados fornece um ICC = 0,976. Poderia ser calculado um ICC para as três medidas simultaneamente, mas a interpretação neste caso seria menos clara. Com esses valores de ICC, pode-se dizer que o erro, ou seja, a diferença entre os métodos, não parece ser grande, quando comparado à variabilidade desta medida angular entre os diversos pacientes, principalmente quando a comparação é entre os métodos computadorizados. Isto não quer dizer, entretanto, que a concordância seja boa do ponto de vista clínico ou prático. Ou seja, que os métodos pudessem ser usados

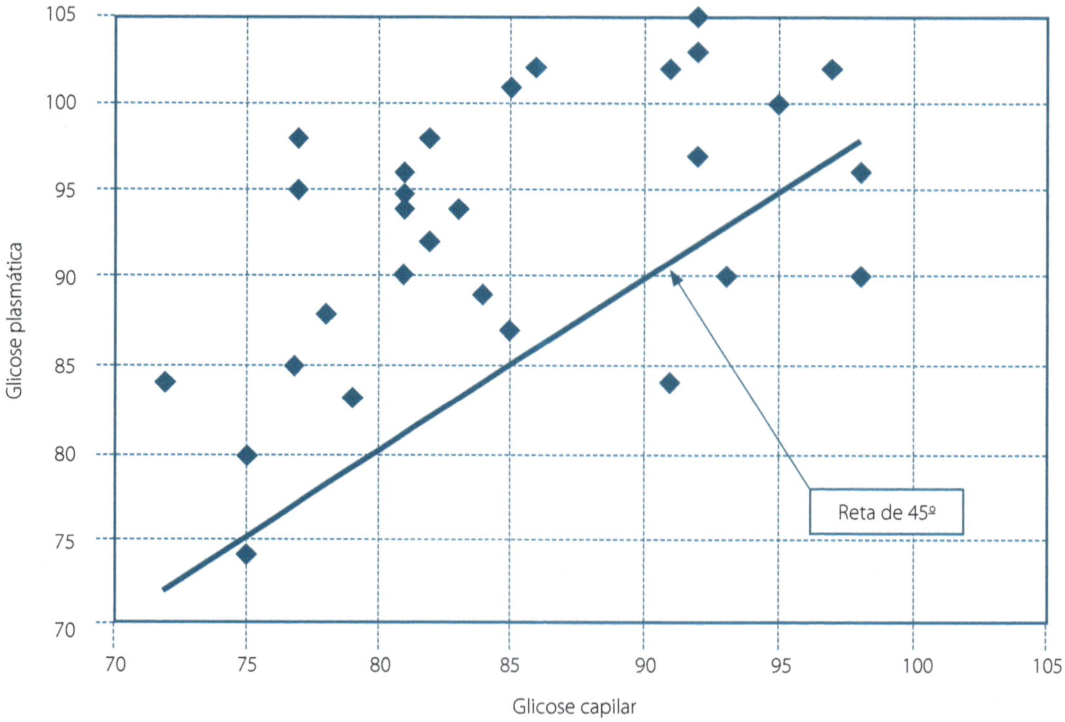

Figura 21.3 – Valores de glicemia plasmática e capilar, em mg/dL (n = 29)

indistintamente sem um potencial prejuízo para o planejamento do tratamento a ser implementado e, consequentemente, para o paciente. Esta avaliação deve ser feita usando outros recursos além do ICC. Por exemplo, as informações presentes na Figura 21.4 podem ser bastante úteis para esta finalidade, pois expressam com que frequências aconteceram eventuais diferenças consideradas "graves". Se, por exemplo, as diferenças além de ± 1° (um grau) são consideradas clinicamente não satisfatórias, haveria apenas 48% (22% + 12% + 14%) de casos onde os métodos manual e computadorizado sem *zoom* concordariam de maneira potencialmente não comprometedora.

Testes Estatísticos Pareados

Além do cálculo de uma medida síntese de concordância, outra estratégia tradicional em uma análise de confiabilidade baseia-se na detecção de potenciais vieses que invalidem a hipótese de concordância entre as avaliações. Essa proposta explora o critério da significância estatística, a partir de determinados testes de hipóteses. Por exemplo, o teste *t* pareado – detalhado no ***Capítulo 26 – Associação Estatística em Epidemiologia: Análise Bivariada*** – verifica se a média das diferenças entre duas avaliações é estatisticamente igual a zero ou não. Mais especificamente, dadas duas avaliações de uma mesma grandeza, espera-se, se houver concordância, que a média das diferenças entre elas, para certo número de unidades amostrais, seja próxima de zero. Isto é, havendo concordância, ora a primeira avaliação pode ser menor que a segunda, ora maior, mas em valores absolutos semelhantes, de tal maneira que, em média, espera-se ser a diferença igual a zero. Se, por outro lado, há uma tendência, por exemplo, da primeira avaliação ser sistematicamente maior que a segunda, o teste *t* pareado deve "acusar" a presença deste viés, por meio de um p-valor pequeno – tipicamente menor que 5% ou 1%. Neste caso, a conclusão seria pela falta de validade da medida de interesse, isto é, não haveria confiabilidade, já que teria sido detectada uma tendência estatisticamente significativa de uma avaliação ser superior à outra.

No exemplo anterior do ângulo ortodôntico, a diferença entre as avaliações variou de –7° a 4° (Figura 21.4), com um desvio-padrão de 2,2° e média igual a –0,92°. À primeira vista, esta média (das diferenças) não é muito sugestiva de discordância entre os métodos manual e computadorizado sem *zoom*, principalmente se comparada à magnitude do ângulo, em torno de 81°. Entretanto, a aplicação do teste *t* pareado fornece um valor de p igual a 0,005, que sugere a rejeição da hipótese da média das diferenças ser igual a zero, que, por sua vez, apontaria a falta de concordância entre os dois métodos de avaliação do referido ângulo.

Este exemplo ilustra um aspecto da fragilidade de se usar o teste *t* pareado para uma avaliação de concordância. Historicamente, critica-se esta estratégia porque ter como resultado uma média de diferenças próxima a zero não é sinal, necessariamente, de concordância entre as avaliações. Pode-se perceber claramente esta limitação ao se imaginar uma situação extrema quando em metade das observações (as diferenças) a primeira avaliação for maior que a segunda em *X* unidades e, na outra metade, for menor as mesmas *X* unidades. Ou seja, um eventual p-valor grande (por exemplo, p > 0,05) no teste *t* pareado não é suficiente para se levar à conclusão de concordância da medida estudada. No exemplo do ângulo ortodôntico acontece, entretanto, outro problema: o p-valor é pequeno, o que deve levar à rejeição, portanto, da hipótese da média das diferenças

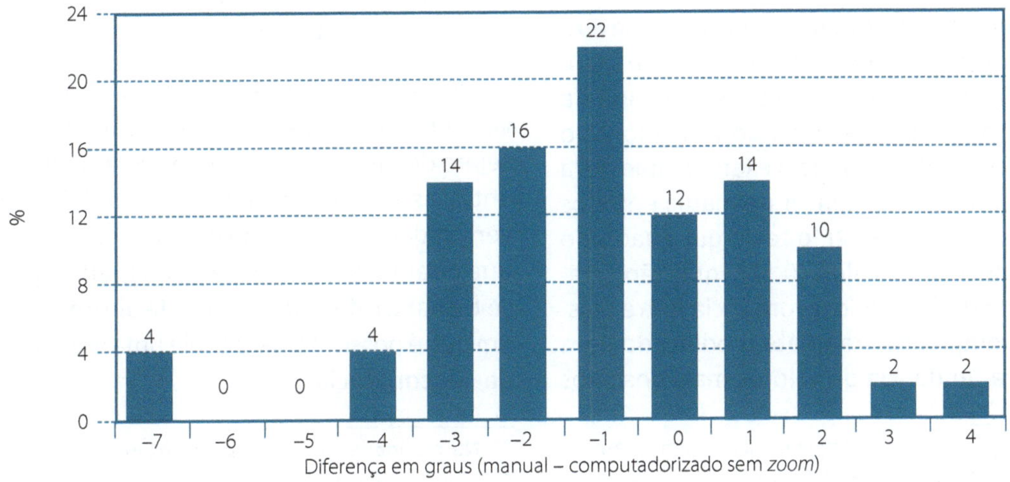

Figura 21.4 – Distribuição das diferenças (erro) entre os métodos manual e computadorizado sem ***zoom*** (n = 50).

ser zero, mas, aparentemente, não se tem uma clara evidência da discordância entre os métodos. Estas limitações fazem do teste *t* pareado uma estratégia, embora teoricamente correta, não muito apropriada a uma análise de concordância de uma variável numérica, mormente se utilizada isoladamente. Por outro lado, pode-se usar a ideia de testes de hipóteses para estudos de equivalência, no qual ao se inverter as hipóteses nula e alternativa (ver ***Capítulo 26 – Associação Estatística em Epidemiologia: Análise Bivariada***) alguns destes problemas citados são "compensados". As bases teóricas desta formulação podem ser consultadas em Wellek (2003) e uma aplicação interessante em Sampat e cols. (2006).

Analogamente à análise estatística para uma grandeza numérica, poder-se-ia fazer uso especificamente dos testes não paramétricos do qui-quadrado de McNemar e o de Wilcoxon, caso a medida sob estudo estivesse numa escala nominal ou ordinal, respectivamente, dada a indissociável condição de dependência das observações nos estudos de concordância, devida ao pareamento. Deve-se esperar, entretanto, as mesmas limitações de interpretação assinaladas para o teste *t* pareado, já que também estariam usando o mesmo critério da significância estatística (o p-valor), critério visto como insuficiente para os estudos de concordância, sobretudo quando utilizado isoladamente.

Para o exemplo da comparação entre as glicemias plasmática e capilar (Tabela 21.10), o teste *t* pareado fornece p-valor < 0,001 e o teste de Wilcoxon* fornece a mesma ordem de grandeza de significância estatística. Neste caso, o teste estatístico sugere a discordância já anteriormente visualizada, com uma evidente e, agora, estatisticamente significativa tendência de maiores valores para a glicemia plasmática (Figura 21.3). Para o exemplo da classe funcional (Tabelas 21.3 e 21.8) – uma variável ordinal – o teste de Wilcoxon fornece um p-valor = 0,053, praticamente na fronteira do que seria convencionalmente considerado como estatisticamente significativo (α = 0,05), apesar de não se ter suspeitado de sua falta de reprodutibilidade, quando avaliado pelo *kappa* ponderado (igual a 0,86). Já o exemplo inicial da concordância diagnóstica de câncer de mama entre os radiologistas A e B (Tabela 21.2), o teste qui-quadrado de McNemar fornece um p-valor = 0,386, que não gera, portanto, suspeita da falta de concordância entre eles. Neste mesmo exemplo, ligeiramente modificado para se introduzir uma tendência de valores mais positivos para o radiologista B, como retratado na Tabela 21.6, o novo p-valor calculado pelo mesmo teste estatístico é igual a 0,001, já detectando, portanto, o viés introduzido.

Abordagens Gráficas

A abordagem de Altman-Bland

Uma estratégia simples que se tem mostrado bastante eficiente nos estudos de concordância deve-se à dupla Douglas G. Altman e J. Martin Bland (1983, 1986, 1990, 1999). Em 1983 esses autores, a partir de duras críticas aos procedimentos então dominantes e avaliados por eles como incorretos para análises de concordância – tais como correlação, regressão linear e testes para diferença entre médias –, propuseram uma abordagem alternativa, que tem sido progressivamente adotada pela comunidade científica da área biomédica após sua divulgação, em 1986, no *Lancet*, e hoje se encontra consagrada.

Sucintamente, a ideia central desta abordagem é a caracterização das diferenças (Δ) entre as duas "avaliações" (ou dois métodos) para cada unidade de análise (alvo). Ao invés de algum índice que sintetize a concordância, Altman e Bland propõem que se calculem limites de concordância a partir das diferenças observadas, sendo a média e o desvio-padrão destas diferenças a base para o cálculo desses limites. De maneira análoga à tradicional forma de construção de limites de referência, propõem que os limites de concordância sejam dados por:

- Limite inferior = média das diferenças (μ_Δ) **menos** duas vezes** o desvio-padrão das diferenças (σ_Δ). Simbolicamente, $L_i = \mu_\Delta - 2\sigma_\Delta$;
- Limite superior = média das diferenças **mais** duas vezes o desvio-padrão das diferenças. Ou seja, $L_s = \mu_\Delta + 2\sigma_\Delta$.

Percebe-se, portanto, o foco desta abordagem na variabilidade intraunidades e para que estes limites sejam de fato representativos do grau de concordância entre as avaliações, algumas condições precisam ser verificadas. Foi por conta da verificação destas condições que os autores propuseram um gráfico que acabou por se tornar a referência básica da abordagem, na medida em que é possível a partir dele uma visualização imediata da concordância.

* O teste de Wilcoxon pode ser mais adequado, caso alguma premissa do teste *t* pareado seja violada. Ver o ***Capítulo 26 – Associação Estatística em Epidemiologia: Análise Bivariada***.

** Na realidade, para se obter um intervalo de 95%, supondo normalidade das diferenças, o número correto de desvios-padrão é 1,96. Usa-se "duas vezes" como aproximação apenas para facilitar.

O gráfico de Altman-Bland é um diagrama de dispersão *XY*, onde no eixo *Y* se representa a diferença entre as duas avaliações e no eixo *X*, a média delas. A Tabela 21.12 é um extrato da Tabela 21.10, com apenas cinco observações, ilustrando o que seriam os eixos *X* e *Y* para o exemplo das glicemias plasmática e capilar. Com estes dados, isto é, com a diferença e a média entre as duas avaliações de cada alvo, constrói-se o gráfico de Altman-Bland. Este gráfico pode ser convenientemente complementado por uma reta de regressão da média das avaliações (*X*) sobre a diferença (*Y*) e, opcionalmente também, pelo cálculo do coeficiente de correlação de Pearson (*r*) e sua significância estatística. A Figura 21.5 ilustra o referido gráfico, já incorporando a reta de regressão linear.

Pela Figura 21.5, vê-se, claramente, a já assinalada falta de concordância dos valores de glicemia plasmática e capilar devido à tendência de maiores valores para os níveis plasmáticos. Percebe-se a predominância de pontos acima do valor 0 da ordenada (eixo *Y*), ou seja, a predominância de diferenças positivas, sem, entretanto, uma aparente associação da média das duas avaliações com sua diferença (***r*** = –0,02; p = 0,916). Nesse sentido, parece haver apenas um viés fixo. Corroborando esta impressão, a reta de regressão estimada é praticamente paralela ao eixo *X* e, aproximadamente, acima cerca de 8 mg/dL. Este último valor representaria exatamente a média das diferenças caso não houvesse inclinação da reta de regressão, isto é, caso ***b*** fosse exatamente igual a zero.

Tabela 21.12 – Exemplo de obtenção dos valores de diferença e média (eixos *Y* e *X*, respectivamente) para o gráfico de Altman e Bland, a partir dos dados da Tabela 21.10

Adolescente	Glicemia (mg/dL)		Diferença *Y* = (B – A)	Média *X* = (A + B)/2
	Capilar (A)	Plasmática (B)		
1	84,0	89,0	5,0	86,5
2	93,0	90,0	–3,0	91,5
3	86,0	102,0	16,0	94,0
4	81,0	96,0	15,0	88,5
5	83,0	94,0	11,0	88,5
:	:	:	:	:
Média	**84,8**	**92,9**	**8,1**	**88,9**
Desvio-padrão	**7,6**	**7,7**	**7,4**	**6,7**

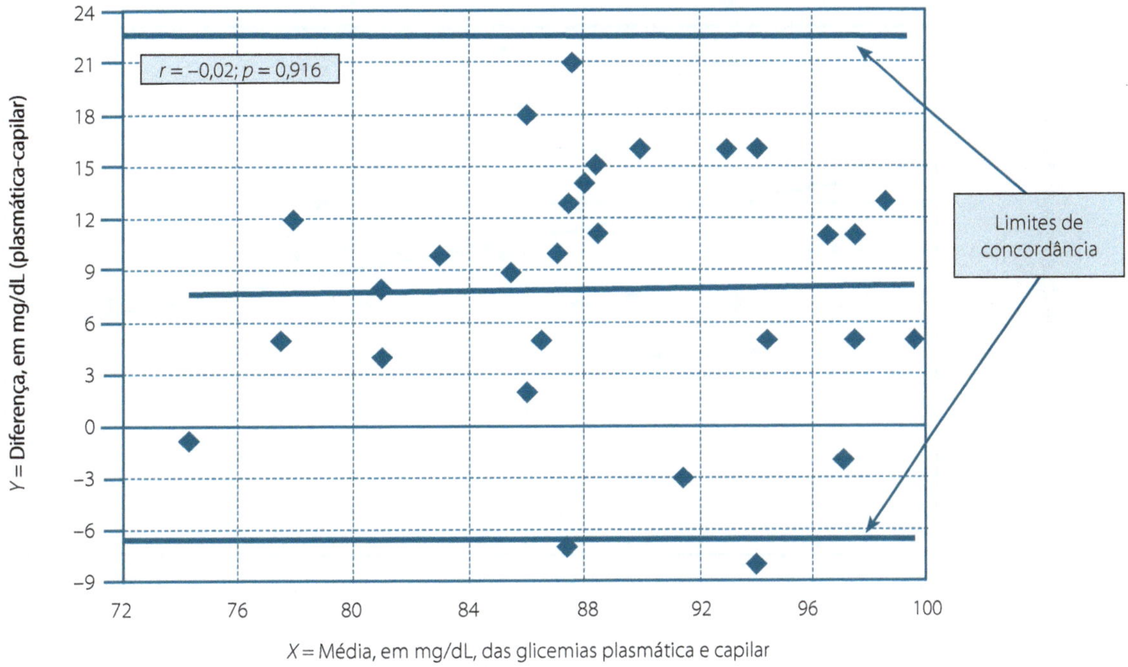

Figura 21.5 – Análise de concordância, via abordagem de Altman e Bland, das glicemias plasmática e capilar.

Executando-se as contas, as diferenças entre as glicemias apresentam uma média de 8,07 mg/dL e um desvio-padrão de 7,26 mg/dL. Assim, sob estas condições, isto é, detectando-se, no máximo, um viés fixo, é possível a determinação dos limites de concordância propostos por Altman e Bland. O limite inferior seria aproximadamente igual a –6,4 mg/dL (isto é, 8,07 –2 x 7,26) e o superior, igual a 22,6 mg/dL (8,07 + 2 x 7,26). Estes valores estão também representados na Figura 21.5, em duas linhas paralelas ao eixo *X*. Com os limites de concordância é possível uma avaliação do quão comprometedor, do ponto de vista da prática, pode ser o erro de uma medida.

Caso houvesse um viés proporcional importante, os limites de concordância não poderiam ser imediatamente calculados. Lembrando, um viés proporcional significa que o erro, ou seja, a diferença entre as duas avaliações, em termos absolutos, é proporcional à magnitude da variável (medida) estudada – quanto maior a medida, maior (ou menor) o erro. Entretanto, pode ser que o erro seja aproximadamente constante em termos relativos. Desse modo, uma eventual transformação nos valores originais, tal como o logaritmo, poderia resolver o problema, permitindo a obtenção dos limites de concordância (Altman e Bland, 1983).

A Figura 21.6 apresenta o gráfico de Altman-Bland para o exemplo que avalia a concordância entre os métodos manual e computadorizado sem *zoom* na medição do ângulo ortodôntico da Tabela 21.11. A média calculada das diferenças e seu desvio-padrão foram, respectivamente, –0,92° e 2,22°. Embora representados no gráfico, os limites de concordância deste exemplo não seriam de muita valia em função da detecção de um viés proporcional (***r*** = –0,308; p = 0,03), como pode ser prontamente visualizado.

Comparativamente às abordagens anteriores, as vantagens do gráfico de Altman-Bland parecem evidentes. Não bastasse sua simplicidade e elegância na importante função de detectar (visualmente) vieses que possam condenar a medida utilizada, sua capacidade de detecção de eventuais *outliers* – isto é, diferenças (ou erros) absurdas –, aliada à determinação dos limites de concordância, permitem um diagnóstico bem mais conveniente da qualidade da medida estudada.

Mais especificamente, uma análise de concordância não deve estar restrita à detecção de vieses. Mesmo que nenhum viés importante seja detectado, o erro (aleatório) de uma medida pode ser de tal magnitude que inviabilize a medida (ou método). A abordagem de Altman-Bland contempla esta questão, já que se visualiza cada unidade. Uma eventual desvantagem desta estratégia é a suposição de distribuição normal para as diferenças, para a determinação além dos limites de concordância. Assim, apesar de haver opiniões contrárias, talvez a abordagem de Altman-Bland seja a melhor estratégia para o estudo de concordância de uma variável

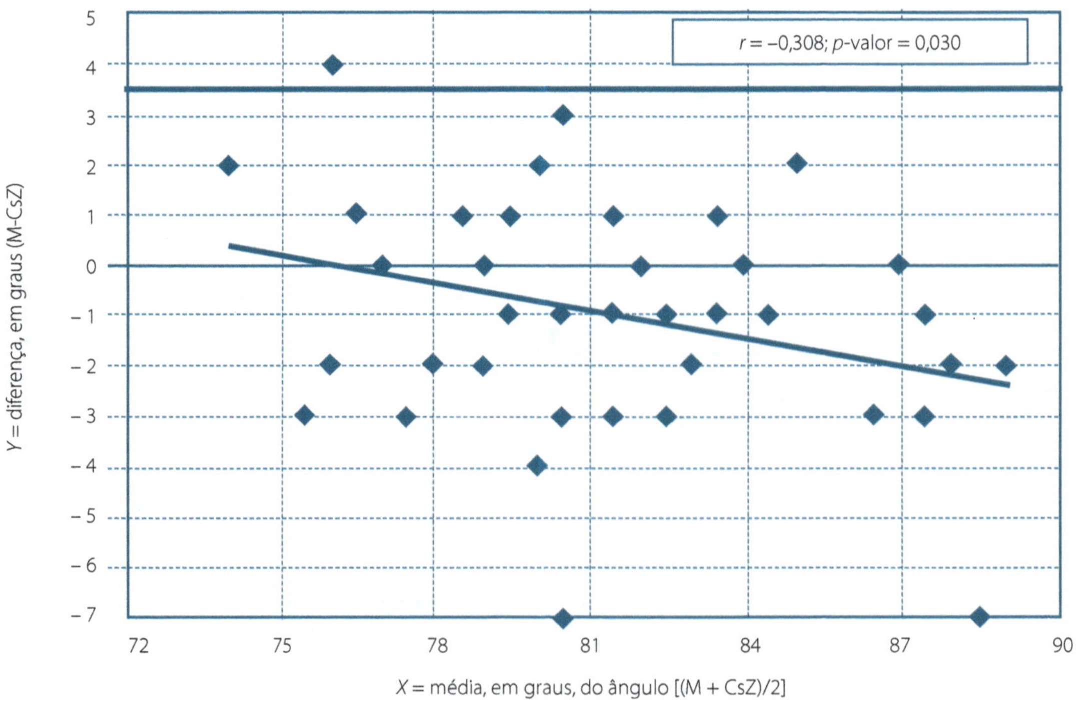

Figura 21.6 – Análise de concordância, via abordagem de Altman e Bland, das medidas de um ângulo ortodôntico pela avaliação manual (M) e computadorizada sem ***zoom*** (CsZ).

numérica, por sua completude e simplicidade, permitindo, ainda, a identificação de pares de avaliações cuja diferença esteja além de certo limite "clínico" de tolerância. Além disso, se estes pares são quantificados, tem-se uma nova e importante informação na avaliação da qualidade de uma medida. Esta ideia já tem sido utilizada (Bland e Altman, 1999) e é central no desenvolvimento da estratégia gráfica apresentada a seguir.

O gráfico de concordância-sobrevivência (Survival-agreement plot)

Luiz e cols. (2003) propuseram uma nova abordagem gráfica para estudos de concordância de uma variável numérica. Nesta abordagem, estuda-se o problema de concordância fazendo uma analogia com uma análise de sobrevivência, por meio da conhecida curva de sobrevida de Kaplan-Meier.

Embora a abordagem de Altman-Bland permita uma visualização da concordância incorporando algum limite de tolerância que seja de relevância clínica, é possível desenvolver ainda mais uma avaliação de concordância sob esta perspectiva por meio de um gráfico que expresse o grau de concordância (ou discordância) como função de diversos limites de tolerância. A ideia é construir um gráfico tal como aquele para análise de Kaplan-Meier para dados de sobrevivência. Cada "falha"* aconteceria exatamente no valor absoluto da diferença observada entre as duas avaliações, para cada unidade de análise. Assim, colocando-se no eixo *X* o módulo das diferenças observadas e no eixo *Y* a proporção de casos com diferença de pelo menos cada diferença observada (x_i), tem-se uma função-escada típica de uma análise de sobrevida, sem censura, com o eixo *Y* representando a proporção de casos discordantes.

Como um primeiro exemplo, considere a Tabela 21.13 que representa outra maneira de registrar os dados da Figura 21.4, que assinalam as diferenças entre as medidas do ângulo SNA (um ângulo ortodôntico) para os métodos manual e computadorizado sem *zoom*, com a importante mudança de, agora, apresentá-las em módulo. A Tabela 21.13 ilustra, pois, as frequências das diferenças, em módulo, entre os dois métodos, assim como as percentagens acumuladas de casos a partir daquelas diferenças observadas. É a partir da terceira coluna desta tabela que se constrói o gráfico de concordância-sobrevivência. Deve-se assinalar que

Tabela 21.13 – Distribuição das diferenças, em módulo, das medidas do ângulo ortodôntico pelo método manual e computadorizado sem *zoom*

Diferença absoluta (x_i)	Frequência	Percentual acumulado (> x_i)*
0°	6	88,0%
1°	18	52,0%
2°	13	26,0%
3°	8	10,0%
4°	3	4,0%
5°	0	4,0%
6°	0	4,0%
7°	2	0,0%
Total	**50**	

* Proporção de casos com diferença maior que x_i.

esta coluna, bem como seu gráfico correspondente, são saídas típicas de qualquer *software* para análise de sobrevida, com opção de análise pelo método não paramétrico de Kaplan-Meier.

A Figura 21.7 ilustra o resultado da análise de concordância para os dois métodos de medição do ângulo SNA. O mais interessante desta abordagem é que uma boa interpretação de uma análise de concordância deve explicitar sua dependência sobre limites "clínicos" de tolerância. Observe, entretanto, que o gráfico expressa a proporção de discordância – no lugar da concordância –, a fim de se manter a analogia com a análise de sobrevida. Qualquer medida de concordância seria, portanto, obtida pela diferença e estaria representada no gráfico pela distância entre a curva e o limite superior do eixo *Y*, que é 100%. Por exemplo, pela Figura 21.7, se é estabelecido um limite de tolerância de 1 grau, ter-se-á uma concordância menor que 50%. Uma concordância de 90% será atingida para uma diferença de 3 graus. Outras estimativas de concordância em função de limites "clínicos" (eixo *X*) são facilmente visualizadas.

Outra característica interessante desta abordagem é que ela permite, no mesmo gráfico – diferente da abordagem de Altman-Bland –, a comparação de mais de duas avaliações. Lembrando que no exemplo do SNA também se avaliava o método computadorizado com *zoom* (Tabela 21.11), poder-se-ia, pois, realizar três pares de comparação. A Figura 21.8 representa o gráfico de concordância-sobrevivência para esta situação. A curva pontilhada, que compara o método manual com o computadorizado sem *zoom*, é a mesma da Figura 21.7. Percebe-se, imediatamente, a maior concordância quando se comparam os dois métodos

* O termo "falha" em análise de sobrevida se refere ao acontecimento de um evento de interesse. Tipicamente, na engenharia se refere à "queima" de um equipamento e, na medicina, ao óbito de um paciente.

computadorizados. Neste caso, observa-se uma concordância maior que 90% para uma tolerância de 1 grau.

Como um último exemplo, a Figura 21.9 apresenta o gráfico de concordância-sobrevivência para a avaliação do diâmetro da artéria braquial (em milímetros) por

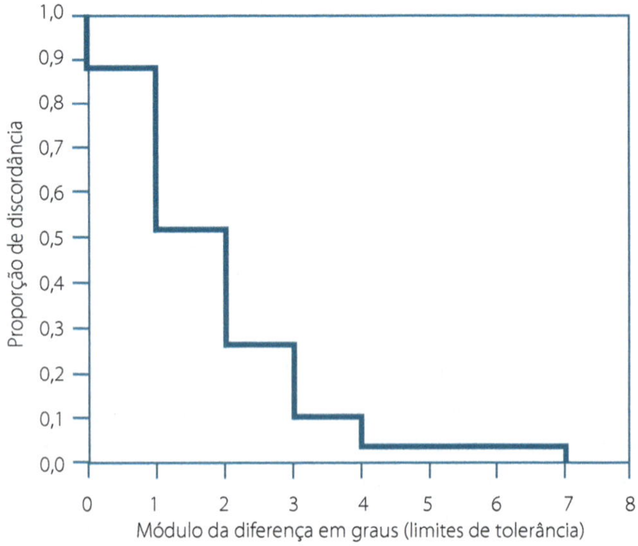

Figura 21.7 – Gráfico de concordância-sobrevivência. Proporção de discordância entre os métodos manual e computadorizado sem ***zoom*** para o ângulo ortodôntico (SNA), segundo limites de "tolerância".

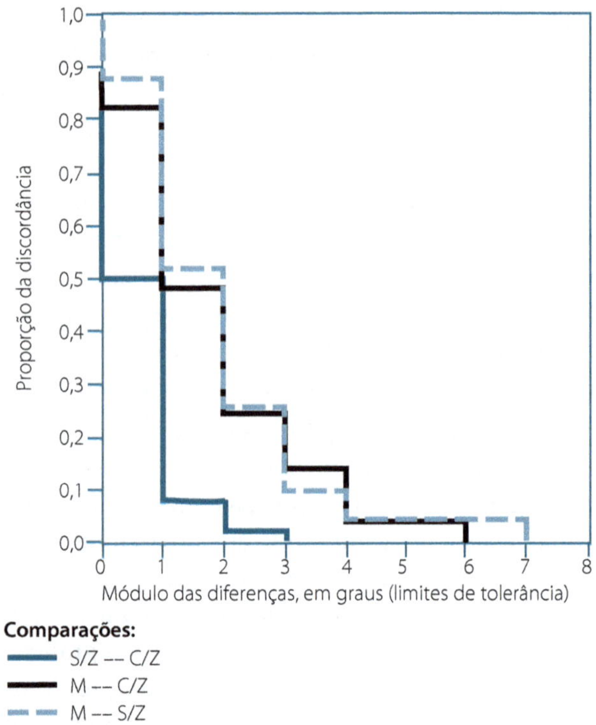

Figura 21.8 – Gráfico de concordância-sobrevivência. Proporção de discordância entre os métodos manual (M), computadorizado sem *zoom* (S/A) e com *zomm* (C/Z) para o ângulo SNA, segundo limites de "tolerância".

dois métodos de imagem por ultrassom: Bidimensional e *Power*. Pelo gráfico, uma concordância de 80% é observada para uma tolerância de 0,2 mm. Para uma tolerância de 0,6 mm, associa-se uma concordância de quase 90%.

Uma desvantagem em potencial desta estratégia é que, ao se tomar o módulo das diferenças, perde-se a noção de algumas características das diferenças que são particularmente evidentes na abordagem de Altman-Bland. Nesse sentido, o viés fixo não é visualizado por esta abordagem e nem seria também o viés proporcional. Deve ser ressaltado, entretanto, que independentemente da presença de viés ou não, uma medida pode apresentar uma "boa" concordância se as diferenças observadas podem ser consideradas toleráveis do ponto de vista da prática. Por outro lado, Llorca e Delgado-Rodriguez (2005) propuseram uma extensão do gráfico de concordância-sobrevivência que permite a avaliação da presença de um viés fixo. Na sua proposta, antes de se tomar o módulo das diferenças, separam-se, em dois grupos, as diferenças positivas e as negativas. O gráfico apresenta então duas curvas que, em não havendo viés, devem ser bem próximas. O teste de *log-rank* poderia ser usado para se verificar estatisticamente este possível viés.

Outra característica desta abordagem é que, em havendo interesse em verificar se a concordância depende de alguma covariável categórica, pode-se construir a curva-escada de concordância para cada nível da covariável e compará-las. No caso de uma covariável contínua, inclusive a própria magnitude da medida, seria necessária a criação de pelo menos um ponto de corte para subdividir a base de dados e assim

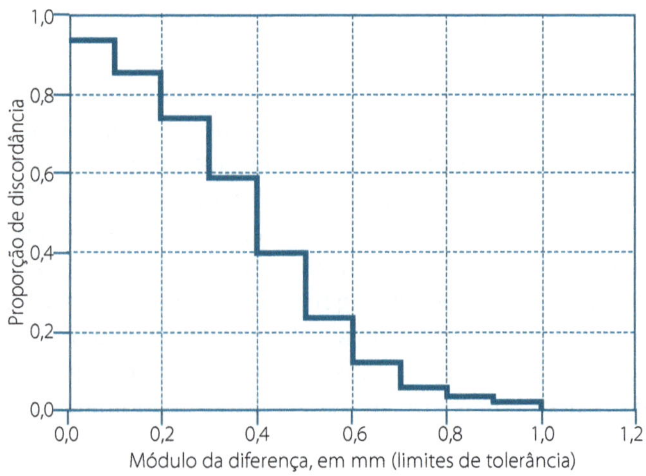

Figura 21.9 – Gráfico de concordância-sobrevivência. Proporção de discordância entre o diâmetro da artéria braquial, em mm, pelo métodos "Bidimensional" e "*Power*", segundo limites de "tolerância".

construir as curvas de concordância. Naturalmente, em não havendo dependência da covariável, seriam esperadas curvas de concordância sobrepostas e, havendo dependência, a categoria com curva-escada mais próxima à origem dos eixos será aquela com melhor concordância.

Embora esta estratégia seja basicamente descritiva, dependendo dos interesses do pesquisador, pode-se fazer uso de alguns recursos inferenciais a partir de testes associados à análise de Kaplan-Meier. Por exemplo, pode-se usar o teste *log-rank* para verificar a existência de uma diferença estatisticamente significativa entre duas curvas de concordância para uma covariável categórica de interesse. Como esta é uma abordagem ainda pouco explorada, podem-se esperar novos desenvolvimentos. Por exemplo, a associação ao gráfico de uma medida síntese (coeficiente) que expresse o grau de concordância global seria auspiciosa.

Uma abordagem similar ao gráfico de concordância-sobrevivência, mas bem menos explorada na pesquisa clínica, é conhecida como gráfico de montanha (*mountain plot*) (Monti, 1995; Krouwer e Monti, 1995).

Considerações finais

Viu-se que, genericamente, um estudo de concordância deve servir para a avaliação da "qualidade" de certa medida. Ou, ainda, para dizer qual o erro esperado da mensuração realizada, podendo este erro ser devido a alguma imprecisão natural e inerente à mensuração do fenômeno estudado ou a algum viés. Cabe à análise de concordância dimensionar este erro e, se possível, verificar se há na sua origem algum viés. Ou seja, segundo Bartko (1994), os estudos de concordância poderiam ser utilizados para responder perguntas do seguinte tipo: a) Qual o viés e a imprecisão existentes entre duas mensurações? b) Dois instrumentos podem ser utilizados indistintamente? c) Qual o grau de concordância global de uma medida? d) Como se pode definir e medir concordância?

No caso de uma variável categórica, uma situação muito comum na prática, mas de difícil solução analítica, acontece quando há mais de duas avaliações. Para uma variável dicotômica, utilizando o artifício de atribuir 1 para a presença da condição estudada (um tumor, por exemplo) e 0 para a ausência, a estatística *kappa* de concordância pode ser aproximada pela estimação do coeficiente de correlação intraclasse (Shoukri, 1999). Outro recurso, não mais apenas para as variáveis dicotômicas, é calcular o *kappa* para todos os pares possíveis e obter a média deles. Por exemplo, se quatro examinadores (A, B, C e D) desejam avaliar o grau de concordância entre eles com relação à presença de um tumor a partir de uma radiografia, poderiam ser obtidos seis valores de *kappa* (AxB, AxC, AxD, BxC, BxD e CxD). A concordância seria, então, a média entre os seis valores. Caso a variável de estudo seja ordinal, uma aproximação possível seria o uso do coeficiente de correlação intraclasse.

Como já salientado, as estratégias apresentadas neste capítulo não devem necessariamente ser vistas como alternativas. Embora apenas uma possa ser suficiente, dependendo do problema estudado, o ideal seria uma abordagem com mais de uma delas, na medida em que geram resultados e informações complementares. Por exemplo, no caso de uma variável numérica, o cálculo do coeficiente de correlação intraclasse é bastante conveniente, mas não diz nada a respeito da importância "clinica" do erro da medida.

Deve também ser observado que não se pretendeu, neste capítulo, ser exaustivo com relação às estratégias estatísticas utilizadas em estudos de concordância. Krummenauer e Doll (2000), por exemplo, reveem algumas outras estratégias, basicamente da década de 1970, a partir de dados ortodônticos. Estudos de concordância usando técnicas estatísticas para ensaios de equivalência, por exemplo, também são recomendados (Müller e Büttner, 1994; Wellek, 2003). Análise por regressão linear, após algumas adaptações, também é bastante interessante (Ludbrook, 1997; 2002). Há ainda diversas outras estratégias antigas ou ainda em proposição que podem ser consultadas, usadas e desenvolvidas (De Vet, 1999; De Vet et al., 2011; Henriques et al, 2013; Liao, 2015; Choudhary and Nagaraja, 2017).

Uma questão frequentemente colocada nos estudos de concordância/confiabilidade refere-se ao tamanho amostral necessário para que o investigador avalie a qualidade da medida, sem se surpreender com resultados não suficientemente precisos. Como em qualquer outra situação de tamanho amostral, a lógica por trás da determinação do "n" para estimação de uma grandeza de interesse (neste caso, poderia ser o *kappa*, o ICC etc.) está, basicamente, na precisão desejada e na viabilidade operacional de se coletar as unidades (Luiz e Magnanini, 2000), a despeito de alguns manuais sugerirem tamanhos amostrais constantes ou relativos ao tamanho da população a ser estudada.

Uma questão muito importante, mas não tratada diretamente neste capítulo diz respeito à estimação das imprecisões dos estimadores associados aos estudos de concordância. Por exemplo, associado ao *kappa*, ao ICC, aos limites de concordância de Altman-Bland, aos valores de discordância do gráfico de concordância-sobrevivência, entre outros, poderiam ser construídos seus respectivos intervalos de confiança. Os programas estatísticos costumam apresentar estes resultados, servindo, basicamente, para a avaliação da significância das estatísticas de concordância citadas.

Como um último comentário, quando, por exemplo, se faz um estudo de concordância entre dois métodos, é comum se fazer apenas uma observação por método. Se o grau de repetibilidade de cada método fosse estimado – que poderia ser realizado fazendo-se pelo menos duas medidas por método – o estudo da concordância entre os métodos se beneficiaria, pois parte da discordância entre eles poderia ser explicada pela imprecisão de cada método isoladamente.

Bibliografia Consultada

- Altman DG. Practical statistics for medical research. London: Chapman and Hill; 1991.
- Altman DG, Bland JM. Measurement in Medicine: the analysis of method comparison studies. The Statistician. 1983;32:307-317.
- Alvarez MM, Reiff AC, Luiz RR, Veiga GV. Validation of capillary glycemia as a strategy for the screening of diabetes mellitus in adolescents. Pediatrics Diabetes. 2009;10(7):449-54.
- Aranha MLA, Martins MHP. Filosofando: introdução à filosofia. 2ª ed. São Paulo: Editora Moderna; 1993.
- Bartko JJ. General methodology II – measures of agreement: a single procedure. Statistics in Medicine. 1994;13:737-745.
- Besson JL, org. A ilusão das estatísticas. São Paulo: Editora da UNESP; 1995.
- Bland JM, Altman DG. A note on the use of the intraclass coefficient in the evaluation of agreement between two methods of measurements. Computers in Biology and Medicine. 1990;20(5)337-340.
- Bland JM, Altman DG. Measuring agreement in method comparison studies. Statistical Methods in Medical Research. 1999;8:135-160.
- Bland JM, Altman DG. Statistical Methods for assessing agreement between two methods of clinical measurements. Lancet. 1986;307-310.
- Brunette DM. Critical thinking: understanding and evaluating dental research. Chicago: Quintessence Publishing Co; 1996.
- Byrt T. How good is that agreement? Epidemiology. 1996;7(5):561.
- Byrt T, Bishop J, Carlin JB. Bias, prevalence and kappa. Journal of Clinical Epidemiology. 1993;46(5):423-429.
- Chinn S. The assessment of methods of measurements. Statistics in Medicine. 1990;9:351-362.
- Choudhary PK, Nagaraja HN. Measurement agreement: models, methods, and applications. Hoboken: John Wiley & Sons; 2017.
- Cohen J. A coefficient of agreement for nominal scales. Educational and Psychological Measurement. 1960;20(1):37-46.
- De Vet HCW. Observer reliability and agreement. In: Armitage, P, Colton, T eds. Encyclopedia of Biostatistics. Chichester: John Wiley & Sons; 1999. p. 3123-3127.
- De Vet HCW, Terwee CB, Mokkink LB, Knol DL. Measurement in Medicine: a practical guide. Cambridge: Cambridge University Press; 2011.
- Feinstein AR. Clinimetrics. New Haven: Yale University Press; 1987.
- Ferreira JTL, Telles CS. Evaluation of the reliability of computerized profile cephalometric analysis. Brazilian Dental Journal. 2002;13(3):201-204.
- Fleiss JL. Statistical methods for rates and proportions. 2nd ed. New York: John Wiley and Sons; 1981.
- Fleiss JL, Cohen J. The equivalence of weighted kappa and the intraclass correlation coefficient as measures of reliability. Educational and Psychological Measurement. 1973;33:613-619.
- Henriques T, Antunes, L, Bernardes J, et al. Information--based measure of disagreement for more than two observers: a useful tool to compare the degree of observer disagreement. BMC Medical Research Methodology. 2013;13:47.
- Hoehler FK. Bias and prevalence effects on kappa viewed in terms of sensitivity and specificity. Journal of Clinical Epidemiology. 2000;53:499-503.
- Hulley SB, Cummings SR, Browner WS, Grady D, Hearst N, Newman TB. Delineando a pesquisa clínica: uma abordagem epidemiológica. 2ª ed. São Paulo: Artes Médicas; 2003.
- Krouwer JS, Monti KL. A simple, graphical method to evaluate laboratory assays. European Journal of Clinical Chemistry and Clinical Biochemistry. 1995;33:525-527.
- Krummenauer F, Doll G. Statistical methods for the comparison of measurements derived from orthodontic imaging. European Journal of Orthodontics. 2000;22:257-269.
- Landis JR, Koch GG. The measurement of observer agreement for categorical data. Biometrics. 1977;33:159-174.
- Lantz CA, Nebenzahl E. Behavior and interpretation of the κ statistics: resolution of the two paradoxes. Journal of Clinical Epidemiology. 1996;49(4):431-434.
- Liao JJZ. Quantifying an agreement study. International Journal of Biostatistics. 2015;11(1):125-133.
- Llorca J, Delgado-Rodriguez M. Survival analytical techniques were used to assess agreement of a quantitative variable. Journal of Clinical Epidemiology. 2005;58(3).

- Ludbrook J. Comparing methods of measurement. Clinical and Experimental Pharmacology and Physiology. 1997;24:193-203.
- Ludbrook J. Statistical techniques for comparing measures and methods of measurements: a critical review. Clinical and Experimental Pharmacology and Physiology. 2002;29:527-536.
- Luiz RR, Costa AJL, Kale PL, Werneck GL. Assessment of agreement of a quantitative variable: a new graphical approach. Journal of Clinical Epidemiology. 2003;56(10):593-597.
- Luiz RR, Magnanin, MMF. A lógica da determinação do tamanho da amostra em investigações epidemiológicas. Cadernos Saúde Coletiva. 2000;8(2):9-28.
- Luiz RR, Szklo M. More than one statistical strategy to assess agreement of quantitative measurements may usefully be reported. Journal of Clinical Epidemiology. 2005;58(3):215-216.
- Maclure M, Willet WC. Misinterpretation and misuse of the kappa statistic. American Journal of Epidemiology. 1987;126(2):161-169.
- Mau J. A statistical assessment of clinical equivalence. Statistics in Medicine. 1988;7:1267-1277.
- McGraw KO, Wong SP. Forming inferences about some intraclass correlation coefficients. Psychological Methods. 1996;1(1):30-46.
- Monti KL. Folded empirical distribution function curves - mountain plots. American Statistician. 1995;49:342-345.
- Müller R, Büttner P. A critical discussion of intraclass correlation coefficients. Statistics in Medicine. 1994;13:2465-2476.
- Pereira JCR. Análise de dados qualitativos: estratégias metodológicas para as ciências da saúde, humanas e sociais. 3ª ed. São Paulo: EDUSP; 2001.
- Prieto L, Lamarca R, Casado A. La evaluación de la fiabilidad en las observaciones clínicas: el coeficiente de correlación intraclase. Medicina Clínica (Barcelona). 1998;110:142-145.
- Sampat MP, Whitman GJ, Stephens TW, et al. The reliability of measurement physical characteristics of speculated masses on mammography. The British Journal of Radiology. 2006;79:S134-S140.
- Shoukri MM. Measurement of agreement. In: Armitage P, Colton T, eds. Encyclopedia of Biostatistics. Chichester: John Wiley & Sons; 1999. p. 103-117.
- Shoukri MM. Measures of interobserver agreement. Boca Raton: Chapman & Hall/CRC; 2004.
- Shrout PE, Fleiss JL. Intraclass correlations: uses in assessing rater reliability. Psychological Bulletin. 1979;86(2):420-428.
- Siegel S. Estatística não paramétrica: para as ciências do comportamento. São Paulo: McGraw-Hill; 1979.
- Silva EF, Pereira MG. Avaliação das estruturas de concordância e discordância nos estudos de confiabilidade. Revista de Saúde Pública. 1998;32(4):383-393.
- Stratford P. Reliability: consistency or differentiating among subjects? Physical Therapy. 1989;69(4):299-300.
- Streiner DL, Norman GR. Health measurement scales: a practical guide to their development and use. 2nd ed. Oxford: Oxford University Press; 1995.
- Szklo M, Nieto FJ. Epidemiology: beyond the basics. 4nd ed. Boston: Jones and Bartlett Publishers; 2019.
- Vuolo JH. Fundamentos da teoria de erros. São Paulo: Editora Edgard Blücher; 1992.
- Wellek S. Testing statistical hypothesis of equivalence. Boca Raton: CRC Press; 2003.
- Westgard JO, Hunt MR. Use and interpretation of common statistical tests in method-comparison studies. Clinical Chemistry. 1973;19(1):49-57.

Capítulo

22 Probabilidade e Modelos de Probabilidade em Epidemiologia

Nei Carlos dos Santos Rocha

Em contraste com as operações lógicas e aritméticas, a probabilidade é descoberta gradualmente.
(Piaget & Inhelder -*A Origem da Ideia do Acaso na Criança*)

Por sua natureza cognitivamente desafiadora, a Teoria das Probabilidades teve uma longa história na Matemática. Embora se reconheça que os primeiros tratamentos matematicamente sólidos tenham vindo dos trabalhos seminais de Blaise Pascal (1623-1662) e Pierre de Fermat (1607-1665), estimulados pelo nobre francês Chevalier de Méré, passando pelo matemático holandês Christiaan Huygens (1629-1695) e o grande Pierre de Laplace (1749-1827), entre outros, foi somente em meados do século XX que a teoria veio a adquirir um caráter axiomático rigoroso pelo matemático russo Andrey Kolmogorov (1903-1987), responsável por colocar a Probabilidade como ferramenta fundamental para a matematização de taxas de ocorrência de fenômenos aleatórios (ou não determinísticos).

Assim, qualquer seara do conhecimento que envolva fenômenos cujos resultados *a priori* não podem ser previstos, com total certeza terá a Teoria das Probabilidades como uma ferramenta fundamental, pois é ela que nos fornece as bases para uma tomada de decisão sob incerteza de maneira racional e pragmática.

Particularmente em Epidemiologia, a Teoria das Probabilidades desempenha um papel crucial em diversas instâncias, como em testes de diagnósticos, modelização de dinâmica de patologias, testes em planejamentos experimentais, análise de sobrevivência, dentre outros. Naturalmente, a probabilidade não será tratada aqui neste capítulo como um fim em si mesmo, mas como a ferramenta por excelência para dar inteligibilidade às taxas de ocorrência de fenômenos aleatórios ou aos erros associados aos modelos epidemiológicos tratados pela Estatística.

O objetivo deste capítulo é estabelecer as bases do construto teórico das probabilidades para que se possa empregá-las nas diversas problematizações ao longo dos outros capítulos, bem como apresentar e discutir alguns modelos fundamentais de probabilidade na Epidemiologia.

A Linguagem da Teoria dos Conjuntos e os Conceitos Fundamentais da Probabilidade

A Teoria das Probabilidades, em conjunção com a Estatística, desempenha um papel fundamental na descrição de **fenômenos aleatórios** (ou incertos), ou seja, aqueles cujos resultados de interesse não podem ser aferidos *a priori* com certeza, mas apenas estabelecidos com um nível de confiabilidade. Assim, onde há incerteza e, por conseguinte, variabilidade de resultados (mesmo sob as mesmas condições iniciais) aí estarão a Probabilidade e a Estatística para nos auxiliarem a dar ordem simbólica ao fenômeno aleatório em estudo.

Para que se possa entender os conceitos e os resultados centrais da Teoria das Probabilidades será necessário revisitar as principais operações envolvendo conjuntos, já que, na linguagem da probabilidade, os eventos aleatórios são descritos por meio de conjuntos, ou por uniões, interseções e complementares de conjuntos.

O conceito de conjunto é primitivo e podemos entendê-lo (de forma um tanto cíclica) como uma coleção de objetos de interesse.

Na Teoria das Probabilidades, a letra grega Ω (ômega maiúsculo) representa o conjunto universal, denominado aqui **espaço amostral**, que contém todos resultados possíveis do experimento aleatório em estudo.

Subconjuntos do espaço amostral são representados em geral por letras latinas maiúsculas como, por exemplo, A, B, ..., Y, Z, e têm o valor representativo de **eventos aleatórios** de interesse, aos quais se deseja atribuir uma probabilidade de ocorrência.

Letras minúsculas a, b, ..., y, z indicarão **elementos** desses conjuntos, ou equivalentemente, resultados experimentais elementares. Em particular, o subconjunto contendo um único elemento do espaço amostral é denominado **evento elementar**.

A relação de pertencimento de elementos aos conjuntos será grafada pelo símbolo $\in$ e escrevemos, por exemplo, $a \in A$ para indicar que a é membro de A (ou a pertence a A). A negação desse fato será grafada por meio do símbolo $\notin$. Assim, dizer $a \notin A$ equivale a afirmar que a não é membro de A (ou a não pertence a A).

Usa-se o símbolo $\subset$ entre dois conjuntos para indicar que o primeiro é um subconjunto do segundo. Assim, $A \subset \Omega$ nos informa que A é um subconjunto do espaço amostral.

Diremos que um determinado evento $A \subset \Omega$ ocorre, quando o resultado obtido do experimento é membro de A.

O conjunto sem elementos, denominado **conjunto vazio**, e grafado pelo símbolo $\varnothing$, representa na Teoria das Probabilidades os eventos ditos **impossíveis**.

- **Exemplo 1**: Suponha o lançamento de um dado cúbico sobre a mesa cujo resultado experimental é a face superior do dado. Então, temos:
  (a) o espaço amostral é dado por $\Omega = \{1, 2, 3, 4, 5, 6\}$;
  (b) o evento "ocorre um número par" será dado por $A = \{2, 4, 6\}$;
  (c) os eventos elementares são dados por $\{1\}$, $\{2\}$, $\{3\}$, $\{4\}$, $\{5\}$, $\{6\}$; e
  (d) o evento "ocorre um número maior que 6" será dado por $\varnothing$.

- **Exemplo 2**: Seja um experimento realizado para se avaliar a cura de uma determinada doença por meio de um medicamento com três pacientes, registrando-se S_i ou F_i se o i-ésimo paciente (i = 1, 2, 3) obteve cura (sucesso) ou não (fracasso) no tratamento. Assim, temos:
  (a) o espaço amostral é dado por

$$\Omega = \{(S_1, S_2, S_3), (S_1, S_2, F_3), (S_1, F_2, S_3), (F_1, S_2, S_3), (S_1, F_2, F_3), (F_1, S_2, F_3), (F_1, F_2, S_3), (F_1, F_2, F_3)\};$$

  (b) o evento "dois pacientes são curados" será dado por $A = \{(S_1, S_2, F_3), (S_1, F_2, S_3), (F_1, S_2, S_3)\}$;
  (c) os oito eventos elementares são dados por $\{(S_1, S_2, S_3)\}$, $\{(S_1, S_2, F_3)\}$, $\{(S_1, F_2, S_3)\}$, $\{(F_1, S_2, S_3)\}$, $\{(S_1, F_2, F_3)\}$, $\{(F_1, S_2, F_3)\}$, $\{(F_1, F_2, S_3)\}$, $\{(F_1, F_2, F_3)\}$;
  (d) o evento "quatro pacientes são curados" será dado por $\varnothing$.

Os discursos de interesse no cálculo de probabilidades são construídos com base em três conectores fundamentais da matemática: "ou", "e" e "não". Estes, por sua vez, têm expressão por meio de uniões, interseções e complementaridades de conjuntos, respectivamente. Vejamo-los agora.

O conector "ou" se traduz na teoria dos conjuntos por meio do símbolo de união dado por $\cup$. Assim, dados dois eventos, A e B, do espaço amostral Ω, definimos o evento "A ou B ocorrem" como (**Figura 22.1**):

$$A \cup B = \{\omega \in \Omega \mid \omega \in A \text{ ou } \omega \in B\}$$

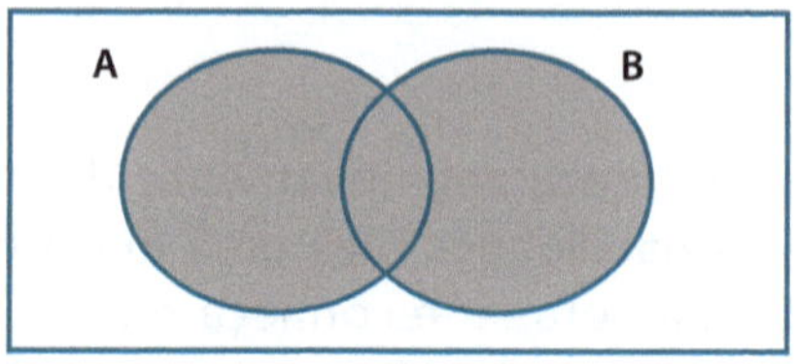

Conjunto A ∪ B

Figura 22.1 – Conjunto A ∪ B.

Observe que, ao contrário do senso comum, o conector "ou" na teoria dos conjuntos não expressa a noção de exclusividade. Assim o evento $A \cup B$ ocorrerá se pelo menos um dos dois eventos ocorrer. Daí a expressão "pelo menos um" também ser traduzida na teoria das probabilidades pela união de conjuntos. Naturalmente, na presença do conector "ou", esperamos que a probabilidade de ocorrência do evento $A \cup B$ seja superior ou igual às probabilidades de cada um dos eventos A e B tomados isoladamente.

A extensão para três ou mais conjuntos se dá de forma natural.

Assim, $A \cup B \cup C = \{\omega \in \Omega \mid \omega \in A \text{ ou } \omega \in B \text{ ou } \omega \in C\}$ representa "pelo menos um dos eventos A, B ou C ocorre".

O conector "e" se traduz na teoria dos conjuntos por meio do símbolo de interseção dado por $\cap$. Assim, dados dois eventos, A e B, do espaço amostral Ω, definimos o evento "A e B ocorrem (concomitantemente)" como (**Figura 22.2**):

$$A \cap B = \{\omega \in \Omega \mid \omega \in A \text{ e } \omega \in B\}$$

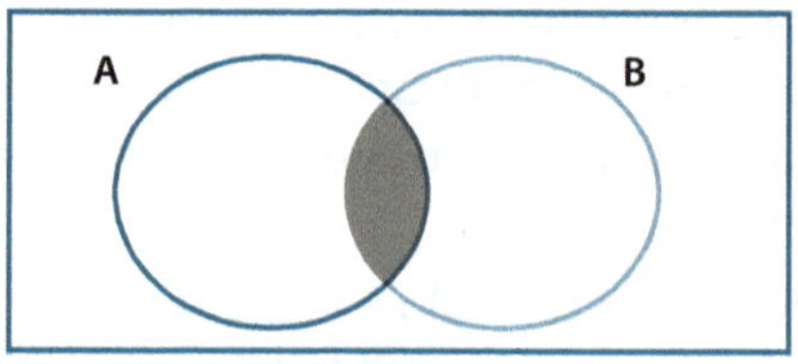

Conjunto A ∩ B

Figura 22.2 – Conjunto A ∩ B.

Assim, o evento $A \cap B$ ocorrerá se ambos ocorrerem. Daí a expressão "todos os eventos ocorrem" também ser traduzida na teoria das probabilidades pela interseção de conjuntos. A extensão para três ou mais conjuntos se dá de forma natural.

Assim, $A \cap B \cap C = \{\omega \in \Omega \mid \omega \in A \; e \; \omega \in B \; e \; \omega \in C\}$ representa "todos os eventos A, B e C ocorrem".

Dois eventos são ditos **incompatíveis, disjuntos** ou **mutuamente exclusivos**, quando $A \cap B = \varnothing$, ou seja, quando não possuem elementos comuns. Isso significa que a ocorrência de um deles anula completamente a probabilidade de o outro ter ocorrido, já que ambos não podem coexistir.

Finalmente, o conector "não" se traduz na teoria dos conjuntos por meio do símbolo sobrescrito ao conjunto como A^c ou então $\overline{A}$, denominado o complementar do conjunto A em relação ao espaço amostral (Figura 22.3). Assim, definimos A^c o evento "A não ocorre", isto é:

$$A^c = \{\omega \in \Omega \mid \omega \notin A\}$$

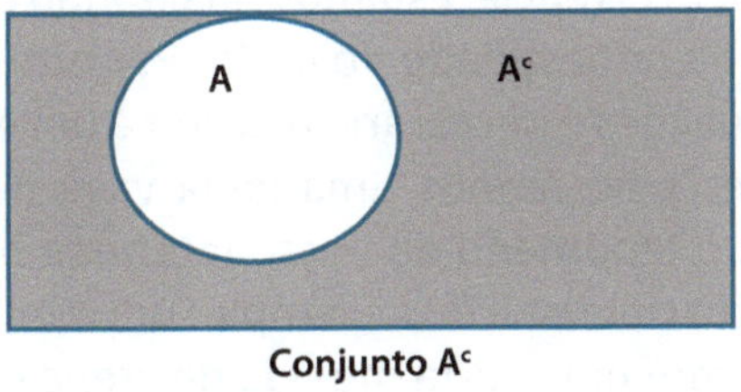

Figura 22.3 – Conjunto A^c.

Cabe ressaltar que a expressão "nem A nem B ocorrem" ou "nenhum dos dois eventos ocorre" se traduz pela conjunção de complementares com interseções, ou seja,

$$A^c \cap B^c = \{\omega \in \Omega \mid \omega \notin A \; e \; \omega \notin B\},$$

como na sentença "A não ocorre e B não ocorre". A extensão para três ou mais conjuntos se dá também de forma natural. Assim, o evento "nenhum dos eventos A, B e C ocorre" se traduz por $A^c \cap B^c \cap C^c = \{\omega \in \Omega \mid \omega \notin A \; e \; \omega \notin B \; e \; \omega \notin C\}$ ou seja, "A não ocorre, e B não ocorre, e C não ocorre".

Quando se deseja representar o complementar do evento A em relação ao evento B, ou equivalentemente, quando desejamos atribuir a probabilidade de o evento B ocorrer na ausência do evento A, utilizamos o operador diferença (Figura 22.4), dado por:

$$B - A = \{\omega \in \Omega \mid \omega \in B \; e \; \omega \notin A\}.$$

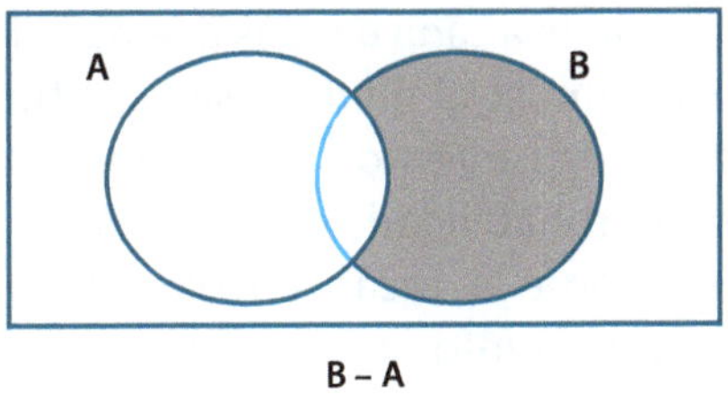

Figura 22.4 – Evento B – A.

Observe que o evento $B - A$ é equivalente a $A^c \cap B = \{\omega \in \Omega \mid \omega \notin A \; e \; \omega \in B\}$ ou seja "A não ocorre e B ocorre".

- **Exemplo 3**: Um experimento é conduzido com uma única unidade experimental cujo resultado é a observância de presença ou ausência de dois fatores de interesse, F_1 e F_2 ou $\overline{F}_1$ e $\overline{F}_2$, respectivamente. Assim, o espaço amostral para esse experimento é dado por $\Omega = \{(F_1,F_2),(F_1,\overline{F}_2),(\overline{F}_1,F_2),(\overline{F}_1,\overline{F}_2)\}$ e temos:
  - (a) o evento "o fator F_1 está presente" é dado por $A = \{(F_1,F_2),(F_1,\overline{F}_2)\}$;
  - (b) o evento "o fator F_2 está presente" é dado por $B = \{(F_1,F_2),(\overline{F}_1,F_2)\}$;
  - (c) o evento "pelo menos um dos fatores está presente" é dado por $C = A \cup B = \{(F_1,F_2),(F_1,\overline{F}_2),(\overline{F}_1,F_2)\}$;
  - (d) o evento "todos os fatores estão presentes" é dado por $D = A \cap B = \{(F_1,F_2)\}$;
  - (e) o evento "o fator F_1 não está presente" é dado por $E = A^c = \{(\overline{F}_1,F_2),(\overline{F}_1,\overline{F}_2)\}$;
  - (f) o evento "o fator F_2 não está presente" é dado por $F = B^c = \{(F_1,\overline{F}_2),(\overline{F}_1,\overline{F}_2)\}$;
  - (g) o evento "nenhum dos fatores está presente" é dado por $G = A^c \cap B^c = \{(\overline{F}_1,\overline{F}_2)\}$; e finalmente
  - (h) o evento "apenas o fator F_1 está presente" é dado por $H = A - B = A \cap B^c = \{(F_1,\overline{F}_2)\}$.

Três Conceitos-Chave de Probabilidade: Clássico, Frequentista e Subjetivo

Há várias interpretações filosóficas para a Probabilidade, mas três delas são particularmente importantes para um bom entendimento desse conceito: a interpretação clássica, a interpretação frequentista e a interpretação subjetiva.

Interpretação Clássica

Esse conceito remonta aos trabalhos de Pascal, Laplace, Bernoulli e Leibniz. A ideia central aqui é atribuir igual probabilidade a cada um dos eventos elementares de um espaço amostral finito. Essa estrutura de equiprobabilidade dos eventos elementares nos leva a estabelecer a probabilidade de um evento A, grafada como $P(A)$, como a razão entre o número n_A de elementos do conjunto A e o número de elementos do espaço amostral, n_Ω, ou seja, $P(A)=\frac{n_A}{n_\Omega}$. Esse conceito é muito pródigo nas descrições de jogos de azar, em que se crê na equiprobabilidade dos resultados elementares, como quando atribuímos a probabilidade de 1/6 a cada face de um dado supostamente equilibrado.

Infelizmente, na maioria das vezes, os fenômenos aleatórios de interesse não atendem às condições de finitude do espaço amostral e tampouco de equiprobabilidade (mesmo em casos de espaços amostrais finitos).

Interpretação Frequentista

Esse conceito baseia-se na frequência relativa de um "número grande" de realizações independentes do experimento. Trata-se portanto de uma idealização, já que não se pode realizar infinitos experimentos com as mesmas condições iniciais para que se possa aferir o valor para o qual a taxa de ocupação do evento A em estudo converge. Em termos matemáticos, denotando por n_A o número de vezes em que o evento A. ocorreu em n experimentos, a probabilidade do evento A é entendida como o valor de convergência da razão $\frac{n_A}{n}$ quando n cresce indefinidamente. Em notação matemática, escreve-se: $P(A)=\lim_{n\to\infty}\frac{n_A}{n}$. Embora acessível apenas no campo das ideias, esse conceito é fundamental para a construção teórica da Estatística Clássica (ou Frequentista), em especial para a estimação de parâmetros populacionais e para a construção de modelos de probabilidade baseados em observações sobre o fenômeno de interesse. Por exemplo: 100 pacientes sofrendo de uma determinada doença foram internados em um hospital. Informações sobre o método de tratamento aplicado em cada paciente e o resultado final obtido encontram-se na **Tabela 22.1**.

Tabela 22.1 – Informações sobre o método de tratamento aplicado em cada paciente e o resultado final

Resultado	Tratamento A	Tratamento B
Cura total	30	12
Cura Parcial	18	20
Morte	12	8

Nesse caso, de um ponto de vista empírico e frequentista, baseado apenas nos dados observacionais, poderíamos estimar que a probabilidade de cura total de um paciente sob o tratamento A é dada por $\frac{30}{30+18+12}=\frac{30}{60}=\frac{1}{2}=50\%$; enquanto a probabilidade de cura total de um paciente sob o tratamento B é dada por $\frac{12}{12+20+8}=\frac{12}{40}=\frac{3}{10}=30\%$.

Interpretação Subjetiva

Baseia-se em crenças e/ou informações do observador a respeito do fenômeno em estudo. Neste caso, a probabilidade de um evento depende do observador, isto é, do que o observador conhece sobre o fenômeno em estudo ou de sua crença *a priori* sobre o fenômeno. Pode parecer um tanto informal para uma definição de probabilidade de um evento. No entanto, em maior ou menor escala, sempre há um grau de crença na construção das medidas de probabilidade. Ao estabelecermos que as faces de um dado têm, cada uma, 1/6 de probabilidade de ocorrência, estamos sinalizando uma crença subjetiva na honestidade do dado. Por outro lado, em muitas situações é necessário recorrer a um especialista para se ter pelo menos uma ideia vaga de como se comporta o fenômeno de nosso interesse baseado na *expertise* do cientista. Po r exemplo: um médico é capaz de inferir com uma certa medida de crença a possibilidade de seu paciente ter uma dada patologia à luz dos sintomas descritos pelo seu paciente e a partir dessa medida *a priori* indicar esse ou aquele exame (que também estará sujeito a erros do tipo "falso-positivo" ou "falso-negativo") para decidir sobre a operação ou não de seu paciente. Esta forma subjetiva de atribuir probabilidades aos diferentes eventos deve, entretanto, ser consistente com uma série de regras naturais que enunciaremos adiante.

Cabe ressaltar que o conceito subjetivo de probabilidade inaugura uma área rica da Estatística, denominada Estatística Bayesiana. Nela, as medidas de crença *a priori* do observador são confluídas com dados observacionais para se gerar uma medida de probabilidade *a posteriori* de um parâmetro de interesse da população. Para maior aprofundamento nessa teoria, sugerimos as referências DeGroot M et al., 2002 e Migon HS et al., 2015.

Embora haja outros conceitos de probabilidade, esses são os mais ubíquos nos processos de inteligibilidade dos fenômenos aleatórios.

Como dissemos no início deste capítulo, o matemático russo Andrey Kolmogorov foi o responsável por colocar a Teoria das Probabilidades numa base axiomática rigorosa no corpo da Matemática em meados do século XX. Essa base axiomática nos permite modelar todos os fenômenos aleatórios de interesse, quaisquer que sejam suas interpretações subjacentes. Vejamos informalmente os axiomas e os resultados fundamentais da probabilidade.

Propriedades Fundamentais da Probabilidade

Seja E um experimento aleatório, seja Ω um espaço amostral associado a ele, e seja A um evento aleatório. Os axiomas de Kolmogorov são:

- **Axioma 1:** $P(\Omega)=1$.

Ou seja, a probabilidade de ocorrer algum resultado do espaço amostral é 100% = 1. Em outras palavras, Ω é um **evento certo**. Entretanto, cabe pontuar aqui que a recíproca não é verdadeira. Há eventos de probabilidade 1 ditos **quase certos** que não coincidem com Ω. Esse fato não é trivial, pois depende da estrutura de espaços amostrais contínuos em que eventos elementares têm probabilidade nula, como veremos adiante na discussão das variáveis contínuas.

- **Axioma 2:** $P(A)\geq 0$, para todo $A\subset\Omega$.

O axioma 2 nos diz que a probabilidade é um número real não negativo. Como $A\subset\Omega$, é natural esperar que $P(A)\leq 1$, ou seja, a probabilidade é um número real do intervalo $[0,1]$.

- **Axioma 3:** Para qualquer coleção $A_1, A_2, A_3, \ldots$ (finita ou infinita) de eventos disjuntos dois a dois, temos

$$P(A_1\cup A_2\cup A_3\cup\ldots)=P(A_1)+P(A_2)+P(A_3)+\ldots$$

O que esse axioma nos informa é que a probabilidade da união (finita ou infinita) de eventos disjuntos dois a dois (ou incompatíveis dois a dois) é a soma das probabilidades individuais dos eventos. Por exemplo, a probabilidade de haver dois ou mais casos de microcefalia numa dada comunidade é a soma das probabilidades de haver dois casos, três casos, quatro casos, e assim por diante. O axioma 3 oferece uma boa oportunidade para se reconhecer a relação entre uniões de conjuntos disjuntos e a aritmética da soma de probabilidades. Como união de conjuntos está associada ao conector "ou", a probabilidade de ocorrência de "A ou B" se dá pela soma das probabilidades individuais dos eventos, se A e B forem incompatíveis.

Com base nesses três axiomas, temos as seguintes propriedades da probabilidade:

- Propriedade 1:

$$P(\emptyset)=0$$

O que esse resultado nos afirma é que o evento impossível tem probabilidade nula. No entanto, devemos ter em mente que nem todos os eventos de probabilidade nula são impossíveis. Por exemplo: Suponha que seja selecionado aleatoriamente um número real no intervalo $[0,3]$. Como construir uma medida de probabilidade nesse caso em que o espaço amostral é infinito? Intuitivamente, deveríamos atribuir, por exemplo, a probabilidade de o número selecionado cair no intervalo $[0,3/2]$ como $1/2$, pois esse intervalo representa a metade do intervalo $[0,3]$. Pelo mesmo raciocínio, teríamos a probabilidade de $1/3$ de o número selecionado cair em $[0,1]$, pois esse intervalo representa $1/3$ do intervalo $[0,3]$, e $2/3$ como a probabilidade de o número se situar em $[0,2]$, pois, sendo todos os pontos equiprováveis, a probabilidade de o ponto selecionado se situar num dado intervalo deveria ser o "comprimento" do intervalo definido pelo evento dividido pelo comprimento total 3, já que o espaço amostral tem infinitos pontos. Assim, a probabilidade de se selecionar, por exemplo, apenas um ponto x deve ser nula, pois todo ponto x pode ser representado pelo intervalo $[x,x]$ de comprimento nulo, obtendo-se assim a probabilidade $(x-x)/3=0$. Vemos, portanto, que ao realizarmos o experimento de se selecionar um ponto no intervalo $[0,3]$, o ponto tem sempre probabilidade nula antes de ter sido selecionado, algo que nos parece paradoxal, mas essa é a particularidade de eventos definidos em espaços amostrais infinitos não enumeráveis. Além disso, observe que a probabilidade de se obter um ponto em $(0,3)$, qualquer ponto de Ω exceto 0 e 3, vale 1, e no entanto esse evento não é certo, mas quase certo.

Não nos deteremos mais sobre essa particularidade, pois o fundamental é ter em mente que eventos impossíveis têm medida nula, mas eventos de medida nula não necessariamente são impossíveis.

- Propriedade 2:

Para $A\subset\Omega$, temos $P(A)=1-P(A^c)$.

O que o resultado anterior nos informa é que a probabilidade do evento A ocorrer é 100% = 1 descontado da probabilidade de A não ocorrer, e vice-versa. Assim, a probabilidade de um indivíduo ter câncer de pulmão é 1 menos a probabilidade de ele não ter câncer de pulmão, por exemplo.

- Propriedade 3:

Para $A \subset \Omega$ e $B \subset \Omega$,

temos $P(A \cup B) = P(A) + P(B) - P(A \cap B)$.

O que o resultado anterior nos informa é que, quando A e B não são incompatíveis, a probabilidade da união é a soma das probabilidades individuais, retirada a probabilidade da co-ocorrência, pois se somássemos nesse caso apenas as probabilidades $P(A)$ e $P(B)$, teríamos considerado duplamente $P(A \cap B)$ (uma vez em $P(A)$ e outra em $P(B)$, conforme a Figura 22.1). Esse resultado pode ser estendido para mais eventos. Assim, para três eventos A, B e C, temos:

$$P(A \cup B \cup C) = P(A) + P(B) + P(C) - P(A \cap B) - P(A \cap C) - P(B \cap C) + P(A \cap B \cap C)$$

O que o resultado anterior nos informa é que a probabilidade da união de três eventos é dada pela soma das probabilidades da ocorrência um a um deles, retirada da soma das probabilidades de ocorrerem dois a dois e somada com a probabilidade de eles ocorrerem concomitantemente. O resultado acima, conhecido como o **Princípio da Inclusão e Exclusão da Probabilidade**, pode ser generalizado para n eventos: a probabilidade da união de n eventos será dada pela soma das probabilidades individuais, menos a soma das probabilidades dois a dois, mais a soma das probabilidades dos eventos tomados três a três, menos a soma das probabilidades dos eventos tomados quatro a quatro, e assim por diante. Assim, quando temos um número par de eventos a fórmula termina com uma diferença; e, se o número de eventos é ímpar, a fórmula termina com uma soma.

- **Exemplo 4**: Estima-se, numa dada população, que 35% dos indivíduos são diabéticos, 42% são obesos e 20% são diabéticos e obesos. Escolhida ao acaso uma pessoa dessa população, qual a probabilidade de:

  (a) ser diabético ou obeso?

  (b) não ser diabético e nem ser obeso?

  (c) ser diabético mas não ser obeso?

Solução: O espaço amostral para o experimento deve conter os possíveis registros duplos (diabético, obeso), (diabético, não obeso), (não diabético, obeso) e (não diabético, não obeso). Entretanto esse espaço amostral não é composto de eventos elementares equiprováveis, pois o par (diabético, obeso), por exemplo, tem 20% de probabilidade de ocorrência, em vez de 25% sob o caso de equiprobabilidade. Num diagrama de Venn (Figura 22.5), denotando, por D o evento "o indivíduo selecionado é diabético" e O, o evento "o indivíduo selecionado é obeso" temos:

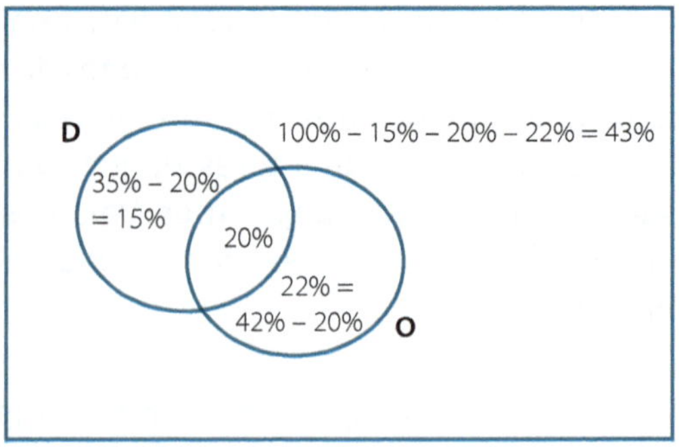

Figura 22.5 – Eventos **D** e **O** no diagrama de Venn.

Os dados fornecidos são $P(D) = 35\% = 0,35$, $P(O) = 42\% = 0,42$ e $P(D \cap O) = 20\% = 0,20$.

(a) A probabilidade de o indivíduo ser diabético ou obeso é dada por:

$P(D \cup O) = P(D) + P(O) - P(D \cap O) =$

$= 0,35 + 0,42 - 0,20 = 0,57 = 57\%$

Esse resultado também poderia ser obtido pelo diagrama como:

$$P(D \cup O) = 0,15 + 0,20 + 0,22 = 0,57 = 57\%.$$

(b) A probabilidade de o indivíduo não ser diabético e nem ser obeso é dada por:

$$P(D^c \cap O^c) = 0,43 = 43\%.$$

Esse resultado também poderia ser obtido como: $P(D^c \cap O^c) = 1 - P(D \cup O) = 1 - 0,57 = 43\%$.

(c) A probabilidade de o indivíduo ser diabético mas não ser obeso é dada por: $P(D \cap O^c) = 0,15 = 15\%$.

Esse resultado também poderia ser obtido como: $P(D \cap O^c) = P(D) - P(D \cap O) = 0,35 - 0,20 = 15\%$.

Probabilidade Condicional

Em Ciência, informação é o material mais precioso que existe. Quanto mais informação dispomos de determinados fenômenos, mais acurados tenderão a ser nossos modelos e nossos cálculos de probabilidade. É nesse sentido que surge o conceito de probabilidade condicional: Como reavaliar a probabilidade de um evento A ocorrer, dado que sabemos que um outro evento B ocorreu? Por exemplo, suponha o lançamento de um dado honesto com $\Omega = \{1, 2, 3, 4, 5, 6\}$. Seja o evento $A = \{2, 4, 6\}$, "a face do dado obtida é par". Então, se nada soubermos sobre o experimento, temos que $P(A) = \frac{n_A}{n_\Omega} = \frac{3}{6} = 50\%$. Suponha agora que, tendo sido realizado o experimento, alguém nos informe que um número primo foi obtido. Assim, sabemos que o evento $B = \{2, 3, 5\}$ ocorreu e este conjunto passa a ser o novo espaço amostral, induzido por ele. Qual é agora a probabilidade de A ter ocorrido?

Temos agora apenas 1 um ponto favorável de A em B, assim $P(A \text{ dado que } B \text{ ocorreu}) = \frac{n_{A \cap B}}{n_B} = \frac{1}{3} = 33{,}33\%$. A probabilidade de A passa, portanto, de $1/2$ a $1/3$ quando sabemos que um número primo ocorreu, e essa última é que deve ser usada a partir da informação obtida.

Notação: Utilizamos $P(A|B)$ para representar a probabilidade da ocorrência do evento A à luz da informação de que o evento B ocorreu, isto é, $P(A \text{ dado que } B \text{ ocorreu})$.

Assim, dados dois eventos A e B, com $P(B) > 0$, definimos:

$$P(A|B) = \frac{P(A \cap B)}{P(B)}.$$

Observe que, para que a probabilidade acima esteja bem definida, devemos ter $P(B) > 0$, daí a exigência dessa condição.

Cabe ressaltar que todas as propriedades concernentes à probabilidade não condicional valem também para a probabilidade condicional. Em outras palavras, a probabilidade condicional é também uma medida de probabilidade que atende aos axiomas de Kolmogorov e todas as propriedades vistas anteriormente. Assim, dado que B ocorreu, temos também, por exemplo,

$$P(A|B) = 1 - P(A^c|B) \text{ e}$$

$$P(A_1 \cup A_2|B) = P(A_1|B) + P(A_2|B) - P(A_1 \cap A_2|B).$$

Além disso, podemos ver agora que a probabilidade de interseção de dois eventos é sempre traduzida como uma aritmética de produtos de probabilidade, denominada **Regra do Produto de Probabilidades**, pois

$$P(A|B) = \frac{P(A \cap B)}{P(B)} \Rightarrow P(A \cap B) = P(B) \times P(A|B)$$

$$\text{ou } P(B|A) = \frac{P(A \cap B)}{P(A)} \Rightarrow P(A \cap B) = P(A) \times P(B|A)$$

Os resultados anteriores são extremamente ricos para justificar por que a aritmética associada à interseção de eventos é dada pela operação de multiplicação: Como a probabilidade de dois eventos A e B ocorrerem simultaneamente deve ser potencialmente menor que a probabilidade individual desses eventos, e como o produto de dois números entre 0 e 1 é sempre inferior aos fatores envolvidos (a menos que algum deles seja 0 ou 1), a probabilidade de dois eventos ocorrerem simultaneamente está coerente com o produto de duas probabilidades, conforme o resultado anterior. Portanto, é preciso ter em mente que o conector "e" associado a eventos será traduzido aritmeticamente como produtos de probabilidades, enquanto o conector "ou" se associa à aritmética da soma, em eventos disjuntos.

Assim, por exemplo, a probabilidade de uma pessoa ter uma certa doença D e o teste diagnóstico dar positivo T_+ é dada por $P(D \cap T_+) = P(D) \times P(T_+|D)$, ou seja, o produto da probabilidade de o indivíduo ter a doença e a probabilidade de o teste dar positivo em casos de pacientes de fato doentes.

A regra do produto de probabilidades pode ser estendida para três ou mais casos da seguinte forma:

$$P(A \cap B \cap C) = P(A) \times P(B|A) \times P(C|A \cap B) \text{ e}$$

$$\begin{aligned} &P(A_1 \cap A_2 \cap \ldots \cap A_n) \\ &= P(A_1) \times P(A_2|A_1) \times P(A_3|A_1 \cap A_2) \times \ldots \\ &\times P(A_n|A_1 \cap A_2 \cap \ldots \cap A_{n-1}) \end{aligned}$$

desde que as probabilidades condicionais estejam bem definidas.

Um aspecto importante a ressaltar é que a ordem com que o produto das probabilidades é construído depende em geral da ordem cronológica com que a informação nos chega. Assim, vimos que a probabilidade de uma pessoa ter uma certa doença e o teste diagnóstico dar positivo é dada por $P(D \cap T_+) = P(D) \times P(T_+|D)$, mas poderíamos também calculá-la como $P(D \cap T_+) = P(T_+) \times P(D|T_+)$. Entretanto, estatisticamente nos parece mais razoável obter estimativas de $P(T_+|D)$ do que $P(D|T_+)$, daí a opção mais comum ser o cálculo $P(D \cap T_+) = P(D) \times P(T_+|D)$. Essa ordem enseja a construção de um diagrama em árvore que auxilia sobremaneira no cálculo das probabilidades condicionais.

- **Exemplo 5 (Testes Diagnósticos*)**: Um exame de laboratório tem eficiência de 95% para detectar uma doença quando ela de fato existe. Entretanto, o teste aponta um resultado falso-positivo para 1% das pessoas sadias testadas. Se 0,5% da população tem a doença, qual é a probabilidade de uma pessoa ter a doença, dado que o seu exame foi positivo?
  - *Solução*: Temos os seguintes eventos aleatórios envolvidos no problema:

    D : a pessoa tem a doença, D^c : a pessoa não tem a doença

    T_+ : o teste dá positivo, e T_- : o teste dá negativo

Assim, temos as seguintes informações: $P(T_+|D) = 0{,}95$, $P(T_+|D^c) = 0{,}01$ e $P(D) = 0{,}005$. Com isso, podemos afirmar que $P(D^c) = 1 - 0{,}005 = 0{,}995$, $P(T_-|D) = 1 - P(T_+|D) = 1 - 0{,}95 = 0{,}05$ e $P(T_-|D^c) = 1 - P(T_+|D^c) = 1 - 0{,}01 = 0{,}99$ Em Epidemiologia $P(T_+|D)$ é o chamado valor de **sensibilidade** do teste, $P(T_-|D^c)$ o valor de **especificidade** do teste e $P(D)$ é o valor da **prevalência** da doença (p). Assim:

* Ver mais detalhes no ***Capítulo 23 – Testes Diagnósticos.***

Sensibilidade $(S) = P(T_+ \mid D)$

Especificidade $(E) = P(T_- \mid D^c)$

Prevalência $(p) = P(D)$

O diagrama em árvore (Figura 22.6) nos fornece a seguinte estrutura:

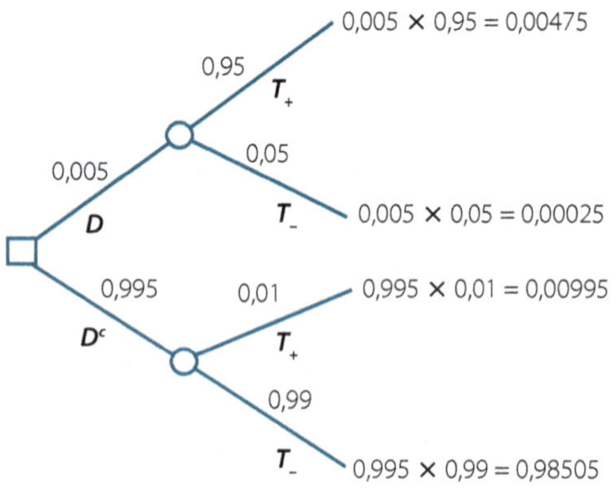

Figura 22.6 – Diagrama em árvore.

Genericamente, a árvore pode ser representada em termos de Sensibilidade, Especificidade e Prevalência (Figura 22.7), da seguinte forma:

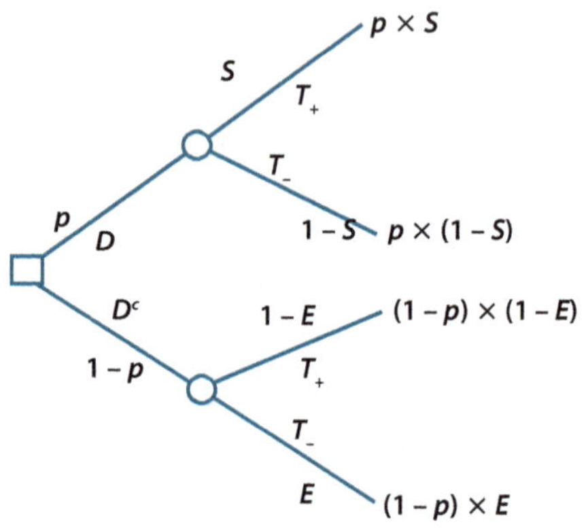

Figura 22.7 – Diagrama em árvore.

Observe, por exemplo, que $P(D \cap T_+) = P(D) \times P(T_+ \mid D)$ = $0,005 \times 0,95$ = $0,00475$. Desejamos $P(D \mid T_+) = \dfrac{P(D \cap T_+)}{P(T_+)}$. Mas $P(T_+)$ é dada pela soma das probabilidades dos dois eixos envolvendo T_+, isto é, $P(T_+) = 0,00475 + 0,00995 = 0,0147$. Assim, temos:

$$P(D \mid T_+) = \frac{P(D \cap T_+)}{P(T_+)} = \frac{0,00475}{0,0147} \cong 0,3231 = 32,31\%.$$

Em termos notacionais, vemos que:

$$P(D \mid T_+) = \frac{P(D \cap T_+)}{P(T_+)} = \frac{P(D) \times P(T_+ \mid D)}{P(D) \times P(T_+ \mid D) + P(D^c) \times P(T_+ \mid D^c)}$$

Em Epidemiologia $P(D \mid T_+)$ é denominado **Valor Preditivo Positivo** (VPP). De maneira análoga $P(D^c \mid T_-)$ é denominado **Valor Preditivo Negativo** (VPN). Assim:

$$VPP = P(D \mid T_+) = \frac{P(D \cap T_+)}{P(T_+)} = \frac{p \times S}{p \times S + (1-p) \times (1-E)}$$

$$VPN = P(D^c \mid T_-) = \frac{P(D^c \cap T_-)}{P(T_-)} = \frac{(1-p) \times E}{p \times (1-S) + (1-p) \times E}$$

Os complementares dos valores VPP e VPN são, respectivamente, denominados **Probabilidade de Falso-Positivo** (PFP) e **Probabilidade de Falso-Negativo** (PFN), ou seja,

$$VFP = 1 - VPP = 1 - P(D \mid T_+) = P(D^c \mid T_+)$$

$$VFN = 1 - VPN = 1 - P(D^c \mid T_-) = P(D \mid T_-).$$

O exemplo anterior é uma aplicação do famoso **Teorema de Bayes**, que nos permite calcular probabilidades de eventos no "passado" (geralmente representando possíveis fontes causais) à luz de eventos ocorridos no presente.

Teorema de Bayes: Sejam F_1, F_2, ..., F_n eventos disjuntos dois a dois, tais que $\bigcup_{i=1}^{n} F_i = \Omega$ (representando às vezes n fontes causadoras para um determinado evento) e seja B um evento ocorrido com $P(B) > 0$. Então para qualquer F_k, $k = 1, 2, 3, \ldots, n$, temos:

$$P(F_k \mid B) = \frac{P(F_k \cap B)}{P(B)} = \frac{P(F_k) \times P(B \mid F_k)}{\sum_{i=1}^{n} P(F_i) \times P(B \mid F_i)}$$

- **Exemplo 6**: Numa população há 40% de fumantes. Dentre os fumantes, sabe-se que 60% são acometidos por doenças respiratórias; e dentre os não fumantes apenas 10% são acometidos por doenças respiratórias. Se uma pessoa, selecionada aleatoriamente, é diagnosticada com doença respiratória, qual a probabilidade de que ela seja fumante?

Solução: Sejam os eventos F: a pessoa é fumante e R: a pessoa tem doença respiratória. Temos $P(F) = 0,4$, $P(R \mid F) = 0,6$ e $P(R \mid F^c) = 0,1$. Desejamos $P(F \mid R)$, isto é, $P(F \mid R) = \dfrac{P(F) \times P(R \mid F)}{P(F) \times P(R \mid F) + P(F^c) \times P(R \mid F^c)}$. Assim temos:

$$P(F \mid R) = \frac{0,4 \times 0,6}{0,4 \times 0,6 + 0,6 \times 0,1} = 0,8.$$

Esse resultado também poderia ser obtido facilmente a partir da construção da árvore de probabilidades, como no Exemplo 5.

Curvas de Sobrevivência – Método de Kaplan-Meier

Uma das aplicações relevantes de probabilidade condicional em Epidemiologia diz respeito à construção de tabelas de sobrevida de indivíduos ou sobrevida de determinadas doenças. A ideia básica é obter as probabilidades acumuladas de sobrevida ou morte a partir das probabilidades condicionais dos eventos "sobrevida" ou "morte" em cada período de tempo fixado (ano, por exemplo, ou dia, ou mês, etc.).

Assim, seja t um tempo fixado e sejam os eventos S_t e M_t, respectivamente a sobrevida e a morte do indivíduo entre os tempos $t-1$ e t. Defina $P(M_t \mid S_{t-1}) = \pi_t$, a probabilidade de morte no período $(t-1, t]$ dado que o indivíduo estava vivo em $t-1$, e $P(S_t \mid S_{t-1}) = 1 - \pi_t$, a probabilidade de o indivíduo estar vivo no tempo t dado que se encontrava vivo em $t-1$.

A curva de sobrevida é o gráfico de uma função $S(t)$ representando a probabilidade de um indivíduo estar vivo no tempo t, dado que se encontra vivo no tempo 0 (inicial) do acompanhamento, ou seja,

$$\begin{aligned} S(t) &= P(S_0 \cap S_1 \cap S_2 \cap \ldots \cap S_t) \\ &= P(S_0) \times P(S_1 \mid S_0) \times P(S_2 \mid S_0 \cap S_1) \times \ldots \\ &\times P(S_t \mid S_0 \cap S_1 \cap \ldots \cap S_{t-1}) \end{aligned}$$

Como a probabilidade do evento S_t só depende do evento S_{t-1} e, como $P(S_0) = 1$, pois no início todos os indivíduos em estudo estão vivos, temos o seguinte resultado:

$$\begin{aligned} S(t) &= P(S_1 \mid S_0) \times P(S_2 \mid S_1) \times \ldots \times P(S_t \mid S_{t-1}) \\ &= (1-\pi_1) \times (1-\pi_2) \times \ldots \times (1-\pi_t) \end{aligned}$$

com $S(0) = 1$.

Essa curva é particularmente útil em Epidemiologia no estudo comparativo de tratamentos (tradicional *versus* alternativo), a partir da sobreposição de duas curvas de sobrevivência $S_{\text{Tradicional}}(t)$ e $S_{\text{Alternativo}}(t)$, o melhor tratamento sendo o da curva com imagens superiores.

Do ponto de vista estatístico, essas probabilidades podem ser estimadas pelas observações de indivíduos ao longo do tempo, registrando-se as mortes de período a período. Vejamos no exemplo a seguir como.

- **Exemplo 7**: Suponha, por exemplo, que 200 indivíduos sejam acompanhados ao longo de 3 anos, e que no primeiro ano haja 15 mortes; no segundo ano, 35 mortes e no terceiro ano, 30 mortes, de forma que haja 120 sobreviventes ao cabo do terceiro ano. Então podemos estimar $P(M_t \mid S_{t-1}) = \pi_t$, à luz dos dados observados, da seguinte forma:

$$P(M_1 \mid S_0) = \hat{\pi}_1 = \frac{15}{200} = 0{,}0750,$$

$$P(M_2 \mid S_1) = \hat{\pi}_2 = \frac{35}{200-15} = \frac{35}{185} = 0{,}1892$$

$$\text{e } P(M_3 \mid S_2) = \hat{\pi}_3 = \frac{30}{185-35} = \frac{30}{150} = 0{,}2.$$

Nesse caso, temos as seguintes imagens para a curva de sobrevida $S(t)$

$S(0) = 1$

$S(1) = 1 - \hat{\pi}_1 = 1 - 0{,}0750 = 0{,}925$

$S(2) = (1-\hat{\pi}_1) \times (1-\hat{\pi}_2) = 0{,}925 \times 0{,}8108 = 0{,}75$

$S(3) = (1-\hat{\pi}_1) \times (1-\hat{\pi}_2) \times (1-\hat{\pi}_3) = 0{,}925 \times 0{,}8108 \times 0{,}8 = 0{,}6$

Seu gráfico linear em pedaços e suavizado é dado pela **Figura 22.8**:

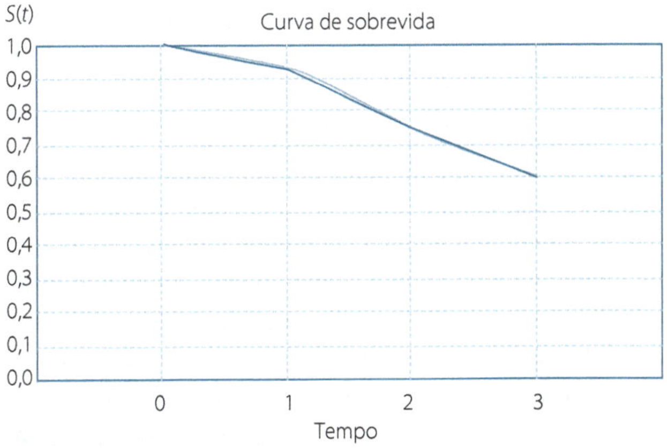

Figura 22.8 – Gráfico linear em pedaços e suavizado da curva de sobrevida.

Independência

Independência é um conceito fundamental na modelagem probabilística e estatística de fenômenos aleatórios, pois, em contextos de garantia de independência, o construto teórico se torna mais simples do que em cenários de dependência entre eventos ou variáveis aleatórias. Além disso, muitos dos modelos estatísticos utilizados em Epidemiologia supõem observações de variáveis aleatórias independentes para a sua construção teórica.

Diremos que dois eventos A e B são independentes, se a informação a respeito de que um deles ocorreu não altera a probabilidade de o outro ocorrer, ou seja, a informação dada não contribui para a reavaliação do outro evento dado. Em notação matemática, dizemos então que eventos A e B são independentes se $P(A|B)=P(A)$ ou, equivalentemente, se $P(B|A)=P(B)$. Como consequência, temos:

$$P(A|B)=P(A) \Rightarrow \frac{P(A\cap B)}{P(B)}=P(A) \Rightarrow P(A\cap B)=P(A)\times P(B)$$

Assim, dois eventos A e B são independentes se:

$$P(A\cap B)=P(A)\times P(B)$$

Observação: A fórmula $P(A\cap B)=P(A)\times P(B)$ é válida apenas sob a condição de independência; caso contrário, a fórmula $P(A\cap B)=P(A)\times P(B|A)$ deve ser usada.

Um erro muito comum é confundir independência com disjunção de eventos, interpretando erroneamente que se A e B são independentes, então $A\cap B=\varnothing$. É justamente o contrário o que se dá, ou seja, se $A\cap B=\varnothing$, então A e B não podem ser independentes (a menos que um deles tenha probabilidade zero ou 1). Vejamos por quê. Sejam dois eventos A e B, disjuntos, com $P(A)=p>0$ e $P(B)=q>0$. Então,

$$P(A|B)=\frac{P(A\cap B)}{P(B)}=\frac{P(\varnothing)}{P(B)}=\frac{0}{q}=0\,.$$

Assim, $P(A|B)=0\neq p=P(A)$ e, portanto, A e B não são independentes, pois a ocorrência do evento B fez alterar a probabilidade do evento A ocorrer.

Outra maneira de justificar esse fato é pensar que, se dois eventos de probabilidades positivas A e B são incompatíveis então, se um deles ocorre, a probabilidade de o outro ter ocorrido se anula completamente, tornando-os dependentes. Em suma, para que dois eventos sejam independentes eles necessitam potencialmente uma interseção comum, do contrário serão dependentes.

Uma consequência valiosa do conceito de independência é que se A e B são independentes, então A e B^c serão independentes, A^c e B serão independentes, e A^c e B^c serão independentes. Essa propriedade é conhecida como propriedade de hereditariedade da independência de eventos sob complementares.

É preciso, no entanto, diferenciar o conceito de independência dois a dois de eventos, com o conceito de independência coletiva, pois a extensão não é natural. Assim, diremos que os eventos A, B e C são coletivamente independentes (ou, simplesmente, independentes), se a regra do produto valer tanto no nível dois a dois, quanto no nível três a três, isto é, todas as igualdades abaixo se verificam:

$$P(A\cap B)=P(A)\times P(B)$$
$$P(A\cap C)=P(A)\times P(C)$$
$$P(B\cap C)=P(B)\times P(C)$$
$$P(A\cap B\cap C)=P(A)\times P(B)\times P(C)$$

Para quatro eventos, a regra do produto deve valer para o nível 2 a 2, 3 a 3 e 4 a 4; e assim sucessivamente para maior número de eventos.

Um erro muito comum é achar que independência aos pares implica independência coletiva. Isso não vale necessariamente. Tampouco vale dizer que se a regra do produto vale no maior nível, então ela vale para os níveis mais baixos.

- **Exemplo 8**: Suponha um tetraedro regular com faces marcadas 1, 2, 3 e 4. Seja o experimento de jogar o tetraedro e observar a face justaposta à mesa.

  Sejam os eventos $A=\{1,4\}$, $B=\{2,4\}$ e $C=\{3,4\}$. Como as quatro faces do tetraedro são equiprováveis, temos que:

  $P(A)=P(B)=P(C)=1/2$,

  $P(A\cap B)=P(A\cap C)=P(B\cap C)=P(\{4\})=1/4$ e

  $P(A\cap B\cap C)=P(\{4\})=1/4$.

  Assim temos:

$$P(A\cap B)=\frac{1}{4}=\frac{1}{2}\times\frac{1}{2}=P(A)\times P(B)$$
$$P(A\cap C)=\frac{1}{4}=\frac{1}{2}\times\frac{1}{2}=P(A)\times P(C)$$
$$P(B\cap C)=\frac{1}{4}=\frac{1}{2}\times\frac{1}{2}=P(B)\times P(C)$$
$$P(A\cap B\cap C)=\frac{1}{4}\neq\frac{1}{8}=\frac{1}{2}\times\frac{1}{2}\times\frac{1}{2}=P(A)\times P(B)\times P(C)$$

Logo, os eventos $A=\{1,4\}$, $B=\{2,4\}$ e $C=\{3,4\}$ são independentes dois a dois, mas não são coletivamente independentes. Isso significa que, à luz de qualquer um dos eventos, a probabilidade de outro evento qualquer não é alterada, como, por exemplo, $P(A|B)=1/2=P(A)$, $P(B|C)=1/2=P(B)$. No entanto, a confluência de mais de um evento altera a probabilidade do outro, como por exemplo em $P(A|B\cup C)=P(A|\{2,3,4\})=1/3$, valor esse diferente de $P(A)=1/2$. Daí os três eventos não serem (coletivamente) independentes.

Modelos de Probabilidade

Embora existam muitos modelos de probabilidade para dar conta de diversas naturezas dos fenômenos aleatórios, trataremos aqui dos três principais modelos de variáveis aleatórias discretas e contínuas, que desempenham um papel fundamental na Epidemiologia e na Inferência Estatística no que se refere sobretudo à construção dos intervalos de confiança e dos testes de hipóteses. Antes, precisaremos definir o conceito de variável aleatória.

Variável Aleatória

Seja um espaço amostral Ω para um certo experimento. Uma **variável aleatória** é um característico numérico X atribuído a cada ponto do espaço amostral para o qual se pode atribuir uma medida de probabilidade.

O conceito de variável aleatória é crucial, pois muitas vezes não estamos interessados propriamente no resultado de um experimento aleatório, mas em alguma característica numérica associada a ele.

Fundamentalmente, há quatro tipos de variáveis aleatórias: discreta, absolutamente contínua, mistas e singulares. Trataremos aqui apenas das duas primeiras, presentes na maioria dos modelos e das aplicações em diversas áreas da ciência. Vejamos a especificidade de cada uma delas.

• Variáveis Aleatórias Discretas

Dizemos que a variável aleatória X é discreta, se ela assume valores num conjunto finito ($\{x_1, x_2, ..., x_n\}$) ou infinito enumerável de pontos isolados ($\{x_1, x_2, x_3, ...\}$). A função $P(X = k) = p(k)$, representando a probabilidade de X assumir o valor k, é denominada **função de probabilidade**.

- **Exemplo 9**: Seja o experimento de lançar duas moedas honestas e observar as faces superiores. Então o espaço amostral para o experimento poderia ser descrito como $\Omega = \{(ca,ca),(ca,co),(co,ca),(co,co)\}$. O espaço amostral nesse caso é composto de elementos não numéricos com probabilidade de $1/4$ para cada elemento do conjunto. No entanto, se desejarmos registrar o número X de caras obtidas nos dois lançamentos, a variável aleatória X assumirá valores no conjunto $\{0,1,2\}$, denominado **espaço de estados** da variável aleatória, pois temos as seguintes associações: se $\omega = (ca,ca)$, então $X(\omega) = 2$; se $\omega = (ca,co)$, então $X(\omega) = 1$; se $\omega = (co,ca)$, então $X(\omega) = 1$; e se $\omega = (co,co)$, então $X(\omega) = 0$. Com a finalidade de simplificar a notação, usamos simplesmente X em lugar de $X(\omega)$. Assim para o exemplo dado, denominando $P(X = k)$, a probabilidade de obtenção de k caras em dois lançamentos, temos:

Ω	X	$P(X=k)$
$\omega = (co,co)$	0	$1/4$
$\omega = (ca,co)$ ou $\omega = (co,ca)$	1	$1/2$
$\omega = (ca,ca)$	2	$1/4$

Vejamos agora um exemplo prático de construção de uma distribuição de probabilidade para um fenômeno a partir de dados observados estatisticamente:

- **Exemplo 10**: Considere a distribuição de frequências do número de acidentes diários, X, numa plataforma de petróleo, registrados em 200 dias, dada pela tabela abaixo:

X	Frequência
0	148
1	32
2	14
3	6

Estatisticamente, podemos estabelecer uma função de probabilidade para a variável aleatória X com base nos dados obtidos, como:

Número de Acidentes Diários	$P(X=k)$
0	$\frac{148}{200} = 0,74 = 74\%$
1	$\frac{32}{200} = 0,16 = 16\%$
2	$\frac{14}{200} = 0,07 = 7\%$
3	$\frac{6}{200} = 0,03 = 3\%$

Vemos que, se X é uma variável aleatória discreta, assumindo valores em $\{x_1, x_2, x_3, ...\}$ com função de probabilidade $P(X = k)$, então temos:

(i) $0 \leq P(X = k) \leq 1$ para todo $k \in \{x_1, x_2, x_3, ...\}$;

(ii) $\sum_{i=1}^{\infty} P(X = x_i) = P(X = x_1) + $
$+ P(X = x_2) + P(X = x_3) + ... = 1$

• Variáveis Aleatórias Contínuas

Dizemos que uma variável aleatória é (absolutamente) contínua, se ela assume valores em intervalos da reta real. Os modelos de variáveis aleatórias contínuas buscam traduzir os histogramas construídos pelos dados obtidos de variáveis contínuas do tipo: altura, temperatura, peso, pressão arterial, tempo de vida, expectativa de vida etc.

- **Exemplo 11**: Suponha que se deseje construir um modelo de probabilidade para a variável aleatória contínua X representando o peso em libras (1 lb= 453,6 g) de recém-nascidos. Como peso é uma variável aleatória contínua, devemos construir histogramas para podermos reconhecer regiões de alta densidade da variável.

Suponha inicialmente um histograma construído com 100 pesos de crianças ao nascer com intervalos de classe de 1 libra, conforme a **Figura 22.9**:

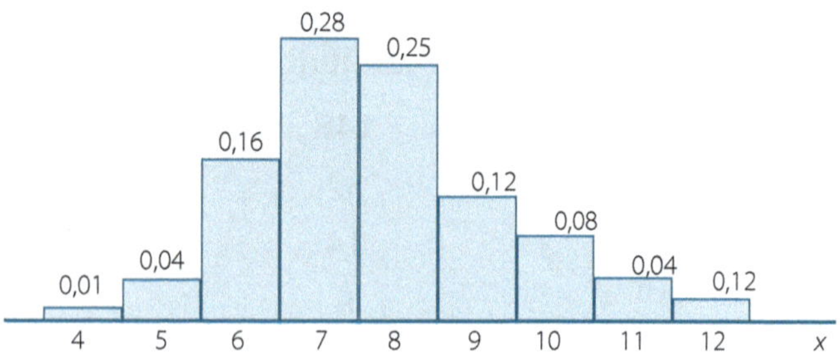

Figura 22.9 – Histograma de 100 pesos de recém-nascidos com intervalos de classe de 1 libra.

O histograma da **Figura 22.9** já nos sinaliza que as maiores frequências para a variável peso situam-se em torno de 7 e 8 libras .

Suponha agora um outro histograma construído com observações de 5.000 pesos com intervalos de classe de 0,25 libra, conforme a **Figura 22.10**:

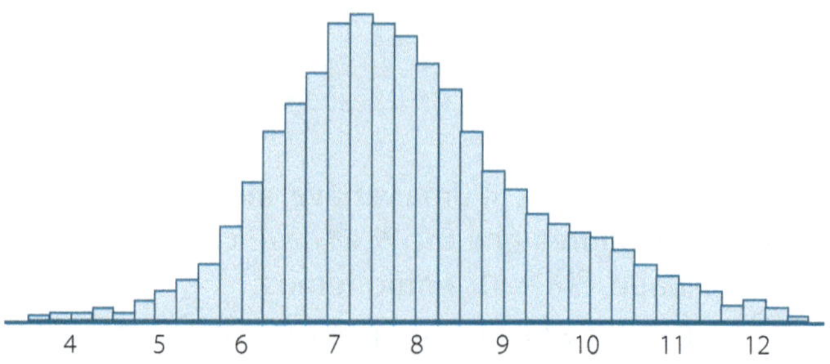

Figura 22.10 – Histograma de 5.000 pesos de recém-nascidos com intervalos de classe de 0,25 libra.

Com o aumento da informação, vemos que o histograma sugere uma curva mais suavizada para ajuste aos dados, conforme a **Figura 22.11**:

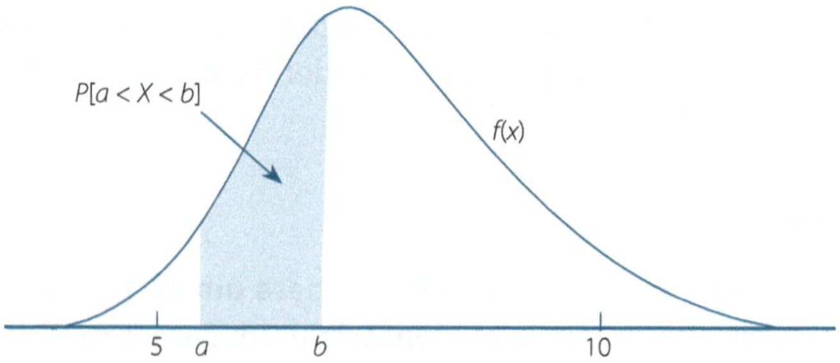

Figura 22.11 – Função de densidade ajustada aos dados de pesos de recém-nascidos.

A essa curva de área unitária (100% da informação) dá-se o nome de **função de densidade de probabilidade**; e, dado um intervalo $[a, b]$, a área abaixo da curva limitada por a e b é a probabilidade de a variável aleatória assumir valores nesse intervalo.

Vemos, portanto, que, no contexto de variáveis aleatórias contínuas, a probabilidade de a variável aleatória assumir um valor específico x será sempre nula, pois, não havendo intervalo de largura positiva, a área sob a curva em $[x, x]$ é nula. Isso não quer dizer que a variável aleatória não possa assumir x, muito pelo contrário. Todo experimento realizado com a variável X terá como resultado um valor x que tinha, antes de ocorrer, probabilidade nula. Apenas devemos ter em mente que, no contexto de variáveis aleatórias contínuas, só faz sentido prático perguntar a probabilidade de X ocorrer dentro de determinados intervalos de comprimentos positivos.

Assim, temos as seguintes propriedades de uma função de densidade de probabilidade de uma variável aleatória contínua X .

(i) $f(x) \geq 0$ para todo x;

(ii) a área abaixo de $f(x)$ é unitária;

(iii) $P(a \leq X \leq b)$ é a área abaixo da curva limitada no intervalo $[a, b]$;

(iv) $P(X = a) = 0$ e, consequentemente,
$P(a \leq X \leq b) = P(a < X \leq b) =$.
$= P(a \leq X < b) = P(a < X < b)$

Boa parte dos modelos de probabilidade de variáveis aleatórias contínuas úteis para a Estatística Inferencial em Epidemiologia têm seus valores de área tabelados, como no caso da distribuição Normal ou Gaussiana, que veremos mais adiante, de maneira que será pouco frequente a necessidade do uso de integração para a obtenção das probabilidades desejadas.

Esperança e Variância de Variáveis Aleatórias

No contexto de Probabilidade, denomina-se **esperança** (matemática) da variável aleatória, grafada $E(X)$, como a sua média, média essa ponderada pelas suas probabilidades de ocorrência. Assim, valores de maior frequência ou probabilidade deverão confluir mais influentemente na média da variável. Quando existentes, os valores da esperança matemática são calculados pelas expressões abaixo:

$E(X)=\sum_{i=1}^{\infty} x_i P(X=x_i)=x_1P(X=x_1)+x_2P(X=x_2)+x_3P(X=x_3)+...$, para variáveis aleatórias discretas; e $E(X)=\int_{-\infty}^{+\infty} xf(x)dx$ para variáveis aleatórias contínuas. A variância, por sua vez, é também dada pela média ponderada dos desvios quadráticos em relação à média, isto é,

$$Var(X)=E(X-E(X))^2=\sum_{i=1}^{\infty}(x_i-E(X))^2 P(X=x_i)$$

para variáveis aleatórias discretas; e

$$E(X-E(X))^2=\int_{-\infty}^{+\infty}(x-E(X))^2 f(x)dx\,.$$

A boa nova é que os modelos comumente utilizados em Epidemiologia já nos fornecerão os valores da esperança e da variância das variáveis aleatórias envolvidas e, portanto, não se faz necessário nos preocuparmos agora em como calcular essas medidas importantes do modelo.

Vejamos agora alguns dos modelos mais ubíquos em Epidemiologia.

- Modelo Binomial

Um único experimento é denominado um **ensaio de Bernoulli** se a variável aleatória de interesse assume apenas dois resultados: um associado ao "sucesso" e outro associado ao "fracasso" do experimento. Em outras palavras, se estivermos interessados em observar apenas a presença (sucesso) ou ausência (fracasso) de um atributo de interesse. Se denominarmos a probabilidade de sucesso p e de fracasso $q=1-p$ para cada realização experimental, podemos construir um modelo para o número de sucessos obtidos, X, em n realizações pré-fixadas de ensaios de Bernoulli, supondo que as repetições sejam **independentes** (isto é, o resultado de um ensaio não tem qualquer influência no resultado de outro). Assim o espaço de estados da variável aleatória X é dado pelo conjunto $\{0,1,2,...,n\}$ e sua distribuição de probabilidade é chamada **Distribuição Binomial**, grafada $B(n,p)$, de parâmetros n (número de ensaios) e p (probabilidade de sucesso) e sua função de probabilidade é dada por: $P(X=k)=\binom{n}{k}p^kq^{n-k}$ para $k=0,1,2,...,n$, com $\binom{n}{k}=\frac{n!}{k!(n-k)!}$ e $n!=1\times2\times3\times...\times n$ (o fatorial de um número natural) com 0! = 1 (por convenção).

O núcleo p^kq^{n-k} representa a probabilidade de k sucessos e $n-k$ fracassos em n ensaios independentes de uma dada ordem fixada e o fator $\binom{n}{k}=\frac{n!}{k!(n-k)!}$ computa as diversas ordens possíveis de se obter k sucessos e $n-k$ fracassos nas n realizações.

- **Exemplo 12**: Suponha a realização de $n=4$ ensaios de Bernoulli independentes com probabilidade p de sucesso (S) e $q=1-p$ de fracasso (F). Então teremos:

X	0	1	2	3	4
Probabilidade para cada Sequência	q^4	pq^3	p^2q^2	p^3q	p^4
Sequências Possíveis	FFFF	SFFF FSFF FFSF FFFS	SSFF SFFS FFSS SFSF FSFS FSSF	FSSS SFSS SSFS SSSF	SSSS
Número de Sequências	$\binom{4}{0}=1$	$\binom{4}{1}=4$	$\binom{4}{2}=6$	$\binom{4}{3}=4$	$\binom{4}{4}=1$
$P(X=k)$	q^4	$4pq^3$	$6p^2q^2$	$4p^3q$	p^4

Vemos de fato que o modelo é $P(X=k)=\binom{4}{k}p^kq^{4-k}$ com $k=0,1,2,3,4$, ou seja,

X	0	1	2	3	4
$P(X=k)$	$\binom{4}{0}p^0q^4$	$\binom{4}{1}pq^3$	$\binom{4}{2}p^2q^2$	$\binom{4}{3}p^3q$	$\binom{4}{4}p^4q^0$

Pode-se mostrar que a esperança e a variância de uma variável aleatória com distribuição Binomial de parâmetros n e p são dadas por:

$$E(X)=np$$
$$Var(X)=npq.$$

- **Exemplo 13**: Suponha que a probabilidade de cura de um determinado tratamento seja de 80% e que 20 pessoas serão submetidas a ele. Assim a função de probabilidade da variável aleatória X que conta o número de pessoas curadas pelo tratamento será dada por $P(X=k)=\binom{20}{k}(0,8)^k(0,2)^{20-k}$ para $k=0,1,2,...,20$ e o número médio e a variância do número de indivíduos curados sob o tratamento serão dados por $E(X)=20\times0,8=16$ e $Var(X)=20\times0,8\times0,2=3,2$.

Observe que a assimetria da distribuição Binomial depende dos valores de p. Se $p=0,5$ a distribuição será simétrica em torno da média, conforme a Figura 22.12, para $n=6$, $p=0,5$ e média $E(X)=6\times0,5=3$:

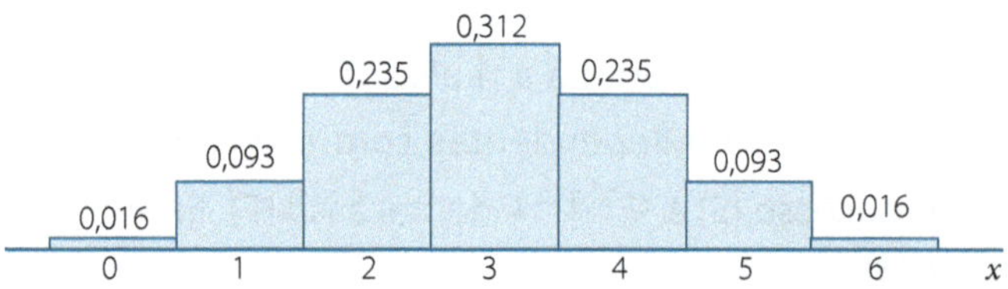

Figura 22.12 – Distribuição simétrica em torno da média com $n=6$ e $p=0,5$.

Se $p<0,5$, a distribuição será assimétrica à direita, conforme a Figura 22.13, para $n=6$, $p=0,3$ e média $E(X)=6\times0,3=1,8$:

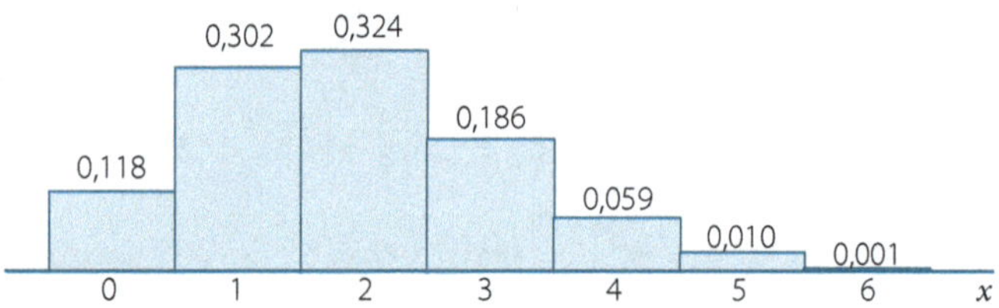

Figura 22.13 – Distribuição assimétrica à direita com $n=6$ e $p=0,3$.

Finalmente, se $p>0,5$ a distribuição será assimétrica à esquerda, conforme a Figura 22.14, para $n=6$, $p=0,7$ e média $E(X)=6\times0,7=4,2$:

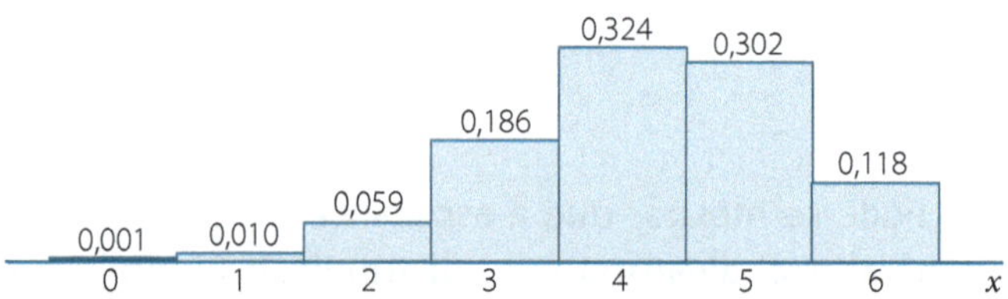

Figura 22.14 – Distribuição assimétrica à esquerda com $n=6$ e $p=0,7$.

Resumindo: a distribuição Binomial deve ser empregada em Epidemiologia sempre que estivermos interessados em modelar o número de sucessos em n realizações experimentais pré-fixadas e independentes, cada uma com a mesma probabilidade p de sucesso e $q=1-p$ de fracasso.

Modelo Poisson

O modelo Poisson é largamente usado para descrever o número de ocorrências de uma determinada estrutura, não mais dentro de um número pré-fixado de experimentação como no modelo Binomial, mas dentro de um meio contínuo de mensuração como, por exemplo, tempo, superfície, volume, etc., onde se conhece estatisticamente a média de ocorrência do fenômeno por determinadas unidades do meio em questão. Assim, por exemplo, se estivermos interessados no número de emissões de partículas num intervalo de tempo, ou no número de pessoas infectadas por uma doença numa determinada área territorial, ou no número de glóbulos vermelhos observados em cada quadrado de um hemocitômetro, ou finalmente no número de bactérias em 1 litro de água não purificada, podemos utilizar o modelo Poisson, se as hipóteses a seguir, tomando o tempo como meio contínuo mais emblemático, puderem ser razoavelmente aceitas:

(i) as ocorrências em dois intervalos de tempo disjuntos são independentes;

(ii) intervalos de tempo de comprimentos iguais têm a mesma distribuição de probabilidade;

(iii) para intervalos de tempo infinitesimais a probabilidade de ocorrer dois ou mais eventos é nula ou desprezível;

(iv) para intervalos de tempo pequenos a probabilidade de uma ocorrência é proporcional à largura do intervalo.

Com base nessas hipóteses, pode-se mostrar que se a variável aleatória X atende às hipóteses de Poisson, então sua função de probabilidade é dada por: $P(X=k)=\dfrac{e^{-\lambda}.\lambda^{k}}{k!}$, para $k=0,1,2,3,...$, com $e=2,718281...$ (o número de Euler) e λ o parâmetro da distribuição, representando a média de ocorrência por determinadas unidades do meio contínuo (tempo, superfície, volume etc.).

A esperança e a variância de uma variável aleatória com distribuição de Poisson são: $E(X)=\lambda$ $Var(X)=\lambda$ ou seja, tanto a média quanto a variância da variável aleatória Poisson equivalem ao valor do parâmetro λ.

Além das hipóteses subjacentes ao modelo Poisson, outra forma de averiguar a pertinência do uso da distribuição de Poisson é por meio da equivalência (aproximada) entre a média e a variância dos dados observados.

Exemplo 14: Suponha que o número médio de bactérias por cm³ de água seja 0,8. Seja X a variável que conta o número de bactérias em 5 cm³ de água. Então, o parâmetro λ será dado pela média de bactérias por 5 cm³, ou seja $\lambda=0,8\times5=4$. O modelo para X é dado por $P(X=k)=\dfrac{e^{-4}.4^k}{k!}$, para $k=0,1,2,3,...$ e a probabilidade, por exemplo, de haver duas ou mais bactérias em 5 cm^3 de água será dada por:

$$\begin{aligned}P(X\geq 2)&=1-P(X<2)=1-P(X=0)-P(X=1)\\&=1-\frac{e^{-4}4^0}{0!}-\frac{e^{-4}4^1}{1!}=1-5e^{-4}=0,9084\\&=90,84\%.\end{aligned}$$

Observação: A distribuição de Poisson pode ser usada para aproximar as probabilidades de um modelo Binomial no contexto em que o número n de ensaios de Bernoulli é muito grande e a probabilidade de sucesso p é muito pequena, tornando o cálculo das probabilidades na distribuição Binomial muito pesado computacionalmente. O recurso então é tomar $\lambda=np$ (a média da Binomial) e executar mais facilmente os cálculos via distribuição de Poisson pela fórmula $P(X=k)=\dfrac{e^{-np}.(np)^k}{k!}$.

- **Exemplo 15**: Suponha que a probabilidade de uma criança ter reação negativa a certa vacina seja de 0,001 e que 2.000 crianças serão vacinadas. Então o número X de crianças com reação negativa à vacina no grupo tem distribuição Binomial com parâmetros $n=2.000$ e $p=0,001$ e sua função de probabilidade é dada por

$$P(X=k)=\binom{2.000}{k}(0,001)^k(0,999)^{2.000-k}$$

para $k=0,1,2,...,2.000$. Podemos então remodelar o problema via modelo Poisson, tomando $\lambda=2.000\times0,001=2$ e construir o modelo aproximado dado por $P(X=k)\cong\dfrac{e^{-2}.2^k}{k!}$, para $k=0,1,2,...,2.000$. Assim, se desejássemos a probabilidade haver mais do que quatro crianças no grupo com reação negativa à vacina, teremos:

$$\begin{aligned}P(X>4)&=1-P(X\leq 4)=1-\left[\frac{e^{-2}2^0}{0!}+\frac{e^{-2}2^1}{1!}+\frac{e^{-2}2^2}{2!}+\frac{e^{-2}2^3}{3!}+\frac{e^{-2}2^4}{4!}\right]\\&=0,05265=5,265\%.\end{aligned}$$

Modelo Normal

A distribuição normal é, sem dúvida, a mais importante da Teoria das Probabilidades, pois muitos modelos estatísticos são construídos sob hipótese de normalidade dos erros de estimação. Mas não apenas por isso. A distribuição Normal está presente também no famoso Teorema Central do Limite, que muito contribui para a Inferência Estatística de parâmetros populacionais.

A variável aleatória em questão aqui é agora de natureza contínua; e, do ponto de vista da modelagem de fenômenos aleatórios observados em Epidemiologia, o modelo normal poderá ser usado para caracterizar o fenômeno estudado se:

(i) o histograma dos dados observados se mostra simétrico (ou aproximadamente simétrico), ou seja, a curva passando sobre o histograma tem uma forma de sino;

(ii) não há forte presença de valores atípicos nas observações, pois o modelo normal tem a propriedade de ter caudas leves, o que impede a boa caracterização dos possíveis *outliers*.

Se isto se configurar, então dizemos que X tem **distribuição Normal** com parâmetros μ ($-\infty<\mu<\infty$, a média da variável) e σ^2 ($0<\sigma^2<\infty$, sua variância), grafado $X\sim N(\mu,\sigma^2)$, se sua função de densidade de probabilidade for dada por:

$$f(x)=\frac{1}{\sigma\sqrt{2\pi}}e^{-(x-\mu)^2/2\sigma^2},\ -\infty<x<\infty,$$

com $\pi=3,141592...$ e $e=2,718281...$

Sua forma em sino é dada como na Figura 22.15.

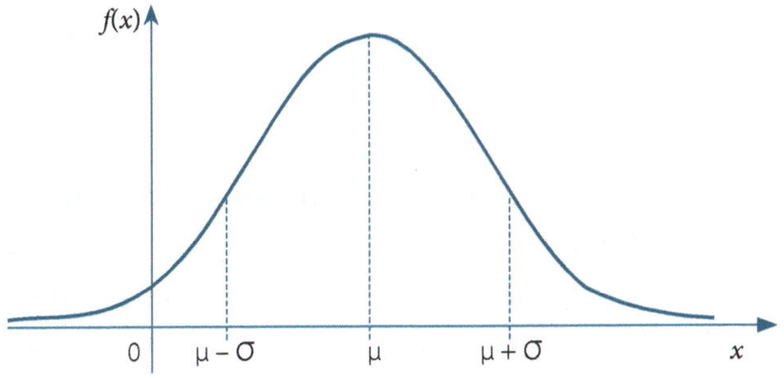

Figura 22.15 – Gráfico do modelo normal.

Propriedades do Modelo Normal

(i) A média μ representa o parâmetro de locação (isto é, onde se localiza na reta real o eixo de simetria dos dados observados modelados pela normal) e o desvio-padrão σ representa o parâmetro de escala (isto é, o grau de achatamento e de dispersão da curva em torno de μ, já que o ponto máximo da curva se situa em $x=\mu$ e o valor máximo é $\dfrac{1}{\sigma\sqrt{2\pi}}$). Assim temos os seguintes exemplos:

- Duas distribuições normais com médias diferentes μ_1 e μ_2 e mesmo desvio-padrão σ (Figura 22.16):

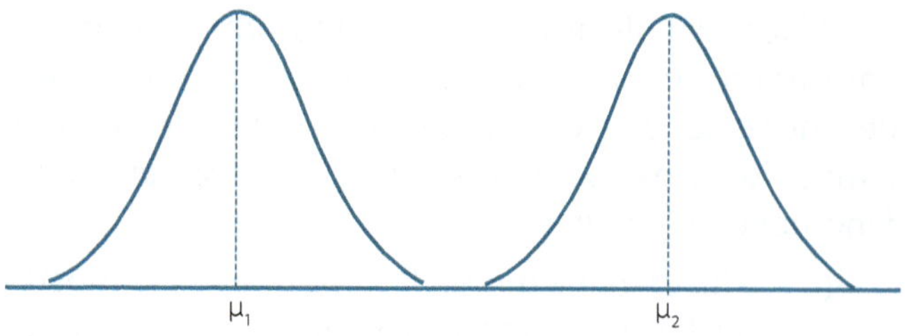

Figura 22.16 – Distribuições normais com médias diferentes e mesmo desvio-padrão.

- Três distribuições normais com médias iguais, mas com diferentes desvios-padrões σ (pequeno, moderado e grande). Observe que ao diminuirmos o valor de σ, aumentamos a altura máxima $\frac{1}{\sigma\sqrt{2\pi}}$, e, consequentemente, geramos mais concentração de probabilidade em torno de μ (Figura 22.17).

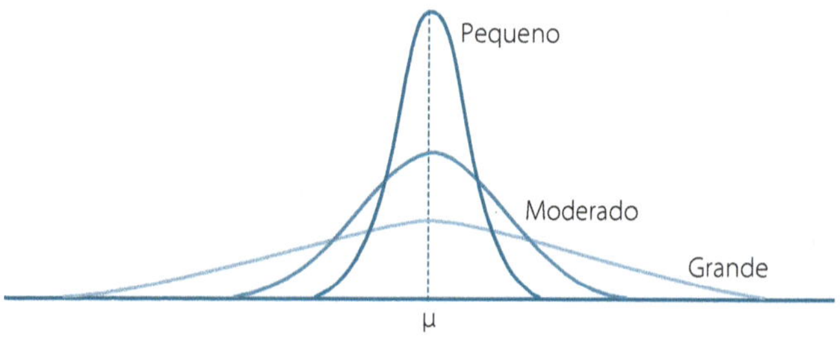

Figura 22.17 – Três distribuições normais com médias iguais, com diferentes desvios-padrões.

(ii) A curva decai rapidamente para zero ao se afastar de μ devido ao termo $e^{-(x-\mu)^2/2\sigma^2}$.

(iii) μ - σ e μ + σ são os chamados pontos de inflexão de $f(x)$, isto é, os pontos em que a curva muda de concavidade.

(iv) Os valores da média, moda e mediana são equivalentes.

(v) Os intervalos μ ± σ, μ ± 2σ e μ ± 3σ, têm, respectivamente, as probabilidades de 68,26%, 95,44% e 99,74%, conforme a Figura 22.18:

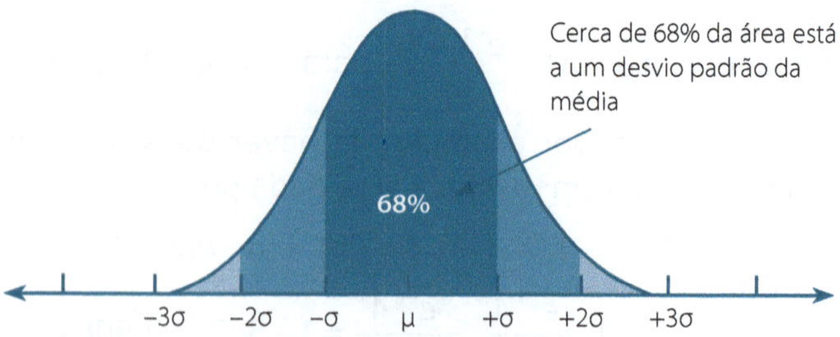

Figura 22.18 – Representação dos intervalos $\mu \pm \sigma$, $\mu \pm 2\sigma$ e $\mu \pm 3\sigma$.

Como visto anteriormente, a área abaixo da função de densidade de probabilidade restrita a um intervalo $[a,b]$ representa a probabilidade de a variável aleatória contínua assumir um valor dentro desse intervalo. No caso da Normal, o cálculo da área deve obtido numericamente, já que não é possível integrá-la analiticamente. Para isso, foi construída a tabela de uma curva Normal Padrão (ver Tabela 22.2), com média 0 e variância 1, para a qual todas as curvas normais possam ser referenciadas a partir da transformação da variável $X \sim N(\mu,\sigma^2)$ em uma variável $Z \sim N(0,1)$ da seguinte forma:

$$Z = \frac{X-\mu}{\sigma}.$$

A variável aleatória Z é denominada **variável Normal Padrão**, cuja função densidade pode ser obtida da Normal, tomando μ = 0 e σ = 1, isto é,

$$f(z) = \frac{1}{\sqrt{2\pi}} e^{\frac{-z^2}{2}} \text{ para } -\infty < z < \infty.$$

Portanto, a transformação $Z = \frac{X-\mu}{\sigma}$ é fundamental para o cálculo de probabilidades relativas a uma distribuição Normal qualquer. A tabela da Normal Padrão nos fornece valores da probabilidade acumulada para cada valor de z entre −3,49 a 3,49, ou seja, para cada valor de z fixado, a tabela nos fornece $\Phi(z) = P(Z \le z)$. Temos, por exemplo, os seguintes valores tabelados:

- $\Phi(-1,32) = P(Z \le -1,32) = 0,0934$,
- $\Phi(-1,96) = P(Z \le -1,96) = 0,0250$,
- $\Phi(0) = P(Z \le 0) = 0,5000$,
- $\Phi(2,15) = P(Z \le 2,15) = 0,9842$.

Assim, para calcular $P(a \le X \le b)$, com $X \sim N(\mu,\sigma^2)$, basta padronizar os valores de a e b, dados, respectivamente, por $\frac{a-\mu}{\sigma}$ e $\frac{b-\mu}{\sigma}$, e calcular a probabilidade a partir da tabela da Normal padrão, como:

$$P(a \le X \le b) = P\left(\frac{a-\mu}{\sigma} \le Z \le \frac{b-\mu}{\sigma}\right) =$$

$$= P\left(Z \le \frac{b-\mu}{\sigma}\right) - P\left(Z \le \frac{a-\mu}{\sigma}\right) =$$

$$= \Phi\left(\frac{b-\mu}{\sigma}\right) - \Phi\left(\frac{a-\mu}{\sigma}\right)$$

lembrando que, no contexto de variáveis aleatórias contínuas, temos:
$P(a \leq X \leq b) = P(a < X \leq b) = P(a \leq X < b) = P(a < X < b)$.

- **Exemplo 16**: Numa população, os conteúdos de glicose no sangue de pessoas têm distribuição Normal, com média 120 mg/100 mL e desvio-padrão de 8 mg/100 mL. Se definirmos a variável aleatória X como o conteúdo de glicose em 100 mL de sangue de uma pessoa selecionada aleatoriamente dessa população, então temos que $X \sim N(120, 64)$. Logo, $Z = \frac{X-120}{8} \sim N(0,1)$. Se desejarmos, por exemplo, calcular a probabilidade de uma pessoa conter conteúdo de glicose no sangue entre 100 mg/100 mL e 110 mg/100 mL, teremos:

$$P(100 \leq X \leq 110) = P\left(\frac{100-120}{8} \leq Z \leq \frac{110-120}{8}\right) = P(-2{,}5 \leq Z \leq -1{,}25)$$
$$= P(Z \leq -1{,}25) - P(Z \leq -2{,}5) = \Phi(-1{,}25) - \Phi(-2{,}5)$$
$$= 0{,}1056 - 0{,}0062 = 0{,}0994 = 9{,}94\%.$$

- **Exemplo 17**: Por estudos estatísticos com 10.000 bezerros de um rebanho, foi diagnosticado que os pesos à desmama (em kg) dos bezerros se comportam como uma distribuição Normal com média 170 kg e desvio-padrão 5 kg. Assim, se definirmos a variável aleatória X como o peso à desmama de um bezerro aleatoriamente selecionado, temos que $X \sim N(170, 25)$. Assim, $Z = \frac{X-170}{5} \sim N(0,1)$. Se desejarmos, por exemplo, a probabilidade de bezerros apresentarem peso superior a 165 kg, temos:

$$P(X > 165) = P\left(Z > \frac{165-170}{5}\right) = P(Z > -1) = 1 - P(Z \leq -1)$$
$$= 1 - \Phi(-1) = 1 - 0{,}1587$$
$$= 0{,}8413 = 84{,}13\%.$$

Se desejássemos ainda o número esperado de bezerros no rebanho com peso superior a 165 kg, teríamos 10.000 x 0,8413 ≅ 8.413 bezerros.

Distribuição de Médias e Somas de Variáveis Normais

Uma propriedade importante do modelo normal é que ele é preservado para médias ou somas de variáveis aleatórias normais, quer elas sejam independentes ou não. No contexto de n variáveis normalmente distribuídas e independentes, X_1, X_2, ..., X_n, com $X_i \sim N(\mu_i, \sigma_i^2)$ para i = 1, 2, 3, ..., n, pode-se mostrar que:

$$S_n = \sum_{i=1}^{n} X_i \sim N\left(\sum_{i=1}^{n} \mu_i, \sum_{i=1}^{n} \sigma_i^2\right) \text{ e}$$

$$\overline{X}_n = \frac{\sum_{i=1}^{n} X_i}{n} \sim N\left(\frac{\sum_{i=1}^{n} \mu_i}{n}, \frac{\sum_{i=1}^{n} \sigma_i^2}{n^2}\right)$$

Particularmente importante é o caso em que todas as variáveis aleatórias X_1, X_2, ..., X_n são *i.i.d.* (independentes e identicamente distribuídas) e compõem uma amostra aleatória de uma mesma população normalmente distribuída com média μ e variância σ², ou seja, $X_i \sim N(\mu, \sigma^2)$, para i = 1, 2, 3, ..., n. Nesse caso, temos:

$$S_n \sim N(n\mu, n\sigma^2) \text{ e } \overline{X}_n \sim N\left(\mu, \frac{\sigma^2}{n}\right).$$

- **Exemplo 18**: Suponha que a duração da gravidez de mulheres de uma certa população de interesse tenha distribuição normal, com média de 268 dias e desvio-padrão de 15 dias. Então, se desejarmos primeiramente obter a probabilidade de uma mulher grávida ter a duração de sua gravidez X inferior a 265 dias, teremos:

$$P(X < 265) = P\left(Z < \frac{265-268}{15}\right) = P(Z < -0{,}2) = 0{,}4207 = 42{,}07\%.$$

No entanto, se 25 mulheres forem escolhidas aleatoriamente da população, a probabilidade de os prazos de duração de suas gravidezes terem média inferior a 265 dias deverá ser calculada da seguinte forma: Seja $X_i \sim N(268, 15^2)$ a variável aleatória que representa o tempo de gravidez da i-ésima mulher selecionada, i = 1, 2, 3, ..., 25. Como é razoável supor independência das variáveis, temos que $\overline{X}_{25} \sim N\left(268, \frac{15^2}{25}\right)$, ou seja, a média $\overline{X}_{25}$ terá distribuição também normal com média 268 e variância 9. Assim $Z = \frac{\overline{X}_{25} - 268}{3} \sim N(0,1)$ e, portanto,

$$P(\overline{X}_{25} < 265) = P\left(Z < \frac{265-268}{3}\right) = P(Z < -1) = 0{,}1587 = 15{,}87\%.$$

Teorema Central do Limite

Vimos que, se $X_i \sim N(\mu, \sigma^2)$ para i = 1, 2, 3, ..., n, então $\overline{X}_n \sim N\left(\mu, \frac{\sigma^2}{n}\right)$. No entanto, qualquer que seja a distribuição das variáveis X_i, com $E(X_i) = \mu$ e $Var(X_i) = \sigma^2$, pode-se mostrar, a partir das propriedades da esperança e da variância, que $E(\overline{X}_n) = \mu$, e, além disso, se estas forem independentes, temos $Var(\bar{X}_n)=\frac{\sigma^2}{n}$, muito embora a distribuição de $\bar{X}_n$ não seja necessariamente Normal. Observe, no entanto, que, no contexto *i.i.d.*, a variância da variável aleatória $\bar{X}_n$ decresce, tendendo a zero, conforme n cresce indefinidamente. Isso significa que, quanto maior o número de elementos da amostra, menor será a variabilidade dos valores possíveis da média amostral, indicando uma alta concentração desses valores em torno da média populacional. Qual a consequência natural a se esperar disso? Nossa intuição nos diria que se fizéssemos um histograma de vários valores de médias amostrais, este histograma tenderia a ter uma forma simétrica e cada vez mais leptocúrtica (concentrada em torno de μ) conforme o tamanho da amostra crescesse, de acordo com o gráfico da **Figura 22.19**, representando os histogramas de várias médias amostrais de tamanhos diferentes, retiradas de diferentes distribuições populacionais:

E é isso de fato o que nos informa o **Teorema Central do Limite (TCL)**: Dadas $X_1, X_2, ..., X_n$, variáveis aleatórias independentes e identicamente distribuídas (*i.i.d.*) com distribuição qualquer, com média μ e variância σ², isto é, $E(X_i)=\mu$ e $Var(X_i)=\sigma^2$, então a distribuição de $\bar{X}_n$, grafada aqui como $L(\bar{X}_n)$ (a lei de $\bar{X}_n$) tenderá a uma distribuição normal com média μ e variância $\frac{\sigma^2}{n}$ quando n cresce indefinidamente. Em termos matemáticos:

$$L(\bar{X}_n) \underset{n\to\infty}{\to} N\left(\mu,\frac{\sigma^2}{n}\right).$$

Vemos, portanto, quão poderoso é esse resultado para a Inferência Estatística, pois se a média amostral for um estimador razoável em Epidemiologia, não será necessário conhecer a distribuição da população-alvo, pois a distribuição de probabilidade da média amostral será aproximadamente normal para amostras suficientemente grandes (em geral, simplesmente maiores do que 30).

Observação: O TCL também vale para soma de variáveis aleatórias *i.i.d.* Assim, qualquer que seja a distribuição das variáveis $X_1, X_2, ..., X_n$, com média μ e variância σ², a soma das variáveis $S_n=\sum_{i=1}^{n}X_i$ também convergirá para $N(n\mu, n\sigma^2)$.

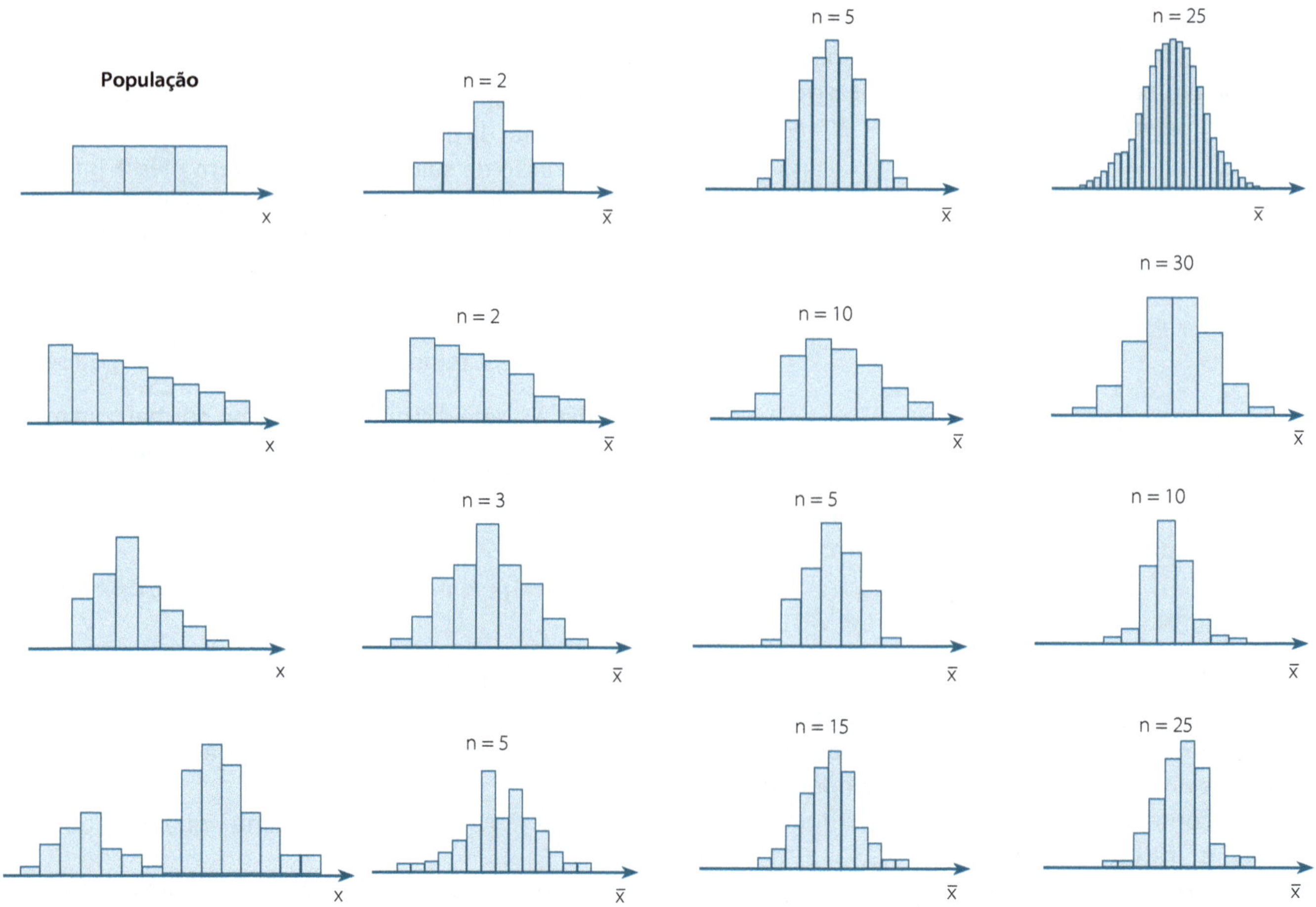

Figura 22.19 – Histogramas de várias médias amostrais de tamanhos diferentes de amostra, retiradas de diferentes distribuições populacionais (Fonte: Bussab & Morettin, 2002).

- **Exemplo 19**: Suponha que o tempo médio (em horas) de resposta a um medicamento seja de 8,4 horas e desvio-padrão de 5 horas, desconhecendo-se sua distribuição. Então se desejarmos a probabilidade de que a média do tempo de respostas de 36 pacientes seja superior a 9,5 horas, podemos nos valer do TCL, pois como $E(X_i)=8,4$ e $Var(X_i)=25$, para i = 1, 2, 3, ..., 36, temos que $\overline{X}_{36}$ terá distribuição aproximadamente normal com média 8,4 e variância $25/36$, isto é, $\overline{X}_{36} \approx N(8,4;25/36)$. Assim:

$$P(\overline{X}_{36} > 9,5) \cong P\left(Z > \frac{9,5-8,4}{5/6}\right) = P(Z>1,32) = 1-P(Z \le 1,32)$$
$$= 1-0,9066 = 0,0934 = 9,34\%.$$

Aproximação Normal à Binomial

Vimos anteriormente que o modelo Binomial pode ser aproximado pelo modelo Poisson, quando a probabilidade p de sucesso é muito pequena e o número de ensaios de Bernoulli n é muito grande.

Entretanto, quando o número de ensaios n é grande e a probabilidade de sucesso p não é muito próxima de 0 ou 1, ou mesmo quando n é pequeno e a probabilidade p é próxima de 0,5, o modelo Normal aproxima muito bem as probabilidades do modelo Binomial. Isto se deve ao fato de que o modelo Binomial é construído pela soma de resultados de ensaios de Bernoulli, e, portanto, o TCL nos garante a convergência da soma para a Normal. Assim, se $X \sim B(n,p)$, pode-se mostrar que nas condições postas anteriormente $X \approx N(np,npq)$ e assim $Z = \frac{X-np}{\sqrt{npq}} \approx N(0,1)$.

Observação: Como um critério prático, o modelo Binomial pode ser muito bem aproximado pelo modelo Normal, quando $np \ge 10$ e $nq \ge 10$ (a aproximação melhorando com o crescimento de n).

Entretanto, tendo em vista que estamos aproximando uma variável Binomial discreta por uma distribuição Normal contínua, a melhor aproximação para $P(a \le X \le b)$ da Binomial pela Normal se dá por meio de um fator de correção da seguinte forma:

$$P(a \le X \le b) \cong P\left[\frac{(a-0,5)-np}{\sqrt{npq}} \le Z \le \frac{(b+0,5)-np}{\sqrt{npq}}\right]$$

Vejamos no exemplo a seguir a justificativa do fator de correção de 0,5.

- **Exemplo 20**: Suponha $X \sim B(15,\frac{2}{5})$. Então seu histograma e a curva normal aproximada com média $np = 15 \times 0,4 = 6$ e variância $npq = 15 \times 0,4 \times 0,6 = 3,6$ são da forma (**Figura 22.20**):

Vemos, portanto, a partir da **Figura 22.20**, que se desejássemos calcular $P(7 \le X \le 10)$ no modelo Binomial, a curva normal aproximada deveria ser integrada entre 6,5 e 10,5, para compensar regiões de área superestimada com regiões área subestimada. Daí o fator de correção de 0,5. Sem o fator de correção, a aproximação

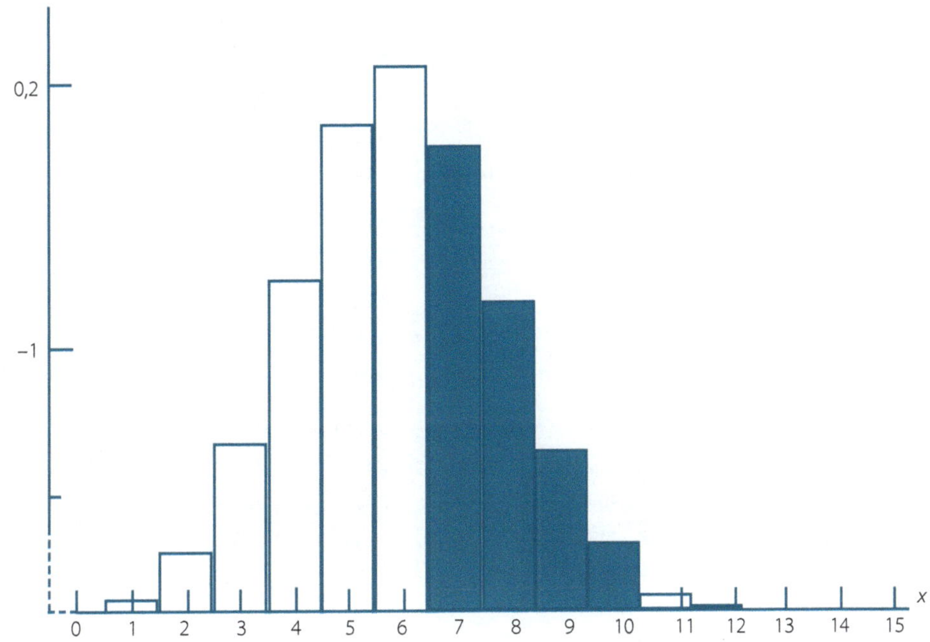

Figura 22.20 – Distribuição Binomial aproximada pela distribuição normal.

Tabela 22.2 – *Standard* normal cumulativa *probability table*

A. Cumulativa *probabilities for* ***Negative*** *z-values are shown in the following table*

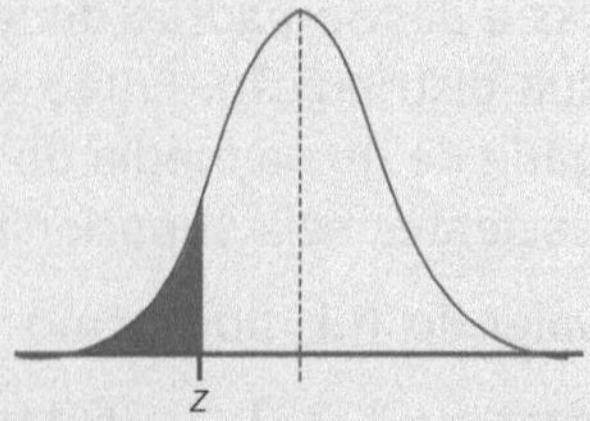

z	0,00	0,01	0,02	0,03	0,04	0,05	0,06	0,07	0,08	0,09
−3,4	0,0003	0,0003	0,0003	0,0003	0,0003	0,0003	0,0003	0,0003	0,0003	0,0002
−3,3	0,0005	0,0005	0,0005	0,0004	0,0004	0,0004	0,0004	0,0004	0,0004	0,0003
−3,2	0,0007	0,0007	0,0006	0,0006	0,0006	0,0006	0,0006	0,0005	0,0005	0,0005
−3,1	0,0010	0,0009	0,0009	0,0009	0,0008	0,0008	0,0008	0,0008	0,0007	0,0007
−3,0	0,0013	0,0013	0,0013	0,0012	0,0012	0,0011	0,0011	0,0011	0,0010	0,0010
−2,9	0,0019	0,0018	0,0018	0,0017	0,0016	0,0016	0,0015	0,0015	0,0014	0,0014
−2,8	0,0026	0,0025	0,0024	0,0023	0,0023	0,0022	0,0021	0,0021	0,0020	0,0019
−2,7	0,0035	0,0034	0,0033	0,0032	0,0031	0,0030	0,0029	0,0028	0,0027	0,0026
−2,6	0,0047	0,0045	0,0044	0,0043	0,0041	0,0040	0,0039	0,0038	0,0037	0,0036
−2,5	0,0062	0,0060	0,0059	0,0057	0,0055	0,0054	0,0052	0,0051	0,0049	0,0048
−2,4	0,0082	0,0080	0,0078	0,0075	0,0073	0,0071	0,0069	0,0068	0,0066	0,0064
−2,3	0,0107	0,0104	0,0102	0,0099	0,0096	0,0094	0,0091	0,0089	0,0087	0,0084
−2,2	0,0139	0,0136	0,0132	0,0129	0,0125	0,0122	0,0119	0,0116	0,0113	0,0110
−2,1	0,0179	0,0174	0,0170	0,0166	0,0162	0,0158	0,0154	0,0150	0,0146	0,0143
−2,0	0,0228	0,0222	0,0217	0,0212	0,0207	0,0202	0,0197	0,0192	0,0188	0,0183
−1,9	0,0287	0,0281	0,0274	0,0268	0,0262	0,0256	0,0250	0,0244	0,0239	0,0233
−1,8	0,0359	0,0351	0,0344	0,0336	0,0329	0,0322	0,0314	0,0307	0,0301	0,0294
−1,7	0,0446	0,0436	0,0427	0,0418	0,0409	0,0401	0,0392	0,0384	0,0375	0,0367
−1,6	0,0548	0,0537	0,0526	0,0516	0,0505	0,0495	0,0485	0,0475	0,0465	0,0455
−1,5	0,0668	0,0655	0,0643	0,0630	0,0618	0,0606	0,0594	0,0582	0,0571	0,0559
−1,4	0,0808	0,0793	0,0778	0,0764	0,0749	0,0735	0,0721	0,0708	0,0694	0,0681
−1,3	0,0968	0,0951	0,0934	0,0918	0,0901	0,0885	0,0869	0,0853	0,0838	0,0823
−1,2	0,1151	0,1131	0,1112	0,1093	0,1075	0,1056	0,1038	0,1020	0,1003	0,0985
−1,1	0,1357	0,1335	0,1314	0,1292	0,1271	0,1251	0,1230	0,1210	0,1190	0,1170
−1,0	0,1587	0,1562	0,1539	0,1515	0,1492	0,1469	0,1446	0,1423	0,1401	0,1379
−0,9	0,1841	0,1814	0,1788	0,1762	0,1736	0,1711	0,1685	0,1660	0,1635	0,1611
−0,8	0,2119	0,2090	0,2061	0,2033	0,2005	0,1977	0,1949	0,1922	0,1894	0,1867
−0,7	0,2420	0,2389	0,2358	0,2327	0,2296	0,2266	0,2236	0,2206	0,2177	0,2148
−0,6	0,2743	0,2709	0,2676	0,2643	0,2611	0,2578	0,2546	0,2514	0,2483	0,2451
−0,5	0,3085	0,3050	0,3015	0,2981	0,2946	0,2912	0,2877	0,2843	0,2810	0,2766
−0,4	0,3446	0,3409	0,3372	0,3336	0,3300	0,3264	0,3228	0,3192	0,3156	0,3121
−0,3	0,3821	0,3783	0,3745	0,3707	0,3669	0,3632	0,3594	0,3557	0,3520	0,3483
−0,2	0,4207	0,4168	0,4129	0,4090	0,4052	0,4013	0,3974	0,3936	0,3897	0,3859
−0,1	0,4602	0,4562	0,4522	0,4483	0,4443	0,4404	0,4364	0,4325	0,4286	0,424
0,0	0,5000	0,4960	0,4920	0,4880	0,4840	0,4801	0,4761	0,4721	0,4681	0,4641

Tabela 22.2 (continuação) – *Standard* normal cumulativa *probability table*

A. Cumulativa *probabilities for* ***Positive*** *z-values are shown in the following table*

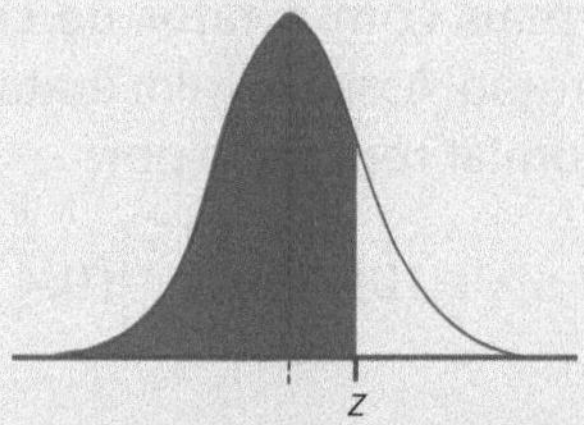

z	0,00	0,01	0,02	0,03	0,04	0,05	0,06	0,07	0,08	0,09
0,0	0,5000	0,5040	0,5080	0,5120	0,5160	0,5199	0,5239	0,5279	0,5319	0,5359
0,1	0,5398	0,5438	0,5478	0,5517	0,5557	0,5596	0,5636	0,5675	0,5714	0,5753
0,2	0,5793	0,5832	0,5871	0,5910	0,5948	0,5987	0,6026	0,6064	0,6103	0,6141
0,3	0,6179	0,6217	0,6255	0,6293	0,6331	0,6368	0,6406	0,6443	0,6480	0,6331
0,4	0,6554	0,6591	0,6627	0,6664	0,6700	0,6736	0,6772	0,6808	0,6844	0,6879
0,5	0,6915	0,6950	0,6985	0,7019	0,7054	0,7088	0,7123	0,7157	0,7190	0,7224
0,6	0,7257	0,7291	0,7324	0,7357	0,7389	0,7422	0,7454	0,7486	0,7517	0,7549
0,7	0,7580	0,7611	0,7642	0,7673	0,7704	0,7734	0,7764	0,7794	0,7823	0,7852
0,8	0,7881	0,7910	0,7939	0,7967	0,7995	0,8023	0,8051	0,8078	0,8106	0,8133
0,9	0,8159	0,8186	0,8212	0,8238	0,8264	0,8289	0,8315	0,8340	0,8365	0,8389
1,0	0,8413	0,8438	0,8461	0,8485	0,8508	0,8531	0,8554	0,8577	0,8599	0,8621
1,1	0,8643	0,8665	0,8686	0,8708	0,8729	0,8749	0,8770	0,8790	0,8810	0,8830
1,2	0,8849	0,8869	0,8888	0,8907	0,8925	0,8944	0,8962	0,8980	0,8997	0,9015
1,3	0,9032	0,9049	0,9066	0,9082	0,9099	0,9115	0,9131	0,9147	0,9162	0,9177
1,4	0,9192	0,8207	0,9222	0,9236	0,9251	0,9265	0,9279	0,9292	0,9306	0,9319
1,5	0,9332	0,9345	0,9357	0,9370	0,9382	0,9394	0,9406	0,9418	0,9429	0,9441
1,6	0,9452	0,8463	0,9474	0,9484	0,9495	0,9505	0,9515	0,9525	0,9535	0,9545
1,7	0,9554	0,9564	0,9573	0,9582	0,9591	0,9599	0,9608	0,9616	0,9625	0,9633
1,8	0,9641	0,9649	0,9656	0,9664	0,9671	0,9678	0,9686	0,9693	0,9699	0,9706
1,9	0,9713	0,9719	0,9726	0,9732	0,9738	0,9744	0,9750	0,9756	0,9761	0,9767
2,0	0,9772	0,9778	0,9783	0,9788	0,9793	0,9798	0,9803	0,9808	0,9812	0,9817
2,1	0,9821	0,9826	0,9830	0,9834	0,9838	0,9842	0,9846	0,9850	0,9854	0,9857
2,2	0,9861	0,9864	0,9868	0,9871	0,9875	0,9878	0,9881	0,9884	0,9887	0,9890
2,3	0,9893	0,9895	0,9898	0,9901	0,9904	0,9906	0,9909	0,9911	0,9913	0,9916
2,4	0,9918	0,9920	0,9922	0,9925	0,9927	0,9929	0,9931	0,9932	0,9934	0,9936
2,5	0,9938	0,9940	0,9941	0,9943	0,9945	0,9946	0,9948	0,9949	0,9951	0,9952
2,6	0,9953	0,9955	0,9944	0,9957	0,9959	0,9960	0,9961	0,9962	0,9963	0,9964
2,7	0,9965	0,9966	0,9967	0,9968	0,9969	0,9970	0,9971	0,9972	0,9973	0,9974
2,8	0,9974	0,9975	0,9976	0,9977	0,9977	0,9978	0,9979	0,9979	0,9980	0,9981
2,9	0,9981	0,9982	0,9982	0,9983	0,9984	0,9984	0,9985	0,9985	0,9986	0,9986
3,0	0,9987	0,9987	0,9987	0,9988	0,9988	0,9988	0,9989	0,9989	0,9990	0,9990
3,1	0,9990	0,9991	0,9991	0,9992	0,9992	0,9992	0,9992	0,9992	0,9993	0,9993
3,2	0,9993	0,9993	0,9994	0,9994	0,9994	0,9994	0,9994	0,9995	0,9995	0,9995
3,3	0,9995	0,9995	0,9995	0,9996	0,9996	0,9996	0,9996	0,9996	0,9996	0,9997
3,4	0,90997	0,9997	0,9997	0,9997	0,9997	0,9997	0,9997	0,9997	0,9997	0,9998

torna-se mais bruta. Isso pode ser comprovado pela comparação entre o cálculo exato com as aproximações normais com o fator de correção e sem o fator de correção. Assim, o valor exato de $P(7 \leq X \leq 10)$ no modelo Binomial será dado por:

$$P(7 \leq X \leq 10) = \sum_{k=7}^{10} \binom{15}{k} (0,4)^k (0,6)^{15-k} = 0,381$$

Temos $X \approx N(6; 3,6)$ e assim $Z = \frac{X-6}{1,9} \approx N(0,1)$.

Aproximação com o fator de correção:

$$P(7 \leq X \leq 10) \cong P\left(\frac{6,5-6}{1,9} \leq Z \leq \frac{10,5-6}{1,9}\right) = P(0,26 \leq Z \leq 2,37)$$
$$= P(Z \leq 2,37) - P(Z \leq 0,26) = 0,9911 - 0,6026$$
$$= 0,3885$$

Aproximação sem o fator de correção:

$$P(7 \leq X \leq 10) \cong P\left(\frac{7-6}{1,9} \leq Z \leq \frac{10-6}{1,9}\right) = P(0,53 \leq Z \leq 2,11)$$
$$= P(Z \leq 2,11) - P(Z \leq 0,53) = 0,9826 - 0,7019$$
$$= 0,2807$$

Vemos, portanto, que a aproximação da Binomial pela Normal com o fator de correção se mostra muito mais congruente com o valor exato da probabilidade.

Para um maior aprofundamento de outros modelos de probabilidade, sugerimos ao leitor interessado as referências: Bussab e Morettin, 2002; DeGroot e Schervish, 2002; Hoel et al., 1978; Ross, 2014; e Ross, 2007.

Bibliografia Consultada

- Bussab WO, Morettin PA. Estatística Básica. 5ª ed. São Paulo: Editora Saraiva; 2002.
- Clayton D, Hills M. Statistical Models in Epidemiology. Oxford: Oxford University Press; 1993.
- Daniel DD. Biostatistics: a Foundation for Analysis in the Health Sciences. 6th ed. New York: John Wiley & Sons; 1995.
- DeGroot M, Schervish MJ. Probability and Statistics. 3rd ed. New York: Addison Wesley; 2002.
- Hoel PG, Port SC, Stone CJ. Introdução à Teoria da Probabilidade. Rio de Janeiro: Editora Interciência; 1978.
- Migon HS, Gamerman D, Louzada F. Statistical Inference: An Integrated Approach. 2nd ed. Boca Raton: CRC Press; 2015.
- Milton JS. Statistical Methods in the Biological and Health Sciences. 2nd ed. New York: McGraw-Hill, Inc.; 1992.
- Ross S. A First Course in Probability. 9th ed. New York: Pearson; 2014.
- Ross S. Introduction to Probability Models. 9th ed. New York: Academic Press; 2007.
- Soares JF, Siqueira AL. Introdução à Estatística Médica. Minas Gerais: UFMG; 1999.

Capítulo

Testes Diagnósticos 23

Roberto de Andrade Medronho
Jessica Pronestino de Lima Moreira
Ronir Raggio Luiz

Introdução

A utilização de um teste diagnóstico na prática clínica visa, principalmente, auxiliar no diagnóstico de determinada doença ou de agravo à saúde, estimar o prognóstico de doenças ou de agravos à saúde e rastrear doenças em uma população (*screening* ou rastreamento). Grande parte do trabalho clínico consiste na busca diagnóstica de doenças. Para tal, o médico ou o profissional de saúde habilitado lança mão de um verdadeiro arsenal propedêutico que se inicia com a anamnese e o exame físico, podendo ir até exames mais sofisticados como o PET-*scan* (*Positron Emission Tomography*). Além disso, conscientemente ou não, o profissional de saúde utiliza-se de um raciocínio probabilístico para realizar o diagnóstico de um paciente: por exemplo, qual a probabilidade de um diagnóstico de meningite em um paciente com febre, vômito e cefaleia? Se o paciente apresentar adicionalmente rigidez de nuca, a probabilidade de se diagnosticar a doença aumenta? Note que o paciente tem ou não tem a doença, entretanto, o clínico não tem ainda a certeza do diagnóstico e para eliminar ou reduzir ao máximo o seu grau de incerteza, utiliza os testes diagnósticos. Os conceitos básicos sobre probabilidade podem ser vistos no ***Capítulo 22 – Probabilidade e Modelos de Probabilidade em Epidemiologia***.

Geralmente, denominam-se de testes diagnósticos aqueles exames realizados em laboratório (hemograma completo, bioquímica do líquor etc.); entretanto, um conjunto de sinais e sintomas também pode ser visto como um teste para o diagnóstico de uma determinada doença. Na realidade, estas ideias se estendem para qualquer classificação onde se compara algum procedimento com um padrão-ouro. Entende-se como padrão-ouro o exame cujo resultado se aproxime ao máximo do verdadeiro diagnóstico, constituindo-se no melhor critério diagnóstico disponível. O presente capítulo vai discutir os princípios básicos para uma correta interpretação de todo tipo de teste diagnóstico. Para fins de maior clareza do capítulo, o teste diagnóstico será exemplificado como um exame laboratorial.

Como já foi descrito anteriormente, o procedimento diagnóstico é um processo que inclui um razoável grau de incerteza, que é aumentada ou diminuída na dependência de um bom juízo crítico por parte do médico ou do profissional de saúde habilitado, além de um sólido conhecimento da literatura. Além dessas habilidades, o profissional de saúde deve ter no mínimo uma boa comunicação e empatia com seu paciente. Não é objetivo desse capítulo descrever as habilidades necessárias à formação dos profissionais de saúde. Entretanto, devido a sua grande importância, recomenda-se a leitura das Diretrizes Curriculares Nacionais da respectiva profissão de saúde disponíveis no sítio do Ministério da Educação (www.gov.br/mec).

A prática clínica moderna utiliza-se das leis de probabilidade como um importante auxiliar na interpretação dos testes diagnósticos. Ao solicitar um teste diagnóstico, o profissional de saúde se vê diante de quatro possibilidades: o exame resultar positivo (anormal) na presença da doença (verdadeiro-positivo), positivo na sua ausência (falso-positivo), negativo (normal) na ausência da doença (verdadeiro-negativo) e negativo na sua presença (falso-negativo). Para simplificar, nesse capítulo será utilizado o resultado positivo como sinônimo de anormal e o negativo como sinônimo de normal. A **Tabela 23.1** mostra a relação entre essas quatro possibilidades.

Note que a doença "verdadeira" também foi diagnosticada por um teste. Entretanto, para fins práticos

Tabela 23.1 – Possíveis resultados de um teste diagnóstico para identificar uma doença

		Doença		
		Presente	Ausente	Total
Teste	Positivo	a	b	a + b
	Negativo	c	d	c + d
	Total	**a + c**	**b + d**	**a + b + c + d**

considera-se que o exame que diagnosticou a doença inicialmente é melhor que o teste que se quer avaliar. A avaliação de um teste diagnóstico sempre utiliza outro teste teoricamente melhor que aquele, denominado padrão-ouro (*gold stantard*), já citado anteriormente. Idealmente, o padrão-ouro não deveria ter resultados falsos, ou seja, deveria possuir 100% de sensibilidade e 100% de especificidade. Como, na prática, não existe esse tipo de teste, assume-se para fins operacionais que o teste disponível capaz de produzir o menor erro de classificação possível, ou seja, com o melhor desempenho em termos de sensibilidade e especificidade, é o padrão-ouro.

Ao se avaliar um determinado teste diagnóstico devem ser levados em conta a sua aceitabilidade na população a ser testada, a facilidade em sua aplicação, o seu custo, a sua precisão (ou reprodutibilidade, confiabilidade) e a validade do teste.

A precisão de um teste diagnóstico é a capacidade do teste reproduzir o mesmo resultado ou ter resultado semelhante, quando repetido sob as mesmas condições. No entanto, um teste pode ser preciso e não ser válido. Por exemplo, ao se mensurar mais de uma vez a pressão arterial de um mesmo indivíduo com um esfigmomanômetro descalibrado, o resultado se repetirá, ou seja, o teste será preciso, mas não mensurará a real pressão arterial do indivíduo. A Figura 23.1 ilustra três situações possíveis de ocorrer ao se aplicar um teste diagnóstico. Essa figura é equivalente àquela dos alvos, presente no ***Capítulo 19 – Introdução à Análise de Dados Epidemiológicos***.

O ***Capítulo 21 – Métodos Estatísticos em Estudos de Concordância*** apresenta as principais estratégias estatísticas para se avaliar a confiabilidade de medidas como a de um teste diagnóstico.

A validade de um teste diagnóstico é a capacidade de ele classificar de maneira correta os indivíduos submetidos ao teste. Um teste válido discrimina bem um indivíduo doente de um não doente. Idealmente, um teste dicotômico (que possui apenas duas possibilidades) deveria sempre resultar positivo na presença da doença e negativo na sua ausência. No entanto,

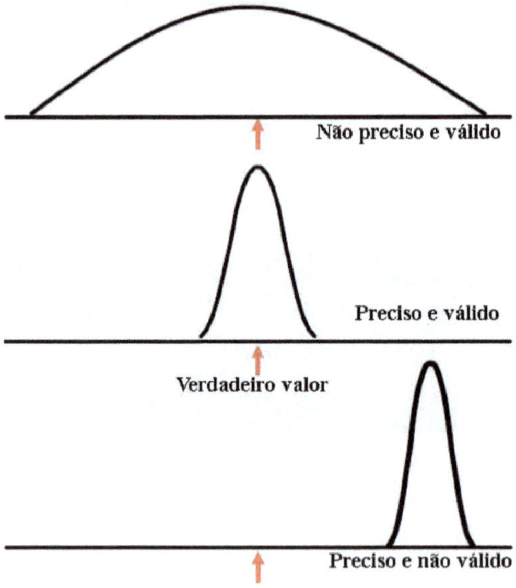

Figura 23.1 – Três situações possíveis de um teste diagnóstico.

isto não ocorre no mundo real, já que a aplicação de um teste pode resultar tanto falso-positivo como falso-negativo. A validade de um teste apresenta duas propriedades: a **sensibilidade** e a **especificidade**, que são intrínsecas a cada teste diagnóstico. Essas propriedades não mudam para um mesmo teste diagnóstico, por exemplo, um determinado teste imunoenzimático (*Enzyme Linked Immuno Sorbent Assay*, ELISA) para a detecção de anticorpos anti-HIV que tenha 99,5% de sensibilidade e 99,8% de especificidade sempre terá esses valores mesmo quando aplicado em diferentes populações.

Propriedades de um Teste Diagnóstico

A partir da Tabela 23.1 é possível calcular as seguintes propriedades de um teste diagnóstico[1]:

Sensibilidade (S)

É a proporção de resultados verdadeiros-positivos entre todos os doentes. Expressa a probabilidade de um teste dar positivo na presença da doença, isto é, avalia a capacidade do teste detectar a doença quando ela está de fato presente. É estimada da seguinte forma:

$$S = \frac{a}{a + c} \quad (1)$$

onde: a = número de verdadeiros positivos; c = número de falsos negativos.

Especificidade (E)

É a proporção de resultados verdadeiros-negativos entre todos os sadios. Expressa a probabilidade de um teste dar negativo na ausência da doença, isto é, avalia a capacidade de o teste afastar a doença quando ela está ausente. É estimada da seguinte forma:

$$E = \frac{d}{b+d} \quad (2)$$

onde: b = número de falsos positivos; d = número de verdadeiros negativos

Essas propriedades são inerentes a todo teste diagnóstico e devem ser consideradas ao solicitá-lo.

Note que um teste muito sensível raramente deixará de diagnosticar indivíduos com a doença e que um teste muito específico raramente classificará como doente um indivíduo sem a doença. Entretanto, frequentemente, quando um teste ganha em sensibilidade, perde em especificidade e vice-versa, como será visto mais adiante. Isto se aplica quando o resultado de um teste é mensurado em uma escala contínua e o seu resultado é dado de uma maneira dicotômica (positivo/negativo ou normal/anormal).

Os testes sensíveis são utilizados, principalmente, quando há a necessidade de se diagnosticar uma doença potencialmente grave, como, por exemplo, leucemia aguda em fases iniciais do diagnóstico diferencial para reduzir o número de outros possíveis diagnósticos. Neste caso, esses testes são usados para afastar doenças.

Além disso, os testes sensíveis são muito utilizados para realizar o rastreamento de doença em grupos populacionais como, por exemplo, o exame citopatológico (exame de Papanicolaou) para o rastreamento do câncer do colo do útero e o uso do teste anti-HIV em bancos de sangue.

Os testes específicos são utilizados para confirmar um diagnóstico, já que um teste muito específico raramente resultará positivo na ausência da doença, ou seja, dá poucos resultados falsos-positivos. São particularmente necessários quando o resultado falso-positivo pode lesar o paciente tanto física como emocional ou financeiramente, como, por exemplo, o teste anti-HIV.

> Em termos práticos, é mais útil na prática clínica: *o resultado negativo de um teste sensível; o resultado positivo de um teste específico.*

Deve-se ressaltar que, para a avaliação da sensibilidade e da especificidade de um teste diagnóstico, a escolha do padrão-ouro deve ser muito criteriosa. Por exemplo, caso o novo teste possua uma sensibilidade maior que o padrão-ouro, alguns casos corretamente identificados pelo novo teste seriam classificados equivocadamente como falso-positivos pelo padrão-ouro. Por outro lado, se o novo teste possuir maior especificidade que o padrão-ouro, casos que foram corretamente classificados como não doentes pelo novo teste seriam classificados como doentes pelo padrão-ouro, ou seja, seriam falsos-negativos segundo o padrão-ouro[2].

Outra questão importante na avaliação de um teste diagnóstico diz respeito a problemas de ordem ética. Caso o padrão-ouro seja um procedimento invasivo que ofereça risco ao paciente, não se justifica sua utilização em um paciente que tenha tido um resultado negativo pelo novo teste, pois se poderia impor um risco desnecessário a um paciente provavelmente não doente. Dessa forma, a avaliação de possíveis resultados falsos-negativos ficaria prejudicada[2].

Valor Preditivo

Ao solicitar um teste diagnóstico, o profissional de saúde leva em conta a sensibilidade e a especificidade. Entretanto, essas propriedades proveem de uma situação ideal, onde se assume que há a certeza da presença ou não da doença. Na prática, o que o profissional de saúde necessita saber é que, dado que o exame foi realizado, qual a probabilidade de um resultado positivo ter realmente identificado a doença? A probabilidade de doença, dados os resultados de um teste diagnóstico, é denominada valor preditivo do teste, que pode ser dividido em[3]:

Valor Preditivo Positivo (VPP)

É a proporção de resultados verdadeiros-positivos entre todos os indivíduos com teste positivo. Expressa a probabilidade de um paciente com o teste positivo ter a doença.

$$VPP = \frac{a}{a+b} \quad (3)$$

onde: a = número de verdadeiros positivos; b = número de falsos positivos.

Valor Preditivo Negativo (VPN)

É a proporção de resultados verdadeiros-negativos entre todos os indivíduos com teste negativo. Expressa a probabilidade de um paciente com o teste negativo não ter a doença.

$$VPN = \frac{d}{c+d} \quad (4)$$

onde: c = número de falsos negativos; d = número de verdadeiros negativos.

Note que após a realização do teste diagnóstico deve-se perguntar, por exemplo, qual a probabilidade de o indivíduo ter a doença dado que o teste foi positivo. Isto é um exemplo típico de *probabilidade condicional*, onde a probabilidade de um evento (neste caso, a doença) está restrita a determinada condição (neste caso, o teste resultar positivo).

Determinantes do Valor Preditivo

O valor preditivo não é propriedade apenas do teste, sendo determinado não apenas pela sensibilidade e pela especificidade, mas também pela prevalência da doença na população testada. Nesse caso, a prevalência da doença deve ser interpretada como a probabilidade de o indivíduo ter a doença antes da realização do teste diagnóstico, por isso ela é denominada também *probabilidade pré-teste*.

Os valores preditivos positivo e negativo são estimativas da mesma probabilidade para aqueles indivíduos que tiveram os testes positivo e negativo, respectivamente. Por isso, o valor preditivo é denominado também *probabilidade pós-teste*.

Os valores preditivos variam conforme a prevalência da doença na população. Assim, um mesmo teste (sensibilidade e especificidade iguais), quando aplicado a populações com diferentes prevalências, resultará em valores preditivos distintos.

• Teorema de Bayes

Thomas Bayes estabeleceu, no século XVIII, as bases matemáticas para o cálculo do valor preditivo de um teste[4]. Assim, conhecendo-se a prevalência de uma doença na população e a sensibilidade e a especificidade do teste diagnóstico, pode-se, utilizando o Teorema de Bayes, determinar a probabilidade que um indivíduo com teste positivo tenha a doença (*valor preditivo positivo*) e a probabilidade que um indivíduo com teste negativo não tenha a doença (*valor preditivo negativo*), conforme as fórmulas expostas a seguir. Dito de outra forma, estimando-se a probabilidade *a priori* de uma doença na população, ou seja, sua prevalência, e aplicando-se um teste diagnóstico com sensibilidade e especificidade conhecidas, pode-se conhecer a probabilidade *a posteriori* de uma pessoa ter a doença, dado que seu teste resultou positivo (valor preditivo positivo), assim como de a pessoa não ter a doença, dado que seu teste resultou negativo (valor preditivo negativo).

Note que as fórmulas permitem calcular os valores preditivos positivos e negativos de um teste para qualquer prevalência de doença, conforme mostram as Figuras 23.2 e 23.3 (para maiores detalhes veja o ***Capítulo 22 – Probabilidade e Modelos de Probabilidade em Epidemiologia***):

$$VPP = \frac{S \times P}{(S \times P) + (1-E) \times (1-P)} \quad (5)$$

$$VPN = \frac{E \times (1-P)}{(1-S) \times P + E \times (1-P)} \quad (6)$$

onde: P = prevalência da doença; S = sensibilidade do teste; E = especificidade do teste.

Note também que se a prevalência da doença for muito baixa, o valor preditivo positivo tenderá a ser baixo também, mesmo se a sensibilidade e a

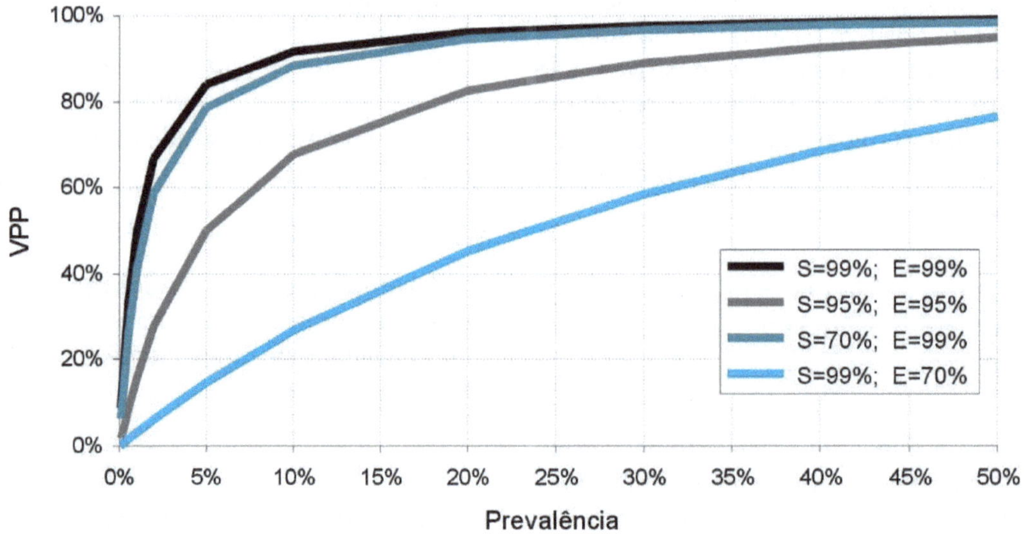

Figura 23.2 – Valor preditivo positivo em função da prevalência.

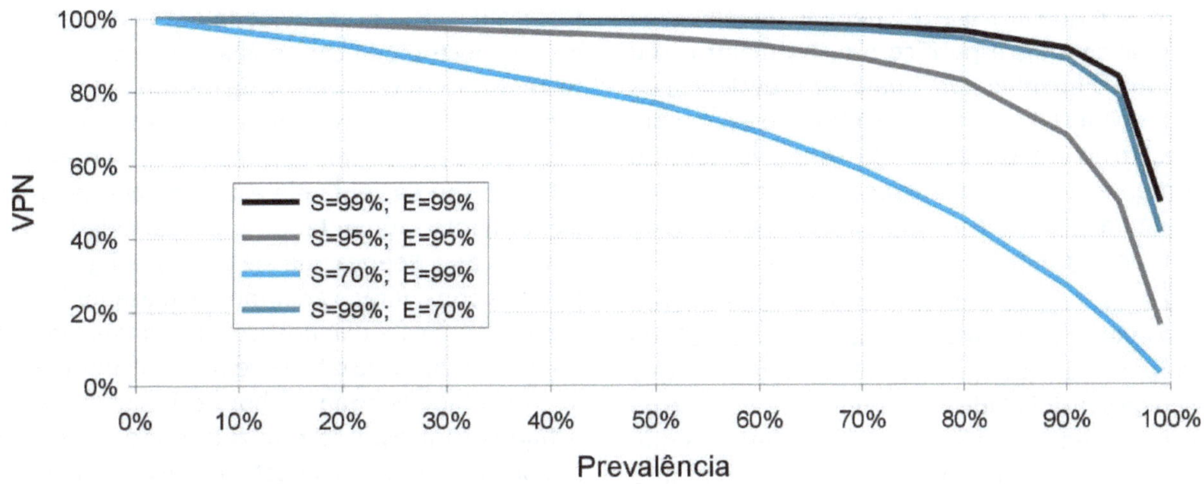

Figura 23.3 – Valor preditivo negativo em função da prevalência.

especificidade do teste forem altas. Assim, a utilização de testes de triagem (*screening*) para doenças na população tende a classificar muitos indivíduos como falsos-positivos, pois a prevalência da maioria das doenças na população em geral é muito baixa.

Quanto mais sensível o teste, melhor seu valor preditivo negativo, em função da redução do número de resultados falsos-negativos. Assim, pode-se ter maior segurança de que um paciente com resultado negativo não tenha a doença.

Quanto mais específico o teste, melhor o seu valor preditivo positivo, em função da redução do número de resultados falsos-positivos. Dessa forma, existe uma maior segurança de que um paciente com o resultado positivo tenha a doença.

Para um mesmo teste, quanto maior a prevalência da doença, maior o valor preditivo positivo e menor o valor preditivo negativo.

As **Figuras 23.2** e **23.3**, a seguir, exemplificam algumas situações em que foram utilizados testes com distintas sensibilidade e especificidade e avaliados os valores preditivos positivo e negativo em função da prevalência. Note que essas duas figuras são os resultados da aplicação das fórmulas descritas anteriormente para calcular o VPP e o VPN.

Inicialmente, percebe-se na **Figura 23.2** que, para qualquer um dos quatro testes, quanto maior a prevalência da doença, maior o valor preditivo positivo dos mesmos. Para um teste com sensibilidade e especificidade elevadas (S = 99% e E = 99%) o seu valor preditivo positivo será muito alto, mesmo em situações de prevalência não muito elevada. Entretanto, esta situação sofre um impacto importante ao se diminuir apenas um pouco a sensibilidade e especificidade do teste (S = 95% e E = 95%).

Outra situação ocorrerá ao se modificar apenas uma das características do teste. Por exemplo, ao se diminuir a sensibilidade mantendo-se a especificidade elevada (S = 70% e E = 99%), percebe-se que praticamente não houve impacto nos valores preditivos positivos em função da prevalência. Entretanto, quando essa mesma diminuição ocorre na especificidade, mantendo-se a sensibilidade (S = 99% e E = 70%), o impacto é bastante grande, diminuindo-se muito o valor preditivo positivo do resultado, mesmo para prevalências mais elevadas. Dessa forma, pode-se afirmar que o valor preditivo positivo de um teste é função da prevalência da doença, da sensibilidade e, fundamentalmente, da especificidade, conforme já fora observado na fórmula anterior. Destacando-se que as maiores modificações do valor preditivo positivo são determinadas pelas mudanças na prevalência da doença e na especificidade do teste.

Note na **Figura 23.3** que, ao se reduzir apenas a sensibilidade (S = 70% e E = 99%), ocorre uma drástica redução no VPN, mostrando o grande impacto que essa medida exerce no VPN. Ao se reduzir apenas a especificidade (S = 99% e E = 70%), o impacto no VPN é muito pequeno, menor do que quando se reduz apenas um pouco a sensibilidade e a especificidade conjuntamente (S = 95% e E = 95%).

É possível verificar ainda que, para um mesmo teste diagnóstico (exceção apenas para S = 70% e E = 99%), o impacto do aumento da prevalência na redução do VPN é muito pequeno. Esse impacto se acentua apenas nas prevalências muito elevadas. Como na prática clínica as doenças estudadas comumente possuem prevalências relativamente baixas, o VPN irá sofrer apenas pequena variação ao se modificar a especificidade de um teste diagnóstico, e mesmo ao se modificar pouco a sensibilidade.

Observa-se que a Figura 23.2 demonstra mais uma vez que **quanto mais específico o teste, maior o seu valor preditivo positivo** para qualquer prevalência da doença. E que a redução da especificidade exerce um forte impacto no VPP, corroborando o que já foi descrito anteriormente: quanto mais específico for um teste, maior a segurança de que um paciente com o resultado positivo tenha a doença.

Já na Figura 23.3 é possível observar que quanto **mais sensível o teste, maior o seu valor preditivo negativo** para qualquer prevalência da doença. E que a redução da sensibilidade exerce um forte impacto no VPN, corroborando o que já foi descrito anteriormente: quanto mais sensível for um teste, maior a segurança de que um paciente com resultado negativo não tenha de fato a doença.

Outras Medidas Associadas

Prevalência (P)

Refere-se a todos os casos da doença existentes previamente à realização de um teste. Dessa forma, ela expressa a probabilidade de doença antes de o teste ser realizado, por isso é também denominada **probabilidade pré-teste** ou **probabilidade *a priori*.** Levando em conta que na Tabela 23.1 não houve erro de classificação em relação a doentes e não doentes, a prevalência pode ser calculada da seguinte forma:

$$P = \frac{a+c}{a+b+c+d} \quad (7)$$

onde: a = número de verdadeiros positivos; b = número de falsos positivos; c = número de falsos negativos; d = número de verdadeiros negativos.

Observe que essa medida não necessariamente significa a prevalência da doença na população em geral e, sim, naquela determinada população em estudo, ou pode, ainda, ser artificial ou intencionalmente constituída a partir do interesse de um determinado laboratório, por exemplo. Assim, ela pode ser derivada de certo estrato populacional, por exemplo. Para uma mesma doença, sua prevalência pode variar enormemente dentro de um mesmo país, estado etc. Essa variação pode ocorrer também nos diferentes níveis de cuidados de saúde: primário, secundário e terciário. Além disso, ela pode se modificar após a realização de um teste, como será visto adiante. Por exemplo, ao se aplicar dois testes sequenciais em determinado grupo populacional, os indivíduos que resultaram positivo no primeiro teste terão uma "prevalência" maior que a do grupo populacional anterior à realização do primeiro teste. Ou seja, a probabilidade pré-teste desse último grupo vai se modificar após a realização do primeiro teste. No item referente a testes múltiplos será apresentado um exemplo concreto. Da mesma forma, quando um médico realiza uma boa anamnese e um bom exame físico de seu paciente ele está, consciente ou inconscientemente, aumentando a probabilidade pré-teste em relação à doença que ele está investigando. Assim, pode-se considerar a anamnese e o exame físico como o primeiro "teste diagnóstico" e o exame laboratorial, por exemplo, como o teste sequencial. Intuitivamente, se o resultado do exame laboratorial concordar com os achados clínicos, isso reduzirá muito a incerteza do médico quanto ao diagnóstico final de seu doente.

A Tabela 23.2 apresenta algumas probabilidades pré-teste para doença coronariana em diferentes tipos de dor torácica, mostrando a grande variação existente entre diversos grupos populacionais.

Tabela 23.2 – Probabilidade Pré-teste (%) para Doença Coronariana em Diferentes Tipos de Dor Torácica em Diversos Grupos Populacionais*

	Dor Torácica não anginosa		Angina Atípica		Angina *Pectoris* Típica	
Idade	**M**	**F**	**M**	**F**	**M**	**F**
30-39	4	2	34	12	76	26
40-49	13	3	51	22	87	55
50-59	20	7	65	31	93	73
60-69	27	14	72	51	94	86

M = Masculino; F = Feminino.

* Disponível em: <http://bestpractice.bmj.com/best-practice/monograph/148/diagnosis/step-by-step.html>. Acessado em: 30 abr. 2017.

Verifica-se que os homens (M) apresentam probabilidades pré-teste sempre maiores que as mulheres (F). Já para o mesmo grupo populacional (M ou F), as probabilidades pré-teste se modificam de acordo com o tipo de dor torácica. Por exemplo, uma mulher na faixa etária de 60 a 69 anos com dor torácica não anginosa tem uma probabilidade pré-teste de 14% de ter doença coronariana; entretanto, se o seu quadro clínico apresentar angina *pectoris* típica, essa probabilidade aumenta para 86%. Além disso, essa probabilidade para um mesmo tipo de dor torácica se eleva à medida que aumenta a faixa etária, tanto para homens quanto para mulheres.

Deve ser ressaltado também que, quando a prevalência da doença é muito alta, aumenta o número de falsos-negativos para um mesmo teste diagnóstico, pois nessa situação um teste negativo possuirá uma razoável probabilidade de ser falso. Da mesma forma, quando a prevalência é muito baixa, aumenta o número de falsos-positivos para o mesmo teste diagnóstico, pois nesse caso um teste positivo pode refletir um resultado falso. A Tabela 23.3 exemplifica o que foi exposto a partir de um estudo de metanálise[5].

Nesse caso, um teste de esforço positivo em uma mulher jovem com dor atípica (baixa prevalência de doença coronariana – 5%) terá uma probabilidade muito baixa de detectar a doença (16%) e, consequentemente, será falso na maioria dos casos (84%). Por outro lado, se o exame resultar negativo, terá alta probabilidade de ser verdadeiro (98%), sendo falso em pouquíssimos casos (2%).

Já um teste de esforço positivo em um homem com idade entre 45-55 anos com angina típica (alta prevalência de doença coronariana – 90%) terá uma probabilidade muito alta de detectar a doença (97%) e, caso o exame resulte negativo, uma probabilidade alta de ser falso (100% – 23% = 77%).

Tabela 23.3 – Teste de Esforço para o Diagnóstico de Doença Coronariana, Metanálise: Sensibilidade = 70% e Especificidade = 80%

Clínica	Probabilidade Pré-teste	VPP	VPN
Mulher jovem com dor atípica	5%	16%	98%
Homem de 40 anos com dor atípica	50%	78%	73%
Homem de 45-55 anos com angina típica	90%	97%	23%

Acurácia (A)

É a proporção de acertos de um teste diagnóstico, ou seja, a proporção entre os verdadeiros-positivos e negativos em relação a todos os resultados possíveis. Na verdade, a acurácia é pouco útil, pois agrega valores que foram obtidos separadamente, ou seja, ela mistura a sensibilidade e a especificidade.

$$A = \frac{a+d}{a+b+c+d} \quad (8)$$

onde: a = número de verdadeiros positivos; b = número de falsos positivos; c = número de falsos negativos; d = número de verdadeiros negativos.

Relação entre Sensibilidade e Especificidade

O teste diagnóstico ideal seria aquele no qual a sensibilidade e a especificidade fossem 100%, ou seja, não existiria erro em seu resultado. Entretanto, na prática isso não é possível. Ao contrário, frequentemente existe um contrabalanço (*trade-off*) entre essas duas propriedades, de tal modo que quando uma delas aumenta a outra diminui e vice-versa. Assim, para um teste expresso em uma escala contínua (p. ex., glicemia) é necessário determinar um ponto de corte (*cut-off*) entre os valores considerados normais e os anormais. Neste caso, uma determinada propriedade do teste (p. ex., a sensibilidade) somente pode ser aumentada à custa da diminuição da especificidade, e vice-versa.

Como exemplo, pode-se considerar o caso da glicemia pós-prandial (2 horas) para o diagnóstico do diabetes *mellitus*. O ideal seria ter-se apenas um único valor acima do qual o indivíduo seria considerado diabético e abaixo do qual seria considerado normal, conforme demonstrado na Figura 23.4.

Entretanto, isso não ocorre na prática, onde pode ser encontrada uma superposição entre esses valores, ou seja, indivíduos podem ser diabéticos, mesmo tendo uma glicemia dentro dos limites considerados normais, assim como podem ser normais, apesar de possuir uma glicemia um pouco elevada (Figura 23.5).

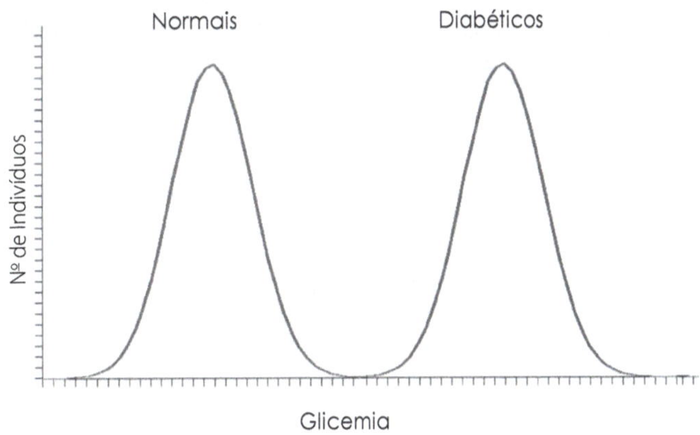

Figura 23.4 – Distribuição hipotética dos valores sanguíneos de glicose em populações normal e diabética.

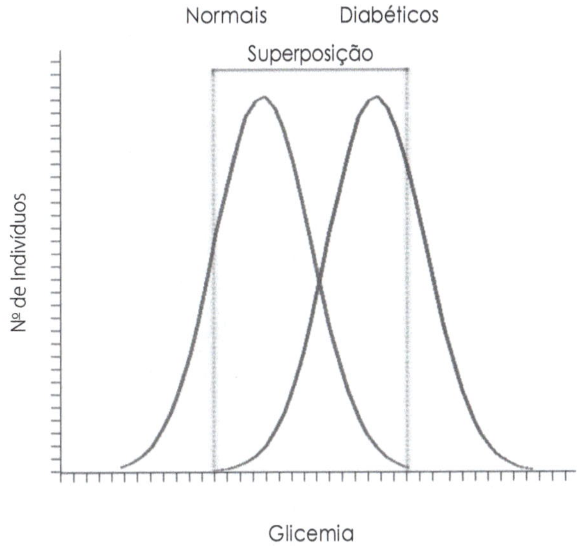

Figura 23.5 – Distribuição real dos valores sanguíneos de glicose em populações normal e diabética.

Dessa forma, é possível mudar os pontos de corte para tornar o teste mais sensível ou mais específico, entretanto, essa opção sempre acarretará uma diminuição na especificidade ou sensibilidade, respectivamente. Note que, conforme mostra a Figura 23.6, ao selecionar-se um ponto de corte mais baixo, todos os diabéticos seriam detectados pelo exame (aumentaria a sensibilidade do teste). Entretanto, muitos indivíduos normais seriam classificados como diabéticos (falsos-positivos). No caso de ser selecionado um ponto de corte mais elevado, todos os indivíduos normais seriam classificados como tal (aumentaria a especificidade), embora muitos diabéticos não seriam detectados (falsos-negativos). A área assinalada na Figura 23.6 representa, respectivamente, a proporção de falsos-positivos quando o limite do ponto de corte é reduzido e a proporção de falsos-negativos quando o limite do ponto de corte é aumentado.

Frequentemente, na prática clínica, escolhe-se o ponto de corte onde exista o menor erro possível, tanto de falsos-positivos quanto de falsos-negativos. Este ponto denomina-se *cut-off* (Figura 23.7):

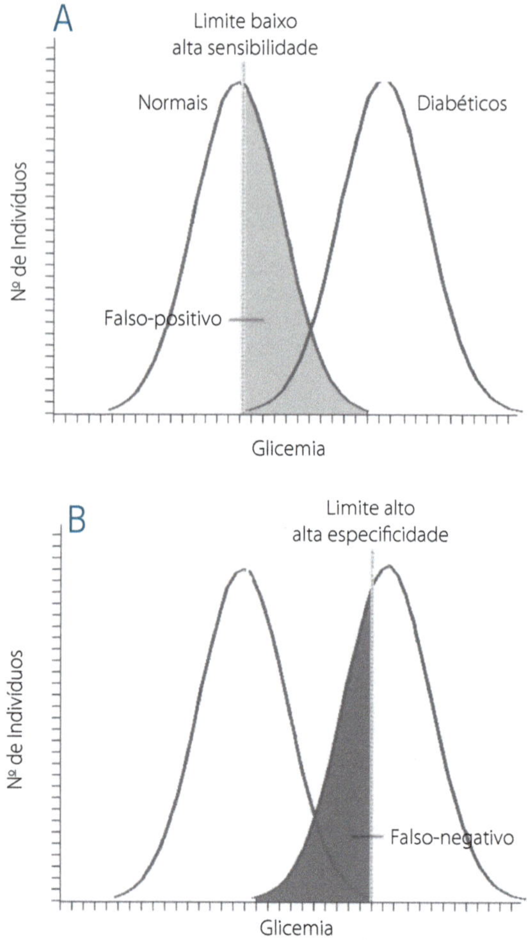

Figura 23.6 – Efeito da definição de diferentes níveis de glicemia nos resultados falso-positivo e falso-negativo.

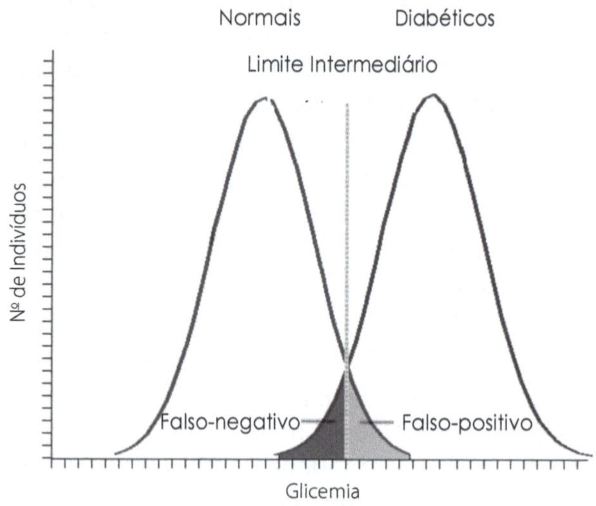

Figura 23.7 – Ponto de corte com o mínimo erro possível.

A Tabela 23.4 mostra a relação entre sensibilidade e especificidade para diferentes pontos de corte em relação ao diagnóstico do diabetes[6].

Tabela 23.4 – *Trade-off* entre Sensibilidade e Especificidade no Diagnóstico de Diabetes

Glicemia Pós-prandial (2 h) mg/100 mL	Sensibilidade (%)	Especificidade (%)
70	98,6	8,8
80	97,1	25,5
90	94,3	47,6
100	88,6	69,84
110	85,7	84,1
120	71,4	92,5
130	64,3	96,9
140	57,1	99,4
150	50,0	99,6
160	47,1	99,8
160	47,1	99,8
170	42,9	100,0
180	38,6	100,0
190	34,3	100,0
200	27,1	100,0

Curva ROC

Uma forma de expressar graficamente a relação entre a sensibilidade e a especificidade é através da construção da curva ROC (*receiver operator characteristic curve*). Esta curva foi primariamente desenvolvida na década de 1950 para avaliar a detecção de sinais de radar (daí a sua denominação), embora apenas recentemente tenha se tornado comum o seu uso na área médica. Sua construção é feita colocando-se os valores da sensibilidade (proporção de verdadeiros-positivos) nas ordenadas (eixo Y) e o complemento da especificidade (1 – especificidade), ou seja, a proporção de falsos-positivos, nas abscissas (eixo X) para diferentes pontos de corte. A partir dos dados contidos na Tabela 23.4 foi construída a curva ROC (Figura 23.8).

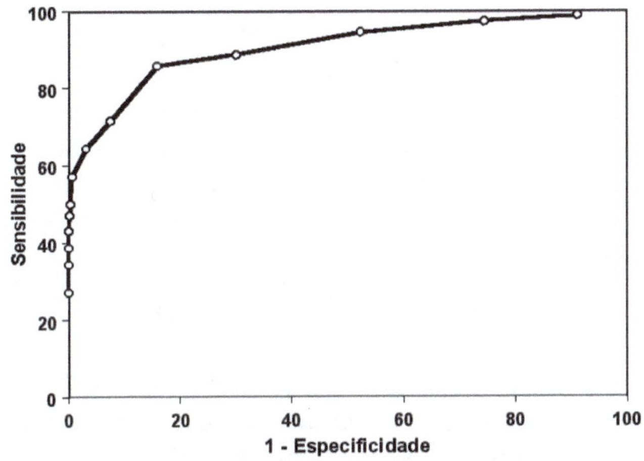

Figura 23.8 – Curva ROC da glicemia pós-prandial (2 h) mg/100 mL.

Note que quanto mais próxima a curva estiver do canto superior esquerdo do gráfico, melhor será o poder discriminatório do teste diagnóstico, e quanto mais distante, até o limite da diagonal do gráfico, pior será o seu poder de discriminar doentes e não doentes. A curva ROC pode servir como orientação para a escolha do melhor ponto de corte de um teste diagnóstico que, em geral, localiza-se no extremo da curva próximo ao canto superior esquerdo do gráfico.

Observe também que para um teste diagnóstico ideal, com 100% de sensibilidade e 100% de especificidade, a área total seria igual a 1, ou seja, a "curva" seria coincidente com o lado esquerdo e o topo do gráfico. Neste caso, o teste não possuiria erro, identificando perfeitamente todos os indivíduos sadios e doentes.

Para um teste sem nenhuma utilidade, a "curva" seria uma linha reta em diagonal, partindo do canto inferior esquerdo até o canto superior direito. Neste caso, o teste diagnóstico não possuiria nenhum poder para discriminar doentes de não doentes.

As curvas ROC, além de auxiliarem na identificação do melhor ponto de corte, são muito utilizadas para comparar dois (ou mais) testes diagnósticos para a mesma doença. Nesse caso, o poder discriminatório do teste, ou seja, a acurácia global, pode ser mensurado através do cálculo da área sob a curva ROC; quanto maior for a área, tanto melhor será o teste diagnóstico.

A Figura 23.9 mostra o desempenho de quatro testes diagnósticos para uma determinada doença. O teste A apresenta o melhor desempenho, já o teste D apresenta o pior desempenho. Note que o teste D não possui poder discriminatório, pois a proporção de verdadeiros positivos (sensibilidade) é igual à proporção de falsos positivos (1 – especificidade).

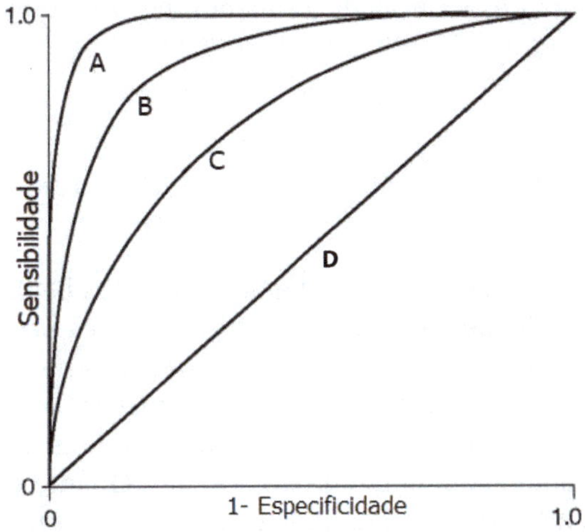

Figura 23.9 – Curvas ROC de quatro testes diagnósticos de uma mesma doença.

Razão de Verossimilhança

Outra forma interessante de se avaliar os testes diagnósticos é através do cálculo da razão de verossimilhança (*likelihood ratio*), que é definida como a razão entre a probabilidade de um determinado resultado de um teste diagnóstico em indivíduos portadores da doença e a probabilidade do mesmo resultado em indivíduos sem a doença.

A razão entre duas probabilidades complementares é denominada *odd* (chance). Note que chance e probabilidade contêm a mesma informação, entretanto, expressam-na de maneira diversa. Por exemplo, pode-se dizer que as chances da seleção masculina de futebol do Brasil vencer a da Argentina no próximo jogo são de 3:1 ou, alternativamente, que a probabilidade de vitória do Brasil é de 75%. Isto seria equivalente a dizer que, historicamente, de cada quatro jogos o Brasil vence três jogos.

Para um teste dicotômico (positivo/negativo), a razão de verossimilhança é calculada para o resultado positivo e para o resultado negativo, como descrito a seguir.

Razão de Verossimilhança para o Teste Positivo (RV+)

É a razão entre a sensibilidade (proporção de verdadeiros-positivos) e o complemento da especificidade (1 – especificidade), ou seja, a proporção de falsos-positivos. Ela expressa quantas vezes é mais provável encontrar um resultado positivo em pessoas doentes quando comparadas com pessoas não doentes. Quando um determinado teste possui uma RV+ elevada, melhor é o seu desempenho, sobretudo em relação à especificidade. Note na fórmula descrita a seguir que quanto maior for a especificidade (E), menor será o denominador e, consequentemente, maior será a RV+.

$$RV+ = \frac{S}{1-E} \quad (9)$$

Razão de Verossimilhança para o Teste Negativo (RV–)

É a razão entre o complemento da sensibilidade (1 – sensibilidade), ou seja, a proporção de falsos-negativos e a especificidade (proporção de verdadeiros-negativos). Ela expressa quantas vezes é mais provável encontrar um resultado negativo em pessoas doentes quando comparado com pessoas não doentes. Quanto menor for o RV– de um teste, melhor é o seu desempenho. Note na fórmula abaixo que quanto maior for a sensibilidade (S), menor será o numerador e, consequentemente, menor será a RV–.

$$RV- = \frac{1-S}{E} \quad (10)$$

Não há consenso na literatura sobre o significado dos termos: proporção de falsos-positivos e proporção de falsos-negativos. Alguns autores[7] preferem utilizar essas expressões para o complemento do valor preditivo positivo e do valor preditivo negativo, respectivamente.

Com base nos resultados da Tabela 23.4, podem-se calcular as razões de verossimilhança para todos os pontos de corte, como exemplo, será calculado apenas para dois pontos: 70 e 110 mg%:

- **Para 70 mg%:**

$$RV+ = \frac{0,986}{1-0,088} = \frac{0,986}{0,912} = 1,08$$

O significado de RV+ = 1,08 é que a chance de se encontrar um resultado positivo entre os doentes (verdadeiros-positivos) é praticamente a mesma de se encontrar um resultado positivo em não doentes (falsos-positivos). Nesse ponto de corte, um resultado positivo não vai discriminar bem os doentes dos não doentes.

$$RV- = \frac{1-0,986}{0,088} = \frac{0,014}{0,088} = 0,16$$

Em relação ao RV– = 0,16, significa que a chance de se encontrar um resultado falso-negativo em relação ao resultado verdadeiro-negativo é de 16:100, ou alternativamente, a chance de um resultado negativo ser verdadeiro neste ponto de corte em relação ao resultado falso-negativo é de 100:16, ou seja, 6,25. Um resultado negativo nesse ponto de corte vai discriminar de forma bastante razoável um indivíduo sadio de um doente.

- **Para 110 mg%**

$$RV+ = \frac{0,857}{1-0,841} = \frac{0,857}{0,159} = 5,39$$

Uma RV+ = 5,39 significa que para este ponto de corte a chance de um teste positivo ser verdadeiro é 5,39 vezes maior que a chance de ser falso. Nesse caso, o resultado positivo discriminará bem os doentes dos não doentes.

$$RV- = \frac{1-0,857}{0,841} = \frac{0,143}{0,841} = 0,17$$

Uma RV– = 0,17 significa que a chance de um teste negativo ser falso é 17:100 em relação a ser verdadeiro. Alternativamente, a chance de um teste negativo ser verdadeiro para este ponto de corte é 5,88 (100:17) vezes maior do que ser falso. Nesse ponto de corte, o resultado negativo vai discriminar bem os indivíduos sadios dos doentes.

Comparando-se apenas esses dois pontos de corte, conclui-se que o valor da glicemia pós-prandial de 110 mg% possui um maior poder discriminatório entre diabéticos e não diabéticos do que o valor de 70 mg%.

Odds Ratio de Diagnóstico

Como visto, existem vários indicadores que são utilizados para avaliar o desempenho de um teste diagnóstico, entre os quais se destacam: sensibilidade e especificidade, valores preditivos, razões de verossimilhança e curva ROC. Todos são indicadores quantitativos da capacidade de um teste discriminar os pacientes com determinada doença daqueles que não a possuem.

Além destes indicadores, descritos anteriormente, a *odds ratio* (OR) também pode ser utilizada como um indicador de desempenho de um teste. A *odds ratio* é uma medida muito utilizada em epidemiologia e expressa a força de associação entre exposição e doença (para maiores detalhes veja o ***Capítulo 10 – Medidas de Associação e Medidas de Impacto***). Entretanto, a *odds ratio* também pode ser utilizada para expressar a força da associação entre o resultado de um teste e uma doença. Neste caso, denomina-se *odds ratio* de diagnóstico (do inglês *diagnostic odds ratio* – DOR)[8]. Ela é calculada através da razão entre a *odds* de positividade na presença da doença, que é dada pela relação entre os verdadeiros-positivos (VP) e os falsos-negativos (FN) e a *odds* de positividade na ausência da doença (falsos-positivos – FP), que é dada pela relação entre os falsos-positivos (FP) e os verdadeiros-negativos (VN). O cálculo é exatamente igual ao da *odds ratio* tradicional, conforme se mostra a seguir:

Cálculo da *odds ratio:*

$$OR = \frac{\frac{a}{c}}{\frac{b}{d}} \quad (11)$$

onde: a = número de verdadeiros positivos; b = número de falsos positivos; c = número de falsos negativos; d = número de verdadeiros negativos.

Cálculo da *odds ratio* de diagnóstico:

$$\text{OR}=\frac{\frac{VP}{FN}}{\frac{FP}{VN}}=\frac{\frac{S}{1-S}}{\frac{1-E}{E}} \quad (12)$$

Onde: VP = verdadeiros-positivos; FN = falsos-negativos; FP = falsos-positivos; VN = verdadeiros-negativos; S = sensibilidade; E = especificidade.

Nota-se que existe uma relação direta da DOR com a razão de verossimilhança, conforme demonstrado a seguir:

$$\text{DOR}=\frac{VP}{FN}/\frac{FP}{VN}=\frac{VP}{FP}/\frac{FN}{VN}=\frac{RV+}{RV-} \quad (13)$$

Onde: DOR = odds ratio de diagnóstico; VP = verdadeiros-positivos; FN = falsos-negativos; FP = falsos-positivos; VN = verdadeiros-negativos; RV+ = Razão de verossimilhança positiva; RV- = Razão de verossimilhança negativa.

Verifica-se que a DOR pode ser muito útil ao se comparar o desempenho global entre dois ou mais testes independentes. Por exemplo, um teste A pode ter um RV_+ melhor que um teste B, mas se a RV– do teste A for pior, pode fazer com que a DOR do teste B seja melhor. A Tabela 23.5, adaptada do estudo de Tempany e cols.[9], mostra o desempenho de três exames radiológicos no estadiamento do câncer de ovário, para ilustrar a necessidade de proceder uma análise combinada da RV+ e RV–. Os três exames testes foram realizados em um grupo de 280 pacientes com suspeita de câncer de ovário. Os achados cirúrgicos e histopatológicos foram utilizados como padrão-ouro.

Note que a sensibilidade do ultrassom foi menor que a da tomografia computadorizada e a da ressonância magnética na detecção de metástases peritoneais. Entretanto, ocorreu o inverso em relação à especificidade, que foi maior no ultrassom.

Ao se analisar isoladamente as RV+, percebe-se que a do ultrassom é quase o dobro das RV+ dos demais exames, indicando que a proporção de exames verdadeiros-positivos em relação aos falsos-positivos foi melhor no ultrassom. Por outro lado, o RV– do ultrassom também foi maior que os RV– dos demais exames, indicando que a proporção dos exames falsos-negativos em relação aos verdadeiros-negativos foi pior no ultrassom. Dessa forma, não é tão intuitivo definir que exame teve o melhor desempenho, já que mesmo a análise combinada desses dois indicadores não oferece uma evidência clara disto.

A DOR constitui um único indicador de desempenho de um teste, avaliando sua acurácia. Neste exemplo, nota-se que a maior DOR é a da ressonância magnética, significando que este exame classificou corretamente maior proporção de pacientes que os demais exames.

O valor da DOR varia de 0 a infinito, com valores mais altos indicando melhor desempenho do teste em discriminar doentes de não doentes. Um valor igual a 1 significa que um teste não tem nenhum poder de discriminação. Valor inferior a 1 demonstra um teste

Tabela 23.5 – Comparação de três exames de imagem – ultrassonografia (US), tomografia computadorizada (TC) e ressonância magnética (RM) – no diagnóstico de metástases peritoneais de câncer de ovário avançado

	Sensibilidade		Especificidade		RV+		RV–		DOR	
Exame	%	(IC 95%)	%	(IC 95%)		(IC 95%)		(IC 95%)		(IC 95%)
US	69	(58-80)	93	(90-97)	9,9	(6,0-18)	0,33	(0,23-5,1)	30	(15-67)
TC	92	(84-100)	82	(75-87)	5,1	(3,6-6,9)	0,10	(0,038-3,2)	51	(17-151)
RM	95	(89-100)	80	(73-87)	4,8	(3,4-6,7)	0,06	(0,016-3,7)	80	(18-340)

totalmente inadequado, onde ocorrem mais resultados negativos entre os doentes. Como pode ser depreendido da fórmula anteriormente descrita, a DOR não sofre influência da prevalência da doença.

Ressalta-se também que dois testes com uma DOR idêntica podem ter sensibilidade e especificidade muito diferentes, com consequências clínicas distintas.

Índice Youden

O índice de Youden é uma das mais antigas medidas de acurácia de um teste diagnóstico[10]. É um indicador do desempenho global de um teste. Ele avalia o poder de discriminação de um procedimento diagnóstico entre doentes e não doentes e é utilizado para comparar diferentes testes diagnósticos.

O índice de Youden é calculado deduzindo-se 1 da soma da sensibilidade com a especificidade de um determinado teste. Neste indicador, o valor dessas duas propriedades do teste não é expresso como uma porcentagem, mas como uma fração de um número inteiro:

$$\text{Índice de Youden} = (S + E) - 1 \quad (14)$$

onde: S=sensibilidade do teste; E=especificidade do teste

Assim, para um teste com acurácia ruim, o índice de Youden será igual a 0 e para um teste perfeito, o índice de Youden será igual a 1. Este indicador não é afetado pela prevalência da doença. Entretanto, sua principal desvantagem é que ele não é sensível às diferenças de sensibilidade e especificidade dos testes diagnósticos. Assim, um teste com sensibilidade igual a 0,9 e especificidade igual a 0,4 terá o mesmo índice de Youden (0,3) que um teste com sensibilidade igual a 0,6 e especificidade igual a 0,7. Nota-se claramente que esses dois testes não possuem a mesma acurácia. Por isso, não é adequado avaliar o poder de discriminação de um teste com base unicamente no índice de Youden[11].

Teste de qui-quadrado de McNemar

O teste qui-quadrado de McNemar é um teste estatístico utilizado para comparação de proporções pareadas. Apesar de ser um teste interessante para avaliar concordância em uma tabela 2 x 2 (ver o ***Capítulo 21 – Métodos Estatísticos em Estudos de Concordância***), não é recomendado para comparar acurácia de testes diagnósticos, tendo em vista sua suscetibilidade à proporção de casos negativos e positivos[12].

Uma opção para utilizar o teste qui-quadrado de McNemar na avaliação da concordância de um teste novo em relação ao teste de referência é comparar separadamente a sensibilidade e especificidade entre dois exames, em vez de testar a acurácia geral dos dois testes diagnósticos. Esta estratégia evita o problema da suscetibilidade à proporção de casos positivos e negativos. Consiste em selecionar primeiramente apenas os indivíduos que possuem diagnóstico positivo pelo padrão-ouro para comparação das sensibilidades e, para a especificidade, somente os indivíduos saudáveis são incluídos para comparação. É apresentada a seguir a tabela 2 x 2 (Tabela 23.6) para comparação da sensibilidade de dois testes, apenas para os doentes. O teste McNemar avaliará a significância das diferenças nas proporções marginais (a + b)/(a + b + c + d) *versus* (a + c)/(a + b + c + d). Analogamente, para a comparação das especificidades selecionam-se somente os indivíduos saudáveis e da mesma forma como na sensibilidade, o McNemar testará as diferenças nas proporções marginais. O teste qui-quadrado de McNemar avaliará a hipótese de diferença significativa entre as sensibilidades ou especificidades de dois testes[12].

Tabela 23.6 – Comparação das sensibilidades do novo teste em relação ao teste padrão entre os indivíduos doentes

Novo teste	Teste tradicional		
	Positivo	Negativo	Total
Positivo	a	b	a + b
Negativo	c	d	c + d
Total	a + c	b + d	a + b + c + d

Testes Múltiplos

Como já foi descrito, não existe teste diagnóstico com sensibilidade e especificidade iguais a 100%. Assim, o clínico não pode se basear apenas em um teste para diagnosticar uma doença. Além disso, muitos testes são muito caros ou oferecem risco ou desconforto ao paciente, necessitando da realização prévia de um teste mais barato ou mais seguro, mesmo se o teste apresentar sensibilidade e especificidade inferiores. Frequentemente, é necessário lançar mão de um verdadeiro arsenal para diagnosticar uma determinada doença, solicitando um conjunto de testes diagnósticos.

A utilização de múltiplos testes na prática clínica aumenta a qualidade do diagnóstico, diminuindo o número de resultados falsos[13].

Quando os resultados dos testes são consistentes, ou seja, todos positivos ou todos negativos, o processo de diagnóstico ou afastamento de uma doença é fácil, o problema é quando os resultados são contraditórios. Neste caso, a interpretação torna-se mais complicada.

Os testes múltiplos podem ser solicitados todos ao mesmo tempo (testes em paralelo), considerando-se o resultado positivo em qualquer um dos testes como evidência de doença, ou podem ser solicitados sequencialmente (testes em série), já que novos testes são solicitados em função do resultado do teste anterior. Neste caso, todos os resultados devem ser positivos para que se possa estabelecer o diagnóstico de uma doença.

A seguir, serão detalhados os efeitos da utilização de testes em paralelo e em série, exemplificando seu uso para o caso de dois testes diagnósticos.

Testes em Paralelo

Os testes em paralelo geralmente são solicitados quando o clínico necessita de um diagnóstico rápido como, por exemplo, em situações de emergência. Como exemplo, considere dois testes diagnósticos independentes A e B. Como já foi descrito, o resultado positivo é considerado se um dos dois testes resultar positivo ou se os dois testes resultarem positivos. Assim, pode-se representar esse resultado da seguinte forma:

$$Tp+ = A+ \cup B+ \quad (15),$$

que significa dizer que Tp será positivo se A ou B for positivo ou se A e B forem simultaneamente positivos.

onde: T*p*+ = teste em paralelo positivo; A+ = resultado positivo do teste A; B+ = resultado positivo do teste B.

A união destes dois eventos pode ser representada esquematicamente da seguinte forma:

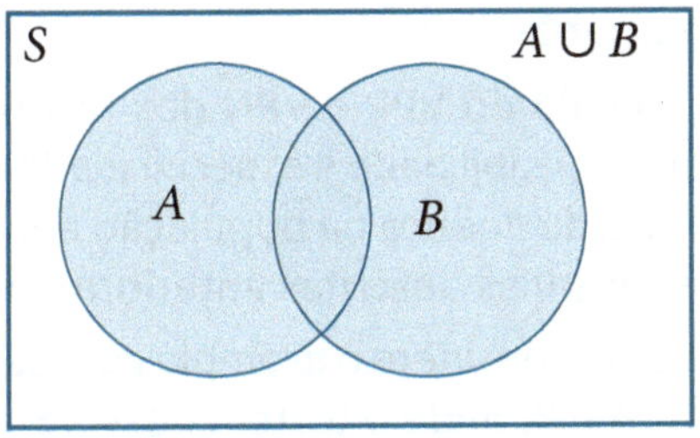

A sensibilidade combinada dos testes em paralelo pode ser calculada utilizando-se as regras para o cálculo da probabilidade para a união de dois eventos independentes, conforme descritas no ***Capítulo 22 – Probabilidade e Modelos de Probabilidade em Epidemiologia***. Assim:

$$Sp = S_A + S_B - S_A \times S_B \ (16)$$

onde: Sp = sensibilidade combinada dos testes em paralelo; S_A = sensibilidade do teste A; S_B = sensibilidade do teste B.

O resultado negativo dos testes em paralelo somente será considerado se os dois testes resultarem negativos. Assim, utilizando-se as regras para o cálculo da probabilidade condicional, a especificidade combinada dos testes em paralelo pode ser calculada da seguinte forma:

$$Ep = E_A \times E_B \ (17)$$

onde: E*p* = especificidade combinada dos testes em paralelo; E_A = especificidade do teste A; E_B = especificidade do teste B.

Dessa forma, espera-se que, nos testes em paralelo, a sensibilidade combinada (S*p*) aumente e a especificidade combinada (E*p*) diminua.

Para o cálculo de VPP e VPN dos testes em paralelo, basta utilizar a sensibilidade e especificidade combinada e a prevalência da doença na população em estudo nas respectivas fórmulas descritas anteriormente.

Por exemplo, considere dois testes diagnósticos A e B, sendo que o teste A possui S = 80% e E = 70%, e o teste B possui S = 90% e E = 90%. O cálculo da S*p* será feito da seguinte forma:

$$Sp = S_A + S_B - S_A \times S_B$$
$$Sp = 0,8 + 0,9 - 0,8 \times 0,9$$
$$Sp = 0,98$$

O cálculo da especificidade combinada (E*p*) será feito da seguinte forma:

$$Ep = E_A \times E_B$$
$$Ep = 0,7 \times 0,9$$
$$Ep = 0,63$$

onde:S*p* = sensibilidade combinada dos testes em paralelo; S_A = sensibilidade do teste A; S_B = sensibilidade do teste B.

Para o cálculo de VPP e VPN, considere uma prevalência de 10%. Assim, utilizando-se as respectivas fórmulas, obtém-se:

$$VPP = \frac{S \times P}{(S \times P) + (1-E) \times (1-P)}$$

$$VPP = \frac{0,98 \times 0,1}{(0,98 \times 0,1) + (1-0,63) \times (1-0,1)}$$

$$VPP = 22,74\%$$

$$VPN = \frac{E \times (1-P)}{(1-S) \times P + E \times (1-P)}$$

$$VPN = \frac{0,63 \times (1-0,1)}{(1-0,98) \times 0,1 + 0,63 \times (1-0,1)}$$

$$VPN = 99,65\%$$

A Tabela 23.7 mostra a sensibilidade e a especificidade de cada teste A e B individualmente e combinados, assim como os resultados dos respectivos VPP e VPN para uma prevalência de 10%.

Tabela 23.7 – Sensibilidade, Especificidade e Valores Preditivos Positivo e Negativo dos Testes A, B e da Combinação em Paralelo de A e B

Teste	*S* (%)	*E* (%)	VPP (%)	VPN (%)
A	80	70	22,9	96,9
B	90	90	50,0	98,8
A e *B*	98	63	22,7	99,7

Repare que o uso dos testes em paralelo fez aumentar a sensibilidade para valores maiores do que de cada teste individualmente e, em consequência, para uma mesma prevalência de doença, o valor preditivo negativo aumentou. Por outro lado, a especificidade e o valor preditivo positivo diminuíram.

Testes em Série

Os testes em série são geralmente utilizados nos processos diagnósticos que não requerem urgência, como no caso dos pacientes de ambulatórios ou internados para investigação diagnóstica, que são acompanhados durante um determinado período. Também são utilizados em casos de testes muito caros ou que oferecem risco para o paciente. Neste caso, opta-se de início pela utilização de testes mais seguros, e somente após um resultado sugestivo é que se utilizam os testes mais caros ou de risco, caso esses sejam necessários para confirmar a doença. Nesse caso, os testes são aplicados sequencialmente e o segundo teste somente será aplicado se o primeiro resultar positivo, pois, na prática clínica, se o primeiro teste for sensível e resultar negativo, frequentemente não se justifica a realização do segundo teste. Como exemplo, considere novamente dois testes diagnósticos independentes A e B. Como já foi descrito, a investigação diagnóstica somente prossegue se o resultado do primeiro teste for positivo. O teste em série somente será considerado positivo se o segundo teste também resultar positivo. Assim, pode-se representar esse resultado da seguinte forma:

$$Ts+ = A+ \cap B+ \quad (18)$$

que significa dizer que Ts será positivo somente se A e B forem simultaneamente positivos.

onde: *Ts*+ = teste em série positivo; A+ = resultado positivo do teste A; B+ = resultado positivo do teste B.

A interseção destes dois eventos pode ser representada esquematicamente da seguinte forma:

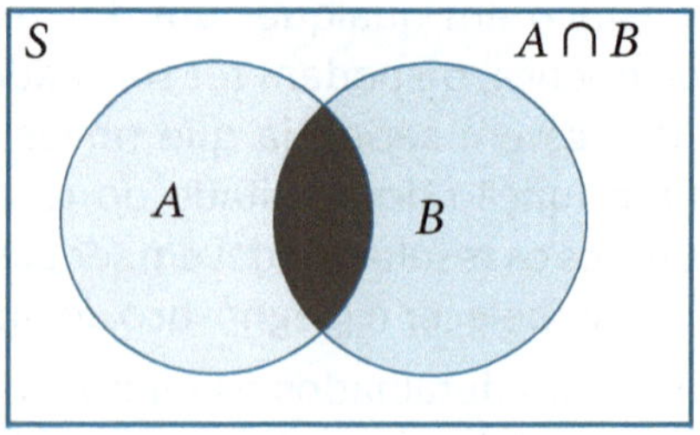

A sensibilidade combinada (S*s*) dos testes em série pode ser calculada utilizando-se as regras para o cálculo da probabilidade para a interseção de dois eventos, conforme descrita no ***Capítulo 22 – Probabilidade e Modelos de Probabilidade em Epidemiologia***. Assim:

$$Ss = S_A \times S_B \quad (19)$$

onde: S*s* = sensibilidade combinada dos testes em série; S_A = sensibilidade do teste A; S_B = sensibilidade do teste B.

Da mesma maneira, utilizando-se as regras para o cálculo da probabilidade, a especificidade combinada (E*s*) dos testes em série pode ser calculada da seguinte forma:

$$Es = E_A + E_B - E_A \times E_B \quad (20)$$

onde: E*s* = especificidade combinada dos testes em série; E_A = especificidade do teste A; E_B = especificidade do teste B.

Assim, espera-se que nos testes em série a sensibilidade combinada (S*s*) diminua e a especificidade combinada (E*s*) aumente.

Para o cálculo do VPP e VPN dos testes em série, basta utilizar a sensibilidade e especificidade combinada e a prevalência da doença na população em estudo nas respectivas fórmulas descritas anteriormente.

Novamente, considere o exemplo com os dois testes diagnósticos A e B, onde o teste A possui S = 80% e E = 70%, e o teste B possui S = 90% e E = 90%. O cálculo da sensibilidade combinada será feito da seguinte forma:

$$Ss = S_A \times S_B$$
$$Ss = 0,8 \times 0,9$$
$$Ss = 0,72$$

O cálculo da especificidade combinada será feito da seguinte forma:

$$Es = E_A + E_B - E_A \times E_B$$
$$Es = 0,7 + 0,9 - 0,7 \times 0,9$$
$$Es = 0,97$$

Para o cálculo do VPP e VPN, considere uma prevalência de 10%. Assim, utilizando-se as respectivas fórmulas, obtêm-se:

$$VPP = \frac{S \times P}{(S \times P) + (1 - E) \times (1 - P)}$$

$$VPP = \frac{0,72 \times 0,1}{(0,72 \times 0,1) + (1 - 0,97) \times (1 - 0,1)}$$

$$VPP = 72,73\%$$

$$VPN = \frac{E \times (1 - P)}{(1 - S) \times P + E \times (1 - P)}$$

$$VPN = \frac{0,97 \times (1 - 0,1)}{(1 - 0,72) \times 0,1 + 0,97 \times (1 - 0,1)}$$

$$VPN = 96,89\%$$

Note que o uso dos testes em série aumentou a especificidade combinada e o valor preditivo positivo respectivo para uma mesma prevalência de doença; entretanto, o valor da sensibilidade combinada e o respectivo valor preditivo negativo diminuíram.

É importante ressaltar que, para o cálculo da sensibilidade e da especificidade, tanto dos testes em série quanto dos testes em paralelo, é fundamental que eles sejam independentes entre si. Caso contrário, não há uma forma simples de se obter esses índices combinados. Entretanto, na prática clínica, muitos testes são dependentes entre si. Nesse caso, se os valores combinados da sensibilidade e especificidade forem calculados conforme os procedimentos descritos anteriormente, tenderão a superestimar o verdadeiro valor.

A Tabela 23.8 mostra a sensibilidade e a especificidade de cada teste A e B individualmente e combinados, assim como os resultados dos respectivos VPP e VPN para uma prevalência de 10%.

Tabela 23.8 – Sensibilidade, Especificidade e Valores Preditivos Positivo e Negativo dos Testes A, B e da Combinação em Série de A e B

Teste	S (%)	E (%)	VPP (%)	VPN (%)
A	80	70	22,9	96,9
B	90	90	50,0	98,8
A e B	72	97	72,7	96,9

Outra forma de realizar testes múltiplos é aplicar o segundo teste apenas quando o resultado do primeiro teste for inconclusivo, ou seja, em indivíduos nos quais o resultado do primeiro exame estiver em uma determinada região crítica na qual não é possível excluir e nem confirmar a doença adequadamente. A aplicação do segundo teste pode ser útil para discriminar os indivíduos doentes dos não doentes nesta zona cinzenta.

Um exemplo é o diagnóstico de fibrose em pacientes com hepatite C crônica[14]. O padrão-ouro é o exame histopatológico – biópsia do fígado, mas que apresenta os inconvenientes de um exame invasivo. Como alternativa, existem os métodos não invasivos APRI (*AST-to-platelet ratio index*) e índice de Forns (baseado em quatro variáveis: idade, contagem de plaquetas, colesterol e γ-glutamil-transferase), que são facilmente acessíveis e validados para essa doença, além do FibroMeter, que tem um custo maior. Chindamo e cols.[14] identificaram que o FibroMeter tem maior acurácia (80%) para identificar fibrose significativa em relação à biópsia, quando comparados aos outros métodos não invasivos, cujas acurácias variaram em torno de 60 e 70%. Neste sentido, é possível concluir que a realização somente do FibroMeter em todos os indivíduos teria apresentado a melhor acurácia. No entanto, com o objetivo de otimizar os custos, aplicou-se inicialmente o APRI e o Forns, que possuem boa sensibilidade e especificidade para excluir corretamente pessoas saudáveis e classificar corretamente pessoas com fibrose significativa. Para o grupo de indivíduos que permaneceram sem classificação após a realização destes dois métodos, foi realizado também o FibroMeter. A acurácia do FibroMeter e dos exames seguidos pelo FibroMeter foi praticamente a mesma, entretanto a aplicação do FibroMeter apenas no grupo de pessoas não classificadas por um dos métodos anteriores reduziu o custo dos exames.

Rastreamento (*Screening*) de Doenças

Em Saúde Pública, o termo rastreamento ou *screening* é usado para designar o exame de pessoas assintomáticas, com o propósito de identificar uma doença em um estágio pré-clínico e, por meio da instituição do tratamento precoce, reduzir a mortalidade ou os possíveis danos que a doença possa causar. Constitui um bom exemplo de rastreamento de uma doença a realização do exame de Papanicolaou – um método sensível, seguro e de baixo custo para identificar lesões precursoras de câncer de colo de útero. A evolução dessa doença é lenta e inclui fases pré-clínicas detectáveis e curáveis em todos os casos diagnosticados na fase inicial.

Um programa de rastreamento, para ser efetivo, deve levar em conta a gravidade da doença e a possibilidade de o tratamento precoce mudar o desfecho da doença, ou seja, o tratamento precoce deve apresentar clara vantagem em comparação com o tratamento mais tardio. A doença a ser rastreada não deve ser rara, pois o custo do rastreamento tenderia a superar os benefícios desse procedimento. Além disso, a duração da fase pré-clínica da doença não deve ser muito curta, pois exigiria a realização de repetidos exames de rastreamento para sua detecção, por isso, os programas de rastreamento são direcionados mais para as doenças crônicas que para as agudas[15].

A avaliação de um programa de rastreamento de uma doença deve levar em conta diversos critérios, além da redução das complicações e da mortalidade da doença. O procedimento executado deve ser praticamente desprovido de risco ou de desconforto e possuir boa aceitabilidade pela população-alvo. O programa deve ser o mais eficiente possível, ou seja, diagnosticar o maior número de casos com o menor custo. Os casos positivos detectados pelo programa devem ter o diagnóstico adequadamente confirmado e ser tratados. O nível de detecção de casos deve ser elevado, com um número relativamente baixo de falsos-positivos. Este nível de detecção depende da prevalência da doença pré-clínica na população e da sensibilidade do teste. Se a frequência da detecção for muito baixa, o custo por caso será muito alto. Além disso, a redução das complicações e da mortalidade será pequena. Por outro lado, um número elevado de casos falsos-positivos sobrecarregaria os serviços de diagnóstico utilizados para a confirmação do caso, submeteria as pessoas inadequadamente classificadas a um risco desnecessário ao realizar o teste confirmatório, elevaria os custos e provocaria problemas psicológicos desnecessários[16].

A avaliação de um programa de rastreamento deve levar em consideração também que uma doença descoberta pelo programa está na fase pré-clínica, assim existe uma quantidade de tempo ganho entre o diagnóstico precoce e o diagnóstico clínico sem o rastreamento, que é chamada de *lead time* (tempo ganho). Caso o tratamento precoce seja efetivo, o avanço da doença ou a morte pela doença serão retardados ou mesmo não ocorrerão. Por outro lado, se o tratamento precoce não afeta a progressão da doença, os anos ganhos poderão dar uma falsa impressão de uma maior sobrevida nos casos detectados pelo *screening*.

Outra situação que deve ser levada em conta na avaliação de um programa é quando a doença detectada pelo *screening* é menos agressiva do que a detectada na rotina clínica. Por exemplo, em média o câncer de mama detectado pelo *screening* tende a ser menos agressivo do que o diagnosticado quando aparecem os sintomas. Isto se deve ao fato de que o câncer de mama menos agressivo normalmente cresce de forma mais lenta que o mais agressivo. Assim, o período de tempo para o câncer ser detectado pelo *screening* será maior para aqueles que possuem crescimento mais lento, pois se o câncer for mais agressivo, tenderá a evoluir de forma mais rápida e mais provavelmente será detectado pelo médico. Ao se mensurar a sobrevida, mulheres com câncer de mama detectado pelo *screening* tenderão a ter uma sobrevida maior, em parte porque os cânceres nestas pacientes crescem mais lentamente do que os cânceres diagnosticados na rotina clínica.

O Uso de Testes de Screening para Determinar a Prevalência de uma Doença

Conforme dito anteriormente, os testes de rastreamento são bastante úteis para identificar a magnitude da doença em uma determinada população, com vistas a subsidiar as ações de saúde necessárias, sejam elas no sentido de iniciar o tratamento precoce ou mensurar os custos do agravo. Neste sentido, ao se utilizar testes de rastreamento para estimar a magnitude de uma determinada doença, como, por exemplo, a prevalência de um agravo em uma população, deve-se atentar para uma interpretação cautelosa, tendo em vista as diferenças que a magnitude estimada pelos testes de *screening* podem apresentar em relação à magnitude real.

Uma solução para esta limitação consiste em estimar a magnitude "verdadeira" de uma doença na população, corrigindo a magnitude estimada por meio da informação do teste de *screening*, desde que estejam disponíveis sua sensibilidade e especificidade em relação ao teste de referência (padrão-ouro).

Podemos imaginar, como exemplo, a estimação da prevalência "verdadeira" de pessoas com câncer de mama, com base no resultado da prevalência de um teste de *screening* para câncer de mama, por meio de uma correção, utilizando a sensibilidade e a especificidade do teste de rastreamento. Ou ainda estimar a prevalência de hipertensão arterial a partir da prevalência de hipertensão autorreferida mensurada na população.

Sabe-se que o número de casos apontados pelo teste de *screening* para uma doença é igual à soma daqueles que são verdadeiramente doentes com aqueles classificados erroneamente doentes (falso-positivos). Desta forma, é possível escrever a prevalência aparente do teste (p_a) em função da prevalência real (verdadeiros positivos – p_r), conforme expressão a seguir[17]:

$$p_r = \frac{p_a + E - 1}{S + E - 1}$$

onde: p_r = prevalência real; p_a = prevalência aparente; S = sensibilidade; E = especificidade.

Esta maneira de correção pode ser utilizada em qualquer teste de rastreamento, incluindo as morbidades autorreferidas. Contudo, embora simples e de cálculo imediato, esta expressão pode apresentar algumas restrições para combinações de prevalência, sensibilidade e especificidade. Maiores informações sobre estas restrições e propostas de solução podem ser encontradas em Moreira e cols.[18].

Estimando a Acurácia de um Teste sem Conhecer a Verdadeira Prevalência da Doença

Na prática, mesmo com a escolha criteriosa de um padrão-ouro, o verdadeiro estado de doença é raramente conhecido, pois um resultado perfeitamente válido de um padrão-ouro é extremamente difícil ou mesmo impossível de se obter. Assim, se os erros de classificação do padrão-ouro são ignorados, pode-se introduzir importante viés na mensuração da acurácia de um novo teste. Quando as probabilidades de erro do padrão-ouro são conhecidas, é possível obter estimativas não enviesadas da acurácia do novo teste, com base na premissa de que os erros de classificação, tanto do padrão-ouro quanto do novo teste, são independentes e condicionados ao verdadeiro estado da doença. Entretanto, tais estimativas são possíveis mesmo quando a independência condicional não é assumida. Hui & Walter[19] aplicaram simultaneamente dois testes (ambos com sensibilidade e especificidade desconhecidas) em indivíduos de duas populações com diferentes prevalências de doença. Eles demonstraram que a sensibilidade e a especificidade de ambos os testes (assumindo a independência condicional), assim como a verdadeira prevalência em ambas as populações, poderiam ser estimadas através do método da máxima verossimilhança. Posteriormente, Hui & Zhou[20] apresentaram uma revisão dos métodos disponíveis para a avaliação de teste diagnóstico com ênfase na metodologia para estimativa de sensibilidade e especificidade, sem a necessidade da premissa da independência condicional. Enøe e cols.[21] descreveram métodos para estimar sensibilidade e especificidade de testes diagnósticos e prevalência de doença quando o verdadeiro estado de doença é desconhecido.

A Iniciativa Stard: Diretrizes para o Relato de Estudos de Acurácia de Testes Diagnósticos

Os estudos de acurácia de novos testes diagnósticos possuem, como em outros estudos epidemiológicos, risco de viés devido a problemas em sua concepção e condução. Dessa forma, os resultados de estudos com tais problemas podem não se aplicar a outros grupos de pacientes. Os leitores dos relatos desses estudos precisam ser informados detalhadamente sobre o desenho e a condução do estudo para julgarem a confiabilidade e a aplicabilidade de seus resultados. A iniciativa STARD (*Standards for Reporting of Diagnostic Accuracy Studies*, em tradução livre: Padrões para o Relato de Estudos de Acurácia de Testes Diagnósticos) foi desenvolvida para melhorar a integridade e a transparência desses relatos[22]. A iniciativa STARD contém uma lista de itens essenciais que podem ser usados como um *cheklist*, por autores, revisores e outros leitores, para garantir que o relato de um estudo de acurácia de determinado teste diagnóstico contém as informações necessárias. A iniciativa STARD foi atualizada em 2015[23]. Todos os materiais dessa versão atualizada podem ser acessados no sítio da internet: <http://www.equator-network.org/ reporting-guidelines/stard>.

Referências Bibliográficas

1. Last JM. A Dictionary of Epidemiology. 6th ed. New York: Oxford University Press; 2014.
2. Costa AJL, Nadanovsky P. Teste Diagnóstico e Rastreamento (Screening) em Saúde Bucal. In: Raggio Luiz R et al., eds. Epidemiologia e Bioestatística na Pesquisa Odontológica. São Paulo: Atheneu; 2005.
3. Szklo M, Nieto J. Epidemiology: Beyond the Basics. 2nd ed. Sudbury, Mass: Jones and Bartlett; 2007.
4. Bayes T. An essay toward solving a problem in the doctrine of chance. Philo Trans Roy Soc. 1763;53:370-418.
5. Gianrossi R, Detrano R, Mulvihill D, Lehmann K, Dubach P, Colombo A, et al. Exercise-induced ST depression in the diagnosis of coronary artery disease. A meta-analysis. Circulation. 1989;80(1):87-98.
6. Fletcher RH, Fletcher SW, Wagner EH. Clinical Epidemiology: The Essentials. 4th ed. Philadelphia: Lippincott Williams & Wilkins; 2005.
7. Soares JF, Siqueira AL. Introdução à Estatística Médica. 2ª ed. Belo Horizonte: UFMG-COOPMED; 2002.
8. Glas AS, Lijmer JG, Prins MH, Bonsel GJ, Bossuyt PM. The diagnostic odds ratio: a single indicator of test performance. J Clin Epidemiol. 2003;56(11):1129-35.
9. Tempany CM, Zou KH, Silverman SG, Brown DL, Kurtz AB, McNeil BJ. Staging of advanced ovarian cancer: comparison of imaging modalities-report from the Radiological Diagnostic Oncology Group. Radiology. 2000;215(3):761-7.
10. Youden WJ. Index for rating diagnostic tests. Cancer. 1950;3:32-35.
11. Šimundić A-M. Measures of Diagnostic Accuracy: Basic Definitions. EJIFCC. 2009;19(4):203-211.
12. Trajman A, Luiz RR. McNemar chi2 test revisited: comparing sensitivity and specificity of diagnostic examinations. Scand J Clin Lab Invest. 2008;68(1):77-80.

13. Sackett DL, Richardson WS, Rosenberg W, Haynes RB. Evidence-based Medicine: how to practice & teach EBM. Edinburgh: Churchill Livingstone; 1999.

14. Chindamo MC, Boursier J, Luiz RR, et al. Fibrosis assessment using FibroMeter combined to first generation tests in hepatitis C. World Journal of Hepatology. 2017;9(6):310-317.

15. Grimes DA, Schulz KF. Uses and abuses of screening tests. Lancet. 2002;359(9309):881-4.

16. Morrison AS. Screening. In: Rothman KJ, Greenland S, eds. Modern Epidemiology. Philadelphia: Lippincott-Raven Publishers; 1998.

17. Rogan WJ, Gladen B. Estimating prevalence from the results of a screening test. American Journal of Epidemiology. 1978;107(1):71-7.

18. Moreira JPL, Almeida RMVR, Rocha NCS, Luiz RR. Correção da prevalência autorreferida em estudos epidemiológicos com grandes amostras. Cad Saúde Pública [Internet]. 2016[cited 2018 Apr 17];32(12):e00050816.

19. Hui SL, Walter SD. Estimating the error rates of diagnostic tests. Biometrics. 1980;36:167-171.

20. Hui SL, Zhou XH. Evaluation of diagnostic tests without gold standards. Statist Meth Med Res. 1998;7:354-370.

21. Enøe C, Georgiadis MP, Johnson WO. Estimation of sensibility and specificity of diagnostic tests and disease prevalence when the true disease state is unknown. Preventive Veterinary Medicine. 2000;45:61-81.

22. Cohen JF, Korevaar DA, Altman DG, Bruns DE, Gatsonis CA, Hooft L, et al. STARD 2015 guidelines for reporting diagnostic accuracy studies: explanation and elaboration. BMJ Open. 2016;6:e012799. doi: 10.1136/bmjopen-2016-012799.

23. Bossuyt PM, Reitsma JB, Bruns DE, Gatsonis CA, Glasziou PP, Irwig L, et al. STARD 2015: an updated list of essential items for reporting diagnostic accuracy studies. BMJ. 2015;351:h5527 doi: 10.1136/bmj.h5527.

Capítulo

Amostragem 24

José Rodrigo de Moraes

Introdução

Um dos principais objetivos das pesquisas estatísticas é o cálculo de indicadores que possibilitam conhecer, por exemplo, a realidade social, econômica e de saúde da população, e que contribuem para formular, monitorar e avaliar as políticas nestas dimensões e também para alocar recursos públicos para implementação de políticas nas diferentes esferas do governo. Na área de saúde, dados vêm sendo levantados por pesquisas estatísticas para avaliar a percepção do estado de saúde, estilos de vida e doenças crônicas não transmissíveis, entre outros aspectos. O tipo e a qualidade dos dados levantados nas pesquisas são fundamentais para a construção de indicadores adequados.

Os indicadores podem ser calculados usando dados provenientes de pesquisas por amostragem ou de pesquisas censitárias (Figura 24.1). A pesquisa censitária consiste em investigar a totalidade da população, enquanto a pesquisa por amostragem consiste em investigar somente uma parte da população de interesse, denominada amostra. A escolha do tipo de pesquisa depende de um conjunto de fatores, entre eles o prazo, a quantidade de recursos disponível e a presença ou não de cadastro (listagem de todas as unidades existentes na população), tendo em vista, por um lado, o maior tempo e gastos financeiros para a realização de uma pesquisa censitária e, por outro lado, a necessidade de cadastro para a realização de uma pesquisa amostral*.

Um dos principais campos da Estatística, conhecido como Estatística Inferencial (ou Inferência Estatística), utiliza apenas uma amostra para estimar determinadas quantidades de interesse (parâmetros) numa dada população. Para selecionar a amostra é preciso fazer o uso de técnicas de amostragem. A utilização dessas técnicas é fundamental para obter uma amostra que represente de forma adequada a população de interesse, a fim de poder generalizar ou expandir os resultados da amostra para toda a população da qual ela foi selecionada. O pesquisador deve se preocupar não apenas com o tamanho da amostra (número de unidades a serem selecionadas), mas sobretudo com a forma adotada para a seleção das unidades. Desse modo, é preciso tomar especial cuidado no momento de selecionar a amostra no que se refere à escolha da técnica de amostragem, para que a amostra não seja viciada, comprometendo os resultados e as conclusões do estudo. Este capítulo visa apresentar, sobretudo, as principais técnicas de amostragem probabilística, de modo que os interessados sejam capazes de utilizá-las para selecionar amostras. A seguir, são apresentados alguns conceitos básicos utilizados em Amostragem.

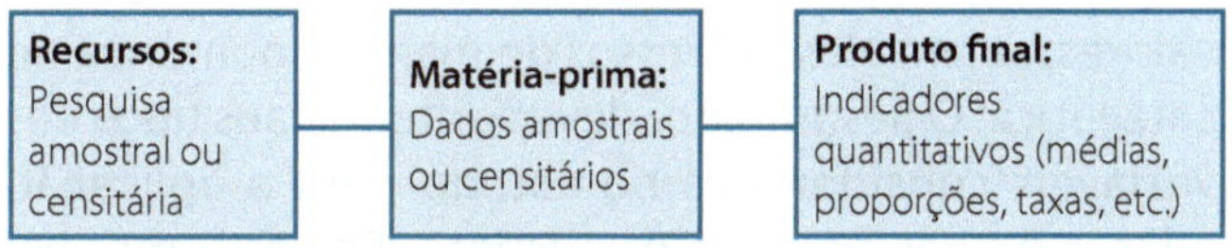

Figura 24.1 – Processo de obtenção de indicadores.

Conceitos básicos utilizados em amostragem

Variável de pesquisa

Numa pesquisa estatística, diferentes variáveis são levantadas por meio de um questionário padronizado (instrumento de coleta) apresentando basicamente perguntas fechadas que contêm as alternativas de

* Como será visto adiante, no caso de uma amostragem por conglomerados basta um cadastro dos conglomerados, que pode ser prontamente obtido.

respostas possíveis. Essas variáveis são as características que o pesquisador deseja conhecer sobre as unidades. Por exemplo, num estudo sobre as condições de saúde de indivíduos com 60 anos ou mais de idade, o pesquisador tem como unidades "os idosos" e como variável de pesquisa a "autoavaliação de saúde", contendo normalmente cinco categorias possíveis: muito ruim, ruim, regular, bom, muito bom. Como exemplo de outras variáveis de saúde, podem-se citar: número de comorbidades, número de medicamentos de uso contínuo, grau de dificuldade de locomoção (nenhum, leve, moderado, intenso), peso corporal (em kg), pressão arterial (em mmHg), adesão ao tratamento medicamentoso (sim, não), tipo de alergia (alérgica, não alérgica), posse de plano de saúde (sim, não), entre outras.

As variáveis de pesquisa podem ser classificadas em diferentes tipos no que se referem aos seus possíveis valores, sejam eles expressos de maneira numérica ou categórica. O pesquisador deve se atentar aos tipos das variáveis consideradas no estudo para a aplicação adequada das técnicas estatísticas. Por este motivo, considera-se de extrema importância a identificação dos diferentes tipos de variáveis levantadas na pesquisa (**Figura 24.2**).

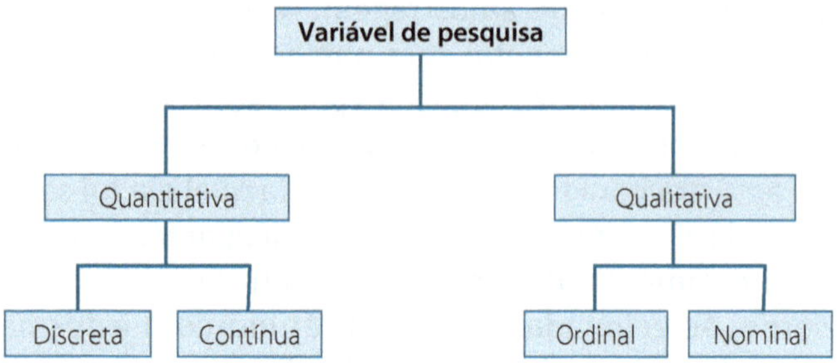

Figura 24.2 – Classificação de variável de pesquisa.

As variáveis quantitativas são aquelas que assumem valores expressos em números, enquanto as variáveis qualitativas são aquelas que assumem valores expressos em categorias ou atributos. As variáveis quantitativas podem ser classificadas como discretas quando os seus valores são resultantes de uma contagem e como contínuas quando os seus valores são resultantes, em geral, de uma medição, podendo assumir qualquer valor num intervalo de números reais. Das variáveis de saúde mencionadas anteriormente, são exemplos de variáveis quantitativas discretas: "número de comorbidades" e "número de medicamentos de uso contínuo". Note que ambas as variáveis assumem apenas valores inteiros. Como exemplo, de variáveis quantitativas contínuas, temos o "peso corporal (em kg)" e a "pressão arterial (em mmHg)".

As variáveis qualitativas, por sua vez, podem ser classificadas como ordinais quando existe uma ordenação natural de suas possíveis categorias e, como nominais, quando não existe esta ordenação. São exemplos de variáveis qualitativas ordinais a "autoavaliação de saúde" e o "grau de dificuldade de locomoção". E como exemplos de variáveis qualitativas nominais, temos a "adesão ao tratamento medicamentoso", "tipo de alergia" e a "posse de plano de saúde", todas neste caso dicotômicas, e "estado civil".

A escolha do tipo de variável dependerá do objetivo do estudo e dos recursos disponíveis para a sua obtenção.

População

População é o conjunto total de unidades para as quais se deseja levantar determinadas características de interesse (variáveis). Uma população de tamanho N, denotada por P_N, pode ser representada pelo conjunto de N unidades populacionais $\{u_1, u_2, \cdots, u_N\}$. Para o caso das variáveis de saúde exemplificadas, as unidades populacionais referem-se a indivíduos idosos (60 anos ou mais). Entretanto, pode-se citar outros exemplos de unidades: famílias, domicílios, hospitais, escolas, seguradoras, etc.

Amostra

Amostra é qualquer parte da população de interesse, isto é, qualquer subconjunto de unidades selecionadas de uma determinada população. Uma amostra de tamanho n, denotada por A_n, pode ser representada pelo subconjunto composto por n unidades amostrais $\{u_1, u_2, \cdots, u_n\}$, tal que $n < N$. A **Figura 24.3** ilustra os conceitos de população e amostra.

Em Amostragem é necessário entender os conceitos de *parâmetro*, *estimador* e *estimativa*. Para facilitar a compreensão de cada um desses conceitos será feita

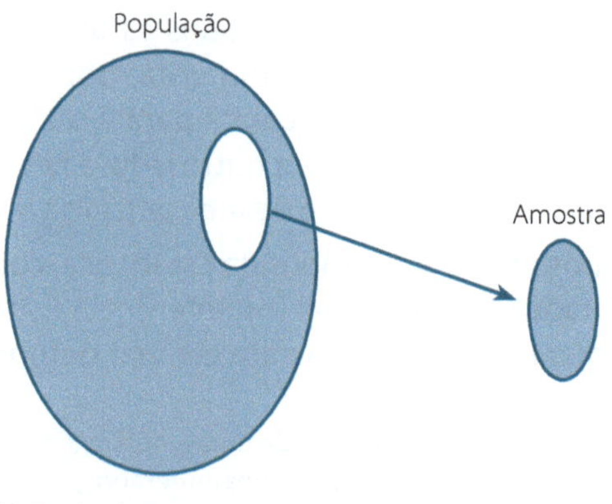

Figura 24.3 – População e amostra.

referência, no decorrer deste capítulo, ao exemplo que aborda a *situação na qual um médico ortopedista tem como objetivo conhecer a proporção de crianças com problemas de coluna numa determinada escola, num dado momento do tempo, a fim de recomendar técnicas terapêuticas para auxiliar na redução de problemas posturais.*

Parâmetro

Parâmetro é uma medida ou quantidade em geral desconhecida que descreve alguma característica de interesse (variável) na população, sobre a qual se deseja fazer inferências com base nos dados de pesquisas amostrais. Parâmetros são geralmente denotados por letras gregas sem o uso do acento circunflexo. Muitas vezes, utiliza-se a letra grega *"teta"* (θ) para representar um parâmetro genérico. Alguns parâmetros populacionais são representados na Tabela 24.1.

Tabela 24.1 – Representação de alguns parâmetros populacionais de interesse

Parâmetro	Notação usada para representar o parâmetro	Significado do parâmetro exemplificando com variável "pressão arterial sistólica"
Média populacional	$\mu = \frac{\sum_i^N x_i}{N}$	μ = pressão sistólica média (em mmHg) dos residentes de uma comunidade
Variância populacional	$\sigma^2 = \frac{\sum_i^N (x_i - \mu)^2}{N}$	σ^2 = variância das pressões sistólicas (em mmHg) dos residentes de uma comunidade
Desvio-padrão populacional	$\sigma = \sqrt{\sigma^2}$	σ = desvio-padrão das pressões sistólicas (em mmHg) dos residentes de uma comunidade
Proporção (ou prevalência) populacional	$p = \frac{\sum_i^N x_i}{N}$; onde: $x_i = 0,1$	p = proporção de indivíduos com hipertensão sistólica isolada (PS ≥ 140 mmHg) residentes numa comunidade

Exemplo: Considerando o exemplo do ortopedista, a *população* seria composta por todos os N alunos matriculados na escola num dado momento do tempo e o *parâmetro de interesse* nesta população é a proporção de alunos com problemas de coluna, também designado como prevalência de problemas de coluna. Para uma população de tamanho N = 1.000 alunos, pode-se representar a "proporção de alunos na escola com diagnóstico de problemas de coluna" através do parâmetro p, dado por:

$$p = \frac{\sum_i^N x_i}{N} = \frac{x_1 + x_2 + \ldots + x_{1.000}}{1.000}$$

Supondo que não é possível pesquisar todos os N alunos matriculados na escola, por questões de prazo e/ou custo, o parâmetro p seria desconhecido. Neste caso, o procedimento consiste em obter uma amostra, que é composta por um subconjunto de n alunos selecionados da população. Desse modo, cada aluno da amostra é submetido a um exame para detectar a presença (valor 1) ou não (valor 0) de algum problema de coluna, e usando os dados amostrais e um estimador adequado é possível calcular uma estimativa da prevalência populacional de problemas de coluna. A seguir, são formalizados os conceitos de estimador e estimativa, exemplificando também com a situação do ortopedista.

Estimador

Estimador é um termo utilizado para designar a expressão da estatística adotada no processo de estimação do parâmetro de interesse numa determinada população, sendo o *estimador* definido, portanto, como uma função das unidades da amostra. Estimadores (ou estatísticas) são geralmente denotados por letras maiúsculas do alfabeto latino, ou então, por letras gregas com o uso do acento circunflexo. Assim, o sinal "^" acima do símbolo do parâmetro populacional representa o estimador do referido parâmetro. Na Tabela 24.2 são representados os respectivos estimadores dos parâmetros populacionais descritos na Tabela 24.1.

Tabela 24.2 – Expressões dos estimadores adotados na estimação da média, variância, desvio-padrão e proporção de uma população

Estimador	Notação usada para representar estimador (letras maiúsculas)	Significado do estimador exemplificando com variável "pressão arterial sistólica"
Média da amostra	$\bar{X} = \hat{\mu} = \frac{\sum_i^n X_i}{n}$	$\hat{\mu} = \bar{X}$ = Estimador da pressão sistólica média (em mmHg) dos residentes de uma comunidade
Variância da amostra	$S^2 = \frac{\sum_i^n (X_i - \bar{X})^2}{n-1}$	S^2 = Estimador da variância das pressões sistólicas (em mmHg) dos residentes de uma comunidade
Desvio-padrão da amostra	$S = \sqrt{S^2}$	S = Estimador do desvio-padrão das pressões sistólicas (em mmHg) dos residentes de uma comunidade
Proporção (ou prevalência) da amostra	$\hat{P} = \frac{\sum_i^n X_i}{n}$; onde: $X_i = 0,1$	$\hat{P}$ = Estimador da proporção de indivíduos com hipertensão sistólica isolada (PS ≥ 140 mmHg) residentes numa comunidade

Exemplo: Considerada a situação do ortopedista, suponha uma população de tamanho $N = 1.000$ alunos na escola e uma amostra aleatória de tamanho $n = 100$ alunos. Então, o *estimador* adotado na estimação da proporção de alunos na escola com problemas de coluna pode ser representado pela estatística $\hat{p}$, cuja expressão é apresentada a seguir:

$$\hat{p} = \frac{\sum_i^n X_i}{n} = \frac{X_1 + X_2 + \ldots + X_{100}}{100}$$

onde X_i assume o valor 1 no caso de o aluno ter o diagnóstico de problemas de coluna, e o valor 0 no caso de o aluno não ter o diagnóstico de problemas de coluna, isto é:

$$X_i = \begin{cases} 1 & \text{se} \quad \text{o aluno tem o diagnóstico de problemas de coluna} \\ 0 & \text{se} \quad \text{o aluno não tem o diagnóstico de problemas de coluna} \end{cases};$$

$i = 1, 2, \ldots, n$

Estimativa

Estimativa, também referida como *estimativa pontual*, é um valor numérico calculado com base na expressão do estimador usando uma única amostra em particular selecionada. Estimativas são denotadas por letras minúsculas do alfabeto latino, ou também em alguns casos por letras gregas com o uso do acento circunflexo. A Tabela 24.3 apresenta a notação das estimativas dos respectivos parâmetros populacionais descritos na Tabela 24.1. Percebe-se que a estimativa é o valor assumido pelo estimador para uma particular amostra observada.

Tabela 24.3 – Estimativas pontuais da média, variância, desvio-padrão e proporção de uma população

Estimativa pontual	Notação usada para representar estimativa (letras minúsculas)	Significado de estimativa exemplificando com a variável "pressão arterial sistólica"
Média amostral	$\bar{x} = \hat{\mu} = \frac{\sum_i^n x_i}{n}$	$\hat{\mu} = \bar{x} =$ Estimativa pontual da pressão sistólica média (em mmHg) dos residentes de uma comunidade
Variância amostral	$s^2 = \frac{\sum_i^n (x_i - \bar{x})^2}{n-1}$	$s^2 =$ Estimativa pontual da variância das pressões sistólicas (em mmHg) dos residentes de uma comunidade
Desvio-padrão amostral	$s = \sqrt{s^2}$	$s =$ Estimativa pontual do desvio-padrão das pressões sistólicas (em mmHg) dos residentes de uma comunidade
Proporção (ou prevalência) amostral	$\hat{p} = \frac{\sum_i^n x_i}{n}$	$\hat{p} =$ Estimativa pontual da proporção de indivíduos com hipertensão sistólica isolada (PS ≥ 140 mmHg) residentes numa comunidade

Note que com as variáveis quantitativas (numéricas) podemos obter estimativas de médias, variâncias e desvios-padrões populacionais. Já com as variáveis classificadas como qualitativas (categóricas) podemos obter estimativas de proporções (ou prevalências) populacionais. Por exemplo, um estudo sobre avaliação das condições de saúde e acesso aos serviços de saúde poderia ter, como um dos objetivos, a estimação dos seguintes parâmetros: *"proporção de indivíduos com autoavaliação de saúde ruim"*, *"proporção de indivíduos portadores de plano de saúde"* e *"tempo médio da última consulta médica"*. Num estudo sobre comportamentos e estilos de vida, poderia ser de interesse estimar os seguintes parâmetros: *"prevalência de fumo"*, *"prevalência de sedentarismo"* e *"prevalência de consumo de bebidas alcoólicas"*. Estes parâmetros (prevalências e média) são apenas alguns exemplos de indicadores que podem ser estimados com dados de pesquisas por amostragem.

Exemplo: Retornando à situação do ortopedista, suponha uma população de tamanho $N = 1.000$ alunos na escola e uma amostra aleatória de tamanho $n = 100$ alunos, dos quais oito alunos tiveram diagnóstico positivo de problemas de coluna e 92 tiveram diagnóstico negativo. Então, uma *estimativa pontual* para a proporção de alunos matriculados na escola com problemas de coluna é calculada do seguinte modo:

$$\hat{p} = \frac{\sum_i^n x_i}{n} = \frac{x_1 + x_2 + x_3 + x_4 + x_5 + x_6 + x_7 + x_8 + x_9 + \ldots + x_{100}}{100}$$

$$\hat{p} = \frac{\overbrace{1+1+1+1+1+1+1+1}^{8} + \overbrace{0 + \ldots + 0}^{92}}{100} = \frac{8}{100} = 0{,}08 \, (\text{ou } 8\%)$$

Desse modo, estima-se que 8% dos alunos matriculados na escola têm problemas de coluna. Cabe ressaltar que a amostra de 100 alunos selecionada aleatoriamente pelo médico ortopedista não é a única amostra possível, ou seja, várias amostras de tamanho $n = 100$ poderiam ser selecionadas dessa mesma população de tamanho $N = 1.000$, empregando uma determinada técnica de amostragem probabilística. Assim, o *estimador* $\hat{p} = \frac{\sum_i^n X_i}{n}$, que se refere à estatística adotada na estimação da prevalência populacional de problemas de coluna, pode assumir diferentes valores $(\hat{p}_1, \hat{p}_2, \ldots, \hat{p}_k)$, sendo um valor (estimativa) para cada possível amostra selecionada, como ilustrado na Figura 24.4.

Como distintas amostras aleatórias podem ser selecionadas, o valor do estimador $\hat{p}$ pode variar de amostra para amostra (Figura 24.4). Logo, o estimador

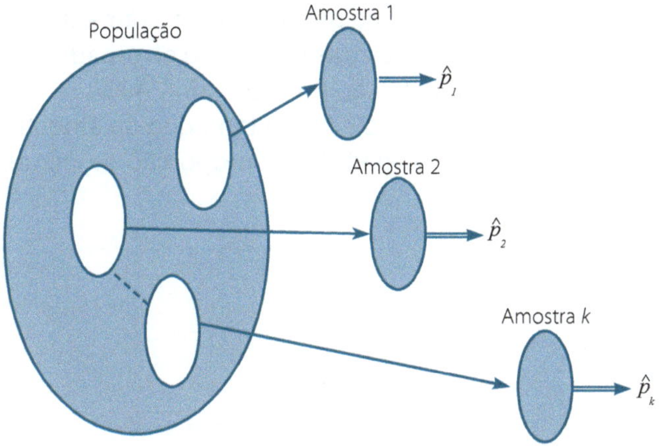

Figura 24.4 – Diferentes amostras de tamanho ***n*** selecionadas de uma mesma população de tamanho N.

$\hat{p}$ é uma variável aleatória e, portanto, tem uma distribuição de probabilidade, mais conhecida como distribuição amostral. É através do conhecimento da *distribuição amostral do estimador* que é possível fazer inferências sobre determinados parâmetros populacionais. Assim, além da *estimação pontual*, também se tem interesse na *estimação intervalar*, que consiste em obter um intervalo que contenha o verdadeiro valor do parâmetro populacional com uma dada probabilidade, denominada de *nível de confiança*, denotado por 1 − α. A este intervalo damos o nome de *intervalo de confiança* com nível de confiança 1 − α, sendo 1 − α = 0,95 (ou em termos percentuais, 95%) o nível de confiança mais frequentemente adotado na prática pelos pesquisadores.

A vantagem da estimação intervalar, em comparação a estimação pontual, é que ela fornece informação sobre a *margem de erro* (ou *erro amostral*) associada à estimativa pontual, indicando a distância máxima entre a estimativa pontual obtida e o verdadeiro valor do parâmetro populacional desconhecido. Quanto menor a margem de erro e maior o nível de confiança requeridos pelo pesquisador, maior o tamanho da amostra da pesquisa.

No que tange à situação do médico ortopedista, objetivando fazer inferências sobre a proporção (ou prevalência) p de alunos com problemas de coluna na escola, uma amostra de n =100 alunos foi selecionada aleatoriamente e a presença (valor 1) ou não (valor 0) de problemas de coluna de cada aluno foi registrada, obtendo uma estimativa pontual de 8% ($\hat{p}$ = 0,08). Como a estimação pontual não fornece qualquer informação sobre o erro amostral, podemos construir um intervalo de confiança com nível de confiança de 95% para o parâmetro p. Assumindo que o intervalo de 95% de confiança foi de [3%; 13%], pode-se afirmar com 95% de confiança, que a margem de erro absoluta é de 5%, isto é, pode-se concluir que a proporção estimada de 8% se distancia do verdadeiro valor de p em no máximo 5 pontos percentuais para mais ou para menos.

Devido ao chamado Teorema Central do Limite (TCL), mesmo em situações em que a distribuição da população é desconhecida ou diferente da normal, pode-se afirmar que o estimador (tal como a média ou proporção da amostra) tem uma distribuição aproximadamente normal no caso de amostras suficientemente grandes. Tamanhos de amostra iguais ou maiores que 30 ($n \geq 30$) já podem ser considerados suficientes para aproximar a distribuição do estimador pela normal[10] (ver o ***Capítulo 22 – Probabilidade e Modelos de Probabilidade em Epidemiologia***). Para obter o intervalo de 95% de confiança para a prevalência populacional de problemas de coluna, foi necessário aplicar o TCL (note que $n = 100 > 30$), considerando que a distribuição da prevalência amostral é aproximadamente normal.

Além disso, é importante mencionar que para obter uma estimativa pontual de um parâmetro populacional não deve ser adotado qualquer estimador. Recomenda-se a utilização de um estimador que apresente propriedades desejáveis que o caracterizam como um estimador adequado para um dado parâmetro, entre elas destacam-se as propriedades de não tendenciosidade e eficiência.

Um estimador, representado por $\hat{\theta}$, é dito não tendencioso (ou não viciado) do parâmetro populacional θ quando é em média igual a este parâmetro, isto é, $E(\hat{\theta}) = \theta$. Por outro lado, um estimador que, em média, subestima ou superestima o verdadeiro valor do parâmetro populacional, é dito ser um estimador tendencioso (ou viciado), e neste caso temos que $E(\hat{\theta}) \neq \theta$. Pode-se mostrar que a média da amostra $\bar{X}$, a proporção da amostra $\hat{p}$ e a variância da amostra S^2 são considerados estimadores não viciados da média populacional μ, da proporção populacional p e da variância populacional σ^2, respectivamente. Por meio de notação estatística, a propriedade de não tendenciosidade destes três estimadores é representada por: $E(\bar{X}) = \mu$, $E(\hat{p}) = p$ e $E(S^2) = \sigma^2$.

De modo geral, com relação à propriedade de eficiência, dizemos que um estimador é mais eficiente para um parâmetro populacional quando ele apresenta uma variância (ou erro-padrão) menor em comparação às variâncias (ou erros-padrões) de outros estimadores considerados na estimação do mesmo parâmetro. A **Figura 24.5** ilustra uma situação em que existem dois estimadores não viciados $\hat{\theta}_1$ e $\hat{\theta}_2$ do parâmetro populacional θ, isto é, $E(\hat{\theta}_1) = \theta$ e $E(\hat{\theta}_2) = \theta$, sendo que $\hat{\theta}_2$

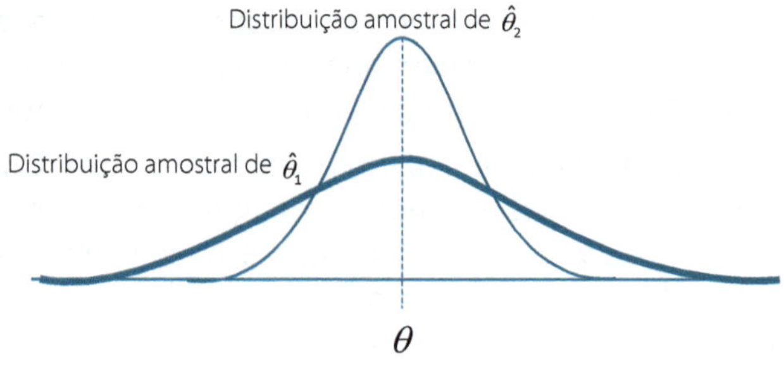

Figura 24.5 – Distribuições amostrais dos estimadores não viciados $\hat{\theta}_1$ e $\hat{\theta}_2$.

é o estimador mais eficiente para a estimação do parâmetro populacional θ.

Embora ambos os estimadores sejam não viciados do parâmetro populacional θ, a maior eficiência do estimador $\hat{\theta}_2$ deve-se ao fato de ele possuir uma variância (ou erro-padrão) relativamente menor que a do estimador $\hat{\theta}_1$, isto é, $VAR(\hat{\theta}_2) < VAR(\hat{\theta}_1)$ ou, alternativamente, $EP(\hat{\theta}_2) < EP(\hat{\theta}_1)$. O erro-padrão de um estimador é definido como a raiz quadrada de sua variância, isto é, $EP(\hat{\theta}) = \sqrt{VAR(\hat{\theta})}$, e indica a precisão do estimador. Assim, quanto menor o erro-padrão, maior será a precisão do estimador.

Supondo uma amostragem aleatória simples (com reposição ou sem reposição, tal que $n << N$), que será descrita mais adiante, pode-se demonstrar que o erro-padrão da média da amostra é igual a $EP(\overline{X}) = \sqrt{VAR(\overline{X})} = \sqrt{\frac{\sigma^2}{n}}$; e que o erro-padrão da proporção da amostra é $EP(\hat{p}) = \sqrt{VAR(\hat{p})} = \sqrt{\frac{p(1-p)}{n}}$. Todavia, os erros-padrões da média da amostra e da proporção da amostra não são calculáveis, pois ambos dependem dos parâmetros p (proporção populacional) e σ^2 (variância populacional), em geral desconhecidos. Sendo assim, torna-se necessário estimar os erros-padrões usando as expressões a seguir:

$\widehat{EP}(\overline{X}) = \sqrt{V\hat{A}R(\overline{X})} = \sqrt{\frac{s^2}{n}}$; onde s^2 é a variância da amostra.

$\widehat{EP}(\hat{p}) = \sqrt{V\hat{A}R(\hat{p})} = \sqrt{\frac{\hat{p}(1-\hat{p})}{n}}$; onde $\hat{p}$ é a proporção da amostra.

Pode-se observar que quanto maior o tamanho da amostra utilizado na pesquisa, menor o erro-padrão e, portanto, maior a precisão do estimador. A **Figura 24.6** mostra a relação inversa entre o tamanho da amostra da pesquisa e o erro-padrão da proporção amostral, sendo $n_3 > n_2 > n_1$.

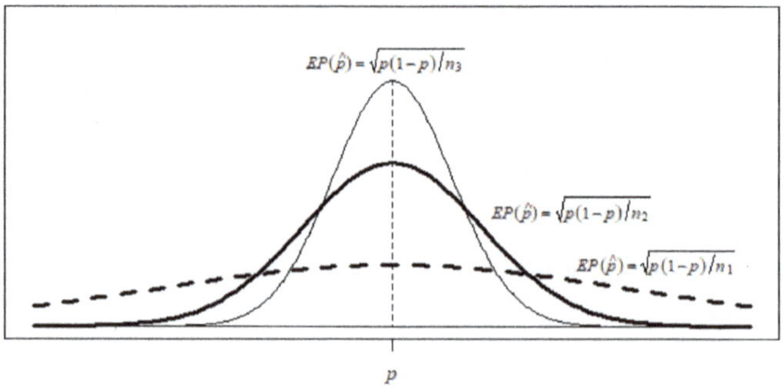

Figura 24.6 – Relação entre o tamanho da amostra e o erro-padrão considerando a distribuição da proporção da amostra.

Para obter um intervalo de confiança para um parâmetro populacional, é necessário calcular a estimativa pontual e a estimativa do erro-padrão, além de conhecer a distribuição amostral do estimador usado no processo de estimação do referido parâmetro. Sabendo que, para grandes amostras, as distribuições da média da amostra $\overline{X}$ e da proporção da amostra $\hat{p}$ são aproximadamente normais, pode-se calcular o intervalo de confiança (IC) para a proporção populacional p, para um determinado nível de confiança $1-\alpha$, do seguinte modo: $IC_{p,1-\alpha} = [l_{inf}, l_{sup}]$; onde: $l_{inf} = \hat{p} - z_{\alpha/2} \cdot \widehat{EP}(\hat{p})$ e $l_{sup} = \hat{p} + z_{\alpha/2} \cdot \widehat{EP}(\hat{p})$. De modo análogo, o intervalo de confiança para a média populacional μ é dado por: $IC_{\mu,1-\alpha} = [l_{inf}, l_{sup}]$; onde: $l_{inf} = \overline{X} - z_{\alpha/2} \cdot \widehat{EP}(\overline{X})$ e $l_{sup} = \overline{X} + z_{\alpha/2} \cdot \widehat{EP}(\overline{X})$. Os valores $-z_{\alpha/2}$ e $+z_{\alpha/2}$ podem ser obtidos usando a tabela da distribuição normal padrão ($Z \sim N(0,1)$), de modo a atender o nível de confiança fixado pelo pesquisador. Para níveis de confiança iguais a 90%, 95% e 99%, obtém-se os seguintes valores $\pm z_{0,05} = \pm 1,64$; $\pm z_{0,025} = \pm 1,96$ e $\pm z_{0,005} = \pm 2,58$, respectivamente. Como já mencionado, o nível de confiança de 95% é o mais utilizado nas aplicações práticas. As **Figuras 24.7a** e **24.7b**, ilustram a distribuição amostral de $\hat{p} \sim N(p, \widehat{EP}(\hat{p}))$ e a distribuição normal padrão de $Z = \frac{\hat{p} - p}{\widehat{EP}(\hat{p})} \sim N(0,1)$, considerando um nível de confiança de 95%.

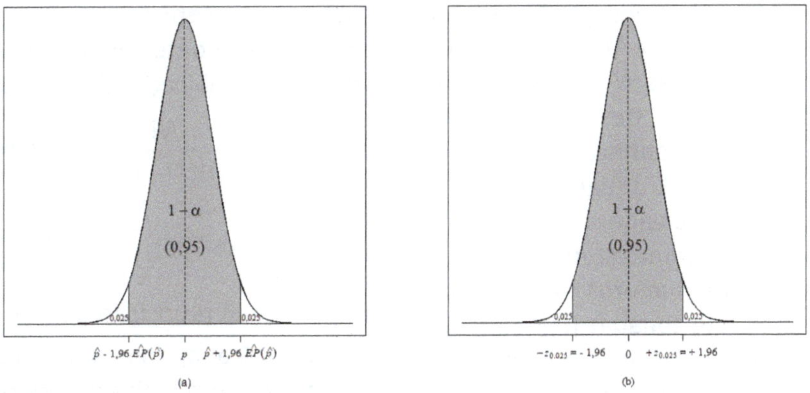

Figura 24.7 – (a) Distribuição amostral de $\hat{p}$ para grandes amostras. (b) Distribuição normal padrão $Z \sim N(0,1)$; considerando o nível de confiança de 95%.

Exemplo: Retomando a situação do ortopedista, será mostrado como foi calculado o intervalo de 95% de confiança [3%; 13%] para a prevalência populacional p de problemas de coluna na escola e como se obteve a margem de erro (ou erro amostral) de 5% envolvida na estimação dessa prevalência populacional.

A amostra de tamanho $n = 100$ alunos resultou na prevalência amostral $\hat{p} = 0{,}08$ e na seguinte estimativa de erro-padrão:

$$\widehat{EP}(\hat{p}) = \sqrt{\frac{0{,}08 \cdot 0{,}92}{100}} \cong 0{,}027 \cdot$$

Para um nível de confiança igual a 95%, os valores obtidos na tabela da distribuição normal padrão são $-z_{0,025} = -1{,}96$ e $+z_{0,025} = +1{,}96$. Portanto, os limites do intervalo de confiança para p são calculados do seguinte modo:

$$l_{inf} = \hat{p} - z_{\alpha/2} \cdot \widehat{EP}(\hat{p}) = 0{,}08 - 1{,}96 \cdot 0{,}027 \cong 0{,}03(\text{ou } 3\%)$$

$$l_{sup} = \hat{p} + z_{\alpha/2} \cdot \widehat{EP}(\hat{p}) = 0{,}08 + 1{,}96 \cdot 0{,}027 \cong 0{,}13(\text{ou } 13\%)$$

A margem de erro (ou erro amostral) envolvida na estimação da prevalência populacional de problemas de coluna pode ser calculada pelo produto entre o valor tabelado $z_{\alpha/2}$ e o erro-padrão estimado, como mostrado a seguir:

$$\varepsilon = z_{\alpha/2} \cdot \widehat{EP}(\hat{p}) = 1{,}96 \cdot 0{,}027 \cong 0{,}05 \text{ (ou 5\%)}.$$

Dessa forma, uma amostra de tamanho $n = 100$ produziu uma prevalência estimada de problemas de coluna na escola de $\hat{p} = 8\%$, que difere da verdadeira prevalência populacional p em no máximo 5% (em termos absolutos), considerando 95% de confiança.

Tendo em vista que um pesquisador deseja obter estimativas com erros amostrais pequenos, a pergunta que surge quando se pensa em realizar uma pesquisa amostral é a seguinte: *Qual o tamanho da amostra mínimo necessário para estimar um determinado parâmetro populacional (p. ex., a prevalência de problemas de coluna na escola), de modo que a estimativa não difira do verdadeiro valor deste parâmetro em mais do que o erro amostral* ε, *com nível de confiança* $1-\alpha$? Desse modo, cabe enfatizar que o tamanho da amostra (n) depende basicamente do erro amostral máximo tolerável pelo pesquisador, do nível de confiança desejado e da heterogeneidade da população no que se refere à variável de interesse. Para maiores detalhes sobre cálculo de tamanho de amostra ver o ***Capítulo 25 – O Tamanho da Amostra em Estudos Epidemiológicos***.

Técnicas de amostragem

Existem diferentes técnicas de amostragem que podem ser classificadas basicamente em *probabilística* e *não probabilística*.

Técnicas de amostragem probabilística

As técnicas de amostragem probabilística garantem que todas as unidades da população tenham uma probabilidade positiva e diferente de zero de serem selecionadas para a amostra. As seguintes técnicas de amostragem probabilística são abordadas neste capítulo: *Amostragem Aleatória Simples, Amostragem Sistemática Simples, Amostragem Estratificada Simples* e *Amostragem de Conglomerados*. Adicionalmente, são apresentadas algumas considerações sobre *Amostragem Complexa*.

Amostragem Aleatória Simples (AAS)

A *Amostragem Aleatória Simples* é uma das técnicas de seleção da amostra de mais fácil implementação, que garante que todas as unidades populacionais tenham a mesma probabilidade de serem selecionadas para a composição da amostra. Para utilizar a AAS é necessário ter um cadastro contendo todas as N unidades que pertencem à população de interesse. Desse modo, cada unidade populacional pode ser identificada por meio de um número distinto, de 1 a N. Em seguida, usando algum dispositivo (como uma calculadora científica ou um computador com algum programa estatístico, como o STATA ou o R, para geração de números pseudoaleatórios) (Figura 24.8) pode-se selecionar n unidades da referida população, constituindo assim uma *amostra aleatória simples* de tamanho n. As unidades selecionadas para composição da amostra são chamadas de *unidades amostrais*, que na prática, podem representar pacientes, gestores de saúde, domicílios, hospitais, escolas, seguradoras, etc.

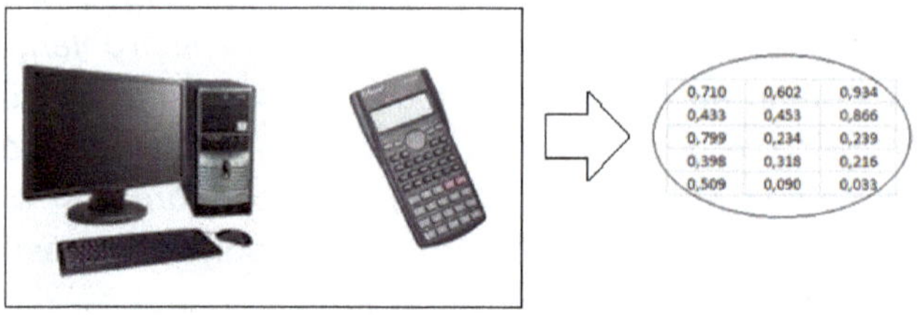

Figura 24.8 – Geração de números pseudoaleatórios usando programa estatístico ou calculadora científica (tecla Ran#).

Existem dois tipos de Amostragem Aleatória Simples (AAS): a AAS com reposição e AAS sem reposição. A técnica de AAS com reposição (AAS-CR) admite a repetição de unidades amostrais, isto é, permite que uma mesma unidade seja selecionada várias vezes. Por exemplo, numa pesquisa amostral dirigida a pacientes de um hospital, isso significaria a possibilidade de entrevistar um mesmo paciente mais de uma vez para coletar dados demográficos já conhecidos, não adicionando informação para a tomada de decisão. Quando a AAS-CR é adotada, o número de amostras possíveis de tamanho n que podem ser selecionadas de uma população de tamanho N é calculada pela fórmula $(N)^n$. A título de exemplificação, suponha uma população de $N=10$ pacientes e uma amostra de $n=2$ pacientes. Neste caso, existem $(N)^n = (10)^2 = 100$ amostras possíveis de tamanho 2 que poderiam ser selecionadas com reposição desta população de tamanho 10.

Já no caso da adoção da técnica de AAS sem reposição (AAS-SR) pelo pesquisador, não é admitida a repetição de mesmas unidades para a composição da amostra, isto é, cada unidade da população não pode ser selecionada mais de uma vez. Então, o número de amostras possíveis de tamanho n que podem ser selecionadas sem reposição de uma população de tamanho N é determinada pela fórmula abaixo, que expressa a combinação de N unidades tomadas n a n: $\binom{N}{n} = C_{N,n} = \frac{N!}{n!(N-n)!}$. Para $N=10$ pacientes e $n=2$ pacientes, existem $\binom{10}{2} = C_{10,2} = \frac{10!}{2! \bullet 8!} = 45$ amostras possíveis sem reposição de tamanho 2.

Na prática, apenas uma única amostra aleatória é selecionada com o objetivo de registrar as variáveis de pesquisa. A seguir, será ilustrado o procedimento de seleção de uma amostra aleatória simples sem reposição, conhecido como algoritmo de Hájek[4], composto pelos seguintes passos:

- **1º Passo:** Gerar um número pseudoaleatório uniformemente distribuído no intervalo entre 0 e 1, usando algum dispositivo (como p. ex., a função *random* de calculadora científica ou algum programa computacional), para cada unidade da população;
- **2º Passo:** Ordenar os números pseudoaleatórios de forma crescente, isto é, do menor para o maior número pseudoaleatório gerado, associando as unidades populacionais correspondentes;
- **3º Passo:** As unidades populacionais associadas aos n menores números pseudoaleatórios gerados serão incluídas na amostra.

Exemplo: Utilizando a técnica de amostragem aleatória simples sem reposição (AAS-SR), selecione uma amostra de $n=10$ pacientes da população de $N=20$ pacientes (Figura 24.9).

A Figura 24.9 apresenta a população de $N=20$ pacientes, da qual se deseja selecionar uma amostra aleatória simples sem reposição de $n=10$ pacientes.

Como visto anteriormente, o primeiro passo para selecionar uma AAS-SR usando o algoritmo de Hájek consiste em gerar um número pseudoaleatório uniformemente distribuído no intervalo (0,1) para cada paciente da população. Optou-se por utilizar a tecla "Ran#" de uma calculadora científica, como mostrado na Figura 24.10.

O segundo passo para a seleção de uma AAS-SR consiste em ordenar os números pseudoaleatórios gerados de forma crescente, associando as unidades populacionais correspondentes. A Figura 24.11 apresenta os números pseudoaleatórios dispostos em ordem crescente e os nomes dos pacientes correspondentes que compõem a população.

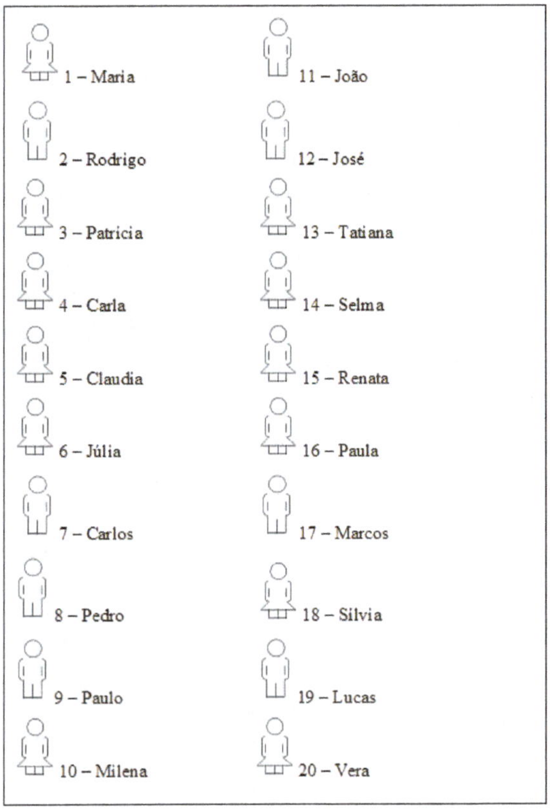

Figura 24.9 – Esquema representando a população de **N** = 20 pacientes.

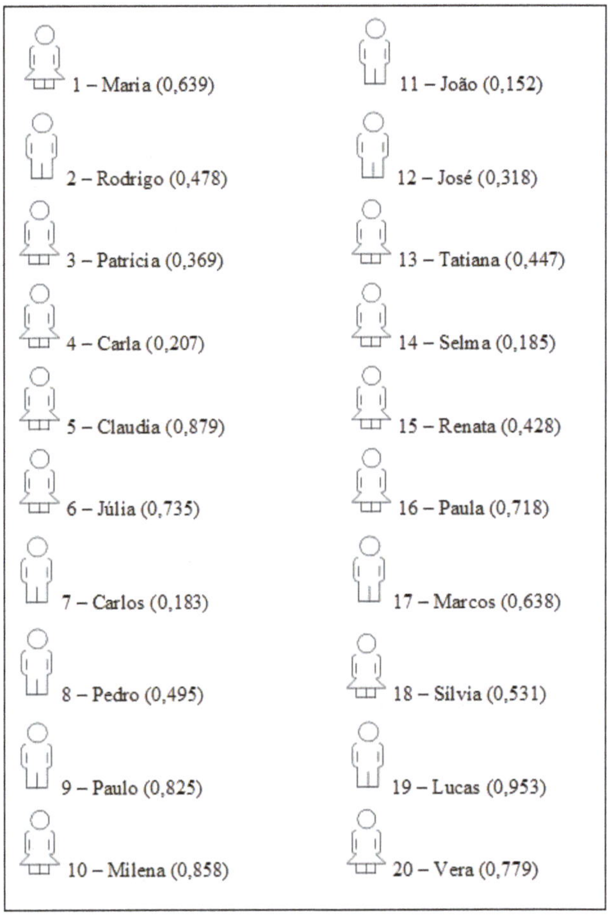

Figura 24.10 – Esquema representando os números pseudoaleatórios gerados para cada um dos pacientes que compõem a população de interesse.

Finalmente, tendo em vista que o tamanho da amostra desejado é de $n=10$ pacientes, a amostra aleatória simples sem reposição é constituída pelos seguintes pacientes: $AAS\text{-}SR_{10}$ = {João, Carlos, Selma, Carla, José, Patrícia, Renata, Tatiana, Rodrigo, Pedro}. Na prática, estes dez pacientes selecionados seriam entrevistados para coletar as informações relativas a todas as variáveis de pesquisa.

Do exposto, com relação à AAS, cabe destacar a necessidade de um cadastro completo sem redundâncias que identifique todas as unidades da população delimitada no estudo, permitindo dessa forma localizar as unidades selecionadas como, por exemplo, através do endereço residencial, para a realização das entrevistas. A impossibilidade de acesso a alguma das unidades efetivamente selecionadas representa perda de informação, reduzindo o tamanho da amostra e aumentando o erro amostral.

Por fim, é importante salientar que a AAS-SR é um plano amostral mais eficiente que a AAS-CR. No entanto, ambos os planos amostrais são equivalentes nas situações em que o tamanho da amostra é substancialmente menor que o tamanho da população considerada no estudo.

Amostragem Sistemática Simples (ASS)

A *Amostragem Sistemática Simples* é uma técnica de seleção de amostra de fácil execução, em que as unidades populacionais são selecionadas respeitando um determinando intervalo de amostragem. Para a seleção de uma amostra sistemática simples, também é necessária a existência de um cadastro identificando todas as unidades populacionais numeradas de 1 a N. Algumas vezes, mesmo não existindo um cadastro, seria fácil implementar uma amostra sistemática, quando as unidades populacionais já estão organizadas naturalmente, facilitando a contagem das unidades na população e a identificação das unidades amostrais, como no caso de uma linha de produção de garrafas, de prontuários médicos dos pacientes de um hospital ou no caso de casas enfileiradas nas ruas de uma comunidade.

Assim, para selecionar uma amostra sistemática de tamanho n de uma população finita numerada de 1 a N, deve-se seguir os seguintes passos, descritos a seguir:

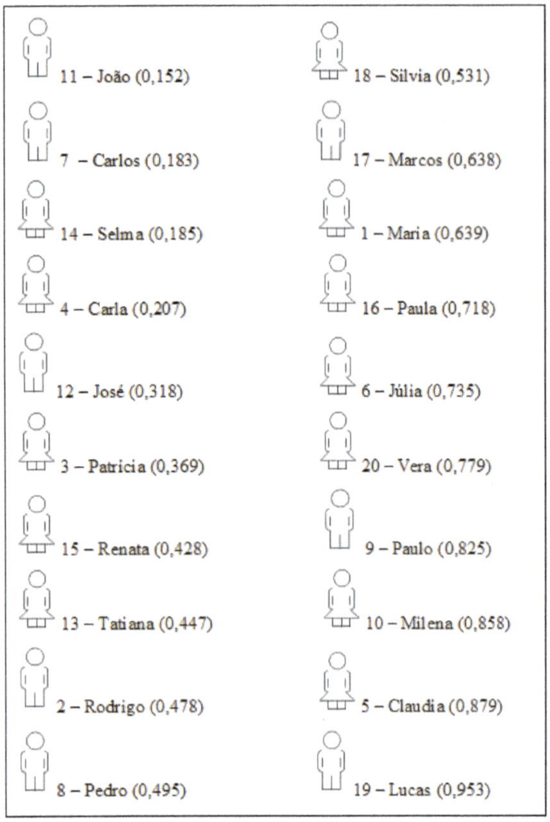

Figura 24.11 – Esquema representando os números pseudoaleatórios ordenados de forma crescente associando os pacientes que compõem a população de interesse.

- **1º Passo:** Calcular o intervalo de amostragem (ou de seleção), denotado pela letra k e definido como a razão entre o tamanho da população (N) e o tamanho da amostra (n), isto é, $k = N / n$.
- **2º Passo:** Usando algum dispositivo (calculadora científica ou programa computacional), gerar a partida aleatória (ou semente), denotada pela letra r, que é um número aleatório inteiro compreendido no intervalo entre 1 e k ($1 \le r \le k$).
- **3º Passo:** A amostra sistemática (AS) de tamanho n é constituída pelas seguintes unidades:

$$AS = \left\{ \underbrace{r}_{\substack{1^{\text{a}}\,unidade\\ amostral}},\ \underbrace{r+k}_{\substack{2^{\text{a}}\,unidade\\ amostral}},\ \underbrace{r+2\bullet k}_{\substack{3^{\text{a}}\,unidade\\ amostral}},\ \underbrace{r+3\bullet k}_{\substack{4^{\text{a}}\,unidade\\ amostral}}, \ldots,\ \underbrace{r+j\bullet k}_{\substack{n^{\text{a}}\,unidade\\ amostral}} \right\};$$

onde: $r + j \bullet k \le N$.

Exemplo: Para implementar a técnica de amostragem sistemática simples, consideraremos a mesma população de N = 20 pacientes descrita na **Figura 24.9**, da qual se deseja selecionar uma amostra sistemática de n = 10 pacientes.

Para esta situação, conforme o 1º passo, obtém-se um intervalo de amostragem igual a 2 $\left(k = \frac{N}{n} = \frac{20}{10} = 2 \right)$. Com relação ao 2º passo, optou-se por utilizar a função *"aleatório entre"* da categoria *"matemática e trigonometria"* da planilha eletrônica Excel para gerar partida aleatória r, tal que $1 \le r \le 2$. Neste caso, a partida aleatória pode ser somente o número 1 ou 2, pois k = 2. Como a partida aleatória gerada foi r = 1 e o intervalo de amostragem calculado foi k = 2, pode-se determinar todas as unidades populacionais que comporão a amostra sistemática (3º passo), conforme mostrado a seguir:

$$AS = \left\{ \begin{array}{l} \underbrace{1}_{\substack{1^{\text{a}}\text{ unidade}\\ \text{amostral}}},\ \underbrace{1+2=3}_{\substack{2^{\text{a}}\text{ unidade}\\ \text{amostral}}},\ \underbrace{1+2\bullet 2=5}_{\substack{3^{\text{a}}\text{ unidade}\\ \text{amostral}}},\ \underbrace{1+3\bullet 2=7}_{\substack{4^{\text{a}}\text{ unidade}\\ \text{amostral}}}, \\ \underbrace{1+4\bullet 2=9}_{\substack{5^{\text{a}}\text{ unidade}\\ \text{amostral}}},\ \underbrace{1+5\bullet 2=11}_{\substack{6^{\text{a}}\text{ unidade}\\ \text{amostral}}},\ \underbrace{1+6\bullet 2=13}_{\substack{7^{\text{a}}\text{ unidade}\\ \text{amostral}}}, \\ \underbrace{1+7\bullet 2=15}_{\substack{8^{\text{a}}\text{ unidade}\\ \text{amostral}}},\ \underbrace{1+8\bullet 2=17}_{\substack{9^{\text{a}}\text{ unidade}\\ \text{amostral}}},\ \underbrace{1+9\bullet 2=19}_{\substack{10^{\text{a}}\text{ unidade}\\ \text{amostral}}} \end{array} \right\}$$

Então, a amostra sistemática é composta pelos nomes dos n=10 pacientes identificados no cadastro pelos rótulos 1, 3, 5, 7, 9, 11, 13, 15, 17 e 19.

$$\text{AS} = \left\{ \begin{array}{l} \underbrace{1}_{\text{Maria}},\ \underbrace{3}_{\text{Patrícia}},\ \underbrace{5}_{\text{Cláudia}},\ \underbrace{7}_{\text{Carlos}},\ \underbrace{9}_{\text{Paulo}}, \\ \underbrace{11}_{\text{João}},\ \underbrace{13}_{\text{Tatiana}},\ \underbrace{15}_{\text{Renata}},\ \underbrace{17}_{\text{Marcos}},\ \underbrace{19}_{\text{Lucas}} \end{array} \right\}$$

Amostragem Estratificada Simples (AES)

A *Amostragem Estratificada Simples* é uma das técnicas de amostragem frequentemente utilizadas em pesquisas amostrais de maior abrangência geográfica, no caso de populações heterogêneas. Nesta técnica de amostragem probabilística, divide-se a população em estratos (subpopulações mais homogêneas) mutuamente exclusivos e seleciona-se, de forma independente, uma amostra aleatória simples (p. ex., sem reposição) de cada estrato definido pelo pesquisador. A **Figura 24.12** ilustra uma situação em que a população é dividida em H = 3 estratos. Neste caso, a variável de estratificação poderia ser o "tipo de incontinência urinária", sendo o estrato 1 composto por indivíduos com incontinência urinária de esforço (IUE), o estrato 2 composto por indivíduos com bexiga hiperativa (BH) e o estrato 3, pelos indivíduos com sintomas de incontinência mista (IUM).

Caso o pesquisador queira usar também a faixa etária (menos de 60 anos, 60 anos ou mais), além do tipo de incontinência urinária, como variáveis de estratificação, a população ficaria dividida em $H = 6$ estratos: Estrato 1 – *Idosos com IUE*; Estrato 2 – *Idosos com BH*; Estrato 3 – *Idosos com IUM*; Estrato 4 – *Não idosos com IUE*; Estrato 5 – *Não idosos com BH*; e Estrato 6 –*Não idosos com IUM*.

A estratificação é quase sempre adotada nas pesquisas amostrais objetivando obter uma maior precisão das estimativas dos parâmetros populacionais. Quanto maior a homogeneidade dentro dos estratos (e maior a heterogeneidade entre os estratos) no que se refere às variáveis de pesquisa, maior será a precisão alcançada para o conjunto da população. A Amostragem Estratificada Simples possibilita um maior espalhamento das unidades amostrais sobre toda a população, aumentando a representatividade da amostra.

Para aplicação desta técnica é necessário que o cadastro contenha, além da identificação de cada unidade populacional, informações completas sobre as variáveis de estratificação para todas as unidades da população. Estas variáveis de estratificação conhecidas para todas as unidades populacionais antes da amostragem são também denominadas de variáveis auxiliares. A divisão da população em estratos, conhecida como estratificação estatística, é realizada utilizando variáveis auxiliares, tais como nível de escolaridade, renda, faixa etária, sexo, tipo de incontinência urinária, entre outras, visando melhorar a precisão das estimativas. Outra modalidade, conhecida como estratificação natural, utiliza em geral variáveis geográficas, como grandes regiões brasileiras, estados, municípios, para obter estratos para os quais se deseja divulgar estimativas desagregadas com precisão fixada.

Uma vez escolhida(s) a(s) variável(eis) de estratificação e especificado o número de estratos, outro aspecto importante é saber como distribuir o tamanho global da amostra n pelos diferentes estratos definidos pelo pesquisador, a fim de saber o número de unidades que deverão ser selecionadas por estrato; que poderia ser, por exemplo, o número de moradores a serem selecionados nas partes baixa e alta de uma comunidade de baixa renda ou o número de titulares de um plano de saúde a serem selecionados por grupo de sexo. Os principais métodos de alocação da amostra são: *método de alocação proporcional*; *método de alocação uniforme (ou igual)*; e *método de alocação ótima*.

Na *AES com alocação proporcional*, o número de unidades amostrais em cada estrato é proporcional ao número de unidades populacionais no respectivo estrato. Por exemplo, considerando o índice de massa corporal como variável de estratificação, se uma população for composta por 30% de indivíduos obesos e 70% de eutróficos, então a amostra deverá conter os mesmos percentuais de indivíduos nestas categorias de estado nutricional.

Neste tipo de amostragem estratificada, o tamanho da amostra no estrato h pode ser calculado pela expressão: $n_h = n \bullet \left(\frac{N_h}{N}\right)$; onde: n_h é o tamanho da amostra no estrato h; N_h é o tamanho da população no estrato h; n é o tamanho (global) da amostra; e N é tamanho (global) da população. A razão $\left(\frac{N_n}{N}\right)$ indica a proporção de unidades populacionais existentes em cada um dos estratos. A multiplicação dessa razão pelo tamanho global da amostra n desejado fornecerá a quantidade de unidades que devem ser selecionadas

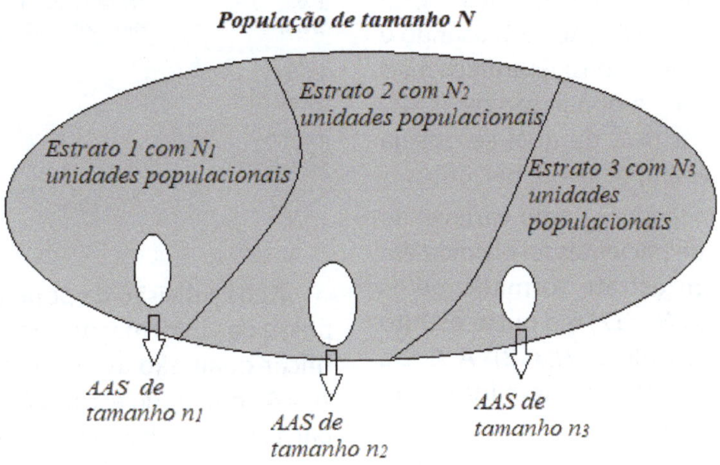

Figura 24.12 – Amostragem estratificada simples sem reposição, considerando uma população dividida em **H** = 3 estratos.

em cada um dos diferentes estratos, utilizando a técnica de amostragem aleatória simples sem reposição (AAS-SR), já estudada. Quando se emprega o método de alocação proporcional, a amostra é dita ser autoponderada.

Na *AES com alocação uniforme (ou igual)*, o número de unidades selecionadas é o mesmo nos diferentes estratos definidos pelo pesquisador. Segundo este tipo de amostragem, o tamanho da amostra no estrato h é calculado pela expressão: $n_h = \frac{n}{H}$, onde: n_h é o tamanho da amostra no estrato h; n é o tamanho (global) da amostra; e H é o número de estratos definidos pelo pesquisador.

Além dos métodos de alocação proporcional e uniforme empregados na Amostragem Estratificada, existe ainda o método de alocação ótima, cuja fórmula de cálculo do tamanho amostral por estrato é mais complexa. Entretanto, cabe destacar que na *AES com alocação* ótima, o número de unidades amostrais em cada estrato é proporcional não apenas ao número de unidades populacionais nos respectivos estratos, como na AES com alocação proporcional, mas também à variabilidade da variável de estudo em cada um dos estratos. Segundo a AES com alocação ótima, são requeridas amostras maiores para estratos com maiores tamanhos e variabilidades populacionais. Em contrapartida, para estratos com menores tamanhos e variabilidades populacionais são necessárias amostras menores para estudar as variáveis de pesquisa.

Em resumo, na amostragem estratificada deve-se escolher o método de alocação da amostra e determinar o tamanho da amostra em cada estrato. Uma vez determinado *quantas* unidades serão selecionadas por estrato, resta-nos saber *quais* unidades serão pesquisadas através da aplicação, em cada estrato, da técnica de amostragem aleatória simples sem reposição.

Exemplo: Para implementar a técnica de amostragem estratificada simples sem reposição (AES-SR) usando o método de alocação proporcional, consideraremos mais uma vez, a título de ilustração, a população de $N = 20$ pacientes descrita na **Figura 24.9**, da qual se deseja selecionar uma amostra (global) de $n = 10$ pacientes.

Usando o "sexo" dos indivíduos como variável de estratificação, a população de pacientes foi dividida em $H = 2$ estratos, sendo um estrato formado pelos pacientes do sexo feminino ($N_1 = 12$) e o outro estrato pelos pacientes do sexo masculino ($N_2 = 8$). A **Figura 24.13** representa ambos os estratos definidos pelo pesquisador usando a variável "sexo".

Considerando o método de alocação proporcional, pode-se determinar o número de pacientes a serem

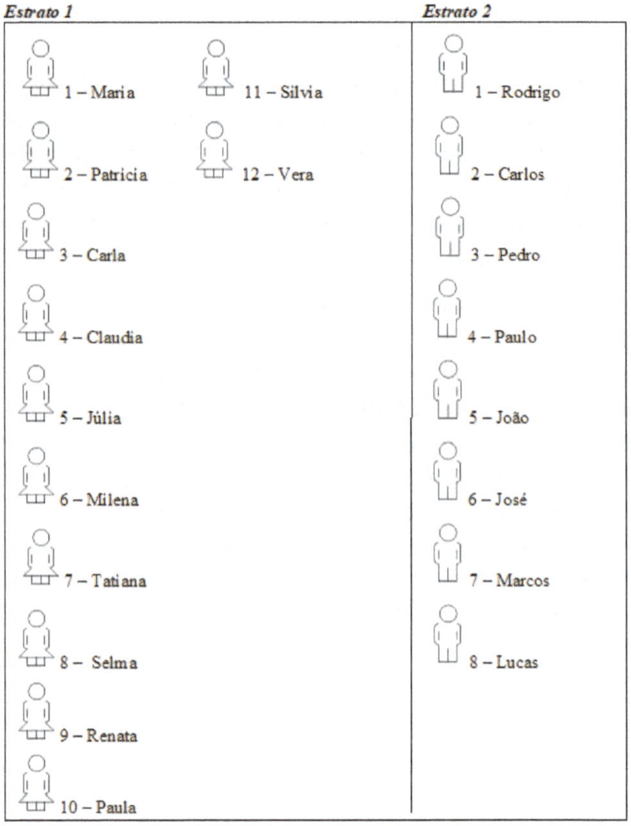

Figura 24.13 – Esquema representando a estratificação da população segundo a variável "sexo".

selecionados em cada estrato (grupo de sexo). A **Tabela 24.1** resume o número de pacientes na população e na amostra por estrato. Pode-se observar que a amostra de $n = 10$ pacientes deve conter $n_1 = 6$ mulheres e $n_2 = 4$ homens.

Tabela 24.1 – Número de pacientes na população e na amostra por estrato (alocação proporcional)

Estrato h (sexo)	Nº de pacientes na população (N_h)	Proporção de pacientes na população (N_h / N)	Nº de pacientes na amostra (n_h)
Estrato 1 – Feminino	12	0,6	6
Estrato 2 – Masculino	8	0,4	4
Total	20	1	10

Após a divisão da população em dois estratos e de posse das informações da **Tabela 24.1**, resta-nos identificar quais são as $n_1 = 6$ mulheres do estrato 1 e os $n_2 = 4$ homens do estrato 2 que serão selecionados para participar da pesquisa. Mais uma vez será empregado o algoritmo de Hájek para selecionar amostras aleatórias independentes, considerando a população de pacientes de cada estrato. A Figura 24.14 mostra os números pseudoaleatórios uniformemente distribuídos no intervalo (0,1), gerados para os pacientes da população pertencentes a cada estrato.

Uma vez gerados os números pseudoaleatórios, basta dispor estes números em ordem crescente associando os nomes dos pacientes correspondentes, respeitando a estratificação. Para o estrato 1 a amostra aleatória simples de tamanho $n_1 = 6$ foi composta pelas seguintes mulheres: {Maria, Renata, Claudia, Tatiana, Carla, Vera}. Para o estrato 2 a amostra aleatória simples de tamanho $n_2 = 4$ foi composta pelos seguintes homens: {José, João, Pedro, Marcos}. Assim, a amostra estratificada simples sem reposição de tamanho $n = 10$ é formada pelos seguintes pacientes: AES-SR_{10} = {Maria, Renata, Claudia, Tatiana, Carla, Vera, José, João, Pedro, Marcos}, que deverão ser entrevistados.

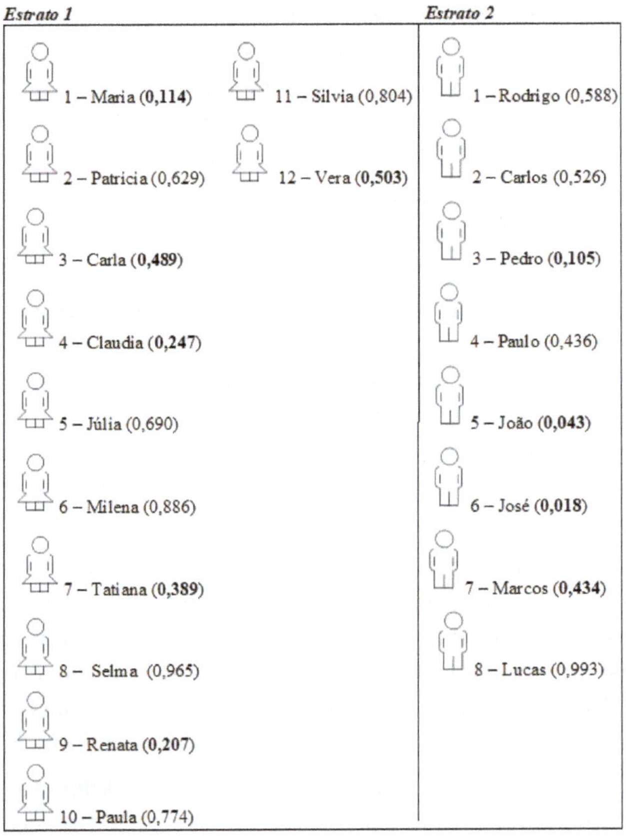

Figura 24.14 – Esquema representando os números pseudoaleatórios gerados para cada paciente da população pertencente a cada estrato.

Amostragem por Conglomerados (AC)

A *Amostragem por Conglomerados* é uma das técnicas de amostragem probabilística mais utilizadas em pesquisas domiciliares e educacionais. Este tipo de amostragem é empregado quando as unidades da população estão agrupadas em conglomerados (ou grupos). Então, uma amostra aleatória simples de conglomerados é selecionada e todas as unidades populacionais pertencentes aos conglomerados amostrados são pesquisadas. Em pesquisas domiciliares, em geral, considera-se que os *domicílios* estão agrupados em *setores censitários**. No caso de selecionar uma amostra aleatória simples de setores censitários e, somente para os setores selecionados, pesquisar todos os seus domicílios no que se refere, por exemplo, às características habitacionais, sociodemográficas e de saúde de seus moradores, dizemos que foi utilizada uma *Amostragem por Conglomerados em um estágio de seleção* (AC_1), onde os setores censitários são os conglomerados e os domicílios são as unidades elementares.

A Figura 24.15 esquematiza a aplicação de uma amostragem por conglomerados em 1 estágio de seleção, supondo uma população de M_0 domicílios (unidades elementares) agrupadas em $N = 10$ setores censitários (conglomerados da população), sendo o setor 1 contendo M_1 domicílios, o setor 2 contendo M_2 domicílios, e assim sucessivamente, até o setor 10 com M_{10} domicílios. Na cor cinza estão indicados os $n = 4$ setores selecionados (conglomerados da amostra), para os quais são pesquisados todos os domicílios, totalizando m_0 domicílios na amostra. Note que para aplicação desta técnica é necessário se dispor de um cadastro indicando cada um dos setores censitários que compõem a população. A partir deste cadastro seria possível selecionar uma amostra aleatória de setores e realizar as entrevistas em todos os domicílios localizados nestes setores da amostra.

A Amostragem por Conglomerados também pode ser aplicada a pesquisas da área educacional, onde os *alunos* estão agrupados em *turmas*, que, por sua vez, estão agrupadas em *escolas*. Neste contexto, o pesquisador poderia selecionar uma amostra aleatória simples de escolas, e pesquisar todos os alunos das escolas selecionadas, configurando uma *Amostragem por Conglomerados em um estágio de seleção* (AC_1). Neste caso, as escolas são os conglomerados ou as unidades primárias de amostragem (UPA) e os alunos são as unidades elementares. Outra possibilidade seria o pesquisador selecionar uma amostra aleatória

* Setores censitários são as menores unidades territoriais que o Instituto Brasileiro de Geografia e Estatística (IBGE) trabalha visando facilitar a coleta de dados, compostas por áreas contíguas, com limites físicos que respeitam a divisão político-administrativa do Brasil. Os setores podem ser classificados como tendo situação urbana ou rural. Segundo a Base Territorial do Censo[5] Demográfico 2010, o Brasil foi dividido em 316.574 setores censitários.

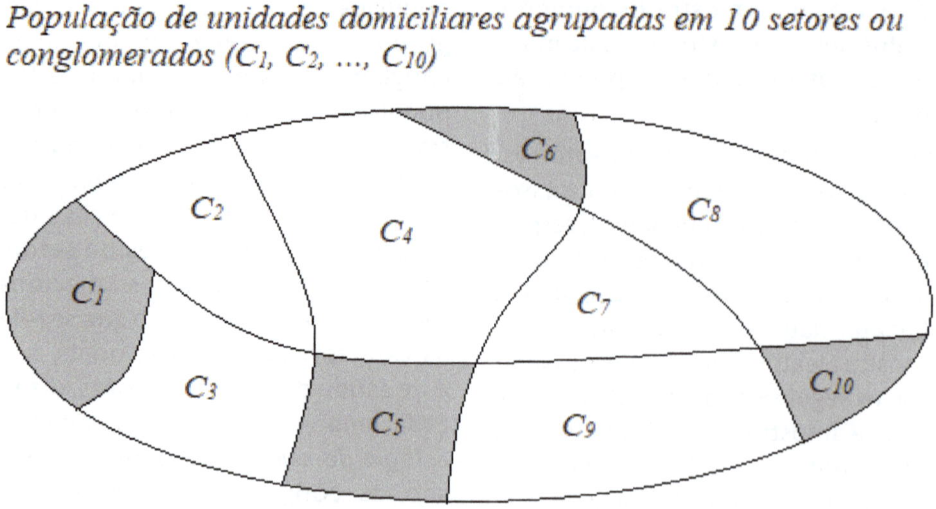

Figura 24.15 – Amostragem por conglomerados em um estágio de seleção, considerando uma população de unidades agrupadas em $N = 10$ conglomerados, dentre os quais foram selecionados $n = 4$ conglomerados.

simples de escolas e, em seguida, para as escolas amostradas, selecionar uma amostra aleatória de turmas e, finalmente, pesquisar todos os alunos das turmas selecionadas. A adoção deste último procedimento caracteriza uma *Amostragem por Conglomerados em dois estágios de seleção* (AC_2), onde as escolas são as unidades primárias de amostragem (UPA), as turmas são as unidades secundárias de amostragem (USA) e os alunos são as unidades elementares. Outras situações podem requerer o uso de *Amostragem por Conglomerados em vários estágios de seleção.*

A Amostragem por Conglomerados tem como vantagens a redução do custo de deslocamentos entre as unidades elementares, pois em geral concentra-se a coleta de dados em poucos grupos. Além disso, outra vantagem é a redução de custo referente à preparação ou atualização de cadastro, pois na amostragem por conglomerados é necessário possuir apenas a listagem identificando os conglomerados, e não a listagem inicial de todas as unidades que compõem a população total.

Por outro lado, uma das desvantagens do uso da amostragem de conglomerados é que as unidades elementares podem apresentar características semelhantes num mesmo conglomerado (ou grupo). Considerando a temática de avaliação educacional, pode ocorrer que alunos que estudam numa mesma escola sejam mais homogêneos em termos de desempenho acadêmico do que alunos provenientes de escolas diferentes. Quanto maior a homogeneidade (ou similaridade) das unidades elementares dentro dos conglomerados, menor a eficiência da amostragem de conglomerados, isto é, menor a precisão das estimativas. Desse modo, para uma maior eficiência da amostragem de conglomerados, deve-se utilizar conglomerados que sejam um tipo de miniatura da população. Em outras palavras, quanto maior a heterogeneidade dentro dos conglomerados (e maior a homogeneidade entre os conglomerados) no que tange às variáveis de pesquisa, maior será a precisão das estimativas obtidas com o uso da amostragem de conglomerados.

Exemplo: Para ilustrar a técnica de amostragem de conglomerados em um estágio de seleção, considere um estudo com objetivo de avaliar o estilo de vida e as condições de saúde de uma população de $M_0 = 2.550$ pessoas residentes em $N = 12$ condomínios localizados num determinado bairro do município de Niterói-RJ. O número de moradores por condomínio é apresentado na Tabela 24.2.

Para aplicar a técnica de AC_1, basta selecionar uma AAS-SR de conglomerados (condomínios) usando o algoritmo de Hájek. A Tabela 24.3 mostra os números pseudoaleatórios uniformemente distribuídos no intervalo (0,1), gerados para cada condomínio da população usando a tecla "Ran#" de uma calculadora científica.

Supondo que o pesquisador tenha decidido selecionar uma amostra aleatória simples sem reposição de $n = 5$ condomínios, os seguintes condomínios formariam a amostra $\{C_6, C_4, C_1, C_2, C_{11}\}$ e, portanto, m_0 = 1.070 dos M_0 = 2.550 moradores deveriam ser entrevistados a fim de pesquisar as características de estilo de vida e de saúde. Para maiores detalhes sobre Amostragem por Conglomerados e das demais técnicas de amostragem probabilística apresentadas, recomenda-se a leitura dos livros de Bolfarine & Bussab[1], Cochran[3], Kish[9] e Silva[11].

Tabela 24.2 – Listagem dos condomínios no bairro e número de moradores por condomínio

Condomínio (i)	Nº de moradores (M_i)
1	150
2	270
3	300
4	200
5	120
6	200
7	300
8	250
9	180
10	200
11	250
12	130
Total	2.550

Tabela 24.3 – Geração de números pseudoaleatórios para cada condomínio da população

Condomínio	Nº de moradores	Aleat. (0,1)	Posto
C_1	**150**	0,196	3º
C_2	**270**	0,510	4º
C_3	300	0,742	
C_4	**200**	0,070	2º
C_5	120	0,610	
C_6	**200**	0,035	1º
C_7	300	0,818	
C_8	250	0,814	
C_9	180	0,723	
C_{10}	200	0,634	
C_{11}	**250**	0,601	5º
C_{12}	130	0,831	
Total	2.550	-	

Amostragem Complexa

Anteriormente foi descrita separadamente cada uma das principais técnicas de amostragem probabilística, entretanto, na prática, o pesquisador pode combinar estas técnicas para selecionar uma amostra probabilística e utilizá-la para realização de suas análises estatísticas, sejam com *objetivos descritivos*, que envolvem a estimação de medidas descritivas, ou com *objetivos analíticos*, que se referem à estimação de modelos estatísticos para identificar variáveis de diferentes dimensões (demográfica, social, econômica, comportamental, entre outras) que estão significativamente relacionadas com algum desfecho (*outcome*). O peso ao nascer (em gramas), a adesão ao tratamento medicamentoso (sim, não), a autoavaliação de saúde (muito ruim, ruim, regular, bom, muito bom) e a modalidade do aleitamento materno (exclusivo, predominante, complementado) são alguns exemplos de desfechos de saúde numéricos ou categóricos. Quando se emprega técnicas de amostragem envolvendo estratificação, conglomeração e probabilidades distintas de seleção das unidades, dizemos que foi adotada na pesquisa uma *Amostragem Complexa* (ou um *plano amostral complexo)*[2].

A amostragem complexa é utilizada em muitas pesquisas de abrangência nacional que investigam informações de saúde. Entre estas pesquisas, pode-se citar a Pesquisa Nacional por Amostra de Domicílios[6] – PNAD 2008, a Pesquisa Nacional de Saúde[7] – PNS 2013 e a Pesquisa Nacional de Saúde do Escolar[8] – PeNSE 2015, todas realizadas pelo IBGE. No que tange ao plano de amostragem da PNS 2013, pode-se dizer que esta pesquisa selecionou uma amostra de indivíduos por meio de uma amostragem de conglomerados em três estágios de seleção, com estratificação dos setores censitários. No primeiro estágio foram selecionados os setores censitários. No segundo estágio, para cada setor da amostra, foram selecionados os domicílios. E no terceiro, para cada domicílio da amostra foi selecionado um morador adulto (18 anos ou mais), para responder ao questionário individual, dentre todos os moradores adultos residentes no domicílio. Adotou-se a amostragem aleatória simples sem reposição para a seleção das unidades primárias (setores censitários), secundárias (domicílios) e terciárias (moradores) de amostragem.

Finalmente, cabe salientar que a análise de dados oriundos de planos amostrais complexos, com objetivos descritivos ou analíticos, deve ser realizada através de programas estatísticos, que possibilitem ao analista informar as variáveis que caracterizam os diferentes aspectos da amostragem. Pode-se citar o pacote *survey* do programa R, o módulo *Complex Samples* do SPSS e o módulo *survey* (comando *svy*) do STATA.

Para caracterizar os diferentes aspectos de um plano amostral complexo é preciso que no banco de dados da pesquisa estejam disponíveis as variáveis com a identificação dos estratos e dos conglomerados, particularmente das unidades primárias de amostragem (UPA). É imprescindível ter ainda no banco de dados a variável que designa o *peso amostral* referente a cada unidade da amostra, tendo em vista que este peso indica a quantidade de unidades na população que cada unidade da amostra está representando. A não consideração das informações relativas à estratificação, conglomeração e pesos amostrais no momento da análise dos dados pode gerar estimativas viciadas para os parâmetros de interesse, assim como estimativas incorretas de erros padrões, comprometendo as conclusões do estudo.

Técnicas de amostragem não probabilística

Para a aplicação das técnicas de amostragem probabilística é preciso construir ou ter disponível um cadastro que identifique todas as unidades de uma população finita, sendo que o refinamento da técnica de amostragem depende de informações auxiliares contidas no cadastro. De posse do cadastro, seria possível determinar as probabilidades de seleção das unidades e incorporar essas probabilidades no processo de estimação dos parâmetros. Entretanto, nem sempre os cadastros estão disponíveis e a sua construção poderia não ser uma alternativa viável, devido, por exemplo, a questões ligadas a prazo e custo.

Nestas situações, é comum a utilização de métodos não aleatórios de seleção da amostra, envolvendo, por esta razão, algum nível de subjetividade por parte do pesquisador. Com o uso de técnicas de amostragem não probabilística é possível obter resultados fidedignos, assim como nas situações em que são adotadas as técnicas de amostragem probabilística, o que vai depender da habilidade do pesquisador e dos critérios definidos na pesquisa. Entretanto, as amostras não aleatórias estão mais sujeitas a vieses. A seguir, é fornecida uma breve noção sobre as seguintes técnicas de amostragem não probabilística: *Amostragem por Julgamento*, *Amostragem por Conveniência* e *Amostragem por Cotas*.

Amostragem por Julgamento

Este tipo de amostragem consiste em selecionar de maneira deliberada uma amostra de unidades da população para a realização da pesquisa. Essa seleção não é aleatória, sendo feita com base no julgamento do pesquisador (em geral, com especialidade na área) de que a amostra escolhida pode ser considerada representativa da população inteira. Quando os conhecimentos prévios da população de interesse e da amostra efetivamente escolhida não são substanciais, a representatividade da amostra é questionável e as inferências ficam prejudicadas. Por exemplo, um pesquisador deseja estudar os comportamentos e estilos de vida dos moradores de um município, decidindo para tanto pesquisar os moradores de um único bairro deste município, que ele julga apresentar um nível socioeconômico semelhante ao do município. Entretanto, mesmo que a distribuição das características socioeconômicas dos moradores do bairro seja similar à dos moradores em nível municipal, isto pode não ser válido para as características referentes a comportamentos e estilos de vida, que podem estar associadas também a fatores relacionais e de saúde, ditando diferenças nos comportamentos e estilo de vida dos indivíduos.

Amostragem por Conveniência

É um tipo de amostragem em que as unidades são selecionadas por conveniência do pesquisador, tendo como vantagens o baixo custo, a facilidade na obtenção dos dados e a rapidez na divulgação dos resultados da pesquisa. Entretanto, por não ser uma amostra selecionada de maneira aleatória, não há um rigor do ponto de vista estatístico e, portanto, as análises geralmente se concentram na descrição das características das unidades efetivamente pesquisadas, e não na extrapolação dos resultados para uma dada população, pois existe potencial para viés de seleção. A amostragem por conveniência é adotada, por exemplo, quando se entrevista pessoas passando na rua para avaliar a sua opinião sobre um determinado problema de gestão pública municipal ou quando se pesquisa pacientes que procuraram um determinado hospital público para fins de avaliação da qualidade dos serviços de saúde prestados.

Amostragem por Cotas

A amostragem por cotas é uma técnica de amostragem utilizada em pesquisas eleitorais e de opinião pública, que confere maior rapidez na coleta de dados e menor custo. Este tipo de amostragem parece com a amostragem estratificada com alocação proporcional, mas na realidade trata-se de uma amostragem não probabilística, uma vez que as unidades da população em geral não são selecionadas utilizando mecanismos aleatórios. Na amostragem por cotas são definidos "estratos", utilizando variáveis consideradas relevantes para atingir os objetivos do estudo, devendo estas variáveis serem conhecidas para todas as unidades da população. Por exemplo, em pesquisas eleitorais, geralmente são utilizadas variáveis sociodemográficas como sexo, faixa etária, nível de escolaridade, assim como o local de residência e o município onde o indivíduo vota na eleição.

Após executada a estratificação da população, calcula-se a proporção de unidades populacionais em cada um dos diferentes estratos definidos pelo pesquisador que, multiplicada pelo tamanho global da amostra requerido, fornecerá a quantidade de unidades a serem pesquisadas por estrato. A título de exemplificação, suponha que um pesquisador deseja selecionar uma amostra de tamanho $n = 100$ indivíduos, e que a população de interesse apresenta a seguinte distribuição por sexo, segundo a faixa etária: 35% são homens com idade de 18 a 59 anos (estrato 1), 10% são homens com 60 anos ou mais (estrato 2), 45% são mulheres com idade de 18 a 59 anos (estrato 3) e 10% são mulheres com 60 anos ou mais (estrato 4). Neste caso, a amostra deverá conter, respectivamente, as seguintes cotas de indivíduos a serem entrevistados em cada um dos quatro estratos, que totalizarão os 100 indivíduos na amostra: $n_1 = 35$; $n_2 = 10$; $n_3 = 45$; $n_4 = 10$. Por fim, caberá aos entrevistadores atenderem essas cotas de indivíduos através de entrevistas realizadas geralmente na rua.

Uma das desvantagens da amostragem por cotas refere-se à impossibilidade de estipular a margem de erro da pesquisa pelo fato da amostra por cotas não ser de natureza aleatória, entretanto, apesar de críticas, algumas vezes se utiliza da fórmula de cálculo do tamanho da amostra aleatória simples para dimensionar o tamanho da amostra por cotas. Este procedimento supõe que a amostra por cotas se comportaria de maneira similar a uma amostra aleatória simples.

Referências Bibliográficas

1. Bolfarine H, Bussab WO. Elementos de Amostragem. São Paulo: Edgard Blucher; 2005.
2. Chambers RL, Skinner CJ. Analysis of survey data. Chichester, UK: Wiley, 2003.
3. Cochran WG. Sampling Techniques. 3rd ed. New York: Wiley; 1977.
4. Hájek J. Limiting distribution in simple random sampling from a finite population. Publications of the Mathematics Institute of the Hungarian Academy of Science. 1960;5:361-374.
5. Instituto Brasileiro de Geografia e Estatística (IBGE). Metodologia do censo demográfico 2010. 2ª ed. Rio de Janeiro: IBGE; 2016.
6. Instituto Brasileiro de Geografia e Estatística (IBGE). Pesquisa Nacional por Amostra de Domicílios 2008 - Um Panorama da Saúde no Brasil: acesso e utilização dos serviços, condições de saúde e fatores de risco e proteção à saúde, 2010.
7. Instituto Brasileiro de Geografia e Estatística (IBGE). Pesquisa Nacional de Saúde 2013 - Acesso e utilização dos serviços de saúde, acidentes e violências: Brasil, Grandes Regiões e Unidades da Federação, 2015.
8. Instituto Brasileiro de Geografia e Estatística (IBGE). Pesquisa Nacional de Saúde do Escolar 2015. Rio de Janeiro: IBGE; 2016.
9. Kish L. Survey Sampling. New York: Wiley; 1965.
10. Larson R, Farber B. Estatística aplicada. 2ª ed. São Paulo: Prentice Hall; 2004.
11. Silva NN. Amostragem Probabilística: um curso introdutório. 2ª ed. São Paulo: Editora da USP; 2004.

Capítulo

O Tamanho da Amostra em Estudos Epidemiológicos

25

Ronir Raggio Luiz

Introdução

Uma das perguntas mais frequentes por parte dos pesquisadores da área de saúde, seja para um estudo em laboratório, clínico ou epidemiológico, refere-se ao número de elementos – cobaias, pacientes ou indivíduos – que deve ser investigado a fim de se ter um estudo "confiável". "Representativo" ou "significativo" são também termos frequentemente usados. Mais objetivamente, deseja-se saber qual o tamanho da amostra.

As aspas nos adjetivos citados são para reproduzir as palavras comumente utilizadas pelos pesquisadores, cabendo, de imediato, um primeiro esclarecimento. Pode-se pensar em um estudo "confiável" (na linguagem utilizada, mas que deve se referir na realidade ao conceito de "validade") se ele reproduz a "verdade". Ou seja, os resultados do estudo refletem aquilo que de fato deveriam refletir? Entretanto, qualquer estudo pode falhar neste aspecto por dois tipos de erros: o erro sistemático ou viés e o erro aleatório, sendo este último natural de qualquer processo amostral. Admitindo-se que a amostra seja aleatória* – premissa necessária para qualquer estudo em que o cálculo do tamanho da amostra constitua uma tarefa preliminar –, espera-se que não haja nenhum viés de seleção. Isto é, espera-se obter uma amostra "representativa" da população da qual se pretende fazer alguma inferência. Qualquer erro seria então atribuível ao erro aleatório. Quanto ao termo "significativo" utilizado pelos pesquisadores, a leitura é menos imediata, mas pode-se atribuí-lo à expectativa deles em resultados que gerem testes estatisticamente "significativos", ou seja, valores de p pequenos (ver o ***Capítulo 26 – Associação Estatística em Epidemiologia: Análise Bivariada***). Ou, talvez, este termo esteja apenas refletindo o interesse do pesquisador em obter resultados "precisos". Para uma melhor discussão sobre os termos "validade" e "precisão" pode-se consultar o ***Capítulo 11 – Validade em Estudos Epidemiológicos*** e o ***Capítulo 19 – Introdução à Análise de Dados Epidemiológicos***.

Assim, diferente do conceito de validade, ao tamanho amostral associa-se o conceito de precisão. E a imprecisão – o erro aleatório – é o preço a ser pago por qualquer investigação onde uma amostra aleatória esteja presente. No caso de uma amostra não aleatória – diga-se de passagem, uma situação muito comum na investigação em saúde –, o conceito de validade é fundamental, dado que qualquer análise estatística feita com esses dados deve estar condicionada à hipótese de que a amostra estudada se "comporta" tal como se comportaria tivesse ela sido selecionada aleatoriamente. É frequente o caso em que o pesquisador já dispõe de uma amostra não aleatória (p. ex., os casos de certa doença registrados em um hospital num certo período) e quer saber se esse tamanho amostral é "suficiente" para responder certa pergunta. Nesses casos, é mais prudente uma discussão consistente de validade do que de tamanho amostral, mesmo porque qualquer eventual avaliação de tamanho amostral "pequeno" – e provavelmente com consequentes resultados ditos estatisticamente não significativos –, seria de difícil solução, dadas as frequentes limitações operacionais de se coletar mais casos. Poder-se-ia recomendar então, uma vez discutida a questão da validade, a realização do estudo e das análises com aquele tamanho amostral disponível, informando a precisão encontrada, mesmo

* Cabe lembrar a diferença entre amostra aleatória e aleatorização (ou randomização). Amostra aleatória consiste na seleção aleatória de elementos que integrarão o estudo, enquanto aleatorização se refere à alocação, de forma aleatória, das condições de exposição aos elementos já selecionados. Veja o ***Capítulo 15 – Estudos de Intervenção***.

que esta não tenha sido aquela que se desejaria*. Também é muito importante que estudos estatisticamente não significativos, desde que metodologicamente bem delineados, sejam publicados, seja por razões de futuros estudos ou sistematizações (veja o ***Capítulo 18 – Fundamentos de Metanálise***), seja pela eventual presença de significância clínica ou prática no estudo**.

Ainda sobre uma amostra não aleatória, é comum a situação em que o pesquisador dispõe de toda uma população, embora possa acreditar estar trabalhando com uma amostra. Todos os pacientes internados em certo hospital, por exemplo, constituem uma população. Se o interesse é só nesta população, em princípio, não há razão para se fazer nenhum tipo de inferência estatística, calculando intervalos de confiança ou valores de p, por exemplo. Uma descrição sucinta e elegante dos dados, buscando explorar suas características mais importantes de acordo com os objetivos do estudo, seria suficiente (ver o ***Capítulo 20 – Análise Exploratória de Dados***). Por outro lado, pode-se imaginar estes pacientes como sendo uma amostra de outros pacientes semelhantes (internados em outros hospitais ou pacientes futuros deste mesmo hospital) e aí então se fazer as eventuais inferências estatísticas de interesse. Mais uma vez a questão da validade deve ser considerada com cuidado devido a um potencial viés de seleção, já que a população a ser referenciada (ou seja, todos os pacientes, e não apenas aqueles que constituem a amostra, a população de estudo) com frequência não seria claramente definida.

Cabe chamar a atenção também para a forma como os profissionais de saúde tipicamente encaram o cálculo do tamanho amostral. Provavelmente, em função do desconhecimento teórico das questões subjacentes à determinação de um tamanho amostral, muitos tendem a interpretá-lo quase de forma mágica. A charge a seguir ilustra bem esta ideia. A pretensão deste capítulo é, precipuamente, desconstruir esta imagem.

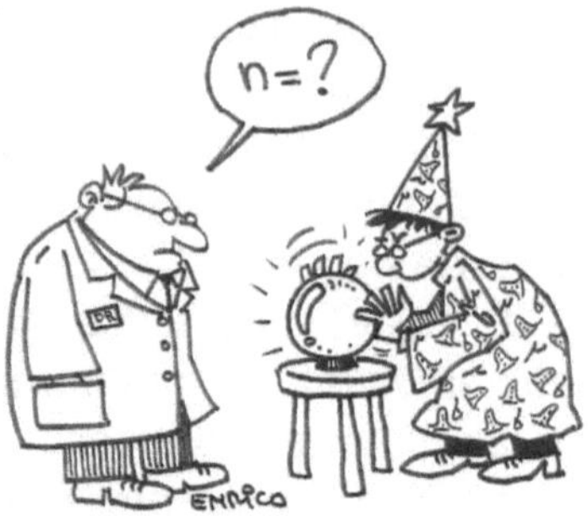

* Uma análise mais detalhada poderia ser feita através da avaliação do poder do estudo. Veja, por exemplo, o capítulo 3 de Selvin (2004), para uma introdução sobre o cálculo do poder de uma amostra.

** Significância clínica se refere a um resultado, cuja magnitude seja de tal forma expressiva, que mereça ser considerado pelo pesquisador.

A determinação do tamanho amostral constitui etapa fundamental de qualquer investigação científica, sobretudo nas pesquisas biomédicas, até, inclusive, por questões éticas, constando explicitamente das recomendações dos principais guias (declarações) para orientação de ensaios clínicos ou estudos observacionais, o CONSORT (*Consolidated Standards of Reporting Trials*) e o STROBE (*Strengthening the Reporting of Observational Studies in Epidemiology*), respectivamente (Martins et al., 2009; Malta et al, 2010). Mas não há nada de mágico e nem de definitivo neste processo, e sim toda uma teoria estatística pertinente e considerações práticas para que o tamanho amostral do estudo goze de uma precisão aceitável e seja viável operacionalmente, incluindo os custos envolvidos.

Portanto, o que é de fato fundamental é que todo tamanho amostral seja devidamente justificado e não necessariamente calculado a partir de fórmulas estatísticas apropriadas. Isto porque, como deverá ficar explicitado adiante, para que o cálculo seja realizado são necessárias algumas informações que nem sempre estão prontamente disponíveis ou não existem ou, mais frequentemente, dependem em um grau elevado de subjetividade e do conhecimento específico sobre o fenômeno a ser estudado com esta amostra. A questão central é, enfim, a precisão do estudo, definida a juízo do pesquisador.

De forma mais objetiva, para se calcular um tamanho amostral é necessário se ter uma pergunta bastante específica. E esta pergunta deverá ser "convertida" na estimação ou no teste de um parâmetro, ou seja, é necessário que se defina uma grandeza que caracterize a população de interesse. Isto porque é comum também a situação em que o pesquisador não identifica imediatamente um único parâmetro de interesse, tendo, por exemplo, um enorme questionário, e gostaria de saber quantos indivíduos ele precisaria investigar para traçar um "perfil" de certa população. Neste caso, é difícil uma resposta satisfatória porque, na realidade, para cada pergunta daquele questionário haveria um tamanho amostral associado. Uma saída seria verificar qual pergunta exigiria, para uma precisão desejada, o tamanho amostral maior e adotá-lo. Isto faria com que todas as outras perguntas tivessem uma precisão maior. Isto é, para as outras perguntas se usaria uma amostra "maior" do que seria necessário. Felizmente, na maioria dos estudos epidemiológicos, as perguntas não são tão abrangentes como "qual o perfil de uma população?", podendo frequentemente ser respondidas pela estimação ou teste de um parâmetro populacional. Por exemplo, "com que frequência surgem novos casos de aids na cidade X por ano?"; "há mais hipertensos na comunidade X que na comunidade Y?"; "exposição E está relacionada à doença D?"; e "droga A é "melhor" que droga B no tratamento para a doença D?" são quatro perguntas que podem então ser respondidas através de amostras que estimem ou testem grandezas associadas a elas, ou seja, os parâmetros de interesse. É para responder perguntas desta natureza que se calculam tipicamente tamanhos amostrais.

Por outro lado, a aparente simplificação do problema da determinação do tamanho da amostra por meio da identificação de um único parâmetro de interesse a ser estimado nos estudos epidemiológicos pode esbarrar na necessidade de análises posteriores onde seja necessário o controle por múltiplas variáveis de interesse. Em outras palavras, é bem complicada a determinação de tamanhos amostrais quando há a necessidade de análises múltiplas *a posteriori* (ver o ***Capítulo 27 – Associação Estatística em Epidemiologia: Análise com Múltiplas Variáveis***). Nestes casos, algumas sugestões ou regras de natureza mais prática ou aproximada (*rules of thumb*) podem ser usadas em detrimento das questões mais formais e técnicas associadas à precisão, vinculando o tamanho da amostra ao número de variáveis envolvidas e ao tipo da variável desfecho. Por exemplo, se o estudo só envolver variáveis numéricas (caso de uma regressão linear clássica), sugere-se, no mínimo, 20 unidades de análise por variável independente envolvida. No caso de modelos para variável resposta dicotômica (p. ex., o modelo logístico), o foco seria no número de eventos (casos) e não no tamanho da amostra.

Como último comentário introdutório, estudos de base populacional em saúde que envolvem amostras grandes e representativas são comuns e importantes e, potencialmente, também objetivam a estimação de múltiplos parâmetros populacionais de interesse, sendo as prevalências de doenças autorreferidas, por exemplo, um dos parâmetros comumente de interesse. Embora a definição do tamanho amostral para estes estudos também deva ser considerada, a questão mais central nestes casos é com o desenho amostral em si (ver o ***Capítulo 24 – Amostragem***). Uma vez que eles já se propõem a usar grandes amostras, a questão da precisão – e que define o tamanho amostral – já ficaria bem contemplada, permitindo que o foco possa ser deslocado para a viabilização da estimação de diversos desfechos e eventos simultaneamente, com a mesma pesquisa, inclusive alguns até menos frequentes. É fácil perceber que os custos associados a estas pesquisas são elevados e a sua logística, bem complicada, além de demandar teorias e técnicas amostrais e analíticas mais complexas. No Brasil, atualmente, a Pesquisa Nacional de Saúde (PNS) é um bom exemplo deste tipo de amostra na área da saúde (Souza-Junior et al., 2015; Stopa el al., 2020).

A proposta deste capítulo, além de um guia operacional para o cálculo de tamanhos amostrais, com destaque para as pesquisas epidemiológicas, é apresentar a lógica subjacente à determinação do tamanho amostral em estudos na área da saúde, buscando desmistificar algumas idéias.

Elementos Influentes na Determinação do Tamanho Amostral

Voltando à questão do tamanho da amostra em si, é intuitivo perceber que ele depende do erro aleatório mencionado anteriormente. Há uma relação inversa entre o erro e o tamanho da amostra. Amostras "grandes" estão associadas a erros "pequenos" e amostras "pequenas", a erros "grandes". Considerando que no planejamento de um estudo este erro pode (e deve) ser arbitrado pelo pesquisador, grosso modo, não parece haver amostras "grandes" nem amostras "pequenas". Há amostras que são compatíveis com o erro que se "tolera" cometer em um particular estudo. Isto não melhora muito o problema de determinação do tamanho da amostra, mas pelo menos transfere para quem de direito deva ser o responsável pela solução: o pesquisador. Isto porque a magnitude do erro tolerável deve ser atribuída por ele e não por um estatístico ou pela literatura, de tal sorte que seu estudo tenha reconhecimento pela comunidade científica.

Entretanto, não é somente o erro tolerável de amostragem o único elemento que intuitivamente se percebe afetar o tamanho da amostra. Por exemplo, diante de um estudo de prevalência, é intuitivo que quanto mais rara for a doença, maior deverá ser o tamanho da amostra. No caso de um estudo comparativo, um estudo de coorte, por exemplo, é também intuitivo que quanto maior for a diferença realmente existente entre as incidências nos grupos exposto e não exposto, menor será a amostra total necessária para detectá-la. Em havendo de fato uma diferença entre estas incidências, mas de "pequena" magnitude, somente uma amostra "grande" seria capaz de detectá-la. No caso de um estudo onde o que se quer estimar é a média de uma variável contínua, glicemia, por exemplo, é intuitivo perceber que quanto maior for a variabilidade desta variável, maior será o tamanho da amostra necessária para se estimar sua média com uma precisão desejada.

Além destes elementos, que, dependendo do estudo, intuitivamente se percebe influírem no tamanho da amostra, há ainda outros não tão intuitivos. Ao se estudar inferência estatística, vê-se que o processo de inferir a partir de uma amostra pode se dar por estimação de um parâmetro populacional ou pelo teste de uma hipótese. O cálculo do tamanho da amostra depende do objetivo da amostra a ser selecionada: uma estimação ou um teste de hipóteses. Sob um processo de estimação, é possível que seja selecionada uma amostra que resulte numa estimativa cujo valor possa estar fora dos limites estabelecidos pelo erro tolerável já mencionado, incorrendo, assim, em outro "erro" que se gostaria de poder minimizar. O tamanho da amostra mais uma vez é um regulador deste erro, e vice-versa. Se o leitor ainda não percebeu, esta ideia é a mesma do intervalo de confiança e será usada adiante para desenvolver um raciocínio geral para o cálculo do tamanho da amostra. Este último "erro" é conhecido como nível de significância (α), com valor complementar igual à confiança desejada (1 – α).

Já se o objetivo do estudo é testar uma hipótese colocada *a priori* (hipótese nula = H_0), então outro "erro" pode acontecer. É possível que esta hipótese não seja verdadeira e o estudo não seja capaz de rejeitá-la em função do tamanho da amostra. Entretanto, este erro não é somente dependente do tamanho da amostra, mas depende também de alternativas àquela hipótese. Para um tamanho de amostra e um erro α fixados, valores alternativos muito distantes daquele estabelecido *a priori* terão um erro associado menor, e valores alternativos próximos, um erro maior. Este erro é conhecido como β e seu complementar, 1 – β, como poder. Assim, fixados um α e uma hipótese alternativa, quanto maior a amostra, maior será também o poder de o estudo apontar a hipótese alternativa quando de fato ela for verdadeira. A fixação de uma hipótese alternativa deve respeitar condições impostas pelo pesquisador, de modo a se conseguir um tamanho amostral que tenha um poder "razoável" para se detectar a diferença entre a hipótese nula e a alternativa. Esta diferença deve ter alguma relevância "clínica", ou seja, uma diferença que, se de fato existir, o estudo não deve deixar de captá-la.

Outro elemento eventualmente importante na determinação do tamanho da amostra é o tamanho da população. Observa-se com relação a este elemento, entretanto, uma curiosidade que surpreende os pesquisadores. Sua intuição diz que quanto maior a população, maior deve ser a amostra para representá-la com uma precisão desejada. Isto, entretanto, é "parcialmente" verdadeiro. É verdadeiro porque, de fato, quanto maior a população, maior será a amostra. Porém, mostra-se que esta relação só é importante para populações "pequenas". Para populações "grandes", o tamanho da amostra não será substancialmente influenciado pelo tamanho da população, podendo esta ser considerada como infinita. Em outras palavras, o que importa é o tamanho da amostra e não a fração amostral (relação amostra/população). Uma fração amostral de 10%, por exemplo, pode gerar uma amostra gigantesca ou muito pequena, dependendo do tamanho da população. Esta propriedade será ilustrada no tópico "Tamanho da População".

A lógica da determinação do tamanho da amostra

Para entendimento do raciocínio geral que está por trás do cálculo do tamanho de uma amostra, considere o problema de se estimar uma prevalência. Quando se estuda inferência estatística, aprende-se que para um determinado tamanho amostral (*n*) pode-se estimar a prevalência de uma doença, incorporando sua precisão, a partir da construção de um intervalo de confiança. Por outro lado, aprende-se também o conceito de erro-padrão (*EP*), que se refere a uma medida de variabilidade de um estimador de um parâmetro populacional e normalmente depende do tamanho da amostra (*n*). Esses conceitos serão usados para se determinar o tamanho de uma amostra para um estudo de prevalência.

Considerando uma população grande, o erro-padrão para uma proporção é dado por $EP_{\hat{P}} = \sqrt{\frac{P(1-P)}{n}}$, onde *P* é a prevalência.

Assim, os limites do intervalo de confiança de 95% para a prevalência *P* são dados então por:

$\hat{P} \pm 1{,}96\sqrt{\frac{P(1-P)}{n}}$, onde $\hat{P}$ é a prevalência amostral*

e 1,96 é o valor tabelado da distribuição normal padronizada (com média = μ = 0 e desvio-padrão = σ = 1) correspondente a um intervalo de 95%.

Associado ao intervalo de confiança de 95%, tem-se um α = 0,05. Então, para um α qualquer, tem-se um intervalo de confiança de 100 (1 – α)%. E, lembrando da distribuição normal padronizada, para cada α há um valor $z_{\alpha/2}$ tal que o intervalo entre os limites $-z_{\alpha/2}$ e $z_{\alpha/2}$ corresponde a uma probabilidade de 100 (1 – α)%. Assim, de forma geral, os limites do intervalo de confiança de 100 (1 – α)% para a prevalência *P* podem ser ilustrados pela desigualdade:

$$\hat{P} - z_{\alpha/2}\sqrt{\frac{P(1-P)}{n}} \le P \le \hat{P} + z_{\alpha/2}\sqrt{\frac{P(1-P)}{n}} .$$

* Deve-se observar que como *EP* depende de *P*, para se calcular os limites do intervalo de confiança usa-se sua estimativa, representada por $\hat{P}$.

Isto é, a prevalência amostral ($\hat{P}$) dista do parâmetro de interesse, a prevalência populacional *P*, por um erro ε tal que:

$$\varepsilon = z_{\alpha/2}\sqrt{\frac{P(1-P)}{n}}\ .$$

A partir desta expressão, fica fácil calcular um tamanho amostral para se estimar uma prevalência e reconhecer seus elementos influentes. Elevando ao quadrado ambos os lados da equação anterior, tem-se $\varepsilon^2 = z^2_{\alpha/2}\frac{P(1-P)}{n}$, e, explicitando em *n*,

$$n = \frac{z^2_{\alpha/2}P(1-P)}{\varepsilon^2}\ .$$

Vejamos um exemplo: qual deve ser o tamanho amostral para se estimar uma prevalência de uma doença qualquer bem frequente (vamos presumir em 50%), com um erro tolerável de 5 pontos percentuais (ou seja, 0,05) e com uma confiança de 95%?

Pelos dados informados, temos: ε = 0,05, *P* = 0,5 e $z_{\alpha/2}$ = 1,96, correspondendo a uma confiança de 95% (ou a uma significância, α, de = 5%). Usando a expressão anterior, temos: $n = \frac{1{,}96^2.0{,}5.(1-0{,}5)}{0{,}05^2}$, e obtemos um tamanho amostral de 384 indivíduos.

Assim, a mensagem fundamental deste exemplo de cálculo do tamanho amostral para se estimar uma prevalência é que são necessários três elementos:

1) o erro tolerável de amostragem (ε). Isto é, quanto de afastamento entre a prevalência populacional (parâmetro desconhecido) e a estimativa a ser obtida na amostra o pesquisador tolera. Exemplificando, se o pesquisador estabelece um erro absoluto de 2% (ε = 0,02) para a estimação de uma prevalência que ele acredita ser de 30%, então ele estaria "satisfeito" com qualquer valor entre 28% e 32% para a sua estimativa;

2) o erro α, por meio do $z_{\alpha/2}$. Isto é, a probabilidade de que a estimativa a ser obtida pela amostra esteja além do limite tolerável de ± ε. Este erro não apresenta muita dificuldade para sua determinação, sendo quase que uma regra o valor de 5% (com correspondente $z_{\alpha/2}$ = 1,96), inclusive para qualquer outra investigação epidemiológica ou clínica. Os valores de α = 10% ($z_{\alpha/2}$ correspondente = 1,64) e α = 1% ($z_{\alpha/2}$ = 2,58) são também referências clássicas, mas qualquer outro valor de α pode ser arbitrado. É importante o leitor observar a diferença entre os erros *ε* e *α* e entender por que um é mais fácil de ser arbitrado que o outro.

3) a prevalência *P*. A dependência sobre este elemento costuma incomodar os pesquisadores, já que esta é exatamente a informação que eles desejam conhecer, sendo necessário então arbitrar um valor (ou utilizar estudos similares ou, ainda, na hipótese de não haver nenhuma informação, fazer um estudo-piloto). Mas na realidade não chega a ser um problema. Em vez de se preocupar muito com a prevalência *P* isoladamente, pode-se olhar a dependência em função de *P*(1 – *P*) e observar que este produto toma seu valor máximo quando *P* = 0,5. Portanto, se não se quer arbitrar nenhum valor, utiliza-se o valor máximo, isto é, 0,5 x 0,5 = 0,25, maximizando-se assim o tamanho da amostra.

Por outro lado, o que pode causar estranheza com essa ideia é o fato de para doenças raras o tamanho da amostra ser cada vez menor, já que *P*(1 – *P*) diminui em função de *P*, reduzindo assim o tamanho da amostra para uma precisão desejada. A explicação é que, para α e ε fixados, uma diminuição em *P* implica um erro relativo maior. Um estudo com um ε = 0,05, por exemplo, é bastante diferente quando se tem *P* = 0,50 (50%) de quando se tem *P* = 0,10. No primeiro, o erro relativo é de 10% (0,05/0,50), ao passo que no segundo o erro relativo é de 50% (0,05/0,10). Imagine então um estudo com um ε = 0,05 em uma população com prevalência esperada de 0,01 (1%). De fato, com um erro tão grande quanto esse em relação à prevalência, uma amostra pequena é suficiente. Fazendo as contas (com um α = 5%) e arredondando para cima, tem-se n = 16.

O Erro Relativo (ε_r)

O problema citado acima poderia ser contornado pelo pesquisador postulando-se um erro absoluto que fosse compatível com a prevalência presumida (ou esperada). Entretanto, pode-se facilmente generalizar o problema do cálculo do tamanho da amostra quando se quer controlar o erro relativo em vez do erro absoluto. Viu-se que, de forma genérica, tem-se $\varepsilon = z_{\alpha/2}\sqrt{\frac{P(1-P)}{n}}$. Então, dividindo-se ambos os lados da equação por *P*, de modo a relativizar o erro ε e fazendo-se ε/*P* = ε_r, tem-se:

$$\frac{\varepsilon}{P} = \frac{z_{\alpha/2}}{P}\sqrt{\frac{P(1-P)}{n}} \quad \Rightarrow \quad \varepsilon_r = \frac{z_{\alpha/2}}{P}\sqrt{\frac{P(1-P)}{n}}$$

Assim, elevando ao quadrado e explicitando em n, obtém-se um tamanho amostral para prevalência a partir do erro relativo dado por:

$$n = \frac{z^2_{\alpha/2}(1-P)}{\varepsilon_r^2 P}$$

Exemplo: Qual deve ser o tamanho de uma amostra para se estimar a prevalência de uma doença, presumida em torno de 1%, com um erro relativo de 20% e α = 5%?

Nesta situação, P = 0,01, $\varepsilon_r = 0{,}2$ e $z_{\alpha/2} = 1{,}96$. Então,

$$n = \frac{1{,}96^2 (1-0{,}01)}{0{,}2^2 . 0{,}01} = 9.508$$

Em uma primeira olhada, esta amostra parece ser bem grande. Entretanto, com estas especificações de erros, o pesquisador trabalharia com uma probabilidade de até 5% de que sua prevalência estimada estivesse fora do intervalo (0,8%;1,2%), ou seja, com um erro absoluto (ε) de apenas 0,2%.

Deve-se observar que as duas expressões desenvolvidas são equivalentes. O pesquisador, ao arbitrar um erro tolerável absoluto e uma prevalência presumida, obtém imediatamente o erro relativo, e vice-versa. Basta, portanto, a identificação de apenas uma delas.

Todo este desenvolvimento até aqui para a prevalência se aplica diretamente a um estudo de incidência. Assim como a prevalência, a incidência (acumulada) também é uma proporção. A diferença obviamente está na interpretação epidemiológica destas medidas de frequência.

O Tamanho da População (N)

Pelas expressões anteriores para o tamanho da amostra, pôde-se perceber que este não dependia do tamanho da população. A razão é que estas expressões foram obtidas supondo uma população infinita, ou seja, muito grande. Na realidade, quando a população não é tão grande assim, a expressão para o erro-padrão da prevalência tem uma correção, passando a depender também do tamanho da população, sendo dado por

$$EP_{\hat{P}} = \sqrt{\frac{N-n}{N-1}\frac{P(1-P)}{n}}$$, onde o termo $\frac{N-n}{N-1}$

é conhecido como fator de correção para população finita.

Percebe-se pela Tabela 25.1 que quando N cresce muito, isto é, quando N converge para infinito ($N \to \infty$), este fator converge para 1. Outra forma de entender o efeito desta correção é verificar que quando a população é finita, as probabilidades de seleção de cada unidade não são mais iguais, isto é, não são mais dadas por 1/N, caracterizando um desenho amostral "sem reposição", diferente do desenho anterior, que pode ser considerado "com reposição".

Considerando-se, portanto, o tamanho da população, o tamanho da amostra pode ser obtido de forma análoga ao caso anterior, utilizando-se o novo valor para $EP_{\hat{P}}$.

Assim, $\varepsilon = z_{\alpha/2}\sqrt{\frac{N-n}{N-1}\frac{P(1-P)}{n}}$, e elevando ao quadrado ambos os lados da equação e, após algumas manipulações algébricas, obtém-se o seguinte tamanho amostral para uma prevalência (ou incidência acumulada, se este for o caso): $n = \frac{z^2_{\alpha/2} NP(1-P)}{\varepsilon^2 (N-1) + z^2_{\alpha/2} P(1-P)}$, onde os elementos influentes ε, *P* e $z_{\alpha/2}$ são aqueles já definidos anteriormente e *N* é o tamanho da população.

Tabela 25.1 – Convergência do fator (*N* – *n*)/(*N* – 1) em função do tamanho populacional para três tamanhos amostrais

N	(*N* – *n*)/(*N* – 1)		
	n = 100	*n* = 1.000	*n* = 3.000
5.000	0,98020	0,80016	0,40008
10.000	0,99010	0,90009	0,70007
30.000	0,99670	0,96670	0,90003
50.000	0,99802	0,98002	0,94002
100.000	0,99901	0,99001	0,97001
1.000.000	0,99990	0,99900	0,99700
10.000.000	0,99999	0,99990	0,99970

Pode-se agora observar o papel do tamanho da população sobre o tamanho da amostra. Foi dito que o tamanho da população tem um efeito importante no cálculo do tamanho da amostra apenas para populações "pequenas". Para populações "grandes", não é necessário se "preocupar" com ele. Uma vez fixados os valores de ε, *P* e $z_{\alpha/2}$, o tamanho amostral *n* pode ser escrito somente como função de N. A Figura 25.1 ilustra esta propriedade, fixando uma prevalência presumida *P* = 0,5 (ou 50%) e combinando dois valores para α (5% e 1%) e ε (0,05 e 0,07). Percebe-se que o tamanho da amostra converge para um certo valor à medida que o tamanho da população aumenta. Quando α = 5% e ε = 0,05, este valor é igual a 384, obtido anteriormente a partir da primeira expressão dada para o tamanho da amostra. Para todas as curvas ilustradas, o tamanho amostral muda bastante quando se altera o tamanho populacional de 500 para 1.000 indivíduos. Entretanto, quando se altera de 6.500 para 7.000, uma variação populacional também de 500 indivíduos, o tamanho amostral não se altera tanto.

Embora este exemplo tenha sido construído para apenas dois valores de ε e α, e para um único valor fixado *P*, para quaisquer outras combinações de valores a forma da função será a mesma. O que diferiria seria a "velocidade" com que a convergência para certo tamanho amostral aconteceria. Isto é, para algumas combinações de valores ε, *P* e α, pode-se perceber mais "rapidamente" a convergência que para outras.

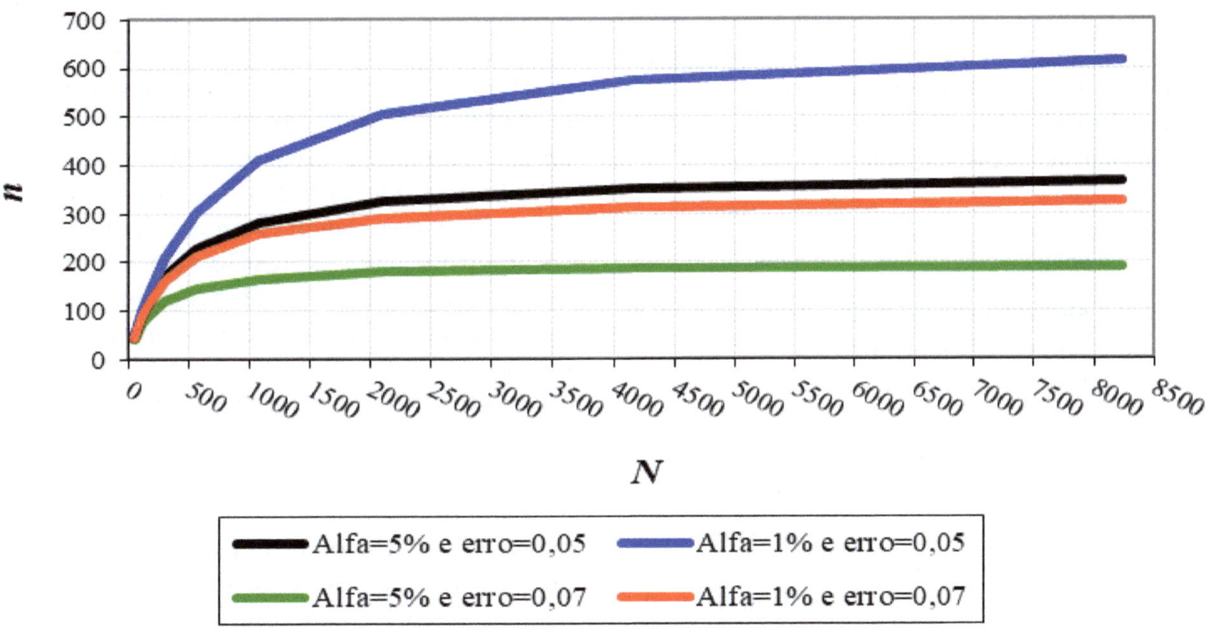

Figura 25.1 – Tamanho amostral segundo o tamanho populacional para se estimar uma prevalência, presumida em 50%

De forma análoga ao caso de uma população considerada infinita, pode-se chegar facilmente a um tamanho de amostra, considerando também o tamanho populacional, onde se considere o erro relativo ε_r, e não o erro absoluto ε. Ou seja, após algum algebrismo, chega-se a $n = \dfrac{z^2_{\alpha/2} N(1-P)}{\varepsilon^2_r P(N-1) + z^2_{\alpha/2}(1-P)}$, no caso de se desejar definir um erro relativo e não um erro absoluto.

O Efeito de Desenho (*Deff – Design effect*)

Outra característica que exerce influência no tamanho amostral é o desenho amostral, ou seja, de que forma as unidades amostrais são selecionadas (ver o ***Capítulo 24 – Amostragem***). Os principais desenhos amostrais são amostragem aleatória simples (AAS), com ou sem reposição, amostragem estratificada e amostragem por conglomerados.

As expressões colocadas até agora para o erro-padrão, tanto para população infinita quanto finita, são obtidas para um processo de amostragem aleatória simples que, de um ponto de vista teórico, é o mais simples. Para estimação de uma proporção populacional (ou de um parâmetro θ qualquer), as expressões para o erro-padrão, tanto para uma amostragem estratificada quanto para conglomerados, são mais complexas. Entretanto, do ponto de vista prático ou operacional, uma amostragem por conglomerados é mais simples e, frequentemente, a mais usada. Mas determinar um tamanho amostral sob este desenho é mais difícil devido à forma mais complexa de seu erro-padrão.

De forma geral, para a estimação de um parâmetro θ tem-se a seguinte relação: $EP_{\text{estratificada}} < EP_{\text{AAS}} < EP_{\text{conglomerado}}$.

Isto é, usar conglomeração comumente implica uma maior imprecisão na estimativa que usar uma amostragem aleatória simples, que, por sua vez, costuma ter mais imprecisão que uma amostra estratificada. Embora esta relação valha na prática, ela não é matematicamente verdadeira, podendo-se encontrar casos em que seja inversa. Em outras palavras, para uma mesma precisão, uma amostragem por conglomerados deve exigir uma amostra maior que uma amostragem aleatória simples, e uma amostragem estratificada seria a que exigiria o menor tamanho amostral.

Nestas circunstâncias, o ideal seria então trabalhar com amostras estratificadas. Entretanto, tal como a amostragem aleatória simples, ela é frequentemente de difícil operacionalização, dependendo, além de um cadastro geral, da informação sobre a qual estrato a unidade pertence. Além disso, se há muita heterogeneidade entre os estratos, o que seria bom no sentido de diminuir o erro-padrão, ter uma medida geral para a população pode ser de pouca utilidade para o pesquisador. Mais interessante seria manter a informação por estrato.

Em sendo então a amostragem por conglomerados a de mais fácil operacionalização, como calcular de forma simples um tamanho amostral para estimação de um parâmetro usando este desenho? Define-se uma quantidade conhecida por *deff* (*design effect* = efeito de desenho) como sendo a razão entre as imprecisões associadas à estimação de um parâmetro sob dois desenhos amostrais. Usando a amostragem aleatória simples como referência, tem-se:

$$deff = \frac{EP^2_{conglomerado}}{EP^2_{AAS}} .$$

Observe a elevação ao quadrado nos erros-padrão da expressão para o *deff*, indicando que a imprecisão é medida em termos da variância do estimador.

O *deff* funciona como um "preço" a ser pago pelo pesquisador por ter sua tarefa facilitada ao investigar apenas os *clusters* sorteados, aumentando provavelmente sua imprecisão devido às possíveis correlações das unidades amostrais dentro e entre os *clusters*. Um valor de *deff* = 1 é, obviamente, indicação de que a conglomeração não tem nenhum efeito sobre o tamanho amostral quando comparada com a amostragem aleatória simples.

Assim, pode-se simplificar o cálculo do tamanho amostral usando a teoria da amostragem aleatória simples quando o estudo deve ser feito por conglomeração, corrigindo a imprecisão maior devida a este desenho amostral através de algum valor para o *deff*. Surge, por outro lado, outra dificuldade, que é saber qual valor a ser atribuído ao *deff* para se corrigir adequadamente o tamanho amostral. Para se atribuir um valor razoável deveria se ter uma ideia da variabilidade das observações entre e dentro dos *clusters*, o que frequentemente não se dispõe. No caso de um estudo de prevalência, quanto mais próximas as prevalências entre os *clusters*, menor seria o *deff* necessário. Na prática, salvo talvez em situações especiais, um *deff* de 1,4 ou 1,5 (ou seja, uma correção no tamanho amostral entre 40% e 50%) já deve ser suficiente para resguardar a precisão desejada do pesquisador*.

Generalizando

De forma geral, o tamanho amostral para se estimar um parâmetro populacional θ qualquer (como prevalência, incidência, risco relativo, razão de chances, média, diferença de duas proporções ou diferença de duas médias, ou qualquer outro de interesse), pode ser obtido através da expressão seguinte, que relaciona o erro tolerável de amostragem à ideia de intervalo de confiança para estimação do parâmetro θ. A condição necessária é o conhecimento da expressão do erro-padrão associado a um estimador $\hat{\theta}$ daquele parâmetro. A regra geral é $\varepsilon = z_{\alpha/2} EP_{\hat{\theta}}$, onde $EP_{\hat{\theta}}$ é o erro-padrão do estimador $\hat{\theta}$. O tamanho amostral deverá estar embutido em $EP_{\hat{\theta}}$. Portanto, uma vez identificada a expressão para $EP_{\hat{\theta}}$, basta explicitá-la em *n* e, assim, obter-se uma expressão para o tamanho amostral para estimação do parâmetro θ. Pela expressão acima, elementos tais como ε e α (isto é, as especificações dos erros, tolerável de amostragem e significância, respectivamente), deverão exercer influência em *n* e eventuais outros elementos influentes aparecerão, dependendo da expressão para $EP_{\hat{\theta}}$.

Poder-se-ia listar aqui os erros-padrão dos principais estimadores envolvidos numa investigação epidemiológica. Entretanto, dada a assimetria das distribuições amostrais de alguns deles, suas expressões são mais complexas, apresentando-se, por exemplo, numa escala logarítmica**. Mesmo assim, poder-se-ia, a partir delas e algum algebrismo, obter o tamanho amostral utilizando a equação geral anterior.

Aspectos Computacionais

Uma vez entendida a ideia por trás da obtenção de um tamanho amostral, não é necessário ficar fazendo contas manualmente. Há diversos programas estatísticos que fazem isso imediatamente, alguns inclusive *online*. Por exemplo, o *site* www.openepi.com apresenta diversas rotinas estatísticas que auxiliam muito pesquisas clínicas e epidemiológicas, incluindo o cálculo do tamanho amostral paras as situações mais comuns, quais sejam: a) estimação de uma proporção (prevalência ou incidência); b) comparação de duas proporções (situação típica dos ensaios clínicos ou dos estudos de caso-controle e coorte); e c) diferença de duas médias. Alternativamente, o *site* http://www.sample-size.net/ apresenta ainda mais opções, sobretudo para pesquisas clínicas.

Para um estudo seccional, onde se estima uma prevalência, e para um estudo de uma única coorte por um tempo fixado, onde se estima uma incidência, pode-se usar a opção "tamanho da amostra – proporção" do referido *site*, já que ambos os parâmetros são proporções. A partir dos "campos" de entradas de dados que o programa apresenta na tela, ilustrada na **Figura 25.2a** a seguir, pode-se identificar imediatamente os elementos influentes discutidos. Tendo o pesquisador informado

* Estas são sugestões bem gerais e práticas, sem nenhum compromisso com a teoria estatística subjacente, que pode ser prontamente acionada se necessário, embora mais complexa.

** Uma escala logarítmica de base 10, por exemplo, converte a sequência 1, 10, 100, 1.000, 10.000 etc., na sequência 0, 1, 2, 3, 4 etc. O logaritmo de um número numa certa base é, portanto, o expoente que se deve elevar aquela base para se chegar ao número. Isto é, se $x = \log_{10} y \rightarrow y = 10^x$.

os valores desejados, basta clicar em “calcular”, que o programa executará aquela fórmula apresentada para o tamanho amostral com erro absoluto.

Como exemplo, suponha que um pesquisador identifique uma população de 5.000 indivíduos suscetíveis a uma certa doença e esteja interessado em estudar a incidência desta doença, presumida segundo ele em torno de 10% num período de 1 ano, a partir de uma amostra que gere um erro tolerável de amostragem de 2%, considerando uma significância (α) = 5%. Qual deve ser o tamanho da sua amostra?

Alimentado o programa Openepi.com com estas informações (e considerando o *deff* = 1, pois se admite que os dados poderiam ser obtidos por amostragem aleatória simples), obtém-se o resultado ilustrado na Figura 25.2b. Para uma confiança de 95% (que é equivalente a especificar uma significância de 5%, o tamanho amostral calculado é de 738. Assim, são necessários pelo menos 738 indivíduos aleatoriamente selecionados dentre aqueles 5.000 para que o pesquisador estime a incidência com a precisão desejada, ou seja, um erro tolerável de amostragem de 2% e significância (α) de 5%. Observe pela Figura 25.2b que níveis de confiança maiores implicam, obviamente, tamanhos amostrais maiores.

Testando uma Hipótese

Se, diferente da situação anterior de estimar um parâmetro, o pesquisador tem como objetivo testar uma hipótese previamente estabelecida sobre este mesmo parâmetro, surge outro elemento influente na determinação do tamanho amostral. Suponha que a situação de interesse seja investigar se um novo tratamento é melhor que um tratamento tradicional, cuja proporção de sucesso conhecida é de 70%. A pergunta inicial é quantos doentes precisaria investigar para decidir ou não pelo tratamento alternativo com uma margem de erro aceitável. Isto é, se o tratamento novo de fato é melhor – por exemplo, com um sucesso de 80% –, gostar-se-ia de poder evitar que o estudo não fosse capaz de chegar a esta conclusão devido a uma amostra pequena. Ou seja, o interesse seria controlar o erro β, sendo esse o elemento novo a ser considerado na determinação do tamanho amostral. Se, por outro lado, o tratamento novo não é melhor, também não é desejável acidentalmente concluir que este seja melhor. Ou seja, gostar-se-ia de poder controlar o erro α*.

Para se chegar a um tamanho amostral com este novo elemento, considere a Figura 25.3 a seguir, onde as duas curvas representam a distribuição amostral para a proporção amostral ($\hat{P}$) de sucesso no tratamento novo sob os dois valores hipotetizados no exemplo (ou seja, P_0 = 70%, compatível com o tratamento tradicional, e P_a = 80%, para o tratamento novo). A “largura” de cada uma dessas curvas é dada pelo seu erro-padrão, que depende do tamanho da amostra e do valor hipotetizado. Para um “certo” tamanho amostral, há um valor limite ***p*** que um resultado a partir dele conduziria erroneamente à rejeição da hipótese P_0 = 70%, com uma probabilidade de até α%. Simultaneamente, em sendo verdadeira a hipótese P_a = 80%, um resultado até ***p*** conduziria à aceitação daquela hipótese, também

* Se o tratamento tradicional é satisfatório, seria conveniente um α pequeno. Entretanto, se não, poder-se-ia relaxar um pouco no α e exigir mais do β. A determinação dos valores de α e β depende de cada estudo. Quanto menor um, maior será o outro. A maneira de se ter ambos pequenos é aumentando o tamanho da amostra.

A

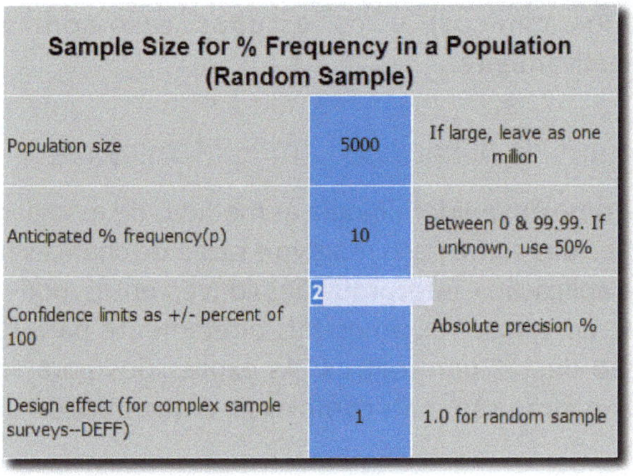

B

Sample Size for Frequency in a Population

Population size(for finite population correction factor or fpc)(*N*): 5000
Hypothesized % frequency of outcome factor in the population (*p*): 10%+/-2
Confidence limits as % of 100(absolute +/- %)(*d*): 2%
Design effect (for cluster surveys-*DEFF*): 1

Sample Size(*n*) for Various Confidence Levels

ConfidenceLevel(%)	Sample Size
95%	738
80%	345
90%	543
97%	875
99%	1150
99.9%	1639
99.99%	2027

Equation

Sample size n = [DEFF*Np(1-p)]/ [($d^2/Z^2_{1-\alpha/2}$*(N-1)+p*(1-p)]

Figura 25.2 – (a) Tela de entrada de dados do Openepi.com; (b) tela dos resultados.

erroneamente, com uma probabilidade de até β%. O que se quer é determinar qual é este "certo" tamanho amostral. Utilizando a distribuição normal padronizada, sob P_0 = 70% tem-se:

$$z_\alpha = \frac{p-0{,}7}{\sqrt{\frac{0{,}7x0{,}3}{n}}} \quad \Rightarrow \quad p = 0{,}7 + z_\alpha \sqrt{\frac{0{,}21}{n}} \; .$$

E sob P_a = 80%, $-z_\beta = \frac{p-0{,}8}{\sqrt{\frac{0{,}8x0{,}2}{n}}} \quad \Rightarrow \quad p = 0{,}8 - z_\beta \sqrt{\frac{0{,}16}{n}}$

Igualando-se as duas últimas expressões para ***p*** e explicitando em *n*, tem-se:

$$n = \frac{(z_\alpha\sqrt{0{,}21} + z_\beta\sqrt{0{,}16})^2}{(0{,}8-0{,}7)^2} \; .$$

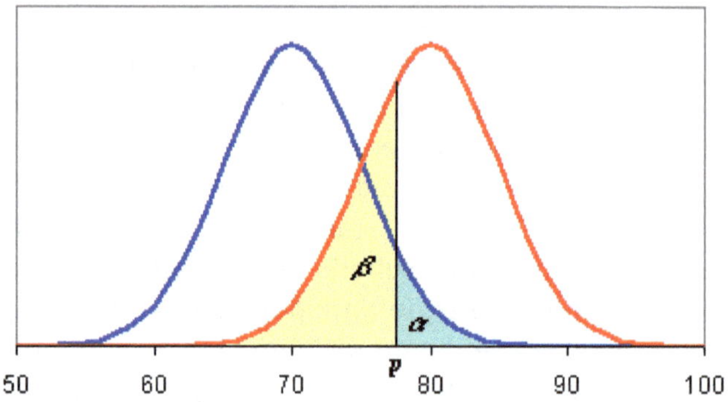

Figura 25.3 – Ilustração dos erros α e β para teste de uma proporção.

Assim, estabelecendo um α = 5% (com z_α = 1,64) e um β = 20% (com z_β = 0,84), chega-se a um tamanho amostral de 119 unidades. Isto significa que com 119 unidades o pesquisador teria um poder de 80% (1 – β) de detectar uma proporção de sucesso de 80% do tratamento novo com um nível de significância de 5%.

De forma geral, tem-se então a seguinte expressão para determinação do tamanho amostral para se testar uma hipótese sobre uma proporção:

$$n = \frac{[z_\alpha\sqrt{P_0(1-P_0)} + z_\beta\sqrt{P_a(1-P_a)}]^2}{(P_0 - P_a)^2} \; .$$

Esta expressão se aplica para um teste unilateral. Isto é, no exemplo, apenas valores acima de 70% estariam sendo considerados. Se se deseja um teste bilateral, poder-se-ia usar a expressão anterior substituindo z_α por $z_{\alpha/2}$.

Estudos Comparativos

Comparando Duas Proporções

De maior aplicação em investigações epidemiológicas são os estudos comparativos — os ensaios clínicos e os estudos observacionais do tipo coorte e caso-controle, mais tipicamente — onde se quer estudar a associação entre duas variáveis dicotômicas, classicamente denominadas exposição e doença. Em qualquer um desses três desenhos, pode-se calcular um tamanho amostral a partir da comparação de duas proporções, sendo que no caso-controle a comparação seria sobre as proporções de expostos.

De forma geral, o tamanho amostral para a comparação entre duas proporções segue a mesma lógica já discutida para o caso de uma única amostra, tanto para estimação quanto para testes de hipóteses. A diferença básica é que agora como se têm duas amostras será necessário ser estabelecida *a priori*, pelo pesquisador, uma razão desejada entre os dois tamanhos amostrais. A razão 1:1 é a mais frequentemente observada e a que impõe menos dificuldades na hora de se analisar os dados. Por outro lado, a possibilidade de se estudar mais unidades de um grupo em relação ao outro, mais controles que casos, por exemplo, tais como 2:1, 3:1, 4:1 etc., há um ganho de eficiência, ou seja, aumenta-se a precisão do estudo. As fórmulas que determinam os tamanhos amostrais também ficam mais complexas, principalmente quando se têm proporções pequenas (Fleiss, 1981).

Embora se possa encontrar uma expressão geral para o cálculo dos tamanhos amostrais para a comparação entre duas proporções, ela pode também ser reescrita para expressar o tamanho amostral de acordo com as principais medidas de associação em epidemiologia, ou seja, o risco relativo e a razão de chances (*odds ratio*), típicas dos estudos de coorte (ou também os ensaios clínicos) e os estudos caso-controle, respectivamente.

Medidas de Associação em Epidemiologia

Como em epidemiologia as medidas de associação conhecidas como risco relativo e razão de chances têm larga aplicação e interpretações convenientes, pode-se construir tamanhos amostrais diretamente para estimação destes parâmetros. As expressões para seus erros-padrão são mais complexas, o que impede uma expressão simples para determinação do tamanho amostral. Mas a identificação dos elementos influentes e sua interpretação seguem a mesma lógica já apresentada.

O site www.openepi.com também viabiliza a determinação do tamanho amostral para estimação destas medidas. A Figura 25.4a ilustra a tela do programa para o cálculo do tamanho amostral para estimação do risco relativo ou razão de prevalências. Tendo o pesquisador informado os elementos necessários, ou seja, os erros α e β (ou, no caso, seus complementares 1 – α e 1 – β), o valor hipotetizado para a medida de associação de interesse (risco relativo ou razão de prevalências) – ou aquelas que a compõem – que o estudo não deve deixar de detectar com um poder 1 – β, além da razão não exposto/exposto desejada e a proporção de desfechos entre os não expostos, o programa calculará prontamente o tamanho amostral adequado a estas especificações. No caso de um estudo onde a medida de interesse é a razão de chances, a tela do OPENEPI é similar (Figura 25.4b), substituindo as informações *a priori* da razão de não exposto/exposto pela razão de controle/caso, o valor hipotetizado para o risco relativo pelo valor hipotetizado para a razão de chances e a proporção de casos esperada nos não expostos pela proporção de exposição esperada entre os controles. Vale observar que, em vez de informar a medida de associação, podem ser informadas alternativamente as outras medidas que a compõem.

Considere o seguinte exemplo: um pesquisador interessado em estudar a associação entre certa exposição e uma doença decide fazer um estudo caso-controle. Ele dispõe da informação que cerca de 30% dos indivíduos do grupo-controle são expostos e deseja ter um poder de 80% de detectar uma razão de chance estatisticamente diferente de 1 (valor típico de não associação) a um nível de significância de 5%. Se uma razão de chances de 2 seria considerada uma importante diferença entre os dois grupos, quantos indivíduos em cada grupo (casos e controles) o pesquisador deveria investigar considerando uma razão de 1:1 entre controles e casos? A Figura 25.4b ilustra o preenchimento com as informações necessárias. Para estas especificações, o programa gera prontamente um tamanho amostral de 153 em cada grupo. Isto é, com uma amostra total de 306 indivíduos (153 casos e 153 controles) o pesquisador poderá conduzir seu estudo com as especificações de erro julgadas convenientes.

Uma questão operacional eventualmente importante sobretudo em estudos de casos e controle é a dificuldade de se captar casos. Se a seleção de controles, por outro lado, é fácil, o estudo pode ganhar em eficiência, aumentando a razão de controles para cada caso. Assim, se a obtenção de casos é mais difícil (ou mais cara) que a de controles, o pesquisador poderia estabelecer uma razão diferente, de 2, por exemplo. Com este novo valor para a razão controle/caso para o exemplo anterior, o cálculo fornece os tamanhos amostrais de 116 casos e 232 controles. Embora o tamanho amostral final seja maior (isto é, 348), o número de casos necessários para resguardar a precisão do pesquisador é menor, caindo de 153 para 116.

Outros Estudos

Média Populacional

Embora não tão frequente numa investigação epidemiológica, um pesquisador pode estar interessado em conhecer qual o nível médio de uma variável numérica em uma população específica, por exemplo, glicemia ou colesterol. Tal como no caso da estimação de uma proporção, o tamanho amostral para a estimação de uma média populacional pode ser facilmente obtido a partir da expressão para o erro-padrão da média amostral ($\overline{X}$), utilizando-se o mesmo raciocínio desenvolvido

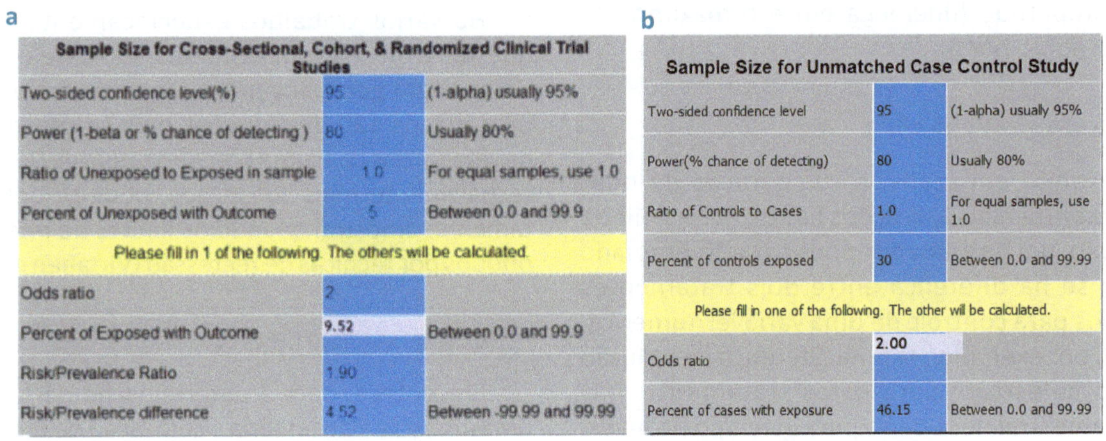

Figura 25.4 – (a) Tamanho amostral para estudos seccionais, de coorte ou ensaios clínicos; (b) Tamanho amostral paraestudos caso-controle.

anteriormente. Considerando uma população infinita (ou amostragem aleatória simples "com reposição"), tem-se:

$$EP_{\bar{X}} = \frac{\sigma}{\sqrt{n}} \cdot$$

E no caso de uma população finita de tamanho N,

$EP_{\bar{X}} = \sqrt{\frac{N-n}{N-1}\frac{\sigma^2}{n}}$, onde σ é o desvio-padrão populacional da variável em estudo. A analogia com a estimação de uma proporção é imediata, observando-se que $\sigma = \sqrt{P(1-P)}$. Assim, os tamanhos amostrais para estimação de uma média podem ser obtidos tanto para um erro absoluto (ε) quanto para um erro relativo (ε_r), da mesma maneira como aqueles obtidos para a estimação de uma proporção.

Para o caso de um teste de hipótese a analogia também é imediata. Pelo já exposto anteriormente, pode-se calcular um tamanho amostral para um teste bilateral de uma média, supondo população infinita, através de: $n = \frac{(z_{\alpha/2} + z_\beta)^2 \sigma^2}{\varepsilon^2}$, onde σ é o desvio-padrão populacional da variável em estudo. Como o valor do desvio-padrão não é conhecido (ele é populacional), pode-se usar no seu lugar alguma informação disponível em outros estudos similares. Ou obter uma boa estimativa dele a partir de um estudo-piloto. Ou, ainda, usar um recurso que pode ser útil, que é observar que a diferença entre o máximo e o mínimo (a amplitude) da variável de interesse pode fornecer alguma informação sobre o desvio-padrão, pois, supondo uma distribuição aproximadamente normal da variável, a amplitude corresponde a aproximadamente seis vezes o desvio-padrão. Ou seja, se temos uma ideia dos valores mínimo e máximo da variável e supondo que sua distribuição seja aproximadamente normal, o desvio-padrão a ser utilizado no cálculo do tamanho amostral seria o valor da amplitude (diferença entre o máximo e o mínimo) dividido por 6.

Comparando Duas Médias

Na pesquisa em saúde, a comparação de duas médias encontra mais aplicações nos estudos clínicos. Por exemplo, um pesquisador pode estar interessado em saber se há diferença entre dois tratamentos alternativos para controle de uma variável numérica, colesterol, por exemplo. Há uma diferença na redução média do colesterol para estes tratamentos? O tamanho amostral necessário para este tipo de investigação pode ser obtido também usando a mesma lógica anterior. O erro-padrão associado à diferença entre duas médias é:

$$EP_{\bar{X}_1 - \bar{X}_2} = \sqrt{\frac{\sigma_1^2}{n_1} + \frac{\sigma_2^2}{n_2}} \ .$$

Frequentemente, assume-se que os desvios-padrão dos dois grupos são iguais. Assim, um tamanho amostral, em cada grupo, para um teste bilateral da diferença entre duas médias, após algumas manipulações algébricas, é dado por: $n = \frac{2(z_{\alpha/2} + z_\beta)^2 \sigma^2}{d^2}$, onde *d* é valor hipotetizado para a diferença entre as médias.

Construção de Faixas de Referência

Outro tipo de investigação frequente e de muito interesse na área da saúde é o estabelecimento de limites de referência para uma medida numérica. Estes valores são também conhecidos como limites clínicos ou limites de normalidade, embora este último termo tenha gerado muita confusão na literatura devido à associação com a distribuição normal de probabilidade. A razão é que esta distribuição era usada indiscriminadamente para o estabelecimento destes limites, o que se sabe não ser uma boa prática. A abordagem mais adequada para o pesquisador interessado nesta investigação é através do cálculo de percentis, podendo construir seus limites a partir dos percentis 2,5 e 97,5, por exemplo, para expressar os valores mais típicos da variável que está estudando. Uma questão *a priori* que se coloca é quantas observações o pesquisador precisaria para construir estes limites com uma precisão satisfatória. Ou seja, qual seria o tamanho amostral para se estabelecer os limites de referência de uma variável numérica. Tal como nas investigações anteriores, a resposta passa pela discussão da distribuição amostral do parâmetro de interesse (no caso, um particular percentil) e seu erro-padrão, que, por outro lado, é mais complexa que as outras discutidas.

Há vários trabalhos especificamente sobre esta questão e um leitor mais interessado deve consultá-los. Como regra geral, sugere-se um tamanho amostral de pelo menos 120 observações para se construir limites de referências com uma precisão razoável. De uma forma tecnicamente mais sofisticada, pode-se determinar o tamanho amostral quando os limites de referência são obtidos por técnicas de regressão (Virtanen et al., 1998).

Comentários finais

Em síntese, para a determinação do tamanho de uma amostra é necessária a colocação de uma pergunta específica que possa ser respondida pela estimação ou por um teste estatístico de um parâmetro populacional. Pela distribuição amostral de um estimador deste parâmetro e através de seu erro-padrão associado, pode-se obter um tamanho amostral seguindo o raciocínio geral desenvolvido neste capítulo, permitindo-se identificar seus elementos influentes.

A Tabela 25.2 apresenta as fórmulas para determinação do tamanho amostral de alguns parâmetros de interesse na pesquisa epidemiológica, presentes em Lwanga e Lemeshow (1991). Aquelas assinaladas com (1) estão disponíveis no *site* www.openepi.com. As outras, uma vez reconhecidos seus elementos influentes pelo pesquisador, podem facilmente ser resolvidas com a ajuda de uma calculadora ou buscar outros programas que executem as contas prontamente. Outra maneira é consultar tabelas já com os tamanhos amostrais calculados.

Na pesquisa em saúde, especialmente nas investigações clínicas, há diversos outros tipos de estudos que demandam cálculos amostrais específicos, tais como os estudos de equivalência, de não inferioridade etc. Machin e cols. (2009) e Chow e cols. (2008) são boas referências.

Outra característica importante na determinação do tamanho amostral é que qualquer estudo estará sujeito à perda de dados por razões diversas e magnitudes diferenciadas, dependendo da situação. O pesquisador obtém seu tamanho amostral em cima de especificações de erro que ele julgou pertinentes, mas que serão alteradas se houver perda de dados. Querendo resguardar sua precisão, é aconselhável o pesquisador majorar um pouco sua amostra a fim de compensar eventuais perdas. É difícil estabelecer um valor de compensação geral, pois cada estudo estará sujeito a diferentes níveis de perda. Mas, arriscando uma regra geral, um acréscimo de 20% poderia ser recomendado. Por outro lado, mais importante do que um eventual aumento na imprecisão devido a uma perda grande seria considerar a possibilidade de as unidades perdidas serem "diferentes" das de fato obtidas, implicando em potencial viés de seleção no estudo.

Como último comentário, e concretamente falando, qualquer tamanho amostral para uma investigação epidemiológica implicará em custos. Então, a determinação do tamanho amostral nem sempre poderá estar restrita a uma discussão puramente sobre imprecisão. Como objetivamente este conceito é determinante no tamanho da amostra, em havendo limitação de recursos, o pesquisador poderá chegar a um tamanho amostral "viável" se relaxar um pouco em suas especificações de erro.

Tabela 25.2 – Tamanhos amostrais para alguns estudos epidemiológicos

Parâmetro (descrição)	Tamanho amostral
Estimação de uma prevalência (ou incidência) com precisão absoluta (1)	$n=\frac{z^2_{\alpha/2}P(1-P)}{\varepsilon^2}$
Estimação de uma prevalência (ou incidência) com precisão relativa	$n=\frac{z^2_{\alpha/2}(1-P)}{\varepsilon_r^2 P}$
Teste bilateral para uma prevalência (ou incidência) (3)	$n=\frac{[z_{\alpha/2}\sqrt{P_0(1-P_0)}+z_\beta\sqrt{P_a(1-P_a)}]^2}{(P_0-P_a)^2}$
Estimação da diferença entre duas prevalências (ou incidências) com precisão absoluta	$n=\frac{z^2_{\alpha/2}[P_1(1-P_1)+P_2(1-P_2)]}{\varepsilon^2}$
Teste bilateral para duas prevalências (ou incidências) (1) (3)	$n=\frac{[z_{\alpha/2}\sqrt{2\overline{P}(1-\overline{P})}+z_\beta\sqrt{P_1(1-P_1)+P_2(1-P_2)}]^2}{(P_1-P_2)^2}$ (2)
Estimação de uma razão de chances com precisão relativa	$n=\frac{z^2_{\alpha/2}[\frac{1}{P_1(1-P_1)}+\frac{1}{P_2(1-P_2)}]}{[\log_e(1-\varepsilon_r)]^2}$
Teste para uma razão de chances (1)	$n=\frac{[z_{\alpha/2}\sqrt{2P_2(1-P_2)}+z_\beta\sqrt{P_1(1-P_1)+P_2(1-P_2)}]^2}{(P_1-P_2)^2}$
Estimação de um risco relativo com precisão relativa	$n=\frac{z^2_{\alpha/2}[\frac{1-P_1}{P_1}+\frac{1-P_2}{P_2}]}{[\log_e(1-\varepsilon_r)]^2}$
Teste para um risco relativo (1)	$n=\frac{[z_{\alpha/2}\sqrt{2\overline{P}(1-\overline{P})}+z_\beta\sqrt{P_1(1-P_1)+P_2(1-P_2)}]^2}{(P_1-P_2)^2}$ (2)
Estimação de uma taxa (de incidência) com precisão relativa	$n=\frac{z^2_{\alpha/2}}{\varepsilon_r^2}$
Teste bilateral para uma taxa (de incidência) (3)	$n=\frac{(z_{\alpha/2}\lambda_0+z_\beta\lambda_a)^2}{(\lambda_0-\lambda_a)^2}$

Nota: para o risco relativo, P_1 e P_2 se referem à proporção de doença entre expostos e não expostos, respectivamente. Para a razão de chances, P_1 e P_2 se referem à proporção de expostos entre casos e controles, respectivamente.

(1) Disponível em: <www.openepi.com>.

(2) $\overline{P}=(P_1+P_2)/2$;

(3) para testes unilaterais, substituir $z_{\alpha/2}$ por z_α.

Bibliografia Consultada

- Bolfarine H, Bussab WO. Elementos de Amostragem. São Paulo: Edgard Blücher; 2005.
- Chow SC, Shao J, Wang H. Sample size calculations in clinical research. 2nd ed. Boca Raton: Chapman & Hall; 2008.
- Fleiss JL. Statistical Methods for Rates and Proportions. 2nd ed. New York: John Wiley & Sons; 1981.
- Lemeshow S, Hosmer Jr. DW, Klar J, et al. Adequacy of sample size in health studies. Chichester: John Wiley; 1990.
- Lwanga SK, Lemeshow S. Sample size determination in health studies: a practical manual. Geneva: World Health Organization; 1991.
- Machin D, Campbell MJ, Tan, SB, Tan SH. Sample size tables for clinical studies. 3rd ed. Chichester: Wiley-Blackwell; 2009.
- Mainland D. Remarks on Clinical "Norms". Clinical Chemistry. 1971;17(4):267-274.
- Malta M, Cardoso LO, Magnanini MMF. Iniciativa STROBE: subsídios para a comunicação de estudos observacionais. Revista de Saúde Pública. 2010;44(3):559-565.
- Martins J, Sousa LM, Oliveira AS. Recomendações do enunciado CONSORT para o relato de estudos clínicos controlados e randomizados reporting randomized clinical trials. The CONSORT statement instructions for reporting randomized clinical trials. Medicina (Ribeirão Preto). 2009;42(1):9-21.
- Reed AH, Henry RJ, Mason WB. Influence of Statistical Method Used on the Resulting Estimate of Normal Range. Clinical Chemistry. 1971;17(4):275-284.
- Selvin S. Statistical Analysis of Epidemiologic Data. 3rd ed. Monographs in Epidemiology and Biostatistics. Vol. 35. Oxford: Oxford University Press; 2004.
- Silva NN. Amostragem probabilística: um curso introdutório. São Paulo: EDUSP; 1998.
- Soares JF, Siqueira AL. Introdução à Estatística Médica. Belo Horizonte: Depto de Estatística da UFMG; 1999.
- Siqueira AL, Sakurai E, Souza MCFM. Dimensionamento de amostras em estudos clínicos e epidemiológicos. Associação Brasileira de Estatística (ABE), 32º Reunião Regional, Salvador, 2001.
- Souza-Júnior PRB, Freitas MPS, Antonaci GA, Szwarcwald CL. Desenho da amostra da Pesquisa Nacional de Saúde 2013. Epidemiol Serv Saúde. 2015;24(2):207-216.
- Stopa SR, Szwarcwald CL, Oliveira MM, Gouvea ECDP, Vieira MLFP, Freitas MPS et al . Pesquisa Nacional de Saúde 2019: histórico, métodos e perspectivas. Epidemiol. Serv. Saúde [Internet]. 2020; 29(5): e2020315.
- Virtanen A, Kairisto V, Uusipaikka E. Regression-based reference limits: determination of sufficient sample size. Clinical Chemistry. 1998;44(11):2353-2358.

Capítulo

Associação Estatística em Epidemiologia: Análise Bivariada

26

Ronir Raggio Luiz

Introdução

Juntamente com a determinação do tamanho amostral, a pergunta sobre qual deve ser o teste estatístico a ser utilizado no momento da análise dos dados representam as duas questões estatísticas mais frequentes na pesquisa biomédica. Comumente, os testes estatísticos utilizados nessas pesquisas se referem à verificação da existência de uma associação entre duas variáveis. Assim é, por exemplo, a verificação da associação entre as clássicas variáveis envolvidas na pesquisa epidemiológica que são "exposição" e "doença", ou, em um ambiente clínico, a associação entre tratamentos alternativos e desfechos clínicos (melhora, cura, recidiva etc.).

A importância de se estudar estatisticamente a associação entre exposição e doença (ou tratamento e melhora, analogamente) deve-se ao fato de ser ela uma condição considerada central para se inferir causalidade. Isto é, um dos principais objetivos da pesquisa biomédica é o estabelecimento de uma relação de causa e efeito entre duas variáveis, sendo a identificação de uma **associação estatisticamente significativa** entre elas uma primeira evidência e bastante sugestiva. Há que se observar, entretanto, que, embora desejável e sugestiva, não é suficiente. E nem mesmo a sua ausência deve ser entendida, *a priori*, como não havendo uma relação causal entre as duas variáveis. A distinção entre uma associação causal daquela não causal é, seguramente, um dos principais desafios de qualquer investigação científica. Razões não aleatórias reconhecidas para a identificação de uma associação não causal são os clássicos vieses de seleção e de informação e o problema de confusão, assim como são também, e mais surpreendentemente, para uma eventual não identificação de uma associação de fato causal. Interação entre variáveis é outra questão central nessa discussão. O ***Capítulo 27 – Associação Estatística em Epidemiologia: Análise com Múltiplas Variáveis*** explora este conteúdo em detalhes.

Uma vez controlada a possibilidade de vieses no planejamento do estudo (ou na análise dos dados, como será visto no ***Capítulo 27 – Associação Estatística em Epidemiologia: Análise com Múltiplas Variáveis***) e descartadas explicações alternativas por confundimento, uma eventual associação observada entre duas variáveis pode ainda ser devida ao acaso. Ou seja, pode ser que não haja nenhuma associação entre elas, mas por uma amostra "infeliz", o pesquisador foi levado a decidir pela associação. O papel de um teste estatístico nestas investigações é, pois, tentar "descartar" o acaso como uma possível explicação para o resultado observado. Todo teste estatístico* tem como resultado um número representando a probabilidade deste acaso chamado p-valor (ou valor-p), sendo que para uma interpretação adequada desta probabilidade é sempre necessária uma perfeita identificação da hipótese que está sob teste (a hipótese nula). Valores de p "pequenos" indicam ser pouco provável, por mero acaso, a obtenção do resultado observado sob a hipótese nula, sugerindo, por conseguinte, a rejeição desta hipótese.

Estudar estatisticamente a associação entre variáveis tem sido a tônica de muitos trabalhos clínicos e epidemiológicos. Uma breve consulta em qualquer volume de qualquer periódico clínico ou epidemiológico pode confirmar esta afirmação. Talvez por essa razão, a necessidade por uma análise estatística – seja através

* Aqui a referência é estritamente aos testes estatísticos de hipóteses, e não a qualquer procedimento (ou análise) estatístico, como poderá ser visto mais adiante.

explicitamente de um teste estatístico ou de algum outro procedimento, tal como uma estimação ou uma modelagem –, tenha seu verdadeiro valor exagerado por parte de muitos pesquisadores. Há, no meio acadêmico mundial, um apelo muito forte para que qualquer pesquisa na área de saúde use de alguma forma na sua análise algum procedimento estatístico, sob pena de os resultados obtidos não terem nenhum respaldo científico. Apesar de se entender e reconhecer o relevante papel da estatística na pesquisa científica, obviamente não é prudente se fazer o raciocínio inverso de que uma pesquisa sem análise estatística não tenha valor científico, sob pena de, injustamente, desprezar outras formas de investigação reconhecidamente também de valor científico. Acrescente-se ainda o fato de a estatística frequentemente ser utilizada, de forma voluntária ou não, para "compensar" ou "mascarar" investigações mal planejadas, ou, simplesmente, apresentar algum erro de aplicação ou interpretação. A literatura na área biomédica é farta neste aspecto, contando inclusive com artigos que se propõem a quantificar e classificar trabalhos com algum erro estatístico-epidemiológico e maneiras de preveni-lo.

Assim, ao se estudar a associação entre variáveis através de um teste estatístico adequado – gerando como resultado um p-valor –, responde-se somente à pergunta se a associação observada pode ser devida ao acaso ou não. De grande importância também na pesquisa biomédica é a quantificação da associação entre as variáveis. O p-valor em nada diz sobre a força da associação entre as variáveis. Medidas de associação (ver o ***Capítulo 10 – Medidas de Associação e Medidas de Impacto***), tais como o risco relativo e a razão de chances (*odds ratio*), são grandezas de uso comum em epidemiologia e têm por finalidade quantificar a associação entre uma variável categórica (p. ex., exposição ou tratamento) e a ocorrência de um evento de interesse. Por outro lado, uma medida de associação também em nada informa sobre a significância estatística do estudo. Uma forma de abordar ambas as características de interesse ao se estudar a associação entre variáveis – ou seja, força da associação e significância estatística – é através da construção de um intervalo de confiança associado à grandeza estimada. Dessa maneira, o pesquisador pode dispor de uma medida da força da associação – dando assim alguma ideia do quão relevante "clinicamente" o estudo pode ser –, bem como da precisão da estimativa, fornecendo-lhe uma ideia da significância estatística, sem a necessidade explícita de um p-valor. Neste caso, para as medidas exemplificadas – risco relativo e razão de chances –, basta verificar se o intervalo de confiança calculado contém o valor 1 (valor este típico de não associação). Se o intervalo de confiança de 95% não contém o valor 1, então pode-se concluir que a significância estatística (p-valor) do estudo deve ser menor que 5% indicando que a associação é estatisticamente significativa. Embora esta abordagem seja mais informativa, a ênfase na literatura tem sido sobre os testes estatísticos – e a consequente geração de p-valores. Por outro lado, o p-valor tem a vantagem de, por si só, permitir uma interpretação imediata de significância estatística. Talvez seja esta uma possível explicação para a sua fama, além de todo o seu prestígio derivado dos poderosos estudos experimentais. De qualquer maneira, Thompson (1987) sugere que o pesquisador deve se sentir à vontade para apresentar tanto o p-valor quanto o intervalo de confiança, apesar de uma eventual duplicidade de informação com relação à significância estatística do estudo*.

Feitas essas considerações, pode-se voltar à questão inicial de qual teste estatístico (ou, mais adequadamente, qual procedimento estatístico) o pesquisador deve utilizar quando deseja verificar a existência de associação entre duas variáveis. A resposta depende, de imediato, de como as variáveis são medidas, ou seja, das escalas de mensuração das variáveis. Outra característica a ser considerada é saber se há independência entre as observações ou se foram obtidas de tal forma que se esperaria certa correlação "interna" entre elas, definindo os estudos pareados ou de medidas repetidas. Há que se considerar também se o estudo estará restrito somente àquelas duas variáveis envolvidas ou se será necessário o "controle" por uma terceira variável (ou mais), caracterizando uma análise multivariada. O ***Capítulo 27 – Associação Estatística em Epidemiologia: Análise com Múltiplas Variáveis*** desenvolve análises com mais de duas variáveis.

Muitos testes estatísticos são construídos sob a hipótese de que os dados sob investigação (a variável resposta**) seguem, pelo menos aproximadamente, um "padrão" desejável, apresentando certa distribuição teórica de probabilidade, configurando os chamados testes paramétricos, na medida em que se baseiam nos parâmetros desta distribuição. Quase que

---

* A intenção neste capítulo é apresentar as principais técnicas envolvidas em uma análise bivariada, sem entrar em detalhes sobre a importante discussão relacionada à interpretação do p-valor, eloquentemente discutida em Wasserstein e cols., (2016).

** Embora não seja eventualmente necessário quando se estuda a associação entre duas variáveis explicitar qual é a causa e qual é o efeito, do ponto de vista epidemiológico é conveniente identificar qual é a variável resposta (ou dependente, representando o "efeito") e quais são as variáveis independentes (ou explicativas, representando as potenciais "causas").

invariavelmente, a premissa é a distribuição Normal (ou gaussiana), sendo a média e o desvio-padrão os parâmetros desta distribuição. Entretanto, tal pressuposto – isto é, o de normalidade da variável resposta – pode não ser verdadeiro ou não dá para ser verificado satisfatoriamente a partir da amostra disponível, o que pode comprometer a análise no sentido de fornecer um valor errado de significância estatística (geralmente, o p-valor é menor do que deveria). Testes estatísticos alternativos, chamados não paramétricos (ou de distribuição livre), poderiam então ser utilizados a fim de garantir mais generalidade aos resultados, já que não fazem a restrição de normalidade dos dados. Vale observar que mesmo que sabidamente os dados sob investigação sigam um modelo Normal, não haveria erro em se utilizar um teste não paramétrico. Neste caso, basicamente, a consequência seria uma perda de poder estatístico em relação ao teste equivalente paramétrico, sendo esta perda de poder comumente sem muita importância. Muitos testes não paramétricos apresentam um poder da ordem de 95% em relação aos seus correspondentes paramétricos (Siegel, 1979). Por outro lado, a teoria estatística subjacente aos procedimentos paramétricos é muito mais desenvolvida, permitindo a análise e a interpretação de investigações mais complexas (veja a seção sobre modelagem no ***Capítulo 27 – Associação Estatística em Epidemiologia: Análise com Múltiplas Variáveis***).

Este capítulo é dedicado aos procedimentos estatísticos aplicados aos estudos voltados à identificação de uma associação entre duas variáveis, explorando os testes estatísticos mais comuns, paramétricos e não paramétricos, pareados ou não pareados, e de acordo com a escala de mensuração das variáveis envolvidas. São técnicas estatísticas extremamente frequentes na pesquisa biomédica.

Os testes estatísticos

Para analisar estatisticamente a associação entre duas variáveis, é prudente entender – pelo menos intuitivamente – a lógica subjacente à construção de um teste estatístico. Metaforicamente, um teste estatístico funciona como um julgamento. Em um julgamento oficial, até que se prove o contrário, o réu é inocente, sendo esta a "hipótese" básica. Por outro lado, ele é um suspeito e, com esta perspectiva, reúnem-se evidências (a promotoria) contra ele com o propósito de condená-lo. Infelizmente, haverá sempre a possibilidade de se condenar um inocente ou de inocentar um culpado. No contexto da área da saúde, a analogia com um teste estatístico pode ser feita imaginando-se que um pesquisador tenha começado a observar ("suspeitar") que a ocorrência de certa doença (p. ex., câncer de próstata) estaria potencialmente relacionada a uma exposição (suponha o eterno suspeito – e muitas vezes já condenado – tabagismo), e deseje conduzir uma investigação com o propósito de verificar se existe ou não uma associação entre estas duas variáveis* (câncer de próstata e tabagismo). De acordo com a suspeita do investigador, a hipótese que ele "gostaria" (fazendo o papel do promotor) de rejeitar é a hipótese de "inocência" da exposição, dita hipótese nula ou de nulidade (H_0), ou seja, a hipótese de não associação. Ao coletar dados de acordo com seu planejamento de estudo, estaria reunindo "evidências" para a tomada de uma decisão. Os dados coletados podem conduzir para a rejeição ou não da hipótese nula. Se os dados observados apontam para a rejeição da hipótese nula, e consequente conclusão de que o câncer de próstata estaria associado estatisticamente ao tabagismo, três razões poderiam explicar este resultado:

1) existe de fato a associação entre tabagismo e câncer de próstata, e o estudo foi capaz de detectá-la. Isto é, acertadamente se "condenaria" um "culpado";
2) a associação não existe, mas, por mero "acaso", os dados apontaram para sua rejeição. Neste caso se estaria cometendo o erro de "condenar" um "inocente". Em estatística, este erro é conhecido como erro tipo I (ou erro alfa, α) e costuma ser o foco principal do investigador. A probabilidade deste erro é conhecida como significância estatística do teste (p-valor). Valores pequenos para esta probabilidade dão um razoável "conforto" para o investigador não acreditar que aquele particular resultado não aconteceu por acaso, supondo a hipótese nula;
3) a associação não existe, mas, a partir de algum viés nos dados observados ou a alguma explicação alternativa, a conclusão foi pela rejeição da hipótese nula. Neste caso, por causa de uma "imperfeição" nas evidências levantadas, "condena-se" um "inocente". As possíveis razões para este problema são as mais diversas, mas, mantendo a analogia com o julgamento, uma delas seria a necessidade de o investigador não assumir o papel de "promotor". O papel mais indicado seria o de "juiz".

* Perceba que, neste exemplo, não se fez explicitamente nenhuma alusão a uma relação de causa e efeito e nem ao desenho do estudo, e, consequentemente, à sequência temporal entre os eventos. Pretende-se, neste capítulo, apenas uma apresentação das questões estritamente estatísticas.

Assim, a maioria dos testes estatísticos é construída com a lógica de se rejeitar a hipótese nula com uma probabilidade de erro controlada (ou máxima, o nível de significância, representado pela letra grega alfa: α). Se, por outro lado, o estudo não fornece evidências que levem à rejeição de H_0, o investigador pode ficar num dilema: deve concluir pela não associação ou tentar reunir mais "provas"? Se ele resolve aceitar a hipótese nula, poderia estar cometendo o erro de "inocentar" um "culpado" (sendo este conhecido no jargão estatístico como erro tipo II). A probabilidade deste erro é conhecida como β e seu complementar $(1 - \beta)$, como poder do teste. Para que esta decisão fosse tomada com alguma segurança, seria necessário conhecer o valor β, que, por sua vez, não se restringe a um único valor, como no caso da significância. Na realidade, ele depende do grau de associação entre as duas variáveis envolvidas no exemplo, já que a verdade agora seria a existência da associação. Esta é uma abordagem um pouco mais complexa, conhecida como análise de poder, porém cada vez mais frequente na literatura, principalmente devido à utilização de testes estatísticos para o estabelecimento de equivalência de medicamentos ou tratamentos (isto é, nestes casos, a intenção é aceitar a hipótese nula). O que é necessário saber é que existe uma relação entre α, β e *n* (o tamanho da amostra). Fixado um *n*, quanto menor o α, maior o β, e vice-versa. A forma de reduzir α e β simultaneamente é através do aumento de *n*.

Desse modo, no caso tradicional de um teste estatístico, como a perspectiva é a rejeição de H_0, uma razão a ser considerada para que os dados não tenham apontado para a sua rejeição é a de um "pequeno" tamanho amostral. Poder-se-ia, portanto, alternativamente à conclusão de não associação ou à realização de uma análise de poder, concluir que não houve "evidências" para a rejeição de H_0, relatando a suposta falta de poder estatístico do teste. E como já dito, há que se considerar também a possibilidade de se "inocentar" um "culpado" por alguma "imperfeição" nos dados. Isto é, devido à presença de algum viés, os dados poderiam indicar falsamente que não há associação entre as variáveis envolvidas. De maneira equivalente, tal como no caso em que o pesquisador não deveria assumir o papel do promotor, também não seria "conveniente" fazer o papel de advogado de defesa.

Se, por um lado, a lógica subjacente a um teste estatístico tem o julgamento como um bom paralelo, sua execução, de modo simplificado, pode ser conduzida tal como uma "receita de bolo". Inicialmente se estabelecem as hipóteses: a hipótese nula (H_0) – tipicamente aquela de "inocência" – e a hipótese alternativa (H_a) ou, também poderia ser denotada por H_1. A definição da hipótese alternativa poderá conduzir a um teste unicaudal (unilateral) ou a um bicaudal (bilateral). Classicamente, em testes de associação entre duas variáveis, H_0 poderá ser definida operacionalmente como a igualdade entre duas proporções populacionais (ou duas médias ou duas estatísticas quaisquer), tal como H_0: $P_1 = P_2$. Se então H_a é definida simplesmente como a diferença (H_a : $P_1 \neq P_2$) o teste será bicaudal, indicando que H_a deverá ser aceita se a proporção observada no segundo grupo for estatisticamente maior ou menor que a proporção no primeiro grupo. Se, por outro lado, o pesquisador tem razões para definir *a priori* um sentido para a hipótese alternativa – H_a: $P_1 > P_2$, por exemplo –, então H_a deverá ser aceita apenas se a proporção amostral no primeiro grupo for estatisticamente maior que a do segundo. Em não havendo *a priori* clareza sobre o sentido de H_a, pode-se recomendar a utilização de um teste bicaudal, na medida em que o pesquisador estará sendo mais "conservador", posto que o p-valor de um teste unicaudal costuma ser a metade daquele obtido para um teste bicaudal. Assim, assumindo esta posição para H_a (teste bicaudal), o pesquisador corre menos risco de rejeitar uma hipótese nula caso ela seja, de fato, verdadeira (isto é, quando não deveria ser rejeitada).

Continuando a receita, após a definição das hipóteses é necessária a identificação de qual prova estatística o pesquisador utilizará para testar a hipótese nula formulada, sendo exatamente este o interesse deste capítulo para a situação particular em que se deseja estudar a associação entre variáveis. O passo seguinte é a identificação da distribuição amostral associada aos possíveis resultados do estudo, frequentemente obtidos a partir de uma estatística de teste, de modo a permitir o cálculo da probabilidade, sob H_0, de um resultado igual ou mais extremo que aquele observado de fato na amostra. Colocada agora de uma maneira mais técnica, esta probabilidade é o próprio p-valor já mencionado e retrata a significância estatística do teste*. De posse desta probabilidade (o p-valor) – caso a "julgue" ser suficientemente pequena –, o pesquisador pode decidir rejeitar a hipótese nula, justificando, portanto, a decisão com uma pequena margem de erro.

Para fixar ideias, considere o exemplo onde se quer testar a hipótese de que certo tratamento é 90% (ou 0,90) eficaz. Embora este não seja um exemplo de um estudo sobre associação entre variáveis, serve para ilustrar os passos subjacentes a um teste estatístico

* Na realidade, esta é exatamente a definição formal do p-valor, ou seja, repetindo, o p-valor é probabilidade, sob H_0, de um resultado igual ou mais extremo que aquele observado de fato na amostra.

simples. Suponha que o pesquisador tenha selecionado aleatoriamente três pacientes para o estudo. Isto é, a amostra é de apenas três unidades e observar-se-á se em cada uma delas o tratamento teve ou não sucesso. Assim, há quatro resultados possíveis para o estudo: três sucessos, dois, um ou nenhum sucesso entre os três pacientes. Sob H_0, isto é, sob a hipótese de que cada paciente tenha uma probabilidade de sucesso no tratamento de 90%, as probabilidades de ocorrência associadas a cada um dos quatro resultados possíveis podem ser obtidas pelo modelo Binomial* e estão apresentadas na Tabela 26.1. A título de ilustração e comparação, foram incluídos na Tabela 26.1 três outros valores possíveis de probabilidade de sucesso, além do 90% de interesse.

Pelas probabilidades calculadas e apresentadas na Tabela 26.1, em sendo verdade a hipótese de 90%, o que se esperaria em três pacientes seria o sucesso dos três (72,9%), ou, talvez, de dois deles (24,3%). Se, entretanto, o estudo tem como resultado efetivamente observado nenhum sucesso, o que se pode dizer sobre a hipótese H_0: p = 90%? Nenhum sucesso ao se tratar três pacientes, sob a hipótese de sucesso de 90%, apesar de ser possível, é um resultado bastante improvável (igual a 0,1%). Logo, sendo este o resultado observado (e descartada a possibilidade de alguma explicação alternativa devido a um viés), têm-se duas possibilidades: a amostra obtida foi de tal forma "infeliz" que gerou um resultado não esperado, ou pode-se questionar a hipótese nula de probabilidade de sucesso de 90%. A significância estatística observada (o p-valor) para este teste seria de 0,1%, indicando que só se esperaria por mero acaso, em 1.000 possíveis amostras aleatórias de tamanho 3, apenas um resultado que gerasse nenhum sucesso – em sendo verdade a hipótese de probabilidade de sucesso de 90%. Concluindo, como 0,1% é uma probabilidade que pode ser considerada "pequena", o pesquisador poderia rejeitar H_0 com uma "boa" segurança.

Pode causar estranheza o pesquisador ter conseguido concluir alguma coisa com uma amostra tão pequena. Entretanto, sua única conclusão é que a probabilidade de cura não deve ser de 90%, com uma probabilidade de erro para esta decisão de apenas 0,1%. Como o resultado efetivamente observado – 0% de sucesso (isto é, 0 em 3) – é muito diferente do hipotetizado (os 90%), até mesmo uma amostra pequena permitiu sua rejeição.

Além disso, não se pretende com este teste de hipótese descobrir qual é a verdadeira probabilidade de sucesso. Pela Tabela 26.1, o resultado de nenhum sucesso em três pacientes também não é muito provável quando a probabilidade de cura é de 70% (apenas 2,7%). Entretanto, já é razoável quando esta probabilidade é de 50% (12,5%) e bastante provável sob a hipótese de 20% (51,2%). Isto demonstra que, comparativamente às probabilidades de sucesso de 90%, 70% e 50%, o resultado de nenhum sucesso em três pacientes é mais "provável" sob uma probabilidade de cura de 20%. Por trás desta ideia está o conceito de verossimilhança, que é fundamental no processo de inferência estatística.

Sintetizando, a "receita de bolo" para a execução de um teste estatístico inicia-se com o estabelecimento das hipóteses nula e alternativa (H_0 e H_a), partindo-se em seguida para o cálculo, sob H_0 e a partir da distribuição amostral, da probabilidade de resultados (ou de uma estatística de teste) tão extremos quanto aquele efetivamente observado na amostra. Os testes estatísticos que se seguem para estudar a associação entre duas variáveis apresentam a mesma lógica para a tomada de uma decisão estatística, qual seja, a geração de um p-valor a partir da distribuição amostral da estatística de teste sob H_0.

* Veja mais detalhes sobre a distribuição Binomial no ***Capítulo 22 – Probabilidade e Modelos de Probabilidade em Epidemiologia***.

Tabela 26.1 – Distribuições de probabilidades para o número de sucessos em três pacientes, sob quatro possíveis possibilidades de sucesso para um certo tratamento

	Probabilidades de ocorrência – Pr(x)*			
Número de sucessos (x)	**Sob p = 90%**	**Sob p = 70%**	**Sob p = 50%**	**Sob p = 20%**
0	0,1%	2,7%	12,5%	51,2%
1	2,7%	18,9%	37,%	38,4%
2	24,3%	44,1%	37,5%	9,6%
3	72,9%	34,3%	12,5%	0,8%
Total	**100,0%**	**100,0%**	**100,0%**	**100,0%**

$$*\Pr(x) = \frac{3!}{x!(3-x)!} p^x \cdot (1-p)^{3-x}$$

Análise bivariada

Duas variáveis categóricas

Em epidemiologia, a situação clássica de associação entre duas variáveis dicotômicas é sintetizada na construção de uma tabela de contingência 2 x 2*, onde se cruzam, para *n* indivíduos, as informações de exposição e a ocorrência de uma doença. A Tabela 26.2 apresenta dados hipotéticos, exemplificando resultados típicos de um estudo em que se deseja avaliar a existência de associação entre tabagismo e doença coronariana. Estes resultados hipotéticos servirão de exemplo para as análises seguintes, onde se comparam proporções. Do ponto de vista epidemiológico, é fundamental saber qual o desenho epidemiológico adjacente ao estudo, já que a análise e a interpretação dos resultados dependem da forma como as unidades amostrais foram selecionadas. Sucintamente, se os 40 indivíduos da Tabela 26.2 foram selecionados aleatoriamente de uma população, e verificados seus *status* de exposição e doença naquele momento, o estudo é conhecido como seccional (ou transversal). Se, por outro lado, a seleção dos indivíduos se dá pelo eixo da exposição ou pelo eixo da doença, o estudo será de coorte ou caso-controle, respectivamente. Medidas de associação típicas para estes três desenhos são razão de prevalências, risco relativo e razão de chances, respectivamente, embora a razão de chances possa também ser usada nos dois primeiros. Bastante frequentes também são algumas medidas de associação baseadas em diferenças.

Tabela 26.2 – Doença coronariana segundo tabagismo

Tabagismo	Total		Doença coronariana			
			Presente		Ausente	
	n	%	n	%	n	%
Presente	10	100,0	5	50,0	5	50,0
Ausente	30	100,0	3	10,0	27	90,0
Total	**40**	100,0	**8**	**20,0**	**32**	**80,0**

Fonte: Dados hipotéticos.

A simples observação da Tabela 26.2 sugere a existência de uma associação entre tabagismo e doença coronariana. Este exercício de "olhar" os números da tabela antes de qualquer teste estatístico deve sempre ser feito, pois permite a extração de muitas outras informações além daquela presente no p-valor. As frequências relativas (percentagens) observadas na Tabela 26.2, obtidas pela fixação dos totais das linhas (categorias de tabagismo) sugerem a associação porque a doença coronariana está frequente em 50% dos tabagistas contra apenas 10% entre os não tabagistas.

O teste χ^2 para associação

Do ponto de vista estritamente estatístico, não faz diferença o desenho de estudo epidemiológico empregado quando se quer comparar duas proporções, tal como a situação da Tabela 26.2. A abordagem se baseia na hipótese nula de não associação, que, em termos operacionais, pode ser formulada pela igualdade das duas proporções (prevalências ou incidências), quer seja pelas proporções de expostos entre doentes e não doentes – típica do desenho caso-controle –, quer pelas proporções de doentes entre expostos e não expostos, típica dos estudos de coorte.

O teste estatístico clássico para esta situação é o teste qui-quadrado, simbolicamente χ^2, batizado desta forma por se basear na distribuição qui-quadrado de probabilidade. O teste consiste basicamente no cálculo de uma estatística de teste a partir dos dados observados, que, sob a hipótese de não associação (H_0), segue aproximadamente uma distribuição teórica χ^2 com 1 grau de liberdade**. A estatística de teste χ^2 é obtida através de uma conta que "compara" as frequências observadas (a Tabela 26.2) no estudo com as frequências que se esperariam observar se H_0 fosse verdadeira (isto é, a hipótese de não associação ou de proporções iguais). Esta "comparação" envolve simplesmente operações de "diferenças" para cada uma das quatro células da tabela, embora estas não sejam diferenças "simples". Uma vez obtida esta "comparação" para cada célula, elas são somadas para se obter a estatística de teste. A conta propriamente dita pode ser escrita como:

$$\chi^2 = \sum_{i=1}^{4} \frac{(O_i - E_i)^2}{E_i},$$

onde O_i representa a frequência observada para a célula *i* (*i* variando de 1 a 4, no caso de uma tabela 2 x 2) e E_i,

* A notação 2 x 2 representa uma tabela com duas variáveis, cada uma delas com dois níveis (ou categorias). Uma 3 x 2 representa duas variáveis, sendo a primeira (comumente na linha) com três níveis e a segunda (na coluna) com dois níveis. Uma 2 x 2 x 2 representa três variáveis, cada uma delas com dois níveis.

** Formalmente, a definição de "grau de liberdade" pode ser complexa. Para o momento, basta reconhecê-lo simplesmente como o parâmetro da distribuição χ^2, assim como a média e o desvio-padrão são os parâmetros da distribuição Normal. Tentando materializar este conceito, em uma tabela 2 x 2 há apenas 1 grau de liberdade porque, mantidos os totais marginais, só há "liberdade" para alterar apenas uma das quatro células desta tabela. As outras três células são imediatamente obtidas por diferenças. Já em uma tabela 3 x 2 são 2 graus de liberdade pela mesma razão: nas seis células possíveis, só há liberdade para "mexer" em duas delas.

a frequência esperada para a mesma célula. O símbolo $\sum_{i=1}^{4}$ indica a soma para as quatro células da Tabela 26.2.

Pode-se perceber que quanto mais distantes forem as frequências observadas das frequências esperadas, maior será a estatística de teste χ^2. E quando forem iguais, χ^2 será igual a zero. A distribuição teórica desta estatística de teste sob a hipótese nula de não associação é tal como a Figura 26.1. Observa-se que um valor tão grande quanto 3,84 tem uma probabilidade de ocorrência de 5%. Isto é, em sendo H_0 verdadeira, espera-se um valor para χ^2 "pequeno" – tipicamente menor que 3,84, ou seja, com uma probabilidade maior que 5%. O teste χ^2 segue, portanto, uma lógica não muito complicada: calcula-se a estatística de teste e verifica-se quão provável é, sob H_0, um resultado tão grande quanto aquele efetivamente observado. Se essa probabilidade (p-valor) for "pequena", rejeita-se H_0. Pela Figura 26.1, percebe-se a convenção de se considerar um resultado "grande" qualquer valor maior que 3,84, com consequente p-valor "pequeno" (o tradicional $p < 5\%$).

Entretanto, um ponto ainda não parece esclarecido: quais são os valores esperados E_i? As frequências esperadas podem ser obtidas manualmente através do seguinte raciocínio: pela Tabela 26.2 pode-se observar que, ignorando a condição de exposição, 20% dos indivíduos têm doença coronariana. Ora, sob H_0, isto é, admitindo que tabagismo não esteja relacionado à doença coronariana, esperar-se-ia tanto entre os tabagistas quanto entre os não tabagistas uma proporção de 20% de doentes. Isto implicaria em dizer que não existe associação entre exposição e doença. Como no estudo há dez tabagistas, a frequência esperada de doença entre os tabagistas seria de 2 (isto é, 20% de 10). Ou seja, $E_1 = 2$. Da mesma forma, como há 30 não tabagistas no estudo, esperar-se-ia então seis doentes entre eles (20% de 30). Assim, $E_3 = 6$. Para as frequências esperadas dos não doentes, pode-se seguir a mesma rotina, esperando-se agora 80% ou obtê-las por diferença, chegando-se a $E_2 = 8$ e $E_4 = 24$.

As frequências esperadas poderiam ser obtidas, de forma análoga, considerando-se a proporção de tabagismo. Ou seja, ignorando a variável doença, 25% (10 em 40) da amostra são tabagistas. Então, sob H_0, seria esperada a mesma proporção de tabagistas entre doentes e não doentes. Como há oito doentes na amostra, seriam esperados dois tabagistas (25% de 8). Assim, de novo, $E_1 = 2$ e as outras frequências podem ser obtidas imediatamente.

Neste exemplo, a estatística de teste χ^2 é, portanto,

$$\chi^2 = \frac{(5-2)^2}{2} + \frac{(5-8)^2}{8} + \frac{(3-6)^2}{6} + \frac{(27-24)^2}{24} = 7{,}50$$

Pela Figura 26.1 percebe-se que um valor de 7,50 é bastante improvável, bem maior que o valor 3,84. Logo, vale a mesma regra já mencionada: descartada a possibilidade de algum viés, ou observou-se um resultado bastante atípico por mero acaso ou a hipótese de não associação não deve ser verdadeira. Usando um programa estatístico ou consultando uma tabela χ^2 apropriada, pode-se calcular esta probabilidade em 0,006. Com tal p-valor, o pesquisador poderia preferir a segunda opção e rejeitar H_0, já que pouco provavelmente o acaso seria responsável pelas frequências observadas, supondo verdadeira a hipótese de não associação.

Mesmo que após o resultado de um estudo estatisticamente significativo – como no exemplo hipotético acima –, o pesquisador não tenha muita dúvida da associação encontrada, isto não quer dizer que seus achados tenham relevância "clínica" ou prática. A significância estatística depende muito fortemente do tamanho amostral. Amostras "grandes" conduzirão a um teste estatisticamente significativo mesmo que a associação de fato existente entre as variáveis seja de pequena magnitude, sem relevância "clínica". Isto é,

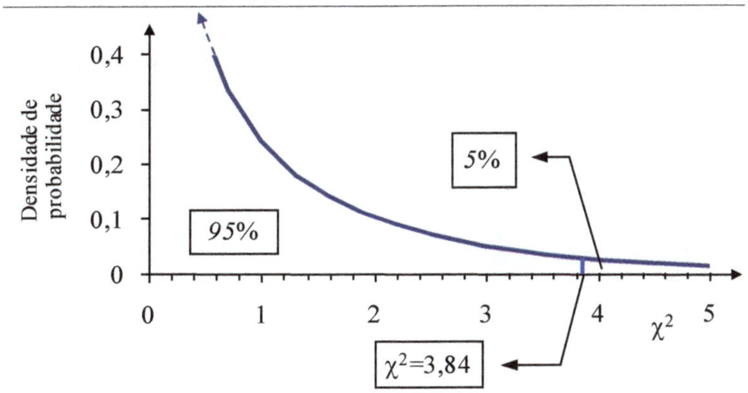

Figura 26.1 – Distribuição qui-quadrado (χ^2) com 1 grau de liberdade.

pode ser que o tamanho do efeito observado da exposição não cause nenhum impacto no comportamento ou na decisão do pesquisador. Nesse sentido, há sempre que se considerar separadamente os conceitos de significância clínica e significância estatística, sendo este último restrito à avaliação do acaso como uma possível explicação para a associação observada.

Fazer contas manualmente ou consultar tabelas já não são mais tarefas necessárias há muitos anos. Diversos programas de computador que executam tais tarefas estão disponíveis, quer seja por meio dos chamados pacotes estatísticos, livres ou comerciais, ou programas *online*. Um desses programas é o *site* www.openepi.com. Neste *site*, selecionando a opção "*Counts* → *Two by Two tables*" e em seguida clicando na aba "*Enter*" e após digitar os dados da Tabela 26.2, a saída gerada, selecionando-se apenas a primeira parte dela, pode ser visualizada na Figura 26.2. Pode-se perceber que o programa executa prontamente o teste χ^2 propriamente dito e alguns alternativos. Os valores obtidos da estatística de teste χ^2 (igual a 7,50) e seu respectivo p-valor, igual a 0,006170 para um teste bicaudal e igual a 0,003085 para o unicaudal (exatamente a metade), estão situados sob o rótulo *uncorrected chi square* (qui-quadrado não corrigido). Entretanto, o programa apresenta também outros dois valores para esta estatística de teste. A estatística qui-quadrado com correção de *Yates* (igual a 5,208) é obtido a partir de uma correção (de continuidade) na expressão anterior. A sua expressão é dada por:

$$\chi^2_{Yates} = \sum_{i=1}^{4} \frac{(|O_i - E_i| - 0,5)^2}{E_i}.$$

Esta correção é para considerar que uma distribuição contínua de probabilidade está sendo usada para representar a distribuição discreta das frequências amostrais. Em função desta correção, a estatística χ^2_{Yates} comumente será menor que o χ^2 sem correção, implicando em um teste mais conservador (p-valor maior). Há certa controvérsia, antiga, sobre qual das duas estatísticas deve ser utilizada, mas superada pelo tempo e alternativas exatas. Se a amostra é razoavelmente grande, não fará muita diferença entre uma ou outra. Quando for pequena, entretanto, gerando provavelmente frequências esperadas menores que 5, a estatística χ^2 não se aproxima muito bem da distribuição teórica χ^2, sugerindo-se usar χ^2_{Yates}, a fim de se resguardar um pouco mais quanto à significância do teste. Nestas circunstâncias, porém, uma alternativa mais viável é a utilização do teste exato de Fisher, que usa a distribuição hipergeométrica de

2 x 2 Table Statistics

Single Table Analysis

		Disease (+)	Disease (-)	
Exposure	(+)	5	5	10
	(-)	3	27	30
		8	32	40

Chi Square and Exact Measures of Association

Test	Value	p-value(1-tail)	p-value(2-tail)
Uncorrected chi square	7.5	0.003085	0.006170
Yates corrected chi square	5.208	0.01124	0.02248
Mantel-Haenszel chi square	7.313	0.003424	0.006848
Fisher exact		0.01454	0.02908
Mid-P exact		0.007887	0.01577

At least one expected value (row total*column total/grand total) is < 5
Fisher or Mid-P exact tests are recommended rather than chi square.

Figura 26.2 – Saída parcial do site www.openepi.com para análise de uma tabela 2x2.

probabilidade. O OPENEPI apresenta também o teste exato de Fisher e, pela Figura 26.2, o p-valor associado é 0,01454 para o teste unicaudal, também metade do valor para o teste bicaudal, que é de 0,02908. Já a estatística de teste de Mantel-Haenszel apresenta uma expressão um pouco mais complicada, diferindo basicamente da estatística χ^2 não corrigida pelo fator $(n\text{-}1)/n$, mas apresenta a mesma interpretação. É utilizado como estatística de teste para análises onde se considera uma terceira variável que poderia "mascarar" a associação entre a exposição e a doença estudada. Ele será utilizado no ***Capítulo 27 – Associação Estatística em Epidemiologia: Análise com Múltiplas Variáveis***, quando será apresentada a análise estratificada.

Medidas de associação e intervalos de confiança

Como dito, ao se estudar a associação estatística entre duas variáveis dicotômicas, alternativamente a uma análise com apenas o p-valor, pode-se ser mais informativo quantificando-se também a magnitude da associação entre elas. Existem diversas medidas que fazem isso e algumas delas são baseadas na estatística χ^2. Aliás, o próprio χ^2 pode até funcionar como uma medida que quantifica a associação entre as variáveis. Quanto maior o seu valor, maior deve ser a associação. Entretanto, ele tem alguns inconvenientes. O principal deles é a falta de um "teto" quando se observa uma associação absoluta*, dificultando a comparação entre duas dessas medidas em diferentes estudos, para saber onde há mais associação. Este "teto" depende do tamanho da amostra. Uma solução seria utilizar o coeficiente ϕ (letra grega "fi") obtido a partir do χ^2, que corrige este problema fazendo com que uma associação perfeita atinja o valor 1. O coeficiente ϕ varia então de 0 (quando $\chi^2 = 0$, indicando ausência total de associação) a 1, sendo definido o valor positivo de:

$$\varphi = \sqrt{\frac{\chi^2}{n}}\ .$$

Este coeficiente também tem alguns inconvenientes, como não diferenciar uma associação perfeita positiva de uma negativa. Assim diversos outros coeficientes têm sido sugeridos na literatura (ver, p. ex., Siegel, 1979). Uma característica interessante do coeficiente ϕ é que ele produz resultados iguais aos coeficientes de correlação de Pearson e de Spearman (definidos mais adiante), quando aplicado a duas variáveis dicotômicas e classificadas como 0 e 1.

* Uma associação absoluta (ou perfeita) acontece, por exemplo, quando todos os expostos são doentes e todos os não expostos são não doentes.

Do ponto de vista epidemiológico, existe uma medida de associação que é clássica por apresentar uma interpretação bastante conveniente quando se estuda a associação entre uma exposição e uma doença (embora não atinja o valor 1 quando há máxima associação nos dados). O risco relativo (RR) é uma medida de associação que quantifica quão mais provável é a ocorrência da doença nos expostos do que nos não expostos. Pela Tabela 26.2, a proporção de doença coronariana entre os tabagistas é de 50%, enquanto para os não tabagistas é de 10%. Logo, pode-se estimar que é cinco (50%/10% = 5) vezes maior a ocorrência de doença entre os tabagistas que entre os não tabagistas, sugerindo uma forte associação entre tabagismo e doença coronariana.

Para se fazer uma leitura de quão mais provável é o risco da doença, entretanto, é necessário que a Tabela 26.2 tenha sido obtida a partir de um estudo de coorte – onde se acompanham os indivíduos longitudinalmente e as proporções estimadas possam ser então interpretadas como medidas de incidência. Caso fosse um estudo seccional, a leitura seria de uma razão de prevalências. E se o estudo fosse um caso-controle, então não seria correto quantificar a associação por esta razão entre duas proporções. Neste caso, outra medida epidemiológica, conhecida como razão de chances (OR = *odds ratio*), quantifica a associação entre exposição e doença mais apropriadamente. Embora sua interpretação possa não parecer clara inicialmente, a tentativa é de interpretá-la tal como o risco relativo. Por outro lado, a razão de chances tem a sua própria interpretação e é de extrema importância em epidemiologia por diversas razões. Para mais detalhes, incluindo sua interpretação, consulte o ***Capítulo 10 – Medidas de Associação e Medidas de Impacto***.

Tanto o risco relativo quanto a razão de chances são medidas que variam de 0 a infinito, sendo o valor 1 indicador de não associação entre exposição e doença. Valores menores que 1 sugerem proteção da exposição e valores maiores que 1 sugerem um efeito deletério da exposição. Quanto mais distante de 1, para cima ou para baixo, mais forte é a associação, sendo que valores inversos apresentam a mesma força de associação. Por exemplo, um valor de 4 representa uma associação entre duas variáveis dicotômicas (exposição e doença, por exemplo) tão forte quanto um de 0,25 (igual a 1/4), embora com sentido diferente. Essas são apenas reflexões genéricas. Eventualmente se fazem necessárias reflexões sobre as estimativas obtidas, podendo gerar algumas dificuldades de interpretação. Chen e cols. (2010) apresentam algumas ideias que podem ajudar quando a medida de associação é a razão de chances.

A palavra "sugerem" utilizada no parágrafo anterior foi proposital, já que os dados sob o estudo são amostrais. Assim, há que se considerar se as estimativas observadas podem refletir meras flutuações amostrais do verdadeiro efeito da exposição sobre a doença. O verdadeiro efeito nunca será conhecido, mas pode-se dispor de uma "boa" estimativa dele quando se tem representatividades amostrais. Daí a importância de amostras aleatórias e do conceito de aleatorização (ou randomização). Por outro lado, a questão do quão precisa é esta estimativa depende do tamanho da amostra. Em essência, o que se está buscando é a mesma informação contida no p-valor, porém de uma forma diferente. No exemplo da Tabela 26.2, o risco relativo estimado foi de 5. Mas, mantendo as proporções, se toda a amostra fosse multiplicada por 10, o risco relativo continuaria sendo 5. Entretanto, é intuitivo que esta nova estimativa tenha mais precisão que a anterior. A medida que quantifica o grau de imprecisão de um estimador chama-se erro-padrão. Para cada estimador – risco relativo, razão de chances ou qualquer outro – pode-se obter a expressão de seu erro-padrão associado, sendo algumas delas razoavelmente complexas*. O que é fundamental saber é que quanto maior a amostra (ou, em alguns casos, o número de eventos de interesse), menor será o erro-padrão. Outro ponto importante é reconhecer a existência de uma distribuição amostral associada ao estimador. Isto é, para cada amostra possível de tamanho *n* pode-se obter uma particular estimativa, refletindo a variabilidade do estimador. Relacionado a estes conceitos de erro-padrão e distribuição amostral está a ideia de intervalo de confiança.

Na Figura 26.2 está apresentada apenas a primeira parte da saída do programa OPENEPI para a análise da Tabela 26.2, mas na continuação desta saída pode-se ver o intervalo de confiança de 95%, tanto para o risco relativo (RR) quanto para a razão de chances. Os limites do intervalo de confiança de 95% para o RR, por exemplo, são 1,45 e 17,27. Uma interpretação que se pode dar a este intervalo é que o verdadeiro RR é desconhecido mas, com 95% de confiança, pode-se acreditar que ele será qualquer valor entre 1,45 e 17,27. Esta é a interpretação dita bayesiana. A interpretação clássica, entretanto, é que existe uma probabilidade de 95% de que o intervalo de 1,45 a 17,27 contenha o verdadeiro RR, já que o que varia de amostra para amostra são os limites do intervalo e não o verdadeiro e desconhecido valor RR. Em outras palavras, repetidas 20 amostras possíveis e construídos os intervalos de confiança para cada uma delas, esperar-se-ia que o verdadeiro e desconhecido RR estivesse contido em 19 (95%) deles.

Independentemente da interpretação, clássica ou bayesiana, o importante é que em função de o tamanho amostral neste exemplo não ser muito grande, há uma razoável imprecisão na estimativa, retratada no largo intervalo. Supondo um estudo de coorte, a exposição (tabagismo) poderia desde aumentar o risco de doença em 45% (RR = 1,45) em relação aos não expostos, como poderia aumentar em 17,27 vezes este risco (um inverossímil aumento de 1.627%). Entretanto, apesar desta imprecisão, poder-se-ia concluir que há um efeito estatisticamente significativo do tabagismo sobre a doença coronariana, já que o intervalo não contém o valor 1. Assim, seria possível concluir que a significância do estudo é menor que 5% sem calcular explicitamente um p-valor, como foi feito pelo teste χ^2.

É importante observar que o nível de confiança é arbitrado pelo pesquisador, sendo o valor de 95% o mais largamente utilizado na prática (talvez em consonância com o clássico "p < 5%"). O que aconteceria se o pesquisador desejasse um intervalo de confiança de 99%? A resposta frequentemente não é imediata, mas, após alguma reflexão, percebe-se que o intervalo irá obviamente alargar. De fato, o novo intervalo seria de 0,98 a 25,50. Para este novo nível de confiança (agora de 99%), o intervalo já contém o valor 1. Assim, o estudo não seria estatisticamente significativo em um nível de 1% (isto é, 100% – 99%). Colocando em termos de significância estatística, o p-valor obtido deveria ser, portanto, maior que 1% e menor que 5% (isto é, 1% < p-valor < 5%). De fato, consultando novamente a Figura 26.2, vê-se que o p-valor para o teste exato de Fisher, bicaudal, é igual a 2,9%. Mas, olhando pelo teste χ^2, o valor de p é inferior a 1% (igual a 0,617%), contrariando aparentemente a regra.

É importante salientar que não há nenhuma contradição nos resultados acima e o exemplo é ótimo para ilustrar que técnicas e estratégias alternativas podem gerar resultados ligeiramente diferentes, não só porque são técnicas diferentes, mas principalmente porque algumas delas geram resultados apenas aproximados, devidos basicamente a amostras pequenas. Ou seja, não devemos ser muito rígidos na hora de examinar os números e nem nos preocupar com pequenas diferenças. Todo resultado estatístico demanda interpretação e contextualização. Por exemplo, qual a real diferença entre dois estudos que geraram valores de p de 0,049 e 0,051? Usando rigidamente um nível de significância de 5%, um estudo seria estatisticamente significativo, enquanto o outro não...

* Eventualmente o uso de técnicas de reamostragem, tais como *jacknife* ou *bootstrap*, é necessário quando não se dispõe prontamente de uma expressão analítica para o erro-padrão.

Com relação à obtenção dos limites dos intervalos de confiança para as medidas citadas, frequentemente são necessárias fórmulas um pouco mais complexas, sobretudo quando se dispõe de amostras pequenas e as distribuições amostrais não são bem aproximadas pela distribuição Normal. Considerando a disponibilidade dos programas de computador, além do interesse em enfatizar a interpretação, as fórmulas destes limites não serão apresentadas. O leitor mais interessado pode consultar Woodward (1999) ou o apêndice de Szklo e Nieto (2019).

Uma variável categórica e uma numérica

O estudo da relação entre uma variável numérica e outra categórica é também bastante frequente na pesquisa biomédica, particularmente quando a categórica é dicotômica. Para se verificar, por exemplo, se o tempo de reação a certo estímulo difere entre homens e mulheres, podem ser comparadas as médias desse tempo (a variável numérica) para esses dois grupos de interesse (a variável dicotômica: homens e mulheres). Muitas outras situações de pesquisa se enquadram neste caso. A verificação se indivíduos doentes apresentam níveis mais altos para uma variável numérica, colesterol, por exemplo, que indivíduos não doentes e a comparação entre duas drogas quanto à redução dos níveis de pressão em pacientes hipertensos são mais dois exemplos típicos. A abordagem estatística clássica para se estudar esta situação é o teste paramétrico *t* de *Student*. Um alternativo não paramétrico é o teste de Mann-Whitney. Outra opção interessante é o teste qui-quadrado para tendência, particularmente quando a variável resposta é dicotômica e a independente é numérica discreta ou pelo menos ordinal.

O teste t

Basicamente, o teste *t* compara as médias (de uma variável numérica) de dois grupos (a variável dicotômica), sendo a hipótese nula a de igualdade entre as médias populacionais, ou seja, $H_0: \mu_1 = \mu_2$ ou, equivalentemente, $H_0: \mu_1 - \mu_2 = 0$. Sucintamente, os pressupostos básicos do teste são*:

1) independência das observações;
2) mensuração da variável no mínimo em uma escala intervalar;
3) distribuição Normal da variável dentro de cada grupo; e
4) mesma variabilidade entre os grupos (a premissa de homogeneidade das variâncias).

As suposições 1 e 2 devem mais rigorosamente ser satisfeitas. A premissa 3 pode, eventualmente, não ser tão importante para amostras grandes ou pequenos desvios da normalidade. Na realidade, em amostras grandes, até mesmo a violação das premissas 2 e 4 não tende a ser muito comprometedora. Por outro lado, é difícil dizer o que é uma amostra "grande" ou o que é um "pequeno desvio", mas há quem sugira que um *n* de 30 já seria razoável para resolver o problema da exigência de normalidade. Entretanto, vale ressaltar que este número não deve ser prontamente generalizado, devendo ser visto com muitas ressalvas. Se o estudo envolve a análise de diversas variáveis, por exemplo, um *n* de apenas 30 não permitiria uma adequada caracterização dos dados. Quanto à premissa 4, há formas de considerar o problema de heterogeneidade das variâncias. É importante se observar que qualquer pacote estatístico executará o teste *t* (e outro qualquer) independentemente de as condições serem ou não satisfeitas. Assim, o pesquisador deverá estar atento às consequências da violação das suposições do teste, que são basicamente a geração de um falso p-valor (geralmente menor do que deveria), principalmente se a amostra é pequena.

Na sua versão mais simples, sob H_0 e supondo que as variâncias (σ^2) são iguais e conhecidas nos dois grupos, a estatística de teste *t* (também frequentemente denominada como *Z*), seguirá uma distribuição Normal com média 0 e variância 1 – simbolicamente N(0;1). Isto porque a média amostral em cada grupo terá uma distribuição normal com média μ_i e variância σ^2/n_i e a estatística de teste *t* será uma diferença de duas Normais independentes. A estatística de teste é dada por:

$$t = \frac{\overline{X}_1 - \overline{X}_2}{\sqrt{\sigma^2\left(\frac{1}{n_1} + \frac{1}{n_2}\right)}},$$

onde $\overline{X}_1$ e $\overline{X}_2$ são as médias amostrais para os dois grupos considerados. Então, sob estas condições, o que se está testando é se existem duas populações diferentes ou se existe uma única população, e, nesse último caso, o que se tem são duas amostras dela onde se esperaria uma diferença ("pequena"?) nas médias observadas em função meramente de flutuações amostrais. Perceba também a principal característica de um teste

* Devido às características comuns de muitos procedimentos paramétricos, estes pressupostos estão um pouco mais detalhados no ***Capítulo 27 – Associação Estatística em Epidemiologia: Análise com Múltiplas Variáveis***, no contexto de uma análise de regressão linear múltipla, dada a necessidade lá considerada de questões mais complexas em análise de dados com múltiplas covariáveis. A intenção, neste momento, é na apresentação da técnica.

paramétrico, onde se postula uma distribuição teórica para os dados. Conhecidos os parâmetros, sabe-se "tudo" (probabilisticamente falando) sobre os dados.

Entretanto, a suposição de variância conhecida não costuma ser razoável, devendo ser estimada a partir dos dados observados. Assim, σ^2 seria substituído na expressão acima por S^2, a variância amostral. Esta substituição faz com que a estatística de teste *t* passe a seguir uma distribuição teórica de probabilidade *t* de *Student* – daí o nome "teste *t*". A distribuição *t* tem como parâmetro o grau de liberdade (que se relaciona ao tamanho da amostra) e aproxima-se bastante da Normal (0;1) para amostras grandes. Para amostras pequenas, sua forma é mais alargada que a Normal (0;1), implicando em uma maior imprecisão na estatística de teste.

Como regra geral e com boa aproximação, sob H_0, pode-se esperar $-2 < t < 2$. Assim, valores acima de 2 ou menores que -2 são, tipicamente, pouco prováveis. Para se obter o p-valor, de fato, é necessário calcular a estatística *t* e compará-lo com a distribuição teórica associada com $n_1 + n_2 - 2$ graus de liberdade. Pela expressão anterior, deve-se conhecer, para cada grupo, a média amostral e o tamanho da amostra, além da variância suposta comum. Entretanto, cada grupo fornece uma estimativa da variância comum, sendo, portanto, mais conveniente combiná-las. Uma forma é tomar uma média ponderada das varianças amostrais obtidas por dois grupos, com pesos relacionados ao tamanho amostral de cada grupo, tal como abaixo:

$$S^2 = \frac{(n_1 - 1)S_1^2 + (n_2 - 1)S_2^2}{n_1 + n_2 - 2}$$

Para fixar estas ideias, considere um exemplo onde um pesquisador deseja saber se há diferença, com relação ao sexo, no tempo de reação a um estímulo (variável numérica) em crianças. A Tabela 26.3 ilustra os dados (hipotéticos) obtidos pelo pesquisador para uma amostra, suposta aleatória, de 5 meninos e 6 meninas.

Tabela 26.3 – Tempos de reação a um certo estímulo, em décimos de segundo (ds) em 11 crianças, segundo sexo

Sexo	Tempos de reação observados						Média	Desvio-padrão
Masculino	10,5	9,8	14,4	14,1	15,1		12,8	2,4
Feminino	11,8	6,0	7,2	10,2	9,8	11,5	9,4	2,3

Os dados sugerem um tempo de reação melhor (menor) para as meninas. Supondo normalidade para a variável "tempo de reação" e homogeneidade das variâncias entre os grupos (perceba que os desvios são bastante próximos), o teste *t* poderia ser aplicado para decidir se a diferença média observada (de 12,8 ds para 9,4 ds) poderia ser atribuída ao acaso. Após algumas "continhas", ou usando algum programa estatístico, chega-se a $t = 2{,}329$ que, numa primeira olhada, seria significativo do ponto de vista estatístico (maior que 2). Entretanto, como a amostra é pequena, é conveniente consultar a distribuição *t* com 9 (6 + 5 – 2) graus de liberdade, através de uma tabela ou do mesmo programa, fornecendo um p-valor (bicaudal) de 0,045. Assim, tivesse sido estabelecida *a priori* uma significância de 5% (ou seja, $\alpha = 5\%$), poder-se-ia concluir por uma associação estatisticamente significativa entre tempo de reação e sexo. Por outro lado, é fundamental o pesquisador se resguardar quanto à questão da comparabilidade. Se, por exemplo, as meninas são mais velhas que os meninos e a idade é importante para o tempo de reação, então aquele p-valor calculado seria de pouca valia. Deve ser enfatizado ainda que a magnitude do p-valor depende do pressuposto de normalidade dos dados, mormente em pequenas amostras. Ou seja, a violação da premissa de normalidade dos dados para pequenas amostras pode enviesar sobremaneira o p-valor.

Alternativamente, a análise poderia ser conduzida através da construção de um intervalo de confiança para a diferença entre as médias. Os limites deste intervalo podem ser obtidos a partir da seguinte expressão:

$$(\bar{X}_1 - \bar{X}_2) \pm t_{\alpha/2}\sqrt{S^2\left(\frac{1}{n_1} + \frac{1}{n_2}\right)},$$

onde $t_{\alpha/2}$ é o valor da distribuição *t* com $(n_1 + n_2 - 2)$ graus de liberdade que permite uma confiança de $1 - \alpha$ (ou, equivalentemente, uma significância α). Aproximando pela Normal (0;1) e desejando uma confiança de 95%, este valor é igual a 1,96, mas, com frequência, é aproximado para 2. A regra geral para a estatística *t* dita anteriormente (isto é, $-2 < t < 2$), vem desta aproximação.

Com os dados do exemplo acima, os limites do intervalo de confiança de 95% são 0,09 ds e 6,63 ds, já que o valor de $t_{0,025}$ com 9 graus de liberdade – consultando uma tabela ou por meio de um programa estatístico – vale 2,262. Como o intervalo não contém o valor zero, pode-se concluir pela associação estatística entre as duas variáveis envolvidas com uma significância menor que 5%, compatível com a conclusão anterior baseada no p-valor. Ou seja, neste exemplo hipotético as meninas apresentam um tempo de reação ao estímulo estatisticamente diferente dos meninos. Em situações reais, dever-se-ia considerar também a relevância clínica ou prática da diferença observada.

Embora tenham sido apresentadas algumas fórmulas, os resultados podem ser obtidos prontamente a partir de algum programa. Eventualmente pode ser conveniente a apresentação de algumas expressões para que o leitor não veja os resultados como "mágicos", sem uma estrutura teórica adjacente.

O teste de Mann-Whitney

Quando se dispõe de uma amostra pequena e a variável numérica não apresenta sabidamente uma distribuição Normal – ou não dá para ser verificada satisfatoriamente – ou, ainda, quando não há homogeneidade das variâncias (embora exista uma correção no teste *t* que considera as variâncias desiguais), o teste *t* não é apropriado. Para exemplificar uma situação em que o teste *t* acusaria falsamente uma associação estatisticamente significativa, imagine que em um dos dois grupos se observe um *outlier* (valor muito discrepante). Em função deste único valor, em sendo muito maior que os outros, o grupo a que ele pertence apresentará uma média elevada, o que aumentará a estatística de teste *t*, com um consequente p-valor associado pequeno.

Nesta situação, alternativamente ao teste *t*, pode-se usar o teste não paramétrico de Mann-Whitney. A lógica é mesma, isto é, aquela mesma "receita de bolo": calcula-se uma estatística de teste e obtém-se o p-valor a partir da distribuição amostral desta estatística sob H_0. Para este teste, a diferença é que, em vez de construir esta estatística com os dados originais, eles são previamente convertidos em postos (ordenações). A vantagem é que, com isso, as suposições de normalidade e homogeneidade das variâncias não são necessárias, permitindo mais generalidade aos resultados. Perceba também que aquele *outlier* perde sua influência nesta abordagem, sendo apenas o maior valor da amostra. Outra vantagem deste teste é que ele pode ser aplicado em uma variável que seja originalmente ordinal, ao passo que o teste *t* exige uma escala pelo menos intervalar. Uma desvantagem é que ao substituir os dados numéricos originais por postos, "joga-se fora" alguma informação. Vale lembrar que mesmo se as condições para o teste *t* são satisfeitas, ainda assim poder-se-ia usar o teste de Mann-Whitney, mas ele não seria tão poderoso quanto o teste *t*.

Para entender como funciona o teste, considere o mesmo exemplo da associação entre o tempo de reação a um estímulo e sexo já utilizado para o teste *t* (Tabela 26.3). O primeiro passo é a substituição dos valores originais pelos postos correspondentes. Isto é feito ignorando-se o sexo e listando as 11 observações sequencialmente: o menor valor do tempo de reação (6,0 ds) recebe o posto 1, o segundo, o posto 2, e assim sucessivamente até o último, que recebe o posto 11 (15,1 ds). No exemplo, como houve um empate (dois valores iguais a 9,8 ds), cada um deles recebe o posto 3,5 (média entre os postos 3 e 4). Se houvesse outros empates, o procedimento seria o mesmo, ou seja, atribuir a média dos postos às observações empatadas. A Tabela 26.4 ilustra este passo, onde os postos estão entre parênteses.

Tabela 26.3 – Tempos de reação a um certo estímulo, em décimos de segundo (ds), e ordenações (postos) em 11 crianças, segundo sexo

Sexo	Tempos de reação observados						T = soma dos postos
Masculino	10,5 **(6)**	9,8 **(3,5)**	14,4 **(10)**	14,1 **(9)**	15,1 **(11)**		$6 + 3{,}5 + 10 + 9 + 11 = 39{,}5 = T_1$
Feminino	11,8 **(8)**	6,0 **(1)**	7,2 **(2)**	10,2 **(5)**	9,8 **(3,5)**	11,5 **(7)**	$8 + 1 + 2 + 5 + 3{,}5 + 7 = 26{,}5 = T_2$

A estatística do teste de Mann-Whitney, conhecida como *U*, é calculada a partir dos tamanhos amostrais de cada grupo e da soma dos postos de um deles. Isto é:

$$U = n_1 n_2 + \frac{n_1(n_1+1)}{2} - T_1 \,.$$

Existe uma distribuição teórica e exata para a estatística *U* especialmente desenvolvida para amostras pequenas, cuja tabela pode ser vista, por exemplo, em Siegel (1979). Por outro lado, quando os tamanhos amostrais são de, pelo menos, 10 em cada grupo, a aproximação pela distribuição Normal para a estatística T_1 já é razoável, sendo a média e o desvio-padrão obtidos a partir de:

$$\mu_{T_1} = \frac{n_1(n_1+n_2+1)}{2} \quad \text{e} \quad \sigma_{T_1} = \sqrt{\frac{n_2 \mu_{T_1}}{6}} \,.$$

A partir daí pode-se calcular a estatística $Z = \dfrac{T_1 - \mu_{T_1}}{\sigma_{T_1}}$ e assumi-la como tendo distribuição Normal (0;1). Assim, valores maiores que 1,96 ou menores que –1,96 (ou 2 e –2, aproximadamente) teriam um p-valor associado menor que 5%.

Fazendo uso do programa SPSS*, o p-valor associado ao exemplo acima é de 0,082 (Figura 26.3). Percebe-se um resultado para o nível de significância observado maior que aquele obtido para o teste *t* (p = 0,045) sendo, inclusive, maior que o valor tipicamente referenciado

* O SPSS (*Statistical Package for Social Sciences*) é um poderoso programa estatístico comercial.

como limite de significância (aquele α = 5%). Isto, no entanto, não deve ser interpretado como nenhuma contradição importante. Em primeiro lugar, a diferença entre os p-valores não é grande (embora alguns possam dizer que é quase o dobro). Além disso, como o teste *t* incorpora mais informação na análise (o modelo Normal e o valor numérico de cada observação), um p-valor um pouco menor não surpreende. Há que se lembrar também do pequeno tamanho amostral do exemplo. Para amostras maiores esperar-se-iam p-valores mais próximos. Concluindo, à luz do que foi exposto, os resultados apresentados na Figura 26.3 não parecem difíceis de entender.

Teste Mann-Whitney

Postos

	Sexo	N	Posto médio	Soma dos postos
Tempo de reação	Masculino	5	7,90	39,50
	Feminino	6	4,42	26,50
	Total	11		

Estatísticas [b]

	Tempo de reação
Estatística U de Mann-Whitney	5,500
Estatística Z	-1,738
Significância assintótica (bilateral)	,082
Significância exata (2 x sig. unilateral)	,082[a]

a. Não corrigida para empates

b. Variável: sexo

Figura 26.3 – Exemplo de saída do SPSS para o teste de Mann-Whitney.

Quando a variável categórica tem mais de dois níveis

Uma necessidade imediata de extensão do teste *t* acontece quando há mais de dois grupos sob comparação em relação a uma variável numérica. Considere, por exemplo, a hipótese nula que não há associação entre o tempo de reação do exemplo anterior e idade. Embora idade seja uma variável numérica, suponha que haja interesse em agrupar as crianças em quatro faixas: aquelas com menos de 10 anos de idade, outras com 10 ou 11 anos, outras exatamente com 12 anos e a última com mais de 12 anos de idade, sendo estes quatro grupos definidos genericamente como G1, G2, G3 e G4. Ignorando-se inclusive a ordenação natural desta nova variável categórica (na realidade, G1, G2, G3 e G4 constituem os níveis de uma variável ordinal), a hipótese nula é H_0: $\mu_{G1} = \mu_{G2} = \mu_{G3} = \mu_{G4}$, isto é, os tempos de reação médios são iguais para os quatro grupos de idade. A hipótese alternativa é que há diferença entre pelo menos um par de médias.

De imediato, poder-se-ia pensar nas comparações entre os grupos através de seis testes *t*: G1 x G2, G1 x G3, G1 x G4, G2 x G3, G2 x G4 e G3 x G4. Entretanto, este não seria um procedimento recomendado, por comprometer a significância estatística geral do teste. A abordagem estatística adequada para esta situação é conhecida como Análise da Variância (ANOVA = ***AN****alysis* ***O****f* ***VA****riance*). Apesar desta identificação, ANOVA é um teste que compara médias. Recebe este nome porque sua estatística de teste (conhecida como estatística F), sob H_0, é uma razão entre duas formas alternativas de estimação da variância da variável numérica (no exemplo em questão, tempo de reação), assumida comum aos grupos. Assim, sob H_0, esperar-se-ia encontrar o valor 1 como resultado para esta estatística F (e seguindo a distribuição de probabilidade F de Snedecor). Este raciocínio está intuitivamente bem desenvolvido em Glantz (1992).

Não se entrará em muitos detalhes matemáticos da ANOVA, mas alguns são necessários. Muito de sua teoria é compartilhada pela Análise de Regressão Linear, que será mais detalhada adiante neste capítulo. Mas, em essência, a lógica da ANOVA é construída através da decomposição da variabilidade total da variável resposta em uma parte devida à variabilidade **dentro** dos grupos e outra **entre** os grupos. Sendo *Y* a variável resposta sob estudo e supondo que haja *k* grupos, tem-se a seguinte relação:

$$\underbrace{\sum_{i=1}^{k}\sum_{j=1}^{n_i}(Y_{ij}-\overline{Y})^2}_{\text{Variação total}} = \underbrace{\sum_{i=1}^{k}\sum_{j=1}^{n_i}(Y_{ij}-\overline{Y}_i)^2}_{\text{Variação dentro}} + \underbrace{\sum_{i=1}^{k}n_i(\overline{Y}_i-\overline{Y})^2}_{\text{Variação entre}},$$

onde n_i é o tamanho da amostra do grupo *i* (*i* = 1, 2, ... *k*), $\overline{Y}_i$ é a média do grupo *i* e $\overline{Y}$ é a média geral.

A Figura 26.4 tenta concretizar esta ideia através de um exemplo em que *Y* é o tempo de vida, em dias, para cobaias em um experimento que usou dez ratos para três tipos de intervenção diferentes (os grupos). Assim, $n_1 = n_2 = n_3 = 10$. Se as médias entre os grupos forem iguais (H_0), isto é, se $\overline{Y}_1 = \overline{Y}_2 = \overline{Y}_3 = \overline{Y}$, então não haverá redução na variabilidade total e concluir-se-á que não há diferença entre os grupos. Por outro lado, se pelo menos dois grupos forem diferente, então a ANOVA deverá reconhecer as médias entre os grupos como diferentes estatisticamente, desde que as amostras sejam grandes o suficiente para isso. Pela Figura 26.4 pode-se suspeitar que a terceira intervenção (grupo 3) gera, em média, uma sobrevida diferente, menor, em relação aos grupos 1 e 2, que, por sua vez, não parecem ser diferentes entre si. Nesse sentido, um eventual pequeno p-valor do teste de ANOVA indicaria apenas que há uma associação estatisticamente significativa entre as duas variáveis envolvidas (a numérica, no caso o tempo de vida, e a categórica com *k* níveis, no exemplo em questão, as três intervenções), que, em outras palavras, significa que há pelo menos um grupo diferente dos demais em relação à média da variável numérica sob estudo. Dizendo ainda de outra maneira, as diferenças observadas entre as médias não seriam meramente flutuações aleatórias, e estariam, portanto, refletindo que o tempo de vida depende da intervenção utilizada (descartada, ainda, é claro, a possibilidade de algum viés, mas lembrando que em ambientes experimentais há mais "controle", de modo que explicações alternativas são menos prováveis).

As suposições da ANOVA são basicamente as mesmas do teste *t* e serão revistas mais adiante, quando será apresentada a análise de regressão linear simples. Adicionalmente, entretanto, uma nova questão que surge na ANOVA é, uma vez rejeitada a hipótese nula, onde estará a diferença? Todos os grupos são diferentes entre si ou, por exemplo, apenas um determinado grupo é diferente dos demais? Para resolver esta questão recorre-se a testes de comparações múltiplas (ou testes *post hoc*), que substituem convenientemente os diversos testes *t* possíveis, pois mantêm fixa a significância geral do teste de associação. Há diversos testes estatísticos desenvolvidos para comparações múltiplas. Entre os mais utilizados podem ser citados o Tukey, o Bonferroni, o Scheffé, o Duncan e o Dunnett, sendo que para cada um deles há uma especificidade, que pode ser encontrada em textos estatísticos mais direcionados ao tema, particularmente aqueles sobre Planejamento de Experimentos. Por outro lado, a necessidade de uma perfeita identificação de qual teste *post hoc* deve ser utilizado não parece ser uma questão essencial, salvo em situações especiais e com amostras pequenas*. Entre as características que determinam qual o teste mais apropriado está o tamanho amostral de cada grupo (se são iguais ou não) e se o interesse está na comparação de todos os grupos entre si, ou se há um grupo-controle como referência. De forma geral, entretanto, para dados "bem comportados" ou em amostras grandes, as diferenças nas significâncias para cada um dos testes tendem a ser pequenas, ou desprezíveis de um ponto de vista mais prático. De qualquer forma, o tema ainda causa certa preocupação na literatura biomédica (Bender e Lange, 2001).

A Figura 26.5 representa uma "saída" típica de uma análise de variância quando executada por um programa estatístico. A saída em questão é do SPSS (após algumas edições e tradução) e refere-se ao exemplo sobre o tempo de vida de cobaias, cujos dados estão ilustrados na Figura 26.4. A Figura 26.5 apresenta quatro tabelas: 1) na primeira são apresentadas as estatísticas descritivas do tempo de vida para os três grupos de intervenção. Além da diferença na média observada para o grupo 3, deve chamar a atenção que as variabilidades no tempo de vida (coluna sob o título "desvio-padrão") aparentemente não são diferentes; 2) a segunda tabela apresenta um teste estatístico (teste de Levene) para verificar a premissa de igualdade entre as variâncias do tempo de vida para os grupos. Como já se antevia pela primeira tabela, este teste não acusa uma diferença estatisticamente

* Se este for o caso do leitor, é recomendável a utilização de um teste mais específico.

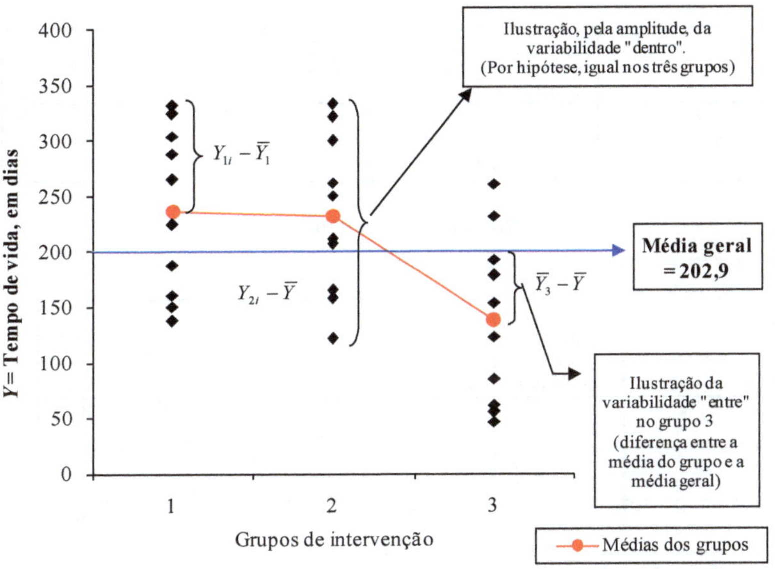

Figura 26.4 – Ilustração da ANOVA a partir das variabilidades envolvidas na análise – tempo e vida de cobaias segundo grupos de intevernção.

significativa entre as variâncias (o p-valor é igual a 0,937), de modo que a premissa de homocedasticidade parece satisfeita. Atente que o que se deseja com testes deste tipo é um p-valor "grande", caso contrário a premissa de homocedasticidade seria rejeitada; 3) a terceira tabela é a mais importante da ANOVA, sintetizando toda a análise através da decomposição da variabilidade total e da estatística de teste F. Detecta-se a existência de uma diferença estatisticamente significativa entre as médias (p-valor = 0,009); 4) a quarta tabela da Figura 26.5 sinaliza pelo teste de Tukey que a diferença observada entre as médias é devida apenas ao grupo 3 em relação aos grupos 1 e 2. Estes dois últimos grupos não são estatisticamente diferentes (p = 0,991). As mesmas conclusões poderiam ser obtidas pelos intervalos de confiança de 95% para as diferenças entre as médias. Neste caso, basta verificar se o valor 0 está ou não incluído no intervalo.

Alternativa não paramétrica

No caso de não satisfação das premissas adjacentes à ANOVA ou em sendo a variável de interesse mensurada numa escala ordinal, uma alternativa de análise é o teste não paramétrico conhecido como Kruskall-Wallis, seguindo a mesma lógica do teste de Mann-Whitney. Na realidade, o teste de Mann-Whitney é um caso particular do teste de Kruskall-Wallis, assim como o teste *t* é um caso particular do teste de ANOVA, quando a variável categórica tem apenas dois níveis (categorias ou grupos).

Uma desvantagem do teste de Kruskall-Wallis é que alguns pacotes estatísticos não dispõem de testes de comparação múltipla tais como a ANOVA, embora eles possam ser executados manualmente. Neste caso, podem-se fazer comparações em pares por meio do

ANOVA com 1 fator

Estatísticas descritivas

Tempo de vida, em dias

	n	Média	Desvio-padrão	Erro padrão	Intervalo de confiança de 95% para a média: Lim. inf.	Lim. sup.	Mínimo	Máximo
1	10	237,2	74,9	23,7	183,7	290,8	137,3	331,8
2	10	233,1	72,5	22,9	181,2	285,0	122,0	333,5
3	10	138,2	76,6	24,2	83,4	193,0	45,6	260,0
Total	30	202,9	85,8	15,7	170,8	234,9	45,6	333,5

Teste de homogeneidade das variâncias

Tempo de vida

Estatística de Levene	df1	df2	Sig. (p-valor)
,065	2	27	,937

ANOVA

	Tempo de vida				
	Soma dos quadrados	Graus de liberdade	Quadrado médio	F	Sig. (p-valor)
Entre grupos	62708,0	2	31354,0	5,62	,009
Dentro dos grupos	150662,6	27	5580,1		
Total	213370,6	29			

Comparações múltiplas

Variável dependente: Tempo de vida, em dias
Tukey HSD

(I)	(J)	Diferença entre as médias (I-J)	Erro-padrão	Sig. (p-valor)	Intervalo de confiança de 95%: Lim. inf.	Lim. sup.
1	2	4,2	33,4	,991	-78,7	87,0
	3	99,0*	33,4	,017	16,2	181,8
2	1	-4,2	33,4	,991	-87,0	78,7
	3	94,8*	33,4	,022	12,0	177,7
3	1	-99,0*	33,4	,017	-181,8	-16,2
	2	-94,8*	33,4	,022	-177,7	-12,0

*. A diferença entre as médias é significativa ao nível de 0,05

Figura 26.5 – Exemplo da saída do SPSS para a análise de variância (ANOVA).

teste de Mann-Whitney, mas o pesquisador deve ser um pouco mais exigente, fazendo uma correção na significância estatística. A abordagem mais simples é a correção de Bonferroni, que consiste, basicamente, em dividir a significância estatística planejada (p. ex., α = 5%) pelo número de comparações dois a dois possíveis ou de interesse. Por exemplo, no caso de três grupos, há três possíveis pares de comparação, de modo que só se tomaria a decisão pela diferença entre os grupos para cada uma das três comparações se o p-valor observado pelo teste de Mann-Whitney fosse inferior a 1,7% (o resultado aproximado pela divisão de 5% pelas três comparações de interesse).

Embora não tenham sido aqui extensamente explorados do ponto de vista teórico, tanto a ANOVA quanto o teste Kruskall-Wallis seguem a mesma rotina de um teste estatístico qualquer, gerando como resultado um p-valor. Se o leitor dispõe de uma saída de computador desses testes e tem conhecimento das hipóteses consideradas, deverá saber fazer seu "julgamento" quanto à associação das variáveis envolvidas. Por exemplo, a Tabela 26.5 ilustra o resultado de um experimento hipotético em que se avaliou o grau de dor segundo três grupos anestésicos. Este escore de dor é uma variável ordinal e há três níveis para a variável "grupo anestésico" (que poderia ser, p. ex., concentrações diferentes de uma mesma substância analgésica). Neste caso, o teste de Kruskall-Wallis é o mais indicado. O p-valor encontrado (obtido de forma exata* pelo SPSS) foi de 0,006, indicando que há uma associação estatisticamente significativa entre dor e grupo anestésico. Na realidade, esta conclusão já seria esperada pela mera observação dos dados da Tabela 26.5. Observe que o grupo 2 é o que apresenta mais dor: seis das dez unidades analisadas apresentaram o escore máximo de dor. As "médias" dos escores de dor ratificam esta impressão, apesar de serem desnecessárias, pois os dados brutos resumidos nas frequências da Tabela 26.5 são por si só esclarecedores, além de a dor ser mensurada em uma escala ordinal**. Por fim, resta saber onde está a diferença entre os grupos. Suponha que se estabeleceu *a priori* um nível de significância de 5% e o teste estatístico de Kruskall-Wallis será complementado pelo teste de Mann-Whitney com correção de Bonferroni. Neste caso, pelos três testes de Mann-Whitney possíveis (G1 x G2, G1 x G3 e G2 x G3), conclui-se que, do ponto de vista estritamente estatístico, só se observaria uma diferença significativa na comparação entre os grupos 1 e 2. A comparação entre os grupos 1 e 3 não se mostraria significativa estatisticamente porque o p-valor observado (igual a 0,024) não é menor que a significância corrigida pelo teste de Bonferroni (isto é, 0,05/3 que é aproximadamente igual a 0,017). Entretanto, como já enfatizado anteriormente, não se deve dispensar as evidências "clínicas" dos resultados, estendendo todas as decisões e discussões para além dos critérios puramente centrados na ideia de significância estatística.

Tabela 26.5 – Escores de dor, segundo 3 grupos de anestésicos (n = 30)

Escore de dor	Grupos de anestésicos		
	G1	G2	G3
0 = nenhuma	1	0	0
1 = fraca	3	0	3
2 = regular	3	1	3
3 = forte	2	3	2
4 = muito forte	1	6	2
Total	**10**	**10**	**10**
Média	**1,9**	**3,5**	**2,3**

Teste de Kruskal-Wallis: p-valor = 0,006

Teste de Mann-Whitney:
G1 x G2: p-valor = 0,005
G1 x G3: p-valor = 0,540
G2 x G3: p-valor = 0,024

Duas variáveis numéricas

Para se estudar a associação entre duas variáveis numéricas, surge um extenso conjunto de procedimentos estatísticos, conhecido como Análise de Regressão e Correlação. Pode-se perceber nesta análise um pouco mais de "matemática" do que nas anteriores, na medida em que se baseia mais explicitamente na identificação de uma função matemática para descrever a variável dependente em função da independente. Tratar-se-á, neste capítulo, apenas da relação mais elementar, conhecida como Regressão Linear Simples, e, ainda assim, enfatizando apenas as principais ideias do método e a interpretação dos resultados, preparando para uma discussão mais epidemiológica, presente no próximo capítulo. Dessa maneira, tentar-se-á neste momento minimizar os aspectos matemáticos, pois tem sido assumida desde o início a disponibilidade de algum

* Muitos programas estatísticos têm como padrão a geração de resultados assintóticos (isto é, gerados a partir de teorias para grandes amostras), que funcionam apenas como uma aproximação para amostras pequenas. Apesar da dificuldade operacional, mais recentemente os programas têm implementado rotinas exatas, posto que os resultados aproximados pela teoria assintótica podem ser bastante insatisfatórios para amostras pequenas.

** Na realidade, há um "abuso" da escala ordinal, mas sem maiores consequências. Rigorosamente falando, isto seria condenável, mas há defensores também desta prática, pois ganha-se em representação e síntese.

programa estatístico, gerando imediatamente os resultados.

Encontrar exemplos de duas variáveis numéricas que estejam relacionadas não é tarefa difícil. Idade, por exemplo, deve estar relacionada à capacidade respiratória e também a funções cognitivas, entre outras tantas variáveis relacionadas à saúde. Tarefa difícil talvez seja encontrar uma função matemática que descreva satisfatoriamente estas relações. Há que se perguntar, naturalmente, sobre a importância ou necessidade de se estabelecer relações matemáticas entre estas variáveis. Por outro lado, pode-se ser menos exigente e não querer descrever a forma da relação, mas simplesmente tentar quantificá-la através de algum coeficiente, que no caso de duas variáveis numéricas é conhecido como coeficiente de correlação. Pode-se ser menos exigente ainda e apenas tentar verificar se há ou não alguma correlação (ou associação) estatisticamente significativa entre as variáveis, não importando nem o seu grau. Neste caso, um p-valor para um teste de correlação já seria suficiente.

Assim, de acordo com o grau de exigência da análise ou do interesse da pesquisa, duas variáveis numéricas podem ser analisadas pela simples verificação da existência de correlação entre elas, quantificar esta correlação ou, de forma mais detalhada, descrever a forma funcional entre elas. Se a abordagem está concentrada neste último, recorre-se à análise de regressão. Se o interesse está nos dois primeiros, uma análise de correlação pode ser conduzida. Neste caso, seria aconselhável a construção do intervalo de confiança para o coeficiente de correlação, já que o valor zero para estes coeficientes é típico de não correlação, incorporando-se, portanto, também a ideia de significância estatística.

Para fixar ideias, considere o exemplo didático e hipotético sobre o estudo da associação entre peso (kg) e altura (cm). Pode-se esperar um peso maior para indivíduos mais altos, mostrando haver uma correlação positiva entre estas variáveis. Um procedimento básico e importante quando se quer estudar a associação entre duas variáveis numéricas é a construção de um gráfico de dispersão, tal como o da Figura 26.6, para o peso e a altura de uma amostra de 100 indivíduos. Pela simples visualização do gráfico, pode-se perceber não só a existência de uma relação entre peso e altura, como também caracterizá-la como linear, ou seja, podendo ser descrita por uma linha reta.

Uma linha reta é uma função matemática, cuja expressão tem a forma $Y = a + bX$. Depende, pois, de dois parâmetros: o coeficiente angular (*b*) e o coeficiente linear (*a*)*. O coeficiente linear é o valor de *Y* quando *X* é igual a 0. Já o coeficiente angular representa a inclinação da reta de regressão, de modo que ele pode ser definido como a variação em *Y*, por unidade de variação em *X*. Em termos matemáticos, ele é a tangente do ângulo definido pela reta de regressão. A Figura 26.7 ilustra a função linear, representando o ângulo de inclinação da reta pela letra grega "teta" (θ). Em termos de interpretação, o coeficiente angular *b* representa o "efeito" da variável *X* sobre a variável *Y*.

* Estes coeficientes são mais frequentemente representados pela letra grega "beta" (β), principalmente em análises com múltiplas variáveis, e comumente indexada. Assim, com apenas uma covariável X, teríamos o *a* representado por β_0 e o *b*, por β_1.

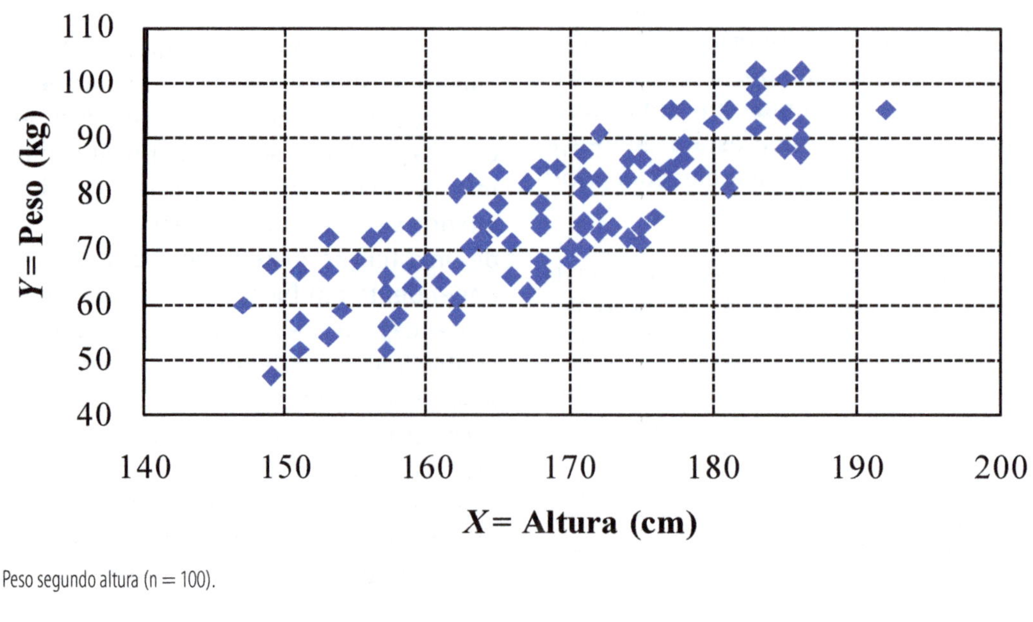

Figura 26.6 – Peso segundo altura (n = 100).

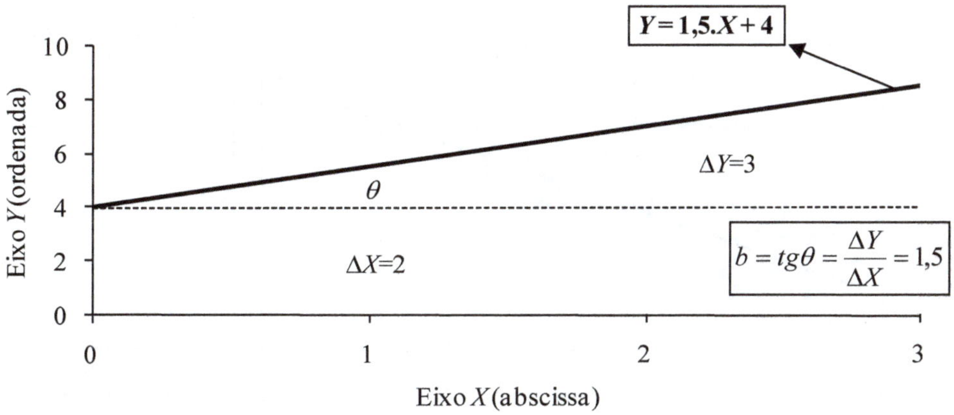

Figura 26.7 – Exemplo de uma função linear, com coeficiente linear (a) igual a 4 e coeficiente angular (b) igual a 1,5.

Há que se perceber, entretanto, que a relação entre a altura (*X*) e o peso (*Y*) não é determinística. Para certa altura pode-se apenas ter uma "ideia" do peso, e não o conhecer com exatidão. Ou, em outras palavras, pode-se estimar, com certo erro, o peso médio ou esperado para uma determinada altura. Colocando então o modelo em termos estatísticos, tem-se $Y_i = a + bX_i + \varepsilon_i$, onde ε_i é o erro próprio ao indivíduo *i*, mostrando que o peso de um indivíduo pode depender da sua altura e de mais uma contribuição específica de cada um deles. Na realidade, neste erro, considerado como aleatório, podem estar embutidos efeitos sobre o peso de outras variáveis além da altura, tais como sexo, idade, fatores genéticos, etc.

Para cada combinação dos coeficientes *a* e *b* possíveis, define-se uma reta diferente. Qual então deve ser usada para descrever o peso em função da altura? Qual a que melhor se ajusta aos dados observados da Figura 26.6? Existem procedimentos estatísticos que estimam a "melhor" reta (isto é, os valores *a* e *b*). O método dos mínimos quadrados, por exemplo, encontra os valores *a* e *b* que minimizam as distâncias (quadráticas) de cada um daqueles pontos da Figura 26.6 em relação à reta estimada. Outro método muito importante na estimação dos parâmetros é o de máxima verossimilhança, que na suposição de normalidade dos erros gera um resultado coincidente com o método dos mínimos quadrados na análise de regressão linear. A Figura 26.8 ilustra o resultado da reta estimada após a utilização de um programa.

Os valores estimados para os parâmetros *a* (intercepto) e *b* (coeficiente de regressão), a partir dos dados observados, são –92,8 e 1,0, respectivamente. O valor de *a*, representado como já dito pelo valor de *Y* quando *X* = 0, frequentemente não tem uma interpretação biologicamente razoável, sendo apenas necessário para fornecer um ajuste "melhor" dos dados ao modelo linear*. Este é o caso do exemplo, onde não tem sentido interpretar um peso médio de –92,8 kg para quem tem 0 cm de altura. Repetindo, o coeficiente *b* representa a variação de *Y* por unidade de variação de *X*, quantificando o efeito de *X* sobre *Y*, tendo, portanto, uma interpretação bastante conveniente. No exemplo, o valor estimado foi de 1,0, indicando que para cada centímetro a mais na altura das pessoas, espera-se (ou associa-se ou estima-se) um aumento de peso de 1 kg. Estas são estimativas pontuais. Poder-se-ia construir intervalos de confiança para estas estimativas ou testar se são significativamente diferentes de zero. No caso de não se rejeitar a hipótese nula (H_0: $b = 0$) a um determinado nível de significância alfa, em geral de 5%, não se poderia concluir pela associação entre peso e altura.

Deve-se observar que os dados poderiam apresentar outra forma funcional, não linear, tendo, por exemplo, um comportamento "explosivo", típico de uma função exponencial. O pesquisador deve estar bastante atento a esta questão, pois dado o comando ao computador para se "ajustar" uma função **linear** a um conjunto de dados com estrutura **exponencial**, ele será executado prontamente, sem "questionamentos", embora esta não seja uma forma adequada de análise, comprometendo substancialmente as conclusões do fenômeno sob estudo. Nesse sentido, se há interesse em descrever uma relação matemática entre duas variáveis, é fundamental que se busque a correta (ou a melhor) identificação do modelo de ajuste. A avaliação dos resíduos, isto é, das diferenças entre os valores observados e os valores estimados pelo modelo, constitui uma ferramenta

* Eventualmente, pode-se fazer uma pequena "modificação" nos dados para que o coeficiente linear (*a*) tenha uma interpretação conveniente. Por exemplo, se em vez de se trabalhar com a altura propriamente dita (*X*), trabalha-se com a "altura menos a altura média" (isto é, $X - \bar{X}$), então o novo coeficiente *a* estimado será interpretado como o peso médio da amostra.

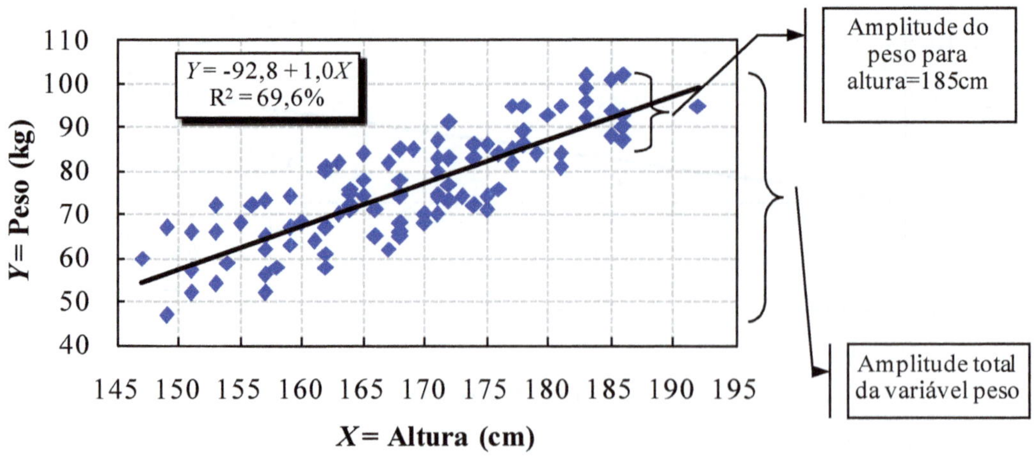

Figura 26.8 – Peso segundo altura e reta de regressão estimada (n = 100).

poderosa para identificação deste e de outros problemas relacionados a uma análise de regressão. No capítulo seguinte será abordada, embora também não exaustivamente, uma importante questão conhecida como "diagnóstico em regressão".

Sob uma formulação gráfica, a Figura 26.9 – importada de Bussab (1986) e ligeiramente adaptada – ilustra de maneira eloquente o que é um modelo de regressão. Na Figura 26.9A observa-se o modelo mais geral, permitindo, inclusive, observar a Análise de Variância também como uma técnica de regressão. Compare a Figura 26.9A com a Figura 26.4, que ilustrou a ANOVA. A diferença está na explicitação das distribuições da variável resposta (*Y*) para alguns níveis da variável explicativa *X**. Pela comparação das médias (os μ's), percebe-se uma associação entre *X* e *Y*, ou seja, pelo gráfico percebe-se que os valores médios de *Y* são diferentes, dependendo do nível da variável *X*. Mais especificamente, μ_1 parece semelhante a μ_3, sendo estes diferentes de μ_2 e μ_4, e estes últimos próximos entre si.

Já quando a relação entre *X* e *Y* pode ser bem aproximada por uma função linear (Figura 26.9B), configura-se, *stricto sensu*, a análise de regressão, sendo as médias de *Y* ajustadas a uma reta. Assim, ao passo que para se verificar uma associação pela ANOVA basta que uma das médias seja diferente das outras, na análise de regressão linear as médias têm que estar alinhadas e apresentando alguma inclinação, ou seja, uma taxa de variação de *Y* em função de *X* diferente de 0, um coeficiente angular $b \neq 0$. Ainda na Figura 26.9B fez-se a suposição adicional de variabilidade constante (a premissa de homocedasticidade), sem, contudo, o estabelecimento de uma distribuição comum. Na Figura 26.9C supôs-se, além da homocedasticidade, uma distribuição Normal em *Y* para todos os níveis de *X*.

Percebe-se, portanto, que o parâmetro a ser "modelado" em uma regressão é a média, sendo a validação da premissa de linearidade fundamental para as conclusões. A suposição de Normalidade é importante para as inferências dos parâmetros estimados, ou seja, para a construção de intervalos de confiança e cálculo das significâncias estatísticas para os parâmetros *a* e *b*. Perceba ainda, na Figura 26.9C, como ilustração, um valor observado Y_1 no nível $X = 1$, determinando um resíduo e_1 (a diferença entre Y_1 e μ_1).

Correlação

Como dito anteriormente, se não há interesse em explicitar uma função matemática entre as duas variáveis numéricas *X* e *Y*, pode-se simplesmente verificar a existência ou não de correlação entre elas. O coeficiente de correlação linear de Pearson, *r*, é uma medida que procura quantificar o grau de relacionamento linear entre duas variáveis numéricas. É definido matematicamente por:

$$r = \frac{\sum_{i=1}^{n}(X_i - \bar{X})(Y_i - \bar{Y})}{\sqrt{\sum_{i=1}^{n}(X_i - \bar{X})^2 \sum_{i=1}^{n}(Y_i - \bar{Y})^2}},$$

variando de −1 a 1, ou seja, $-1 \leq r \leq 1$. Os valores $r = 1$ ou $r = -1$ indicam uma correlação linear perfeita, positiva ou negativa, respectivamente. O valor zero é indicação de não correlação. Pode-se, portanto, testar a hipótese de que o verdadeiro (o populacional) coeficiente de correlação, genericamente designado pela letra grega

* Duas das distribuições ilustradas na Figura 26.9 são bastante familiares à estatística: a distribuição Uniforme, retratada em X_4; e a Normal, em X_2. Lembrando, caso a análise fosse pela ANOVA, a premissa de Normalidade deveria ser satisfeita, principalmente em amostras pequenas.

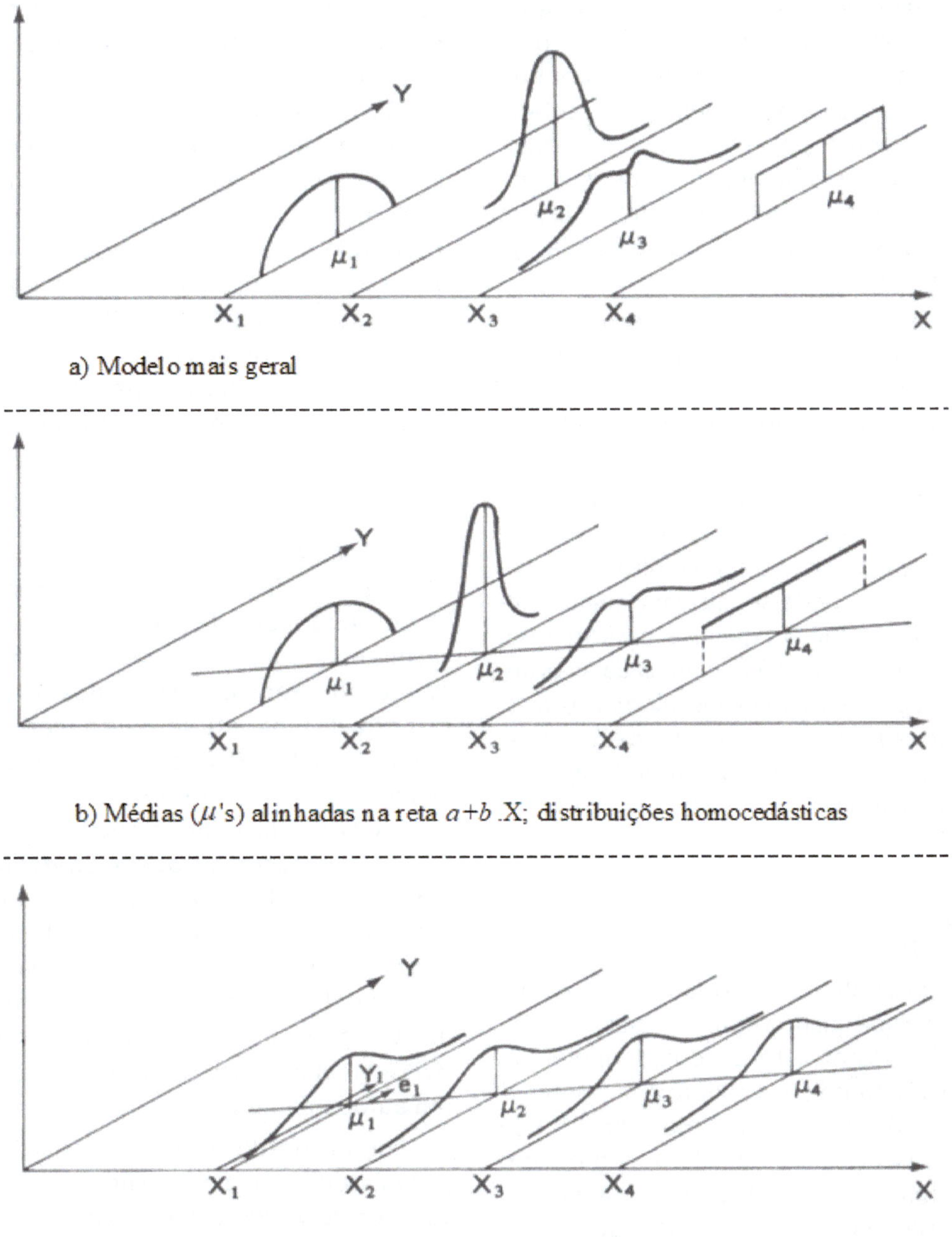

a) Modelo mais geral

b) Médias (μ's) alinhadas na reta $a+b$.X; distribuições homocedásticas

c) Médias alinhadas; distribuições Normais e homocedásticas

Figura 26.9 – Ilustração de um modelo de regressão linear, importada de Bussab (1986).

"rô" (ρ), seja igual a zero e, assim, gerar um p-valor relacionado à hipótese de não associação entre as duas variáveis (H_0: $\rho = 0$). Ou, alternativamente, construir o intervalo de confiança para este coeficiente. Outra maneira de falar sobre o coeficiente de correlação é dizer que ele é a covariância entre *X* e *Y*, "padronizada" (dividida) pelos desvios-padrão de *X* e *Y*.

Assumindo mais uma vez o uso de algum programa estatístico, pode-se obter para o exemplo da Figura 26.6, $r = 0,834$ e p-valor < 0,001. Conclui-se, portanto, haver uma "forte" e estatisticamente significativa correlação linear entre peso e altura.

Embora relacionados, é importante notar a diferença entre *b* e *r*. Outra medida também relacionada a *r* é o coeficiente de determinação (ou explicação) – simbolicamente R^2 –, que é o quadrado de *r* na análise de regressão linear simples. Pela Figura 26.8, $R^2 = 69,6\%$ e observe que 0,696 é o quadrado de 0,834. Este coeficiente, apesar desta relação matemática com o coeficiente de correlação *r*, tem uma interpretação diferente e bem interessante, indicando que 69,6% da variabilidade da variável peso são explicados pela incorporação da variável altura. Ainda pela Figura 26.8, pode-se visualmente perceber o impacto desta redução na variabilidade da variável peso. Para cada altura especificada, a variabilidade do peso, representada na Figura 26.8 pela amplitude na altura igual a 185 cm, é bem menor que a variabilidade total (quando também representada pela amplitude da variável peso). Perceba por último, pela Figura 26.8, a aparente homogeneidade da variabilidade para os diversos níveis de altura. Esta é a importante hipótese de homocedasticidade, já citada anteriormente.

Caso houvesse uma correlação positiva perfeita (r = 1), todos os pontos estariam sob uma linha reta e R^2 seria igual a 100%, mostrando que, para uma determinada altura, não haveria mais variabilidade da variável peso.

Se, pelo menos, uma das variáveis envolvidas não for numérica, mas ordinal, então o cálculo do coeficiente de correlação de Pearson, r, não seria muito recomendado. Alternativamente, pode-se calcular o coeficiente de correlação de Spearman*, r_s, que usa, basicamente, a mesma expressão anterior, só que aplicada às ordenações das observações e não mais aos valores originais. Isto é, substitui-se cada observação dentro de cada uma das variáveis X e Y por um posto, variando de 1 (o mínimo) até n (a observação máxima). Sua expressão é dada por:

$$r_s = 1 - \frac{6\sum_{i=1}^{n} d_i^2}{n(n^2-1)},$$

onde d_i é a diferença entre os postos atribuídos para o indivíduo i. Observe que quando há uma "concordância" absoluta entre os postos, isto é, se cada indivíduo mantém sua posição tanto em X quanto em Y, então d_i = 0 para todos os indivíduos, implicando em r_s = 1. E se houvesse uma "discordância" absoluta, isto é, se o indivíduo com o maior valor em X se torna o menor em Y, e assim sucessivamente, pode-se mostrar que r_s = −1. Para os dados do exemplo (Figura 26.6), tem-se r_s = 0,828 ($p < 0{,}001$), um resultado bem próximo ao r de Pearson, igual a 0,834.

Considere agora um exemplo real extraído de uma pesquisa da área odontológica, onde o investigador estava interessado em saber sobre a relação entre os tamanhos de dentes que irrompem em momentos diferentes, com o propósito de prever "espaços" dentários e, com isso, subsidiar o planejamento de tratamentos ortodônticos. A partir de 500 modelos de gesso, correlacionou-se a soma dos tamanhos dos caninos e pré-molares inferiores com a soma dos dentes incisivos e molares inferiores. A Figura 26.10 ilustra a análise de regressão resultante, obtida pelo Excel, indicando uma clara relação linear entre as duas variáveis envolvidas. Usando o SPSS, o coeficiente de correlação de Pearson foi de 0,810. Repare que este valor é igual à raiz quadrada do coeficiente de determinação obtido (R^2 = 0,657). O coeficiente de correlação de Spearman fornece um valor igual a 0,797, bem próximo ao coeficiente de Pearson. Um teste estatístico para a hipótese H_0: $\rho = 0$ fornece um resultado altamente significativo ($p < 0{,}001$). A reta de regressão estimada (Figura 26.10) pode ser útil para a previsão do "espaço esperado", dada a soma dos tamanhos dos dentes molares e incisivos inferiores.

Dados pareados ou dependentes

A situação em que os dados sob análise apresentam algum grau de dependência interna é bastante frequente na pesquisa biomédica. Esta dependência das observações pode surgir de várias fontes. Acontece naturalmente, por exemplo, nos estudos em que se observa a resposta de uma variável para a mesma unidade antes e após uma intervenção ou dois observadores mensuram algum fenômeno na mesma unidade com o propósito de avaliar a concordância entre eles. (veja o ***Capítulo 21 – Métodos Estatísticos em Estudos de Concordância*** para mais detalhes sobre as técnicas estatísticas para estudos de concordância). Acontece naturalmente, também, quando se mensura alguma variável em duas unidades de um mesmo indivíduo onde se espera uma equivalência, tal como seus dois olhos, seus dois hemisférios cerebrais ou seus dois rins. Estes casos caracterizam um autopareamento.

Por outro lado, acontece artificialmente quando o pesquisador, com o propósito de "controlar" possíveis variáveis de confusão, forma pares de indivíduos a partir dessas variáveis. Por exemplo, se em um estudo caso-controle (ver o ***Capítulo 13 – Estudos Caso-Controle***) entre fumo e doença cardíaca o pesquisador acredita que sexo e idade poderiam mascarar a associação com a exposição (fumo), ele poderia selecionar, para cada caso (doentes cardíacos), um controle com a mesma idade e sexo do caso. Isto faz com que casos e controles tenham a mesma distribuição de sexo e idade. Para uma discussão mais detalhada sobre pareamento, incluindo possíveis problemas como superpareamento, ou introdução de viés em estudos caso-controle, consulte Rothman, Greenland e Lash (2008). Por outro lado, além do "controle" para eventuais variáveis de confusão, o pareamento pode ser planejado com o propósito de aumentar a eficiência do estudo, isto é, melhorar a precisão. A razão é que parte da variabilidade da variável

---

* Mesmo para variáveis numéricas, o coeficiente de correlação de Spearman pode ser mais adequado, se estas variáveis numéricas não têm uma distribuição Normal.

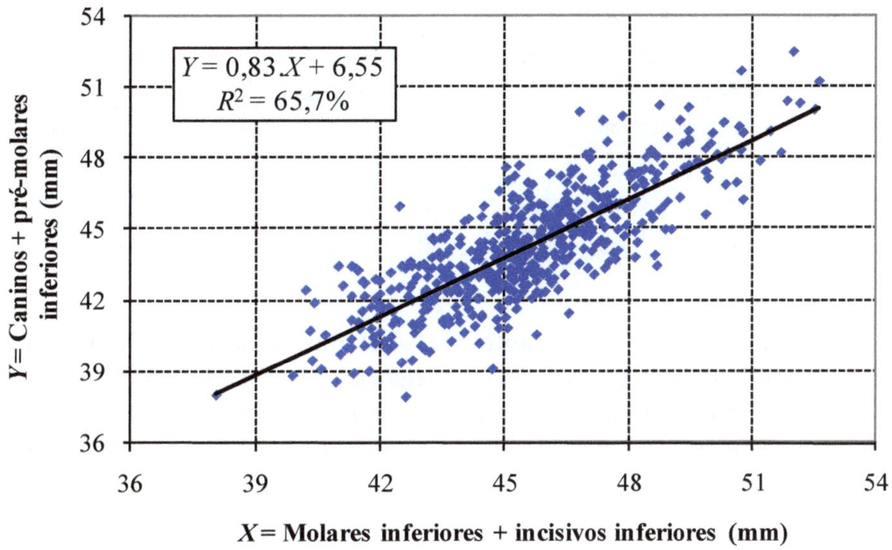

Figura 26.10 – Soma dos tamanhos dos caninos e pré-molares inferiores, segundo a soma dos molares e incisivos inferiores em 500 modelos de gesso.

resposta pode ser reduzida, uma vez que variáveis externas que contribuem para aumentar a variabilidade estariam "controladas" em uma análise pareada.

Uma estrutura de dependência dos dados não acontece somente na situação de apenas duas observações, estendendo-se a problemas mais complexos tais como dados longitudinais, em que se observa a mesma unidade em vários tempos de seguimento, ou vários observadores analisando a mesma unidade, além de análises a partir de amostras obtidas por conglomeração. A inobservância por parte do pesquisador desta característica dos dados, analisando-os tal como se oriundos de observações independentes, deve implicar numa falsa medida da precisão das estimativas resultantes, com consequente alteração do p-valor ou dos limites de um intervalo de confiança. Nesse sentido, é necessário que se considerem outros procedimentos de análise, além daqueles citados anteriormente, pois estes últimos são construídos sob a hipótese de independência das observações. Mais uma vez, a escala de mensuração da variável resposta é determinante na escolha do procedimento.

Duas variáveis dicotômicas

Considere um estudo caso-controle pareado clássico, onde a variável exposição é dicotômica. A hipótese nula é de não associação, que pode ser operacionalmente formulada como a igualdade entre as proporções de expostos ao fator entre casos e controles. No exemplo sobre a associação entre doença cardíaca e fumo, os casos e os controles poderiam ser pareados por sexo e idade, por exemplo. Isto é, para cada caso (doença cardíaca) busca-se um controle com a mesma idade (ou próxima) e sexo[*]. A **Tabela 26.6** apresenta resultados hipotéticos desse estudo, para 50 pares de casos e controles. Embora o estudo tenha investigado 100 indivíduos, a unidade de análise é o par. Mas o que se está testando é a mesma coisa, ou seja, a diferença entre as proporções de tabagismo para casos e controles, só que sob uma estrutura especial e que demanda, portanto, uma abordagem específica. De imediato, perceba a disposição dos dados da **Tabela 26.6** bem diferente em relação à **Tabela 26.2**. Por essa Tabela, e em negrito, percebe-se que a proporção de fumantes é bem maior para os casos que para os controles (88% *vs*. 26%). As quatro frequências internas das células, "a", "b", "c" e "d" da **Tabela 26.6** são muito informativas, especialmente a comparação entre os valores 4 e 35, das células "c" e "b", respectivamente, representando os pares "discordantes", com claro predomínio dos fumantes entre os casos. Se a hipótese nula de não associação fosse verdadeira, seria esperado que essas frequências fossem próximas.

De um ponto de vista epidemiológico, seria interessante analisar esta associação através do cálculo da razão de chances para dados pareados e construir seu intervalo de confiança, tal como para o caso de dados não pareados. Mas, do ponto de vista estritamente estatístico, pode-se comparar as proporções de

* A seleção de controles adequados constitui uma das tarefas mais difíceis e importantes da pesquisa epidemiológica, para maiores detalhes consulte o ***Capítulo 11 – Validade em Estudos Epidemiológicos***.

Tabela 26.6 – Doença cardíaca segundo casos e controles pareados (dados hipotéticos)

Casos (doença cardíaca)	Controles				Total	
	Fumantes		Não fumantes			
	n	%	n	%	n	%
Fumantes	9 (a)	18,0	35 (b)	70,0	44	88,0
Não fumantes	4 (c)	8,0	2 (d)	4,0	6	12,0
Total	**13**	**26,0**	**37**	**74,0**	**50**	**100,0**

exposição através do teste qui-quadrado. Entretanto, em função da dependência criada pelo pareamento, este teste tem uma modificação e é conhecido como χ^2 de McNemar. A estatística de teste é dada por:

$$\chi^2_{McNemar} = \frac{(|b-c|-1)^2}{b+c},$$

que para os dados da Tabela 26.6 fornece $\chi^2_{McNemar} = \frac{(|35-4|-1)^2}{35+4} = 23,08$. Este valor está bem acima daquele que se esperaria se não houvesse associação entre exposição e doença (aquele mesmo 3,84 da Figura 26.1).

A Figura 26.11 apresenta a saída do OPENEPI para a análise do estudo caso-controle pareado, conforme os dados da Tabela 26.6. A sequência de opções para se chegar a esta saída no *site* www.openepi.com é: "*Counts* → *Matched Case Control*". Pode-se constatar um p-valor bem pequeno para o teste χ^2 de McNemar, mostrando ser pouco provável que o acaso tenha sido o responsável pela maior frequência de tabagismo entre os casos. A razão de chances calculada para estes dados é de 8,75, com limites do intervalo de confiança de 95% variando de 3,1 a 24,6.

Situação bastante semelhante de análise, mas invertendo-se as expectativas, acontece nos estudos de avaliação de concordância. O termo concordância está aqui, de forma geral, representando diversos outros, tais como consistência, conformidade, reprodutibilidade, calibração etc., onde também se analisam dados "pareados". No exemplo anterior sobre tabagismo e doença cardíaca, a expectativa estava nos "pares discordantes", já que se suspeitava da exposição. Em estudos de concordância, por outro lado, a expectativa está na "concordância" das observações para cada unidade. E, assim, no caso de medidas dicotômicas, haveria a expectativa de "igualdade" entre as proporções do evento de interesse, com consequente p-valor grande no teste χ^2 de McNemar. Nestes casos, a ênfase deve ser dada nas medidas de concordância. Por outro lado, nos estudos de concordância o teste χ^2 de McNemar pode ser utilizado a fim de se detectar um possível "viés" nas avaliações. O ***Capítulo 21 – Métodos Estatísticos em Estudos de Concordância*** é totalmente dedicado às técnicas estatísticas para estudos de concordância, onde o teste χ^2 de McNemar tem um papel importante. Trajman e Luiz (2008) exploram este teste neste contexto.

Duas variáveis numéricas

A abordagem clássica para a análise de duas variáveis numéricas dependentes é o teste *t* pareado (ou a ANOVA para dados repetidos, para o caso de mais de duas medidas), que funciona basicamente sob a mesma lógica do teste *t*. A diferença está, basicamente, na estatística de teste, um pouco mais simples, e nas suposições que sustentam o teste, baseadas na diferença entre os pares.

Considere o exemplo com dados hipotéticos da Tabela 26.7, em que se acompanhou sete indivíduos com o propósito de verificar a variação no colesterol LDL devido a uma intervenção (p. ex., uma dieta qualquer designada por X). Pode-se observar que, à exceção de um indivíduo, todos os outros seis tiveram uma redução no colesterol LDL. De forma geral, a variação média foi de 2,4 mg/dL, com um desvio-padrão para esta variação de 2,3 mg/dL. Correndo o risco de ser repetitivo, a pergunta estatística é: apesar do tamanho da amostra e da variabilidade inerente à variável, retratados conjuntamente no erro-padrão, pode-se concluir que houve uma variação significativa? Em outras palavras, a variação, ou seja, uma redução média de apenas 2,4 mg/dL é estatisticamente significativa?

A estatística do teste *t* pareado é dada por:

$$t = \frac{\overline{X}_d}{\sqrt{\frac{S_d^2}{n}}},$$

onde $\overline{X}_d$ e S_d^2 são a média e a variância amostrais das diferenças, respectivamente. Sob a hipótese nula (H_0:μ_d = 0), a estatística acima segue uma distribuição *t* com (*n* – 1) graus de liberdade. Para os dados do exemplo, tem-se *t* = 2,73 com um p-valor correspondente de 0,034. Para um teste unilateral – provavelmente mais

Matched Pair Case-Control Study

Single Table Analysis

		Controls (+)	Controls (-)	
Cases	(+)	9	35	44
Cases	(-)	4	2	6
		13	37	50

Measures of Association

Test	Value	d.f.	P Values 1-tail	P Values 2-tail
McNemar:	24.64	1		0.000000692
McNemar with continuity correction:	23.08	1		0.000001559
Fisher exact			0.000000168	0.000000335
Mid-P exact			<0.0000001	0.000000186

There are 39 discordant pairs.
Because this number is >= 20, the McNemar test can be used.

Odds-based Estimates

Parameter	Point Estimate	95% Confidence Intervals Lower,Upper	Type
Pair-Matched Odds Ratio:	8.75	3.11, 24.62[1]	Taylor series
CMLE Odds Ratio*	8.75	3.365, 28.9[1]	Mid-P Exact
		3.129, 33.89[1]	Fisher Exact

Figura 26.11 – Saída do OPENEPI para análise de um estudo caso-controle pareado.

Tabela 26.7 – Valores do colesterol LDL, em mg/dL, antes e após a dieta X (n = 7)

Momento	LDL, em mg/dL, para 7 indivíduos							Média	Desvio-padrão (S)
Antes da dieta	83,5	81	88	80,5	82	77,5	76,5	81,3	3,8
Depois da dieta	81,5	78	86,5	80	75,5	74	77	78,9	4,2
Diferença (d)	2	3	1,5	0,5	6,5	3,5	–0,5	2,4	2,3

apropriado para este exemplo, caso seja razoável esperar *a priori* uma diminuição no LDL como efeito da dieta –, bastaria dividir o p-valor obtido por 2. Pode-se concluir, portanto, que a variação observada no colesterol LDL não deve ter acontecido por acaso. Deve-se observar, entretanto, que esta conclusão em nada diz sobre a relevância "clínica" do resultado. Uma variação de cerca de 2 mg/dL pode ser desprezível do ponto de vista clínico. Além disso, neste exemplo hipotético, os indivíduos já começam com valores de LDL em patamares considerados "ideais" (tipicamente inferiores a 100 mg/dL). Outro problema importante é a ausência de um grupo "controle". Isto é, qual seria o resultado caso a dieta não fosse implementada? Assim, embora artificial, este exemplo ilustra que um resultado estatisticamente significativo (no caso, p = 0,034) pode não significar muita coisa de um ponto de vista mais prático ou clínico. Olhando com mais atenção para estes dados hipotéticos, considerando ainda o pequeno tamanho amostral, podemos suspeitar que, basicamente, o resultado foi estatisticamente significativo pela pequena variabilidade dos dados (um desvio-padrão de apenas 4 mg/dL, que provavelmente não reflete a realidade desta variável).

Concentrando-se apenas na estatística, o resultado do estudo poderia ser expresso também, e mais convenientemente, na forma de um intervalo de confiança para a média das diferenças. Os limites do intervalo de 95% podem ser obtidos a partir de:

$$\overline{X}_d \pm t_{0,025}\frac{S_d}{\sqrt{n}},$$

onde $t_{0,025}$ é o valor da distribuição *t* com (*n* – 1) graus de liberdade, que deixa uma área de 2,5% além dele, e, também, a mesma área aquém do mesmo valor com sinal trocado (ou seja, $-t_{0,025}$). Com 6 graus de liberdade, este valor é 2,45. Fazendo as contas para os dados do exemplo, têm-se os limites de confiança de 95% para a variação no colesterol LDL dados pelo intervalo (0,24 mg/dL; 4,47 mg/dL). Observe que o valor 0 não está incluído no intervalo, refletindo a significância estatística do resultado, como já apontado pelo valor de p considerando-se um nível de 5%.

No caso de haver mais de duas medidas – por exemplo, se o colesterol LDL fosse avaliado em quatro momentos diferentes –, a análise poderia ser conduzida pela ANOVA para dados repetidos. Perceba que a análise continua a ser com apenas duas variáveis: a variável numérica em questão (LDL) e o tempo, neste caso, caracterizado por uma variável com quatro níveis. A diferença fundamental está na dependência das observações, que impõe uma complexidade extra. A exemplo do que foi dito para a ANOVA, a análise poderia ser "simplificada" pela realização de diversos testes *t* pareados, desde que a significância geral da análise fosse preservada, o que seria possível pela utilização da correção de Bonferroni, por exemplo. A análise de dados repetidos, em particular com relação ao tempo, por ser bastante desenvolvida teoricamente, é muito comum e importante na pesquisa biomédica, sobretudo nos ensaios clínicos. Esta técnica é conhecida como "Análise de Dados Longitudinais". Boas referências para um leitor interessado nesta análise são Twisk (2003) e Korosteleva (2009).

Duas variáveis ordinais

Quando os dados são ordinais (ou também quando a premissa de normalidade não é válida), o teste *t* pareado não seria mais, rigorosamente falando, apropriado. Com a mesma lógica do teste de Mann-Whitney, tem-se a alternativa de se usar o teste não paramétrico de Wilcoxon. A construção do teste se baseia na ordenação das diferenças, ignorando-se inicialmente o sinal delas. Em seguida, aplica-se o sinal da diferença observado a cada um dos postos. Se a hipótese de não associação (H_0) é verdadeira, a soma dos postos com sinal positivo deve ser igual à soma com sinal negativo. Assim, ignorando-se detalhes técnicos e usando algum programa, para os dados da Tabela 26.7 chega-se a um p-valor de 0,047, bem próximo ao p-valor do teste *t* pareado bilateral. Portanto, a conclusão pela associação estatística também seria razoável pelo teste não paramétrico pareado de Wilcoxon.

A extensão para o caso de mais de duas medidas segue a mesma lógica anterior. Assim, no caso de variáveis ordinais ou quando alguma premissa para a utilização da ANOVA para dados repetidos é violada, o teste não paramétrico de Friedman é uma alternativa. Como exemplo, a Tabela 26.8 apresenta dados hipotéticos sobre a evolução da proporção de células cancerosas em 1 mm² de área marcada em 14 ratos em quatro momentos (um pré-radiação e três nos meses seguintes). Os dados da Tabela 26.8 são sugestivos da suposta eficácia da radiação. Como há avaliações repetidas no tempo, ou seja, são observações dependentes, pois são os mesmos ratos, uma opção de análise é o teste de Friedman, já que se pode suspeitar prontamente da violação de premissa de normalidade para a utilização do teste paramétrico mais indicado, que é a ANOVA para dados repetidos. Repare as diferenças entre médias e medianas na Tabela 26.8, sugerindo uma assimetria na distribuição dos dados.

A Figura 26.12 apresenta a saída do SPSS para este exemplo. Conclui-se pela presença de uma associação estatisticamente significativa ($p < 0,001$), ou seja, a radiação gerou uma redução estatisticamente significativa na proporção de células cancerosas. Para saber entre quais momentos se observa a diferença, a exemplo das situações anteriores, poderiam ser aplicados testes de Wilcoxon pareando os momentos, com a significância estatística corrigida por Bonferroni, por exemplo. De particular interesse seriam as comparações dos três momentos pós-radiação com o momento pré-radiação, de modo que seriam três comparações 2 a 2 e o nível de significância com a correção de Bonferroni seria $0,05/3 = 0,017$, assumindo que o nível de significância inicial foi estabelecido no clássico $\alpha = 5\%$.

De forma geral, a teoria subjacente à análise de dados ordinais costuma ser mais complexa, sobretudo para dados dependentes. Isto se reflete inclusive nos programas computacionais mais disponíveis que, frequentemente, não abordam tais problemas ou, pelo menos, não de forma simples. Uma estratégia possível a adotar é analisar os dados ordinais tais como se fossem simplesmente nominais. Embora haja alguma "perda" de informação, "ganha-se" na facilidade de análise.

Tabela 26.8 – Estatísticas descritivas da proporção (%) de células cancerosas (em 1 mm² de área) em 4 momentos, sendo o 1º antes de radiação em 14 ratos

Estatísticas descritivas	Momento			
	Pré-radiação	Após 1 mês	Após 2 meses	Após 3 meses
Média	59,4	5,4	2,3	2,5
Desvio-padrão	2838	8,1	4,0	6,1
Mínimo	4,9	0,0	0,0	0,0
Mediana	64,1	1,9	0,3	0,0
Máximo	97,9	29,9	14,6	22,9

Nesse contexto, uma situação de bastante interesse na pesquisa biomédica acontece em estudos longitudinais, onde se quer avaliar a melhora ao longo do tempo de pacientes avaliados por um escore ordinal e submetidos a certa intervenção. Os testes estatísticos apresentados anteriormente podem ser utilizados de pronto, mas parece conveniente também se quantificar o grau de melhora. Ferreira e cols. (2013) propuseram o cálculo de um indicador, batizado como IpC (*Indicator of Positive Change*), que dimensiona a proporção de variação nos níveis do escore ordinal para todos os pacientes em dois momentos distintos.

Considerações finais

Procurou-se, neste capítulo, apresentar diversos procedimentos clássicos de análise estatística quando o interesse está no estudo da associação entre duas variáveis. Estes procedimentos foram vistos de uma maneira panorâmica, procurando enfatizar a interpretação dos resultados, particularmente os intervalos de confiança e o p-valor – que, como dito várias vezes, é a "saída" obrigatória de qualquer teste estatístico.

Teste de Friedman

Postos

	Posto médio
Pré-radiação	4,00
Após 1 mês	2,79
Após 2 meses	1,57
Após 3 meses	1,64

Estatísticas[a]

N	14
Qui-quadrado	35,000
Graus de liberdade	3
Significância assintótica	,000

a. Teste de Friedman

Figura 26.12 – Teste de Friedman.

À execução de um teste estatístico no seu sentido estrito, associou-se a ideia de um julgamento, onde o pesquisador deve fazer o papel do juiz. De posse de um p-valor (ou do intervalo de confiança), caberá ao pesquisador julgar se os resultados obtidos podem ser atribuídos ao acaso ou se existe alguma associação entre as variáveis – além, é claro, das considerações sobre potenciais vieses. Neste sentido, não se deve furtar a discutir a distinção entre significância estatística e relevância "clínica". Recomenda-se que o pesquisador "explore" seus dados ao máximo, devendo ir além de um mero teste estatístico. A utilização de gráficos apropriados, por exemplo, constitui uma importante ferramenta para que o juiz, ou melhor, o pesquisador avalie criticamente seus resultados.

Como curiosidade, a relação entre um teste estatístico e um julgamento vai muito além de uma simples metáfora. Há um importante debate no meio jurídico sobre a possibilidade de se usar "evidências" estatísticas em um tribunal. Como exemplo, em meados dos anos 1990, nos Estados Unidos, uma enfermeira foi condenada pela morte de alguns pacientes sob seus cuidados, sendo que a principal "evidência" para o seu indiciamento foi estatística. A **Figura 26.13** é bastante sugestiva da "culpa" da enfermeira, pois ela trabalhou no hospital entre os anos 1990 e 1995, sempre no terceiro turno (T3), à exceção do ano de 1990, quando seu turno de trabalho fora o primeiro (T1). Uma das razões que a levaram ao tribunal foi que o excesso de mortes nos seus turnos de trabalho não poderia ser atribuído ao acaso, dado que um teste estatístico (o teste χ^2) revelou um p-valor muito baixo. Este foi o argumento da promotoria, pautado no relatório do epidemiologista Stephen Gehlbach. O que é interessante neste caso é que, embora os dados disponíveis, em conjunto com outras evidências (testemunhos etc.), tenham levado a enfermeira ao julgamento, o juiz não permitiu que as "evidências" estatísticas fossem utilizadas como prova no julgamento final. Talvez acertadamente, o tribunal americano entendeu que associação estatística não implica em causalidade, como argumentara a defesa a partir de um relatório técnico contratado ao estatístico George Cobb. Assim, não fossem as outras "provas", a enfermeira não teria sido condenada. Os detalhes estatísticos deste lamentável e verídico fato, porém interessante, podem ser verificados em Cobb e Gehlback (2004).

Outro ponto que merece ser retomado é que, às vezes, a decisão de qual teste usar, se paramétrico ou um alternativo não paramétrico, pode parecer difícil para o pesquisador, especialmente diante de amostras pequenas. Na realidade, este é um falso dilema ou, pelo menos, não é um problema importante. Primeiro porque sequer esta é uma questão central da sua pesquisa, além de o resultado de qualquer teste estatístico ser comumente mal interpretado, como se pretendeu chamar a atenção neste capítulo. De qualquer forma, a situação pode parecer confusa porque os testes paramétricos, por serem os mais poderosos, seriam mais indicados exatamente em amostras pequenas, mas, ao mesmo tempo, como também são mais dependentes de algumas premissas, principalmente a de

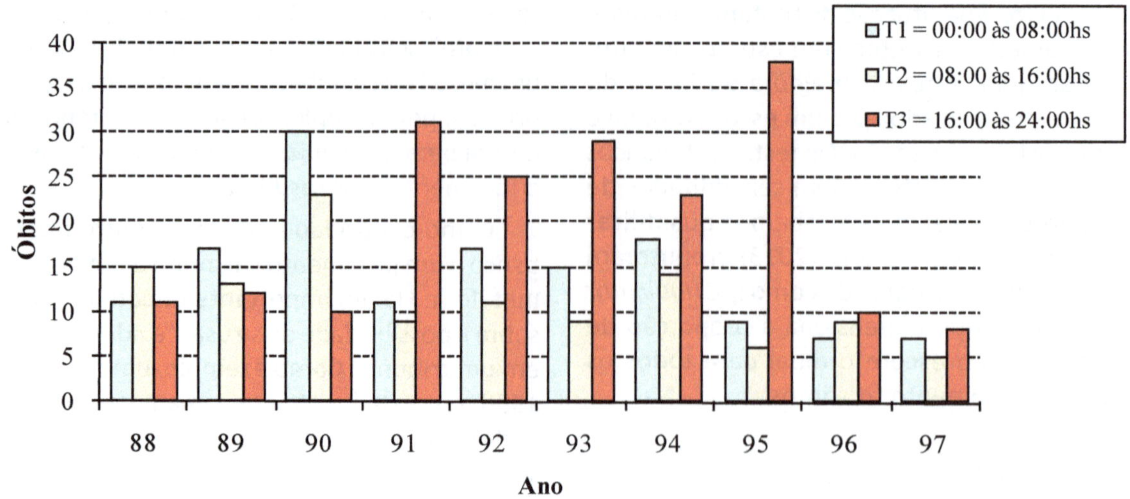

Figura 26.13 – Óbitos por ano e turno, em um hospital federal de Masschusetts, EUA – 1988 a 1997.

distribuição normal, como já dito, sua violação comprometeria o valor de p resultante. A dificuldade está, pois, em saber se os dados em questão seguem ou não uma distribuição normal quando a amostra é pequena, já que neste caso não temos poder sequer para verificar satisfatoriamente a premissa de normalidade, sobretudo a partir de testes estatísticos para isso (os clássicos testes de Kolmogorov-Smirnov ou o de Shapiro-Wilk).

Diante de amostras grandes nada disso é problema. Assim, a melhor solução talvez seja adotar uma estratégia mais empírica, qual seja: 1) se a amostra for pequena, algo, por exemplo, menor que 30 unidades, opta-se de pronto por testes não paramétricos, exceto se houver evidências externas sobre a normalidade da variável; 2) se a amostra for grande, com pelo menos 100 unidades, por exemplo, podem ser usados procedimentos paramétricos sem maiores preocupações; e 3) já se a amostra for intermediária, algo entre 30 e 100 para manter uma uniformidade, verifica-se a normalidade. Se não houver evidências contra esta hipótese, usa-se um teste paramétrico; caso contrário, a opção dever ser pelo não paramétrico. Vale enfatizar que esta verificação deve ir além de um teste estatístico de normalidade, explorando a distribuição principalmente de forma gráfica, como um histograma ou um gráfico específico para isso chamado Q-Q *plot*. Ou, ainda, calculando algumas estatísticas informativas, como a média e a mediana. Se média e mediana forem diferentes, por exemplo, pode-se concluir que a distribuição não é normal. Ver o ***Capítulo 20 – Análise Exploratória de Dados*** para maiores detalhes.

A fim de resumir alguns dos procedimentos vistos e ajudar o leitor no seu reconhecimento, a Tabela 26.9 ilustra algumas opções para se abordar estatisticamente estudos de associação entre duas variáveis, de acordo com as escalas de mensuração das variáveis envolvidas e da relação de dependência entre as observações. Foram incluídos tanto os testes estatísticos propriamente ditos, como algumas medidas de associação, intitulando-os genericamente como procedimentos estatísticos. É claro que as opções de análise não se esgotam nesta tabela, existindo diversas outras não tão conhecidas quanto as citadas, embora algumas delas nem sejam tão famosas assim. Algumas delas sequer foram apresentadas neste capítulo e outras podem ser encontradas em outros capítulos. Vale lembrar que estes procedimentos constituem a grande maioria dos métodos estatísticos utilizados na pesquisa biomédica, como pode ser verificado prontamente em qualquer periódico.

Foi dito que os procedimentos não paramétricos seriam preferíveis na hipótese de alguma suspeita ou violação dos pressupostos dos testes paramétricos, basicamente aqueles relacionados à normalidade da variável resposta, homocedasticidade e escala intervalar. Entretanto, tem-se demonstrado também que os procedimentos paramétricos costumam ser bastante robustos às violações de seus pressupostos, principalmente para amostras grandes. Nesse sentido, alguns autores sugerem ser um desperdício não os utilizar, sendo eles mais poderosos e versáteis, sobretudo, por exemplo, diante de dados ordinais, tão frequentes na pesquisa biomédica. Cohen (2001) discute isso especialmente na pesquisa odontológica. Além disso, alguns testes não paramétricos não são absolutamente livres de pressupostos. O teste de Mann-Whitney, por exemplo, pode depender fortemente de uma igualdade na variabilidade e na forma da distribuição da variável entre os dois grupos (Skovlund e Fenstad, 2001).

Uma observação importante é que sempre será possível, e eventualmente útil, "baixar" o nível de mensuração de pelo menos uma das variáveis. Por

Tabela 26.9 – Procedimentos estatísticos clássicos no estudo da associação entre duas variáveis, de acordo com a escala de mensuração das variáveis e da dependência das observações

Escalas de mensuração das duas variáveis envolvidas na associação	Procedimento estatístico	
	Para dados não pareados	Para dados pareados
1. Duas dicotômicas (2x2)	❑ Teste χ^2 (qui-quadrado) ❑ Teste exato de Fisher ❑ Coeficiente ϕ ❑ RR = risco relativo (+IC 95%) ❑ OR = razão de chances (+IC 95%)	❑ Teste χ^2 de McNemar ❑ Coeficiente Kappa (+IC 95%) ❑ OR pareado (+IC 95%)
2. Duas nominais (2x3, 3x3, 4x2 etc.)	❑ Teste χ^2	❑ Coeficiente kappa* (+IC 95%) ❑ Teste χ^2 de Stuart- Maxweel*
3. Uma ordinal e outra dicotômica	❑ Teste de Mann-Whitney	❑ Teste de Wilcoxon
4. Uma ordinal e outra nominal	❑ Teste de Kruskall-Wallis ❑ Análise "Ridit"	❑ Teste de Friedman
5. Duas ordinais	❑ Coef. de correlação de Spearman	❑ Kappa ponderado*
6. Uma numérica e outra dicotômica	❑ Teste *t* de Students ❑ Teste χ^2 para tendência	❑ Teste *t* pareado
7. Uma numérica e outra nominal	❑ ANOVA	❑ ANOVA para dados repetidos
8. Uma numérica e outra ordinal	**	**
9. Duas numéricas	❑ Coef. De correlação de Pearson ❑ Regressão linear simples	❑ Correlação intraclasse

* Apenas para matrizes quadradas (3x3, 4x4, 5x5 etc.).
** Nenhum procedimento simples típico desta situação.

exemplo, se uma variável for numérica, pode-se analisá-la como ordinal, ou mesmo como dicotômica. Esta alternativa permitiria, por exemplo, a simplificação da análise sob a condição de número 8 da Tabela 26.9, onde não se dispõe de nenhum procedimento fácil e imediato. Neste caso, para dados não pareados, por exemplo, usar a ANOVA seria uma opção satisfatória, após categorizar uma das variáveis. Por outro lado, esta opção deve sempre ser avaliada com muito cuidado, pois pode-se perder informação importante. De maneira geral, se os dados são numéricos, a melhor estratégia é analisá-los desta forma, e não os categorizar, a menos que haja alguma razão bem estabelecida para isso. Há, inclusive, no contexto de preditores numéricos para análises de regressão, a recomendação explícita para não os dicotomizar (Royston et al., 2006).

Com os recursos computacionais hoje disponíveis, é razoável se esperar a utilização de algum programa que ajude na geração dos resultados da análise estatística. Ou seja, é difícil imaginar alguma análise de dados – salvo em situações envolvendo amostras bem pequenas – sem a utilização de um pacote estatístico. Entretanto, seu uso generalizado (e eventualmente pouco crítico) pode iludir o pesquisador a acreditar que as situações de pesquisa se tornaram mais simples do que realmente são e induzi-lo a decisões que não deveriam ser tomadas. Lembre, por exemplo, as situações epidemiológicas de confusão e interação, que não são resolvidas com o estudo de apenas duas variáveis. Isto é, a vantagem relativa dos computadores estimulou, a partir da década de 1980, a utilização de algoritmos automáticos que, principalmente quando havia múltiplas variáveis, "tiravam" do pesquisador o domínio na análise dos seus dados. O pior cenário acontecia quando se acreditava que esta seria sempre a sua melhor opção. Em uma situação na qual não há um bom modelo teórico acerca do fenômeno estudado, este tipo de procedimento – conhecido como *stepwise* automático – pode ser útil. Entretanto, é razoável imaginar que a "ingerência" criteriosa do pesquisador na análise dos dados, através de uma concepção teórica consistente, traz resultados mais sólidos e robustos para o desenvolvimento do conhecimento científico.

De qualquer forma, a principal preocupação de um investigador deve ser em como interpretar corretamente seus resultados, e não – como com frequência se observa – em identificar qual o procedimento estatístico é o mais correto para a sua análise. Embora esta também seja uma questão importante, pode ser resolvida consultando boas referências ou algum pesquisador mais experiente. Por outro lado, a interpretação dos seus achados constitui uma tarefa mais personalizada (que, é claro, também pode ser feita em conjunto), onde o pesquisador coloca toda a sua história para que, de acordo com seus dados, chegue a conclusões válidas e precisas. Assim, por exemplo, um eventual erro na interpretação do que realmente significa um "p-valor significativo" pode ser bastante frustrante para o avanço do conhecimento do fenômeno sob estudo.

Bibliografia Consultada

- Anderson S, Auquier A, Hauck WW, Oakes, D, Vandaele, W, Weisberg HI. Statistical Methods for Comparative Studies. New York: John Wiley & Sons; 1980.
- Bender R, Lange S. Adjusting for multiple testing – when and how? Journal of Clinical Epidemiology. 2001;54:343-349.
- Bussab WO. Análise de variância e de regressão: uma introdução. Coleção métodos quantitativos. São Paulo: Atual Editora; 1986.
- Chen H, Cohen P, Chen S. How big is a big odds ratio? Interpreting the magnitudes of odds ratio in epidemiological studies. Communications in Statistics – Simulation and Computation. 2010;39:860-864.
- Cobb GW, Gehlback S. Statistics in the courtroom: United States v. Kristen Gilbert. Stats. 2004;41:3-8.
- Cohen ME. Analysis of ordinal dental data: evaluation of conflicting recommendations. Journal of Dental Research. 2001;80(1):309-313.
- Ferreira ML, Almeida RM, Luiz RR. A new indicator for the measurement of change with ordinal scores. Quality of Life Research. 2013;22(8):1999-2003.
- Gardner MJ, Altman DG, ed. Statistics with confidence: confidence intervals and statistical guidelines. London: British Medical Journal; 1989.
- Glantz SA. Primer of Biostatistics. 3rd ed. New York: McGraw-Hill; 1992.
- Green SB, Salkind NJ, Akey TM. Using SPSS for windows: analyzing and understanding data. 2nd ed. Upper Saddle River: Prentice Hall; 2000.
- Katz MH. Study design and statistical analysis: a practical guide for clinicians. Cambridge: Cambridge University Press; 2006.
- Korosteleva O. Clinical statistics: introduction clinical trials, survival analysis, and longitudinal data analysis. Sudbury: Jones and Bartlett Publishers; 2009.
- Motulsky H. Intuitive Biostatistics. New York: Oxford University Press; 1995.
- Pagano M, Gauvreau K. Princípios de bioestatística. São Paulo: Thomson Learning; 2006.
- Riffenburgh RH. Statistics in Medicine. 3rd ed. London: Elsevier; 2012.
- Royston P, Altman DG, Sauerbrei W. Dichotomizing continuous predictors in multiple regression: a bad idea. Statistics in Medicine. 2006;25(1):127-41.
- Rothman KJ, Greenland S, Lash TS. Modern Epidemiology. 3rd ed. Philadelphia: Lippincott Williams & Wilkins; 2008.
- Siegel S. Estatística não paramétrica para as ciências do comportamento. São Paulo: McGraw-Hill do Brasil; 1979.
- Skovlund E, Fenstad GU. Should we always choose a nonparametric test when comparing two apparently nonnormal distributions? Journal of Clinical Epidemiology. 2001;54:86-92.
- Soares F, Siqueira A. Introdução à Estatística Médica. Belo Horizonte: Departamento de Estatística da UFMG; 1999.
- Szklo M, Nieto FJ. Epidemiology: beyond the basics. 4nd ed. Boston: Jones and Bartlett Publishers; 2019.
- Thompson WD. Statistical criteria in the interpretation of epidemiologic data. American Journal of Public Health. 1987;77:191-194.
- Trajman A, Luiz RR. McNemar chi2 test revisited: comparing sensitivity and specificity of diagnostic examinations. Scandinavian journal of clinical and laboratory investigation. 2008;68(1):77-80.
- Twisk JWR. Applied longitudinal data analysis for epidemiology: a practical guide. Cambridge: Cambridge University Press; 2003.
- Wasserstein RL, Lazar NA. The ASA's Statement on p-Values: Context, Process, and Purpose. Editorial. The American Statistician. 2016;70(2):129-133.
- Woodward M. Epidemiology: study design and data analysis. New York: Chapman Hall; 1999.

Capítulo

Associação Estatística em Epidemiologia: Análise com Múltiplas Variáveis

27

Ronir Raggio Luiz

Introdução

Salvo talvez nos estudos experimentais, ao se estudar a associação entre duas variáveis, frequentemente não é suficiente limitar-se a elas, mesmo que nesta análise (dita "bruta" ou bivariada) se encontre um resultado estatisticamente significativo e relevante "clinicamente". Para a obtenção de resultados mais conclusivos sobre a associação entre as variáveis envolvidas, tal como já sinalizado no ***Capítulo 26 – Associação Estatística em Epidemiologia: Análise Bivariada***, faz-se necessária e vital a reflexão sobre a existência – e consequente consideração na análise – de duas características estatístico-epidemiológicas potencialmente presentes nos dados observados ou inerentes ao fenômeno sob investigação: a falta de comparabilidade e o conceito de interação.

Mesmo nos ensaios aleatorizados (ver o ***Capítulo 15 – Estudos de Intervenção***), é possível que os grupos sob comparação difiram por mero acaso com relação a alguma variável potencialmente relacionada à resposta de interesse, embora quanto maiores forem os estes grupos, menor será este risco. Mas, particularmente nos estudos observacionais, a falta de comparabilidade deve ser uma preocupação constante do investigador, devendo ser controlada no planejamento do estudo ou no momento da análise dos dados. A desconsideração desta potencial falta de comparabilidade pode enviesar os resultados do estudo, com consequente perda de "significado" e interpretação do valor de p derivado do teste estatístico utilizado. Isto é, um p-valor estatisticamente significativo ou não é pouco útil na presença de vieses.* Uma abordagem multivariada permitiria considerar e potencialmente contornar este problema, já que com a incorporação na análise de uma eventual variável "confundidora" (isto é, associada à variável de interesse – exposição ou tratamento, por exemplo –, além de ser "fator de risco" independente para o desfecho considerado) seria possível estimar o efeito da variável sobre o desfecho, "controlado" por ela. Apesar de já haver um reconhecimento do frequentemente necessário "controle" para outras variáveis, um levantamento com 34 periódicos médicos de alto fator de impacto mostrou que apenas 31% dos artigos apresentavam claramente a técnica de ajuste para confundimento utilizada (Mullner *et al*., 2002). É provável que após mais de 20 anos deste trabalho esta situação tenha melhorado, mas pode-se suspeitar que ainda seja um problema sério, especialmente na pesquisa clínica.

A outra característica que somente uma análise multivariada pode ajudar a esclarecer é que pode ser que o efeito de determinada variável seja **modificado** por uma terceira variável, indicando, pois, que elas interagem para a ocorrência do desfecho. Assim, a informação do efeito daquela variável sem a consideração explícita da terceira variável deve ser de pouca utilidade. A avaliação da presença de modificação de

* Deve ser dito, entretanto, que estudos enviesados não são necessariamente inúteis. Eventualmente, podem ser bastante informativos e subsidiar decisões em diversas situações, principalmente aquelas de ordem mais prática – em oposição àquelas mais teóricas ou acadêmicas. Por exemplo, mesmo que eventualmente subestimada, a prevalência de certa doença pode ser útil, se a subestimação é reconhecida. Por outro lado, dependendo da situação, pode-se usar a significância estatística como critério para decidir pela presença de algum viés. Os estudos de concordância (ver o ***Capítulo 21 – Métodos Estatísticos em Estudos de Concordância***), por exemplo, ilustram esta situação.

efeito tem, entretanto, além do problema teórico de depender da medida de efeito considerada (Szklo e Nieto, 2019), também um inconveniente prático, que é a grande quantidade de possíveis interações quando há muitas covariáveis na análise, dificultando sobremaneira a interpretação dos resultados. Nesse sentido, no caso de desfechos relacionados à saúde, uma reflexão sobre a "biologia" ou a "história natural da doença" é de grande importância. Isto é, refletir teoricamente sobre a possibilidade de sinergismo (ou antagonismo) entre os fatores considerados ajuda muito no momento da análise. Estas ideias estão presentes em vários capítulos deste livro.

De maneira mais ampla, há algumas razões que justificam a necessidade de se analisar dados de forma multivariada. Em uma primeira razão, esboçada anteriormente, o foco é em uma particular variável (uma exposição tal como tabagismo), onde se quer saber se, de fato, ela está associada a uma variável resposta (doença coronariana, por exemplo), livre do efeito de outras variáveis (a falta de comparabilidade), ou se seu efeito é modificado por outras covariáveis (a interação). Este tipo de análise é central na pesquisa epidemiológica ou clínica, tendo como pano de fundo o estabelecimento de um modelo explicativo, onde as relações entre as variáveis precisam ser cuidadosamente estudadas a fim de se desvendar nexos causais.

Por outro lado, ainda em um modelo explicativo, o interesse não precisa estar na relação específica entre uma única variável (exposição) e certo desfecho. O interesse pode ser sobre este desfecho (uma doença, por exemplo), mas procurando encontrar as variáveis que o expliquem, talvez não todas, mas um subconjunto delas que seja factível e esclarecedor. Isto é, outra razão para o uso simultâneo de diversas variáveis surge quando o foco está na resposta, sendo o objetivo descrevê-la ao máximo por meio da explicação de sua variabilidade, que é, supostamente, devida a fatores relacionados a ela de maneira causal. Não se deve imaginar com isso que a identificação de relações causais seja uma tarefa fácil e imediata, mesmo diante de análises multivariadas. Pelo contrário, causalidade é um tema bastante complexo, exigindo reflexões e estruturas teóricas além dos dados observados, embora o método epidemiológico e a estatística contribuam bastante.

Alternativamente a um modelo explicativo, o objetivo pode estar apenas em um modelo preditivo. Neste caso, o estabelecimento de relações causais é menos importante, e o que se deseja é um modelo que prediga a resposta com a maior precisão possível, com a menor taxa de erro que os dados disponíveis possam gerar. Também neste caso, múltiplas variáveis são necessárias.

Análise estratificada e modelagem estatística, sendo esta última entendida simplesmente como um ajuste de um modelo ou função matemática (tipicamente linear "ou linearizável") aos dados observados, constituem as ferramentas mais comuns para análise multivariada de dados na pesquisa clínica ou epidemiológica, e serão mais bem desenvolvidas nas seções seguintes. Cabe aqui, entretanto, uma pequena digressão semântica com relação ao termo "multivariada" e seu uso na estatística e na epidemiologia. Em termos gerais, pode-se dizer que uma análise é multivariada quando há o envolvimento de mais de duas variáveis. Entretanto, na estatística, "análise multivariada" se refere comumente a um conjunto de procedimentos mais relacionados a técnicas que buscam a "redução da dimensão" do fenômeno estudado ou a estratégias de classificação. Assim, Análise de Componentes Principais, Análise Fatorial, Análise Discriminante, Análise Canônica, entre outras, se encaixam mais tipicamente neste rótulo, enquanto que Análise de Regressão, Análise de Variância (ANOVA) com múltiplos fatores, Regressão Logística e Análise de Sobrevida, apesar de também envolverem simultaneamente diversas variáveis, são técnicas que se encaixam no rótulo "Análise Múltipla". "Modelos Lineares Generalizados" (*Generalized Linear Models*) é outra forma de se referir a este último conjunto de técnicas que envolvem simultaneamente múltiplas variáveis, e nesta classe de modelos, pode-se utilizar desfechos com outras distribuições de probabilidade, não se limitando a distribuição normal.

Talvez, uma distinção conveniente seria que, no caso dos modelos lineares, há mais explicitamente o reconhecimento de quais são as variáveis dependentes e quais são as independentes. Por outro lado, isto também pode não ajudar muito porque, por exemplo, uma regressão com uma única variável dependente (a resposta *Y*) e diversas independentes (os *X*'s) é conhecida como regressão múltipla, ao passo que se há muitas variáveis dependentes (mais de um *Y* – por exemplo, se o objetivo é explicar simultaneamente o colesterol HDL, o LDL e a triglicéride) a regressão é dita ser multivariada. Além disso, as técnicas de classificação também apresentam uma variável resposta. Desse modo, e em síntese, a confusão e a dificuldade podem ter sido originadas não só pela diversidade das situações possíveis, como também pelas tentativas de tradução das palavras inglesas "*multiple*", "*multivariate*" e "*multivariable*".

Mais importante, entretanto, do que a identificação de um correto rótulo ao conjunto de procedimentos que envolvem múltiplas variáveis é a identificação e a utilização da técnica apropriada aos dados, de acordo com os objetivos e as hipóteses da investigação. Portanto, ao longo deste capítulo, as palavras "múltipla" e "multivariada" serão usadas indistintamente, posto que o interesse estará na apresentação de algumas técnicas estatísticas mais comumente encontradas nas análises de dados clínicos ou epidemiológicos, explorando seus usos e interpretações.

É provável que o leitor sinta este capítulo um pouco mais "difícil" que os outros. Além da necessidade de considerações teóricas não triviais, tais como os conceitos de confundimento e interação, será inevitável alguma "matemática", embora esta se limite a explicitação de algumas equações. Apesar de se reconhecer a inconveniência de apresentação de "fórmulas" para um público desacostumado à matemática, um pequeno esforço adicional deve favorecer o entendimento do conteúdo presente nas seções seguintes (e também, na realidade, em outros capítulos deste livro). Não se deve, contudo, acreditar que algumas técnicas estatísticas sejam necessariamente complexas e "impossíveis" de entender. A nosso juízo, Katz (1999) é um bom exemplo de que isto não é verdade. O que realmente pode ser complexo é a elucidação de determinados fenômenos que a pesquisa biomédica vem bravamente enfrentando pela incorporação de técnicas metodologicamente mais apropriadas e, talvez, eventualmente mais complexas. A identificação de fatores de risco para uma doença é um ótimo exemplo de quão complexa pode ser uma investigação em saúde, demandando ou não técnicas complexas. Nesse sentido, o referido esforço adicional pode ser "compensador", a fim de se buscar soluções simples ou não, mas apropriadas, para problemas complexos. Além disso, sem se apropriar minimamente, em termos teóricos e/ou práticos, de algumas técnicas ou métodos já consolidados, e principalmente os disponibilizados em programas, o pesquisador não poderá se prevenir de diversas outras "armadilhas" metodológicas, que costumam ser frequentes na literatura.

Análise estratificada

Considere a Tabela 27.1, no qual são apresentados os resultados de um estudo de coorte hipotético onde foram acompanhados por um determinado período 50 indivíduos expostos a um consumo regular de cafezinho (exposição) e 50 não-expostos, para estimação da incidência de doença coronariana neste período. Com base nos dados observados, pode-se estimar o risco, a incidência, de doença coronariana entre expostos em 40% (20 casos nos 50 expostos) e o risco nos não-expostos em 20% (10 em 50), implicando em um valor igual a 2 para o risco relativo*. Ou seja, poderia se estimar em duas vezes mais provável a ocorrência de doença coronariana em indivíduos expostos à cafeína em relação aos não-expostos. Observa-se também a significância estatística do resultado, seja pelo p-valor do teste χ^2 (igual a 0,029, bicaudal), seja pelo intervalo de confiança do risco relativo, ou seja, de 1,04 a 3,83, não incluindo, portanto, o valor 1. O risco relativo igual a 2 representa a associação "bruta" entre as duas variáveis. Caso a medida de associação de interesse fosse a razão de chances, a medida bruta de associação seria igual a 2,67 (IC95%: 1,09-6,52)**.

* Resultados obtidos pelo site www.openepi.com e apresentados após algumas edições

** Caso o estudo fosse seccional, todos os resultados seriam idênticos, com a ressalva que agora seriam estimadas as prevalências no lugar das incidências e onde se lê "risco relativo" deveria ser lido "razão de prevalências"

Tabela 27.1 – Resultado da associação entre doença coronariana e consumo regular de cafezinho a partir de um estudo hipotético de coorte

Consumo regular de cafezinho	Doença coronariana				Total	
	+		-			
	n	%	n	%	n	%
+	20	40,0	30	60,0	50	100,0
-	10	20,0	40	80,0	50	100,0
Total	**30**	**30,0**	**70**	**70,0**	**100**	**100,0**
Teste/estatística	**Valor**		**P-valor unicaudal**		**P-valor bicaudal**	
Qui-quadrado não corrigido	4,76		0,015		0,029	
Qui-quadrado com correção de Yates	3,86		0,025		0,050	
Qui-quadrado de Mantel-Haenszel	4,71		0,015		0,030	
Exato de Fisher			0,024		0,049	
Risco relativo	2,00		IC95% = (1,04 - 3,83)			
Razão de chances	2,67		IC95% = (1,09 - 6,52)			

Suponha que o investigador tenha levantado também a informação sobre tabagismo entre os indivíduos estudados, já que suspeitou que esta variável pudesse interferir na associação sob estudo, ou seja, entre cafeína e doença coronariana. Resolveu então fazer uma análise estratificada por tabagismo. Isto é, estudou a associação entre cafeína e doença coronariana para os tabagistas e também para os não-tabagistas. A Tabela 27.2 apresenta os resultados, após a estratificação pelo "tabagismo", onde na Tabela 27.2A os resultados são para os tabagistas e a Tabela 27.2B, para os não tabagistas. É curioso verificar que a associação entre cafeína e doença coronariana simplesmente "desaparece" quando se considera o tabagismo na análise. Perceba que o risco relativo do consumo de café sobre a doença coronariana é exatamente igual a 1, tanto para os tabagistas quanto para os não-tabagistas. O que se observa, portanto, "soa" como um paradoxo.

Na realidade, aquele efeito bruto de 2 para o risco relativo estava falsamente representando a associação entre cafeína e doença coronariana em função da falta de comparabilidade entre os grupos de exposição à cafeína. Examinando com atenção as frequências das Tabelas 27.2A e 2B, pode-se verificar que no grupo exposto à cafeína, 60% (30 em 50) são tabagistas, enquanto que nos não-expostos esta proporção cai para apenas 20% (10 em 50). Além disso, tabagismo está claramente associado à doença coronariana: entre os tabagistas (Tabela 27.2A), 60% (24 em 40) desenvolveram a doença, enquanto que nos não-tabagistas (Tabela 27.2B) isto aconteceu apenas em 10% (6 em 60). Pode se verificar, também, que tabagismo e doença coronariana estão relacionados, independentemente da exposição à cafeína. Poder-se-ia concluir, portanto, que de fato não há nenhuma evidência de associação entre exposição à cafeína e doença coronariana. Qualquer uma das duas medidas de associação descritas, risco relativo ou razão de chances, entre cafeína e doença coronariana quando ajustada para a variável "tabagismo" deve ser igual a 1, sendo este resultado derivado de uma combinação entre as medidas dos estratos, ambas iguais a 1. Por exemplo, usando o programa OPENEPI e fazendo uma análise estratificada, a razão de chances após o ajuste de Mantel-Haenszel gera um valor igual a 1, com um intervalo de confiança de 95% dados pelos limites 0,32 e 3,1.

Tabela 27.2A – Resultado da associação entre doença coronariana e consumo regular de cafezinho a partir de um estudo hipotético de coorte – tabagistas

Consumo regular de cafezinho	Doença coronariana				Total	
	+		–			
	n	%	n	%	n	%
+	18	60,0	12	40,0	30	100,0
–	6	60,0	4	40,0	10	100,0
Total	**24**	**60,0**	**16**	**40,0**	**40**	**100,0**
Teste/estatística	**Valor**		**P-valor unicaudal**		**P-valor bicaudal**	
Qui-quadrado	0,00		0,500		1,000	
Risco relativo	1,00		IC95% = (0,56 - 1,79)			
Razão de chances	1,00		IC95% = (1,09 - 6,523)			

Quadro 27.2B – Resultado da associação entre doença coronariana e consumo regular de cafezinho a partir de um estudo hipotético de coorte – não tabagistas

Consumo regular de cafezinho	Doença coronariana				Total	
	+		–			
	n	%	n	%	n	%
+	2	10,0	18	90,0	20	100,0
–	4	10,0	36	90,0	40	100,0
Total	**6**	**10,0**	**54**	**90,0**	**60**	**100,0**
Teste/estatística	**Valor**		**P-valor unicaudal**		**P-valor bicaudal**	
Qui-quadrado	0,00		0,500		1,000	
Risco relativo	1,00		IC95% = (0,20 - 5,00)			
Razão de chances	1,00		IC95% = (0,17 - 5,98)			

Este exemplo, artificialmente construído, demonstra que o efeito de uma exposição pode ser inteiramente explicado por uma terceira variável, ilustrando um confundimento total. Na prática, o que acontece com frequência são "explicações" parciais de uma terceira ou de mais variáveis. Através da estratificação poder-se-ia também estudar possíveis modificações de efeito (interação). Neste caso, a comparação entre as medidas de efeito de cada estrato funciona como um bom indicador da presença de interação e pode ser avaliada por um teste estatístico, por exemplo, pelo teste de Woolf, que é uma variante do teste χ^2. Ou seja, se as medidas de associação de cada estrato são consideradas diferentes, isso sugere interação.

A comparação entre as medidas de associação bruta e ajustada pela estratificação constitui uma importante estratégia para a averiguação da existência de confundimento. Na realidade, para inferências causais, esta estratégia tem sido criticada – convincentemente, diga-se de passagem – por alguns autores mais "puristas" que defendem um conceito de confundimento de maneira teórica, não necessariamente refletido (ou não) nos dados observados (Greenland, 1996; Greenland *et al.*, 1999). Entretanto, do ponto de vista operacional, o critério de colapsibilidade, como esta estratégia tem sido reconhecida, mostra-se bastante útil, não só para a identificação de uma situação de confusão, como também para o estudo da interação entre variáveis.

Inspirado em Kleibaum *et al.* (1982), a Tabela 27.3 apresenta 8 exemplos hipotéticos especialmente selecionados para ilustrar como se pode a partir de uma análise estratificada se indicar ou não a presença de confundimento e também de interação usando o critério de colapsibilidade. Segundo este critério, haverá confundimento se a medida de associação estudada for diferente na análise bruta daquela obtida a partir da combinação das medidas obtidas nos estratos, ou seja, a medida ajustada*. Pela Tabela 27.3, estas diferenças acontecem mais claramente nos exemplos 1, 2, 5 e 6, com as razões de chance salientadas em negrito**. Na Tabela 27.3, no exemplo 1, a razão de chances bruta é igual a 2,47 e a ajustada é 1,67. Isto é, sem a análise estratificada, poder-se-ia concluir que a associação estudada seria mais forte do que ela efetivamente é. Em outras palavras, parte da associação entre as duas principais variáveis (a associação de interesse) é explicada pela variável usada na estratificação, que seria a variável de confusão. Nas situações 2 e 6, há um confundimento total, isto é, a conclusão pela análise bruta é oposta à conclusão após o ajuste pela análise estratificada. Estes casos, embora possíveis, são menos prováveis na prática. Por outro lado, situações de confusão parciais são extremamente frequentes na pesquisa biomédica.

Considere agora a Tabela 27.4, com resultados de um estudo onde se investigou uma suposta associação entre alteração no contorno alveolar (um problema bucal, o desfecho) após dois anos de nascimento e uso de tubo orotraqueal ao nascer – a exposição –, em

* A medida ajustada é comumente uma média ponderada das medidas de associação específicas dos estratos, com pesos proporcionais aos tamanhos amostrais de cada estrato. Uma premissa fundamental para que esta medida ajustada possa ser calculada é a de homogeneidade das associações dentro dos estratos. Ou seja, as medidas de associação dentro de cada estrato não devem ser diferentes, não havendo, portanto, interação.

** Atentar que, na realidade, qualquer outra medida de associação apropriada poderia ser utilizada. A lógica seria a mesma.

Tabela 27.3 – Exemplos selecionados de indicações de confundimento e interação a partir de uma análise estratificada (com 2 estratos), usando o critério da colapsibilidade e a razão de chances (RC)

Exemplo	Razão de chances (RC) bruta	Análise estratificada			Indicação de:	
		RC ajustada*	RC no estrato 1	RC no estrato 2	Confundimento	Interação
1	**2,47**	1,67	1,69	1,64	Parcial	Sem indicação
2	2,47	1,02	1,01	1,03	Total	Sem indicação
3	**2,47**	2,40	1,75	3,05	Sem indicação	Quantitativa
4	2,47	2,35	3,70	0,99	Sem indicação	Qualitativa
5	**2,47**	3,45	2,78	4,12	Parcial	Quantitativa
6	0,98	1,95	1,89	2,01	Total	Sem indicação
7	**0,98**	1,03	0,52	1,53	Sem indicação	Qualitativa
8	1,49	1,74	1,53	1,95	?	?

*Calculado a partir de uma média ponderada das medidas (RC) dos estratos, com pesos relacionados aos tamanhos amostrais de cada estrato, aqui assumidos como iguais para simplificar.

Tabela 27.4 – Presença de alteração no contorno alveolar segundo uso de tubo orotraqueal em crianças prematuras 2 a 3 anos após o nascimento, estratificada pela idade gestacional

Idade gestacional	Necessidade de uso de tubo orotraqueal	Contorno alveolar				Total		Risco relativo (IC95%)	P-valor do teste χ2
		Alterado		Normal					
		n	%	n	%	n	%		
25 a 30 semanas	**Total**	**18**	**30,5**	**41**	**69,5**	**59**	**100,0**	2,5 (0,65-9,5)	0,131
	❑ Sim	16	35,6	29	64,4	45	100,0		
	❑ Não	2	14,3	12	85,7	14	100,0		
31 a 36 semanas	**Total**	**9**	**15,5**	**49**	**84,5**	**58**	**100,0**	14,1 (1,9-105,1)	< 0,001
	❑ Sim	8	38,1	13	61,9	21	100,0		
	❑ Não	1	2,7	36	97,3	37	100,0		
Total	**Total**	**27**	**23,1**	**90**	**76,9**	**117**	**100,0**	6,2 (2,0-19,4)	< 0,001
	❑ Sim	24	36,4	42	63,6	66	100,0		
	❑ Não	3	5,9	48	94,1	51	100,0		

crianças prematuras (Alves e Luiz, 2012). A Tabela 27.4 apresenta também o resultado estratificado pela idade gestacional (em dois níveis), pois se imaginou que esta variável pudesse ser importante nesta relação. Pode-se perceber, de imediato, uma associação significativa, tanto do ponto de vista estatístico quanto clínico por este estudo. Estimou-se em 23,1% (27 casos em um total de 117 crianças examinadas) o risco global de desenvolver alterações no contorno alveolar em crianças prematuras após dois a três anos de seguimento. Este risco sobe para 36,4% em crianças que precisaram ser intubadas, e quando estas são comparadas àquelas que não precisaram, com risco estimado em 5,9%, implicam em um risco relativo de 6,2. Isto é, pode-se estimar que o uso do tubo orotraqueal implique em um risco cerca de 6 vezes maior de desenvolvimento de alteração no contorno alveolar. Tanto pelo p-valor do teste χ^2 (< 0,001), quanto pelo intervalo de confiança de 95% associado a esta estimação, pode-se concluir pela significância estatística deste resultado, pois o valor 1 está fora do intervalo 2,0 a 19,4.

Quando se analisa a associação de interesse agora sob a variável usada na estratificação, sugere-se a presença de interação, pois os efeitos (riscos relativos) da intubação para cada nível da idade gestacional são substancialmente diferentes (2,5 vs. 14,1).* Tentando olhar isoladamente o efeito da idade gestacional, pode-se suspeitar que crianças ainda mais prematuras possam ser mais vulneráveis a alterações no contorno alveolar, já que o risco relativo é de aproximadamente 2, isto é, pela Tabela 27.4, 30,5%/15,5%. Vale mencionar também que não se observa uma associação estatisticamente significativa entre intubação e alteração no contorno alveolar para os prematuros com até 30 semanas de gestação, apesar de apresentar um risco relativo de 2,5 (IC95%=0,65-9,5 e p-valor = 0,131). Por outro lado, entre aquelas crianças com mais de 30 semanas, apesar da grande incerteza associada à estimativa do risco relativo (IC95% variando de 1,9 a 105,1), detecta-se significância estatística (p<0,001 ou o IC95% não contendo o valor 1). Pode-se dizer que o efeito de valores ainda menores de idade gestacional é importante apenas para as crianças que não foram intubadas, posto que entre aquelas que necessitaram de tubo orotraqueal os riscos foram elevados em ambos os estratos (35,6% e 38,1%).

Voltando ao exemplo 1 da Tabela 27.3, onde se observou um confundimento parcial, um valor de 2,47 é realmente diferente de 1,67? Neste caso, a resposta seria sim, simplesmente porque, em se tratando de medidas de efeito, julga-se que estas magnitudes observadas podem ter um impacto do ponto de vista prático. O que particularmente tem incomodado muitos pesquisadores da área biomédica é a falta de um critério "mais objetivo" para se concluir pela situação de confusão, pois apenas a comparação "visual" entre dois números fora utilizada – a estimativa bruta e a ajustada. No entanto, não há nada de errado neste processo, sendo inclusive uma boa oportunidade para que o investigador coloque a sua própria história e experiência na análise de seus dados, a fim de, à luz dos conhecimentos e das teorias vigentes, contribuir para a elucidação do

* Um teste estatístico específico para a verificação da homogeneidade entre os estratos (teste de Breslow-Day), ou seja, para a verificação de interação, revelou, entretanto, um p-valor igual a 0,154, o que, em tese, não sugeriria a presença de uma interação estatisticamente significativa, usando o nível convencional de 5%. Esta é uma questão muito delicada. O tamanho da amostra poderia explicar esta falta de significância estatística, mas há que se questionar a rigidez das decisões apenas sob a ideia da significância estatística. Além disso, há sugestões de ser um pouco mais flexível nos níveis de significância quando se testa uma interação.

fenômeno estudado, considerando ainda todas as dificuldades teóricas e operacionais presentes. O problema acontece quando a diferença não é tão "grande" de modo a tornar a decisão fácil e imediata, como fora, a nosso juízo, para as situações 1, 2, 5 e 6 da Tabela 27.3. A situação 8, por exemplo, é ainda menos tranquila. A dificuldade surge porque é difícil dizer se o "pequeno" confundimento observado (RC_{bruta}=1,49 vs. $RC_{ajustada}$=1,74) possa ter reflexos importantes do ponto de vista científico ou prático. Há que se registrar também uma importante discussão que se relaciona à identificação do que seja uma associação verdadeira, porém fraca, e o seu impacto nas ações de saúde (Szklo, 2001).

De maneira equivalente ao confundimento, a interação também pode ser avaliada pela comparação entre as estimativas de uma medida de associação*. No entanto, a comparação agora é entre as estimativas das medidas de associação para os estratos, refletindo uma possível modificação (ou heterogeneidade) de efeitos. Sob esta comparação, as situações 3, 4, 5 e 7 da Tabela 27.3 sinalizariam a presença de interação. As interações podem ser classificadas como quantitativas ou qualitativas. Na prática, as interações quantitativas são mais comumente observadas. Nestes casos, se observam apenas diferenças nas magnitudes das medidas de associação sem, entretanto, uma alteração substancial – no sentido da associação – nas conclusões. Por outro lado, a situação 7 da Tabela 27.3 ilustra que a associação de interesse pode ser positiva para um estrato (RC_{e2}=1,53) e negativa para o outro (RC_{e1}=0,52), refletindo uma interação qualitativa. Em particular, esta situação é rara. Em palavras, se a associação de interesse fosse entre uma exposição *X* e uma doença *D*, a presença desta interação qualitativa entre a exposição *X* e uma covariável *C* estaria refletida, por exemplo, em um efeito protetor da exposição para quem apresenta a condição *C* (estrato 1) e em um efeito deletério para quem não apresenta a mesma condição *C* (estrato 2). Por outro lado, a situação 4 é mais frequente, refletindo, por exemplo, um caso onde uma exposição *X* só tem efeito na presença de uma certa condição *C*. Os dados da Tabela 24.4 parecem sugerir a ocorrência deste caso.

Como já adiantado, e diferente da situação de confusão, há testes estatísticos especialmente dirigidos para a avaliação da heterogeneidade de efeitos. Isto, entretanto, fornece apenas um "conforto" relativo, pois se sabe da dependência da significância estatística em relação ao tamanho amostral, de modo que diferenças de efeitos "pequenas", sem relevância para o estudo, podem ser estatisticamente significativas se as amostras forem grandes o suficiente para detectá-las. O inverso também vale, isto é, diferenças importantes não serão provavelmente significativas em amostras pequenas (este seria uma possível explicação para o caso da Tabela 27.4). Além disso, e complicando sobremaneira o problema, a detecção ou não de uma eventual interação depende da medida de associação ou efeito utilizada (Szklo e Nieto, 2019). Dessa maneira, conhecimentos teóricos sobre o fenômeno estudado, associados a alguma experiência em análise de dados, constituem valiosas ferramentas para averiguação de interação entre variáveis. Assim, mesmo nas situações 1, 2 e 6 da Tabela 27.3, nas quais não foram sinalizadas a presença de interação, é possível que elas existam, e poderiam ter aparecido caso, por exemplo, a medida fosse o risco atribuível no lugar da razão de chances. Assim, basicamente, em função da medida de associação de interesse, aditiva (como a diferença de riscos) ou multiplicativa (como o risco relativo ou a razão de chances), pode-se reconhecer dois tipos de interação, aditiva ou multiplicativa.

Além da estratégia da verificação da homogeneidade dos efeitos referida acima, ou seja, por meio da comparação das medidas de associação específicas por estrato, outra maneira para se estudar a presença de interação é através da comparação do efeito conjunto **observado** das exposições (as variáveis) com o efeito conjunto **esperado** sob a premissa de ausência de interação. Uma vantagem desta estratégia é que se pode avaliar mais prontamente tanto a interação aditiva quanto a multiplicativa. Como talvez já tenha sido percebido, interação significa que o efeito simultâneo de duas variáveis (ou mais) não é igual (ou seja, é maior ou menor) à simples combinação dos efeitos individuais das variáveis. Em outras palavras, não há interação se o efeito conjunto de duas variáveis é uma simples composição entre os efeitos isolados, e, assim, fica mais fácil perceber a dependência deste conceito (a interação) com relação à comparação das medidas utilizadas: **diferença**, implicando em efeitos aditivos; e **razão**, implicando em efeitos multiplicativos. Esse ponto é eloquentemente desenvolvido em Szklo e Nieto (2019).

A Tabela 27.5 ilustra o desenvolvimento desta ideia usando os dados da Tabela 27.4. Pode-se ver que o efeito conjunto observado é menor que aquele que se esperaria caso não houvesse interação, tanto pelo excesso de risco (32,9 < 47,0) quanto pelo risco relativo (13,2 < 74,7). Neste caso, se observa, portanto, uma interação negativa (antagonismo), tanto aditiva quanto

* Na análise estratificada, para a verificação do confundimento, a comparação é entre apenas duas estimativas: a bruta e a ajustada. Para a interação, ou seja, a heterogeneidade de efeitos, o número de estimativas comparadas será de acordo com o número de estratos.

Tabela 27.5 – Ilustração da avaliação de interação aditiva e multiplicativa entre intubação orotraqueal e idade gestacional sobre alteração no contorno alveolar em crianças de 2 a 3 anos nascidas prematuras

Idade gestacional	Risco (%) de alteração no contorno alveolar		Excesso de risco (ER) (interação aditiva)		Risco relativo (RR) (interação multiplicativa)	
	intubados	não-intubados	intubados	não-intubados	intubados	não-intubados
25 a 30 semanas	35,6	14,3	32,9 (= 35,6 - 2,7)	11,6 (= 14,3 - 2,7)	13,2 (= 35,6 / 2,7)	5,3 (= 14,3 / 2,7)
31 a 36 semanas	38,1	2,7	35,4 (= 38,1 - 2,7)	0,0 (= 2,7 - 2,7)	14,1 (= 38,1 / 2,7)	1,0 (= 2,7 / 2,7)
	Efeito conjunto esperado: ❑ Aditivo: ER = 35,4 + 11,6 = 47,0 ❑ Multiplicativo: RR = 14,1 x 5,3 = 74,7			Efeito conjunto observado: ❑ Aditivo: ER = 32,9 ❑ Multiplicativo: RR = 13,2		

multiplicativa. Tomando como exemplo o excesso de risco, apenas para os muito prematuros (não-intubados), há um excesso de risco de 11,6, enquanto que o efeito isolado da intubação (excluindo os mais prematuros) é de 35,4. Logo, com a combinação destes dois grupos, ou seja, com as "exposições" isoladas, se esperaria um excesso de risco de 47,0, mas o que se observa é um valor igual a 32,9, sugerindo antagonismo. Vale dizer que seria possível se observar apenas um tipo de interação, aditiva ou multiplicativa.

A estratificação é, portanto, um importante procedimento de análise que permite estudar de forma bastante intuitiva e poderosa a associação entre duas variáveis, controlando-a por outras variáveis categóricas. Entretanto, quanto maior o número de variáveis, mais difícil fica a interpretação dos resultados, além de, em não se dispondo de uma amostra grande – o que comumente é o caso –, as frequências observadas nas diversas combinações possíveis tornarem-se cada vez menores, comprometendo a precisão das estimativas resultantes. Como exemplo desta limitação da análise estratificada, em um estudo com apenas três variáveis dicotômicas, há oito ($2x2x2=2^3$) caselas (combinações) a serem preenchidas, como é o caso da Tabela 27.4. Em outro exemplo com três variáveis e com três níveis cada uma delas mais outras duas dicotômicas, haverá 108 ($3x3x3x2x2 = 3^3x2^2$) combinações possíveis, de maneira que o tamanho amostral geral não só deverá ser grande como também razoavelmente bem distribuído nas diversas caselas, a fim de se poder estimar os parâmetros de interesse com uma boa precisão.

Concluindo, a comparação entre as medidas de associação bruta e ajustada pela análise estratificada é uma estratégia prática e potencialmente eficaz para a detecção de possíveis situações de confusão, embora não seja uma forma teoricamente precisa para se definir confundimento. Esta mesma estratégia também será usada nas seções seguintes, onde as medidas brutas e ajustadas serão obtidas após o estabelecimento de um modelo matemático, que, como será visto, precisa ser bem especificado para que as comparações tenham validade. Na análise estratificada, embora aparentemente esteja livre de qualquer pressuposto, representando uma enorme vantagem relativamente aos modelos, isto não é verdadeiro. Para a obtenção de qualquer medida ajustada (a razão de chances de Mantel-Haenszel, por exemplo) pela análise estratificada exige-se uma homogeneidade dos efeitos dentro dos estratos. Ou seja, para a obtenção de uma medida ajustada pela análise estratificada não pode haver interação (ou modificação de efeito). Mas, claro, esta premissa é bem mais facilmente identificável e potencialmente "tratável" do que, por exemplo, certo modelo ou distribuição subjacente dos dados.

Modelagem

Alternativamente à análise estratificada, pode-se abordar de forma multivariada um problema de associação entre variáveis através da postulação de um modelo matemático que descreva a variável resposta em função de diversas variáveis explicativas. No ***Capítulo 26 – Associação Estatística em Epidemiologia: Análise Bivariada***, iniciou-se esta apresentação através do exemplo didático entre uma variável numérica (o peso, em kg) e apenas uma explicativa, também numérica (a altura, em cm), postulando uma função linear entre elas. Pode-se agora estender este problema para permitir que outras variáveis possam ser introduzidas no modelo linear, a fim de considerar os problemas citados de confusão e interação, ou simplesmente descrever com mais "perfeição" a variável resposta.

Preliminarmente, vale dizer que em estudos que envolvam variáveis categóricas a utilização de modelos estatísticos como alternativa à análise estratificada tem a aparente vantagem de "compensar" pequenas frequências observadas em determinadas combinações dessas covariáveis categóricas. Entretanto, embora esta seja de fato uma vantagem relativa da modelagem, o custo adicional de se impor uma estrutura matemática – que necessariamente precisa ser bem especificada – na análise dos dados deve fazer o investigador refletir cuidadosamente se realmente vale a pena utilizá-la. Rubin (1997) diz que é pouco provável que um modelo estatístico seja efetivamente melhor que uma análise estratificada em situações onde a amostra não seja grande e haja muitas variáveis, porque não haverá informação suficiente para validação das premissas impostas pelo modelo.

Nesse sentido, alguns autores sugerem certas "regras" empíricas mínimas para se executar uma análise multivariada. Por exemplo, se só há variáveis numéricas – ou seja, em uma regressão linear clássica –, sugere-se pelo menos 20 unidades de análise por variável independente envolvida. No caso de modelos para variável resposta dicotômica (o modelo logístico, por exemplo), o interesse está no número de eventos (casos) e não no tamanho da amostra. Isto é, fazer uma análise multivariada com apenas 5 casos de doença coronariana, por exemplo, é inviável, quer o tamanho da amostra seja de 100, 1.000 ou 10.000 indivíduos. De forma geral, sugere-se um mínimo de 10 casos por variável explicativa a ser utilizada na análise (Peduzzi et al, 1996; Katz, 1999). Por outro lado, deve ser lembrada e enfatizada a fragilidade de qualquer uma dessas indicações, posto que o que realmente viabilizará uma análise eficiente dos dados será a estrutura interna das variáveis envolvidas, considerando frequências, distribuições, correlações e combinações dessas variáveis. Há, também, teoria e programas computacionais que permitem calcular o tamanho da amostra para análises múltiplas. Mas, tal como discutido no ***Capítulo 25 – O Tamanho da Amostra em Estudos Epidemiológicos*** para a determinação do tamanho amostral para estudos que não envolvem múltiplas variáveis, a necessidade a priori de especificar erros e mais outras informações adicionais nem sempre prontamente disponíveis e/ou confiáveis dificulta ainda mais o cálculo de um tamanho amostral para uma análise múltipla. O programa comercial NCSS (www.ncss.com) apresenta rotinas que permitem calcular um tamanho amostral para regressão linear múltipla e regressão logística múltipla, por exemplo. De qualquer forma, avaliações cuidadosas da viabilidade e da operacionalidade do estudo devem também ser levadas em consideração.

Em termos gerais, e conceitualmente falando, para a descrição dos valores observados, a estrutura de um modelo estatístico pode ser decomposta em uma parte determinística (previsível) e uma parte aleatória. Isto é, em termos aditivos, "*observação = previsível + aleatório*"; e, em termos multiplicativos, "*observação = previsível x aleatório*". A componente previsível costuma ser expressa por uma função matemática com parâmetros desconhecidos. Para a parte aleatória impõe-se um modelo teórico probabilístico, que permite fazer as inferências estatísticas necessárias sobre os parâmetros, a partir dos dados amostrais. Assim, o modelo mais geral e mais simples possível pode ser expresso por $Y_i = \beta + \varepsilon_i$, onde Y_i representa a observação para a unidade *i*, β (a letra grega beta) representa a parte determinística, que, neste caso, sintetiza um único parâmetro (a média para a variável resposta *Y*, por exemplo) e ε_i, o erro, representa a parte aleatória e pode ser compreendido como o efeito de características que não são explicadas pelo modelo, ou seja, pela parte previsível.

Caso haja uma variável categórica (*X*) que esteja associada à variável numérica *Y*, isto seria retratado por diferentes médias de *Y* para os níveis (ou grupos) possíveis de *X*. Um modelo um pouco mais complexo poderia, então, ser escrito como $Y_{ij} = \beta_j + \varepsilon_{ij}$, onde *j* representa o grupo a que cada unidade *i* pertence. Esta é a formulação teórica do modelo conhecido como Análise de Variância com um fator (*one-way* ANOVA), que já foi introduzido ***Capítulo 26 – Associação Estatística em Epidemiologia: Análise Bivariada***. Repare que, neste modelo, *Y* depende de *X* apenas "implicitamente", pois a equação não apresenta nenhum termo em *X*. No caso de apenas dois grupos (*j* igual a 1 ou 2, por exemplo), isto é, no caso de *X* ser dicotômica, há dois parâmetros a serem estimados (β_1 e β_2) e a ANOVA é equivalente ao teste *t* de *Students*, já que seriam comparadas duas médias. Se, por outro lado, a covariável *X* for numérica (ou, em alguns casos, pelo menos ordinal), pode-se postular uma relação linear entre *X* e *Y*, e o modelo paramétrico fica genericamente representado por $Y_i = \beta_0 + \beta_1 X + \varepsilon_i$, que também já foi introduzido no ***Capítulo 26 – Associação Estatística em Epidemiologia: Análise Bivariada***, sendo conhecido como regressão linear simples.

A título de ilustração e antes de estender a discussão para o caso multivariado cabe uma pequena reflexão, chamando a atenção para a equivalência funcional do modelo de regressão e da ANOVA. Isto é, é possível escrever uma ANOVA tal como um modelo de regressão. Por exemplo, se uma covariável *X* for categórica com três níveis, é possível escrever uma equação de regressão a partir da criação de duas variáveis dicotômicas, atribuindo os valores 0 e 1 às categorias. Estas novas variáveis são conhecidas como variáveis *dummy* ou indicadoras. A estratégia de atribuir os valores 0 e 1 a uma variável dicotômica viabiliza a utilização de variáveis categóricas em uma análise de regressão, pois dá-se a elas um caráter numérico. Quando a variável categórica apresentar mais de duas categorias, digamos *k* níveis, criam-se *k*-1 variáveis indicadoras. Mais concretamente, para o caso de $k = 3$, suponha uma covariável X_1 (categorias de idade, por exemplo) que assumiu originalmente os valores 0 (os jovens, por exemplo, e tomados como o grupo de referência), 1 (os de meia-idade) ou 2 (os idosos). São criadas então duas variáveis *dummy*, X_{11} e X_{12}, indicando, respectivamente, os indivíduos de meia-idade e os idosos. Nestas condições, o modelo de regressão pode ser escrito então como $Y_i = \beta_0 + \beta_{11}X_{11} + \beta_{12}X_{12} + \varepsilon_i$. Pode-se perceber uma identidade deste modelo com a estrutura típica da ANOVA, isto é, $Y_{ij} = \beta_j + \varepsilon_{ij}$. Quando o indivíduo for jovem, implica em X_{11}=0 e X_{12}=0, de modo que $Y_i = \beta_0 + \varepsilon_i$. Quando for de meia-idade, X_{11}=1 e X_{12}=0 e, então, $Y_i = \beta_0 + \beta_{11} + \varepsilon_i$. Por fim, o indivíduo adulto é caracterizado por X_{11}=0 e X_{12}=1, implicando em $Y_i = \beta_0 + \beta_{12} + \varepsilon_i$. Perceba a equivalência entre os parâmetros estimados pelas duas estratégias: pela ANOVA, há três parâmetros a serem estimados, por exemplo, β_1, β_2 e β_3 (os β_j's); pela regressão, os três parâmetros da ANOVA são substituídos, respectivamente, por β_0, $\beta_0 + \beta_{11}$ e $\beta_0 + \beta_{12}$. Este aparente excesso de parâmetros, neste momento, serve também para introduzir o leitor nos modelos estatísticos multivariados, tais como análise de regressão linear múltipla e regressão logística, que são construídos e interpretados por meio de parâmetros.

Ainda em um contexto geral e introdutório sobre modelagem, Análise de regressão linear múltipla* se refere, tipicamente, ao estudo de uma única variável resposta numérica e diversas variáveis explicativas também numéricas, impondo-se uma relação linear entre elas. E, como visto, técnicas conhecidas como Análise de Variância (ANOVA) com múltiplos fatores – onde se tem uma resposta numérica e várias explicativas categóricas – e Análise de Covariância (ANCOVA), quando há explicativas numéricas e categóricas, também podem ser rotuladas como modelos de regressão linear, pois são descritas através de uma função linear direta entre a variável dependente numérica e diversas independentes (as explicativas). Com relação a esta linearidade, cabem dois comentários adicionais, pois pode ser percebida certa ambiguidade que dificulta o entendimento do modelo estatístico: 1) a linearidade se refere aos parâmetros. Assim, $Y = \beta_0 + \beta_1X_1 + \beta_2X_2 + \beta_3X_2^2$ representa um modelo linear apesar da covariável X_2 aparecer também de forma quadrática; 2) modelos que transformam a variável resposta, mas mantêm na componente determinística a estrutura linear anterior, também são reconhecidos como lineares. Como exemplo, a regressão logística (a ser vista mais adiante) se encaixa em uma estrutura linear após a transformação logarítmica na chance (*odds*) de acontecimento de um evento. Análise de sobrevida (ver o ***Capítulo 28 – Análise de Sobrevida***) é outro exemplo.

* Quando há múltiplas variáveis respostas, a regressão é dita multivariada.

Regressão linear múltipla

Tomando emprestado o exemplo sobre a relação entre peso e altura presente no ***Capítulo 26 – Associação Estatística em Epidemiologia: Análise Bivariada***, com Y=Peso e X_1=Altura, estimou-se a equação (modelo) $\hat{Y} = 1{,}0X_1 - 92{,}8$, com um coeficiente de explicação (R^2) de 69,6%. De posse destes resultados, observa-se que o efeito da altura sobre o peso era de um aumento esperado de 1kg para cada centímetro a mais, e que a consideração da altura na análise explicava quase 70% da variabilidade da variável "peso". Considere agora que o pesquisador desejou incluir na análise a variável "sexo" (o que, na realidade, refletiria mais rigorosamente uma análise de covariância, pois "sexo" é uma variável categórica). A Figura 27.1 ilustra graficamente o resultado. Pode-se observar pelos dados que os homens são, em média, mais pesados que as mulheres, mas têm, entretanto, aproximadamente a mesma altura (lembre-se que estes dados são hipotéticos). A reta ajustada, no centro, corresponde à equação anterior. Entretanto, pode-se perceber que um ajuste melhor seria obtido se fosse ajustada uma reta para cada sexo, pois os pontos (as observações) ficariam mais próximas da reta, reduzindo os resíduos. De fato, criando a variável *dummy* X_2=sexo, e atribuindo o valor 1 para os homens e o valor 0 para as mulheres**, pode-se ajustar um modelo linear múltiplo aos dados. Com a ajuda de algum programa estatístico, obtêm-se:

$$\hat{Y} = 0{,}98X_1 + 10{,}8X_2 - 94{,}4 \text{, com } R^2\text{=89,0\%.}$$

Como X_2 (=sexo) assume apenas os valores 0 ou 1, quando for igual a zero a reta corresponde àquela das mulheres na Figura 27.1, a reta de baixo, e é estimada por $\hat{Y} = 0{,}98X_1 - 94{,}4$. Quando for 1, o valor 10,8 (correspondente ao coeficiente de X_2) soma-se ao "–94,4", alterando o coeficiente linear. Isto é, o modelo linear

** Repetindo, a estratégia de atribuir os valores 0 e 1 a uma variável dicotômica viabiliza a utilização de variáveis categóricas em uma análise de regressão, pois passa a ter um caráter numérico (na realidade, a média representa uma proporção).

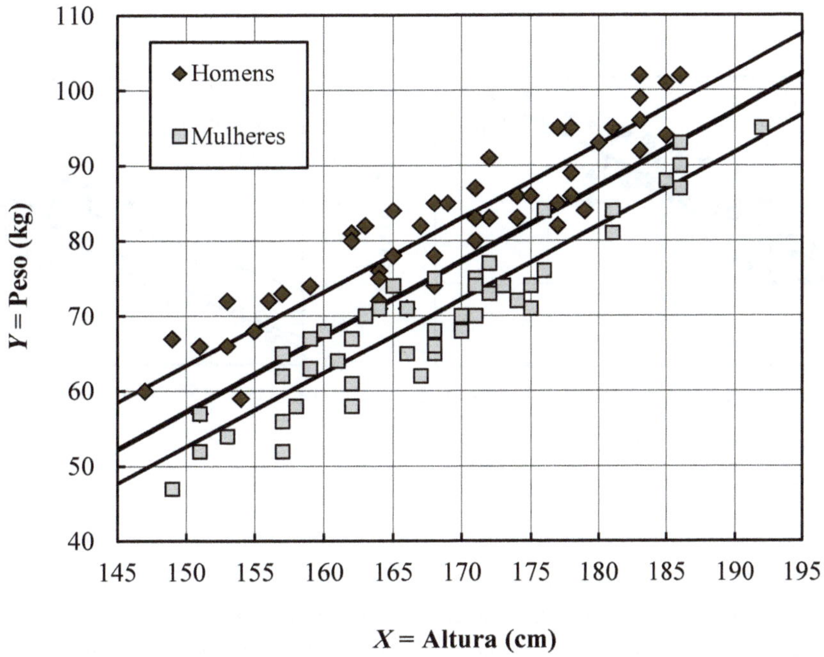

Figura 27.1 – Peso segundo altura e sexo (n = 100).

para os homens é dado por $\hat{Y} = 0{,}98X_1 - 83{,}6$. Muito importante observar que o coeficiente da variável altura (X_1) continua basicamente o mesmo da análise sem a variável "sexo" (afinal, 1,0 é muito próximo a 0,98). Uma conclusão, portanto, é que a incorporação da variável "sexo" melhorou a qualidade do ajuste linear (o R^2 aumentou de 69,6% para 89,0%), mas não alterou o efeito anteriormente observado da altura sobre o peso, não sugerindo confundimento. Além disso, o coeficiente de X_2 indica que os homens pesam em média 10,8 kg a mais que as mulheres. Altura e sexo, juntamente, explicam quase 90% da variabilidade da variável peso e, adicionalmente, não parecem interagir, já que as observações tanto para os homens quanto para as mulheres parecem ser bem ajustadas por retas paralelas. Em outras palavras, sugere-se que o efeito da altura sobre o peso é o mesmo para homens e para mulheres, ou, ainda, de maneira equivalente, o efeito do sexo sobre o peso é constante para qualquer altura – aqueles 10,8 kg registrados.

Considere agora outro conjunto de 100 indivíduos representados na **Figura 27.2A**, refletindo ainda a relação entre altura e peso. Pelo gráfico, percebe-se novamente uma relação linear entre as variáveis. A reta ajustada estima um efeito da altura sobre o peso de 1,37 (**Figura 27.2A**). Isto é, para cada centímetro a mais espera-se um aumento no peso de 1,37kg. Observa-se também um bom poder de explicação do modelo (R^2=78,5%). A **Figura 27.2B** introduz a variável "sexo" na análise. Observa-se que os homens são mais pesados e, agora, também mais altos que as mulheres, uma situação bem mais verossímil na realidade. Em função disso, parece que o efeito da altura pode ter sido superestimado. De fato, pelas inclinações das retas da **Figura 27.2B**, representando o efeito da altura, parece ter sido este o caso. Visualmente, quando as retas são específicas por sexo, a inclinação delas é menor. Assim, o modelo linear ajustado por idade e sexo fornece:

$$\hat{Y} = 0{,}98X_1 + 11{,}5X_2 - 95{,}5 \text{, com } R^2\text{=89,0\%.}$$

Pelo modelo linear estimado acima, constata-se que a incorporação da variável "sexo" corrigiu o efeito da variável altura sobre o peso. O aparente efeito esperado de 1,37kg por cada centímetro de aumento, "caiu" para 0,98, refletindo que parte do efeito da altura sobre o peso era devido ao sexo. Pela **Figura 27.2B**, também não parece haver interação entre sexo e altura, isto é, pelos valores observados o efeito da altura parece ser o mesmo tanto para homens quanto para mulheres, estimado agora – após a "correção" pela consideração da variável "sexo" – em aproximadamente 1kg para cada centímetro de aumento na altura. Outra maneira de dizer que não há interação entre a altura e o sexo é perceber que os homens são mais pesados que as mulheres em média 11,5 kg para qualquer altura considerada (as retas ajustadas, de novo, são aproximadamente paralelas). Do ponto de vista da análise estatística pelo modelo de regressão, a verificação da presença, ou não, de interação é sustentada na significância estatística de um novo coeficiente estimado, neste exemplo

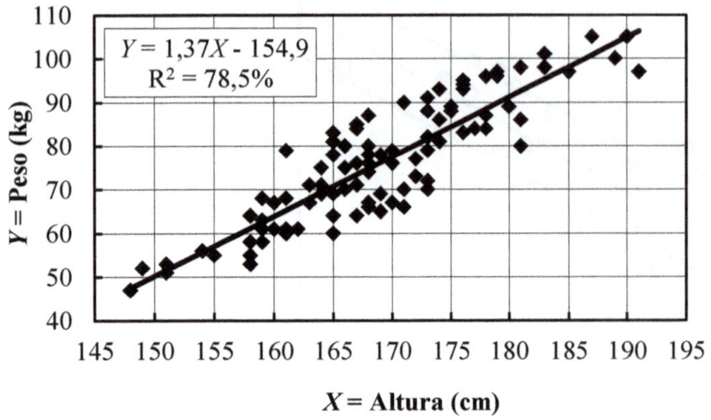

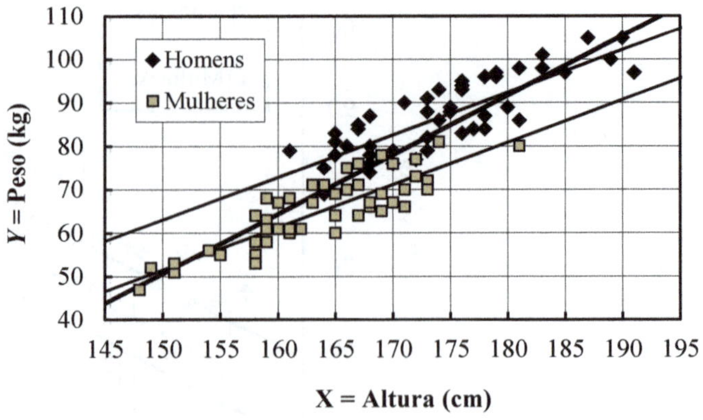

Figura 27.2 – **A**) Peso segundo altura (n = 100). **B**) Peso segundo altura e sexo (n = 100).

representando o termo de interação entre altura e sexo. Este termo de interação é construído por uma "nova variável", que é o produto entre altura e sexo (ou seja, a multiplicação entre os valores de X_1 e X_2). O exemplo a seguir desenvolve esta estratégia.

Considere agora um terceiro conjunto de 100 indivíduos representados na **Figura 27.3A**. Mais uma vez percebe-se uma relação linear entre peso e altura, sendo o efeito da altura estimado em 1,03. Ou seja, estima-se que para centímetro a mais na altura das pessoas, espera-se um aumento no peso delas de 1,03kg. Quando se incorpora a variável "sexo" (**Figura 27.3B**), uma nova característica aparece. Aquele efeito de 1,03 da altura, representado na reta do meio não parece adequado nem para os homens (seria subestimado, para este grupo), nem para as mulheres (superestimado, pois a inclinação da reta adequadamente estimada para elas é menor do que a global, a do meio). Portanto, o que se percebe, neste caso, é a presença de interação. Isto é, o efeito de uma das variáveis explicativas, a altura ou o sexo, depende da outra. Ajustar um modelo linear incorporando apenas a variável "sexo" não irá resolver este problema, já que é necessário alterar o coeficiente angular da reta, que é o efeito da altura. A solução é incorporar o termo de interação X_1X_2, ou seja, o produto das duas variáveis. Mais uma vez usando algum programa estatístico, o modelo ajustado é:

$\hat{Y} = 0{,}65X_1 - 136{,}9X_2 + 0{,}85X_1X_2 - 34{,}6$, com $R^2 = 87\%$.

Assim, para as mulheres, isto é, X_2=0, tem-se $\hat{Y}_M = 0{,}65X_1 - 34{,}6$. E, para os homens, isto é, quando X_2=1, $\hat{Y}_H = 1{,}5X_1 - 171{,}5$. Isto significa que a interação é representada por duas retas não paralelas. O efeito da altura depende do sexo, e vice-versa.

Vale chamar a atenção para a distinção, na prática, que os exemplos das **Figuras 27.2** e **27.3** sobre confundimento e interação, respectivamente, trazem. O coeficiente β_1=1,37, que sintetiza a associação bruta entre altura e peso, na realidade, quantifica erradamente essa relação devido ao confundimento. Homens e mulheres não eram grupos comparáveis imediatamente, pois apresentavam distribuições de altura diferentes, sendo os homens mais altos (o que não acontecia no primeiro exemplo, da **Figura 27.1**, e que não se observou confundimento). Após a correção, ou seja, após o ajuste pelo modelo quando as variáveis "altura" e "sexo" entraram simultaneamente na análise, o coeficiente foi corrigido para β_1=0,98, sendo este o efeito ajustado pelo sexo para a associação entre altura e peso, valendo tanto para homens quanto para mulheres.

Por outro lado, voltando para o exemplo da **Figura 27.3**, o coeficiente bruto β_1=1,03 não está "errado" quando analisamos todas as 100 pessoas sem considerar o sexo delas. Entretanto, este valor não tem "utilidade" em ser estimado e conhecido, pois, não surpreendentemente, não representa nem as mulheres (β_1= 0,65), nem os homens (β_1= 1,5), sendo apenas uma "média" entre dois grupos heterogêneos. Ou seja, a não identificação de uma verdadeira interação é, a nosso juízo, um dos maiores desafios da pesquisa epidemiológica e clínica, tanto de um ponto de vista teórico quanto prático, no momento da análise dos dados, com o agravante de ainda não ser percebido desta forma pela comunidade acadêmica.

Resumindo, a análise de regressão linear múltipla é um importante instrumento de análise de dados, que descreve uma variável numérica em função de várias covariáveis através de um modelo matemático (linear), permitindo ainda estudar os problemas de confusão e interação. Entretanto, como já dito, ao mesmo tempo em que esta formulação matemática é uma vantagem

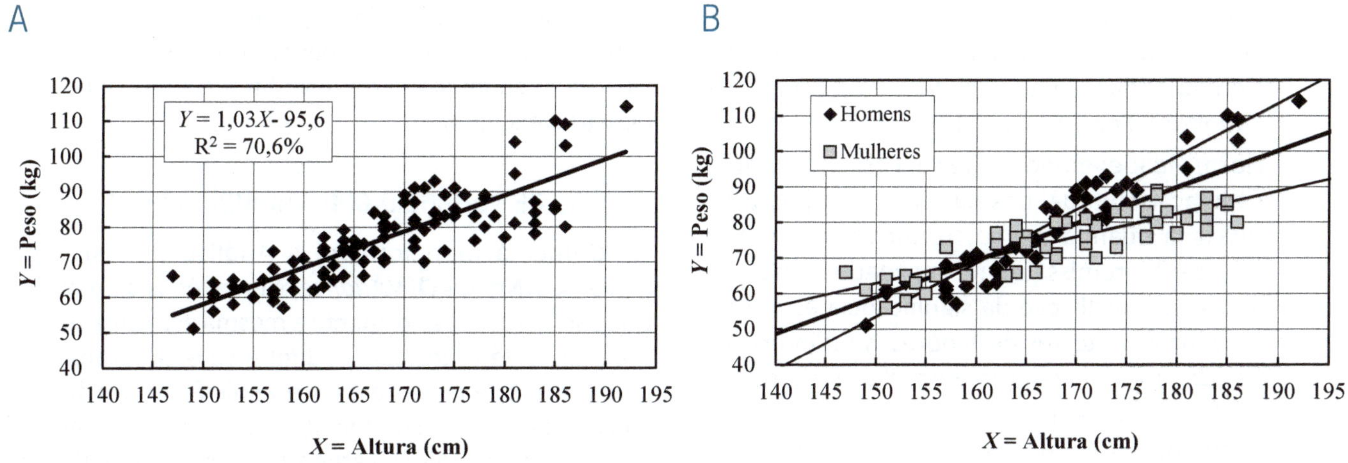

Figura 27.3 – **A**) Peso segundo altura (n = 100). **B**) Peso segundo altura e sexo (n = 100).

– principalmente quando comparada à estratificação – há que se considerar sempre a validade ou não do modelo especificado. Isto é, subjacente a uma análise de regressão linear há importantes premissas que, caso não sejam satisfeitas, podem comprometer as conclusões.

Os principais pressupostos da análise de regressão linear são:

- Linearidade: a premissa de linearidade entre a variável resposta (*Y*) e as explicativas (os *X*'s), aparentemente óbvia, precisa ser checada, pois o que é linear é o modelo imposto, e não as verdadeiras relações entre as variáveis estudadas, ou o fenômeno em si. Aliás, talvez seja esta a principal premissa a ser validada, pois na pesquisa biomédica, de forma geral e bem provavelmente, as relações não devem ser lineares e a imposição de um modelo linear enviesará as estimativas e levará a conclusões equivocadas. Por exemplo, se a relação entre uma variável independente (*X*) e a dependente (*Y*) tem a forma de um "J", como provavelmente acontece entre consumo de álcool e risco de doença coronariana, uma análise linear tende a não acusar a relação ou enfraquecê-la. Uma análise dos resíduos do modelo ajustado, discutido mais adiante, é uma estratégia bastante eficiente para a avaliação da linearidade;
- Homocedasticidade: este pressuposto diz que a variabilidade da variável resposta (*Y*) deve ser constante dentro dos níveis das covariáveis *X*'s. Retomando a **Figura 27.1** como exemplo, este parece ser o caso da variável "peso", pois sua variabilidade é aproximadamente igual para qualquer nível da variável "altura". Uma situação que violaria a premissa de homocedasticidade (detectando-se, assim, a presença de heterocedasticidade dos dados) poderia ser representada em um gráfico de dispersão XY através de uma nuvem de pontos em forma de "funil". Com apenas uma variável explicativa é possível verificar visualmente uma possível violação desta premissa. A consequência mais grave da heterocedasticidade é um viés nas precisões (erro-padrão) dos coeficientes estimados (os parâmetros betas), que pode, entretanto, ser corrigido com a introdução de pesos no processo de estimação. Mas os coeficientes de regressão são estimados sem viés. Alternativamente a uma estimação ponderada, a falta de homogeneidade pode ser resolvida por meio de uma transformação nos dados (no *Y* ou nos *X*'s), chamadas transformações estabilizadoras da variância. A raiz quadrada e o logaritmo da variável resposta (*Y*) são transformações estabilizadoras típicas, com a eventual vantagem de uma aproximação à premissa de normalidade (vista a seguir), quando a variável resposta apresenta uma distribuição assimétrica. Transformações matemáticas nas variáveis têm, contudo, o inconveniente de tornar a interpretação dos resultados menos "familiar" ao pesquisador, além de eventualmente não serem indicadas. Porém, havendo muitas variáveis na análise, talvez seja a melhor alternativa, pois, nestes casos, procedimentos não-paramétricos são ainda mais complexos ou não estão implementados nos programas estatísticos mais facilmente manuseáveis. Ou, alternativamente a essas transformações, pode ser mais indicado o uso de técnicas mais sofistica-

das que não dependem da distribuição dos dados, como as Equações de Estimação Generalizadas (GEE=*Generalized Estimation Equation*) (Feng et al., 2012)

- Normalidade: embora não seja essencial para a estimação pontual dos parâmetros e possa ser relaxada quando a amostra for razoavelmente grande, a premissa de normalidade torna conveniente a avaliação da significância estatística (por meio de testes de hipóteses ou intervalos de confiança) da relação entre *Y* e os *X*'s, refletida na reta de regressão linear. Como dito anteriormente, identificada uma forte violação da premissa de Normalidade, pode-se buscar uma aproximação por meio de transformações matemáticas em *Y*.
- Independência: o modelo de regressão pressupõe que haja independência entre as observações (Y_i), isto é, os resultados observados para as unidades de análise (os indivíduos, por exemplo) não devem ser correlacionados entre si. A violação desta premissa tem como principal consequência um viés na precisão das estimativas. Na pesquisa biomédica, este é um problema importante, pois são frequentes os estudos onde as unidades de análise se encontram "agrupadas" e guardam entre si uma correlação interna. Modelos de regressão mais sofisticados, chamados multiníveis ou hierárquicos, estão disponíveis e levam em consideração na sua estrutura a dependência das observações. Alternativamente, técnicas de estimação conhecidas como o GEE (*Generalized Estimation Equation*) podem ser usadas para considerar a dependência interna dos dados.

Generalizando, a formulação teórica de uma regressão linear múltipla pode então ser sintetizada no modelo abaixo:

$$Y_i = \beta_0 + \beta_1 X_{1i} + \beta_2 X_{2i} + \ldots + \beta_p X_{pi} + \varepsilon_i$$

onde, considerando as premissas do modelo, tem-se $\varepsilon_i \sim N(0;\sigma^2)$, que quer dizer que os erros são independentes e seguem uma distribuição normal com média zero e variância constante σ^2, e que é equivalente a dizer que as observações Y_i são independentes e seguem uma distribuição normal com média dada pela parte determinística do modelo ($\beta_0 + \beta_1 X_{1i} + \ldots + \beta_p X_{pi}$) e o desvio-padrão é constante e igual a σ (a letra grega sigma). Acrescente-se ainda que as *p* covariáveis *X*'s são admitidas fixadas (ou medidas sem erro) e podem, com as devidas adaptações, representar termos de interação ou variáveis *dummy*.

Análise de variância com múltiplos fatores

Como já mencionado, a Análise de Variância (ANOVA=***AN****alysis* ***O****f* ***VA****riance*) é uma técnica estatística que compartilha basicamente a mesma estrutura teórica da análise de regressão. A diferença está na maneira como o modelo estatístico é espicificado, a fim de considerar de forma matematicamente mais "atraente" a necessária condição categórica das covariáveis e na linearidade (ou não) da associação entre as variáveis explicativas *X´s* e desfecho *Y*. Assim, os aspectos teóricos, já vistos para o modelo de regressão, não serão agora explorados.

No ***Capítulo 26 – Associação Estatística em Epidemiologia: Análise Bivariada***, ilustrou-se a análise de variância com um único fator para a variável "tempo de vida", em dias, de 10 ratos sob três tipos de intervenção. Considere que esta intervenção se refere a três tipos de tumores "criados" pelo pesquisador, ou seja, o tipo do tumor é um fator com 3 níveis. Vamos estender este exemplo incorporando agora mais uma variável categórica também com 3 níveis. Considere que este experimento envolve mais um fator representando três tratamentos alternativos para os tumores criados. Se o experimento fosse realizado com 10 ratos para cada combinação de tumor-tratamento, seriam observados então os tempos de vida de 90 ratos, a partir da combinação dos três tipos de tumor (codificados como F_1-1, F_1-2 e F_1-3, sendo F_1 a representação para o fator 1) e dos três tipos de tratamento (fator 2, também em três níveis: F_2-1, F_2-2 e F_2-3). Uma análise de variância com dois fatores seria a técnica estatística adequada à análise deste estudo experimental, pois a variável desfecho é quantitativa contínua e os dois fatores são categóricos. A Figura 27.4 esquematiza as variáveis envolvidas na análise.

A Figura 27.5 apresenta graficamente os resultados deste exemplo informando os valores médios para cada um dos 9 grupos. Algumas informações já podem ser imediatamente extraídas: 1) parece que há efeito sobre o tempo de vida tanto devido ao tipo de tumor quanto ao tratamento; 2) o tratamento 1 (F_2-1) é o que apresenta, em média, os maiores tempos de vida; 3) em termos gerais, o tipo de tumor 2 (F_1-2) gera menores tempos de vida, mas é a combinação do tipo de tumor

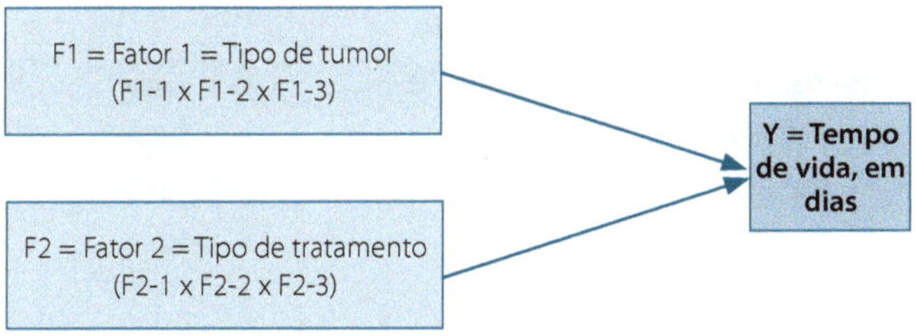

Figura 27.4 – Esquema para Análise de Variância com dois fatores para o tempo de vida em dias de ratos.

3 (F_1-3) com o tratamento 3 (F_2-3) que fornece menores médias. Este último resultado sugere que o efeito de um tipo de tratamento pode depender do efeito do tipo do tumor, e vice-versa, ou seja, sugere-se uma interação. Já se podia visualmente suspeitar desta interação pela falta de paralelismo entre as "curvas" (exatamente pela combinação citada). Se, por exemplo, o experimento fosse executado sem os 30 ratos submetidos ao tratamento 3 (F_2-3, linha cheia), não haveria nenhuma suspeita de interação, já que as "curvas" relativas aos tratamentos 1 e 2 (F_2-1 e F_2-2) são paralelas.

Contando com a ajuda de um programa estatístico, o SPSS neste caso, a Tabela 27.6 resume o resultado da modelagem ajustando os 4 modelos possíveis, ou seja, os dois modelos com cada um dos fatores apenas (ANOVA com um fator), o modelo com os dois fatores e o quarto modelo incluindo o único termo de interação possível neste caso, já que são apenas dois fatores sendo estudados. O modelo 4 da Tabela 27.6 pode ser considerado o "melhor", já que não só os termos do modelo são estatisticamente significativos – especialmente o termo de interação* –, como é o que apresenta o mais alto poder de explicação (R^2=52,5%).

A Tabela 27.7 detalha a Análise de Variância para este modelo. Como visto na Tabela 27.6 e já era prevista pela análise visual na Figura 27.7, a interação entre os fatores foi estatisticamente significativa. Os detalhes quantitativos da Tabela 27.7 foram apresentados apenas como ilustração de como uma ANOVA é processada até se chegar aos valores de p, que é a medida que se busca interpretar para avaliar a significância das associações.

Ainda com relação a este exemplo, como cada um dos fatores (o tipo de tumor e o tratamento) apresentam três níveis, é importante saber onde está a diferença. A Tabela 27.8 ilustra as comparações em pares para cada

* Vale observar que se o termo de interação for considerado estatisticamente significativo, uma eventual falta de significância em algum dos coeficientes dos fatores que compõem o termo de interação não é importante. Ou seja, se o termo de interação é significativo, todos os fatores que o compõem devem ser considerados e incorporados, mesmo que eventualmente um dos coeficientes dos termos principais não seja estatisticamente significativo.

Tabela 27.6 – Avaliação dos modelos de Análise de Variância para o tempo de vida, segundo o coeficiente de explicação (R^2) e as significâncias estatísticas

Modelos	R^2	Valores de "p"		
		F1	F2	F1.F2
1) Tipo de "tumor" (F_1)	10,0%	0,011		
2) Tratamento (F_2)	35,4%		< 0,001	
3) Tipo de "tumor" (F_1) + tratamento (F_2)	44,7%	0,001	< 0,001	
4) $F_1 + F_2 + F_1.F_2$ (interação)	52,5%	0,001	< 0,001	0,015

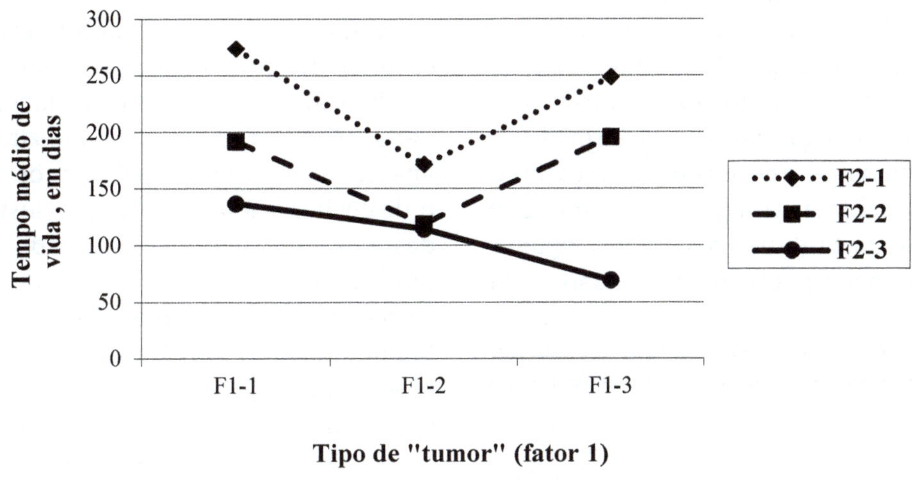

Figura 27.5 – Médias dos tempos de vida, em dias, segundo o tipo de tumor e tratamento. (n=90) 10 ratos para cada combinação de tipo de tumor (F1-1, F1-2 e F1-3) e tratamento (F2-1, F2-2 e F2-3).

Tabela 27.7 – Resultado da Análise de Variância com dois fatores para o tempo de vida

Fonte de variação	Soma de quadrados	Graus de liberdade	Quadrado médio	Estatística F	p-valor
F_1 = Tipo de "tumor"	63.903,9	2	31.951,9	8,1	0,001
F_2 = Tratamento	227.576,0	2	113.788,0	28,8	< 0,001
$F_1.F_2$ (interação)	52.073,4	4	13.018,4	3,3	0,015
Resíduo	324.052,7	82	3.951,9		
Total	**667.606,0**	**90**			

Nota: p-valor do teste de Levene para igualdade das variâncias = 0,425.

Tabela 27.8 – Médias dos tempos de vida estimadas e comparação entre os níveis dos fatores (tipo de tumor e tratamento) pelo teste de Tukey

Fatores e níveis		n	Grupos homogêneos*		
			1	2	3
Tipo de tumor	F_1-1	30		200,7	
	F_1-2	30	133,6		
	F_1-3	30	171,1	171,1	
Tratamento	F_2-1	30	233,1		
	F_2-2	30		168,9	
	F_2-3	30			106,7

*Diferenças não estatisticamente significativas representadas na mesma coluna

um dos fatores, por meio do teste de Tukey*. Com relação ao tratamento, os três tipos são diferentes. Isto é, as médias estimadas de 233,1 dias, 168,9 dias, e 106,7 são diferentes estatisticamente (os valores de p não estão apresentados na Tabela 27.8, mas foram todos menores que 5%). Quanto ao tipo de tumor, só se observa uma diferença estatisticamente significativa entre F_1-1 e F_1-2. Ou seja, a média de 171,1 dias para o terceiro tipo (F_1-3) não é estatisticamente diferente das médias 200,7 e 133,6, que são diferentes entre si.

Entretanto, a presença da interação dificulta um pouco estas comparações. Como só há dois fatores, pode-se construir alternativamente à ANOVA com dois fatores, uma ANOVA com apenas um fator, sendo este formado pelas combinações dos dois fatores, caracterizando uma única variável com nove níveis. Dispensando, para simplificar, a apresentação das etapas intermediárias (mas que seriam importantes e deveriam estar presentes), o Quadro 27.1 apresenta as comparações para os 36 pares possíveis**. A partir destes resultados, algumas comparações podem ser pouco úteis, enquanto que outras são bastante interessantes, pois dimensionam o efeito de certo tratamento, "controlado" pelo tipo de tumor. Por exemplo, a comparação entre G1 e G3 é interessante porque diz que, dada a presença do tipo de tumor 1 (F_1-1), o tratamento 1 (F_2-1) gera, em média, 136,7 dias de vida a mais que o tratamento 3 (F_2-3), sendo este resultado estatisticamente significativo (p<0,001). Por outro lado, a comparação entre G1 e G5, por exemplo, pode ser de pouco interesse, pois os grupos não compartilham nem o mesmo tipo de tumor nem o tratamento, de modo que a interpretação pode ter pouco sentido prático. Este exemplo deveria ser complementado pela validação das premissas da ANOVA.

Vale comentar que a transformação dos dois fatores, cada um deles com 3 níveis, em um único fator com 9 níveis, acabou gerando, na realidade, uma análise bivariada. Mas esta foi apenas uma alternativa para uma análise que envolvia 3 variáveis (os dois fatores e mais o desfecho, o tempo de vida). Nesse sentido, apesar deste exemplo já ser caracterizado como uma análise multivariada, apresenta apenas dois fatores, o que o torna bem mais simples do que muitas pesquisas biomédicas que envolvem uma análise de variância, especialmente em ambientes experimentais. Além disso, este exemplo apresenta como variável resposta o tempo até a ocorrência de um evento (a morte), cuja abordagem analítica mais apropriada seria, tipicamente, a "Análise de Sobrevida" (ver o ***Capítulo 28 – Análise de Sobrevida***).

* Ver mais detalhes sobre comparações múltiplas (ou testes *post hoc*) no ***Capítulo 26 – Associação Estatística em Epidemiologia Análise Bivariada***.

** Esta forma de apresentação de resultados como no Quadro 27.1, apesar de não ser muito convencional, é bastante informativa e simplificadora, pois apresenta simultaneamente as diferenças das médias e os valores de p de todas as comparações 2 a 2.

Quadro 27.1. Comparações em pares pelo teste de Tukey dos 9 grupos tumor-tratamento, após a ANOVA com um fator, expressando as diferenças das médias e as significâncias estatísticas

Grupos combinando tipos de tumor e tratamento	Grupos (tipos de tumor-tratamento)								
	G1	G2	G3	G4	G5	G6	G7	G8	G9
G1 = F1-1_F2-1		81,6	136,7	102,1	154,6	159,0	25,2	77,6	204,4
G2 = F1-1_F2-2	0,104		55,1	20,5	73,0	77,4	-56,4	-4,0	122,8
G3 = F1-1_F2-3	< 0,001	0,575		-34,7	17,9	22,3	-111,6	-59,1	67,7
G4 = F1-2_F2-1	0,019	0,999	0,954		52,5	57,0	-76,9	-24,5	102,3
G5 = F1-2_F2-2	< 0,001	0,204	0,999	0,670		4,4	-129,4	-77,0	49,8
G6 = F1-2_F2-3	< 0,001	0,146	0,997	0,567	1,000		-133,9	-81,5	45,4
G7 = F1-3_F2-1	0,993	0,543	0,005	0,178	0,001	< 0,001		52,4	179,2
G8 = F1-3_F2-2	0,144	1,000	0,478	0,995	0,151	0,105	0,640		126,8
G9 = F1-3_F2-3	< 0,001	0,001	0,295	0,018	0,701	0,795	< 0,001	0,001	

Notas: 1) O triângulo superior (azul claro) apresenta as diferenças estimadas e o inferior (cinza), suas significâncias estatísticas (p-valor); 2) Valores em negrito representam diferenças estatisticamente significativas

A utilização da ANOVA neste exemplo só coube por não se observar nenhuma censura, ou seja, todos os tempos até a morte de todos os ratos foram registrados. Adicionalmente, a distribuição do tempo de vida deve seguir aproximadamente um modelo normal (gaussiano), premissa muito importante da ANOVA, especialmente sob amostras pequenas. Assim, além do problema da censura, como usualmente as variáveis relacionadas ao tempo costumam ser assimétricas à direita, análises, tal como uma análise de sobrevida – quer seja não-paramétrica (Kaplan-Meyer), semi-paramétrica (o famoso modelo de Cox) ou paramétrica – são mais apropriadas que uma ANOVA para dados desta natureza.

Como último comentário, a ANOVA é uma técnica mais comumente utilizada em ambientes experimentais, onde os fatores de interesse estão sob o controle do investigador, como acontece nos ensaios aleatorizados ou nos estudos laboratoriais, quando o desfecho é uma variável numérica. Uma extensão da ANOVA com múltiplos fatores que torna a análise mais complexa acontece quando um (ou mais) dos fatores impõe uma dependência nas observações, caracterizando uma ANOVA para dados repetidos. No exemplo anterior, se pelo protocolo do estudo um mesmo rato fosse avaliado sob diferentes tratamentos, haveria dependência das observações, e isto deveria ser considerado na análise. É extremamente comum encontrarmos situações de pesquisa onde há dependência das observações. São exemplos clássicos: 1) a mesma unidade de análise seguida no tempo, como é o caso, por exemplo, de ensaios clínicos onde o mesmo paciente é avaliado regularmente após certa intervenção, caracterizando dados longitudinais; 2) mais de uma observação em uma mesma unidade de análise, como é o caso dos dois olhos de uma mesma pessoa; 3) unidades de análise que são subdivididas, sendo os fragmentos "tratados" de uma maneira diferente; 4) estudos do tipo *cross-over*, onde a mesma unidade experimenta os tratamentos alternativos. Portanto, para todos estes casos, há dependência interna para a variável resposta numérica, sendo teoricamente a técnica estatística mais indicada a ANOVA para dados repetidos. Com múltiplas variáveis, esse tipo de análise pode ser expandido, permitindo considerar simultaneamente tanto fatores que gerem observações dependentes (correlacionadas internamente) quanto independentes. Há muitos livros-textos dedicados a esta situação. Uma boa referência é TWISK (2003).

Regressão logística

Como visto, tanto a análise de regressão linear múltipla quanto a ANOVA estão envolvidas com uma única variável resposta numérica, que, teoricamente, pode assumir qualquer valor real entre menos infinito e mais infinito. Por outro lado, de forma geral, dois outros tipos de variável resposta são também de muito interesse na pesquisa biomédica. Uma delas se refere ao **tempo** decorrido até que aconteça algum evento, como o exemplo anterior. Como já dito, embora a variável "tempo" seja numérica, ela é estritamente positiva e, com frequência, assimétrica à direita. A teoria por trás deste tipo de variável resposta e formas matemáticas de modelagem estão muito bem desenvolvidas há muito tempo e constituem uma área à parte chamada Análise de Sobrevida. Basicamente, sua grande utilidade para a epidemiologia está no fato de tentar modelar um importante indicador epidemiológico que é a taxa de incidência de um determinado evento, ou seja, a "velocidade" com que acontecem novos casos deste evento por unidade de tempo, admitindo, inclusive, a possibilidade de "censuras". Técnicas conhecidas como Regressão de Poisson e Modelo de Cox são modelos matemáticos mais sofisticados que permitem estudar esta taxa em função de covariáveis, mas não serão exploradas neste livro. Na área da saúde, boas referências introdutórias são Tai e Machin (2014), Szklo e Nieto (2019) e Kleibaum et al. (1998).

Por outro lado, se no lugar do "tempo" o interesse está na ocorrência ou não de um determinado evento (vinculando-o, entretanto, a um tempo fixado), a variável resposta *Y* é dicotômica. E, como já mencionado em oportunidades anteriores, é conveniente a atribuição dos valores 0 e 1 a esta variável. A **Figura 27.6A** ilustra o que poderia ser observado para um caso hipotético entre idade e doença coronariana, inspirado a partir de um exemplo didático presente em Hosmer e Lemeshow (2000). Apesar do gráfico não ser o mais adequado, ainda é possível, a partir dele, se suspeitar da associação entre idade e doença coronariana, embora não fique clara uma eventual dependência funcional da doença em relação à idade. Perceba que, "em média", os doentes são mais velhos que os não-doentes. O ajuste de uma regressão linear, por exemplo, não seria indicado. Embora matematicamente viável, a reta de regressão estimaria valores impróprios para a variável resposta, isto é, valores menores que 0, entre 0 e 1 e, também, maiores que 1, já que apenas os valores 0 e 1 são possíveis.

Contudo, com os mesmos dados da **Figura 27.6A**, a **Figura 27.6B** apresenta um panorama mais conveniente da relação entre idade e a ocorrência da doença, após a categorização da idade e a apuração da proporção de doentes dentro de cada faixa etária. Pelo gráfico, parece razoável o ajuste de uma curva em forma de um "s" (sigmóide) suavizado, limitada entre 0 e 1 (pois uma proporção não pode ser inferior a zero, nem superior a 1). As **Figuras 27.6A** e **27.6B** sugerem, portanto, que nas situações que envolvem a análise de dados com resposta binária, algumas "modificações" podem ser

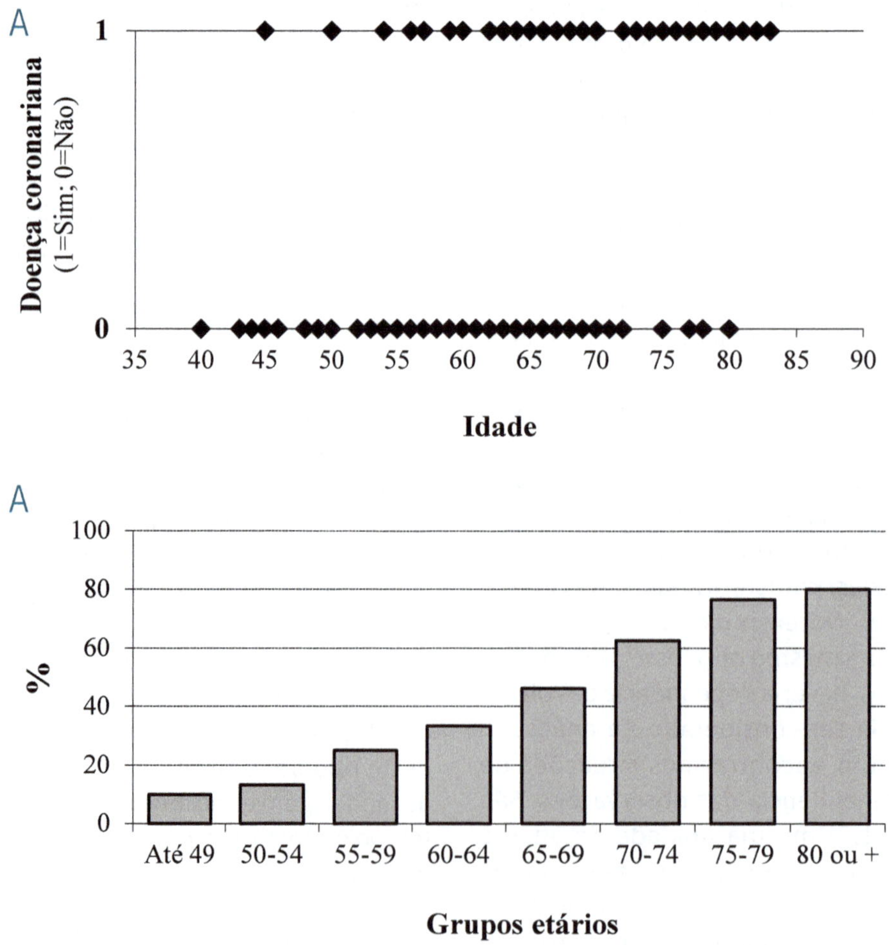

Figura 27.6 – **A)** Doença coronariana (1 = sim; 0 = não) segundo a idade (n = 100). **B)** Proporção de doença coronariana segundo grupos etários.

úteis, de modo a adequar a análise a um modelo teórico mais apropriado.

Para ilustrar como isto pode ser feito, suponha, portanto, que o interesse esteja na ocorrência de um evento dicotômico (óbito, recidiva, alta, doença, cura, etc). Do ponto de vista estatístico, o pesquisador poderia, indistintamente, estudar se este evento está presente em um dado momento (neste caso, modelando a prevalência) ou se ocorreria em um tempo futuro (estudando, neste caso, a incidência). A questão central de interesse é estudar se este evento está associado (é explicado ou é predito) a covariáveis observadas. Uma primeira modificação, estrutural, seria substituir a variável resposta dicotômica pela probabilidade do evento, genericamente designada doravante como risco (apesar de poder representar a prevalência ou a incidência do evento)*. Isto é, ao invés de estudar a ocorrência de um evento, transfere-se o interesse para a probabilidade deste evento, representada, simbolicamente, pelo parâmetro π (a letra grega "pi"). Com esta conveniente estratégia estatístico-epidemiológica, aquela resposta que era apenas **0 ou 1**, passa a assumir qualquer valor **entre 0 e 1**. Esta ideia (ou esta "transformação") já está implícita na passagem da Figura 27.6A para a Figura 27.6B.

Incorporada então esta mudança na variável resposta, as transformações seguintes são matemáticas. Assim, se agora, no lugar do risco (π), desloca-se a atenção para o parâmetro "chance" (*O=odds*), definido por $O = \pi / 1-\pi$ (ver o ***Capítulo 02 – Medidas de Frequência de Doenças, Agravos e Eventos Relacionados à Saúde***), o domínio de variação desta razão, ou seja, $\pi/(1-\pi)$, passa a ser de 0 a infinito. Se, por fim, toma-se o logaritmo desta mesma razão, pode-se demonstrar matematicamente que o novo domínio passa a ser, teoricamente, de menos infinito a mais infinito, tal como era necessário para uma análise de regressão. Assim, pode-se escrever um modelo para o parâmetro "risco" (ou, equivalentemente, para o parâmetro "*odds*"), conhecido como **Regressão Logística**, por meio da seguinte equação:

$$\ln(odds) = \ln\left(\frac{\pi}{1-\pi}\right) = \beta_0 + \beta_1 X_1 + \beta_2 X_2 + \ldots + \beta_p X_p \, ,$$

que, após algum algebrismo, é equivalente a

$$\pi = \frac{e^{\beta_0 + \sum_{i=1}^{p} \beta_i X_i}}{1 + e^{\beta_0 + \sum_{i=1}^{p} \beta_i X_i}} \, ,$$

onde *e* é uma constante igual a aproximadamente 2,718, representando a base dos logaritmos neperianos (naturais).

De posse do modelo logístico, tal como na análise de regressão linear, o pesquisador pode estudar os efeitos das diversas covariáveis envolvidas, corrigindo eventuais faltas de comparabilidade (confundimento) e considerando possíveis interações entre elas, incorporando termos de interação. Cada um dos β_i do modelo acima estaria representando o efeito da covariável X_i sobre a resposta dicotômica *Y*, controlado para todas as outras covariáveis. O que faz deste modelo particularmente atraente, além da possibilidade de ajuste de uma função curvilínea tal como sugerida pelos resultados da Figura 27.6B – a função logística é uma sigmóide –, é que e^{β_i} representa a razão de chances (*odds ratio*) da associação entre *Y* e X_i. No caso de X_i ser dicotômica, e^{β_i} estima a razão de chances entre *Y* e X_i tal como se estivéssemos construindo uma tabela de contingência 2x2.

Na década de 1980 se observou o início de um "boom" do modelo de regressão logística na literatura biomédica, provavelmente devido às conveniências de sua interpretação e à expansão dos programas computacionais. São inúmeras as referências sobre a regressão logística, não só com aplicações da técnica, como também de sugestões de quando usar e o quê relatar (Bagley *et al.*, 2001). Esta se tornou, portanto, a técnica padrão para se analisar um desfecho categórico, especialmente se ele for dicotômico, em função de diversas variáveis potencialmente associadas e/ou confundidoras, sendo usada indistintamente tanto para modelos explicativos como para modelos preditivos. O foco aqui será no modelo mais largamente utilizado, que é a regressão logística binária, cujo desfecho é dicotômico. A teoria e as ideias discutidas podem ser expandidas para os modelos de regressão logística multinomial ou ordinal, de acordo com o tipo da variável desfecho utilizada, nominal ou ordinal, respectivamente.

Como exemplo, considere que um pesquisador estava interessado em conhecer que fatores poderiam predizer a ocorrência de fibrose hepática (obtida a partir de biópsia) em pacientes obesos, classificados com graus diferentes de obesidade (leves, moderados ou graves). Diversas variáveis clínicas, numéricas e categóricas, foram inicialmente imaginadas como potenciais fatores associados. Para facilitar as interpretações, as

* É importante enfatizar que do ponto de vista matemático, prevalência e incidência, como proporções, são analisados estatisticamente exatamente da mesma maneira, mas em termos das suas respectivas interpretações epidemiológicas devemos reconhecer suas importantes diferenças. Esta questão é de extrema importância porque tem gerado muita confusão em todo o mundo!

variáveis numéricas foram dicotomizadas* a partir de pontos de corte que maximizavam a associação com a presença de fibrose. A partir de uma amostra de 114 pacientes, observou-se que a fibrose aconteceu em 57 (exatamente 50%) pacientes. Analisando pela regressão logística os dados deste exemplo, a Tabela 27.9 sintetiza os principais resultados após a ajuda de um programa estatístico. A Tabela 27.9 apresenta, além do modelo logístico múltiplo, os modelos univariados,** a fim de comparar os efeitos brutos e ajustados das covariáveis. As categorias de referência de cada variável foram omitidas da tabela. Caso fosse a opção *do pesquisador explicitá-las*, deveria registrar o valor "1" nas colunas das razões de chance (OR_b e OR_{aj}) e "0" nos coeficientes (β_i). Como os valores de OR são imediatamente obtidos a partir dos coeficientes β_i ($OR = e^{\beta_i}$), normalmente se omitem os valores de β_i da tabela, dando preferência a interpretação das razões de chance.

Na Tabela 27.9, vê-se pelos modelos logísticos univariados que todas as variáveis apresentaram uma associação estatisticamente significativa com a fibrose. Entretanto, no modelo multivariado, apenas Diabetes, IMC e HDL mantiveram-se estatisticamente significativas, sugerindo que os potenciais "efeitos" das outras estariam contemplados ou "confundidos" por estas. Comparando as medidas brutas com as ajustadas para as três variáveis mantidas no modelo, não se observam potenciais confundimentos devido à exclusão das outras variáveis.

Este exemplo de aplicação se refere mais a um modelo preditivo, de modo que a opção pela seleção do modelo final por uma estratégia automática, valorizando apenas as significâncias estatísticas das variáveis não seria condenável (ver sobre seleção de variáveis mais a frente). Por outro lado, caso o interesse fosse na explicação da fibrose, buscando-se identificar, por exemplo, fatores de risco, uma abordagem mais elaborada para a seleção das variáveis com base em um modelo teórico (não estatístico) seria indicada e desejável. Esse é outro ponto de extrema importância para aqueles que "modelam" dados em saúde, particularmente quando se buscam relações de causa e efeito. Em síntese, a mensagem é que se existe algum conhecimento sobre o fenômeno sendo estudado já disponível e traduzido em variáveis potencialmente observáveis, é este conhecimento que deve pautar a análise dos dados segundo os modelos estatísticos, e não o contrário.

Voltando ao exemplo, antes de ser considerado o modelo final, algumas interações entre as covariáveis poderiam ser verificadas***. Observa-se, entretanto, que a regressão logística avalia interações multiplicativas. Como são apenas três variáveis, foram verificadas estatisticamente todas as interações de segunda ordem possíveis (em um total de três). Apenas a interação entre diabetes e colesterol HDL mostrou-se estatisticamente significativa. Ou seja, o "efeito" do diabetes sobre o desenvolvimento de fibrose não sugere ser comum às duas categorias de HDL consideradas. O mesmo

* A estratégia de categorizar variáveis numéricas – especialmente a dicotomização – não é necessária e eventualmente até não recomendável (Royston et al, 2006), embora facilite as interpretações. Há várias maneiras de categorizar uma variável numérica (ver o ***Capítulo 20 – Análise Exploratória de Dados***). A estratégia utilizada neste exemplo foi por meio da curva ROC, buscando um ponto de corte que maximizasse a sensibilidade e a especificidade (ver o ***Capítulo 23 – Testes Diagnósticos***).

** Na realidade, a análise é bivariada, pois há duas variáveis envolvidas (o Y e cada um dos X_i). O termo "univariado", entretanto, consolidou-se na prática por dimensionar o efeito "isolado" de cada covariável.

*** Na realidade, em princípio, a busca por possíveis interações não deve se limitar às variáveis que se mostraram estatisticamente associadas, e sim estar condicionadas ao modelo teórico que deve preceder a modelagem.

Tabela 27.9 – Análise logística para fibrose, segundo as características associadas inicialmente

Características	Modelos logísticos para fibrose					
	Univariados			Múltiplo*		
	β_i	OR_b**	p-valor	β_i	OR_{aj}***	p-valor
Sexo masculino	0,932	2,54	0,036			
Diabetes tipo 2	1,877	6,54	0,001	1,991	7,32	0,001
Glicose > 97	1,427	4,17	0,001			
IMC > 39	1,494	4,46	< 0,001	1,481	4,40	0,001
HDL-col < 44,5	1,205	3,34	0,003	1,205	3,34	0,008
AST/ALT > 0,88	-0,946	0,39	0,020			

*obtido por "stepwise forward", mantendo-se as variáveis estatisticamente significativas
**OR_b = Razão de chances (Odds Ratio) bruta ou não-ajustada = e^{β}
***OR_{aj} = Razão de chances ajustada = e^{β}

Tabela 27.10 – Modelo logístico para fibrose

Variáveis associadas	Estatísticas		
	Coeficiente	OR (IC95%)	p-valor
Termos principais			
❑ Diabetes	3,027	20,63 (3,85-110,64)	< 0,001
❑ HDL-col < 44,5	1,650	5,21 (1,92-14,14)	0,001
❑ IMC > 39	1,482	4,40 (1,77-10,93)	0,001
Termo de interação			
Diabetes * HDL-col	-2,433	0,088 (0,009-0,862)	0,037

Nota: intercepto = -1,748

raciocínio vale para o colesterol HDL, isto é, o seu "efeito" sobre a fibrose parece depender se o paciente é diabético ou não. Para a variável que não apresentou interação (IMC>39kg/m²), pode-se dizer que os "efeitos" são constantes para todos os níveis das outras variáveis. Ou seja, não há "evidências" estatísticas que o "efeito" sobre a fibrose de ser mais obeso seja diferente se o paciente é diabético ou não, ou apresente níveis altos ou baixos de colesterol HDL. A Tabela 27.10 sintetiza o modelo ajustado e é o que tipicamente se apresenta como resultado final de um modelo estatístico.

Um resultado adicional de uma regressão logística, porém não convencional, que pode ser prontamente obtido a partir dos coeficientes apresentados na Tabela 27.10, *é a estimação d*as "probabilidades" (na realidade, as frequ*ência*s relativas esperadas, associando-se mais às prevalências) de fibrose. Pelo modelo logístico ajustado, obtém-se a seguinte expressão:

$$\hat{\pi} = \Pr(Y = 1 \mid X) = \frac{e^{-1,748+3,027X_1+1,650X_2+1,482X_3-2,433X_1X_2}}{1+e^{-1,748+3,027X_1+1,650X_2+1,482X_3-2,433X_1X_2}},$$

onde as variáveis dicotômicas X_1, X_2 e X_3, todas codificadas como 0 ou 1, estão representando, respectivamente, "diabetes", "HDL-col < 44,5" e "IMC > 39". Uma maneira bastante conveniente para expressar estas "probabilidades" estimadas pode ser visualizada na Tabela 27.11. Os resultados deste quadro expressam simplesmente a conta executada a partir da expressão anterior. A interpretação destes resultados parece fácil e imediata, permitindo muitos comentários e discussão. Por exemplo, a proporção estmiada de fibrose em pacientes obesos, com IMC > 39, com diabetes e HDL > 44,5 é de 94,1%.

Ainda nesta Tabela 27.11, foram adicionados os tamanhos amostrais das diversas combinações possíveis das covariáveis, a fim de ilustrar o "poder" dos modelos estatísticos e uma diferença fundamental entre a análise estratificada e o modelo logístico. Como neste exemplo só há variáveis categóricas (na realidade, as variáveis IMC e HDL foram categorizadas), a opção poderia ser,

Tabela 27.11 – Valores preditivos para fibrose segundo modelo logístico multivariado (n = 114)

Diabetes tipo 2	IMC	HDL - col	
		> 44,5	< 44,5
Presente	< 39	78,2% (n=7)	62,1% (n=6)
	> 39	94,1% (n=8)	87,9% (n=6)
Ausente	< 39	14,8% (n=35)	47,5% (n=16)
	> 39	43,4% (n=18)	80,0% (n=18)

Notas: 1) incluído o termo de interação estatisticamente significativo diabetes*HDL-col; 2) Proporção geral de fibrose na amostra = 50%

pelo menos teoricamente, por uma análise estratificada. Entretanto, o tamanho amostral é de apenas 114 pacientes e, como pode ser percebido nesta Tabela, há combinações com poucas unidades de análise, o que praticamente inviabilizaria *a análise estratificada*. O modelo logístico, por outro lado, parece não se "importar" com esta limitação, estimando as "probabilidades" para fibrose para todos os 8 estratos. Isto aconteceria, inclusive, se algum desses estratos apresentasse frequ*ência igual a 0!* Deve ficar claro, portanto, que esta aparente vantagem dos modelos confia em estruturas matemáticas previamente especificadas que, em muitos casos, sequer poderiam ser bem checadas, pela mesma razão que inviabilizara a análise estratificada.

Logo, as conclusões extraídas de estudos que usam modelos estatísticos em amostras pequenas devem ser feitas com bastante cuidado. Nesse sentido, um momento fundamental em qualquer análise de dados, antes das conclusões do estudo, é a validação dos pressupostos inicialmente feitos, executando um "diagnóstico" de eventuais violações. Vale dizer que nem sempre os pressupostos poderão ser validados satisfatoriamente com os dados disponíveis, de modo que o pesquisador poderá se valer, com as devidas ressalvas, também de informações ou teorias externas aos dados, a fim de tornar suas conclusões mais convincentes. É claro que todo este processo (pressupostos, dados, teoria, discussão, conclusão) deve estar explicitado, expondo-o às críticas necessárias a um bom desenvolvimento do conhecimento científico.

Diagnóstico

De forma geral, em qualquer análise estatística que envolva muitas variáveis ou a necessidade de "ajustes" ou "controles", pode-se esperar a imposição de alguns pressupostos, que precisariam ser posteriormente validados. Como já mencionado, mesmo em uma análise estratificada – quando se deseja ajustar a associação entre duas variáveis categóricas a partir de outras categóricas –, pressupõe-se a homogeneidade das associações dentro das categorias (ou combinações) das variáveis usadas como controle. Na análise estratificada, entretanto, não se impõe nenhum modelo matemático, de modo que há menos riscos de importantes violações. Esta análise apresenta, ainda, a vantagem relativa de tornar explícita a inviabilidade de qualquer análise multivariada quando há poucas observações. Nesse sentido, o diagnóstico de eventuais problemas em uma análise estratificada costuma ser mais fácil.

Mais especificamente com relação aos modelos, pode-se, didaticamente, dividir o seu processo de diagnóstico em duas grandes partes. Em uma primeira, tenta-se avaliar o "poder" geral de ajuste do modelo através de medidas-síntese. Na análise de regressão e na ANOVA, por exemplo, o coeficiente de explicação (R^2) funciona como uma boa medida do grau de ajuste geral do modelo. Lembrando, este coeficiente dimensiona a proporção da variabilidade da variável resposta *Y* que é explicada pelas covariáveis *X*'s. Assim, quanto mais próximo de 1 (ou 100%), melhor o ajuste. Valores baixos sinalizam, portanto, que o modelo não é muito bom, mesmo que haja variáveis estatisticamente significativas. Entretanto, apesar de útil e importante, este coeficiente não é suficiente para o diagnóstico do modelo, sendo incapaz de perceber eventuais violações dos pressupostos do modelo.

A Figura 27.7, reproduzida a partir de Anscombe (1973), ilustra quatro padrões distintos de dados em uma regressão linear simples, todos, entretanto, apresentando o mesmo coeficiente de explicação (e relativamente bem alto, considerando-se que apenas uma covariável está presente). À exceção do gráfico (A), todos os outros três da Figura 27.7 apresentam algum problema, que, inequivocamente, levariam a conclusões erradas, caso os dados fossem analisados por uma regressão linear. No gráfico (B), percebe-se a violação da premissa de linearidade, com claras e desastrosas consequências para as conclusões do estudo. Nos gráficos (C) e (D), por outro lado, identificam-se – para fins didáticos de maneira um pouco exagerada, entretanto – situações frequentes e potencialmente perigosas na pesquisa biomédica. Grosso modo, são situações onde as conclusões são praticamente determinadas a partir de uma única unidade de análise (um único paciente, por exemplo), caracterizando os chamados "pontos influentes". É claro que, em uma análise estatística, não pode haver um único elemento responsável pelas conclusões – que se propunham ser gerais desde o início do estudo, pois não fora planejado um estudo de caso(s). Em outras palavras, a inclusão ou não de cada particular unidade de análise não pode ser absolutamente determinante para as inferências e as conclusões do estudo.

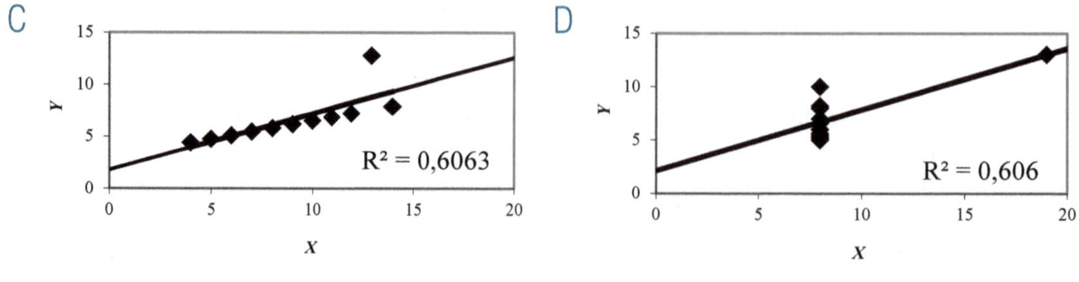

Figura 27.7 – Exemplo de 4 situações com padrões de dados distintos em uma análise de regressão linear com o mesmo coeficiente de explicação

Mais tipicamente, a Figura 27.7C ilustra a presença de um *outlier* (valor estranho ou discrepante), isto é, uma observação com um alto resíduo observado. O resíduo é definido como a diferença, para cada unidade de análise, entre o valor observado (Y_i) e o ajustado ou predito ($\hat{Y}_i$, aquela parte previsível do modelo). Uma maneira de se caracterizar um resíduo alto é através do resíduo padronizado, que é o resíduo observado dividido pelo seu desvio-padrão. O desvio-padrão pode ser estimado por

$$s = \sqrt{\frac{\sum_{i=1}^{n} (Y_i - \hat{Y}_i)^2}{n - p - 1}},$$

onde p é o número de covariáveis. De forma geral, valores do resíduo padronizado maiores, em módulo, que 2, já poderiam ser considerados como altos.

Já pela Figura 27.7D, o ponto que também influencia drasticamente a análise global não é um *outlier*, isto é, não tem um resíduo alto. Na realidade, neste caso, o resíduo foi praticamente zero. Este ponto é tão dominante na análise que qualquer que fosse o valor de Y observado, mas mantendo o valor de X, o resíduo seria zero e a reta teria a inclinação (o efeito de X sobre Y) determinada por ele. Qualquer ponto com esta característica de mudar os resultados da análise como um todo é conhecido como "ponto de alavanca". Assim, para cada unidade, pode-se dispor de seu resíduo e também de uma medida de influência, que pode ser, por exemplo, a variação (a diferença) do coeficiente angular β, com e sem a unidade considerada. Um mesmo ponto pode ser *outlier* e de alavanca, ou apresentar apenas uma destas duas características. Ou ainda, o que seria ideal para a análise, não ser nem uma coisa nem outra. Dependendo do caso, a identificação de *outliers* e/ou de pontos de alavanca podem sugerir a exclusão da unidade, mudanças na técnica de análise ou transformações nas variáveis. Transformações matemáticas, como um logaritmo, ou estruturais como, por exemplo, a categorização de uma variável numérica, são muito frequentes e, eventualmente, necessárias.

Pode-se dizer que a segunda parte de um diagnóstico em regressão consiste na análise dos resíduos do modelo ajustado, que permite, além da identificação de valores discrepantes, a checagem de possíveis violações dos pressupostos do modelo de regressão linear. Segundo estes pressupostos, os resíduos devem ser independentes e apresentar distribuição Normal com média zero e variância constante (a premissa de homocedasticidade). Basicamente, a análise dos resíduos é gráfica, construindo-se diagramas de dispersão (XY), onde nas ordenadas (Y) aparecem os resíduos, normalmente padronizados, e na abscissa (X) aparecem, preferencialmente, os valores ajustados $\hat{Y}_i$ ou cada uma das covariáveis X_i.

Como exemplo, a Figura 27.8 apresenta quatro situações típicas quando se plotam os resíduos padronizados contra uma covariável X_i. A Figura 27.8A caracteriza uma análise sem suspeitas de qualquer violação. No gráfico (B), percebe-se claramente a violação da premissa de linearidade (compare as Figuras 27.7B e 27.8B). Na Figura 27.8C detecta-se um *outlier*, pois há uma unidade com resíduo padronizado de quase 3. A Figura 27.8D ilustra heterocedasticidade, isto é, a variabilidade dos resíduos não é constante para a covariável X_i. Embora haja testes estatísticos específicos tais como o teste de Shapiro-Wilk ou o teste de Kolmogorov-Smirnov, a premissa de normalidade também pode ser verificada graficamente. A maneira mais simples seria a construção do histograma dos resíduos e de forma mais apropriada a construção de um gráfico conhecido como Q-Q plot, que permite comparar os quantis dos resíduos com os quantis de uma distribuição normal teórica.

A estratégia acima para checagem de possíveis violações das premissas de um modelo é bastante apropriada à análise de regressão linear. No caso de uma regressão logística, como o desfecho é dicotômico, a validação do modelo é diferente e um pouco mais difícil. Grosso modo, também se baseia em resíduos. Supondo apenas covariáveis categóricas, o resíduo agora é a "diferença" entre a probabilidade estimada pelo modelo para certa combinação das categorias das covariáveis e a frequência relativa observada para aquela combinação. Revendo a Tabela 27.11, se as probabilidades lá estimadas fossem "próximas" às proporções de casos de fibrose efetivamente observados para as sub-amostras retratadas nas combinações das covariáveis, então o modelo logístico teria apresentado um bom ajuste. Lembre-se, entretanto, da dificuldade deste diagnóstico quando há poucas unidades observadas em algumas daquelas caselas (os estratos ou as combinações das categorias das três variáveis). Por exemplo, observa-se pela Tabela 27.11 que em metade das oito combinações possíveis a partir das variáveis dicotômicas consideradas, o tamanho amostral foi inferior a dez unidades, de modo que a validação do modelo ajustado não seria muito confiável.

Em termos globais, a validação do modelo logístico também poderia ser realizada por um "R^2", sendo que, neste caso, sua definição é um pouco diferente, baseada em diferenças de verossimilhanças dos modelos ajustado e nulo. Entretanto, não só o tema é mais complexo, como há uma discussão na literatura sobre a sua adequação como medida-síntese de ajuste para o modelo

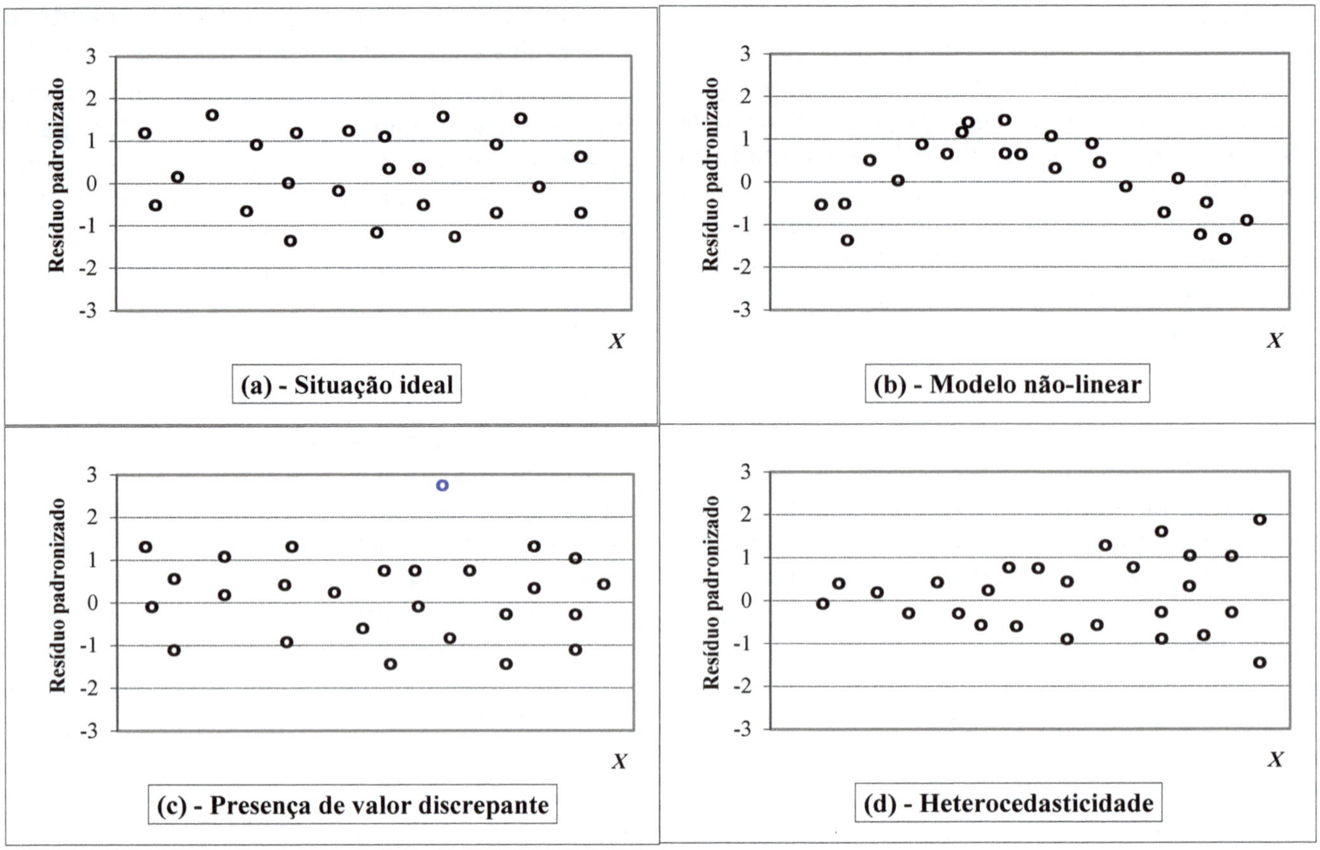

Figura 27.8 – Exemplos de padrões de resíduos em uma análise de regressão.

logístico. Nesse sentido, o leitor mais interessado pode consultar Hosmer e Lemeshow (2000) para uma discussão detalhada e bem feita sobre o diagnóstico na regressão logística, onde poderá encontrar um teste global alternativo ao "R^2", atribuído aos mesmos autores, e disponível nos principais pacotes estatísticos. Em linhas gerais, a estatística de Hosmer-Lemeshow compara as "probabilidades" preditas pelo modelo com frequências relativas observadas, sendo que valores de p grandes não indicariam um mal ajuste do modelo aos dados.

Ainda com relação à regressão logística, um ponto que merece atenção é quando há uma covariável contínua (numérica) na análise. Neste caso, além de um pequeno inconveniente na interpretação, há que se checar a premissa de linearidade nos "riscos". Isto é, suponha que se esteja estudando fatores de risco para doença coronariana por meio de um modelo logístico, onde a idade seria uma das covariáveis de interesse. Deixar na análise a variável "idade" tal como ela é, ou seja, numérica, implica em aceitar (ou checar posteriormente), por exemplo, que o "risco" adicional de doença coronariana para uma variação na idade de 20 para 30 anos, é igual para uma variação de 60 para 70 anos. Como em alguns casos esta premissa para as variáveis numéricas pode não ser razoável, opta-se frequentemente por categorizá-las, principalmente se o tamanho da amostra não for um impedimento. Além disso, o pequeno inconveniente citado refere-se a uma aparente falta de efeito da covariável numérica, devido ao provável valor baixo do coeficiente por se referir à variação de apenas 1 unidade da covariável. Isto é, se a covariável numérica for a idade em anos, por exemplo, é provável que a variação de apenas 1 ano implique em um pequeno "efeito". Isto pode ser contornado estimando-se a medida de associação (a razão e chances) considerando-se uma variação, por exemplo, de 10 anos. Assim, ao invés de se estimar a razão de chances para uma variação de uma unidade (1 ano), isto é, e^{β_i}, estima-se para uma variação de 10 unidades como $e^{10.\beta_i}$.

Existem ainda problemas numéricos que podem fazer com que a análise dos dados inviabilize conclusões consistentes. Na regressão logística, o problema já sinalizado de "caselas" com frequência zero e uma característica dos dados conhecida como "separação completa" representam situações onde é comum, por exemplo, se decidir equivocadamente que determinada covariável (ou termo de interação) não é importante. "Separação completa" aconteceria, por exemplo, se todos os indivíduos com doença coronariana tivessem mais de 50 anos, e os não-doentes tivessem (também todos) até 49 anos. Ou seja, não haveria "intersecção" entre idade e doença. Apesar da clara associação existente entre idade e doença, o modelo de regressão logística tenderia a não reconhecê-la. Uma maneira de reconhecer que há algum problema numérico, tipicamente por conta de "separação completa", "caselas" iguais a zero ou colinearidade, é observar os valores estimados para os **erros-padrão** dos coeficientes do modelo. Quando estes se apresentam absurdamente altos, é sinal de algum problema. Neste sentido, no início da análise, antes de qualquer modelo, uma caracterização das variáveis sob estudo através de estatísticas descritivas convenientes e tabelas cruzadas – ou seja, uma análise exploratória dos dados (***Capítulo 20 – Análise Exploratória de Dados***) – permitiria a previsão e a prevenção de problemas futuros na modelagem.

Outro problema frequente, que apresenta basicamente a mesma consequência na modelagem, isto é, erros-padrão elevados, comprometendo, portanto, as conclusões do estudo, é a colinearidade, caracterizada como uma "excessiva" relação entre as covariáveis. Em qualquer estudo, é de se esperar alguma correlação entre as covariáveis. Mas se esta correlação for muito grande significa que praticamente toda a informação de uma variável já deve estar considerada na outra, de modo que a inclusão no modelo das duas implicará em problemas numéricos. Por exemplo, colesterol total, HDL e LDL são variáveis forte e linearmente relacionadas, de modo que a inclusão das três em um modelo linear para explicar certo desfecho poderia não acusá-las como estatisticamente associados ao desfecho, mesmo que ao menos uma delas fosse. Novamente, e de maneira equivalente, a análise exploratória dos dados é um importante momento para reflexão sobre possíveis colinearidades, estimulando o pesquisador a pensar previamente no que fazer no momento da modelagem.

Na hipótese do pesquisador dispor de uma amostra "grande", uma maneira bastante interessante de validação empírica e externa de seu modelo multivariado é através de uma subdivisão de seu banco de dados. O modelo é ajustado com uma parte da amostra, digamos uns 75%, e a outra é usada como "validação" dos resultados. Porém, a necessidade de amostras grandes acaba sendo frequentemente um requisito impeditivo desta estratégia.

Não há exagero em enfatizar a importância de se fazer "diagnósticos" de modelos ajustados. É curioso e preocupante se observar a ausência de qualquer referência a esta questão na grande maioria dos trabalhos científicos usando modelos multivariados publicados em periódicos de renome internacional. É provável que esta ausência se explique, pelo menos parcialmente, pelo espaço que os periódicos dispensam aos artigos científicos. Entretanto, além do desconhecimento de grande parte dos pesquisadores, a dificuldade metodológica adicional de um diagnóstico – e, ainda por cima, com a possibilidade de resultados que frustrem toda a análise –, devem também contribuir para a referida ausência. Uma solução paliativa seria a realização de toda a validação do modelo e apenas a comunicação da sua conclusão final nos artigos, sem, entretanto, a apresentação dos resultados (tabelas e/ou gráficos) desta validação. Surgiria, por outro lado, um problema de credibilidade e confiança. Por outro lado, embora lamentavelmente a impostura científica seja uma realidade reconhecida e divulgada (Pracontal, 2004), qualquer pré-julgamento seria também uma injustiça. Atualmente, por outro lado, como praticamente todos os artigos estão disponíveis eletronicamente, a validação dos modelos poderia estar em arquivos em apêndice ou resultados suplementares.

No caso de uma regressão linear, uma opção intermediária que ocuparia pouco espaço, seria a construção do gráfico dos resíduos padronizados versus os valores estimados $\hat{Y}_i$. Como sugerido por Karakostas (2004), além da interpretação visual, o cruzamento destas duas variáveis poderia fornecer evidências "estatísticas" da violação das hipóteses de homocedasticidade e linearidade. Karakostas (2004) propõe que os valores ajustados $\hat{Y}_i$ sejam categorizados (pelos quartis, por exemplo) e se realize com os resíduos os testes de Levene e a ANOVA (com um fator, isto é, $\hat{Y}_i$ categorizado) para se detectar, respectivamente, heterocedasticidade e falta de linearidade. Isto é, por hipótese, entre as categorias criadas a partir de $\hat{Y}_i$, os resíduos devem ser, em média, iguais, além de apresentarem a mesma variabilidade. A ANOVA e o teste de Levene estariam testando estatisticamente estas hipóteses.

Seleção de variáveis

Uma questão muito importante associada a qualquer análise múltipla diz respeito ao processo de seleção das variáveis que entrarão no modelo final. Não há a maneira dita "a mais correta". Entre as alternativas estatísticas possíveis, a decisão deve ser tomada principalmente considerando-se o conhecimento que se tem sobre o fenômeno estudado, além de questões operacionais como o tamanho da amostra e a própria estrutura dos dados (tipo da variável, colinearidade, frequências etc). A seleção de variáveis é importante porque, com frequência e principalmente em estudos observacionais, o fenômeno costuma ser complexo, obrigando o investigador a levantar muitas informações *a priori* para, no momento da análise, encontrar um modelo que o descreva sucinta e satisfatoriamente. Por outro lado, a questão é delicada porque a necessidade de identificar padrões, detectar e corrigir confundimentos, considerar interações, validar pressupostos etc, deve ser feita à luz tanto de limitações operacionais quanto teóricas, que são muito mais comuns de se encontrar na prática do que seria desejado. Nesse sentido, a seleção de variáveis é um processo que exige do pesquisador, além de um sólido conhecimento teórico sobre o fenômeno estudado, uma boa experiência em análise de dados.

O critério para seleção de covariáveis tem sido, basicamente, estatístico. Entretanto, hoje se reconhece a insuficiência e os riscos desta estratégia, se a intenção é estabelecer relações causais. Nesse sentido, e resumidamente, se a proposta for mais explicativa, a seleção das covariáveis deve ser norteada por um modelo teórico considerando-se a plausibilidade das associações e identificando-se, à luz do conhecimento disponível, potenciais confundidores e modificadores de efeito. Se, por outro lado, a proposta for preditiva, a lógica estatística pode prevalecer, quer sejam adotados algoritmos automáticos ou não.

Em termos operacionais, portanto, dispondo-se de um conjunto de dados consistindo de *n* elementos e *k* covariáveis selecionadas e mensuradas de acordo com os interesses e as hipóteses da pesquisa, além de mais uma variável resposta, as principais opções para uma subseleção destas *k* covariáveis, resumidamente e com algumas adaptações, são:

- Seleção "para frente" (*forward selection*): este parece ser o processo mais frequentemente utilizado. Normalmente, começa com uma análise univariada entre cada um dos *k* fatores e a variável resposta. Aqueles julgados importantes (clínica ou estatisticamente) são levados para o modelo multivariado. Como dito, historicamente, a opção era apenas estatística, com um critério de significância de 5% na análise univariada. Posteriormente, se percebeu que este processo era muito exigente, o que levou a um critério mais relaxado de significância estatística (algo em torno de 25%), além da flexibilidade de "insistir" em variáveis clínica ou epidemiologicamente relevantes, mesmo sem significância estatística. No momento da modelagem, as variáveis subselecionadas vão entrando em uma sequência definida por critérios estatísticos ou clínico-epidemiológicos, e se mantendo da mesma maneira. O critério estatístico é o da significância (p-valor) e o clínico-epidemiológico pode envolver o conhecimento do pesquisador ou, mais importante, o poder de alterar os coeficientes do modelo anteriormente ajustado. Isto é, se a introdução de uma nova variável altera o coeficiente que fora estimado para outra variável sem a variável nova no modelo, então se pode suspeitar de confundimento e considerar, por isso, a inclusão/manutenção das variáveis no modelo. O processo de seleção "para frente" é preferível quando a amostra não for muito grande relativamente ao número de variáveis. Por outro lado, tem a desvantagem de potencialmente não perceber variáveis que apresentem um confundimento do tipo "supressor". Isto é, se o efeito de uma variável sobre o desfecho só "aparece" quando uma terceira está presente, então esta variável poderia não ter sido uma das subselecionadas para a análise multivariada, caso o critério de subseleção tenha sido apenas estatístico;
- Seleção "para trás" (*backward selection*): este processo é bastante semelhante ao anterior, só que ao invés das variáveis serem introduzidas uma a uma, seguindo os critérios citados, agora elas são excluídas uma a uma, mantendo teoricamente os mesmos critérios. Dispondo de uma amostra satisfatória, este processo seria preferível, pois o primeiro modelo ajustado conteria todas as variáveis julgadas importantes na pré-seleção, de modo que o efeito (o coeficiente) observado de cada covariável estará "controlado" pela presença de todas as outras. Neste processo de exclusão de variáveis, corre-se, portanto, menos riscos de não detectar confundimentos importantes;
- Seleção "passo a passo" (*stepwise*) automático: com o avanço dos computadores e dos programas estatísticos, esta estratégia virou uma "febre" na década de 80. A seleção pode ser "para frente" ou "para trás", e todo o trabalho do pesquisador é apenas de observação. Na seleção automática "para frente", a rotina computacional seleciona pelo critério da significância estatística a variável que, isoladamente, mais está associada ao desfecho. Retida esta variável no modelo, faz-se a mesma coisa com uma possível segunda variável. Em cada etapa de entrada de uma variável, verifica-se também se alguma outra variável já incluída poderia ser excluída, também pelo critério da significância. A rotina continua até que não haja mais variáveis para

entrar ou sair, estatisticamente falando. Nesta estratégia, os dados "falam" por si, sendo bastante conveniente, portanto, quando não há nenhuma teoria ou informação *a priori* sobre o fenômeno estudado. Ou seja, como já enfatizado, esta estratégia pode ser mais útil para modelos preditivos, e claramente insuficiente para modelos explicativos. Por outro lado, mesmo para modelos preditivos, há estudos demonstrando sua fragilidade (Austin e Tu, 2004).

Ainda devido à facilidade e à rapidez dos programas computacionais, há também a estratégia de ajustar todos os modelos possíveis e verificar qual deles é o melhor, usando algum outro critério estatístico, tal como o "R^2" ajustado, além da significância estatística. Como mencionado, entretanto, do ponto de vista clínico-epidemiológico, mais interessante do que qualquer processo puramente estatístico é a possibilidade de certa ingerência do pesquisador neste processo, assumindo uma função integradora entre "dados observados" e "conhecimentos prévios". Nesse sentido, Victora *et al.* (1997) propõem uma estrutura hierárquica* de modelagem dos dados, onde os fatores mais distais em relação ao desfecho em questão deveriam entrar primeiro (um a um ou em blocos) na análise. Os fatores mais proximais entrariam por último, controlando-se, portanto, seus efeitos pelos fatores mais distais. Como exemplo, se um pesquisador está interessado em encontrar fatores que expliquem a ocorrência de um problema genético, poderia começar a modelagem selecionando fatores ambientais, depois partir para fatores relacionados à mãe, até chegar aos fatores mais proximais, mensurados na própria criança. Esta estratégia de modelagem, onde se vincula uma teoria subjacente, parece opor-se à estratégia comumente reconhecida como epidemiologia da caixa-preta. Fortes críticas a esta última estratégia têm estimulado a defesa de alguns autores (Greenland *et al.*, 2004).

Quando há um interesse explícito na associação entre duas variáveis (uma exposição e uma doença, por exemplo) e as outras são apenas variáveis de controle, o processo de seleção passo a passo hierarquizado e monitorado pelo pesquisador é claramente mais conveniente porque permite uma avaliação imediata e meticulosa de qualquer alteração na associação de interesse. Ou seja, o pesquisador terá condições de identificar quais são os fatores que "competem" ou interferem com a exposição de interesse na ocorrência da doença estudada.

Identificadas as variáveis que comporão o modelo final, cabe ainda a busca de possíveis interações. E aí, mais uma vez, reflexões teóricas são fundamentais para se avançar efetivamente no conhecimento do fenômeno. Com muitas variáveis em um modelo, são inúmeras as possibilidades de interação, e o problema torna-se realmente complexo, teórica e operacionalmente. Suponha que o modelo final inclua apenas cinco covariáveis. Neste caso, há 10 (C_2^5 = combinação de 5 elementos tomados dois a dois) possíveis interações de segunda ordem, mais 10 (C_3^5) possíveis interações de terceira ordem, mais 5 (C_4^5) possíveis interações de quarta ordem, mais a possível interação entre as cinco covariáveis do modelo. Já se mencionou bastante neste capítulo sobre o conceito de interação. Se a identificação e a interpretação de um termo de interação de segunda ordem já não são triviais, imagine um termo de terceira ou quarta ordem. De qualquer forma, se é assim que certo fenômeno se expressa, não reconhecê-lo é certamente uma importante fragilidade.

Como dica final sobre o processo de seleção de variáveis, além de se observar a modificação nos coeficientes pela inclusão ou exclusão de variáveis, "olhar" os erros-padrão dos coeficientes é fundamental para se poder diagnosticar, por exemplo, que a exclusão de uma variável foi provavelmente sugerida devido à colinearidade, e não porque ela não era efetivamente importante para o desfecho estudado.

Outras técnicas de análise multivariada

Ao longo das últimas décadas, a estatística, particularmente bem assistida pelos avanços computacionais, tem desenvolvido diversas técnicas para a análise de dados envolvendo múltiplas variáveis. Estas técnicas têm sido mais ou menos absorvidas ou apropriadas em diversos campos de conhecimento, de acordo com suas especificidades e interesses. Assim, na área da saúde, por exemplo, algumas técnicas multivariadas são mais familiares à Psiquiatria ou à Psicologia, enquanto que outras podem ser mais frequentemente observadas na biologia ou na pesquisa médica básica, por exemplo. Basicamente, algumas outras técnicas estatísticas multivariadas dividem-se em técnicas de classificação e em técnicas para a redução da dimensão dos dados. **Análise de Componentes Principais** e **Análise Fatorial**, por exemplo, muito comuns na psicologia, procuram reduzir a dimensão de um conjunto de muitas variáveis que naturalmente se apresentam com algum grau de correlação entre elas. A análise de Componente Principais

* Embora se possa fazer uma analogia, não confundir este modelo hierárquico com modelos de regressão multiníveis. Aqui, estabelece-se apenas uma hierarquia no processo de seleção das covariáveis, das mais distais para as mais proximais.

envolve a construção de tantas novas variáveis quanto aquelas que já existiam no banco de dados, a partir de combinações lineares dessas variáveis originais. Estas variáveis novas são chamadas de variáveis latentes. A vantagem desta técnica é que todas estas variáveis novas são independentes entre si, e que, dependendo do grau de dependência (correlação) entre as variáveis originais, pode ser que uma boa parcela da variabilidade original dos dados possa ser explicada por um pequeno número dessas variáveis latentes. Uma desvantagem potencial é que nem sempre as variáveis latentes têm uma interpretação fácil. Outra é que todas as variáveis têm que ser numéricas. A técnica equivalente quando só há variáveis categóricas chama-se **Análise de Correspondências**.

Entre as técnicas de classificação, a **Análise Discriminante** procura, a partir de um banco de dados com variáveis numéricas e uma resposta categórica, encontrar combinações lineares que "discriminem" entre os grupos formados pela variável resposta. Sob certo aspecto, seria uma técnica concorrente à regressão logística, com a desvantagem de exigir que todas as covariáveis, além de numéricas, sigam uma distribuição normal. Há, ainda, as **Análises de Agrupamentos** (*clusters*), que procuram reunir unidades ou variáveis em grupos, a partir de algum critério de parecença. Adicionalmente, técnicas iterativas tais como **Árvore de Classificação e Regressão** e **Redes Neurais Artificiais** também têm se desenvolvido, encontrando-se diversas aplicações na literatura biomédica.

Uma boa introdução, em português, de algumas destas técnicas pode ser encontrada em Pereira (1999), Bouroche e Saporta (1982) e Hair *et al* (2005). Já uma referência importante na pesquisa epidemiológica é Kleinbaum *et al.* (2008)

Considerações finais

Expandindo o ***Capítulo 26 – Associação Estatística em Epidemiologia: Análise Bivariada***, procurou-se neste capítulo mostrar os principais procedimentos de análise multivariada, concentrando-se na análise estratificada, na regressão linear, na análise de variância e no modelo logístico. Embora o capítulo possa aparentar certa complexidade, vale dizer que se buscou apenas uma introdução dessas técnicas, explorando seus usos, interpretações, vantagens e limitações, e associando-os a alguns conceitos epidemiológicos. Textos mais completos podem ser encontrados na bibliografia. Kleinbaum *et al.* (2008), por exemplo, é uma excelente referência sobre os tópicos discutidos neste capítulo. Especificamente sobre regressão linear e regressão logística, Chatterjee e Price (1977) e Hosmer e Lemeshow (2000), respectivamente, são textos indispensáveis aos mais interessados. Associando-se ao método epidemiológico, Szklo e Nieto (2019) é outra referência indispensável.

Como visto no ***Capítulo 26 – Associação Estatística em Epidemiologia: Análise Bivariada***, se já era difícil imaginar alguma análise estatística bivariada sem a utilização de um computador, para dados multivariados a análise torna-se praticamente impossível. Por outro lado, embora ajude muitíssimo, qualquer programa estatístico não resolve todos os problemas frequentemente encontrados em análise de dados oriundos de pesquisas reais. Por exemplo, um problema praticamente inevitável e potencialmente grave diz respeito à perda de dados (*missing data*). Neste caso, na melhor das hipóteses, observa-se apenas uma redução no tamanho amostral e a consequente perda de poder estatístico da análise (que pode ser frustrante se a amostra global já era originalmente pequena). Se um paciente se recusa a participar de um estudo, a perda é total para este caso. Entretanto, é comum também apenas a perda parcial (em algumas variáveis) das unidades de análise.

Na prática, um problema sério no momento da análise multivariada que acontece com muitos programas computacionais é que estes eliminam da análise aquela unidade que não apresenta a informação completa. Isto pode reduzir substancialmente o tamanho da amostra e comprometer as conclusões do estudo. Em termos técnicos, há duas alternativas para este problema: primeiro, pode-se procurar outro programa estatístico, mais completo e sofisticado estatisticamente, que use toda a informação disponível no banco de dados; uma segunda opção é usar alguma técnica de imputação de dados para a estimação das informações faltantes. Esta técnica "preencheria" todo o banco de dados original.* O problema é que ela também exige programas estatísticos mais avançados, e, como todo modelo, tem as suas premissas, vantagens e desvantagens, que precisariam ser discutidas. De qualquer forma, vale saber que há ferramentas e técnicas para se lidar com dados perdidos, sendo a imputação de dados uma estratégia bastante poderosa.

Outra questão de ordem prática e que tem implicações teóricas, mas que é constantemente esquecida, é a exigência de amostras aleatórias para a realização

* Um leitor mais cético pode estar imaginando que a técnica de imputação de dados é uma manipulação inaceitável e não-científica dos dados. Entretanto, imputar dados estatisticamente é uma técnica válida e potencialmente útil, mas ainda pouco popular, não só por ser ainda jovem, como também por ser razoavelmente complexa.

de inferências estatísticas. Isto é, na prática, muitos bancos de dados utilizados em análises multivariadas representam amostras não-aleatórias. Isto não quer dizer que não sirvam para nada, mas, rigorosamente falando, as técnicas estatísticas que envolvem inferências pressupõem aleatoriedade no processo de seleção das unidades de análise. Então, assim como no momento do diagnóstico de um modelo tenta-se validar seus pressupostos a fim de que as conclusões do estudo sejam defensáveis, uma discussão sobre as consequências de uma amostra não-aleatória também deve ser cuidadosamente conduzida.

Para finalizar, fazendo uma pequena digressão geral, mas ainda mantendo o foco nas associações entre variáveis, especialmente as causais, o critério "objetivo" tradicionalmente utilizado pela pesquisa biomédica tem sido o da significância estatística (o p-valor), não obstante o seu uso e (má)interpretação ser ponto de intenso debate e controvérsias há mais de 30 anos, obrigando a *American Statistical Association* (ASA) a se pronunciar formalmente (Wasserstein et al., 2016), a fim de contribuir para a solução deste problema. Assim, a interpretação do que deve ser ou não considerado como importante a partir de um ponto de corte de significância estatística previamente fixado (o fatídico $p < 0,05$) tem sido motivo de críticas (Greenland et al, 2016), apesar da recente proposição para se abaixá-lo como uma suposta solução (Benjamim et al, 2017, Ioannidis, 2018). Mas por que 0,05, ou mesmo a nova proposição para 0,005? Como não considerar também, à luz do conhecimento vigente, as questões relacionadas aos vieses, confundimentos e interações (modificações de efeito)? Assim, por trás desta aparente "objetividade" sempre haverá certo grau de subjetividade.* Adicionalmente, é razoável imaginar que qualquer decisão deva ser tomada em função de quão impactante, a juízo do pesquisador, são os números observados, explicitando uma preocupação com a significância prática ou "clínica" dos resultados. Thompson (2002) desenvolve comparativamente as ideias adjacentes às significâncias estatística, prática e clínica.

* A dicotomia objetividade/subjetividade na análise estatística e o seu impacto na ciência vai muito além disso. Berger e Berry (1988) é uma boa referência.

Bibliografia Consultada

- Alves PVM, Luiz RR. The Influence of Orotracheal Intubation on the Oral Tissue Development in Preterm Infants. Oral Health & Preventive Dentistry, 10(2):141-147, 2012.
- Anderson S, Auquier A, Hauck WW, Oakes D, vandaele W, Weisberg HI. Statistical Methods for Comparative Studies. New York, John Wiley & Sons, 1980.
- Anscombe FJ. Graphs in statistical analysis. American Statistician, 27:17-21, 1973.
- Austin PC, Tu JV. Automated variable selection methods for logistic regression produced unstable models predicting acute myocardial infarction mortality. Journal of Clinical Epidemiology, 57:1138-1146, 2004.
- Bagley SC, White H, Golomb BA. Logistic regression in the medical literature: standards for use and reporting, with particular attention to one medical domain. Journal of Clinical Epidemiology, 54:979-85, 2001.
- Benjamin DJ, Berger JO, Johannesson M, Nosek BA, Wagenmakers EJ, Berk R et al. Redefine statistical significance. Nature Human Behaviour, 2017.
- Berger JO, Berry DA. Statistical analysis and the illusion of objectivity. American Scientist, 76:159-165, 1988.
- Bouroche J-M, Saporta G. Análise de Dados. Rio de Janeiro, Zahar Editores, 1982.
- Bussab WO. Análise de variância e de regressão: uma introdução. Coleção métodos quantitativos. São Paulo, Atual Editora, 1986.
- Bussab WO, Miazaki ES, Andrade DF. Introdução à análise de agrupamentos. São Paulo, ABE-9º SINAPE, 1990.
- Chatterjee S, Price B. Regression Analysis by Example. New York, John Wiley & Sons, 1977.
- Christenfeld NJS, Sloan RP, Carrol D, Greenland S. Risk factors, confounding, and the illusion of statistical control. Psychosomatic Medicine, 66:868-875, 2004.
- Clayton D, Hills M. Statistical Models in Epidemiology. New York, Oxford University Press, 1993.
- Feng C, Wang H, Lu N, Tu XM. Log-transformation: applications and interpretations in biomedical research. Statistics in Medicine, 32:230-239, 2012.
- Fox J. Regression diagnostics. Newbury Park, Sage Publications, 1991.
- Gardner MJ, Altman DG. (Eds.) Statistics with confidence – confidence intervals and statistical guidelines. London, BMJ, 1989.
- Green SB, Salkind NJ, Akey TM. Using SPSS for windows: analyzing and understanding data. 2 ed. Upper Saddle River, Prentice Hall, 2000.
- Greenland S. Absence of confounding does not correspond to collapsibility of the rate ratio or rate difference. Epidemiology, 7:498-501, 1996.
- Greenland S. Modeling and variable selection in epidemiologic analysis. American Journal of Public Health, 79(3):340-349, 1989.

- Greenland S, Gago-Dominguez M, Castelao JE. The value of risk-factor ("black-box") epidemiology (with commentaries). Epidemiology, 15:529-535, 2004.
- Greenland S, Robins JM, Pearl J. Confounding and collapsibility in causal inference. Statistical Science, 14(1):29-46, 1999.
- Greenland S, Senn SJ, Rothman KJ et al., Statistical tests, P values, confidence intervals, and power: a guide to misinterpretations. European Journal of Epidemiology, 31:337-350, 2016.
- Hair Jr. JF, Anderson RE, Tatham Rl, Black WC. Análise multivariada de dados. 5 ed. Porto Alegre, Bookman, 2005.
- Harrell Jr. FE. Regression modeling strategies: with applications to linear models, logistic regression, and survival analysis. New York, Springer, 2001.
- Hosmer DW, Lemeshow S. Applied logistic regression. 2 ed. New York, Wiley, 2000.
- Ioannidis JPA. The proposal to lower p-value thresholds to .005. JAMA, 2018.
- Jewell NP. Statistics for epidemiology. Boca Raton, Chapman & Hall/CRC, 2004.
- Karakostas KX. Interpreting regression diagnostics. Journal of Educational and Behavioral Statistics, 29(3):369-373, 2004.
- Katz MH. Multivariable Analysis: a practical guide for clinicians. Cambridge, Cambridge University Press, 1999.
- Katz MH. Multivariable analysis: a primer for readers of medical research. Annals of Internal Medicine, 138:644-650, 2003.
- Kleinbaum DG, Kupper LL, Morgenstern H. Epidemiologic Research: principles and quantitative methods. New York, Van Nostrand Reinhold, 1982.
- Kleinbaum DG, Kupper Ll, Muller KE, Nizam A. Applied regression analysis and other multivariable methods. 4 ed. Pacific Grove, Duxbury Press, 2008.
- Luiz RR, Struchiner CJ. Inferência Causal em Estudos Epidemiológicos: o modelo de respostas potenciais. Rio de Janeiro, Editora FIOCRUZ, 2002.
- Marshall RJ. The use of classification and regression trees in clinical epidemiology. Journal of Clinical Epidemiology, 54:603-609, 2001.
- Massad E, Menezes RX, Silveira PSP, Ortega NRS (eds.) Métodos Quantitativos em Medicina. Barueri, Manole, 2004.
- Mullner M, Matthews H, Altman DG. Reporting on statistical methods to adjust for confounding: a cross-sectional study. Annals of Internal Medicine, 136:122-126, 2002.
- Newman SC. Biostatistical methods in epidemiology. New York, John Wiley & Sons, 2001.
- Ottenbacher KJ, Ottenbacher HR, Tooth L, Ostir GV. A review of two journals found that articles using multivariable logistic regression frequently did not report commonly recommended assumptions. Journal of Clinical Epidemiology, 57:1147-1152, 2004.
- Peduzzi P, Concato J, Kemper E et al. A simulation study of the number of events per variable in logistic regression analysis. Journal of Clinical Epidemiology, 49:1373-1379; 1996.
- Pereira JCR. Análise de dados qualitativos: estratégias metodológicas para as ciências da saúde, humanas e sociais. São Paulo, EDUSP, 1999.
- Pracontal M. A impostura científica em dez lições. São Paulo, Editora da UNESP, 2004.
- Royston P, Altman DG, Sauerbrei W. Dichotomizing continuous predictors in multiple regression: a bad idea. Statistics in Medicine, 25(1):127-41, 2006.
- Rothman KJ, Greenland S. Modern Epidemiology. 2 ed. Philadelphia, Lippincott-Raven Publishers, 1998.
- Rubin DB. Estimating causal effects from large data sets using propensity scores. Annals of Internal Medicine, 127:757-763, 1997.
- Selvin S. Statistical tools for epidemiologic research. Oxford, Oxford University Press, 2011.
- Suárez E, Pérez CM, Rivera R, Martínez MN. Applications of regression models in epidemiology. Hoboken, John Wiley & Sons, 2017.
- Szklo M. The evaluation of epidemiologic evidence for policy-making. American Journal of Epidemiology, 154(12 Suppl):S13-S17, 2001.
- Szklo M, Nieto FJ. Epidemiology: beyond the basics. 4 ed. Boston, Jones and Bartlett Publishers, 2019.
- Tai BC, Machin D. Regression methods for medical research. Chichester, Wiley Blackwell, 2014.
- Thompson B. "Statistical", "practical", and "clinical": how many kinds of significance do counselors need to consider? Journal of Counseling and Development, 80:64-71, 2002.
- Twisk JW. R. Applied longitudinal data analysis for epidemiology: a practical guide. Cambridge, Cambridge University Press, 2003.
- Vach W. Regression models as a tool in medical research. Boca Raton, CRC Press, 2013.
- Vandenbrouke JP. Should we abandon statistical modeling altogether? American Journal of Epidemiology, 126(1):10-13, 1987.
- Victora CG, Huttly SR, Fuchs SC, Olinto MTA. The role of conceptual frameworks in epidemiological analysis: a hierarchical approach. International Journal of Epidemiology; 26(1):224-2277, 1997.
- Wasserstein RL et al. The ASA's Statement on p-Values: Context, Process, and Purpose. Editorial. The American Statistician, 70(2):129-133, 2016.

Capítulo

Elaboração de Artigos Científicos Epidemiológicos

28

Evandro Silva Freire Coutinho
Katia Vergetti Bloch
Moysés Szklo

O artigo científico hoje se constitui na principal forma de comunicação de resultados na ciência. Embora conferências e outras formas de apresentação verbal sejam importantes, a comunicação escrita tem um alcance maior, além de deixar uma documentação[1]. Um rápido levantamento referente ao ano de 2016 na base de citações da *National Library of Medicine* – MEDLINE, que não inclui todas as revistas biomédicas, identificou 1.260.578 publicações.

A história das revistas científicas tem seu começo no século XVII. Nessa ocasião os cientistas dispunham de duas maneiras para tomar conhecimento das descobertas ou ideias mais recentes: esperar que seus colegas acumulassem material suficiente para publicação de um livro ou escreverem cartas solicitando detalhes do andamento de suas pesquisas[2]. Ainda nessa época, pequenos grupos de cientistas começaram a se encontrar para compartilhar seus achados. Esses grupos acabaram por dar origem às sociedades acadêmicas como a *Royal Society* ou a *Académie* des *Sciences*. Em 1665, Henry Oldenburg, secretário da *Royal Society*, decidiu agrupar as cartas e o material fruto das discussões dos encontros ocorridos na *Royal Society*, dando origem à revista *"Philosophical Transactions of the Royal Society"2.*

Outras revistas surgiram após a *Philosophical Transactions*, mas durante 3 séculos os "artigos científicos" continuaram a ser escritos de forma não padronizada, através de cartas ou relatos de experimentos[3,4]. Com frequência as observações eram apresentadas em ordem cronológica. Foi apenas na segunda metade do século XIX que a descrição do método se desenvolveu plenamente, e os manuscritos ganharam o formato "teoria-experimento-discussão"[3]. Segundo Day & Gastel[5], Pasteur optou por descrever seu experimento de modo bem detalhado para fazer frente às críticas dos defensores da Teoria da Geração Espontânea. A partir do início do século XX observou-se uma padronização crescente do estilo dos artigos científicos através de normas editoriais que culminaram na estrutura formal **IMRD** (**I**ntrodução, **M**étodos, **R**esultados e **D**iscussão).

A lógica do IMRD pode ser definida através de quatro perguntas[5]:

a) Pergunta: Qual o problema?
   Resposta: Introdução.
b) Pergunta: Como o problema foi estudado?
   Resposta: Métodos.
c) Pergunta: Quais são os achados?
   Resposta: Resultados.
d) O que os achados significam?
   Resposta: Discussão.

O conjunto de regras e práticas descritas nesse capítulo tem como base a literatura sobre o tema, além da experiência dos autores. Mas também é importante nesse processo de aprendizado entender que a boa escrita científica é uma questão de imitação efetiva[6]. Por isso, procure artigos altamente conceituados e analise suas escritas.

Não confunda "imitação efetiva" ou "homenagear" um bom texto citando-o com os devidos créditos com plagiarismo. Plagiarismo é hoje uma preocupação crescente no mundo acadêmico e pode ser definido como o ato de copiar o trabalho de alguém, seja na forma da ideia, do método, dos resultados ou do texto e apresentá-lo como se fosse seu, sem dar o devido crédito a quem teve a ideia, produziu os resultados ou usou as palavras. Enfatizando o componente do crédito indevido, seria a utilização do produto intelectual de alguém, ou o seu próprio, já reconhecido anteriormente, apresentado como novo. É preciso distinguir aqui o "autoplágio" pela duplicação do produto, daquele que ocorre por exemplo, na descrição dos métodos de um mesmo estudo em artigos que apresentam análises diferentes, usando as mesmas palavras. A classificação dessa última situação como autoplágio pode configurar um excesso de zelo, muitas vezes induzido por ferramentas como programas de computador para detecção de plágio, que, se não utilizados com bom senso acabam prejudicando a divulgação de diferentes resultados oriundos de grandes estudos. O plagiarismo pode ser intencional, sendo interpretado como desonestidade, ou não intencional[7].

Aos interessados em se aprofundarem no tema recomendamos a leitura de: *Avoiding plagiarism, self--plagiarism, and other questionable writing practices: A guide to ethical writing*[8].

Ainda que muitas regras e práticas aqui apresentadas sejam gerais, o foco do capítulo será a preparação de artigos epidemiológicos. Existem ainda diretrizes propostas, e cada vez mais solicitadas pelas revistas, cobrindo aspectos específicos dos diversos desenhos de pesquisa. Essas informações compõem a seção ***Recomendações para publicação segundo tipo de estudo,*** deste capítulo.

O planejamento do artigo

Dos 19 passos propostos por Huth[9] no processo de escrita e publicação de um artigo, pelo menos quatro são essenciais na fase de planejamento: definição do conteúdo, da estrutura, identificação da audiência e escolha do veículo.

A definição do conteúdo é uma das tarefas mais difíceis. É necessário que o autor tenha clareza da pergunta principal, da resposta a essa pergunta e do meio pelo qual apresentará essa resposta (tabelas, figuras). A estrutura do artigo é essencial para apresentar uma sequência lógica, sendo importante que o autor liste sequencialmente os blocos que vão compor o artigo, além de assinalar seus respectivos conteúdos. A identificação da audiência ajudará na seleção dos conteúdos a serem valorizados ou minimizados ao longo do texto, além da escolha da revista.

A Linguagem Científica

A boa linguagem científica é muito diferente da boa linguagem poética ou literária. No caso da linguagem científica, o seu objetivo é apenas apresentar a ciência, devendo ser fluente, clara, precisa e concisa[10].

a) **Fluência**. O artigo científico conta uma história. Por isso, a estrutura das frases e o encadeamento dos parágrafos devem cuidar para que o leitor não seja conduzido de um lado para outro através de interrupções na linha de raciocínio.
b) **Clareza**. Seja generoso, pois é possível que muitos leitores saibam bem menos do tema do que você. Não se furte a repetir termos como "pacientes", "exposição", quando houver risco de comprometer a clareza, mesmo que você julgue que assim o estilo é menos elegante. E, por fim, não expresse mais de uma ideia por frase, e prefira a voz ativa.
c) **Precisão e especificidade**. Faça uso das convenções científicas (unidades, símbolos). Por exemplo, mm de Hg para pressão arterial.
d) **Economia**. O espaço em publicações, sobretudo as impressas, vem diminuindo ao longo do tempo. Então seja o mais conciso que puder, sem comprometer a clareza das informações. Evite frases e palavras desnecessárias. Se tiver dúvida quanto à sua necessidade, retire-a do texto e veja se algo foi perdido.

Além das características mencionadas anteriormente, o artigo científico deve evitar expressões emocionais[11]. Assim, não devemos usar expressões como "resposta *admirável* ao medicamento", "prevalências *incrivelmente* elevadas", "*infelizmente* os achados não corroboraram nossa hipótese" e assim por diante. Deixe para o leitor a função de se surpreender ou se admirar; guarde suas emoções e apenas narre os achados.

Evite o uso de jargões e abreviaturas, a menos que sejam de uso universal como em: IgM, DNA, HIV. Quando utilizar abreviaturas de uso frequente como IAM (Infarto Agudo do Miocárdio), defina-as quando surgirem pela primeira vez no texto.

A escrita na voz ativa é preferida por algumas revistas. Exemplo: "Comparamos os riscos nos dois grupos..." em vez de "Os riscos dos dois grupos foram comparados...". Embora o ensino mais tradicional sugira o uso da voz passiva em artigos científicos, e essa seja a preferência de muitas revistas americanas, muitas revistas preferem a voz ativa[12].

Existem regras precisas para o uso do tempo dos verbos. Restrinja o uso do tempo presente para os casos em que o conhecimento é bem estabelecido e aceito: "O fumo aumenta o risco de câncer de pulmão". No caso de achados de um estudo particular, que ainda não estão bem estabelecidos ou são controversos, faça uso do verbo no passado: "Os pacientes com transtorno de estresse pós-traumático que apresentaram imobilidade tônica durante o evento traumático tiveram pior prognóstico". Portanto, costuma-se fazer uso de tempo presente na seção de introdução (revisão da literatura), e do tempo passado nas seções de métodos e resultados[12].

A estrutura do artigo científico

O Comitê Internacional de Editores de Jornais Médicos (ICMJE) sugere fortemente o uso da estrutura **IMRD** (**I**ntrodução, **M**étodos, **R**esultados e **D**iscussão). De acordo com o ICMJE, o IMRD não é uma estrutura arbitrária, mas reflete o processo de descoberta científica[13], além de facilitar a leitura modular e localização de informações específicas no texto. Algumas revistas solicitam uma seção de conclusão, separada da discussão. Além dessas seções, o artigo também deve conter uma folha de rosto com: título, informação sobre autores, contagem de palavras e palavras-chave. A escolha adequada dessas palavras permitirá que os pares pesquisando a literatura encontrem o seu artigo. Palavras-chave devem, de preferência, ser selecionadas dentro do vocabulário controlado usado para indexar artigos no Pubmed/Medline, MeSH (*Medical Subject Heading terms*). Esta padronização visa oferecer uma maneira para os pesquisadores interessados buscarem consistência nos mesmos conceitos (<http://www.ncbi.nlm.nih.gov/mesh?itool=sidebar>).

Outras informações frequentemente solicitadas são: fontes de apoio financeiro, concessão dos direitos autorais, aprovação de comitês de ética, consentimento dos indivíduos incluídos no estudo e declaração de conflito de interesses.

Complementam o artigo o resumo e as referências bibliográficas.

Atualmente muitas revistas oferecem o serviço de publicação *online* de material suplementar, sobretudo de matéria importante que, se publicada no artigo propriamente dito, torná-lo-ia excessivamente longo, mas que podem ser de grande utilidade para aqueles interessados ou na replicação do estudo ou no conhecimento mais aprofundado de detalhes específicos. São exemplos de material suplementar: questionário, detalhamento de métodos estatísticos, tabelas com informações adicionais etc.

Deve-se frisar que, embora o artigo final siga a sequência **IMRD**, esta não é a melhor ordem para o processo de escrita. Mesmo considerando-se preferências pessoais, especialistas em redação de trabalhos científicos sugerem que resultados devam ser escritos antes da discussão ou da introdução, enquanto a seção de métodos pode ser escrita em qualquer ordem.

A seguir, discutiremos mais especificamente a forma e o conteúdo das seções que formam o artigo científico. Em que pese a existência de recomendações gerais, os autores devem sempre consultar as normas da revista para a qual pretendem enviar o manuscrito.

Título

Deve-se dedicar um cuidado especial ao título do artigo, pois este será o primeiro filtro (e muitas vezes o único) utilizado pelo leitor para decidir entre ler ou não o artigo. Browner sugere que, no caso de dúvida quanto à escolha do título, o autor formule a seguinte frase[14]: "Meu estudo mostrou que ____________". Preencha o espaço em branco e generalize. Por exemplo: Meu estudo mostrou que crianças que sofreram abuso na infância têm maior risco de sofrer de depressão na vida adulta". O título poderia ser: "Abuso Sexual na Infância e Risco de Depressão na Vida Adulta".

Os títulos podem ser indicativos ou informativos[15]. No primeiro caso, o título informa do que o artigo trata, não incluindo a mensagem principal. Por exemplo, o título que sugerimos no parágrafo anterior. Os títulos informativos trazem a mensagem do artigo. Por exemplo: "Abuso Sexual na Infância *aumenta* o Risco de Depressão na Vida Adulta". Esse último é considerado impróprio ou imprudente por parte de alguns autores, pois sua forma assertiva assume uma conclusão que é apresentada com mais cautela no texto[16]. O título informativo também sugere que a relação encontrada no estudo é de natureza causal, o que não é apropriado com base em um único estudo observacional.

Algumas revistas pedem que o desenho do estudo esteja incorporado no título, sobretudo no caso de ensaios clínicos e revisões sistemáticas. Por exemplo: *Prevalence of arterial hypertension among Brazilian adolescents: systematic review and meta-analysis*.

É importante que, juntamente com o resumo, o título torne a busca eletrônica mais sensível e específica[13]. Por exemplo, *Prevalence of arterial hypertension: systematic review and meta-analysis*. O título possibilitaria que o artigo fosse localizado e identificado por um leitor interessado em uma revisão sobre o tema. A sensibilidade seria alta, mas a especificidade poderia ser baixa caso o interesse fosse apenas de estudos em adolescentes brasileiros.

Resumo

Instituições que possuem assinaturas institucionais costumam disponibilizar os artigos de seus docentes e investigadores na íntegra em fontes como PubMed.

Frequentemente artigos identificados através do *Google Scholar* podem ser acessados na sua totalidade. Fora destes contextos, o resumo pode ser a única seção disponível dos artigos nos meios eletrônicos, sendo a seção mais lida. Por isso, não trate o seu resumo de modo burocrático. Todo esforço deve ser feito para atrair a atenção do leitor, e fazê-lo interessar-se pelo texto completo do artigo. Mas não vale fazer suspense, os resultados mais importantes devem ser descritos no resumo.

É necessário verificar as normas da revista sobre número de palavras e da necessidade de ser ou não estruturado. O resumo estruturado tem sido preferido, e requer que o autor apresente o resumo no padrão IRMD, podendo ser um pouco mais detalhado com introdução, local, participantes e outros, como subseções dos métodos[17]. Mesmo quando o resumo não é estruturado, deve ser baseado nas mesmas seções sugeridas pelo resumo estruturado: hipótese e sua justificativa, métodos, resultados e conclusões. Algumas revistas especificam os títulos que devem preceder cada uma dessas seções no resumo. Quando a revista não especificar o número de palavras, restrinja a 250 para evitar que o texto apareça de forma incompleta nos resumos disponíveis no MEDLINE.

Introdução

Esta seção deve ser breve e informar ao leitor a motivação do estudo[18]. Não tente impressionar o leitor sumarizando tudo o que você leu. Isso só tornará a sua introdução mais maçante e sem foco. Valorize os elementos do material lido que tenham a ver diretamente com o objetivo do estudo. Na medida do possível faça isso assinalando as lacunas do conhecimento com as quais o seu estudo pretende lidar[19,20]. Deixe a crítica mais abrangente aos outros estudos sobre o tema para a discussão[16]. Enfatize o que há de original no artigo: resultados apresentados pela primeira vez? nova estratégia metodológica? confirmação de resultados dos poucos estudos prévios sobre o tema?

O nível da informação apresentado na introdução também deve levar em conta o perfil dos leitores da revista. No caso de leitores de revistas especializadas, que em geral conhecem a literatura com maior profundidade, detalhes podem ser omitidos. Não há necessidade de explicar o que pode ser encontrado em qualquer livro-texto.

Com relação aos verbos, use o tempo presente para apresentar o conhecimento estabelecido e o tempo passado para apresentar os achados ainda não estabelecidos ou controversos. Em caso de dúvida, na revisão da literatura use o tempo presente.

O final da introdução costuma apresentar os objetivos do estudo. Alguns manuais sugerem que se apresente um breve sumário do desenho[18,19], mas não há consenso sobre isso.

Métodos

Também referida como “Material(ais) e Métodos”, esta seção costuma ser negligenciada, ainda que seja responsável por grande parte das recusas de artigos[21]. Algumas revistas ainda têm por escolha apresentá-la em fonte menor do que a usada no restante do texto.

Aqui o autor deve apresentar a estratégia que foi utilizada para responder à pergunta de investigação, descrevendo detalhadamente os métodos para que o parecerista ou o leitor do artigo possam avaliar criticamente os resultados, ou mesmo reproduzir o estudo. Somente os aspectos da pesquisa relevantes para responder à pergunta do estudo devem ser apresentados. Ainda que esta seção não costume ter referências bibliográficas, em algumas ocasiões elas podem ser necessárias para referir métodos, instrumentos ou programas de computador pouco usuais.

Esta seção deve conter, essencialmente, quatro grandes áreas de explicitação[22]: (a) Que tipo de estudo você fez (desenho); (b) Quem ou o que você estudou (participantes); (c) O que você mensurou (variáveis); e (d) Como você analisou os dados (análise).

Desenho do estudo

É necessário mencionar o delineamento, mas não é preciso descrever desenhos usuais. Em ensaios clínicos também é necessário informar como foi conduzida a randomização, a estratificação e o mascaramento. Caso o estudo tenha sido interrompido, explicitar os motivos (p. ex., análise intermediária). Informações sobre o cálculo do tamanho amostral podem ser apresentadas nesta seção ou na seguinte. As estratégias de garantia e controle de qualidade devem ser descritas.

Participantes

Quem são, de onde são e como foram selecionados? Essas são as três informações a serem dadas. Elas podem ser abordadas tanto do ponto de vista geográfico quanto do tipo de população (hospitalar, ambulatorial ou comunidade), sem esquecer de informar a data da coleta dos dados. Explicitar os critérios de inclusão/exclusão de participantes. Alguns autores propõem que se informe aqui quantos indivíduos foram de fato incluídos no estudo (perdas e seus motivos), enquanto outros sugerem que isso deva ser feito na seção de resultados[22]. Em nossa opinião, perdas e seus motivos devem ser apresentados na seção de resultados, seguindo-se as recomendações da ICMJE de que nesta seção devem ser incluídas apenas as informações existentes no momento da elaboração do protocolo do estudo. Tudo o que surgir durante o estudo deve ser incluído como resultado[13].

Variáveis

Aqui se deve detalhar o modo como os dados foram obtidos e utilizados no estudo. No caso de dados primários (coletados especificamente para o estudo), é necessário que o autor informe e descreva o método utilizado: entrevista face a face, instrumento de autopreenchimento, mensuração direta, além dos instrumentos ou procedimentos utilizados nessas aferições. No caso de um instrumento (p. ex., escalas), é preciso incluir informações sobre sua validade, tanto sobre o processo de validação quanto a descrição dos resultados, e não apenas afirmar que o instrumento ou procedimento foi validado. Nas medidas diretas, é necessário que se descreva como foram realizadas. Em um estudo que aferiu a pressão arterial, por exemplo, o autor deverá informar se os valores de pressão foram obtidos em uma ou mais medidas, qual a posição do participante e as condições da aferição. No caso de um exame de imagem, por exemplo, informe quantos avaliadores realizaram cada exame e qual a confiabilidade intraobservador e inter-observadores. No caso de utilização de equipamentos, marcas e modelos devem ser especificados[13], inclusive para análises laboratoriais, acrescidos nesse caso do método de análise e valores de referência.

Exemplo (Tabela 28.1):

Para dados secundários (coletados para outros fins), é importante que o leitor seja informado sobre a origem desses dados e o objetivo primário com que foram coletados.

Algumas variáveis poderão ser redefinidas para o estudo e o autor deverá especificá-las. A idade, por exemplo, pode ser categorizada em grupos etários, assim como o número de anos de estudo pode ser categorizado como graus de escolaridade. Novas variáveis podem também ser derivadas de um conjunto de variáveis. Por exemplo, a definição de hipertensão arterial pode ser baseada em níveis de pressão arterial, uso de drogas anti-hipertensivas ou informação do participante de que está sendo tratado para hipertensão.

Por fim, cabe ainda informar como foi o treinamento dos avaliadores e quais os métodos utilizados para o controle de qualidade do processo de coleta de dados.

Análise estatística

É inteiramente incorreto restringir essa seção apenas ao nome dos testes estatísticos aplicados, assim como do programa estatístico. Frases como "Os dados foram analisados pelo programa estatístico "**XXX**" não podem ser utilizadas, já que programas estatísticos não são capazes de fazer qualquer análise por conta própria. São ferramentas de análise para o pesquisador. É necessário informar como e por que as análises foram feitas. Lembre-se que as informações a serem dadas devem permitir a reprodução dos seus achados por outro investigador que tenha acesso ao banco de dados[13].

Testes estatísticos ou procedimentos usados com frequência na área (qui-quadrado, ANOVA, regressão logística e outros) não precisam ser explicados, ao contrário de métodos menos usuais[13,19]. Informar o programa de computador e versão usados na análise dos dados.

Tabela 28.1 – Pontos de corte utilizados para classificação dos resultados dos exames de sangue

Exame	Técnica	Pontos de corte		
		Desejável	Limítrofe	Elevado
Colesterol total (mg/dL)	Cinética enzimática	< 150	150-169	≥ 170
HDL-c (mg/dL)	Colorimétrica enzimática	≥ 45	–	–
Triglicerídeos (mg/dL)	Cinética enzimática	< 100	100-129	≥ 130
Glicose (mg/dL)	Hexoquinase	70-99	100-125,9	≥ 126
Insulina (um/L)	Eletroquimioluminescência	< 15	15-20	≥ 20
Hemoglobina glicada (%)	Cromatografia de troca iônica	< 5,7	–	≥ 5,7

Bloch et al. The study of cardiovascular risk in adolescents – ERICA: rationale, design and sample characteristics of a national survey examining cardiovascular risk factor profile in Brazilian adolescents. BMC Public Health. 2015;15:94.

É comum nos estudos epidemiológicos o uso de modelos multivariados (com mais de uma variável independente), tanto para identificar fatores de risco quanto para controlar variáveis de confusão na investigação de relações causais. Novamente, não é suficiente que se diga quais as variáveis incluídas nos modelos. É preciso informar os critérios de inclusão e de exclusão usados para selecionar tais variáveis, assim como o critério utilizado para definir as categorias de cada variável cuja categorização não seja intrinsecamente óbvia, como por exemplo índice de massa corporal em adultos (baixo peso, peso adequado, sobrepeso e obesidade). Diferentes métodos estão disponíveis para a seleção do modelo final, sendo alguns métodos mais bem aceitos do que outros. O julgamento da adequação de tais métodos foge do escopo desse capítulo, mas seja qual for a escolha do autor, os critérios utilizados no processo têm que ser explicitados.

A escolha das variáveis de confusão a serem controladas também deve ser objeto de explicitação. Quais os critérios utilizados para incluí-las no modelo final? Também aqui existem diferentes estratégias que não são objeto desse capítulo. Seja qual for a estratégia, esta deverá ser claramente apresentada nessa seção. Lembre-se que a análise estatística é a ferramenta que vai lhe permitir obter as respostas desejadas, ou seja, responder aos objetivos do estudo.

Aspectos éticos

A seção de métodos deve ainda incluir uma declaração indicando que a pesquisa foi aprovada por um órgão independente de avaliação local, regional ou nacional[13], representados no Brasil pelos comitês de ética em pesquisa (CEP) e pelo Conselho Nacional de Ética em Pesquisa (CONEP).

Resultados

Se possível, tente abordar um tópico por parágrafo. Não cite referências, pois estas devem ficar restritas às outras seções do artigo. Inicialmente caracterize os participantes do estudo, assim como a adesão ao protocolo, as perdas ocorridas e a duração do seguimento no caso de estudos longitudinais. Isso permitirá ao leitor contextualizar os seus resultados. Em seguida apresente os seus achados, do mais importante para o menos importante. Não omita resultados contrários à hipótese ou de difícil interpretação, e resista à tentação de interpretar e tirar conclusões dos achados nesse momento. Para isso você tem a próxima seção (Discussão).

A apresentação dos resultados deve seguir uma ordem de complexidade da análise, ou seja, comece pelos dados descritivos (frequências, médias ou medianas) sem ajustes. A seguir apresente as análises estratificadas, quando aplicável, e por fim os dados obtidos com modelos mais complexos, da forma mais parcimoniosa possível. Quando houver plausibilidade biológica para investigar interações, tanto as multiplicativas quanto as aditivas devem ser exploradas[23]. Como a avaliação de interação exige análise de subgrupos baseados em fatores que se suspeita sejam modificadores de efeito, é importante que se tenha dito na introdução se as interações em potencial foram hipotetizadas *a priori*.

O fato de existirem tabelas ou figuras com os seus achados não deve ser motivo para frases do tipo: "Os resultados são apresentados nas tabelas 1-4", ou "Os dados das análises bivariadas estão na tabela 2", sem mais alusões aos números ali contidos. É preciso ir além e fazer uma descrição sucinta da tabela, ressaltando os principais resultados.

Alguns editores sugerem que não se apresentem percentuais quando o denominador for menor que 50[24,25]; quando for o caso, deve-se apresentar os dados como 32/46, 14/30.

Priebe diferencia *dados* de *resultados*[26]. Dados são achados, enquanto resultados dão significado aos dados. Como exemplo do primeiro, teríamos:

"A proporção de pacientes internados no grupo de intervenção foi de 35% contra 50% no grupo-controle".

No caso de resultados, essa afirmação poderia ser reescrita como:

"A intervenção reduziu em 30% o risco de internação".

Também é importante que não se repita, no texto, os números que estão nas tabelas. Tente extrair e traduzir para o leitor o que há de mais importante e enfatizar padrões de associação. Veja no caso da Tabela 28.2.

Tabela 28.2 – Proporção de fraturas em idosos que sofreram queda, por sexo, idade e local da fratura

Local da fratura	Sexo		Idade	
	Masculino (n = 93) %	Feminino (n = 321) %	60-69 anos (n = 128) %	≥ 70 (n = 286) %
Fêmur	67,8	68,8	45,7	83,2
Braço, cotovelo ou mão	19,4	15,9	37,3	13,6
Perna, tornozelo	9,7	7,4	13,6	5,6
Joelho	3,2	3,4	5,1	2,6
Outros	3,2	4,7	6,6	3,9

Os percentuais podem exceder 100% pela ocorrência de fratura em mais de um local.

Fonte: Coutinho ESF, Bloch KV, Rodrigues LC. Characteristics and circumstances of falls leading to severe fractures in elderly people in Rio de Janeiro, Brazil. Cad Saúde Pública (Rio de Janeiro). fev, 2009;25(2):455-459.

Mera repetição

A fratura mais frequente foi de fêmur, com 68,6%, sendo 67,8% entre os homens e 68,8% entre as mulheres. Entre os idosos na faixa de 60-69 anos, observou-se uma proporção de 45,7%, enquanto naqueles com 70 anos ou mais, essa proporção aumentou para 83,2%.

Pontos importantes

A fratura mais frequente foi de fêmur, acometendo cerca de 2/3 da amostra. Não houve diferença entre sexos, mas a incidência no grupo acima de 70 anos foi cerca de o dobro daquela observada na faixa de 60 a 69 anos.

Se desejar informar valores de p, esses devem ser apresentados em seu formato exato e não de modo vago como $p > 0,05$ ou p = NS (não significativo). Diversas revistas de epidemiologia preferem o uso de intervalos de confiança em vez de p-valores, por acrescentarem informação sobre a precisão das estimativas encontradas. Entretanto, em certas situações o valor de p pode ser mais relevante que o intervalo de confiança, como por exemplo no caso de um padrão de "dose-resposta" em que se deve usar o teste de tendência linear. Em algumas revistas, aconselha-se apresentar os intervalos de confiança na tabela ou figura e os valores de p no texto.

Lembre-se que p valores não refletem a magnitude dos efeitos estimados e não devem ser mencionados isoladamente, mas sempre acompanhando as estimativas.

Tabelas

Tabelas, em geral, contêm mais informações e constituem a forma principal de apresentar achados de estudos epidemiológicos. Devem ser usadas quando for importante mostrar valores exatos, enquanto figuras devem ser escolhidas quando não houver necessidade de números precisos. Não gaste espaço desnecessário duplicando os mesmos dados em tabelas e figuras.

Embora seja importante conhecer as normas de formatação da revista para a qual o manuscrito vai ser submetido, alguns princípios devem ser considerados. Tanto as tabelas quanto as figuras devem ser autoexplicativas. Também devem ter títulos informativos para que o leitor não dependa do texto para entender o seu significado. Os títulos, em geral colocados na parte superior, devem deixar claro o que são os números apresentados. Por exemplo, os números entre parênteses após uma média devem ter indicação de serem desvio-padrão ou erro-padrão. Tanto no caso de tabelas quanto no de figuras, não esqueça de informar a unidade de mensuração da variável: kg/m^2 no caso do índice de massa corporal (IMC), mmHg para pressão arterial, e assim por diante. Isso é sobretudo importante para variáveis que são mensuradas com diferentes unidades, como é o caso do colesterol sérico, que pode ser medido em mg/dL ou mmol/L.

Evite informações redundantes como, por exemplo, apresentar os percentuais de sobreviventes e de mortos. Como só há duas possibilidades, as categorias são complementares: se 30% morreram, 70% terão sobrevivido. Não use um número de casas decimais desnecessariamente grande. Médias e desvios-padrão devem ter o mesmo número de casas decimais[26].

É mais fácil comparar dois números que estão lado a lado (na horizontal) do que quando estão dispostos verticalmente[25]. Portanto, se você deseja apresentar ao leitor a diferença na proporção de infartos do miocárdio entre fumantes e não fumantes, construa a sua tabela com fumantes e não fumantes dispostos em colunas distintas, em vez de linhas. Ver exemplo na **Tabela 28.2** que compara homens e mulheres e faixas etárias.

É importante que as tabelas apresentem a distribuição do desfecho nas categorias de exposição, uma vez que esse é o sentido esperado em associações supostamente causais. Também exemplificado na **Tabela 28.2**, os percentuais apresentados são os das colunas, que representam as "exposições" sexo e idade para diferentes fraturas.

Quanto à formatação das tabelas, use apenas linhas horizontais para as bordas superior e inferior da tabela e para a borda inferior da linha dos títulos das colunas. Algumas revistas utilizam sombreados de cores diferentes para realçar as linhas.

Figuras

Com a grande quantidade de recursos à disposição nos pacotes estatísticos, é preciso ter cuidado para não se entusiasmar muito pelos aspectos visuais de maior apelo estético. Observe as **Figuras 28.1a** e **b**, que descrevem a frequência de uma dada condição de saúde por faixa etária em dois grupos (p. ex., masculino em azul, feminino em vermelho). Em ambos os casos, principalmente no segundo, a comparação da magnitude da frequência da condição estudada entre os dois grupos é menos clara que a que teremos se optarmos pela **Figura 28.1c**. Embora mais pobre em termos de recursos estéticos (pelo menos para alguns), a **Figura 28.1c** cumpre de modo mais adequado a sua função de mostrar os contrastes entre os dois grupos nas diversas faixas etárias.

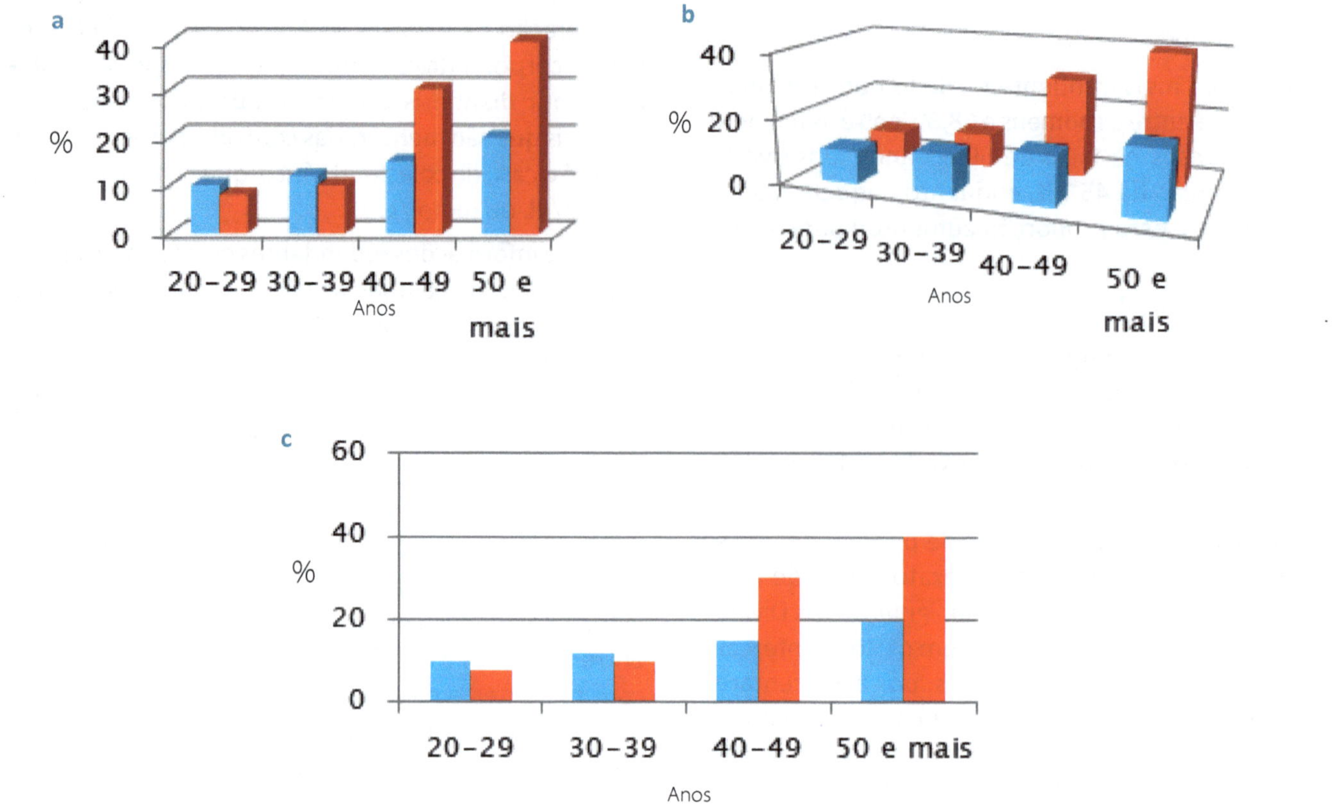

Figura 28.1a-c – Frequência de uma condição de saúde por faixa etária e sexo.

O mesmo raciocínio se aplica a outros tipos de figuras, como os gráficos em torta (ou pizza), representados nas **Figuras 28.2a** e **b**.

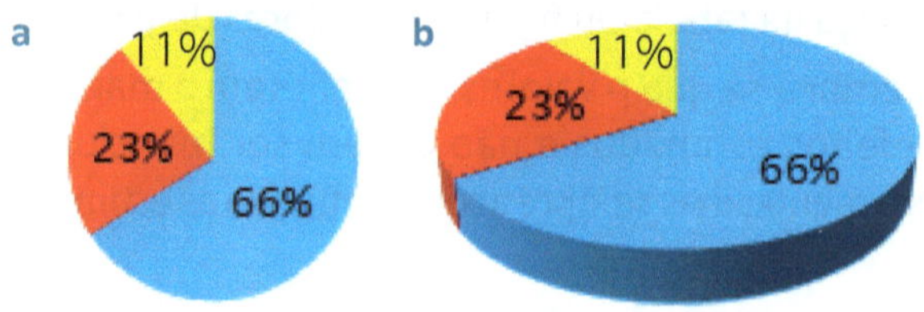

Figura 28.2 a e **b** – Distribuição de uma característica em uma população.

As figuras, ao contrário das tabelas, costumam ter a sua descrição (legenda) na parte inferior.

Os gráficos em barra (horizontais) ou colunas (verticais) são apropriados para apresentar informações sobre variáveis categóricas (nominais ou ordinais), sobretudo quando o número de categorias for grande. No caso de variáveis ordinais, cabe manter a sequência lógica (p. ex., analfabeto, 1º grau incompleto, 1º grau completo...). Quanto às variáveis nominais, estas devem ser apresentadas em ordem crescente, da esquerda para a direita. A escala deve ser iniciada no zero. Caso a escala seja muito extensa, pode-se fazer uma interrupção no eixo.

Algumas informações são essenciais em um gráfico, como os títulos dos eixos e legendas identificando os grupos representados. Os intervalos de confiança são úteis em comparações entre categorias ou subgrupos. É preciso ser parcimonioso no uso dos recursos disponíveis para não tornar as figuras "poluídas" com excesso de informações e redundâncias (p. ex., linhas de grade e rótulos de valores).

Os gráficos em torta/pizza podem ser utilizados para apresentar informações percentuais de variáveis categóricas (nominais ou ordinais), quando o número de categorias for pequeno. Na sua elaboração, deve-se adotar as seguintes regras:

i) assinalar ponto de origem da marcação dos setores no ponto correspondente a 12 horas;
ii) marcar setores, sempre que possível, em ordem decrescente, no sentido horário;
iii) os ângulos são proporcionais às frequências percentuais;
iv) a soma dos ângulos é de 360°.

Histogramas são gráficos de frequência usados para apresentar informações sobre a distribuição de uma variável contínua com muitos valores (**Figura 28.3**). No caso de intervalos diferentes, a área do retângulo deve ser proporcional à frequência de classe correspondente.

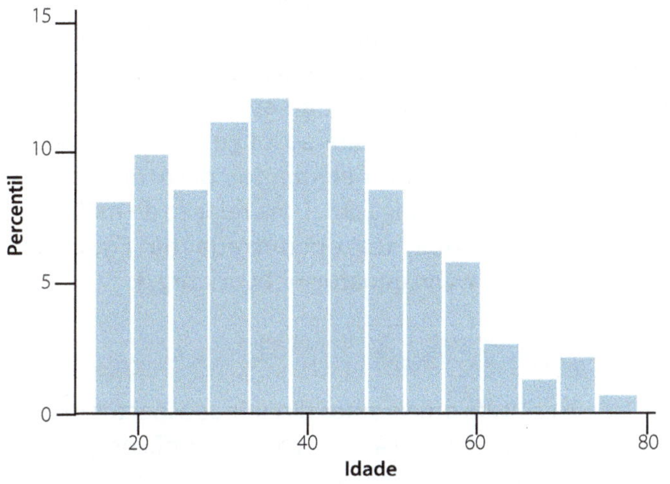

Figura 28.3 – Distribuição etária de mulheres com morbidade psiquiátrica menor.

Medidas de associações podem ser apresentadas graficamente: deve-se incluir os IC e utilizar a escala adequada ao tipo de medida, por exemplo, medidas que expressam diferenças relativas, como risco relativo e *odds ratios*, devem ser apresentadas em escala logarítmica. Lembre-se que não se pode comparar diretamente a magnitude de estimativas de associação de diferentes variáveis, pois estas podem diferir do ponto de vista biológico, assim como no uso de unidades analíticas diferentes. Por exemplo, uma associação pode parecer mais forte para colesterol sérico usando-se uma unidade analítica de 20 mg/dL para 1 ano de idade, mas se a comparação for de 2 mg/dL de colesterol e 10 anos de idade, a magnitude da associação será maior para idade[23].

Mais informações sobre tipos de gráficos podem ser obtidas no ***Capítulo 20 – Análise Exploratória de Dados***.

Discussão

Para muitos, a discussão é a seção mais difícil de ser escrita. Em geral, a discussão inclui dois momentos: discussão dos resultados e as conclusões e recomendações. Algumas revistas sugerem que estas duas últimas sejam apresentadas como uma seção específica.

Inicie a discussão com uma síntese dos principais achados, mas sem repetir ou citar números já apresentados na seção de resultados[13,27,28]. (É, no entanto, permissível acrescentar o(s) número(s) da(s) tabela(s) ou figura(s) correspondente(s) em parênteses ao sintetizar os resultados). Trate-os de modo mais qualitativo. Confronte as diferentes explicações para seus resultados. Mostre como eles se relacionam com as evidências disponíveis na literatura, o que eles trouxeram de novo para o tema, suas consistências e divergências com a literatura, e as possíveis explicações para elas. Dentre as várias possibilidades estão aspectos relacionadas ao método, ao tipo de população, ao período e assim por diante.

Discuta os pontos fortes e as limitações do estudo. Avalie a possibilidade de os resultados serem devidos a viés ou confundimento. Comente os possíveis erros de classificação dos dados considerando a validade e confiabilidade dos instrumentos utilizados na coleta de dados, assim como os procedimentos utilizados[23].

Cuidado para não apresentar conclusões que expressem mais o ponto de vista do autor sobre o tema do que aquilo que pode ser apoiado pelos achados[13,27]. Nem todas as pesquisas epidemiológicas levam a recomendações. Quando for o caso, as recomendações podem ser feitas tanto com finalidade prática, para políticas de saúde ou para a prática clínica, assim como para futuras pesquisas. No entanto, não é recomendável fazer inferências causais baseadas em resultados de um único estudo observacional[29]. No caso de estudos futuros, *nunca* escreva frases do tipo "Novos estudos são necessários". Levante novas hipóteses e deixe claro o que ainda precisa ser estudado e de que forma. Portanto, se mencionar a necessidade de outros estudos, você deverá sugerir que aspectos que esses novos estudos devem cobrir, inclusive do ponto de vista metodológico (p. ex., estudos longitudinais).

Seções Adicionais

Autoria e agradecimentos

Autoria pode ser uma área de conflito em artigos. Por isso, é importante discutir os critérios de autoria (se possível para cada artigo planejado) antes do início do estudo. Existem regras para autoria. O ICMJE recomenda que a autoria seja definida quando os quatro critérios a seguir forem satisfeitos[13]:

a) contribuição substancial na (i) concepção do estudo, (ii) na obtenção, análise e interpretação dos dados;
b) elaboração ou revisão crítica do texto;c) aprovação final do texto;
d) responsabilidade na garantia de veracidade e integridade de todos os aspectos do trabalho.

Uma pessoa que preenche esses requisitos é denominada *Vancouver Group Positive*, pois eles foram definidos pelo *International Committee of Medical Journal Editors* (ICMJE), também conhecido como

Vancouver Group[30]. Entretanto, desde 1996 alguns jornais abandonaram essa definição de autoria e passaram a trabalhar com o conceito de *contribuição*, segundo a qual se deve listar a contribuição específica de cada um dos pesquisadores como autor. Portanto, é importante saber o critério da revista à qual você vai submeter o seu manuscrito.

Ainda de acordo com o ICMJE[13], o autor para correspondência deve ser o responsável por todo o processo de submissão do manuscrito, assim como atender às solicitações e responder às críticas após a publicação do manuscrito. Alguns grupos constituídos por um número elevado de autores podem designar a autoria pelo nome do grupo, com ou sem o nome dos participantes.

Segundo o ICMJE[13], pessoas que contribuíram para o estudo, mas não preencheram os quatro critérios citados, devem ser mencionadas nos agradecimentos. Além destes, deve-se ainda incluir apoio institucional, ajuda técnica, apoio financeiro e material.

Referências Bibliográficas

Existem vários programas que fazem o gerenciamento das referências bibliográficas. A maioria das revistas utiliza o padrão **Vancouver**, nome da cidade canadense onde houve a reunião de um grupo editores de jornais médicos, em 1978. Um guia para esse formato pode ser encontrado no *International Committee of Medical Journal Editors (*ICMJE*) Recommendations for the Conduct, Reporting, Editing, and Publication of Scholarly Work in Medical Journals: Sample References* (www.nlm.nih.gov/bsd/uniform_requirements.html) ou no NLM's *Citing Medicine*, 2nd *edition* (www.ncbi.nlm.nih.gov/books/NBK7256/). Como alguns periódicos utilizam outros formatos, é necessário que você consulte as instruções para autores da revista para a qual você pretende enviar o seu artigo.

Conflito de Interesses

Os autores do artigo devem indicar possíveis conflitos de interesse ou sua ausência e fontes de suporte. O conflito de interesses não representa uma infração, desde que explicitado.

Recomendações para publicação segundo o tipo de estudo

Diversas diretrizes têm sido propostas, sobretudo nos últimos 20 anos, com recomendações para a publicação de artigos científicos segundo o tipo de desenho de pesquisa utilizado: ensaios clínicos controlados, estudos observacionais, testes diagnósticos, metanálise e assim por diante. Um número crescente de revistas vem solicitando que os manuscritos sigam essas recomendações. Tais diretrizes não se contrapõem aos aspectos que foram discutidos ao longo desse capítulo, mas apenas acrescentam elementos particulares de cada desenho de investigação. Uma relação de mais de 300 diretrizes pode ser encontrada na *Equator Network* (http://www.equator-network.org/).

Considerações finais

Nesse capítulo procuramos discutir os aspectos mais importantes da elaboração de artigos científicos, particularmente os de natureza epidemiológica. Em geral, as seguintes perguntas relacionadas à probabilidade de aceitação por uma revista de boa qualidade têm que ser respondidas afirmativamente: (1) Existe plausibilidade para a(s) pergunta(s) que o estudo tentou responder? (2) O estudo sobre o qual o artigo foi baseado tem uma ou mais seguintes características: hipótese original, nova metodologia, ou replicação de achados que foram objeto de relativamente poucas publicações prévias de boa qualidade? (3) O estudo implementou garantia e controle de qualidade? (4) O desenho e os métodos usados pelo estudo, assim como seus achados, foram apresentados clara e sucintamente e avançam o conhecimento sobre o tema? E (5) o estudo teve uma percentagem razoavelmente alta de participação de indivíduos elegíveis?

Um aspecto importante e que merece ênfase é que a revisão por pares é um processo educativo e autores devem sempre levar em consideração as críticas dos revisores e editores ao revisarem o seu artigo. Frequentemente, mesmo quando os autores não concordam com certa crítica feita por um ou mais revisores externos e/ou o editor, em vez de reagirem irritadamente, devem questionar a clareza do seu próprio texto.

Outro aspecto particularmente importante do ponto de vista da probabilidade de aceitação de um artigo é o seu tamanho. Revistas diferentes têm regras diferentes sobre a formatação de um artigo. Por exemplo, o *American Journal of Epidemiology* estabelece o máximo de 3.500 palavras para um artigo que relate achados empíricos (*Original Contributions*). No entanto, um artigo mais curto do que o máximo permitido pela revista, mas que não deixa de fora nenhuma informação de importância, pode ter uma probabilidade maior de aceitação. Uma carta atribuída a Mark Twain, Pascal e Voltaire sumariza a importância de um número menor de palavras para explicar o mesmo conteúdo: "Caro amigo: Desculpe ter-lhe escrito uma carta tão longa.

Não tive tempo de escrever uma carta mais curta". Escrever um artigo mais curto (sem perda de conteúdo relevante) é mais trabalhoso do que escrever um mais longo!

Finalmente, um artigo de boa qualidade deve ser sempre submetido a uma boa revista, mesmo se os resultados do estudo forem nulos. Revisões sistemáticas (com ou sem metanálises) são importantes na produção de políticas públicas e se apenas resultados "positivos" forem publicados, ocorrerá viés de publicação, o que fará com que o processo decisório baseado na literatura seja enviesado.

Ao preparar um artigo científico, autores devem ter em mente que o desafio é apresentar da maneira mais clara e sucinta possível a justificativa, metodologia, resultados e discussão do tema. Para tal, este capítulo descreveu algumas regras que, se seguidas, aumentam a probabilidade de que o artigo preencha esses requisitos.

Referências Bibliográficas

1. Rothman KJ. Writing for epidemiology. Epidemiology. 1998;9(3):333-7.
2. Swoger B. Scientific American [Internet]2012. [cited 2018]. Disponível em: <https://blogs.scientificamerican.com/information-culture/the-mostly-true-origins-of-the--scientific-journal/>. Acessado em:1/7/2022
3. Sollaci LB, Pereira MG. The introduction, methods, results, and discussion (IMRAD) structure: a fifty-year survey. J Med Libr Assoc. 2004;92(3):364-7.
4. Liumbruno GM, Velati C, Pasqualetti P, Franchini M. How to write a scientific manuscript for publication. Blood Transfus. 2013;11(2):217-26.
5. Day RA, Gastel B. Historical Perspectives. In: Day RA, Gastel B, ed. How to Write and Publish a Scientific Paper. 6th ed. Westport: Greenwood Press; 2006.
6. Day RA, Gastel B. Approaching a Writing Project. In: Day RA, Gastel B, ed. How to Write and Publish a Scientific Paper. 6th ed. Westport: Greenwood Press; 2006.
7. Helgesson G, Eriksson S. Plagiarism in research. Med Health Care and Philos. 2015;18:91-101.
8. Roig M. Avoiding plagiarism, self-plagiarism, and other questionable writing practices: A guide to ethical writing. Disponível em: <http://www.cse.msu.edu/~alexliu/plagiarism.pdf>. Acessado em:1/7/2022
9. Huth EJ. A Systematic Method for Writing and Publishing Papers. In: Huth EJ, ed. Writing and Publishing in Medicine. 3rd ed. Baltimore: Williams & Wilkins; 1999.
10. Cooter M. Style: What is and Why it Matters. In: Hall GM, ed. How to Write a Paper. 3rd ed. London: BMJ Publishing Group; 2003.
11. Katz MJ. The Standards of a Scientific Paper. In: Katz MJ, ed. From Research to Manuscript: A Guide to Scientifc Writing. 2nd ed. Netherlands: Springer; 2009.
12. Browner WS. Suggestions for Writing Well. In: Browner WS, ed. Publishing and Presenting Clinical Research. 2nd ed. Philadelphia: Lippincott Williams & Wilkins; 2006.
13. ICMJE. Recommendations for the Conduct, Reporting, Editing, and Publication of Scholarly Work in Medical Journals2017 27/03/2018. Disponível em: <http://www.icmje.org/icmje-recommendations.pdf>. Acessado em:1/7/2022
14. Browner WS. Title and Abstract. In: Browner WS, ed. Publishing and Presenting Clinical Research. 2nd ed. Philadelphia: Lippincott Williams & Wilkins; 2006.
15. Huth EJ. The First Draft: Titles and Abstracts. In: Huth EJ, ed. Writing and Publishing in Medicine. 3rd ed. Baltimore: Williams & Wilkins; 1999.
16. Day RA, Gastel B. How to Prepare a Title. In: Day RA, Gastel B, ed. How to Write and Publish a Scientific Paper. 6th ed. Westport: Greenwood Press; 2006.
17. Moss F. Titles, Abstracts, and Authors. In: Hall GM, ed. How to Write a Paper. 3rd ed. London: BMJ Publishing Group; 2003.
18. Smith R. Introductions. In: Hall GM, ed. How to Write a Paper. 3rd ed. London: BMJ Publishing Group; 2003.
19. Huth EJ. The Research Paper: General Principles for Structure and Content. In: Huth EJ, ed. Writing and Publishing in Medicine. 3rd ed. Baltimore: Williams & Wilkins; 1999.
20. Katz MJ. Composing the Sections of a Research Paper. In: Katz MJ, ed. From Research to Manuscript: A Guide to Scientifc Writing. 2nd ed. Netherlands: Springer; 2009.
21. Hall GM. Structure of a Scientific Paper. In: Hall GM, ed. How to Write a Paper. 3rd ed. London: BMJ Publishing Group; 2003.
22. Browner WS. Methods. In: Browner WS, editor. Publishing and Presenting Clinical Research. 2nd ed. Philadelphia: Lippincott Williams & Wilkins; 2006.
23. Szklo M, Nieto FJ. Epidemiology – Beyond the Basics. Maryland, Aspen.
24. Huth EJ. The First Draft: Tables. In: Huth EJ, ed. Writing and Publishing in Medicine. 3rd ed. Baltimore: Williams & Wilkins; 1999.
25. Browner WS. Tables. In: Browner WS, ed. Publishing and Presenting Clinical Research. 2nd ed. Philadelphia: Lippincott Williams & Wilkins; 2006.
26. Priebe H-J. The Results. In: Hall GM, ed. How to Write a Paper. 3rd ed. London: BMJ Publishing Group; 2003.

27. Marcovitch H. Discussion. In: Hall GM, ed. How to Write a Paper. 3rd ed. London: BMJ Publishing Group; 2003.

28. Browner WS. Discussion. In: Browner WS, ed. Publishing and Presenting Clinical Research. 2nd ed. Philadelphia: Lippincott Williams & Wilkins; 2006.

29. Petitti DB. Associations are not effects. Am J Epidemiol. 1991;133:101-102.

30. Horton R. Who Should Be an Author. In: Hall GM, ed. How to Write a Paper. 3rd ed. London: BMJ Publishing Group; 2003..

Seção

TÓPICOS ESPECIAIS

4

Capítulo

Epidemiologia e Serviços de Saúde

29

Rejane Sobrino Pinheiro
Claudia Caminha Escosteguy
Margareth Crisóstomo Portela

Introdução

Os serviços de saúde têm como objetivo melhorar as condições de saúde das pessoas, reduzindo a morbimortalidade, aliviando o sofrimento, ou ainda, propiciando melhor capacidade funcional ou mais qualidade de vida. No nível macro, relativo aos sistemas que constituem ou aos territórios onde atuam, devem se adequar às necessidades da população e ser apropriadamente distribuídos e utilizados para produzir efeitos desejáveis sobre a mesma, mensuráveis e passíveis de atribuição às ações implementadas. Os serviços de saúde somam-se a fatores ambientais, socioeconômicos, demográficos, comportamentais e biológicos, na determinação do padrão de saúde observado. No nível micro, coloca-se a prestação de cuidado mais direto pelo profissional ou equipe profissional à pessoa, sendo esperado que esse cuidado se adeque à situação focada e seja capaz de produzir os melhores resultados esperados em face do conhecimento existente.

A Epidemiologia cumpre papel central na definição das necessidades de saúde de uma população e fornece instrumental para o estabelecimento de relações, nos níveis macro e micro referidos, entre ações empreendidas e resultados. Assim, provê importantes subsídios para o planejamento e a programação de serviços de saúde e base metodológica para a avaliação dos seus processos, resultados e impactos (de mais longo prazo), incluindo a atribuição causal de resultados a processos, o que é o coração do cuidado baseado em evidência. O método epidemiológico é aplicado na avaliação do desempenho de sistemas de saúde e da qualidade de serviços de saúde, bem como de práticas de cuidado de saúde, fundamentando a construção de indicadores e padrões de qualidade e provendo desenhos para a conformação de estudos. De certa forma, em analogia aos estudos epidemiológicos tradicionais, o racional que se estabelece é o das práticas de cuidado ou serviços de saúde como fatores de exposição, com vistas a produzir efeitos sobre a condição de saúde de uma população. Em última análise, o interesse é dimensionar tais efeitos e apreciar se correspondem ao esperado. O método epidemiológico também tem sido amplamente empregado nos estudos da efetividade de intervenções para a melhoria da qualidade do cuidado de saúde.

A avaliação das atividades dos diferentes níveis do sistema de saúde instrumentaliza a orientação mais adequada dos serviços às necessidades da população, considerando o conhecimento técnico-científico existente, assim como a busca contínua de melhoria de qualidade. Este capítulo aborda conceitos importantes para estudos relacionados aos serviços de saúde, incluindo aqueles relativos à avaliação de sua qualidade. Inicialmente são considerados os conceitos de necessidade, demanda, oferta, acesso e uso de serviços de saúde, centrais para o seu planejamento, programação e avaliação. Em seguida, focaliza-se o conceito de qualidade do cuidado de saúde, com a apreciação de suas dimensões, e aborda-se a avaliação da qualidade dos serviços de saúde, considerando-se experiências brasileiras. O capítulo ainda apresenta brevemente o papel da avaliação de tecnologias em saúde e de intervenções para a melhoria da qualidade do cuidado de saúde, destacando o emprego do método epidemiológico, semelhanças, assim como diferenças relevantes impressas por certa distinção entre os seus objetos.

Necessidade de Saúde e Demanda

A definição clássica da Organização Mundial de Saúde (OMS) considera saúde como um estado de completo bem-estar físico, mental e social. Embora haja discussões sobre sua atualização, segundo esta definição, saúde é vista como um conceito mais amplo, além da visão reducionista baseada no conceito negativo de ausência de doença ou agravo. Outros fatores além do sistema de saúde exercem influência na condição de saúde de indivíduos e populações, envolvendo outros setores, como a economia e o meio ambiente, por exemplo. Trata-se de conceito complexo, sobre o qual as agendas internacionais têm oscilado entre abordagens baseadas em tecnologias médicas e intervenções de saúde pública, e a compreensão de que se trata de um fenômeno social que requer abordagens intersetoriais, envolvendo inclusive agendas de justiça social[1]. De um modo geral, o sistema de saúde está voltado à atenção de indivíduos doentes, embora seja crescente o seu papel na promoção e prevenção em saúde. A definição de saúde da OMS é de difícil utilização como base para determinação das políticas de saúde, já que também demanda políticas pertinentes a outros setores[2], e considerar a visão restrita sobre saúde termina apresentando vantagens para a operacionalização do conceito de necessidade de saúde.

O conceito de necessidade de saúde pode ser visto sob dois aspectos: necessidade clínica (opinião do profissional de saúde sobre necessidade) e a necessidade percebida pelo indivíduo. A visão do profissional sobre a necessidade de um paciente está relacionada ao conhecimento científico acerca do problema, das formas de atenção disponíveis, do conhecimento sobre o risco à saúde ou à vida, além de sua experiência profissional. A percepção de saúde varia de indivíduo a indivíduo e segundo padrões sociodemográficos e culturais. Depende do julgamento que o indivíduo faz sobre o que seja saúde ou doença, do seu limiar de desconforto e incapacidade, e sua visão de risco[3-5].

Os conceitos de necessidade e de população-alvo são básicos para o planejamento em saúde, que tem como um dos pontos de partida a identificação das necessidades de serviços de saúde de uma população específica. No entanto, para que o indivíduo use um serviço de saúde, não basta que exista oferta em quantidade suficiente, sendo premissa básica que ele perceba a necessidade de saúde, busque o serviço e seja atendido, transformando sua necessidade em demanda. A demanda é a necessidade transformada em ação, podendo estar representada na intenção de obtenção do cuidado de saúde, na busca de atendimento ou, em última instância, no uso de serviços de saúde. A demanda atendida, como o próprio nome diz, corresponde à situação em que o indivíduo recebe o atendimento, ou seja, usa o serviço de saúde. Nos casos em contrário, quando o indivíduo sente a necessidade e não chega a procurar o cuidado profissional ou, se procura, não é atendido, a necessidade não é satisfeita, o que se convenciona chamar de demanda reprimida[6].

Diversos indicadores podem ser utilizados para a estimativa da necessidade de saúde. Tradicionalmente, a taxa de mortalidade tem sido bastante utilizada para este fim. É um indicador que aponta condição negativa extrema, não capturando problemas de saúde que não levem ao óbito. Por outro lado, é um indicador de fácil obtenção, dada a disponibilidade de registros oficiais de óbito, facilitando o cálculo das taxas de mortalidade geral e por causas específicas. A mortalidade é bastante utilizada para avaliar os resultados da atenção, enfocando tanto a prática profissional quanto características dos serviços e sistemas de saúde[7].

Indicadores de morbidade também podem expressar as necessidades de saúde, substituindo ou complementando os indicadores de mortalidade, sendo especialmente importantes quando o risco de morte relacionado à condição de saúde em questão é muito baixo, ainda que as perdas funcional e de qualidade de vida sejam relevantes (para maiores detalhes ver o ***Capítulo 3 – Indicadores de Saúde***). Dependendo de sua base de cálculo, podem refletir necessidades da população ou a demanda atendida em serviços de saúde.

A necessidade de saúde de um grupo populacional pode ser obtida a partir de pesquisas de base populacional que busquem, em uma região ou em uma população-alvo, informações sobre morbidade. Informações coletadas em exames físicos ou anamneses fornecem uma avaliação da necessidade de saúde sob o ponto de vista clínico. A estimativa da necessidade percebida pelo indivíduo requer a aplicação de questionários de autoavaliação da condição de saúde do entrevistado, da morbidade referida, onde são coletadas informações sobre a presença de doenças, sintomas, incapacidade ou mesmo dias de limitação[8,9].

A estimativa de necessidade com base nos registros de assistência dos serviços de saúde refere-se à demanda atendida, ou seja, que se manifesta através do uso de serviços de saúde. É enviesada, uma vez que se perdem da análise indivíduos que, apesar de terem tido necessidade de utilizar algum serviço de saúde, não o fizeram por não perceberem a necessidade, ou, apesar de perceberem, não buscaram ou não tiveram atendimento por dificuldade de acesso[9].

Muito embora seja forte a relação entre fatores biológicos ou genéticos e a ocorrência de doenças, é inegável a influência que o gradiente social exerce na chance de adoecer e morrer[1,10,11]. Mesmo em países desenvolvidos, de um modo geral, pessoas de diferentes grupos sociais apresentam diferenças na mortalidade, morbidade e incapacidade[12,13]. Os determinantes sociais na saúde operam por meio de uma longa cadeia causal de fatores mediadores. Alguns desses fatores tendem a se acumular e interagir em grupos de indivíduos que vivem em condições desfavoráveis[1]. As desvantagens na saúde devidas a fatores socioeconômicos não estão restritas somente a grupos que apresentam grandes privações. O gradiente social na condição de saúde é observado também internamente às categorias sociais mais elevadas[13]. Neste sentido, a necessidade de saúde pode ser avaliada também com base no conceito de risco à saúde. Diferentes grupos populacionais podem apresentar risco distinto de adoecer. Sob esta óptica, indicadores sociais podem ser usados para estimar a necessidade de saúde. Diferentes variáveis sociais têm sido abordadas por diversos estudos, na tentativa de identificar quais fatores relacionados à condição social mais se associam a resultados na saúde de indivíduos e populações. Renda, propriedade de bens de consumo, escolaridade, raça/cor de pele, ocupação, condição econômica da região de residência etc. têm sido usados como indicadores da condição social do indivíduo[2,13-16]. Independentemente do indicador social e da medida de saúde utilizados, os estudos apontam uma relação direta entre condição de saúde e condição social.

Oferta

Uma vez que o objetivo principal dos serviços de saúde é a melhoria das condições de saúde e a redução do sofrimento, espera-se que a oferta de serviços de saúde siga o perfil das necessidades da população. Os serviços de saúde devem estar disponíveis em quantidade e qualidade suficientes para o atendimento da população que deles necessite. Porém, é comum observar-se que estes serviços variam entre áreas geográficas, e tais variações geralmente não estão relacionadas com diferenças nas condições de saúde das populações residentes[17,18]. No Brasil, por exemplo, há maior concentração de hospitais e serviços de média e alta complexidade nas regiões mais ricas do país, seguindo, de um modo geral, as leis de mercado e não o perfil das necessidades de atenção[19].

Os recursos de saúde podem estar organizados de diferentes maneiras. As políticas e/ou as leis de mercado definem a organização dos serviços de saúde, a forma de financiamento (público, privado) e a complexidade tecnológica destes serviços.

A oferta pode ser medida a partir das quantidades de recursos físicos (consultórios, leitos, centros cirúrgicos), recursos humanos (médicos, enfermeiros, psicólogos) e equipamentos, ou detalhando-se estes totais em termos da disponibilidade de horas semanais e do volume de produção que se tem capacidade de oferecer[20,21]. Indicadores da oferta de recursos de saúde têm como denominador a população-alvo.

As práticas profissionais, especialmente a prática médica, constituem-se em outro fator determinante da oferta. Profissionais de saúde podem estar mais bem treinados, ou até mais motivados em realizar certos procedimentos e não outros, tanto pelo entusiasmo em lidar com determinadas tecnologias, quanto pelo incentivo financeiro e prestígio que determinadas práticas promovem. Desse modo, a oferta pode sofrer influência do perfil de profissionais existentes em cada serviço, incluindo características demográficas, tipo ou tempo de formação[18,22].

Acesso

O acesso aos serviços de saúde é condição fundamental para que se concretize o uso dos recursos de saúde. É um conceito complexo, varia entre diferentes autores, e abrange diversas dimensões que refletem a resistência ou a dificuldade para o uso destes serviços[23]. As diferentes visões influenciam a operacionalização do conceito de acesso, afetando os indicadores e as análises, adicionando ou não dificuldade na sua realização[24-26].

Para a garantia do acesso, os diferentes modelos não se restringem à oferta e sua disponibilidade, distância, barreiras geográficas, tempo de transporte, tempo gasto em salas de espera ou em filas, disponibilidade de horários, características dos prestadores. Consideram, também, a capacidade de um indivíduo buscar e conseguir o cuidado, indicando condições importantes para a viabilização do uso de serviços de saúde por diferentes grupos populacionais, incluindo características demográficas, do local de residência, socioeconômicas, culturais e psíquicas[27]. Consideram, ainda, a política de saúde, abrangendo o tipo de sistema de saúde, a forma de financiamento, o tipo de seguro de saúde e a legislação[23]. As abordagens do acesso aos serviços de saúde podem ser múltiplas, contemplando a relação estrita entre a busca de cuidado e a entrada no sistema de saúde, a ênfase em características da demanda ou características sócio-organizacionais dos serviços, ou ainda, numa perspectiva mais ampla, a apreciação da percepção da necessidade do indivíduo na busca de cuidado e encaminhamento necessário para a obtenção do cuidado adequado ao problema de saúde no tempo oportuno[23,27,28]. Alguns autores defendem que o acesso seja medido pelo uso, e outros, ainda, que se considere se o cuidado prestado produziu resultados efetivos e eficientes. Esta última questão é controversa, uma vez que os determinantes da efetividade e eficiência tendem a diferir dos do acesso[23].

Há autores que distinguem acesso de acessibilidade, considerando que acessibilidade seria uma característica da oferta e o acesso seria como as pessoas percebem a acessibilidade[23]. Pechansky e Thomas[27], discutindo o acesso no sistema de saúde americano, consideram que esse depende de diferentes grupos de fatores, tais como a acessibilidade geográfica (distância, barreiras geográficas, tempo de viagem, disponibilidade de transportes apropriados, custo para deslocamento), econômica (eliminação das barreiras financeiras à utilização dos serviços de saúde, representada pelos custos de aquisição da atenção médica, estando ligado diretamente ao tipo de financiamento), cultural (adequação das normas técnicas aos hábitos e costumes da população) e funcional (oferta de serviços oportunos e adequados às necessidades da população).

A análise do acesso deve considerar o tipo de serviço, se ambulatorial, hospitalar ou de assistência domiciliar, e a proposta assistencial (o indivíduo assume papel muito importante na busca de cuidados preventivos, enquanto o profissional de saúde tem grande relevância na indicação dos cuidados curativos ou de reabilitação)[23].

Uso de Serviços de Saúde

O uso de serviços de saúde é a efetivação do encontro da demanda com a oferta. O uso se dá em qualquer contato do indivíduo com os serviços de saúde. Depende tanto do indivíduo, responsável pelo primeiro contato, quanto do sistema de saúde, que molda o perfil do uso[23]. O uso de serviços de saúde é resultante de múltiplas determinações que podem explicar as variações que ocorrem entre grupos populacionais, entre áreas ou entre prestadores de serviços[18,29].

Um dos modelos de uso de serviços de saúde mais empregados nas análises é o modelo comportamental de Andersen[30]. Neste modelo, o uso é influenciado pela necessidade, por fatores predisponentes, tais como as características demográficas, sociais e comportamentais, que predispõem os indivíduos ao uso de serviços de saúde, e por fatores capacitantes, que são concernentes aos meios existentes para obtenção de cuidados de saúde, incluindo-se a própria oferta de serviços[23,30]. Atualizações do modelo foram feitas e, posteriormente, foi incluído o contexto como dimensão a ser considerada[31].

Assim, a população pode demandar serviços de forma diferenciada, dependendo de diversos fatores, tanto relacionados às necessidades de saúde, quanto à oferta, no nível indvidual e contextual. Embora a necessidade seja o fator mais importante, características sociais, assim como o perfil e quantidade de profissionais de saúde, organização dos serviços e formas de financiamento podem afetar o uso. Os três últimos são os fatores modificáveis por políticas de saúde, no sentido da melhoria da atuação do setor[32].

Componentes demográficos, como sexo e idade, são fatores universais que podem influenciar o uso de serviços de saúde, no mínimo em decorrência de seu componente biológico. Por exemplo, indivíduos nos extremos etários tendem a utilizar mais serviços de saúde, e as mulheres apresentam patologias diferenciadas dos homens, com respeito, em particular, à questão reprodutiva[9]. O padrão de uso de serviços de saúde entre homens e mulheres é complexo e o uso tende a ser maior para um sexo, comparado ao outro, dependendo do problema de saúde analisado (doenças agudas ou crônicas, cirurgias eletivas, doenças de maior risco de vida etc.). As variáveis raça e condição social são também apontadas como relacionadas ao uso em sistemas de saúde com baixo grau de equidade[33,34]. A utilização de cuidados preventivos não está relacionada com saúde percebida e, geralmente, apresenta-se positivamente associada com situação socioeconômica[35].

Uma condição econômica precária constitui-se em importante barreira ao uso de serviços de saúde. Mesmo que existam serviços efetivos, em quantidade suficiente, não necessariamente a população os utilizará. Por outro lado, a elevada disponibilidade de recursos pode gerar uma "demanda induzida pela oferta", onde a maior oferta, ou facilidade de acesso aos serviços, gera um "excesso" de uso. Wennberg[29] observa que a oferta é o principal determinante do uso do serviços de saúde nos EUA, e que a maior parte do uso considerado desnecessário ocorre nas regiões em que a oferta é alta, sem resultar em melhores desfechos para os pacientes.

Outro fator importante para explicar variações no uso de serviços de saúde é a prática profissional, especialmente a prática médica, que pode, em parte, ser explicada por incertezas sobre o que é melhor, quando evidências científicas são insuficientes para uma recomendação mais precisa, mas também pode ser influenciada tanto pela cultura e o entusiasmo dos profissionais por determinados procedimentos clínicos, assim como pela forma de pagamento e incentivos financeiros[36]. Por exemplo, as variações entre taxas de amidalectomias, prostatectomias e histerectomias são superiores às de cirurgia para correção de fratura proximal de fêmur, hérnia inguinal, hemorragia gastrointestinal e infarto agudo do miocárdio[18,29]. Recém-formados e residentes normalmente apresentam habilidades e práticas diferenciadas daquelas de profissionais mais experientes, e trabalhos sugerem que o acesso a profissionais mais bem treinados seja maior para classes com maior poder aquisitivo do que para as classes desfavorecidas, mesmo em países desenvolvidos[37,38].

Vale ainda destacar a variação na preferência dos pacientes como determinante de uma parcela justificável da variação no uso de cuidados de sáude, que se coloca de forma relevante nas situações de incerteza sobre as alternativas disponíveis, mas também ganha importância crescente no debate em torno da valorização do cuidado centrado no paciente[39].

A aplicação de técnicas estatísticas propicia estudar os fatores associados à variação no uso de serviços de saúde, considerando modelos teóricos existentes, assim como os efeitos dessas variações em resultados do cuidado, que, por consequência, também tendem a variar. Problemas na qualidade do cuidado de saúde têm sido fundamentalmente relacionados ao uso excessivo, ao uso insuficiente ou ao uso indequado de práticas de saúde que, não produzindo benefícios, podem incorrer em danos ou podem deixar de produzir benefícios esperados considerando as evidências científicas disponíveis[40-42].

O Atlas do Cuidado em Saúde de Dartmouth constitui-se em um exemplo de iniciativa voltada para reduzir a variação no uso de serviços entre populações e áreas geográficas, disponibilizando publicações e indicadores sobre variações no cuidado de saúde em diferentes temas nos EUA[43].

Qualidade do Cuidado de Saúde

A preocupação com a qualidade do cuidado de saúde e sua melhoria não é nova, sendo o monitoramento dos resultados obtidos a partir de uma intervenção, um componente fundamental. Exemplos clássicos incluem os esforços empreendidos pela enfermeira Florence Nightingale, no início dos anos 1850, no sentido da redução da mortalidade entre soldados britânicos feridos na Guerra da Crimeia, e pelo cirurgião Ernest Amory Codman, na primeira metade do século XX, com vistas ao entendimento do insucesso no tratamento de pacientes[44,45].

A abordagem da qualidade do cuidado de saúde torna-se mais estruturada, entretanto, a partir dos anos 1960, com o trabalho de Avedis Donabedian, fortemente marcado por uma perspectiva profissional. Ele reconhecia na qualidade do cuidado uma dimensão técnico-científica e outra concernente às relações pessoais, respectivamente relacionadas à adequação do cuidado provido à condição do paciente e às habilidades para a sua execução, e às relações interpessoais entre profissionais e pacientes, considerando a qualidade da comunicação entre as partes, a relação de confiança e a capacidade dos profissionais tratarem os pacientes com empatia, respeito e sensibilidade[46].

A definição do conceito de qualidade é difícil, haja vista a sua abrangência, elasticidade e natureza dinâmica, repleta de valores sociais e subjetivos. A própria delimitação do objeto ao qual o termo se aplica varia, ora referindo-se à atenção médica propriamente dita, ora aos serviços de saúde. O conceito de qualidade em relação aos serviços de saúde deve ser abrangente, no sentido de levar em conta, entre outros, os aspectos de acesso, adequação, efetividade e, ainda, equidade, custos e satisfação do paciente[46]. Envolve desempenho dos profissionais de saúde, qualidade e utilização de insumos (medicamentos etc.) e o adequado desenvolvimento de sistemas de informação.

A qualidade do cuidado de saúde tem sido largamente definida como o grau em que serviços de saúde propiciam, a indivíduos ou populações, maiores chances de resultados desejáveis e consistentes com o conhecimento corrente[47]. Também, tem sido relacionada a seis grandes objetivos[48]: segurança, efetividade, oportunidade/resposta em tempo adequado, eficiência, equidade e centralidade no paciente/pessoa. O ferramental epidemiológico aplica-se ao estudo da associação entre práticas e resultados de saúde, assim como, em menor ou maior extensão, ao diagnóstico de como se comportam tais objetivos e como respondem a intervenções. Campbell e cols.[49] destacam o interesse no acesso oportuno e na efetividade do cuidado, ao se pensar a qualidade sob o ponto de vista do paciente, e na eficiência e equidade, ao se considerar a qualidade na perspectiva da população assistida em uma organização ou sistema de saúde. A segurança despontou como uma grande preocupação dos sistemas e serviços de saúde nas últimas 2 décadas, com relevância tanto sob o ponto de vista do paciente, como populacional. A seguir, são apresentados conceitos e medidas dessas dimensões da qualidade do cuidado de saúde.

Segurança

O relatório *To err is human: building a safer health system*[50], publicado em 2001, pelo *Institute of Medicine* dos EUA, expôs o elevado risco, grandemente prevenível, associado a processos do cuidado de saúde. A partir daí a preocupação com a segurança ganhou ênfase internacionalmente, com fortalecimento da ideia de que erros podem ser prevenidos a partir do desenho de processos de cuidado que propiciem a segurança do paciente em relação a danos acidentais.

Segurança do paciente, segundo a OMS, é a redução, ao mínimo aceitável, do risco de dano desnecessário associado ao cuidado de saúde[51-53].

Em termos gerais, os eventos ou circunstâncias que poderiam ter resultado ou resultam em dano desnecessário para o paciente são denominados de *incidentes*. Os eventos adversos são especificamente os incidentes, com dano ao paciente[52]. Considerando que o cuidado de saúde é passível de produzir danos inerentes ou não evitáveis mesmo em condições de provisão adequadas, a distinção destes daqueles que são evitáveis se faz fundamental, sendo a sua agregação equivocada na estimativa de incidências de eventos adversos[53].

Os eventos adversos têm sido objeto de diversos estudos no âmbito de diferentes tipos de serviços de saúde. A avaliação da ocorrência de eventos adversos insere-se amplamente no escopo da Epidemiologia, podendo produzir estimativas gerais, assim como estimativas mais específicas tais como as taxas de quedas em hospitais ou de infecções no sítio cirúrgico.

O monitoramento e estabelecimento de barreiras contra a ocorrência de incidentes de forma mais ampla é o coração do movimento pela melhoria da segurança do paciente, com vistas à prevenção de danos nos processos do cuidado de saúde.

Efetividade

A efetividade refere-se aos resultados produzidos sobre a saúde de uma população ou de um indivíduo pelo uso de intervenções voltadas para o cuidado de saúde em condições habituais nos serviços de saúde, que incluem imperfeições de implementação pertinentes ao mundo cotidiano[54,55]. Na prática, é o conceito adequado para traduzir o quanto as práticas de saúde empregadas no dia a dia redundam em melhorias no estado de saúde das pessoas. O conceito afim de *eficácia*[55] também traduz os efeitos de uma tecnologia/intervenção sobre a saúde das pessoas, mas em condições ideais, bem controladas, o que se aplica a contextos muito específicos, tais como os de ensaios clínicos, e não propriamente à realidade dos serviços de saúde. Se, por um lado, é importante que os serviços e profissionais de saúde incorporem tecnologias comprovadamente eficazes na sua prática, por outro, termina sendo central considerar o grau de perda dos resultados idealmente atingíveis na realidade vigente. Um bom exemplo é o tratamento da tuberculose, ainda um sério problema de saúde pública no Brasil. Com eficácia comprovada há anos, ele tem a sua efetividade substanciamente comprometida por fatores tais como a longa duração, a percepção do paciente de estar curado em face da cessação de sintomas, efeitos adversos etc.

A efetividade é, portanto, um dos elementos fundamentais na avaliação de qualidade, na medida em que revela se o cuidado de saúde está produzindo benefícios e como esses benefícios se comparam aos esperados. Medidas de efetividade positivas incluem a cura de doenças, o controle de doenças crônicas segundo marcadores, casos evitados por uma intervenção profilática, o aumento na sobrevida da população com dada condição de saúde, a melhoria da qualidade de vida etc. A natureza dos estudos de mensuração e atribuição causal da efetividade de intervenções de saúde é essencialmente epidemiológica.

É provável que o aumento da efetividade das práticas de saúde nos serviços seja o objetivo mais perseguido na implementação de iniciativas de melhoria da qualidade do cuidado de saúde[56], valendo destacar a sua forte dependência do contexto, especialmente quando envolve, de forma relevante, elementos socioadaptativos[57,58].

Oportunidade/resposta em tempo adequado

Este conceito tem a ver com acesso, dando ênfase à ideia de que o cuidado de saúde tem uma "janela de tempo" onde funcionará melhor e terá capacidade de produzir melhores resultados. A referida "janela de tempo" pode ser mais curta ou ampla, ou de prazo mais imediato ou longo, dependendo da condição de saúde em foco. A prontidão do diagnóstico de câncer, por exemplo, é uma grande preocupação no sentido de propiciar uma intervenção mais precoce e evitar a perda de oportunidade de produzir resultados mais positivos[59]. A detecção e intervenção rápida e adequada sobre um caso de hemorragia pós-parto evita a morte de uma mulher jovem.

Atuar sobre problemas de saúde em tempo compatível com a produção de melhores resultados é o desejável, sendo importante que se monitore nos sistemas e serviços de saúde tempos críticos entre eventos do processo do cuidado (p. ex., tempo entre diagnóstico e início de tratamento; tempo entre indicação e realização de uma cirurgia etc.), com vistas a mantê-los em patamares aceitáveis.

Eficiência

O conceito de eficiência implica em uma análise da relação entre recursos empregados e resultados obtidos, podendo ser medida ou sob condições próximas do ideal, considerando, por exemplo, dados de eficácia obtidos em estudos clínicos, ou na prática diária.

É uma dimensão da qualidade do cuidado de saúde fundamental do ponto de vista populacional, considerando que os sistemas de saúde, seja em países mais pobres ou ricos, têm sido afetados por gastos crescentes e recursos limitados. Nos seus diferentes níveis, os sistemas de saúde devem buscar investir em programas ou tecnologias capazes de produzir os melhores resultados em saúde frente aos recursos disponíveis. Essa ideia de otimização de resultados foi destacada por Donabedian na sua definição dos sete pilares da qualidade[55].

A análise da eficiência de tecnologias/intervenções em saúde insere-se no escopo da avaliação econômica de programas ou tecnologias em saúde[60], incorporando a consolidação de custos envolvidos, mas também as medidas de efetividade observadas. Em termos gerais, objetiva dimensionar se custos adicionais introduzidos por uma nova intervenção, em comparação com o *status quo* da provisão do cuidado para a mesma condição, é justificado pelos benefícios (normalmente medidos em termos de mudanças positivas no estado de saúde) que adiciona. Pode gerar resultados diferentes conforme a perspectiva empregada, que pode ser a da sociedade, do sistema de saúde, de um prestador, de um plano de saúde, entre outras.

Análises de eficiência podem se restringir à consideração de custos e consequências substantivas, mas também podem gerar medidas síntese de custo-efetividade, a partir da quantificação dos dois elementos envolvidos. Um tipo específico de análise de custo-efetividade é denominada custo-utilidade, privilegiando como denominador a quantidade de vida ganha (ou perdida) ajustada pela qualidade de vida associada[61].

Equidade

O conceito de equidade é relacionado à justiça social, ou seja, relacionado à justiça na distribuição de bens sociais e materiais em uma sociedade. Desigualdades estão intrinsecamente relacionadas à estratificação social, à chance de acesso aos recursos materiais e produtos sociais. Políticas de redução destas desigualdades devem-se voltar à minimização das diferenças no bem-estar material entre os grupos sociais, na redução da variação de suas chances em obter o que o indivíduo almeja em termos de renda, condições de trabalho e lazer[62,63].

Os mecanismos de produção social da doença enfatizam o conceito de posição social, que desempenha papel central na determinação social na equidade em saúde. A estrutura e relações da sociedade criam a estratificação social e a atribuição dos indivíduos às diferentes posições sociais. Essa estratificação gera, por sua vez, diferenças na exposição a condições de saúde prejudiciais e diferenças de vulnerabilidade e de disponibilidade de recursos materiais. Da mesma forma, determina resultados diferenciados, tanto em saúde como econômicos e sociais.

Os determinantes guardam precedência causal e podem ser classificados como estruturais e intermediários. Os fatores mais importantes de estratificação social estruturais são: renda, educação, ocupação, classe social, gênero e raça/cor de pele. As categorias principais de determinantes intermediários da saúde são: condições materiais (características da moradia e vizinhança, consumo potencial – meios para comprar alimentação, roupas adequadas ao clima etc. – e ambiente físico de trabalho); condições psicossociais (estresse psicológico, modos de vida e relações estressantes, suporte social, e a habilidade em lidar com os problemas; fatores biológicos [genética] e comportamentais [nutrição, atividade física, consumo de álcool e fumo]); e o sistema de saúde, ele mesmo como determinante social. O sistema de saúde é um determinante social na medida em que atua como um mediador, influenciando o impacto que a doença pode gerar nas pessoas.

A operacionalização do conceito de equidade depende de se considerar equidade horizontal ou vertical. Chama-se equidade horizontal à situação em que indivíduos com o mesmo problema de saúde possuam a mesma oportunidade de utilização de serviços de saúde e recebam cuidados adequados às suas necessidades, independentemente de sua condição social. Para atingir a equidade vertical, necessidades diferentes devem receber cuidados diferenciados. Por exemplo, em uma situação de limitação de recursos, pode-se determinar que quem necessita mais utilize mais, para que os resultados em saúde sejam aproximados[63]. Este pode ser o enfoque dado quando se adota uma política de garantia de atenção médica a um grupo populacional desprivilegiado socioeconomicamente, objetivando-se um aumento da condição de saúde deste grupo, equiparando-a às populações de melhores condições socioeconômicas.

Uma simples comparação da quantidade média de atenção à saúde recebida por indivíduos de diferentes classes sociais não revela se as pessoas em igual necessidade estão recebendo igual atenção à saúde (se pessoas mais privilegiadas estão recebendo menos atenção à saúde, provavelmente é por elas adoecerem menos, sem mencionar o fato da adequação desse tratamento às necessidades das diferentes classes sociais). Uma das formas de contornar este problema é através da comparação entre a distribuição da atenção à saúde pelas diferentes classes sociais e a distribuição da necessidade por estas mesmas classes sociais. Se a atenção à saúde dada às classes mais privilegiadas exceder as suas necessidades e o contrário ocorrer com as classes menos privilegiadas, pode-se concluir que há desigualdade em favor das classes mais privilegiadas. Assumindo que todas as pessoas que reportem morbidade estejam em igual necessidade e considerando que somente pessoas que estejam doentes recebam cuidados de saúde, equidade horizontal é alcançada se os indivíduos com mesma necessidade recebem atenção à saúde igual.

Cuidado centrado no paciente

Esta dimensão da qualidade talvez se distancie mais da abordagem epidemiológica e dependa predominantemente de olhares mais qualitativos sobre as preferências, expectativas e valores das pessoas que usam os serviços de saúde. O conceito vai além da questão da satisfação das pessoas que usam os serviços de saúde, contemplando a redução de assimetrias na relação entre profissionais de saúde e pacientes, o compartilhamento de informações e decisões, em última análise, o respeito real dos serviços e profissionais de saúde aos sujeitos do cuidado[64].

Avaliação da Qualidade do Cuidado de Saúde

Para a operacionalização da avaliação da qualidade em saúde, ainda é amplamente utilizado um modelo proposto por Donabedian, calcado na apreciação de três componentes básicos – estrutura, processo e resultado –, que podem ser mais ou menos relacionados entre si[46].

Estrutura representa características mais estáveis dos serviços, incluindo desde os recursos humanos, financeiros e físicos de que dispõem, até o modo como estão organizados e financiados. Embora a estrutura seja um aspecto fundamental na produção de serviços de boa qualidade, não garante a qualidade dos serviços prestados. Em outras palavras, é um requisito necessário, mas não é um requisito suficiente. Dependendo do contexto, a estrutura pode ser inviabilizadora da implementação de processos de cuidado adequados, porém ela não estabelece uma relação de causalidade direta com o resultado. Sem desprezar a importância de uma estrutura adequada para a prestação do cuidado de saúde, é no processo que está o coração da avaliação e de esforços para a melhoria da sua qualidade.

Processo diz respeito ao conjunto de ações diagnósticas, preventivas, terapêuticas ou paliativas que conformam o cuidado de saúde em si, envolvendo a interação entre profissionais de saúde e pacientes. Essas ações devem estar em conformidade com padrões considerados adequados frente ao conhecimento vigente, validados por estudos epidemiológicos rigorosamente conduzidos, com destaque, pela capacidade de inferência causal, para os ensaios clínicos controlados[65] (para maiores detalhes ver o ***Capítulo 11 – Validade em Estudos Epidemiológicos*** e o ***Capítulo 15 – Estudos de Intervenção***). O enfoque sobre o processo assume que a aplicação correta de conhecimentos e tecnologias, segundo evidências disponíveis, propicia o atingimento dos melhores resultados factíveis. A avaliação do processo implica na apreciação do grau de conformidade do cuidado de saúde com os padrões definidos, cabendo considerar por que foram realizadas ações que não deveriam ter sido realizadas e por que não foram realizadas ações que se faziam necessárias[66].

Resultado corresponde à mudança no estado de saúde do paciente ou certa população atribuída aos cuidados de saúde recebidos previamente[46]. As medidas clássicas são morte, morbidade, incapacidade, sequela, desconforto e insatisfação. Os resultados são de natureza complexa, dependendo da qualidade do cuidado, mas também de fatores de risco e da gravidade do caso (que afetam, inclusive, a resposta ao tratamento), de interações genéticas, ambientais, comportamentais e culturais e, em parte, do próprio acaso. Por consequência, um aspecto importante a ser considerado em inferências sobre a qualidade de serviços de saúde é o ajuste por esses fatores de risco[67,68].

A relação entre estrutura, processo e resultado é dinâmica e funcional, sendo importante que a avaliação da qualidade seja feita, sempre que possível, com enfoque no binômio processo-resultado[46].

Na provisão de cuidados de saúde, processos interagem entre si e com o contexto. Pode se tornar difícil atribuir resultados a processos específicos, mas domina o pressuposto de que a conformação de serviços de saúde com as melhores práticas conhecidas potencializa a obtenção dos melhores resultados frente ao conhecimento vigente. A identificação de tais práticas parte da investigação de relações de causalidade entre "processos de cuidado" e resultados, sendo um desafio contínuo a produção de novas evidências, apesar do grande volume disponível.

Na avaliação e melhoria da qualidade de serviços de saúde, cabe verificar se resultados esperados estão sendo atingidos e buscar explicar lacunas entre o esperado e o observado, considerando o nível de conformidade das práticas realizadas com as preconizadas/pretendidas, assim como fatores contextuais que interferem na não conformidade. Os resultados são os "resultados". É centralmente em mudanças nos processos de cuidado que os resultados serão modificados.

Indicador, Padrão e Referente

Os conceitos de indicador, padrão e referente também têm grande importância na operacionalização da avaliação da qualidade de serviços de saúde.

Indicador corresponde à medida de um critério, relativo a estrutura, processo ou resultado de serviços de saúde, passível de expressar a sua qualidade/adequação e de ser usado em comparações[65]. Por exemplo, o número de enfermeiros por leito de UTI é um indicador de estrutura, assim como o número de médicos por habitante em uma região ou país. Já o percentual de cesarianas em uma maternidade é um indicador de processo. A proporção de pacientes que são reinternados dentro de um período de 30 dias após alta hospitalar é um indicador de resultado.

Padrão refere-se à especificação numérica precisa do que é considerado como grau aceitável de qualidade[65]. Para proceder-se à avaliação da qualidade, é necessário que haja um padrão para a comparação.

A construção de indicadores e padrões para a avaliação de qualidade pode ser baseada em diversos métodos, sendo os mais aceitos aqueles baseados em revisões de literatura, opiniões de especialistas, formulação de consensos, resultados obtidos de serviços padrões, ensaios clínicos, sobretudo randomizados, e modelagem matemática[69]. De uma forma geral, os padrões podem ser classificados como normativos, que são aqueles desenvolvidos com base em evidências científicas e no consenso de especialistas, e empíricos, que são aqueles obtidos na prática dos serviços[65]. Indicadores e padrões são largamente empregados nas avaliações de serviços de saúde, incluindo aquelas voltadas para a sua acreditação.

Referente diz respeito à delimitação da população que recebe os cuidados de saúde nos serviços, considerando condições clínicas e, eventualmente, características sociodemográficas que apontem para maior necessidade de saúde. É fundamental para a indicação dos cuidados de saúde a serem implementados e deve ser levado em conta na comparação da qualidade de serviços. Por exemplo, os cuidados recomendados a um paciente com hipertensão leve são diferentes daqueles recomendados para um paciente com hipertensão grave. Por outro lado, não se pode comparar indicadores de diferentes servicos de saúde sem considerar o *mix* de gravidade de suas clientelas. Estrutura requerida, processos e resultados em uma maternidade de referência para gestantes de risco, por exemplo, diferem daqueles em uma maternidade de baixo risco. O conceito de referente reporta para as classificações de risco de pacientes, bem como à ideia de ajuste de risco, aqui já referida, para a comparação da qualidade de serviços[68].

Tem sido crescente a utilização, por parte dos hospitais, de suas bases de dados administrativas no sentido de monitorar indicadores tais como taxas de mortalidade, tempos de permanência e taxas de readmissão. No entanto, há resistência em usá-las na comparação de resultados entre diferentes hospitais, acreditando-se que a gravidade dos casos à admissão seria a principal explicação para um número excessivo de resultados desfavoráveis, e não uma atenção de pior qualidade. Entretanto, alguns estudos têm mostrado que a gravidade não explica toda a variação observada entre as mortalidades de diferentes hospitais, e que diferenças residuais refletem a qualidade da assistência[67,68].

A mortalidade hospitalar tem sido utilizada tradicionalmente como um indicador de qualidade, embora existam problemas metodológicos quanto a esse uso, que partem de dois eixos principais: a mensuração da gravidade dos casos tratados e o estabelecimento das relações entre o óbito (o resultado) e o processo de assistência prestado, ou seja, o estabelecimento da validade causal[66]. Na avaliação das mortes hospitalares, um objetivo fundamental é a identificação dos óbitos que poderiam ter sido evitados[7,26], já que problemas de qualidade do processo da assistência podem aumentar o risco que todo paciente apresenta, a partir da composição da gravidade do seu caso. A morte hospitalar considerada evitável pode relacionar-se a várias causas, entre elas o uso inadequado de tecnologias, falhas de supervisões, altas inapropriadas, infecção hospitalar, erros durante cirurgias e procedimentos invasivos. Analogamente, hoje também se incluem vários outros indicadores de eventos adversos produzidos pelos serviços de saúde.

Evento-sentinela e condição marcadora

O conceito de evento-sentinela é muito interessante para a operacionalização da avaliação da qualidade da assistência. Trata-se de um acontecimento que não deve ocorrer se houver um bom funcionamento dos serviços, como por exemplo óbitos infantis em filas de espera em emergência, morte materna, óbito por doença imunoprevenível etc. A ocorrência de um evento-sentinela deve desencadear uma investigação no sentido de detectar as causas relacionadas e as medidas para corrigi-las.

Outro conceito importante é o de condições marcadoras, que são patologias frequentes que possuem técnicas de atenção bem estabelecidas e de aceitação ampla, através da avaliação das quais são feitas inferências sobre a qualidade de atenção à saúde em geral. A tuberculose é um exemplo de patologia que pode ser usado como condição marcadora. Serviços incapazes de manter a adesão ao tratamento da tuberculose dificilmente serão capazes de desenvolver programas adequados de hipertensão arterial sem que antes haja melhora do seu funcionamento em geral.

Experiências de avaliação da qualidade de sistemas e serviços de saúde no brasil

Desde os anos 1950, iniciativas para a melhoria de qualidade de serviços de saúde são implementadas no Brasil, inicialmente com foco na estrutura física e na organização[70]. Nos anos 1990, outras frentes foram se abrindo, centrando-se mais na perspectiva de melhoria de processos, com a incorporação de diretrizes clínicas, por exemplo, e avaliação de resultados. No nível hospitalar, observa-se hoje a existência de diversas estruturas e comissões diretamente relacionadas ou que têm interface com a avaliação de qualidade, tais como os núcleos hospitalares de epidemiologia, as comissões de controle de infecção hospitalar, de revisão de óbitos e de revisão de prontuários, a gerência de risco e os núcleos de segurança do paciente[71,72].

Algumas experiências nacionais têm, por diferentes razões, atingido amplo alcance e são aqui destacadas como exemplos de caminhos adotados no país para a avaliação e melhoria da qualidade do cuidado de saúde.

A *acreditação* é um processo de avaliação realizado por um organismo independente e baseado na conformidade com padrões preestabelecidos, visando o reconhecimento formal da instituição avaliada sobre sua competência na realização das atividades, segundo as melhores práticas vigentes. É um procedimento voluntário, periódico, de avaliação e certificação da qualidade, de caráter educativo e voltado à melhoria contínua do gerenciamento da organização e da qualidade da assistência prestada ao usuário[73,74]. A acreditação baseia-se em padrões estabelecidos em grau de complexidade crescente, guiando a avaliação da infraestrutura, dos processos e dos resultados[74].

O número de organizações de saúde no Brasil e no mundo que procuram a acreditação é crescente. Por outro lado, há várias organizações acreditadoras, sendo a *Joint Commission,* de origem estadunidense, a mais antiga e de atuação internacional mais ampla, através do braço *Joint Commission International* (JCI)[73], estabelecido em 1994. No Brasil, a *Joint Commission International* atuou inicialmente através de parceria com o Consórcio Brasileiro de Acreditação, mas hoje atua a partir de contratos estabelecidos diretamente com as organizações de saúde interessadas. Destacam-se também a Organização Nacional de Acreditação (ONA), com grande peso no cenário nacional, e o *Canadian Council on Healthcare Services Accreditation*, numa atuação mais restrita. *Em 2017,* dos mais de 6.000 hospitais no País, aproximadamente 5% estavam acreditados, sendo que 3/4 deles possuíam acreditação nacional. Cerca de 0,2% de todas as organizações de assistência à saúde possuíam ao menos uma acreditação[73].

A Agência Nacional de Vigilância Sanitária (ANVISA) tem como objetivo a proteção à saúde da população e o desenvolvimento sustentável do setor da saúde, e vem implantando ações de melhoria da qualidade do cuidado de saúde, incluindo-se, por exemplo, o controle de infecções, a segurança do sangue e hemoderivados, a administração de injetáveis e de imunobiológicos e a segurança da água e no manejo de resíduos. Em 2013, a partir do lançamento do Programa Nacional de Segurança do Paciente, a ANVISA instituiu um conjunto de ações para a segurança do paciente em serviços de saúde, destacando-se a obrigatoriedade de implantação de Núcleos de Segurança do Paciente, com a responsabilidade de promover a prevenção e monitoramento de incidentes, incluindo a notificação mensal dos eventos no módulo "Assistência à Saúde" do Sistema de Notificações em Vigilância Sanitária (NOTIVISA)[72,75]. As notificações são a base de relatórios com análises sobre incidentes relativos à assistência à saúde e boletins com avaliação dos indicadores nacionais de infecção relacionada à assistência, em consonância com esforços de vários outros países na produção de indicadores para avaliação da segurança do paciente[76,77].

O Programa de Melhoria do Acesso e da Qualidade da Atenção Básica (PMAQ-AB)[78] foi instituído pelo Ministério da Saúde em 2011, com o objetivo de incentivar os gestores e as equipes locais do SUS a ampliar o acesso e a melhorar o padrão de qualidade da assistência oferecida aos usuários das Unidades Básicas de Saúde, a partir de um processo de autoavaliação, desenvolvimento de melhorias e avaliação externa. São acompanhados e avaliados os profissionais de saúde, infraestrutura das Unidades Básicas de Saúde, os equipamentos, a disponibilização de medicamentos e a satisfação do cidadão. A classificação final depende da autoavaliação (10%), análise de 32 indicadores sobre o atendimento (30%) e avaliação externa (60%), conduzida por oito Instituições de Ensino e Pesquisa nacionais. As equipes que apresentam melhorias na qualidade do atendimento recebem incentivos financeiros do governo federal. O terceiro ciclo foi iniciado em 2016, com a adesão de 95,6% dos municípios brasileiros e participação de 38.865 (93,9%) equipes de Atenção Básica[79]. Este programa foi substituído por novo modelo de financiamento da Atenção Primária, o Previne Brasil (Portaria nº 2.979, de 12 de novembro de 2019), baseado na ampliação do acesso aos serviços e no vínculo entre população e equipe, obtidos a partir de mecanismos que induzem à responsabilização dos gestores e dos profissionais pelas pessoas que assistem[80].

Em 2000, a publicação do *World Health Report 2000* pela Organização Mundial de Saúde, alicerçado em modelo altamente criticado de construção de um indicador único e ranqueamento do desempenho dos sistemas de saúde dos 191 países membros, desencadeou a recomendação da Organização Pan-Americana de Saúde (OPAS) de cuidadosa seleção de indicadores a serem monitorados rotineiramente pelos países. No Brasil, este processo culminou com a formulação de uma Metodologia de Avaliação do Desempenho do Sistema de Saúde Brasileiro – PROADESS[81], com a participação de pesquisadores vinculados a sete instituições de pesquisa no campo da saúde coletiva. A metodologia visa a sistematizar informações sobre o desempenho do SUS e subsidiar gestores no planejamento de políticas, programas e ações de saúde. A matriz conceitual do PROADESS inclui as dimensões: determinantes da saúde (ambientais, socioeconômicos e demográficos, comportamentais e biológicos), condições de saúde da população (morbidade, estado funcional, bem-estar, mortalidade), sistema de saúde (estrutura e condução do sistema de saúde para a melhoria da saúde da população, abordando o financiamento e recursos humanos e materiais), e a de desempenho dos sistemas de saúde propriamente dita, com as subdimensões acesso, efetividade, eficiência, adequação, continuidade, segurança, aceitabilidade e respeito aos direitos das pessoas[26].

O portal do PROADESS disponibiliza séries históricas de indicadores, construídos a partir de base de dados dos sistemas nacionais de informação, dos censos demográficos e de inquéritos domiciliares, atualizadas anualmente, além de gráficos e mapas temáticos para a avaliação do desempenho do sistema de saúde brasileiro relativos a diferentes abrangências geográficas: Brasil, Grandes Regiões, Unidades da Federação e Regiões de Saúde[81].

Avaliação tecnológica e de intervenções para a melhoria da qualidade do cuidado de saúde

O conceito de tecnologia em saúde é abrangente e inclui exames diagnósticos, medicamentos, procedimentos, equipamentos, rotinas organizacionais, etc[82]. É, portanto, central para os serviços de saúde.

A avaliação tecnológica em saúde é uma atividade hoje bem consolidada em países desenvolvidos e que se desenvolveu muito no Brasil nas duas últimas décadas, com o estabelecimento de instâncias governamentais voltadas para a atividade, constituição de núcleos e de uma rede brasileira de avaliação tecnológica, formação de recursos humanos e estabelecimento de diretrizes técnico-operacionais[83]. Tem como objetivo a síntese atualizada do conhecimento sobre as tecnologias em saúde, com vistas ao planejamento de sua incorporação e gerenciamento do seu uso[82]. Tal síntese resulta basicamente de avaliações de eficácia (no caso de tecnologias terapêuticas), precisão (para tecnologias diagnósticas) e segurança; envolve também avaliação de custo, ética, equidade e impacto orçamentário, e pode fornecer elementos para a avaliação de qualidade[69]. A importância da avaliação tecnológica cresce frente ao fato de que a incorporação e a utilização de tecnologias ocorre muitas vezes de maneira lesiva à qualidade técnica dos serviços, tanto do ponto de vista da eficácia e da efetividade quanto do ponto de vista do custo, com repercussões negativas para o financiamento do setor e para a equidade no acesso e utilização de serviços[84].

O processo de incorporação e utilização das tecnologias em saúde tem sido representado por um modelo de ciclo de vida das tecnologias. A partir da inovação tecnológica, que se inicia com a produção de uma nova tecnologia ou aplicação de uma tecnologia conhecida com um novo objetivo, ocorre um período de difusão inicial, seguido pela incorporação propriamente dita e, finalmente, pela utilização ampla, difundida. Após um período variável e devido a inúmeras razões, uma tecnologia é eventualmente abandonada, completando seu ciclo. A compreensão dos fatores que determinam ou influenciam esse ciclo de vida das tecnologias é importante para a avaliação dos serviços e da assistência à saúde.

O fluxo de incorporação de tecnologia no SUS foi normatizado pela primeira vez em 2006 (Portaria Portaria n° 152, de 19 de janeiro de 2006 e Portaria nº 3.323, de 27 de dezembro de 2006). Comissões foram criadas e modificadas, substituídas atualmente pela Comissão Nacional de Incorporação de Tecnologias no SUS (Conitec), criada pela lei 12.401, de 28 de abril de 2011, que amplia a participação da sociedade civil e do próprio Ministério da Saúde[85].

A avaliação tecnológica preocupa-se, principalmente, com as consequências técnicas, econômicas e sociais da aplicação de tecnologias, considerando os efeitos não pretendidos, indiretos ou impactos sociais tardios[54]. Ainda que seja muito relacionada ao emprego de métodos de síntese, tais como metanálises ou análises de custo-efetividade incorporando resultados de estudos prévios, é essencialmente sedimentada sobre estudos de desenho epidemiológico tais como ensaios clínicos controlados randomizados (ver o ***Capítulo 15 – Estudos de Intervenção***) e estudos observacionais (para maiores detalhes ver os ***Capítulos 12 – Estudos Seccionais; 13 – Estudos Caso-Controle; 14 – Estudos de Coorte e 16 – Estudos Ecológicos***), ou outros afins à Epidemiologia, como os de variação de práticas. Adicionalmente, inclui estudos de cenários futuros, desenvolvimento de consensos, análise de decisão, simulação, análise de impacto social etc.[54].

Com o crescimento da área da melhoria da qualidade do cuidado de saúde com uma perspectiva mais sistemática e de geração de conhecimento generalizável[86], tem ganhado importância a avaliação de intervenções para a melhoria da qualidade do cuidado de saúde, que comumente se caracterizam como multifacetadas e compostas por componentes técnicos e socioadaptativos. A rigor, a avaliação de intervenções para a melhoria da qualidade do cuidado de saúde guarda estreita afinidade com a avaliação tecnológica em saúde, distinguindo-se, entretanto, no desafio de lidar comumente com fenômenos sociais, fortemente dependentes do contexto, tais como a forma com que os profissionais interagem no trabalho em equipe, a comunicação intra e interequipes profissionais, assim como a comunicação entre profissionais e pacientes, etc. Esses fenômenos muitas vezes não passíveis de estudos com controle.

Os estudos de efetividade de intervenções para a melhoria do cuidado de saúde também se apropriam de desenhos epidemiológicos, sublinhando-se a preferência, quando aplicável, por ensaios clínicos randomizados por *cluster* ou tipo *stepped wedge* e amplo uso de estudos quasiexperimentais[87].

Considerações finais

Concluindo este capítulo, observa-se que é ampla a aplicação da epidemiologia e do método epidemiológico na programação, avaliação e melhoria da qualidade dos serviços de saúde. Conceitos centrais foram aqui apresentados, sublinhando-se a sua importância para desde os profissionais de saúde na sua prática nos microssistemas do cuidado de saúde, aos gestores de sistemas de saúde. O grande desafio que se impõe é a incorporação desses conceitos na dinâmica dos serviços, e o compromisso continuado em alcançar melhores patamares de qualidade.

Referências Bibliográficas

1. World Health Organization. (2010). A conceptual framework for action on the social determinants of health. World Health Organization. Disponível em <https://apps.who.int/iris/handle/10665/44489>. Acessado em: 10 ago. 2022.
2. Evans RQ, Barer ML, Marmor TR. Why are Some People Healthy and Others Not? The determinants if Health of Populations. New York: Aldine de Gruyter; 1994.
3. Bowling A. Research methods in health: investigating health and health services. 4th ed. Buckingham: Open University Press; 2014.
4. Garbutt J, Dodd S, Rook S, Ericson L, Sterkel R, Plax K. Primary care experiences of providing mental healthcare for children in the USA during the COVID-19 pandemic: a qualitative study. BMJ Paediatr Open. 2022;6(1):e001497. doi: 10.1136/bmjpo-2022-001497.
5. Duarte MBO, Argenton JLP, Carvalheira JBC. Impact of COVID-19 in cervical and breast cancer xcreening and xystemic treatment in São Paulo, BrazilaAn interrupted time series analysis. JCO Glob Oncol. 2022;8:e2100371. doi: 10.1200/GO.21.00371.
6. Pereira MG. Epidemiologia: teoria e prática. Rio de Janeiro: Guanabara Koogan; 1995.
7. Cordeiro P, Martins M. Mortalidade hospitalar em pacientes idosos no Sistema Único de Saúde, região Sudeste. Rev. Saúde Pública. 2018;52:69. doi: 10.11606/S1518-8787.2018052000146.
8. Instituto Brasileiro de Geografia e Estatística (IBGE). Um Panorama da Saúde no Brasil - Acesso e utilização dos serviços, condições de saúde e fatores de risco e proteção à saúde 2008. Disponível em: <https://biblioteca.ibge.gov.br/visualizacao/livros/liv44356.pdf>. Acessado em: 10 ago. 2022.
9. Pinheiro RS, Viacava F, Travassos C, Brito AS. Gênero, morbidade, acesso e utilização de serviços de saúde no Brasil. Ciênc Saúde Coletiva. 2002;7(4):687-707. doi: 10.1590/S1413-81232002000400007.
10. Marinho CSR, Flor TBM, Pinheiro JMF, Ferreira MAF. Objetivos de Desenvolvimento do Milênio: impacto de ações assistenciais e mudanças socioeconômicas e sanitárias na mortalidade de crianças. Cad. Saúde Pública 2020;36(10):e00191219. doi: 10.1590/0102-311X00191219.
11. World Bank. World development indicators. Disponível em: <https://datatopics.worldbank.org/world-develop-

ment-indicators/themes/people.html #health>. Acessado em: 04 set. 2022.

12. Kivimäki M, David Batty G, Pentti J, Shipley MJ, Sipilä PN, Nyberg ST et al. Association between socioeconomic status and the development of mental and physical health conditions in adulthood: a multi-cohort study. Lancet Public Health. 2020;5(3):e140-e149. doi: 10.1016/S2468-2667(19)30248-8.

13. Nusselder WJ, De Waegenaere AMB, Melenberg B, Lyu P, Valverde JRR. Future trends of life expectancy by education in the Netherlands. BMC Public Health. 2022 Sep 2;22(1):1664. doi: 10.1186/s12889-022-13275-w.

14. Kaplan GA. People and places: Contrasting perspectives on the association between social class and health. Int J Health Serv. 1996;26(3):507-19.

15. Purcell K. Work, Employment and Unemployment. In: Key variables in social investigation. Burgess RC, ed. London: Routledge & Kegan Paul; 1993.

16. Veras RP, Alves MIC. A população idosa no Brasil: o uso de indicadores de saúde. In: Os muitos Brasis: saúde e população na década de 80. Minayo MCS, org. São Paulo: HUCITEC-ABRASCO; 1995.

17. Pereira CCA, Martins M, Lima SLM, Andrade CLT, Soares FRG, Portela MC. Geographical variation in demand, utilization, and outcomes of hospital services for COVID-19 in Brazil: A descriptive serial cross-sectional study. PLoS One. 2021 Sep 30;16(9):e0257643. doi: 10.1371/journal.pone.0257643.

18. Wennberg JE. Forty years of unwarranted variation--and still counting. Health Policy. 2014;114(1):1-2. doi: 10.1016/j.healthpol.2013.11.010.

19. Oliveira EXG, Pinheiro RS, Melo ECP, Carvalho MS. Condicionantes socioeconômicos e geográficos do acesso à mamografia no Brasil, 2003-2008. Cien Saude Colet. 2011;16(9):3649-64. doi: 10.1590/s1413-81232011001000002.

20. Nobakht S, Shirdel A, Molavi-Taleghani Y, Doustmohammadi MM, Sheikhbardsiri H. Human resources for health: a narrative review of adequacy and distribution of clinical and nonclinical human resources in hospitals of Iran. Int J Health Plann Manage. 2018. doi: 10.1002/hpm.2510.

21. Xavier DR, Oliveira RAD, Matos VP, Viacava F, Carvalho CC. Cobertura de mamografias, alocação e uso de equipamentos nas Regiões de Saúde. Saúde Debate. 2016;40(110):20-35. doi: 10.1590/0103-1104201611002.

22. Bishti S, Lautensack J, Türp JC, Wolfart S. Does professional experience save teeth? A survey among prosthodontists. Clin Oral Investig. 2018;22(2):1001-8. doi: 10.1007/s00784-017-2180-5.

23. Travassos C, Martins M. Uma revisão sobre os conceitos de acesso e utilização de serviços de saúde. Cad Saúde Pública. 2004;20(Supl2):S190-8. doi: 10.1590/s0102-311x2004000800014.

24. Fundação Oswaldo Cruz (Fiocruz). PROADESS. Acesso. Disponível em: <http://www.proadess.icict.fiocruz.br/index.php?pag=acesso>. Acessado em: 16 ago. 2022.

25. Viacava F, Almeida C, Caetano R, Fausto M, Macinko J, Martins M, et al. Uma metodologia de avaliação do desempenho do sistema de saúde brasileiro. Cien Saude Colet. 2004;9(3):711-24.

26. Viacava F, Ugá MA, Porto S, Laguardia J, Moreira RS. Avaliação de desempenho de sistemas de saúde: um modelo de análise. Cien Saúde Colet. 2012;17:921-34. doi: 10.1590/s1413-81232012000400014.

27. Penchansky R, Thomas JW. The concept of access: definition and relationship to consumer satisfaction. Medical Care. 1981;19(2):127-40. doi: 10.1097/00005650-198102000-00001.

28. Frenk J. Concept and measurement of accessibility. Salud Publica Mex. 1985;27:438-53.

29. Wennberg JE. Time to tackle unwarranted variations in practice. BMJ. 2011;342:d1513. doi: 10.1136/bmj.d1513.

30. Andersen RM, Newman JF. Societal and Individual Determinants of Medical Care Utilization in the United States. Milbank Mem Fund Q Health Soc: Health and Society 1973;51(1):95-124.

31. Andersen RM. National Health Surveys and the Behavioral Model of Health Services Use. Med Care. 2008;46(7):647-53. doi: 10.1097/MLR.0b013e31817a835d.

32. Hulka BS, Wheat JR. Patterns of utilization: the patient perspective. N Engl J Med. 1985;23(5):438-60. doi: 10.1097/00005650-198505000-00009.

33. Szwarcwald CL, Stopa SR, Damacena GN, Almeida WS, Souza Júnior PRB, Vieira MLFP et al. Mudanças no padrão de utilização de serviços de saúde no Brasil entre 2013 e 2019. Cien Saude Colet. 2021 Jun 14;26(supl 1):2515-2528. doi: 10.1590/1413-81232021266.1.43482020.

34. Sewell JL, Velayos FS. Systematic review: The role of race and socioeconomic factors on IBD healthcare delivery and effectiveness. Inflamm Bowel Dis. 2013;19(3):627-43. doi: 10.1002/ibd.22986.

35. Abreu MNS, Soares AD, Ramos DAO, Soares FV, Nunes Filho G, Valadão AF, et al. Conhecimento e percepção sobre o HPV na população com mais de 18 anos da cidade de Ipatinga, MG, Brasil. Ciênc Saúde Coletiva. 2018;23(3):849-60. doi: 10.1590/1413-81232018233.00102016.

36. Chassin MR. Explaining geographic variations: the enthusiasm hypothesis. Med Care. 1993;31(5):YS37-YS44. doi: 10.1097/00005650-199305001-00006.

37. Aylward BS, Gal-Szabo DE, Taraman S. Racial, ethnic, and sociodemographic disparities in diagnosis of children with autism spectrum disorder. J Dev Behav Pediatr. 2021;42(8):682–89. doi: 10.1097/DBP.0000000000000996.

38. Dias-da-Costa JS, Gigante DP, Horta BL, Barros FC, Victora CG. Utilização de serviços de saúde por adultos da coorte de nascimentos de 1982 a 2004-5, Pelotas. Rev

Saude Publica. 2008;42(Supl. 2):51-9. doi: 10.1590/s0034-89102008000900008.

39. Bailey RA, Shillington AC, Harshaw Q, Funnell MM, VanWingen J, Col N. Changing Patients' Treatment Preferences and Values with a Decision Aid for Type 2 Diabetes Mellitus: Results from the Treatment Arm of a Randomized Controlled Trial. Diabetes Ther 2018; 9:803-14. doi: 10.1007/s13300-018-0391-7.

40. Institute of Medicine (US) Committee on Quality of Health Care in America. Crossing the quality chasm: a new health system for the 21st century. Washington, DC: National Academies Press (US); 2001 Disponível em: <https://www.ncbi.nlm.nih.gov/books/NBK222274/pdf/Bookshelf_NBK222274.pdf>. Acessado em: 13 ago. 2022.

41. Leal MC, Pereira APE, Domingues RMSM, Theme Filha MM, Dias MAB, Nakamura-Pereira M, et al. Obstetric interventions during labor and childbirth in Brazilian low-risk women. Cad Saude Publica. 2014;30(Supl 1):S1-16. doi: 10.1590/0102-311x00151513.

42. Oakes AH, Sharma R, Jackson M, Segal JB. Determinants of the overuse of imaging in low-risk prostate cancer: a systematic review. Urol Oncol. 2017;35(11):647-58. doi: 10.1016/j.urolonc.2017.08.025.

43. The Dartmouth Atlas of Health Care. Disponível em: <http://www.dartmouthatlas.org>. Acessado em: 13 ago. 2022.

44. Donabedian A. The end results of health care: Ernest Codman's contribution to quality assessment and beyond. The Milbank Quarterly. 1989;67:233-56; discussion 257-67.

45. Chun J, Bafford AC. History and background of quality measurement. Clin Colon Rectal Surg. 2014;27(1):5-9. doi: 10.1055/s-0034-1366912.

46. Donabedian A. Explorations in quality assessment and monitoring. The definition of quality and approaches to its assessment. Ann Arbor, Michigan: Health Administration Press I; 1980.

47. Institute of Medicine, Committee to Design a Strategy for Quality Review and Assurance in Medicare. Lohr KN, ed. Medicare: A Strategy for Quality Assurance. Vol. 1. Washington, DC: National Academy Press; 1990.

48. Institute of Medicine, Committee on Quality of Health Care in America. Crossing the Quality Chasm: A New Health System for the 21st Century. Washington, D.C.: National Academies Press; 2001.

49. Campbell SM, Roland MO, Buetow SA. Defining quality of care. Social Science & Medicine. 2000;51(11):1611-25. doi: 10.1016/s0277-9536(00)00057-5.

50. Kohn LT, Corrigan JM, Donaldson MS, ed. Committee on Quality of Health Care in America, Institute of Medicine, editors. To err is human: Building a safer health system. Washington, DC: National Academy Press; 2001.

51. World Health Organization (WHO). World Alliance for Patient Safety, Taxonomy. 2010.The Conceptual Framework for the International Classification for Patient safety. Final Technical Report. January 2009, version 1.1. Disponível em <https://apps.who.int/iris/handle/10665/70882>. Acessado em: 16 ago. 2022.

52. Runciman W, Hibbert P, Thomson R, Van Der Schaaf T, Sherman H, Lewalle P. Towards an International Classification for Patient Safety: key concepts and terms. Int J Qual Health Care. 2009;21(1):18-26. doi: 10.1093/intqhc/mzn057.

53. Sousa P, Mendes Walter. Segurança do paciente: criando organizações de saúde seguras. 2ª. Edição. Rio de Janeiro: Editora Fiocruz, 2019. 268p. Disponível em: <https://books.scielo.org/id/bskw2>. Acessado em: 04 set. 2022.

54. Goodman C. It's Time to Rethink Health Care Technology Assessment. Int J Technol Assess Health Care. 1992;8(2):335-58. doi: 10.1017/s0266462300013568.

55. Donabedian A. The seven pillars of quality. Arch Pathol Lab Med. 1990;114(11):1115-8.

56. Lawrenson JG, Graham-Rowe E, Lorencatto F, Burr J, Bunce C, Francis JJ, et al. Interventions to increase attendance for diabetic retinopathy screening. Cochrane Database Syst Rev. 2018;1:CD012054.0. doi: 10.1002/14651858.CD012054.pub2.

57. Dixon-Woods M, Bosk CL, Aveling EL, Goeschel CA, Pronovost PJ. Explaining Michigan: developing an ex post theory of a quality improvement program. Milbank Q. 2011;89:167-205. doi: 10.1111/j.1468-0009.2011.00625.x.

58. Aveling EL, McCulloch P, Dixon-Woods M. A qualitative study comparing experiences of the surgical safety checklist in hospitals in high-income and low-income countries. BMJ Open. 2013;3(8):e003039. doi: 10.1136/bmjopen-2013-003039.

59. Lyratzopoulos G, Abel GA, McPhail S, Neal RD, Rubin GP. Measures of promptness of cancer diagnosis in primary care: secondary analysis of national audit data on patients with 18 common and rarer cancers. Br J Cancer. 2013;108(3):686-90. doi: 10.1038/bjc.2013.1.

60. Drummond MF, Sculpher MJ, Claxton K, Stoddart GL, Torrance GW. Methods for the economic evaluation of health care programmes. 4th ed. Oxford, UK: Oxford University Press; 2015.

61. Tam DY, Hughes A, Fremes SE, Youn S, Hancock-Howard RL, Coyte PC, et al. A cost-utility analysis of transcatheter versus surgical aortic valve replacement for the treatment of aortic stenosis in the population with intermediate surgical risk. J Thorac Cardiovasc Surg. 2018;155(5):1978-88 doi: 10.1016/j.jtcvs.2017.11.112.

62. Högberg P, Henriksson G, Borrell C, Ciutan M, Costa G, Georgiou I. Monitoring health inequalities in 12 European countries: lessons learned from the Joint Action Health Equity Europe. Int J Environ Res Public Health. 2022 Jun 23;19(13):7663. doi: 10.3390/ijerph19137663.

63. Travassos CM. Equidade e o Sistema Único de Saúde: uma contribuição para debate. Cad Saude Publica.

1997;13(2):325-30. doi: 10.1590/S0102-311X1997000200024.

64. Moody-Williams J. A Journey towards Patient-Centered Healthcare Quality: Patients, Families and Caregivers, Voices of Transformation. 1ª. Edição, Cham, Suiça: Springer, 2020. 179p.

65. Donabedian A. Explorations in quality assessment and monitoring. the criteria and standards of quality. Ann Arbor, Michigan: Health Administration Press II; 1982.

66. Donabedian A. The methods and findings of quality assessment and monitoring: an ilustrated analysis. Ann Arbor, Michigan: Health Administration Press; 1985.

67. Iezzoni LI. The risks of risk adjustment. JAMA. 1997;278:1600-7. doi: 10.1001/jama.278.19.1600.

68. Iezzoni LI. Risk adjustment for measuring healthcare outcomes. Fourth Edition. Chicago, IL: Health Administration Press; 2012.

69. Donabedian A. The Assessment of Technology and Quality. A comparative study of certainties and ambiguities. Int J Technol Assess Health Care. 1988;4:487-96. doi: 10.1017/s0266462300007571.

70. Feldman LB, Gatto MAF, Cunha ICKO. História da evolução da qualidade hospitalar: dos padrões a acreditação. Acta Paul Enferm. 2005;18(2):213-9. doi: 10.1590/S0103-21002005000200015.

71. Escosteguy CC, Pereira AGL e Medronho RA. Três décadas de epidemiologia hospitalar e o desafio da integração da vigilância em saúde: reflexões a partir de um caso. Cien Saude Colet. 2017;22(10):3365-79. doi: 10.1590/1413-812320172210.17562017.

72. Brasil. Ministério da Saúde. Agência Nacional de Vigilância Sanitária. Resolução de Diretoria Colegiada - RDC Nº 36, de 25 de Julho de 2013. Institui ações para a segurança do paciente em serviços de saúde e dá providências. Diário Oficial da União. Brasília, DF, 26 jul 2013. Seção I, p.32-33 Disponível em: <https://www.jusbrasil.com.br/diarios/57037708/dou-secao-1-26-07-2013-pg-32>. Acessado em: 14 ago. 2022.

73. Saut AM, Berssaneti FT, Moreno MC. Evaluating the impact of accreditation on Brazilian healthcare organizations: A quantitative study. Int J Qual Health Care. 2017;29(5):713-21. doi: 10.1093/intqhc/mzx094.

74. Mendes GHS, Mirandola TBS. Acreditação hospitalar como estratégia de melhoria: impactos em seis hospitais acreditados. Gest Prod. 2015;22(3):636-48. Disponível em: <http://dx.doi.org/10.1590/0104-530X1226-14>. Acessado em:14 ago. 2022.

75. Brasil. Ministério da Saúde, Fundação Oswaldo Cruz, Agência Nacional de Vigilância Sanitária. Documento de Referência para o Programa Nacional de Segurança do Paciente. Brasília: Ministério da Saúde; 2014. 40p.

76. Gouvêa CSD, Travassos C. Indicadores de segurança do paciente para hospitais de pacientes agudos: revisão sistemática. Cad Saúde Pública. 2010;26(6):1061-78. doi: 10.1590/s0102-311x2010000600002.

77. Reis CT, Martins M, Laguardia J. A segurança do paciente como dimensão da qualidade do cuidado de saúde – um olhar sobre a literatura. Cien Saude Colet. 2013;18(7):2029-36. doi: 10.1590/S1413-81232013000700018.

78. Brasil. Ministério da Saúde. Portaria N° 1.654, de 19 de julho de 2011, Diário Oficial da União, Nº 138, 20 de julho de 2011.

79. Brasil. Ministério da Saúde Secretaria de Atenção Primária à Saúde. Programa Nacional de Melhoria do Acesso e da Qualidade da Atenção Básica (PMAQ)... Disponível em: < https://aps.saude.gov.br/ape/pmaq >. Acessado em: 14 ago. 2022.

80. Ministério da Saúde. Secretaria de Atenção Primária à Saúde. Previne Brasil. Disponível em: <https://aps.saude.gov.br/gestor/financiamento>. Acessado em: 14 ago. 2022.

81. Fundação Oswaldo Cruz (Fiocruz). PROADESS. Projeto de Avaliação do Desempenho do Sistema de Saúde. Disponível em: <http://www.proadess.icict.fiocruz.br/index.php?pag=princ>. Acessado em: 16 ago 2022.

82. Banta HD, Luce BR. Health care technology and its assessment. London: Oxford University Press, 1993.

83. Brasil. Ministério da Saúde. Departamento de Ciência e Tecnologia. Avaliação de Tecnologias em Saúde: institucionalização das ações no Ministério da Saúde. Rev Saúde Pública. 2006;40(4):743-7. doi: 10.1590/S0034-89102006000500029.

84. Banta HD. Medical technology and developing countries: the case of Brazil. Int J Health Serv. 1986;16:363-373. doi: 10.2190/7H41-XEEB-AQYY-0CN6.

85. Brasil. Ministério da Saúde. Comissão Nacional de Incorporação de Tecnologias no SUS. Disponível em: <https://www.gov.br/conitec/pt-br>. Acessado em: 14 ago. 2022.

86. Portela MC, Lima SM, Martins M, Travassos C. Ciência da Melhoria do Cuidado de Saúde: bases conceituais e teóricas para a sua aplicação na melhoria do cuidado de saúde. Cad Saude Publica. 2016;32(Supl 2):e00105815. doi: 10.1590/0102-311X00105815.

87. Portela MC, Pronovost PJ, Woodcock T, Carter P, Dixon-Woods M. How to study improvement interventions: a brief overview of possible study types. BMJ Qual Saf. 2015 May;24(5):325-36. doi: 10.1136/bmjqs-2014-003620.

Capítulo 30

Uso de Dados Secundários na Pesquisa na Era do *Big Data*

Cláudia Medina Coeli
Kenneth Rochel de Camargo Jr.
Angela Maria Cascão
Rejane Sobrino Pinheiro

A era do *Big Data*

A introdução dos computadores pessoais (PC, *personal computer*) nos anos 1980 e o lançamento da *World Wide Web* nos anos 1990 representaram revoluções na área de tecnologia da informação (TI) que influenciaram marcadamente processos e costumes na sociedade. Hoje vivemos uma nova revolução, a chamada era do *Big Data*[1], resultante do aumento do uso da internet, especialmente por meio de dispositivos móveis, no acesso a informações, participação em redes sociais, na utilização de aplicativos *web*, e na conexão de dispositivos eletrônicos usados no dia a dia (internet das coisas)[2–4].

Embora autores discordem em relação à melhor definição para *Big Data*, parece haver um consenso quanto ao fato de se tratar de dado que não pode ser armazenado, processado e analisado com soluções usuais. Isso se dá tanto em função do tamanho dos conjuntos de dados, como, e, especialmente, de sua complexidade[2,5].

O uso intensivo da internet, ilimitado no tempo e no espaço, aliado à capacidade de computação nas nuvens e à aplicação de algoritmos complexos, permite a extração de conhecimentos novos[2] que são potencialmente úteis para a orientação da prática médica e da implementação e avaliação de políticas públicas[5]. O programa *Big Data to Knowledge* (BD2K) é uma das iniciativas atuais que busca explorar o potencial do *Big Data* na pesquisa em saúde populacional[5].

A despeito dos potenciais benefícios, vários desafios precisam ser enfrentados, incluindo o acesso e o consentimento para o uso dos dados; questões metodológicas (qualidade dos dados, representatividade desconhecida das fontes de dados; vulnerabilidade para a identificação de correlações entre eventos explicados somente pelo acaso); a necessidade da incorporação de profissionais da área de tecnologia de informação às equipes de pesquisa e o investimento na formação de recursos humanos em saúde no processamento e análise de bases de dados grandes e complexas[4–6].

Apesar de as aplicações *Big Data* na saúde ainda se encontrarem em seu estágio inicial, o uso de dados secundários na pesquisa e avaliação em saúde já é uma realidade rotineira, que passaremos a descrever[6].

Dados secundários

Considera-se que dados secundários são aqueles que já foram coletados, *i. e.*, que não foram produzidos pelo pesquisador[7]. Isso faz com que o pesquisador tenha menor controle sobre o processo de geração de dados, devendo, portanto, adotar uma série de estratégias para garantir que as análises não sejam enviesadas. Em geral, trata-se de dado que é gerado para um objetivo diferente daquele da atividade de pesquisa em que é usado. Mais do que a simples reutilização, a ideia é a da reciclagem[8].

Fontes de dados

As fontes de dados secundários podem ser classificadas quanto à periodicidade da coleta de dados (contínua *vs.* eventual) e à disponibilidade (uso corrente *vs.* uso futuro) (Figura 30.1). As bases cuja disponibilidade para pesquisa ainda é incipiente são geradas continuamente pelo acesso a informações na internet, participação em redes sociais, utilização de aplicativos *web* e conexão à internet de dispositivos eletrônicos usados no dia a dia[2,4]. Já as de coleta periódica são derivadas

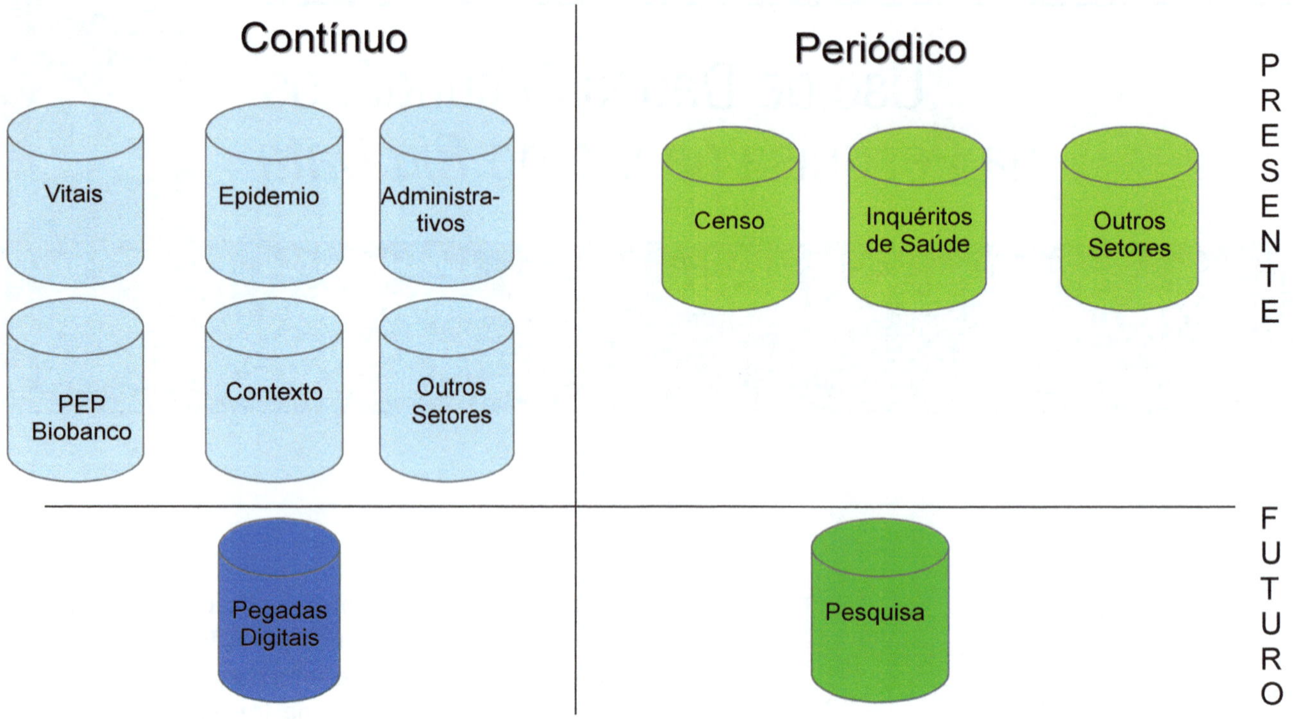

PEP – Prontuário eletrônico do paciente.

Figura 30.1 – Fontes de dados secundários disponíveis no Brasil, segundo periodicidade de atualização e disponibilidade para uso.

de projetos de pesquisa, uma vez que existe uma demanda crescente para o compartilhamento de dados de pesquisa[9].

A seguir são apresentadas as bases brasileiras que já são amplamente utilizadas para fins de pesquisa e avaliação.

Bases brasileiras de coleta contínua e disponibilidade para uso corrente

Esse grupo abrange as bases de estatísticas vitais, epidemiológicas, administrativas, clínicas, de dados contextuais e de outros setores (**Figura 30.1**).

As bases de estatísticas vitais são voltadas para os registros de nascimentos e óbitos. No Brasil, as bases de estatísticas vitais do Ministério da Saúde são geradas, respectivamente, por meio do Sistema de Informações sobre Nascidos Vivos (SINASC), e do Sistema de Informações sobre Mortalidade (SIM). Esses sistemas têm abrangência nacional, e espera-se que apresentem cobertura universal da população, embora ela varie de acordo com o local e o ano de análise. São fontes de referência para o cálculo de indicadores de saúde empregados rotineiramente na avaliação em saúde (p. ex., mortalidade infantil e mortalidade proporcional por causa).

As bases da vigilância, que contemplam os agravos de notificação, são exemplos de bases epidemiológicas. Essas bases trazem dados demográficos, socioeconômicos, diagnósticos (ou causas de óbito), condições da ocorrência dos eventos e fatores de risco. No Brasil, o Sistema de Informações de Agravos de Notificação (SINAN) é destinado ao registro dos agravos de notificação compulsória. Os campos disponíveis variam segundo agravo, sendo que para hanseníase e tuberculose são coletados dados relativos ao acompanhamento de casos. Espera-se cobertura universal do sistema, embora ela varie de acordo com o agravo, local e ano de análise. Outros exemplos de bases epidemiológicas são os registros de morbidade de base populacional ou hospitalar, sendo os registros de câncer os mais frequentes.

As bases administrativas contemplam eventos como consultas ambulatoriais, atendimentos de emergência, hospitalizações, realização de procedimentos e exames e dispensação de medicamentos. O objetivo principal dessas bases é o controle da produção de serviços de saúde e do faturamento, abrangendo dados demográficos, procedimentos realizados, diagnósticos, mas não trazem dados clínicos. No Brasil, o Sistema de Informações Hospitalares do SUS (SIH-SUS) é um exemplo de base administrativa, que envolve um conjunto de dados referentes à identificação do paciente internado (nome, sexo, data de nascimento, endereço) e à internação (hospital, data de internação, data de alta, procedimento da internação, diagnóstico principal, diagnóstico secundário, motivo de saída, realização de procedimentos especializados). Um único paciente pode apresentar múltiplas hospitalizações não sendo possível identificar, ao menos de forma direta, as hospitalizações relativas a um determinado paciente. Outra base administrativa é a gerada pelo Sistema de Informações Ambulatoriais do SUS (SIA-SUS), que contempla o registro de procedimentos ambulatoriais. A produção informada é o total de cada procedimento realizado na unidade de saúde. Este sistema possui um módulo de alta complexidade (APAC – autorização de procedimento de alta complexidade), específico para alguns procedimentos. Dentre esses, são captados atendimentos que necessitam de autorização prévia do gestor (quimioterapia, radioterapia, hemodiálise, cirurgia bariátrica e medicamentos do componente especializado a assistência farmacêutica). Este módulo registra cada autorização individualizada. A cobertura do SIH-SUS e do SIA-SUS é restrita à população usuária das unidades de saúde credenciadas ao SUS, podendo variar segundo ano, local, faixa etária e tipo de procedimento de hospitalização.

As bases clínicas são derivadas dos sistemas de prontuário eletrônico do paciente (PEP), sendo os dados captados durante o contato de um paciente com os diferentes serviços de uma unidade de saúde. São de natureza multimídia, armazenando dados sobre a história clínica, o exame físico, aferições e exames complementares. Os biobancos também se enquadram na categoria de bases clínicas. São constituídos por material biológico humano (p. ex., tecidos) coletado durante o processo de cuidado dos pacientes, e que são armazenados para fins de pesquisa.

No conjunto, as bases anteriormente descritas registram dados dos indivíduos desde o nascimento, sua passagem pelos serviços de saúde, até o óbito.

As bases contextuais, como o nome sugere, armazenam dados sobre o contexto. No Brasil, são exemplos de sistemas que gerenciam essas bases o Sistema de Informações sobre Orçamentos Públicos em Saúde (SIOPS), orientado para informações sobre as receitas totais e despesas com ações e serviços públicos de saúde das três esferas de governo, e o Sistema do Cadastro Nacional de Estabelecimentos de Saúde (SCNES), que trata de dados sobre recursos físicos e humanos disponíveis em estabelecimentos de saúde das redes pública e privada brasileiras.

Por fim, fazem parte desse grupo bases com dados provenientes de outros setores como educação, justiça, meio ambiente e desenvolvimento social. Um exemplo no Brasil é o Cadastro Único dos Programas Sociais – CadÚnico. Esse sistema é gerenciado pelo Ministério do Desenvolvimento Social e Combate à Fome, tendo como objetivo registrar informações sobre famílias com renda mensal *per capita* de até meio salário mínimo ou que sejam beneficiárias de programas sociais implementados pela União, estados ou municípios.

Bases brasileiras de coleta periódica e disponibilidade para uso corrente

Fazem parte desse grupo as bases do censo e contagem populacionais e de outros setores. Também fazem parte desse grupo as bases derivadas de inquéritos sobre saúde de abrangência nacional realizados pelo Ministério da Saúde, como o Sistema de Vigilância de Fatores de Risco e Proteção para Doenças Crônicas por Inquérito Telefônico (VIGITEL), a Pesquisa Nacional de Saúde do Escolar (PeNSE) e a Pesquisa Nacional de Saúde (PNS).

Vantagens e desvantagens do uso de bases de dados secundários

As bases secundárias de coleta contínua apresentam como vantagens a ampla cobertura populacional, o relativo baixo custo para a coleta das informações e, quando se tem acesso a identificadores pessoais, a possibilidade de realizar o seguimento longitudinal. As maiores desvantagens estão relacionadas à falta da padronização na coleta dos dados, e à menor disponibilidade de variáveis de desfecho, explicativas, mediadoras, de confusão ou modificadoras de efeito, o que limita o tipo de pergunta de pesquisa que pode ser respondida. Bases secundárias derivadas de inquéritos de abrangência nacional se assemelham às bases de dados coletadas para fins de pesquisa, pois avaliam amostras da população, sendo que são empregadas medidas para a garantia e o controle da qualidade dos dados produzidos. A despeito disso, não necessariamente trazem todas as variáveis necessárias para responder a uma determinada pergunta de pesquisa não contemplada no protocolo inicial.

Em resumo, para que se possa tirar o maior proveito dos dados secundários existentes, é indicado que sejam seguidas algumas regras para uso de dados secundários na pesquisa e avaliação.

Regras para uso de dados secundários na pesquisa e avaliação

No Quadro 30.1 são apresentadas algumas regras úteis para o uso de dados secundários na pesquisa e avaliação.

A primeira preocupação deve ser a definição clara e objetiva da pergunta de pesquisa. Caso o interesse seja avaliar causalidade, é fundamental que seja elaborado o modelo teórico de referência. O modelo teórico orienta os construtos e variáveis necessários para responder à pergunta de interesse[10].

A seguir, é necessário identificar as bases disponíveis e os requisitos para ter acesso a elas. No Brasil, nos *sites* do Departamento de Informática do SUS – DATASUS (http://datasus.saude.gov.br/) e do Instituto Brasileiro de Geografia e Estatística – IBGE (http://www.ibge.gov.br/home/) podem ser acessadas informações sobre várias das bases de dados anteriormente comentadas, assim como realizar o *download* de arquivos de microdados sem variáveis de identificação pessoal.

Uma vez identificadas as bases potenciais, o próximo passo é conhecer a documentação do Sistema de Informação em Saúde (SIS). Essa documentação abrange os manuais e os dicionários de dados dos arquivos (tabelas) que compõem o SIS, assim como a legislação que regula o sistema. Os manuais trazem informações sobre o fluxo de dados, instrumentos de coleta e as instruções sobre o preenchimento dos mesmos. Os dicionários de dados apresentam os campos, seus formatos e as categorias de preenchimento. A legislação de saúde no Brasil pode ser acessada no *site* Saúde Legis (http://saudelegis.saude.gov.br/saudelegis/secure/norma/listPublic.xhtml). Também é útil buscar na literatura publicações sobre os SIS que geraram as bases de interesse ou que as utilizaram como fonte de dados e, se possível, contatar técnicos responsáveis pela gestão dos SIS e guarda das bases.

Quadro 30.1. Regras para uso de dados secundários na pesquisa e avaliação
1) Definir a pergunta de pesquisa segundo modelo teórico.
2) Buscar as bases de dados disponíveis.
3) Conhecer toda a documentação relacionada às bases de dados.
4) Avaliação da qualidade dos dados.
5) Confirmar, modificar ou abandonar a pergunta de pesquisa.
6) Elaborar um plano para o estudo.
7) Processar as bases de dados.
8) Eleger as técnicas de análise adequadas.
9) Realizar análise de sensibilidade.
10) Documentar todo o processo.

Outro ponto importante é avaliar a qualidade dos dados do sistema, que pode ser feita por consulta à literatura ou de forma empírica. As dimensões que devem ser avaliadas são: cobertura do sistema (proporção de eventos que estão registrados em relação ao total de eventos ocorridos); completitude dos campos (proporção de campos preenchidos com valores não nulos); não duplicidade de registros (grau em que cada evento é registrado uma única vez); consistência (grau em que variáveis relacionadas possuem valores coerentes e não contraditórios); confiabilidade (grau de concordância entre aferições distintas realizadas em condições similares); validade (grau em que o dado ou informação mede o que se pretende medir)[11]. Lima e cols. sugerem um conjunto de estratégias metodológicas que podem ser empregadas para avaliar empiricamente essas dimensões[11].

Levando em consideração as informações acima, o pesquisador pode tomar a decisão de confirmar, modificar ou mesmo abandonar a pergunta inicial de pesquisa. Caso decida seguir com o estudo, um plano deve ser elaborado. O plano deve explicitar a pergunta de pesquisa, as bases que serão empregadas, o período de referência, a unidade geográfica de interesse, os campos que serão usados, assim como as estratégias para o processamento e análise das bases.

O próximo passo será o processamento das bases. Nessa fase deve ser feita a limpeza dos dados, com a identificação e o acerto de dados incorretos, a padronização de formatos (p. ex., empregar sempre o mesmo formato para campos do tipo data o: DDMMAAAA) e conteúdos (p. ex., em todas as bases usar as categorias Feminino e Masculino para o campo sexo). Caso haja interesse em realizar a vinculação de bases de dados ou a geocodificação, pode ser necessário realizar a quebra *parsing* de campos em suas partes (p. ex., quebrar o campo nome em primeiro e último nome). Por fim, caso haja mudança na forma como um dado foi categorizado ao longo do tempo, será necessário realizar a harmonização de conteúdo, com vistas à equivalência inferencial. A harmonização é realizada criando um novo campo que guardará o dado de forma mais agregada, permitindo que os resultados ao longo do tempo possam ser interpretados segundo as mesmas categorias. Por exemplo, se no primeiro ano a duração da gravidez é registrada em semanas, enquanto no segundo o registro foi feito em faixas, a nova variável guardará a informação em faixas para os registros de todos os anos.

Embora programas estatísticos possam ser empregados para o processamento de bases de dados, o mais indicado é a utilização de sistemas gerenciadores de bancos de dados, especialmente no caso de bases de grande volume. O PostgreSQL (http://www.postgresql.org/), gratuito e com código aberto, representa uma boa opção. Planilhas de dados não devem ser empregadas para esse fim, uma vez que limitam o número de registros que podem ser processados, além de serem pouco eficientes para realização de funções de padronização e harmonização de dados. Ainda na fase de processamento de dados, pode ser interessante vincular bases de dados, um processo conhecido como *record linkage* (ver a seguir).

As técnicas para análise de dados a serem utilizadas dependem da pergunta de pesquisa, e não são diferentes daquelas empregadas quando do uso de fontes de dados primários. Entretanto, caso o estudo envolva conjuntos de dados complexos e com grande volume, pode ser interessante empregar técnicas de mineração de dados, especialmente quando o interesse é a predição. Essas englobam técnicas estatísticas, de aprendizado de máquina, de reconhecimento de padrões e de visualização[12].

Considerando que dados secundários são mais vulneráveis a vieses de informação em função de problemas na qualidade das informações registradas e do limitado número de varáveis disponíveis para o adequado ajuste de confundimento, é recomendável que técnicas para análise quantitativa de viés sejam empregadas[13].

A última regra a ser seguida diz respeito à documentação de todo o processo. Ao plano inicial devem ser adicionadas informações sobre todas as etapas relacionadas ao processamento e análise de dados, incluindo a documentação de todos os *scripts* empregados.

Record Linkage

Na área de saúde, a vinculação de bases de dados, ou *record linkage*, na denominação em língua inglesa mais utilizada, representou um dos avanços mais importantes no uso de dados secundários na pesquisa, avaliação e vigilância em saúde[14].

Record linkage (RL) refere-se à vinculação de registros relativos ao mesmo indivíduo em duas bases de dados distintas, ou em uma mesma base, quando esta registra múltiplos eventos de uma mesma pessoa[15].

São muitas as vantagens do emprego desse procedimento, incluindo disponibilizar um maior número de variáveis para o ajuste para confundimento, facilitar o seguimento longitudinal de coortes e a melhora da qualidade de dados de bases de saúde, permitindo a identificação e eliminação de registros duplicados, o preenchimento de dados faltantes, a correção de campos registrados com valores não válidos, assim como a correção de sub-registro[14].

Existem várias técnicas que podem ser empregadas para a vinculação de bases de dados. A mais simples depende da existência de um campo identificador unívoco comum nas bases que serão relacionadas (p. ex., CPF). Vários programas gerenciadores de bancos de dados e pacotes estatísticos trazem comandos para a realização da vinculação baseada em um campo-chave.

Na ausência de um campo identificador unívoco comum é necessário empregar múltiplos campos que armazenam dados pessoais e realizar um conjunto de processos que são apresentados no **Quadro 30.2**. Diferentes estratégias podem ser empregadas em cada um desses processos[15].

A primeira etapa é o pré-processamento das bases de dados, que abrange a limpeza de dados, a padronização de conteúdos e formatos, o *parsing* de campos e a criação de códigos fonéticos. A etapa seguinte é a indexação ou blocagem (do termo em inglês *blocking*), que objetiva reduzir o número de *links* de registros que serão enviados para comparação e classificação, e baseia-se na concordância em chaves criadas pela combinação de alguns campos de identificação (p. ex., códigos fonéticos de partes do nome e sexo). Em geral, empregam-se múltiplos passos de blocagem. Para comparação são empregadas funções exatas ou aproximadas, que indicam semelhança entre dois atributos (concordância exata ou parcial). Para cada *link* de registros, o resultado relativo à similaridade de cada atributo é armazenado em um vetor numérico. Por fim, o vetor de similaridade é empregado no processo de classificação automática, que considera que se dois registros são mais semelhantes, o mais provável é que eles se refiram ao mesmo indivíduo. A vinculação determinística usa funções exatas de comparação e abordagem de classificação baseada em regras. Já a técnica probabilística utiliza funções de comparação aproximadas. Pesos diferentes são atribuídos a cada campo com base no seu poder de discriminação e vulnerabilidade ao erro, sendo calculado um escore que indica o quão verossímil é que dois registros pertençam ao mesmo indivíduo. Por fim, mais recentemente vêm sendo empregados modelos de classificação que se baseiam na utilização de regras que são ponderadas aplicando técnicas de aprendizado de máquina.

Independentemente da técnica utilizada, o resultado final é a classificação do *link* em par verdadeiro, falso ou dúvida, sendo esse último enviado para a revisão manual. A etapa da revisão manual é a que demanda o maior consumo de recursos humanos e horas para a sua realização[14].

Vários softwares *open source* e comerciais podem ser empregados para *record linkage*. Uma opção muito utilizada no Brasil é o programa OpenReclink (http://reclink.sourceforge.net/)[16], versão de código aberto (*open source*) e também gratuita do *software* RecLink, que implementa o modelo probabilístico.

Por fim, a última etapa é a avaliação da qualidade do processo de *linkage*, cujo maior desafio é a identificação de padrão-ouro que possa ser empregado na avaliação da acurácia da classificação dos *links* em pares verdadeiros ou falsos[17].

Um exemplo prático de projeto de record linkage que emprega as estratégias acimas descritas pode ser encontrada em Coeli e cols (2021).[18]

Quadro 30.2. Processos de Record Linkage
1) Pré-processamento de dados – limpeza de dados, padronização de códigos e formatos, quebra de campos (parsing).
2) Blocagem (Indexação) – as comparações são restritas aos registros que concordam em uma chave de blocagem.
3) Comparação – funções para avaliação de concordância entre campos (total ou parcial) e geração de vetor de similaridades, que guarda o resultado de comparação de cada campo.
4) Classificação - toma por base o vetor de similaridades. Se dois registros são mais semelhantes, o mais provável é que eles se refiram ao mesmo indivíduo. A classificação pode ser baseada em regras, em um escore obtido por técnicas probabilísticas ou pela aplicação de aprendizado de máquina.
5) Revisão manual – etapa que demanda o maior consumo de recursos humanos e horas para a sua realização.
6) Avaliação da qualidade do linkage – o maior desafio é a identificação de padrão ouro.

Privacidade e aspectos éticos no uso de dados secundários

A despeito dos benefícios potenciais para a sociedade do uso de dados secundários na pesquisa, é necessário preservar a privacidade dos indivíduos.

Buscando a proteção da população, vários países do mundo, incluindo o Brasil, implantaram legislações que regulam o acesso e uso de dados pessoais. Essas legislações abordam vários pontos, como: a adoção de políticas e práticas transparentes no acesso e uso dos dados; a guarda segura dos dados; a previsão de sanções ao acesso não autorizado; o acesso aos dados somente mediante autorização do indivíduo. Em relação a esse último ponto, reconhecendo a necessidade da busca do equilíbrio entre a necessidade da garantia dos direitos individuais e os potenciais ganhos para a coletividade, essas legislações, em geral, tratam o uso para pesquisa como exceção. Dessa forma, permitem que o acesso possa ser feito sem consentimento, desde que o projeto de pesquisa atenda a uma série de requisitos.

As diretrizes éticas para estudos epidemiológicos do *Council for International Organizations of Medical Sciences* (CIOMS)[19] preveem a liberação da solicitação do consentimento livre e esclarecido quando: a pergunta de pesquisa é relevante para a sociedade; implica risco mínimo para o sujeito da pesquisa; os pesquisadores asseguram a não violação de direitos individuais e coletivos; são adotadas normas que garantem a segurança das informações, a privacidade e o anonimato; e a solicitação de consentimento inviabilizaria a realização do estudo, pela dificuldade em operacionalizá-la. A resolução do Conselho Nacional de Saúde (CNS) 466/121[20], que regulamenta a pesquisa envolvendo seres humanos, prevê a dispensa do consentimento informado em casos especiais, devendo a dispensa do termo de consentimento livre e esclarecido ser justificada pelo pesquisador responsável. Recentemente entrou em vigor a Lei Geral de Proteção de Dados [(21)],que, embora permita a órgãos de pesquisa ter acesso a bases de dados pessoais, exige que esse acesso se faça estritamente para fins de pesquisa e respeitados os requisitos éticos e de segurança, Esses requisitos devem ser regulamentados pelas autoridades da área de saúde e sanitárias, no âmbito de suas competências.

Mais recentemente, vem sendo recomendado que se coloque menos ênfase na obtenção do consentimento para uso secundário de bases de dados com informações pessoais. Maior ênfase deve ser dada no controle do uso dos dados por meio da implementação de modelos de governança de acesso a dados. Países como a Austrália, Canadá e País de Gales têm experiência consolidada na implantação de unidades de vinculação de dados, que proporcionam um ambiente seguro para o armazenamento e processamento de dados identificados, ao mesmo tempo em que adotam modelos de governança de dados que asseguram um equilíbrio entre a preservação do direito à privacidade e os ganhos potenciais do uso dos dados na avaliação e pesquisa populacional[14].

Referências Bibliográficas

1. Mayer-Schönberger V, Cukier K. Big data: a revolution that will transform how we live, work and think. London: Murray; 2013. 242 p.
2. Dumbill E. Making Sense of Big Data. Big Data. 2013;1(1):1-2.

3. Filho C, Porto AD. Uso de big data em saúde no Brasil: perspectivas para um futuro próximo. Epidemiol e Serviços Saúde. 2015;24(2):325-32.
4. Salathé M, Bengtsson L, Bodnar TJ, Brewer DD, Brownstein JS, Buckee C, et al. Digital epidemiology. PLoS Comput Biol. 2012;8(7):e1002616.
5. Kaplan RM, Riley WT, Mabry PL. News from the NIH: leveraging big data in the behavioral sciences. Transl Behav Med. 2014;4(3):229-31.
6. Coeli CM, Pinheiro RS, Carvalho MS. Neither better nor worse, simply different. Cad Saúde Pública. 2014;30(7):1363-5.
7. Rothman KJ, Greenland S, Lash TL. Modern epidemiology. Lippincott Williams & Wilkins; 2008. 776 p.
8. Lazaridis EN. Database standardization, linkage, and the protection of privacy. Ann Intern Med. 1997;127(8 Pt 2):696.
9. Empty rhetoric over data sharing slows science. Nature. 2017;546(7658):327-327.
10. Jaccard J, Jacoby J. Theory construction and model-building skills: a practical guide for social scientists. New York: Guilford Press; 2010. 391 p.
11. Lima CRA, Schramm JMA, Coeli CM, Silva MEM. Review of data quality dimensions and applied methods in the evaluation of health information systems. Cad Saúde Pública Minist Saúde Fundação Oswaldo Cruz Esc Nac Saúde Pública. 2009;25(10):2095-109.
12. Fayyad U, Piatetsky-Shapiro G, Smyth P. From Data Mining to Knowledge Discovery in Databases. AI Mag. 1996;17(3):37.
13. Lash TL, Fox MP, Fink AK. Applying Quantitative Bias Analysis to Epidemiologic Data.
14. Coeli CM, Pinheiro RS, Camargo Jr. KR. Conquistas e desafios para o emprego das técnicas de record linkage na pesquisa e avaliação em saúde no Brasil. Epidemiol e Serviços Saúde. 2015;24(4):795-802.
15. Christen P. Data matching concepts and techniques for record linkage, entity resolution, and duplicate detection [Internet]. Berlin; New York: Springer;2014,
16. Camargo Jr KR de, Coeli CM. Going open source: some lessons learned from the development of OpenRecLink. Cad Saúde Pública. 2015;31(2):257-63.
17. Coeli CM. We must pay more attention to record linkage quality. Cad Saúde Pública. 2015;31(7):1349-50.
18. Coeli CM, Saraceni V, Medeiros, PM *et al.* Record linkage under suboptimal conditions for data-intensive evaluation of primary care in Rio de Janeiro, Brazil. BMC Med Inform Decis Mak 21, 190 (2021). [Acessado 25 Julho 2022] Disponível em: https://doi.org/10.1186/s12911-021-01550-6.
19. Council for International Organizations of Medical Sciences (CIOMS). International Ethical Guidelines for Epidemiological Studies. Geneva, Switzerland: World Health Organization (WHO); 2009.
20. Ministério da Saúde. Conselho Nacional de Saúde. Resolução 466 de 12 de dezembro de 2012. diretrizes e normas regulamentadoras de pesquisas envolvendo seres humanos.
21. Lei Geral de Proteção de Dados (LGPD – Lei nº 13.709, de 14 de agosto de 2018.[Acessado 25 Julho 2022]. Disponível em:
22. http://www.planalto.gov.br/ccivil_03/_ato2015-2018/2018/Lei/L13709.htm

Capítulo

31

Contribuição da Epidemiologia no Estudo das Relações entre a Saúde, o Ambiente e o Trabalho

Volney de Magalhães Câmara
Angelica dos Santos Vianna
Armando Mayer
Carmen Ildes Rodrigues Fróes Asmus

Introdução

A Saúde Ambiental e a Saúde do Trabalhador são dois campos de práticas da Saúde Coletiva de elevado interesse para a Epidemiologia, pois seus respectivos objetos de estudo, o ambiente em geral e o ambiente de trabalho, podem estar associados com o desenvolvimento de doenças. O emprego das ferramentas epidemiológicas nesses campos serve para identificar a etiologia, a história natural da doença, o estado de saúde da população, assim como avaliar a efetividade de ações preventivas (Arreaza & Moraes, 2010).

Os processos produtivos de todos os itens que consumimos incluem em suas etapas a extração das matérias-primas, a transformação das mesmas em produtos, o uso/consumo dos produtos e a formação dos resíduos finais. Os fatores de risco de todas estas etapas atingem a população trabalhadora e a população em geral, incluindo os residentes próximos aos locais de produção ou em outras regiões geográficas e países, por meio da dispersão dos poluentes pelo ambiente. A geração de resíduos pode ocorrer em todas as etapas e tem se tornado uma elevada preocupação no campo da Saúde Ambiental (Tambellini & Câmara, 1998; Mendes, 1995; Schutz et al., 2012; Augusto et al., 2014).

Entre outros fatores e situações ambientais globais que podem repercutir na saúde das pessoas pode-se incluir a emissão dos gases do efeito estufa e a consequente mudança climática. Esta pode levar ao espalhamento de doenças transmitidas por vetores, aumento da incidência de doenças por veiculação hídrica e de doenças infecciosas respiratórias; à destruição da camada de ozônio que potencializa o aparecimento de câncer de pele; a desequilíbrios sociais originários da degradação dos espaços urbanos causada pelas formas de organização da sociedade; às erosões que afetam os solos cultiváveis; ao uso de agrotóxicos e à contaminação de mananciais por poluentes químicos (Epstein et al., 1995; Rigotto et al., 2014; Miranda & Tambellini, 2014; Galvão et al., 2016). Na área de Saúde do Trabalhador, o termo fator de risco, tradicionalmente utilizado na prática clínica e epidemiológica, insere-se em outro contexto. São definidos como fatores de risco os riscos ocupacionais de acordo com normas técnicas estabelecidas pelo Ministério do Trabalho e Emprego (Normas Regulamentadoras – NR). Eles podem ser classificados como ambientais (físicos, químicos e biológicos), de acordo com a NR 9, e não ambientais (ergonômicos e acidentários), segundo as NR 5 e 17, respectivamente. A exposição a esses riscos pode levar ao desenvolvimento de doenças ou agravos à saúde relacionados ao trabalho.

Os estudos da relação entre o ambiente e a saúde das pessoas apresentam características especiais. Como exemplo, pode-se citar a complexidade destes estudos, exigindo uma abordagem integradora que contemple a participação de diversos profissionais e disciplinas, bem como a integração com outros setores. Aqui, para a definição da exposição e dos efeitos adversos à saúde, é necessário trabalhar com variáveis de outras disciplinas, normalmente não utilizadas pelos profissionais de saúde, tais como Toxicologia, Bioquímica, Geoquímica, Química Analítica, Geologia, Meteorologia, Ictiologia, além de aspectos peculiares da Sociologia, Antropologia, Direito, Educação, Serviço Social e outras da área da saúde, mas de ferramental técnico muito específico. Pode-se também acrescentar o elevado número de substâncias químicas que são inseridas anualmente nos processos produtivos sem uma avaliação prévia da sua toxicidade.

Neste sentido, para análise do uso da Epidemiologia nos campos da Saúde Ambiental e Saúde do Trabalhador, utilizaremos neste capítulo como objeto de análise a exposição e os efeitos causados pelas substâncias químicas.

Avaliação da exposição e dos efeitos das substâncias químicas

As exposições ambiental e ocupacional apresentam algumas características específicas que as diferenciam entre si e que estão relacionadas à população, ao tempo de exposição e aos agentes. O Quadro 31.1 elenca exemplos dessas diferenças (Rigotto, 2003).

Quadro 31.1. Exemplos de diferenças entre exposições ambientais e ocupacionais

Características/ Exposição	Exposição ambiental	Exposição ocupacional
População	Crianças, adolescentes, adultos, idosos, doentes	Adultos sadios
Tempo	24 horas/dia 7 dias/semana	8 horas/dia 5 dias/semana
Agentes	Mistura Concentrações baixas	Agente único ou mistura Concentrações mais elevadas (diferenciadas da população "normal")

Fonte: Rigotto RM. Saúde Ambiental & Saúde dos Trabalhadores: uma aproximação promissora entre o Verde e o Vermelho. Rev Bras Epidemiol. 2003;6(4):388-404.

Para qualquer profissional interessado em desenvolver um estudo epidemiológico sobre poluição por substâncias químicas, além de seguir um conjunto de critérios de causalidade que foram citados no ***Capítulo 8 – Causalidade em Saúde***, é imprescindível buscar informação sobre a toxicologia da substância de interesse. Relevantes para elaboração do desenho do estudo são as fases da Toxicologia: a) Fase da Exposição, em que os poluentes estão no ambiente (água, ar, solos, poeira, biota etc.) no qual as pessoas podem ser expostas a eles; b) Fase da Toxicocinética, que compreende o comportamento da substância química após entrar em contato como as pessoas expostas, ou seja, absorção, transporte, distribuição, transformação, acumulação e excreção; c) Fase da Toxicodinâmica, representada pelas primeiras reações da substância química no corpo, isto é, os mecanismos de ação bioquímicos e fisiológicos, nocivos ou não. d) Fase Clínica, representada pelos primeiros sinais e sintomas da intoxicação pela substância. Não se pode definir causa e efeito em estudos epidemiológicos, que envolvam exposições a substâncias tóxicas sem este tipo de informação.

Uma primeira dificuldade para os profissionais interessados na construção de indicadores específicos de exposição e de efeitos é lidar com um grande número de substâncias de diferentes graus de toxicidade. Acrescente-se ainda a possibilidade de existir interação de seus efeitos adversos no homem. Outras características da poluição química incluem:

- a presença das substâncias em diversos meios ou circunstâncias. Geralmente, a poluição química é classificada por compartimento ambiental, tal como poluição do ar, da água ou do solo. Todavia, esta classificação se refere apenas ao compartimento mais afetado, uma vez que a cinética ambiental das substâncias indica que a atuação em apenas um compartimento ambiental é incompleta e certamente não pode ser eficaz para a prevenção e o controle dos efeitos adversos gerados pela poluição ambiental;
- a elevada persistência de algumas substâncias químicas no ambiente aumenta a dimensão do tempo no aparecimento dos efeitos;
- a possibilidade de os poluentes participarem de processos de biomagnificação, isto é, a capacidade de se acumularem através da cadeia biológica. A epidemia da Doença de Minamata, causada pelo despejo de mercúrio na Baía de Minamata, no Japão, entre as décadas de 1950 e 1960, é um excelente exemplo da persistência e capacidade de biomagnificação dos poluentes ambientais, uma vez que a poluição por cloreto de mercúrio, iniciada nos anos 1930, foi transformada, pela microbiota aquática, numa forma de mercúrio mais lipofílica e mais tóxica, o metil mercúrio, que se acumulou nos peixes da baía e, posteriormente, na população que ingeria esta fonte alimento (Câmara & Corey,1992; Dutra et al., 2016);• além do ainda limitado conhecimento toxicológico, a modificação de um radical na substância química altera totalmente sua metodologia de avaliação. Por exemplo, para o mercúrio metálico, o indicador ambiental é a sua mensuração no ar e o indicador biológico de preferência é sua detecção na urina. Já para o metil mercúrio, o indicador ambiental é sua mensuração nos peixes e o indicador biológico preferencial é sua dosagem no cabelo. Modificações semelhantes ocorrem com o chumbo, arsênio, etc. (Galvão et al., 2011);
- os efeitos adversos de maior frequência são geralmente insidiosos e de maior gravidade, podendo ser irreversíveis como os mutagênicos, neurológicos, cancerígenos etc.

A avaliação da Exposição

A informação sobre exposição é fundamental para os estudos que associam fatores ambientais com efeitos à saúde. Embora possa ser usado para qualquer situação em que uma pessoa está exposta a algum fator de risco ambiental, quer seja, por exemplo, biológico, este termo é geralmente utilizado na literatura para caracterizar a exposição às substâncias tóxicas presentes no ambiente. Pode-se considerar que um indivíduo está exposto quando algum fator de risco do ambiente se encontra imediatamente próximo aos limites exteriores do seu organismo, ou mais especificamente, de alguma via de penetração ao seu meio interno, ou seja, a via respiratória, dérmica, digestiva. Vale acrescentar ainda a possibilidade de os fetos serem atingidos através da via placentária (WHO, 1994; Dutra et al., 2016).

A unidade de maior interesse para o epidemiologista é a dose (quantidade da substância química à qual o indivíduo está exposto). Esta dose pode ser diferente da dose absorvida e da dose efetiva que atua sobre algum órgão e produz os primeiros efeitos no organismo. Pela análise do Quadro 31.2, observa-se que é elevado o número de variáveis relacionadas com as substâncias químicas, a população exposta e o ambiente necessárias para caracterizar a exposição no desenho e desenvolvimento dos estudos epidemiológicos. Também é fundamental para o desenvolvimento dos estudos epidemiológicos a infraestrutura de apoio que pode incluir os recursos humanos, os equipamentos para coleta de dados de amostras ambientais, o apoio laboratorial, os programas de prevenção, reabilitação e seguridade social etc.

Estas informações, de modo geral, ajudam o epidemiologista a responder as seguintes questões:

- Qual é a fonte de exposição?
- Em quais locais está a substância?
- Como podem as pessoas estar expostas?
- Através de que vias de penetração a substância atinge as pessoas?
- Quem está exposto?

Existem grupos especiais de maior risco, que são as crianças e os adolescentes, por estarem em fase de desenvolvimento físico e mental; os idosos, pela diminuição da resistência orgânica; as gestantes, uma vez que um grande número de substâncias químicas pode atravessar a barreira placentária e causar lesões congênitas. Do mesmo modo, deve-se dar prioridade à proteção das mulheres em período de amamentação, visto que determinados poluentes podem ser eliminados do organismo da mãe através do leite materno (Fróes Asmus et al., 1996).

Quadro 31.2. Exemplos de variáveis de interesse para a epidemiologia relacionadas às exposições por poluentes químicos
Variáveis Relacionadas com a Substâncias Químicas a) No ambiente: tipo, fonte, concentração, local (se for o caso do ambiente do trabalho), estado físico, poder de volatilização, odor, padrão de ocorrência, cinética ambiental, dispersão, tipo de solubilidade, biodegradabilidade, sedimentação, ação de microrganismos, adsorção a partículas, interação com outras substâncias, persistência ambiental b) Nas pessoas expostas: vias de absorção, distribuição, biotransformação (oxidação, redução, hidrólise, acetilação, metilação, conjugação), acumulação, tempo de latência, vias de eliminação, tipos de efeitos adversos etc.
Variáveis relacionadas com a População Exposta Sexo, idade, suscetibilidade individual, grupos demográficos especiais, estado nutricional, raça, escolaridade, características socioeconômicas, ocupação, padrões de consumo, hábitos, doença prévia etc.• Para a população trabalhadora, acrescentar características da ocupação/função; tempo de serviço; ocupações anteriores e outras informações da anamnese ocupacional
Variáveis relacionadas com o Ambiente Condições hidrográficas, geológicas, topográficas e meteorológicas: aspectos físico-químicos dos compartimentos ambientais, temperatura, ventos, umidade, permeabilidade dos solos, drenagens, concentração populacional, vegetação, águas superficiais e profundas etc.• No caso do ambiente de trabalho, deve-se descrever, entre outros, o processo de trabalho e a organização do trabalho para identificação de variáveis que possam interferir na exposição às substâncias químicas

Fonte: Adaptado de Ministério da Saúde. Textos de Epidemiologia para Vigilância Ambiental em Saúde. Coordenação Volney de M. Câmara. Brasília. Ministério da Saúde: Fundação Nacional de Saúde, 2002.

De um modo geral, a informação sobre os poluentes químicos e as características do ambiente normalmente não existem, são escassas ou desatualizadas. Os epidemiologistas deverão considerar a possibilidade de desenvolver algum levantamento de campo para a coleta de dados primários. Para os dados demográficos e socioeconômicos das populações expostas existem informações que podem ser obtidas de bases de dados disponíveis, tais como os da Fundação Instituto Brasileiro de Geografia e Estatística (IBGE), responsável pelos Censos Demográfico e Agropecuário e a Pesquisa Nacional por Amostragem de Domicílios (PNAD), dentre outros. Quanto aos dados sobre o ambiente, documento elaborado para o Ministério da Saúde (Domingues, 2000) cita, entre outras: o Ministério do Meio Ambiente, que apresenta estatísticas sobre biodiversidade, Amazônia Legal, qualidade dos assentamentos humanos e recursos hídricos; o Instituto de Pesquisas Espaciais (INPE), que dispõe de imagens de satélite e projetos específicos como o monitoramento de queimadas; a Agência Nacional de Energia e Eletricidade (ANEEL) que oferece base de dados sobre clima; e o IBGE, sobre recursos naturais, tais como geologia, solos, vegetação, além de dados sobre flora e fauna. Vários tipos de estudos ecológicos podem ser desenvolvidos por estes bancos de dados e estas instituições dispõem de acesso via Internet (Meyer et al., 2011; Koifman et al., 2014).

A avaliação dos Efeitos à Saúde

É muito difícil caracterizar casos ou casos suspeitos da doença. A informação toxicológica ou é inexistente, ou muito escassa. Soma-se a isto o fato de os efeitos adversos à saúde, salvo os apresentados sob a forma de eventos agudos tais como acidentes e intoxicações, como citado anteriormente, muitas vezes ocorrerem de forma insidiosa e crônica. Da mesma forma que os dados de exposição, na maioria das vezes não estão disponíveis, obrigando o pesquisador a desenvolver pesquisas para busca ativa. Entre as fontes de registro que oferecem dados, pode-se incluir pesquisas de universidades e outros centros de pesquisa; secretarias estaduais e municipais, além das bases de dados como o Sistema de Informações Hospitalares do SUS; Sistema de Informações sobre Mortalidade e Sistema Nacional de Informações Toxicológicas (SINITOX).

Entre as fontes internacionais, para as intoxicações por poluentes químicos, a Agência para Substância Tóxica e Registro de Doença (ATSDR) dos EUA oferece via Internet (www.atsdr.cdc.gov) apoio toxicológico sobre algumas substâncias que incluem os seguintes itens: o que é a substância perigosa; o que acontece quando a substância entra em contato com o ambiente; como a pessoa pode estar exposta; como a saúde pode ser afetada; se a substância pode causar câncer; testes médicos para mostrar se ocorreu a exposição; os níveis de exposição recomendados pelo governo; glossário; e fonte de informações. Também a Organização Pan-Americana da Saúde (OPAS) e a Organização Mundial da Saúde oferecem publicações sobre o tema e assessoria para instituições e profissionais dos países.

Os principais órgãos e sistemas do organismo atingidos por poluentes ambientais são a pele e seus anexos, os parênquimas (pulmão, rins, fígado etc.) e o sistema nervoso (central e periférico). Podem-se acrescentar os efeitos que produzem alterações de comportamento, os imunológicos (depressão e autoimunidade), os efeitos no crescimento e desenvolvimento; os mutagênicos (alteração do material genético afetando gerações futuras); os teratogênicos (defeitos no desenvolvimento dos fetos); e os carcinogênicos. Ainda como característica, tais efeitos podem ser reversíveis ou irreversíveis, dependendo da capacidade de regeneração dos tecidos e do momento em que ocorre o efeito tóxico.

A avaliação da toxicidade de uma substância segue critérios científicos, dos quais os mais utilizados são a dose letal 50 (DL50) e a concentração letal 50 (CL50). A DL50 é representada pela dose ingerida por via oral, única capaz de matar 50% de uma amostra determinada de cobaias. A CL50 é a concentração no meio ambiente que mata 50% dos animais utilizados como cobaias. O Quadro 31.3 apresenta a classificação quanto ao grau de toxicidade de Hodge & Sterner citado por Salgado & Fernícola (1989).

Quadro 31.3. Grau de toxicidade das substâncias químicas segundo métodos de avaliação de toxicidade

Grau de toxicidade	DL50	CL50
Extremamente tóxico	Menos de 1 mg/kg	Menos de 50 ppm
Altamente tóxico	> 1-50 mg/kg	> 50-100 ppm
Moderadamente tóxico	> 50-500 mg/kg	> 100-1.000 ppm
Ligeiramente tóxico	> 0,5-5 g/kg	> 1.000-10.000 ppm
Praticamente não tóxico	> 5-15 g/kg	> 10.000-100.000 ppm
Relativamente atóxico	> 15 g/kg	Acima de 100.000 ppm

Fonte: Salgado PET, Fernícola NAAG. Noções gerais de toxicologia ocupacional. Centro Pan-americano de Ecologia humana e Saúde. México: Metepec; 1989.

A representação gráfica de uma associação de doses de exposição a um poluente com os efeitos à saúde é denominada curva dose-efeito. Através destas curvas podem ser encontradas algumas doses comumente citadas na literatura toxicológica, que são (OPS, 1990; ATSDR, 1992; WHO, 1994):

a) NOEL — Nível de efeito não observado (*No Observed Effect Level*), que representa na abscissa do gráfico desde a dose zero até aquela imediatamente antes do primeiro efeito, seja adverso ou não.

b) NOAEL — Nível de efeito adverso não observado (*No Observed Adverse Effect Level*), refere-se à parte da abscissa do gráfico desde a dose zero até aquela imediatamente antes do primeiro efeito adverso.

c) LOEL — Menor nível de efeito observado (*Lowest Observed Effect Level*), ou seja, o ponto da abscissa referente à dose que causa o menor efeito medido, seja ele adverso ou não.

d) LOAEL — Menor nível de efeito adverso observado (*Lowest Observed Adverse Effect Level*), ou seja, o ponto da abscissa referente à dose que causa o primeiro efeito adverso.

O Monitoramento da Exposição e dos Efeitos

Do ponto de vista das exposições químicas ambientais ou ocupacionais, o monitoramento pode ser definido como um sistema contínuo de medições de rotina com o objetivo de detectar concentrações ambientais (monitoramento ambiental) ou corpóreas (monitoramento biológico). Em um primeiro momento ocorre a emissão do poluente; momento propício para a realização do monitoramento de emissão do poluente. Aqui, é importante a caracterização da fonte de emissão, para que o monitoramento e as ações de prevenção e controle sejam mais efetivos, evitando a poluição dos compartimentos ambientais e, como consequência, também a exposição das pessoas aos poluentes através do ar, solos, águas, sedimentos, poeiras etc. As medições destes parâmetros ambientais caracterizam o monitoramento ambiental propriamente dito.

O monitoramento biológico inicia-se na fase toxicocinética, por meio da dosagem do poluente em tecidos e fluidos do organismo humano, tais como amostras de sangue, cabelo, urina, leite materno etc. Após esta fase podem ocorrer as primeiras reações do poluente no organismo, que representam a toxicodinâmica, onde ainda é possível monitorar alterações bioquímicas e fisiológicas causadas pela ação dos poluentes, desde que não guardem ainda relação com doença. Por fim, a ação destes poluentes no organismo pode evoluir posteriormente para uma exacerbação dos efeitos, constituindo a fase do monitoramento clínico. Normalmente os sistemas de vigilância utilizam como indicadores apenas aqueles que se referem aos efeitos, ou seja, índices de morbidade e mortalidade da população. Evidentemente interessa para os profissionais de saúde avaliar e atuar na fase mais precoce possível deste processo, ou seja, na emissão, seguida em ordem decrescente de prioridade pela exposição, toxicocinética, toxicodinâmica e fase clínica. O monitoramento biológico oferece também subsídios para a Epidemiologia Molecular por meio de medições sistemáticas das frequências com que se apresentam alterações bioquímicas precoces no organismo humano e alguns efeitos adversos pré-clínicos na saúde. O Quadro 31.4 apresenta um exemplo de elementos prioritários para monitoramento de quatro substâncias químicas selecionadas.

Quadro 31.4. Elementos para monitoramento de substâncias químicas selecionadas

Substância Química	Monitoramento Ambiental (fontes de emissão e ambiente)	Monitoramento Biológico (dose interna e de efeitos)
Chumbo	Emissão: indústria (bateria, vidro, tintas etc.), fundições, cigarros e outros Ambiente: ar, água, solo, alimentos etc.	Biológico: dosagem do chumbo no sangue, urina, cabelo etc. Efeitos: dosagem de ALA na urina, hematimetria, ponteado basófilo nas hemácias, alterações hematopoiéticas (anemia), alterações do sistema nervoso central e periférico, gastrointestinais, urinárias e outros
Organoclorados	Emissão: indústria de pesticidas, agricultura etc. Ambiente: alimentos, ar, água etc.	Biológico: dosagem do poluente no sangue, leite materno, tecido adiposo etc. Efeitos: alterações do sistema nervoso, gastrointestinais (fígado), cardiovasculares, endócrinas, câncer, mutagênese e outros
Níquel	Emissão: indústria (química, eletrônica, galvanoplastia, utensílios domésticos, joias) e outrosAmbiente: ar, água, solo etc.	Biológico: dosagem do metal no sangue, urina, cabelo etc. Efeitos: dermatológicos, respiratórios, renais, câncer e outros
Mercúrio	Emissão: garimpos, lojas de ouro, indústria, consultórios dentários, cosméticos, medicamentos e outrosAmbiente: ar, solo, água, poeira (forma metálica), biota (forma metilada)	Biológico: dosagem do mercúrio no sangue, urina (forma metálica), cabelo (forma orgânica) etc. Efeitos: alterações de sistema nervoso, renais, fígado, mutagenicidade, teratogenicidade, pulmonar (forma metálica) e outros

Fonte: Elaborado a partir de Froes Asmus CIR. Contribuição dos monitoramentos ambiental e biológico para os estudos epidemiológicos sobre poluição química. Rio de Janeiro. IESC/UFRJ: Curso de Epidemiologia em Saúde Ambiental, 2016 (mimeo).

Os indicadores em saúde ambiental e em saúde do trabalhador

A Organização Mundial da Saúde define indicadores em Saúde Ambiental e Saúde do Trabalhador como a expressão da relação entre ambiente e saúde, tendo como preocupação aspectos específicos de vigilância em saúde (Corvalán et al., 1996). Aponta também para a necessidade de estes indicadores serem apresentados de uma forma que possa facilitar a interpretação, visando a um efetivo processo de decisão. Nas seções anteriores, foram apontadas diversas fontes de informação sobre exposição e efeitos adversos à saúde que podem compor indicadores utilizados nos estudos epidemiológicos. Desde que ficou explícita a inexistência de uma causa única que pudesse afetar a saúde das pessoas, e a consequente aceitação de que existem causas que se relacionam em determinados contextos, procurou-se buscar indicadores que pudessem apontar, além do estado do ambiente e da saúde, também os determinantes que interferem na relação entre eles.

Neste sentido, a Organização Mundial da Saúde sugere alguns critérios de classificação de indicadores em Saúde Ambiental, que vão desde aspectos determinantes mais gerais, denominadas forças motrizes, até o final desse processo, ou seja, o efeito na saúde. Os estágios sugeridos por esta metodologia são (Corvalán et al., 1996):

- Forças motrizes se referem aos fatores que motivam e pressionam os processos ambientais envolvidos. Entre as forças motrizes podem ser incluídos indicadores que expressem desenvolvimento econômico, desenvolvimento tecnológico, crescimento populacional etc.
- Pressão é normalmente expressa por meio de ocupação humana e exploração do ambiente. Segundo os autores desta proposta, um dos mais importantes componentes destas pressões no contexto da saúde humana é obviamente o lançamento de poluentes no ambiente.
- Estado reflete as modificações no ambiente causadas pelas pressões. Estas modificações podem variar de magnitude e área geográfica, interferindo na frequência de perigos naturais (taxas de erosão do solo etc.), na disponibilidade e qualidade dos recursos naturais (biodiversidade, fertilidade do solo etc.) e, principalmente, nos níveis de poluição ambiental (qualidade do ar, dos solos, da água etc.).
- Exposição se refere à interseção entre as pessoas e os perigos existentes no ambiente e requer que as pessoas estejam presentes no tempo e local em que o perigo ocorre. Neste tipo de indicador interessam a dose externa (quantidade do poluente que ainda não penetrou no organismo), dose interna (quantidade de um dado poluente que penetrou no interior do organismo) e dose efetiva (quantidade do poluente que atinge o órgão onde os efeitos relevantes podem ocorrer).
- Efeitos adversos para a saúde podem variar em tipo, intensidade e magnitude, dependendo, entre outros, do tipo de perigo a que a pessoa foi exposta, o nível de exposição e o número de pessoas expostas. Engloba morbidade, mortalidade e bem-estar;
- Ações podem ser variadas e relacionadas com qualquer um dos estágios anteriores. Evidentemente aquelas relacionadas com as forças motrizes, por serem voltadas para o início do processo, são as mais efetivas e de longo alcance.

Quanto à Saúde dos Trabalhadores, o Ministério da Saúde elaborou a matriz de indicadores básicos em Saúde do Trabalhador, tendo como referência os seguintes dados e fontes: demográficos (Instituto Brasileiro de Geografia e Estatística – IBGE), socioeconômicos (IBGE, Relação Anual de Informações Sociais – RAIS), mortalidade (declaração de óbito e comunicado de acidente de trabalho – CAT com óbito), morbidade (CAT, Sistema de Informação de Agravos de Notificações – SINAN, Sistema de Informações Hospitalares do SUS [SIH/SUS], Sistema de Informações da Atenção Básica [SIAB] e riscos nos processos produtivos (RAIS, IBGE, Cadastro de empresas e seus laudos de riscos ambientais [NR 9], Fichas de inspeção). A agregação dos dados obtidos permite a construção de indicadores epidemiológicos que servem para o diagnóstico de situação e, por conseguinte, o estabelecimento de estratégias de intervenção em vigilância e futuras avaliações destas (Ministério da Saúde, 2001).

O Quadro 31.5 mostra exemplos de tipos de dados e os indicadores de Saúde do Trabalhador na Atenção Básica.

Quadro 31.5. Tipos de dados e os indicadores de saúde do trabalhador na atenção básica

Tipo de Dado	Indicador
Mortalidade	❑ Coeficientes de mortalidade por grupos de causas, sexo, idade, ocupação e escolaridade ❑ Coeficientes de mortalidade por ramo de atividade e por ocupação
Morbidade	❑ Coeficientes de incidência de doenças e acidentes do trabalho por ocupação, sexo, idade e ramo de atividade ❑ Coeficientes de incidência e prevalência de agravos notificáveis (doenças transmissíveis) por idade, sexo e escolaridade ❑ Internações hospitalares segundo grupos de causas, sexo, idade e condição previdenciária ❑ Demanda ambulatorial segundo grupos de atendimento, sexo e idade ❑ Frequência percentual segundo causa, idade, sexo, ocupação, escolaridade, ramo de atividade e outras
Riscos nos Processos produtivos	❑ Mapeamento de riscos ocupacionais quantitativos e qualitativos Indicadores a serem construídos

Fonte: Ministério da Saúde. Doenças Relacionadas ao Trabalho. Disponível em: <http://bvsms.saude.gov.br/bvs/publicacoes/doencas_relacionadas_trabalho1.pdf>. Acessado em: 15 mar. 2017.
PEA: População economicamente ativa.

Apenas para exemplificar, os dados de acidentes de trabalho e doenças ocupacionais obtidos por meio da RAIS podem ser agregados e transformados em indicadores epidemiológicos como taxas de incidência, prevalência, letalidade e mortalidade. Observa-se um aumento dos casos (números absolutos) de agravos à saúde relacionados ao trabalho ao longo de 10 anos (2004-2014) no Brasil, com o acidente de trabalho ocupando o primeiro lugar, seguido pelos grupos de doenças ocupacionais (DIEESE, 2016).

O desenho dos estudos

O crescimento da produção científica e áreas de concentração de programas em Saúde Ambiental e Saúde do Trabalhador no campo da Saúde Coletiva é um fato que pode ser comprovado por meio do aumento dos estudos epidemiológicos que associam condições do ambiente com o surgimento de patologias. Esta situação levou algumas instituições e profissionais a criar um novo ramo da Epidemiologia denominada "Epidemiologia Ambiental", definida como o estudo dos fatores ambientais que determinam a distribuição e as causas dos efeitos adversos para a saúde. Embora seja importante enfatizar que a Epidemiologia é uma disciplina única, fato incontestável, e uma premissa básica para qualquer epidemiologista, os estudos da relação entre o ambiente e a saúde das pessoas apresentam características especiais.

Nesta seção, para discutir o desenho dos estudos epidemiológicos, sugerimos uma leitura mais detalhada sobre este tema nos capítulos da seção ***Pesquisa Epidemiológica*** desse livro.

O Quadro 31.6 apresenta as principais informações sobre o desenho e as características dos principais tipos de estudos: incidência, prevalência, históricos, coorte; coorte histórica; caso-controle e experimental.

Os estudos de incidência e prevalência descrevem como ocorrem os efeitos à saúde segundo variáveis de interesse do epidemiologista, geralmente tipo de exposição ambiental, sexo, idade, ocupação etc. Os tipos mais utilizados são os de incidência e prevalência. Os de incidência, ou seja, o número de casos novos do efeito adverso dividido pela população exposta e multiplicado por dez, ou uma potência de dez, para obter um número inteiro que facilita a comparação, são indicados para os efeitos causados por fatores ambientais de curta duração, como, por exemplo, as intoxicações e os acidentes. As doenças causadas por poluentes ambientais geralmente são crônicas, e por este motivo utiliza-se a prevalência, que difere da incidência porque no numerador se utilizam todos os casos existentes (novos e antigos).

A análise dos dados mais frequente é a univariada, ou seja, para cada uma das variáveis, tais como sexo, idade, teor de metal em amostras biológicas etc. são obtidas frequências simples, como médias (aritmética e/ou geométrica), desvio-padrão, variância, mediana, amplitude (valor mínimo e valor máximo) e percentis (25% e 75%). Normalmente o pesquisador compara estas frequências com os padrões normais ou com os resultados obtidos por outros autores. Todavia, é importante observar que na análise de uma variável podem existir alguns valores aberrantes (excessivamente elevados) que interferem nos resultados. Como, por exemplo, na análise de teores de um poluente na urina de uma pesquisa, uma única pessoa que tiver um teor extremamente elevado pode interferir, elevando a média de todo o grupo. Todavia, se retirarmos esta pessoa, a média dos demais pode até aproximar-se de um padrão normal. Neste caso, é melhor comparar a mediana, que não sofre este tipo de interferência, e investigar por que esta pessoa tem um valor tão elevado.

Outras modalidades de estudo são aqueles em que, embora exista uma associação entre as variáveis de exposição e as de efeito, por não se poder garantir que a exposição ocorreu antes do efeito, alguns autores não consideram como estudos analíticos. Pode-se incluir entre estes estudos os seccionais ou transversais e os ecológicos. Vale considerar que no estudo seccional ou transversal são coletadas informações sobre a exposição (causa) e a prevalência dos efeitos em dois grupos (expostos e não expostos), indicando ou não uma associação entre as variáveis. Como citado anteriormente, não se pode afirmar que a causa precedeu o efeito.

No caso dos Ecológicos, são analisados comparativamente registros temporais de dados ambientais e indicadores de saúde em vários grupos populacionais ou áreas geográficas. A dificuldade para a realização deste último é relacionada com a precariedade dos registros, tanto de exposição como de efeitos, em países como o Brasil.

Os estudos que têm como principal objetivo a evidência da causalidade (relação causa e efeito) entre a exposição a algum fator ambiental com o aparecimento de um determinado efeito adverso na saúde (acidente ou doença) são geralmente estudos comparativos, isto é, compara-se a ocorrência de algum agravo no grupo de estudo (exposto) e em outro grupo o mais semelhante possível, que tenha como diferença somente a ausência à exposição ao fator que se quer estudar. Esta semelhança entre os grupos tem por finalidade evitar o fator de confusão, que é o efeito de uma variável externa que, de maneira total ou parcial, é a responsável pelo efeito aparente da exposição sob estudo, o que mascara a associação verdadeira.

Quadro 31.6. Características selecionadas para o desenho dos estudos epidemiológicos em saúde ambiental e saúde do trabalhador		
Tipos	**Exemplos de Desenho do Estudo**	**Factibilidade**
	Observacionais/Descritivos	
Incidência	Identificação de uma população exposta a um poluente ambiental e acompanhamento desta população durante um período em que são registrados casos novos de intoxicação pelo poluente que se quer estudar	Estudo de longa duração, mais indicado para doenças agudas
Prevalência	Identificação de uma população exposta a um poluente ambiental e estimação dos casos existentes de intoxicação pelo poluente	Estudo de curta duração e mais indicado para doenças crônicas
	Observacionais/Associação entre variáveis	
Ecológico	Correlação entre registros de uma determinada patologia com registros de níveis de exposição a um poluente por um período de tempo	Muito pouco factível devido à ausência de registros dos poluentes e da doença
Seccional ou Transversal	Analisar um grupo de pessoas (censo ou uma amostra) e classificá-las em expostas ao fator ambiental ou não expostas. Comparar a prevalência dos efeitos entre os dois grupos	Muito factível. Por ser de curta duração é indicado para efeitos crônicos
Coorte	Inicialmente formar dois grupos: Estudo e Comparação (igual aos estudos seccionais), e depois comparar a incidência ou mortalidade dos efeitos entre os dois grupos num determinado período	Pouco factível. Longa duração, indicado para efeitos agudos e populações estáveis
Coorte Histórico	Através de dados de registro, os grupos de expostos (Estudo) e não expostos (Comparação) são formados em um determinado momento do passado. Logo após, comparam-se as incidências/mortalidades do efeito a ser estudado entre os dois grupos, desde o passado até o momento atual.	Muito pouco factível pela ausência de registros
Caso-controle	Forma-se um grupo de pessoas que apresentam os efeitos que se quer estudar (Grupo Estudo) e outro grupo semelhante, que não apresenta este efeito (Controle). O segundo passo é comparar, logo após, a proporção de pessoas expostas no passado entre os dois grupos	Factível por ser de curta duração. Ideal para doenças crônicas e de baixa prevalência. Necessita de registros confiáveis do efeito
	Intervencionais/Experimentais	
Experimental	Exemplo: Selecionar grupo de pessoas que sofrerão um determinado tipo de intervenção – por exemplo, o uso de novas drogas ou novas tecnologias (Grupo Estudo), e um grupo semelhante, sem a intervenção (Comparação). Acompanhar por um período de tempo para comparar a incidência dos efeitos entre os dois grupos	Pouco factível devido a questões éticas. Ideal para avaliar impacto de medicamento a ser testado ou equipamento de proteção no ambiente de trabalho

Fonte: Adaptada de Câmara e Tambellini (2003).

Após a coleta das informações, o pesquisador deve decidir como formar o seu banco de dados, podendo utilizar os programas computacionais disponíveis, tais como Excel® etc. O procedimento realizado a seguir é a análise dos resultados através da transferência desta base de dados para programas de análise, dos quais pode-se incluir STATA® ou SPSS® etc.

Nestes estudos também é feita uma análise explanatória através da análise univariada, citada anteriormente. Depois se parte para análises bivariadas (comparação de variáveis dependentes e independentes) e multivariadas que, como o próprio nome indica, faz a análise de mais de duas variáveis. O pesquisador irá se familiarizar com testes estatísticos como qui-quadrado, McNemar, Teste t de *Student* para amostras pareadas, correlação, regressões linear e logística etc.

Vale considerar que os estudos epidemiológicos ocupacionais podem apresentar o viés de seleção conhecido como efeito do trabalhador saudável, pois as pessoas empregadas são na grande maioria indivíduos adultos e relativamente saudáveis. Desta forma, deve-se ter cautela no momento de se analisar os resultados dos estudos ocupacionais para estabelecer padrões de segurança para riscos ambientais na população em geral.

O Quadro 31.7 tem por finalidade fornecer subsídios a pessoas do campo da Saúde Ambiental e do Trabalhador, não familiarizadas com Epidemiologia, e apresenta uma sequência de elementos necessários para elaboração de projetos em Epidemiologia aplicados a estes dois campos de práticas da Saúde Coletiva.

Outras aplicações da epidemiologia

Entre as aplicações da Epidemiologia em Saúde Ambiental, destaca-se a sua contribuição para a vigilância em saúde, que inclui as vigilâncias em Saúde Ambiental e Saúde do Trabalhador.

Quadro 31.7. Elementos selecionados para elaboração de projetos de epidemiologia em saúde ambiental e saúde do trabalhador	
Introdução/Justificativa	❑ Levantamento bibliográfico sobre o tema, enfatizando aspectos prioritários para investigação, ou seja, pontos que necessitam de uma resposta• Informações adicionais para introdução do leitor ao tema
Objetivos	Tendo por base as informações apresentadas na introdução, definir o objetivo principal e os objetivos específicos do projeto
Materiais e Métodos	❑ Tipo de estudo (porque este tipo em comparação com outros) ❑ Desenho do estudo ❑ Duração do estudo ❑ Descrição do local do estudo ❑ População-alvo: Censo ou amostra. Se for o caso de uma amostra, que tipo e tamanho? Grupo-controle? ❑ Variáveis a serem estudadas (descrição e definição) ❑ Elaboração dos instrumentos de pesquisa (questionários, roteiros para dados de registros, entrevistas e exames clínicos etc.) e métodos para coleta de amostras ambientais ❑ Validação dos instrumentos de pesquisa? ❑ Estratégias, coleta e armazenamento dos dados ❑ Estratégias para processamento dos dados (programas computacionais?) ❑ Propostas para análise de dados: Testes estatísticos? ❑ Etc.
Metas e/ou Produtos	Metas a serem cumpridas, artigos publicados, livros, teses, treinamentos, produção de vídeos etc.
Instituição Proponente	Descrição da Instituição proponente incluindo, entre outros, organograma; atividades de ensino, pesquisa e extensão; experiências através de estudos anteriores
Equipe do projeto	❑ Nomes dos pesquisadores e formação acadêmica ❑ Funções no projeto (coordenador, pesquisador, assessor, técnicos etc.); e termo de aceitação dos pesquisadores
Cronograma	Distribuição temporal das atividades
Orçamento	Incluir valores a serem solicitados e contrapartida da instituição que solicita os recursos. O orçamento pode ser apresentado em categorias tais como pessoal, materiais permanentes (equipamentos), serviços de terceiros (pessoa física e Pessoa Jurídica) e materiais de consumo
Aspectos éticos	Ver Legislação vigente• Incluir, entre outros, termo de aceitação dos sujeitos da pesquisa
Bibliografia	Bibliografia referida e, se for o caso, a bibliografia consultada
Anexos	*Curriculum vitae* dos pesquisadores principais• Detalhes sobre aspectos abordados no projeto, cópia dos instrumentos, mapas etc.

Fonte: Adaptado de Ministério da Saúde. Textos de Epidemiologia para Vigilância Ambiental em Saúde. Coordenação Volney de M. Câmara. Brasília. Ministério da Saúde: Fundação Nacional de Saúde; 2002.

A Epidemiologia contribui para metodologias especiais de avaliação de risco que incorporam conhecimentos gerados em diversas áreas e que oferecem aos responsáveis pelo controle da poluição ambiental, elementos para auxiliar o processo decisório, como por exemplo, os sistemas utilizados por duas agências dos Estados Unidos da América: a Agência para Substâncias Tóxicas e Registro de Doenças (ATSDR) e a Agência de Proteção Ambiental (EPA).

Vigilância em Saúde Ambiental e Saúde do Trabalhador

A vigilância em saúde está relacionada às práticas de atenção e promoção da saúde da população e aos mecanismos adotados para prevenção de doenças. O seu conceito inclui, entre outras, a vigilância em saúde ambiental e saúde do trabalhador (Ministério da Saúde, 2010).

A forma de intervenção da Saúde Coletiva valoriza o método epidemiológico na execução das ações.

A Vigilância em Saúde Ambiental

É na vigilância epidemiológica que a Vigilância em Saúde Ambiental vai se inspirar para constituir um sistema de informações e análise de dados que contemple as especificidades impostas por seu objeto, ou seja, as relações entre os processos produtivos, o ambiente e a saúde. A Vigilância em Saúde Ambiental pode ser definida como uma estratégia para identificação de situações de risco ou perigos no ambiente que possam causar doenças, incapacidades e mortes, com o objetivo de alcançar a remoção ou redução da exposição a estas situações de risco (Hertz-Picciotto, 1996; Rohlfs et al., 2011).

Em seu sentido mais operacional, inclui a coleta sistemática de indicadores relacionados, entre outros, com o ambiente, os agentes tóxicos, os dados de morbidade e mortalidade, as características dos grupos expostos, além dos fatores especiais de risco, para comporem um sistema de informação. Posteriormente, a análise e interpretação destes indicadores podem fornecer subsídios aos setores responsáveis pelo controle e prevenção dos efeitos adversos à saúde (Corey, 1988; Hertz-Picciotto, 1996; Rohlfs et al., 2011). Seu propósito é o de oferecer informação fundamentada sobre bases científicas para as decisões que precisam ser adotadas para a prevenção e o controle das doenças associadas ao ambiente.

O número excessivo de substâncias químicas de interesse para os programas de vigilância em saúde ambiental acrescenta uma dificuldade adicional, a definição de prioridades para o desenvolvimento dos programas. O Quadro 31.8 apresenta dez critérios que podem ser utilizados para este objetivo sem, no entanto, oferecer algum tipo de pontuação diferenciada para cada um deles. Trata-se unicamente de uma lista de elementos que podem interferir no risco do aparecimento e da gravidade das doenças causadas pela poluição ambiental. Cada profissional, levando em conta as características próprias de sua área de atuação, pode valorizar um ou outro critério. Após a definição da substância química de interesse e também da área geográfica de atuação, é necessário formar um sistema de informação alimentado por dados, tais como os outros poluentes ambientais existentes, a população exposta e os dados de morbidade e mortalidade para análise e construção de indicadores. Além destes indicadores mais específicos, a associação da poluição com os processos produtivos evidencia a necessidade de também se utilizar outros tipos de indicadores para a vigilância em Saúde Ambiental, como os indicadores de políticas sociais e econômicas. Informações sobre crescimento do Produto Interno Bruto; tipos de produção industrial; consumo de bens e produtos; uso de insumos agrícolas; importação e exportação de matérias-primas etc. passam a ter relevância para este tipo de vigilância.

Neste sentido, são necessárias e imprescindíveis equipes multidisciplinares e também a articulação com diversas instâncias governamentais e organizações da sociedade civil, além da tradicional rede de informações da vigilância epidemiológica. A contribuição da Epidemiologia não se restringe apenas ao desenvolvimento de conceitos e métodos, mas também pode oferecer sua estrutura para o monitoramento dos agravos à saúde de origem ambiental. Na ausência da informação necessária, os profissionais da vigilância terão de planejar a busca ativa e investigação de casos.

Na prática, a implantação de um sistema de vigilância em saúde ambiental não é simples. A vigilância epidemiológica encontrada nos sistemas estaduais e municipais geralmente fica limitada às doenças infecciosas e poucos estados no país estão aptos a desenvolver um sistema para cobrir os agravos de origem ambiental. Podem-se encontrar recursos apenas para algumas doenças de origem ocupacional, com por exemplo as intoxicações por agrotóxicos.

Quadro 31.8. Critérios para inclusão de substâncias tóxicas em programas de vigilância em saúde ambiental e saúde do trabalhador
❑ Existência de taxas elevadas de morbidade e mortalidade por efeitos que poderiam estar sendo causados pelo poluente
❑ Evidências de que o poluente está sendo amplamente produzido, importado, comercializado ou utilizado
❑ Presença do poluente em diversos meios ou circunstâncias
❑ Alta persistência do poluente no ambiente
❑ Participação do poluente em processos de biomagnificação
❑ Elevado número de pessoas expostas
❑ Associação com tipos de efeitos adversos de maior gravidade (crônicos, irreversíveis, genéticos, neurológicos, cancerígenos etc.)
❑ Produção ou uso proibido ou restrito do poluente em outros países
❑ Existência de recursos humanos e laboratoriais para o desenvolvimento das atividades de vigilância
❑ Decisão política que destine recursos, tecnológicos e financeiros, para implantação de medidas de prevenção e controle

Fontes: Koning, 1988; Corey, 1988; Hertz-Picciotto, 1996.

As dificuldades para implantação de sistemas de vigilância em saúde ambiental são de variados graus, dos quais podem ser citados (Koning, 1988; Corey, 1988; Hertz-Picciotto 1996):

- a ausência de políticas e programas nos estados e municípios, talvez minimizada a partir do lançamento do Projeto VIGISUS, que contempla recursos específicos para implantação deste sistema;
- o aumento do número de substâncias tóxicas de interesse, dificultando o desenvolvimento das metodologias para a obtenção e análise da informação;
- o fato de os fatores de risco estarem fora do setor da saúde;
- a ausência de ação integrada entre os setores governamentais e também com a sociedade civil;
- o ainda escasso conhecimento das condições locais de risco;
- a cobertura insuficiente do setor da saúde;

- a legislação inadequada ou ausência do cumprimento da legislação existente;
- a pouca contribuição dos responsáveis pela poluição ambiental;
- o fato de a informação ser diversificada e proveniente de diversas fontes;
- a dependência da existência de limites seguros de exposição que sirvam de parâmetros para o sistema;
- a ausência de tecnologias para realização de determinados tipos de monitoramento;
- a falta de capacitação dos profissionais de saúde, notadamente os médicos, no diagnóstico clínico das intoxicações;
- a falta de participação comunitária.

Atualmente as ações de Vigilância em Saúde Ambiental no Brasil compreendem a vigilância da água para consumo (VIGIÁGUA), a vigilância das populações expostas a contaminantes químicos (agrotóxicos, mercúrio, amianto, poluentes atmosféricos), a vigilância das áreas contaminadas (VIGISOLO) e a vigilância dos desastres, ou seja, dos acidentes químicos e físicos (Rohlfs et al., 2011; Rohlfs, 2016). O Sistema Nacional de Vigilância em Saúde Ambiental, que compreende um conjunto interarticulado de instituições do setor público e privado componentes do Sistema Único de Saúde – união, estados, municípios e distrito federal –, define que a vigilância em Saúde Ambiental é responsabilidade da Secretaria de Vigilância em Saúde do Ministério da Saúde, sendo coordenada na Coordenação Geral de Vigilância em Saúde Ambiental, que prioriza como áreas de atuação a vigilância e o controle dos fatores de risco não biológicos, desmembrada em três subáreas: água para consumo humano, contaminantes ambientais e desastres naturais e acidentes com produtos perigosos. São definidos também os principais instrumentos para viabilização deste sistema, sendo incluídos a Epidemiologia Ambiental, o modelo de indicadores Forças Motrizes → Pressão → Estado → Exposição → Efeitos → Ações; a avaliação e o gerenciamento de riscos; os sistemas de informação para vigilância em saúde ambiental; e a rede de laboratórios de vigilância em saúde ambiental. Para cada uma destas áreas de atuação são definidas competências e responsabilidades para os níveis federal, estadual e municipal.

A Vigilância em Saúde do Trabalhador

A Vigilância em Saúde do Trabalhador (VISAT) compreende uma atuação contínua e sistemática com o objetivo de detectar, conhecer, pesquisar e analisar os fatores determinantes e condicionantes dos agravos à saúde relacionados ao trabalho, em seus aspectos sociais (situação econômica, organização e consciência dos trabalhadores), tecnológicos (avaliações dos riscos e tipo de tecnologia empregada) e epidemiológico (indicadores), com a finalidade de planejar, executar e avaliar intervenções sobre esses aspectos, de forma a eliminá-los ou controlá-los. A atuação da VISAT distingue-se da Vigilância em Saúde em geral e de outras disciplinas no campo da saúde e do trabalho, por ter como objeto específico a investigação e a intervenção na relação do processo de trabalho com a saúde (Machado, 1997; Ministério da Saúde, 1998; Santana, 2014).

As seguintes ferramentas para o estudo da relação saúde e trabalho podem ser utilizadas: Anamnese Ocupacional e Avaliação Clínica; Análise de Indicadores Epidemiológicos; Monitoramento Ambiental e Biológico e Avaliação Ergonômica. Um grande problema enfrentado pela vigilância é a subnotificação e o sub-registro dos agravos à saúde relacionados ao trabalho, seja pelo não reconhecimento de que tal doença ou agravo esteja relacionado ao trabalho pelo médico, ou pelo não preenchimento dos respectivos documentos. Há que se levar em consideração também o fato de as estatísticas oficiais não abrangerem trabalhadores informais, trabalhadores avulsos e autônomos. Esse fato gera a não percepção dos benefícios previdenciários devidos, como também não permite que medidas reparadoras sejam tomadas.

A dimensão do problema fica bem evidenciada quando foram comparados os seguintes dados: o Anuário Estatístico do Ministério da Previdência Social de 2013 registrou 559 mil acidentes de trabalho notificados (incluindo fatais, não fatais e doenças ocupacionais); por outro lado, as informações da Pesquisa Nacional de Saúde, realizada pelo IBGE, mostraram que cerca de 5 milhões de pessoas com 18 anos ou mais sofreram acidente de trabalho nos últimos 12 meses anteriores à pesquisa (DIEESE, 2017).

A Epidemiologia na Avaliação de Riscos por Resíduos Perigosos

Existem situações especiais em que novas metodologias podem ser agregadas à vigilância em saúde ambiental. Este é o caso das avaliações de resíduos perigosos. Os resíduos perigosos são definidos pelo *Department of Health and Human Services* dos EUA (USA, 1991) como compostos químicos ou combinações de substâncias que, por sua quantidade, concentração e características físicas e toxicológicas, podem representar um perigo imediato ou potencial para a saúde humana ou o ambiente, quando são inadequadamente usadas, tratadas, armazenadas, transformadas ou eliminadas. Entre os exemplos de origem destes resíduos estão os lixões, fábricas abandonadas, pilhas de tambores químicos, tubulações rompidas, sumidouros etc. Aquela instituição foi também a primeira a elaborar um sistema para a avaliação, prevenção e o controle destes resíduos.

A partir de 1986, a ATSDR passou a ser responsável nos EUA pelo desenvolvimento de atividades de saúde pública associadas com a exposição a agentes perigosos emitidos pelo ambiente, e produziu a metodologia "Avaliação de Riscos na Saúde pela Exposição a Resíduos Perigosos". Esta metodologia é fundamentada em um tripé que inclui: dados ambientais, informações sobre as preocupações da comunidade e dados sobre efeitos na saúde. Tem como objetivo principal avaliar dados e informações sobre a liberação de substâncias perigosas ao ambiente, com a finalidade de avaliar qualquer impacto atual ou futuro na saúde pública, e é constituída das seguintes etapas (ATSDR, 1992; Fróes Asmus, 2005):

- antecedentes — É a avaliação da informação existente sobre o local poluído, incluindo entre outras: história e descrição do local; registros de preocupações da comunidade; informação demográfica; dados sobre efeitos adversos à saúde; registros de contaminações ambientais pregressas; uso do solo e recursos naturais; informações sobre rotas ambientais etc.;
- preocupações da comunidade sobre sua saúde — Devem-se incluir as preocupações da comunidade na avaliação de saúde. Para isto, os profissionais envolvidos necessitam identificar membros da comunidade, envolvê-los no processo de avaliação, manter comunicação envolvendo estas pessoas no processo e solicitar e responder aos comentários da comunidade sobre a avaliação final. É importante realizar uma reunião pública para anunciar os resultados da investigação;• seleção dos contaminantes de interesse — Inclui a identificação dos contaminantes; revisão dos níveis de concentração; avaliação dos dados e técnicas de amostragem; comparação dos dados; usos de concentrações basais, isto é, avaliar se as concentrações do contaminante no local excedem os limites preconizados pela legislação, normas etc.;
- identificação e avaliação de rotas de exposição — O objetivo desta etapa é identificar cada um dos cinco elementos de uma rota de exposição, determinando se estes elementos estão ligados entre si, para intervenção. Os cinco elementos são: fonte de contaminação; meio ambiente e mecanismos de transporte; ponto de exposição; via de exposição e população receptora;• implicações na saúde pública — Consiste na associação do potencial de exposição humana que tem o local com os efeitos para a saúde que podem ocorrer sob esta exposição, ou que ocorreram no passado;• determinação de conclusões e recomendações — O local avaliado pode ser classificado de acordo com as cinco categorias apresentadas a seguir: a) perigo urgente para a saúde pública; b) perigo para a saúde pública; c) perigo indeterminado para a saúde pública; d) perigo não aparente para a saúde pública; e) não existe perigo para a saúde pública.

A metodologia oferece ainda uma lista extensa de recomendações para cada uma destas cinco categorias. O uso da Epidemiologia fica restrito à análise de indicadores de efeitos à saúde relacionados com a exposição aos resíduos de interesse, especificamente em duas das etapas da metodologia, que são: a avaliação da informação do local e as implicações para a saúde pública. Na etapa de avaliação da informação sobre o local dos resíduos buscam-se dados sobre efeitos à saúde relacionados com a exposição aos resíduos estudados através de bancos de dados disponíveis, de órgãos públicos, de universidades, de grupos de pesquisa, de instituições não governamentais etc. Interessam principalmente informações sobre a existência de compostos químicos e a identificação de suas concentrações em um meio específico. Quanto à etapa de avaliação das implicações para a saúde pública, após estimar-se os níveis de exposição aos poluentes no local, é investigada a possibilidade de esta exposição oferecer riscos para a população por meio da comparação destes níveis com os definidos por critérios ambientais. Os critérios ambientais são representados por concentrações aceitáveis de um composto no ambiente ao qual os seres humanos podem ser expostos sem risco para a sua saúde. Os possíveis efeitos para a saúde identificados na comparação das estimações das doses com os valores de referência devem ser avaliados também com base em outros fatores médicos e toxicológicos, que podem aumentar ou diminuir os efeitos da exposição (ATSDR, 1992).

Esta metodologia tem como principal ponto positivo gerar uma avaliação qualitativa de risco em um curto período de tempo e, como dificuldade, o fato de pressupor a existência prévia de diversas categorias de informações, como por exemplo dados de concentração ambiental do poluente, registros de morbidade e mortalidade confiáveis etc.

A Epidemiologia na Avaliação de Níveis Seguros de Exposição

Para a Epidemiologia em Saúde Ambiental é também de grande importância a definição de níveis seguros de exposição a poluentes ambientais. Existem, para um número seleto de substâncias, vários limites que são determinados pela legislação brasileira, Organização Mundial da Saúde, EPA (*Environmental Protection Agency*), ATSDR (*Agency for Toxic Substances and Disease Registry*) dos Estados Unidos, e outras. Estes limites servem para definir metas a serem alcançadas principalmente pela vigilância, e são definidos por meio de avaliações de risco.

A avaliação do risco pela EPA consiste em fases que incluem a identificação do perigo, a avaliação da relação entre a dose de exposição e a incidência de efeitos em humanos, a avaliação do tipo de exposição existente e a caracterização do risco (EPA, 1991; USA, 1991), que será utilizada posteriormente para a gerência destes riscos, ou seja, as medidas de intervenção para prevenção e controle. No que se refere ao uso da epidemiologia, resultados de estudos epidemiológicos são avaliados na fase de identificação do perigo.

Sua metodologia apresenta as seguintes etapas (EPA, 1991; US Dept, 1991):

1. Identificação do perigo — Compreende uma avaliação do conhecimento disponível e analisa se a substância de interesse apresenta um efeito adverso sobre a saúde.
2. Avaliação da dose-resposta — Uma vez conhecida a possibilidade de que a substância cause um efeito para o organismo humano, determina-se o potencial que tem este poluente de causar resposta em diversos níveis de exposição. Para avaliação da relação dose-resposta, em geral, são utilizados dados de experiências com animais.
3. Avaliação da exposição — Nesta etapa, estima-se o grau provável de exposição humana à substância de interesse. Geralmente o cálculo dessa exposição se faz com a medida da concentração da substância em todos os meios e conhecendo o consumo humano desses meios.
4. Caracterização do risco — Compreende o cálculo do risco associado com as exposições particulares na situação escolhida. Para essa avaliação deve-se levar em conta uma série de informações relacionadas ao poluente, às características dos grupos populacionais expostos, à metodologia de coleta de dados de concentração em diversos meios, entre outras. Nesta etapa a Epidemiologia é ferramenta fundamental, uma vez que associa os dados ambientais com a possibilidade de ocorrência de efeitos adversos para a saúde das pessoas.

Reunindo todas as informações recolhidas nas diversas fases, pode-se caracterizar o excesso de risco para cada grupo populacional identificado no processo. Esse resultado é utilizado posteriormente para a comunicação dos riscos, isto é, a divulgação para a comunidade de interesse, assim como a gestão destes riscos, que envolvem medidas de intervenção para prevenção e controle que serão, na maioria das vezes, semelhantes às de qualquer sistema de vigilância.

Bibliografia Consultada

- Arreaza ALV, Moraes JC. Vigilância da saúde: fundamentos, interfaces e tendências. Ciência & Saúde Coletiva. 2010;15(4):2215-2228.
- ATSDR. Agency for Toxic Substances and Disease Registry. Evaluación de Riesgos en la Salud por la Exposición a Residuos Peligrosos. Centro Panamericano de Ecología Humana y Ambiente, Traducción. México: Metepec; 1992.
- Augusto LGS, Tambellini AT, Miranda AC, Carneiro FF, Castro H, Porto MF, et al. Desafios para a construção da 'Saúde e Ambiente" na perspectiva do seu Grupo Temático da Associação Brasileira de Saúde Coletiva. Ciência & Saúde Coletiva. 2014;19:4081-4089.
- Câmara VM, Corey G. Epidemiologia e Meio Ambiente. O Caso dos garimpos de ouro no Brasil. Centro Panamericano de Ecología Humana y Ambiente. Metepec, México, 1992.
- Câmara VM, Tambellini AT. Considerações sobre o uso da epidemiologia nos estudos em Saúde Ambiental. Revista Brasileira de Epidemiologia. 2003;6(2):95-104.
- Corey G. Vigilância em Epidemiología Ambiental. Centro Panamericano de Ecologia Humana y Ambiente. México: Metepec; 1988.
- Corvalán C, Briggs D, Kjellstrom T. Development of environmental health indicators. In Briggs D, Corvalán C, Nurminen M, ed. Linkage methods for environmental and health analysis. United Nations Environmental Programme, Geneva: World Health Organization; 1996.
- Departamento Intersindical de Estatística e Estudos Socioeconômicos. DIEESE. Anuário da Saúde do Trabalhador. Disponível em: <http://www.dieese.org.br/anuario/2016/

Anuario_Saude_Trabalhador.pdf>. Acessado em: 15 mar. 2017.

- Dias EC, Silva T, Lacerda E. Contribuições da Atenção Primária em Saúde para a implementação da Política Nacional de Saúde e Segurança no Trabalho (PNSST). Revista Brasileira de Saúde Ocupacional. 2013;38:31-43.
- Domingues E. Sistema de Informação para a vigilância ambiental. Instituto Brasileiro de Geografia e Estatística. Documento elaborado para o Curso Básico de Vigilância Ambiental, Rio de Janeiro; 2000.
- Dutra MDS, Cavadas M, Jesus IM, Câmara VM. Effects of prenatal exposure to methylmercury in children auditory processing. Cadernos Saúde Coletiva. 2016;24:70-76.
- EPA. Environmental Protection Agency. Princípios de Evaluacción de Riesgos. Centro Panamericano de Ecología Humana y Ambiente, Traducción. México: Metepec; 1991.
- Epstein PR, McCarthy JJ, McElroy MB. Global change and human health. Ed. Harvard University, Department of Health and Planetary Sciences, 1995.
- Fischer FM, Wey D, Valente D, Luz AA, Pinheiro F, Fonseca BC, et al. Sleep patterns and sleepiness among young students: A longitudinal study before and after admission as trainees and apprentices. Chronobiology International. 2014;31:1-8.
- Froes Asmus CIR, Ruzany MH, Barker SL. Riscos ocupacionais na infância e na adolescência. Uma revisão. J Pediatria. 1996;72(4):203-208.
- Fróes Asmus CIR, Silva AP, Filhote MIF, Câmara VM. Estudos de avaliação de risco à saúde humana - uma contribuição para a vigilância em saúde. Cadernos Saúde Coletiva. 2005;13(1):97-112.
- Froes Asmus CIR. Contribuição dos monitoramentos ambiental e biológico para os estudos epidemiológicos sobre poluição química. Rio de Janeiro. IESC/UFRJ: Curso de Epidemiologia em Saúde Ambiental, 2016 (mimeo).
- Galvão LAC, André LC, Câmara VM. La investigación como instrumento inovador de la sanidad ambiental. Revista de Salud Ambiental. 2011;11:1-8.Galvão LAC, Haby MH, Chapman E, Clark R, Câmara VM, Luiz RR, et al. The new United Nations approach to sustainable development post-2015: Findings from four overviews of systematic reviews on interventions for sustainable development and health. Revista Panamericana de Salud Publica. 2016;29:157-165.
- Hertz-Picciotto I. Toward a coordinated system for the surveillance of Environmental hazards. American Journal of Public Health. 1996;86(5):638-641.
- Koifman S, Malhão TA, Pinto de Oliveira G, Câmara VM, Koifman RJ, Meyer A. Cancer mortality among Brazilian dentists. American Journal of Industrial Medicine. 2014;57:1255-1264.
- Koning HW. Establecimiento de normas ambientales. Ginebra: World Health Organization; 1988.
- Machado JMH. Processo de vigilância em saúde do trabalhador. Cad Saúde Públ. (Rio de Janeiro). 1997;13(Supl. 2):33-45.
- Mendes R. Aspectos históricos da patologia do trabalho. In Mendes R, ed. Patologia do trabalho. Rio de Janeiro: Editora Atheneu; 1995.
- Meyer A, Alexandre PCB, Chrisman JR, Markowitz SB, Koifman RJ, Koifman S. Esophageal cancer among Brazilian agricultural workers: Case control study based on death certificates. International Journal of Hygiene and Environmental Health. 2011;214:151-155.
- Ministério da Previdência Social. Estatística – CID 10. Disponível em: <http://www.previdencia.gov.br/dados-abertos/estatsticas/>. Acessado em: 20 mar. 2017.
- Ministério da Saúde. Diretrizes Nacionais da Vigilância em Saúde. 2010. Disponível em: <http://bvsms.saude.gov.br/bvs/publicacoes/pacto_saude_volume13.pdf>. Acessado em: 17 mar. 2017.
- Ministério da Saúde. Doenças relacionadas ao Trabalho. 2001. Disponível em: <http://bvsms.saude.gov.br/bvs/publicacoes/doencas_relacionadas_trabalho1.pdf>. Acessado em: 15 mar. 2017.
- Ministério da Saúde. Textos de Epidemiologia para Vigilância Ambiental em Saúde. Coordenação Volney de M. Câmara. Brasília. Ministério da Saúde: Fundação Nacional de Saúde; 2002.
- Ministério do Trabalho. Normas Regulamentadoras. Disponível em: <http://sislex.previdencia.gov.br/buscar1.asp?vtitulo=SISLEX%20-%20Normas%20Regulamentadoras%20do%20Minist%E9rio%20do%20Trabalho%20e%20Emprego&varnorma=05&PN=1&intervalo=20>. Acessado em: 15 mar. 2017.
- Miranda AC, Tambellini AT. Uma ecologia política dos riscos: princípios para integrarmos o local e o global na promoção da saúde e da justiça ambiental. Trab Educ Saúde (Rio de Janeiro). jan./abr.2014;12(1):205-210.Organización Pan-americana de La Salud. Glosario de términos en salud ambiental. Centro Panamericano de Ecologia Humana y Ambiente. México: Metepec; 1990.
- Presidência da República Federativa do Brasil. Lei nº 8.213, de 24 de julho de 1991. Disponível em: <http://www.planalto.gov.br/ccivil_03/leis/L8213cons.htm>. Acessado em: 14 mar. 2017.
- Rigotto RM, Vasconcelos DPE, Rocha MM. Pesticide use in Brazil and problems for public health. Cadernos de Saúde Pública. 2014;30:1360-1362.
- Rigotto RM. Saúde Ambiental & Saúde dos Trabalhadores: uma aproximação promissora entre o Verde e o Vermelho. Rev Bras Epidemiol. 2003;6(4):388-404.
- Rohlfs DB, Grigoletto J, Franco Netto G, Rangel CF. A construção da Vigilância em Saúde Ambiental no Brasil. Cadernos Saúde Coletiva. 2011;19(4):391-398.
- Rohlfs DB. Aplicabilidade de metodologia de avaliação de risco à saúde humana em área de disposição de resíduos

sólidos: Estudo de Caso do Aterro Sanitário de Cuiabá/MT. Universidade Federal do Rio de Janeiro; Tese de Doutorado, 2016.

- Salgado PET, Fernícola NAAG. Noções gerais de toxicologia ocupacional. Centro Panamericano de Ecologia humana e Saúde. México: Metepec; 1989.
- Santana VS, Ferrite S, Galdino A, Peres-Moura MC, Machado JMH. Occupational Health Data from Informal Workers: The Brazilian Experience. New Solutions. 2016;26:173-89.
- Schutz GE, Tambellini AT, Fróes Asmus CIRF, Meyer A, Câmara VM. A agenda da sustentabilidade global e sua pauta oficial: uma análise crítica na perspectiva da Saúde Coletiva. Ciência e Saúde Coletiva. 2012;17:1407-1418.
- Tambellini AT, Câmara VM. A temática Saúde e Ambiente no processo de desenvolvimento do campo da Saúde Coletiva: Aspectos históricos, conceituais e metodológicos. Ciência e Saúde Coletiva. 1998;3(2):47-59.
- U.S. Department of Health and Human Services. A system for prevention, assessment and control of exposures and health effects from hazardous haste. Atlanta: Public Health Service. Centers for Disease Control; 1991.
- World Health Organization. Major Poisoning from environmental chemicals. Geneva: Environmental Occupational Epidemiology Series; 1994.

Capítulo

Epidemiologia Nutricional

32

Gilberto Kac
Maria Helena Hasselmann
Amanda de Moura Souza
Rosely Sichieri

Introdução

A Epidemiologia Nutricional gerou nos últimos anos uma grande quantidade de conhecimentos relacionando doenças específicas com nutrientes. As doenças carenciais foram o principal objeto da Nutrição em décadas passadas. Entretanto, em decorrência do rápido aumento da prevalência de excesso de peso (índice de massa corporal – IMC ≥ 25,0 kg/m^2) e de obesidade (IMC ≥ 30,0 kg/m^2) observado nas últimas décadas do século XX em quase todos os países, esses desfechos passaram a ser temas de interesse da área. Mesmo o Brasil, que ainda apresenta problemas carenciais endêmicos de grande proporção, como a anemia, atualmente enfrenta uma epidemia de excesso de peso. De acordo com a Pesquisa sobre Orçamento Familiar (POF), realizada de 2008 a 2009, aproximadamente 50% da população brasileira apresentava algum grau de excesso de peso e 12,4% dos homens adultos e 16,9% das mulheres apresentavam obesidade (IBGE, 2010). Dados mais recentes publicados pela Pesquisa Nacional de Saúde realizada em 2013 e 2019 com adultos ≥ 18 anos confirmam a tendência de aumento da obesidade que passou de 20,8 para 25,9%. Essa situação é mais grave em mulheres com prevalência de 29,5% em 2019 (PNS, 2013/2019). Esse quadro é corroborado pelos dados do Estudo Nacional de Alimentação e Nutrição Infantil (ENANI-2019), que identificou uma prevalência de 26,3% de obesidade em 12.155 mães biológicas de crianças menores de 5 anos (UFRJ, 2021).

O sobrepeso seguiu forte trajetória de aumento em adolescentes. Entre os anos de 1974-1975 a 2008-2009, a prevalência de excesso de peso aumentou em três vezes em meninas (de 7,6% para 19,4%) e em seis vezes entre os meninos (de 3,7% para 21,7%). Em 2008-2009, a prevalência de obesidade era de 11,6% em meninas e 16,6% em meninos (IBGE, 2010).

Dados mais recentes do Estudo de Risco Cardiovasculares em Adolescentes (ERICA) revelaram que 8,4% dos 73.399 adolescentes de 12-17 anos apresentaram obesidade, sendo 7,6% em meninas e 9,2% em meninos. Excesso de peso foi observado em cerca de 25% dos adolescentes (Bloch et al., 2016)

A literatura acerca do estado nutricional das gestantes, sejam adolescentes ou não, é escassa. Apesar da grande importância em se monitorar a evolução do ganho de peso durante a gestação (IOM, 2009), são poucos os estudos de abrangência nacional sobre o estado nutricional deste grupo específico (Carrilho et al., 2020; Carrilho et al., 2021). Nucci e cols. (2001) observaram que 38% das 3.082 gestantes de seis capitais brasileiras atendidas no Sistema Único de Saúde pesquisadas pelo estudo Brasileiro de Diabetes Gestacional apresentaram ganho de peso gestacional abaixo do recomendado e 29% acima do recomendado pelo Instituto de Medicina Americano (IOM), configurando uma prevalência de 67% de mulheres com desvios no ganho de peso gestacional total. Um estudo com dados de 840.243 gestantes Brasileiras e 2.087.765 de observações de peso ao longo da gestação derivado do Sistema de Vigilância Alimentar e Nutricional (SISVAN) entre 2008 e 2018 revelou que o sobrepeso e a obesidade pré-gestacionais aumentaram de 22,6% para 28,8%, e de 9,8% para 19,8% no período, respectivamente. A prevalência de ganho de peso gestacional fora das recomendações do IOM foi de aproximadamente 33% e se manteve estável no período. Entretanto, essas prevalências aumentaram em 11 das 27 unidades da federação (Carrilho et al., 2021). Dados de 13.272

gestantes, harmonizados em um pool de 21 estudos do Consórcio Brasileiro de Nutrição Materno e Infantil corroboram os dados do SISVAN ao mostrar uma prevalência de 22,9% de sobrepeso pré-gestacional e 10,8% para obesidade (Carrilho et al., 2020). O ganho de peso gestacional médio foi de 12,7 kg (DP=6). Esses resultados demonstram, portanto, que o ganho de peso inadequado durante a gestação é um problema de grande relevância epidemiológica.

No que se refere ao perfil nutricional das crianças, ainda convivemos com elevadas prevalências de má-nutrição, que se manifesta por meio do retardo no crescimento (*stunting*), do emaciamento (*wasting*) e do sobrepeso. Estudos com dados globais mostram que entre 2000 e 2015 as prevalências de baixa estatura para idade e retardo no crescimento, apesar de terem decrescido lentamente, ainda permaneciam altas e que houve um aumento do sobrepeso e da obesidade (De Onis & Blösnner, 2003; WHO, 2004; Lobstein et al., 2004; UNICEF/WHO, 2016). Victora e cols (2021) revelam que neste período foram observadas pequenas melhorias no crescimento linear, mas a evolução foi pequena para o "*wasting*" (redução em países de baixa renda de 15,9% para 14,2% e um ligeiro aumento de 3,3% para 4,7% em países de média renda). Cabe mencionar que de acordo com documento recentemente publicado pela UNICEF/WHO, a pandemia de covid 19 ameaça "atrapalhar" o alcance das metas da Organização Mundial de Saúde para 2025, particularmente as relativas a "*stunting*" e "*wasting*" (UNICEF/WHO, 2022).

Como já mencionado, o sobrepeso na população infantil reflete a outra face da má-nutrição e atualmente se mostra como um problema de crescente interesse. Em países desenvolvidos, estudos chamam a atenção para este fenômeno já há algum tempo (Cole et al., 2000, Sherry et al., 2004). Por outro lado, em países em desenvolvimento a magnitude do problema vem sendo conhecida. Investigações feitas pela OMS (2016) revelam que o fenômeno é importante e merece atenção. Resultados apresentados nesta publicação mostram que 6,2% das crianças menores de 5 anos no mundo apresentam sobrepeso.

Mais recentemente, o documento da UNICEF/WHO/WB (2021) mostra que no mundo, no ano de 2020, 149,2 milhões de crianças menores de 5 anos apresentaram baixa estatura para a idade (*stunting)*, 45,4 milhões de baixo peso para a estatura (*wasting*) e 38,9 milhões sobrepeso. É importante considerar que algumas dessas crianças podem ser afetadas concomitantemente pelo baixo peso para a estatura e pela baixa estatura para a idade e outras crianças pela baixa estatura para a idade e pelo sobrepeso (Thurstans et al., 2022; Kaliqet al., 2022).

Já no Brasil, o ENANI-2019 mostrou que 2,9% das nossas crianças apresentavam baixo peso para idade, 5,0% elevado peso para idade, 7% baixo peso para estatura e 3,0% magreza (Z IMC/I < -2). Barancelli e cols (2022) analisaram dados secundários do SISVAN e identificaram que 33% das crianças de 0-2 anos residentes na região Sudeste foram classificadas com excesso de peso em 2019 considerando o indicador IMC para idade.

O estado nutricional dos indivíduos vai depender do balanço entre o consumo e as necessidades fisiológicas, que variam muito em função da idade. Os indivíduos mais jovens e os mais velhos constituem os grupos que apresentam maior risco de desenvolver deficiências nutricionais. O consumo de micronutrientes depende muito da qualidade da alimentação, e mesmo na presença de consumo calórico elevado pode apresentar déficits. O balanço energético de longo prazo pode ser captado pela antropometria, no entanto, a avaliação do consumo de nutrientes depende de métodos de aferição específicos e não é de fácil mensuração. Os métodos e dificuldades encontradas na aferição do consumo alimentar e os indicadores que medem a obesidade global e a localização de gordura em adultos serão discutidos nesse capítulo. Serão ainda abordados os indicadores antropométricos que medem o ganho de peso gestacional, e a má-nutrição (desnutrição e o sobrepeso/obesidade) na infância.

Avaliação do consumo alimentar em estudos de base populacional

A dieta é um importante fator de risco para uma variedade de desfechos de saúde (Streepel et al., 2014). No Brasil, alimentação rica em carne vermelha, pobre em grãos integrais e com alto teor de sódio são as principais causas de mortes prematuras por doença cardiovascular, diabetes mellitus e neoplasias (Machado et al., 2022). A mensuração acurada do consumo alimentar é essencial para o entendimento desta relação. No entanto, sabe-se que a estimativa da ingestão dietética é feita com erro, sendo o principal desafio entender, estimar e fazer uso da estrutura do erro durante a análise dos dados.

Os erros podem ser classificados de acordo com sua natureza em aleatórios ou sistemáticos. Um exemplo de erro aleatório é a variação dia a dia do consumo alimentar. O erro sistemático ou viés é uma fonte de erro em que os valores observados se afastam do valor verdadeiro de maneira consistente na mesma direção, como por exemplo a subestimação do consumo de doces e bebidas (Kipnis et al., 2003). A principal diferença entre o erro aleatório e o sistemático é que a variação do dia a dia pode ser ajustada utilizando medidas repetidas do consumo alimentar e modelagem estatística, ao passo que o erro sistemático só pode ser corrigido pela utilização de um método de referência livre de erro ou que sofra somente a influência do erro aleatório (Kipnis et al., 2003; Thompson et al., 2015).

Os inquéritos epidemiológicos normalmente utilizam métodos de avaliação de consumo baseados no autorrelato. Os instrumentos mais comumente utilizados são o questionário de frequência de consumo alimentar (QFCA), o registro alimentar (RA) e o recordatório de 24 h (R-24h), .

A escolha do melhor método para avaliação de consumo deve levar em consideração as estruturas de erro às quais o instrumento está sujeito, o objetivo do inquérito (estimativa da ingestão média ou usual de alimentos e nutrientes), a população de estudo e os recursos disponíveis para realização da pesquisa (Roberts & Flaherty, 2010).

Registro Alimentar

O RA consiste no relato de todas as bebidas e alimentos consumidos. Usualmente são considerados 3 dias (2 dias da semana e 1 dia do fim de semana), incluindo uma descrição detalhada do modo de preparo e a quantidade consumida do alimento (Willett, 2013). A principal desvantagem do RA é o fato de que os indivíduos podem alterar a qualidade da sua dieta durante o seu preenchimento, seja para se aproximar de um padrão considerado adequado ou simplificar o registro das informações, fazendo com que este método não seja o mais adequado para a estimativa do consumo usual, mas sim o QFCA e o R-24h (Willett, 2013; Thompson et al., 2015).

Questionário de Frequência de Consumo Alimentar

Entre os métodos de avaliação dietética disponíveis, o QFCA tem sido amplamente utilizado em grandes estudos epidemiológicos desde a década de 1990. O QFCA foi desenvolvido visando aferir o consumo alimentar individual usual durante um determinado período de tempo, tipicamente, nos últimos 6 meses ou no último ano. Esse instrumento conjuga uma lista de alimentos, com gradientes de frequência de consumo. Quando as porções consumidas são registradas na íntegra, o QFCA é considerado quantitativo, mas a maior parte deles permite algumas opções de porção de consumo, sendo considerados semiquantitativos (Willett, 2013). Como o QFCA avalia o consumo usual, ele não é afetado pela variabilidade do dia a dia, e dado seu caráter retrospectivo, o consumo do indivíduo não é alterado pela aplicação do instrumento. Contudo, o QFCA é suscetível a erros sistemáticos, pois depende da memória dos entrevistados (Thompson et al., 2015).

A disponibilidade de biomarcadores de recuperação, como a água duplamente marcada para estimativa da ingestão de energia e o nitrogênio urinário para ingestão de proteína, permite avaliação da *performance* absoluta e relativa dos métodos de avaliação de consumo. No estudo *Observing Protein and Energy Nutrition* (OPEN) realizado com 484 homens e mulheres nos Estados Unidos, o QFCA subestimou o consumo energético em 35% quando comparado à água duplamente marcada e subestimou a ingestão de proteína em 31% quando comparado ao nitrogênio urinário (Schatzkin et al., 2003). Já no estudo *Women's Health Initiative Nutrition and Physical Activity Assessment* (NPAAS), realizado com 450 mulheres na pós-menopausa, esta subestimativa foi de 28% para energia e 9% para proteína (Prentice et al., 2011). No NPAAS a aplicação de equações de calibração que incluíam idade, IMC e etnia melhoraram as estimativas obtidas pelo QFCA tanto para a energia quanto para a proteína. O ajuste por energia, tanto no estudo OPEN quanto no NPAAS, reduziu a subestimativa do consumo de proteínas.

Por outro lado, o QFCA pode fornecer informações úteis sobre alimentos ou grupos de alimentos específicos, em especial aqueles que são consumidos frequentemente pela população. Os QFCA têm sido utilizados em estudos prospectivos devido a fácil administração e baixo custo, e em estudos caso-controle pelo fato de ser o único instrumento que avalia a dieta de forma retrospectiva (Thompson et al., 2015). Recomenda-se que estudos que utilizam o QFCA como principal método de avaliação do consumo dietético devem ajustar as análises que avaliam associação entre dieta e desfecho de saúde pelo consumo energético total (Subar et al., 2015). Para melhor ajuste dos erros de medida, estudos que se baseiam no QFCA podem incluir estudos de calibração ou validade utilizando RA ou R-24h como métodos de referência para ajuste dos erros de aferição.

Recordatório de 24 horas (R-24h)

O R-24h é um método simples e barato de coletar a informação, mas de processamento trabalhoso, pois cada alimento informado tem que ser individualmente caracterizado quanto a sua gramatura e composição em nutrientes. Esse método obtém informações sobre a alimentação consumida no dia anterior à entrevista e, quando aplicado uma única vez em grandes amostras, produz informação sobre o consumo atual médio da população. Para estimar o consumo individual são necessárias várias replicações em número tanto maior quanto maior a variabilidade dia após dia do consumo específico (Willett, 2013). Por exemplo, o consumo de energia pode ser relativamente bem estimado pela média de 3 dias, pois todos os alimentos fornecem energia e a variabilidade intraindividual (dia a dia) é pequena, já para avaliar o consumo de vitamina A, que é fornecida em blocos – grande variabilidade intraindividual, alguns alimentos são grandes fornecedores e a maioria não é – vários dias são necessários.

Além do erro aleatório, o R-24h também é afetado pelo erro sistemático, em especial aqueles relacionados à subestimação do consumo alimentar. O R-24h também foi avaliado nos estudos OPEN e NPAAS. Nestes estudos, o R-24h subestimou o consumo de energia de 12 a 23% quando comparado à água duplamente marcada. Já para o consumo de proteína a subestimativa foi de 11 a 28% (Subar et al., 2003; Prentice et al., 2011). Apesar disso, o R-24h foi menos enviesado que o QFCA, tanto no estudo OPEN quanto no NPAAS, apresentando melhor estimativa da ingestão de energia e de proteína (Subar et al., 2003; Prentice et al., 2011).

Uma das estratégias utilizadas para minimizar a subestimação do consumo alimentar em R-24h é a aplicação de técnicas de entrevista padronizadas. Entre elas estão, o *Automated Multiple-Pass Method* (AMPM), desenvolvido pelo Departamento de Agricultura dos Estados Unidos (USDA), que é uma técnica de entrevista padronizada orientada em cinco etapas, dentre elas o questionamento de itens frequentemente esquecidos, como pequenos lanches, doces, balas e refrigerantes (Moshfeghet al., 2008).

Programas computacionais que se aproximam do AMPM foram desenvolvidos também no Brasil. Inicialmente, desenvolveu-se o Brasil-Nutri, utilizado para a coleta de dados de RA do primeiro Inquérito Nacional de Alimentação realizado em 2008-2009, pelo Instituto Brasileiro de Geografia e Estatística (IBGE, 2011). Com base no Brasil-Nutri foi desenvolvido o ERICA-REC24h para avaliação do consumo alimentar de adolescentes participantes do ERICA, um inquérito nacional de base escolar cujos objetivos principais foram avaliar a prevalência de síndrome metabólica e de outros fatores de risco cardiovascular (Barufaldi et al., 2016). O programa é de acesso livre e encontra-se disponível no *site* do ERICA (http://www.erica.ufrj.br/). Uma versão adaptada desse aplicativo e focado no consumo de crianças menores de cinco anos foi desenvolvimento no ENANI-2019 e pode ser obtida em https://enani.nutricao.ufrj.br/index.php/materiais/.

O R-24h é considerado o instrumento de avaliação de consumo menos enviesado, sendo o método mais adequado para a descrição do consumo dietético, avaliação da associação entre dieta e desfechos de saúde, e da efetividade de uma intervenção para mudança de hábitos alimentares (Thompson et al., 2015). Contudo, vários dias de R-24h são necessários para a avaliação do consumo usual. Uma alternativa à coleta de vários dias de R-24h é a utilização de modelos estatísticos para estimar o consumo usual com poucos dias de R-24h. Um desses modelos é o preconizado pelo *National Cancer Institute* (NCI epi.grants.cancer.gov/diet/usualintakes).

Método do *National Cancer Institute* (NCI) para estimativa do consumo alimentar usual

Um único R-24h fornece uma estimativa adequada da média do consumo de nutrientes e alimentos, no entanto, quando o objetivo é a estimativa do consumo usual, é necessária a aplicação de múltiplos R-24h, cujo número total é determinado pela variabilidade da ingestão do nutriente ou alimento de interesse (Willett, 2013). A aplicação de múltiplos R-24h, principalmente em grandes inquéritos, aumenta o custo e o tempo necessários para a realização da coleta de dados, sendo praticamente inviável. Uma alternativa é a aplicação de estratégias de modelagem estatísticas para remoção da variabilidade intraindividual, permitindo assim a estimativa do consumo usual, utilizando no mínimo dois R-24h aplicados em dias não consecutivos. Essa aplicação deve ocorrer para toda ou para uma subamostra da população de estudo (Freedman et al., 2010).

Entre os métodos utilizados para estimativa do consumo usual, destaca-se o método do NCI, que pode ser aplicado para estimar a distribuição do consumo usual de uma população ou subpopulação; avaliar o efeito de variáveis do indivíduo no consumo e predizer o consumo individual em modelos que estimam a associação entre dieta e desfecho de saúde (Kipnis et al., 2009; Tooze et al., 2010).

O método do NCI tem como pressuposto que o R-24h estima de forma não enviesada o consumo usual. No modelo, a ingestão habitual é igual à probabilidade de consumo em um dado dia multiplicada pela quantidade média ingerida naquele dia (Tooze et al., 2006; Tooze et al., 2010). Estratégias de modelagem distintas são aplicadas para componentes dietéticos que são consumidos diariamente, como energia e nutrientes, e para os que são consumidos de forma episódica, como frutas e hortaliças. Para itens consumidos de forma episódica, um modelo de duas partes é utilizado. A primeira parte estima a probabilidade de consumo utilizando um modelo de regressão logística, e uma segunda parte especifica a quantidade consumida por meio de um modelo de regressão linear. As duas partes levam em conta o efeito aleatório individual (Tooze et al., 2006). Informações sobre o consumo usual de alimentos provenientes do QFCA e outras covariáveis como sexo e idade, também podem ser incorporadas no modelo. Para componentes que são consumidos diariamente, não é necessária a estimação do modelo de probabilidade, pois a probabilidade de consumo é igual a 1 (Tooze et al., 2006; Tooze et al., 2010).

Pode-se ainda avaliar a associação entre a ingestão de um alimento e um desfecho e um consumo alimentar específico e ajustar a associação pela ingestão calórica total. Para esses modelos de predição deve ser utilizado um programa específico do NCI que faz a predição simultânea do item de interesse e da ingestão energética (Kipnis et al., 2016).

O NCI disponibiliza em seu *site* (https://epi.grants.cancer.gov/diet/usualintakes) macros a serem executadas no *software Statistical Analysis System* (SAS) para estimativa do consumo usual de componentes alimentares e associação entre dieta e outros desfechos.

Críticas frequentes aos instrumentos de medida do consumo alimentar

As informações dietéticas obtidas por meio de instrumentos de autorrelato têm sido alvo de duras críticas desde o início dos anos 2000. Alguns autores afirmam que os dados de consumo alimentar apresentam erros de medição tão grandes, que os resultados dos estudos epidemiológicos com base nestes dados eram inúteis para direcionar orientações dietéticas e políticas de saúde pública (Mitka et al., 2013; Dhurandhar et al., 2015; Archer et al., 2015). Estas críticas têm sido debatidas por especialistas do campo da epidemiologia nutricional, dado que tais declarações não consideram a evidência acumulada na área que mostra que os dados de consumo alimentar baseados no autorrelato podem ser utilizados de forma eficiente para descrição da qualidade da dieta da população, o que não é possível obter por meio da utilização de biomarcadores. Os erros relacionados ao processo de mensuração do consumo alimentar são bem documentados, e não são exclusividade do campo da epidemiologia nutricional (Subar et al., 2015). Portanto, a coleta de dados de ingestão alimentar baseada em autorrelato continua sendo recomendada, sendo inegável a contribuição da avaliação do consumo alimentar na definição de estratégias de intervenção nutricional e elucidação das associações entre dieta e desfechos de saúde.

Novos métodos estatísticos foram desenvolvidos para combinar informações dietéticas de recordatórios alimentares e do QFCA em respostas às críticas e também visando obter medidas mais acuradas do consumo alimentar. Conceitualmente, esses métodos estatísticos pressupõem que a ingestão alimentar habitual é igual à probabilidade de consumir um alimento em um determinado dia, sendo que o QFCA pode agregar informações sobre a frequência de ingestão de alimentos raramente consumidos (Conrad & Nothling, 2017). Ainda, pode-se dizer em relação aos instrumentos de medida do consumo alimentar que são promissores os resultados de aplicações de tecnologia emergentes com grande potencial de maior eficiência e objetividade para coletar e analisar informações dietéticas mais precisas, padronizadas, validadas e publicamente transparentes (Moshfegh, Rhodes &Martin, 2022).

Avaliação antropométrica de adolescentes e adultos

A avaliação antropométrica, um dos mais antigos métodos de avaliação do estado nutricional, ocupa, ainda hoje, papel de destaque. Vários estudos, continuam a refinar os pontos fortes e as limitações deste método. A grande vantagem da antropometria é o emprego de instrumentos simples, como balanças e fitas métricas, que podem ser utilizados com precisão por aferidores treinados em locais remotos. A circunferência do braço, por exemplo, tem grande utilidade diagnóstica em situações de emergência e seus valores para crianças e adolescentes foram recentemente atualizados com base em dados da população dos Estados Unidos (Addo et al., 2017).

O treinamento dos aferidores para a padronização das medidas antropométricas é um ponto fundamental na qualidade das medidas, particularmente da estatura, perímetros e dobras cutâneas. Protocolos para padronização das medidas e treinamento de antropometristas foram revisados por Anjos & Wahrlich (2011).

Das medidas antropométricas, o IMC é o indicador mais utilizado para a avaliação do estado nutricional de adolescentes e adultos.

Adolescentes

A adolescência compreende o período entre os 10 anos e 20 anos incompletos (Brasil, 2011). Esse período é marcado por intensas mudanças no desenvolvimento biológico que são influenciados por fatores sociais, culturais e econômicos (Lourenço et al., 2011).

O diagnóstico nutricional na adolescência é feito com base no IMC para idade e na estatura para idade que auxiliam no acompanhamento do crescimento e desenvolvimento. Essa fase da vida requer atenção diferenciada em virtude de particularidades, como o estirão puberal e as mudanças corporais (Brasil, 2018).

A avaliação para vigilância nutricional preconizada pelo Ministério da Saúde (Ministério da Saúde, 2012) para os adolescentes utiliza as curvas desenvolvidas pela OMS em 2007 (De Onis et al., 2007). O SISVAN recomenda que os pontos de corte definidos pela OMS sejam considerados (WHO, 2007). O diagnóstico deve ser realizado com base no Quadro 32.1. As curvas segundo o sexo, para as idades de 10 a 19 anos, e o IMC permitem classificar o déficit nutricional crônico e a adiposidade. O *z-score* < −3 deve ser usado para classificar a estatura como muito baixa e o *z-score* ≥ −3 e < −2, como baixa. Para o IMC, os adolescentes podem ser classificados em seis níveis: magreza, magreza acentuada, peso adequado, sobrepeso e obesidade. As curvas e seus pontos de corte são particularmente importantes na avaliação da evolução do estado nutricional dos adolescentes e têm sido utilizadas amplamente no diagnóstico populacional.

Quadro 32.1. Classificação do estado nutricional de adolescentes, para cada índice antropométrico, segundo recomendações do SISVAN

Pontos de corte		Diagnóstico nutricional	
Percentil	**Escore-z**	**IMC-para-Idade**	**Estatura-para-idade**
< 0,1	< -3	Magreza acentuada	Muito baixa estatura para a idade
0,1-3	≥ -3- < -2	Magreza	Baixa estatura para a idade
3-15	≥ - 2 - < -1	Peso adequado	Estatura adequada para a idade
16-85	≥ -1- ≤ +1		
86-97	> +1- ≤ +2	Sobrepeso	
98-99,9	> +2 - ≤ +3	Obesidade	
>99,9	> +3	Obesidade grave	

O IMC pode ser considerado bom indicador do estado nutricional populacional. No entanto, várias limitações já foram descritas quando o IMC é usado como estimador do excesso de adiposidade. Podemos destacar como exemplo a sua dependência da estatura, principalmente em algumas faixas etárias, e sua modificação com a idade (Nevil et al., 2006).

Alguns pontos importantes devem ser monitorados durante o período da adolescência. A velocidade de crescimento anual, por exemplo, deve considerar de forma atenta o estado nutricional antropométrico anterior ao estirão pubertário, sobretudo em relação a existência de excesso de peso. Outro aspecto relevante é que no início do estirão o adolescente pode estar mais alto e emagrecido que o previsto, sendo um acontecimento comum dessa fase e que não pode ser confundido com o diagnóstico de baixo peso.

As principais orientações para os adolescentes devem visar a identificação de situações de risco nutricional que devem considerar os determinantes sociais. É importante considerar a associação entre os casos de risco e a ocorrência de transtorno alimentar. Nessas circunstâncias deve-se correlacionar o estado nutricional com a análise dos marcadores de consumo alimentar (Brasil, 2018).

Adultos

O IMC tem sido amplamente utilizado na avaliação antropométrica de adultos, como proposto pela OMS (WHO, 1995). O baixo peso é definido como IMC < 18,5, peso normal como IMC 18,5-24,9, o sobrepeso como IMC ≥ 25 e < 30 e a obesidade como IMC ≥ 30 kg/m^2.

Medidas da localização da gordura

Além da adiposidade total, vários estudos populacionais têm demonstrado a importância da localização abdominal da gordura como fator de risco para doenças crônicas não transmissíveis. A obesidade abdominal é uma característica da síndrome metabólica (NCEP, 2002).

A circunferência de cintura (CC) é um dos indicadores mais utilizados para avaliação da adiposidade abdominal. Trata-se de um indicador de fácil obtenção e sua utilização tem sido recomendada pelos organismos internacionais (WHO, 1998).

Estudos realizados no Brasil indicam que a CC pode não ser o melhor preditor de dislipidemias (Lemos-Santos et al., 2004) e da hipertensão (Pereira et al., 1999). Lemos-Santos e cols. (2004), em estudo com doadores de sangue de Cuiabá, observaram que o IMC, comparado à bioimpedância, não consegue retirar o efeito de adiposidade total, ajuste que é necessário na avaliação de indicadores de localização de gordura. Assim, as análises ajustadas somente pelo IMC podem deixar um confundimento residual da adiposidade total, que estaria sendo captado pela CC.

A maioria dos estudos que examinou o risco de condições adversas de saúde, associado com a localização de gordura, tem por base estudos realizados com populações europeias e norte-americanas, ou seja, existem poucos dados disponíveis de populações latino-americanas. Composições corporais diferentes podem explicar as diferenças observadas e, no caso do Brasil, já foi demonstrado que crianças brasileiras têm abdomes maiores (Post & Victora, 2001), e que a gordura total e a distribuição de gordura são influenciadas pela desnutrição na infância (Sichieri et al., 2000; Velásquez-Meléndez et al., 1999).

Os indicadores mais utilizados para avaliar a localização de gordura além da CC são a razão cintura/quadril (RCQ) e a razão cintura/altura (RCA). Em adultos, em uma metanálise de 2008 que incluiu dez estudos que preencheram os critérios de qualidade, o IMC foi o pior preditor de risco cardiovascular e a RCA foi o melhor preditor para hipertensão, diabetes e dislipidemia em ambos os sexos (Lee et al., 2008). Na população de crianças e adolescentes o resultado de uma metanálise que incluiu 34 estudos mostrou que a RCA foi superior ao IMC e a CC na predição de fatores cardiometabólicos em adultos (Lo et al., 2016).

A RCA veio substituir a RCQ, que pretendia ser um indicador com maior independência das medidas de adiposidade total. Uma das limitações para o uso da RCQ em estudos epidemiológicos é a maior dificuldade para padronizar tanto a medida de cintura como a do quadril.

Outros indicadores vão além da simples localização abdominal e buscam classificar os depósitos de gordura em viscerais e subcutâneos. Embora esses indicadores não possam ser utilizados em larga escala, pois requerem métodos mais sofisticados de medição, a variação importante entre tecido adiposo visceral e subcutâneo (*Visceral Adipose Tissue* e *Subcutaneos Adipose Tissue*, da silga em inglês) prediz alterações da pressão arterial, lipídios e glicose em estudos longitudinais. Entre outros estudos, na coorte de Framingham utilizando tomografia computadorizada, aumentos do VAT foram associados a piora de fatores de risco metabólicos no seguimento, resultados que permaneceram estatisticamente significativos após o ajuste para o IMC. Resultados para SAT foram semelhantes, embora de menor magnitude (Abraham et al., 2015).

Avaliação antropométrica de gestantes

Essa seção tem como objetivo discutir o sistema de monitoramento e recomendação de ganho de peso gestacional proposto pelo Ministério da Saúde (Kac & Carrilho et al., 2021; MS, 2022), bem como apresentar os principais indicadores antropométricos utilizados para avaliação do ganho de peso gestacional na prática clínica e em estudos epidemiológicos.

Segundo o Ministério da Saúde (Ministério da Saúde, 2005), a intenção em se avaliar e acompanhar o estado nutricional da gestante e o ganho de peso durante a gestação tem como objetivo: identificar, a partir de diagnóstico oportuno, as gestantes em risco nutricional (baixo peso, sobrepeso ou obesidade), no início da gestação; detectar as gestantes com ganho de peso baixo ou excessivo para a idade gestacional e realizar orientações adequadas para cada caso visando à promoção do estado nutricional materno, as condições para o parto e o peso do recém-nascido (Ministério da Saúde, 2005, p. 40).

Diagnóstico nutricional de gestantes e recomendações de ganho de peso gestacional

O Ministério da Saúde revisou o sistema de monitoramento e recomendações de ganho de peso gestacional (GPG), uma demanda antiga dos profissionais que atuam na atenção nutricional nesse grupo (MS, 2022). Detalhes podem ser observados na nova caderneta da gestante (https://bvsms.saude.gov.br/bvs/publicacoes/caderneta_gestante_versao_eletronica_2022.pdf). Para realizar o diagnóstico nutricional das gestantes e acompanhamento do seu estado nutricional, os seguintes procedimentos deverão ser utilizados:

- **IMC pré-gestacional:** Esta medida será calculada a partir do peso autorreferido da mulher ou a partir do peso extraído de prontuários, sendo ambos referentes ao período anterior à gestação. O IMC deverá ser classificado de acordo com o quadro abaixo e o gráfico de monitoramento para o GPG será escolhido a partir deste diagnóstico. Esses gráficos podem ser obtidos na caderneta da gestante.

Quadro 32.2. Classificação do estado nutricional pré-gestacional e monitoramento do GPG						
IMC pré-gestacional (kg/m2)*	Classificação do IMC pré-gestacional*	Gráfico de acompanhamento**	Faixa de adequação no gráfico (percentis)**	Ganho de peso cumulativo (kg) por trimestre**		
				Até 13 semanas (1º trimestre)	Até 27 semanas (2º trimestre)	Até 40 semanas (3º trimestre)
< 18,5	Baixo peso	Cor roxa	P18 – P34	0,2 – 1,2	5,6 – 7,2	9,7 – 12,2
≥ 18,5 e < 25	Peso adequado	Cor verde	P10 – P34	-1,8 – 0,7	3,1 – 6,3	8,0 – 12,0
≥ 25 e < 30	Sobrepeso	Cor rosa	P18 – P27	-1,6 - -0,05	2,3 – 3,7	7,0 – 9,0
≥ 30	Obesidade	Cor laranja	P27 – P38	-1,6 - -0,05	1,1 – 2,7	5,0 – 7,2

Fonte: *Adaptado de WHO, 1995; **Carrilho e Kac et al., 2022.
Nota: Até 13 semanas de gestação é esperado um pequeno ganho de peso para mulheres com baixo peso (até 1,2 kg) e Peso adequado (0,7 kg). Nenhum ganho de peso é esperado para mulheres com sobrepeso ou obesidade. *Para mulheres com Peso adequado, sobrepeso e obesidade, pode ocorrer pequena perda de peso (máximo 1,5 kg) devido a náuseas e vômitos, comuns nesse período.*

- **GPG:** O acompanhamento do GPG será realizado a partir dos gráficos de monitoramento após o cálculo do IMC pré-gestacional e da idade gestacional. Para saber o GPG da mulher no momento da consulta, o seguinte cálculo deve ser realizado:

GPG = Peso medido na consulta – Peso **ANTES** da gestação

O acompanhamento do GPG será realizado a partir de quatro gráficos de acompanhamento diferentes (https://bvsms.saude.gov.br/bvs/publicacoes/caderneta_gestante_versao_eletronica_2022.pdf), cada um deles referente a uma classificação do estado nutricional pré-gestacional (Kac e Carrilho et al., 2021). Após o diagnóstico nutricional da gestante de acordo com o IMC pré-gestacional e o cálculo do ganho de peso, basta utilizar o gráfico específico e conferir em qual percentil o ganho de peso se encontra. O GPG estará adequado se os percentis estiverem dentro da faixa de adequação no gráfico.

Para realizar **recomendações de ganho de peso gestacional**, o **Quadro 32.2** deverá ser utilizado.

Indicadores do estado nutricional durante a gestação e no pós-parto

O ganho de peso gestacional também pode ser avaliado por meio de outros indicadores, como o ganho de peso gestacional total e a taxa de ganho de peso gestacional. Adicionalmente, será considerado o indicador retenção de peso pós-parto, importante preditor da obesidade materna (Kac et al., 2004b). Os indicadores serão abordados conceitualmente e avaliados no que diz respeito às vantagens e desvantagens, levando em consideração a acurácia, disponibilidade, facilidade de cálculo e interpretação das medidas utilizadas na sua composição.

Ganho de peso gestacional total

Esse indicador é calculado por meio da fórmula geral: peso final – peso inicial. É tradicionalmente o mais utilizado em estudos epidemiológicos cujo objetivo é o monitoramento, sobretudo pela facilidade no seu cálculo. Apresenta como limitações o fato de não permitir a avaliação do padrão de ganho de peso ao longo da gestação, não permitir intervenções devido ao momento tardio em que se torna disponível e porque o seu cálculo depende da duração da gestação. Esse indicador pode ser calculado de quatro formas diferentes, dependendo da disponibilidade e acurácia das medidas necessárias ao seu cálculo.

- Fórmula

Peso ao final da gestação – peso pré-gestacional. Essa fórmula tem a vantagem de considerar o cálculo do ganho de peso gestacional desde o início da gravidez e como desvantagem a baixa acurácia do peso pré-gestacional precoce. Em geral, dados de peso pré-gestacional informados pela própria gestante apresentam maior tendência à presença de viés. No entanto, alguns autores sugerem que em estudos epidemiológicos o dado informado pode ser utilizado (Gunderson et al., 2001).

- Fórmula

Peso ao final da gestação – peso na primeira visita pré-natal. A principal vantagem consiste na alta disponibilidade da medida do peso na primeira visita pré-natal e a desvantagem é não poder considerar o peso na primeira visita pré-natal uma boa medida de aproximação do início da gestação. Em geral pode haver perda de qualidade do indicador quando o peso na primeira visita é aferido depois do primeiro trimestre.

- Fórmula

Peso pós-parto imediato – peso inicial. Esse indicador tem como vantagem permitir a quantificação do ganho de peso durante a gestação, além de ser importante para fins de pesquisa. A desvantagem consiste na baixa disponibilidade da medida do peso pós-parto imediato.

- Fórmula

Peso na última visita pré-natal – peso inicial. Esse indicador apresenta como vantagem a alta disponibilidade do peso na última visita pré-natal, e como desvantagem o potencial para subestimação do ganho de peso quando a última visita pré-natal é feita algumas semanas antes do parto.

Taxa de ganho de peso gestacional

Este outro indicador pode ser verificado com base na fórmula geral: peso no tempo 2 – peso no tempo 1/ idade gestacional no tempo 2 – idade gestacional no tempo 1. Esse indicador apresenta como principais vantagens o fato de não requerer a medida do peso pré-gestacional, além de permitir o cálculo da velocidade de ganho, ao considerar a diferença nos pesos observados entre duas visitas de pré-natal, ou seja, esse indicador acaba por remover a dependência do tempo. Uma desvantagem é depender de estimativas acuradas da idade gestacional. Sua maior aplicabilidade é na triagem de gestantes para intervenção sobre o adequado ganho de peso gestacional. Esse indicador pode ser calculado de três formas diferentes.

- Fórmula

Peso ao final do trimestre – peso no início do trimestre/idade gestacional ao final do trimestre – idade gestacional no início do trimestre. Uma possível desvantagem é a ausência da medida do peso exatamente ao final dos trimestres.

- Fórmula

Ganho de peso gestacional total/idade gestacional ao final da gestação. Assume a existência de um padrão linear de ganho de peso no primeiro trimestre, o que não ocorre de fato. A idade gestacional ao final da gestação pode diferir da idade gestacional no momento de aferição da última medida de peso disponível e assim subestimar a taxa.

- Fórmula

Ganho de peso gestacional total/idade gestacional na última medida de peso disponível. Também assume que o ganho de peso gestacional é linear no primeiro trimestre. Minimiza o risco de subestimar a taxa.

Retenção de peso no pós-parto

A fórmula geral utilizada no cálculo da retenção de peso no pós-parto é peso ao pós-parto – peso pré-gestacional. Esse indicador tem recebido mais atenção desde o início dos anos 2000, sendo mais utilizado em *sets* de pesquisa. Esse indicador pode ser calculado de três formas diferentes.

- Fórmula

Peso ao pós-parto – peso pré-gestacional referido. A principal desvantagem refere-se ao fato de que o peso pré-gestacional referido tende a incorporar viés.

- Fórmula

Peso ao pós-parto – peso na primeira consulta pré-natal. A vantagem é que o dado do peso na primeira consulta pré-natal é facilmente obtido e as desvantagens são que o peso na primeira consulta nem sempre é representativo do início da gestação, o que tende a subestimar a retenção de peso pós-parto quando o dado é obtido após o final do primeiro trimestre.

- Fórmula

Peso pós-parto medido imediatamente após o parto – peso pré-gestacional. Apresenta como desvantagem o fato de que o peso imediatamente após o parto sofre efeito do edema. Estima-se que a mulher retorne a valores hídricos normais aproximadamente com 15 dias de pós-parto.

Padrão de ganho de peso gestacional do Intergrowth 21st

Essa seção apresenta aspectos selecionados da metodologia de criação do padrão de ganho de peso gestacional. Informações adicionais podem ser obtidas em https://intergrowth21.tghn.org/ ou em Cheick-Ismail e cols. (2016).

A partir de 2008, o *International Fetal and Newborn Growth Consortium* for the 21st Century (INTERGROWTH-21st) iniciou um grande estudo multicêntrico e multiétnico que teve como objetivo complementar as curvas de crescimento da OMS e propor a criação do padrão de crescimento fetal, para recém-nascidos e nascidos prematuros e de ganho de peso gestacional para mulheres com IMC $\geq$ 18,5 e < 30 kg/m^2. O INTERGROWTH-21st foi realizado entre 2009 e

2014 em oito países e incluiu o Brasil, a Índia, a China, os Estados Unidos, a Inglaterra, o Quênia, a Itália e Omã. *O Fetal Longitudinal Growth Study* foi um dos componentes do INTERGROWTH-21st e permitiu que o padrão de ganho de peso gestacional fosse construído (Villar et al., 2013; Cheick-Ismail et al. 2013a; Cheick-Ismail et al., 2013b).

Para fazer parte do grupo de estudo que derivou o padrão de ganho de peso gestacional, as mães deveriam atender aos seguintes critérios prescritivos, em adição aos listados anteriormente: (i) ter entre 18 e 35 anos, (ii) ter estatura superior a 153 cm, (iii) ter IMC entre 18,5 e 30 kg/m², (iv) não serem fumantes, (v) não terem história médica de filhos anteriores com peso ao nascer < 2,5 kg ou > 4,5 kg, (vi) não ter história de mais que duas gestações que culminaram em aborto e (vii) não ter história de morte neonatal ou malformação congênita. Para participar desse subgrupo prescritivo, a gestante ainda deveria ter uma medida confiável da estimativa da idade gestacional.

Avaliação antropométrica de crianças menores de 5 anos

O crescimento na infância, além de ser reconhecido como um importante indicador de saúde pública, também vem sendo apontado como muito sensível para expressar o estado nutricional e a saúde infantil (WHO, 1995; De Onis & Blösnner, 2003; Blössner & De Onis, 2005; Black et al., 2008; Adair et al., 2013; WHO/UNICEF, 2019).

O estado nutricional pode ser avaliado por meio de indicadores clínicos, bioquímicos e antropométricos. O método antropométrico tem sido internacionalmente recomendado para avaliar o risco nutricional, especialmente em crianças, sendo inclusive o mais frequentemente utilizado em estudos epidemiológicos (WHO, 1995; Willett, 2013; WHO/UNICEF, 2019).De acordo com a OMS (WHO, 1995) a antropometria é o único método universalmente aplicável, de baixo custo e não invasivo. Além disso, os procedimentos são precisos e acurados, desde que técnicas padronizadas sejam utilizadas (Habicht, 1974; De Onis et al., 2004). De acordo com De Onis (2000), a antropometria apresenta uma importante vantagem sobre os outros métodos de avaliação do estado nutricional. Enquanto indicadores clínicos e bioquímicos são úteis em casos extremos de má-nutrição, as medidas corporais são mais sensíveis para detecção de problemas nutricionais em todos os espectros de gravidade.

Qualidade do processo de aferição das medidas antropométricas

As aferições antropométricas de crianças podem ser afetadas por vários fatores, como local da medição, acurácia e precisão do instrumento, comportamento e grau de cooperação da criança, capacidade técnica dos antropometristas, e até mesmo o método de leitura e de registro da aferição (Habitch, 1974). Com o objetivo de minimizar os possíveis erros aleatórios e sistemáticos na aferição, é fundamental que seja contemplado no planejamento de uma investigação epidemiológica um rigoroso processo de seleção (perfil do aferidor) e treinamento dos antropometristas (técnicas na mensuração antropométrica, valorização de medidas precisas e exatas e aferições supervisionadas por especialista), para posteriormente padronizar as medidas antropométricas (Habitch, 1974; De Onis et al., 2004). Esses são alguns passos essenciais em direção à qualidade do processo de aferição. Merece salientar a importância de retreinamentos e novas padronizações ao longo do trabalho de campo, assim como supervisão contínua no processo de obtenção dos dados. Estudos de confiabilidade intra e interobservadores também devem ser considerados (Hasselmann & Reichenheim, 1998; Lima et al., 2010; Negri et al., 2015; WHO/UNICEF, 2019).

Índices e indicadores antropométricos

Recém-nascidos

- Peso ao nascer

Trata-se de indicador de grande relevância epidemiológica, pois é considerado evento singular que representa a síntese da gestação (Kramer, 1987). O peso ao nascer se constitui em indicador fortemente associado com mortalidade fetal, neonatal e pós-neonatal, além de apresentar intensa associação com morbidade na fase escolar e pré-escolar. Essa informação pode ser expressa por meio dos indicadores baixo peso ao nascer e macrossomia, além de prover informação para o cálculo do indicador restrição de crescimento intrauterino (RCIU).

– *Baixo peso ao nascer*

É definido como valores de peso ao nascer < 2.500 gramas. Em geral essa medida apresenta boa qualidade de aferição e quando informada pela mãe ou responsável, também apresenta boa validade.

– *Macrossomia*

É definida como valores de peso ao nascer > 4.000 gramas, > 4.500 gramas ou valores acima do percentil 90 de uma curva de referência como a do Intergrowth, que será descrita adiante.

– *Restrição de crescimento intrauterino (RCIU)*

É definida como peso ao nascer para a idade gestacional abaixo do percentil 10 de uma curva de referência (Villar et al., 2015). Esse indicador é classificado em três categorias, a saber: Pequeno para idade gestacional (PIG), Adequado para idade gestacional (AIG) e Grande para idade gestacional (GIG).

Menores de 5 anos

Em crianças, os índices antropométricos são usados como o principal critério para avaliar a adequação da dieta e do crescimento na infância. Índices antropométricos são combinações de medidas e são particularmente importantes na interpretação das medidas corporais. Por exemplo, uma medida de peso da criança isolada tem pouco significado, a não ser que esteja associada a outras medidas, tais como idade ou comprimento/estatura. Em crianças, os três índices antropométricos mais comumente utilizados são peso-para-comprimento/estatura; comprimento/estatura-para-idade; e peso-para-idade (WHO, 1995; Ministério da Saúde, 2011).

O organismo da criança responde à malnutrição/deficiência de duas maneiras diferentes, que podem ser aferidas por meio dos índices antropométricos:

1) desacelera ou cessa o crescimento linear, resultando em baixo comprimento/estatura para idade ou *stunting* (nanismo); e
2) por meio do emagrecimento corporal ou *wasting* (emaciação), seria uma resposta mais rápida do organismo à ingestão inadequada de alimentos, identificado pelo índice peso-para-comprimento/estatura.

Nesse sentido, esses dois índices discriminam processos biológicos diferentes. O primeiro indica inadequação cumulativa de nutrição ou de saúde, e o segundo está associado a fome aguda e/ou doença grave (WHO, 1995). Por outro lado, o índice peso-para-idade é apropriado para o acompanhamento do ganho de peso, no entanto não faz qualquer distinção entre os processos de adoecimento crônicos ou agudos/recentes.

O perímetro braquial para a idade tem sido recomendado para apreciação do estado nutricional – desnutrição aguda e grave – *severe acute malnutrition* – no período de 6 a 60 meses (WHO, 2009). Mas também pode ser útil para apreciação da área muscular e de gordura (Aguayo et al., 2015; Addo et al., 2017).

Os índices antropométricos refletem também o sobrepeso e a obesidade. O peso para comprimento/estatura também pode expressar o excesso de peso na infância. Preferencialmente, recomenda-se que seja utilizado o termo sobrepeso, dado que a obesidade teoricamente deveria ser aferida por meio de medidas de adiposidade, por exemplo as pregas cutâneas. Excesso de peso para a idade raramente é utilizado para fins de saúde pública, dado que o índice peso para comprimento/estatura é mais apropriado. No entanto, como poucas crianças apresentam alto comprimento/estatura para a idade, na prática, apresentar peso elevado para a idade pode ser interpretado como sobrepeso.

Outro índice antropométrico utilizado na avaliação do excesso de peso na infância é o IMC (relação entre o peso da criança e o quadrado da estatura) para idade, particularmente em crianças maiores de 2 anos. A restrição de seu uso para crianças pequenas se deve à variação que o IMC apresenta nestes primeiros anos de vida. Sabe-se que o IMC na infância muda substancialmente com a idade, por exemplo, ao nascimento a mediana de IMC é 13 kg/m^2, aos 12 meses passa para 17 kg/m^2 e aos 6 anos diminui para 15,5 kg/m^2 (Cole et al., 2000).

Segundo a OMS (WHO, 1995; Ministério da Saúde, 2011) os indicadores antropométricos se referem ao uso ou à aplicação dos índices, por exemplo, a prevalência de crianças com baixo peso para a idade. Os indicadores são definidos por meio de pontos de corte que possibilitam situar a criança dentro de um intervalo aceito como saudável, e de acordo com a referência de crescimento faz-se a comparação dos valores encontrados com aqueles da referência (WHO, 2006; Ministério da Saúde, 2011).

Os indicadores podem refletir o risco passado ou presente, ou ainda predizer um risco futuro. Por exemplo, o retardo no crescimento (*stunting*) na infância como resultado da malnutrição pode persistir pela vida, mas com o avançar da idade possivelmente se torna menos válido para predizer o futuro. Ferreira (2020), apresentou uma nova aproximação baseada na classificação de Waterlow et al. (1977) para avaliação antropométrica do estado nutricional de crianças para ser utilizada em estudos epidemiológicos. A proposta discrimina seis condições nutricionais: eutrofia, emaciação (*wasting*)/atual déficit nutricional, *stunting*/ déficit nutricional crônico, e sobrepeso, e para casos concorrentes *"stunting" e "wasting"*- termo proposto "déficit nutricional crônico descompensado" e para a situação de sobrepeso e *"stunting"* o autor indica o termo baixa estatura com sobrepeso.

Nessa perspectiva, é importante ter clareza sobre quais são os objetivos de uma avaliação do estado nutricional – Selecionar indivíduos ou populações para intervenção? Excluir indivíduos de tratamentos de alto risco? Rastrear indivíduos para um determinado estudo? Para isto, também é fundamental considerar as medidas de sensibilidade e especificidade dos indicadores antropométricos, que em geral são calculadas com base no risco de mortalidade (WHO, 1995, Onis, 2000).

Padrão de crescimento da criança

- Curvas de Crescimento da Organização Mundial da Saúde (*WHO Child Growth Standards*)

A avaliação do estado antropométrico de uma criança ou população requer o uso de um padrão* de crescimento (WHO, 1995). Um padrão é aquele que expressa o crescimento de crianças bem nutridas e saudáveis (PAHO, 2005). As evidências de que o crescimento (comprimento/estatura) de crianças com diferentes antecedentes étnicos e de diferentes continentes é notavelmente similar, sugere a utilização de um padrão internacional único (Habitch et al., 1974).

Os padrões de crescimento recomendados para uso internacional são o *WHO Child Growth Standards,* elaborados pela OMS por meio do *Working Group on Infant Growth*. Estes foram construídos e pautados nos resultados de um estudo multicêntrico – *WHO Multicentre Growth Reference Study* (MGRS) – investigações longitudinais (≤ 2 anos) e seccionais (2-5 anos). Este padrão fundamentou-se no crescimento de crianças de grupos étnicos diferentes, amamentadas exclusiva ou predominantemente por pelo menos 4 meses e aleitadas ao seio pelos 12 meses seguintes, saudáveis, ausência de morbidades relevantes, e filhos de mães não fumantes. Nessa perspectiva, o padrão traduz a prática de amamentação como uma 'norma' biológica, estabelecendo as crianças amamentadas como um modelo normativo. "Os padrões retratam o crescimento normal na infância sob condições ambientais ótimas e podem ser usados para avaliar crianças de todas as partes do mundo, independentemente da etnia, do estado socioeconômico e tipo de alimentação." (WHO, 2006). Em 2011 os padrões estavam sendo utilizados em 125 países (De Onis, 2012).

Assim como Gana, Índia, Noruega, Omã e Estados Unidos, o Brasil participou do MGRS e inseriu as novas curvas de crescimento na caderneta de saúde da criança, instrumento utilizado na avaliação do estado nutricional de crianças nos serviços de saúde pública (Ministério da Saúde, 2011).

As curvas de crescimento podem ser acessadas no *site* <http://www.who.int/childgrowth/en/>. Os padrões se referem aos índices comprimento/estatura-para-idade, peso-para-idade, peso-para-comprimento/estatura e índice de massa corporal-para-idade (IMC-para-idade) para crianças de 0-60 meses, perímetro braquial-para-idade e perímetro cefálico-para-idade. Adicionalmente, foram desenvolvidas as curvas padrão de velocidade de crescimento para comprimento/estatura, peso e perímetro cefálico.

- Curvas Internacionais de Crescimento para Crianças Nascidas Pré-termo do INTERGROWTH-21st (*International Postnatal Growth Standards for Preterm Infants*)

Além desses critérios, para a inclusão neste estudo multicêntrico era necessário que o recém-nascido tivesse idade gestacional ao nascimento entre 37 e 41 semanas gestacionais, ou seja, nascidos pré-termo (< 37 semanas gestacionais) foram excluídos. Em 2010, 11% das crianças nasceram prematuras e que a idade gestacional ao nascimento tem papel importante na trajetória de crescimento pós-natal (Perumal et al., 2015). A falta de padrões de crescimento para os pré-termo fez com que grande parte das investigações produzidas entre os anos de 2006 e 2015 utilizassem o padrão de crescimento de criança da OMS com um termo de correção para idade cronológica da criança e pela idade gestacional ao nascimento. De acordo com Ministério da Saúde (Ministério da Saúde, 2011, p. 53) a curva da OMS pode ser utilizada, porém com correção da idade cronológica até a idade de 2 anos, ou seja, é preciso descontar o número de semanas que faltaram para atingir a idade gestacional de 40 semanas. Não obstante, é necessário garantir um crescimento pós-natal saudável dos prematuros, melhorando sua

* A opção por utilizar a palavra **padrão** de crescimento em vez de **referência** se deve à recomendação da Organização Pan-Americana de Saúde (PAHO, 2005). Com base nas curvas de crescimento elaboradas a partir do estudo MGRS, os especialistas entenderam que as novas curvas, pela sua natureza descritiva, deveriam ser referidas como padrão.

sobrevivência e reduzindo a ocorrência dos desfechos desfavoráveis ao longo da vida. Para isto, é preciso disponibilizar padrões de crescimento específicos para este segmento populacional.

Nesse contexto, tornou-se necessária a construção de um padrão de crescimento próprio para a criança pré-termo. Trata-se do estudo *Fetal Growth Longitudinal Study* uma investigação que fez parte do *The International Fetal and Newborn Growth Consortium for the 21st Century*. O objetivo deste estudo foi elaborar o padrão de crescimento pós-natal de prematuros com base em uma coorte prospectiva de gestantes saudáveis e nascidos pré-termo (26 a 37 semanas gestacionais) sem restrição de crescimento fetal. A recomendação é que este padrão seja usado para avaliar o crescimento dos pré-termo (especialmente aqueles com 32 semanas após a idade menstrual) até 64 semanas após a idade menstrual. Depois desse período os padrões de crescimento de criança da OMS são apropriados (Villar et al., 2015). Os padrões de crescimento aqui mencionados estão disponíveis em: <https://intergrowth21.tghn.org/articles/new-intergrowth-21st-international-postnatal-growth-standards-charts-available/>. Recentemente, estes também foram incluídos na Caderneta da Criança: Passaporte para Cidadania (2020).

Sistemas de classificação dos índices antropométricos

Os índices antropométricos podem ser expressos por meio de diferentes sistemas. Entre eles destacam-se os de escores-z e de percentis*, os quais podem então ser usados para comparar uma criança ou grupo de crianças com um padrão de referência. De acordo com a OMS (1995), o sistema de escores-z é o mais apropriado para classificação dos índices antropométricos, pois além de apresentar a melhor aderência à distribuição de referência, é útil na detecção de pequenas mudanças nos extremos da distribuição. Além do mais, o sistema de classificação de escores-z, quando aplicado às populações, permite o cálculo da média e do desvio-padrão para um grupo específico de valores de escore-z, ampliando as possibilidades de análise com os índices antropométricos, e atualmente é o adotado pelos serviços de saúde. Por exemplo, na avaliação da gravidade de déficit de comprimento/estatura para idade, é possível calcular a média de escore-z para este índice apenas para as crianças com escore-z abaixo de um determinado ponto de corte. Não obstante, o uso do sistema de percentis também pode ser considerado. Ainda assim, merecem comentários as limitações que este sistema apresenta: 1) os intervalos de valores não correspondem às mesmas mudanças de valores absolutos de comprimento/estatura ou peso, dependendo da parte da distribuição considerada. Por exemplo, a diferença absoluta de peso ou estatura entre os percentis 30 e 40 pode ser diferente dos percentis 70 e 80, sendo assim, não servem para calcular estatísticas de resumo; e 2) nos extremos da distribuição existem poucas mudanças nos valores de percentis, ainda que haja substancial mudança nos valores de peso e comprimento/estatura. Desta forma, o sistema de percentis impede que se identifique de forma eficaz pequenos ganhos de peso ou comprimento/estatura, não sendo muito útil na avaliação de intervenções.

Em geral, antropometria anormal é estatisticamente definida como um valor antropométrico abaixo de −2 desvios-padrão (DP) ou escores-z (≅ < percentil 3) ou valores acima de +2 DP ou escores-z (≅ > percentil 98), relativo à média ou mediana de referência, indicando respectivamente magreza e sobrepeso para os índices peso-para-idade ou peso-para-comprimento/estatura (*wasting*). Valores abaixo de −2 DP ou escores-z (≅ < percentil 3) também classificam o baixo comprimento/estatura-para-idade (*stunting*). Esses pontos de corte definem 95% das medidas no centro da distribuição de referência como a extensão de 'normalidade' (WHO, 2006). Os serviços de saúde pública brasileiros utilizam os seguintes gráficos de crescimento: perímetro cefálico (0-2 anos); peso para idade (0-2 anos e 2-5 anos); comprimento/altura para idade (0-2 anos e 2-5 anos) e índice de massa corporal-IMC para idade (0-2 anos e 2-5 anos). Os gráficos adotados para avaliação nutricional da criança são os recomendados pela OMS (WHO, 2006) para meninos/meninas de 0-5 anos e estão disponíveis na caderneta de saúde da criança-passaporte da cidadania (Ministério da Saúde, 2011). Os pontos de corte usados nas curvas estão representados em escores-z, que indicam unidades do DP do valor da mediana (escore-z 0). Cada escore-z apresentado expressa um risco nutricional específico. Por exemplo, considerando o índice peso-para-idade, a criança que se encontra abaixo do escore-z −2 é classificada com

* Escores-z: O desvio do valor para um indivíduo de um valor da mediana da população de referência, dividido por desvio-padrão para a população de referência. (Escores-z = valor observado – valor mediano da referência/desvio-padrão da população de referência); Percentil: é a posição de um indivíduo sob uma dada distribuição de referência (WHO, 1995; Ministério da Saúde, 2002).

peso baixo para idade e acima do escore-z +2, com peso elevado para idade. A posição da linha que representa o crescimento da criança deve se situar entre o escore +2 e −2. O traçado ascendente, descendente ou horizontal e a velocidade das mudanças no traçado da curva devem ser observados (Ministério da Saúde, 2011). A classificação do sobrepeso e da obesidade em crianças tem merecido atenção especial nos últimos anos. Nossos serviços de saúde utilizam o indicador peso-para-comprimento/estatura escore-z +2 na identificação de crianças com sobrepeso. O índice IMC para idade também vem sendo utilizado para avaliação de excesso de peso na criança.

Ainda que não estejam presentes na caderneta da criança, as curvas de crescimento perímetro braquial-para-idade estão disponíveis no endereço eletrônico: <http://www.who.int/childgrowth/standards/en/>.

Referências Bibliográficas

1. IBGE (Instituto Brasileiro de Geografia e Estatística). Pesquisa de Orçamentos Familiares 2008-2009: antropometria e análise do estado nutricional de crianças, adolescentes e adultos no Brasil. Rio de Janeiro: IBGE; 2010.
2. Pesquisa Nacional de Saúde 2013/2019. https://www.pns.icict.fiocruz.br/painel-de-indicadores-mobile-desktop/. Acesso em 12.09.2022
3. UNIVERSIDADE FEDERAL DO RIO DE JANEIRO. Estado Nutricional Antropométrico da Criança e da Mãe: Prevalência de indicadores antropométrico de crianças brasileiras menores de 5 anos de idade e suas mães biológicas: ENANI 2019. - Documento eletrônico. - Rio de Janeiro, RJ: UFRJ, 2022. (96 p.). Coordenador geral, Gilberto Kac. Disponível em: https://enani.nutricao.ufrj.br/index.php/relatorios/. Acesso em: 06.09.2022.
4. Bloch KV, Klein CH, Szklo M, Kuschnir MCC, Abreu GA, Barufaldi LA, Veiga GV, Schaan B, Silva TLN, Vasconcellos MTL et al. ERICA: prevalências de hipertensão arterial e obesidade em adolescentes brasileiros Rev Saude Publica. 2016;50(supl 1):9s.
5. WHO (World Health Organization). Physical Status: Use and Interpretation of Anthropometry. Geneva: World Health Organization; 1995.
6. WHO (World Health Organization). Pregnancy, Childbirth, Postpartum and Newborn Care: a Guide for Essential Practice. Geneva, Switzerland: World Health Organization; 2003.
7. Institute of Medicine. Weight gain during pregnancy: reexamining the guidelines. Washington, D.C: The National Academies Press; 2009.
8. Carrilho TRB, Farias DR, Batalha MA, Costa NCF, Rasmussen KM, Reichenheim ME, Ohuma EO, Hutcheon JA, Kac G; Brazilian Maternal and Child Nutrition Consortium. Brazilian Maternal and Child Nutrition Consortium: establishment, data harmonization and basic characteristics. Sci Rep. 2020; 10;10(1):1486915.
9. Carrilho TRB, Farias DR, Batalha MA, Costa NCF, Rasmussen KM, Reichenheim ME, Ohuma EO, Hutcheon JA, Kac G; Brazilian Maternal and Child Nutrition Consortium. Brazilian Maternal and Child Nutrition Consortium: establishment, data harmonization and basic characteristics. Sci Rep. 2020; 10;10(1):14869.
10. Nucci LB, Duncan BB, Mengue SS, Branchtein L, Schmidt MI, Fleck ET. Assessment of weight gain during pregnancy in general prenatal care services in Brazil. Cad Saúde Pública. 2001;17:1367-1374.
11. De Onis M, Blössner M. The World Health Organization Global Database on Child Growth and Malnutrition: methodology and applications. Int J Epidemiol. 2003;32:518-526.
12. WHO expert consultation. Appropriate body-mass index for Asian populations and its implications for policy and intervention strategies. Lancet. 2004;157-163.
13. Lobstein T, Baur L, Uauy R. Obesity in children and young people: a crisis in public health. Obes Rev. 2004;5(suppl 1):4-85.
14. UNICEF/WHO/World Bank Group. Level and trends in child malnutrition, 2016.
15. Victora CG, Christian P, Vidaletti LP, Gatica-Domínguez G, Menon P, Black RE. Revisiting maternal and child undernutrition in low-income and middle-income countries: variable progress towards an unfinished agenda. Lancet. 2021 Apr ;10: 397(10282):1388-1399.
16. Cole TJ, Bellizzi MC, Flegal KM, Dietz WD. Establishing a standard definition for child overweight and obesity worldwide: International survey. BMJ. 2000;320(7244):1240-1243.
17. Sherry B, Mei Z, Scanlon KS, Mokdad AH, Grummer-Strawn LM. Trends in state-specific prevalence of overweight and underweight in 2- through 4-year-old children from low-income families from 1989 through 2000. Arch Pediatr Adolesc Med. 2004;158:1116-24.
18. Thurstans S, Sessions N, Dolan C, et al. The relationship between wasting and stunting in young children: A systematic review. Matern Child Nutr. 2022;18(1):e13246.
19. Khaliq A, Wraith D, Nambiar S and Miller Y. A review of the prevalence, trends, and determinants of coexisting forms of malnutrition in neonates, infants, and children.
20. Barancelli, M.D.C., Gazolla, M. & Schneider, S. Characterization of the prevalence of excess weight in Brazil. *BMC Public Health* **22**, 1131 (2022).
21. Streppel MT, Sluik D, van Yperen JF, Geelen A, Hofman A, Franco OH, et al. Nutrient-rich foods, cardiovascular

diseases and all-cause mortality: the Rotterdam study. Eur J Clin Nutr. 2014;68:741-747.

22. Machado et al., 2022

23. Beaton GH, Burema J, Ritenbaugh C. Errors in the interpretation of dietary assessments. Am J Clin Nutr. 1997;65(4, Suppl):1100S-1107S.

24. Kipnis V, Subar AF, Midthune D, Freedman LS, Ballard-Barbash R, Troiano RP, et al. Structure of dietary measurement error: results of the OPEN biomarker study. Am J Epidemiol. 2003;158:14-26.

25. Thompson FE, Kirkpatrick SI, Subar AF, Reedy J, Schap TE, Wilson MM, et al. The National Cancer Institute's Dietary Assessment Primer: A resource for diet research. J Acad Nutr Diet. 2015;115:1986-1995.

26. Roberts K, Flaherty SJ. Review of dietary assessment methods in public health. Oxford: National Obesity Observatory; 2010.

27. Willett. W. Nutritional epidemiology. 3rd ed. Oxford: Oxford University Press; 2013.

28. Schatzkin A, Kipnis V, Carroll RJ, Midthune D, Subar AF, Bingham S, et al. A comparison of a food frequency questionnaire with a 24-hour recall for use in an epidemiological cohort study: results from the biomarker-based Observing Protein and Energy Nutrition (OPEN) study. Int J Epidemiol. 2003;32:1054-1062.

29. Prentice RL, Mossavar-Rahmani Y, Huang Y, Van Horn L, Beresford SA, Caan B, et al. Evaluation and comparison of food records, recalls, and frequencies for energy and protein assessment by using recovery biomarkers. Am J Epidemiol. 2011;174:591-603.47.

30. Subar AF, Freedman LS, Tooze JA, Kirkpatrick SI, Boushey C, Neuhouser ML, et al. Addressing current criticism regarding the value of self-report dietary data. J Nutr. 2015;145:2639-45.

31. Subar AF, Kipnis V, Troiano RP, Midthune D, Schoeller DA, Bingham S, et al. Using intake biomarkers to evaluate the extent of dietary misreporting in a large sample of adults: the OPEN Study. Am J Epidemiol. 2003;158:1-13.

32. Moshfegh AJ, Rhodes DG, Baer DJ, Murayi T, Clemens JC, Rumpler WV, et al. The US Department of Agriculture Automated Multiple-Pass Method reduces bias in the collection of energy intakes. Am J Clin Nutr. 2008;88:324-332.

33. IBGE (Instituto Brasileiro de Geografia e Estatística). Pesquisa de Orçamentos Familiares 2008 - 2009: análise do consumo alimentar pessoal no Brasil. Rio de Janeiro: IBGE; 2011. Disponível em: <http://www.ibge.gov.br/home/estatistica/populacao/condicaodevida/pof/2008_2009_analise_consumo/pofanalise_2008_2009.pdf>. Acessado em 18.09.2022.

34. Barufaldi LA, Abreu GA, Veiga GV, Sichieri R, Kuschnir MC, Cunha DB, et al. Software to record 24-hour recall: application in the Study of Cardiovascular Risk in adolescents. Rev Bras Epidemiol. 2016;19:464-8.

35. National Cancer Institute. Disponível em: <https://epi.grants.cancer.gov/diet/usualintakes>. Acessado em: 13 mar. 2017.

36. Freedman LS, Guenther PM, Dodd KW, Krebs-Smith SM, Midthune D. The population distribution of ratios of usual intakes of dietary components that are consumed every day can be estimated from repeated 24-hour recalls. J Nutr. 2010;140:111-116.

37. Kipnis V, Midthune D, Buckman DW, Dodd KW, Guenther PM, Krebs-Smith SM, et al. Modeling data with excess zeros and measurement error: application to evaluating relationships between episodically consumed foods and health outcomes. Biometrics. 2009;65:1003-101064.

38. Tooze JA, Midthune D, Dodd KW, Freedman LS, Krebs-Smith SM, Subar AF, et al. A new statistical method for estimating the usual intake of episodically consumed foods with application to their distribution. J Am Diet Assoc. 2006;106:1575-1587.

39. Tooze JA, Kipnis V, Buckman DW, Carroll RJ, Freedman LS, Guenther PM, et al. A mixed-effects model approach for estimating the distribution of usual intake of nutrients: the NCI method. Stat Med. 2010;29:2857-2868.

40. Kipnis V, Freedman LS, Carroll RJ, Midthune D. A bivariate measurement error model for semicontinuous and continuous variables: Application to nutritional epidemiology. Biometrics. 2016;72(1):106-15

41. Mitka M. Do flawed data on caloric intake from NHANES present problems for researchers and policy makers? JAMA. 2013;310:2137-2138.

42. Dhurandhar NV, Schoeller D, Brown AW, Heymsfield SB, Thomas D, Sorensen TI, Speakman JR, Jeansonne M, Allison DB. Energy balance measurement: when something is not better than nothing. Int J Obes. 2015;39:1109-1113.

43. Archer E, Pavela G, Lavie CJ. The inadmissibility of what we eat in America and NHANES dietary data in nutrition and obesity research and the scientific formulation of national dietary guidelines. Mayo Clin Proc. 2015;90:911-926.

44. Conrad J and Nothling U- Innovative approaches to estimate individual usual dietary intake in large-scale epidemiological studies. Proc Nutr Soc. 2017,76(3):213-219.

45. Moshfegh AJ, Rhodes DG. Martin CR. National Food Intake Assessment: Technologies to Advance Traditional Methods. Annu Rev Nutr. 2022; 42:401-422.

46. Addo OY, Himes JH, Zemel BS. Reference ranges for midupper arm circumference, upper arm muscle area, and upper arm fat area in US children and adolescents aged 1-20 y. Am J Clin Nutr. 2017;105:111-120.

47. Anjos LA, Wahrlich V. Avaliação Antropométrica. In: Taddei JA, Lang RMF, Longo-Silva G, Toloni MHA, org. Nutrição em Saúde Pública. Rio de Janeiro: Rubio; 2011. p. 251-267.

48. Ministério da Saúde (Brasil). Secretaria de Atenção à Saúde Departamento de Ações Programáticas Estratégicas Área Técnica de Saúde de Adolescente e Jovem. Caderneta de Saúde do Adolescente. 2ª ed. 1ª reimp. Brasília: Ministério da Saúde; 2012.

49. Onis M, Onyango AW, Borghi E, Siyam A, Nishida C, Siekmann J. Development of a WHO growth reference for school-aged children and adolescents. Bull World Health Organ. 2007;85:660-667.

50. Nevill AM, Stewart AD, Olds T, Holder R. Relationship between adiposity and body size reveals limitations of BMI. Am J Phys Anthropol. 2006;129:151-156.

51. Jaacks LM, Slining MM, Popkin BM. Recent trends in the prevalence of under- and overweight among adolescent girls in low- and middle-income countries. Pediatr Obes. 2015;10:428-35.

52. WHO (World Health Organization/UNICEF United Nations Children's Fund). Nutrition Essentials: A guide for Health Managers. Basics Project. 2004.

53. NCEP (National Cholesterol Education Program). Third Report of the National Cholesterol Education Program. Expert Panel on Detection, Evaluation, and Treatment of High Blood Cholesterol in Adults (Adult Treatment Panel III). Circulation. 2002;106:3143-3421.

54. WHO (World Health Organization) Consultation on Obesity. Defining the problem of overweight and obesity. In: Preventing and Managing the Global Epidemic. Geneva: Report of a WHO consultation on obesity; 1998.

55. Lemos-Santos MG, Valente JG, Gonçalves-Silva RM, Sichieri R. Waist circumference and waist-to-hip ratio as predictors of serum concentration of lipids in Brazilian men. Nutrition. 2004;20:857-862.

56. Pereira RA, Sichieri R, Marins VMR. Razão cintura/quadril como preditor de hipertensão arterial. Cad Saúde Pública. 1999;15:333-344.

57. Post CLA, Victora CG. The low prevalence of weight-for height deficits in Brazilian children is related to body proportions. J Nutr. 2001;131:1290-1296.

58. Sichieri R, Siqueira KS, Moura AS. Obesity and abdominal fatness associated with undernutrition early in life in a survey in Rio de Janeiro. Int J Obes. 2000;24:614-618.

59. Velásquez-Meléndez G, Martins IS, Cervato AM, Fornes NS, Marucci MF, Coelho LT. Relationship between stature, overweight and central obesity in the adult population in São Paulo, Brazil. Int J Obes. 1999;23:639-644.

60. Lee, CM, Huxley RR, Wildman RP, Woodward M. Indices of abdominal obesity are better discriminators of cardiovascular risk factors than BMI: a meta-analysis. J Clin Epidemiol. 2008;61:646-53.

61. Lo K, Wong M, Khalechelvam P, Tam W. Waist-to-height ratio, body mass index and waist circumference for screening paediatric cardio-metabolic risk factors: a meta-analysis. Obes Rev. 2016;17:1258-1275.

62. Abraham TM, Pedley A, Massaro JM, Hoffmann U, Fox CS. Association between visceral and subcutaneous adipose depots and incident cardiovascular disease risk factors. Circulation. 2015;132:1639-1647.

63. Kac G, Carrilho TRB, Rasmussen KM, Reichenheim ME, Farias DR, Hutcheon JA. Gestational weight gain charts: results from the Brazilian Maternal and Child Nutrition Consortium. Am J Clin Nutr. 2021;113(5):1351-60. 113.

64. Ministério da Saúde - Coordenação de Saúde das Mulheres – CGCIVI/ DAPES/SAPS/MS: https://bvsms.saude.gov.br/bvs/publicacoes/caderneta_gestante_versao_eletronica_2022.pdf

65. Ministério da Saúde/Secretaria de Atenção à Saúde. Pré-natal e Puerpério: atenção qualificada e humanizada – manual técnico. (Série A. Normas e Manuais Técnicos.) Brasília: Ministério da Saúde; 2005.

66. Carrilho e Kac, in press

67. Kac G, Benício MHDA, Velásquez-Meléndez G, Valente JG, Struchiner CJ. Breastfeeding and postpartum weight retention in a cohort of Brazilian women. Am J Clin Nutr. 2004b;79:487-493.

68. Gunderson EP. Abrams B, Selvin S. Does the pattern of postpartum weight change differ according to pre-gravid body size? International Int J Obes. 2001;25:853-62.

69. Cheikh-Ismail L, Bishop DC, Pang R, et al. Gestational weight gain standards based on women enrolled in the Fetal Growth Longitudinal Study of the INTERGROWTH-21st Project: a prospective longitudinal cohort study. BMJ. 2016;352:i555.

70. Villar J, Altman DG, Purwar M, Noble JA, Knight HE, Ruyan P, et al. The objectives, design and implementation of the INTERGROWTH-21st Project. BJOG. 2013;120(Suppl 2):9-26.

71. Cheikh-Ismail L, Knight HE, Bhutta Z, et al. Anthropometric protocols for the construction of new international fetal and newborn growth standards: the INTERGROWTH-21st Project. BJOG. 2013a;120(supl. 2):42-47.

72. Cheikh-Ismail L, Knight HE, Ohuma EO, et al. Anthropometric standardisation and quality control protocols for the construction of new, international, fetal and newborn growth standards: the INTERGROWTH-21st Project. BJOG. 2013b;120(supl. 2):48-55.

73. Blössner M, De Onis M. Malnutrition: Quantifying the health impact at national and local levels. Geneva, World Health Organization. WHO Environmental Burden of Disease Series, N° 12; 2005.

74. Black RE, Allen LH, Bhutta ZA, Caulfield EL, De Onis M, Ezzati M, et al.; for the Maternal and Child Under-nutrition Study Group. Maternal and child undernutrition: global and regional exposures and health consequences. Lancet. 2008;371:243-60.

75. Adair LS, Fall CHD, Osmond C, Stein AD, Martorell R, Ramirez-Zea M, et al.; for the COHORTS group. Associations of linear growth and relative weight gain during

early life with adult health and human capital in countries of low and middle income: findings from five birth cohort studies. Lancet. 2013;382:525-34.

76. WHO/UNICEF. Recommendations for data collection, analysis and reporting on anthropometric indicators in children under 5 years old. Geneva: World Health Organization and the United Nations Children's Fund (UNICEF), 2019.

77. Habicht JP. Standardization of quantitative epidemiological methods in the field. Bol Oficina Sanit Panam. 1974;76:375-834.

78. De Onis M, Onyango AW, Van den Broeck J, Chumlea WC, Martorell R. Measurement and standardization protocols for anthropometry used in the construction of a new international growth reference. Food Nutr Bull. 2004;25:S27-S36.

79. Hasselmann MH, Lopes CS, Reichenheim ME. Confiabilidade das aferições de um estudo sobre violência familiar e desnutrição severa na infância. Rev Saúde Pública. 1998;32:437-446.

80. Negri F, Ferreira MCS, Martins RCB, Oliveira MRC. Calibração de antropometristas para pesquisa em vigilância alimentar e nutricional. Nutrire. 2015;40:111-119.

81. Lima MAA, Oliveira MAA, Ferreira HS. Confiabilidade dos dados antropométricos obtidos em crianças atendidas na Rede Básica de Saúde de Alagoas. Rev Bras Epidemio. 2010;13:69-89.

82. Kramer MS. Determinants of low birth weight: methodological assessment and meta-analysis. Bull World Health Organ. 1987;65:663-737.

83. Villar J, Giuliani F, Bhutta ZA, et al. Postnatal growth standards for preterm infants: the Preterm Postnatal Follow-up Study of the INTERGROWTH-21st Project. The Lancet Global Health. 2015;3(11):e681-e691.153.

84. Ministério da Saúde. Secretaria de Atenção à Saúde. Orientações para coleta e análise de dados *antropométricos* em serviços de saúde. Brasília: Ministério da Saúde; 2011.

85. WHO (World Health Organization). WHO child growth standards and the identification of severe acute malnutrition in infants and children. 2009.

86. Aguayo VM, Aneja S, Badgaiyan N, Singh Karanveer. Mid upper-arm circumference is an effective tool to identify infants and young children with severe acute malnutrition in India. Public Health Nutr. 2015;18:3244-3248.

87. Ferreira HDS. Anthropometric assessment of children's nutritional status: a new approach based on an adaptation of Waterlow's classification. BMC Pediatr. 2020 Feb 11;20(1):65. doi: 10.1186/s12887-020-1940-6. PMID: 32046666; PMCID: PMC7014708.

88. Waterlow JC, Buzina R, Keller W, Lane JM, Nichaman MZ, Tanner JM. The presentation and use of height and weight data for comparing the nutritional status of groups of children under the age of 10 years. Bull World Health Organ. 1977;55(4):489–98.

89. PAHO (Pan American Health Organization). Promotion of the New WHO Child Growth Standards; 2005.

90. Habicht JP, Martorell R, Yarbrough C, Malina RM, Klein RE. Height and weight standards for preschool children. How relevant are ethnic differences in growth potential? Lancet. 1974;6:1(7858):611-614.

91. The WHO Multicenter Growth Reference Study: Planning, study, design, and methodology. Food and Nutrition Bulletin. 2004;25(1 suppl):S15-S26.

92. WHO. Child Growth Standards. Methods and development. 2006.

93. De Onis M, Onyango A, Borghi E, Siyam A, Blössner M, Lutter C. World wide implementation of the WHO Child Growth Standards, 2012.

94. Perumal N, Gaffey MF, Bassani DG, Roth DE. WHO child growth standards are often incorrectly applied to children born preterm in epidemiologic Research. Nutr. 2015;145:2429-39.

95. The International Fetal and Newborn Growth Consortium for the 21st Century. Disponível em: <http://intergrowth21.tghn.org/articles/new-intergrowth-21st-international-postnatal-growth-standards-charts-available/>. Acessado em: 18 abr. 2017).

Capítulo

Análise de Dados Espaciais em Saúde

33

Roberto de Andrade Medronho
Guilherme Loureiro Werneck
Andréa Sobral

Histórico

A análise da distribuição espacial das doenças e de seus determinantes é uma vertente fundamental da Epidemiologia. Associada à noção da distribuição espacial de qualquer evento está a elaboração de mapas. Desde as civilizações primitivas até os tempos modernos, mapas têm sido utilizados para retratar dados espaciais. Os mapas tiveram uso intensivo no Império Romano, diminuindo juntamente com o seu declínio. Somente no século XVIII seu uso voltou a crescer na Europa, a partir da necessidade dos governantes da época de realizar mapeamentos sistemáticos de suas terras[9,18]. Remontam deste período os primeiros mapas de doenças. Em 1768, o médico escocês James Lind publicou um livro intitulado *An Essay on Diseases Incidental to Europeans in Hot Climates: with the Method of Preventing their Fatal Consequences,* considerado um marco no desenvolvimento da geografia da saúde[14]. No século XIX, o clássico estudo de John Snow[73] utilizou mapas para analisar a epidemia de cólera ocorrida em 1854 na região de Soho, Londres. Ele demonstrou uma associação espacial entre mortes por cólera e suprimento de água por diferentes bombas públicas de abastecimento, identificando, assim, a origem da epidemia, mesmo sem conhecer seu agente etiológico (Figura 33.1). O trabalho de John Snow é uma referência mesmo nos dias atuais.

Ainda que a análise da distribuição espacial das doenças seja de interesse da Epidemiologia há longo tempo, é só no final do século XX que um instrumental metodológico especificamente desenvolvido para este fim começou a ser utilizado de uma forma mais sistemática. Esse crescimento se deve em muito ao avanço dos recursos computacionais, em especial das técnicas de geoprocessamento que, entre outras capabilidades, permitem a rápida atualização de mapas, sem a necessidade de refazê-los manualmente. Com a incorporação de métodos estatísticos para a análise de dados espaciais, o geoprocessamento se tornou um campo fértil de investigação epidemiológica sobre o papel do espaço na produção e difusão de doenças.

Análise espacial em saúde

Análise espacial em saúde refere-se ao uso de métodos quantitativos em estudos nos quais o objeto de interesse é definido geograficamente, como, por exemplo, a análise da distribuição espacial da ocorrência de doenças e sua relação com os serviços de saúde[36]. O campo específico da análise de dados espaciais envolve a análise de dados observacionais, que representam o resultado de um processo estocástico operando no espaço: métodos estatísticos são utilizados para descrever e eventualmente explicar padrões de ocorrência, frequentemente buscando relações com outros dados espacialmente definidos[34]. Seu uso na Epidemiologia visa identificar padrões espaciais de morbidade ou mortalidade e fatores associados, descrever processos de difusão de doenças e gerar conhecimentos sobre etiologia de doenças, visando a sua predição e controle.

Segundo Gatrell & Bailey[34], os métodos para análise espacial podem ser divididos em três grupos, segundo seu propósito principal: visualização, análise exploratória de dados e modelagem.

Visualização

O mapeamento de eventos de saúde é a ferramenta primária nessa abordagem, podendo variar desde uma simples distribuição pontual de incidência de doenças

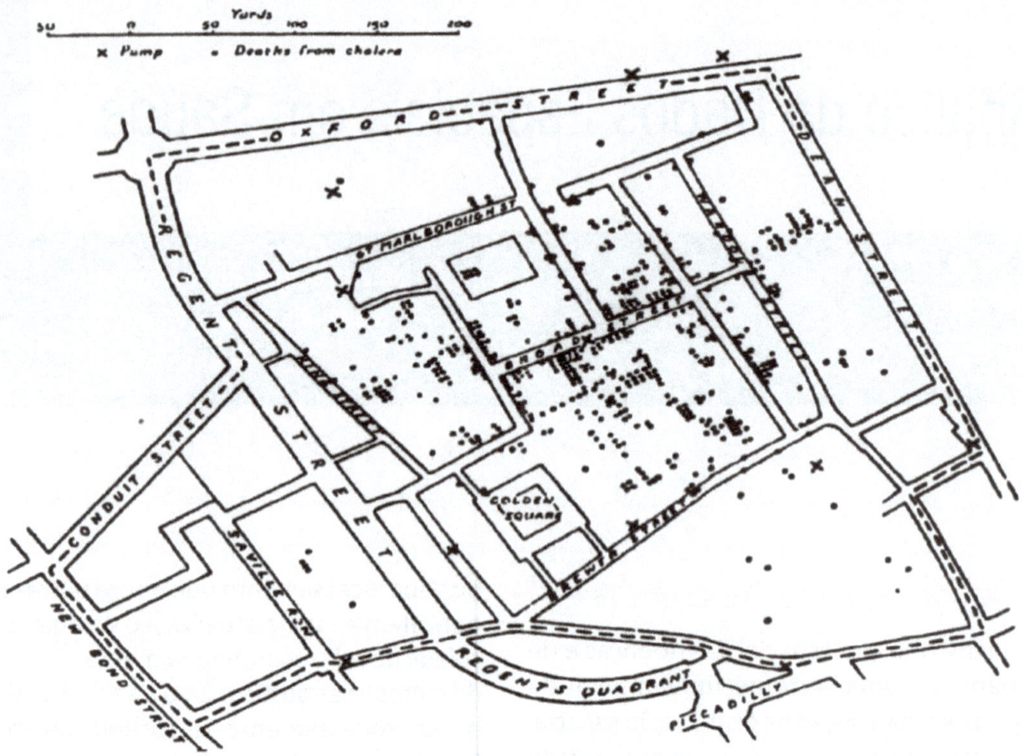

Figura 33.1 – Óbitos por cólera ocorridos em Soho, Londres, 1854.

até superposições complexas de mapas de incidência de doenças com mapas descrevendo a distribuição de determinadas variáveis ambientais de interesse.

Análise exploratória de dados

Métodos utilizados para sumarizar e descrever padrões de distribuição geográfica de eventos. Algumas técnicas exploratórias terão a forma de gráficos (histogramas, *scatterplots* etc.), enquanto outras serão de natureza cartográfica.

Modelagem

Utilizada quando se pretende testar formalmente uma hipótese ou estimar relações, como por exemplo, entre a incidência de uma determinada doença e variáveis ambientais e/ou sociais. Devido ao fato de a incidência de uma doença numa região estar provavelmente correlacionada à incidência em regiões vizinhas, não se pode necessariamente utilizar modelos estatísticos clássicos que assumem independência entre os eventos. Técnicas exploratórias clássicas não cobrirão a natureza dessa dependência espacial, por isso é necessário incorporá-la formalmente em modelos estatísticos espaciais.

Neste sentido, pode-se apreender que os procedimentos utilizados em análise espacial não se resumem ao simples mapeamento de eventos, exigindo também abordagens que levem em consideração a complexidade inerente aos dados espaciais. Diversos procedimentos têm sido utilizados para a análise espacial, notadamente, as técnicas de geoprocessamento e os métodos estatísticos para análise dos diferentes tipos de dados espaciais, em particular os dados geoestatísticos, os dados de área ou em treliça e os padrões pontuais no espaço[27,46].

Os recentes avanços na área de computação, tanto no que se refere aos equipamentos quanto ao desenvolvimento de *softwares,* tornaram possível a interação direta com grandes bases de dados espaciais e a obtenção quase instantânea de resultados para uma grande variedade de operações espaciais. Os métodos sofisticados de captura, armazenamento e demonstração de dados geográficos criaram uma demanda de novas ferramentas para a execução da análise espacial em geral e a análise estatística espacial em particular[7].

Geoprocessamento

Entende-se por geoprocessamento o conjunto de técnicas de coleta, tratamento e exibição de informações referenciadas em um determinado espaço geográfico.

As áreas que se servem das técnicas de geoprocessamento têm em comum o interesse por entidades de expressão espacial, sua localização ou distribuição, ou ainda a distribuição espacial de atributos a eles relacionados[66].

As técnicas de geoprocessamento vêm sendo utilizadas cada vez mais no planejamento, monitoramento e na avaliação das ações de saúde, além de constituirem uma importante ferramenta para análise das relações entre o ambiente e eventos relacionados à saúde[13]. Especificamente no campo da Epidemiologia, o geoprocessamento vem sendo utilizado na análise da dinâmica de difusão espacial das doenças e suas relações com o ambiente, na avaliação da situação de saúde de populações e na identificação de regiões e grupos sob alto risco de adoecer. O geoprocessamento tem se configurado também como um importante instrumento no apoio às atividades de vigilância epidemiológica e planejamento de ações de prevenção e controle de doenças, sobretudo no contexto de emergência de novas doenças, assim como a reemergência de diversas outras.

Entre os sistemas que utilizam as técnicas de geoprocessamento, salientam-se os denominados Sistemas de Informação Geográfica – SIG (GIS, de *Geographic Information Systems*). Um SIG constitui-se numa estrutura de processamento eletrônico de dados que permite captura, armazenamento, manipulação, análise, demonstração e relato de dados referenciados geograficamente[70].

As funções de um SIG são: integrar informações espaciais de dados cartográficos, censitários e de cadastramento, imagens de satélite, redes e modelos numéricos de terreno numa única base de dados; cruzar informações através de algoritmo de manipulação para gerar mapeamentos derivados; consultar, recuperar, visualizar e permitir saídas gráficas geocodificadas para o conteúdo da base de dados[19].

Existem diversas estruturas para representar o espaço geográfico em um SIG, porém todas estão ligadas a dois modelos principais: o modelo vetorial e o modelo *raster*. O *modelo vetorial* opera representando o espaço geográfico de maneira contínua e baseia-se nas entidades características de todo o desenho cartográfico: o ponto, a linha e a área.

Os dados vetoriais descrevem objetos na forma de vetores. O armazenamento de dados, desta forma, permite uma representação precisa da realidade, segundo a escala geográfica dos dados originais. Desta forma, pontos, linhas e áreas são incorporados ao computador como coordenadas cartesianas, tendo existência virtual, o que permite, entre outras coisas, uma fácil variação de escala dos dados.

O modelo *raster*, por outro lado, representa o espaço geográfico como um espaço discreto. Corresponde à divisão da área numa matriz de células, e a cada uma delas é atribuída uma posição única. A partição do espaço na estrutura *raster* mais comumente usada é a de uma malha com linhas verticais e horizontais espaçadas regularmente, formando células, também chamadas *pixels* ou quadrículas (**Figura 33.2**). Tais células, em geral, possuem dimensões verticais e horizontais iguais, que definem a resolução da malha, ou seja, a área abrangida no terreno por cada célula.

Existe uma variante do modelo *raster*, denominado *quadtree* (ou árvore quaternária). Este modelo divide também o espaço geográfico de maneira discreta. A diferença reside no fato de que, em uma única composição cartográfica, é possível encontrar diferentes tamanhos de *pixels*. Naqueles lugares em que a homogeneidade espacial de uma variável alcança uma grande extensão, utilizam-se células maiores, ocorrendo o inverso onde as variações de categorias são muito pronunciadas.

A **Figura 33.3** ilustra os modelos de representação *raster* e vetorial.

A tendência da tecnologia, no que diz respeito à forma de representação de dados, é a de admitir qualquer tipo de representação – *raster* ou vetorial, inclusive com a possibilidade de conversão entre elas.

Diversos estudos epidemiológicos utilizaram SIG para analisar possíveis associações entre a distribuição geográfica de doenças e o ambiente. Dentre eles, podem ser citados estudos nas áreas de vigilância epidemiológica e entomológica[2,12,31,77], doenças de veiculação hídrica[11,41], mapeamento de risco de dengue[49], controle da malária[1,30,37,63,78], leishmaniose visceral[3,12], saúde ambiental[59,60], modelagem de exposição a campos magnéticos[26] e análise do impacto de programa de controle doenças[61].

A aplicação dos SIG na pesquisa em saúde oferece grandes possibilidades, provendo os pesquisadores com novos métodos para o manejo de sua informação espacial, e constituindo-se em uma poderosa ferramenta para a conexão entre saúde e ambiente[17,57]. Além disso, os SIG vêm sendo utilizados como instrumentos integradores de diversos bancos de dados de diferentes tipos e instituições, facilitando a compreensão do fenômeno em estudo em toda a sua complexidade. Os SIG surgiram na Saúde Coletiva para melhorar as possibilidades da descrição e análise espacial das doenças em grandes conjuntos de dados referenciados geograficamente. A capacidade de executar múltiplos

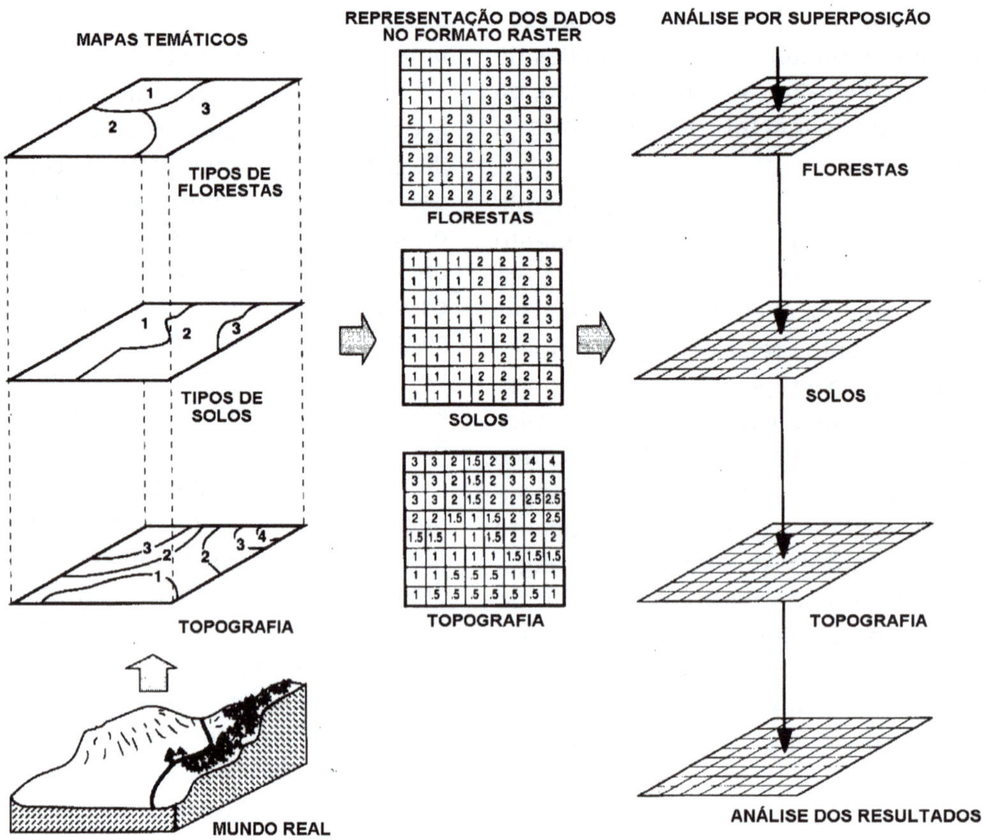

Figura 33.2 – Representação do espaço geográfico em um SIG no formato raster. Adaptado de Aronoff, 1989.

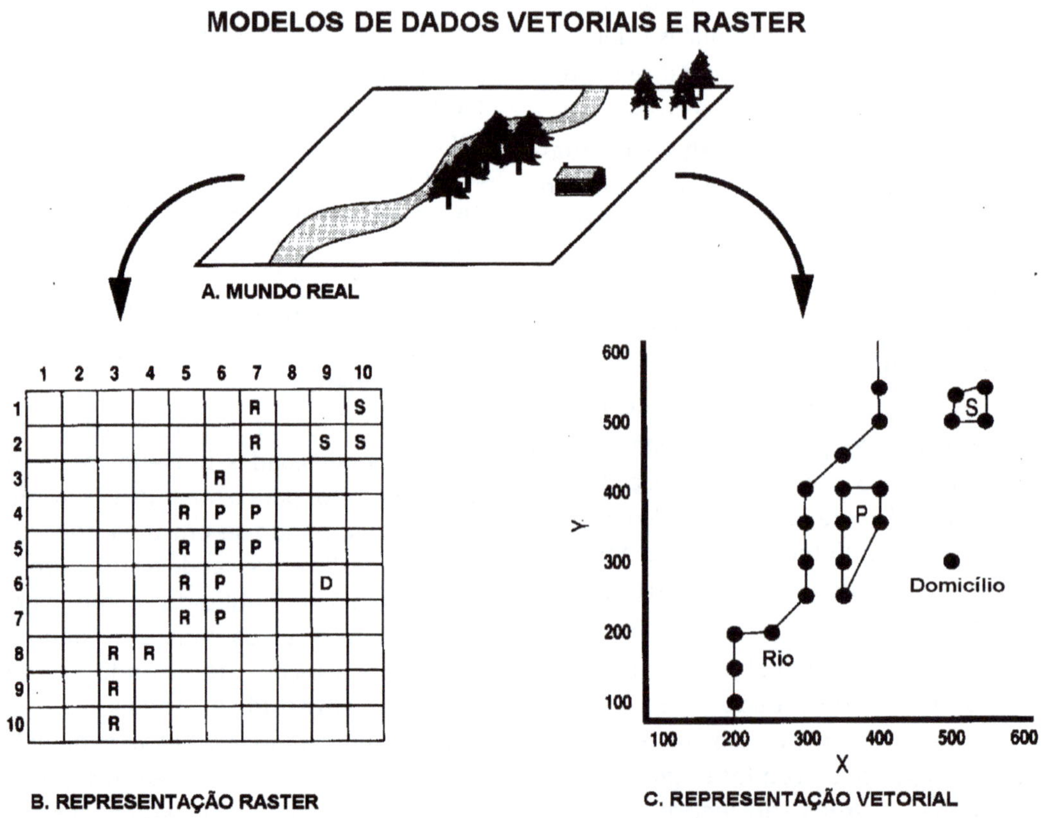

Figura 33.3 – Modelos de representação *raster* e vetorial do espaço geográfico em um *SIG*. Adaptado de Aronoff, 1989.

questionamentos sobre o conjunto de dados, juntamente com o uso de alta resolução gráfica, tem facilitado grandemente a obtenção e a interpretação das informações em saúde.

As técnicas de geoprocessamento e em especial os Sistemas de Informação Geográfica – SIG, podem se tornar um poderoso recurso tecnológico a serviço do planejamento, monitoramento e avaliação das ações de saúde no Brasil.

Entretanto, é importante salientar que o potencial de uso de um SIG em saúde deve se caracterizar pela multidisciplinaridade. Os recursos computacionais e o poder da comunicação via computador podem se tornar, inclusive, agentes extremamente facilitadores deste ideal. Infelizmente, o processo de integração intersetorial e/ou interinstitucional em saúde é ainda incipiente em nosso país. Um exemplo de falta de integração nessa área ocorreu no combate à epidemia de dengue que se reintroduziu no Brasil décadas após sua erradicação. Em 1991, no município do Rio de Janeiro, a falta de integração era tão importante que até a sua própria divisão político-administrativa diferia entre as diversas instituições de saúde pública. Cada qual utilizava seu próprio mapa no formato analógico, que por sua vez diferia totalmente, tanto na conformação dos limites de bairros com mesma denominação, quanto na divisão geográfica e na própria denominação de localidades.

Ressalta-se também que a integração espacial e a difusão das informações permitem a construção de um conhecimento coletivo que, transformado em opinião pública, é capaz de atuar, na presença de mecanismos de participação democrática, como força de transformação social[69]. Assim, deve ser dada uma utilização social à informação produzida, democratizando entre os diversos atores do processo social, sejam entidades governamentais ou não, as informações ambientais, tão importantes no mundo contemporâneo. Os SIG podem contribuir grandemente para esse processo, entretanto, para tal não basta apenas disseminar a cultura da geoinformação, mas também tornar esses sistemas mais acessíveis, para que possam ser utilizados em equipamentos de computação de baixo custo, e torná-los mais flexíveis, aceitando mais facilmente diferentes formatos de arquivo. O SIG deve permitir a difusão de uma tecnologia sofisticada de análise de informação geográfica, tornando-se assim utilizável não apenas pelos criadores e executores das políticas públicas, mas também por aqueles que se impõem a missão de criticá-las.

Dados espaciais em saúde

Dados espaciais consistem em medidas ou observações feitas em localizações específicas (pontos definidos pela latitude e longitude – coordenadas geográficas) ou dentro de regiões específicas (dados em área). Caracteristicamente, estes dados exibem algum tipo de estrutura espacial, no sentindo de existir uma tendência de que observações próximas no espaço sejam mais parecidas do que observações distantes. Alguns exemplos de dados espaciais são[27,46]:

1. medidas da acidez do solo em uma região;
2. número de casos de uma doença por setores censitários;
3. concentração de poluentes atmosféricos medidos em estações de monitoramento;
4. localização exata da ocorrência do casos de uma doença em um município;
5. número de algas em uma série de locais de amostragem ao longo da costa;
6. valores de reflectância do espectro eletromagnético obtidos por sensoriamento remoto de uma área da terra.

Os dados espaciais podem ser divididos em três subtipos[27]: dados geoestatísticos, dados de área ou em treliça (*lattice data*) e padrões pontuais no espaço.

Dados Geoestatísticos

Medidas feitas em localizações fixas em um contínuo espacial. Potencialmente, as mensurações podem ser feitas em qualquer local desse espaço, embora os dados obtidos sejam amostrados em locais específicos. Os dados podem ser contínuos (veja os exemplos 1 e 3 acima) ou discretos (exemplo 5).

Dados de Área ou em Treliça (*lattice data*)

Observações associadas a regiões espaciais, que podem ser regularmente (exemplo 6 acima) ou irregularmente espaçadas (exemplo 2). Os dados não são mensuráveis em qualquer local do espaço e são artificialmente agregados em áreas geralmente definidas para fins estatísticos ou administrativos.

Padrões Pontuais no Espaço

Padrões que surgem quando a própria localização dos eventos em si é a variável de interesse. Mais frequentemente, a primeira questão a ser respondida é se o padrão exibe completa aleatoriedade, agregação ou regularidade espacial. Padrões pontuais consistem em um número finito de localizações observadas em uma região espacial (exemplo 4, acima).

Métodos para análise de dados espaciais foram desenvolvidos especificamente para abordar cada uma destas três categorias. Entretanto, métodos de uma categoria podem ser aplicados, em situações específicas, para analisar dados de uma categoria diferente[21,27].

A grande parte das técnicas estatísticas utilizadas em epidemiologia é inadequada para análise de dados espaciais. Por um lado, a análise exploratória de dados[74] habitualmente utilizada, através do cálculo de medidas de tendência central e dispersão, coeficientes de assimetria, gráficos do tipo histograma e *box plot,* entre outros, não é suficiente para caracterizar a continuidade espacial de um processo. Assim, diferentes conjuntos de dados contendo valores iguais para as estatísticas habituais podem, eventualmente, possuir comportamentos distintos no espaço[55].

Por outro lado, a maioria dos modelos estatísticos de uso corrente em Epidemiologia assume que as observações são independentes, fato raramente observado no contexto espacial. De fato, observações próximas no espaço tendem a ser correlacionadas, ou seja, tendem a ser mais similares do que aquelas distantes entre si[7,27]. As principais consequências do uso de teorias estatísticas clássicas na vigência de correlação espacial são a subestimação da variabilidade das estimativas e predição ineficiente via intervalo[27].

Geoestatística

Geoestatística pode ser definida como o "estudo de fenômenos que variam no espaço"[62], no tempo, ou no espaço e tempo[28]. A geoestatística tem como objetivo principal a análise e modelagem da variabilidade espacial de fenômenos.

Teoria da Variável Regionalizada

O estudo da variabilidade espacial de diversos fenômenos que ocorrem na superfície terrestre constitui-se, há muito tempo, em uma importante atividade para o homem[18]. No início do século estes estudos baseavam-se na utilização de grandes quantidades de dados amostrais para descrever a distribuição espacial de um determinado fenômeno em estudo. Posteriormente, Daniel G. Krige *(apud* Camargo[20]), trabalhando com dados de concentração de ouro, em 1951, na África do Sul, concluiu que somente a informação dada pela variância não era suficiente para explicar o fenômeno em estudo, sendo necessário considerar a distância entre as observações. Baseado nessas observações, Matheron[51] formalizou a *teoria da variável regionalizada.* Esta teoria define como uma variável regionalizada qualquer variável distribuída no espaço, sendo o conjunto de dados espaciais interpretados como a realização de um processo aleatório definido por:

$\{Z(s), s \in D\}$ (33.1)

onde D é um subconjunto de Rd (habitualmente, $D \subset R^2$), ou seja, o índice espacial s varia continuamente na região D[27].

A variação espacial da variável regionalizada pode ser modelada usando-se um componente aleatório (flutuação aleatória local) e um determinístico (comportamento estrutural geral). A premissa básica é a de que valores em posições próximas são correlacionados e que esta correlação diminui à medida que a distância entre estes valores aumenta.

A dependência espacial dos pontos de uma determinada variável x pode ser verificada através da construção de diagramas de dispersão de x com x + h, conforme observado na Figura 33.4.

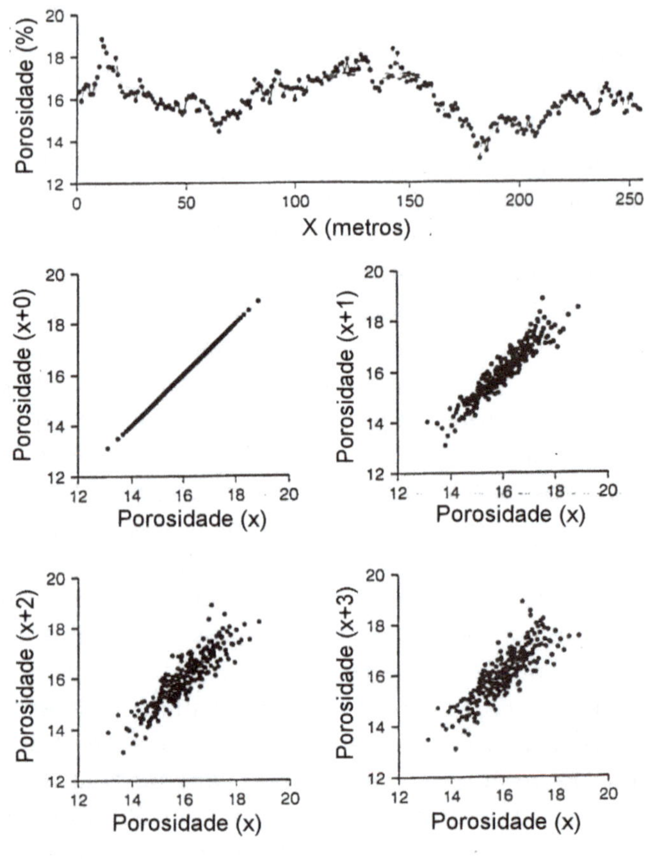

Figura 33.4 – Diagramas de dispersão da porosidade do solo para diferentes distâncias entre pontos (X e X + h). Fonte: Adaptado de Almeida & Bettini, 1994.

Estacionariedade

Tendo em vista que a variável regionalizada z(.) é considerada uma realização particular do processo aleatório espacial *{Z(s), s* ∈ D}, ao se observar z(.) em *n* posições $\{s_1,...,s_n\} \subset R^d$, obtêm-se os dados espaciais $\{z(s_1), ..., z(s_n)\}$. Estes dados são considerados como uma observação incompleta de uma realização particular do processo aleatório Z(.). Assim, o desenvolvimento da teoria da variável regionalizada é baseado no conjunto das variáveis aleatórias $\{Z(s_1),...,Z(s_n)\}$, sendo cada $Z(s_i)$, i = 1, ..., n, uma variável aleatória local[76]. Entretanto, uma importante restrição na maioria dos problemas práticos encontrados em geoestatística diz respeito ao fato de que os dados correspondem a uma única realização do processo aleatório, não sendo possível obter replicações. Assim, sob a hipótese de homogeneidade do fenômeno sob estudo em determinada região de referência *D,* pode-se considerar, por exemplo, os valores z(s) e z(s + h) para dois diferentes pontos s e s + h como sendo duas realizações diferentes do mesmo processo aleatório.

A base da geoestatística está na estimação da continuidade espacial, através do variograma, e sua utilização para a predição de fenômenos em qualquer ponto do espaço, via técnicas de krigagem. A aplicação desses métodos considera, em geral, que os dados são provenientes de um processo aleatório estacionário[76]. Journel & Huijbregts[44] definem vários tipos de processos aleatórios estacionários. Em particular, a análise geoestatística se baseia nos princípios da estacionaridade intrínseca ou na estacionaridade de segunda ordem.

Estacionariedade Intrínseca

O processo Z(*s*) é intrinsecamente estacionário, quando:

- a expectância do processo é constante:
  E{Z(s)} =m, ∀ *s;*
- a variância de *{Z(s) – Z(s +* h)} depende somente do deslocamento h:
  Var{Z(s) – Z(s + h)} = *E{[Z(s) – Z(s* + h)]2} = 2γ(h), ∀ s;

onde a função 2γ(h) é conhecida como o variograma (ver adiante). Estacionariedade intrínseca é denominada também de *hipótese intrínseca.*

Estacionariedade de segunda ordem

Um processo aleatório é dito estacionário de segunda ordem, quando:

- a expectância do processo é constante:
  E{Z(s)} = m, ∀ *s;*
- para cada par de variáveis aleatórias *{Z(s),* Z(s + h)}, a covariância depende somente do vetor deslocamento h:
  C(h) = *E{Z(s)* . Z(s + h)} – m^2, ∀ *s,*

onde h representa o vetor de coordenadas (h_u, h_v, h_w) no espaço tridimensional.

A hipótese de estacionariedade de segunda ordem é uma condição mais restritiva que a intrínseca, pois implica estacionariedade intrínseca, a recíproca não sendo verdadeira.

As hipóteses de estacionariedade são relativas à escala em que o fenômeno é observado e à quantidade de dados[76]. Na prática, em geoestatística, a estacionariedade não pode ser provada a partir dos dados, consequentemente, não se pode utilizar um teste estatístico para estacionariedade. No entanto, pode-se buscar indicações nos dados que sugerem a aceitação, ou não, de uma das hipóteses de estacionariedade.

Variograma

O variograma pode ser definido como a variância do incremento [*Z(s) – Z(s +* h)][28] e é a medida tradicionalmente utilizada para caracterizar a variabilidade espacial de fenômenos em função da distância entre eles[27]. Para um processo aleatório estacionário,

2γ(h) = Var{Z(s) – Z(s + h)}

Vale salientar que o variograma, representado por 2γ(h), é muitas vezes representado por γ(h), que, estritamente falando, é o *semivariograma.* No entanto, como a constante 2 é adicionada por simples conveniência, o termo variograma será utilizado indistintamente neste texto para se referir a ambas as funções.

O variograma é função somente do incremento h, sendo um modelo da variabilidade da variável regionalizada à medida que a distância entre as posições espaciais aumenta. Constitui-se na principal medida utilizada em geoestatística para descrever a variabilidade espacial e compõe-se dos seguintes elementos[23]:

- **alcance** (*range*) – a: é o valor da distância máxima do variograma a partir da qual as amostras se tornam independentes;
- **patamar** (*sill*) – C: valor do variograma correspondente ao seu alcance. A partir deste ponto considera-se que não existe mais dependência espacial, já que a variância da diferença entre os pares de pontos Var{Z(5) – Z(s + h)} torna-se

invariante com a distância. O patamar reflete a variância da variável para distâncias superiores ao alcance;

- **efeito pepita** (*nugget effect*) – C_0: teoricamente, $\gamma(0) = 0$. Entretanto, muitas vezes na prática, à medida que h tende para 0, γ(h) se aproxima de um valor positivo, denominado efeito pepita. Este valor revela a descontinuidade do variograma para distâncias menores do que a menor distância entre as observações. Acredita-se que este fenômeno seja devido à variação em microescala, que causaria uma descontinuidade na origem, ou a possíveis erros de medida para observações muito próximas[24];

- **contribuição** – C_1: é a diferença entre o patamar (C) e o efeito pepita (C_0).

A Figura 33.5 ilustra os componentes de um variograma.

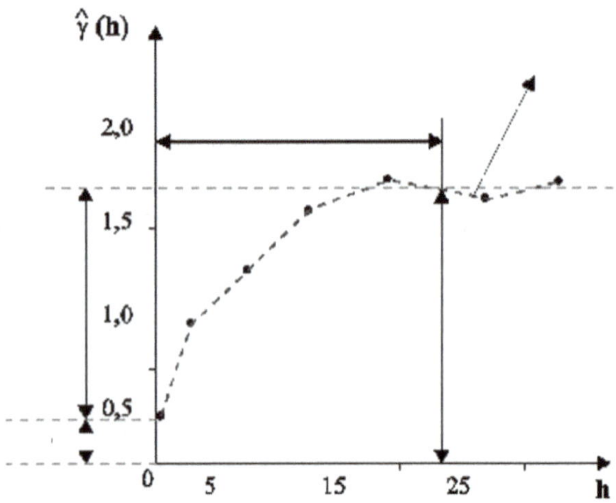

Figura 33.5 – Elementos componentes do variograma.

Como foi descrito no item anterior, a estacionariedade da covariância implica estacionariedade da variância, assim, obtêm-se as duas relações a seguir:

$\text{Var}\{Z(s)\} = iE\{[Z(s) - m]^2\} = C(0), \forall s$

$\gamma(h) = \frac{1}{2} E\{[Z(s+h) - Z(s)]^2\} = C(0) - C(h), \forall s.$

Esta última relação indica que, sob a hipótese de estacionariedade de segunda ordem, a covariância e o variograma são duas ferramentas equivalentes para caracterizar a autocorrelação espacial entre duas variáveis Z(s + h) e Z(s) separadas por uma distância h. Dessa forma, pode-se definir uma terceira ferramenta, o correlograma[44]:

$$P(h) = \frac{C(h)}{C(0)} = 1 - \frac{\gamma(h)}{C(0)} \quad (33.2)$$

Desta relação, verifica-se que na ausência de autocorrelação espacial, p(h) tende a zero e γ(h) se aproxima de C(0) – a variância do processo. Quando p(h) tende a 1, indicando forte autocorrelação espacial, γ(h) tende a zero[54].

Sob a hipótese intrínseca, é possível estimar o variograma ou semivariograma γ(h) para os dados disponíveis. Dessa forma, é possível mensurar a heterogeneidade média entre dados separados por um vetor *h*. Um estimador do semivariograma pode ser calculado da seguinte forma[39]:

$$\gamma(h) = \frac{1}{2N(h)} \Sigma\left[z(S_i) - z(S_i + h)\right]^2, h \in R_d \quad (33.3)$$

onde: N(h) é o número de pares experimentais $[z(s_i), z(s_i + h)]$ de dados separados pelo vetor h.

Para a estimativa dos valores do variograma dos dados amostrais necessita-se definir alguns parâmetros. Inicialmente, deve-se determinar o tamanho da área que será necessário para a construção do variograma experimental. Journel & Huijbergts[44] propuseram que a construção deve ser feita considerando-se distâncias iguais ou menores do que a metade da distância máxima da região de estudo. Posteriormente, deve-se proceder à divisão dessa distância em tamanhos iguais, denominados *lag spacing*[42]. A definição do tamanho de cada *lag* deve levar em conta o número de pares que ele possa conter, já que, se este número for muito pequeno, poderão ser encontrados valores de variogramas muito irregulares e, se for muito grande, os valores poderão ser muito suavizados. A seguir, em função de os dados na maioria das vezes não estarem dispostos em um *grid* regular, é necessária a definição de uma tolerância para esse *lag;* habitualmente, utiliza-se a metade do tamanho do *lag* como tolerância.

Outro parâmetro fundamental na construção do variograma experimental é a definição da tolerância angular. Os variogramas devem ser construídos para diferentes direções na etapa exploratória; entretanto, para que se garanta encontrar pares de pontos em determinada direção, é conveniente dar uma determinada tolerância angular. Uma maneira prática de construir variogramas em diferentes direções é definir inicialmente as direções de 0°, 45°, 90° e 135°, dando uma tolerância angular de 22,5°, ou seja, a metade do incremento angular.

Verificação de Eixos de Continuidade Espacial

Uma etapa fundamental que precede o processo de modelagem do variograma consiste em verificar se a autocorrelação espacial do fenômeno em estudo modifica-se em diferentes direções. Se a autocorrelação espacial é apenas função do deslocamento *h,* o processo é dito isotrópico. Se o processo além da magnitude do deslocamento *h* depender também da direção desse deslocamento, é denominado *anisotrópico.* Existem dois tipos básicos de anisotropia:

- **geométrica**: ocorre quando o alcance do variograma muda nas diferentes direções, enquanto o patamar permanece constante;
- **zonal**: ocorre quando o patamar do variograma muda com a direção.

Uma maneira rápida para evidenciar anisotropia é a construção do mapa de variograma[28]. Dessa forma, pode-se ter uma visão global dos valores do variograma em todas as direções. O mapa de variograma é um gráfico em 2D de $\gamma(h_1, h_2)$ do variograma amostral para todos os vetores separação $h = (h_1, h_2)$ disponíveis experimentalmente. O valor de $\gamma(0) = 0$ é plotado no centro da figura. Assim, o mapa de variograma é construído a partir do cálculo do variograma de todos os pares de pontos que distam uma determinada distância h em uma dada direção. Este valor é plotado na respectiva quadrícula (*pixel*). Este procedimento é feito para toda a área de estudo.

A existência de anisotropia pode ser verificada também através da construção de variogramas amostrais em todas as direções possíveis e a posterior construção do diagrama de rosas[42]. Se todos os variogramas apresentarem o mesmo alcance, o diagrama assumirá o formato de um círculo, indicando que o fenômeno é isotrópico, caso contrário será anisotrópico.

Identificada a anisotropia, deve-se corrigi-la. Esta correção consiste na transformação do vetor de coordenadas original em um novo vetor no qual o valor do modelo de variograma anisotrópico identifica o valor de um modelo isotrópico no novo sistema de coordenadas[39].

Modelagem do Variograma

Após a identificação das direções de máxima e mínima continuidade espacial, passa-se à etapa de modelagem do variograma experimental, que consiste no ajuste de um dos modelos teóricos conhecidos, através de algoritmos de regressão não linear.

Existem vários modelos de variogramas, sendo os mais comuns[28]:

a) **modelo esférico**: caracteriza-se por um comportamento linear perto da origem. Atinge o patamar para uma distância igual ao alcance *a.* A contribuição positiva da variância ou patamar é de valor *c.* Modela fenômenos contínuos para distâncias relativamente pequenas;
b) **modelo exponencial**: possui um comportamento linear próximo à origem. Atinge o patamar assintoticamente para grandes distâncias;
c) **modelo gaussiano**: caracteriza-se por ter um comportamento parabólico próximo à origem. Atinge o patamar assintoticamente. Utilizado para modelar fenômenos muito contínuos;
d) **modelo de potência**: definido por uma potência $0 < \omega < 2$ e uma curva positiva *c.* $\gamma(h) = c.h^{\omega}$;
e) **modelo do efeito buraco** (*hole effect*)*:* um variograma apresenta efeito buraco quando oscila com amplitude decrescente ao redor do patamar. Este modelo reflete a periodicidade dos dados, e é definido por um comprimento *a* para o primeiro pico (tamanho da característica cíclica básica) e o valor positivo da contribuição da variância *c.* Utilizado para modelar fenômenos cíclicos.

Método de Estimativa Espacial – Krigagem

O método de estimativa ou predição espacial visa estimar o valor de um fenômeno em posições não amostradas, empregando informação proveniente de dados amostrados da variável em posições vizinhas. O mais utilizado é o método de krigagem (*kriging,* em inglês) – termo derivado do nome de Daniel G. Krige – que estima de forma não enviesada valores do processo *Z(s),* em qualquer ponto da região *D,* através de combinações lineares do conjunto de observações $(z_1,..., z_n)$, minimizando assim os erros de predição[74]. A existência de um modelo de dependência espacial permite manejar o problema de estimativa de valores para localizações não amostradas[39]. Entretanto, embora tenha sido este o objetivo inicial da krigagem, tem aumentado seu uso para a construção de modelos probabilísticos de incerteza sobre estes valores desconhecidos[28].

Em Epidemiologia, a geoestatística tem sido utilizada no estudo da distribuição espacial de diversas doenças. O método de krigagem já foi utilizado, entre outras aplicações, para analisar a distribuição geográfica de uma epidemia de resfriado comum na França[21], da mortalidade por câncer de pulmão nos Estados Unidos[40], para modelagem espacial do risco de tuberculose na Etiópia[75], para a caracterização de áreas de risco à saúde em decorrência de exposição ao arsênico na água[48] e para estimar a ocorrência de hepatite A[56].

A seguir são descritas algumas das mais comuns versões da krigagem.

Krigagem simples

Todas as versões de krigagem são elaborações do algoritmo de regressão linear generalizado básico e seu estimador correspondente:

$$\left[Z^*_{sk}(s)-m(s)\right]=\sum_{a=1}\lambda_a(s)\left[z(S_a)-m(S_a)\right] \quad (33.4)$$

onde: Z(s) é o modelo do processo aleatório para a localização s; S_a são as *n* localizações dos dados; m(s) = E{Z(s)} é o valor esperado dependente da localização da variável aleatória Z(s); e Z^*_{SK} é o estimador da regressão linear, denominado estimador de krigagem simples (*simple kriging* – SK).

A equação acima é, basicamente, uma soma ponderada das *n* variáveis aleatórias $z(S_a)$ aferidas em cada localização espacial S_a. Os pesos $\lambda_a(s)$ utilizados são diferentes para cada $z(S_a)$, e dependem da localização particular *s* onde se deseja obter a predição.

Krigagem ordinária

A krigagem ordinária (OK) filtra a média do estimador de SK, pois requer que a soma dos pesos da krigagem seja igual a I[28]. Isto resulta no seguinte estimador de krigagem ordinária:

$$Z^*_{ok}(s)=\sum_{a=1}\lambda_a^{(OK)}(s)z(S_a) \quad (33.5)$$

e o sistema OK estacionário:

$\{ \Sigma^n_\beta=1\ \lambda_\beta^{(OK)}(s)C(s_\beta-s_\alpha)+\mu(s)=C(s-s_\alpha),\alpha=1,\dots,n$ (33.6)

$\{\Sigma^n_\beta=1\ \lambda_\beta^{(OK)}(s)=1$

onde: $\Lambda_B^{(Ok)}$ *(s)* são os pesos da OK; e μ(s) é o parâmetro Lagrange associado com a limitante

$\Sigma^n_\beta=1\ \lambda_\beta^{(OK)}(s)=1$ (33.7)

A krigagem ordinária é um dos métodos de estimativa espacial mais utilizados em geoestatística[44]. O preditor da krigagem ordinária caracteriza-se pelo fato de[76]:

- ser uma função linear dos dados, e ótimo no sentido de minimizar o erro quadrático esperado da predição, denominado também variância de krigagem;
- sua derivação não depender de uma lei de probabilidades (em particular, de uma lei gaussiana) e
- sua derivação não precisar do conhecimento da média do processo aleatório Z(.).

Krigagem indicadora

Em uma região de interesse $D \in R_d$, a variável regionalizada contínua *z* torna-se conhecida através de amostragem em um conjunto de pontos $\{S_\alpha$ e *D, α* = 1,... n} = (n). Nos pontos *s* fora deste conjunto, o valor desconhecido de z(s) é representado pela variável aleatória local Z(s), cuja função de distribuição acumulada (FDA) é condicional aos dados (n). Esta função acumulada local pode ser representada por uma coleção adequada de K variáveis binárias, todas com distribuição de Bernoulli, com parâmetro pk(s) idêntico à probabilidade acumulada em cada um dos K *quantis* de Z(s), denominados pontos de corte (*cutoffs*), tais que:

$Z_k = F^{-1}_{z(s)}(P_k) \Leftrightarrow P\ \{Z[s\,|\,(n)] \le Z_k\} =$ (33.8)

$= P_k(s) = F_{z(s)[zk}\,|\,(n)]\ ,\ k = l,2,..,K$ (33.9)

A qualidade desta representação está ligada à escolha conveniente do conjunto $\{Z_k$, k = 1, ..., K}, que pode ser formado, por exemplo, pelos decis da amostra.

No caso de uma variável contínua, o objetivo da krigagem indicadora (IK) é estimar $FZ(s)Z_k$ k = 1,.., K para todos os pontos s de um subconjunto de D, por exemplo, no caso de D pertencer a R^2, os nós de uma malha ou grade *(grid)* regular de pontos. A partir desse conjunto de K pontos, é possível reconstituir aproximadamente a FDA condicional. O procedimento consiste nos seguintes passos:

(i) transformar Z(s) em K indicadores, em todos os pontos amostrais sa, a = 1, .., n:

$I(S\alpha, Z_k) = \{^{seZ}(S\alpha) \le Z_k$ (33.10)

caso contrário

(ii) Calcular o semivariograma para cada um dos indicadores $I(., z_k)$, k = 1, ..., K

$\gamma_{I(..zk)}(h) = \frac{n_{01} + n_{10}}{N}$ (33.11)

onde: n_{01} e n_{10} = n° de pares com valores distintos do indicador; N = n° total de pares de pontos

(iii) Ajustar um modelo ao semivariograma.

(iv) Estimar $F_{z(s)}[_{Zk}\ |\ (n)] = P[Z(s) \le _{Zk}\ |\ (n)] = p_k(s)$ para cada nó do *grid*, através da krigagem de cada um dos indicadores I(sa, zk), k = 1, ..., K.

$F_{(s,zk)} = p_k^{(s)} = E[1(...) = I_k\,[s,zk\,|^{(n)}]$ (33.12)

onde: $I^*_{IK}\ [s, z_k\ |\ (n)]$ é o valor krigado do k-ésimo indicador.

Convém lembrar que $E[/(..)] = p_k(s)$, mas $p_k(s) = P[Z(s) \le z_k\ |\ (n)] = FZ(s)[\ z_k\ |\ (n)]$. Logo, o valor krigado do indicador $I(.,z_k)$ no ponto s, relativo ao ponto de corte zk, é uma estimativa de $FZ(s)[\ z_k\ |\ (n)]$. Desse modo, em cada ponto s da malha tem-se um conjunto de K pares $\{z_k, F_{z(s)} [z, \mid {}^{(n)}]\}$, representando a distribuição condicional local.

Tratando-se de uma variável aleatória I(s) binária, como é o caso da soropositividade para anticorpos contra o vírus de hepatite A, o objetivo da krigagem indicadora consiste em estimar a função massa de probabilidade, ou sua FDA, para uma única variável aleatória de Bernoulli em cada nó da malha. Nesse caso, o valor krigado em cada nó *s* representa diretamente a probabilidade de o indicador ser igual a 1.

Finalmente, ressalta-se que uma das mais importantes características do método de krigagem em geral é não estar restrito aos limites das unidades geográficas; dessa forma, evitam-se transições súbitas entre áreas vizinhas. O método de krigagem tem como vantagem em relação a outros métodos de estimativa o fato de se basear na variabilidade espacial do dado real mapeado, provendo assim a variância dos valores estimados. Nesse caso, mapas de erro podem ser usados para decidir onde introduzir novos valores amostrais, ou seja, para aqueles locais onde se julga haver um erro padrão muito alto[21].

Segundo Camargo[20], as principais vantagens do método geoestatístico em relação aos métodos usuais de estimativa espacial são:

- Os pesos determinados pela krigagem são baseados na análise da correlação espacial descrita pelo variograma, e não são apenas uma função da distância.
- A área de influência do processo de estimativa espacial na krigagem é determinada pelo alcance, e não por um raio de busca arbitrário.
- A possibilidade de se modelar a anisotropia do fenômeno.
- Existência de tratamento de *clusters,* atribuindo-se pesos adequados para agrupamentos de amostras.

Análise de dados de área ou em treliça

Dados de área ou em treliça *(lattice,* em inglês) são observações associadas com regiões, que podem ser regulares ou irregulares. Como exemplo de dados de *lattice* regular pode-se citar a informação obtida através do sensoriamento remoto, onde a superfície da Terra é dividida em pequenos retângulos (*pixels*) e os dados são recebidos em uma *lattice* regular de R^2; um exemplo de dado de *lattice* irregular pode ser o conjunto das taxas de ataque de dengue no município do Rio de Janeiro segundo regiões administrativas (RA) no ano de 1991 (Figura 33.6).

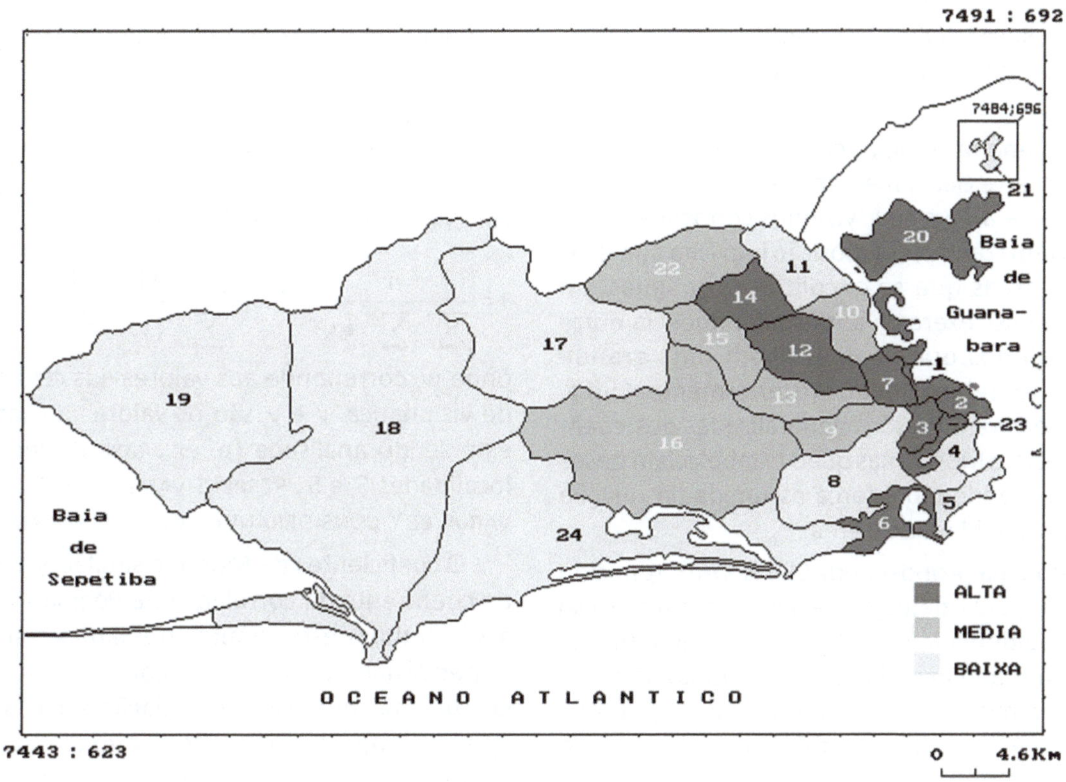

Figura 33.6 – Taxa de ataque de dengue por RA 11/1990 a 06/1991 – Município do Rio de Janeiro-RJ. Fonte: Medronho[54].

Analogamente aos estudos de séries temporais, onde a função de autocorrelação se mostra útil para a análise e descrição da estrutura de dependência temporal, uma medida que expresse a existência e intensidade da autocorrelação espacial em um mapa pode fornecer elementos mais sólidos para a interpretação do padrão geográfico dos dados observados. Sendo a autocorrelação espacial uma medida do grau de associação entre unidades em um determinada janela ou *lag* espacial, ela está intimamente relacionada à diferenciação ou similaridade entre as áreas. Dessa forma, o uso da função de autocorrelação espacial como uma expressão quantitativa da variação geográfica pode contribuir significativamente para o estudo do padrão espacial da incidência de doenças.

O desenvolvimento de uma medida de autocorrelação espacial tem início com Moran[58], que examinou um sistema de distritos, codificando-os através de cor preta (B) ou branca (W), segundo a presença ou ausência de algumas características. Observando-se os pares de distritos adjacentes, a autocorrelação espacial pode medida através do estudo da distribuição das junções BB, WW, BW e WB. Intuitivamente, um mapa com poucas junções BW ou WB é dito como tendo forte correlação espacial positiva. Em contraste, uma grande proporção de junções BW ou WB apontaria para uma forte correlação espacial negativa. Para operacionalizar o método, foram calculados os valores esperados teóricos e as variâncias dessa estatística de junções sob certas premissas. Posteriormente, Moran[58] e Geary[35] estenderam essas medidas para mapas que continham dados de intervalo.

De uma maneira geral, os coeficientes de autocorrelação de Moran e Geary medem a relação média entre cada unidade de área e seus vizinhos contíguos. Esses coeficientes têm como pressuposição implícita que duas unidades de áreas que se encontram contíguas em apenas um ponto, exercem a mesma influência entre si quanto vizinhos que compartilham uma grande extensão de fronteira comum. Posteriormente, Cliff & Ord[24] desenvolveram versões generalizadas dos coeficientes de Geary e Moran, nas quais estabeleciam pesos *a priori* correspondendo à força assumida da relação existente entre unidades de área.

A metodologia proposta por Cliff & Ord[24] tem sido muito utilizada para a detecção de dependência espacial em estudos epidemiológicos. Constitui-se num procedimento apropriado para dados em conjunto de áreas (*lattice*), tais como setores censitários, municípios etc. Inicialmente, é necessário estabelecer um critério adequado para definir vizinhança, que pode ser o conceito de proximidade geográfica, adjacência entre áreas ou outros critérios, como ligação de regiões através de estradas[54].

Como uma medida geral de autocorrelação no espaço, Cliff & Ord introduziram a seguinte estatística:

$$\Gamma = \sum_{i=1}^{n}\sum_{j=1}^{n} w_{ij} z_{ij} \quad (33.13)$$

onde w_{ij} correponde aos valores das células de uma matriz de vizinhança que define as relações de proximidade entre cada par de localidades S_i e S_j. Numa situação simples, pode-se atribuir "um" para w_{ij}, se S_i e S_j forem vizinhos (compartilharem uma fronteira em comum) e "zero", caso contrário; e y_{ij} é uma equação que expressa a similaridade dos valores da variável em análise.

Um elemento fundamental desse coeficiente é a matriz de vizinhança (W), onde w_{ij} correponde aos valores das células dessa matriz. Os valores atribuídos a w_{ij} definem as relações de proximidade entre as unidades de áreas e fornecem um modo de testar hipóteses relacionadas à natureza do padrão espacial mapeado.

Outra função importante da matriz de vizinhança é o seu uso para estimar a função de autocorrelação espacial, representada como uma função matemática de um determinado *lag* ou distância espacial. Essa função que, na forma gráfica, é chamada de correlograma espacial, mede o grau de associação entre unidades de dados de área que são separados por k intervalos espaciais.

No caso de observações que possuem uma escala contínua, existem duas outras estatísticas para medir o grau de autocorrelação espacial. A primeira é uma generalização do coeficiente *I* de Moran:

$$I = \frac{n}{\sum_{i=1}^{n}\sum_{j=1}^{n} w_{ij}} \frac{\sum_{i=1}^{n}\sum_{j=1}^{n} w_{ij}\left(y_i - \bar{y}\right)\left(y_j - \bar{y}\right)}{\sum_{i=1}^{n}\left(y_i - \bar{y}\right)^2} \quad (33.14)$$

onde w_{ij} correponde aos valores das células da matriz de vizinhança, y_i e y_j são os valores da variável Y que está sendo analisada (p. ex., taxa de incidência) nas localidades S_i e S_j, RESPECTIVAMENTE E $\bar{y}$ É A MÉDIA DA VARIÁVEL Y CONSIDERANDO TODAS AS LOCALIDADES.

O coeficiente *I* de Moran é similar na sua estrutura ao coeficiente de correlação de Pearson e varia de −1 a +1, embora estes limites possam ser superados na dependência da matriz de conectividade escolhida. Quando não existe autocorrelação espacial seu valor é igual a 0. Agregação espacial é expressa por valores positivos de *I*, enquanto valores negativos expressam autocorrelação negativa.

A segunda estatística é o coeficiente *c* de Geary. Este coeficiente representa a razão entre a variância de observações em áreas vizinhas e a variância total:

$$c = \frac{(n-1)}{2\sum_{i=1}^{n}\sum_{j=1}^{n} w_{ij}} \frac{\sum_{i=1}^{n}\sum_{j=1}^{n} w_{ij}(y_i - y_j)^2}{\sum_{i=1}^{n}(y_i - \bar{y})^2} \quad (33.15).$$

O coeficiente *c* de Geary é similar ao *I* de Moran, exceto por que o numerador envolve uma comparação direta entre os pares de dados. Autocorrelação espacial positiva levará a valores próximos de 0, enquanto autocorrelação negativa levará a valores próximos de 2. Com dados aleatórios no espaço, o valor esperado de *c* é 1.

Embora estas duas medidas tendam a responder de forma similar a um determinado padrão espacial, eles podem levar a resultados conflitantes. Por exemplo, o índice de Geary é mais sensível a diferenças entre pares de valores de dados adjacentes e o coeficiente de Moran é mais sensível a valores extremos. Geary dá mais peso para áreas com mais conexões e menos para áreas nas regiões limítrofes da região sob estudo. Assim, certos padrões espaciais podem ser mais facilmente detectados por um índice do que pelo outro.

Sob a premissa de que as variáveis sob estudo são distribuídas normalmente e têm variância constante, a distribuição das duas medidas sob a hipótese nula (H_0: ausência de autocorrelação espacial) é normal, com esperança e variância conhecidas. Então, testes de significância para *I* e *c* podem ser calculados computando-se a variável padronizada *Z(I)* e *Z(c)*, respectivamente. Entretanto, taxas de adoecimento raramente têm distribuição normal e variância constante, e transformações logarítmicas ou a transformação raiz quadrada de Freeman-Tukey podem ser efetivas para alcançar normalidade e estabilizar a variância[27].

Indicadores globais de autocorrelação, como o coeficiente c de Geary e o I de Moran, fornecem um valor único como medida da autocorrelação espacial e são úteis para uma caracterização geral do fenômeno. Ainda que a identificação da existência de um parão geral de autocorrelação espacial seja importante para fins exploratórios, o uso de índices locais de autocorrelação espacial (*Local Indicators of Spatial Autocorrelation* – LISA) permite aprofundar as análises de forma a identificar os "bolsões" de autocorrelação espacial (*clusters*) não evidenciados pelos índices globais. Dentre os mais comuns indicadores locais de autocorrelação espacial, está a versão local do índice de Moran.

O índice de Moran local produz um valor específico para cada área, ao comparar o valor da variável de interesse (p. ex., taxa de incidência) de cada área com o valor médio dessa mesma variável entre seus vizinhos. Nesses cálculos são usados, em geral, valores normalizados (*z-scores*). Mediante a comparação desses valores entre a área e seus vizinhos, pode-se gerar o diagrama de espalhamento de Moran (*Moran scatterplot*) para avaliar o grau de similaridade entre as áreas e seus vizinhos (Figura 33.7)[23].

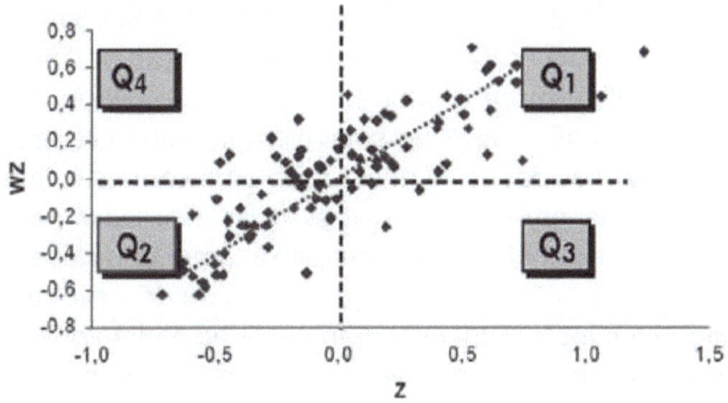

Figura 33.7 – Diagrama de espalhamento de Moran. Fonte: Análise Espacial de Dados Geográficos. Disponível em: <http://www.dpi.inpe.br/gilberto/livro/analise/cap5-areas.pdf>.

Nesse gráfico, apresenta-se no eixo horizontal o valor da variável normalizada (*z-score*) da área i e no eixo vertical, a soma dos *z-scores* entre os vizinhos de i. No diagrama de espalhamento de Moran pode-se identificar quatro diferentes grupos correspondendo aos quadrantes do gráfico:

- Q1 – áreas com altos valores da variável de estudo cercadas por áreas que, em média, apresentam altos valores dessa variável (grupo denominado alto-alto ou *high-high*);
- Q2 – áreas com valores baixos da variável de estudo cercadas por áreas que, em média, também apresentam valores baixos dessa variável (grupo denominado baixo-baixo ou *low-low*);
- Q3 – áreas com altos valores da variável de estudo cercadas por áreas que, em média, apresentam valores baixos dessa variável (grupo denominado alto-baixo ou *high-low*) e
- Q4 – áreas com valores baixos da variável de estudo cercadas por áreas que, em média, apresentam altos valores dessa variável (grupo denominado baixo-alto ou *low-high*).

Os quadrantes Q1 e Q2 indicam locais de associação espacial positiva, na medida em que as áreas e seus vizinhos apresentam valores semelhantes da variável de estudo. Já os quadrantes Q3 e Q4 são ditos áreas de transição, demonstrando associação espacial negativa, já que as áreas apresentam valores da variável de estudo discrepantes de seus vizinhos.

Assim como observado para os indicadores globais, a significância estatística dos índices locais pode ser avaliada utilizando-se a premissa de normalidade ou simulação de distribuição por permutação aleatória.

O mapeamento da variável de interesse (em geral taxas de incidência de doença ou razões de taxas padronizadas) através de um sistema de gradação de cores (*choropleth map*) é uma abordagem complementar para a identificação de possíveis estruturas de correlação espacial nos dados. O maior problema com este tipo de abordagem básica é que as taxas estimadas para áreas com população pequena são altamente variáveis. Assim, a adição ou eliminação de um ou dois eventos pode provocar mudanças dramáticas no padrão observado. Neste contexto, os valores mais extremos do mapa tendem a ser justamente aqueles menos confiáveis.

Uma opção para atacar este problema é a produção de mapas de probabilidade. Assumindo-se que o número de casos de doença em cada região segue uma distribuição de Poisson com média constante, pode-se produzir um mapa em que são apresentadas as áreas que têm valores nas faixas extremas da distribuição, ou seja, as áreas cujos valores são significantemente mais altos ou mais baixos do que o esperado. Embora seja uma ferramenta exploratória útil, o modelo de Poisson é inválido, pois pressupõe que as observações são independentes e ignora a possibilidade de autocorrelação espacial entre áreas próximas no espaço.

Uma solução intuitiva para revelar padrões espaciais que podem estar escondidos devido à variabilidade excessiva nos dados é proceder a algum tipo de suavizamento das taxas de incidência, levando em consideração uma possível dependência entre regiões vizinhas. Uma técnica simples produz estimativas de taxas suavizadas através de uma média ponderada das taxas da região e seus vizinhos.

Alternativamente, pode-se obter estimativas de taxas ou razões de taxas baseadas em métodos bayesianos empíricos, que expressam um compromisso entre as taxas padronizadas classicamente calculadas e a média geral para toda a região. Quando as taxas são baseadas em um número grande de eventos, as estimativas diferem pouco da taxa padronizada, mas quando são pouco confiáveis elas são então colapsadas em direção ao valor médio da região como um todo. Uma extensão desta ideia permite considerar a estrutura de correlação espacial. Assim, havendo uma clara evidência de estrutura espacial nos dados, as taxas menos confiáveis deveriam ser colapsadas em direção a uma expectativa *a priori* local e não global. Uma série de extensões a este modelo tem sido proposta e a abordagem bayesiana é, hoje, o procedimento mais frequentemente utilizado para estabilização de taxas.

Análise de padrões pontuais

A análise de padrões pontuais (*poin patterns,* em inglês) origina-se quando a variável de interesse é a própria localização dos eventos. O principal interesse da análise espacial de *point patterns* é saber se os eventos observados exibem completa aleatoriedade ou algum padrão sistemático em determinada região, como aglomeração (*clustering*) ou regularidade[10].

Em geral, o termo agregação refere-se a uma inesperada aglomeração, no espaço e/ou tempo, de eventos relacionados à saúde[22]. Agregação espacial de doença pode ser atribuída a fatores demográficos, genéticos, ambientais ou socioculturais superpostos geograficamente ao padrão de ocorrência observado. Agregação na dimensão temporal, como certos padrões sazonais, endêmicos ou epidêmicos, pode evidenciar os mecanismos responsáveis pela geração dos casos de doença. No entanto, ainda que a análise puramente espacial ou temporal seja justificável no estudo de enfermidades com comportamento estável em uma destas dimensões, o estabelecimento de nexos espaço-temporais entre eventos é um componente essencial para a investigação de processos dinâmicos como doenças infecciosas ou decorrentes de fatores ambientais transitórios[50]. Maior ênfase em análise espaço-temporal tem sido sugerida também para o estudo de doenças crônicas não infecciosas[50].

Processos estocásticos no espaço podem ser caracterizados por suas propriedades de primeira e segunda ordem. Informalmente, as propriedades de primeira ordem descrevem como o valor esperado (média) do processo varia no espaço (variação em larga escala ou gradiente espacial). As propriedades de segunda se referem à estrutura de correlação espacial, ou seja, a tendência dos desvios em relação à média de se assemelharem em regiões vizinhas (variação em pequena escala ou agregação espacial).

Propriedades de primeira ordem

As propriedades de primeira ordem são descritas em termos da *intensidade*, $\lambda(\boldsymbol{s})$, do processo, compreendida como a média do número de eventos por unidade de área no ponto $\boldsymbol{s}$, e é definida como:

$$\lambda(\boldsymbol{s}) = \lim_{ds \to 0} \{E(Y(\boldsymbol{ds})) / ds\}$$

onde $\boldsymbol{ds}$ é uma região pequena ao redor do ponto $\boldsymbol{s}$, $E()$ é o operador "esperança" ou "expectância", e ds é a área desta região. $Y(\mathbf{ds})$ refere-se ao número de eventos nesta pequena região.

Frequentemente se utiliza um procedimento de estimação denominado *kernel* bivariado, para se obter uma estimativa da *intensidade*.

$$\lambda(\mathbf{s}) = (1 / \delta_\tau(\mathbf{s}))\ \Sigma^n_{i=1}\ (1 / \tau^2)\ k\ [(\ \mathbf{s} - \mathbf{s}_i) / \tau]$$

onde k ( ) é uma função de densidade de probabilidade bivariada denominada *kernel*;

$\tau > 0$ é a largura da banda, que funciona como um fator de alisamento – essencialmente é o raio de um disco centrado em $\mathbf{s}$ dentro do qual pontos $\mathbf{s}_i$ vão contribuir para a estimação de $\lambda(\mathbf{s})$. O parâmetro $\delta_\tau(\mathbf{s})$ é um fator de correção para as bordas.

Desde que a distribuição espacial da população sob risco pode afetar a variação da intensidade, é comum utilizar como medida de interesse uma comparação entre a intensidade estimada para o evento em questão (p. ex., casos de doença) e a intensidade que representa a variação de base na população sob risco. Esta estimativa da intensidade se baseia, em geral, em um grupo-controle.

Propriedades de segunda ordem

A estimativa de *kernel* é essencialmente um procedimento de exploração das propriedades de primeira ordem. Métodos para explorar as propriedades de segunda ordem de padrões pontuais se baseiam na distância entre eventos na área de estudo. Em geral pode-se definir uma série de diferentes tipos de distâncias intereventos, mas aqui nos restringiremos às distâncias entre vizinhos mais próximos. Em particular podemos definir dois tipos destas distâncias: a distância **evento-evento** (W), entre um evento aleatoriamente escolhido e seu vizinho mais próximo; e a distância **ponto-evento** (X), entre um ponto aleatoriamente selecionado e o evento localizado mais próximo dele.

Tanto para a distância **evento-evento** (W) quanto para a distância **ponto-evento** (X), pode-se estimar as respectivas distribuições de probabilidades acumuladas,

$$G\char`^\ (w) = \#\ (w_i \leq w)\ /\ n \text{ e } F\char`^\ (x) = \#\ (x_i \leq x)\ /\ m$$

onde # indica "o número de", n é o número de evento na área de estudo ou m é o número de pontos aleatórios amostrados.

Pode-se plotar cada uma das funções de distribuições empírica contra valores de w ou x e examinar possíveis evidências de interação entre eventos. Se houver agregação nos dados, espera-se que o gráfico de G^ (w) *vs*. w mostre um excesso de pequenas distâncias e um excesso de grandes distâncias, indicando regularidade. A interpretação é exatamente a oposta para F^ (x) *vs*. x.

Uma medida alternativa para descrever as propriedades de segunda ordem é a função K:

$K(d) = \lambda^{-1}\ E$ [*número de pontos* $\leq$ *distância d a partir de um ponto arbitrário*]

onde λ é a intensidade e E [ ] é o operador expectância. A vantagem da função K é que o valor teórico para $K(d)$ é conhecido para diversos modelos de processos pontuais no espaço. Por exemplo, a função K para um processo homogêneo sem dependência espacial é πd^2. Se existe agregação espacial, espera-se um excesso de pontos em distâncias pequenas, levando $K(d) > \pi d^2$ para pequenas d's. De forma similar, espera-se que $K(d) < \pi d^2$ para padrões regulares de espaçamento.

Agregados em torno de uma fonte

Para o problema em questão, Diggle (1990)[29] formulou um modelo multiplicativo para explorar a *intensidade*, $\lambda_1(\mathbf{s})$, de eventos denominados do tipo 1 (casos de doença), expressando-a como uma função da heterogeneidade ambiental (intensidade de eventos tipo 2, $\lambda_2(\mathbf{s})$, estimada a partir do grupo-controle) e da distância da fonte potencial de contaminação. Formalmente,

$$\lambda_1(\mathbf{s}) = \rho\lambda_2(\mathbf{s})f(d;\vartheta)$$

onde ρ é um parâmetro de escala (indicando a razão entre o número de casos e controles), $\lambda_2(\mathbf{s})$ representa a estimativa da intensidade basal e $f()$ é uma função que decai com a distância, envolvendo um vetor de parâmetros ϑ, que descreve como a incidência de casos varia com a distância d, entre a localidade $\mathbf{s}$ e a fonte potencial de contaminação. Na ausência de um risco elevado, espera-se que $f(d;\vartheta) = 1$ para todas as distâncias d.

Diggle (1990) propôs a seguinte forma funcional para $f()$:

$$f(d;\vartheta) = 1 + \vartheta_1 e^{-\vartheta 2 d 2}$$

onde ϑ_1 e ϑ_2 são parâmetros a serem estimados via procedimentos de máxima verossimilhança. A intensidade basal, $\lambda_2(\mathbf{s})$, pode ser estimada usando o método de *kernel*. O parâmetro ϑ_2 representa um efeito que decai com a distância, e a hipótese nula é a de que este efeito é inexistente, ou que $\vartheta_2 = 0$. Neste caso, pode-se ver que $\lambda_1(\mathbf{s})$ independe da distância *d* a partir da fonte. A vantagem de especificar uma forma funcional explícita para *f*() é a possibilidade de inclusão de covariadas no modelo. Desta forma, *f*() pode ser substituída por uma função que representa outros fatores de risco que não somente a distância da fonte potencial de emissão. Se as características sociodemográficas da população variam ao redor da fonte emissora (algo possivelmente real, na medida que em regiões mais próximas da fonte tendem a ser ocupadas por populações mais pobres e mais velhas) e estão associadas ao desfecho sob estudo, então a inclusão destas variáveis no modelo é essencial para controle de confundimento.

Análise de padrões pontuais no espaço-tempo

Agregação espaço-temporal pode ser entendida como uma forma de não aleatoriedade na distribuição da doença em que, entre eventos próximos no tempo, existe um excesso não esperado de eventos que estão também próximos no espaço[52]. Este conceito é distinto do de agregação espacial e temporal, e também tem sido denominado interação espaço-temporal[47,51]. De fato, agregação espaço-temporal pode ocorrer na ausência de agregação espacial e temporal, ou mesmo estar ausente quando existe agregação nas duas dimensões[33].

Agregação espaço-temporal de doença tem sido compreendida como expressão de processos contagiosos[10,47]. Por conseguinte, as técnicas para a identificação de agregados espaço-temporais foram utilizadas prioritariamente na investigação de infectividade de doenças de etiologia desconhecida[53]. Doenças raras, particularmente as neoplasias, têm sido das mais comumente estudadas, mas outras doenças como anomalias congênitas, autismo, esclerose múltipla e suicídio também têm sido estudadas[15].

Segundo Besag & Newel[15], as técnicas para investigação de agregados espaciais e temporais podem ser divididas em dois subgrupos: testes de agregação (T1) e testes para detecção de agregados (T2). Testes de agregação (T1) podem ser de dois tipos: gerais (T1-G) ou focais (T1-F). Os primeiros (T1-G) objetivam identificar um padrão geral de distribuição da doença em uma grande região. Os segundos, (T1-F), utilizam dados de pequenas regiões, geralmente definidas em função de uma fonte de exposição (p. ex., instalação nuclear). Testes para detecção de agregados (T2), por outro lado, são utilizados na vigilância rotineira de grandes quantidades de pequenas áreas, buscando evidenciar agregados pontuais de doença, porém sem preconcepção acerca de suas localizações. Em geral, funcionam como testes de rastreamento para posterior investigação detalhada das áreas selecionadas. Os testes apresentados a seguir podem ser classificados como testes para detecção de agregados (T2).

A Técnica de Knox

O conjunto de dados utilizados na técnica descrita por Knox[47] é composto pelas localizações geográfica e temporal de *n* casos de doença. A técnica baseia-se na mensuração da distância espacial e temporal entre todos os $N = n(n - 1)/2$ diferentes pares de casos. A cada par de casos está associada uma medida de distância espacial e outra temporal. As medidas de distância espacial podem ser a euclideana ou qualquer outra regra que descreva a proximidade entre casos (p. ex., casos ocorrendo em uma mesma região são considerados próximos).

Arbitra-se um valor crítico para cada distância (espacial e temporal), que são utilizados para classificar todos os possíveis pares segundo dois critérios: (1) se a distância espacial observada entre casos *i* e *j* (d_{ij}) é menor/igual ou maior do que o valor crítico definido previamente (d_o); (2) se a diferença temporal observada (t_{ij}) *é* menor/igual ou maior do que o valor crítico definido *a priori* (t_o). Assim, quatro categorias podem ser identificadas: pares próximos no espaço e no tempo, próximos apenas no espaço ou apenas no tempo e pares distantes, conforme apresentado na **Tabela 33.1**.

Tabela 33.1 – Classificação dos pares de casos de doença segundo distância espacial e temporal

	$t_{ij} < t_0$	$t_{ij} \geq t_0$	Total
$d_{ij} < d_0$	A	B	A + B
$d_{ij} \geq d_0$	C	D	C + D
Total	A + C	B + D	N

d_{ij} - *distância espacial observada entre casos* i e j.
d_0 - distância espacial crítica.
tij - diferença temporal observada entre casos *i* e *j*.
t_0 - diferença temporal crítica.

A casela *(A)* compreende os pares de casos que estão próximos no espaço e no tempo. O teste

da hipótese nula, de ausência de agregação no espaço-tempo, toma *(A)* como uma variável aleatória com distribuição Poisson. Quanto maior for o valor de *(A),* maior será o indicativo da existência de agregação.

Uma das principais vantagens desta técnica é que ela avalia a presença de associação entre as medidas de distância temporal e espacial sem requerer informação sobre a densidade populacional ou força de morbidade. É uma técnica de alta especificidade, ou seja, insensível à existência de agregados somente no espaço ou no tempo. No entanto, agregação espaço-temporal pode ser detectada apenas por fenômenos demográficos como a variação geográfica da distribuição populacional ao longo do tempo. Assim, sua utilidade torna-se restrita a avaliações em períodos relativamente curtos e em regiões com população estável. Outro potencial problema é a escolha dos pontos de corte, o que leva à perda de informação e pode afetar seu poder para a detecção de diferentes padrões de agregação.

A técnica de Mantel

Mantel[53] desenvolveu uma técnica para identificação de agregados espaço-temporais que utiliza a mesma estrutura de dados da técnica de Knox[47], e também baseia-se em medidas de distâncias entre pares de casos. Mantel propõe que, independentemente da escala de proximidade utilizada, pode-se conceber uma estatística geral de teste do tipo:

$$Z = \sum_i \sum_j X_{ij} Y_{ij} \left(i \neq j\right) \quad (33.16)$$

onde X_{ij} é uma função da distância espacial entre dois pontos i e j, e Y_{ij}, uma função da distância temporal.

Um importante problema na utilização deste teste é o excesso de variabilidade imposto pelas grandes distâncias. Como estratégia de restrição desta variabilidade, Mantel propôs o uso das recíprocas das distâncias espaciais e temporais, enfatizando a proximidade em detrimento da distância entre casos. Esta formulação permite a incorporação de relações de distâncias assimétricas, onde $X_{ij} \neq X_{ji}$ (p. ex., quando as distâncias são definidas relativamente às posições dos outros casos). Pode-se suprimir a restrição $i \neq j$, especificando uma constante (usualmente zero) para X_{ii} e Y_{ii}.

Quando a amostra é suficientemente grande, a correção de Z por suas média e variância estimadas pelo procedimento acima resulta em uma variável aleatória com distribuição normal padronizada. Valores altos de $(Z\text{-}E(Z))/(Var(Z))^{1/2}$ são indicativos de aglomeração espaço-temporal.

Um dos principais problemas dessa técnica é a ocorrência de distâncias espaciais ou temporais iguais a zero. Nestes casos, o uso das recíprocas das distâncias necessita de adição de constantes para evitar a divisão por zero. Assim como na técnica de Knox[47], a escolha de constantes é um problema crítico. Constantes pequenas levam a distribuição de Z a afastar-se da normalidade, e a adição de valores altos elimina o efeito de pares próximos, o que acarreta perda de potência[52].

A Técnica de Ederer-Myers-Mantel (EMM)

A estrutura dos dados usada pelo teste proposto por Ederer e cols.[32] é formada por unidades de espaço-tempo (I), definidas como regiões geográficas associadas a um período de tempo definido. Considere uma região e um período de tempo suficientemente curto para não haver grandes mudanças populacionais (p. ex., 5 anos). Nesta unidade espaço-temporal (i) ocorrem n_i casos de doença distribuídos por j menores intervalos de tempo (p. ex., 1 ano calendário). A estatística de teste pode ser definida da seguinte forma:

$$EMM = \frac{\sum_i \left(m_i - E\left(m_i \mid n_i\right)\right)}{\sum_i Var\left(m_i \mid n_i\right)} \quad (33.17)$$

onde: m_i é o número máximo de casos ocorridos em um dos intervalos de tempo em cada região estudada.

Assumindo que o número de casos de doença em uma região durante um período de tempo especificado tem distribuição Poisson, então condicionalmente ao número total de casos desta região (n_i), a distribuição de casos ao longo dos intervalos de tempo segue uma distribuição multinomial. Se o número de unidades de espaço-tempo é suficientemente grande e nenhuma das unidades geográficas é muito maior que as outras, a estatística EMM tem aproximadamente distribuição normal sob a hipótese nula de ausência de agregação espaço-temporal[80].

Esta estatística não usa explicitamente distâncias intereventos e, portanto, não se enquadra na mesma categoria das técnicas descritas anteriormente ("métodos de distância"). Seu uso está indicado nas situações em que não existe exato conhecimento da localização dos eventos. Como Knox e Mantel, também é uma técnica que prescinde do conhecimento da distribuição espacial da população subjacente, uma das principais vantagens é a possibilidade de ser estimada uma medida do tipo risco atribuível[80].

Dois principais limites são: sua sensibilidade à agregação apenas na dimensão temporal e à utilização de janelas temporais fixas. O primeiro caso obriga a definição de janelas temporais suficientemente curtas para evitar o efeito de tendência, e suficientemente grandes para evitar efeito de sazonalidade. O segundo problema implica na diluição de agregações que se dão nas zonas limítrofes de janelas temporais adjacentes. Para períodos de 1 ano, por exemplo, pode-se não detectar eventos agregados em torno dos últimos dias de um ano e primeiros do ano seguinte. A estatística *scan* foi proposta como estratégia para a solução deste problema, pois utiliza o número máximo de eventos em qualquer período de tamanho fixo (p. ex., 365 dias)[80].

Sensoriamento Remoto

Dentre as técnicas de geoprocessamento, o sensoriamento remoto é um exemplo de modelo de representação *raster* e tem como objetivo capturar imagens de forma remota, ou seja, sem tocar nos objetos da superfície da Terra, a partir de propriedades de ondas eletromagnéticas emitidas, refletidas ou difracionadas, por meio de sensores em um satélite ou um radar. Os formatos mais comuns das imgens são: JPEG (*Joint Pictures Expert Group*) e TIF (*Tag Image File Format*).

O uso de imagens de satélite tem se tornado, cada vez mais, interessante economicamente e tecnicamente viável, não só pela evolução do *hardware* (melhores condições de armazenamento e processamento de grandes volumes de imagens), mas também pelo impulso dado ao lançamento de satélites de alta resolução espacial.

As imagens de satélite, registros do espectro eletromagnético (Figura 33.8) visível ou não, podem ser oriundas de sensores ativos ou passivos. Os sensores ativos apresentam a propriedade de emitir a própria radiação e de captar o sinal de retorno, como os radares, que operaram sob todas as condições meteorológicas e na ausência de luz. Já os passivos (Figura 33.9) coletam a radiação refletida ou emitida na superfície da Terra, por meio de satélites.

As imagens captadas por sensores remotos ou orbitais podem ter quatro tipos de resolução:

1. **espectral**: capacidade do sensor de registrar a radiação em diferentes regiões do espectro eletromagnético. Quanto melhor a resolução espectral de um sensor, maior o número de bandas espectrais que podem ser adquiridas sobre os objetos da superfície, aumentando o poder de extração de informação, e menor é a largura do intervalo da banda;
2. **espacial** (Figura 33.10): capacidade do sensor em distinguir os objetos na superfície da Terra, isto é, mede a menor separação angular ou linear entre dois objetos. Atualmente, existem sensores remotos com menos de 1 metro de resolução, como por exemplo, imagens dos sensores WORLDVIEW-2 (50 cm), QUICKBIRD (60 cm), GEOEYE-1 (41 cm) e PLEIADES (50 cm);
3. **temporal:** frequência com que determinada área da Terra é imageada, ou seja, intervalo de tempo que define a órbita do sensor, como por exemplo, 16 dias, 3 dias etc. Dessa forma, quanto menor o tempo entre uma imagem e outra, maior será a resolução temporal e mais atual a imagem reproduzida;
4. **radiométrica**: diz respeito à percepção do sensor para captar as diferenças do objeto, armazenando em número de níveis de cinza, sendo conferida pela capacidade de armazenar determinado número binário (número de *bits*). Isto quer dizer que quanto maior a resolução radiométrica, maior o número de *bits* da imagem. Assim, a resolução radiométrica está relacionada à faixa de valores numéricos, ou seja, ao nível de cinza associado aos *pixels*. A faixa

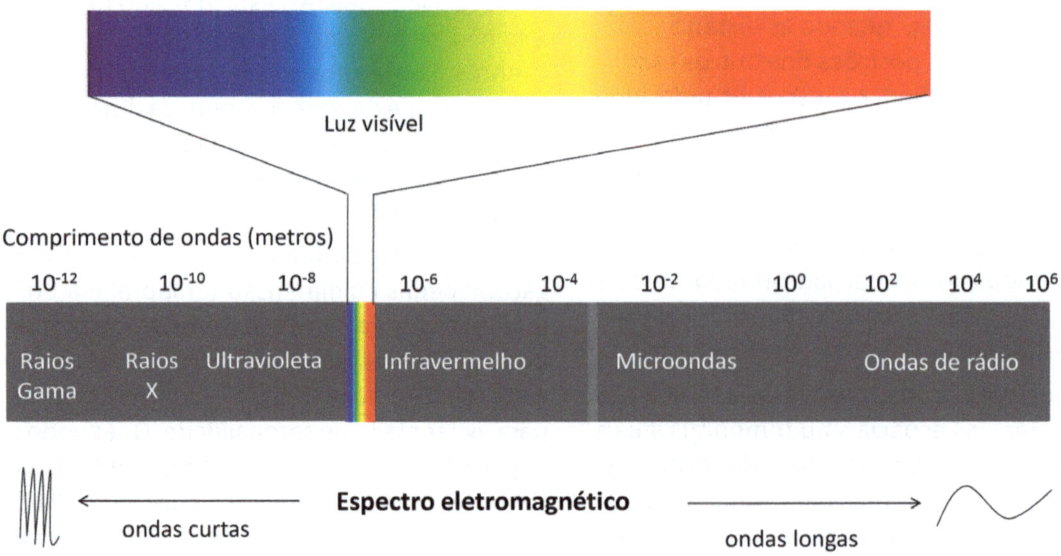

Figura 33.8 – Espectro eletromagnético..

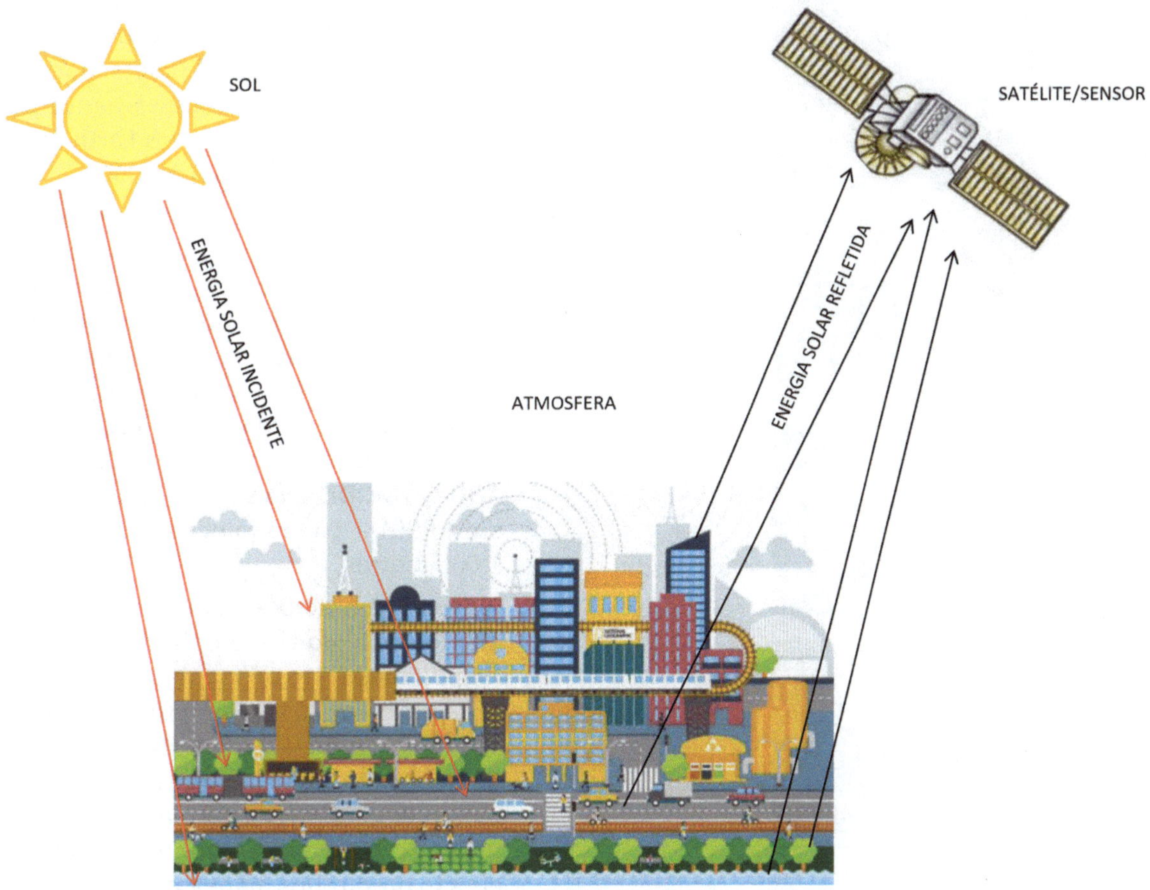

Figura 33.9 – Captação pelo sensor passivo da energia solar após interação com os alvos da superfície terrestre e atmosfera. Fonte: Figura da cidade retirada do endereço <https://ateondevaiatoca.wordpress.com/2014/07/11/cidades-para-todos/>. Acessado em: 19 ago. 2019.

de valores depende da quantidade de *bits* utilizada para cada *pixel*. Por exemplo, uma resolução de 10 *bits* (1.024 níveis de cinza) é melhor que uma imagem de 8 *bits* (256 níveis de cinza). Em um *bit* pode-se armazenar dois valores = 0 e 1, em dois *bits*, quatro valores = 00, 01, 11, 10 e em 8 *bits* (1 *byte*) 2^8 (256) valores diferentes.

A escolha da imagem de satélite deve permitir que o pesquisador/especialista alcance os objetivos propostos em seu estudo, sendo assim, torna-se fundamental levar em conta a resolução (espacial, espectral, temporal e radiométrica) do satélite. A Tabela 33.2 apresenta um resumo das especificações de alguns satélites (Borges et al., 2015).

Aquisição de imagens de satélite

Onde adquirir imagens de satélite gratuitamente?

O Instituto Nacional de Pesquisas Espaciais (INPE) compartilha imagens de alta resolução com o propósito de otimizar o planejamento urbano e ambiental, embora as imagens disponíveis não compreendam todo o território nacional, mas apenas alguns alvos específicos do País. As imagens fazem parte das constelações de satélites SPOT e PLEIADES que possuem, respectivamente, alta (1,5 metro) e altíssima (0,5 metro) resoluções espaciais. Estes sensores permitem inúmeras possibilidades de aplicação, como por exemplo aquelas relacionadas ao planejamento urbano, ao monitoramento ambiental, à análise de características de ocupação e uso do solo, que podem estar relacionadas à incidência de agravos na área da saúde, à prevenção de desastres naturais, dentre outras. O acesso ao catálogo pode ser feito por servidores de quaisquer instituições públicas. Para ter acesso irrestrito ao catálogo é preciso se cadastrar no *site* <http://www.dgi.inpe.br/CDSR/>, solicitar acesso às imagens por meio do *e-mail* atus@inpe.br e acessar o endereço http://www.dgi.inpe.br/catalogo/#. Basta clicar na aba "Pesquisar" e selecionar no campo "Satélite" a imagem desejada. Além dos sensores acima citados, o INPE também disponibiliza imagens dos

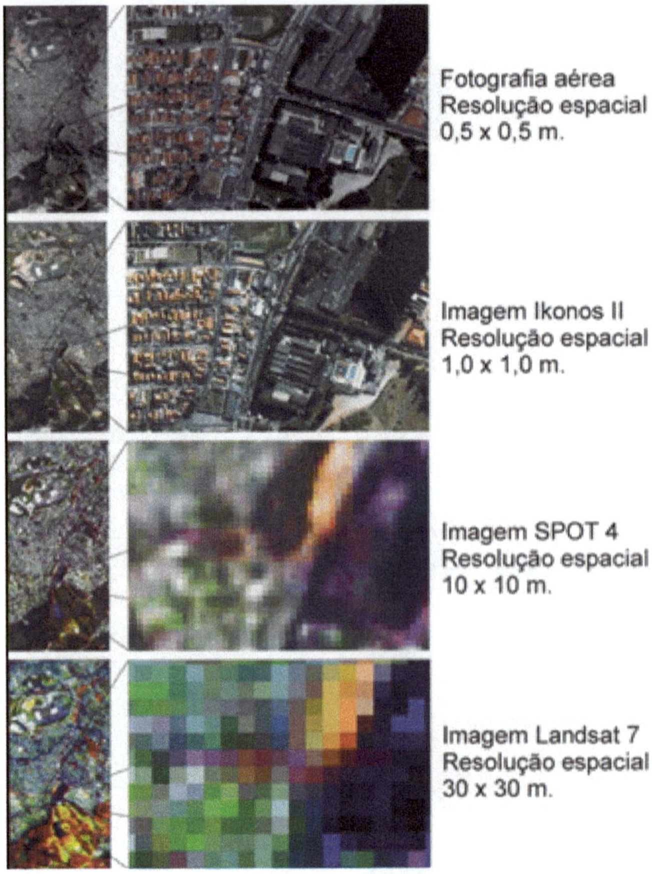

Figura 33.10 – Imagens de diferentes satélites e resoluções espaciais para discriminar áreas urbanas da região Leste do município de São Paulo. Fonte: Imagem cedida pelo autor. Retirada da dissertação de Melo DHCTB. <https://www.researchgate.net/publication/266162342_INPE-9865-TDI870_USO_DE_DADOS_IKONOS_II_NA_ANALISE_URBANA_TESTES_OPERACIONAIS_NA_ZONA_LESTE_DE_ SAO_PAULO>.

satélites/sensores da família Landsat (1, 2, 3, 4 e 7) e CBERS (2, 2B e 4), Terra, Aqua, entre outros.

Desde junho de 2015, o Instituto Brasileiro de Geografia e Estatítica (IBGE), em seu portal na internet, disponibiliza mosaicos de imagens ortorretificadas do Piauí e um conjunto de 30 cartas imagem de Tocantins. As imagens de deram origem a esses produtos foram obtidas pelo sensor AVNIR-2 do satélite ALOS e apresentam resolução espacial de 10 metros.

As imagens ortorretificadas individuais do Piauí, disponibilizadas em 2013 e 2014, e os recortes por folhas 1:100.000 (1 cm = 1 km) dos ortomosaicos estão em formato GeoTIFF, e podem ser usadas em Sistemas de Informação Geográfica (SIG). A transferência das imagens pode ser feita pelo endereço: ftp://geoftp.ibge.gov.br/imagens_orbitais/ortoimagens/alos_avnir/

As imagens dos satélites Landsat TM e ETM também podem ser adquiridas no site do US Geological Survey (USGS) através do endereço https://earthexplorer.usgs.gov/. O site oferece pesquisa online, visualização de navegação, exportação de metadados, download de dados e suporte de processamento para dados de ciências da Terra dos arquivos Earth Resources Observation and Science (EROS) do USGS.

A Embrapa (Empresa Brasileira de Pesquisa Agropecuária) organizou uma nova versão do *website* "Satélites de Monitoramento", com os principais satélites e sistemas sensores remotos utilizados em agricultura e ambiente disponíveis gratuitamente. Dentre os diversos satélites disponíveis pode-se citar o sensor MODIS (*Moderate Resolution Imaging Spectroradiometer*) do satélite AQUA (lançado em 2002). Além do satélite AQUA, o MODIS está a bordo do satélite TERRA (lançado em 1999) e sua resolução espacial varia de 250 a 1.000 metros.

Além dos citados acima, tem o Projeto de Mapeamento Anual do Uso e Cobertura da Terra no Brasil – MapBiomas (https://mapbiomas.org/o-projeto) que teve inicio em 2015. Este projeto é formado por uma rede colaborativa, que envolve ONGs, universidades e startups de tecnologia e tem como propósito contribuir para o entendimento da dinâmica do uso do solo no território brasileiro e em outros países tropicais. Por ele são produzidos mapeamento anual da cobertura e uso da terra desde 1985. O processamento dos dados é distribuído e automatizado por meio de parceria com Google Earth Engine. Tem uma plataforma colaborativa que foi desenhada para incorporar as contribuições da comunidade científica e demais interessados em colaborar e fazer consulta de imagens, mapas e estatísticas das coleções do MapBiomas. Pode-se encontrar mapas de cobertura e uso do solo no formato matricial (pixel de 30x30m) e mosaicos de imagens de satélite para cada ano da série histórica com resolução espacial máxima de 30 m formado pela composição dos pixels representativos de cada conjunto de imagens de um local num determinado período de tempo. Os mosaicos podem ser acessados diretamente no Google Earth Engine.

Definir a área de interesse

Uma importante etapa para o uso de imagens de satélite é a definição da área de interesse. Será na escala municipal? Ou uma parte do município? Ou mesmo um bairro ou uma regional de saúde, por exemplo?

Dependendo da localização e dimensão da área, uma imagem (cena) pode ser suficiente, entretanto, em algumas situações há necessidade de adquirir várias imagens para compor sua área de interesse. Uma forma de definir a área de interesse é determinar as

Tabela 33.2 – Resumo das especificações de alguns satélites

Satélite	Lançamento	Bandas	Resolução			
			Espectral Faixa espectral (nm)	**Espacial**	**Temporal**	**Radiométrica**
PLEIADES-1A*	2011	Pan Azul Verde Vermelho IVP (NIR)*	470-830 nm 430-550 nm 500-620 nm 590-710 nm 740-940 nm	Pan: 0,5 m Multi: 2 m	1 dia	12 *bits*
WorldView 2	2009	Pan Coastal Azul Verde Vermelho Red-Edge Amarelo IVP 1 IVP 2	450-800 nm 400-450 nm 450-510 nm 510-580 nm 630-690 nm 705-745 nm 585-625 nm 770-895 nm 860-1.040 nm	Pan: 0,46 m Multi: 1,84 m	1,1 dia 3,7 dias	11 *bits*
Quickbird	2001	Pan Azul Verde Vermelho IVP	445-900 nm 450-520 nm 520-600 nm 630-690 nm 760-900 nm	Pan: 0,61 m Multi: 2,44 m	1 a 3,5 dias	11 *bits*
Ikonos	1999	Pan Azul Verde Vermelho IVP	450-900 nm 450-520 nm 520-600 nm 630-690 nm 760-900 nm	Pan: 1 m Multi: 4 m	2,9 dias 1,5 dia	11 *bits*
SPOT 6 SPOT 7	2012 2014	Pan Azul Verde Vermelho IVP	450-745 nm 450-520 nm 530-590 nm 625-695 nm 760-890 nm	Pan: 1,5 m Multi: 6 m	1 a 5 dias	12 *bits*
Landsat 7		Pan Azul Verde Vermelho IVP SWIR 1 Termal SWIR 2	520-900 nm 450-520 nm 520-600 nm 630-690 nm 770-900 nm 1.550-1.750 nm 10.400-12.500 nm 2.090-2.350 nm	Pan: 15 m Multi: 30 m Termal: 60 m	16 dias	8 *bits*
Landsat 8	2013	Pan Azul costeiro Azul Verde Vermelho IVP SWIR 1** SWIR 2 Cirrus TIRS 1*** TIRS 2	500-680 nm 430-450 nm 450-510 nm 530-590 nm 640-670 nm 850 -880 nm 1.570-1.650 nm 2.110-2.290 nm 1.360-1.380 nm 10.600-11.190 nm 11.500-12.510 nm	Pan: 15 m Multi: 30 m Termal: 100 m	16 dias	16 *bits*
CBERS 4 (PAN)	2014	Pan Verde Vermelho IVP	510-850 nm 520-590 nm 630-690 nm 770-890 nm	Pan: 5 m Multi: 10 m	26 dias	8 *bits*

* <http://www.intelligence-airbusds.com/files/pmedia/public/r61_9_geo_011_pleiades_en_low.pdf>

** SWIR: *Shortwave Infrared* – Infravermelho médio

***TIRS: *Thermal Infrared*

coordenadas geográficas, que pode ser feita com base em coordenada geográfica central, obtida por meio do *Google Earth*, por exemplo, ou por um polígono envolvente da área de interesse. Pelo *site* do INPE, a identificação das imagens pode ser obtida no mapa denominado Sistema de Referência Universal. Definida a área, é possível identificar, por exemplo, a órbita e o ponto da imagem que irá usar.

Processamento de imagens de satélite

As etapas envolvidas no processamento de imagens de satélite são as seguintes[25]:

- **registro da imagem e correção geométrica**: nesta etapa são integradas imagens de diferentes períodos ou diferentes satélites/sensores, nas quais serão feitos os ajustes dos sistemas de coordenadas de duas imagens de uma mesma área, utilizando-se um dos sistemas de projeção cartográfica como referência;
- **restauração de imagem**: são técnicas que visam corrigir a degradação radiométrica a fim de recuperar características da imagem original. Como resultado se obtêm imagens com menos ruído e com maior nível de detalhes;
- **fusão de imagens**: as técnicas de fusão permitem integrar a maior resolução espacial da banda pancromática à maior resolução espectral das demais bandas de um satélite/sensor, produzindo imagem colorida que reúne ambas as características, isto é, uma imagem com melhor resolução espacial e espectral;
- **segmentação da imagem**: esta etapa subdivide a imagem em objetos ou regiões que apresentam propriedades espectrais semelhantes, sendo essencial ao processo de classificação. O propósito desta técnica é agrupar, de alguma forma, os *pixels* com mesma propriedade, ou seja, que tenham a mesma intensidade, cor ou região;
- **classificação da imagem**: é o processo de extração de informação em imagens de satélite/sensor para reconhecer padrões e objetos homogêneos que são utilizados para mapear áreas da superfície terrestre, como por exemplo, a elaboração de um mapa temático com a distribuição geográfica da vegetação e uso da terra de uma determinada área.

No processo de classificação, os elementos presentes na superfície terrestre são conhecidos por classes temáticas e quando uma imagem é classificada, os *pixels* são rotulados de acordo com a ocupação do solo. Para tanto, é necessário usar classificadores, sendo estes divididos em classificadores *pixel* a *pixel* e por regiões. Os classificadores *pixel* a *pixel* usam apenas a informação espectral de cada *pixel* para achar regiões homogêneas e podem ser separados em métodos estatísticos. Já os classificadores por regiões utilizam, além de informação espectral de cada *pixel*, a informação espacial que envolve a relação com seus vizinhos. Buscam reconhecer áreas homogêneas, baseados nas propriedades espectrais e espaciais da imagem.

A extração de informações de imagens de satélite para a geração de mapas de uso e cobertura do solo pode ser realizada por meio de procedimentos de interpretação visual ou por métodos de classificação automática das imagens. O uso de técnicas automáticas para a extração de informações é uma opção viável para a classificação de uso e cobertura do solo urbano em larga escala, já que a adoção da interpretação visual torna o procedimento lento e dispendioso[6].

Os *classificadores automáticos* podem ser supervisionados ou não supervisionados, na dependência do grau de interação do intérprete no processo. Na *classificação supervisionada* é necessário um treinamento no qual o usuário determina, por meio de amostras, as características do objeto/feição (alvos existentes na superfície terrestre) que se quer mapear. Dessa forma, o usuário deve fornecer informações *a priori* sobre quais classes se deseja identificar e a localização na imagem em que alguns exemplos destas classes podem ser identificados. Na *classificação não supervisionada*, as classes não são definidas *a priori*, mas por procedimentos computacionais (utilizando-se algoritmos estatísticos de reconhecimento de padrões espectrais), sendo necessária uma operação de *rotulação* das classes identificadas após a classificação, isto é, o usuário decide que a cada *pixel* ou região classificada, uma determinada classe temática será atribuída.

Nos últimos 20 anos, com o surgimento de novas tecnologias de coleta de dados da superfície terrestre, principalmente aquelas baseadas na aquisição por satélites/sensores, em especial os satélites de alta resolução espacial, impõem-se novos desafios para a *classificação supervisionada* de uso e cobertura do solo intraurbano, já que as classificações *pixel* a *pixel* tornam-se limitadas em imagens de cenas muito heterogêneas, isto é, em cenas que captam muitos detalhes, como as de regiões urbanas que apresentam grande variação interna das classes[64]. Nesse contexto, além dos dados espectrais, os processos automatizados podem basear sua análise utilizando informações de forma, textura e topológicas (vizinhança/contexto), sendo denominado esse tipo de classificação de *classificação orientada a objetos* (*Object-Based Image Analysis* – OBIA) [16]. Esse procedimento metodológico torna-se interessante para a construção de mapas de uso e cobertura do solo em ambientes heterogêneos e complexos, como os encontrados em áreas urbanas.

Aplicação do sensoriamento remoto na área da saúde

Alguns estudos vêm demonstrando a utilidade do sensoriamento remoto em saúde, em especial estudos relacionados a doenças transmitidas por vetores, como a leishmaniose visceral, malária e dengue. Estudos sobre leishmaniose visceral que fizeram uso de imagens de média resolução espacial e métodos de classificação foram capazes de identificar alguns elementos relativos à cobertura vegetal, ao uso do solo e a padrões de ocupação urbana associados ao risco de transmissão da doença[4,5,25]. Um estudo avaliou como as alterações ambientais provocadas por atividades humanas influenciam a ocorrência de malária em um município da Amazônia, utilizando imagens de média resolução espacial e SIG[78]. Nesse estudo, os autores reclassificaram o uso do solo com base no risco de malária associado a cada classe, variando de risco muito baixo a muito alto.

Estudo sobre dengue em 2015 analisou a associaçao entre as ilhas de calor e a ocorrência da doença no período de 2010-2011, identificando fatores que favorecem a transmisão da doença em São Paulo. Neste estudo foi utilizada a Banda 6 do satélite Landsat 5 (TM) para identificar zonas de temperatura (temperatura da superfície terestre), entre outras bandas para determinar a cobertura vegetal e limites de solo e água. Os resultados mostraram que entre os fatores ambientais analisados, a alta temperatura da supercie terrestre foi a que mais influenciou no aumento da incidência da doença.[8]

Mais recentemente, Dlamini e cols. (2015)[30] apontam a importância do uso do sensoriamento remoto no conhecimento sobre como os fatores climáticos e outras variáveis ambientais influenciam a criação de vetores. Neste estudo, os autores mostram que a imagem de alta resolução espacial foi a que melhor permitiu a identificação de pequenas áreas de água e zonas úmidas como potenciais locais de reprodução para os vetores da malária. Ruiz-Moreno (2016)[68] avaliou o risco de chikungunya em uma área metropolitana da Argentina por meio de imagens do satélite FORMOSAT 2 (operado pela *National Space Organization* (NSPO) da República da China) e modelos matemáticos, além de usar os dados de temperatura por hora obtidos por meio do satélite NOAA (controlado pela *National Oceanic Atmospheric Administration* e desenvolvido em cooperação com a Agência Espacial Americana – NASA). Nesse estudo o autor estratifica espacialmente o risco de emergência da doença, bem como estima a população em risco no caso de emergência da doença.

Almeida & Werneck (2014)[4] usaram imagens do sensor Landsat 5 TM em dois períodos (1990 e 2003) para caracterizar e predizer áreas de alto risco para ocorrência da leishmaniose visceral (LV) em Teresina, juntamente com informações socioeconômicas da área de estudo. Os resultados apontaram para possíveis contextos espaciais de alto risco para transmissão da doença na cidade, e reforçaram a noção de que a heterogeneidade encontrada na ocorrência da LV está diretamente relacionada às condições de vida da população e a características ambientais. Em outro estudo neste mesmo ano, Almeida e cols. (2014)[5] extraíram características referentes à cobertura do solo, como: água, área urbana densa, área urbana verde, solo exposto, vegetação densa e vegetação rasteira de imagens do sensor Landsat 5 de 1990 e de 2003 usando a abordagem de classificação orientada a objetos (OBIA), além de identificarem a temperatura da superfície terrestre por meio das bandas termais (banda 6) de cada imagem. Os resultados mostram que a classificação orientada a objeto pode ser útil para caracterização de paisagens associadas à ocorrência da LV em áreas urbanas e na delimitação de áreas de risco para definição de estratégias de intervenção e controle deste agravo.

Outos estudos, como o artigo de Malone e colaboradores destaca as capacidades atuais da coleta de dados por satélites de observação da Terra e ressalta a utilidade dos SIG e da modelagem no estudo de doenças parasitárias relevantes.[81]

O uso do sensoriamento remoto nas pesquisas em saúde, em especial para epidemiologia de alguns agravos, torna-se uma poderosa ferramenta para conexão entre saúde e ambiente e tem ampliado o conhecimento sobre habitat de vetores, reservatórios e hospedeiros, bem como tem possibilitado a identificação das alterações no ambiente que podem levar ao surgimento e propagação de epidemias. Assim, por meio do SR, pode-se obter informação espacial de variáveis ambientais, como por exemplo:

- a cobertura vegetal: que pode estar relacionada à presença/*habitat* de vetores e reservatórios, ao movimento de reservatórios, vetores e hospedeiros em uma determinada área, entre outros (p. ex., leishmaniose, malária, esquistossomose). Diversos tipos de índice de vegetação podem ser utilizados, entre eles, cita-se o Índice de Vegetação por Diferença Normalizada (*Normalized Difference Vegetation Index* – NDVI), que é calculado pela razão entre a diferença das bandas do infravermelho e do vermelho e a soma dessas duas[71].

- a identificação de ecótonos (zona de contato ou transição entre duas formações vegetais com características distintas): áreas de contato entre homem e vetores (p. ex., febre amarela);
- a identificação de corpos hídricos e cotas de altitude: *habitat* de larvas e caramujos (p. ex., esquistossomose)[72].

Críticas e usos potenciais dos estudos de agregados

Muito se tem discutido sobre os limites e possibilidades dos estudos de agregados em epidemiologia. Para Rothman[67], a investigação de um único potencial agregado de doença tem limitado valor científico. O autor aponta cinco justificativas para tal avaliação: (1) os agregados são usualmente pequenos para constituir um estudo epidemiológico com o adequado controle de variáveis de confusão; (2) habitualmente os agregados relatados utilizam definição vaga da doença; (3) sua delimitação pode dificultar a definição de uma população base adequada para o cálculo das taxas de incidência; (4) as exposições sob investigação são geralmente mal caracterizadas e em baixa concentração e (5) na medida em que existe excessiva publicidade em torno da descoberta de um possível agregado, a obtenção de dados válidos torna-se difícil.

Por outro lado, estratégias para a detecção de padrões de agregação espaço-temporal poderiam ter maior utilidade à medida que as definições utilizadas no processo de investigação pudessem ser baseadas em critérios mais objetivos. Além do mais, as possíveis hipóteses explanatórias podem ser restringidas a exposições que variam em um padrão similar ao da doença sob investigação. Entretanto, Rothman[67] aponta que a identificação de agregação espaço-temporal pode servir apenas como estratégia auxiliar na avaliação de hipóteses mais específicas. Para ele, é preferível despender mais esforços conduzindo estudos grandes e bem delineados que testem hipóteses específicas em populações com grande variabilidade na exposição de interesse. Rothman[67] conclui que estudos de agregados teriam utilidade apenas quando a doença fosse extremamente rara ou previamente desconhecida.

No entanto, mesmo reconhecendo seus limites, estudos bem conduzidos que identifiquem a concomitância espaço-temporal de doença e alta prevalência de fatores de risco podem ser uma fonte geradora de hipóteses causais[45]. Jacquez e cols.[43], por exemplo, preferem conceber os estudos de agregados sob o espírito da análise exploratória de dados, ou seja, objetivam a identificação de padrões nos dados e geração de hipóteses referentes à origem destes padrões. Esta abordagem seria a preferida quando o conhecimento incompleto sobre o processo de difusão de uma doença não permite a construção de modelos mais formais. Neste sentido, estes estudos podem ser realizados antes dos mais tradicionais, demorados e caros delineamentos epidemiológicos, ajudando a definir prioridades para investigação complementar e implementação de ações preventivas[79]. Ainda assim, para que a utilização destas técnicas em epidemiologia seja otimizada, é essencial o enfrentamento de uma série de desafios metodológicos.

Um problema crucial é a definição adequada dos critérios de vizinhança e das escalas de espaço e tempo para a delimitação dos agregados. Para que o processo inferencial dedutivo seja privilegiado, todas estas definições devem ser pautadas em teorias sobre os mecanismos de disseminação da doença sob investigação. Pike & Smith[65], por exemplo, foram pioneiros na adaptação da técnica de Knox[47] para investigação de patologias com longo período de latência, incorporando os períodos de suscetibilidade, infectividade e latência de cada caso.

A exploração de novos usos para estas técnicas em epidemiologia é ainda restrita. Isto decorre em parte do não reconhecimento dos diferentes modelos para ocorrência de doença que subjazem as diferentes técnicas utilizadas[79]. Por exemplo, a típica hipótese nula utilizada pelos métodos aqui estudados é a de completa aleatoriedade na distribuição espaço-temporal da doença, ou seja, um modelo de ocorrência de doença com taxa constante no espaço-tempo[79]. No entanto, tal modelo é uma simplificação grosseira da maioria dos processos estudados em epidemiologia. Neste sentido, mais do que testes de significância estatística, são desejáveis técnicas que visem também à descrição de facetas do processo de ocorrência de doença.

Importância para a saúde coletiva

Devido à limitação de recursos na área de saúde, existe cada vez mais a necessidade de programas de saúde mais eficientes. Uma questão fundamental neste contexto refere-se à implantação de um sistema de informação ágil que possa, entre outras atribuições, identificar áreas e/ou populações de risco, orientando assim as intervenções em saúde. Certamente, o SIG pode contribuir grandemente nesta tarefa. Alguns exemplos das potencialidades do uso de SIG em saúde coletiva podem ser:

- planejamento, monitoramento e avaliação das ações de saúde:
  - alocação geográfica ótima de serviços de saúde;
  - recuperação de dados para área delimitada próxima a serviços de saúde;
  - definição de trajetória de ambulâncias;
  - monitoramento e avaliação de intervenções;
- epidemiologia:
  - definir áreas de risco para ocorrência de doenças;
  - estimar o potencial de difusão de doenças a partir de um ponto ou região;
  - analisar a dispersão geográfica de uma epidemia;
  - estimar relações entre a incidência de uma determinada doença e variáveis ambientais obtidas por meio do sensoriamento remoto.

Uma questão central atualmente em Saúde Coletiva refere-se à definição e escolha dos métodos e técnicas que podem ser usados como instrumentos na avaliação rápida, confiável e cientificamente válida em saúde. Novas técnicas devem capacitar as autoridades públicas a avaliar as consequências da decisão relacionada ao investimento no setor, e tornar possível rever a situação atual, na qual novos desenvolvimentos são propostos. Institutos de pesquisa devem ter acesso a várias fontes de dados; toda informação relevante deve ser armazenada, processada, estar disponível e ser apresentada numa forma útil para uso em diferentes estágios na pesquisa e no processo do planejamento[69].

Deve ser ressaltado que a aplicação de um SIG pode ser de grande valor na pesquisa em saúde, não apenas por oferecer possibilidades para realizar várias tarefas fundamentais na agilização da pesquisa, como também prover os pesquisadores de novos métodos confiáveis e cientificamente válidos para o manejo de sua informação espacial. Os SIG podem executar funções com as quais pacotes estritos de mapeamento ou de tratamento estatístico não estão equipados para lidar. Nesse sentido, os SIG podem fornecer uma nova abordagem para antigas informações e contribuir para uma melhor compreensão dos problemas de saúde da atualidade.

Referências Bibliográficas

1. Adeola AM, Botai OJ, Olwoch JM, Rautenbach CJ, Adisa OM, Taiwo OJ, et al. Environmental factors and population at risk of malaria in Nkomazi municipality, South Africa. Trop Med Int Health. 2016 May;21(5):675-86.
2. Albuquerque HG, Peiter PC, Toledo LM, Alencar JAF, Sabroza PC, Dias CG, et al. Geographical information system (GIS) modeling territory receptivity to strengthen entomological surveillance: Anopheles (Nyssorhynchus) case study in Rio de Janeiro State, Brazil. Parasit Vectors. 2018 Apr 19;11(1):256.
3. Almeida AS, Medronho RA, Werneck GL. Identification of risk areas for visceral leishmaniasis in Teresina, Piaui State, Brazil. Am J Trop Med Hyg. 2011 May;84(5):681-7.
4. Almeida AS, Werneck GL, Resendes AP. Classificação orientada a objeto de imagens de sensoriamento remoto em estudos epidemiológicos sobre leishmaniose visceral em área urbana. Cad Saúde Pública. 2014;30(8):1639-53.
5. Almeida AS, Werneck GL. Prediction of high-risk areas for visceral leishmaniasis using socioeconomic indicators and remote sensing data. Int J Health Geogr. 2014 May 20;13:13.
6. Alves CD, Florenzano TG, Pereira MN. Mapeamento de áreas urbanizadas com imagens Landsat e classificação baseada em objeto. Revista Brasileira de Cartografia. 2010;(62/2):189-98.
7. Anselin L. Interactive techniques and exploratory spatial data analysis. Regional Research Institute and Department of Economics, West Virginia University, 1996.
8. Araujo RV, Albertini MR, Costa-da-Silva AL, Suesdek L, Franceschi NC, Bastos NM, et al. São Paulo urban heat islands have a higher incidence of dengue than other urban areas. Braz J Infect Dis. 2015 Mar-Apr;19(2):146-55.
9. Aronoff S. Geographic information systems: a management perspective. WDL Publications: Canada; 1989.
10. Bailey TC, Gatrell AC. Interactive spatial data analysis. England: Long-man, Scientific & Technical; 1995.
11. Barbosa CS, Santos RS, Gomes ES, Araujo K, Albuquerque J, Mel F, et al. Epidemiologia da esquistossomose no litoral de Pernambuco. Rev Patol Trop. 2014;43(4):436-445.
12. Barbosa DS, Belo VS, Rangel ME, Werneck GL. Spatial analysis for identification of priority areas for surveillance and control in a visceral leishmaniasis endemic area in Brazil. Acta Trop. 2014 Mar;131:56-62.
13. Barcellos C, Bastos FI. Geoprocessamento, ambiente e saúde: uma união possível? Cad Saúde Públ. 1996;12(3):389-97.
14. Barret FA. 'Scurvy' Lind's Medical Geography. Soc Sci Med. 1991;33:347-53.
15. Besag J, Newell J. The detection of cluster in rare disease. J R Statist Soc A. 1991;154:143-55.

16. Blaschke T. Object based image analysis for remote sensing. ISPRS J Photogramm. 2010;65:2-16.
17. Briggs DJ, Elliott P. The use of geographical information systems in studies on environmental and health. Wld Hlth Statist Quart. 1995;48:85-94.
18. Burrough PA. Principles of geographical information systems for land resources assessment. New York: Oxford University Press; 1990.
19. Câmara G Anatomia de um GIS. Fator GIS. 1994;4:11-5.
20. Camargo ECG. Desenvolvimento, implementação e teste de procedimentos geoestatísticos (krigeagem) no sistema de processamento de informações georreferenciadas (SPRING). Dissertação de mestrado, São José dos Campos: Instituto Nacional de Pesquisas Espaciais, MCT (http://www.inpe.dpi/); 1997.
21. Carrat F, Valleron AJ. Epidemiologic Mapping using the Kriging Method: Application to an Influenza-like Illness Epidemic in France. Am J Epid. 1992;135(11).
22. CDC - Centers for Disease Control. Guidelines for investigating clusters of health events. MMWR. 1990;39(RR-11):1-23.
23. Chun Y, Griffith DA. Spatial Statistics & Geostatistics. Los Angeles: Sage; 2013.
24. Cliff AD, Ord JK. Spatial Processes: Models and Applications. London: Pion; 1981.
25. Correia VR, Monteiro AM, Carvalho MS, Werneck GL. Uma aplicação do sensoriamento remoto para a investigação de endemias urbanas. Cad Saúde Pública. 2007 May;23(5):1015-28.
26. Crespi CM, Vergara XP, Hooper C, Oksuzyan S, Wu S, Cockburn M, et al. Childhood leukaemia and distance from power lines in California: a population-based case-control study. Br J Cancer. 2016 Jun 28;115(1):122-8.
27. Cressie NAC, Wikle CK. Statistics for Spatio-temporal Data. New York: Wiley & Sons; 2011.
28. Deutsch CV, Journel AG. GLISB: geostatistical software library and user's guide. 2nd ed. New York: Oxford University Press; 1998.
29. Diggle PJ. A point process modelling approach to raised incidence of a rare phenomenon in the vicinity of a prespecified point. Journal of the Royal Statistical Society. Series A (Statistics in Society). 1990;1:349-362.
30. Dlamini SN, Franke J, Vounatsou P. Assessing the relationship between environmental factors and malaria vector breeding sites in Swaziland using multi-scale remotely sensed data. Geospat Health. 2015 Jun 3;10(1):302.
31. Duncombe J, Clements A, Hu W, Weinstein P, Ritchie S, Espino FE. Geographical information systems for dengue surveillance. Am J Trop Med Hyg. 2012 May;86(5):753-5.
32. Ederer F, Myers MH, Mantel N. A statistical problem in space and time: Do leukemia cases come in clusters? Biometrics. 1964;20:626-638.
33. Esteve J, Benhamou E, Raymond L. Statistical Methods in Cancer Research, Vol. IV, Descriptive Epidemiology (IARC Scientific Publications N° 128), Lyon: International Agency for Research on Cancer; 1994.
34. Gatrell AC, Bailey TC. Interactive spatial data analysis in medical geography. Soc Sci Med. 1996;42(6):843-55.
35. Geary RC. The contiguity ratio and statistical mapping. The incorporated statistician. 1954;5:115-145.
36. Gesler W. The uses of spatial analysis in medical geography: a review. Soc Sci Med. 1986;23(10):963-73.
37. Giardina F, Franke J, Vounatsou P. Geostatistical modelling of the malaria risk in Mozambique: effect of the spatial resolution when using remotely-sensed imagery. Geospat Health. 2015 Nov 26;10(2):333.
38. Goodman M, LaKind JS, Fagliano JA, Lash TL, Wiemels JL, Winn DM, et al. Cancer cluster investigations: review of the past and proposals for the future. Int J Environ Res Public Health. 2014 Jan 28;11(2):1479-99.
39. Goovaerts P. Geostatistics for Natural Resources Evaluation. New York: Oxford University Press; 1997.
40. Goovaerts P. Geostatistical Analysis of County-Level Lung Cancer Mortality Rates in the Southeastern United States. Geogr Anal. 2010 Jan 1;42(1):32-52.
41. Guimarães RJ, Freitas CC, Dutra LV, Scholte RG, Martins-Bedé FT, Fonseca FR, et al. A geoprocessing approach for studying and controlling schistosomiasis in the state of Minas Gerais, Brazil. Mem Inst Oswaldo Cruz. 2010 Jul;105(4):524-31.
42. Isaaks EH, Srivastava RM. An introduction to applied geostatistics. New York: Oxford University Press; 1989.
43. Jacquez GM, Waller LA, Grimson R, Wartenberg D. The analysis of disease clusters, part I: state of the art. Infection Control and Hospital Epidemiology. 1996;17:319-327.
44. Journel AG Huijberts. Mining geostatistics. London: Academic Press; 1978.
45. Kheifets LI. Cluster analysis: A perspective. Statistics in Medicine. 1993;12:1755-1756.
46. Kaluzny, SP; Vega, SC; Cardoso, TP; Shelly, AA. 1998. S+Spatialstats: user's manual for Windows and Unix. Math-Soft, Inc: Seattle.
47. Knox EG. The detection of space-time interactions. Applied Statistics. 1964;13:25-29.
48. Liang CP, Chen JS, Chien YC, Chen CF. Spatial analysis of the risk to human health from exposure to arsenic contaminated groundwater: A kriging approach. Sci Total Environ. 2018 Jun 15;627:1048-1057.
49. Louis VR, Phalkey R, Horstick O, Ratanawong P, Wilder-Smith A, Tozan Y, et al. Modeling tools for dengue risk mapping - a systematic review. Int J Health Geogr. 2014 Dec 9;13:50.
50. Marshall RJ. A review of methods for the statistical analysis of spatial patterns of disease. J R Statistic Soe A. 1991;154(3):421-41.
51. Matheron G. The theory of regionalized variables. Fontaine-bleau: Centre de Morphologie Mathématique; 1971.
52. McAuliffe TL, Afifi AA. Comparison of a nearest neighbor and other approaches to the detection of space-time

clustering. Computational Statistics & Data Analysis. 1984;2:125-142.

53. Mantel N. The detection of disease clustering and a generalised regression approach. Cancer Res.. 1967;27:209-220.

54. Medronho RA. Geoprocessamento e saúde: uma nova abordagem do espaço no processo saúde-doença. Rio de Janeiro: NECT/FIOCRUZ; 1995.

55. Medronho RA, Santos MO, Pinto CAL. Análise espacial em saúde. In: Saneamento e saúde nos países em desenvolvimento. Heller L, Moraes LRS, Salles MJ, Almeida LM, Câncio J, org. Rio de Janeiro: CC&P Editores; 1997.

56. Medronho RA. Avaliação do método geoestatístico na distribuição espacial da hepatite A. Tese de doutorado. Rio de Janeiro: Escola Nacional de Saúde Pública da FIOCRUZ; 1999. (*in mimeo*)

57. Miranda ML, Edwards SE. Use of spatial analysis to support environmental health research and practice. N C Med J. 2011 Mar-Apr;72(2):132-5.

58. Moran PAP. Notes on continuous stochastic phenomena. Bio-metrika. 1950;37:17-23.

59. Nuckols JR, Ward MH, Jarup L. Using geographic information systems for exposure assessment in environmental epidemiology studies. Environ Health Perspect. 2004 Jun;112(9):1007-15.

60. Nuvolone D, Della Maggiore R, Maio S, Fresco R, Baldacci S, Carrozzi L, et al. Geographical information system and environmental epidemiology: a cross-sectional spatial analysis of the effects of traffic-related air pollution on population respiratory health. Environ Health. 2011 Mar 1;10:12.

61. Nyandwi E, Veldkamp T, Osei FB, Amer S. Spatio-temporal dynamics of schistosomiasis in Rwanda between 2001 and 2012: impact of the national Neglected Tropical Disease control programme. Geospat Health. 2017 May 8;12(1):514.

62. Olea R, ed. Geostatistical glossary and multilingual dictionary. New York: Oxford University Press; 1991.

63. Oliveira EC, Santos ES, Ferreira Junior PA, Zeilhofer P, Souza-Santos R, Atanaka-Santos M. Epidemiologia da malária em área de assentamento na amazonia mato-grossense. Journal Health NPEPS. 2016;1:68-79.

64. Pinho CMD, Fonseca LMG, Korting TS, Almeida CM, Kux HJH. Land-cover classification of an intra-urban environment using high-resolution images and object-based image analysis. International Journal of Remote Sensing. 2012;33(19):5973–5995.

65. Pike MC, Smith PG. Disease clustering: a generalization of Knox's approach to the detection of space-time interactions. Biometrics. 1968;24:541-556.

66. Rodrigues M. Introdução ao geoprocessamento. In: Simpósio Brasileiro de Geoprocessamento. São Paulo: Escola Politécnica da Universidade de São Paulo; 1990.

67. Rothman KJ. A sobering start for the cluster buster's conference. American Journal of Epidemiology. 1990;132:56-5113.

68. Ruiz-Moreano, D. Assessing Chikungunya risk in a metropolitan area of Argentina through satellite images and mathematical models. BMC Infect Dis. 2016 Feb 1;16:49. doi: 10.1186/s12879-016-1348-y.

69. Sabroza PC, Leal MC. Saúde, ambiente e desenvolvimento. Alguns conceitos fundamentais. In: Saúde, ambiente e desenvolvimento. Vol I: uma análise interdisciplinar. Rio de Janeiro: Hucitec-Abrasco; 1992.

70. Sanson RL, Pfeiffer DU, Morris RS. Geographic information systems: their application in animal disease control. Rev Sei Tech. 1991;10(1):179-195.

71. Santiago MM, Silva AA, Galvincio JD, Oliveira TH. Análise da Cobertura Vegetal Através dos Índices de Vegetação (NDVI, SAVI e IAF) no Entorno da Barragem do Botafogo-PE. Anais XIV Simpósio Brasileiro de Sensoriamento Remoto, Natal, Brasil, 25-30 abril 2009, INPE, p. 3003-9.

72. Scholte RG, Carvalho OS, Malone JB, Utzinger J, Vounatsou P. Spatial distribution of Biomphalaria spp., the intermediate host snails of Schistosoma mansoni, in Brazil. Geospat Health. 2012 Sep;6(3):S95-S101.

73. Snow J. Sobre a maneira de transmissão do cólera. São Paulo: Hucitec-Abrasco; 1990.

74. Szwarcwald CL, Leal MC. Estatística espacial na análise exploratória de dados epidemiológicos. In: Saúde e movimento. Rio de Janeiro: FIOCRUZ; 1997.

75. Tadesse S, Enqueselassie F, Gebreyesus SH. Estimating the spatial risk of tuberculosis distribution in Gurage zone, southern Ethiopia: a geostatistical kriging approach. BMC Public Health. 2018 Jun 25;18(1):783.

76. Valencia LIO. O paradigma da krigagem indicatriz e o problema espaço-temporal na Geoestatística. Dissertação de mestrado. Rio de Janeiro: Instituto de Matemática da UFRJ; 1999. (in mimeo)

77. Vargas WP, Kawa H, Sabroza PC, Soares VB, Honório NA, Almeida AS. Association among house infestation index, dengue incidence, and sociodemographic indicators: surveillance using geographic information system. BMC Public Health. 2015 Aug 5;15:746.

78. Vasconcelos CH, Novo EM, Donalisio MR. Uso do sensoriamento remoto para estudar a influência de alterações ambientais na distribuição da malária na Amazônia brasileira. Cad Saúde Pública. 2006 Mar;22(3):517-26.

79. Waller LA, Jacquez GM. Disease models implicit in statistical tests of disease clustering. Epidemiology. 1995;6:584-590.

80. Werneck GL, Struchiner CT. Estudos de agregados de doença no espaço-tempo: conceitos, técnicas e desafios. Cadernos de Saúde Pública. 1997;13:435-445.

81. Malone JB, Bergquist R, Martins M, Luvall JC. Use of Geospatial Surveillance and Response Systems for Vector-Borne Diseases in the Elimination Phase. Trop Med Infect Dis. 2019 Jan 18;4(1):15. doi: 10.3390/tropicalmed4010015. PMID: 30669341; PMCID: PMC6473698.

Capítulo

Ética e Integridade na Pesquisa em Saúde

34

Miriam Ventura
Rosemary Shinkai

Introdução

O que é ética? No dicionário da língua portuguesa,[1] ética é um "conjunto de regras e preceitos de ordem valorativa e moral de um indivíduo, de um grupo social ou de uma sociedade". Define-se também como um ramo da filosofia que investiga as motivações, orientações, princípios, normas, valores e prescrições relacionados ao comportamento humano em determinada realidade social. Para exemplificar, o verbete cita a ética profissional e traz a definição da ética médica como o conjunto de regras de conduta moral, deontológica e científica dos profissionais de saúde com relação aos pacientes.

A ética, enquanto campo do conhecimento que estuda questões morais relacionadas à conduta humana, busca responder basicamente duas perguntas[2]: Por que devemos agir de uma forma e não de outra? Quais argumentos corroboram e sustentam as normas de conduta que aceitamos como boas ou justas? Dessa forma, a atividade ética se caracteriza por emitir juízos de apreciação e normas (regras, princípios, diretrizes e outros tipos de prescrições) sobre como devemos agir de forma que as nossas condutas sejam compatíveis com o nosso aperfeiçoamento pessoal e o bem comum.

Em síntese, uma escolha ética implica compreender e definir o que seja uma ação moralmente boa e justa em diferentes contextos, situações e circunstâncias. As normas éticas são fontes de direitos e obrigações que mutuamente reconhecemos como válidas para boa convivência e relações humanas, sociais e políticas, constituindo-se uma dimensão imprescindível da vida.

A ética em pesquisa tem como objeto a análise do conjunto de normas, argumentos e conflitos éticos decorrentes das atividades de pesquisa. Ocupa-se de questões sobre a busca e o desenvolvimento do conhecimento, os métodos de pesquisa e suas aplicações, as repercussões sociais, políticas e econômicas, entre outros aspectos que envolvem essa atividade científica. As regulamentações nesse âmbito estabelecem formalmente os valores, princípios e regras integrados em um sistema ético e legal para atuação científica. Enfatizam o respeito aos indivíduos, populações e/ou grupos alvos das intervenções; aos direitos humanos, individuais, sociais e coletivos; e as correspondentes obrigações e responsabilidades dos pesquisadores e instituições que desenvolvem atividades científicas. Também definem as instâncias institucionais e os procedimentos para análise e deliberação dos projetos de pesquisas.

Os estudos, as deliberações e normas produzidos na ética em pesquisa buscam articular conhecimentos da filosofia moral (ética) e da filosofia da ciência (epistemologia). A contribuição da filosofia da ciência nessa articulação é a "de formular um critério que permita distinguir as construções da ciência das especulações metafísicas e dos posicionamentos ideológicos" [3]. As discussões e teorias sobre esses critérios de cientificidade são fundamentais para a análise moral da atividade científica.

Considerando que a vida e a saúde dos seres vivos têm alto valor moral, social e jurídico, a ética na pesquisa em seres humanos contém especificidades em relação à condução das investigações. Nesse sentido, são estabelecidos limites e possibilidades de intervenção com seres humanos, vedando-se alguns métodos e técnicas de pesquisa, por exemplo, o uso de placebo no caso de pesquisa de medicamentos, quando existente terapia eficaz para a doença investigada, entre outras limitações.

Na articulação da ética com as ciências da saúde pode-se afirmar que as ações dos pesquisadores são limitadas, nem tudo é possível de ser desenvolvido em nome da importância da pesquisa para o avanço científico. O ser humano não pode ser utilizado como mero meio para o alcance de uma finalidade, adotando-se o imperativo da ética kantiana para análise das condutas. Significa dizer que a dignidade da pessoa humana é o valor que fundamenta e orienta as regulamentações sobre pesquisa em seres humanos.

Essas regulamentações se harmonizam com as leis internacionais de direitos humanos, proclamadas pelas instâncias da Organização das Nações Unidas (ONU), que incluem regras rígidas em relação à prevenção e precaução dos possíveis danos aos humanos, à obrigatoriedade de se definirem os benefícios e os beneficiários das pesquisas científicas, e ao dever ético da justa distribuição do progresso científico. Um dos desafios neste elenco de preocupações é o de estabelecer critérios para aferição dos riscos aceitáveis eticamente para essas atividades.

Considerando a importância da atividade científica para o desenvolvimento humano e a saúde, as regulamentações éticas e de direitos humanos buscam garantir o direito à vida e à integridade psicofísica e moral do ser humano, à saúde, à liberdade da atividade científica, e de forma conjunta e articulada, o direito ao progresso científico e tecnológico, também como um direito humano; este último está previsto no art. 27 da Declaração Universal dos Direitos Humanos; art. 15 do Pacto Internacional sobre os Direitos Econômicos, Sociais e Culturais (1966); e na Declaração de Veneza sobre o Direito de Desfrutar dos Benefícios do Progresso Científico e de suas Aplicações, UNESCO (2009). O direito humano de desfrutar dos benefícios do progresso científico e suas aplicações tem sido objeto de acirradas discussões de como se estabelece a justa distribuição desses benefícios globalmente, considerando os inúmeros conflitos de interesses que envolvem o tema; e de lutas específicas de diferentes grupos sociais organizados pelo direito, por exemplo, ao acesso a medicamentos e outras inovações aplicadas à saúde. Todos esses aspectos serão tratados nos estudos sobre ética em pesquisa e nas regulamentações produzidas.

O sistema de regulação da ética em pesquisa vai variar de país para país; alguns instituem comitês nacionais e/ou locais de bioética ou especificamente de ética em pesquisa. No Brasil, o sistema regulatório que analisa e delibera sobre as pesquisas com seres humanos é composto pela Comissão Nacional de Ética em Pesquisa (CONEP), do Conselho Nacional de Saúde (CNS), Ministério da Saúde, no nível nacional, e os Comitês de Ética em Pesquisa (CEP), locais, formados nas instituições de pesquisa. Internacionalmente, a Organização Mundial de Saúde (OMS) e Associações profissionais, como Associação Médica Internacional, também possuem regulamentações e instâncias deliberativas para tratar sobre a pesquisa científica em saúde.

Este capítulo apresentará os principais aspectos das regulamentações éticas de pesquisa em seres humanos, os princípios e as normas que devem orientar sua prática, em especial, relativas ao consentimento livre e esclarecido, à ponderação de riscos e benefícios e à proteção das populações vulneráveis. A partir desse referencial, nacional e internacional, serão introduzidas as principais discussões sobre o que vem sendo considerado ético na pesquisa em saúde pública; como podemos garantir a eticidade dos diferentes estudos epidemiológicos (com dados secundários, observacionais e com intervenção nos indivíduos e/ou populações), as implicações para as populações pesquisadas, a comunicação dos resultados das pesquisas, e o manejo de possíveis conflitos de interesses. Como fundamental à adequada compreensão da ética em pesquisa no seu contexto contemporâneo, será apresentado o conceito de integridade de pesquisa e serão discutidas as principais questões sobre esse aspecto ético da atividade científica e da publicação de seus resultados.

Regulamentação da ética em pesquisa: aspectos gerais

A regulamentação sobre ética em pesquisa em seres humanos ganhou importância internacional em razão das atrocidades cometidas contra prisioneiros durante a II Guerra Mundial. O Código de Nuremberg (1947) é o primeiro documento com esta abrangência internacional que, acompanhado pela Declaração dos Direitos Humanos (1948), da ONU, representam respostas efetivas da comunidade internacional às violações de direitos humanos praticadas. Ao mesmo tempo que constitui um conjunto de normas éticas de proteção da pessoa humana aplicável às práticas de pesquisas, representa um pacto que obriga os países a adotarem e promoverem medidas de implementação das normas internacionais.

Nas décadas de 1960 e 1970 foram feitas denúncias sobre abusos na realização de pesquisas biomédicas em países democráticos contra cidadãos livres. As denúncias, em geral, envolviam pesquisas com grupos vulneráveis e discriminados socialmente, como negros, crianças e idosos doentes e/ou com severas deficiências [4]. Golizeck aponta três estudos que foram objetos de denúncia internacional. O experimento conduzido por médicos da Universidade da Califórnia, USA, referente à pressão arterial e ao fluxo sanguíneo realizado em bebês, que envolvia procedimentos como a inserção de cateter na artéria umbilical até a aorta do bebê, alguns com os pés mantidos na água com gelo, e outros amarrados a tábuas e postos em diferentes posições para verificar as alterações; os resultados do experimento foram publicados em revista científica, em 1963. Outro estudo foi sobre hepatites virais em Willowbrook, instituição que atendia crianças com retardo mental; os responsáveis pelas crianças foram informados que seria realizada vacinação, mas, de fato, foi inoculado o vírus da hepatite para responder questões da pesquisa; também o resultado deste estudo foi publicado em revista científica pelo renomado pesquisador que a conduziu. E o estudo de Tuskeegee, sobre a história natural da sífilis, realizado em negros no estado do Alabama, os sujeitos participantes foram mantidos sem tratamento eficaz e disponível, da década de 1940, quando a penicilina entrou no mercado, até 1972, quando por intervenção do senado americano a pesquisa foi suspensa. Durante o período de vigência da pesquisa, 13 artigos científicos foram publicados, e a comunidade científica, conhecedora da pesquisa, não se mobilizou para impedi-la, apesar das graves consequências para os sujeitos de pesquisa [5].

Esses fatos nos levam a refletir, entre outras questões, sobre a efetividade das normas internacionais na prevenção e sanção de tais condutas, as razões que levam pesquisadores a adotarem tais condutas reprováveis eticamente e o papel da comunidade científica e dos veículos de divulgação da atividade científica. Aspectos que serão tratados quando abordarmos a atuação dos Comitês de Ética e a integridade da atividade científica e na publicação.

A Declaração de Helsinque, da Associação Médica Mundial, foi uma das respostas às denúncias. No ano de 1975, revisou suas recomendações, introduzindo novas orientações éticas. Entre as inovações propostas, destaca-se a obrigatoriedade de avaliação por comitês de revisão ética, com composição mista (médicos e outros profissionais e representantes da sociedade), de todos protocolos de pesquisa que envolvessem humanos. Essa alteração visava que os protocolos de pesquisa pudessem ser avaliados criticamente, antes de iniciados, e não restritamente por médicos, considerando o alto valor moral e repercussões sociais e científicas das pesquisas em humanos.

O Relatório Belmont (1978) é outra referência importante resultante do trabalho da Comissão Nacional para a Proteção de Sujeitos Humanos em Pesquisas Biomédicas e Comportamentais, criada nos Estados Unidos da América, em 1974. Este Relatório apresenta uma proposta metodológica de análise ética baseada em um conjunto de princípios morais (respeito às pessoas, beneficência e justiça), que devem orientar todo e qualquer projeto de pesquisa e/ou intervenção em humanos. Essa proposta é bastante difundida e influenciou fortemente as regulamentações sobre ética em pesquisa e assistência à saúde, como a brasileira.

As Diretrizes Éticas Internacionais para a Pesquisa Biomédica em Seres Humanos, do Conselho Internacional das Nações Unidas (CIOMS/OMS)[6], também foram estabelecidas nos anos 1980, com vistas às práticas reprováveis referidas. O documento aborda aspectos específicos das pesquisas em saúde, com ênfase para as pesquisas epidemiológicas (https://cioms.ch/), destacando que esses estudos produzem conhecimentos sobre as causas e frequências das doenças, os aspectos clínicos e as condições de saúde de determinada população; e ainda sobre aspectos programáticos relacionados aos serviços de saúde e seus efeitos. Todos os objetos tratados nos estudos epidemiológicos são indispensáveis à formulação e adoção de medidas de prevenção e precaução às doenças, ações e políticas de saúde e sociais mais adequadas, efetivas e eficientes para o alcance da saúde individual e coletiva. Contudo, enfatiza o documento que, apesar desta enorme importância, as pesquisas não podem ser desenvolvidas contrariando de forma injustificada os direitos individuais, como o consentimento, a privacidade e a confidencialidade das informações pessoais. Nem tampouco os direitos sociais, como o direito à saúde, que incluem o acesso a bens e serviços de saúde, à inovação científica e outros meios para se alcançar o mais alto nível possível de saúde devem ser desconsiderados.

Como aponta Zoboli "os estudos epidemiológicos têm de considerar, à primeira vista, os seguintes aspectos éticos: os benefícios para a população em geral ou em estudo; a distribuição de riscos e benefícios pela população; e o grau de restrição dos direitos individuais que será necessário para alcançar o benefício previsto"[8]. Impõem-se, portanto, o compromisso ético do pesquisador com a justiça social na proteção de todos, com medidas adicionais em relação às populações vulneráveis e especiais, de forma que evitem efeitos discriminatórios e/ou a produção ou o aprofundamento de iniquidades decorrentes das atividades científicas.

As pesquisas biomédicas continuam sendo o principal foco das discussões, denúncias e regulamentações. Os abusos persistentes e atuais denunciados têm sido a exploração de indivíduos por meio de "recompensa" e indução indevida, que pode se traduzir em participação não voluntária e sem benefícios para as comunidades e/ou segmentos submetidos às experiências, em especial nos países mais pobres. As denúncias apontam fortes conflitos de interesses, especialmente relacionados com a preponderância de interesses comerciais de patrocinadores na condução de pesquisas, mas não só, outros interesses pessoais podem ser identificados em detrimento das finalidades ética e social de produção de conhecimento, para o bem-estar e desenvolvimento humano e social[9].

O sistema legal brasileiro e a regulamentação da ética em pesquisa em seres humanos

No Brasil, a regulamentação da ética em pesquisa com seres humanos inicia-se com a Resolução nº 01/1988, do Conselho Nacional de Saúde. O sistema brasileiro de regulação* das atividades de pesquisa em seres humanos é constituído, principalmente, pelos Comitês de Ética em Pesquisa (CEP), vinculados às instituições que desenvolvem pesquisas, e atuam localmente, e pela Comissão Nacional de Ética em Pesquisa – CONEP, de abrangência nacional, que integra o Conselho Nacional de Saúde (CNS), instância máxima colegiada do sistema de saúde brasileiro.

Os CEP institucionais são instâncias comuns deliberativas, consultivas, normativas, educativas e de monitoramento. A CONEP é a instância revisora e especial para apreciação de temas específicos (Brasil, Resolução CNS, nº 446/2012)*. Os Comitês e a Comissão são colegiados independentes, multidisciplinares, que devem ser compostos com pessoas de ambos os sexos, assegurada a representação dos usuários e de pessoas da área de gestão da saúde, em conformidade com a legislação do SUS.

A CONEP tem também a função de formular e implementar normas e diretrizes para a pesquisa envolvendo seres humanos nacionais, que se aplicam a qualquer campo do conhecimento que realize pesquisa desta natureza. O CNS foi criado pela Lei Federal nº 8.080/1990 – Lei Orgânica da Saúde – e estipula, em seu artigo 7º, a participação da comunidade nas ações e nos serviços de saúde do Sistema Único de Saúde (SUS)**. Assim, a subordinação do sistema regulatório de pesquisa a uma instância de controle social expressa *"sua matriz democrática, estrutura plural e potencial de transparência nas decisões"* [11].

O sistema regulatório brasileiro é considerado um dos mais bem desenvolvidos e confiáveis em relação à sua abrangência e aos mecanismos de regulação adotados, quando comparado com outros sistemas desenvolvidos nos países europeus [12].

A Resolução CNS nº 466/2012 é a regulamentação geral vigente sobre pesquisas que envolvam seres humanos no Brasil. Define a pesquisa em seres humanos*** como toda aquela que utiliza o corpo humano ou partes dele, e também as dimensões morais e psicológicas da vida humana. Os principais aspectos regulamentados são: a) consentimento livre e esclarecido dos participantes de pesquisa; b) critérios para a ponderação e responsabilidades dos riscos e benefícios da intervenção; c) o conteúdo material e formal dos protocolos de pesquisa; d) os mecanismos e instrumentos, de monitoramento e deliberação desses protocolos. Esta Resolução é complementada por outras que tratam sobre questões éticas específicas**** . A Resolução CNS nº 510/2017 prevê que todos os estudos com seres humanos devem ser submetidos à apreciação ética dos Comitês ou da Comissão Nacional para sua realização, sejam eles de intervenção ou observacionais, com os ensaios clínicos ou de novos medicamentos, ou aqueles que utilizam informações sobre a vida, saúde e a forma de pensar das pessoas humanas. Excluiu expressamente da apreciação do sistema CEP/CONEP apenas as pesquisas de opinião pública com participantes não identificados; aqueles que utilizem informações de domínio público (dados DATASUS, IBGE etc.), banco de dados com informações

* Regulação, pode ser definida como "um conjunto de ações mediatas (intermediadas) de sujeitos sociais sobre sujeitos sociais, que facilitam ou limitam os rumos da produção e distribuição de bens e serviços em determinado setor da economia. Abrange tanto o ato de regulamentar quanto as ações que asseguram o cumprimento das regulamentações. [...] O processo de construção da regulação insere-se num cenário de disputas e de interesses conflitantes, que determinam o seu formato e alcance". Brasil. Ministério da Saúde. Secretaria de Atenção à Saúde. Departamento de Regulação, Avaliação e Controle de Sistemas. Curso básico de regulação do Sistema Único de Saúde – SUS [recurso eletrônico] / Ministério da Saúde, Secretaria de Atenção à Saúde, Departamento de Regulação, Avaliação e Controle de Sistemas. Brasília: Ministério da Saúde; 2016. p. 31. 227 p. Disponível em: <http://bvsms.saude.gov.br/bvs/publicacoes/curso_regulacao_SUS_1ed_eletronica.pdf> [10].

** A Lei Federal n.º 8.080/1990 institucionaliza o controle social no âmbito do SUS por meio dos Conselhos de Saúde nos três níveis de gestão (federal, estadual e municipal). Esses Conselhos têm caráter permanente e deliberativo, e seu colegiado composto por representantes do Governo, prestadores de serviço, profissionais da saúde e usuários.

*** Alguns utilizam a expressão "pesquisa em seres humanos" e "com seres humanos", que servem para distinguir, por exemplo, os estudos de intervenção e observacionais, ambos exigem aprovação do sistema CEP/CONEP para sua realização.

**** Acesse as normas do CNS/CONEP http://conselho.saude.gov.br/normativas-conep?view=default Acessado em 14 jul.2022 .

agregadas sem possibilidade de identificação individual; pesquisas bibliográficas, entre outras (art. 1º).

Importante salientar que a não obrigatoriedade de submissão do projeto para a realização da pesquisa não exime os pesquisadores do cumprimento das normas éticas estabelecidas e aplicáveis ao estudo. Os compromissos éticos relativos à responsabilidade social do pesquisador, à integridade da atividade científica e à publicação dos resultados, entre outros, continuam obrigatórios e devem ser cumpridos. O não respeito pode vir a ser objeto de questionamento e sanção aplicável ao pesquisador em diferentes instâncias, acadêmicas e/ou judiciais.

A Resolução CNS nº 466/2012 define os fundamentos éticos e científicos que os estudos devem atender, destacando-se os seguintes aspectos: a) respeito ao participante da pesquisa em sua dignidade, autonomia e vulnerabilidades, assegurando sua vontade de contribuir e permanecer, ou não, na pesquisa, por intermédio de manifestação expressa, livre e esclarecida; b) ponderação entre riscos e benefícios, tanto conhecidos como potenciais, individuais ou coletivos, comprometendo-se com o máximo de benefícios e o mínimo de danos e riscos; c) garantia de que danos previsíveis serão evitados; d) relevância social da pesquisa, que deve garantir a igual consideração dos interesses envolvidos orientada pela destinação sócio humanitária dos estudos propostos; e) a pertinência e o valor científico do protocolo de pesquisa, e a adequação metodológica do protocolo ao objetivo a que se propõe; f) o grau de vulnerabilidade dos sujeitos de pesquisas que serão envolvidos no estudo.

A regulamentação brasileira adota uma perspectiva metodológica de análise ética baseada em quatro princípios morais fundamentais: respeito à autonomia, beneficência, não maleficência e justiça, admitindo outros reconhecidos nas normas e práticas internacionais compatíveis.

O **princípio da autonomia ou do respeito à autonomia** refere-se ao dever moral de garantir escolhas individuais que não impliquem em danos ou sofrimentos a outras pessoas; de proteger aqueles que não têm capacidade ou condições de compreender as consequências de suas escolhas, ou não possuam liberdade para realizar essas escolhas, como os grupos vulneráveis[13].

O **princípio da beneficência** refere-se às obrigações morais de conduzir a pesquisa sempre em benefício dos submetidos à pesquisa, sejam esses benefícios diretos ou indiretos. O **princípio da não maleficência** determina a obrigação de não causar dano intencionalmente a alguém. A diferença entre o princípio da não maleficência e beneficência é que o primeiro exige uma inação do pesquisador diante de uma possibilidade de dano de possível previsão, e a beneficência, o dever moral de agir de forma a produzir um benefício[13].

O **princípio da justiça é** formulado a partir da concepção de justiça como a distribuição apropriada e equitativa de benefícios, riscos e custos entre os envolvidos, levando em consideração aquilo que é devido às pessoas, como os direitos individuais e sociais. Esse princípio está relacionado às exigências de que a pesquisa, por exemplo, tenha relevância social e vantagens significativas para aqueles submetidos ao estudo; que qualquer risco previsível seja minimizado e os danos inevitáveis ocorridos, reparados e indenizados; medidas adicionais concretas de proteção aos sujeitos vulneráveis; e que a investigação possua destinação social e humanitária[13].

Aplicação da regulamentação ética

A Resolução CNS n.º 466/2012, já no seu preâmbulo, integra as normas legais com as éticas, fazendo referência expressa a leis brasileiras e internacionais de direitos humanos que tratam dos direitos individuais e sociais, e, especificamente, da saúde. Nesse sentido, as leis e as políticas de saúde vigentes devem ser consideradas na análise ética, com destaque para as normas da Constituição Federal Brasileira e da Lei Federal nº 8.080/1990, harmonizando o conjunto de normas vigentes.

Como salienta Cook, Dickens e Fathalla "a lei define as circunstâncias dentro das quais as escolhas éticas podem ser exercidas de forma prática, mas a ética determina os limites dentro dos quais a lei é obedecida e respeitada, de forma voluntária, como uma expressão dos valores e aspirações da sociedade na qual ela é aplicada"[14]. Este é um aspecto relevante no momento da aplicação da regulamentação ética.

Cabe aqui retomar a definição de "ética" que, como enfatizado inicialmente, vai além de um ramo da filosofia ou um discurso propriamente disciplinar, dominado por especialistas da análise moral. Estudos da atividade dos comitês nacionais de bioética* corroboram esta definição ampliada enfatizando que

* Bioética pode ser definida como "o estudo sistemático das dimensões morais – incluindo visão moral, decisões, conduta e políticas – das ciências da vida e atenção à saúde, utilizando uma variedade de metodologias éticas em um cenário interdisciplinar. (Reich WT. Encyclopedia of Bioethics. 2nd ed. New York: MacMillan; 1995. p. XXI. Disponível em: <https://www.ufrgs.br/bioetica/biodef.htm>. [15]. Ver também Bioética para profissionais da saúde. Rego S, Palácios M, Siqueira-Baptista R. Rio de Janeiro: Editora Fiocruz; 2009. 160 p. (Coleção Temas em Saúde)[16].

"a análise ética não pode proceder conforme um modelo acadêmico clássico, como sistema fechado de regras". A análise ética exige um "fórum de comunicação, de deliberação democrática, aberto (específicos) a leigos para discutir prioridades no rumo da ciência e tecnologia"[17]. A regulamentação ética brasileira estabelece um sistema de regulação compatível com esta proposta de deliberação democrática, os CEP/CONEP são instâncias que integram diferentes profissionais e representantes da sociedade civil.

Outro aspecto central para aplicação da regulamentação brasileira é, como já referido, a Resolução CNS nº 466/2012, que adota a metodologia de análise aberta e orientada por quatro princípios morais *prima facie,* sem exclusão de outros reconhecidos nas normas e práticas internacionais compatíveis. Ao considerar princípios morais *prima facie,* a regulamentação brasileira prescreve que *o* pesquisador tem a obrigação moral de respeitar os quatro princípios (respeito à autonomia, beneficência, não maleficência e justiça) sem estabelecer hierarquia prévia entre eles.

Porém, não há como desconsiderar a possibilidade de conflito entre os princípios estabelecidos no caso concreto. Assim, admite-se que somente à vista de especiais situações e circunstâncias deve-se realizar uma ponderação para aplicação mais adequada de cada um deles. Ponderar **é atribuir peso a cada um dos princípios em conflito em um caso concreto**, priorizando a aplicação de um em relação ao outro.

No caso da ética em pesquisa, deve-se verificar a aplicação que melhor atenda aos objetivos de proteção dos participantes a serem submetidos ao estudo e dos fins sociais e humanitários da pesquisa. O resultado desta ponderação deve sempre ser apresentado com argumentos que descrevam a ênfase de um princípio em detrimento de outro e justifiquem a decisão adotada. Na justificativa deve-se sempre analisar as implicações da infração dos princípios e normas correlacionadas e suas consequências, e obrigatoriamente devem ser propostas medidas que mitiguem os efeitos negativos da **não aplicação** de uma ou outra norma. Em alguns casos, **a própria regulamentação estabelece critérios para a ponderação em casos de conflito**, e regras para algumas situações e circunstâncias mais comuns de conflito. Vejamos:

A obrigatoriedade de obtenção de Termo de Consentimento Livre e Esclarecido (TCLE) de todos os participantes para a realização da pesquisa fundamenta-se no princípio do respeito à autonomia. A finalidade do TCLE é a de possibilitar escolhas autônomas e promover a ação responsável dos profissionais na pesquisa, visando a proteção e garantia dos direitos dos participantes. A regulamentação brasileira exige que a autorização seja expressa e que sua obtenção seja resultado de uma decisão conjunta do pesquisador e do indivíduo convidado a participar. Também exige que nesse processo de consentimento todas as informações e os esclarecimentos sobre os possíveis riscos e benefícios da investigação sejam fornecidas, incluindo a possibilidade de o participante desistir a qualquer momento. As responsabilidades do pesquisador, como a de assistência e garantia de confidencialidade e privacidade dos indivíduos em relação às informações obtidas ou dos dados pesquisados, devem estar expressas no documento de autorização (item IV.6 Resolução CNS nº 466/2012).

A pesquisa com pessoas vulneráveis exige medidas protetivas adicionais além do TCLE e da autorização dos participantes da pesquisa, considerando a reduzida capacidade de autonomia e liberdade para consentir dessas pessoas. Assim, a Resolução CNS nº 466/2012 define **vulnerabilidade** dos sujeitos como um estado "de pessoas ou grupos que, por quaisquer razões ou motivos, tenham a sua capacidade de autodeterminação reduzida, sobretudo no que se refere ao consentimento livre e esclarecido". A vulnerabilidade pode ser individual, programática e social dos indivíduos ou grupos-alvo da pesquisa. A vulnerabilidade individual está relacionada às limitações ou ausência de informações ou liberdade para decidir sobre sua participação; a programática refere-se às condições daquela população em relação ao acesso a programas e ações públicas específicas; a vulnerabilidade social diz respeito a contextos e estruturas mais gerais, como a pobreza, discriminação racial etc.

A regulamentação brasileira aponta algumas situações concretas de vulnerabilidade, por exemplo: militares, empregados, presidiários, assegurando aqueles expostos a condicionamentos específicos ou à influência de autoridade que restrinja a inteira liberdade da pessoa escolher participar ou não da pesquisa sem quaisquer represálias; pessoas em estados emocionais ou submetidas à autoridade que lhes reduza de alguma forma a capacidade ou a liberdade de decidir (mulheres em situação de violência, trabalhadores de determinada indústria, militares, entre outros) (IV.6, Resolução CNS n° 466/12).

É importante destacar a natureza dinâmica e multidimensional da vulnerabilidade, sempre dependente da situação e da circunstância observada no caso em exame. Todos nós, em algum momento, podemos estar em situação de vulnerabilidade. Dessa forma, a análise da vulnerabilidade deve ser contextualizada mediante a proposta concreta de uma pesquisa. Assim, o rol apresentado não exaure as situações e circunstâncias de vulnerabilidade, como exemplificado por Marodin G e cols., "uma pessoa adulta, com nível de escolaridade superior, com renda mensal elevada e com completa condição de discernimento mental, fosse muito mais autônoma que uma pessoa idosa, analfabeta e de baixa renda. Mas se a primeira pessoa fizesse parte de um grupo de portadores de uma patologia incurável e letal, a proposta de uma pesquisa que pudesse salvá-la teria para ela um apelo de sobrevivência! Neste caso, em benefício de própria sobrevivência, essa pessoa se encontra totalmente vulnerável a aceitar qualquer coisa que possa salvá-la. Torna-se assim um participante muito mais vulnerável com maior necessidade de proteção e informação" *(p. 131)*[18].

Identificadas as vulnerabilidades da população-alvo do estudo, além do TCLE, deve-se comprovar que não é possível obter o mesmo resultado pesquisando população não vulnerável e apontar os benefícios claros para esta população específica. Também o recrutamento dos sujeitos para a pesquisa tem recomendações especiais, como a de possibilitar ao máximo a liberdade de escolha dos sujeitos[19].

Em algumas situações nas quais a pesquisa é relevante para o desenvolvimento científico e social, mas é inviável a obtenção do TCLE, a regulamentação brasileira admite sua isenção justificada, com previsão de medidas protetivas adicionais, de acordo com as características do estudo; e autorização prévia do CEP/CONEP para sua realização nessas condições excepcionais (item IV.8 – Resolução CNS nº 466/2012).

Este pode ser o caso de estudos epidemiológicos observacionais, por exemplo, que tenham como fonte bancos de dados identificáveis e necessitam acessar informações de milhares de indivíduos, em um ou mais bancos. Justificadas a impossibilidade de obter o consentimento e a imprescindibilidade do estudo, o CEP poderá autorizar a pesquisa sem o TCLE, exigindo a manifestação e concordância da instituição responsável pela guarda dos dados. Outras situações estão previstas na Resolução CNS nº 466/2012 e nas demais resoluções que lhes são complementares, recomendando-se sempre a consulta à regulamentação vigente quanto da formulação do projeto de pesquisa.

Importante ressaltar que a informação em saúde abrange dados administrativos, que dizem respeito à própria Administração Pública e à rede assistencial; dados epidemiológicos relativos a populações; e dados clínicos, obtidos diretamente do cidadão no âmbito da assistência individual à saúde. Além das normas brasileiras referidas sobre ética em pesquisa e acesso a dados pessoais identificáveis, a Lei Federal nº 12.527/2011 dispõe sobre o acesso à informação pública, autorizando excepcionalmente o acesso aos dados pessoais, sem o consentimento da pessoa, comprovado o "evidente interesse público ou geral" ou nos casos já "previstos em lei", em harmonia com a regulamentação nacional de pesquisa em seres humanos referida[20].

Dos princípios da beneficência e não maleficência decorrem as regras atinentes à responsabilidade do pesquisador de impedir os danos previsíveis e sanar aqueles que não puderam ser previstos, mas ocorreram na condução da pesquisa sem que o pesquisador pudesse evitar. Decorrem destes princípios algumas regras expressas na regulamentação, como: o dever de promover o bem-estar dos sujeitos de pesquisa durante todo o estudo e mesmo após ele; garantir o acesso ao melhor método diagnóstico, profilático ou terapêutico existente à população pesquisada durante a investigação (a proibição de uso de placebos quando houver alternativas disponíveis decorre dessa regra geral); também o acesso gratuito pós-pesquisa ao medicamento testado que trouxe benefício aos participantes dá aplicação adequada aos princípios referidos.

A obrigação ética de garantir o acesso ao melhor método diagnóstico, profilático ou terapêutico existente à população da pesquisa foi objeto de discussão no ano 2000, pela Associação Médica Internacional. Basicamente, a polêmica era se a obrigação se referia à garantia dos recursos existentes ou apenas aos disponíveis nos países e/ou locais do estudo – conhecido como duplo-padrão de aplicação da regra ética. A Associação alterou a redação da Declaração de Helsinque, entendendo que se tratava dos recursos disponíveis nos locais da pesquisa. O Brasil rejeitou o entendimento da Associação Internacional e expediu a Resolução CNS nº 301, de 16/03/2000, que expressamente manteve a obrigação de que "[e]m qualquer estudo médico, a todos os pacientes, incluindo àqueles do grupo-controle, se houver, deverá ser assegurado o melhor tratamento diagnóstico ou terapêutico comprovado".

Esses dois princípios da beneficência e não maleficência exigem que se realize uma ponderação dos riscos da intervenção de pesquisa proposta. A regulamentação brasileira, em síntese, estabelece critérios gerais, como: a) a pesquisa deve possuir elevada possibilidade de gerar conhecimento; isto significa dizer que devem ser vedadas quaisquer pesquisas que utilizem seres humanos para atender à mera curiosidade de uma pessoa; b) o benefício esperado deve ser maior do que o risco previsto ou imprevisto da pesquisa; c) o benefício deve ser maior ou, no mínimo, igual a alternativas já estabelecidas para a prevenção, o diagnóstico e o tratamento; d) deve-se adotar especial consideração de suportabilidade da pesquisa quando não resultar em benefício direto ao indivíduo.

Em relação às responsabilidades civis e criminais dos pesquisadores e instituições envolvidas na pesquisa, a regulamentação ética, as leis e os tribunais brasileiros têm acolhido as seguintes obrigações: a) assistência integral durante e pós-pesquisa ao participante da intervenção em razão dos possíveis efeitos; b) não infringir danos além dos previstos; c) indenizar eventuais danos à integridade física, psíquica ou moral causados em decorrência da intervenção. Recomenda-se, nesse sentido, que todas as medidas de proteção ou minimização de danos e riscos sejam claramente estabelecidas no projeto de pesquisa, inclusive aquelas relacionadas às dimensões morais, como a confidencialidade das informações pessoais, segurança dos dados, o ressarcimento de gastos e indenizações.

Os possíveis conflitos de interesses também devem ser identificados pelos Comitês e destacados pelo pesquisador. Sua identificação permite a adoção de medidas protetivas à população, incluindo a ponderação de riscos e benefícios, à vista dos variados interesses que permeiam as relações e atividades de pesquisa e podem influenciar sua condução.

Interesse, em sua acepção comum, refere-se ao que é "importante, útil ou vantajoso, moral, social ou materialmente"[1]. Conflito de interesses é o conjunto de condições que faz com que o julgamento relativo a um interesse primário possa ser afetado impropriamente por um interesse secundário, como o ganho financeiro. O interesse primário está relacionado com a finalidade benéfica, social e humanitária, da produção deste conhecimento; o secundário é definido como qualquer interesse que possa afetar a prioridade que o interesse primário deve ter[21].

Os conflitos de interesse podem ser financeiros, pessoais, acadêmicos, relacionados à afiliação institucional, políticos ou mesmo religiosos. Podem, ainda, ser relacionados à tecnologia utilizada na pesquisa ou na apresentação, assim como à tecnologia concorrente a essa. Os exemplos mais comuns são o interesse financeiro do pesquisador e/ou do patrocinador da pesquisa; o desejo de prestígio pessoal ou institucional do pesquisador, em concluir mais rapidamente a pesquisa e, para tanto, omite possíveis danos para os participantes, ou despreza dados e/ou variáveis imprescindíveis à análise.

O interesse secundário nem sempre é ilegítimo, mas se torna ilegítimo no momento que se atribui maior peso a este interesse. A questão central na identificação, análise e manejo do conflito de interesses é, portanto, o "peso que tais interesses podem adquirir nas decisões dos pesquisadores e patrocinadores das pesquisas sobre os interesses primários"[22].

A **declaração de interesse**, presente ou potencial, do pesquisador em relação à pesquisa desenvolvida exigida pela Agência Nacional de Vigilância Sanitária (ANVISA), por exemplo, que estabelece que "os palestrantes de qualquer sessão científica que estabeleçam relações com laboratórios farmacêuticos ou tenham qualquer outro interesse financeiro ou comercial devem informar potencial conflito de interesses aos organizadores dos congressos, com a devida indicação na programação oficial do evento e no início de sua palestra, bem como nos anais, quando estes existirem" (Resolução RDC nº 96/2008, parágrafo 2, art. 42). Esse tipo de exigência também está presente nas regras para publicação de artigos científicos, e para indexação de revistas em bases bibliográficas, como o SciELO, que recomendam a obrigatoriedade de declaração de conflito de interesses e dos vínculos dos autores dos trabalhos com instituições patrocinadoras, bem como suas afiliações institucionais.

Uma pergunta comum no âmbito acadêmico e profissional das ciências da saúde é qual a diferença entre a pesquisa clínica e prática, na assistência à saúde, considerando que nem sempre é possível estabelecer claramente os limites entre elas. Outra questão relaciona-se aos estudos epidemiológicos realizados para subsidiar práticas e intervenções de rotina em saúde pública. Pode-se dizer que em ambos os casos a intencionalidade[8] é o critério mais claro para distinguir a conduta de pesquisa de outra relacionada às práticas profissionais de rotina.

A Resolução CNS nº 510/2016, por exemplo, quando prevê estudos que não necessitam ser avaliados pelo sistema CEP/CONEP, trata dessa distinção em dois casos específicos: "Art. 1 [...] VII – pesquisa que objetiva o aprofundamento teórico de situações que emergem espontânea e contingencialmente na prática profissional, desde que não revelem dados que possam identificar o sujeito; e VIII – atividade realizada com o intuito exclusivamente de educação, ensino ou treinamento sem finalidade de pesquisa científica, de alunos de graduação, de curso técnico, ou de profissionais em especialização". Frisa-se, mais uma vez, que as exceções contidas na regulamentação da ética em pesquisa não eximem o cumprimento de normas éticas e legais gerais e estabelecidas nos códigos de ética profissionais específicos.

As normas éticas não estão restritas às previsões legais ou à existência de regras formais estabelecidas por instâncias e instituições específicas. Assim, tanto a aplicação das regulamentações como a prática da atividade científica estão abertas a novas indagações e decisões éticas que emergem de realidades e contextos novos e dinâmicos. Isso exige uma postura permanente de reflexão do pesquisador sobre a eticidade de sua conduta e a discussão mais ampla sobre a integridade em pesquisa e a ética em publicação científica.

Integridade em pesquisa e ética em publicação científica

Embora não haja uma definição comum e universal de "integridade em pesquisa", a ideia de pesquisa responsável e de boas práticas reflete condutas baseadas na aderência a valores fundamentais da ciência, tais como objetividade, honestidade, transparência, respeito, responsabilização e boa gestão, desde o planejamento da produção do conhecimento até a divulgação e o uso dos resultados pela sociedade. Na essência da integridade em pesquisa reside o compartilhamento acordado de responsabilidade por cada ação e de confiança entre todos os atores envolvidos no sistema complexo, dinâmico e não linear de demanda, financiamento, produção, avaliação, transferência, utilização e percepção do valor transformador do conhecimento gerado pela pesquisa.

Para atingir o objetivo comum de pesquisa e literatura científica confiáveis, cada ator principal deve desempenhar seu papel de forma ativa, consciente e responsável:

Apesar de alguns países terem seu próprio regramento ou orientações, iniciativas globais foram organizadas para discutir as interfaces pragmáticas de integridade em pesquisa, considerando diferentes perspectivas culturais, organizacionais e temporais na prática de ciência responsável. As Conferências Mundiais de Integridade em Pesquisa (*World Conferences on Research Integrity*), realizadas desde 2007, representam marcos de diálogo transversal para alinhamento de cientistas, jornalistas, instituições de pesquisa, periódicos e editoras, agências de financiamento e órgãos governamentais e não governamentais. Durante a Segunda Conferência Mundial de Integridade em Pesquisa, em 2010, foi produzida a "Declaração de Cingapura sobre Integridade em Pesquisa", que descreve princípios e responsabilidades profissionais básicas para orientar a conduta científica responsável para pesquisadores, seus grupos e instituições[23]. Já a "Declaração de Montreal sobre Integridade na Pesquisa Colaborativa Transfronteiriça", organizada a partir de trabalhos durante a Terceira Conferência Mundial de Integridade em Pesquisa, em 2013, tem como foco a integridade da pesquisa colaborativa, estabelecendo as responsabilidades entre parceiros em nível individual e institucional, principalmente em casos de pesquisa internacional e interdisciplinar[24]. A busca de um consenso mundial para orientar boas práticas em pesquisa globalizada e lidar com potenciais conflitos para a colaboração em meio à diversidade de áreas, culturas e interesses também foi objeto do relatório *Responsible conduct in the global research enterprise: A policy report*[25], publicado em conjunto por duas organizações de academias de ciências

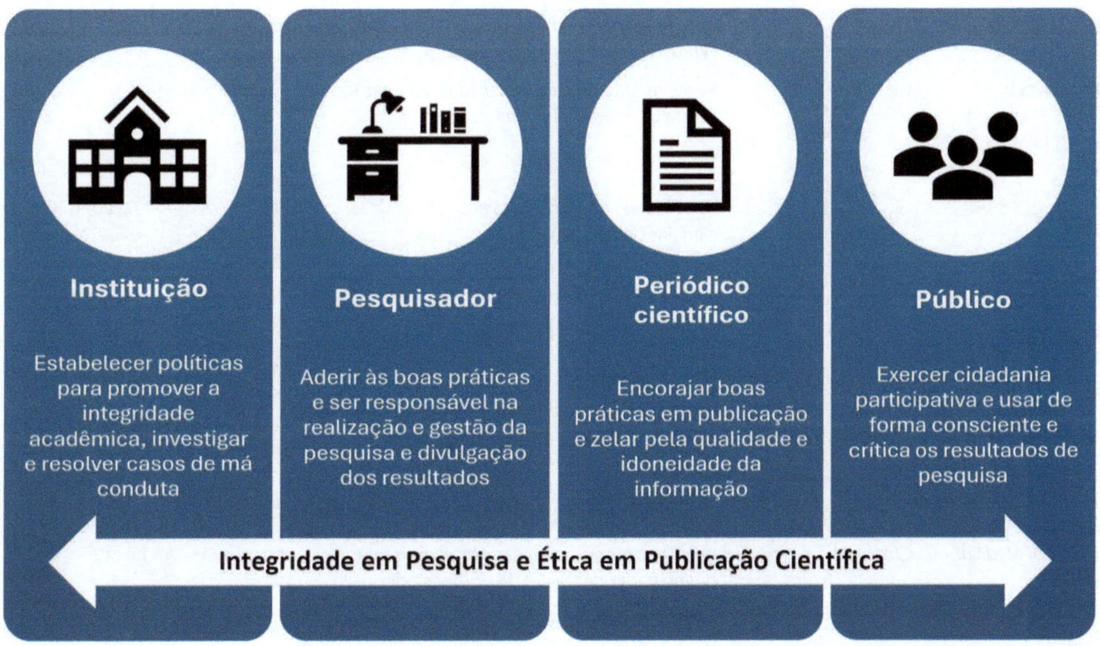

de diversos países do mundo, a *InterAcademy Council* e a *IAP – The Global Network of Science Academies*, em 2012.

No Brasil, o movimento do *Brazilian Meeting on Research Integrity, Science, and Publication Ethics* (BRISPE), através de reuniões temáticas itinerantes desde 2010, tem abrigado discussões intersetoriais continuadas para a promoção de uma cultura de integridade e ética em pesquisa no país. Além disso, agências de financiamento, associações e instituições de pesquisa estão cada vez mais mobilizadas e ativas para a orientação de boas práticas em pesquisa e reação a desvios de conduta científica. A Tabela 34.1 apresenta alguns exemplos de iniciativas com abrangências nacional e global, voltadas especificamente para a integridade em pesquisa e a ética em publicações científicas.

Apesar de o enfoque primário ser a promoção de pesquisa responsável, o lado mais visível e a ser evitado ou mitigado é quando ocorrem desvios de conduta em relação aos valores fundamentais da ciência, seja de forma involuntária por erro ou desconhecimento técnico, seja de forma intencional e com má fé. Tais transgressões têm sido referidas como "má conduta" (*misconduct*) e "práticas prejudiciais em pesquisa" (*detrimental research practices*)[26], ou "práticas de pesquisa irresponsável" (*irresponsible research practices*)[23]. Contudo, a subjetividade na interpretação de valores e atitudes, em parte devido a diferenças culturais, organizacionais e temporais, ocasiona dificuldades para a adoção de políticas científicas aceitáveis universalmente.

Segundo o documento *Fostering Integrity in Research* (2017)[26], produzido pela *National Academies of Sciences,*

Tabela 34.1 – Exemplos de iniciativas globais e brasileiras específicas para integridade em pesquisa e ética em publicações científicas

Organização	Abrangência geográfica	Ação/Produto	Website
Academia Brasileira de Ciências (ABC)	Brasil	Relatório "Rigor e integridade na condução da pesquisa científica: guia de recomendações de práticas responsáveis"	https://www.abc.org.br/IMG/pdf/doc-4311.pdf
Associação Brasileira dos Editores Científicos (ABEC)	Brasil	Cursos periódicos, certificação de editores em parceria com o *Council of Science Editors* (CSE)	https://www.abecbrasil.org.br/novo/
Brazilian Meeting on Research Integrity, Science, and Publication Ethics (BRISPE)	Brasil	Eventos intersetoriais, "Declaração Conjunta sobre Integridade em Pesquisa do II Encontro Brasileiro de Integridade em Pesquisa, Ética na Ciência e em Publicações (II BRISPE)"	https://www.vibrispe2020.com/
Committee on Publication Ethics (COPE)	Global	Eventos, fóruns de discussão de casos, materiais *online* e documentos para orientação de equipes editoriais	https://publicationethics.org
Conselho Nacional de Desenvolvimento Científico e Tecnológico (CNPq)	Brasil	Diretrizes básicas para a integridade na atividade científica	https://www.gov.br/cnpq/pt-br/composicao/comissao-de-integridade
Council of Science Editors (CSE)	Global	Cursos, certificação de editores, material *online*, *White Paper on Publication Ethics*	https://www.councilscienceeditors.org
The EQUATOR Network (Enhancing the QUAlity and Transparencey Of health Research)	Global	Recomendações para redação e publicação científica, materiais *online*, cursos	http://www.equator-network.org
InterAcademy Council & IAP	Global	Relatório de consenso das academias de ciências de vários países	https://www.interacademies.org/
International Committee of Medical Journal Editors (ICMJE)	Global	Recomendações e materiais *online* para boas práticas em pesquisa, redação e publicação	http://www.icmje.org
Fundação de Amparo à Pesquisa do Estado de São Paulo (FAPESP)	Brasil	"Código de Boas Práticas Científicas", seção Boas Práticas na Revista FAPESP	http://www.fapesp.br/boaspraticas/ http://revistapesquisa.fapesp.br
Global Research Council	Global	Documentos de consenso das agências de fomento à pesquisa de vários países	https://www.globalresearchcouncil.org
Scientific Electronic Library Online (SciELO)	Brasil	*Blog* com matérias dedicadas a autores e equipes editoriais	http://blog.scielo.org
World Association of Medical Editors (WAME)	Global	Recomendações, políticas editoriais e materiais *online* para orientação de equipes editoriais	http://www.wame.org
World Conferences on Research Integrity (WCRI)	Global	Eventos mundiais intersetoriais, documentos de consenso	https://wcrif.org/

Engineering, and Medicine dos Estados Unidos, para atualização e ampliação do relatório *Responsible Science: Ensuring the Integrity of the Research Process* (1992)[27], o termo "má conduta" refere-se a casos de fraude científica, tais como fabricação (p. ex., inventar dados ou entrevistas inexistentes), falsificação (p. ex., alterar dados coletados, manipular imagens) e plágio, tanto na proposição quanto na realização e comunicação da pesquisa. Já o termo "prática prejudicial em pesquisa" abrange diversas ações que podem ser mais comuns e deletérias do que os casos de má conduta, tais como deficiência na gestão de dados, autoria e coautoria indevidas, desvios na citação de trabalhos pregressos, uso impróprio de métodos de coleta e análise de dados etc. No Brasil, a Academia Brasileira de Ciências publicou o documento "Rigor e integridade na condução da pesquisa científica: guia de recomendações de práticas responsáveis"[28], que apresenta conceitos básicos de pesquisa responsável e seus desvios ou má conduta científica.

Recentemente, em tempos de esforços coordenados para o desenvolvimento sustentável do mundo, grande enfoque tem sido dado a problemas de reprodutibilidade dos resultados científicos. Segundo a REWARD *Alliance* [29], estima-se que cerca de 85% da pesquisa básica e aplicada é desperdiçada ou invalidada devido a perguntas erradas, falha de desenho, resultados não publicados ou descrição inadequada do trabalho. A falta de reprodutibilidade em pesquisa está relacionada com desperdício de recursos e de tempo, que envolve desde aspectos financeiros de investimento em pesquisa a aspectos morais de relevância, validade e credibilidade da ciência.

Os principais motivos que favorecem a pesquisa irresponsável, de forma intencional ou não, parecem ser os seguintes:

- desconhecimento parcial ou total sobre integridade em pesquisa e ética em publicação, refletindo falhas no processo de formação de jovens pesquisadores, na mentoria por parte de pesquisadores experientes e nas políticas institucionais de pesquisa;
- supervalorização de sistemas quantitativos de avaliação da produção científica, principalmente a produção bibliográfica de artigos e livros, utilizados em processos seletivos e de promoção acadêmica;
- conflito de interesses (financeiros, pessoais, profissionais etc.) dos diversos atores envolvidos no processo científico;
- dificuldades e conflitos interpessoais em projetos complexos de pesquisa que envolvem colaborações interdisciplinares e globalizadas, em grande parte por diferenças de cultura e de política institucional;
- complexidade introduzida com o desenvolvimento tecnológico, que transforma algumas relações preestabelecidas no processo científico em novos desafios de regramento, tais como atribuição de responsabilidades e de direitos no uso de dados abertos, inteligência artificial e *big data*.

Há uma relação intrínseca e indissociável entre integridade em pesquisa e ética em publicação científica. A situação ideal seria evitar que uma pesquisa irresponsável fosse realizada, mas, infelizmente, muitas formas de desvios e de má conduta em pesquisa são detectadas tardiamente durante ou após a publicação de um artigo ou livro, tanto pela equipe editorial quanto por leitores ou pares. Nesta fase, recursos já foram gastos, resultados não confiáveis já podem ter sido usados, e trabalhos posteriores podem estar comprometidos ao considerar pressupostos científicos inválidos.

Quando ocorre um problema ético em publicação de artigo, o periódico científico tem o dever de investigar o caso e tomar medidas para zelar pela integridade da informação publicada ou corrigir a literatura se for necessária a comunicação pública de possíveis problemas no artigo, errata ou retratação de trabalho invalidado no todo ou em parte. Há diretrizes editoriais produzidas por diversas organizações especializadas, bem como editoras (*publishers*) e bases indexadoras, para auxiliar a equipe editorial na adoção de boas práticas editoriais e de conduta ética em publicação científica por parte de autores, editores e revisores. Além disso, é fundamental a implementação de ações específicas para a formação acadêmico-científica com inclusão de conteúdos e exercício efetivo de integridade em pesquisa e de ética em publicação.

Considerações finais

Na articulação ética e ciência, três compromissos éticos merecem destaque. O compromisso com a **integridade do resultado**, que exige que "a produção de conhecimento [deve ser] baseada em critérios de validade compartilhados na comunidade de pesquisadores", sendo vedado falsear os dados advindos de sua pesquisa. O compromisso do **respeito com as pessoas que participaram da pesquisa como sujeitos de sua investigação**, garantindo-lhes direitos morais e legais, como a autonomia, a informação e a preservação de sua integridade psicofísica e moral, sua dignidade, "daí a ideia da pesquisa com seres humanos e não em seres humanos". (Oliveira, p. 27)[30]. E o compromisso para com a sociedade e a cidadania, que envolve a condição política e social das pessoas como membros de um Estado no gozo de direitos que lhes permitem participar da vida política e social. Envolve, ainda, obrigações morais do pesquisador de divulgar os resultados da pesquisa por meio de publicações e outras formas de divulgação. E, identificando eventualmente fatos que ameacem ou violem direitos da população pesquisada durante a investigação , o pesquisador deve demandar intervenção pública dos órgãos competentes.[29].

O presente capítulo buscou orientar o leitor a partir desses três compromissos, não esgotando as discussões sobre a eticidade da atividade científica, sempre dinâmica e ampla. E encerra com uma recomendação pertinente à prática da atividade científica, de que

"O dever de uma profunda reflexão ética é individual, colaborativo e institucional. Espera-se que os indivíduos, enquanto pessoas inteligentes e conscientes, cujos atos afetam as vidas de outras pessoas, considerem a natureza ética de suas motivações, condutas e influências"[14].

Referências Bibliográficas

1. Houaiss A, Villar MS. Dicionário Houaiss da língua portuguesa. Instituto Antonio Houaiss de Lexicografia e Bancos de Dados da Língua Portuguesa S/C Ltda. Rio de Janeiro: Objetiva; 2009.
2. Cortina A, Martinez E. Ética. São Paulo: Edições Loyola; 2005. p. 20.
3. Oliva A. Filosofia da Ciência. Rio de Janeiro: Jorge Zahar Ed.; 2003. p. 24.
4. Costa S. O desafio da ética em pesquisa e da bioética. In: Ética em pesquisa: temas globais. (Coleção Ética em Pesquisa.) Diniz D, et al., org. Brasília: Letras Livres; Editora UnB; 2008. p. 25-28.
5. Goliszek A. Cobaias humanas: a história secreta do sofrimento humano em nome da ciência. Rio de Janeiro: Ediouro; 2004. 534p.
6. Camargo KR Jr. A biomedicina. Physis: Revista de Saúde Coletiva. 2005;15(Suppl.)177-201. Disponível em: <https://dx.doi.org/10.1590/S0103-73312005000300009>. Acessado em:14 jul. 2022
7. CIOMS – Council for International Organizations of Medical Sciences. International Ethical Guidelines for Epidemiological Studies; 2009.
8. Zoboli ELCP. Pesquisa em Saúde Pública. Comitês de ética em Pesquisa: Teoria e Prática. Rego S, Palácios M, org. Rio de Janeiro: RJ. EAD/ENSP; Ed. Fiocruz;. 2012, p. 210.
9. Hara D, Schuklen U. Questões éticas na pesquisa internacional e em estudos multicêntricos. In: Ética em pesquisa: temas globais. Diniz D, et al., org. (Coleção Ética em Pesquisa.) Brasília: Letras Livres; Editora UnB; 2008. p. 187-216. Disponível em: https://www.reciis.icict.fiocruz.br/index.php/reciis/article/view/864/1506 . Acessado em:14 jul. 2022
10. Brasil. Ministério da Saúde. Secretaria de Atenção à Saúde. Departamento de Regulação, Avaliação e Controle de Sistemas. Curso básico de regulação do Sistema Único de Saúde – SUS [recurso eletrônico] / Ministério da Saúde, Secretaria de Atenção à Saúde, Departamento de Regulação, Avaliação e Controle de Sistemas. – Brasília: Ministério da Saúde, 2016. 227 p. Disponível em: <http://bvsms.saude.gov.br/bvs/publicacoes/curso_regulacao_SUS_1ed_eletronica.pdf>. Acessado em:14 jul. 2022
11. Relatório da Comissão de Ciência e Tecnologia, Comunicação e Informática, do Projeto de Lei nº 2.473, de 2003. Relatora Cida Diogo. 2009. Disponível em: https://www.camara.leg.br/proposicoesWeb/prop_mostrarintegra;jsessionid=node0clu8fdi4juk21ioewr0o1v31h8258527.node0?codteor=701766&filename=Tramitacao-PL+2473/2003 Acessado em:14 jul. 2022
12. Lamas E, Ferrer M, Molina A, et al. A comparative analysis of research ethics regulation systems in Europe and Latin America with regard to the protection of human subjects. JME Online. Aug 2010 as 10.1136/jme.2009.035097.
13. Beauchamp TL, Childress JF. Princípios de ética biomédica. São Paulo: Edições Loyola; 2002. p. 282-291.
14. Cook RJ, Dickens BM, Fathalla MF. Saúde Reprodutiva e direitos humanos: integrado medicina, ética e direito. Rio de Janeiro: CEPIA; 2004. p. 90.
15. Reich WT. Encyclopedia of Bioethics. 2nd ed. New York: MacMillan; 1995. XXI. Disponível em: <https://www.ufrgs.br/bioetica/biodef.htm>. Acessado em: 14 jul. 2022
16. Rego S. Palácios M, Siqueira-Baptista R. Bioética para profissionais da saúde. (Coleção Temas em Saúde.) Rio de Janeiro: Editora Fiocruz; 2009. 160p.
17. Fonseca C. Que ética? Que ciência? Que sociedade? In: Fleischer S, org. Ética e regulamentação na pesquisa antropológica. Fleischer S, Schuch P, org. Rosana Castro, Bruna Seixas, Daniel Simões, cols. Brasília: Letras Livres; Editora Universidade de Brasília; 2010. 248p.
18. Marodin G. A Resolução do Conselho Nacional de Saúde nº 19/96, In: Rego S, org. Comitês de Ética em pesquisa: teoria e prática. Rio de Janeiro, RJ: EAD/Ensp; 2012. 328p.
19. Rogers W, Ballantyne A. Populações especiais, vulnerabilidade e proteção. In: Ética em pesquisa: temas globais. Diniz D et al., org. (Coleção Ética em Pesquisa.) Brasília: Letras Livres; Editora UnB; 2008. p. 123-53. Disponível em: h https://www.reciis.icict.fiocruz.br/index.php/reciis/article/view/865/1507 14. Acessado em:14 jul. 2022.

20. Ventura M. Lei de acesso à informação, privacidade e a pesquisa em saúde. Cad Saúde Pública [Internet]. 2013;29(4):636-638. Disponível em: <http://dx.doi.org/10.1590/S0102-311X2013000400002>. Acessado em: 14 jul. 2022
21. Thompson D. Understanding conflicts of interest. New England Journal of Medicine. The New England Journal of Medicine. Aug 1993;8:329:573-6.
22. Palácios M. O conflito de interesses nas pesquisas que envolvem humanos. In: Bioética, risco e proteção. Schramm FR, et al. Rio de Janeiro: Editora UFRJ; Editora FIOCRUZ; 2005. p. 80-100.
23. Singapore Statement in Research Integrity [Internet]. Singapore; 2010. Disponível em:<https://wcrif.org/guidance/singapore-statement>. Acessado em: 13 jul. 2022.
24. World Conferences on Research Integrity. Montreal Statement on Research Integrity in Cross-Boundary Research Collaborations. [Internet]. Montreal; 2013. Disponível em: < https://wcrif.org/guidance/montreal-statement>. Acessado em: 13 jul. 2022.
25. InterAcademy Council. IAP – the global network of science academies. Responsible Conduct in the Global Research Enterprise: A Policy Report. Alkmaar: Bejo Druk & Print; 2012. 48p.
26. National Academies of Sciences, Engineering, and Medicine, Policy and Global Affairs, Committee on Science, Engineering, Medicine, and Public Policy, Committee on Responsible Science. Fostering Integrity in Research. Washington (DC): National Academies Press; 2017 Apr 11. doi: https://doi.org/10.17226/21896.
27. National Academy of Sciences (US), National Academy of Engineering (US) and Institute of Medicine (US) Panel on Scientific Responsibility and the Conduct of Research. Responsible Science: Ensuring the Integrity of the Research Process: Volume I. Washington (DC): National Academies Press; 1992.
28. Academia Brasileira de Ciências. Rigor e integridade na condução da pesquisa científica: guia de recomendações de práticas responsáveis [Internet]. Rio de Janeiro; 2013. Disponível em: <https://www.abc.org.br/IMG/pdf/doc-4311.pdf>. Acessado em: 13 jul. 2022.
29. The Reward Alliance. Disponível em: <https://www.rewardalliance.net>. Acessado em: 13 jul. 2022.
30. Oliveira LRC. A antropologia e seus compromissos ou responsabilidades éticas. In: Fleischer S, org. Ética e regulamentação na pesquisa antropológica. Fleischer S, Schuch P, org. Rosana Castro, Bruna Seixas, Daniel Simões, cols. Brasília: Letras Livres; Editora Universidade de Brasília; 2010. 248p.

Capítulo

Dinâmica de Transmissão de Doenças

35

José Marcos Ribeiro
Cláudio José Struchiner
Guilherme Loureiro Werneck

Introdução

Todo organismo vivo de uma espécie representa nada mais do que uma imagem instantânea obtida durante o longo processo sucessivo de nascimento, reprodução e morte. A ideia de *perpetuação* de uma espécie em um determinado ponto no tempo significa que foi necessário que uma sucessão contínua de indivíduos tenha ocorrido até o momento em que aquela fotografia foi tirada. Espécies ou populações que não conseguem produzir novos indivíduos na mesma taxa com que seus indivíduos morrem irão diminuir de tamanho e, eventualmente, serão extintas. A dinâmica com a qual indivíduos substituem outros em gerações sucessivas é o objeto de estudo da biologia populacional.

Populações estáveis após muitas gerações, isto é, aquelas populações nas quais o número total de seus componentes não se modifica após muitas gerações, são denominadas populações em *estado de equilíbrio*. A sua *taxa de reprodução** é igual a 1, indicando que, em média, um indivíduo alcança a maturidade reprodutiva para cada indivíduo maduro que morre. Para organismos que se reproduzem sexualmente, a taxa de reprodução indica o número de indivíduos do sexo feminino sexualmente ativos que são gerados por cada fêmea madura em termos reprodutivos, que morre, na medida em que indivíduos do sexo masculino são apenas, e raramente, acessórios limitantes para a perpetuação de uma espécie. Populações que diminuem de tamanho em gerações sucessivas têm uma taxa de reprodução menor que 1. Então, uma taxa de reprodução de 0,9 significa que, para cada 100 indivíduos de uma determinada geração, apenas 90 serão encontrados na próxima geração, e apenas 81 (0,9 × 90) na geração subsequente. Pode-se visualizar que uma população com taxa de reprodução menor que 1 será, eventualmente, extinta após um determinado número de gerações. Da mesma maneira, uma taxa de reprodução maior que 1 implica na expansão desta população.

Em epidemiologia de doenças infecciosas pode-se aplicar o mesmo raciocínio, considerando-se agora não um parasito individualmente como a unidade da espécie, mas um indivíduo infectado, um *caso*, como a unidade da espécie. Por exemplo, se o *P. falciparum* existiu nos últimos 10 mil anos é porque, até hoje, um *caso de malária* gerou pelo menos outro *caso*. Assim, epidemias são situações nas quais um caso gera mais do que um novo caso, e implica no aumento da prevalência da doença. Existem situações em que um *caso* gera menos que um novo *caso* e o número de humanos que abrigam parasitos numa certa população está decrescendo. O fato é que, no passado, a prevalência de humanos infectados por este parasito nunca foi igual a zero (a não ser que tenha existido algum reservatório não humano durante este período). O conhecimento da dinâmica populacional ou da taxa de reprodução de qualquer doença aumenta nossa habilidade em predizer epidemias e avaliar realisticamente metas de controle e erradicação de doenças.

A taxa de reprodução observada para um organismo em particular que existe em estado de equilíbrio, entretanto, é sempre uma fração da taxa de reprodução máxima deste organismo. Por exemplo, uma população de raposas pode estar em equilíbrio e sua taxa de reprodução observada ser igual a 1, ou oscilar ao redor de 1. Entretanto, se estes animais são removidos de

* O termo taxa de reprodução, ainda que corriqueiro, é inadequado conceitualmente porque não se refere a uma taxa, mas a um número real. O termo número de reprodução tem sido sugerido como mais apropriado por alguns autores[3].

uma área e, posteriormente, um casal de raposas é reintroduzido nesta área não habitada, a população retornará ao seu nível anterior. Este casal inicial é como Eva e Adão encontrando uma situação paradisíaca na qual existe abundância de comida e inexistência de competidores. Nesta situação podemos observar a *taxa de reprodução básica* (r_0) desta espécie.

A gama de possíveis r_0 varia imensamente entre diferentes espécies de animais e plantas. Obviamente, parasitos que se reproduzem por fissão binária têm $r_0 = 2$, na medida em que um indivíduo reprodutor é substituído por dois indivíduos na geração seguinte. Outros organismos podem ter taxa de reprodução na ordem dos milhares! Muitos insetos em condições ideais podem ter taxa de reprodução maior que 100 ou 1.000. Obviamente, se uma população de insetos com $r_0 =$ 1.000 está em estado de equilíbrio, então eles devem ter um problema gravíssimo de mortalidade infantil (ou larval), pois sua taxa de reprodução é igual a 1 no estado de equilíbrio. Da mesma forma, há grande variação nos r_0 das doenças. Por exemplo, o r_0 da varíola é 4, o do sarampo é igual a 12 e a caxumba tem $r_0 = 20$[21]. Os parasitos da malária têm r_0 bem maiores, o *P. vivax* tem $r_0 > 20$ e o *P. falciparum* tem $r_0 > 100$.

O conceito de taxa de reprodução básica de uma doença tem valor prático para estimar o grau de cobertura vacinal para fins de erradicação de doenças[7]. Por exemplo, imaginemos que um caso de varíola é introduzido em uma população não imune. Para simplificar, admitamos que nesta população a mortalidade é zero, a imunidade é duradoura, nascimentos e imigração contribuem muito pouco para a composição da população, e condições homogêneas* prevalecem. Inicialmente, como o r_0 da varíola é 4, um caso iria produzir quatro casos novos, estes quatro iriam gerar 16, estes 16 produziriam 64 e assim por diante. Entretanto, em um certo momento no curso da epidemia, cerca de metade da população humana estaria imune. Nesta situação, dentre os quatro contatos secundários de cada caso, dois desenvolveriam doença e outros dois não iriam contrair varíola porque seriam imunes. Mais tarde, cerca de 75% da população se tornariam imunes, e apenas um dentre os quatro contatos secundários se tornaria caso. Neste momento, a taxa de reprodução seria igual a 1. Se mais que 75% da população forem imunizados, a taxa de reprodução seria menor que 1 e a doença iria, eventualmente, desaparecer. Seguindo-se este raciocínio, fica claro que para doenças com $r_0 = 4$, uma cobertura > 75% da população com uma vacina efetiva seria suficiente para erradicar a doença. Da mesma forma, uma cobertura > 90% seria necessária para doenças com $r_0 = 10$, uma cobertura > 95% para $r_0 = 20$, e uma cobertura > 99% para doenças com $r_0 =$ 100. Estes cálculos simples poderiam ser diferentes se a imunidade para a doença não é duradoura, se existe grande imigração de pessoas não imunes, se o nascimento de novos suscetíveis é significativo, ou se condições homogêneas não existem. Estes "poréns" podem tanto aumentar quanto diminuir a cobertura vacinal requerida para erradicação.

* Condições homogêneas implicam que todo indivíduo em uma população tem a mesma chance de se tornar infectado, e que toda pessoa infectada tem a mesma chance, em média, de infectar um certo número de pessoas.

Taxa de Reprodução Básica da Malária e Capacidade Vetorial

A ideia de taxa de reprodução de uma doença é, entretanto, mais fácil de ser compreendida do que mensurada na vida real. Ainda assim, tentativas de construção de modelos para a taxa de reprodução podem ser muito ilustrativas para fins de compreensão das contribuições relativas de cada parâmetro envolvido na perpetuação da doença. Os resultados são muitas vezes contraintuitivos. Por exemplo, o mais importante parâmetro para a transmissão da malária é a longevidade do mosquito, e o segundo mais importante é o grau com que o mosquito seleciona humanos como fonte de alimento (sangue). Vamos agora tentar construir uma equação que possa predizer o número de casos secundários produzidos por um único caso de malária introduzido em uma população não imune. Por exemplo, vamos utilizar o caso de um turista infectado com *P. falciparum* retornando para uma cidade fora da área endêmica.

Uma vez que os parasitos se encontram na corrente sanguínea de indivíduos infectados, a perpetuação da doença requer que este mesmo parasito complete seu ciclo de desenvolvimento em um vetor, um mosquito do gênero dos anofelinos. A ausência de vetores na cidade para a qual o turista retorna implica a impossibilidade de propagação da infecção. Neste caso, o parasito está em um hospedeiro final, e a taxa de reprodução será igual a zero. Se o número de vetores não é igual a zero, existe alguma possibilidade de transmissão, porque estes mosquitos podem se alimentar com o sangue do turista infectado e existe alguma probabilidade de que alguns deles venham a transmitir a malária posteriormente. Se o número de vetores for duas ou três vezes maior, a probabilidade de transmissão também será duas ou três vezes maior. Então, podemos dizer que o número de casos secundários (r_0) é proporcional ao número de mosquitos disponíveis por pessoa (m) em uma determinada vila ou cidade. Ou seja,

$$r_0 \sim m$$

Note que m não é uma medida do número total de mosquitos na cidade, mas a *fração alocada para cada pessoa*, porque estamos interessados no número de mosquitos que poderiam picar e obter sangue no turista infectado, não no número total de mosquitos. Então, a taxa de reprodução do *P. falciparum* é proporcional ao número de mosquitos disponíveis por pessoa (m).

A densidade de mosquitos (m), por sua vez, é função de vários outros parâmetros. Para todas as espécies de vetores, m será dependente das condições climáticas, já que a umidade e temperatura são fundamentais para o desenvolvimento destes insetos. Igualmente importante é a disponibilidade de coleções hídricas para o desenvolvimento larvário, o estágio de desenvolvimento dos mosquitos que segue a postura de ovos pela fêmea. Por sua vez, o aproveitamento destes recursos naturais não é uniforme para todas as espécies. Alguns mosquitos irão favorecer pequenas coleções hídricas como aquelas formadas pela água da chuva acumuladas em marcas de pneus de autos. Outros irão se beneficiar de coleções hídricas com água limpa, mas sem vegetação, enquanto alguns, ao contrário, irão dar preferência a coleções hídricas estáveis e com a presença de vegetação que irá esconder as larvas de predadores como os peixes, outros insetos e pássaros. A densidade de mosquitos é também função do padrão sazonal de chuvas, que irá determinar a disponibilidade de locais de reprodução para as várias espécies.

Quando os mosquitos adultos emergem, irá transcorrer um período de alguns dias até que o desenvolvimento de todos os órgãos se complete. Após este período, estes insetos irão à procura de fontes de energia para o voo e acasalamento. A ingestão sanguínea por meio da picada em humanos ou outros animais propicia a energia necessária para a postura de ovos pela fêmea. Algumas espécies de mosquitos possuem hábitos muito específicos, picando apenas humanos, enquanto outras espécies exibem gostos mais genéricos. Se aquele nosso turista infectado tem cães em casa, e a sua "quota" de mosquitos prefere se alimentar nos seus animais, estas picadas iriam representar chances perdidas de perpetuação da doença, já que o *P. falciparum* não infecta cachorros. É importante, então, qualificar a parcela daquela "quota" de mosquitos por pessoa que está, de fato, picando humanos a cada dia, uma vez que as picadas que se realizam em outras espécies não devem ser contabilizadas para efeito de transmissão da doença. Por isso introduz-se o termo a, que é a *taxa específica de picadas em humanos*. A equação é agora:

$$r_0 \sim m \times a$$

Esta equação é mais precisa porque ela informa que o número de casos secundários é proporcional ao número de mosquitos alocados por pessoa que *de fato estão picando pessoas*. O termo a é adimensional e varia de 0 a 1. Assim, se $a = 0$, isto significa que todos os mosquitos picam outras espécies que não os humanos, e, por consequência, o *P. falciparum* não pode ser transmitido. Se $a = 0,5$, então apenas metade dos mosquitos estaria picando humanos, e assim sucessivamente. O parâmetro a não é o mesmo para as várias espécies de mosquitos, sendo, por exemplo, maior que 0,98 para a espécie *Anopheles gambiae*, ou seja, virtualmente todos os mosquitos desta espécie preferem picar humanos. O produto, $m \times a$ pode ser interpretado como o *número de picadas recebidas pelo nosso turista por unidade de tempo* (em geral, 1 dia).

O produto $m \times a$ é relativamente simples de ser mensurado em campo, entre outras maneiras, pela inspeção direta de "iscas" humanas, devendo-se sempre considerar a dimensão ética de tal procedimento. Pode-se ir na casa do turista, expor suas pernas no horário em que os mosquitos estão mais famintos (algumas espécies se alimentam apenas à noite, outras ao amanhecer ou entardecer etc.), capturar e contar os mosquitos que pousaram na perna do turista e nele tentaram se alimentar. Capturá-los é importante porque é possível que existam diferentes espécies de mosquitos na área, além dos anofelinos. Os mosquitos capturados devem ser então identificados em nível de espécie, e técnicas imunológicas e moleculares podem ser utilizadas para identificar a espécie de *Plasmodium* encontrada nas glândulas salivares. Ainda que seja um procedimento tedioso, o tempo dispendido com o nosso turista permite estimar *o número de mosquitos anofelinos que estão picando uma pessoa em 1 dia*, ou seja, $m \times a$. Se este procedimento tivesse sido realizado em uma área endêmica, nós poderíamos ter encontrado o *número de picadas infectantes que ocorrem em 1 dia (ou noite) por pessoa*, uma medida da *taxa de inoculação*. Em áreas altamente endêmicas para malária transmitida pelo *Anopheles gambiae*, esta taxa pode ser tão alta quanto *uma* picada infectante por pessoa a cada noite, mas condições endêmicas podem ser mantidas com números muito mais baixos do que este (como uma picada infectante por mês ou por ano).

O produto $m \times a$ representa o número de mosquitos que obtêm uma refeição de sangue por dia em nosso turista. Na medida em que ele está infectado com *P. falciparum*, ele está expondo todos $m \times a$ mosquitos à infecção. Entretanto, as populações de vetores não são homogêneas e nem todas as picadas em um indivíduo infectado, representadas pelo produto $m \times a$, irão se traduzir em infecção para este mosquito. Além disso, as várias espécies de anofelinos diferem entre si na capacidade de desenvolver completamente o ciclo da malária. Desta maneira, $m \times a$ deve ser corrigido pelo fator b, que descreve a *competência vetorial* da espécie para desenvolver totalmente o ciclo da malária. O valor de b pode ser medido no laboratório pela verificação da fração de mosquitos que irá desenvolver infecção das glândulas salivares, uma vez alimentados com sangue infectado. Cada espécie de mosquito terá um valor característico para a *competência vetorial*. Então,

$$r_0 \sim m \times a \times b$$

Observe que b, assim como a, também varia entre 0 e 1, representando a fração das $m \times a$ picadas que pode se desenvolver em infecção. Quando $b = 0$, o vetor não é competente e não pode haver transmissão de malária.

O número de mosquitos infectados não corresponde ao número daqueles que irão efetivamente transmitir a infecção. Para isto, será necessário que o vetor sobreviva por tempo suficiente para que os parasitos cumpram o ciclo de desenvolvimento até se localizarem nas glândulas salivares, quando passam a ser denominados esporozoítos. Durante a picada, o mosquito irá injetar a saliva, que funciona como anticoagulante, e junto com ela os esporozoítos. O intervalo de tempo desde que o vetor se infectou pela ingestão de sangue contaminado até o aparecimento de esporozoítos nas glândulas salivares é conhecido como o *período de incubação extrínseco* (ou n, medido em dias). Se os mosquitos nunca morressem, todos aqueles infectados chegariam ao final do período de incubação, e o número de mosquitos infectantes seria simplesmente $m \times a \times b$. Entretanto, isto não corresponde ao que se observa na natureza e é necessário saber quantos deles sobreviverão até o final do *período de incubação extrínseco* (n), para saber qual a fração daqueles inicialmente infectados que estarão vivos (e infectantes) para poder picar humanos e perpetuar a transmissão da malária.

É relativamente simples estimar a curva de sobrevivência de mosquitos utilizando dados coletados em campo. Para isto, basta coletarmos algumas centenas de mosquitos de uma espécie determinada e contar diariamente o número de sobreviventes, tomando o cuidado de manter as mesmas condições de umidade e temperatura do ambiente natural. As curvas experimentais observadas desta maneira têm uma aparência exponencial, sugerindo que a população vetorial sobrevivente tem probabilidade constante de morrer a cada dia. Assim, um índice para a sobrevida do vetor pode ser expresso por meio da *probabilidade de sobrevida em 1 dia*, ou p. Por exemplo, se a taxa de sobrevida diária para uma espécie de mosquito é de 0,9 e iniciamos com uma população de 1.000 mosquitos, então teremos 900 mosquitos após 1 dia (1.000 × 0,9), 810 mosquitos no segundo dia (900 × 0,9) e assim por diante. Observe que a fração de mosquitos que sobrevive a um período de tempo igual ao período de incubação extrínseco (n) é p^n. Por exemplo, a fração sobrevivendo 3 dias é $0{,}9^{(3)} \sim 0{,}73$. Observe também, que p^n é um número que varia entre 0 e 1, e representa uma limitação adicional para os mosquitos que inicialmente estavam disponíveis para o nosso turista. A fração de mosquitos *per capita* que sobrevive ao *período de incubação extrínseco* e que são infectantes é:

$$r_0 \sim m \times a \times p^n$$

Observe que não apenas esta subpopulação de mosquitos poderá transmitir no final do período de incubação extrínseco, mas frações desta serão capazes de continuar transmitindo durante vários dias subsequentes, até que eles todos morram. Após completado o período de incubação extrínseco, o tempo médio de sobrevida pode ser expresso por $1/-\ln(p)$, tempo durante o qual este mosquito estará apto para a transmissão da doença. Segue que,

$$r_0 \sim \frac{m \times a \times p^n}{-\ln p}$$

Esta última expressão nos dá o número total de picadas com potencial de infecção que são geradas pelo nosso turista em 1 dia. Genericamente, ela representa o número de picadas por unidade de tempo com potencial de infecção, gerado por cada indivíduo infectado na população. Entretanto, observe que para que o ciclo de transmissão se complete, devemos considerar uma vez mais os hábitos alimentares dos vetores. Após completar os vários estágios de maturação no mosquito infectado, os esporozoítos que se encontram na glândula salivar do vetor precisam, agora, ser introduzidos nos indivíduos suscetíveis através de uma picada. Mas será que, novamente, o vetor irá picar humanos ou outros animais? Picadas que porventura ocorram em animais de outras espécies diferentes do homem devem ser descartadas para fins de transmissão de malária. Torna-se necessário utilizar, de novo, o parâmetro *a*, a *taxa de picadas em humanos,* para saber quantas picadas infectantes em humanos serão produzidas por um único caso de malária por dia. Então,

$$r_0 \sim \frac{m \times a \times p^n \times a}{-\ln p} = \frac{m \times a^2 \times p^n}{-\ln p}$$

A expressão anterior inclui todos os componentes da transmissão da malária que são dependentes somente do vetor. Ela é conhecida como a *capacidade vetorial*[8]. Como *m, a, b, p* e *n* estão relacionados a características fisiológicas dos vetores, cada espécie de mosquitos terá valores em uma faixa característica.

Finalmente, devemos levar em consideração que nem todas as picadas contendo esporozoítos são igualmente eficazes para a transmissão. Poderíamos, então, assumir que apenas uma fração, *c*, destas picadas em indivíduos suscetíveis levaria à infecção. Vários são os fatores biológicos embutidos que justificam a introdução deste novo parâmetro. O número de parasitos nas glândulas salivares de vetores é muito variável e um pequeno inóculo poderia não ser suficiente para o estabelecimento da infecção. Outro fator que influencia a carga parasitária recebida durante cada picada é a facilidade com que o vetor consegue encontrar os capilares sanguíneos. Tempos de procura maior significam uma maior carga parasitária relacionada a uma maior quantidade de saliva introduzida pelo vetor. O parâmetro *c* pode variar entre 0 e 1, sendo 0 se os indivíduos são completamente imunes à infecção e 1 caso toda picada seja seguida da proliferação de parasitos no organismo humano. A expressão ficaria da seguinte forma:

$$r_0 \sim \frac{m \times a^2 \times p^n \times c}{-\ln p}$$

ou seja, o número de pessoas infectadas que serão produzidas pelo nosso turista em 1 dia de doença. Entretanto, nosso paciente permanece doente por mais de 1 dia, e pode-se supor que ele irá se recuperar com uma taxa de recuperação *R*, que representa a chance de ele estar curado em 1 dia. A recíproca de *R*, (1/*R*), é o número médio de dias que um indivíduo infectado permanece infectante, e a taxa de reprodução básica pode agora ser expressa da seguinte forma,

$$r_0 \sim \frac{m \times a^2 \times p^n \times c}{-\ln p \times R}$$

Observe que um valor elevado de *R* significa que humanos se recuperam rapidamente da infecção e menos mosquitos serão infectados, resultando em uma taxa de reprodução básica baixa. Se *R* = 0,1 por dia, então o número total de casos secundários será dez vezes maior do que aquele que calculamos para 1 dia. Se *R* = 0,2 por dia este número será cinco vezes maior e assim por diante.

Levando em consideração a definição de capacidade vetorial descrita anteriormente, podemos dizer que,

$$r_0 \sim C \times c/R$$

ou que a taxa de reprodução básica de transmissão da malária é diretamente relacionada à capacidade vetorial (*C*) multiplicada pela chance de que uma picada infectante seja capaz de infectar o hospedeiro humano (*c*), dividida pela taxa de recuperação (*R*). Se assumirmos que *c* é igual a um, a taxa de reprodução básica é expressa assim,

$$r_0 \sim C/R$$

Observe que, para r_0 ser igual a 1, a capacidade vetorial tem que ser numericamente igual à taxa de recuperação. Como as diferentes espécies de *Plasmodium* produzem infecções com diferentes taxas de recuperação, então podem existir cenários em que a capacidade vetorial poderia ser insuficiente para a transmissão de uma espécie particular de *Plasmodium*, mas não de uma outra espécie. Por exemplo, *P. vivax* produz infecções duradouras em humanos, com recorrências ocasionais. Por esta razão, infecções por *P. vivax* tendem a predominar sobre as causadas pelo *P. falciparum* em regiões onde os mosquitos têm baixa capacidade vetorial, ou onde a sazonalidade da população de mosquitos é muito marcante.

Agora que temos um modelo completo, podemos brincar com ele e depois destruí-lo.

Brincando com o Modelo

A equação anterior permite-nos manipular cada variável individualmente e observar as repercussões na taxa de reprodução. Por exemplo, intervenções que reduzam o número de mosquitos, e desta maneira *m*, mediante o uso de larvicidas ou da eliminação de criadouros pelo saneamento básico, influenciam r_0 linearmente. Já a aplicação de inseticidas com ação residual, que têm atuação em mosquitos adultos, diminuem a taxa de sobrevida diária *p*, tendo um impacto maior por que *p* influencia r_0 de forma exponencial. Por exemplo, uma redução de 10% na taxa de sobrevida diária dos mosquitos reduzirá r_0 em nove vezes. A zooprofilaxia, que se constitui em "distrair" a atenção dos vetores com a presença de animais domésticos no ambiente peridomiciliar, afeta r_0 de forma quadrática por meio do parâmetro *a*. A competência do vetor (*b*), por outro lado, entra linearmente no modelo. Se *mosquitos incompetentes* produzidos mediante uso de engenharia genética, puderem se utilizados com a finalidade de prevenir a transmissão da malária em áreas com $r_0 = 100$, então seria necessário reduzir *b* de aproximadamente 1 para 0,001 ou menos ainda, para que r_0 fique próximo de 1. Da mesma maneira, uma vacina poderia afetar a probabilidade de humanos serem infectados (*c*). Como *c* também é um termo linear na equação de r_0, uma efetiva imunização de 99% da população seria necessária para trazer o valor de r_0 para próximo de 1 ou menor (fazendo com que apenas 0,01 das picadas sejam capazes de infectar humanos). O uso de medicamentos pode aumentar a taxa de recuperação, decrescendo o número de dias em que o indivíduo pode ser infectante. O modelo pode nos ajudar a ter uma perspectiva do papel das diferentes variáveis que afetam a transmissão da malária, e os potencias efeitos de intervenções.

Destruindo o Modelo

Embora útil para uma compreensão conceitual da transmissão da malária, a equação tem limitações graves, como a premissa de *homogeneidade*. A maioria dos modelos assume condições "médias" no cenário de transmissão, fato raramente observado. A transmissão da malária é bastante heterogênea geograficamente, e parâmetros mensurados no nível local (vila, bairro) estão, em geral, muito acima ou abaixo da média real. Segundo Dye[4], condições não homogêneas podem resultar em incrementos de mais do que 2,5 vezes no r_0, quando comparado com a situação de homogeneidade.

Algumas das *constantes* introduzidas na equação do r_0 são, na realidade, *variáveis*. O período de incubação extrínseco depende da temperatura, diminuindo no clima quente. O modelo exponencial para a taxa de sobrevida diária de mosquitos adultos é apenas uma aproximação, e também pode variar com temperatura e umidade relativa do ar. O parâmetro mais sensível (p^n), então, é baseado em representações relativamente simplificadas e também variará com as condições climáticas, fazendo com que o resultado real seja distante do estimado pelo modelo. Então, que informações úteis podem ser derivadas de um modelo que produz números pouco confiáveis?

Juntando as Peças

Mesmo fornecendo números *absolutos* pouco confiáveis, o modelo pode gerar informações úteis quando se analisam *tendências*. Por exemplo, a comparação de dados coletados da mesma maneira e em uma mesma área pode indicar aumento súbito na transmissão. Mesmo na ausência de dados sofisticados, o modelo pode nos ajudar a compreender as mudanças na dinâmica de transmissão que seguem condições climáticas especiais. Por exemplo, em áreas endêmicas, temperaturas mais elevadas do que comumente se observa podem provocar um aumento na capacidade vetorial em função de decréscimos no período de incubação extrínseco. Da mesma forma, tanto o aumento na umidade relativa do ar quanto a ausência de ventos podem provocar um aumento na sobrevida diária de mosquitos e consequente aumento na capacidade vetorial.

A equação da taxa de reprodução básica também pode ser útil para indicar tendências na transmissão por diferentes tipos de mosquitos. Larvas de mosquitos que se desenvolvem em condições de aglomeração produzem mosquitos adultos menores que têm taxa de sobrevida menor. Portanto, um grande número de mosquitos pequenos pode ter um menor impacto na transmissão do que um pequeno número de mosquitos maiores (e com sobrevida maior). Esta condição pode levar a resultados contraintuitivos de intervenções que focalizam o *habitat* aquático das larvas. Se um larvicida não consegue eliminar todas ou pelo menos a maioria das larvas, as larvas sobreviventes podem se aproveitar do excesso de alimento disponível, e se tornarem vetores maiores e mais capazes[29].

Em função da importância relativa de *p* (a probabilidade de sobrevida diária) e *a* (a taxa de picadas em humanos) na determinação da magnitude da capacidade vetorial, a expressão $[a / -ln(p)]$ tem sido utilizada como um *índice de estabilidade*. Quanto maior for a taxa de picadas em humanos e menor for a taxa de mortalidade, mais eficiente será o vetor. Valores em torno de 2,5 indicam relativa estabilidade, enquanto valores abaixo de 0,5 indicam instabilidade na transmissão. Por exemplo, em áreas onde a malária é transmitida por espécies de vetores que preferem se alimentar em outros animais e que têm vida curta, a transmissão da malária só é mantida em áreas com alta densidade de vetores, e apresenta grandes flutuações de ano para ano. A distribuição espacial dos casos de malária é altamente heterogênea e epidemias são comuns. Por outro lado, regiões onde a malária é transmitida por vetores altamente antropofílicos e de vida média relativamente longa, condições de alta endemicidade são observadas. Em geral, epidemias só ocorrem em anos que apresentam condições climáticas anômalas.

Modelos Compartimentais

A equação da taxa de reprodução básica da malária assume que todos humanos são suscetíveis, têm uma chance média de serem infectados (*C*), e uma taxa de recuperação *R*. Entretanto, se modelos são necessários para predizer os verdadeiros resultados de uma epidemia, então se torna necessário dividir a população humana em imunes e não imunes para melhor compreender a dinâmica de epidemias ou o resultado de programas de imunização. Estes modelos, inicialmente desenvolvidos por Ross[25], assumem dois compartimentos humanos, infectados ou não (Figura 35.1). A transição de suscetível ($1-y$) para infectado (y) seria dependente do produto entre a capacidade vetorial e a fração de pessoas infectadas ($C \times y$), e a transição de infectado para suscetível seria definida pela taxa de recuperação (R). Este modelo simples nos permite tirar algumas conclusões úteis: (1) o modelo ilustra que a transmissão da malária deixa de acontecer quando a capacidade vetorial cai abaixo de um certo nível, e (2) que a prevalência da infecção em humanos aumenta de forma não linear à medida que aumenta a capacidade vetorial. Uma consequência deste modelo é a compreensão de que uma intervenção pontual na prevalência de infecções em humanos resultará em um retorno aos valores iniciais, se a intervenção não for seguida por uma redução na capacidade vetorial.

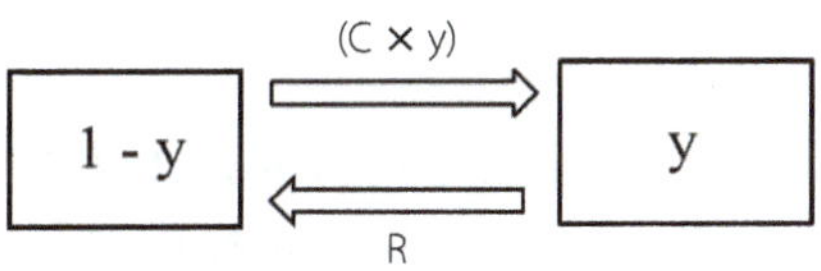

y = fração de humanos infectados
C = capacidade vetorial
R = taxa de recuperação
t = tempo

Equação diferencial:

$$\frac{dy}{dt} = yC(1-y) - ry$$

Equação de diferença:

$$y_{t+1} = y_t + y_t C(1-y_t) - ry_t$$

Prevalência de equilíbrio:

$$y = 1 - r/C$$

Figura 35.1 – Modelo compartimental para transmissão da malária proposto por Ronald Ross (adaptado por Molineaux[22]).

Modelando a Imunidade para Malária

Novos modelos foram desenvolvidos a partir da incorporação de compartimentos adicionais representando os diferentes estágios da imunidade humana ao parasito da malária[2]. Inquéritos em populações humanas possibilitaram a avaliação dos diferentes estados epidemiológicos (compartimentos) a partir de testes imunológicos e identificação de parasitos circulantes (Figura 35.2). Observe como a população humana pode ser dividida em sete compartimentos (quatro negativos – X_1, X_2, X_3 e X_4 —, e três positivos – Y_1, Y_2 e Y_3), em vez de apenas dois (infectados ou não infectados). Transições de um estado para outro são indicadas por taxas associadas com as setas e definidas na legenda da figura. Observe que as taxas são sempre definidas como um valor por unidade de tempo. Um computador pode calcular as transições entre compartimentos para intervalos constantes de tempo (usualmente 1 dia) para uma série grande de intervalos de tempo (em geral representando 1 ou mais anos). A cada iteração, valores são adicionados ou subtraídos dos compartimentos. Por exemplo, o modelo pode iniciar com valores iguais a zero em todos os compartimentos e valores predeterminados para todas as taxas de transição. Então um certo número de pessoas nascerá e será alocado no compartimento X_1, elas se tornarão infectadas e transferidas para outros compartimentos à medida que a simulação continua. Por meio de simulações por uma série de anos, e levando-se em consideração cada nascimento e morte dentro do sistema, uma distribuição etária pode ser avaliada. Os valores de cada compartimento ao longo do tempo podem ser inspecionados por meio de tabelas ou gráficos. Um resultado estável, ou ciclos regulares, pode ser obtido após um número suficiente de iterações computacionais.

Neste modelo, uma pessoa nasce no estado X_1 e pode circular através dos estados X_2, Y_1, Y_2 e retornar a X_1 diversas vezes antes que, eventualmente, ela seja transferida de Y_2 para Y_3 e então circular entre os outros compartimentos posicionados no lado direito do modelo. Observe que o lado esquerdo está reservado para indivíduos não imunes e o lado direito, para aqueles imunes. Na medida em que apenas os gametócitos, mas não os merozoítos, são as formas parasitárias que podem infectar mosquitos, o modelo considera separadamente aqueles indivíduos que podem infectar os vetores (Y_1) e aqueles que, embora positivos, não têm gametócitos circulantes e não são infecciosos para os mosquitos (Y_2 e Y_3). Como os nascimentos são adicionados ao compartimento X_1 e taxas iguais de mortalidade são aplicadas a todos os compartimentos (as quais são iguais à taxa de nascimento), o modelo cria uma estrutura etária implícita que segue uma distribuição exponencial. Este modelo permite uma visão mais realística de situações epidemiológicas, como a malária hiperendêmica ou holoendêmica, nas quais, tipicamente, as crianças permanecem no lado esquerdo e os adultos, no lado direito do modelo.

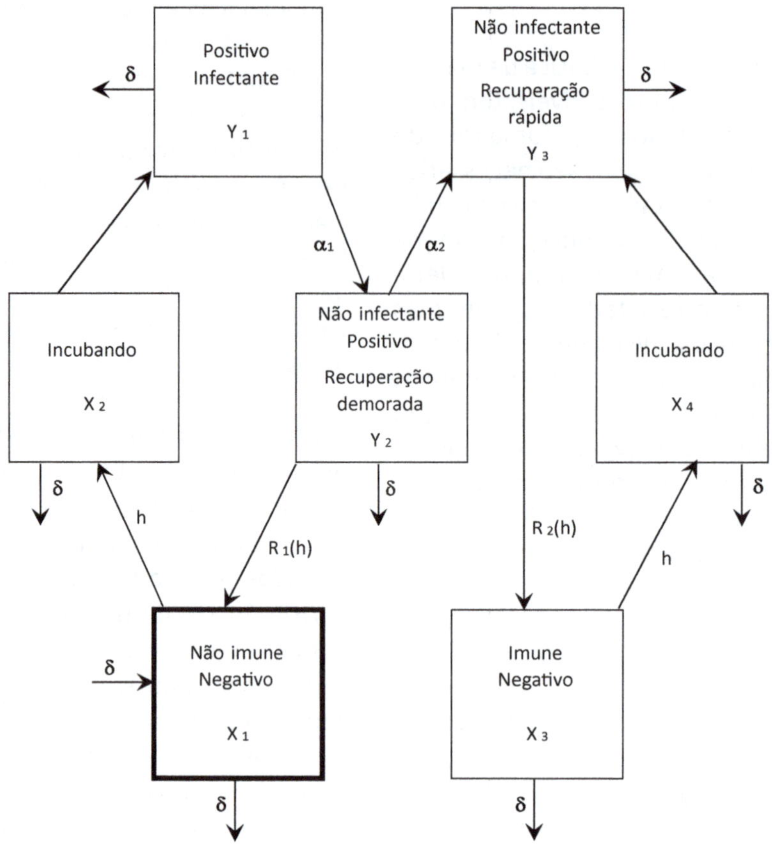

Figura 35.2 – Estados e transições no modelo de Dietz, Molineaux & Thomas[2]. Símbolos: δ = taxa de mortalidade (igual à taxa de natalidade no compartimento X_1); α_1 = taxa de perda da infectividade; α_2 = taxa de aquisição de uma alta taxa de recuperação; h = taxa de inoculação efetiva; R_1 = taxa de recuperação em não imunes; R_2 = taxa de recuperação em imunes. Observe que, neste modelo, R_1(h) e R_2(h) indicam que a taxa de recuperação é função da taxa de inoculação, permitindo modelar a superinfecção.

Este modelo também leva em consideração a *superinfecção*[6], que é a possibilidade de que um indivíduo seja infectado com mais de uma linhagem de parasitas, e precise de mais tempo para se curar. Esta situação é representada pelas taxas $R_1(h)$ e $R_2(h)$, que são as taxas de recuperação para indivíduos não imunes com ou sem imunidade anterior (Y_2 e Y_3), e são função da taxa de inoculação *h* (a probabilidade de que um indivíduo negativo adquira infecção por unidade de tempo). Portanto, as taxas de recuperação decrescem à medida que as taxas de inoculação aumentam, uma tentativa de emular a condição de superinfecção.

Dados de base coletados durante um grande projeto de intervenção[23], entre outros, foram utilizados para alimentar as simulações de forma a gerar valores para os parâmetros de transmissão que se adequassem aos dados reais. O uso deste modelo mais complexo permitiu uma representação mais realística da transmissão da malária. Em particular, as predições geradas pelo modelo indicam que, à medida que os valores da capacidade vetorial aumentam, a proporção de indivíduos positivos para *P. falciparum* tenderia a se estabilizar em torno de 0,5 (para valores da capacidade vetorial > 0,2), enquanto modelos anteriores geraram valores de 0,9 ou maiores para o mesmo nível de capacidade vetorial. Conclui-se que este modelo simulou uma situação epidemiológica de infecção pelo *P. falciparum* com um grau aceitável de realismo, e que ele poderia ser usado tanto para o planejamento de atividade de controle, quanto para fins de ensino de epidemiologia da malária.

Princípios Genéricos de Validade para Programas de Intervenção em Doenças Infecciosas e o Uso de Modelos Compartimentais

Enquanto os modelos desenvolvidos na década de 1970 traziam boas contribuições para o planejamento das atividades de controle da malária, as perspectivas de desenvolvimento de uma vacina nos anos 1980 requereram o desenvolvimento de desenhos experimentais adequados para sua testagem. Um dos problemas para a avaliação da *eficácia* de uma vacina é a premissa de que tanto o grupo vacinado quanto o grupo-controle estão submetidos ao mesmo nível de exposição. Entretanto, se uma vacina efetiva é administrada à maioria dos habitantes de uma vila (sendo uma vila vizinha o grupo-controle), então a taxa de inoculação irá decrescer na vila vacinada, fazendo com que se torne mais sutil a interpretação das medidas de eficácia vacinal. A avaliação epidemiológica do impacto de intervenções contra malária, particularmente vacinação, é um problema complexo. Neste tópico iremos descrever um instrumental conceitual para o desenho de ensaios de vacinação, e o papel desempenhado pelos modelos compartimentais no seu desenvolvimento.

O papel complexo desempenhado pelos mecanismos imunes envolvidos na infecção pelo *Plasmodium*, suas implicações para a proteção no nível populacional (*imunidade de grupo*), e um ciclo de transmissão mediado por um vetor impõem novos desafios para estatísticos e epidemiologistas que precisam desenvolver métodos para o planejamento e avaliação de intervenções contra malária e outras doenças transmitidas por vetores. Na maior parte das doenças infecciosas a incidência depende da prevalência do fenômeno sob estudo, uma condição conhecida como *acontecimentos dependentes*[25]. O desenho de estudos sob condições de *acontecimentos dependentes* e a definição de medidas de *eficácia vacinal* que discriminem entre efeitos diretos e indiretos[27,14] são necessários para o relacionamento entre a dinâmica de transmissão no nível populacional e fatores de risco individuais que se modificam com o tempo e a história pessoal de infecção[26,27].

Tanto estudos observacionais quanto experimentais são potencialmente sujeitos a vieses. O grau com o qual estes estudos cumprem os critérios básicos para ausência de viés é conhecido como *validade*. Sendo um estudo epidemiológico, os ensaios de campo para avaliar eficácia vacinal necessitam satisfazer os princípios genéricos de validade que são aplicados ao processo de inferência a partir de dados epidemiológicos. A seguir, apresentaremos uma breve descrição de questões específicas sobre validade que são relevantes quando se deseja aferir eficácia vacinal em campo. Posteriormente estes princípios serão aplicados ao caso da vacina contra malária.

Comparação entre Vacinados e não vacinados

É intuitivo admitir que os grupos de vacinados e não vacinados "necessitam ser, em todos os aspectos materiais, semelhantes" exceção feita ao *status* de vacinação[11]. Esta afirmativa pode ser interpretada como se os mesmos resultados fossem esperados se o *status* de vacinação fosse *intercambiado* entre os dois grupos. Isto garantiria que seria possível descrever a ocorrência do desfecho de interesse entre os indivíduos vacinados, se eles não tivessem sido vacinados, a partir dos dados obtidos nos não vacinados[10,16]. Vacinados e não vacinados podem diferir em diversos aspectos biológicos, sociais e outros atributos pessoais. Desenhar estudos em que vacinados e não vacinados são comparáveis é um desafio para os epidemiologistas, assim como é para o estatístico o desenvolvimento de métodos para o controle de rupturas do princípio de intercambiabilidade.

Greenwood & Yule[11] notaram que a validade da comparação entre os grupos também requer que "a exposição efetiva à doença tem de ser idêntica para pessoas inoculadas ou não inoculadas". Ainda que a necessidade de comparabilidade dos atributos pessoais entre os dois grupos seja lugar comum em estudos epidemiológicos de doenças crônicas ou infecciosas, a necessidade de comparabilidade no nível de *exposição à infecção* é questão que concerne especificamente aos estudos epidemiológicos de doenças infecciosas, e um problema mais sutil de solucionar[16,15]. Observe que a exposição à infecção pode ser a mesma no contexto de um estudo específico, mas pode diferir em intensidade entre estudos desenvolvidos em outras localidades e períodos de tempo. *Igualdade no nível de exposição à infecção em vacinados e não vacinados* é um requisito importante para garantia da intercambiabilidade[16]. Entretanto, comparações válidas precisam ser ainda mais qualificadas, através de referências explícitas ao nível subjacente de exposição à infecção (p. ex., é necessário saber precisamente qual a taxa de inoculação), para que possam ser apropriadamente interpretadas[13]. Sabe-se que o nível basal de transmissão é função de fatores sazonais (densidade de mosquitos, clima etc.), de outras medidas de controle implementadas concomitantemente, e de mudanças na transmissão provocadas pela vacina em si.

Espera-se que vacinas eficazes afetem a transmissão da infecção. Desta forma, estas vacinas poderiam potencialmente modificar a exposição à infecção entre vacinados e não vacinados, em comparação com a transmissão antes da vacinação, desafiando o requisito de igualdade de uma efetiva exposição à infecção em ambos os grupos. Visto sob esta perspectiva, estudos válidos para avaliar eficácia vacinal nunca seriam possíveis, um paradoxo estranho, a não ser que o problema pudesse ser evitado através de desenhos de estudo criativos, ou através de estratégias analíticas apropriadas. Note que este comportamento não é observado quando se está lidando com doenças zoonóticas, nas quais a presença de um reservatório animal preserva o nível de transmissão, ou quando a cobertura vacinal é baixa[14].

Complementando o requisito para comparações válidas entre vacinados e não vacinados, Greenwood & Yule[11] também indicaram que "os critérios do fato de inoculação [vacinal] e do fato da doença terem ocorrido têm que ser *independentes*". De novo, a decisão sobre quem recebe ou não a vacina deve preservar a intercambiabilidade. A alocação não aleatória rompe com o princípio de intercambiabilidade, ainda que a randomização não necessariamente a garanta[10,9].

Em resumo, para garantir a validade de comparação é preciso garantir, através de um mecanismo apropriado de alocação da vacina, intercambiabilidade com relação aos vários aspectos do processo de transmissão.

Especificação do Modelo

Idealmente, modelos analíticos para avaliação da eficácia vacinal devem especificar os mecanismos biológicos de ação da vacina, os tipos de efeitos que se deseja detectar, e como estes efeitos se traduzem em medidas de frequência de doença. Em relação aos mecanismos de ação, pelo menos em teoria e não exclusivamente, vacinas podem *modificar as chances de que uma pessoa vacinada adquira infecção, modificar o período de incubação da doença, modificar a morbidade ou modificar a transmissão para vetores ou outros suscetíveis*. Quanto maior o conhecimento acerca dos processos biológicos subjacentes à doença em questão, mais completa será a sequência de processos patogênicos sobre os quais poder-se-á agir e mais diversos serão os possíveis mecanismos de ação de vacinas contra esta doença.

Dados epidemiológicos coletados no campo são usualmente apresentados como "tempo decorrido até o evento acontecer" ou "se o evento ocorreu ou não durante o período de observação". A primeira opção permite que sejam calculadas *taxas* (incidência, *hazard*, força de infecção). A segunda leva à noção de *risco* (incidência acumulada, taxa de ataque). Medidas na forma de taxas são mais informativas do que medidas de risco porque riscos podem ser reconstituídos a partir das taxas, o oposto não sendo verdadeiro, exceto se premissas, não verificáveis com os dados coletados, são feitas. Medidas de eficácia vacinal podem ser construídas com base nos dois conceitos.

Discussões sobre os méritos relativos de cada uma das medidas de eficácia vacinal requerem, inicialmente, uma definição de *eficácia biológica*[12]. Como e quando, na sequência do processo patogênico, o efeito biológico da vacina ocorre, é especificado pelo seu mecanismo de ação. Imagine que a sequência de processos patogênicos é definida pelos estados

$$S_0 \rightarrow S_1 \rightarrow \ldots \rightarrow S_p \rightarrow S_{p+1} \rightarrow \ldots S_n$$

e que a vacina afeta a sequência $S_p \rightarrow S_{p+1}$. Por processos patogênicos, deve-se entender processos que descrevem a transmissão da infecção para vetores. Adicionalmente, λ_v e λ_0 definem as taxas de transição do estado patogênico S_p para o estado S_{p+1} nos vacinados e nos não vacinados, respectivamente. A *eficácia biológica* pode ser definida como $1 - \lambda_r$, onde $\lambda_r = \lambda_V / \lambda_0$. Perceba que λ_r também pode ser interpretada como a mudança na probabilidade instantânea de transição do estado S_p para o estado S_{p+1} causada pela vacina. Relembre que a validade de comparação requer que vacinados e não vacinados sejam intercambiáveis em todos os sentidos descritos anteriormente. Em particular, vacinados e não vacinados precisam estar submetidos ao mesmo nível de exposição à infecção.

Medidas de eficácia vacinal obtidas em estudos de campo não necessariamente estimam a *eficácia biológica*, e vários fatores contribuem para possíveis discrepâncias. Primeiro, nestas condições não se pode garantir que cada participante no estudo esteja sujeito ao mesmo grau de exposição à infecção. Segundo, indivíduos são heterogêneos no que diz respeito à sua suscetibilidade à infecção, desenvolvimento e duração da imunidade natural etc. Eles também podem reagir diferentemente quando vacinados, e respostas imunes variando desde total ausência de proteção até uma proteção que seja parcial ou completa, têm sido encontradas para diferentes vacinas. Outras fontes de heterogeneidade incluem variações na competência e no comportamento dos vetores, variações climáticas sazonais e seus efeitos na capacidade vetorial, agregação espacial e, pelo lado humano, taxas de inoculação e imunidade dependentes da idade. Terceiro, quanto maior o período de observação e maior a taxa de incidência da doença, maior será a discrepância entre medidas baseadas em risco e medidas baseadas em taxas de incidência. A interpretação de medidas de eficácia construídas a partir das duas noções é ainda mais complicada em função de toda gama de *heterogeneidades* descritas anteriormente, criando a necessidade de estratificar a população em grupos mais homogêneos. Então, sob heterogeneidade existe a possibilidade de apresentar medidas de efeitos específicas por estrato ou medidas ponderadas (médias ponderadas estrato-específicas)[12,1]. As duas medidas também podem diferir na dependência do padrão de distribuição da cobertura vacinal entre os vários estratos[12]. Quarto, nem sempre é possível determinar com precisão os estados S_p e S_{p+1} nos quais a vacina está afetando a sequência de efeitos patogênicos. Sabe-se que a taxa global para múltiplos estágios sequenciais se torna ainda mais baixa do que a menor das taxas de transição entre estados[24]. Então, parece intuitivo que, para a mesma proteção biológica, medidas diferentes de eficácia vacinal podem ser estimadas dependendo do ponto de partida e do desfecho utilizado pelo investigador.

Também é preciso diferenciar entre efeitos *diretos e indiretos* de uma vacina[13]. Retomando, uma vez mais, o princípio da intercambiabilidade, podemos pensar em pelo menos dois pares de fatos, e seus correspondentes contrafatos, de interesse para avaliação[14]. A comparação de um desfecho em um indivíduo vacinado e qual seria o desfecho dele sem a vacinação, todas as outras condições permanecendo iguais, define o efeito direto de uma vacina. Por outro lado, o efeito indireto de uma vacina em um indivíduo utiliza a comparação entre o desfecho observado em uma pessoa não vacinada que faz parte de uma população coberta por um programa de vacinação, e qual seria o desfecho deste mesmo indivíduo não vacinado se ele vivesse em uma população sem nenhuma cobertura vacinal. Efeitos indiretos dependem do nível de cobertura vacinal na população. Em situações reais, ambos os efeitos ocorrem simultaneamente, e torna-se necessário construir medidas de eficácia vacinal que reflitam os dois conceitos, ou uma combinação deles.

Ensaios com Vacinas de Malária

Até aqui pudemos rever os princípios genéricos de validade que são necessários atingir para que se possa determinar a eficácia biológica de uma vacina. Também indicamos algumas das possíveis fontes que levam ao afastamento destes princípios. Agora tentaremos trazer os pontos levantados nas seções anteriores para o contexto específico da avaliação de vacinas para malária, com a ajuda dos modelos compartimentais de transmissão de malária.

O modelo proposto por Dietz e cols.[2] se tornou a base para um número de modificações e aperfeiçoamentos, incluindo tentativas de modelar as diferentes possibilidades de vacinas contra malária. Não apenas vacinas poderiam ser desenvolvidas especificamente contra diferentes estágios evolutivos do parasito (antiesporozoíto, antimerozoíto e antigametócito), mas também os diferentes cenários epidemiológicos impõem desafios adicionais. Por exemplo, em áreas de transmissão estável, crianças e mulheres grávidas estão sob um maior risco de adquirir e morrer de malária, enquanto outros grupos populacionais desenvolvem imunidade protetora. A questão que se coloca é qual seria a melhor estratégia de vacinação com cada uma das opções de vacina (qual grupo etário, em que intervalos etc.). Adicionalmente, os efeitos da duração da imunidade conferida pela vacina e os efeitos de "doses de reforço naturais" pela contínua exposição ao parasito precisam ser levados em consideração. Portanto, se a transmissão decrescer muito em uma área holoendêmica, a imunidade natural seria perdida, e o cenário de transmissão poderia mudar de estável para instável. O fato é que a situação cotidiana em um cenário estável não é tão desesperadora quanto na vigência de transmissão instável, quando a malária pode ser devastante durante epidemias e causar considerável mortalidade também entre adultos. MacDonald[19,20] salientou que na presença de imunidade natural, a taxa de recuperação é maior, e em consequência há a necessidade de um grande aumento na capacidade vetorial para que a taxa de reprodução básica seja mantida acima de 1 (porque $r_0 = C/R$). Então, à medida que a imunidade natural aumenta, a capacidade vetorial mínima para manutenção da transmissão também aumenta. Inversamente, quando a imunidade natural diminui, uma menor capacidade vetorial seria suficiente para sustentar a transmissão da malária. Assim, fica claro que os efeitos das vacinas não são totalmente intuitivos, e os modelos podem nos ajudar a planejar ensaios vacinais.

As vacinas contra malária vão, pelo menos teoricamente, alterar o padrão de transmissão ou modificar o perfil de morbidade em pontos diferentes na sequência de processos patogênicos da doença. Genericamente falando, estas mudanças correspondem a modificações nos parâmetros que entraram na expressão da capacidade vetorial explicada anteriormente. Lembre que *c* representa o percentual de picadas que leva à infecção em uma população não imune. Espera-se que uma vacina que bloqueie a infecção (vacina antiesporozoítos) faça *c* decrescer entre os vacinados. Da mesma forma, espera-se que vacinas que modifiquem o curso da doença (vacinas antimerozoítos) alterem *R*, a taxa de recuperação em humanos, diminuindo-a nos vacinados. Finalmente, vacinas que impeçam a transmissão (vacinas antigametócitos) podem ser representadas através de mudanças em *b*, o parâmetro da capacidade vetorial que descreve a competência do vetor. Supõe-se que as vacinas antigametócitos diminuam a "competência" dos mosquitos que se alimentarem de sangue de indivíduos vacinados.

O desafio no desenho de estudos de intervenção com vacinas é determinar como uma vacina está modificando os parâmetros *c*, *R* e *b*. Vacinas podem modificar um ou mais destes parâmetros simultaneamente, e o investigador tem a opção de apresentar estes efeitos separadamente ou combinados. Modificações nos parâmetros *c* e *R* ocorrem no indivíduo, e mudanças em *b* ocorrem no vetor. Neste contexto, o princípio de comparação pode ser interpretado da seguinte maneira. Para *c*, deve-se comparar a proporção de picadas *infectadas* que de fato levam à infecção em vacinados e não vacinados, todas as outras condições iguais. Mas o que significa "levando à infecção"? São os primeiros sinais de multiplicação parasitária no fígado, ou são os primeiros sinais de células sanguíneas infectadas, ou mesmo o aparecimento de sintomas clínicos? E com relação à igualdade de "todas as outras coisas", como se pode garantir que cada indivíduo vacinado e seu contrafactual ideal não vacinado foram ambos picados por mosquitos infectados que demoraram o mesmo tempo tentando até conseguir obter o sangue? Raciocínios semelhantes se aplicam tanto a *R* quanto a *b*. Torna-se claro que não é possível controlar para todos os aspectos que operam contra a validade de comparação, mas passos devem ser tomados nesta direção. Eles incluem uma clara descrição do nível basal de transmissão, uso adequado de dados laboratoriais e registros de sinais e sintomas clínicos.

O problema não para por aqui. Vimos quando estávamos "destruindo" o modelo da capacidade vetorial que *c*, *R* e *b* não são constantes, mas são heterogeneamente distribuídos na população. A interpretação de medidas sumarizadas da eficácia vacinal e sua relação com a eficácia biológica se tornam mais difíceis e sutis sob estas condições. Adicionalmente, vimos que *c*, *R* e *b* são, por sua vez, funções de variáveis ambientais, como temperatura, e cada uma delas segue uma trajetória no tempo. Mas a estrutura de acontecimentos dependentes impõe outra dificuldade. Os três aspectos da imunidade representados pelos parâmetros *c*, *R* e *b*, *i. e*, prevenção ou redução no estabelecimento da infecção após exposição, modificação da intensidade ou duração da morbidade, e redução da infectividade, são também modulados por fenômenos que dependem da intensidade da transmissão. Tem sido comentado na literatura que a imunidade induzida pela vacina pode não ser duradoura, ser prolongada por doses de reforço naturais, e/ou ser intensificada por estes reforços. Todos os três desfechos são função da intensidade da transmissão que depende, por outro lado, da eficácia biológica da vacina e do nível de cobertura vacinal na população.

O modelo desenvolvido por Halloran e cols.[17] e Halloran & Struchiner[15] permite que se façam simulações de muitos dos problemas apontados anteriormente. Similarmente ao modelo de Dietz e cols.[2], taxas de mortalidade são constantes através dos compartimentos, permitindo uma distribuição etária que segue uma função exponencial. Este modelo cria dois grupos de compartimentos para a população humana, representados pelos vacinados e não vacinados (Figura 35.3). Os quatro compartimentos relevantes são os "suscetíveis não imunes e parasita-negativos" (X_1), que se tornam "infectados não imunes com doença grave" (Y_1 e Y_2), que podem se tornar "imunes positivos" (Y_3), que podem perder seus parasitas e se tornar "imunes e negativos" (X_3). Superinfecção é levada em consideração a partir do momento que as taxas de recuperação são concebidas como função das taxas de inoculação. Observe a simetria dos compartimentos, todos os X sendo malária "negativos", os Y "positivos", e X_1, Y_2 não imunes e Y_3 e X_3 imunes. Os pequenos compartimentos Y_1 e Y_5 correspondem às frações de Y_2 e Y_6 que são infectantes para os mosquitos. A vacinação irá mover os indivíduos do lado esquerdo para um compartimento equivalente no lado direito do diagrama.

O modelo assume que as pessoas que perdem a imunidade induzida pela vacina retornam para o estado X_1 (não infectado e não imune), a partir dos estados X_5 e X_7, ou recebem um "reforço" como consequência das taxas de inoculação λ_3 e λ_4. Indivíduos vacinados em X_5, Y_5, e Y_6 têm apenas imunidade em decorrência da vacina, enquanto aqueles nos estados X_7 e Y_7 têm, adicionalmente, a imunidade conferida pelo parasito. O modelo permite variação no tempo necessário para a perda da imunidade conferida pela vacina. A estrutura do modelo tornou possível descrever os efeitos de programas de vacinação para malária que dependem da especificidade da vacina e a duração de sua *efetividade*. A imunidade induzida pela vacina pode ser prolongada ou intensificada através de "reforço" via exposição à infecção[28,17,15].

Simulações produzidas com este modelo mostraram algumas possíveis consequências qualitativas de programas de vacinação contra malária, como taxas de inoculação menores, oscilações persistentes ou atenuadas na prevalência da infecção, redução ou aumento na intensidade da doença, e eliminação da transmissão. Os possíveis desfechos encontrados dependem de uma complexa interação entre fatores, como o nível de cobertura, duração da imunidade conferida pela vacina, e a modulação dos efeitos protetores pelo "reforço natural". Estes efeitos podem ser acompanhados por mudanças na distribuição etária da doença. Os resultados destas simulações estão de acordo com a literatura sobre modelos para a predição dos resultados de ensaios com vacinas contra malária[18], indicando que um dos determinantes mais importantes dos resultados de campanhas de vacinação é a duração da eficácia vacinal, e que os méritos relativos de cada tipo de vacina dependem de mudanças absolutas

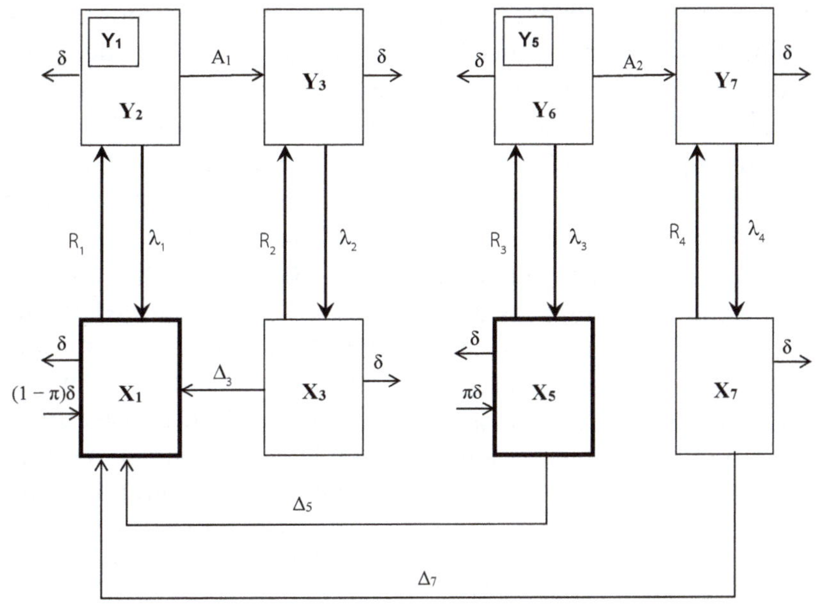

Figura 35.3 – Estados e transições do modelo Struchiner-Halloran[28]. λ_n são transições que definem a taxa de aquisição de infecção. R_n são taxas de recuperação e A_n é a taxa de aquisição de imunidade. Taxas de mortalidade são definidas por δ, e as taxas de natalidade são divididas entre os compartimentos X_1 e X_5. Os cinco compartimentos humanos relevantes em termos epidemiológicos são X_1 e X_3, não imunes e imunes "negativos", respectivamente, Y_2 e Y_3, não imunes e imunes "positivos", respectivamente, e Y_1, os não imunes "positivos" infectantes para mosquitos. O grupo de compartimentos de baixo representam não infectados e os de cima, compartimentos de infectados. Y_3 não são infectantes para mosquitos e têm doença menos severa quando comparados com Y_2. Imunes "negativos" podem se tornar infectados, mas têm suscetibilidade menor que os não imunes ($\lambda_2 < \lambda_1$). Perda da imunidade em decorrência de falta de "reforço" natural é determinada pelas taxas Δ. Fonte: Halloran ME, Struchiner CJ, Spielman A. Modeling malaria vaccines II: Population effects of stage-specific malaria vaccines dependent on natural boosting. Math Biosc. 1989;94:115-149[17].

provocadas nos parâmetros *c*, *b* e *R* em conjunto com a ação modulatória da imunidade natural de reforço.

Anteriormente nós levantamos uma série de fontes potenciais de problemas para o *princípio da intercambiabilidade*. Em ensaios de campo com vacina para malária, é difícil correlacionar as mudanças observadas nos desfechos de interesse com o efeito da vacina, porque a carga parasitária recebida por cada participante do estudo, vacinado ou não, não é conhecida pelo investigador. É possível tentar separar exposição à infecção de suscetibilidade à infecção, a última sendo afetada pela vacinação. Dados sobre exposição à infecção são escassos, mas poderiam ser aproximados, indiretamente, por dados mais fáceis de serem coletados, como informação sobre o tempo decorrido desde a chegada na área endêmica, número referido de episódios prévios de malária, sinais clínicos (esplenomegalia) e, possivelmente, sorologia obtida no início do período de seguimento. Todas elas são variáveis que podem ajudar no controle para diferenças na exposição à infecção. O mesmo objetivo poderia ser alcançado a partir da observação de que ocorrem agregados de casos dentro da mesma casa. Parece que pessoas vivendo em uma mesma casa são expostas à infecção de uma forma mais homogênea, portanto, estudos que comparem vacinados e não vacinados pareados por moradia são menos suscetíveis a vieses devido a diferenças na exposição à infecção. Finalmente, é possível reconstituir a intercambiabilidade através do uso apropriado de modelos matemáticos. Dados coletados antes da intervenção podem ser usados para projetar o nível de transmissão basal dentro do período pós-intervenção, permitindo a construção de um padrão de comparação, estimando-se qual teria sido a exposição à infecção na ausência da intervenção. Modelos, como o apresentado na **Figura 35.3**, podem ser utilizados para este fim.

A procura de um controle não vacinado perfeito, intercambiável com um indivíduo vacinado, leva a respostas não unívocas, como exemplificado na **Figura 35.4**[27,15]. É possível definir quatro *desenhos de estudo* baseados nos diferentes pares de populações a serem comparadas e no tipo de efeito que se pretende avaliar. Assume-se que a população A está sob um programa de intervenção, e a população B, idêntica a A porém separada dela em todos os aspectos relevantes para a dinâmica de transmissão, na qual não existe intervenção. Dados sobre a transmissão basal coletados antes da intervenção poderiam fazer o papel de população B. No desenho de estudo I, pretende-se estimar *efeitos diretos*. Assume-se que vacinados e não vacinados estão sujeitos ao mesmo nível de exposição à infecção, na medida em que estão submetidos à mesma população de mosquitos. Entretanto, o nível real de exposição à infecção pode ser conhecido ou não. No desenho de estudo IIa, os não vacinados da população A são comparados com os não vacinados da população B. Este desenho estima os *efeitos indiretos* provocados por mudanças no nível de transmissão decorrentes da vacinação. O desenho de estudo IIb estima os dois efeitos, direto e indireto, simultaneamente. O desenho III tem como perspectiva a população como um todo, comparando taxas globais de incidência na população vacinada A e na população não vacinada B. Cada desenho de estudo tem uma resposta própria para o princípio da intercambiabilidade.

O princípio da intercambiabilidade também não é observado quando se deixa de discriminar entre as várias categorias epidemiológicas de interesse. Por exemplo, imagine que a Figura 35.3 represente bem todas as categorias relevantes. Então, duas fontes comuns de problemas em ensaios de vacinação são: (a) juntar as categorias X_1 e X_3, o grupo não vacinado, e categorias X_5 e X_7, o grupo vacinado; (b) não levar em conta a perda da imunidade vacinal através da inclusão dos que perderam esta imunidade de novo no compartimento de não vacinados. Em ambos os casos, a eficácia vacinal será subestimada se $\lambda_1 > \lambda_2$, se a cobertura vacinal é a mesma em todas as categorias, e se a vacina não confere proteção extra aos indivíduos naturalmente imunizados.

Em resumo, espera-se que os efeitos biológicos únicos ou compostos de qualquer uma das vacinas contra malária se manifestem através de uma variedade de resultados. O objetivo dos ensaios de vacina para malária é, portanto, estimar o(s) efeito(s) biológico(s) da vacina e seu(s) múltiplo(s) resultados. Os efeitos podem ser classificados como direto, indireto, total ou geral, de acordo com a escolha do padrão de comparação. Para que uma interpretação seja válida, medidas de eficácia necessitam da especificação, entre outras coisas, dos estados inicial e final nos quais se acredita que o efeito de interesse acontece, e do nível de exposição à infecção. Também é necessário evitar vieses de informação e seleção através da escolha de mecanismos de alocação da vacina que sejam independentes da probabilidade de adoecer.

Probabilidade de Transmissão

Um parâmetro fundamental em epidemiologia de doenças infecciosas é a probabilidade de transmissão. Probabilidade de transmissão pode ser definida como a probabilidade de que, dado o contato entre uma fonte de infecção e um hospedeiro suscetível, ocorra a transmissão efetiva do microrganismo, levando a que o hospedeiro suscetível seja infectado[30]. Dessa forma, a probabilidade de transmissão é uma medida *condicional* à exposição à infecção, qual seja, é estimada levando em consideração apenas as experiências de indivíduos suscetíveis que reconhecidamente foram expostos à infecção.

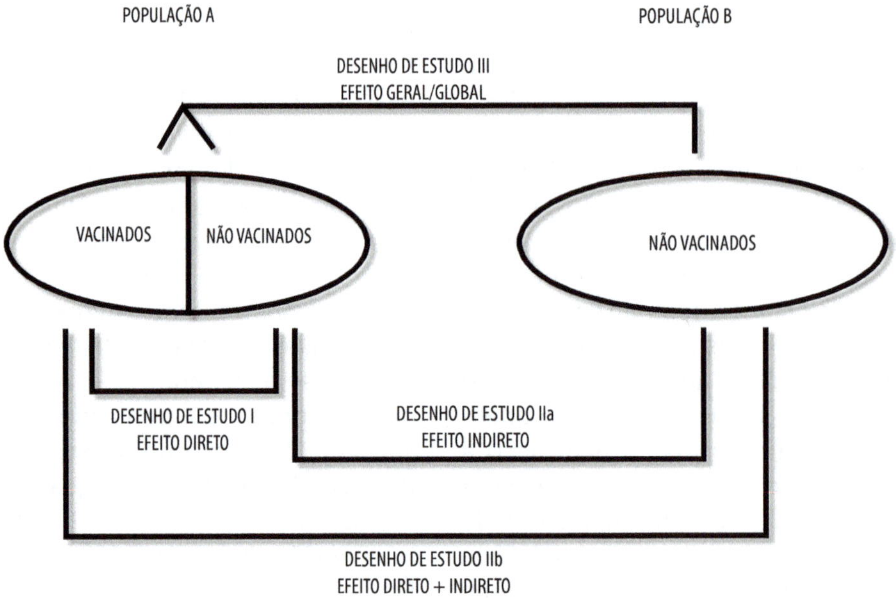

Figura 35.4 – Tipos de efeitos e desenhos de estudo para avaliação de eficácia vacinal. Fonte: Halloran & Struchiner[14].

Para estimar a probabilidade de transmissão é necessário não só identificar a fonte de infecção (p. ex., uma pessoa infectada com vírus influenza) e os hospedeiros suscetíveis, mas também ter uma definição operacionalmente válida para um "contato" potencialmente infeccioso. Por exemplo, em um estudo sobre transmissão de infecções respiratórias, um contato potencialmente infeccioso poderia ser definido como uma conversação bidirecional, a uma distância que não exija aumentar a voz, em que pelo menos duas palavras foram ditas por cada indivíduo e em que não havia barreira física entre as duas partes. Na investigação de surtos de doença meningocócica, um contato potencialmente infeccioso poderia ser definido como morar na mesma casa durante o período de tempo em que o caso foi infeccioso (7 dias antes do início dos sintomas até 24 horas após o início da antibioticoterapia apropriada). Nesse contexto, outro tipo de contato potencialmente infeccioso seria viajar de avião por pelo menos 8 horas sentado imediatamente ao lado do caso, durante o seu período de presumível infecciosidade. Em um estudo sobre HIV, um potencial contato infeccioso pode ser definido como cada ato sexual entre dois parceiros sexuais, um dos quais está infectado com o HIV.

Dentre os vários métodos utilizados para estimar a probabilidade de transmissão, dois são frequentemente utilizados, a taxa de ataque secundário e o modelo binomial.

Taxa de ataque secundário

A taxa de ataque secundário (TAS) pode ser definida como a probabilidade de ocorrência de doença entre pessoas suscetíveis após o contato com o caso primário. É estimada a partir da identificação de indivíduos reconhecidamente infectantes (casos primários ou índices), estimando-se a proporção dos seus contatos suscetíveis que adquiriram a infecção, conforme a equação a seguir:

$$TAS = \frac{\text{número de contatos suscetíveis do caso primário que foram infectados}}{\text{número total de contatos suscetíveis do caso primário}}$$

Observe que a TAS é uma proporção que varia de 0 a 1 (0 a 100%), portanto o uso do termo "taxa" é inadequado, apesar de amplamente disseminado na literatura.

De forma a evitar variação no grau de exposição, a TAS é, em geral, calculada para pequenas unidades (p. ex., moradia) onde se assume um padrão de contato mais homogêneo. Além disso, o cálculo da taxa de ataque secundário exige coleta de muitas informações, como a data de aparecimento de doença nos casos primários e nos contatantes, quais contatos são suscetíveis, tempo de incubação (máximo e mínimo), período de infectividade, entre outras. Esses dados são importantes porque é necessário estabelecer com um razoável grau de certeza que a infecção identificada em um determinado contatante foi, de fato, adquirida a partir daquele caso primário (e não de outra fonte de infecção).

Vamos tomar como exemplo a infecção pelo vírus do sarampo, em que, em geral, o período de transmissibilidade se inicia 4 dias antes e termina 4 dias após o aparecimento da erupção cutânea (*rash*). Imaginemos que tenhamos identificado um caso primário, cuja erupção cutânea se iniciou no dia 5 de abril de 2018, o que nos leva a admitir que esse caso potencialmente transmite o vírus do sarampo de 1 a 9 de abril de 2018. Com base no conhecimento sobre sarampo, sabe-se também que o período de incubação (intervalo entre a infecção e aparecimento da erupção cutânea) varia de 7 a 21 dias. Imaginemos agora que esse caso primário tenha tido cinco contatantes suscetíveis, sendo que três deles adquiriram sarampo. O primeiro apresentou erupção cutânea no dia 6 de abril, o segundo, no dia 14 de abril e o terceiro, no dia 3 de maio. Será que todos esses contatantes adquiriram sarampo do caso primário?

Vejamos o caso do primeiro contatante infectado (C-1). Se a erupção cutânea apareceu no dia 6 de abril e o período mínimo de incubação para o *rash* cutâneo é de 7 dias, então esse caso teria que ter adquirido a infecção antes do dia 1 de abril, mais especificamente entre os dias 17 a 31 de março (intervalo compatível com um período de incubação que varia de 7 a 21 dias). Sendo assim, esse caso não é derivado do caso primário, pois esse só começou a transmitir em 1 de abril de 2018. Esse contatante C-1 adquiriu a infecção de outra fonte que não o caso primário, talvez até da mesma fonte que transmitiu para o caso primário, daí C-1 ser chamado de caso coprimário.

Agora vejamos o caso do segundo contatante infectado (C-2). Se a erupção cutânea apareceu no dia 14 de abril e os períodos mínimo e máximo de incubação para o *rash* cutâneo são de 7 a 21 dias, então esse caso teria que ter adquirido a infecção entre os dias 25 de março a 8 de abril (intervalo compatível com um período de incubação que varia de 7 a 21 dias). Sendo assim, esse caso pode ter sido derivado do caso primário, pois esse estava transmitindo no intervalo entre 1 e 8 de abril de 2018. Esse contatante C-2 é denominado de caso secundário.

Por fim, vejamos o caso do terceiro contatante infectado (C-3). Se a erupção cutânea apareceu no dia 3 de maio então esse caso teria que ter adquirido a infecção entre os dias 13 a 27 de abril (intervalo compatível com um período de incubação que varia de 7 a 21 dias), incompatível com o período de transmissibilidade do caso primário. Esse contatante C-3 adquiriu a infecção de outra fonte que não o caso primário, talvez até de um caso secundário produzido pelo caso primário, daí C-3 ser chamado de caso terciário.

Ao final, a TAS nessa situação seria de 20% (um caso secundário/cinco contatantes suscetíveis).

Modelo binomial

O modelo binomial é geralmente utilizado na situação em que os suscetíveis fazem mais do que um potencial contato com um indivíduo infectante. Nesse contexto, a probabilidade de transmissão é estimada a partir da identificação de indivíduos suscetíveis e obtêm-se dados sobre seus contatos com infectantes e a ocorrência de infecção. A fórmula para estimativa de probabilidade de transmissão via modelo binomial (PT_{MB}) é:

$$PT_{MB} = \frac{\text{Número de suscetíveis que foram infectados}}{\text{Número total de contatos que suscetíveis fizeram com indivíduos infectantes}}$$

Vamos tomar como exemplo a situação de 100 casais heterossexuais sorodiscordantes (homem HIV positivo e mulher HIV negativo). Imaginemos que sejam casais estáveis e que tenham relações sexuais apenas entre eles. Após 1 ano de acompanhamento identificou-se que 25 mulheres soroconverteram, isto é, tornaram-se soropositivas para HIV. Para cada um dos casais foi contabilizado o número de atos sexuais que realizaram ao longo desse 1 ano de acompanhamento, totalizando 1.500 atos sexuais. Cada ato sexual é um contato potencialmente infectante. Nesse exemplo hipotético a probabilidade de transmissão estimada é de 0,017 por ato sexual ($PT_{MB} = 25/1.500$).

Admitindo-se que um ato sexual não afeta a probabilidade de transmissão no ato sexual subsequente (o que pode ser inverídico, pois um ato sexual pode provocar lesões que favoreçam a penetração do vírus na mucosa genital), pode-se calcular a probabilidade de transmissão para n atos sexuais utilizando-se a fórmula $PT_{MB|n\ atos\ sexuais} = 1-(1-PT_{MB})^n$. Nesse contexto, a probabilidade de transmissão após três contatos sexuais seria de 0,05 ($PT_{MB|3\ atos\ sexuais} = 1-(1-PT_{MB})^3 = 1-(1-0,017)^3$).

Razão de probabilidades de transmissão

Um aspecto essencial para garantir a validade de comparação entre grupos em estudos sobre eficácia ou efetividade vacinal, ou mesmo para avaliação de fatores de risco para infecção em estudos observacionais, é a equivalência dos grupos em termos de exposição à infecção. Se os grupos variam em termos de seus níveis de exposição à infecção, então diferenças nas taxas de infecção observadas podem não estar relacionadas à exposição à vacinação ou a fatores de risco, mas tão somente serem resultado das diferenças nos níveis basais de exposição à infecção a que cada grupo está submetido.

Nesse sentido, comparações entre grupos expostos e não expostos à vacinação ou a diferentes fatores de risco devem garantir que ambos os grupos sejam equivalentes em termos de exposição à infecção. Tradicionalmente, os epidemiologistas tratam desse problema por meio de estratégias implementadas no desenho do estudo (via randomização, restrição ou pareamento) ou na análise dos dados (estratificação e análise multivariada). Ocorre que essas estratégias nem sempre funcionam a contento. Por exemplo, a randomização se aplica primordialmente a estudos de intervenção, sua eficiência depende do número de participantes do estudo e não garante comparabilidade na exposição à infecção *após a randomização*. Análise multivariada e estratificação exigem que seja identificada uma variável que represente de forma adequada o nível de exposição, o que nem sempre é factível. Nesse contexto, uma alternativa é o uso de medidas que condicionam que os participantes tenham sido expostos à infecção, como as medidas acima descritas.

A razão de probabilidades de transmissão nada mais é do que uma estimativa de risco relativo de transmissão de infectantes para suscetíveis durante um contato segundo níveis de exposição utilizando medidas condicionais de probabilidade de transmissão. As principais vantagens do uso dessas medidas condicionais são a minimização de vieses devido ao controle para o nível de exposição (todos suscetíveis são expostos) e a possibilidade de obtenção de estimativas do efeito de variáveis sobre a infectividade.

Suponha que uma vacina tenha potencialmente dois efeitos. O primeiro, de redução da suscetibilidade à infecção. O segundo, de diminuição da infectividade de indivíduos que, mesmo tendo sido vacinados, desenvolveram a infecção. Dessa forma, pode-se estimar quatro probabilidades de transmissão (usando o modelo binomial ou a taxa de ataque secundário, dependo da situação em questão):

- probabilidade de transmissão de um infectante não vacinado para um suscetível não vacinado (p_{00});
- probabilidade de transmissão de um infectante não vacinado para um suscetível vacinado (p_{01});

- probabilidade de transmissão de um infectante vacinado para um suscetível não vacinado (p_{10});
- probabilidade de transmissão de um infectante vacinado para um suscetível vacinado (p_{11});

Os índices 0 e 1 indicam, respectivamente, não vacinados e vacinados. O primeiro número refere-se ao indivíduo infectante, o segundo, ao indivíduo suscetível.

A partir dessas medidas pode-se estimar três razões de probabilidades, a saber:

- razão de probabilidade para redução da suscetibilidade (p_{01}/p_{00}). Se a vacina tem algum efeito na redução da suscetibilidade à infecção, então a probabilidade de transmissão de um infectante não vacinado para um suscetível vacinado (p_{01}) será menor que a probabilidade de transmissão de um infectante não vacinado para um suscetível não vacinado (p_{00}) e essa razão será menor que 1, indicando que a vacina oferece proteção por reduzir a suscetibilidade à infecção;
- razão de probabilidade para redução da infectividade (p_{10}/p_{00}). De forma análoga, se a vacina tem algum efeito na redução da infectividade, então a probabilidade de transmissão de um infectante vacinado para um suscetível não vacinado (p_{10}) será menor do que a probabilidade de transmissão de um infectante não vacinado para um suscetível não vacinado (p_{00}) e essa razão será menor que 1, indicando que a vacina oferece proteção, nesse caso, por reduzir o potencial de transmissibilidade do indivíduo infectante;
- razão de probabilidade para redução de ambos (p_{11}/p_{00}). Por fim, se a vacina reduz tanto a suscetibilidade à infecção quanto a infectividade, então a probabilidade de transmissão de um infectante vacinado para um suscetível vacinado (p_{11}) será menor do que a probabilidade de transmissão de um infectante não vacinado para um suscetível não vacinado (p_{00}) e, de novo, essa razão será menor que 1, indicando que a vacina oferece proteção por reduzir tanto a suscetibilidade à infecção quanto a infectividade.

Considerando que a eficácia ou efetividade vacinal (EV) é medida por $EV = 1 - RR$, então podemos utilizar as razões de probabilidades de transmissão acima descritas para calcular as seguintes EV:

- EV para redução da suscetibilidade: $EV_S = 1 - (p_{01}/\ p_{00})$;
- EV para redução da infectividade: $EV_I = 1 - (p_{10}/\ p_{00})$;
- EV para redução de ambos (suscetibilidade e infectividade): $EV_{SI} = 1 - (p_{11}/\ p_{00})$.

A Tabela 35.1 a apresenta os resultados de um estudo hipotético sobre a avaliação de uma vacina desenvolvida com o intuito de diminuir a suscetibilidade de indivíduos à infecção pelo vírus da imunodeficiência humana (HIV) e/ou reduzir a infectividade de indivíduos infectados pelo HIV. Para avaliar os efeitos desta vacina foi realizado um estudo com 40 casais heterossexuais sorodiscordantes (o homem estava infectado, mas a mulher não). Por meio de randomização, a vacina foi atribuída às mulheres de 20 casais, enquanto as mulheres dos outros 20 casais receberam apenas placebo. Da mesma forma, a vacina foi aleatoriamente atribuída a 20 homens, enquanto os outros 20 não receberam a vacina. Ao longo de 1 ano registrou-se o número de atos sexuais de cada casal e ao final do estudo avaliou-se a situação de infecção da mulher.

Com base nos dados da Tabela 35.1 e utilizando o modelo binomial, pode-se calcular as seguintes probabilidades de transmissão:

- probabilidade de transmissão de um infectante não vacinado para um suscetível não vacinado (p_{00}) = 4 infectadas/100 atos sexuais = 0,0400 por ato sexual;
- probabilidade de transmissão de um infectante não vacinado para um suscetível vacinado (p_{01}) = 5 infectadas/375 atos sexuais = 0,0133 por ato sexual;
- probabilidade de transmissão de um infectante vacinado para um suscetível não vacinado (p_{10}) = 5 infectadas/305 atos sexuais = 0,0163 por ato sexual;
- probabilidade de transmissão de um infectante vacinado para um suscetível vacinado (p_{11}) = 4 infectadas/410 atos sexuais = 0,0097 por ato sexual.

Os resultados mostram que a vacina reduziu a probabilidade de transmissão em todas as situações, indicando que ela promove a redução tanto da suscetibilidade quanto da infectividade. Qual seria a magnitude desse efeito? Para isso utilizamos esses resultados para o cálculo das eficácias vacinais.

- EV para redução da suscetibilidade: $EV_S = 1 - (p_{01}/\ p_{00}) = 1 - (0{,}0133/0{,}0400) = 0{,}66$;

Tabela 35.1 – Resultados de um estudo hipotético sobre uma vacina desenvolvida com o intuito de diminuir a suscetibilidade de indivíduos à infecção pelo vírus da imunodeficiência humana (HIV) e/ou reduzir a infectividade de indivíduos infectados pelo HIV (autoria própria)

Identificação do casal	Situação vacinal mulher	Situação vacinal homem	Número de atos sexuais registrados durante o estudo	Situação de infecção da mulher ao término do estudo
1	Vacinado	Vacinado	65	Infectada
2	Vacinado	Vacinado	50	Infectada
3	Vacinado	Vacinado	45	Infectada
4	Vacinado	Vacinado	30	Infectada
5	Vacinado	Vacinado	25	Não Infectada
6	Vacinado	Vacinado	25	Não Infectada
7	Vacinado	Vacinado	20	Não Infectada
8	Vacinado	Vacinado	45	Não Infectada
9	Vacinado	Vacinado	50	Não Infectada
10	Vacinado	Vacinado	55	Não Infectada
11	Vacinado	Não vacinado	25	Infectada
12	Vacinado	Não vacinado	30	Infectada
13	Vacinado	Não vacinado	55	Infectada
14	Vacinado	Não vacinado	15	Infectada
15	Vacinado	Não vacinado	25	Infectada
16	Vacinado	Não vacinado	30	Não Infectada
17	Vacinado	Não vacinado	30	Não Infectada
18	Vacinado	Não vacinado	50	Não Infectada
19	Vacinado	Não vacinado	30	Não Infectada
20	Vacinado	Não vacinado	15	Não Infectada
21	Não vacinado	Vacinado	20	Infectada
22	Não vacinado	Vacinado	25	Infectada
23	Não vacinado	Vacinado	25	Infectada
24	Não vacinado	Vacinado	55	Infectada
25	Não vacinado	Vacinado	20	Infectada
26	Não vacinado	Vacinado	45	Não Infectada
27	Não vacinado	Vacinado	55	Não Infectada
28	Não vacinado	Vacinado	25	Não Infectada
29	Não vacinado	Vacinado	60	Não Infectada
30	Não vacinado	Vacinado	45	Não Infectada
31	Não vacinado	Não vacinado	5	Infectada
32	Não vacinado	Não vacinado	5	Infectada
33	Não vacinado	Não vacinado	10	Infectada
34	Não vacinado	Não vacinado	10	Infectada
35	Não vacinado	Não vacinado	10	Não Infectada
36	Não vacinado	Não vacinado	20	Não Infectada
37	Não vacinado	Não vacinado	5	Não Infectada
38	Não vacinado	Não vacinado	10	Não Infectada
39	Não vacinado	Não vacinado	10	Não Infectada
40	Não vacinado	Não vacinado	15	Não Infectada

- EV para redução da infectividade: $EV_I = 1 - (p_{10}/p_{00}) = 1 - (0{,}0163/0{,}0400) = 0{,}59$;
- EV para redução de ambos (suscetibilidade e infectividade): $EV_{SI} = 1 - (p_{11}/p_{00}) = 1 - (0{,}0097/0{,}0400) = 0{,}75$.

Essas estimativas indicam que a vacina reduz a suscetibilidade à infecção em 66%, a infectividade em 59% e ambas em 75%.

Referências Bibliográficas

1. Brunet R, Struchiner CJ, Halloran ME. On the distribution of vaccine protection under heterogeneous response. Math Biosc. 1993;116:111-25.
2. Dietz K, Molineaux L, Thomas A. A malaria model tested in the African Savannah. Bull WHO. 1974;50:347-57.
3. Dietz K. The estimation of the basic reproductive number for infectious diseases. Stat Meth Med Res. 1993;2:23-41.
4. Dye C, Hasibeder G. Population dynamics of mosquito--borne disease: effect of flies which bite people more frequently than others. Trans R Soc Trop Med Hyg. 1986;80:69-77.
5. Dye C. Epidemiological significance of vector-parasite interactions. Parasitology. 1990;101:409-15.
6. Fine PEM. Superinfection – A problem in formulating a problem (an historical critique of MacDonald's theory). Trop Dis Bull. 1975;72:475-88.
7. Fine PEM. Herd immunity: History, theory, practice. Epidemiol Rev. 1993;15:265-302.
8. Garret-Jones C. Prognosis for the interruption of malaria transmission through assesment of the mosquito's vectorial capacity. Nature. 1964;294:1173-5.
9. Greenland S. Randomization, statistics and causal inference. Epidemiology. 1990;1:421-9.
10. Greenland S, Robins J. Identifiability, exchangeability and epidemiologic confounding. Int J Epidemiol. 1986;15:412-8.
11. Greenwood M, Yule UG. The statistics of anti-typhoid anti-cholera innoculations, and the interpretation of such statistics in general. Proc R Soc Med. 1915;8:113-94.
12. Halloran ME, Haber M, Longini Jr IM. Interpretation and estimation of vaccine efficacy under heterogeneity. Am J Epidemiol. 1992;136:328-43.
13. Halloran ME, Haber M, Longini Jr IM, Struchiner CJ. Direct and indirect effects in vaccine efficacy and effectiveness. Am J Epidemiol. 1991;133:323-31.
14. Halloran ME, Struchiner CJ. Study designs for dependent happenings. Epidemiology. 1991;2:331-8.
15. Halloran ME, Struchiner CJ. Modeling transmission dynamics of stage-specific malaria vaccines Parasitol Today. 1992;8:77-85.
16. Halloran ME, Struchiner CJ. Causal inference for dependent happenings. Division of Biostatistics, Emory University School of Public Health, technical Report. 1994;94-4.
17. Halloran ME, Struchiner CJ, Spielman A. Modeling malaria vaccines II: Population effects of stage-specific malaria vaccines depedent on natural boosting. Math Biosc. 1989;94:115-49.
18. Koella JC. On the use of mathematical models of malaria transmission. Acta Tropica. 1991;49:1-25.
19. MacDonald G. Epidemiological basis of malaria control. Bull WHO. 1956;15:613-26.
20. MacDonald G. The epidemiology and control of malaria. London: Oxford University Press; 1957.
21. May RM. Ecologu and population biology. In: Tropical and Geographical Medicine. Kenneth S Warren & Adel A F Mahmoud, ed. New York: McGraw-Hill; 1984. p. 152-166.
22. Molineaux L. The pros and cons of modelling malaria transmission. Trans R Soc Trop Med Hyg. 1985;79:743-7.
23. Molineaux L, Gramiccia G. The Garki Project: research on the epidemiology and control of malaria in the Sudan savannah of West Africa. Geneva: WHO; 1980.
24. Morrison AS. Sequential pathogenic components of rates. Am J Epidemiol. 1979;109:709-18.
25. Ross R. The prevention of malaria. London: Murray; 1911.
26. Singer B. Mathematical models of infectious diseases: seeking new tools for planning and evaluating control programs. In: Child Survival. Mosley WH, Chen LC, eds. Supplement to Population and Development Review; 1984. p. 347-65.
27. Struchiner CJ, Halloran M, Robins J, Spielman A. The behaviour of common measures of association used to assess a vaccination programme under complex disease transmission pattern: a computer simulation study of malaria vaccines. Int J Epidemiol. 1990;19:187-96.
28. Struchiner CJ, Halloran ME, Spielman A. Modeling malaria vaccines I: new uses for old ideas. Math Biosc. 1989;94:87-113.
29. Wilson ML, Agudelo-Silva F, Spielman A. Increased abundance, size, and longevity of food-deprived mosquito population exposed to a fungal larvicide. Am J Trop Med Hyg. 1990;43:551-6.
30. Halloran ME. Concept of Infectious Disease Epidemiology. In: Rothman KJ, Greenland S, eds. Modern Epidemiology. Philadelphia: Lippincott-Raven; 1998. cap. 27.

Capítulo

Instrumentos de Aferição para Uso em Epidemiologia

36

Michael Eduardo Reichenheim
João Luiz Dornelles Bastos
Claudia Leite Moraes

Introdução

Dentre as diversas etapas de uma pesquisa epidemiológica, uma das mais importantes é aquela que tem como objetivo definir quais estratégias serão utilizadas na coleta das informações de interesse. Nesse processo, importa resolver quem ou quais serão as fontes de informação e os meios para sua obtenção. As fontes serão, por exemplo, os grandes bancos de dados do Ministério da Saúde? Haverá entrevistas com usuários? Além de entrevistas, serão aferidas outras características, como peso, altura e prática de atividade física dos respondentes? Serão utilizados questionários preenchidos pelos profissionais de saúde? Serão empregados formulários de preenchimento *online* pelos gestores? Uma vez decidida a estratégia, importa selecionar os instrumentos de aferição (de modo geral, denominados 'questionários') que serão utilizados para a coleta das informações e/ou a mensuração dos atributos e características dos indivíduos ou eventos de interesse. Nesse caso, a definição dos instrumentos a serem utilizados deve se dar à luz de informações sobre validade e confiabilidade dos mesmos, que traduzem a '*performance* geral' do instrumento para a mensuração dos eventos de interesse[1]. Apesar de contarem com diferentes definições e interpretações, de modo geral, define-se como *validade* de um instrumento de aferição a extensão com que as mensurações realizadas por este captam os 'verdadeiros' valores do construto de interesse. Assim, assumida a validade, diferenças entre os valores individuais, obtidos com a aplicação de um instrumento, podem ser entendidas como representando diferenças 'verdadeiras' entre os indivíduos ou outras unidades de análise. Por sua vez, a *confiabilidade* de um instrumento de aferição está mais relacionada à reprodutibilidade das medições, sejam estas obtidas por diferentes observadores (entrevistadores) em um mesmo momento, sejam as realizadas pelo mesmo observador ou autoaplicadas em ocasiões distintas.

Assim, se por exemplo a intenção é conduzir um estudo com enfoque nutricional, aspectos relativos à qualidade das medidas de peso, altura, composição corporal, consumo alimentar são de fundamental importância e demandarão emprego de recursos e tempo consideráveis por parte da equipe de investigação. De pouco adiantará prosseguir com a pesquisa se os investigadores não se assegurarem de que o peso, a altura e as outras aferições foram realizadas segundo um alto padrão de qualidade. Isso, pois a falta de validade ou confiabilidade dessas mensurações impedirá o entendimento das questões de interesse sob uma perspectiva epidemiológica: o pesquisador terá pouca chance de atingir os objetivos últimos da disciplina, isto é, produzir estimativas populacionais da frequência, da distribuição e dos determinantes/causas dos problemas elencados[2].

Mas, se por um lado, a validade e a confiabilidade são enfatizadas na epidemiologia, sendo apontadas como fundamentais a qualquer iniciativa bem sucedida de pesquisa, por outro lado, ambos os conceitos não são desenvolvidos de modo correspondente em livros-texto ou mesmo artigos científicos, especificamente em relação aos *instrumentos de aferição epidemiológicos* (daqui em diante, apenas denominados *instrumentos de aferição*). Não raro, observam-se livros-texto com extensas apreciações teóricas, de aspectos metodológicos e de técnicas amplamente empregados na pesquisa epidemiológica, mas que dedicam poucas páginas à discussão de elementos fundamentais para o desenvolvimento ou a adaptação de instrumentos de aferição. De modo semelhante, os artigos científicos são frequentemente detalhados na exposição das técnicas de análise estatística dos dados, mas reservam pouco espaço para discutir a qualidade e a abrangência dos instrumentos que permitiram as aferições de interesse.

Por mais paradoxal que seja, esse cenário pode ser compreendido de diferentes modos. Em particular, sugerimos que o ideal de objetividade do conhecimento científico e um certo pragmatismo que o acompanha atualmente tendem a distanciar epidemiologistas da noção de *veracidade construída*, tão central para pensar os instrumentos de aferição[3]. Ao se deter sobre o desenvolvimento de um instrumento de aferição do consumo alimentar, por exemplo, o pesquisador deve iniciar com a elaboração de um conceito que o represente. Em seguida, tal conceituação requer passar pelo escrutínio sistemático e aceitação dos investigadores que atuam na área de estudo. Somente após o alcance de um grau mínimo de acordo entre pares sobre o que seja o consumo alimentar, é que se pode avançar em direção a uma estratégia adequada para sua aferição. Ademais, o instrumento em proposição deverá ser igualmente submetido a críticas e rigores científicos para que seja aceito e utilizado nas pesquisas afins. Deve ficar claro, portanto, que o consumo alimentar (bem como qualquer outro tópico de interesse epidemiológico) não expressa alguma realidade dada ou acabada em si, cuja existência pode ser registrada objetivamente pelo pesquisador interessado. Pelo contrário, a conceituação do consumo alimentar é uma abstração social e historicamente determinada, que enseja conflitos, acordos e interesses dos mais variados matizes. Isso nos adverte que a proposição de um conceito (como o de consumo alimentar) e a elaboração de um instrumento para aferi-lo necessitam passar constantemente por processos de construção e desconstrução e, assim sendo, que 'verdades' são sempre construídas e mutáveis.

A escassez destas e de outras discussões sobre instrumentos de aferição no fazer da pesquisa epidemiológica tem nos motivado a produzir material para enfrentá-la[4,5,6,7,8,9]. Esta produção bibliográfica, no entanto, tem sido marcada por sua destinação a um público-alvo mais especializado de pesquisadores, cujo foco já é a epidemiologia como prática estabelecida[6]. Redirecionando a perspectiva e visando uma maior abrangência de interlocução, o presente capítulo se diferencia pela proposta de dialogar diretamente com estudantes de graduação na área da saúde e com aqueles ainda se iniciando no campo da epidemiologia.

Seja para utilizar os conhecimentos de epidemiologia na dispensação de cuidados clínicos, seja na organização de serviços/sistemas de saúde ou, mesmo, desenvolver pesquisas, os conteúdos aqui apresentados poderão auxiliar na consecução dessas atividades com um pouco mais de qualidade e crítica. Na presente abordagem, procura-se debater os conceitos e os princípios fundamentais para o desenvolvimento e a adaptação transcultural de instrumentos de aferição em epidemiologia. Os tópicos são apresentados de modo a situar o assunto central do capítulo em meio às atividades elementares de pesquisa epidemiológica, desde a construção de questionários multitemáticos até a comparação dos resultados obtidos com aqueles de outros estudos publicados na literatura.

Primeiro, são abordadas as relações entre epidemiologia e mensuração, seguindo-se uma apreciação dos princípios norteadores da seleção de instrumentos a serem utilizados em uma investigação. Na sequência, serão apresentados três cenários de pesquisa e como o pesquisador pode se posicionar diante de cada um: (1) quando há instrumentos de aferição disponíveis e prontos para uso no estudo; (2) quando há instrumentos disponíveis, mas seu uso no contexto sociocultural sob escrutínio requer cuidados especiais ou trabalho adicional; e (3) quando não há instrumentos disponíveis ou aqueles existentes são insuficientes, fazendo-se necessário desenvolvê-los previamente à realização da pesquisa de fundo. Essa discussão é sucedida por algumas considerações e reflexões finais.

Como destacado, este capítulo é introdutório e, assim, oferece uma apreciação relativamente breve das questões tratadas. Havendo interesse ou necessidade de maior densidade de discussão, o leitor pode acessar e consultar as diversas referências bibliográficas citadas ao longo do texto.

A epidemiologia como um exercício de mensuração

Para caracterizar a epidemiologia como uma área da ciência centrada na mensuração de determinados eventos, cabe retomar a sua própria definição. A literatura sobre o assunto é extensa e diversos autores consagrados já propuseram, modificaram ou contestaram alguma demarcação do que poderia ser a epidemiologia[10]. Partimos do pressuposto de que a mesma é reconhecida como uma disciplina científica, ancorada em alguns pontos fundamentais: estudar (1) frequências, (2) distribuições e (3) determinantes/causas das condições ou problemas de saúde sob uma perspectiva populacional, bem como (4) predizer ocorrências de agravos ou eventos de interesse sanitário[11].

Ao chamarmos a atenção para tais elementos, importa enfatizar que todos, sem exceção, pressupõem a existência de uma *realidade sanitária* a ser investigada.

A iniciativa de estimar a magnitude do problema de saúde, isto é, de investigar que parcela da população já está acometida ou ainda vai desenvolver algum agravo, somente é possível quando entendemos que o problema em foco tem alguma concretude e pode ser registrado por meio de processos adequados de aferição. Determinar, por exemplo, a frequência de obesidade em uma população adulta baseia-se na suposição de que essa condição se manifesta por meio de um conjunto de características específicas (p. ex., acúmulo de gordura corporal acima de níveis considerados 'normais'), as quais podem ser identificadas mediante certas estratégias de aferição. Em outras palavras, estimar a frequência de obesidade passa por assumi-la como real em um contexto específico e passível de delimitação na população de interesse.

O mesmo se aplica aos demais elementos definidores da epidemiologia. Na medida em que estudar a distribuição da obesidade segundo, por exemplo, sexo ou idade também envolve assumir que tais aspectos existem e podem ser registrados, está se atribuindo alguma materialidade a essas características pessoais. Por sua vez, investigar quais são as causas da obesidade implica assumir igualmente alguma existência para elas. *Grosso modo*, isso corresponderia a afirmar que, para estudar a ansiedade enquanto um possível determinante da obesidade, também precisaríamos entendê-la como algo que existe e que pode ser mensurado. Argumentamos, então, que a pesquisa epidemiológica está fundamentalmente pautada pela aferição de problemas de saúde e das relações que estes podem estabelecer com outras características de uma realidade sanitária particular. Ao fazê-lo, a epidemiologia se propõe a mensurar fenômenos, de tal forma que fazer epidemiologia é, sinteticamente, lançar-se a um exercício contínuo de mensuração e análise de relações.

É primordial reconhecer que, enquanto alguns problemas de saúde e suas causas podem ser observáveis diretamente e requerer algum tipo particular de abordagem para sua aferição, outros podem ter uma manifestação menos concreta ou evidente, demandando estratégias alternativas para sua apreensão[12]. Tomemos os casos da obesidade e da ansiedade, referidos anteriormente. Se, por um lado, a aferição da obesidade comumente se faz com o uso de balança, estadiômetro e fita métrica, por outro lado, não dispomos de aparelhos ou recursos semelhantes para mensurar a ansiedade. Ao mesmo tempo em que a obesidade tem alguma materialidade, a ansiedade não tem como ser fisicamente delimitada e, logo, não é prontamente observável. Diferentemente, o que se pode avaliar aqui é um subconjunto de suas manifestações[12,13,14,15], o qual pode incluir dificuldade para dormir, tensão de grupos musculares específicos, perda de apetite, entre outros sintomas.

Embora a discussão sobre técnicas e recursos para mensurar condições de natureza concreta ocupem papel central nos estudos epidemiológicos, é preciso também focalizar os cuidados e as ressalvas elementares para a mensuração de condições de saúde abstratas, menos tangíveis ou palpáveis. Esse é o caso não somente da ansiedade, como também da depressão[16], da segurança alimentar[17], das experiências de discriminação[18], da qualidade de vida[19], da violência intrafamiliar[20], entre outras condições. Também chamados de *construtos*, mensurá-los envolve o emprego de instrumentos de aferição complexos, habitualmente compostos por itens/questões que, se analisadas em conjunto, permitem captar suas diferentes formas de expressão.

O que seria necessário, então, para mensurar algo que não é concreto ou prontamente observável, como é o caso de uma altura, um peso, a presença de lesões cutâneas, os caracteres sexuais secundários ou a quantidade de hemácias por milímetro cúbico de sangue? Conforme já argumentamos, o primeiro passo é elaborar uma sólida definição conceitual do que se deseja medir[12,13,15].

Tomando a ansiedade como ilustração, uma demarcação conceitual largamente adotada é a da quinta edição do *Diagnostic and Statistical Manual for Mental Disorders* (DSM)[21]. Segundo esse manual, o quadro de desordem de ansiedade generalizada corresponde "[...] *à presença de ansiedade ou preocupação em relação a uma variedade de assuntos, eventos ou atividades. O quadro de preocupação ocorre com frequência por, pelo menos, 6 meses e é visivelmente excessivo. A preocupação excessiva significa preocupar-se, mesmo quando não há algo errado ou de maneira desproporcional ao risco real. Isso tipicamente envolve passar uma grande parte das horas do dia preocupando-se com algo*".

Deve-se notar que essa definição de um quadro de ansiedade generalizada se assenta no significado de *preocupação excessiva*. Claramente, uma preocupação não é passível de observação direta ou por meio de algum aparelho. É manifesta por diversos sintomas, como os listados no próprio manual: (i) inquietação ou impaciência; (ii) sensação de fraqueza, de cansaço fácil ou maior fadiga do que o usual; (iii) dificuldade de concentração ou sensação de que a memória "deu branco"; (iv) irritabilidade (que pode ser percebida ou não por terceiros); (v) cansaço ou dor muscular excessivos; e (vi) dificuldade para dormir ou continuar dormindo, inquietação à noite ou sono não restaurador. Para que a ansiedade generalizada seja considerada presente, o DSM recomenda que um profissional de saúde atuando no âmbito do cuidado clínico individualizado identifique, pelo menos, três destes sintomas. O manual também chama a atenção para o fato de que os quadros de ansiedade generalizada podem ser acompanhados de sudorese, náusea e diarreia.

A detecção de ansiedade, portanto, não se baseia propriamente na aferição da preocupação excessiva, mas das consequências físicas, cognitivas ou emocionais que tal estado implica. Isso significa que aferir ou mensurar a ansiedade, bem como outros estados ou condições menos tangíveis, passa pela identificação de um conjunto de suas possíveis formas de expressão[12,13,15,22]. No contexto clínico, a observação dessas manifestações geralmente se dá mediante uma cuidadosa anamnese e o escrutínio da história do paciente, sob a forma de diálogos ou entrevistas semiestruturadas ou mesmo não estruturadas. Em outros casos, porém, o profissional de saúde e o paciente podem lançar mão de algum instrumento padronizado para auxiliar na detecção da ansiedade[14]. Tais instrumentos de aferição podem apresentar estruturas as mais variadas possíveis. O mais comum é serem constituídos por um conjunto de perguntas ou assertivas abordando manifestações mais comuns dos construtos, dirigidas ao paciente.

Como exemplo, um instrumento para aferir ansiedade poderia conter as seguintes três perguntas, denominadas de *itens* ou *indicadores* nos estudos voltados ao desenvolvimento ou à adaptação de instrumentos de aferição: "*Você tem sentido dificuldade para se concentrar em suas atividades habituais, como trabalho ou estudo?*"; "*Por alguma razão, você tem passado por situações que costumamos chamar de 'suar frio' no seu dia-a-dia?*"; e "*Ao realizar alguma tarefa, você já teve a sensação de que não conseguiria concluí-la por seu coração estar batendo muito rápido e forte, a tal ponto de lhe faltar ar?*" Vale reparar que essas perguntas se referem a três de muitas possíveis formas pelas quais a ansiedade se manifesta, refletindo graus distintos de intensidade. Enquanto a perda de concentração reflete uma situação mais branda, a taquicardia e a dispneia sugerem quadros mais graves ou intensos da desordem.

É geralmente dessa forma que os instrumentos de aferição são pensados e propostos. Eles dispõem de um conjunto de itens que refletem intensidades leves, moderadas e altas da condição de interessee cujas reações ou respostas podem ser registradas segundo múltiplas opções alternativas. A resposta ao conjunto dos itens permitirá situar os indivíduos em investigação dentro de um espectro de variação que inclui desde uma pressuposta ausência de ansiedade até o grau muito grave do transtorno[12]. Esse posicionamento de indivíduos em um gradiente crescente do construto não difere muito do que se obtém quando da mensuração de condições/estados mais palpáveis e diretamente observáveis, como a obesidade.

Em um cenário de prestação de cuidado individualizado, o paciente e o profissional de saúde podem até não optar pelo emprego de instrumentos de aferição padronizados para determinar a presença de alguma condição. Entretanto, quando se trata de conduzir pesquisas epidemiológicas de maior escala, sua aplicação é praticamente mandatória para alcançar um tamanho de amostra adequado, mas que ainda assim permita uma coleta de dados de qualidade ao menor custo e tempo possível. Mesmo que em uma pesquisa epidemiológica, na maior parte das vezes, não se estará estabelecendo diagnósticos definitivos para os casos de ansiedade ou outras condições de interesse – e que requerem entrevistas aprofundadas (anamneses) ou mesmo exames complementares – o refino de um instrumental de relativa fácil e eficiente aplicabilidade tende a nos aproximar das 'verdadeiras' ocorrências que desejamos desvendar.

Um ponto adicional a destacar é que, em epidemiologia, tanto a aferição dos estados ou condições de interesse, quanto a análise das suas possíveis interrelações requerem ser orientadas por alguma teoria de base. O exame da eventual associação entre ansiedade e obesidade, por exemplo, deve atender a alguma teoria subjacente, e somente terá significado se devidamente fundamentado por alguma proposição teórica[15,23]. Outro aspecto que merece zelo é o fato de que toda mensuração traz consigo uma quantidade de erro associada[24], uma vez que se refere a uma forçosa simplificação da realidade sanitária em foco. Esta é bem mais complexa e desafiante do que qualquer teoria ou pesquisador é capaz de propor. A pesquisa epidemiológica, portanto, necessariamente simplifica esta realidade e, na sua inevitável retratação, implica erros intrínsecos ao processo de aferição. Assim sendo, se, por um lado, essa restrição torna os estudos epidemiológicos factíveis, por outro, é preciso considerar que as mensurações são limitadas pelos procedimentos utilizados e pelas teorias nas quais se baseiam, nunca revelando a realidade sanitária em todas as suas nuances.

Questões a considerar na seleção dos instrumentos de pesquisa

A constatação de que algumas condições ou estados necessitam de instrumentos para sua aferição coloca o epidemiologista diante de uma situação bastante particular, mas pouco discutida na área. É preciso decidir quais instrumentos devem ser propostos ou selecionados para captar os construtos de interesse. Essa tarefa pode se revelar especialmente complexa face à expressiva quantidade de ferramentas disponíveis na literatura para mensurá-los. Ao tomar uma decisão, é necessário considerar que tais ferramentas devem não somente proporcionar medidas válidas e confiáveis dos construtos em foco, mas também permitir a comparação dos resultados com aqueles de pesquisas semelhantes, muitas vezes, desenvolvidas em contextos culturais distintos.

Mas, antes de avançar a algumas reflexões sobre as questões subjacentes à escolha dos instrumentos a serem empregados, cabe sublinhar a importância das comparações entre resultados de pesquisas epidemiológicas. A comparação dos resultados de múltiplas pesquisas é fundamental para averiguar se os seus achados dispõem daquilo que se entende por *consistência*[25,26]. Diz-se dos achados consistentes os que são reproduzidos em variados estudos que abordam a questão, sejam no sentido de apoiar ou não as hipóteses formuladas. Embora uma única pesquisa possa mostrar que há associação entre ansiedade e obesidade, por exemplo, somente o acúmulo de trabalhos corroborando ou refutando tal relação poderá atribuir algum grau de consistência à mesma. Em sendo quantitativa a comparação dos resultados de diversos trabalhos, uma indagação importante para a produção e consolidação do conhecimento científico diz respeito a como implementar estudos de forma que resultados sejam comparáveis entre si.

A resposta passa pelo emprego de instrumentos de pesquisa válidos, confiáveis e minimamente *equivalentes* nos diversos estudos. Por equivalentes, deve-se entender instrumentos de aferição que tratem dos mesmos construtos de interesse, operacionalizados por escalas que permitam alguma comparação quantitativa[27,28,29]. Não seria possível, por exemplo, afirmar que a frequência de ansiedade no Rio de Janeiro é maior do que em Florianópolis, simplesmente porque 30% e 15% dos entrevistados foram classificados como ansiosos, respectivamente. Para chegar a essa conclusão a partir dos resultados numéricos em contraste é necessário examinar se os conceitos utilizados para a definição do construto ansiedade são comuns aos dois estudos e se estes utilizaram instrumentos equivalentes para a aferição do problema. Por exemplo, avaliar a frequência de ansiedade em certo estudo por meio de um item averiguando se o respondente *"tem sentido dificuldade para se concentrar em suas atividades habituais, como trabalho ou estudo"* não necessariamente gera resultados quantitativamente comparáveis com outro, no qual se indaga se *"por alguma razão, o respondente, no seu dia-a-dia, tem passado por situações costumeiramente chamadas de 'suar frio'"*. Além de não conseguirem isoladamente abarcar o gradiente de intensidade que se atribui à ansiedade, os dois itens refletem intensidades distintas do construto. Evidentemente, dois indivíduos endossando os respectivos itens nos seus respectivos estudos não seriam diretamente comparáveis.

Assim, a escolha dos instrumentos de aferição representa um aspecto delicado das pesquisas epidemiológicas. É boa prática que tal decisão seja devidamente informada por alguma perspectiva teórica, incluindo os aportes teóricos da psicologia transcultural[27], que é uma importante subárea do conhecimento científico, originalmente dedicada ao estudo de processos psicológicos em variados contextos socioculturais. Nesse sentido, vale sugerir que a realidade sanitária de interesse compreenda um contexto sociocultural particular, isto é, que abarque um sistema específico e dinâmico de crenças e valores, guardando importantes diferenças linguísticas, comportamentais e morais em relação a outros. Ao fazê-lo, assume-se que a manifestação de estados ou condições menos concretas pode ter definição, expressão e interpretação distintas, a depender do sistema sociocultural ou da realidade sanitária em estudo. Por extensão, a comparação quantitativa de resultados gerados é diretamente afetada por essas disparidades situacionais ou locais[27].

Segundo a psicologia transcultural[27], há, pelo menos, três maneiras de conceber as relações entre os construtos e as realidades sanitárias às quais pertencem: a relativista, a absolutista e a universalista. Cada uma possui implicações distintas para o desenvolvimento e a adaptação transcultural de instrumentos de aferição, bem como para as possibilidades de comparação dos resultados de estudos quantitativos.

O relativismo assume que as condições ou os eventos menos concretos sejam compreendidos exclusivamente em termos de suas especificidades culturais. A abordagem relativista tende a declinar de comparações entre resultados de estudos realizados em contextos culturais distintos, pois as julga problemáticas. Assim sendo, a avaliação de construtos menos concretos requereria o emprego de procedimentos e instrumentos desenvolvidos exclusivamente para as realidades sanitárias em foco, dificultando ou mesmo impedindo comparações externas aos resultados produzidos. Do ponto de vista prático, adotar essa abordagem significa estar preparado a sintonizar ou desenvolver um novo ferramental de aferição relacionado ao construto de interesse (*p. ex.*, ansiedade) para cada contexto sociocultural. Sendo aplicáveis apenas à situação analisada, os resultados gerados por diferentes estudos careceriam de comparação direta e, logo, que a premissa e a avaliação da consistência do conhecimento científico deveriam ser cotejadas de outro modo, que não por comparações quantitativas.

Em franca oposição à posição anterior está a abordagem absolutista, que não se preocupa com a variação dos construtos em função dos contextos socioculturais. Nessa perspectiva, fenômenos complexos são entendidos como invariantes, dotados de interpretações rigidamente semelhantes nas diferentes realidades. Por exemplo, o caráter atribuído à ansiedade, suas formas de manifestação e sua interpretação seriam assumidos como constantes em todos os contextos de investigação. Na prática, essa abordagem presume que as comparações de resultados numéricos produzidos em diferentes realidades sanitárias não oferecem muitos problemas e que os estudos podem utilizar os mesmos instrumentos de aferição sem qualquer escrutínio prévio quanto ao impacto da cultura sobre a manifestação do construto em investigação. Os instrumentos são utilizados de modo padronizado, sendo que, na maior parte das vezes, pouca ou nenhuma sintonia sociocultural e linguística é realizada previamente. No exemplo corrente, a abordagem absolutista recomendaria aplicar exatamente o mesmo instrumento de ansiedade em todos os estudos, considerando, por pressuposto, que as potenciais especificidades dos diferentes cenários em nada afetariam as comparações de interesse.

A perspectiva sustentada pela abordagem universalista ocupa posição intermediária às duas supracitadas. Essa visão assume que os construtos são comuns à vida humana, mas que suas manifestações e interpretações podem ser mais ou menos influenciadas por aspectos socioculturais. No que se refere à aferição do construto ansiedade, por exemplo, valoriza-se o uso de instrumentos estruturalmente equivalentes, porém, adaptados às especificidades de cada contexto, caso necessário. Retomando o exemplo suscitado acima, as frequências de ansiedade em Florianópolis e no Rio de Janeiro poderiam ser comparadas mediante o uso de um instrumento único, reconhecendo-se que, em princípio, a ansiedade se manifesta de modo semelhante em ambos os locais. Entretanto, se fôssemos utilizar o mesmo instrumento em outra realidade sanitária muito específica em termos socioculturais – por exemplo em uma aldeia do Alto Xingu –, alguma adaptação semântica ou de outra natureza se faria necessária para que o instrumento pudesse ser aplicado nesse novo contexto. É importante reconhecer que a adaptação às diferenças entre os cenários sóciolinguístico-culturais pode até levar a certos itens com semânticas ou mesmo conteúdos distintos, mas a função do instrumento como um todo se mantém se há, de fato, sintonia. Isso faz com que o instrumento adaptado, mesmo que alterado, consiga captar o construto de forma equivalente ao original, tornando os achados comparáveis do ponto de vista quantitativo.

Apesar de haver alguma controvérsia acerca da pertinência das três abordagens anteriormente destacadas, os debates científicos mais recentes se concentram na relativista e universalista, reconhecendo-se a absolutista como imprópria para a investigação de construtos complexos em realidades sanitárias distintas[27]. À luz do enfoque transcultural costumeiro na epidemiologia, no presente capítulo, vale subscrever e recomendar a abordagem universalista[1,5,6]. Por princípio, entende-se que a comparação entre dados quantitativos de diferentes realidades sanitárias contribui para a construção de conhecimento com base na referida ideia de consistência.

A adoção de uma perspectiva universalista desemboca em, pelo menos, três cenários, conforme descritos a seguir e divulgados em publicações prévias[1,30]. Vale a ressalva de que os cenários discutidos são artificiais e, assim, apresentados por razões fundamentalmente didáticas. A condução de uma pesquisa geralmente implica situações em que as fronteiras entre cada cenário são um tanto fluidas e menos marcadas. De qualquer forma, definida a pergunta de pesquisa, o investigador provavelmente se deparará com:

Cenário 1 – quando há disponibilidade de instrumentos para aferir os construtos de interesse. Os 'disponíveis' são aqueles consagrados e de larga utilização, que já contam com versões passíveis de aplicação em distintas realidades sanitárias ou contextos socioculturais. Visando comparações de escopo mundial, os questionários de avaliação de qualidade de vida propostos pela Organização Mundial da Saúde (OMS) – WHOQOL – oferecem um bom exemplo desta situação[31]. Elaborados através de um trabalho conjunto do grupo de pesquisadores da OMS e de outras 15 instituições internacionais de diferentes contextos sócio-linguísticos-culturais, suas versões em diferentes idiomas já podem ser consideradas 'prontas para o uso' em muitos contextos

Cenário 2 – quando há instrumentos disponíveis, mas seu uso no contexto sociocultural em tela requer cuidados especiais ou aperfeiçoamento adicional. Trata-se da condição em que há instrumental consagrado para mensuração do construto de interesse, mas esse ainda não foi adaptado transculturalmente para a realidade sanitária do pesquisador. Isso indica que, antes de incluí-lo na pesquisa de fundo (a que, por pressuposto, motivou seu uso), é necessário obter uma versão adaptada do instrumento para o contexto sociocultural em questão. Possivelmente o mais predominante em meio às iniciativas de pesquisa, este foi o cenário vivenciado por pesquisadores que iniciaram o estudo das violências entre parceiros íntimos no Brasil. Apesar de existirem diversos instrumentos internacionais já desenvolvidos para captar as diferentes formas de violência no casal, nenhum estava 'pronto para o uso' em nosso país. Desta forma, foi necessária uma ampla revisão da literatura para identificar quais se candidatariam em função de suas propriedades psicométricas. A decisão final foi de implementar uma adaptação para o Brasil de um instrumento particular, originalmente desenvolvido em inglês[32,33,34,35].

Cenário 3 – quando não há instrumentos disponíveis ou aqueles existentes são insuficientes, havendo necessidade de construir novas ferramentas de mensuração para que a pesquisa de fundo possa progredir. Sabidamente, essa é a condição de mais difícil enfrentamento e geralmente vinculada a pesquisas pioneiras em uma determinada área de conhecimento. Além da necessidade de justificar adequadamente a insuficiência dos instrumentos existentes, o desafio está em desenvolver novos instrumentos de aferição antes de partir para a condução da pesquisa originalmente pretendida. Trata-se de um cenário possível, mas não necessariamente desejável. A principal razão é o considerável esforço envolvido em desenvolver um instrumento novo. Ainda assim, iniciativas de investigação pioneiras requerem, por vezes, enfrentar tal cenário. Pesquisadores da área de psiquiatria enfrentaram este desafio recentemente[36]. Com as mudanças no conceito e, consequentemente, dos critérios diagnósticos do Transtorno de Estresse Pós-traumático (TEPT), foi necessária a elaboração de um novo instrumento de aferição capaz de apreender adequadamente as manifestações do, agora reformulado, 'novo' construtor de interesse.

A **Figura 36.1** apresenta o diagrama de uma árvore de decisão sintetizando o descrito acima.

Conforme aventado no exemplo relativo ao cenário 2, para se chegar a alguma conclusão sobre o estado da'arte do desenvolvimento dos instrumentos – ou seja, identificar a quais cenários se aplicam aos instrumentos em foco – é preciso empreender uma ampla e exaustiva revisão bibliográfica. De modo geral, quatro passos são recomendados:

1. Identifique as fontes bibliográficas, focalizando tanto as tradicionais na área da saúde, como o PubMed (https://www.ncbi.nlm.nih.gov/

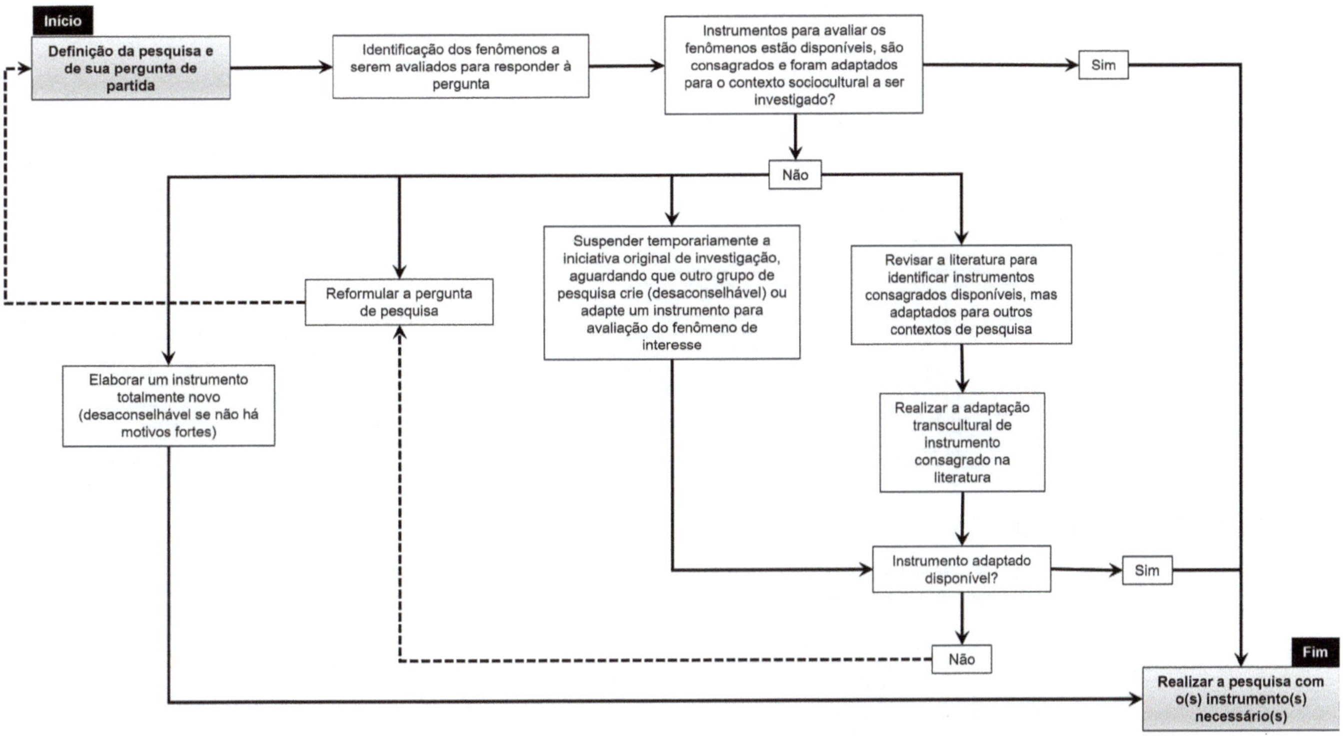

Figura 36.1 – Recomendações a seguir frente a três diferentes cenários de disponibilidade de instrumentos de aferição para uso em estudos epidemiológicos.

pubmed/), quanto aquelas destinadas a outras disciplinas científicas, tais como a psicologia, a educação e a sociologia, conforme requererem as perguntas de pesquisa. Essa abrangência de fontes aumenta a sensibilidade da busca, principalmente se acompanhada de um refinamento dos descritores empregados no processo;

2. Na medida do possível, procure identificar todos os instrumentos propostos para aferir os construtos de interesse. Eventualmente, alguns podem não ter sido publicados em livros, capítulos ou sob a forma de artigos científicos. Nesses casos, será benéfico buscar informações adicionais, seja na literatura denominada *cinza* – em fontes alternativas como a *internet* ou documentos governamentais –, seja entrando em contato direto com os investigadores que atuam na área, perguntando-lhes sobre a existência de propostas não publicadas;
3. Analise a trajetória de desenvolvimento dos instrumentos identificados, procurando distinguir aqueles com histórico consagrado, sinalizado por bons indicadores de validade e confiabilidade e/ou de ampla utilização pela comunidade científica. Inicie por uma síntese das características mais gerais de cada instrumento, tais como país de origem, ano de proposição, estrutura dimensional e número de itens componentes, estrutura das opções de resposta, nível de escolaridade exigido para a compreensão das perguntas, tempo médio de aplicação etc. Em seguida, avalie em que estágios de evolução estão os programas de investigação dos vários instrumentos em pauta. A Figura 36.2 apresenta um esquema dos processos envolvidos no desenvolvimento de instrumentos novos e no contexto de adaptações transculturais[8]. Para além dos contornos técnicos e metodológicos que alicerçam a própria construção do diagrama[1,5,7,8,9,29,37], a ênfase aqui está na sequência de fases e etapas necessárias. Passar para um exame rigoroso das propriedades psicométricas (confiabilidade e validade) se aplicará somente se houver consistência e robustez na fase pregressa de desenvolvimento teórico, semântico e operacional que levou o protótipo a ser subsequentemente testado. O encontro de uma sólida literatura cobrindo esta primeira fase agrega força ao que possivelmente se encontra na segunda. Nesta fase identificam-se quais as propriedades psicométricas já visitadas. A resenha não é somente útil para guiar uma decisão informada sobre quais instrumentos enfatizar e eventualmente selecionar, mas

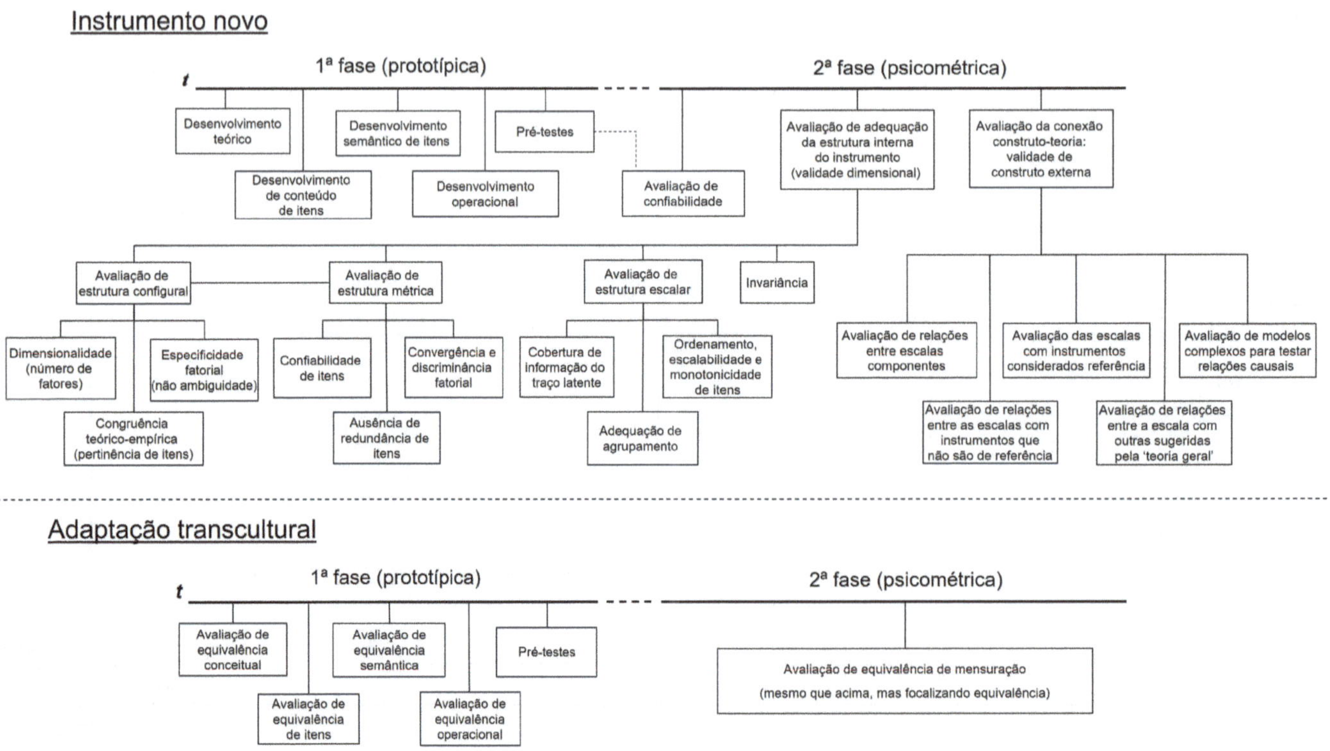

Figura 36.2 – Principais fases e etapas do desenvolvimento de novos instrumentos e da adaptação transcultural de instrumentos de aferição elaborados em outros contextos socioculturais.

também aponta para lacunas a serem cobertas por estudos futuro.

Como norte para avaliar as propriedades psicométricas desejáveis de um bom instrumento de aferição, procure utilizar um roteiro no processo, como por exemplo, o proposto pela iniciativa COSMIN (*Consensus-based Standards for the selection of health Measurement Instruments*)[37,38], seguido da sequência oferecida em Reichenheim e Bastos[8].

4. De acordo com a avaliação realizada na etapa anterior, selecione os instrumentos que atendam à pergunta de pesquisa do estudo, sempre priorizando aqueles que já tiverem seus programas de avaliação psicométrica bem estabelecidos. As escolhas também devem se pautar nas possíveis limitações éticas, orçamentárias e temporais, bem como na disponibilidade de uma versão já adaptada para a realidade sanitária que interessa estudar.

Tendo-se identificado os instrumentos mais adequados e promissores para cada construto de interesse, seguem as ações. Neste sentido, as próximas três subseções do capítulo oferecem uma apreciação detalhada de como proceder diante dos diferentes cenários.

Recomendações para quando há instrumentos disponíveis e prontos para uso (Cenário 1)

Ao tecer considerações sobre como proceder quando há instrumentos disponíveis para uso na realidade sanitária de interesse, entende-se que o pesquisador já dispõe de uma pergunta de pesquisa clara e relevante, que deseja responder com a realização do estudo. Suponhamos que a pergunta de pesquisa remeta à relação entre ansiedade e obesidade na população adulta (20-59 anos de idade) do município de Aracaju. Isto implica a mensuração da ansiedade e da obesidade e, portanto, a inclusão de instrumentos destinados à sua aferição no questionário multitemático e no rol de procedimentos empregados para coleta dos diversos construtos de interesse.

Conforme argumentamos em seção anterior, a aferição da obesidade pode ser realizada de maneira mais direta do que a da ansiedade. Ainda assim, isso não significa que uma revisão aprofundada sobre as técnicas mais apuradas para avaliação da gordura corporal não deva ser empreendida durante o planejamento do projeto de pesquisa. Pelo contrário, todo o cuidado deve ser tomado na escolha da estratégia a ser adotada na aferição da obesidade, privilegiando sempre a coleta de dados com a máxima qualidade possível e, por extensão, a possibilidade de comparação (quantitativa) com os outros estudos sobre o tema. Os mesmos rigores aplicados na definição do protocolo de mensuração da obesidade devem ser seguidos para determinar como a ansiedade será aferida. Essa é uma questão de fundamental importância, uma vez que erros cometidos nessa fase podem comprometer a pesquisa em sua totalidade.

Havendo algum instrumento adaptado com boas características psicométricas e aceitação pela comunidade científica para aferir a ansiedade, é possível incluí-lo no questionário multitemático de coleta de dados. Embora esse cenário demande menos esforço do que aqueles que serão comentados nas próximas duas subseções deste capítulo, a equipe não deve se eximir de outros cuidados importantes para o planejamento e a execução da pesquisa. Em particular, recomenda-se projetar estudos com foco definido sobre alguns poucos e pertinentes problemas de pesquisa. Consequentemente, tais estudos disporão de questionários e protocolos de coleta de dados menos extensos, mas de maior profundidade e, logo, qualidade e capacidade de efetivamente responder às perguntas de fundo.

Além de dimensionar adequadamente o foco geral da pesquisa, há uma série de questões que devem preocupar o pesquisador, especificamente quando da montagem dos questionários para a coleta de dados. Isso inclui a sequência dos temas/construtos abordados, o modo de administração do instrumento (entrevistas face a face, questionários autopreenchíveis em papel ou computador, contato por telefone, etc.) e o tempo necessário para aplicação de todas as perguntas. É importante lembrar que questionários que abordam diferentes construtos de interesse tendem a ser longos, o que pode reduzir o interesse e a disponibilidade dos respondentes, trazendo prejuízo à qualidade da aferição como um todo. Um tratamento detalhado destas questões pode ser buscado em seletas referências[39,40,41].

Uma vez montado o questionário multitemático, é necessário testá-lo inicialmente em um cenário operativo semelhante ao do estudo de fundo para o qual foi montado. Vale lembrar, no entanto, que os procedimentos afeitos ao processo de desenvolvimento ou adaptação transcultural não cabem muito, uma vez que os instrumentos em foco – incluindo o de interesse particular, agora, aninhado ao questionário multitemático junto aos outros – já são considerados, por princípio, 'prontos para uso'. O olhar aqui não está na depuração de um ou mais instrumentos componentes do questionário multitemático, mas apenas na sintonia entre eles, como por exemplo, a otimização da sequência no formulário ou *software* de aplicação. Se, no entanto, é verificado que existem entraves no(s) próprio(s) instrumento(s) – por exemplo, quanto à compreensão ou aceitabilidade de questões –, será preciso dar um passo atrás e reavaliá-lo(s) novamente. Claramente, isso nos remete a procedimentos mais complexos, conforme os expostos nas seções que se seguem. Não havendo entraves, passa-se ao estudo-piloto, no qual se testarão todas as condições reais da coleta de dados. Neste, a intenção é avaliar se todo o planejamento proposto pode ser colocado em prática no estudo principal. Um piloto encerra uma amostra menor, em geral, 5-10% da planejada no estudo maior.

Por fim, durante a coleta de dados, será de valia implementar estratégias de controle de qualidade do processo, bem como avaliar a confiabilidade dos instrumentos utilizados. Mesmo que os testes preliminares tenham sugerido não haver problemas de grande monta no planejamento proposto, a condição real de coleta de dados pode revelar problemas importantes e não antecipados, que requerem ser enfrentados imediatamente[39].

Recomendações para quando há instrumentos disponíveis, mas seu uso no contexto sociocultural sob escrutínio requer cuidados especiais ou trabalho adicional (Cenário 2)

Por meio de uma criteriosa busca bibliográfica, é igualmente possível deparar-se com o seguinte cenário: existe instrumental, mas este ainda não foi adaptado para uso na nova realidade sanitária a ser investigada. Trata-se de uma situação complexa, que envolve avaliação minuciosa da necessidade ou não de realizar a adaptação transcultural dos instrumentos em questão e, na sequência, selecionar aqueles que deverão ser submetidos a tal processo.

Conduzir uma adaptação transcultural se torna imperativo sempre que um instrumento tiver sido concebido em outra realidade sanitária, cujas diferenças socioculturais abrangem, inclusive, o uso de língua distinta. Originalmente desenvolvido na Inglaterra nos anos 1970, esse é o caso do *General Health Questionnaire*[14], que, para ser utilizado no Brasil, requeria ser submetido a um processo de adaptação transcultural prévio. Isso se deu em duas fases distintas, uma ocorrendo nos anos seguintes à sua divulgação[42] e outra, mais recente[43]. O longo intervalo entre as publicações citadas nos mostra que um processo de adaptação nunca se esgota e pode sempre ser atualizado ou retomado para explorar aspectos ainda não cotejados em publicações anteriores. Aqui, reafirma-se o princípio de *consistência* anteriormente discutido, porém, aplicado aos instrumentos de aferição: o conhecimento científico sobre as propriedades psicométricas de um instrumento de aferição estará tanto mais consolidado quanto mais estudos tiverem sido produzidos sobre o mesmo. Um único estudo de adaptação transcultural geralmente representa apenas o primeiro movimento na obtenção de instrumento que poderá ser futuramente robusto e passível de utilização nas pesquisas em geral.

Também ocorre detectar instrumentos que foram originalmente desenvolvidos em português, mas cuja implementação se deu muitos anos antes em algum local restrito do Brasil ou, mesmo, em outro país lusófono de distinto matiz sociocultural. À luz das aparentes similaridades culturais, há mesmo necessidade de realizar uma adaptação 'transcultural'? Responder isso passa por conhecer ambas as realidades sanitárias, especialmente suas particularidades socioculturais e seus impactos sobre o construto de interesse. Esse conhecimento pode ser obtido de ampla revisão de literatura acerca do assunto nos dois contextos, que pode ou não ser combinada com pesquisas de campo de natureza qualitativa (empregando técnicas específicas, como entrevistas em profundidade[44] e grupos focais[44,45], entre outras). Concluindo-se que ambas as realidades sanitárias são suficientemente semelhantes entre si e que apreendem o referido construto de modo similar, a equipe pode decidir por utilizar o instrumento tal como já está publicado. O caso da versão reduzida da Escala de Afeto Positivo e Negativo ilustra bem essa situação[46,47].

Conforme tocado na seção anterior, muitas vezes a equipe se vê diante de uma situação em que o estudo de fundr deve ser suspenso para que se proceda à obtenção de uma versão adaptada do instrumento de aferição ao novo contexto. Sendo esse o cenário a lidar, seguem algumas recomendações sobre os processos a percorrer, bem como sobre os nortes conceituais e processuais a serem seguidos em uma adaptação transcultural. Diferentes estratégias com esta finalidade são propostas na literatura[29,48,49,50,51,52]. Aqui, optamos por um modelo operacional adaptado de Herdman e cols.[28,29], constituído de cinco etapas a serem observadas durante o processo. Tendo sido previamente delineado, o modelo é sintetizado na Tabela 36.1. Maiores detalhes podem ser encontrados em publicações prévias[1,5].

A primeira etapa do processo de adaptação transcultural consiste na avaliação da equivalência conceitual,

Tabela 36.1 – Principais etapas para avaliação da equivalência transcultural de instrumentos de aferição

Aspectos da equivalência avaliada	Estratégias para avaliação
Equivalência conceitual	❑ Revisão bibliográfica envolvendo publicações da cultura do instrumento original e da população-alvo ❑ Discussão com especialistas ❑ Discussão com população-alvo
Equivalência de itens	❑ Discussão com especialistas ❑ Discussão com população-alvo
Equivalência semântica	❑ Tradução ❑ Retradução ❑ Avaliação da equivalência semântica entre a retradução e o original ❑ Discussão com população-alvo ❑ Discussão com especialistas para ajustes finais ❑ Pré-teste da nova versão
Equivalência operacional	❑ Avaliação pelo grupo de pesquisa da pertinência e adequação da forma, modo de aplicação, sistema de escore, etc.
Equivalência mensuração	❑ Estudos psicométricos de validade e confiabilidade

que abarca a exploração do grau de semelhança entre as definições do construto de interesse na realidade sanitária que originou o instrumento e naquela para a qual se pretende adaptá-lo.

Intimamente ligada à primeira, na segunda etapa se avalia a equivalência de itens mediante a apreciação da pertinência dos itens utilizados originalmente no novo contexto sociocultural. Conforme apresentado na Tabela 36.1, em geral, essa etapa envolve uma discussão com um grupo de especialistas, que tem como finalidade avaliar se os diferentes aspectos abarcados pelo instrumento original são relevantes no novo contexto para o qual o instrumento está sendo adaptado. No processo, avalia-se a pertinência dos itens para a aferição de cada um desses aspectos. As discussões se dão à luz de uma revisão bibliográfica que prioriza as publicações sobre os processos envolvidos na construção do instrumento original. Além de conhecer os conceitos e definições adotados, essa etapa visa examinar as estratégias utilizadas na escolha dos itens. Adicionalmente, procura-se identificar as discussões prévias sobre o mesmo construto no novo contexto. Caso necessário, membros da nova realidade sanitária também podem ser envolvidos nesse processo, seja por meio de entrevistas individuais abertas/livres ou semiestruturadas[39,44], ou ainda por meio de abordagens em grupo, como a técnica de grupos focais[44,45].

A avaliação da equivalência semântica constitui a terceira etapa, na qual se investiga a capacidade de transferência de sentido dos conceitos contidos no instrumento original para a versão adaptada, e se isso propicia um efeito semelhante nos respondentes, não obstante as diferentes realidades sanitárias[29]. Essa etapa inicia pela tradução do instrumento original para o idioma da cultura-alvo. Sugere-se que duas ou mais versões sejam elaboradas de forma independente, para que posteriormente se tenha mais opção ao definir os termos a serem utilizados na versão final. Em seguida, as versões são retraduzidas por outros tradutores, também de forma independente. As traduções do idioma original para o da população-alvo devem ser realizadas, preferencialmente, por profissionais bilíngues, cuja língua pátria seja o português; ao contrário, as retraduções devem ser executadas por profissionais da cultura (idioma) fonte.

Na sequência, um novo tradutor avalia formalmente a equivalência entre as retraduções e o instrumento original. Além de independente, esta avaliação deve ser cega em relação aos tradutores e retradutores. Tal procedimento é realizado para checar se dois tipos de significado se sustentam. O primeiro concerne uma avaliação de equivalência entre o original e as retraduções sob a perspectiva do significado referencial dos termos/palavras constituintes[29]. Esse concerne às ideias ou objetos do mundo a que uma ou várias palavras se referem. Se há o mesmo significado referencial de uma palavra no original e na respectiva tradução, presume-se que existe uma correspondência literal entre elas. O segundo concerne o significado conotativo (geral) de cada item do instrumento, contrastando-se o que foi captado na tradução para o idioma-alvo com o original. Tal correspondência transcende a literalidade das palavras, encampando também aspectos mais sutis, tais como o impacto que um termo tem no contexto cultural da população-alvo. A apreciação é necessária porque a correspondência literal de um termo não implica que a mesma reação emocional ou afetiva seja evocada em diferentes culturas. Nesse ponto, é valioso retornar à população-alvo para que sutilezas desvendadas pelas diversas propostas de versão sejam manejadas e debatidas. Isto pode ser alcançado, por exemplo, realizando-se grupos focais adicionais[44,45].

O próximo passo da avaliação semântica envolve o mesmo grupo de especialistas que participou da avaliação da equivalência conceitual e de itens. Tem como objetivo identificar e encaminhar os problemas de cada uma das etapas pregressas. A partir daí, propõe-se uma versão-síntese, ora incorporando itens oriundos de uma das versões elaboradas, ora optando-se por certas modificações para melhor atender aos critérios expostos anteriormente.

O último passo de avaliação semântica envolve um pré-teste da versão síntese proposta (protótipo), aplicando-a de forma estruturada em um grupo maior de indivíduos da população-alvo. Submeter os instrumentos selecionados a uma sequência de pré-testes com respondentes que guardam perfil semelhante ao da população de interesse permitirá checar diversos aspectos e confirmar o acerto das decisões tomadas. Independentemente se mais ou menos estruturados, pré-testes são úteis para avaliar a ordem das perguntas, o tempo de aplicação, a aceitabilidade, a compreensão e o impacto emocional. Recomenda-se a leitura de publicações detalhadas sobre os variados formatos e usos que se podem fazer dos pré-testes[39,41,53], incluindo o emprego de técnicas bastante úteis para a checagem da compreensão de determinados itens (p. ex., entrevistas cognitivas[54]). Preconiza-se que os pré-testes sejam sempre acompanhados de reuniões da equipe de pesquisa com o grupo de especialistas.

A quarta etapa do processo concerne à avaliação de *equivalência operacional*. Esta se refere à possibilidade de utilização de um instrumento similar ao original, examinando-se se a veiculação das questões (se em papel impresso ou em forma eletrônica) e instruções ao respondente ou entrevistador, o local de aplicação (domicílio ou serviços de saúde) e o modo de administração (entrevista face a face, autopreenchimento ou por computador) utilizados à concepção do instrumento na sua origem podem ser mantidos ou requerem mudanças na nova situação. Nessa etapa convém também inspecionar as opções de resposta dos itens do instrumento, sintonizando as respectivas semânticas e o número destas à população-alvo de interesse. Por exemplo, se um instrumento é concebido para ser de autopreenchimento em um contexto de alta escolaridade, pode ser necessário adaptá-lo para uma entrevista face a face devido à baixa escolaridade dos respondentes da população-alvo. Nesse caso, além de modificações nas redações dos itens componentes (algo tratado na etapa anterior, descrita acima), é prudente reduzir o número de opções de resposta para viabilizar compreensão e propiciar maior acurácia das respostas. A etapa de avaliação de *equivalência de mensuração* encerra o processo. Baseia-se na investigação das propriedades psicométricas do instrumento vertido, comparando-se sistematicamente os resultados encontrados com aqueles obtidos nos estudos sobre o instrumento em sua versão original. Em geral, essa equivalência é avaliada através da apreciação da confiabilidade e validade. Vale sublinhar que, apesar de todas as etapas do processo de adaptação transcultural também estarem presentes na estratégia proposta para a elaboração de novos instrumentos, a perspectiva não é a mesma. Aqui importa, em princípio, a avaliação de equivalência entre o original e a nova versão. Por exemplo, ao se apreciar algum aspecto da confiabilidade, não interessa tanto observar os valores estimados em si, mas se estes convergem aos encontrados nos estudos que embasam o instrumento original. Obviamente, valores altos já seriam esperados de qualquer forma, pois, conforme indicado em seção pregressa do capítulo, a escolha do próprio instrumento a ser adaptado pressuporia um histórico psicométrico positivo.

Ainda que abordada brevemente nesta seção, é importante frisar que essa etapa é uma das mais relevantes, complexas e longas do processo de adaptação transcultural. Alguns aspectos relativos às análises psicométricas de instrumentos de aferição são cobertos na seção seguinte sobre desenvolvimento de instrumentos novos, mas como se aplicam igualmente aos processos de adaptação transcultural, aproveitamos para já indicar referências introdutórias[1,5,7,15,55,56].

Procedimentos para quando não há instrumentos disponíveis ou aqueles existentes são insuficientes, havendo necessidade de construir protótipos totalmente originais para que a pesquisa de fundo possa ser conduzida (Cenário 3)

Em meio aos cenários previamente sugeridos, este é o que envolve maior esforço por parte do pesquisador. Uma revisão bibliográfica robusta pode vir a apontar a completa falta de instrumental para aferir um ou mais construtos delimitados pela pergunta de pesquisa ou, por vezes, que há alguns, mas as iniciativas são insuficientes. Qualquer que seja a situação, será preciso explicitar o rigor da busca bibliográfica, seja para concluir que nada existe mesmo, seja para justificar muito bem as fragilidades dos instrumentos identificados. Essa não é tarefa trivial, nem mesmo para os pesquisadores mais experientes da área. Por isso, cuidado redobrado deve ser tomado ao decidir pelo desenvolvimento de instrumental totalmente original. Requer lembrar que, sem o devido rigor à sua construção, o emprego subsequente dessa nova ferramenta de aferição implicará na produção de dados quantitativos pouco comparáveis aos de outros estudos.

De qualquer forma, é possível que seja acertado optar pela construção de um novo instrumento. Quando bem-sucedidas, tais iniciativas têm um grande potencial de produzir conhecimento original e fazer avançar o conhecimento científico. A inconveniência é que, por vezes, essa opção também traz consigo a necessidade de suspender a proposta original da pesquisa, para dar lugar ao desenvolvimento do instrumento que permitirá sua subsequente utilização. Segue uma breve apreciação dos principais passos a serem seguidos para o desenvolvimento de um novo instrumento. Novamente, recomenda-se a leitura de outras referências para uma reflexão mais detida da questão[1,4,6,12,13,15]. Calcado no modelo afigurado no Diagrama 2, a Tabela 36.2 apresenta sucintamente as diversas etapas do processo.

Tabela 36.2 – Diferentes etapas envolvidas com a elaboração de um novo instrumento

Etapa	Estratégia de execução
Explicitação dos conceitos a estudar e as respectivas dimensões	❑ Revisão bibliográfica ❑ Apreciação do modelo teórico do estudo
Proposição de itens que representem as dimensões a estudar	❑ Revisão bibliográfica ❑ Discussão envolvendo pesquisadores, outros especialistas e indivíduos da população-alvo
Seleção dos itens que comporão as primeiras edições do instrumento (protótipos)	❑ Discussão envolvendo pesquisadores e outros especialistas
Discussão do sistema de escores/opções de respostas	❑ Discussão envolvendo pesquisadores, outros especialistas
Redação das perguntas	❑ Pesquisadores
Pré-teste	❑ Aplicação dos protótipos a indivíduos da população-alvo
Avaliação das características psicométricas dos protótipos	❑ Estudos de confiabilidade e validade
Seleção do instrumento final	❑ Discussão envolvendo pesquisadores e outros especialistas
Estudos de corroboração	❑ Utilização do instrumento em outros contextos de pesquisa

O processo se inicia com a (re)avaliação dos conceitos que fazem parte dos construtos de interesse. Somente, então, deve-se passar à discussão dos possíveis itens componentes. Mesmo se tratando do desenvolvimento de uma ferramenta inédita, é boa prática que o processo retome a busca bibliográfica pela qual se julgaram insuficientes os demais instrumentos existentes. Esta crítica permite evitar a repetição dos mesmos erros previamente identificados. Contudo, não se trata de simplesmente enxertar itens antigos no novo instrumento. Merece ser lembrado que estes não têm um significado nominal (ou seja, não interessam necessariamente pelo conteúdo das perguntas em si), mas ocupam posições específicas no gradiente de intensidade ou espectro de variação referidos anteriormente. Por conseguinte, itens não podem ser interpretados de forma isolada, de modo que aproveitá-los desta forma pode acarretar problemas de validade.

Na sequência, busca-se identificar os itens que melhor representem os conceitos de interesse. Diversas alternativas devem ser propostas para que uma crítica subsequente avalie e selecione os mais interessantes. O principal desafio é especificar um conjunto que seja suficientemente completo para garantir a validade de conteúdo do instrumento, mas que não seja tão extenso a ponto de dificultar sua aceitabilidade e aplicabilidade. O processo de identificação e especificação do conjunto de itens requer cuidar da escalabilidade. Para se atribuir o *status* de validade ao instrumento é fundamental que este seja capaz de posicionar os respondentes ou outras unidades de aferição (células, municípios, países etc.) dentro do espectro de variação do construto e atribuir-lhes valores que demarquem um ranqueamento. A literatura sobre o assunto está repleta de técnicas e estratégias com vistas à definição de opções de resposta (p. ex., escalas visuais analógicas, adjetivais, *Likert*, diferenciais semânticas etc.) e seleção sistematizada de itens (p. ex., método de Thurstone, Guttman etc.). Evidentemente, um aprofundamento está além do escopo deste capítulo, mas o leitor pode encontrar valiosos subsídios em outras publicações[15,40,41].

Tratado este importante aspecto, passa-se ao aprimoramento e adequação semântica das perguntas, estabelecendo-se uma ou mais opções a serem testadas em seguida. Nesse ponto, interessa alcançar uma redação objetiva, clara, simples e curta, evitando-se ambiguidade. A literatura recomenda que a escolha dos termos considere as particularidades da população-alvo à qual o instrumento se dirige, com destaque aos de fácil compreensão, harmônicos em relação à cultura em questão e sem jargões/gírias ou erudição supérflua. Nos mesmos moldes do que descrevemos na seção pregressa, essa etapa envolve também uma visita ao campo no qual um primeiro lote de versões alternativas do instrumento é submetido a uma intensa avaliação de aceitabilidade, compreensão e impacto emocional. A partir das evidências encontradas nesse pré-teste, são escolhidas versões mais promissoras.

Parte-se, então, para os estudos psicométricos de maior grandeza, cuja intenção é avaliar o instrumento novo quanto à pertinência dos itens relativamente aos construtos e respectivas dimensões, estabelecer as escalas compostas por estes itens, identificar pontos de corte, bem como avaliar confiabilidade e validade de cada (sub)protótipo em teste. Como o leitor poderá perceber, não se trata de avaliações estanques e sequenciais, mas iterativas e cobrindo diversos aspectos simultaneamente.

No processo, são utilizados variados recursos para avaliar a confiabilidade, podendo-se destacar a avaliação de consistência interna via coeficiente alfa de Cronbach[57] e outras alternativas[58,59], além da correlação entre o escore total e cada item[60]. Além da consistência interna, cabe proceder à avaliação das reprodutibilidades intra e inter-observador do instrumento. Existem muitos métodos de análise, podendo-se citar as avaliações de concordância via coeficiente *kappa*[61]; os estimadores propostos por Feinstein & Cicchetti[62]; a enorme gama de correlações intraclasse[63]; o coeficiente de concordância de Lin[64]; ou ainda o método de Bland & Altman[65]. Repetidas análises de confiabilidade ao longo de um programa de pesquisa servem como suporte para o endosso ou não de um determinado instrumento. Quanto ao estabelecimento de escalas a partir de itens, múltiplas estratégias têm sido sugeridas. A mais comum é simplesmente somar os itens para compor um escore. Todavia, essa opção não possibilita contemplar as nuances e a importância relativa de cada item. Para incorporar tal particularidade, procedimentos de ponderação têm sido propostos, a saber, transformações por meio de percentis, padronização ou normalização[15] ou, ainda, especificação de escores intervalares via modelagem (regressão múltipla ou modelos de Teoria de Resposta ao Item / Rasch[66,67]).

No processo de concepção e consolidação de um instrumento novo, é capital a realização de estudos formais de validação. Claramente, no momento em que um instrumento (ou muitas vezes, suas diferentes versões) é considerado apto a ser submetido às avaliações psicométricas, supõe-se, *a priori*, que haja validade de face[15]. No entanto, isto não é suficiente. São necessários estudos mais aprofundados para corroborar a validade.

Implícita na Figura 36.2, a perspectiva lançada pela iniciativa COSMIN e adotada em Reichenheim e Bastos[8] subdivide o enfoque da validade ao âmbito 'interno' e 'externo' dos instrumentos[37,38]. A validade de construto 'interna' se refere à estrutura dimensional. De forma geral, avalia-se este aspecto da validade através de estratégias multivariadas, como por exemplo modelos fatoriais[55], de teoria de resposta ao item[68], de classes latentes[69] ou de mistura[70]. Várias propriedades psicométricas requerem ser examinadas, dentre as quais o número de dimensões dos instrumentos (representadas operacionalmente pelo número de fatores); a confiabilidade dos itens por meio da magnitude das cargas fatoriais; as correlações entre os erros de medida para avaliar redundâncias de conteúdo; as correlações entre os fatores para avaliar validade fatorial discriminante; e/ou escalabilidade[7,55].

Na avaliação da validade de construto 'externa' de um instrumento, explora-se as relações entre o que este supostamente capta e conceitos apreendidos por outros instrumentos ou variáveis. As comparações podem ser tanto no âmbito do próprio construto de interesse, como podem envolver outros conceitos, atributos e características ligadas à teoria geral na qual este se insere[15]. No primeiro enfoque, contrasta-se o instrumento-índice a outros similares, disponíveis na literatura científica. Quando não há instrumento de referência, avaliam-se as correlações entre a escala e outras similares, pretensamente abarcando o mesmo construto (dimensões). Esse tipo de enfoque é mais afeito aos estudos que objetivam desenvolver um instrumento menor do que os já disponíveis mas, ainda assim, assegure a mesma (ou similar) capacidade de mensuração destes. A existência de um instrumento ou procedimento de referência possibilita estudar a validade concorrente/de critério. Streiner & Norman[15] distinguem a validade concorrente da preditiva, encampando as duas no que chamam de validade de critério. Os métodos de análise mais comumente utilizados se baseiam nos estimadores de sensibilidade e especificidade[15].

Os estudos cobrindo o segundo enfoque variam enormemente, indo de simples explorações de relações bivariadas (correlações) entre o construto e outros fatores ou atributos conexos, a complexos estudos epidemiológicos envolvendo intrincadas estruturas de covariação. Ainda que guardando pesos distintos, a premissa comum é que o encontro de relações previstas ou afinadas com evidências pregressas corrobora e reforça a validade externa do instrumento. Assim sendo, requer ser sublinhado que estudar a validade de construto 'externa' de um instrumento é também estudar a própria teoria que o embasa, em ciclos de conjecturas e refutações/corroborações. Trata-se, pois, de um processo continuado pelo qual se determina o grau de credibilidade a ser dado a uma inferência a partir da 'leitura' de uma escala[15].

Vale lembrar que o processo de avaliação da qualidade de um novo instrumento não se esgota no primeiro estudo que o utiliza. Mesmo que as evidências iniciais tenham sugerido validade, é capital que se conheça sua *performance* em outros contextos. Uma primeira edição de um instrumento necessita ser continuamente posta à crítica pelos pares interessados. A vasta gama de detalhes e opções, muitas intrinsecamente subjetivas, demanda que o aprimoramento da nova ferramenta dependa de debates e negociações contínuas entre pares. Tal qual em estudos epidemiológicos em geral, aqui também é central a concepção de *programa de pesquisa*.

Recomendamos consultar as várias tabelas em Reichenheim e Bastos[8] para mais detalhes sobre os elos 'internos' entre as propriedades a serem avaliadas e os modelos, técnicas e ferramentas estatísticas apropriadas para tal, bem como em relação às avaliações de âmbito 'externo' cobrindo as conexões entre teorias e construtos.

Considerações finais

Ao concluir o presente capítulo, esperamos que tenha sido possível evidenciar o papel dos instrumentos de aferição na relação entre epidemiologia e seu pressuposto de realidade sanitária. Nesse movimento, foi essencial reconhecer a realidade sanitária como dotada de dinamismo e particularidades socioculturais, algo de grande importância quando da comparação quantitativa entre contextos de interesse. Ao fundo de toda essa discussão, esteve presente uma preocupação com a comparabilidade numérica entre estas realidades sanitárias, de modo que a consistência dos achados em cada uma delas possa ser um dos critérios norteadores da produção e da consolidação de conhecimento científico. Nesse sentido, adotamos e recomendamos uma perspectiva universalista na produção de evidências epidemiológicas quantitativas e, em paralelo, sua primazia em adaptações transculturais de instrumentos. É nossa posição que esta vertente favorece o contínuo aprofundamento sobre um objeto científico, evitando a consecução de pesquisas essencialmente exploratórias.

Também entendemos que os princípios e os conceitos trabalhados ao longo deste texto se aplicam não somente à aferição em pesquisas que lidam com construtos intangíveis, mas também àquelas que lidam com traços diretamente observáveis, como marcadores biológicos, medidas antropométricas, entre outros. Espera-se que a leitura desse texto e das referências citadas possa contribuir para um maior desenvolvimento da disciplina *epidemiologia* e, assim, sua capacidade de gerar evidências científicas cada vez mais sólidas como alicerces de transformações de nossas atuais e futuras realidades sanitárias.

Referências Bibliográficas

1. Reichenheim ME, Moraes CL. Qualidade dos instrumentos epidemiológicos. In: Almeida-Filho N, Barreto ML, eds. Epidemiologia & saúde: fundamentos, métodos e aplicações. Rio de Janeiro: Guanabara Koogan, 2012:150-64.
2. Porta M. A dictionary of epidemiology Oxford: Oxford University Press, 2014.
3. Reichenheim ME, Moraes CL. Alguns pilares para a apreciação da validade de estudos epidemiológicos. Rev Bras Epidemiol 1998; 1:131-48.
4. Reichenheim ME, Moraes CL. Buscando a qualidade das informações em pesquisas epidemiológicas. In: Minayo MCS, Deslandes SF, eds. Caminhos do pensamento: epistemologia e método. Rio de Janeiro: Fiocruz, 2002:227-54.
5. Reichenheim ME, Moraes CL. Operacionalização de adaptação transcultural de instrumentos de aferição usados em epidemiologia. Rev Saúde Pública 2007; 41:665-73.
6. Reichenheim ME, Moraes CL. Desenvolvimento de instrumentos de aferição epidemiológicos. In: Kac G, Sichieri R, Gigante DP, eds. Epidemiologia nutricional. Rio de Janeiro: Fiocruz/Atheneu, 2007:227-43.
7. Reichenheim ME, Hökerberg YHM, Moraes CL. Assessing construct structural validity of epidemiological measurement tools: a seven-step roadmap. Cad Saúde Pública 2014; 30:927-39.
8. Reichenheim M, Bastos JL. O que, para quê e como? Desenvolvendo instrumentos de aferição em epidemiologia. Revista de Saúde Pública 2021; 55:40. https://doi.org/10.11606/s1518-8787.2021055002813.
9. Bastos JL, Reichenheim ME, Moraes CL. Measurement Instruments for Use in Oral Epidemiology. In: Peres MA, Antunes JLF, Watt RG, eds. Oral Epidemiology. Textbooks in Contemporary Dentistry: Springer, Cham., 2021:565-477.
10. Evans AS. Causation and disease: a chronological journey - the Thomas Parran lecture. Am J Epidemiol 1978; 108:249-58.
11. Géron A. Hands-on Machine Learning with Scikit-Learn, Keras, and TensorFlow: Unsupervised learning techniques. Boston: O'Reilly Media, Inc, 2019.
12. Wilson M. Constructing measures. An item response modeling approach. London: Routledge: Taylor & Francis, 2023.
13. DeVellis RF. Scale development: theory and applications. Thousand Oaks: Sage Publications, 2003.
14. Goldberg DP. The detection of psychiatric illness by questionnaire. Londres: Oxford University Press, 1972.
15. Streiner DL, Norman GR, Cairney J. Health measurement scales: a practical guide to their development and use. Oxford: Oxford University Press, 2014.
16. Beck AT, Steer RA, Brown GK. Manual for the Beck Depression Inventory-II. San Antonio: Psychological Corporation, 1996.
17. Segall-Corrêa AM, Marin-Leon L. A segurança alimentar no Brasil: proposição e usos da Escala Brasileira de Medida da Insegurança Alimentar (EBIA) de 2003 a 2009. Segur Aliment Nutr 2009; 16:1-19.

18. Blank RM, Dabady M, F. CC. Measuring racial discrimination: panel on methods for assessing discrimination. Washington: The National Academies Press, 2004.
19. The WHOQOL Group. The World Health Organization quality of life assessment (WHOQOL): Development and general psychometric properties. Soc Sci Med 1998; 46:1569-85.
20. Reichenheim ME, Moraes CL. Adaptação transcultural do instrumento Parent-Child Conflict Tactics Scales (CTSPC) utilizado para identificar a violência contra a criança. Cad Saúde Pública 2003; 19:1701-12.
21. American Psychiatric Association. Diagnostic and statistical manual of mental disorders (DSM-5®). Arlington: American Psychiatric Association Publishing, 2013.
22. Pett MA, Lackey NR, Sullivan JJ. Making sense of factor analysis: the use of factor analysis for instrument development in health care research. Thousand Oaks: Sage Publications, 2003.
23. Krieger N. Theories for social epidemiology in the 21st century: an ecosocial perspective. Int J Epidemiol 2001; 30:668-77.
24. Rothman KJ, Greenland S, Lash TL. Modern epidemiology. Filadélfia: Lippincott Williams & Wilkins, 2008.
25. Hill AB. The environment and disease: association or causation? Proc R Soc Med 1965; 58:295-300.
26. Lash TL, VanderWeele TJ, Haneuse S, Rothman KJ. Modern Epidemiology (Forth Edition). New York: Lippincott/ Wolters Kluwer Health, 2021.
27. Berry JW, Poortinga YH, Segall MH, Dasen PR. Cross-cultural psychology: research and applications. Nova Iorque: Cambridge University Press, 2007.
28. Herdman M, Fox-Rushby J, Badia X. 'Equivalence' and the translation and adaptation of health-related quality of life questionnaires. Qual Life Res 1997; 6:237-47.
29. Herdman M, Fox-Rushby J, Badia X. A model of equivalence in the cultural adaptation of HRQoL instruments: the universalist approach. Qual Life Res 1998; 7:323-35.
30. Bastos JL, Duquia RP, González-Chica DA, Mesa JM, Bonamigo RR. Field work I: selecting the instrument for data collection. An Bras Dermatol 2014; 89:918-23.
31. World Health Organization. The World Health Organization Quality of Life (WHOQOL). http://www.who.int/mental_health/publications/whoqol/en/. [Último acesso em 2 de junho de 2017].
32. Reichenheim ME, Klein R, Moraes CL. Assessing the physical violence component of the Revised Conflict Tactics Scales when used in heterosexual couples: An item response theory analysis. Cadernos de Saúde Pública 2007; 23:53-62.
33. Moraes CL, Reichenheim ME. Cross-cultural measurement equivalence of the Revised Conflict Tactics Scales (CTS2) Portuguese version used to identify violence within couples. Cadernos de Saúde Pública 2002; 18:783-796.
34. Moraes CL, Hasselmann MH, Reichenheim ME. Adaptação transcultural para o português do instrumento "Revised Conflict Tactics Scales (CTS2)" utilizado para identificar a violência entre casais. Cadernos de Saúde Pública 2002; 18:163-175.
35. Reichenheim ME, Moraes CL, Hasselmann MH. Equivalência semântica da versão em português do instrumento *Abuse Assessment Screen* para rastrear a violência contra a mulher grávida. Revista de Saúde Pública 2000; 34:610-616.
36. Weathers F, Litz B, Keane T, Palmieri P, Marx B, Schnurr P. The PTSD checklist for DSM-5 (PCL-5). Scale available from the National Center for PTSD, 2013.
37. Mokkink LB, Terwee CB, Patrick DL, Alonso J, Stratford PW, Knol DL, et al. The COSMIN checklist for assessing the methodological quality of studies on measurement properties of health status measurement instruments: an international Delphi study. Qual Life Res 2010; 19:539-49.
38. Mokkink LB, Terwee CB, Patrick DL, Alonso J, Stratford PW, Knol DL, et al. The COSMIN study reached international consensus on taxonomy, terminology, and definitions of measurement properties for health-related patient-reported outcomes. Journal of Clinical Epidemiology 2010; 63:737-745.
39. Bowling A. Research methods in health: investigating health and health services. Maidenhead: McGraw-Hill, 2014.
40. Converse JM, Presser S. Survey questions: handcrafting the standardized questionnaire. Thousand Oaks: Sage Publications, 1986.
41. Moser C, Kalton G. Survey methods in social investigation. Londres: Heinemann, 1972.
42. De Jesus Mari J, Williams P. A comparison of the validity of two psychiatric screening questionnaires (GHQ-12 and SRQ-20) in Brazil, using Relative Operating Characteristic (ROC) analysis. Psychol Med 1985; 15:651-9.
43. Gouveia VV, Lima TJS, Gouveia RSV, Freires LA, Barbosa LHGM. Questionário de Saúde Geral (QSG-12): o efeito de itens negativos em sua estrutura fatorial. Cad Saúde Pública 2012; 28:375-84.
44. Gaskell G. Entrevistas individuais e grupais. In: Bauer WB, Gaskell G, eds. Pesquisa qualitativa com texto, imagem e som: um manual prático. Petrópolis: Vozes, 2002:64-89.
45. Krueger RA, Casey MA. Focus groups: a practical guide for applied research. Thousand Oaks: Sage Publications, 2000.
46. Galinha IC, Pereira CR, Esteves F. Versão reduzida da escala portuguesa de afeto positivo e negativo - PANAS-VRP: Análise fatorial confirmatória e invariância temporal. Psicologia 2014; 28:50-62.
47. Reichenheim ME, Sampaio PF, Moraes CL. Estrutura dimensional da versao brasileira do instrumento s-EMBU

para afericao de praticas educativas parentais em adolescentes. Cadernos de Saúde Pública 2016; 32:e00179915.

48. Behling O, Law KS. Translating questionnaires and other research instruments: problems and solutions: Sage Publications, 2000.

49. Guillemin F, Bombardier C, Beaton D. Cross-cultural adaptation of health-related quality of life measures: literature review and proposed guidelines. J Clin Epidemiol 1993; 46:1417-32.

50. Perneger TV, Leplège A, Etter J-F. Cross-cultural adaptation of a psychometric instrument: two methods compared. J Clin Epidemiol 1999; 52:1037-46.

51. Beaton DE, Bombardier C, Guillemin F, Ferraz MB. Guidelines for the process of cross-cultural adaptation of self-report measures. Spine 2000; 25:3186-3191.

52. Kristjansson EA, Desrochers A, Zumbo B. Translating and adapting measurement instruments for cross-linguistic and cross-cultural research: a guide for practitioners. The Canadian journal of nursing research = Revue canadienne de recherche en sciences infirmieres 2003; 35:127-142.

53. Fowler FJ. Improving survey questions: design and evaluation. Thousand Oaks: Sage Publications, 1995.

54. Willis GB. Cognitive interviewing: a tool for improving questionnaire design. Thousand Oaks: Sage Publications, 2004.

55. Brown TA. Confirmatory factor analysis for applied research. Nova Iorque: Guilford Press, 2015.

56. Hair Jr. JF, Black WC, Babin BJ, Anderson RE. Multivariate data analysis. Londres: Pearson, 2010.

57. Cronbach LJ. Coefficient alpha and the internal structure of tests. Psychometrika 1951; 16:297-334.

58. McDonald RP. Test theory: a unified treatment. Mahwah: Lawrence Erlbaum Associates, 1999.

59. Raykov T. Scale reliability, Cronbach's coefficient alpha, and violations of essential tau-equivalence with fixed congeneric components. Multivariate Behav Res 1997; 32:329-53.

60. Nunnally JC. Psychometric theory. New York: McGraw-Hill, 1967.

61. Cohen J. A coefficient of agreement for nominal scales. Educ Psychol Meas 1960; 20:37-46.

62. Feinstein AR, Cicchetti DV. High agreement but low kappa: I. the problems of two paradoxes. J Clin Epidemiol 1990; 43:543-9.

63. Shrout PE. Measurement reliability and agreement in psychiatry. Stat Methods in Med Res 1998; 7:301-17.

64. Lin LIK. A concordance correlation coefficient to evaluate reproducibility. Biometrics 1989; 45:255-68.

65. Martin Bland J, Altman DG. Statistical methods for assessing agreement between two methods of clinical measurement. Lancet 1986; 327:307-10.

66. Bond TG, Fox CM. Applying the Rasch model: Fundamental measurement in the human sciences. New York: Routledge, 2013.

67. Engelhard Jr G. Invariant measurement: Using Rasch models in the social, behavioral, and health sciences. New York: Routledge, 2013.

68. Wilson M. Constructing measures. An item response modeling approach. Mahwah, NJ: Lawrence Erlbaum Associates, Publishers, 2005.

69. Collins LM, Lanza ST. Latent class and latent transition models. New Jersey: WIley & Sons, 2010.

70. Clark SL, Muthén B, Kaprio J, D'Onofrio BM, Viken R, Rose RJ. Models and strategies for factor mixture analysis: An example concerning the structure underlying psychological disorders. Structural Equation Modeling: A Multidisciplinary Journal 2013; 20:681-703.

Capítulo

Saúde Urbana: Teoria e Prática

37

Waleska Teixeira Caiaffa
Amélia Augusta de Lima Friche
Aline Dayrell Ferreira Sales

Nesse capítulo iremos abordar a importância dos estudos em saúde urbana, diante da expressiva urbanização observada no Brasil e no mundo. Iniciaremos com a contextualização do tema e principais conceitos, para posterior enfoque sobre as abordagens conceituais e metodológicas em saúde urbana. O capítulo foi estruturado para que os estudantes e/ou profissionais da área reconheçam os desafios e perspectivas dos estudos em saúde urbana. Serão apresentadas diferentes abordagens, com destaque para suas vantagens e desvantagens, no intuito de nortear o caminho para o desenvolvimento dos estudos na área.

Saúde Urbana: o que e por quê?

Antes de abordar sobre a saúde urbana propriamente dita, é interessante revisitar a evolução do olhar epidemiológico acerca dos eventos que acometem as populações. A Epidemiologia é a ciência que estuda a ocorrência, distribuição e fatores determinantes de eventos relacionados à saúde, com o objetivo de direcionar as medidas de prevenção e controle de determinados agravos nas populações.

Tradicionalmente, a epidemiologia se preocupa com a expressão individual da doença e com os fatores individuais que contribuem para o seu desenvolvimento[1]. Estudos clássicos, retratam bem esse enfoque tradicional da epidemiologia, como por exemplo o estudo de Doll e Hill[2] demonstrando a associação entre o tabagismo e a ocorrência de câncer de pulmão, ou seja, a análise da associação entre um determinado fator de risco individual (tabagismo) e um desfecho específico (câncer de pulmão).

Porém, diante da dinâmica e complexidade das condições de vida e saúde das populações, os epidemiologistas buscam novas abordagens, no sentido de não considerarem apenas a "doença", mas também a "saúde" e o "bem-estar", associando tais condições a múltiplos fatores para além do nível individual[1]. A proposta da epidemiologia moderna é a de um olhar holístico sobre os fatores de risco, considerando seus diferentes níveis e suas possíveis inter-relações. Assim, retomando o exemplo da associação entre tabagismo e a ocorrência do câncer de pulmão, emerge a necessidade de compreender como outros fatores interagem entre si para que, em uma determinada população, haja maior prevalência de tabagismo do que em outra.

O pensamento epidemiológico moderno avança em estudar para além dos fatores individuais, os fatores contextuais como, por exemplo, condições de emprego e moradia, coesão social, nível socioeconômico, dentre outros. E, com esse novo enfoque, surgem abordagens conceituais e métodos analíticos próprios provenientes dos vários olhares contemporâneos advindos das mudanças da saúde das populações, agora inseridas em contexto de grandes transições e mudanças: demográficas, nutricionais, epidemiológicas e climáticas em um cenário de intensa globalização e urbanização.

É nesta linha de pensamento moderno que se insere a Saúde Urbana. A Saúde Urbana é o ramo da Saúde Pública que busca, através de modelos conceituais e evidências científicas, compreender como o viver em ambientes urbanos exerce influência na dinâmica do processo saúde-doença nesses locais. Refere-se, portanto, ao estudo da saúde das populações urbanas, com enfoque em dois aspectos principais: 1) a descrição dos eventos relacionados à saúde para a população total e para subgrupos específicos dentro das cidades; e 2) a compreensão sobre os determinantes da saúde da população residente nos centros urbanos. A prática da Saúde Urbana pode então incluir uma série de trabalhos e evidências que auxiliam no planejamento ou na definição de políticas públicas que visam melhorar a saúde da população urbana.

A ***urbanização*** é uma das principais tendências mundiais do século 21, sendo considerada como um processo dinâmico e com padrões distintos em cada região do mundo. Em 1950, a maioria da população de países desenvolvidos já vivia em áreas urbanas (57%), ao passo que nos países em desenvolvimento apenas 20% da população residiam nessas áreas. No entanto, estes últimos têm experimentado o ritmo de urbanização mais acelerado, sendo a estimativa da taxa de urbanização para 2050 de 85% nos países em desenvolvimento e 79% nos desenvolvidos.

No Brasil, os deslocamentos populacionais caracterizados pela migração do campo para cidade foram significativos entre 1960 e 1980, delineando um processo de intensificação da urbanização. Segundo dados do Instituto Brasileiro de Geografia e Economia (IBGE)[3], em 2004, 82,7% da população brasileira já vivia em centros urbanos, passando para 85,1% em 2014. As menores taxas de urbanização foram observadas no Maranhão, Piauí, Pará e Sergipe (variando de 59,2% a 71,7%), e as maiores no Rio de Janeiro, São Paulo, Distrito Federal e Goiás, unidades federativas que concentraram quase a totalidade de sua população em áreas urbanas (variando de 91,6 a 97,4%)[3].

Taxa de urbanização: proporção da população da área urbana em relação à população total[3].

Curiosidade!

São encontradas na literatura diversas definições para o termo **urbanization** (urbanização). Por estar relacionado à dinamicidade dos rearranjos populacionais, é considerado um termo de difícil definição. Dentre elas têm-se que a urbanização se refere à "mudança de tamanho, densidade e heterogeneidade das cidades"[4], que pode ser resultante tanto da migração de pessoas das áreas rurais para áreas urbanas, como também devido ao crescimento natural da população (transição demográfica)[5].

E, para fazer referência ao impacto de viver em áreas urbanas em um determinado momento, é utilizado o termo **urbanicity** (urbanicidade).

A forma de se medir a urbanicidade tem sido um dos desafios para os estudos em saúde urbana. Existe a necessidade de estudos para uniformizar as medidas de urbanicidade, ou seja, para compreender melhor a relação entre o aumento da urbanização e os desfechos em saúde[5].

Impacto da Urbanização na Saúde

Independentemente da formação, se geógrafo, urbanista, profissional da saúde ou de outras disciplinas, pesquisadores da área concordam que a vida na cidade é a pedra angular da moderna ecologia humana, e que o modo do viver urbano tem como representação territorial as cidades.

As cidades são organismos vivos, gigantescos, com metabolismos próprios e complexos, sem precedentes na história humana. Concentram os seres humanos, animais sociais que buscam conforto, segurança, variedade e oportunidade. Ao mesmo tempo que são fontes de ideias, energia, criatividade e tecnologia, fomentando uma vida multicultural, as cidades continuam a ser fontes de pobreza, desigualdade, riscos sociais e ambientais para a saúde. Com suas redes e conexões, estendem-se globalmente, com relevantes implicações sanitárias no que tange aos resíduos (na terra, no ar e na água), à agudização dos problemas sociais como a violência e acidentes de trânsito, presença de doenças emergentes e reemergentes, transmissíveis ou não, trazendo um impacto significativo sobre os modos de vida, condições de saúde e de adoecimento das populações[6].

As cidades podem oferecer oportunidades positivas, como maior disponibilidade e acesso a bens de consumo e serviços, mas, paradoxalmente, podem acarretar impactos negativos. Padrões rápidos, imprevistos e insustentáveis de desenvolvimento urbano favorecem a iminência de riscos ambientais e para a saúde. A velocidade sem precedentes do processo de urbanização leva ao esgarçamento das estruturas urbanas frente às necessidades/demandas da população, contribuindo para a falência em diferentes setores como: saúde, social, jurídico, saneamento, habitação, mobilidade, cultura, dentre outros.

Um terço da população no mundo (cerca de 828 milhões de pessoas) vive em favelas. E, grande parte delas, mais de 90%, está concentrada nas cidades de países de baixa renda, resultantes do acelerado processo de urbanização[7, 8]. Nesses ambientes há maior privação de acesso a alimentos, água potável e saneamento básico e, ainda, maior desagregação das estruturas sociais, criminalidade e taxas elevadas de desemprego. As populações vulneráveis nas cidades são desproporcionalmente mais expostas aos efeitos negativos da rápida urbanização não planejada[9].

Diversas pesquisas descrevem as diferenças entre a população urbana e a rural, evidenciando de fato as chamadas "vantagens urbanas"[10, 11]. Porém, os níveis médios de saúde dos centros urbanos mascaram o efeito das **iniquidades** intraurbanas. Pessoas de diferentes níveis socioeconômicos vivenciam situações epidemiológicas distintas, mesmo dentro da mesma cidade. E, essa disparidade, ocorre tanto em países de alta renda quanto em países de baixa renda[12].

Iniquidades: Diferenças injustas e evitáveis e que ocorrem de maneira sistemática[7, 8].

Diferenças na ocorrência de doenças podem ser observadas em grupos populacionais distintos. Algumas destas diferenças decorrem de características genéticas ou fisiológicas. Pessoas mais velhas, por exemplo, tendem a adoecer mais que os mais jovens devido ao processo natural do envelhecimento, caracterizando as desigualdades. Porém, padrões de saúde distintos podem ser decorrentes de fatores de riscos modificáveis, o que resultam em diferenças evitáveis e, portanto, injustas. Nestes casos estamos nos referindo às iniquidades em saúde – diferenças que não ocorrem aleatoriamente, mas sim de forma sistemática, obedecendo ao mesmo padrão. Um exemplo de iniquidade pode ser observado no estudo de Friche *e cols.*, 2015[13], cuja mortalidade proporcional por idade – que representa o quanto cada faixa etária contribuiu para a mortalidade total por determinada causa – foi comparada segundo o local de moradia, se favela ou cidade formal. A mortalidade proporcional de adultos jovens de 20-40 anos que viviam nas favelas correspondeu a 31% de todos os óbitos por homicídios ocorridos nas favelas enquanto que a mortalidade proporcional de adultos jovens da mesma idade e que residiam na cidade formal correspondeu a 15% de todos os óbitos ocorridos pela mesma causa. Estes dados sugerem que, mesmo dentro de uma mesma área urbana, coexistem grupos populacionais socialmente mais vulneráveis, sobretudo se considerarmos o homicídio – para além de um problema de saúde, um desfecho ligado às questões sociais, especialmente presentes em países de baixa renda, onde predomina o restrito acesso a bens e serviços urbanos.

Diante deste cenário, a compreensão de como o ambiente urbano influencia a ocorrência dos desfechos em saúde tem sido considerada pela Organização Mundial da Saúde como prioridade urgente[14]. Entretanto, essa não é uma tarefa simples, considerando a complexidade do tema.

Para o estudo da saúde urbana é necessário integrar os diferentes conhecimentos para que haja ampla compreensão da saúde e dos determinantes urbanos. Assim, além da obtenção de informações, há a necessidade de se utilizar métodos contemporâneos, que combinem técnicas tradicionais e inovadoras, constituindo ferramenta primordial para o estudo da saúde urbana.

Abordagem Conceitual

Ao definir um arcabouço teórico-conceitual ou modelo para a Saúde Urbana, estamos recorrendo a reflexões e conhecimentos prévios para formulação de hipóteses que irão nortear os estudos na área, contribuindo para o conhecimento científico na área.

Os modelos são úteis, pois permitem a visualização e compreensão de fenômenos o que, de outra forma, não seria possível devido à sua complexidade. A definição de um modelo visa esquematizar a relação entre diferentes fatores estudados através de diferentes enfoques[15].

Alguns autores apresentam modelos que norteiam as abordagens na saúde urbana[1, 16]. Em geral são baseados na ótica dos **Determinantes Sociais da Saúde**, considerando, portanto, o ambiente urbano em um contexto amplo, incluindo, além dos ambientes físico e social, as influências políticas e econômicas.

Determinantes Sociais da Saúde (DSS): de forma geral os conceitos consideram que **as condições de vida e trabalho** se relacionam com a situação de **saúde** de indivíduos e grupos populacionais. **Os DSS são "fatores sociais, econômicos, culturais, étnicos/raciais, psicológicos e comportamentais que influenciam a ocorrência de problemas de saúde e seus fatores de risco na população"**[15].

A exemplo, o arcabouço teórico proposto por Caiaffa et al (2008)[17] tem como ponto central o indivíduo e sua saúde, e a ideia de que os ambientes físico e social definem o contexto urbano e são modulados por fatores proximais – aqueles relacionados às condições urbanas de moradia e trabalho – e por fatores distais – influências mundiais, nacionais e municipais – operando em uma rede interligada e em níveis múltiplos (Figura 37.1). O efeito destes fatores sobre a saúde das populações urbanas representa a finalidade da atenção da saúde pública que, neste modelo, pode ser abordada numa perspectiva mais focalizada ou mais abrangente[17, 18].

De acordo com o modelo, a influência de cada componente sobre o processo saúde-doença não é linear, ou seja, os fatores interagem entre si, mas também podem ter um efeito independente no resultado do processo.

Diferentes possibilidades de interações entre os fatores determinantes da saúde urbana, incluindo fatores do ambiente físico, social e econômico, podem produzir ou exacerbar as disparidades intraurbanas. Assim, torna-se relevante refletir e esquematizar como fatores emergentes e/ou agudizados pelo processo de urbanização contribuem para as iniquidades observadas dentro de uma mesma cidade.

Os contextos físico e social modulam de forma benéfica ou danosa a saúde dos residentes de uma cidade. Os elementos do contexto físico podem ser didaticamente divididos em elementos naturais (tais como geografia, biodiversidade, poluição atmosférica, mudanças climáticas) e construídos (tais como habitação, equipamentos urbanos de lazer, de serviços, de transporte e de alimentação saudável). Também envolve, com a mesma relevância, o ambiente social, representado pela integração/segregação social, redes sociais, conexão social, suporte social, violência, participação e engajamento social, dentre outros. Representa uma forma articulada, na qual o ambiente pode afetar os fatores de riscos das doenças, tradicionalmente tão só creditados apenas aos indivíduos (Figura 37.2).

Abordagem metodológica: métricas contemporâneas

Inserida, do ponto de vista da métrica, na epidemiologia, a Saúde Urbana é uma disciplina prática, em última análise preocupada em identificar causas modificáveis das doenças e dos eventos relacionados à saúde. Como tal, adota os pilares do método científico, demandando o conhecimento de métricas (entendida como a informação, o método e as análises), para nortear o caminho de respostas a uma hipótese de estudo, tomando como base a teoria da causalidade da doença. Entender a causalidade certamente não é um processo simples, notadamente no amplo contexto da saúde urbana, que se insere, de certa forma, nas ciências sociais, biológicas e políticas, onde pode não haver um real padrão-ouro.

Assim, de forma simples, mas pedagógica, e não diferente de qualquer processo epidemiológico, para o estudo na área de saúde urbana é necessário conhecer os desfechos em saúde e a exposição.

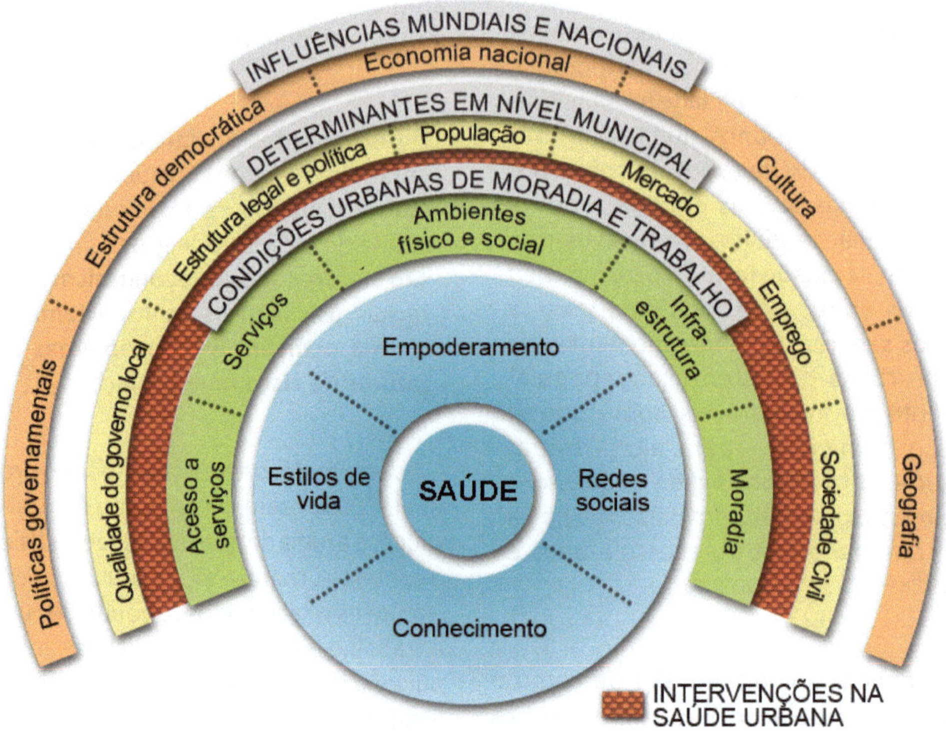

Figura 37.1 – Modelo conceitual de Saúde Urbana, proposto por Caiaffa e colaboradores em 2008[17].

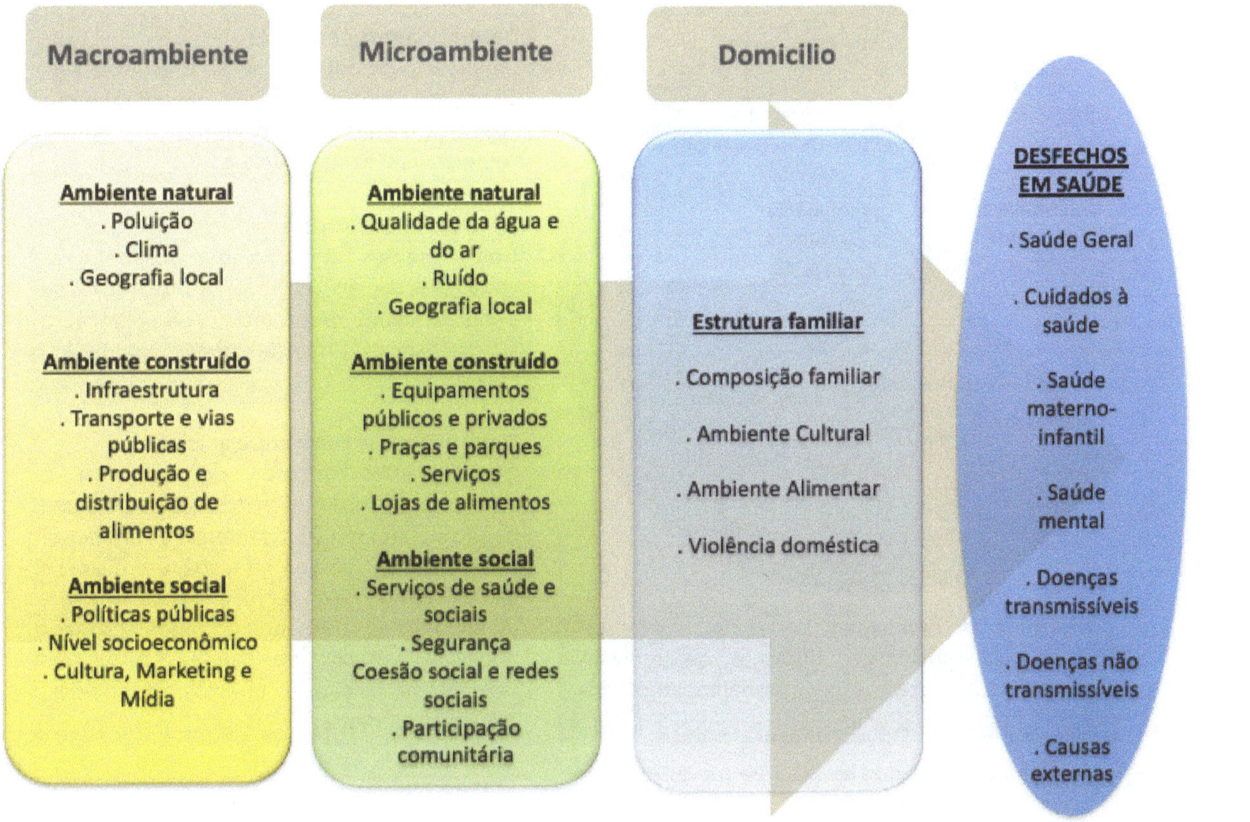

Figura 37.2 – Fatores associados à saúde urbana, em seus diferentes níveis.

Definindo desfecho em Saúde Urbana

Em se tratando do desfecho, referimo-nos às medidas dos estados ou acontecimentos relacionados com a saúde (doenças e morte), até indicadores dos determinantes de saúde, tais como comportamentos, modos e hábitos do viver urbano. Didaticamente podem ser agregados em categorias relacionadas à saúde geral, cuidados à saúde, saúde materno-infantil, saúde mental, doenças transmissíveis, doenças crônicas não transmissíveis e causas externas.

Tais informações são normalmente obtidas utilizando-se dados secundários de morbidade e mortalidade ou aqueles obtidos em inquéritos populacionais ou mesmo estudos de coorte, a partir de questionários aplicados a residentes de determinada área urbana, com informações abrangendo modos e hábitos de vida, morbidade referida, percepção da saúde, satisfação com a vida, qualidade de vida, dentre muitos eventos relacionados à saúde.

Definindo exposição em Saúde Urbana

Quanto à exposição, concebida na ótica do território urbano, representa a plataforma em que um número de megatendências ocorre, determina, influencia ou modifica a saúde da população. Representa um redescobrimento e ênfase no papel do "ambiente" na saúde. Nesta perspectiva, a compreensão do que é ambiente vai além do entendimento tradicional como a poluição atmosférica, mas avança para outros elementos do ambiente físico, natural, construído e o ambiente social.

Alinhada com o modelo conceitual de Saúde Urbana, abordado anteriormente neste capítulo, pode ser didaticamente dividida em subcategorias de exposições urbanas e representam os determinantes: em saúde, sociais, contextuais e os municipais (Figura 37.3), tornando plausível a concepção de que as cidades, aqui entendidas como áreas urbanas, antes esperado só fazerem bem para os seus cidadãos (vantagens urbanas), poderão acarretar danos sociais, econômicos e ambientais de grande impacto (desvantagens urbanas), com desafios relevantes na saúde.

As condições sociais, inequívocas na determinação das doenças, somadas às condições de saúde, demográficas e socioeconômicas em geral e preexistentes, contribuem para o cenário particularmente discrepante do ambiente urbano, marcado pela segregação e pobreza, gerando e potencializando as iniquidades territoriais em saúde.

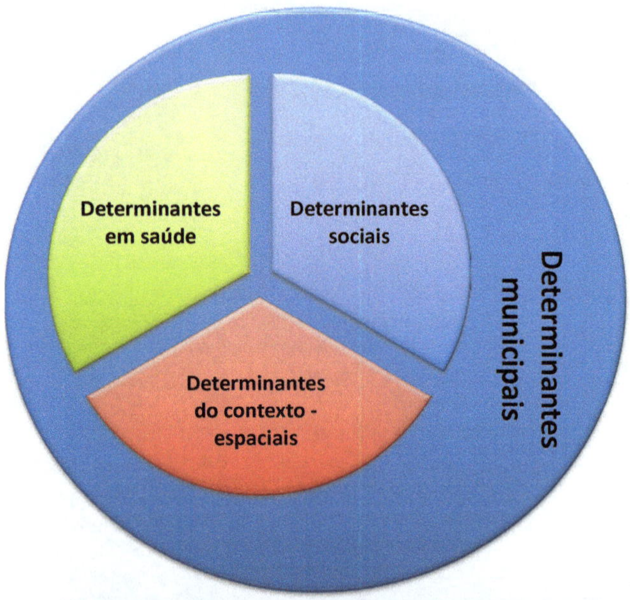

Determinantes em saúde
Condições sociodemográficas e econômicas, condições preexistentes de iniquidades em áreas urbanas densamente povoadas, vulneráveis e desfavorecidas.

Determinantes sociais
Determinantes urbanos que incluem as condições sociais relativas à integração ou exclusão social, redes sociais, participação e suporte social, pobreza e desigualdades de renda.

Determinantes contexto-espaciais
Determinantes urbanos que incluem o ambiente natural (geografia, biodiversidade, poluição, mudanças climáticas); ambiente construído incluindo infraestrutura física e de serviços públicos (água e esgoto, energia, equipamentos urbanos como espaços públicos, serviços de saúde, transportes modais, habitação e questões fundiárias, ambiente alimentar).

Determinantes municipais
Governança, políticas públicas e de mercado voltadas para justiça social, do trabalho, ambiental, urbana e da saúde pública.

Figura 37.3 – Determinantes locais da saúde urbana (adaptada de Dias *et al.* 2015)[19].

Quanto aos determinantes municipais adicionados ao modelo, resultam da tensão entre as forças locais e aquelas advindas das tendências globais, nacionais e regionais, e definidos como um construto multidimensional chamado **governança urbana**.

Governança urbana representa "a soma das muitas maneiras pelas quais indivíduos e instituições, públicas e privadas, planejam os assuntos comuns da cidade"[20].

Governança, portanto, refere-se a quais assuntos são comuns e o que a cidade está tentando fazer para o coletivo de seus cidadãos. Quais são os assuntos e objetivos comuns? As respostas para esta questão são possíveis com o envolvimento de diversos atores da cidade, tais como partidos políticos, grupos de pressão, redes sociais formais e informais (fornecedores, famílias, gerentes), redes hierárquicas e associações de diversos tipos.

Um exemplo de governança é o orçamento participativo, que pressupõe uma distribuição justa do orçamento de uma cidade, levando-se em conta as iniquidades de uma população[21].

O grande desafio na determinação da exposição está relacionado à métrica, sintetizada por duas questões. A primeira refere-se a quais métodos de aferição, síntese e análise de dados serão relevantes, válidos e confiáveis para representar os construtos embutidos em cada subcategoria apresentada no modelo acima. E a segunda, aspecto crucial das análises no campo da Saúde Urbana está relacionada a qual unidade territorial se refere a exposição, ou seja, à definição das unidades espaciais para a análise de contexto.

Definindo o Contexto

Uma das primeiras reflexões teóricas sobre o conceito de espaço aplicado à saúde pública foi de John Show, em Londres, 1854, por ocasião da epidemia de cólera. Desde então, o diferencial de saúde conforme a localização no espaço urbano vem sendo objeto de pesquisas[22] e, cada vez mais, as abordagens abrangem campos conjugados para a melhor compreensão dos fenômenos territoriais.

A incorporação de variáveis de contexto, às vezes denominadas variáveis ecológicas nas investigações em saúde é uma importante contribuição de áreas como sociologia, educação e criminologia. Esta última contribuiu com uma teoria que argumenta sobre o impacto da vizinhança na desordem social: "a teoria das janelas quebradas". Essa teoria, desenvolvida por James Q. Wilson, faz uma associação entre desordem e crime. "Se uma janela quebrada não é reparada, todas as janelas em breve serão quebradas". Janelas quebradas sinalizam que ninguém se importa. A teoria sugere que a aparência do ambiente físico fornece mensagens diretas que regulam o comportamento individual e social. O entorno físico deteriorado não indica apenas negligência, mas também que comportamentos usualmente proibidos ou socialmente inaceitáveis são ali tolerados. O aspecto físico da vizinhança indica cuidado ou abandono e isso influencia o comportamento e as relações entre as pessoas. Estudos utilizando as variáveis de contexto em suas diversas formas de mensuração investigam desde desfechos em saúde como doenças cardiovasculares a hábitos e comportamentos associados à determinação de uma doença específica.

Uma grande discussão que envolve a definição da unidade de contexto refere-se ao conceito de **vizinhança**.

O que é vizinhança? Território delimitável, por uma unidade geográfica qualquer, definida de forma subjetiva (pela percepção) ou objetiva (aferida por uma unidade geográfica) onde moradores vivem e se relacionam. No contexto urbano é o local onde as pessoas habitam e interagem socialmente, sendo considerada a fonte primária de exposição. Envolve sensação de unidade psicológica, de pertencimento a um mesmo grupo onde ocorre troca de favores, contato visual, compartilhamento de instalações próximas de lazer, compras e aprendizagem. É um conceito que, em parte, se sobrepõe-se ao de comunidade. Pode ser bastante variável e depende da forma de obtenção adotada para definir local de moradia [23].

De forma didática, neste capítulo trataremos os conceitos de vizinhança e unidade de contexto (UC) como intercambiáveis, em que pese algumas limitações envolvidas nesta generalização. Assim, vizinhança ou UC podem ser delimitadas a partir das informações obtidas a partir do:

- Nível de grupo ou agregado – geralmente envolve dados secundários, censitários, administrativos ou geológicos. Podem ser territoriais ou espaciais.
- Nível do indivíduo ou com referência a indivíduos – geralmente envolve dados primários e podem ser obtidos por métodos qualitativos ou quantitativos (nesse capítulo abordaremos apenas aferições obtidas por métodos quantitativos). Referem-se à aferição subjetiva/percebida ou objetiva, que é aquela diretamente medida.

Caracterizando o contexto pelo conjunto agregado dos indivíduos

Diversos indicadores advindos de diferentes fontes de dados têm sido utilizados na tentativa de elucidar a relação entre as dimensões dos indivíduos agregados no contexto urbano e a saúde. São informações agregadas obtidas a partir de dados secundários sistematicamente coletados para fins demográficos e/ou administrativos, mas que podem refletir o conjunto de indivíduos que dão forma e característica ao contexto urbano.

Um exemplo é o uso de dados censitários (locais, regionais, nacionais), criados para fornecer uma contagem populacional, mas que também informam o perfil de um grupo de residentes[24] em uma certa unidade geográfica. Como resultante da agregação das características socioeconômicas dos residentes de um determinado setor censitário, o nível socioeconômico médio do conjunto dos residentes pode ser utilizado como indicador ou proxy das características socioeconômicas daquela vizinhança, definida pelos limites geográficos do setor censitário.

Tais informações são úteis, no entanto têm importantes limitações. Destacam-se as dificuldades em se fazer inferências causais sobre os efeitos da vizinhança na saúde e, ainda, que as características socioeconômicas da vizinhança obtidas por dados censitários podem ser insuficientes para captar as características específicas de interesse para o estudo de determinado evento, resultando em inferências incorretas[5].

Exemplos do uso de indicadores de contexto:

O Índice de Vulnerabilidade à Saúde (IVS) foi desenvolvido pela Secretaria de Saúde de Belo Horizonte (IVS, 2003; IVS, 2012) como instrumento de identificação e monitoramento de áreas de vulnerabilidade à saúde, e mede o risco de adoecer e morrer dado que se reside em determinada área. O IVS é um índice composto, construído a partir de variáveis socioeconômicas, ambientais e de saúde e possibilita classificar os setores censitários em quatro diferentes estratos de vulnerabilidade à saúde – baixa (B), média (M), elevada (E) e muito elevada (ME). Estudo desenvolvido pelo Observatório de Saúde Urbana de Belo Horizonte (OSUBH) em dois distritos sanitários de Belo Horizonte, utilizou o IVS como indicador de contexto para analisar sua associação com hábitos, comportamentos e eventos direta e indiretamente relacionados à saúde.

Os resultados apontaram para a existência de diferenciais intraurbanos em relação à presença de *bullying* e uso do cinto de segurança com redução dos percentuais à medida que se aumenta a vulnerabilidade à saúde. No mesmo sentido, em relação aos resultados de saúde, à medida que aumenta a vulnerabilidade à saúde, diminui o percentual de pessoas que têm plano de saúde, que fizeram a última visita ao dentista nos últimos 6 meses e que avaliaram a qualidade de vida como muito boa ou boa (Figura 37.4)[18].

Outro estudo desenvolvido pelo mesmo grupo de pesquisa, e que teve como objetivo estudar a evolução espaço-temporal das internações por asma em Belo Horizonte encontrou relevante redução das taxas de internação no período de 11 anos do estudo (2002-2012). Entretanto, ao se examinar as internações por endereço de residência, considerando os extratos do IVS, observou-se que as taxas de internação durante todo o período foram significativamente maiores em áreas de elevada e muito elevada vulnerabilidade à saúde, revelando importante diferencial intraurbano não identificado ao se analisar as internações de maneira global na cidade. Tais resultados podem subsidiar a priorização de intervenções em áreas de maior risco e com maiores taxas de internação, contribuindo para a redução das iniquidades em saúde (Figura 37.5)[25].

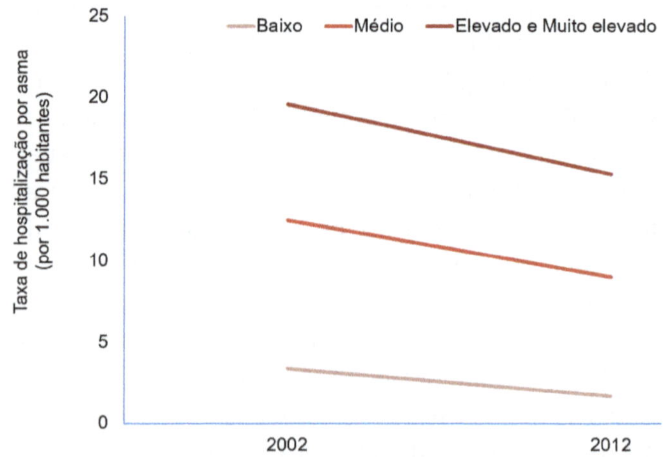

Figura 37.5 – Taxa de hospitalização por asma (por 1.000 habitantes) de crianças e adolescentes conforme as categorias de vulnerabilidade territorial aferida pelo IVS 2012, Belo Horizonte, 2002-2012[25].

Caracterizando o contexto por indicadores espaciais

Outra forma de aferir o contexto e suas características pode ser através da utilização dos Sistemas de Informação Geográfica (SIG – advinda da sigla GIS, que significa *Geographical Information System*). Nos últimos 15 anos, a Análise Espacial vem sendo utilizada com ênfase na saúde para dar suporte ao conceito de risco, em função dos recursos e fluxos obtidos pelos sistemas de informação geográfica espacializados.

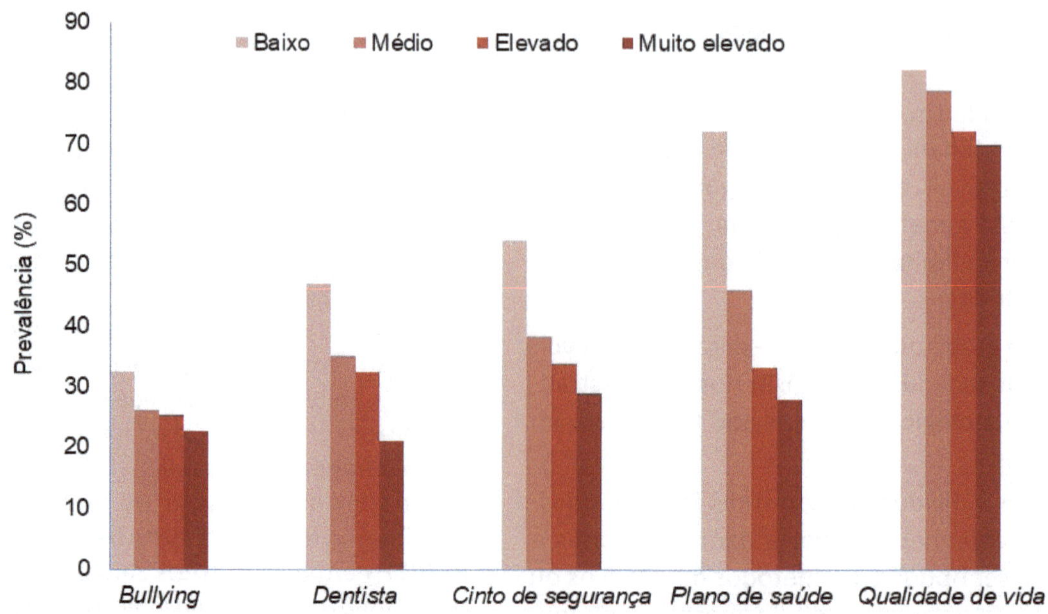

Figura 37.4 – Prevalência de *bullying*, visita ao dentista nos últimos 6 meses, uso do cinto de segurança, plano de saúde e qualidade de vida muito boa ou boa conforme as categorias de vulnerabilidade territorial aferida pelo IVS 2003. Estudo Saúde em Beagá, Belo Horizonte, 2008-2009.

A espacialização da situação de saúde de uma região urbana sobreposta, em seu mapeamento, às espacializações socioeconômicas, sanitárias e ambientais, possibilita uma aproximação reveladora do que acontece no espaço urbano (Figura 37.6), tal qual o estudo realizado para confrontar a distribuição territorial das Unidades Básicas de Saúde do Município de Belo Horizonte, chamadas de unidade de abrangência e uma unidade espacial calculada a partir de camadas georreferenciadas com indicadores de acesso peatonal e motorizado a estes territórios[22].

Estudos têm utilizado indicadores de oferta e qualidade de serviços, indicadores de vulnerabilidade social e econômica, indicadores locais de vulnerabilidade à saúde, todos construídos com base em SIG[22, 26]. Entretanto, ao considerar o espaço com limites territoriais e físicos, ao mesmo tempo que permite conhecer aspectos relevantes da acumulação de situações históricas, ambientais e sociais, não possibilita capturar atributos específicos da vizinhança, especialmente aqueles relacionados ao ambiente social, determinados por um perfil representado pela caracterização do conjunto dos indivíduos residentes naquele espaço, tais como capital, coesão e controle social, dificultando inferências para condições particulares do espaço humano social na produção de doenças.

Muitos autores concordam que os dados espaciais são ainda subutilizados assim como os instrumentos analíticos disponíveis. No Brasil, o uso dessas ferramentas está em crescimento[27] e sua consolidação tem ocorrido com a disponibilização de dados de qualidade, ampliação da capacidade computacional disponível e capacitação profissional em SIG aplicado à Saúde.

Um dos desafios contemporâneos é a pesquisa de novas possibilidades metodológicas para a compreensão da dinâmica urbana e subsídio às ações de atenção à saúde, possibilitando uma base de dados dinâmica com coletas e consultas em tempo real.

Caracterizando o contexto de forma subjetiva ou percebida

A aferição subjetiva é composta, em geral, de construtos ou dimensões que envolvem as chamadas **variáveis latentes**.

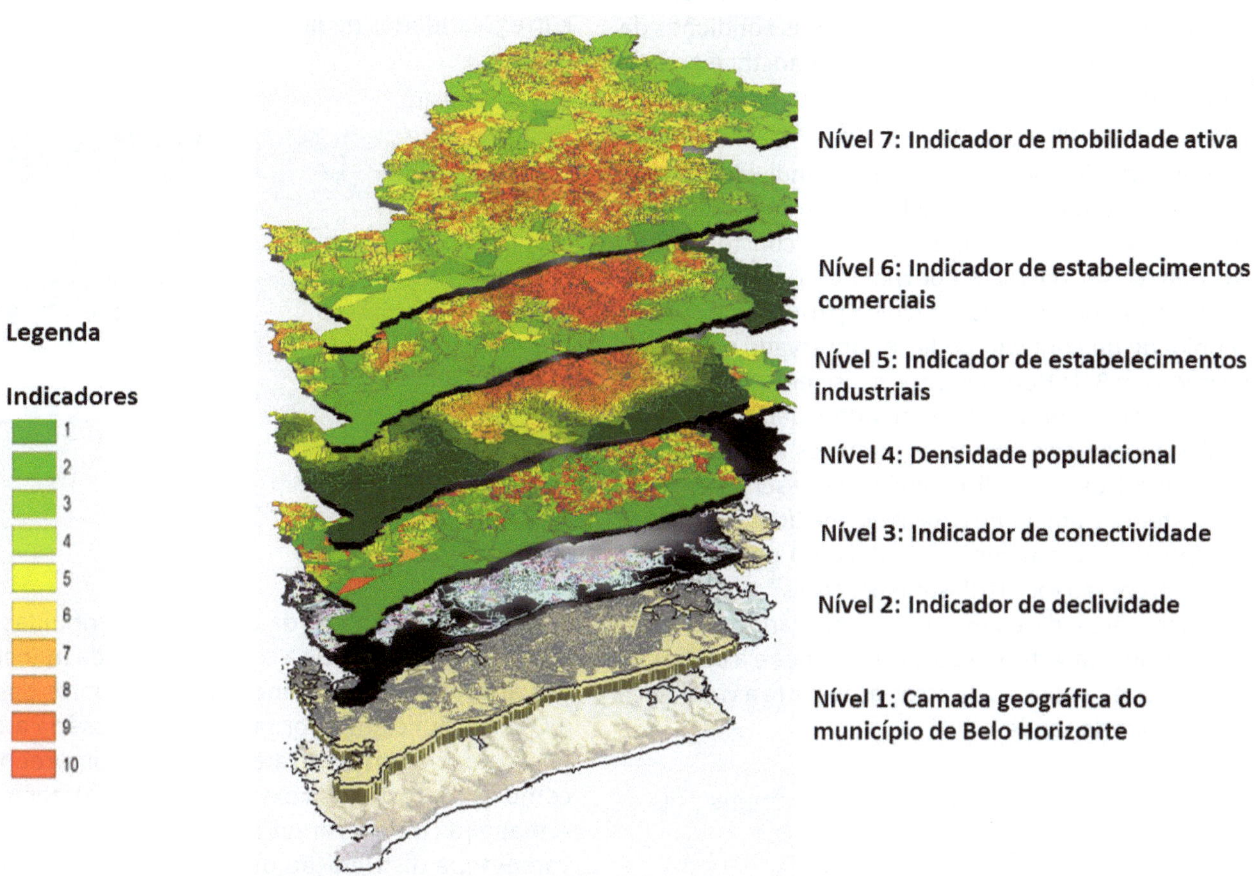

Figura 37.6 – Camadas para composição do indicador de Mobilidade Ativa (1 menos intenso a 10, mais intenso) em que foram utilizados diversos dados secundários georreferenciados ao setor censitário, de acordo com os sete níveis apresentados (Figura cedida pelo Prof. Renato César Ferreira de Souza, UFMG).

> Variáveis latentes são aquelas que não podem ser medidas diretamente, ou que não constam de uma base de dados, tais como inteligência, qualidade de vida, felicidade, percepção da saúde, percepção de violência, capital social, coesão social, etc[28].

A aferição de variáveis latentes, cada vez mais comum na área de saúde pública, exige uma metodologia própria que envolve conhecimentos tanto da área estatística quanto sociológica e, no campo da saúde urbana, referem-se a unidades geográficas percebidas na vizinhança.

Diferente das áreas definidas a partir de limites geográficos, tais como as unidades administrativas como setores censitários, áreas de abrangência de unidades de saúde, bairros e outros como representações de vizinhança, informações sobre as percepções dos indivíduos sobre o seu local de moradia (vizinhança) têm sido cada vez mais usadas em Saúde Urbana.

Essas informações são geralmente obtidas em estudos populacionais, a partir de questionários aplicados aos moradores de determinada área e são utilizadas para analisar a relação da vizinhança com os resultados de saúde[29, 30]. Esta técnica tem se mostrado uma forma eficiente para caracterizar as condições da vizinhança, especialmente quando a amostra é grande o suficiente para permitir a agregação dos entrevistados em áreas delimitadas por meio de métodos apropriados.

A agregação sobre as percepções individuais pode resultar em uma medida válida dos atributos físicos e sociais da vizinhança, e permite avaliar construtos que não podem ser medidos por meio de outras técnicas. Um exemplo do uso dessa técnica para caracterização da unidade de contexto pode ser observado no estudo realizado em Belo Horizonte, que considerou a percepção dos moradores de duas regiões da cidade para criar escalas envolvendo diferentes domínios relacionados a atributos físicos, como disponibilidade de serviços, qualidade estética e ambiente para atividade física, e também relacionados ao ambiente social, como percepção da violência, coesão social e desordens sociais[29]. A agregação das percepções individuais por setor censitário de moradia possibilitou a caracterização da vizinhança e a utilização das escalas na avaliação da associação entre a vizinhança e resultados de saúde.

Caracterizando o contexto de forma objetiva ou diretamente aferida

A observação direta é uma estratégia de mensuração objetiva que visa medir atributos que caracterizam a vizinhança. Como parte do método científico, consiste na seleção, coleta e codificação de um conjunto de desempenhos e configurações relativas ao objeto de interesse do estudo. A observação deve ser relatada como foi visualizada, sem que, a princípio, as ideias interpretativas dos observadores sejam computadas[31].

Quando o conjunto de informações se refere aos comportamentos e configurações de interesse dos seres humanos, denomina-se observação social. Observação social se torna sistemática quando observação e coleta são feitas de acordo com procedimentos e regras explícitas que permitem a replicação e o uso da lógica da inferência científica. Definimos então a Observação Social Sistemática (OSS), uma das técnicas que permite a observação direta das condições físicas e interações sociais que ocorrem no local de moradia ou vizinhança[32, 33, 34].

Assim, o uso da observação sistemática da área de estudo possibilita medir os atributos físicos e sociais, que não são capturados por informações censitárias ou por outros macroindicadores e nem pela informação baseada na percepção dos indivíduos. Na Figura 37.7, ao se observar as condições das pistas para caminhada, pode-se classificá-las como ruins ou boas segundo critérios preestabelecidos como segurança, sinalização e irregularidades na pista.

Pista de caminhada

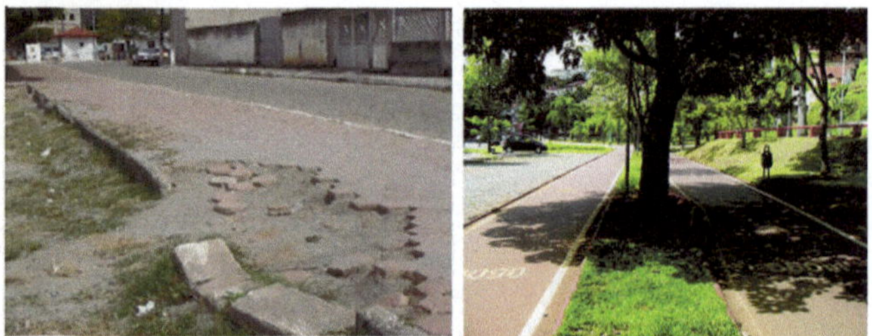

Muito ruim/ruim: não oferece segurança, apresenta sinalização precária, irregularidades na pista, ou mesmo obstáculos.

Muito Bom/bom: Oferece segurança, boa sinalização, com faixa própria para a execução da caminhada bem sinalizada.

Figura 37.7 – Reproduzida do Manual de Instrução do Estudo de Observação Social Sistemática, realizado pelo Observatório de Saúde Urbana (OSUBH), 2009.

Entretanto, apesar das vantagens atribuídas a uma aferição objetiva, dada a complexidade da mensuração dos atributos da vizinhança, na maior parte das vezes a OSS é insuficiente, tornando-se necessária a combinação de diferentes estratégias para a compreensão de como os contextos físico e social podem afetar a saúde. A maneira como as áreas são delineadas administrativamente, a distribuição dos equipamentos e serviços de infraestrutura, as ligações entre os lugares e o modo como os espaços são representados representam o resultado das dinâmicas relações sociais, entre os indivíduos e os grupos na sociedade, demandando, além das medidas diretas, técnicas qualitativas que considerem essas relações em profundidade.

Assim, a utilização de técnicas como a OSS, o uso de SIG e a utilização de ferramentas virtuais contemporâneas, como no estudo de Fry e cols[35], devem ser considerados ao se analisar o contexto em estudos em saúde urbana, no sentido de aprimorar a característica multidimensional desse construto.

Saúde Urbana: desenhos de estudos e análises

A Saúde Urbana, assim como outras áreas da Saúde Pública, obedece ao mesmo processo pelo qual as hipóteses conceituais são transformadas em hipóteses operacionais através da intermediação dos desenhos dos estudos. Tais desenhos pressupõem a definição do fenômeno a ser estudado, o uso da teoria e de métodos estatísticos para analisar os achados e interpretá-los sob a ótica conceitual do modelo de saúde urbana. Assim, a comparação entre grupos expostos e não expostos segue a mesma lógica dos estudos epidemiológicos em geral.

Entretanto, a escolha de técnicas adequadas de estudos e análise para a avaliação da associação entre as características do contexto urbano e desfechos relacionados à saúde, independentemente das características individuais, permeia a correta interpretação dos resultados e consequente generalização dos mesmos. Embora reconhecendo que características individuais são importantes como potenciais "causas" da doença, a individualização do risco releva o fato de que muitas variáveis medidas em nível individual são condicionadas por outras, somente mensuráveis em nível agregado ou composicional e contextual[36].

Nesta óptica, uma opção métrica para a abordagem dos estudos em saúde urbana refere-se ao pensamento multinível, útil para avaliar essa relação.

O que é o pensamento multinível?

Originalmente utilizado nas ciências sociais, demografia e economia, a análise contextual ou multinível possibilita a avaliação simultânea das características do contexto e dos indivíduos, entre e dentro de áreas geográficas definidas, bem como a compreensão dos fatores proximais e/ou distais que interagem para produzir resultados adversos em saúde. Desse modo, pode-se discutir se as variações encontradas são resultantes de fenômenos ecológicos – também conhecidas como variáveis ecológicas (características contextuais comuns a um conjunto de indivíduos que moram em um determinado lugar), ou se relacionam com efeitos composicionais (resultantes do conjunto de características dos indivíduos que compõem o grupo de pessoas que coexistem em uma determinada área ou território)[37]. A Figura 37.8 ilustra os diferentes níveis do pensamento multinível.

Na perspectiva do pensamento multinível, dois elementos são mandatários:

- as bases amostrais;

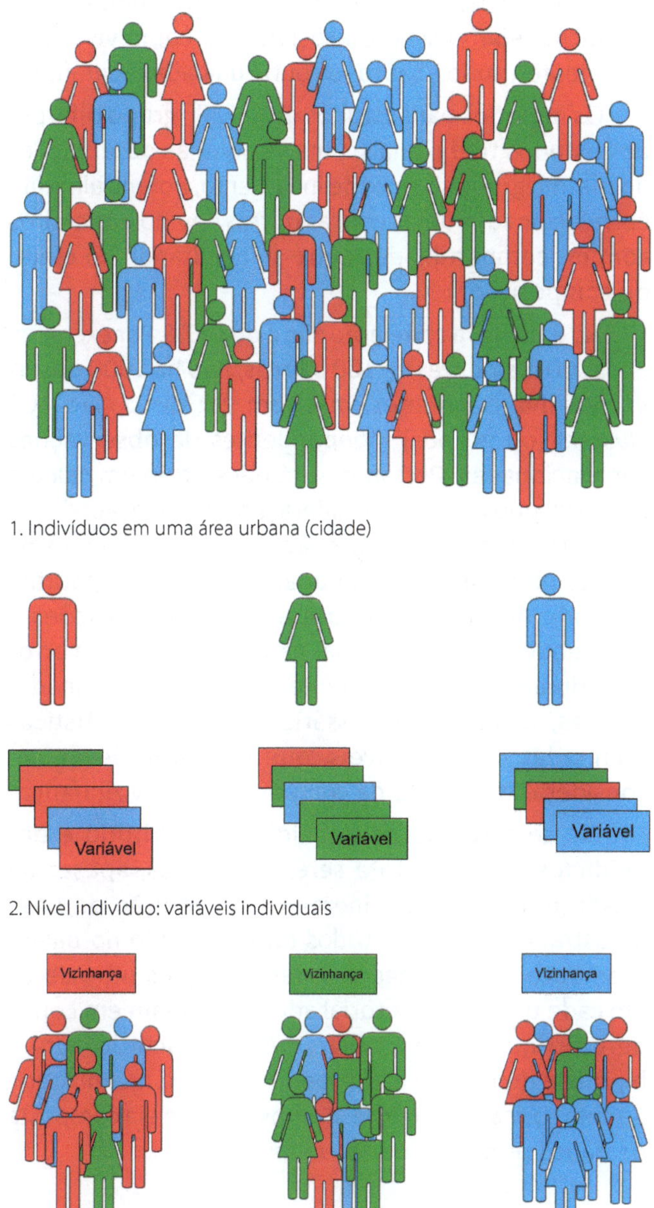

1. Indivíduos em uma área urbana (cidade)

2. Nível indivíduo: variáveis individuais

3. Nível agregado ou de composição na vizinhança ou território intraurbano

Figura 37.8 – Representação dos diferentes níveis do pensamento multinível.

- a habilidade de desagregação dos dados intraurbanos. Ou seja, informações territoriais ou locais que refletem a exposição no que tange à unidade de contexto, essencial para o entendimento da distribuição dos desfechos em saúde no mesmo território ou conjunto de territórios urbanos.

Bases Amostrais

De forma geral, as bases amostrais em saúde urbana, independente dos desenhos dos estudos, são, com frequência, realizadas utilizando amostras compostas de grupos de pessoas que compartilham algumas características sejam físicas ou sociais, tais como viver nos mesmos territórios, bairros ou outra unidade geográfica[37].

Os métodos para estudos do "nível" grupo diferem dos estudos tradicionais, uma vez que as observações do mesmo grupo são, por delineamento, potencialmente correlacionadas umas com as outras devido aos efeitos comuns compartilhados entre si, resultando no efeito de composição.

No entanto, a correlação não é de 100%. Por exemplo, em 1000 residentes de 100 bairros, não há 1000 observações independentes, mas, em vez disso, são 100 *clusters* (ou grupos) independentes de observações correlacionadas. Portanto, será necessário um cálculo amostral que leve em consideração a correlação, denominada de intraclasse, destes agrupamentos. Da mesma forma, na abordagem da análise estatística padrão, supondo que cada uma destas 1000 observações é independente e, quando elas não o são, induzirá a erros de estimativa. Por conseguinte, tais análises são inadequadas, tornando necessárias análises estatísticas aninhadas ou multiníveis, que permitem levar em consideração o efeito da composição e da vizinhança.

Em se tratando da definição do território e das unidades de contexto a serem utilizadas, apesar de existirem dificuldades inerentes à definição da base amostral urbana, os estudos têm avançado no balanceamento das vantagens e desvantagens intrínsecas em cada unidade territorial adotada. Levam em consideração qual base amostral usar de acordo com a hipótese do estudo e a disponibilidade e factibilidade de composição de uma base amostral, seja ela composta de dados primários ou secundários.

Desagregação de dados

Embora se entenda, em geral, que os habitantes das cidades têm melhor saúde do que os seus homólogos rurais, isto pode refletir a prática de dados fundamentados na média de todos os residentes urbanos – ricos e pobres – e não na desagregação de dados por grupos populacionais definidos, por exemplo, pelo perfil de raça ou etnia, sexo, escolaridade, nível socioeconômico, ou local de residência, tais como bairros, comunidades, favelas ou áreas vulneráveis, distritos sanitários, setores censitários de uma cidade.

A partir das definições sobre o desfecho e a exposição em saúde urbana apresentadas na seção anterior, podemos entender melhor a necessidade imperiosa de desagregação do dado no ambiente urbano utilizando o exemplo das cidades nos países em desenvolvimento. Via de regra, as cidades são pontilhadas por áreas de maior vulnerabilidade representadas pelas favelas. Tais áreas urbanas são frequentemente ignoradas ou têm informações menos qualificadas em relatórios oficiais utilizados para serviços de planejamento dentro das cidades. São, portanto, frequentemente não contabilizadas ou subestimadas na contagem de informações de saúde, podendo distorcer a média urbana em desfechos subestimados. Como resultado, os diferentes mundos dos habitantes urbanos e os importantes desafios em saúde, notadamente em áreas urbanas menos favorecidas, podem passar despercebidos.

Assim, diferenças nos resultados dos perfis em saúde em áreas urbanas somente se tornam visíveis quando desagregadas por áreas geográficas definidas, também conhecidas como intraurbanas. Na **Figura 37.9** é possível observar perfis demográficos distintos em uma mesma cidade, demarcados pelas diferenças intraurbanas da área de residência. Enquanto esse perfil na cidade formal se assemelha ao de países do hemisfério norte, o perfil demográfico das áreas vulneráveis se assemelha a países do hemisfério sul.

Após essa breve introdução sobre a questão amostral e importância da desagregação dos dados, passaremos à apresentação de alguns desenhos de estudos selecionados e relevantes na saúde urbana. Trataremos aqui de realçar os delineamentos mais utilizados e considerados apropriados ao modelo de saúde urbana e que, nos últimos anos, têm ganhado destaque na literatura.

A **Tabela 37.1** sumariza as abordagens metodológicas em saúde urbana, a pergunta principal de investigação, a potência de inferência do desenho e as características mais relevantes de cada uma. Tem como objetivo retratar o panorama geral da tendência entre desenhos e não pretende apresentar categorizações definitivas.

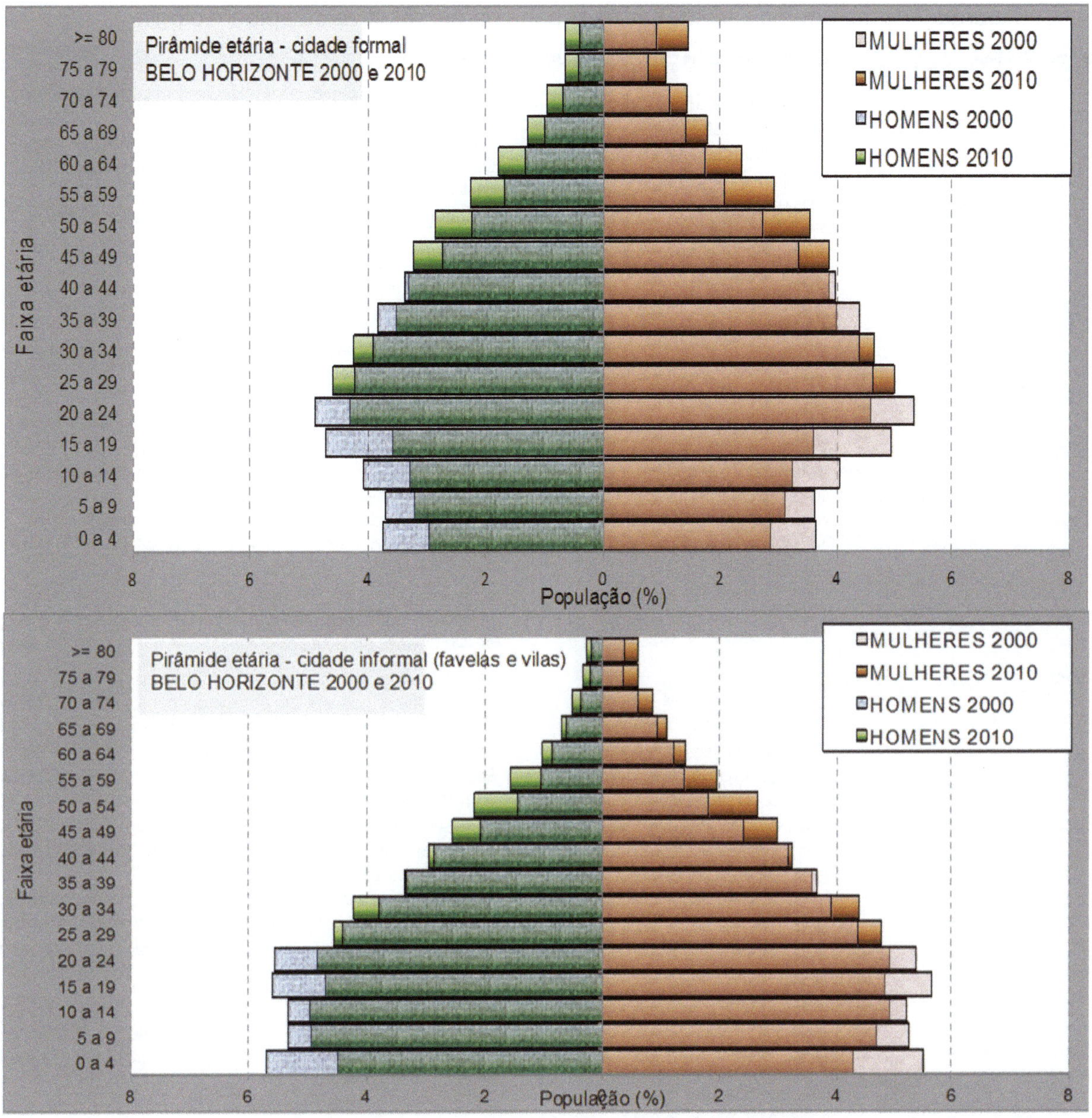

Figura 37.9 – Pirâmides etárias da população em Belo Horizonte, anos 2000 e 2010, de acordo com a área de residência (cidade formal e cidade informal composta de áreas vulneráveis – vilas e favelas).

Brevemente, serão aqui descritos alguns delineamentos mais usados com as respectivas referências de trabalhos publicados, incluindo os delineamentos ecológicos com componente espacial e inovadores métodos de estudos com potencial para avaliar intervenções no contexto urbano.

Estudos ecológicos

Os estudos na saúde urbana têm origem essencialmente ecológica. Descrever diferenças em eventos de saúde de acordo com áreas geográficas tem longa história na saúde pública. Sabemos que, em média a saúde pode diferir de acordo com o contexto. Mas o contexto faz diferença para a saúde? O primeiro passo na escala de factibilidade de estudos na saúde urbana refere-se então aos estudos em que a unidade de análise é uma população ou grupo de pessoas, que geralmente pertence a uma área definida, como um país, região, estado, cidade, bairro, setor censitário. No campo da saúde urbana, os modelos ecológicos são muito úteis quando usam variáveis ecológicas que espelham as iniquidades intraurbanas. Como exemplo temos o estudo brasileiro verificando a diferença do número absoluto de óbitos atribuídos às armas de fogo entre 2003 e 2004, quando foram recolhidas cerca de 400.000 armas de fogo voluntariamente; houve a redução de 3.200 óbitos, após a implementação da lei[51].

Tabela 37.1 – Abordagens metodológicas em Saúde Urbana na perspectiva da epidemiologia

Abordagem Metodológica		Pergunta investigação	Uso	Características
Epidemiológicas	Urbano-rural[11]	Populações vivendo em área urbana têm desfechos em saúde piores daquelas vivendo em área rural? Áreas urbanas são caracterizadas por diferentes cargas de doenças quando comparadas às áreas não urbanas?	+	Estudos que comparam comunidades rurais e urbanas. Permitem identificar características urbanas que podem moldar a saúde da população. Os contextos urbanos e rural representam as unidades-chave de análise. Em geral são estudos ecológicos, descritivos e de vigilância. Análises contextuais, juntamente com análises ecológicas, são comumente empregadas nesses tipos de estudos. São limitados em sua capacidade de inferir sobre como áreas urbanas afetam a saúde dos moradores dentro delas.
	Urbano-urbano[38-44]	Quais características das cidades podem estar associadas à determinação de desfechos em saúde? Por que existem diferenças de saúde e doença entre as áreas urbanas?	++	Estudos que comparam cidades dentro de países ou entre países, para inferir sobre características urbanas associadas à saúde. As cidades são as unidades-chave de análise. São utilizadas análises ecológicas para gerar hipóteses sobre características das cidades que podem afetar a saúde. Também os estudos descritivos, além de desempenharem um papel de vigilância, podem gerar hipóteses etiológicas Permite o uso de métodos multiníveis no sentido de avaliar o papel das variáveis do nível da cidade na saúde de seus residentes. Por considerar a cidade como a unidade de análise, assumem, de forma implícita, que comportamentos ou características agregados ao nível da cidade são igualmente importantes para todos os moradores dessas cidades ("falácia ecológica")
	Intraurbano[21,25,29,45]	Quais características das áreas dentro de uma cidade podem estar associadas com a saúde das pessoas aí vivendo? Como a vida nas cidades pode afetar diferencialmente a saúde das pessoas que aí vivem?	+++	Estudos que examinam variações intraurbanas na saúde. Estudos que se concentram em agrupamentos espaciais de indivíduos (p. ex., vizinhança), considerando o papel do local de moradia ou do viver cotidiano nos desfechos em saúde São mais adequados para considerar questões de etiologia do que os com abordagem urbana-rural e urbana-urbana Pode ser ecológico, descritivo e analítico e permite o uso de métodos multiníveis para avaliar o papel das variáveis em diferentes níveis dentro das cidades Contribuem com informações importantes sobre as condições urbanas e suas implicações para a saúde, porém há a dificuldade de generalizar para outras cidades, ou para outras áreas urbanas de forma mais ampla
	Políticas Públicas (intervenções urbanas no setor saúde e além dele)[46-47]	Quais as intervenções na cidade que podem resultar em modificação na saúde das pessoas de acordo com as características das áreas intraurbanas onde elas vivem?	++++	Estudos que objetivam descrever, comparar e prover evidências científicas de intervenções advindas de políticas públicas originárias ou não do setor saúde mas com ampla repercussão na saúde dos residentes de uma área. Pode ser ecológico, descritivo e analítico. Estudos analíticos, principalmente os estudos quasi-experimentais usando dados rotineiros vêm sendo recentemente usados, sobretudo porque ensaios controlados e randomizados são de difícil operacionalização Contribuem para complementar informações da efetividade de políticas públicas e, se quasi-experimentais, podem ter validade externa
Modelagem	Sistemas complexos[48-50]	Quais os possíveis benefícios, cobenefícios e danos relacionados aos vários sistemas contidos no ambiente urbano, que se modificam com os processos de intervenção de uma política pública? Como as dinâmicas relações entre a saúde e os determinantes não diretamente relacionados à saúde se estabelecem e se desenvolvem ao longo do tempo?	+	Estudos de modelagem se fundamentam na premissa de que as cidades são sistemas complexos e a saúde urbana relaciona-se às muitas conexões e interações que aí ocorrem. Fundamentam-se na premissa de que as causas dos agravos em saúde estão em níveis múltiplos de organização, com unidades heterogêneas, dependentes, presença de ***feedbacks*** positivos e negativos entre os elementos. Considera que as interações entre os elementos são dinâmicas e não lineares e que seu comportamento varia ao longo do tempo. Com uma visão holística do processo saúde-doença, prioriza a estrutura, as inter-relações e a dinâmica dos sistemas, para entender como se conformam certos padrões e comportamentos agregados, como os observados em populações humanas e a saúde. Utilizam técnicas computacionais e contribuem no entendimento de como as muitas entidades (ecológicas, culturais, sociais, econômicas etc.) presentes nas cidades conformam o ambiente urbano. Como modelagens têm limitações próprias ligadas às premissas assumidas, com restrição das inferências

Neste quesito, os estudos ecológicos têm se apropriado de análises espaciais complexas que contribuem com grande ferramental analítico, cada vez mais disponível, sobretudo na utilização de bases de dados secundárias. Tornam possível a utilização de uma miríade de dados que, por vezes, são sistematicamente coletados ao longo do tempo, são de diversas origens, e que podem contribuir para análises agregadas em áreas urbanas, com componentes exploratórios e analíticos muito úteis, mesmo com sua limitação própria relacionada à impossibilidade de inferência para indivíduos. Um estudo ecológico realizado em Belo Horizonte teve como objetivo determinar padrões espaciais de mortalidade e morbidade por cinco problemas de saúde em um ambiente urbano: homicídios, gravidez na adolescência, hospitalização por asma e duas doenças transmitidas por vetores, dengue e leishmaniose visceral[21]. Os eventos foram obtidos por meio de dados secundários e geoprocessados aos endereços residenciais e às 80 unidades de planejamento da cidade. Usando mapas temáticos, taxas de mortalidade e morbidade por unidade de planejamento e a sobreposição dos eventos, encontrou-se padrão espacial de altas taxas de homicídios, grande proporção de mães adolescentes e hospitalização por asma sobrepostas em áreas com grande desigualdade social do município. Para as doenças vetoriais, também foram encontrados altos índices dos eventos em regiões mais pobres da cidade. Os resultados sugerem a coexistência espacial de agravos resultantes das desigualdades sociais em áreas de miséria e pobreza, e possível participação de fatores ambientais na modulação dos eventos de origem vetorial[21].

Estudos inovadores com potencial para avaliar intervenções

Pesquisadores de saúde pública afirmam que os determinantes sociais, econômicos e urbanos de saúde podem ser abordados através de intervenções de políticas públicas em larga escala, notadamente em territórios urbanos. Em particular políticas fiscais (p. ex., impostos sobre o tabaco), regulações (p. ex., padrões de saneamento e incentivo à promoção à saúde) e programas de seguridade social (p. ex., programas de redução da pobreza) foram pensados para produzir benefícios importantes para saúde da população[52].

Entretanto, tais políticas apresentam um dilema comum para os pesquisadores que é: Como avaliar efeitos destas políticas na saúde, quando ensaios randomizados controlados não são possíveis?

Três desafios se colocam nesta missão: 1. distinguir o efeito da intervenção das tendências do tempo nos resultados de saúde; 2. considerar diferenças preexistentes entre comunidades com e sem intervenção e, 3. construir uma população-comparação utilizando um grupo-controle ou um comparador sintético. Tudo isto para contornar os efeitos das possíveis variáveis de confusão e também os vieses passíveis de ocorrer nestes estudos.

Assim, a proposta de modelos com potenciais de avaliar intervenções ou políticas públicas advindas ou não do setor saúde no contexto urbano, as possíveis repercussões na saúde dos indivíduos e suas respectivas validades internas e externas, podem ser observados na Figura 37.10.

Ensaios comunitários randomizados (GRT – *Group Randomized Trials*)

Sob a égide dos estudos de intervenção ou experimentais, os Ensaios de Grupo ou comunitários controlados ou randomizados – EGC (GRT – *Group Randomized Trial*), diferem dos Ensaios Clínicos Randomizados – ECR (RCT - *Randomized Clinical Trial*) a respeito da unidade de intervenção. Enquanto são indivíduos no último, nos primeiros as unidades de intervenção são representadas por grupos sociais ou comunitários.

Grupos sociais ou comunitários (aqui entendidos como pertencentes a um mesmo território ou vizinhança) são randomizados de forma que a todos os membros daquele grupo é assignada a mesma condição experimental, ser do grupo de intervenção ou do controle. Os ensaios randomizados controlados são também conhecidos como experimentos randomizados de políticas públicas. Seguem todo o protocolo dos ensaios clínicos (consultar o Capítulo 15 – Estudos de Intervenção), obedecendo o campo temático da saúde urbana.

Um delineamento relativamente novo nos Ensaios de Grupo Randomizados Comunitários, denominado em inglês *stepped-wedge*, cuja tradução literal do inglês é "ponta em picada", consiste em escalonar no tempo a implementação da intervenção aos grupos randomicamente ordenados, segundo esquema da Figura 37.11.

É um desenho de estudo pragmático, que reconcilia as restrições sob as quais os decisores políticos e os gerentes de serviços operam com a necessidade de avaliações científicas rigorosas. Embora os pesquisadores possam acreditar que é necessária a avaliação de uma intervenção, é o gestor (ou seja, políticos e gerentes) que controla os recursos relacionados à implementação de uma política pública. Para que a pesquisa seja feita, o pesquisador deve estar atento às preocupações de outras partes interessadas. Podemos citar o exemplo

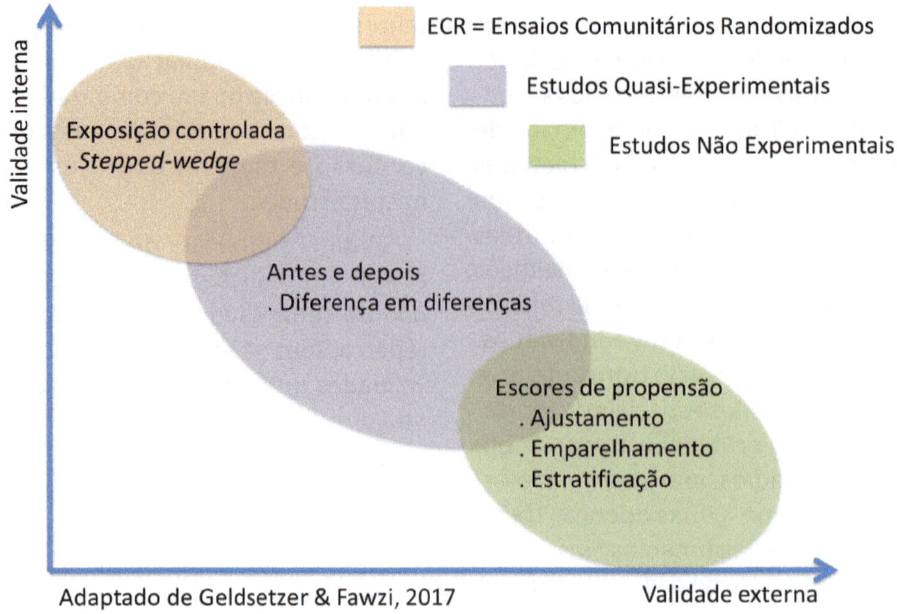

Figura 37.10 – Proposta de desenhos de estudos em saúde urbana com potencial para avaliar intervenções ou políticas públicas e suas respectivas validades interna e externa.

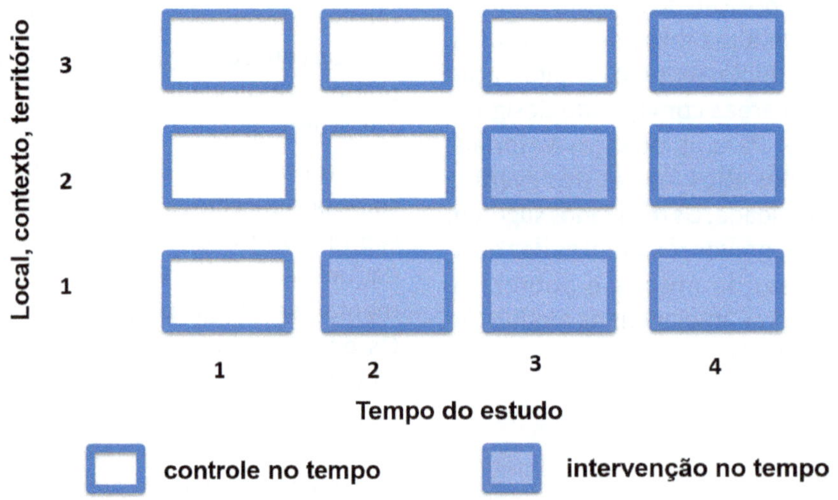

Figura 37.11 – Esquema simplificado do delineamento, intervenção escalonada em degraus ou em ponta de faca (*stepped-wedge*).

do estudo brasileiro que avaliou o efeito de uma intervenção comunitária educativa para prevenir acidentes de bicicleta entre trabalhadores da cidade de Pelotas[53].

Estudos quasi-experimentais ou experimentos naturais

Utilizados quando a randomização é inexequível por razões éticas e técnicas, como acontece na maioria das vezes. Podem ser utilizados estudos que incluem a comparação de antes e depois da implementação de uma política pública, de um grupo com outro grupo que não esteve exposto à intervenção, e as subsequentes diferenças entre os eventos em saúde antes e depois nos respectivos grupos.

O método, de forma bem simples, consiste na abordagem da diferença das diferenças. Ou seja, a diferença no tempo-calendário pré e pós uma intervenção, com e sem a exposição, poderia ser atribuída à exposição. Assim, por considerar a tendência ao longo do tempo este método de diferença das diferenças considera as possíveis variáveis não observadas (e possivelmente de confusão), que poderiam estar afetando ambas as populações, das duas áreas, e leva em consideração o paradigma do fato (observado) e do contrafacto (como seria se não tivesse acontecido a intervenção) em relação ao grupo sem intervenção[52].

Na Figura 37.12 (exemplo hipotético) duas comunidades/vizinhanças são observadas no tempo com respeito à implementação de políticas públicas que objetivam aumentar os níveis de atividade física. A diferença entre os grupos antes da intervenção representa a diferença provável que teria sido observada depois entre os grupos se a intervenção não tivesse ocorrido (o chamado paradigma do fato e contrafacto). Portanto, o grupo de intervenção teria a trajetória da linha tracejada vermelha, onde a intervenção não faria diferença. A diferença entre o ponto do grupo de intervenção quebrado após a política e o resultado do grupo de intervenção observado, pode ser estimada como o efeito da política[52].

Estudos não experimentais

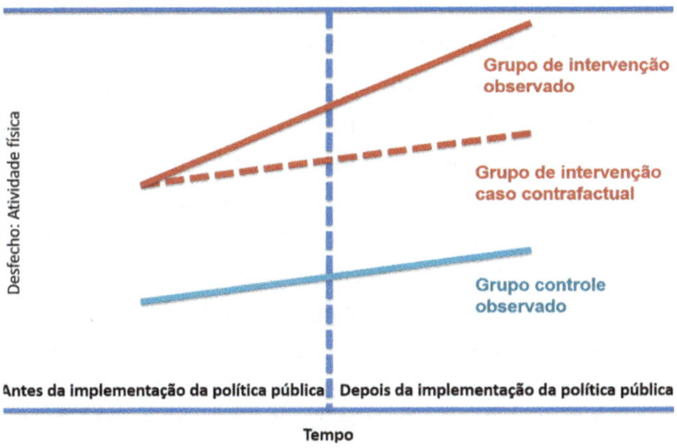

Figura 37.12 – Esquema simplificado da análise da diferença das diferenças[52].

São estudos observacionais com um comparativo controlado populacional, utilizando um grupo comparador semelhante ao grupo intervenção em termos de determinadas características observadas pelo método de escore de propensão (pareamento, ajuste por regressão ou estratificação). Assim, o escore de propensão é utilizado em estudos em que os investigadores não têm controle sobre a atribuição da exposição.

Os grupos intervenção e controle podem ter diferenças em relação às variáveis observadas, e estas diferenças podem levar a estimativas tendenciosas do efeito da intervenção. Nestas situações é importante utilizar métodos de análise que permitam controlar o potencial de confusão nas medidas de efeito da intervenção, através da construção de um escore que tenta reconstruir uma situação similar aos estudos experimentais randomizados, embora só possa fazê-la com respeito às variáveis observadas. O escore de propensão estima a probabilidade condicional de um indivíduo receber o tratamento dadas suas características observadas com base em um modelo adequado, como o modelo logístico. É usado para equilibrar as variáveis entre os dois grupos estudados e, por consequência, reduzir a ocorrência de vieses[54].

Estudo realizado no município de Belo Horizonte avaliou o efeito de uma intervenção comunitária, Programa Academias da Cidade de Belo Horizonte, sobre a prática de atividade física de lazer. Foram analisados dados de 1.621 adultos não usuários do programa e residentes no raio de 1.500 metros de um polo da Academia da Cidade em funcionamento (grupo exposto à intervenção), e de dois polos com locais reservados para futura construção (grupo não exposto), demonstrando que à intervenção pode afetar favoravelmente os níveis de atividade física de lazer dos residentes mais próximos a intervenção. O escore de propensão foi utilizado como uma variável de ajuste para tornar os grupos exposto e não exposto à intervenção comparáveis quanto às variáveis observadas (sexo, idade, tempo de residência, anos de escolaridade e renda familiar), de forma que o efeito da intervenção sobre a atividade física de lazer fosse atribuído unicamente à intervenção e não a diferenças entre os grupos. Na Figura 37.13), é apresentado o escore de propensão estimado para grupo exposto e não exposto à intervenção e pode ser observado que a distribuição de probabilidade é semelhante entre os grupos[45].

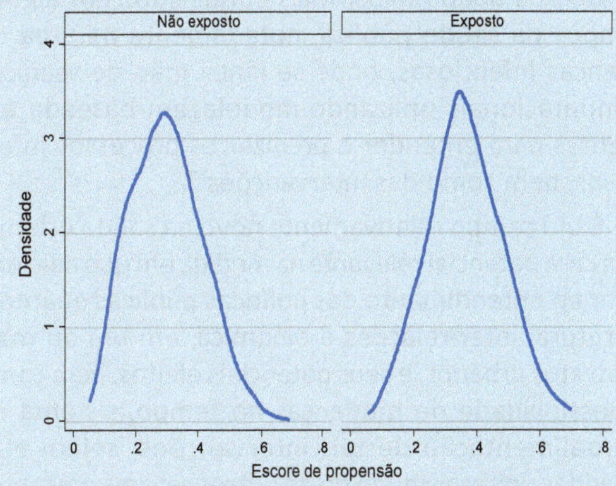

Figura 37.13 – Distribuição da probabilidade estimada do escore de propensão para o grupo exposto e não exposto à intervenção. Estudo Saúde em Beagá, Belo Horizonte, 2008-2009[45].

Novos modelos: abordagem sistêmica

A abordagem sistêmica na saúde urbana é proveniente da junção do conhecimento de dois elementos que a compõem. O primeiro refere-se ao olhar dado às cidades. As cidades são complexas e compreendem grande número de pessoas e de muitas entidades culturais, sociais e econômicas. Todos estes fatores interagem no tempo e espaço para formar sistemas dinâmicos e complexos que constantemente se transformam em resposta às mudanças de clima, ambiente e pessoas. O segundo elemento refere-se ao novo olhar dado aos problemas de saúde no sentido de ampliar nosso entendimento dos propulsores de saúde/doença nas cidades, representados pelos determinantes físicos e sociais, e os possíveis impactos das políticas públicas na saúde das populações[55, 56]. Funcionando em constante alimentação e retroalimentação, o efeito de uma intervenção em uma área pode produzir mudanças em outra que, por sua vez pode amplificar ou opor-se à intervenção original, funcionando como um imprevisível termostato.

Os elementos-chave da abordagem sistêmica são a presença de fatores em múltiplos níveis de organização; a presença de unidades heterogêneas; as dependências entre as unidades e a presença de *feedbacks* positivos e negativos entre os elementos. Assim, a abordagem dos problemas de saúde urbanos consiste no desenvolvimento de modelos conceituais dos processos envolvidos nos ambientes urbanos que explicitamente incorporam relações dinâmicas, envolvem múltiplos níveis e permitem alimentação e retroalimentação. Representa uma nova forma de contextualizar a saúde dentro da engrenagem complexa das cidades[57].

Surgem os conceitos relacionados aos sistemas complexos adaptativos, mais conhecidos em alguns campos da saúde pública, notadamente na área de doenças infecciosas, onde se lança mão de técnicas computacionais utilizando modelagem baseada em agentes para entender e predizer os processos infecciosos, bem como das intervenções[58].

É um campo relativamente novo na saúde urbana, mas com potencial relevante na medida em que adiciona valor ao entendimento das políticas públicas quanto a estrutura, inter-relações e dinâmica, em um ou mais contextos urbanos, e seus potenciais efeitos, bem como a possibilidade de mudanças no tempo, sistema de retroalimentação de tais intervenções, sejam elas advindas do setor saúde ou de outros setores presentes no contexto urbano (social, urbanístico, habitacional, político, etc.). Vale lembrar que a abordagem de sistema nunca substituirá a tradicional pesquisa empírica quantitativa e qualitativa em saúde urbana, mas se integrada a outras estratégias poderá contribuir para avançar nossa compreensão dos determinantes da saúde urbana, bem como nossa capacidade de intervir para melhorar a saúde e reduzir desigualdades de saúde em ambientes urbanos.

Os diagramas de laços causais podem ser considerados representações gráficas de estruturas sistêmicas, que contém pelo menos um ciclo (feedback ou retroalimentação) de reforço ou balanço. Esses diagramas possuem variáveis que representam componentes dos sistemas que variam ao longo do tempo[59].

A **Figura 37.14** apresenta um diagrama de laços causais na abordagem sistêmica dos possíveis determinantes da população de *A. aegypti* no ambiente urbano. Foram identificados dois feedbacks: um ciclo de reforço (R), representado mais à esquerda da figura, e um ciclo de balanço (B), ilustrado mais à direita. O símbolo positivo (+) contido nas setas identifica quando a relação está acontecendo na mesma direção, e, o símbolo negativo (-), em direção oposta.

À medida que o número de criadouros aumenta, a população de *A. aegypti* também aumenta, o que torna o número de criadouros ainda maior. Esse ciclo também é alimentado pela variável índice pluviométrico, na mesma direção. Ou seja, quanto maior esse índice, maior o número de criadouros e assim, sucessivamente. Com o aumento do controle vetorial adequado há a diminuição populacional de *A. aegypti*. O crescimento urbano é um componente que alimenta esse ciclo, pois quando ocorre a expansão das áreas urbanas – sobretudo de forma desordenada – há uma redução do controle vetorial.

Saúde Urbana: Conclusão

Em busca das causas

À medida que a Saúde Urbana evolui como uma disciplina, principalmente nos últimos 20 anos, a busca por isolar as causas passa a emergir como um foco central, como na epidemiologia[60]. Assim, lança mão dos processos de inferências causais propostos na epidemiologia e avança sobretudo no campo conceitual e dos métodos. Passam a ser utilizados nos modelos teóricos e conceituais, o paradigma do fato e do contrafacto[61], incluindo métodos aqui abordados, como o pensamento multinível e a abordagem sistêmica, dentre outros métodos como por exemplo os gráficos acíclicos[62] e modelos estruturais marginais[63].

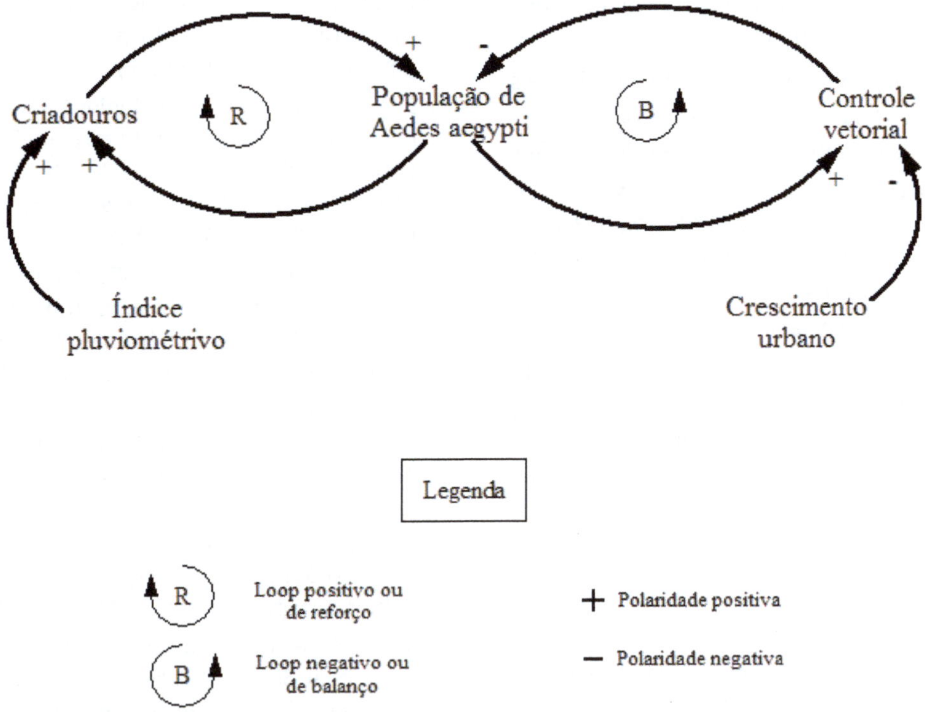

Figura 37.14 – Diagrama de laços causais para fatores relacionados à população de *A. aegypti*, vetor da Dengue e de outras arboviroses, levando-se em consideração o pensamento sistêmico.

Perspectivas

O reconhecimento de que fatores em múltiplos níveis interagem para produzir efeitos na saúde e na doença, e de que o contexto urbano impacta a saúde das pessoas, embora desafiante, é irrefutável nos dias de hoje. A rápida urbanização produz significantes mudanças nos padrões e estilos de vida, além dos comportamentos sociais e da saúde. Há cerca de 30 anos, a cada dez pessoas, quatro viviam nas cidades. Em 2050, as estimativas preveem sete de cada dez habitantes, devido ao aumento constante em cerca de 2% ao ano daqueles vivendo nas cidades. Uma parte significativa dos habitantes estará vivendo em assentamentos informais ou favelas, principalmente em países do hemisfério sul.

Enquanto as cidades podem representar oportunidades positivas, impactos desiguais negativos relacionados com a falta de organização social, precárias condições urbanas e de trabalho, falta de governança, de oportunidades e de capacidade de desenvolver políticas para ações tendem a ampliar os efeitos adversos sobre a saúde das pessoas vivendo nas comunidades urbanas.

Reconhecendo que a urbanização tem implicações para a saúde, emerge a necessidade de gerar informações sobre a saúde da população urbana, interligadas com informações demográficas, socioeconômicas, culturais, ambientais e outros, a fim de desenvolver a resposta apropriada. Portanto, ferramentas epidemiológicas para monitorar a saúde e equidade nos ambientes urbanos representam instrumentos essenciais para orientar intervenções de saúde locais, alocação de recursos de cuidados e decisões de planejamento.

A integração de ações dentro dos sistemas existentes no setor saúde e outros setores relacionados (p. ex., planejamento urbano, desenvolvimento, transporte, comércio, abastecimento) pode aumentar o impacto e a sustentabilidade das políticas urbanas.

O desafio para a comunidade científica é de gerar e comunicar o conhecimento de uma forma que pode servir para informar as escolhas políticas, baseadas em evidências científicas, tomando como base as realidades do ambiente urbano. O amplo desenvolvimento conceitual e metodológico contribuindo na formação do conhecimento no campo da saúde urbana tem potencial para gerar respostas, novas perguntas e ideias, permitindo, através de pesquisa e intercâmbio de conhecimentos, a elaboração de políticas mais efetivas e estratégias para alcançar a equidade em saúde de populações vivendo em centros urbanos.

Logo, o entendimento de como os eventos de saúde se comportam e são influenciados pelas várias dimensões/exposições advindas do viver nas cidades, especialmente em áreas onde prevalecem as iniquidades intraurbanas, certamente avançará.

A enorme gama de problemas de saúde nas cidades e seus determinantes requerem políticas públicas coordenadas e ações multi e interdisciplinares Avaliações sistematizadas das políticas urbanas requerem um fundamental conhecimento de epidemiologia e suas ferramentas. Somente assim será possível orquestrar ações que objetivam promover a saúde neste contexto mitigando as iniquidades sociais.

Esperamos que este capítulo seja uma fonte de inspiração para avanços no conhecimento sobre o tema, e que o conteúdo apresentado possa contribuir para o melhor entendimento sobre o impacto dos ambientes urbanos na saúde das populações.

Referências Bibliográficas

1. Galea S, Vlahov D. Epidemiology and Urban Health Research. IN: Galea S, Vlahov D. Handbook of Urban Health Populations, Methods, and Practice. New York: Springer Science: 2005. 259-276.
2. Doll R, Hill AB. Smoking and carcinoma of the lung. Br Med J. 1950;2: 739-58.
3. Instituto Brasileiro de Geografia e Estatística (IBGE). Síntese de indicadores sociais do Brasil - Uma análise das condições de vida de população brasileira. Estudos e Pesquisas Informação Demográfica e Socioeconômica número 36. Rio de Janeiro: IBGE. 2016.
4. Vlahov D, Galea S. Urbanization, urbanicity, and health. J Urban Health. 2002, 79/4: S1–S12.
5. Cyril S, Oldroyd JC, Renzaho A. Urbanisation, urbanicity, and health: a systematic review of the reliability and validity of urbanicity scales. BMC Public Health. 2013, 13:513.
6. McMichael AJ. Health and the urban environment in a world of increasing globalization. Bulletin of the World Health Organization. 2000,78 (9): 1117-1126.
7. UN-Habitat annual report. Nairobi, Kenya: Un-Habitat Annual Report 2010 (UN-HABITAT); 2011. [Acesso em: 13 junho. 2017] Disponível em: https://unhabitat.org/books/annual-report-2010/
8. World Health Organization. Hidden cities: unmasking and overcoming health inequities in urban settings. WHO Library Cataloguing-in-Publication; 2010.
9. Lilford RJ, Oyebode O, Satterthwaite D, Melendez-Torres GJ, Chen YF, Mberu B, et al. Improving the health and welfare of people who live in slums. Lancet. 2017. 389: 10068: 559-570.
10. Langlois EV, Miszkurka M, Zunzunegui MV, Ghaffar A, Ziegler D, Karp I. Inequities in postnatal care in low- and middle-income countries: a systematic review and meta-analysis. Bull World Health Organ. 2015;93(4):259-270G. Disponível em: https://www.ncbi.nlm.nih.gov/pmc/articles/PMC4431556/
11. Singh GK, Siahpush M. Widening Rural–Urban Disparities in All-Cause Mortality and Mortality from Major Causes of Death in the USA. J Urban Health. 2014;91(2):272-292. Disponível em: https://www.ncbi.nlm.nih.gov/pmc/articles/PMC3978153/pdf/11524_2013_Article_9847.pdf
12. Grant M, Brown C, Caiaffa WT, Capon A, Corburn J, Coutts C, et al. Cities and health: an evolving global conversation. Cities & Health, 2017. doi: 10.1080/23748834.2017.1316025 Disponível em: http://dx.doi.org/10.1080/23748834.2017.1316025
13. Friche AALF, Dias MAS, Reis PB, Dias CS, Caiaffa WT. BH-Viva Project. Urban upgrading and its impact on health: a "quasi-experimental" mixed-methods study protocol for the BH-Viva Project. Cad. Saúde Pública. 2015; 31 Sup:S51-S64. Disponível em: http://www.scielo.br/pdf/csp/v31s1/pt_0102-311X-csp-31-s1-0051.pdf
14. Rydin Y, Bleahu A, Davies M, Dávila JD, Friel S, De Grandis G, et al. Shaping cities for health: complexity and the planning of urban environments in the 21st century. Lancet. 2012;379(9831):2079-2108. Disponível em: https://www.ncbi.nlm.nih.gov/pubmed/22651973
15. Buss PM, Filho AP. A saúde e seus determinantes sociais. Physis. 2007; 17/1: 77-93. Aug. 2016. Disponível em: http://dx.doi.org/10.1590/S0103-73312007000100006.
16. Giles-Corti B, Vernez-Moudon A, Reis R, Turrell G, Dannenberg AL, Badland H, et al. City planning and population health: a global challenge. Lancet 2016; 388: 2912–24.
17. Caiaffa WT, Ferreira FB, Ferreira AD, Oliveira CDL, Camargos VP, Proietti FA. Saúde urbana: "a cidade é uma estranha senhora, que hoje sorri e amanhã te devora". Cienc. Saúde Coletiva. 2008, 13/6: 1785-1796. Disponível em: http://dx.doi.org/10.1590/S1413-81232008000600013.
18. Friche AALF, Xavier CC, Proietti FA, Caiaffa WT, organizadores. Saúde Urbana em Belo Horizonte. Belo Horizonte: Editora UFMG; 2015.
19. Dias MAS, Friche AAL, Oliveira VB, Caiaffa WT. The Belo Horizonte Observatory for Urban Health: its history and current challenges. Cad. Saúde Pública [Internet]. 2015 Nov [citado 2017 Jun 13]; 31(Suppl 1): 277-285. Disponível em: http://www.scielo.br/scielo.php?script=sci_arttext&pid=S0102-311X2015001300277&lng=pt. http://dx.doi.org/10.1590/0102-311X00104414.
20. UN-Habitat (United Nations Human Settlement Programme). The Global Campaign on Urban Governance: Concept Paper: UN Habitat; 2nd ed. 2002. [Acesso em: 13 junho. 2017] Disponível em: https://unhabitat.org/books/global-campaign-on-urban-governance-the/
21. Caiaffa WT, Almeida MCM, Oliveira CDL, Friche AAL, Matos SG, Dias MAS, et al. The urban environment from the health perspective: the case of Belo Horizonte, Minas

Gerais, Brazil. Cad. Saúde Pública. 2005, Rio de Janeiro, 21(3):958-967. Disponível em: http://dx.doi.org/10.1590/S0102-311X2005000300032

22. Souza RCF, Oliveira VB, Pereira DB, Costa HSM, Caiaffa WT. Viver próximo à saúde em Belo Horizonte. Cad. Metrop. 2016; 18/36: 325-344. Disponível em: http://dx.doi.org/10.1590/2236-9996.2016- 3601
23. Chaskin, RJ. Perspectives on neighborhood and community: a review of the literature. Soc Serv Rev; 1997; 71:521-47.
24. Instituto Brasileiro de Geografia e Estatística (IBGE). Estimativas da população: 2021. Nota metodológica n. 01: estimativas da população residente para os municípios e para as unidades da federação brasileiros, com data de referência em 1º de julho de 2021. IBGE, 2021; [Acesso em: 20 ago. 2024] Disponível em: https://biblioteca.ibge.gov.br/visualizacao/livros/liv101849.pdf
25. Dias CS, Dias MAS, Friche AAL, Almeida MCM, Viana TC, Mingoti SA, et al. Temporal and Spatial Trends in Childhood Asthma-Related Hospitalizations in Belo Horizonte, Minas Gerais, Brazil and Their Association with Social Vulnerability. Gouveia N, ed. Int J Environ Res Public Health. 2016;13(7):704. Disponível em: https://www.ncbi.nlm.nih.gov/pmc/articles/PMC4962245/
26. Moore LV, Diez Roux AV, Brines S. Comparing Perception-Based and Geographic Information System (GIS)-Based Characterizations of the Local Food Environment. J Urban Health. 2008;85(2):206-216. Disponível em: https://www.ncbi.nlm.nih.gov/pmc/articles/PMC2430123/
27. Barcellos C, Ramalho W. Situação atual do Geoprocessamento e da Análise de dados espaciais em saúde no Brasil. IP: Inform Publica. 2002; 4(2):221-30.
28. Marôco J. Análise de equações estruturais: fundamentos teóricos, software e aplicações. Pêro Pinheiro: ReportNumber; 2010.
29. Friche AAL, Diez-Roux AV, César CC, Xavier CC, Proietti FA, Caiaffa WT. Assessing the Psychometric and Ecometric Properties of Neighborhood Scales in Developing Countries: Saúde em Beagá Study, Belo Horizonte, Brazil, 2008–2009. J Urban Health. 2013;90(2):246-261. Disponível em: https://www.ncbi.nlm.nih.gov/pmc/articles/PMC3675718/
30. Teixeira CV, Andrade CS, Proietti FA, Xavier CC, Friche AAL, Caiaffa WT. A multilevel model of life satisfaction among old people: individual characteristics and neighborhood physical disorder. BMC PUBLIC HEALTH, v. 19, p. 861, 2019.
31. Raudenbush SW, Sampson RJ. Ecometrics: towards a science of assessing ecological settings, with application to the systematic social observation of neighborhoods. Sociol Methodol. 1999;29: 1–41. doi:10.1111/0081-1750.00059
32. Costa DAS, Mingoti SA, Andrade ACS, Xavier CC, Proietti FA, Caiaffa WT. Indicadores dos atributos físicos e sociais da vizinhança obtidos pelo método de observação social sistemática. Cad. Saúde Pública. 2017, Rio de Janeiro, 33(8). Disponível em: http://dx.doi.org/10.1590/0102-311x00026316.
33. Freitas ED, Camargos VP, Xavier CC, Caiaffa WT, Proietti FA. Instrumento para condução de observação social sistemática: métodos e resultados da concordância interobservadores. Cad. Saúde Pública [online]. 2013 (29/10): 2093-2104. Disponível em: http://dx.doi.org/10.1590/0102-311X00086812.
34. Proietti FA, Oliveira CDL, Ferreira FR, Ferreira AD, Caiaffa WT. Unidade de Contexto e Observação Social Sistemática em Saúde: Conceitos e Métodos. Physis Rev Saúde Coletiva. 2008;18(3):469-482. Disponível em: https://www.ncbi.nlm.nih.gov/pubmed/28386706
35. Fry D, Mooney SJ, Rodríguez DA, Caiaffa WT, Lovasi GS. Assessing Google Street View Image Availability in Latin American Cities. Journal of Urban Health-Bulletin of The New York Academy Of Medicine, v. 97, p. 552-560, 2020. Disponível em: https://link.springer.com/content/pdf/10.1007/s11524-019-00408-7.pdf
36. Diez-Roux AV. Bringing context back into epidemiology: variables and fallacies in multilevel analysis. Am J Public Health. 1998;88(2):216-222. Disponível em: https://www.ncbi.nlm.nih.gov/pmc/articles/PMC1508189/
37. Twisk JWR. Applied Multilevel analy.sis: a practical guide. Cambridge University Press, New York. 2006.
38. Ortigoza AF, Granados JT, Miranda JJ, Alazraqui M, Higuera D, Villamonte G, Friche AAL, Barrientos Gutierrez T, Diez Roux AV. Characterising variability and predictors of infant mortality in urban settings: findings from 286 Latin American cities. Journal of Epidemiology and Community Health, v. 1, p. jech-2020-215137-7, 2020. Disponível em: https://jech.bmj.com/content/jech/75/3/264.full.pdf
39. Vaz CT, Andrade AC, Silva U, Rodríguez D, Wang X, Moore K, Friche AAL, Diez-Roux AV, Caiaffa WT. Physical Disorders and Poor Self-Rated Health in Adults Living in Four Latin American Cities: A Multilevel Approach. International Journal of Environmental Research and Public Health, v. 17, p. 8956, 2020. Disponível m: https://www.ncbi.nlm.nih.gov/pmc/articles/PMC7730272/
40. Bilal U, Hessel P, Perez-Ferrer C, Michael YL, Alfaro T, Tenorio-Mucha J, Friche AAL, Pina MFRP, Vives A, Quick H, Alazraqui M, Rodriguez D, Miranda JJ, Diez-Roux AV, Salurbal Group, Caiaffa WT. Life expectancy and mortality in 363 cities of Latin America. Nature Medicine, v. 1, p. 1, 2021. Disponível em: https://www.ncbi.nlm.nih.gov/pmc/articles/PMC7960508/
41. Kephart JL, Avila-Palencia I, Bilal U, Gouveia N, Caiaffa WT, Diez-Roux AV. COVID-19, Ambient Air Pollution, and Environmental Health Inequities in Latin American Cities. Journal of Urban Health-Bulletin Of The New York Academy of Medicine, V. 1, P. 1-5, 2021.Disponível em: https://www.ncbi.nlm.nih.gov/pmc/articles/PMC7816737/

42. Avila-Palencia I, Rodríguez D, MirandaJJ, Moore K, Gouveia N, Moran MR, Caiaffa WT, Diez-Roux AV. Associations of Urban Environment Features with Hypertension and Blood Pressure across 230 Latin American Cities. Environmental Health Perspectives, v. 130, p. 027010-1-027010-10, 2022. Disponível em: https://ehp.niehs.nih.gov/doi/epdf/10.1289/EHP7870

43. Quistberg AD, Hessel P, Rodriguez DA, Sarmiento OL, Bilal U, Caiaffa WT, Miranda JJ, Pina MF, Hernández-Vásquez A, Diez Roux AV. Urban landscape and street-design factors associated with road-traffic mortality in Latin America between 2010 and 2016 (SALURBAL): an ecological study. Lancet Planetary Health, v. 6, p. e122-e131, 2022. Dsiponível em: https://www.thelancet.com/action/showPdf?pii=S2542-5196%2821%2900323-5

44. Bilal U, Alazraqui M, Caiaffa WT, Lopez-Olmedo N, Martinez-Folgar K, Miranda JJ, Rodriguez, Daniel A ; Vives A, Diez-Roux Av. Inequalities in life expectancy in six large Latin American cities from the SALURBAL study: an ecological analysis. The Lancet Planetary Health, v. 1, p. 1-8, 2019. Disponível em: https://www.thelancet.com/action/showPdf?pii=S2542-5196%2819%2930235-9

45. Andrade ACS, Fernandes AP, Ramos CCC, Xavier CC, Proietti FA, Mingoti AS et al. Evaluating the Community Effect of Physical Activity Intervention Program in a Brazilian Urban Area through Propensity Score Approach: The Beaga Health Study [Apresentação Urban Health Symposium - Reimagining Health in Cities: New Directions in Urban Health Research and Action; 2015 set 10-11; Filadelfia, Estados Unidos].

46. Henson RM, Ortigoza A, Martinez-Folgar K, Baeza F, Caiaffa WT, Vives Vergara AV, Diez Roux AV, Lovasi G. Evaluating the health effects of place-based slum upgrading physical environment interventions: A systematic review (2012-2018). Social Science & Medicine, v. 261, p. 113102-113115, 2020.Disponível em: https://reader.elsevier.com/reader/sd/pii/S027795362030321X?token=9F61B0AD06B071F1BD855E76341FFE7AC3016ACC75C10B6BCA2E07CC15E056F19449DD6988D9FE56CE5D300CE1FAB574&originRegion=us-east-1&originCreation=20220826224823

47. Dias MAS, Friche AAL, Mingoti S, Costa DS, Andrade AS, Freire F, Oliveira V, Caiaffa WT. Mortality from Homicides in Slums in the City of Belo Horizonte, Brazil: An Evaluation of the Impact of a Re-Urbanization Project. International Journal of Environmental Research and Public Health, v. 16, p. 154-171, 2019. Disponível em: https://www.mdpi.com/1660-4601/16/1/154

48. Langellier BA, Kuhlberg JA, Ballard EA, Slesinski SC, Stankov I Gouveia N, Meisel JD, Kroker-Lobos MF, Sarmiento OL, Caiaffa WT, Diez-Roux AV. Using community-based system dynamics modeling to understand the complex systems that influence health in cities: The SALURBAL study. Health & Place, v. 60, p. 102215, 2019. Disponível em: https://www.sciencedirect.com/science/article/pii/S1353829219306070

49. Morais LMO, Kuhlberg J, Ballard E, Indvik K, Rocha, Carnavalli S, Sales DM, Cardoso LO, Gouveia N, Friche AAL, Caiaffa WT. Promoting knowledge to policy translation for urban health using community-based system dynamics in Brazil. Health Research Policy and Systems, v. 19, p. 1, 2021. Disponívem em: https://health-policy-systems.biomedcentral.com/track/pdf/10.1186/s12961-020-00663-0.pdf

50. Lima LL, Atman APF (2021) Impact of mobility restriction in COVID-19 superspreading events using agent-based model. PLoS ONE 16(3):e0248708. Disponível em: https://doi.org/10.1371/journal.pone.0248708

51. Souza MFM, Macinko J, Alencar AP, Malta DC, Neto OLM. Reductions in Firearm-related Mortality and Hospitalizations in Brazil Following the Introduction of National Gun Control Measures. Health Aff. March 2017; 26(2):575-584. [Acesso em: 07 junho. 2017] Disponível em: http://content.healthaffairs.org/content/26/2/575.full.pdf+html

52. Basu S, Meghani A, Siddiqi A. Evaluating the health impact of large-scale public policy changes: classical and novel approaches. Annu. Rev. Public Health. Mar 2017; 38:351-70. Disponível em: https://www.ncbi.nlm.nih.gov/pubmed/28384086

53. Bacchieri G, Barros AJD, Santos JV, Gonçalves H, Gigante DP. A community intervention to prevent traffic accidents among bicycle commuters. Rev de Saúde Pública. Oct 2010; 44(5):867-875. Disponível em: http://www.scielo.br/pdf/rsp/v44n5/1592.pdf

54. Rosenbaum PR, Rubin DBO. The central role of the propensity score in observational studies for causal efects. Biometrika. 1983;70:41-55. [Acesso em: 12 de junho. 2017] Disponível em: http://www.jstor.org/stable/2335942?seq=1#page_scan_tab_contents

55. Diez Roux AV. Complex systems thinking and current impasses in health disparities research. Am J Public Health. 2011;101(9):1627-1634. doi:10.2105/AJPH.2011.300149. Disponível em: https://www.ncbi.nlm.nih.gov/pmc/articles/PMC3154209/

56. Diez Roux AV. Health in cities: is a systems approach needed?. Cad. Saúde Pública. 2015 Nov; 31(1/9- 13). doi: 10.1590/0102-311XDE01S115. Disponível em: https://www.ncbi.nlm.nih.gov/pubmed/26648353x

57. Auchincloss AH, Diez-Roux AV. A New Tool for Epidemiology: The Usefulness of Dynamic-Agent Models in Understanding Place Effects on Health. Am J Epidemiol. 2008; 168(1): 1-8. Disponível em: https://www.ncbi.nlm.nih.gov/pubmed/18480064

58. Auchincloss AH, Garcia LMT. Brief introductory guide to agent-based modeling and an illustration from urban health research. Cad. de Saúde Pública. 2015; 31(Suppl 1):65-78. Disponível em: https://www.ncbi.nlm.nih.gov/pmc/articles/PMC5391997/

59. Kim DH, Anderson V. Systems archetype basics. Waltham, Mass, Pegasus Communications Inc, 1998.

60. Susser M. What is a cause and how we know one? A Grammar for pragmatic epidemiology. Am J Epidemiol. Apr 1991;133(7):634-48. Disponível em: https://www.ncbi.nlm.nih.gov/pubmed/2018019

61. Luiz RR, Struchiner CJ. Inferência causal em epidemiologia: o modelo de respostas potenciais [online]. Rio de Janeiro: Editora FIOCRUZ, 2002. 112 p. ISBN 85-7541-010-5. Available from SciELO Books. [Acesso em: 13 junho. 2017] Disponível em: http://static.scielo.org/scielobooks/p2qh6/pdf/luiz-9788575412688.pdf

62. Fleischer NL, Roux AVD. Using directed acyclic graphs to guide analyses of neighbourhood health effects: an introduction. J Epidemiol Community Health. 2008;62:842-846. doi: 10.1136/jech.2007.067371. Disponível em: https://www.ncbi.nlm.nih.gov/pubmed/18701738

63. Queiroz G. "Métodos e interpretação de modelos estatísticos de análise de medidas repetidas: uma aplicação a ensaio clínico". 2012; p. 132. [Acesso em: 12 de junho. 2017] Disponível em: http://pesquisa.bvsalud.org/evidenciassp/resource/pt/lil-655601

Índice Remissivo

A

B

C

D

E

F

G

H

I

J

K

L

M

Q

R

U

V

W